Therapie psychiatrischer
Erkrankungen

Klinische Psychologie und Psychopathologie

Herausgeber: Prof. Dr. med. Dr. phil. Helmut Remschmidt

Band 58

Therapie psychiatrischer Erkrankungen

Herausgegeben von Hans-Jürgen Möller

Mit Beiträgen zahlreicher Mitarbeiter
und einem Geleitwort von Hans Lauter

95 Abbildungen · 205 Tabellen

Ferdinand Enke Verlag Stuttgart 1993

Prof. Dr. med. Hans-Jürgen Möller
Psychiatrische Klinik der Universität Bonn
Sigmund-Freud-Straße 25, D-5300 Bonn 1

Die Deutsche Bibliothek — CIP-Einheitsaufnahme

Therapie psychiatrischer Erkrankungen : hrsg.
von Hans-Jürgen Möller. Mit Beitr. zahlr. Mitarb. — Stuttgart :
Enke, 1993
  (Klinische Psychologie und Psychopathologie ; Bd. 58)
  ISBN 3-432-99651-9
NE: Möller, Hans-Jürgen [Hrsg.]; GT

Wichtiger Hinweis

Wie jede Wissenschaft ist die Medizin ständigen Entwicklungen unterworfen. Forschung und klinische Erfahrung erweitern unsere Erkenntnisse, insbesondere was Behandlung und medikamentöse Therapie anbelangt. Soweit in diesem Werk eine Dosierung oder eine Applikation erwähnt wird, darf der Leser zwar darauf vertrauen, daß Autoren, Herausgeber und Verlag große Sorgfalt darauf verwandt haben, daß diese Angabe dem **Wissensstand bei Fertigstellung des Werkes** entspricht.

Für Angaben über Dosierungsanweisungen und Applikationsformen kann vom Verlag jedoch keine Gewähr übernommen werden. **Jeder Benutzer ist angehalten**, durch sorgfältige Prüfung der Beipackzettel der verwendeten Präparate und gegebenenfalls nach Konsultation eines Spezialisten, festzustellen, ob die dort gegebene Empfehlung für Dosierungen oder die Beachtung von Kontraindikationen gegenüber der Angabe in diesem Buch abweicht. Eine solche Prüfung ist besonders wichtig bei selten verwendeten Präparaten oder solchen, die neu auf den Markt gebracht worden sind. **Jede Dosierung oder Applikation erfolgt auf eigene Gefahr des Benutzers.** Autoren und Verlag appellieren an jeden Benutzer, ihm etwa auffallende Ungenauigkeiten dem Verlag mitzuteilen.

Geschützte Warennamen (Warenzeichen®) werden **nicht immer** besonders kenntlich gemacht. Aus dem Fehlen eines solchen Hinweises kann also nicht geschlossen werden, daß es sich um einen freien Warennamen handelt.

© 1993 Ferdinand Enke Verlag, P.O. Box 10 12 54, D-7000 Stuttgart 10
Printed in Germany
Satz und Druck: Heinz Neubert GmbH, D-8580 Bayreuth
Filmsatz: 9/10 p Times, System MCS 10

5 4 3 2

Geleitwort

Keine andere Entwicklung hat das Bild der Psychiatrie in den letzten 100 Jahren derart verwandelt und das Tätigkeitsfeld des Psychiaters so grundlegend verändert wie die Entdeckung neuer Behandlungsverfahren und ihre Einführung in die klinische und nervenärztliche Praxis. Die therapeutische Epoche dieses Jahrhunderts beginnt mit der Psychoanalyse Sigmund Freuds und findet ihre Fortsetzung in der Malaria-Behandlung der progressiven Paralyse, den „Schockverfahren" der 30er Jahre, der Entwicklung der Psychopharmaka, der medikamentösen Sekundärprophylaxe endogener Psychosen, der Nutzbarmachung lerntheoretischer Kenntnisse für die Verhaltenstherapie psychischer Störungen und den vielfältigen sozialpsychiatrischen Bemühungen um eine verbesserte Rehabilitation seelisch oder geistig behinderter Menschen. Jede einzelne dieser therapeutischen Errungenschaften hat einen tiefen Einfluß auf das Lebensschicksal psychisch Kranker ausgeübt. Der kustodiale Behandlungsstil früherer Zeiten machte einem therapeutischen Umgang mit den von einer seelischen Störung betroffenen Patienten Platz; die Unterbringungs- und Behandlungsbedingungen in psychiatrischen Institutionen glichen sich in mancher Hinsicht denen anderer ärztlicher Fachrichtungen an. Die Psychiatrie geriet hierdurch in engeren Kontakt zu ihren medizinischen Nachbardisziplinen und hat von deren wissenschaftlichen und klinischen Erfahrungen profitiert. Viele therapeutische Erkenntnisse, die zunächst auf rein pragmatischer Basis gewonnen wurden, haben unser Wissen über die organischen und psychologischen Grundlagen seelischer Krankheiten bereichert und zu einem besseren Verständnis komplexer pathogenetischer Zusammenhänge beigetragen. Andererseits sind psychiatrische Therapieverfahren in ihrem Kommen und Gehen zuweilen zeitbedingten Modeströmungen unterworfen. Ihre öffentliche Resonanz kann davon abhängen, inwieweit sie mit den kulturellen Wertvorstellungen der jeweiligen Zeitepoche vereinbar sind. Einige Verfahren, die zunächst mit großen Erwartungen verknüpft waren, erfüllen bei genauerer wissenschaftlicher Überprüfung nicht die in sie gesetzten Hoffnungen; ihre Anwendung muß aufgrund weiterer Erfahrungen modifiziert oder auf einen engeren Indikationsbereich beschränkt werden, und manche von ihnen verschwinden aufgrund ihrer geringen Erfolgsaussicht oder der mit ihnen verbundenen Risiken allmählich aus dem Behandlungsrepertoire. Durch die heute üblichen Evaluationsverfahren wird der Wirksamkeitsnachweis neuer Therapieverfahren erleichtert und beschleunigt.

Obwohl also die Psychiatrie eine behandlungsorientierte Wissenschaft geworden ist, gab es erstaunlicherweise bis jetzt kein einziges Handbuch, das einen Überblick über die vielfältigen therapeutischen Richtungen unseres Fachgebiets vermittelt und die verschiedenen psychischen Krankheiten und Störungen unter therapeutischen Gesichtspunkten ordnet. Ein wesentlicher Grund hierfür ist sicher, daß die Zahl medikamentöser und psychotherapeutischer Behandlungsverfahren und ihrer Modifikationen und Kombinationen fast unübersehbar groß geworden ist und deshalb von einem einzelnen Psychiater kaum noch überblickt werden kann. Es mag aber auch eine Rolle spielen, daß sich die Entwicklung mancher psychiatrischer Therapieverfahren nicht ausschließlich nach streng wissenschaftlichen Gesichtspunkten, sondern nach Art politischer oder religiöser Bewegungen vollzogen hat und daß der hierbei zutage tretende Eifer und Exklusivitätsanspruch dem uneingeweihten Fachkollegen den Zugang zu dieser Methode oder dessen Überprüfung erschwerte. Außerdem hat die lange Ausblendung psychodynamischer Betrachtungsweisen aus der akademischen Psychiatrie, die politische Emigration von Psychoanalytikern und die Verselbständigung von Psychotherapie und psychosomatischer Medizin in der ärztlichen Approbationsordnung die Einbeziehung psychotherapeutischen Denkens in die Psychiatrie behindert. Die wichtigsten Schulrichtungen der Psychotherapie bildeten damit in der Bundesrepublik nicht mehr einen unerläßlichen Bestandteil der psychiatrischen Weiter- und Fortbildung. Daß ein Psychiater auch Psychotherapeut sein müßte, war nicht mehr selbstverständlich.

Hierin ist allerdings in den letzten beiden Jahrzehnten eine Änderung eingetreten. Überall, namentlich bei den jüngeren Kollegen, hat sich das

Selbstverständnis des Psychiaters allmählich ge-
wandelt. Ihren sichtbaren Niederschlag fand diese
Entwicklung in den Beschlüssen des Deutschen
Ärztetags 1992, in denen die neue Facharztbezeich-
nung „Arzt für Psychiatrie und Psychotherapie"
eingeführt und innerhalb der verlängerten Weiter-
bildungszeit auch der Erwerb eingehender psychotherapeutischer Kenntnisse und Erfahrungen zur
Pflicht gemacht wurde. Dies bedeutet, daß in Zukunft an den psychiatrischen Weiterbildungsstät-
ten die somatischen, psychologischen und sozialen
Behandlungsverfahren gleichgewichtig vermittelt
werden müssen.

Das vorliegende Buch erscheint also gerade zur
rechten Zeit. Es wird dazu dienen, die Anfänger in
unserem Fach mit dem gesamten Spektrum psychiatrischer Therapieverfahren und deren Anwendungsbereich bei verschiedenartigen seelischen
Krankheiten vertraut zu machen. Aber auch dem
Erfahrenen kann es ein wichtiges und unverzichtbares Nachschlagewerk sein. Es zeigt vor allem,
daß die bestmögliche Behandlung eines psychisch
Kranken oft in einem sich ergänzenden Zusammenwirken somatischer und psychologischer Therapieansätze besteht und nicht nur den betroffenen
Patienten selbst, sondern auch seine Familienangehörigen und sein soziales Umfeld einbeziehen muß.

Es weist aber auch auf Lücken unseres derzeitigen
Kenntnisstandes hin, die nur durch intensive Therapieforschung zu überbrücken sind.

Hans-Jürgen Möller ist dafür zu danken, daß
er die Mühe der Herausgabe eines solchen notwendigen Buches auf sich genommen hat. Es ist ihm
gelungen, hervorragende Autoren für die Mitwirkung an dieser Aufgabe zu gewinnen. Bei aller
Eigenständigkeit der einzelnen Beiträge spürt man
die gestaltende Kraft, den kritischen Blick und
die ordnende Hand des Herausgebers, so daß aus
dem umfangreichen Buch ein einheitliches Ganzes
geworden ist. Seine Planung geht noch auf die
Münchner Zeit von *Hans-Jürgen Möller* zurück,
und ich erkenne darin die gemeinsame Intention einer langjährigen Zusammenarbeit. Ich bin sicher,
daß das Werk den Blick des Lesers auf den weiten
Horizont und das schöne, vielseitige Tätigkeitsfeld
psychiatrischer Therapeutik hinlenken und nicht
nur Wissen vermitteln, sondern einen bildenden
und prägenden Einfluß auf ärztliche Grundeinstel-
lungen des Psychiaters ausüben wird. Ich hoffe,
daß der Erkenntniszuwachs auf dem Gebiet der Behandlung seelischer Krankheiten noch manche erweiterte Neuauflage erforderlich macht.

Hans Lauter

Vorwort

Die Grundidee war, ein Buch zu schaffen, das sich ganz auf therapeutische Fragen konzentriert und dadurch von den üblichen Lehrbüchern und Handbüchern der Psychiatrie, die sich vorwiegend auf diagnostische Sachverhalte beschränken, unterschieden ist. Die Planung eines solchen Therapie-Handbuches hängt mit dem zunehmend wachsenden Verständnis der Psychiatrie als einem therapeutischen Fach zusammen.

Im Gegensatz zu reinen Psychopharmakologie- oder Psychotherapie-Lehrbüchern wurde versucht, sowohl psychopharmakologische wie auch psychotherapeutisch/soziotherapeutische Aspekte in einem Gesamtwerk zu vereinen, um die oftmals sehr einseitige Betrachtungsweise, die aus jeweils einer dieser Therapierichtungen erfolgen kann, von vornherein zu umgehen und den Leser zu einem integrativen therapeutischen Zugang, in dem krankheits- und individuumsbezogen beiden therapeutischen Grundaspekten ausreichend Rechnung getragen wird, anzuregen. So soll der in der Psychiatrie traditionell gewachsenen polaren Sichtweise der beiden therapeutischen Zugangswege entgegengewirkt werden.

Um Detailbereiche von ausreichend spezialisierten Autoren darstellen zu lassen, kam nur das Konzept in Frage, zahlreiche Experten um Beiträge zu bitten. Dies bedeutete gleichzeitig die Schwierigkeit, viele Autoren unter ein inhaltlich und formales Gesamtkonzept zusammenzubringen, eine Problematik, die schwer lösbar ist. Durch intensive herausgeberische Arbeit wurde trotzdem versucht, dieser Zielvorstellung soweit wie möglich zu entsprechen.

Es wurde nicht angestrebt, die durch die Gliederung in viele Detailbereiche und die Bearbeitung dieser Detailbereiche durch zahlreiche Autoren zu erwartenden Redundanzen völlig aufzulösen, sondern es wurde dem redaktionellen Prinzip gefolgt, daß jedes Kapital für sich lesbar bleiben und in sich abgeschlossen den jeweiligen Sachverhalt darstellen sollte. Auch bestand nicht die Zielvorstellung, inhaltliche Diskrepanzen, wie sie aus der subjektiven Sicht verschiedener Autoren und Schulmeinungen entstehen, in einem Konsens zu vereinheitlichen. Solche künstliche Konsensbildung würde der pluralistischen Meinungsvielfalt unseres Fachgebiets nicht gerecht werden. Die Autoren wurden zwar vom Herausgeber auf solche Diskrepanzen hingewiesen und es wurde auch vom Herausgeber durch Hinweis auf entsprechende Literatur versucht, Korrekturen einer zu einseitigen Sichtweise herbeizuführen, letztlich wurde aber die Position des jeweiligen Autors akzeptiert. Besonders offenkundig sind solche Diskrepanzen z.B. in verhaltenstherapeutischen und psychoanalytischen Positionen, aber auch zwischen der pharmakologischen Grundposition und der psychotherapeutischen Grundposition.

Die Idealvorstellung einer völlig einheitlichen Gliederung für jede Darstellung der therapeutischen Ansätze für eine Störung ließ sich aus sachimmanenten Zwängen nicht einhalten. Während z.B. für die endogenen Psychosen eine weitgehend identische Gliederung erreicht werden konnte, mußten z.B. die exogenen Psychosen und die neurotischen Störungen nach jeweils anderen Gliederungsprinzipien dargestellt werden.

Wie schon erwähnt, wurden nicht nur die psychopharmakologischen, sondern auch die psychotherapeutischen Zugangsweisen ausreichend berücksichtigt, und zwar gemäß der tatsächlichen Bedeutung bei den jeweiligen Störungen. Das heißt z.B., daß insbesondere bei den neurotischen Störungen mehr auf die psychotherapeutischen Ansätze eingegangen werden mußte. Dabei wurde den beiden in der Psychiatrie hauptsächlich vertretenen psychotherapeutischen Strömungen, der Verhaltenstherapie und der psychoanalytischen Richtung, in ausgewogener Weise Rechnung getragen. Den verschiedenen psychoanalytischen Autoren sei gedankt, daß sie zur Realisierung dieses Konzeptes noch relativ spät in das Buchprojekt „eingestiegen" sind.

Die Autoren wurden angehalten zu einer möglichst praxisbezogenen Darstellung der jeweiligen therapeutischen Ansätze und zu Angaben über empirische Effizienznachweise. Letzteres geschah mit unterschiedlicher Intensität, was sicherlich z.T. durch den unterschiedlichen Forschungsstand in den jeweiligen Bereichen zu erklären ist.

In der vorliegenden Form präsentiert das Buch das therapeutische Wissen, was von einem Arzt für Psychiatrie, der nach der Entscheidung des letzten Ärztetages ein „Arzt für Psychiatrie und Psychotherapie" sein wird, zu erwarten ist. Es ist deshalb in besonderer Weise geeignet für die in psychiatrischer Weiterbildung befindlichen Kollegen, sich auf die Facharztprüfung vorzubereiten. Für die schon in unserem Fachgebiet tätigen Kollegen bietet es eine Möglichkeit, sich den aktuellen Wissensstand näher zu bringen.

Möge das Buch dazu beitragen, die Psychiatrie von dem ihr oft als Problem angelasteten Standard eines vorwiegend diagnostisch-phänomenologischen Faches hinzuführen zu einem stärker dem therapeutischen Anliegen Rechnung tragenden Fach. Daß dabei diagnostische Aspekte nicht unwesentlich sind, wird durch die einleitenden Kapitel zur Diagnostik verdeutlicht.

Hans-Jürgen Möller

Inhalt

Teil II:
Behandlung spezieller Erkrankungen

Mitarbeiterverzeichnis

Bandelow, B., Dr. med., Dipl.-Psych.,
Psychiatrische Klinik der Universität Göttingen,
v.-Siebold-Straße 5, D-3400 Göttingen

Bassler, M., Dr. med.,
Klinik für Psychosomatische Medizin und
Psychotherapie der Universität Mainz,
Untere Zahlbacher Straße 8, D-6500 Mainz

Beutel, M., Dr. med., Dipl.-Psych.,
Institut und Poliklinik für Psychosomatische
Medizin, Psychotherapie und Medizinische Psy-
chologie der Technischen Universität München,
Langerstraße 3, D-8000 München 80

Brenner, H.D., Prof. Dr. med., Dr. phil.,
Psychiatrische Klinik der Universität Bern,
Bolligenstraße 111, CH-3072 Ostermundigen

Breyer-Pfaff, U., Prof. Dr. med., Dr. rer. nat.,
Institut für Toxikologie der Universität Tübingen,
Wilhelmstraße 56, D-7400 Tübingen

Bronisch, T., Priv.-Doz. Dr. med.,
Max-Planck-Institut für Psychiatrie,
Kraepelinstraße 10, D-8000 München 40

Buchkremer, G., Prof. Dr. med.,
Psychiatrische Klinik der Universität Tübingen,
Osianderstraße 22, D-7400 Tübingen

Buddeberg, C., Prof. Dr. med.,
Abteilung für Psychosoziale Medizin,
Psychiatrische Poliklinik, Universitätsspital,
Culmannstraße 8, CH-8091 Zürich

Deister, A., Dr. med.,
Psychiatrische Klinik der Universität Bonn,
Sigmund-Freud-Straße 25, D-5300 Bonn 1

de Jong-Meyer, R., Prof. Dr. phil., Dipl.-Psych.,
Psychologisches Institut I der Universität Münster,
Rosenstraße 9, D-4400 Münster

Delini-Stula, A., Priv.-Doz. Dr. med.,
Centre de Recherche Clinique International
Roche, Parc Club de Tanneries,
4, Route de la Rivière, F-67382 Lingolsheim/
Strasbourg

Dittmar, F., Dipl.-Psych.,
Obere Donaulände 8, D-8390 Passau

Dose, M., Dr. med.,
Bezirkskrankenhaus,
Feuchtwanger Straße 38, D-8800 Ansbach

Emrich, H.M., Prof. Dr. med.,
Psychiatrische Klinik der Medizinischen Hoch-
schule Hannover,
Konstanty-Gutschowstraße 8, D-3000 Hannover 61

Fähndrich, E., Prof. Dr. med.,
Psychiatrische Abteilung des Krankenhauses
Neukölln,
Rudower Straße 48, D-1000 Berlin 47

Feuerlein, W., Prof. Dr. med.,
Max-Planck-Institut für Psychiatrie,
Kraepelinstraße 10, D-8000 München 40

Fichter, M.M., Prof. Dr. med.,
Medizinisch-Psychosomatische Klinik Roseneck,
Am Roseneck 6, D-8210 Prien am Chiemsee

Fritze, J., Priv.-Doz. Dr. med.,
Troponwerke,
Berliner Straße 156, D-5000 Köln 80

Gaertner, H.J., Prof. Dr. med.,
Psychiatrische Klinik der Universität Tübingen,
Osianderstraße 22, D-7400 Tübingen

Gertz, H.-J., Priv.-Doz. Dr. med.,
Psychiatrische Klinik der Freien Universität Berlin,
Eschenallee 3, D-1000 Berlin 19

Götze, P., Prof. Dr. med.,
Psychiatrische Klinik der Universität Hamburg,
Martinistraße 52, D-2000 Hamburg 20

Grande, T., Dipl.-Psych.,
Psychosomatische Klinik der Universität
Heidelberg,
Thibautstraße 2, D-6900 Heidelberg 1

Greil, W., Priv.-Doz. Dr. med.,
Psychiatrische Klinik der Universität München,
Nußbaumstraße 7, D-8000 München 2

Grohmann, R., Dr. med.,
Psychiatrische Klinik der Universität München,
Nußbaumstraße 7, D-8000 München 2

Hajak, G., Dr. med.,
Psychiatrische Klinik der Universität Göttingen,
v.-Siebold-Straße 5, D-3400 Göttingen

Hand, I., Prof. Dr. med.,
Psychiatrische Klinik der Universität Hamburg,
Martinistraße 52, D-2000 Hamburg 20

Haring, C., Prof. Dr. med.,
Studiengemeinschaft Psychiatrie,
Neunzigstraße 3, D-4000 Düsseldorf 12

Hartmann, W., Prof. Dr. med.,
Psychiatrische Klinik des Klinikums Ingolstadt,
Krumenauerstraße 25, D-8070 Ingolstadt

Haupt, M., Dr. med.,
Psychiatrische Klinik der Technischen Universität
München,
Ismaninger Straße 22, D-8000 München 80

Hoffmann, S.O., Prof. Dr. med., Dipl.-Psych.,
Klinik für Psychosomatische Medizin und
Psychotherapie der Universität Mainz,
Untere Zahlbacher Straße 8, D-6500 Mainz

Jungkunz, G., Dr. med.,
Krankenhaus für Psychiatrie und Neurologie
des Bezirks Unterfranken,
Am Sommerberg, D-8770 Lohr/Main

Kanowski, S., Prof. Dr. med.,
Psychiatrische Klinik der Freien Universität Berlin,
Eschenallee 3, D-1000 Berlin 19

Kapfhammer, H.P., Dr. med., Dipl.-Psych.,
Psychiatrische Klinik der Universität München,
Nußbaumstraße 7, D-8000 München 2

Kasper, S., Priv.-Doz. Dr. med.,
Psychiatrische Klinik der Universität Bonn,
Sigmund-Freud-Straße 25, D-5300 Bonn 1

Kind, H., Prof. Dr. med.,
Grütstraße 10, CH-8704 Herrliberg

Kissling, W., Dr. med.,
Psychiatrische Klinik der Technischen Universität
München,
Ismaninger Straße 22, D-8000 München 80

Kockott, G., Prof. Dr. med.,
Psychiatrische Klinik der Technischen Universität
München,
Ismaninger Straße 22, D-8000 München 80

Küfner, H., Dr. phil., Dipl.-Psych.,
Institut für Therapieforschung,
Parzivalstraße 25, D-8000 München 40

Kühl, K.-P., Dr. phil., Dipl.-Psych.,
Psychiatrische Klinik der Freien Universität Berlin,
Eschenallee 3, D-1000 Berlin 19

Kurz, A., Dr. med.,
Psychiatrische Klinik der Technischen Universität
München,
Ismaninger Straße 22, D-8000 München 80

Laakmann, G., Prof. Dr. med.,
Psychiatrische Klinik der Universität München,
Nußbaumstraße 7, D-8000 München 2

Lauter, H., Prof. Dr. med.,
Psychiatrische Klinik der Technischen Universität
München,
Ismaninger Straße 22, D-8000 München 80

Laux, G., Priv.-Doz. Dr. med., Dipl.-Psych.,
Psychiatrische Klinik der Universität Bonn,
Sigmund-Freud-Straße 25, D-5300 Bonn 1

Lesch, O.M., Prof. Dr. med.,
Psychiatrische Klinik der Universität Wien,
Allgemeines Krankenhaus der Stadt Wien,
Währinger Gürtel 18–20, A-1090 Wien

Linden, M., Priv.-Doz. Dr. med.,
Psychiatrische Klinik der Freien Universität Berlin,
Eschenallee 3, D-1000 Berlin 19

Marneros, A., Prof. Dr. med.,
Psychiatrische Klinik der Universität Bonn,
Sigmund-Freud-Straße 25, D-5300 Bonn 1

Martin, M., Priv.-Doz. Dr. med.,
Klinik für Kinder- und Jugendpsychiatrie
der Universität Marburg,
Hans-Sachs-Straße 6, D-3550 Marburg

Mentha, D., Dr. med.,
Regionalspital, Psychiatrische Dienste,
CH-3600 Thun

Merlo, M.C.G., Dr. med.,
Psychiatrische Klinik der Universität Bern,
Bolligenstraße 11, CH-3072 Ostermundigen

Möller, H.-J., Prof. Dr. med.,
Psychiatrische Klinik der Universität Bonn,
Sigmund-Freud-Straße 25, D-5300 Bonn 1

Mombour, W., Priv.-Doz. Dr. med.,
Max-Planck-Institut für Psychiatrie,
Kraepelinstraße 10, D-8000 München 40

Müller, W.E., Prof. Dr. rer. nat.,
Zentralinstitut für Seelische Gesundheit,
Abteilung Psychopharmakologie,
J 5, D-6800 Mannheim

Müller-Spahn, F., Prof. Dr. med.,
Psychiatrische Klinik der Universität München,
Nußbaumstraße 7, D-8000 München 2

Nimmerrichter, A., Dr. med.,
Psychiatrische Klinik der Universität Wien,
Allgemeines Krankenhaus der Stadt Wien,
Währinger Gürtel 18—20, A-1090 Wien

Quint, H., Prof. Dr. med., Dr. phil.,
Keltenweg 9, D-5300 Bonn 1

Reimer, C., Prof. Dr. med.,
Klinik für Psychosomatik und Psychotherapie
der Universität Gießen,
Friedrichstraße 28, D-6300 Gießen

Remschmidt, H., Prof. Dr. med., Dr. phil.,
Klinik für Kinder- und Jugendpsychiatrie
der Universität Marburg,
Hans-Sachs-Straße 6, D-3550 Marburg

Roder, V., Dr. phil., Dipl.-Psych.,
Psychiatrische Klinik der Universität Bern,
Bolligenstraße 111, CH-3072 Ostermundigen

Rudolf, G., Prof. Dr. med.,
Psychosomatische Klinik der Universität
Heidelberg,
Thibautstraße 2, D-6900 Heidelberg 1

Rüther, E., Prof. Dr. med.,
Psychiatrische Klinik der Universität Göttingen,
v.-Siebold-Straße 5, D-3400 Göttingen

Saß, H., Prof. Dr. med.,
Psychiatrische Klinik der Technischen Hochschule
Aachen,
Pauwelsstraße 30, D-5100 Aachen

Schmauß, M., Priv.-Doz. Dr. med.,
Bezirkskrankenhaus,
Dr.-Mack-Straße 1, D-8900 Augsburg

Schulze Mönking, H., Priv.-Doz. Dr. med.,
St. Rochus-Hospital,
Am Rochus-Hospital 1, D-4404 Telgte

Schwarz, F., Dr. med.,
Lochhamer Straße 123 b, D-8000 München 71

Stevens, I., Dr. med.,
Psychiatrische Klinik der Universität Tübingen,
Osianderstraße 22, D-7400 Tübingen

Sulz, S.K.D., Dr. med., Dr. phil., Dipl.-Psych.,
Nymphenburger Straße 185, D-8000 München 19

Tegeler, J., Priv.-Doz. Dr. med.,
Psychiatrische Klinik der Universität Düsseldorf,
Rheinisches Landeskrankenhaus,
Bergische Landstraße 2, D-4000 Düsseldorf 12

Warnke, A., Prof. Dr. med.,
Klinik für Kinder- und Jugendpsychiatrie
der Universität Würzburg,
Füchsleinstraße 15, D-8700 Würzburg

Wiegand, C., Dr. med.,
Psychiatrische Klinik der Universität München,
Nußbaumstraße 7, D-8000 München 2

Willenberg, H., Dr. phil., Dipl.-Psych.,
Klinik für Psychosomatische Medizin und
Psychotherapie der Universität Mainz,
Untere Zahlbacher Straße 8, D-6500 Mainz

Wolfersdorf, M., Priv.-Doz. Dr. med.,
Psychiatrisches Landeskrankenhaus Weißenau,
Abteilung Psychiatrie I der Universität Ulm,
Weingartshofer Straße 2, D-7980 Ravensburg-
Weißenau

Zilker, T., Prof. Dr. med.,
II. Medizinische Klinik der Technischen
Universität München,
Ismaninger Straße 22, D-8000 München 80

Teil I: Allgemeines zur Therapie in der Psychiatrie

1 Neue Ansätze in der psychiatrischen Diagnostik

W. Mombour

1.1 Sinn und Wert der psychiatrischen Diagnostik

Ein Artikel über Diagnostik sollte mit der Frage beginnen, warum wir in der Psychiatrie überhaupt Diagnostik betreiben. In den letzten Jahrzehnten gab es z.T. lautstarke Bewegungen — wie z.B. die Antipsychiatrie, aber auch die Psychoanalyse —, die Sinn und Wert einer psychiatrischen Diagnostik grundsätzlich bezweifelten. Vorwürfe, daß Patienten dadurch nur etikettiert werden, ohne ein tieferes Verständnis für die Entstehungsbedingungen und die Therapie psychischer Störungen zu vermitteln, daß durch solche Etikettierungen die weitere „Patientenkarriere" vorprogrammiert würde, daß Diagnosen nur eine Psychiatrisierung sozialer Abweichungen darstellten und anderes mehr, wurden häufig geäußert. Bei einer genaueren Lektüre dieser für psychiatrische Diagnostik so kritischen Literatur, insbesondere der psychoanalytischen, fällt aber auf, daß auch diese Literatur mit diagnostischen Begriffen arbeitet. Nur entsprechen diese häufig nicht der gewohnten, auf *Kraepelin* und *Bleuler* zurückgehenden Klassifikation und Benennung psychischer Störungen, sondern stellen eine Einteilung aufgrund anderer Konzepte dar; sie erhöhen somit nur die Anzahl der zahlreich vorhandenen unterschiedlichen Klassifikations- und Diagnosesysteme, die psychische Störungen systematisch darstellen wollen. Dies war bisher auch von wissenschaftlicher Seite aus einer der Hauptkritikpunkte an der psychiatrischen Diagnostik: die Vielzahl existierender Diagnose- und Klassifikationssysteme, die, an Schulen oder nationale Traditionen gebunden, häufig nicht miteinander vergleichbar oder selbst bei oberflächlicher Ähnlichkeit nicht deckungsgleich waren, so daß es bei Beurteilung des gleichen Patienten durch Ärzte verschiedener Schulen zu diagnostischen Widersprüchen kam. Auch gab es Diagnosen bestimmter nationaler Schulen, die in den Diagnosesystemen anderer nationaler Schulen nicht vorkamen.

Diese mangelnde Übereinstimmung in der psychiatrischen Diagnostik hatte in den 50er und 60er Jahren zu einem vermehrten wissenschaftlichen Interesse am diagnostischen Prozeß geführt. Man versuchte, die zahlreichen Gründe für diagnostische Nichtübereinstimmung deutlich herauszuarbeiten. Hier sind insbesondere Arbeiten aus dem angelsächsischen Sprachraum und der Weltgesundheitsorganisation zu erwähnen. Alle diese Bemühungen haben dazu geführt, daß sich Anfang der 70er Jahre die meisten Länder der Welt für die psychiatrische Diagnostik auf die 8. Revision der Internationalen Klassifikation der Krankheiten, die von der WHO erarbeitet worden war, einigten (*WHO* 1974). Die ICD-8 stellt einen Kompromiß dar, der für die meisten Psychiater akzeptabel war. Gleichzeitig betont man erneut Argumente für die Notwendigkeit einer psychiatrischen Diagnostik. Hierbei stehen folgende Gründe im Vordergrund der klinischen und der wissenschaftlichen Arbeit:

a) Das allgemein menschliche Bedürfnis nach Übersichtlichkeit und Ordnung komplexer Sachverhalte, wie sie nur in einer systematischen Klassifikation gegeben werden können, die auch Auskunft über Zusammenhänge, Ähnlichkeiten und Unterschiede der einzelnen Diagnosen gibt.

b) Einheitliche Verwendung gleicher Diagnosenamen, die nach Möglichkeit durch einen Kurzkommentar sowie Einschluß- und Ausschlußbegriffe präzisiert werden können. In anderen Wissenschaftsbereichen gab es schon längst eine welteinheitliche Nomenklatur der Fachbegriffe.

c) Bessere Vergleichbarkeit eigener Untersuchungen mit denen anderer Arbeitsgruppen, wenn der gleiche Diagnosenschlüssel verwendet wird.

d) Bessere Kommunikation mit anderen Ärzten durch stichwortartige und zusammenfassende Begriffe (wie sie Diagnosen darstellen) anstelle ausführlicher und langer Detailbeschreibungen zur Ätiologie, Symptomatik, Verlauf etc.

e) Stellung einer Prognose: Viele psychiatrische Diagnosen ermöglichen eine Aussage über den weiteren Verlauf.

f) Therapieempfehlung: Aufgrund einer psychiatrischen Diagnose kann meist zumindest eine Grobzuordnung zu einer der zahlreich zur Verfügung stehenden Therapien getroffen werden. Es gibt keine Einheitstherapie in der Psychiatrie.

g) Didaktische Zwecke (Aus-, Weiter- und Fortbildung).

Es gibt keine psychiatrische Publikation, keinen
Vortrag über psychische Störungen und keine,
auch nicht laienmäßige Diskussionsrunde, in der
nicht ständig psychiatrische Diagnosebegriffe verwendet werden. Der Unterschied besteht lediglich
darin, daß Begriffe aus verschiedenen, gleichzeitig
existierenden Diagnosesystemen stammen können
und daß Diagnosen entweder nur eine beschreiben-
de Syndromdiagnose oder eine darüber hinausgehende nosologische Diagnose darstellen (s. z.B.
Cooper et al. 1972; *Blashfield* 1984; *Kendell*
1978; *Möller* u. *von Zerssen* 1980, 1982, 1983,
1984; *Mombour* 1975, 1976; *WHO* 1973; *von
Zerssen* 1986).

1.2 DSM-III- und ICD-10-
Diagnosesysteme

Die weltweite Einheitlichkeit in der psychiatrischen
Diagnostik endete 1980, als die US-Amerikaner ihr
DSM-III-Diagnosesystem veröffentlichten (*APA*
1980), das 1987 zur DSM-III-R (R = revidiert)
leicht verändert wurde (*APA* 1987a, 1987b), ungefähr zu der gleichen Zeit, als die Weltgesundheitsorganisation die ICD-8 zur ICD-9 revidierte (*WHO*
1978). Die Amerikaner gaben für diesen nationalen
Alleingang und die Ablehnung der ICD-9 insbesondere 3 Gründe an (*APA* 1980, 1987a; *Spitzer*
et al. 1980):

a) Fortschritte und neuere Erkenntnisse, die die
psychiatrische Forschung im letzten Jahrzehnt
erzielt hätte, seien in der ICD-9 nicht genügend
berücksichtigt worden,
b) der Wunsch nach einem theoriefreien Klassifikationssystem,
c) das Bedürfnis nach einer auf Kriterien gegrün-
deten Diagnostik.

zu a):
Hierbei wurde unter anderem kritisiert, daß die
neueren Erkenntnisse z.B. bei der Einteilung der
sexuellen Funktionsstörungen, die auch mit unterschiedlichen therapeutischen Interventionen verbunden seien, sowie bei den Schlafstörungen und
den Eßstörungen nicht genügend berücksichtigt
worden seien.

zu b):
In der Psychiatrie sind für die meisten Störungen
die Ansichten über Ätiologie, Pathogenese und
Entstehungs- sowie aufrechterhaltende Bedingungen zwischen den Psychiatern verschiedener Schulen umstritten. Lediglich im Bereich der körperlich
begründbaren psychischen Störungen sowie für die
durch äußere Belastungen entstandenen Störungen besteht einigermaßen Einigkeit zwischen den
Psychiatern verschiedener Schulen. Es war das Bestreben der amerikanischen Psychiater, alle Begriffe und Konzepte aus dem DSM-III herauszulassen,
die mit einer umstrittenen Theorie zusammenhängen bzw. nur einseitig die theoretischen Konzeptionen einer einzigen Schule darstellen. Aus diesem
Grunde wurde das Konzept der Endogenität ge-
opfert sowie der theoretische Neurosenbegriff, der
vor allem stark durch die Ansichten der Psychoanalyse geprägt war, aber auch der verhaltenstherapeutische und andere Neurosenbegriffe. Die bisher als Neurosen beschriebenen Krankheitsbilder
sind natürlich nach wie vor im Klassifikationssystem enthalten, jedoch rein deskriptiv. Auch so
unklar oder unterschiedlich definierte Begriffe wie
„Psychose", „Krankheit" u.a. wurden weggelassen und durch den neutralen Ausdruck „Störung"
ersetzt, der jetzt den gemeinsamen „Nachnamen"
der verschiedenen klinischen Bilder darstellt. Es
wird auch deutlich betont, daß für diese einzelnen
Störungsbilder nicht der Anspruch erhoben wird,
daß sie so etwas wie eine nosologische Entität, die
prinzipiell von anderen Störungen abzutrennen
wäre, darstellten.

zu c):
Es gab spätestens seit 1972 kriterienbezogene Diagnosesysteme, die in der psychiatrischen Forschung verwendet wurden. Hier sind z.B. die sog.
Feighner-Kriterien (*Feighner* et al. 1972) oder die
Research Diagnostic Criteria (RDC) von *Spitzer* et
al. (1978) zu nennen. Grund zur Einführung solcher kriterienbezogenen Diagnostik war die Kritik
an der nur vage beschreibenden kategorialen Diagnostik der ICD und auch der traditionellen Psychiatrie, in der man nur eine globale Beschreibung
mit Auflistung vieler Symptome gab, aber nie genau festlegte, welche und wieviele Symptome ein
einzelner Patient für eine bestimmte Diagnose zeigen müsse. Dies soll nun durch die Kriterien geleistet werden. Sie werden in 2 Formen angeboten:

Erstens wird festgelegt, welche Symptome für eine bestimmte Diagnose vorliegen müssen und welche nicht vorliegen dürfen; es gibt also sehr präzise
Ein- und Ausschlußkriterien (Fachausdruck: kate-
gorial-nomothetisch). Eine solche Art der Klassifikation gab es beispielsweise bisher in der Wissenschaft in der Klassifikation der Tiere in der Zoolo-
gie oder der chemischen Elemente im periodischen
System. Bei einer zweiten Art von Kriterien wird
zunächst eine Liste von Symptomen aufgeführt

und dann bestimmt, wieviele von diesen Symptomen ein Patient für eine bestimmte Diagnose zeigen muß [Fachausdruck: kategorial-polythetisch, bekannter ist der Ausdruck „typologische Klassifikation" (*von Zerssen* 1973, 1986). Neu ist jedoch, daß hierbei auch die Anzahl der vorliegenden Symptome aus der Auswahlliste numerisch festgelegt ist, während dies bisher meistens bei typologischer Klassifikation dem Untersucher überlassen wurde]. Je mehr eine Diagnose kriterienbezogen ist, desto homogener, aber auch kleiner werden spezifische Diagnosegruppen und um so mehr fallen Patienten in eine Restgruppe, die immer vorgesehen ist. Je mehr eine Diagnostik wie bisher typologisch war, aber ohne genaue numerische Angabe über die Zahl der Symptome, desto größer und heterogener wurden spezifische Diagnosegruppen. Man kann auch die Einschlußgröße einer spezifischen Diagnosegruppe willkürlich verändern, indem man Zahl und Definition der einzelnen Kriterien und/oder die Auswahlzahl bei der kategorial-polythetischen Klassifikation variiert. Dies stellt beispielsweise eine wesentliche Quelle für diagnostische Diskrepanzen zwischen den neuen kriteriengestützten Diagnosesystemen DSM-III-R und ICD-10 dar.

Unter dem Einfluß der US-amerikanischen Entwicklungen hatte sich auch die Weltgesundheitsorganisation entschlossen, die 10. Revision der Internationalen Klassifikation der Krankheiten, deren Erscheinung für Mitte der 90er Jahre geplant ist, an diese neueren Entwicklungen anzuschließen (*WHO* 1989a, 1989b). Im größeren Aufbau, in der Gliederung, bei der Benennung der Diagnosenamen, in der Tendenz zu Theoriefreiheit und in einer kriteriengegründeten Diagnostik besteht eine weitgehende Ähnlichkeit mit DSM-III/DSM-III-R. Es bestehen jedoch z.T. erhebliche Unterschiede bei den einzelnen spezifischen Diagnosen (s. Kap. 1.3).

Mit dieser neuen Diagnostik wird auch das Prinzip der sog. Komorbidität angestrebt, d.h. bei einem einzelnen Patienten sollen die verschiedenen Syndrome seiner Erkrankung durch möglichst mehrere Diagnosen bezeichnet werden. Wurde z.B. früher ein depressives Syndrom bei einem Patienten mit Alkoholabhängigkeit unter der Abhängigkeitsdiagnose subsumiert (sog. Hierarchieregel), so soll jetzt dieser Patient neben der Diagnose „Abhängigkeit" auch noch eine der verschiedenen Depressionsdiagnosen erhalten. Viele der früher gültigen, zahlreichen Hierarchieregeln für die psychiatrische Diagnostik sind aufgegeben worden.

1.3 Was ist an den neueren kriterienbezogenen Diagnosesystemen DSM-III-R und ICD-10 anders als an der gewohnten ICD-8/-9-Klassifikation und worin unterscheiden sie sich untereinander?

DSM-III/DSM-III-R empfehlen eine sog. multiaxiale Diagnostik. Auf Achse I sollen das klinische Syndrom und Zusatzkodierungen (z.B. Trauerreaktionen u.a.) verschlüsselt werden, mit Ausnahme der auf Achse II zu verschlüsselnden Persönlichkeitsstörungen, Entwicklungsstörungen und geistiger Behinderung (Schwachsinnsformen). Achse III ist für die zugrunde liegende oder begleitende körperliche Erkrankung vorgesehen, unabhängig davon, ob sie als Ursache des klinischen Symdroms angesehen wird. Achse IV dient zum Verschlüsseln eines geschätzten Schweregrades psychosozialer Belastungsfaktoren und auf Achse V soll eine Globalbeurteilung des psychosozialen Funktionsniveaus (gegenwärtig und im vergangenen Jahr) gegeben werden. DSM-III/DSM-III-R hat zur Entstehung eines größeren „Büchermarktes" geführt. In einem sehr ausführlichen diagnostischen Lehrbuch (ohne Therapie) (*APA* 1987a) werden für jede einzelne Störung zunächst sehr ausführliche Textinformationen angeboten, die sich beziehen auf: Hauptmerkmale, Nebenmerkmale, Alter bei Beginn, Verlauf, Beeinträchtigungen, Komplikationen, prädisponierende Faktoren, Prävalenz, Geschlechtsverteilung, familiäre Häufung, Differentialdiagnose. Dann folgen die einzelnen Kriterien in lehrsatzmäßiger Definition. Das Ganze ist didaktisch sehr gut aufgebaut, klar und verständlich formuliert. Anhand eines Registers und einer Diagnosen-Übersichtsliste läßt sich Gesuchtes leicht auffinden, sog. logische Entscheidungsbäume helfen als Flußdiagramme bei der differentialdiagnostischen Zuordnung eines Patienten. Neben diesem Lehrbuch existiert eine kleinere Taschenbuchausgabe (*APA* 1987b), die nur die Kriterien sowie die Angaben zu den Achsen und den Entscheidungsbäumen und das Register enthält. Es gibt außerdem noch ein Buch mit Fallbeispielen (*Spitzer* et al. 1989), anhand deren die diagnostische Zuordnung diskutiert wird, sowie nach dieser neueren Diagnostik aufgebaute Lehrbücher (z.B. *Adams* u. *Sutker* 1984; *Perry* et al. 1985; *Kaplan* u.

Sadock 1988, 1989). Zu den strukturierten Instrumenten für DSM-III-R-Diagnostik s. Kap. 1.4.

Die ICD-10, die gegenwärtig z.T. noch in Entwicklung befindlich ist, wird in mindestens 3 verschiedenen Formen erscheinen: a) als „Kurzfassung" (Diagnosenschlüssel und Kurzglossar) (*WHO* 1987), sie soll in dem Buch, das die ICD-10 für die gesamte Medizin enthält, mit abgedruckt werden; b) als ausführlichere „klinische Beschreibungen und diagnostische Leitlinien" für den klinisch tätigen Psychiater und Psychologen (*WHO* 1989a) und c) als „diagnostische Forschungskriterien" für die Verwendung bei wissenschaftlichen Arbeiten (*WHO* 1989b). Zusätzlich soll noch ein Wörterbuch mit Erklärungen psychopathologischer Fachausdrücke erstellt werden sowie strukturierte Erhebungsinstrumente (s. Kap. 1.4). Die z.T. sehr langen Texte der „klinischen" Beschreibungen und diagnostischen Leitlinien" sind didaktisch weniger gut geschrieben und angeordnet als die vergleichbaren Partien im DSM-III/DSM-III-R. Die „diagnostischen Forschungskriterien" haben dagegen ähnliche Präzision. Gleichwärtig wird noch an einer Möglichkeit zu einer multiaxialen Gliederung der Diagnostik gearbeitet.

Klassifikatorischer Aufbau und Benennung der einzelnen Diagnosen sind in beiden Systemen ähnlich, DSM-III/DSM-III-R beginnen jedoch mit den kinderpsychiatrischen Störungen, die bei ICD-10 am Ende stehen. Für jede größere Störungsgruppe werden zunächst die einzelnen spezifischen Diagnosen besprochen. Dann folgen für diesen Bereich „andere" (d.h. in den spezifischen Diagnosen nicht beschriebene) und „nicht näher bezeichnete Störungen" (d.h. nur vage Grobzuordnung) als Restgruppen. Die ICD-10 hat die größeren diagnostischen Gruppen kapitelweise mit einer alphanumerischen Kennzeichnung geordnet, der Buchstabe „F" bezieht sich auf die psychischen Störungen (z.B. F0: organische Störungen, F2: Schizophrenie, schizotype und wahnhafte Störungen etc.), DSM-III/DSM-III-R hat die analogen Nummern der ICD-9 CM (Clinical Modification, in den USA erweiterte, aber im Grundgerüst identische ICD-9 Klassifikation für die gesamte Medizin einschließlich Psychiatrie) beibehalten (s. *APA* 1987a, 1987b).

1.3.1 Organisch bedingte psychische Störungen und Syndrome

Dieser Abschnitt enthält zunächst die verschiedenen Demenzformen. Es folgen dann die verschiedenen klinischen Symdrome, die durch Alkohol und andere psychotrope Drogen ausgelöst wurden, dann die durch andere körperliche Erkrankungen verursachten. Hierzu gehören z.B. Delir, Intoxikation, Entzugssyndrom, aber auch die bisher in der deutschen Psychiatrie als *endomorph* bezeichneten Zustandsbilder wie organisch bedingte Halluzinose, organisch bedingte wahnhafte Störung, organisch bedingte affektive Störung etc. Im Unterschied zu DSM-III/DSM-III-R verschlüsselt die ICD-10 die durch Alkohol und andere psychotrope Drogen bedingten klinischen Zustandsbilder erst im 2. Kapitel zusammen mit der Verschlüsselung von Mißbrauch und Abhängigkeit.

Gemeinsam ist beiden Diagnosesystemen jedoch die Ausweitung des Demenzbegriffes. Während bisher in der deutschen Psychiatrie leichte und mittelschwere sog. organische Psychosyndrome nicht als Demenz bezeichnet wurden, wird dieser Begriff jetzt für alle Syndrome verwendet, bei denen nachweisbare kognitive und mnestische Störungen vorliegen, die zu einer deutlichen Beeinträchtigung der sozialen und/oder beruflichen Funktionsfähigkeit geführt haben. Vom Begriff der Demenz wird die amnestische Störung abgesetzt, die nur mnestische, aber keine kognitiven Störungen aufweisen soll. Außerdem werden noch leichtere mnestische Störungen und organische Persönlichkeitsstörung (= Wesensänderung) in diesem Kapitel verschlüsselt.

1.3.2 Störungen durch psychotrope Substanzen

In DSM-III/DSM-III-R sind in diesem Abschnitt nur Mißbrauch und Abhängigkeit zu verschlüsseln, während in der ICD-10 in einer Mehrfachkombination auch die anderen Störungsbilder (wie Intoxikation, Delir, drogenbedingte Psychosen etc.) in Kombination mit Alkohol bzw. Drogenmißbrauch/ -abhängigkeit zu verschlüsseln sind. *Abhängigkeit* wird in DSM-III-R durch 9 (ICD-10 durch 8) Kriterien beschrieben, hiervon müssen 3 vorliegen. Unter diesen Kriterien befindet sich auch das Entzugssyndrom und die Toleranzentwicklung. Im Gegensatz zur bisherigen Definition der WHO und des DSM-III muß jetzt aber Entzugssymptomatik oder Toleranzentwicklung nicht unbedingt vorliegen, um ein Abhängigkeitssyndrom zu diagnostizieren, da diese beiden Kriterien nur 2 von 9 Auswahlkriterien darstellen. Mißbrauch ist in DSM-III-R 2fach definiert:

1. Fortgesetzter Gebrauch trotz Wissens um ein ständiges oder wiederholtes soziales, berufliches oder körperliches Problem, das durch den Gebrauch der psychotropen Substanz verursacht oder verstärkt wird, und

2. wiederholter Gebrauch in Situationen, in denen der Gebrauch eine körperliche Gefährdung darstellt (z.B. Alkohol am Steuer).

Diese 2. Definition fehlt in der ICD-10. Gemeinsam ist beiden Diagnosenschlüsseln aber, daß die Störung mindestens 1 Monat oder länger bestanden haben muß und daß die Kriterien für Abhängigkeit noch nicht erfüllt sind.

1.3.3 Schizophrenie, schizotype und wahnhafte Störungen

Bei der Diagnose der *Schizophrenie* sind 2 Anschauungen der klassischen deutschen und der klassischen französischen Psychiatrie wieder in den Vordergrund getreten. In DSM-III/DSM-III-R und ICD-10 sind die Kriterien für die akute floride Phase deutlich von den „Symptomen ersten Ranges nach *K. Schneider*" beeinflußt. DSM-III/DSM-III-R akzentuieren zudem die Schizophrenie als chronifizierte Erkrankung. Sie verlangen für die Diagnose dieser Störung eine mindestens 1/2-jährige Dauer. Dieses 1/2 Jahr kann sich zeitlich aus einer floriden und einer Residual- (bzw. Prodromal-)Phase mit den bekannten Defektsymptomen addieren. Im DSM-III war diese Tendenz zur Chronifizierung noch stärker betont, indem verlangt wurde, daß auch gegenwärtig noch einige Symptome der Krankheit weiter bestehen. Damit entsprach DSM-III der Schizophreniediagnose der französischen Psychiatrie und des alten *Kraepelin*. Diese letzte Bestimmung ist in DSM-III-R jedoch wieder weggefallen. Im Unterschied dazu verlangt ICD-10 nur eine 1monatige Dauer von florider und Residualsymptomatik für die Diagnose der Schizophrenie. Dadurch wird es in Zukunft eine erhebliche Diskrepanz in der Schizophreniediagnose zwischen DSM-III-R und ICD-10 geben, da die häufigen Krankheitsperioden zwischen 1- bis 6monatiger Dauer durch die beiden Klassifikationssysteme völlig unterschiedlich zugeordnet werden. Dauert eine klinische Schizophreniesymptomatik kürzer als 6 Monate in DSM-III/DSM-III-R (bzw. kürzer als 1 Monat in ICD-10), dann wird die Störung als schizophreniforme Störung klassifiziert. Wie bei *K. Schneider* ist eine organische Verursachung einer schizophrenen Symptomatik ein Ausschlußkriterium für die Diagnose. Bei der Wahnsymptomatik der Schizophrenie spielt der Ausdruck „*bizarrer Wahn*" eine wichtige Rolle. Hierbei beziehen sich die Wahnideen auf Situationen oder Überzeugungen, die auch nicht auf unsinnige und abergläubische, aber für eine bestimmte Kultur typische Überzeugungen zurückgeführt werden können.

Von der Schizophrenie werden die (chronischen) wahnhaften Störungen abgetrennt. Bei diesen Erkrankungen handelt es sich im wesentlichen nur um Wahn ohne die für Schizophrenie typischen formalen Denkstörungen und Affektstörungen. Von der Schizophrenie werden auch andere, meist vorübergehende psychische Störungen abgetrennt, wie z.B. die kurze reaktive Psychose oder die schizoaffektive Störung. Für die Diagnose einer schizoaffektiven Störung wird in beiden Diagnosesystemen das gleichzeitige Vorliegen eines affektiven (manischen oder depressiven) Syndroms und einer schizophrenen Symptomatik verlangt, in DSM-III-R zusätzlich noch eine 2wöchentliche Periode mit Wahn oder Halluzinationen ohne deutlich im Vordergrund stehende affektive Symptomatik. Störungen, die in wechselnden Phasen mal rein affektive, dann rein schizophrene Symptomatik aufweisen und die bisher vielfach auch als schizoaffektiv klassifiziert wurden, fallen in eine Restgruppe (nicht näher bezeichnete psychotische Störung).

Neu ist die Diagnose einer *schizotypen (Persönlichkeits-)Störung*. Diese Störung wird in DSM-III-R im Abschnitt der Persönlichkeitsstörungen aufgeführt, in ICD-10 jedoch im Abschnitt bei den Schizophrenien. Es handelt sich um eine lebenslang bestehende Persönlichkeitsabnormität mit kaltem, unnahbarem Affekt und Tendenz zum sozialen Rückzug wie bei der schizoiden Persönlichkeitsstörung, zusätzlich bestehen jedoch noch seltsame, an Wahnideen erinnernde, phantastische Überzeugungen, umständlich-metaphorische Sprache und gelegentliche, vorübergehende, quasi-psychotische Episoden. Es ist nicht immer ganz klar, wie diese Störung von blande verlaufenden oder defekt abgeheilten Schizophrenien zu unterscheiden ist, insbesondere, wenn keine genauen Angaben zur Krankheitsvorgeschichte vorliegen.

1.3.4 Affektive Störungen

Die stärksten Veränderungen gegenüber der bisher gewohnten Diagnostik gibt es in diesem Abschnitt. Die bisher vertraute Unterscheidung zwischen reaktiver, neurotischer und endogener Depression ist aufgegeben. Alle mit depressiver, subdepressiver, manischer oder hypomanischer Verstimmung auftretenden Störungen werden in einem gemeinsamen Abschnitt behandelt. Lediglich die durch äußere Belastung aufgetretenen leichteren oder kürzer dauernden reaktiven Depressionen ohne vorbestehende andere psychische Störungen werden in einem anderen Abschnitt behandelt (sog. Anpassungsstörungen). Zunächst muß für die Diagnostik festgestellt werden, ob beim Patienten ein manisches oder ein hypomanisches Syndrom vorliegt oder einmal im Leben vorlag. Im Unterschied zum hypomanischen Syndrom wird beim manischen Syndrom verlangt, daß es zu deutlichen Störungen im Beruf oder im sozialen Leben kam oder daß eine Hospitalisierung notwendig wurde. Liegen abwechselnd manische und depressive oder nur manische Phasen vor, so wird eine bipolare Störung klassifiziert, was der bisherigen Diagnostik entspricht. Schwieriger wird die Diagnostik jedoch bei depressiven Episoden: im DSM-III-R muß zunächst festgestellt werden, ob einmal eine einzelne sog. *major depression* vorlag. Hierbei handelt es sich um schwerere Depressionen mit depressiver Verstimmung, Freudlosigkeit, Gewichtsverlust, Schlafstörungen, psychomotorischer Unruhe oder Hemmung, Energieverlust, Gefühl von Wertlosigkeit, Denk- und Konzentrationsstörungen und Suizidideen. Mindestens 5 von diesen erwähnten Symptomen einschließlich depressiver Verstimmung oder Freudlosigkeit müssen mindestens 14 Tage lang gleichzeitig bestanden haben. Treten solche Phasen abwechselnd mit einem freien Intervall von 2 Monaten auf, so wird eine rezidivierende depressive Störung diagnostiziert. Im Unterschied hierzu untergliedert die ICD-10 die einzelne depressive Phase zunächst in 3 Schweregrade: leicht, mittel und schwer (kennt also den Begriff der „major depression" nicht) und verlangt für die rezidivierenden depressiven Störungen ein freies Intervall von 6 Monaten. Beide Diagnosesysteme kennen noch einen Untertypus, der in DSM-III „*melancholischer Typus*" genannt wird, in ICD-10 „*mit somatischen Symptomen*". Hierbei handelt es sich am ehesten um das Krankheitsbild, das bisher als endogene Depression bezeichnet wurde (Symptome wie frühmorgendliches Erwachen, Tagesschwankungen, deutlicher Appetit-, Gewichts- und Libidoverlust, schwere psychomotorische Hemmung oder Unruhe etc.). Es muß jedoch betont werden, daß sich unter dem Begriff der „major depression" bzw. der schweren depressiven Episode alle möglichen Depressionsformen vereint finden, die bisher als reaktive, neurotische oder endogene Depression getrennt verschlüsselt wurden, sie müssen nur genügend schwer sein und mindestens 2 Wochen dauern. Leichtere chronifizierte Depressionen von mindestens 2jähriger

Dauer werden als eigenständige Störung unter dem Begriff der Dysthymie zusammengefaßt. Auch dieser Begriff entspricht nur teilweise, aber nicht vollständig, der bisherigen Diagnose *neurotische Depression,* da bei all diesen Einteilungen nur noch nach Schweregrad und Dauer untergliedert wird, nicht mehr aber nach bisher gebräuchlichen Konzepten wie endogen oder psychogen (Verstehbarkeit, aktuelle oder chronische Belastungen, verdrängte Konflikte etc.). Chronisch sich abwechselnde hypomane und subdepressive Phasen werden in beiden Klassifikationssystemen als Zyklothymie bezeichnet und ebenfalls im Abschnitt der affektiven Störungen und nicht mehr, wie bisher gewohnt, bei den Persönlichkeitsstörungen eingeordnet.

1.3.5 „Neurotische"-, Belastungs- und somatoforme Störungen

Eine deutliche strukturelle Veränderung haben auch alle Krankheitsbilder erfahren, die bisher einheitlich unter dem Begriff „*Neurosen*" zusammengefaßt wurden. Da alle theoretischen Konzeptionen über Neurosenentstehung weggelassen wurden, werden die Störungen jetzt nur noch nach dem klinischen Erscheinungsbild untergliedert. Lediglich bei der ICD-10 taucht der Begriff „*neurotisch*" noch in der Überschrift dieses Abschnittes auf. Zunächst werden die Angststörungen beschrieben, dann die somatoformen Störungen und die dissoziativen Störungen. Bei den Angststörungen wird die Panikstörung (grundlos und mehrfaches Auftreten von Panikattacken) deutlich abgetrennt von den verschiedenen Phobien (Agoraphobie, soziale Phobie, andere einfache Phobien) sowie von der generalisierten Angststörung (unrealistische und übertriebene Angst und Sich-Sorgen in mehreren Lebensbereichen) und der posttraumatischen Belastungsstörung. Auch die Zwangsstörung wird bei den Angststörungen eingegliedert. Ein kleiner, aber sicher für Verwirrung sorgender Unterschied zwischen DSM-III-R und ICD-10 liegt darin, daß bei der DSM-III-R zwischen einer Panikstörung mit und ohne Agoraphobie unterschieden wird, bei der ICD-10 aber umgekehrt zwischen einer Agoraphobie mit und ohne Panikstörung (ICD-10 ist hier noch nach dem älteren DSM-III und nicht nach dem neueren DSM-III-R orientiert). Im Abschnitt „Somatoforme Störungen", werden Hypochondrie und alle Konversionsstörungen (pseudoneurologische Störungen, die bisher unter dem Begriff „*hysterische Neurose*" subsumiert wurden) und (psychogene) Schmerzzustände aufgeführt. Hier findet sich auch ein neu benanntes Krankheitsbild, *„Somatisierungsstörung“*, das jedoch jedem erfahrenen Kliniker vertraut ist. Es handelt sich um Patienten mit einer Anamnese vielfältiger körperlicher Beschwerden in den verschiedensten Körpersystemen ohne nachweisbaren Organbefund, verbunden mit der festen Überzeugung, körperlich krank zu sein. Dieses Krankheitsbild wurde bisher meistens unter Hypochondrie oder Konversionsneurose subsumiert.

Die größte Aufsplitterung hat die bisherige Diagnose einer hysterischen Neurose erfahren. Der sich in körperlichen Beschwerden zeigende Konversionsanteil wurde unter den somatoformen Störungen aufgeführt. Alle anderen Symptome, wie hysterische Amnesie, hysterischer Dämmerzustand, multiple Persönlichkeitsstörung (alternierende Persönlichkeit) sowie das psychogene Depersonalisationssyndrom finden sich unter der Rubrik: *dissoziative Störungen*.

Die Reaktionen auf schwere Belastungen und Anpassungsstörungen werden in der ICD-10 ebenfalls im Abschnitt F4 behandelt, in der DSM-III-R dagegen in einem eigenen Abschnitt am Ende des Klassifikationssystems. Bei dieser Störung darf definitionsgemäß *keine* andere vorbestehende psychische Störung vorliegen, die durch die Belastung nur reaktiviert wird.

1.3.6 Sexuelle Störungen, Schlafstörungen u.a.

In diesem Abschnitt werden z.T. sehr ausführlich die verschiedenen Formen der Schlafstörungen und der sexuellen Funktionsstörungen behandelt, in der ICD-10 zusätzlich auch noch die Eßstörungen, die in DSM-III-R im Kapitel, das den Störungen in der Kindheit gewidmet ist, aufgeführt sind. Die sexuellen Deviationen werden in DSM-III-R unter der Rubrik Sexualstörungen zusammen mit den sexuellen Funktionsstörungen besprochen, interessanterweise in der ICD-10 aber zusammen mit den Persönlichkeitsstörungen.

1.3.7 Persönlichkeitsstörungen

In DSM-III-R werden die Persönlichkeitsstörungen auf Achse II verschlüsselt, wobei für jeden Patienten eine Aussage hierzu gemacht werden muß, z.B. auch die Aussage: „Es liegt keine Persönlichkeitsstörung vor“. DSM-III-R unterscheidet zwi-

schen 12 Typen von Persönlichkeitsstörungen (paranoid, schizoid, schizotyp, antisozial, Borderline, histrionisch, narzißtisch, selbstunsicher, abhängig, zwanghaft, passiv-aggressiv sowie nicht näher bezeichnete Persönlichkeitsstörung). Als zusätzlicher Vorschlag werden noch 2 weitere Typen angeboten: sadistisch und selbstschädigend. Bei der Diagnose der Persönlichkeitsstörungen kommen die alten Kriterien von *K. Schneider* wieder zu Ehren: Es handelt sich im wesentlichen um quantitative Abweichungen, die entweder zu subjektivem Leiden oder zu wesentlichen Beeinträchtigungen in der sozialen Anpassung oder der beruflichen Leistungsfähigkeit führen.

In der ICD-10 werden nur 10 verschiedene Typen aufgeführt: paranoide, schizoide, dissoziale, emotional instabile (aufgeteilt in impulsive und Borderline), histrionische, anankastische, selbstunsichere, abhängige, andere (als Restgruppe) und nicht näher bezeichnete Persönlichkeitsstörung. In einem weiteren Abschnitt des gleichen Kapitels werden auch andauernde Persönlichkeitsveränderungen nach Extrembelastung und nach psychischen Erkrankungen aufgelistet. Im gleichen Kapitel F6 werden zudem Störungen der Impulskontrolle (z.B. Kleptomanie, Pyromanie etc.), Störungen der Geschlechtsidentität (z.B. Transsexualismus) und Störungen der Sexualpräferenz (z.B. Exhibitionismus) sowie sexuelle Entwicklungs- und Reifungsstörungen aufgeführt.

1.3.8 Kinderpsychiatrische Störungen

In DSM-III-R werden auf der Achse II neben den Persönlichkeitsstörungen auch geistige Behinderung, tiefgreifende Entwicklungsstörungen (z.B. Autismus) und umschriebene Entwicklungsstörungen (z.B. Schreib-/Rechenstörung) aufgeführt. Alle anderen Störungen der Kinderpsychiatrie finden sich im 1. Kapitel des DSM-III-R-Manuals. In der ICD-10 dient Kap. F7 der Verschlüsselung der Intelligenzminderung, Kap. F8 ist für die Entwicklungsstörungen vorgesehen und Kap. F9 für alle anderen kinderpsychiatrischen Störungen.

1.4 Diagnostische Instrumente

Neben der Präzisierung der psychiatrischen Diagnosen durch Kriterien, erläuterndes Glossar und Komorbiditätsprinzip spielen die Art und Weise der Symptomerhebung, ihrer Aufzeichnung und des Weges von den Symptomen zur Diagnose (sog. Algorithmus) eine wichtige Rolle. Werden die Methoden hierfür vereinheitlicht, so ist eine bessere Übereinstimmung zwischen verschiedenen Diagnostikern zu erwarten. Hierbei spielen Interviews mit den Patienten eine wichtige Rolle. Man unterscheidet zwischen freien, strukturierten und standardisierten Interviews. Bei der *freien Interview*form wird zwar bestimmt, welche Symptome, anamnestische Daten u.a. für den Patienten erhoben werden sollen, bevor eine Diagnose gestellt werden kann, es bleibt aber dem Interviewer überlassen, in welcher Reihenfolge er fragt und auf welche Weise er zu seinen Informationen kommt (z.B. durch Befragung von Angehörigen neben dem Patienten etc.). Beim *strukturierten Interview* werden Reihenfolge der Fragen, ein Teil der Frageformulierungen und gewisse Bewertungsregeln für die Antworten des Patienten vorgegeben, der Interviewer hat aber noch die Freiheit, Fragen umzuformulieren, Zusatzfragen zu stellen und die Bewertung, ob ein Kriterium vorliegt oder nicht, nach seinem eigenen Urteil vorzunehmen. Beim *standardisierten Interview* sind Reihenfolge der Fragen, Frageformulierung, Zusatzfragen und Bewertungsregeln für das Vorliegen von Kriterien durch starre Regeln vollständig festgelegt. Welche Interviewform man wählt, hängt von situativen Gegebenheiten ab. Es konnte nie überzeugend gezeigt werden, daß eine Interviewform der anderen deutlich überlegen sei.

In den letzten Jahrzehnten sind zahlreiche Untersuchungsinstrumente zur psychiatrischen Diagnosestellung unter Verwendung einer dieser Interviewmethoden entwickelt worden (Übersichten: *Wittchen* et al. 1988, *Mombour* et al. 1990). Für die verschiedenen Diagnosesysteme sind jeweils andere Instrumente geschaffen worden. Hier sollen nur kurz die sich auf DSM-III-R und ICD-10 beziehenden Instrumente erwähnt werden.

1.4.1 Münchner Diagnosen Checklisten (MDCL)

Die *Münchner Diagnosen Checklisten (MDCL)* für DSM-III-R- und ICD-10-Diagnostik (*Hiller* et al. 1988, 1990, 1992 a, 1992 b) können in einem freien Interview eingesetzt werden. Sie liegen in deutscher und englischer Sprache vor, getrennt für DSM-III-R und ICD-10. Jede der 30 Listen bezieht sich auf eine der häufigsten psychiatrischen Diagnosen (außer: *Demenz,* s. SIDAM, Kap. 1.4.4) einschließlich Listen für alle DSM-III-R-Persönlichkeitsstörungen. Die für die Diagnosestellung benötigten Kriterien sind in optisch übersichtlicher

Weise kurz aufgeführt und mit einem logischen Entscheidungsbaum verknüpft, der durch Ein- und Ausschlußkriterien stufenweise zur Stellung oder zum Ausschluß einer Diagnose führt. Sie ermöglichen eine rasche Überprüfung einer diagnostischen Hypothese, bei Nichtbestätigung finden sich Querverweise auf andere Listen. Die Listen sind sehr zeitökonomisch, sowohl bei der ambulanten wie der klinisch-stationären Diagnostik einsetzbar, in der täglichen Routine ebenso wie bei Forschungsprojekten, vor allem auch als Screening-Verfahren. Voraussetzung bei der Anwendung dieser Listen ist natürlich eine genaue Kenntnis der DSM-III-R- und ICD-10-Diagnostik, deren zuverlässige Anwendung jedoch durch die Listen erleichtert und überprüfbar wird, ohne zeitraubende standardisierte Interviews anwenden zu müssen (s. Abb. 1.1).

1.4.2 Strukturiertes klinisches Interview für DSM-III-R (SKID)

Das *Strukturierte Klinische Interview für DSM-III-R* (SKID) (*Spitzer* et al. 1987) liegt in Deutsch und Englisch als SKID I für die meisten Achse-I-Störungen des DSM-III-R und als SKID II für die Persönlichkeitsstörungen (Achse II) vor, zusätzlich kann auch eine globale Beurteilung der psychosozialen Leistungsfähigkeit (Achse V) gegeben werden. Aufgrund der Antworten muß der Interviewer beurteilen, ob die geforderten Kriterien vorliegen. Zu Beginn steht ein freier Interviewteil zur Erhebung der augenblicklichen Symptomatik und der Anamnese. Dann folgen sehr strukturiert in der Reihenfolge genau vorgegebene und in verschiedene Abschnitte unterteilte Fragen, die bestimmte Störungen bestätigen oder ausschließen sollen: zunächst affektive Symptomatik (depressives und manisches Syndrom) (Abschnitt A), dann psychotische Symptome (B), Differentialdiagnose zwischen den verschiedenen psychotischen Störungen (C) und zwischen den affektiven Störungen (D), Fragen zu Alkohol und Drogen (E), den verschiedenen Angststörungen (F), den somatoformen Störungen (G), Eßstörungen (H) und den Anpassungsstörungen (J). Zahlreiche Sprungregeln sorgen dafür, daß bei fehlender Symptomatik nicht alle Fragen gestellt werden müssen. Es wird sowohl eine Diagnose für das augenblickliche Zustandsbild wie eine Lebenszeitdiagnose gestellt, wobei Komorbidität akzentuiert wird. Das SKID-I-Interview dauert ca. 1 Stunde und länger.

MDCL *Münchner Diagnosen Checkliste für DSM-III-R*

Schizophrenie

Name: _____

Alter: _____   Datum: _____

A
- Ermitteln Sie die Art der psychotischen Symptomatik
- Die Symptome müssen in einer *floriden Phase* auftreten
- Mindestdauer für sämtliche Symptome: *Eine Woche* (*oder weniger* bei erfolgreicher Behandlung)

Verdacht

Nein | Ja

(1) *1a Wahn*   ☐ ☐ ☐

1b Vorherrschende *Halluzinationen*, länger als nur wenige kurze Momente   ☐ ☐ ☐
Erforderliche Dauer: Einige Tage lang über den Tag hinweg oder wochenlang mehrere Male in der Woche

1c *Zerfahrenheit* oder auffallende *Lockerung der Assoziationen*   ☐ ☐ ☐

1d *Katatones Verhalten*   ☐ ☐ ☐

1e *Flacher* oder deutlich *inadäquater Affekt*   ☐ ☐ ☐

(2) *Bizarrer Wahn*   ☐ ☐ ☐
(dazu gehören Phänomene, die im Kulturkreis des Betroffenen als vollkommen abwegig angesehen würden, z.B. Gedankenausbreitung oder Kontrolle durch eine tote Person)

(3) *Vorherrschende Halluzinationen von Stimmen* (länger als nur wenige kurze Momente),   ☐ ☐ ☐

- ♦ bei denen der Inhalt *keinen* offensichtlichen Zusammenhang mit Depressionen oder gehobener Stimmung hat,
- ♦ oder bei denen eine Stimme das Verhalten oder die Gedanken des Betroffenen kommentiert
- ♦ oder bei denen sich zwei oder mehrere Stimmen miteinander unterhalten

Erforderliche Dauer: Einige Tage lang über den Tag hinweg oder wochenlang mehrere Male in der Woche

---

Kriterium A ist unter folgenden Bedingungen erfüllt:

Verdacht

Nein | Ja

- 2 Merkmale von *1a* bis *1e* treffen zu
- oder (2) trifft zu
- oder (3) trifft zu

☐ ☐ ☐

Ende ◄──┘

Abb. 1.1 Beispiel aus den *Münchner Diagnosen Checklisten (MDCL)* für DSM-III-R: Die Checkliste „*Schizophrenie*"

Schizophrenie   *Seite 2*

B Im Verlauf der Störung sinkt die *Leistung* in Bereichen
wie Arbeit, soziale Beziehungen und Selbständigkeit
beträchtlich unter das höchste Niveau,
das vor der Störung erreicht wurde
(bei Störungsbeginn in der Kindheit oder Adoleszenz
wird der zu erwartende soziale Entwicklungsstand nicht erreicht)

Nein Verdacht Ja
☐ ☐ ☐
↓
Ende

C ┌──┐
│ Schließen Sie aus: Schizoaffektive Störung und │
│ Affektive Störung mit psychotischen Merkmalen │
└──┘

- Kriterium C ist erfüllt, wenn während einer floriden Phase der Störung *nie*
  das Syndrom einer Major Depression oder ein Manisches Syndrom bestanden hat.

- Kriterium C ist erfüllt, wenn während einer floriden Phase der Störung zwar
  das Syndrom einer Major Depression oder ein Manisches Syndrom bestanden hat,
  aber die Gesamtdauer aller Episoden des affektiven Syndroms
  kurz war im Verhältnis zur Gesamtdauer
  der floriden und residualen Phasen der Störung.

nicht erfüllt | Verdacht | erfüllt

Beurteilen Sie Kriterium C: Ende ← ☐ ☐ ☐

D Kontinuierliche Anzeichen der Störung
mindestens *sechs Monate* lang

Der sechsmonatige Zeitraum muß eine floride Phase
beinhalten (entsprechend Kriterium A),
mit oder ohne Prodromalphase oder Residualphase.
- Dokumentieren Sie Prodromal- oder Residualsymptome
  auf Seite 4 der vorliegenden Checkliste.
(es besteht Verdacht auf eine Schizophreniforme Störung;
überprüfen Sie dies mit der entsprechenden MDCL).

Nein Verdacht Ja
☐ ☐ ☐

Ende ←

Ja | Verdacht | Nein

E Störung mit *organischer Ätiologie*   Ende ← ☐ ☐ ☐

F ┌──┐
│ Schließen Sie aus: Autistische Störung │
└──┘

- Kriterium F ist erfüllt, wenn *nie* eine Autistische Störung bestanden hat.

- Kriterium F ist erfüllt, wenn in der Anamnese zwar
  eine Autistische Störung bestanden hat,
  aber bei der jetzigen Störung *Wahn* oder
  Halluzinationen im Vordergrund stehen.

nicht erfüllt | Verdacht | erfüllt

Beurteilen Sie Kriterium F: Ende ← ☐ ☐ ☐

Abb. 1.1 (Fortsetzung)

Schizophrenie *Seite 3*

Falls Kriterien A bis F erfüllt:

Schizophrenie

nicht erfüllt

☐ erfüllt   ☐ Verdacht   ☐

● Falls die berichtete Symptomatik klinisch bedeutsam ist und keine andere spezifische Psychotische Störung vorliegt, diagnostizieren Sie eine Psychotische Störung NNB:

298.90   Verdacht ☐
              Ja ☐

Desorganisierter Typus

Verdacht   Ja

<u>Kriterien:</u> (A) Zerfahrenheit, auffallende Lockerung der Assoziationen oder erhebliche Verhaltensauffälligkeiten; (B) Flacher oder deutlich inadäquater Affekt; (C) Kriterien des Katatonen Typus sind nicht erfüllt.

295.1x ☐   ☐

Katatoner Typus

295.2x ☐   ☐

<u>Kriterien:</u> Klinisches Bild beherrscht von Stupor, Negativismus, motorischer Rigidität, Erregungszustand oder Haltungsstereotypien.

Paranoider Typus

295.3x ☐   ☐

<u>Kriterien:</u> (A) Vorherrschen von einer oder mehreren systematisierten Wahnideen oder von häufigen akustischen Halluzinationen, die sich auf ein einzelnes Thema beziehen; (B) Fehlen aller folgenden Merkmale: Zerfahrenheit, auffallende Lockerung der Assoziationen, flacher oder deutlich inadäquater Affekt, katatones Verhalten, erhebliche Verhaltensauffälligkeiten.

Undifferenzierter Typus

295.9x ☐   ☐

<u>Kriterien:</u> (A) Ausgeprägter Wahn, Halluzinationen, Zerfahrenheit oder erhebliche Verhaltensauffälligkeiten; (B) Kriterien für Paranoiden, Katatonen oder Desorganisierten Typus sind nicht erfüllt.

Residualer Typus

295.6x ☐   ☐

<u>Kriterien:</u> (A) Fehlen von ausgeprägtem Wahn, Halluzinationen, Zerfahrenheit oder erheblichen Verhaltensauffälligkeiten; (B) Störung dauert mit mindestens zwei der auf Seite 4 aufgelisteten Residualsymptome an.

Diagnose:

2	9	5.		

Tragen Sie ein: **4. Ziffer der Diagnose** Typus der Schizophrenie

Tragen Sie ein: **5. Ziffer der Diagnose** Klassifikation des Verlaufs

subchronisch = 1   4 = chronisch mit akuter Exazerbation
chronisch = 2   5 = in Remission
subchronisch mit akuter Exazerbation = 3   0 = unbestimmt

Abb. 1.1 (Fortsetzung)

1.4.3 Personality Disorder Examination (PDE)

Das *Personality Disorder Examination* (PDE) von *Loranger* (1988a, *Loranger* et al. 1987) ist als strukturiertes Interview für die Diagnostik von Persönlichkeitsstörungen nach DSM-III und DSM-III-R entwickelt worden, durch Ergänzung der Persönlichkeitsstörungen nach ICD-10 wurde es zum *International Personality Disorder Examination* (IPDE) erweitert (*Loranger* 1988b), das gegenwärtig in einer weltweiten Verbundstudie der WHO überprüft wird. Beide Instrumente liegen in Englisch und Deutsch vor. Nach einer freien Exploration zur kursorischen Erfassung von Vorgeschichte und Symptomatik folgen sehr ausführliche, z.T. mehrfach untergliederte Fragen zu 6 Funktionsbereichen (Arbeit, Selbsteinschätzung, zwischenmenschliche Beziehungen, Affekte, Realitätskontrolle, Impulskontrolle). Aufgrund der Antworten des Patienten muß der Interviewer die Kriterien beurteilen und die Frage, ob eine Störung vor oder nach dem 25. Lebensjahr auftrat. Eine genau vorgegebene quantitative Berechnung von Scores pro Kriterium und deren Additionen ergeben dann die Diagnose von einer oder mehreren Persönlichkeitsstörungen. Ein Glossar gibt detaillierte Hinweise zur Beurteilung. Das Interview ist sehr zeitaufwendig, 2 und mehr Stunden sind die Regel.

1.4.4 Strukturiertes Interview zur Diagnose einer Demenz vom Alzheimer-Typ, Multiinfarktdemenz und Demenzen anderer Ätiologie (SIDAM)

Das *Strukturierte Interview zur Diagnose einer Demenz vom Alzheimer-Typ, der Multiinfarktdemenz und Demenzen anderer Ätiologie* (SIDAM) (*Zaudig* et al. 1992) ermöglicht sowohl eine kriterienbezogene Demenzdiagnostik nach DSM-III-R und ICD-10 als auch eine quantifizierende (dimensionale) Einschätzung des kognitiven Funktionszustandes und damit eine Unterscheidung zwischen kognitiv Unauffälligen, kognitiv Beeinträchtigten und Dementen. Aus Vergleichsgründen sind andere verbreitete Instrumente, wie z.B. der Mini-Mental-State von Folstein et al. (1975) u.a., in das SIDAM mit integriert. Das strukturierte Interview besteht aus einer klinischen Befragung, einem Leistungsteil zur Bestimmung des kognitiven Funktionszustandes und einer klinischen Beurteilung des psychosozialen Leistungsstandes und der Persönlichkeit. Das Instrument ermöglicht eine sofortige Zuordnung zu einer der DSM-III-R- und ICD-10-Demenzdiagnosen sowie deren Schweregrad. Das SIDAM liegt in deutscher und englischer Sprache vor, die Interviewzeit beträgt ca. 20 Minuten (*Zaudig* et al. 1991).

1.4.5 Diagnostic Interview Schedule (DIS)

Mit dem standardisierten Interview *Diagnostic Interview Schedule* (DIS) (*Robins* et al. 1981) sind Diagnosen nach DSM-III-R, den sog. Feighner-Kriterien (*Feighner* et al. 1972) und den Research Diagnostic Criteria (RDC) (*Spitzer* et al. 1987) möglich, nicht jedoch für körperlich begründbare psychische Störungen. Durch den eingearbeiteten Mini-Mental-State ist lediglich eine globale Diagnose eines organischen Psychosyndroms möglich. Es werden sowohl Querschnitts- wie „Lebenszeit"- (Längsschnitt-) Diagnosen gestellt. Durch sehr detaillierte Intervieweranweisungen und ein computerisiertes Auswertungsprogramm soll es auch für Laieninterviewer ohne große klinische Erfahrung handhabbar sein. Die Interviewdauer liegt bei ca. 1 Stunde.

1.4.6 Composite International Diagnostic Interview (CIDI)

Eine Kombination des DIS und des PSE-9 (Present State Examination, ein strukturiertes Interview zur ICD-9-Diagnostik) stellt das standardisierte *Composite International Diagnostic Interview* (CIDI) (*Robins* et al. 1988; *WHO* 1989) dar. Es liegt in Deutsch (*Wittchen* u. *Semler* 1990 – s. *WHO* 1989c) und Englisch vor. Es können Lebenszeitdiagnosen und Diagnosen für verschiedene Querschnittszeitbereiche nach den Systemen RDC, Feighner-Kriterien, DSM-III und ICD-9 gestellt werden, gegenwärtig wird es auch in einer Version für DSM-III-R und ICD-10 weltweit getestet. Wie beim DIS ist es nicht zur Diagnostik körperlich begründbarer psychischer Störungen geeignet, sondern erlaubt nur eine globale Einschätzung eines organischen Psychosyndroms mittels des Mini-Mental-State. Das Interview ist sehr umfangreich, die Interviewdauer liegt zwischen 40 Minuten und mehreren Stunden.

1.4.7 Schedules for Clinical Assessment in Neuropsychiatry (SCAN)

Das neueste standardisierte Untersuchungsinstrument stellen die *Schedules for Clinical Assessment in Neuropsychiatry* (SCAN) dar (*Wing* et al. 1989, *Maurer* et al., im Druck). Es wurde in Kooperation zwischen dem Londoner Institute of Psychiatry und der WHO zur ICD-10- und DSM-III-R-Diagnostik entwickelt, die computerisierte Auswertung erfolgt auf syndromaler und polydiagnostischer Ebene. Es enthält das erweiterte PSE-10 zur Symptomerfassung, einen Fragebogen zur Verhaltensbeobachtung, einen Pathologiefragebogen für evtl. organische Ursachen, eine Item-Group Checkliste zur Fremdanamnese, eine klinische Verlaufsskala und weitere spezielle Fragebögen (z.B. Geriatrie u.a.).

Für alle besprochenen Instrumente liegen gute bis sehr gute Ergebnisse zur Test-Retest-Reliabilität (Wiederholungszuverlässigkeit) vor.

1.5 Zukunftsperspektiven

Die WHO beabsichtigt, Mitte der 90er Jahre die ICD-10 weltweit einzuführen und von der Tradition abzugehen, alle 10 Jahre eine neue Revision vorzulegen. Mit der ICD-10 soll so etwas wie „ein Jahrhundertwerk" geschaffen werden, etwas, das längere Zeit unverändert bleiben soll. Dagegen planen die US-Amerikaner bereits für Mitte der 90er Jahre DSM-IV, das etwa gleichzeitig mit ICD-10 eingeführt werden soll. Wieweit durch z.Z. laufende abstimmende Gespräche zwischen der APA und der WHO ein dann erneut drohendes weltweites Auseinanderfallen der psychiatrischen Diagnostik verhindert werden kann, läßt sich augenblicklich (1992) nicht einschätzen. Grundlagen für die diagnostischen Formulierungen des DSM-IV sollen weniger Komitee-Entscheidungen, als vielmehr eine sorgfältige Auswertung empirisch belegter Studien zu klinischem Bild, Verlauf, somatischen Befunden, Labordaten etc., etc. sein.

Literatur

Adams, H.E., Sutker, P.: Comprehensive handbook of psychopathology. Plenum Press, New York 1984

American Psychiatric Association (APA): Diagnostic and Statistical Manual of Mental Disorders. 3rd. ed. DSM-III. APA Washington D.C. 1980. Deutsche Ausgabe: *Koehler, K., Saß, H.* (Hrsg.): Diagnostisches und statistisches Manual psychischer Störungen. Beltz, Weinheim, Basel 1984

American Psychiatric Association (APA): Diagnostic and Statistical Manual of Mental Disorders. 3rd rev. ed. DSM-III-R. APA Washington D.C. 1987a. Deutsche Ausgabe: *Wittchen, H.U., Saß, H., Zaudig, M., Koehler, K.* (Hrsg.): Diagnostisches und statistisches Manual psychischer Störungen. DSM-III-R. Beltz, Weinheim, Basel 1989

American Psychiatric Association (APA): Diagnostic criteria from DSM-III-R. APA Washington D.C. 1987b. Deutsche Ausgabe: DSM-III-R. Diagnostische Kriterien und Differentialdiagnosen. Beltz, Weinheim, Basel 1989.

Blashfield, R.K.: The classification of psychopathology – Neo-Kraepelinian and quantitative approaches. Plenum Press, London 1984

Cooper, J.E., Kendell, R.E., Gurland, B.J., Sharpe, L., Copeland, J.R.M., Simon, R.: Psychiatric diagnosis in New York and London. Oxford University Press, London, New York, Toronto 1972

Feighner, J.P., Robins, E., Guze, S.B., Woodruff, R.A., Winokur, G., Munoz, R.: Diagnostic criteria for use in psychiatric research. Arch. gen. Psychiat. 26 (1972) 57–63

Folstein, M.F., Folstein, S.E., McHugh, P.R.: „Mini-Mental-State": a practical method for grading cognitive state of patients for the clinician. J. psychiat. Res. 12 (1975) 189–198

Hiller, W., Mombour, W., Rummler, R., Mittelhammer, J.: Divergence and convergence of diagnoses for depression between ICD-9 and DSM-III-R. Europ. Arch. Psychiat. neurol. Sci. 238 (1988) 39–46

Hiller, W., Zaudig, M., Mombour, W.: Development of diagnostic checklists for use in routine clinical care. Arch. gen. Psychiat. 47 (1990) 782–784

Hiller, W., Zaudig, M., Mombour, W.: Münchner Diagnosen Checklisten (MDCL). Huber, Bern 1992a

Hiller, W., Zaudig, M., Mombour, W.: Manual zu Münchner Diagnosen Checklisten (MDCL). Huber, Bern 1992b

Kaplan, H.I., Sadock, B.J.: Synopsis of psychiatry, behavioural science, clinical psychiatry. 5th ed. Williams and Wilkins, Baltimore, Hongkong, London, Sidney 1988

Kaplan, H.I., Sadock, B.J.: Comprehensive textbook of psychiatry Vol. I, II. 5th ed., Williams and Wilkins, Baltimore, Hongkong, London, Sidney 1989

Kendell, R.E.: Die Diagnose in der Psychiatrie. Enke, Stuttgart 1978

Loranger, A.W.: Personality Disorder Examination – PDE and Manual for PDE. DV Communications, Yonkers, New York 1988a. Deutsche Ausgabe: *Cranach, V., Giglhuber, M.O.* (BKH Kaufbeuren), *Bose, M. v., Mombour, W., Zaudig, M.,* (MPIP München), *Berner, W., Berger, P., Müller, K., Wiessauer, K.* (Psychiat. Univ. Klinik Wien). Hektographierter Druck, MPIP 1988

Loranger, A.W.: International Personality Disorder Examination – IPDE and Manual for IPDE. WHO/ADAMHA International Study of Personality Disorders. WHO Genf 1988 b). Deutsche Ausgabe: *Cranach, M. v., Giglhuber, O.* (BKH Kaufbeuren), *Bose, M.v., Mombour, W., Zaudig, M.,* (MPIP München), *Berner, W., Berger, P., Müller, K., Wiesauer, K.* (Psychiat. Univ.Klinik, Wien). Hektographierter Druck, MPIP 1988

Loranger, A.W., Lehmann Susman, V., Oldham, J.M., Russakoff, L.M.: The Personality Disorders Examination: a preliminary report. J. Personality Disorders 1 (1987) 1–13.

Maurer, K., Hillig, A., Freyberger, H.J., Velthaus, S.: Erfahrungen mit dem PSE-10 und den *Schedules for Clinical Assessment* in Neuropsychiatry. Im Druck

Möller, H.-J., von Zerssen, D.: Probleme und Verbesserungsmöglichkeiten der psychiatrischen Diagnostik. In: *S. Biefang* (Hrsg.): Evaluationsforschung in der Psychiatrie: Fragestellungen und Methoden. Enke, Stuttgart 1980

Möller, H.-J., von Zerssen, D.: Psychometrische Verfahren: I. Allgemeiner Teil. Nervenarzt 53 (1982) 493–503

Möller, H.-J., von Zerssen, D.: Psychometrische Verfahren: II. Standardisierte Beurteilungsverfahren. Nervenarzt 54 (1983) 1–16

Möller, H.-J., von Zerssen, D.: Klassifikation psychischer Störungen: Probleme und Verbesserungsmöglichkeiten aus der Sicht neuerer Forschungsergebnisse. In: *U. Baumann, H. Berbalk, G. Seidenstücker* (Hrsg.): Klinische Psychologie. Huber, Bern, Stuttgart, Wien 1984

Mombour, W.: Klassifikation, Patientenstatistik, Register. In: *K.P. Kisker, J.E. Meyer, C. Müller, E. Strömgren* (Hrsg.): Psychiatrie der Gegenwart. Bd. 3, 2. Aufl. Springer, Berlin, Heidelberg, New York 1975

Mombour, W.: Systematik psychischer Störungen. In: *L.J. Pongratz* (Hrsg.): Handbuch der Psychologie. Bd. 8. Hogrefe, Göttingen 1976

Mombour, W., Zaudig, M., Hillig, A.: Standardisierte Erhebungsinstrumente in der psychiatrischen Diagnostik. TW Neurologie/Psychiatrie 4 (1990) 627–639

Perry, S., Frances, A., Clarkin, J.: A DSM-III casebook of differential therapeutics. A clinical guide to treatment selection. Brunner, Mazel, New York 1985

Robins, L.N., Helzer, J.E., Croughan, J., Ratcliff, K.S.: National Institute of Mental Health Diagnostic Interview Schedule: its history, characteristic and validity. Arch. gen. Psychiat. 38 (1981) 381–389. Deutsche Ausgabe: *Wittchen, H.U., Rupp, H.U.:* Diagnostic Interview Schedule, Deutsche Version. Unveröffentlichtes Manuskript, MPIP, München 1981

Robins, L.N., Wing, J., Wittchen, H.U., Helzer, J.E., Babor, T.F., Burke, J., Farmer, A., Jablenski, A., Pickens, R., Regier, D.A., Sartorius, N., Towle, L.H.: The Composite International Diagnostic Interview. Arch. gen. Psychiat. 45 (1988) 1069–1077

Spitzer, R.L., Endicott, J., Robins, E.: Research Diagnostic Criteria (RDC). Biometric Research, New York Psychiatric Institute 1978. Deutsche Ausgabe: *Klein, H.E.:* Forschungs-Diagnose-Kriterien (RDC). Deutsche Bearbeitung und Übersetzung der Research Diagnostic Criteria von *Spitzer, Endicott* und *Robins.* Beltz-Test, Weinheim, Basel 1982

Spitzer, R.L., Williams, J.B., Skodol, A.E.: DSM-III: The major achievements and an overview. Amer. J. Psychiat. 137 (1980) 151–164

Spitzer, R.L., Gibbon, M., Skodal, A.E., Williams, J.B.L., First, M.B.: DSM-III-R Case Book. American Psychiatric Press, Washington D.C. 1989

Spitzer, R.L., Williams, J.B.W., Gibbon, M.: Structured Clinical Interview for DSM-III-R Interview and Manual. New York State Psychiatric Institute, Biometrics Research, New York/USA 1987. Deutsche Ausgabe: *Wittchen, H.U., Zaudig, M., Schramm, E., Spengler, P., Mombour, W., Klug, J., Horn, R.:* Strukturiertes Klinisches Interview für DSM-III-R Interviewheft. Beltz-Test, Weinheim 1990

Wing, J.K., Babor, T., Brugha, T., Burke, J., Cooper, J.E., Giel, R., Jablensky, A., Regier, D., Sartorius, N.: SCAN: Schedules for Clinical Assessment in Neuropsychiatry. Arch. gen. Psychiat. 47 (1990) 589–593

Wittchen, H.U., Schramm, E., Zaudig, M., Spengler, P., Rummler, R., Mombour, W.: Strukturiertes Klinisches Interview für DSM-III-R Manual. Beltz-Test, Weinheim, Basel 1990

Wittchen, H.U., Semler, G., Schramm, E., Spengler, P.: Diagnostik psychischer Störungen mit strukturierten und standardisierten Interviews: Konzepte und Vorgehensweisen. Diagnostica 34 (1988) 58–84

World Health Organization (WHO): The International Pilot Study of Schizophrenia (IPSS). WHO, Genf 1973

World Health Organization (WHO).: Glossary of mental disorders and guide to their classification (ICD-8). WHO, Genf 1974. Deutsche Ausgabe: *Degkwitz, R., Helmchen, H., Kockott, G., Mombour, W.* (Hrsg.): Diagnosenschlüssel und Glossar psychiatrischer Krankheiten. Deutsche Ausgabe der internationalen Klassifikation der WHO (ICD), 8. Rev. und des internationalen Glossars. 4. Aufl. Springer, Berlin, Heidelberg, New York 1975

World Health Organization (WHO): Mental disorders: Glossary and guide to their classification in accordance with the Ninth Revision of the International Classification of Diseases. WHO, Genf 1978. Deutsche Ausgabe: *Degkwitz, R., Helmchen, H., Kockott, G., Mombour, W.* (Hrsg.): Diagnosenschlüssel und Glossar psychiatrischer Krankheiten. Deutsche Ausgabe der internationalen Klassifikation der WHO (ICD), 9. Rev. und des internationalen Glossars. 5. Aufl. Springer, Berlin, Heidelberg, New York 1980

World Health Organization (WHO): Short version of chapter V to include in the ICD-10 glossary. Draft. WHO, Genf 1987

World Health Organization (WHO): ICD-10. 1989 Draft of Chapter V: mental, behavioural and developmental disorders. Clinical descriptions and guidelines. WHO, Genf 1989 a. Deutsche Ausgabe: *Dilling, H., Mombour, W., Schmidt, M.H.* (Hrsg.): *WHO*, Internationale Klassifikation psychischer Störungen ICD-10 Kapitel V (F) Klinisch-diagnostische Leitlinien. Huber, Bern, Göttingen, Toronto 1991

World Health Organization (WHO): 1989 Draft of Chapter V: Mental, behavioural and certain developmental disorders. Diagnostic Criteria for Research. WHO, Genf 1989 b. Deutsche Ausgabe: *Dilling, H., Mombour, W., Schmidt, M.H.* (Hrsg.): Deutsche Übersetzung der Forschungskriterien des Kapitels V (F): Psychische, Verhaltens- und Entwicklungsstörungen. In Vorbereitung

World Health Organization (WHO): Composite International Diagnostic Interview. Rev. 3. WHO, Genf 1989 c. Deutsche Ausgabe: *Wittchen, H.U., Semler, G.:* Composite International Diagnostic Interview (CIDI-C).

Autorisierte deutschsprachige Version. Beltz-Test, Weinheim 1990

Zaudig, M., Mittelhammer, J., Hiller, W.: Strukturiertes Interview für die Diagnose einer Demenz vom Alzheimer Typ, Multiinfarktdemenz und Demenzen anderer Ätiologie nach DSM-III-R und ICD-10. Huber, Bern 1992

Zaudig, M., Mittelhammer, J., Hiller, W., Pauls, A., Thora, C., Morinigo, A., Mombour, W.: A structured interview for the diagnosis of dementia of the Alzheimer type, multi-infarct dementia and dementias of other etiology according to DSM-III-R and ICD-10. Psychol. Med. 21 (1991) 225−236

Zerssen, D. von: Methoden der Konstitutions- und Typenforschung. In: *M. Thiel* (Hrsg.): Encyclopädie der geisteswissenschaftlichen Arbeitsmethoden. 9. Lieferung. Oldenbourg, München 1973

Zerssen, D. von: Diagnose. Nosologie. Syndrom. Typus. In: *Chr. Müller* (Hrsg.): Lexikon der Psychiatrie. 2. Aufl. Springer, Berlin, Heidelberg, New York 1986

2 Allgemeines zu supportiven, übenden und suggestiven Verfahren

2.1 Das supportive ärztliche Gespräch

H. Kind, D. Mentha

2.1.1 Zur Klärung des Begriffs supportives Gespräch bzw. stützende Psychotherapie

Die Bezeichnung supportiv wurde im Zusammenhang mit Psychotherapie erstmals anfangs der 50er Jahre dieses Jahrhunderts von amerikanischen Autoren benützt und zwar bei der Diskussion von Modifikationen und Erweiterungen der psychoanalytischen Technik. *F. Alexander*, der selbst ein bedeutender Förderer dieser Neuerungen gewesen ist, hat in seiner Geschichte der Psychiatrie (*Alexander* u. *Selesnick* 1969) diese Entwicklung ausführlich beschrieben. Dem englischen Adjektiv „supportive", verdeutscht supportiv, liegt das Verb „to support" zugrunde, das eine sehr umfassende Bedeutung hat.

Übersetzt kann es unterstützen, helfen, beistehen, fördern, einstehen für, aber auch rechtfertigen, begründen, begünstigen, beliefern, versorgen, stützen, tragen, bewahren bedeuten. Die Übernahme von „supportive" im Deutschen mit dem Wort „stützend" engt deshalb seine Bedeutung sehr stark ein. Das ist im Auge zu behalten, wenn von „supportive psychotherapy" als stützender Psychotherapie gesprochen wird. Es haben sich dann rasch 2 verschiedene Verwendungsarten des Begriffs „supportive" in bezug auf Psychotherapie herauskristallisiert:

a) als Bezeichnung für Techniken im Rahmen der psychoanalytischen Therapie, die nicht primär die Förderung von Einsicht mit Hilfe von Deutungen bezwecken;

b) als Bezeichnung für Psychotherapie, die ein begrenztes Behandlungsziel anvisiert, d.h. nicht Entwicklung und Reifung der Persönlichkeit im Sinne der Psychoanalyse („Wo Es war, soll Ich werden") anstrebt. Vor allem *L. R. Wolberg* hat schon 1954 die Bezeichnung „supportive psychotherapy" konsequent in diesem Sinne benützt.

Im Laufe der weiteren Entwicklung ist besonders im deutschen Sprachbereich supportiv = stützend immer mehr zur Bezeichnung der nichtanalytischen Verfahren geworden, damit aber auch zur Bezeichnung der Methode all jener Psychotherapeuten, die keine psychoanalytische Ausbildung hatten. *Mentha* (1987) hat in einer ausführlichen Literaturstudie die verschiedenen Bedeutungen des Begriffs stützende Psychotherapie analysiert und ihre Herkunft und die Abgrenzungen aufgezeigt. Dort finden sich auch die Literaturbelege.

Bekanntlich gibt es bis heute kein allgemein akzeptiertes *Einteilungsprinzip* für Psychotherapie. Die verschiedensten Kriterien werden verwendet, wovon wir einige nennen:

— bezüglich der Zahl gleichzeitig behandelter Personen, d.h. Einzel-, Paar-, Familien- oder Gruppentherapie;
— bezüglich des Mediums, in welchem Therapie stattfindet, d.h. im Gespräch oder Dialog, in Gruppenprozessen, in künstlerischen Aktivitäten wie Musik, kreatives Gestalten, im Rollenspiel u.a.;
— bezüglich der therapeutischen Wirkfaktoren wie Suggestion, Persuasion, Lernen, Einsicht u.a.;
— bezüglich der vom Therapeuten verwendeten Theorie, z.B. Psychoanalyse, komplexe Psychologie nach *C.G. Jung*, Individualpsychologie nach *A. Adler*, Daseinsanalyse, Gestaltpsychologie, Lerntheorie etc. etc.

Für unser Thema sinnvoll ist vor allem die Unterscheidung nach *Behandlungszielen*. Man spricht von aufdeckender versus zudeckender Psychotherapie, resp. von expressiven oder explorativen versus suppressiven oder repressiven Methoden. Das Gegensatzpaar rekonstruktiv versus supportiv deckt sich zum guten Teil damit, ebenso in gewissem Umfang das Gegensatzpaar kurativ versus palliativ. Ein anderes, hier ebenfalls benütztes Einteilungsprinzip orientiert sich an den *vorherrschenden technischen Mitteln*, die in der Psychotherapie eingesetzt werden. Es beinhaltet das Gegensatzpaar evokativ versus direktiv, was sich z.T. mit dem Gegensatzpaar psychoanalytisch versus nichtanalytisch deckt. Unter evokativ (*Frank* 1981) werden Methoden verstanden, welche möglichst ungezielten, entlastenden und/oder Einsicht vermittelnden Ausdruck inneren Erlebens anstreben, während direktiv Methoden sind, die versuchen, gezielt, symptom- und verhaltensorientiert anleitend zu wirken. Ferner ist das Gegensatzpaar kognitiv versus affektiv zu erwähnen.

Die Unterscheidung nach Behandlungszielen oder technischen Mitteln schließt sich gegenseitig nicht aus. Evokative Psychotherapie kann sowohl eine kurative, rekonstruktive wie palliative oder stützende Absicht haben. Ebenso ist direktive Psychotherapie sowohl kurativ als auch stützend oder palliativ möglich. Im Blick auf diese Einteilungsprinzipien ergibt sich, daß als stützend jene Methoden zu bezeichnen sind, die sich begrenzte palliative Ziele setzen. In bezug auf die dabei verwendeten Techniken können sowohl evokative wie direktive Verfahren benützt werden, und außerdem kann der Zugang zum Patienten mehr über den Verstand (kognitiv) oder mehr über die Gefühlswelt (affektiv) gesucht werden. (Genaueres zu diesen Einteilungsprinzipien bei *Mentha* 1987, S. 8 f.).

Wir behandeln im folgenden unser Thema unter 2 verschiedenen Gesichtspunkten. Einerseits gehen wir von einem Begriff der Praxis aus, jenem der allgemeinen Psychotherapie des Nervenarztes oder Psychiaters, andererseits bestimmen wir diese Form der Psychotherapie theoretisch als stützende Psychotherapie im Hinblick auf begrenzte adaptative Behandlungsziele, d.h. als adaptative Psychotherapie. Wie weiter vorn erwähnt, wurde der Begriff supportiv auch bezüglich bestimmter Techniken benützt, dies vor allem im Rahmen psychoanalytischer Verfahren. Im deutschen Sprachbereich haben *Freyberger* u. *Speidel* (1976) die Bezeichnung supportive Psychotherapie in diesem Sinn verwendet. Sie gehen bei der Behandlung psychosomatisch Kranker grundsätzlich von einem psychoanalytischen Konzept aus. Weil aber ihre Patienten die Voraussetzungen für eine psychoanalytische Technik nicht besitzen, müssen überwiegend supportive Maßnahmen eingesetzt werden. Als solche benützen sie bei den von ihnen behandelten Patienten die Pflege positiver Übertragungsbeziehungen, die Gabe von Handlungsanweisungen und die ständige potentielle Verfügbarkeit des Therapeuten für den Patienten. Angestrebt wird eine Stabilisierung der Abwehrformation, weil eine kausal angreifende, konfliktbearbeitende Therapie nicht in Frage kommt. Insofern kann ihre Methode auch adaptativ genannt werden. Diagnostisch handelte es sich um Patienten mit Colitis ulcerosa, Nierenkranke in Dialysebehandlung und um somatisch Kranke, z.B. Herzinfarkt, Verbrennungskrankheit, Pneumonie, Oberschenkelfraktur u.a., die gleichzeitig in einer seelischen Extremsituation waren. In den letzteren Fällen wurde eine Art Notfalltherapie durchgeführt, während es bei den Colitis- und Dialyse-Patienten mehr um eine wenig intensive psychotherapeutische Begleitung auf längere Sicht ging. Nachdem unsere jetzige Darstellung sich vor allem an den Praktiker richtet, gehen wir nicht näher auf die theoretischen Fragen ein, welche das Konzept der supportiven Psychotherapie stellt.

2.1.2 Das supportive ärztliche Gespräch als allgemeine Psychotherapie des Nervenarztes bzw. Psychiaters

Die Bezeichnung allgemeine Psychotherapie wurde seinerzeit von *H. Stolze* (1967) eingeführt zur Abgrenzung der Psychotherapie des Nervenarztes von jener des Fachpsychotherapeuten. *Stolze* kam aufgrund der Befragung einer repräsentativen Stichprobe von psychotherapeutisch tätigen Ärzten in der Bundesrepublik zu diesem Begriff. Die große Mehrzahl dieser Ärzte besaß keine systematische Ausbildung in Psychotherapie, sondern hatte sich da und dort in Kursen und Seminaren Kenntnisse erworben. Aber nur ein Fünftel hat dazu die Gelegenheit zu regelmäßigen Behandlungskontrollen genützt, und nur ein Drittel hatte Selbsterfahrung, sei es einzeln oder in einer Gruppe. Methodisch benützten diese Ärzte bei knapp der Hälfte ihrer psychotherapeutisch behandelten Patienten das psychologisch bzw. tiefenpsychologisch fundierte Gespräch, bei zwei Fünfteln das autogene Training und bei einem Achtel Hypnose. Die allermeisten Ärzte verwendeten generell wenigstens 2 Methoden, nämlich das eben erwähnte psychologisch fundierte Gespräch und das autogene Training.

Diese Untersuchung von *Stolze* liegt jetzt rund 25 Jahre zurück. Eine neuere, ähnlich systematische Befragung bei Ärzten ist uns nicht bekannt. Bei nichtärztlichen Psychotherapeuten hat das Max-Planck-Institut München 1979 eine vergleichbare Erhebung publiziert. Auch bei den Nichtärzten zeichnete sich eine pragmatisch-eklektische Orientierung ab und weniger eine an Schulrichtungen gebundene. Wahrscheinlich hat, mindestens in der Schweiz, in den letzten Jahren die Zahl jener Psychiater zugenommen, die sich eine vertiefte Ausbildung in einer der grundlegenden Psychotherapiemethoden erworben haben, ohne aber sich mit dieser Methode zu identifizieren. Eine eklektische Einstellung dürfte immer noch die häufigste sein.

Wir gehen kaum fehl, wenn wir das von *Stolze* (1976) genannte psychologisch bzw. tiefenpsychologisch fundierte Gespräch als Methode der allgemeinen Psychotherapie zum überwiegenden Teil mit dem ärztlichen, psychotherapeutisch gemeinten Gespräch gleichsetzen. Das beigefügte Adjektiv stützend bzw. supportiv bezeichnet in diesem Zusammenhang negativ den Umstand, daß keine spezielle Gesprächsmethode benützt wird wie beispielsweise Psychoanalyse, klientzentrierte Gesprächstherapie nach *Rogers* oder rational-emotive Therapie nach *Ellis* u.a., sondern eine eklektische, die je nach eigener Ausbildung und Erfahrung verschiedene Elemente kombiniert. Dem ärztlichen, psychotherapeutisch gemeinten Gespräch sind viele allgemeine, für keine Gesprächsmethode spezifische, eminent supportive Aspekte eigen wie z.B. Zuwendung, Gesprächsatmosphäre, Zuverlässigkeit, Stabilität und Verläßlichkeit der Rahmenbedingungen, Möglichkeit einer exklusiven Beziehung zu einem kompetenten Helfer und andere mehr.

Stütztherapie (*Heim* 1980) in diesem Sinn ist die häufigste vom Psychiater praktizierte Methode, die sich seinem jeweiligen Ausbildungsstand, aber auch seiner diagnostisch außerordentlich vielfältigen Klientel anpassen läßt. Je nach Situation kommen eher evokative, direktive oder unspezifisch allgemein psychotherapeutisch stützende Techniken zur Anwendung.

Schneider u. *Piolino* (1978) haben anläßlich einer Analyse der in der Psychiatrischen Universitätspoliklinik in Lausanne aktuell benützten Psychotherapiemethoden herausgefunden, daß 47 % von 296 erfaßten Patienten mit Stütztherapie („thérapie de soutien") behandelt wurden. Analoges können wir aufgrund eigener Erfahrung über die Verhältnisse an der Psychiatrischen Poliklinik im Universitätsspital Zürich sagen. Wir bezeichnen deshalb dieses supportive ärztliche Gespräch als die wichtigste Methode des Nervenarztes bzw. Psychiaters, der entweder in einer psychiatrischen Institution oder in freier Praxis arbeitet.

Jede Psychotherapie, sofern sie sich von bloßer Laienhilfe mit oberflächlicher Beratung und Ermutigung unterscheiden soll, setzt eine Theorie der Störungen und Leiden voraus, die gebessert oder geheilt werden sollen. Trotz aller Neuschöpfungen hat sich bisher die Psychoanalyse mit ihren zahlreichen Richtungen und Abspaltungen als fruchtbarste Theorie erwiesen, die als Basis für die Psychotherapie psychischer Störungen geeignet ist. Ihre wesentlichen Bestandteile wie das Konzept des Unbewußten, das Instanzenmodell von Es — Ich — Über-Ich, Verdrängung und die übrigen Abwehr-

vorgänge, Regression, Übertragung und Gegenübertragung haben breite Anerkennung und Berücksichtigung gefunden, ohne daß die *Freud*sche Metapsychologie als ganzes und die psychoanalytische Technik im engeren Sinn übernommen wurden. Das mag vom Standpunkt der rechtgläubigen Psychoanalytiker aus bedauerlich sein. Uns scheint diese Haltung jedoch der realen Arbeitssituation des psychotherapeutisch tätigen Psychiaters, der einerseits weder die Zeit noch die Möglichkeit zu einer regelrechten psychoanalytischen Ausbildung hat, noch zur Hauptsache Patienten begegnet, die mit psychoanalytischer Therapie im engeren Sinn behandelt werden können, angemessener. Bekanntlich ist auch in vielen neuen Verfahren, die jetzt in Mode sind, psychoanalytisches Gedankengut wirksam, weil ihre Schöpfer ursprünglich von der Psychoanalyse herkamen. Das gilt z.B. für die Gestalttherapie von *F. Perls*, die Transaktionsanalyse von *E. Berne*, die rational-emotive Therapie von *A. Ellis* u.a.

Eine ausgezeichnete Darstellung dieser allgemeinen Psychotherapie des Psychiaters, die sich gleichermaßen auf die biologischen Grundlagen seines Faches wie auf psychoanalytische und daseinsanalytische Verstehensdimensionen stützt, hat *G. Benedetti* (1980) gegeben. Dort findet der Interessierte eine von hoher Sachkompetenz, langer Erfahrung und einfühlsamer Menschlichkeit getragene Beschreibung psychotherapeutischer Grundpositionen. Folgende Kapitelüberschriften deuten diesen Inhalt an: „Der Standort des Arztes in der Psychotherapie"; „Vom rechten Hören"; „Vom sinngemäßen Fragen"; „Vom adäquaten Antworten"; „Die Anpassung als gegenseitige Aufgabe des Patienten"; „Die Übertragung"; „Vom Wesen und Wirken der Deutung" u.a. Der Untertitel des Buches „Einführung in die Psychotherapie der Psychosen" sollte den Leser nicht abschrecken. Das meiste, was *Benedetti* schreibt, gilt mutatis mutandis für die Psychotherapie von allen psychisch Kranken.

Eine weitere Anleitung zum ärztlichen Gespräch stammt von *F. Meerwein* (1986). Sie bezieht sich direkt auf den Umgang mit neurotisch und psychosomatisch Leidenden und berücksichtigt ausführlich die Situation des Erstgesprächs. Auch ist als theoretischer Hintergrund die Psychoanalyse maßgebend.

Psychotherapie kann man nicht aus Büchern lernen. Der lebendige Umgang mit hilfesuchenden Menschen ist dazu eine maßgebende Voraussetzung. Ohne solide theoretische Kenntnisse geht es aber auch nicht. In den beiden eben erwähnten Publikationen ist ein in der Praxis erprobtes Wissen verständlich dargelegt, das bei der Ausübung dieser allgemeinen Psychotherapie des Psychiaters Richtschnur sein kann. Je nach Ausbildungsstand und Erfahrung des Therapeuten sowie den Bedürfnissen und der Fähigkeit zur Veränderung auf seiten des Patienten gestaltet sich diese Therapie in verschiedener Richtung, mehr als adaptative oder mehr als rekonstruktive Psychotherapie.

2.1.3 Querverbindungen zu anderen Methoden; empirische Untersuchungen zur Wirksamkeit des supportiven Gesprächs

Wir fassen die Begriffe supportives ärztliches Gespräch, stützende Psychotherapie und adaptative Psychotherapie als verschiedene Bezeichnungen für dieselbe Methode auf, welche allerdings je einen unterschiedlichen Aspekt des Vorgehens in den Vordergrund rücken. Bei der adaptativen Psychotherapie geht es um die begrenzte Zielsetzung, beim supportiven Gespräch resp. bei der stützenden Psychotherapie eher um den Charakter der Beziehungsaufnahme resp. die angewandten Techniken. In den bisherigen Abschnitten dieses Kapitels sind die wichtigsten dieser Techniken beschrieben. Es wird auch auf ihre theoretische Abstützung in der Psychoanalyse hingewiesen. Ursprünglich wurden ja die hier diskutierten Methoden in Abgrenzung von psychoanalytischen Behandlungsverfahren konzipiert als Bezeichnung für nicht deutende und nicht rekonstruktiv gedachte psychotherapeutische Techniken und Behandlungsmethoden. Lange blieb jedoch die Psychoanalyse als theoretisches Gerüst die einzige Grundlage.

Aus heutiger Sicht ist zu sagen, daß sich das supportive ärztliche Gespräch, resp. die adaptative Psychotherapie nicht mehr nur auf die Psychoanalyse, sondern auch auf die lerntheoretisch fundierte Verhaltenstherapie und auf die systemtheoretisch fundierte Familientherapie abstützen kann. Die Psychoanalyse bietet dabei vor allem eine solide Theorie von Störung und Leiden und verweist zudem auf die eminent wichtige stützende Qualität der therapeutischen Beziehungsaufnahme. Letztere begrenzt sich nicht auf das supportive ärztliche Gespräch, sondern stellt ein wichtiges Element aller wirksamen Psychotherapie dar. Aber auch das, was weiter oben als evokativ bezeichnet wurde, d.h. das Raum-Geben für offene, entlastende Aussprache bis hin zu begrenzter Abreaktion bewußtseinsnaher Konflikte und Nöte in der supportiven

Psychotherapie, fußt traditionellerweise eher auf dynamischen, d.h. im weitesten Sinne psychoanalytischen Psychotherapieauffassungen.

Direktive Techniken in der stützenden Psychotherapie, wie sie wohl am ausführlichsten bei *Wolberg* (1967, S. 71 ff.) beschrieben sind, lassen sich besser auf lerntheoretische Konzepte abstützen. Im deutschen Sprachraum hat *Möller* (1978) direktive supportive Techniken unter der Bezeichnung „psychagogische Behandlung" beschrieben. Viele dieser Methoden, wie z.B. die Persuasion oder die direkte suggestiv unterlegte Anleitung, sind sehr alt. Wir begnügen uns an dieser Stelle mit diesem kurzen Hinweis auf bestehende Querverbindungen zu Lerntheorie und Verhaltenstherapie, ohne dies im einzelnen zu vertiefen.

In den vergangenen Jahrzehnten haben familientherapeutische Methoden und systemtheoretische Konzepte in der Psychotherapie an Bedeutung gewonnen. Auch hier existieren Querverbindungen zum supportiven ärztlichen Gespräch resp. zur stützenden oder adaptativen Psychotherapie. Speziell der sog. psychoedukative Ansatz in der Familientherapie verdient in diesem Zusammenhang Erwähnung. Er richtet sich vor allem an Familien mit psychisch schwer kranken, z.B. psychotischen Mitgliedern und besteht darin, daß diese Familien durch geeignete Information über die Krankheit, dann aber auch durch direkte Anleitung, durch praktische Übungen im Rollenspiel oder in Form von Hausaufgaben einen geeigneten Umgang mit ihren weniger belastbaren Mitgliedern lernen sollen, wodurch das Familienklima in seinen supportiven Qualitäten gefördert werden soll. Fast wichtiger als diese speziellen familientherapeutischen Techniken, über welche mittlerweile eine recht umfangreiche Literatur besteht (vgl. beispielsweise *Hahlweg* et al. 1989 und *Hubschmid* 1989), scheint uns der Hinweis, daß die stützende Psychotherapie die im Leben des Patienten bereits bestehenden Beziehungen mit supportivem Charakter berücksichtigen und wenn möglich fördern soll.

Die Wirksamkeit des supportiven Gesprächs ist in der empirischen Therapieforschung aus verschiedenen Gründen stiefmütterlich behandelt worden. Dies hat wohl zum einen mit dem geringen Prestige dieser Methode zu tun, dann aber auch mit ihrer relativ schlechten Abgrenzbarkeit gegenüber anderen Psychotherapieformen. Im folgenden soll — ohne Anspruch auf Vollständigkeit — auf einige Studien hingewiesen werden, in welchen die Wirksamkeit supportiver Psychotherapie bei verschiedenen Krankheitsbildern untersucht wurde. *Klein* et al. (1983) verglichen stützende Psychotherapie mit verhaltenstherapeutischem Vorgehen, je kombiniert mit einem Antidepressivum, bei der Behandlung verschiedener Formen von Phobien. Zu ihrer eigenen Überraschung zeigte sich, daß die mit stützender Psychotherapie behandelten Patienten gleich gut abschnitten wie die verhaltenstherapeutisch behandelten. Zum selben Ergebnis kamen *Gunderson* et al. (1984), als sie analytisch orientiertes mit stützendem Vorgehen, je kombiniert mit Neuroleptika, bei der Behandlung schizophrener Patienten verglichen. Für den Bereich psychosomatisch-somatopsychischer Erkrankungszusammenhänge sei auf die bereits erwähnten deutschen Autoren *Freyberger* u. *Speidel* (1976) verwiesen. Leider handelt es sich hier im Gegensatz zu den beiden erstgenannten Studien um Untersuchungen, welche keinerlei randomisierte Zuteilung der Patienten zu verschiedenen Behandlungsgruppen vornahmen, sondern sich ausschließlich darauf konzentrierten, supportiv behandelte Patienten bezüglich des Verlaufs zu untersuchen. Immerhin belegt die genannte Arbeit die günstige Wirksamkeit stützender Psychotherapie kombiniert mit den jeweils nötigen somatischen Behandlungsverfahren bei 3 Patientengruppen (s. S. 18). Abschließend soll noch auf das Psychotherapie-Forschungsprojekt der Menninger-Klinik hingewiesen werden (*Kernberg* et al. 1972). Es handelt sich dabei um ein älteres, methodisch sehr aufwendiges Psychotherapie-Forschungsprojekt, welches leider mit sehr kleinen Fallzahlen und ohne randomisierte Zuteilung der Patienten zu verschiedenen Behandlungsmodalitäten die Ergebnisse stützender Psychotherapie mit verschiedenen Formen psychoanalytischer Therapie verglich. Die Patienten rangierten von sog. „ich-starken" Neurotikern bis zu sog. „ich-schwachen" Patienten mit Borderline-Persönlichkeitsstruktur. In den Ergebnissen zeigte sich, daß wider Erwarten der Autoren Patienten mit Borderline-Persönlichkeitsstruktur von rein stützendem Vorgehen kaum profitierten, daß umgekehrt neurotische Patienten von stützendem Vorgehen zu profitieren vermochten, obwohl ihnen erwartungsgemäß rekonstruktive psychoanalytische Verfahren noch mehr zu helfen vermochten.

Wir möchten die Ergebnisse dieser 4 Studien vorsichtig bewerten, zumal sie sich aus methodischen und nosologischen Gründen schwer vergleichen lassen. Immerhin scheinen sie darauf hinzuweisen, daß supportive therapeutische Gespräche nicht nur in Einzelfällen, sondern bei richtiger Indikation und Therapieführung auch in kontrollierten Studien ihre therapeutische Wirksamkeit nachzuweisen vermögen.

2.1.4 Adaptative Psychotherapie

Wesentliches Merkmal dieses Verfahrens ist das begrenzte Behandlungsziel. *Heim* (1980) hat das Wort adaptiv (= adaptativ) in diesem Sinn verwendet. *Wolberg* (1967, S. 71 ff.) meint mit „supportive therapy" das gleiche. Wir verwenden hier die Beschreibung adaptativer Therapie, die *Mentha* (1987, S. 93 f.) aufgrund einer ausführlichen Analyse der einschlägigen Literatur erarbeitet hat. Adaptative Psychotherapie zielt auf palliative Linderung kurativ nicht angehbarer psychischer Probleme und auf Hilfe für den Patienten im Umgang mit irreversibler Behinderung. Das für den Patienten erreichbare adaptive Niveau, d.h. sein inneres und äußeres Gleichgewicht, soll unterstützt bzw. gefördert werden. Das bedeutet, daß alle jene Aspekte seines konkreten Alltagsverhaltens und bewußten Erlebens in der Therapie gefördert werden sollen, die geeignet sind, das voraussichtliche, aufgrund der Art seiner Störung und seiner Persönlichkeit einschätzbare optimale adaptative Niveau zu stabilisieren. Auch wird versucht, dem Patienten zu helfen, seinen adaptativen Spielraum besser auszunützen und, wenn möglich, zu erweitern. Zweierlei soll mit diesen Maßnahmen erreicht werden: Einerseits soll die Lebensqualität des Patienten verbessert werden und andererseits geht es darum, der Gefahr zu begegnen, daß neue Konflikte das erreichte adaptativ-defensive Gleichgewicht stören und der Patient wieder regrediert. Demselben doppelten Ziel dient auch der Einbezug des sozialen Umfeldes des Patienten in der adaptativen psychotherapeutischen Strategie.

Die *Indikation zur adaptativen Psychotherapie* ergibt sich einerseits aus Kontraindikationen für eine umfassendere, um nicht zu sagen ehrgeizigere Therapie, z.B. Psychoanalyse oder analytisch orientierte Verfahren, und andererseits dann, wenn aus anderen Gründen begrenzte Behandlungsziele sinnvoll erscheinen, die sich an sozialen oder funktionalen Normvorstellungen orientieren. Ein derart begrenztes Behandlungsziel kann beispielsweise richtig sein in akuten Krisen ausreichend ich-starker Persönlichkeiten, die kein anderes Bedürfnis als die rasche Wiederherstellung des früheren Gleichgewichts haben.

Die zur Erreichung adaptativer Behandlungsziele geeigneten Techniken können sehr vielseitig sein. In der Praxis wird man bei ihrer Wahl von der bestmöglichen Kenntnis der Persönlichkeit des Patienten, seiner Pathologie und Lebensumstände ausgehen. Hilfreich ist ferner eine breite Kenntnis psychotherapeutischer Techniken. *Wolberg* (1967, S. 71 f.) beschreibt vielseitige Techniken, die in der Absicht adaptativer Psychotherapie eingesetzt werden können. An erster Stelle nennt er „Guidance", d.h. Führung und Stützung des Patienten durch Ermutigung und Beratung auf dem Boden einer vertrauensvollen Arzt-Patient-Beziehung. Hinweise zur Gestaltung des Alltages, zum Umgang mit Belastungen und Streßsituationen, zur Ergreifung neuer Freizeitaktivitäten, um mitmenschliche Isolierung zu durchbrechen, können dazugehören. Diese Form der adaptativen Psychotherapie steht dem „social casework" nahe, ja deckt sich weitgehend mit ihm. Es kann deshalb von sehr äußerlichen Umständen abhängen, ob diese Form der Hilfe vom Arzt unter dem Titel adaptative Psychotherapie oder vom Sozialarbeiter als „casework" vermittelt wird. In den gleichen Bereich gehören direkte Eingriffe in der sozialen Umgebung des Patienten, Kontakte mit Angehörigen, Arbeitgebern u.a., um dort allfällige, für den Patienten schädliche Vorurteile und Spannungen abzubauen.

Andere, spezielle psychotherapeutische Techniken sind Hilfe zur Abreaktion (Katharsis) im verständnisvollen, empathischen Zuhören, direktive Konfrontation mit Verhaltenseigenheiten, suggestiv unterlegte Anregungen zur Klärung von Konflikten, Anleitungen zum schrittweisen Lernen am eigenen Erfolg. Im allgemeinen werden sich die Bemühungen des Therapeuten auf die Beseitigung von Symptomen richten, evtl. deren Kompensation oder Neutralisierung durch geeignete Maßnahmen und sich hauptsächlich auf der bewußten Ebene der Auseinandersetzung mit dem Patienten bewegen. Die Arzt-Patient-Beziehung bzw. die Übertragung wird in ihren positiven Aspekten stillschweigend als stabilisierendes, supportives Behandlungselement genutzt, gelegentlich sogar explizit gefördert und ansonsten nur zum Thema gemacht, wenn sie den Fortgang der Therapie direkt behindert (negative oder allzu stürmische positive Übertragung).

Im Rahmen dieser Gesprächstherapie können auch zusätzliche Mittel eingesetzt werden. Wenn die Voraussetzungen dazu gegeben sind, leisten das autogene Training oder die progressive Relaxation zur allgemeinen Entspannung gute Dienste, evtl. auch einmal die gestufte Aktivhypnose nach *Langen*. Wenn Gruppen verfügbar sind, können Rollenspiel, gewisse Techniken des Psychodramas oder themenzentrierte Interaktion nach *R. Cohn* eingesetzt werden.

Adaptative Psychotherapie hat ihren Platz nicht nur dort, wo ein gestörtes seelisches Gleichgewicht wieder hergestellt, eine neue Anpassung an herrschende soziale Normen wieder erreicht werden soll. Sehr häufig ist sie auf längere und lange Sicht für zahlreiche seelisch leidende Menschen notwendig, die ohne solche Stützung und Führung nicht auskommen können. Das gilt für viele abnorme Persönlichkeiten, Fehlentwicklungen, chronische Depressionen, Residualzustände nach Psychosen u.a. Im Vordergrund steht der tragende Kontakt im Gespräch, das je nach momentaner Situation des Patienten Elemente der weiter oben genannten Techniken enthalten kann. Ziel des Therapeuten muß es sein, eine vertrauensvolle Arzt-Patient-Beziehung zu schaffen und auf die Dauer zu erhalten, die das Selbstgefühl des Patienten stützt, seine mitmenschliche Isolierung durchbricht und immer wieder Hilfe zur Lösung aktueller Schwierigkeiten anbieten läßt.

Literatur

Alexander, F., Selesnick, S.T.: Geschichte der Psychiatrie. Diana, Zürich 1969

Benedetti, G.: Klinische Psychotherapie. Einführung in die Psychotherapie der Psychosen. 2. Aufl. Huber, Bern 1980

Frank, J.D.: Die Heiler. Über psychotherapeutische Wirkungsweisen vom Schamanismus bis zu den modernen Therapien. Klett, Stuttgart 1981

Freyberger, H., Speidel, H.: Die supportive Psychotherapie in der klinischen Medizin. Voraussetzungen, Anzeigebereiche, Technik, Ergebnisse. Bibliotheca Psychiat. 152 (1976) 141−169

Gunderson, J.G., Frank, A.F., Kalz, H.M., Vanicelli, M.L., Frosch, J.P., Knapp, P.H.: Effects of psychotherapy in schizophrenia. II: Comparative outcome of two forms of treatment. Schizophr. Bull. 19 (1984) 564−598

Hahlweg, K., Dose, M., Feinstein, E., Müller, U., Bremer, D.: Rückfallprophylaxe für schizophrene Patienten durch psychoedukative Familienbetreuung. System Familie 2 (1989) 145−156

Heim, E.: „Stütztherapie" neu entdeckt? Plädoyer für adaptative Psychotherapie. Psychother. med. Psychol. 30 (1980) 261−273

Hubschmid, T.: Rehabilitative Familientherapie. System Familie 2 (1989) 165−173

Kernberg, O.F., Burnstein, E.D., Coyne, L., Applebaum, A., Horwitz, L., Voth, H.: Psychotherapy and psychoanalysis. Final report of the Menninger Foundation's psychotherapy research project. Bull. Menninger Clin. 36 (1972) 1−275

Klein, D.F., Zitrin, C.M., Woerner, M.G., Ross, D.C.: Treatment of phobias. II: Behavior therapy and supportive psychotherapy: are there any specific ingredients? Arch. gen. Psychiat. 40 (1983) 139−145

Max-Planck-Institut für Psychiatrie, München: Zusammenfassung des Abschlußberichtes vom August 1978 über das Forschungsvorhaben betreffend nichtärztliche Psychotherapeuten. Spektr. Psychiat. Nervenheilk. 5 (1979) 131 f.

Meerwein, F.: Das ärztliche Gespräch. Grundlagen und Anwendungen. 3. Aufl. Huber, Bern 1986

Mentha, D.: Stützende Psychotherapie. Literaturstudie zu Theorie und Abgrenzung einer psychotherapeutischen Methode. Med. Diss. Zürich 1987

Möller, H.-J.: Psychagogische Behandlung. Psychother. med. Psychol. 28 (1978) 165–170

Schneider, P.B., Piolino, P.: Contribution à l'étude de la psychothérapie. Analyse de l'ensemble des psychothérapies effectuées à un moment donné dans un service de psychiatrie extrahospitalier (ambulatoire). Schweiz. Arch. Neurol. Neurochir. Psychiat. 123 (1978) 257–282

Stolze, H.: Wege zur allgemeinen Psychotherapie. Untersuchungen und Vorschläge. Huber, Bern 1967

Wolberg, L.R.: The technique of psychotherapy. Grune & Stratton, New York 1954 (1. Aufl.), 1967 (2. Aufl.)

2.2 Hypnose und autogenes Training

C. Haring

Therapie ist häufig mit einem suggestiven Effekt verbunden. Durch das ärztliche Handeln wird eine zwischenmenschliche Beziehung aktiviert. Der Patient vertraut sich dem Arzt und seinen Vorschlägen an oder auch den technischen Maßnahmen und Apparaten. Der Arzt zeigt dem Patienten, daß er ihn versteht und sich zutraut, den Erwartungen zu entsprechen. Zwischen beiden ergibt sich eine Wechselbeziehung von Emotionen, Vorstellungen und Erwartungen, die meist unausgesprochen bleiben (vielleicht sogar unbewußt sind), aber die Einstellung der Beteiligten nachhaltig beeinflussen.

Der suggestive Effekt ergibt sich aus der therapeutischen Interaktion. Wenn der Arzt ihn nicht wahrhaben will, wird er sich nur im Negativen ausdrücken und die therapeutische Interaktion stören. Bei Verleugnung des suggestiven Anteils der Therapie verändert sich lediglich der Inhalt der Suggestion.

Suggestive Effekte können ungewollt und unbewußt den Ablauf einer Therapie beeinflussen. Sie ergeben sich nicht allein aus der Arzt-Patient-Beziehung. Der Patient reagiert auch auf die menschliche Umgebung oder die Situation. In jedem Fall ist nicht allein der äußere Reiz oder die beabsichtigte Information entscheidend, sondern auch die Reaktionsbereitschaft des Patienten und die Art, wie die Information von ihm in seine Erfahrung integriert wird.

Die suggestiven Therapiemethoden sind als Differenzierung und spezielle Anwendung eines besonderen Aspektes der Arzt-Patient-Beziehung aufzufassen. Ihre isolierte Anwendung ist selten gerechtfertigt. Die Suggestion hat überwiegend eine stützende Funktion, sofern sie nicht Teil einer speziellen therapeutischen Technik ist (Hypnotherapie, autogenes Training). Der Anfänger sollte sich nicht dazu verleiten lassen, mit suggestiven Verfahren gegen Symptome anzugehen, ohne daß er deren somatische Ursache oder psychoreaktive Auslösung erkannt hat. Der Einsatz von suggestiven Methoden erfordert eine besonders sorgfältige Diagnostik. Der Arzt, der mit suggestiven Methoden arbeitet, sollte sich bewußt ein sachliches, an den Naturwissenschaften orientiertes Vorgehen auferlegen. Nur so kann er verhindern, daß die Erwartungen der Patienten ihn zu einer Fehleinschätzung seiner eigenen Möglichkeiten verführen.

Suggestive Wirkungen spielen auch bei der Psychopharmakotherapie eine Rolle. Dies betrifft nicht nur den sog. Plazebo-Effekt. Auch die Interpretation der Eigenwirkung des Medikaments und die Empfindlichkeit gegenüber Nebenwirkungen werden durch suggestive Faktoren beeinflußt. Zumindest in niedriger Dosierung ist niemals die pharmakologische Wirkung allein für einen medikamentösen Effekt entscheidend, sondern die Art, wie der Patient die Wirkung erlebt, was er erwartet (oder fürchtet) und wie der Arzt mit diesen Erwartungen des Patienten umgehen kann (*Haring* 1987).

Wir werden im folgenden Suggestion und Suggestibilität beschreiben und anschließend als Beispiel für suggestive Verfahren die Hypnose (Heterosuggestion) und das autogene Training (Autosuggestion) darstellen. Die Darstellung muß sich hier auf Grundzüge der Methode beschränken. Die Technik kann nur unter Anleitung aus Lehrbüchern und durch die übende Praxis erworben werden.

2.2.1 Suggestion und Suggestibilität

Suggestion ist so alt wie die Medizin und sicher eines der ursprünglichsten Heilmittel. Die Wörter Suggestion und Hypnose werden in einem doppelten Sinn verwendet. Sie bezeichnen einmal die Veränderung im Erleben, gleichzeitig aber auch den Vorgang, der zu dieser Veränderung führt.

Suggestion ist die indirekte, unter Umgehung der kognitiven Funktionen erfolgende Provokation von
— Vorstellungen,
— Bildern,
— Emotionen
in einem anderen Menschen.

Nicht durch Wörter, Formulierungen oder Argumente werden die bildhaften Vorstellungen provoziert, sondern durch Emotionen und Bilder. Die suggerierten Bilder aktivieren individuelle Vorstellungen, evtl. auch vegetative Reaktionen. Am besten gelingen Suggestionen, die der Eigenart des Probanden entsprechen (*Kaufmann* 1920).

Suggestibilität

Der Erfolg einer Suggestion wird von der Suggestibilität des Probanden mitbestimmt. Suggestibilität ist die Fähigkeit, sich den angebotenen Emotionen und Bildern zu überlassen und sie selbständig auszugestalten. Die Komponenten der Suggestibilität sind

— Intelligenz (Vorstellungsvermögen),
— schnelles Anspringen auf Emotionen (Sensibilität),
— Instabilität der Emotionen (Beeinflußbarkeit).

Sensibilität und Beeinflußbarkeit ergänzen einander. Neue Emotionen können sich nur durchsetzen, wenn die vorbestehenden nicht besonders stabil sind.

Erkrankungen können die Suggestibilität steigern. Die mit dem Krankheitsgefühl verbundene Regression intensiviert das Abhängigwerden von Vorstellungen und Erwartungen.

Wir-Bildung

Der suggestive Effekt beruht auf einer Wir-Bildung zwischen dem Suggestor und dem Suggerierten. Die Emotionen, Bilder und Vorstellungen werden übernommen, wenn sie Resonanz im Probanden wecken. Die angebotenen Bilder müssen diese Resonanz fördern, d.h., sie dürfen keine (sachlich überprüfbaren) Details enthalten, sondern nur den formalen Aspekt:

— Gefühle,
— körperliche Empfindungen,
— vegetative Reaktionen,
— den äußeren Rahmen von Bildern,

— vage Vorstellungen,
— Allgemeingültiges.

Details der individuellen Erfahrung werden von dem Probanden (ungeprüft, bedingt durch das emotionale Mitschwingen) assoziiert, ohne bewußte Kontrolle, so daß er am Ende den Eindruck hat, das Bild mit allen Details wäre ihm „eingegeben" (suggeriert) worden.

Die angebotenen Vorstellungen und Bilder sollten in Form und Inhalt so gewählt werden, daß sie der Proband ohne Schwierigkeiten übernehmen kann. Sie dürfen nicht detailliert sein und vor allem sollten sie nicht spezielle Erfahrungen des Suggestors wiedergeben. Die Erfahrung des Suggestors ist zwar Grundlage, aber sie muß von Einzelheiten und der individuellen Prägung abgelöst werden, so daß nur der emotionale Hintergrund bleibt. Mit der Suggestion gibt man nur einen Rahmen. Der besondere Inhalt wird vom Probanden (für ihn unbemerkt) aufgrund der eigenen Erfahrung hinzugetan.

Wenn man zum Beispiel einen entspannten Probanden, der sich den Worten des Suggestors überläßt, das Erleben einer Fahrrad-Exkursion suggerieren will, wird man zunächst nicht von einer bestimmten Situation (Fahrt durch den Wald, auf der verkehrsreichen Straße einer Großstadt) sprechen, sondern von allgemeinen körperlichen Empfindungen (Bewegung der Beinmuskulatur, Fahrtwind, Balance). Durch Wiederholung wird das Vorstellungsbild allmählich gefestigt, was möglicherweise an den Reaktionen des Probanden zu erkennen ist. Sobald sich der emotionale Austausch zwischen dem Suggestor und dem Probanden entwickelt hat, kann man, auf das Wir-Gefühl vertrauend, behutsam zusätzliche Details einführen, die aber ebenfalls ausdeutungsfähig bleiben müssen.

Eine Suggestion wirkt immer nur über das Entgegenkommen des Probanden. Erst die Bilder und Vorstellungen des Probanden (und die mit ihnen verknüpften Emotionen) realisieren die Suggestion. Jede Heterosuggestion wirkt über eine Autosuggestion.

Suggestion betrifft nicht nur den ärztlichen Bereich, sondern alle Situationen, in denen Menschen miteinander umgehen (direkt, in Rede und Gegenrede und indirekt in Wort und Bild). Auch in der nicht-medizinischen Suggestion ist ein Entgegenkommen des Suggerierten an die Worte und Bilder, die Verführungen des Suggestors notwendig. Der Effekt von Werbung, Plakaten, Fernsehspots ergibt sich aus dem Zusammenwirken von Entgegenkommen und Erwartung.

Bei einer Suggestion werden die aus der Erfahrung des Probanden erwachsenen (positiven) Bilder und Vorstellungen aufgenommen und verstärkt. Voraussetzung dazu ist, daß der Suggestor

— die Erlebnisweise des Patienten verstehend nachvollzieht (ausführliches Vorgespräch),
— sich ständig korrigierend anpaßt (Beobachtung der Reaktionen, Diskussion des Effekts der Suggestion),
— mit den angebotenen Bildern und Vorstellungen einen Rahmen von Empfindungen gibt (der vom Probanden ergänzt werden kann).

Ärztliche Suggestion ist die bewußte und mit einem therapeutischen Ziel verbundene Provokation von Vorstellungen im Erleben des Patienten.

2.2.2 Hypnose

Der Hypnose liegt eine allgemeine Fähigkeit des Menschen zugrunde (Vorstellungsvermögen, Suggestibilität, Bewußtseinseinengung). Vergleichbare Phänomene sind in allen Kulturen und bei allen Völkern im Laufe der Geschichte nachweisbar. Psychische Ausnahmezustände wurden bereits in der Antike therapeutisch genutzt. Relativ häufig ist der Bezug zu religiösen Bewegungen.

Grundsätzlich sollte man in Suggestion und Hypnose nüchterne Werkzeuge des ärztlichen Handelns sehen (*Speer* 1948).

Das Selbsterleben im hypnotischen Experiment gehört zum Verständnis der Hypnose und zur Handhabung ihrer Technik (*Stokvis* 1956).

Die Hypnose kann wie die Suggestion als Vorgang und als Zustand definiert werden (*Friedländer* 1920). Durch bildhafte Vorstellungen, die monoton und eindringlich, aber gleichzeitig spielerisch vorgebracht werden, wird das Bewußtsein des Probanden zunehmend auf bestimmte (evtl. therapeutisch gemeinte) Vorstellungen eingeengt. Dies bedingt eine besondere Bewußtseinslage, das Hypnoid, in dem die suggerierten Bilder und Vorstellungen das Erleben beherrschen und gleichzeitig der Proband zunehmend für die Induktion von Vorstellungen empfänglich wird. Im Zustand des Hypnoids ist die Suggestibilität erhöht.

Der Zustand der Hypnose wird von dem Probanden als angenehme Entspannung oder Dösigkeit erlebt, verbunden mit einer Gleichgültigkeit oder Müdigkeit.

Didaktisch lassen sich 3 Stufen des Hypnoids voneinander abgrenzen, die Übergänge sind fließend:

— Dösigkeit und Entspannung – die Suggestionen werden übernommen, aber mit dem Eindruck, daß man jederzeit auch anders handeln könnte (man tut es nur nicht).
— Verstärkte Dösigkeit — Reaktion ohne Stellungnahme, Erinnerung an die Vorgänge nach dem Zurücknehmen.
— Tiefe Entspannung, Einengung des Bewußtseins — Suggestionen werden automatisch übernommen, nach dem Zurücknehmen besteht für den Vorgang Amnesie (Trance, Somnambulismus).

Voraussetzungen für das Gelingen (die Übernahme) einer hypnotischen Suggestion sind

— die Suggestibilität des Probanden und
— die emotionale Sicherheit des Hypnotiseurs.

Wenn die Suggestibilität steigt, werden auch die Vorstellungen leichter übernommen. Mit zunehmender Sicherheit des Suggestors (z.B. bei dem beobachtbaren Erfolg einer Suggestion) wird auch die Suggestibilität gesteigert. Der Proband darf nicht geängstigt sein. Entscheidend ist eine versachlichende Einstellung des Hypnotiseurs. Versachlichung gibt dem Patienten Sicherheit.

Der therapeutischen Hypnose sollte ein eingehendes Gespräch mit dem Probanden vorausgehen. Die Induktion kann über Fixation eines Gegenstands erfolgen, was die Aufmerksamkeit bindet und den Probanden gleichzeitig für Vorstellungen empfänglich macht, die ihm zusätzlich angeboten werden. Beschrieben werden in der Standardform der Hypnose Schwere und Wärme der Glieder, Pulsieren oder Kribbeln in den Händen sowie der Rhythmus des gleichmäßigen ruhigen Atems. Der Hypnotiseur orientiert sich an den Reaktionen des Probanden, die er beschreibt und bei Wiederholung der Beschreibung schrittweise verändert. Die Beschreibungen werden ergänzt durch die Feststellung, daß der Zustand angenehm und wohltuend erlebt wird.

Bei Unruhe oder Anzeichen von Spannung (Flattern der Augenlider, beschleunigtes Atmen) sollte man nachfragen und dem Probanden Gelegenheit geben, sich zu äußern. Nach einiger Zeit wird der Proband entspannt mit geschlossenen Augen den Anweisungen folgen. Er wirkt wie im Schlaf. Wenn er zum Sprechen aufgefordert wird, setzt die Stimme verzögert ein und klingt eventuell verwaschen.

Während des Zustands bleibt der Gesprächskontakt mit dem Probanden erhalten (Rapport). Der Proband folgt Anweisungen. Er hat bei Fortschreiten der Hypnose zunehmend den Eindruck, daß er passiver Beobachter der Veränderungen ist.

Zur Standard-Hypnose gehören Levitation und Katalepsie. Die Suggestion, daß der Arm leicht wird und sich hebt, bedingt ein (passiv erlebtes) Anheben des Armes. Die Zusatzsuggestion der Steifigkeit des gestreckt angehobenen Armes ruft eine starke Anspannung hervor, so daß der Arm sich bei Gegendruck immer wieder rigorartig in die Ausgangslage zurückbewegt. Die Muskelkontraktion kann bei entsprechender suggestiver Unterstützung längere Zeit bestehen bleiben. Die Innervation wird im tiefen Hypnoid nicht als willkürlich erlebt.

Das Phänomen der Katalepsie wird gelegentlich angezweifelt (*M. T. Orne* 1959, *Collins* 1961). Manche Autoren verzichten überhaupt darauf, um dem Probanden gegenüber keine Macht zu demonstrieren (*Kossak* 1989). Bei kataleptischen Phänomenen zeigt sich relativ spät eine Ermüdung. Ein extremes Beispiel ist die sog. ,,kataleptische Brücke'', wenn ein Proband, zwischen 2 Stühlen auf Fersen und Hinterkopf aufliegend, längere Zeit in diesem Zustand verharrt. Das Phänomen ist noch nicht ausreichend untersucht. Auffallend ist die rigorartige Spannung der Muskulatur, die sich von der normalen willkürlichen Anspannung deutlich abgrenzen läßt.

Das Zurücknehmen der Hypnose erfolgt im allgemeinen durch Desuggestion von Schwere und Müdigkeit. Gleichzeitig wird durch einen Muskelreiz (kräftiges Beugen und Strecken der Arme) die vegetative Gesamtumschaltung rückgängig gemacht. Bei therapeutischen Hypnosen wird zusätzlich erwähnt, daß die Erinnerung an den Ablauf der Hypnose erhalten bleibt.

In einem nachfolgenden Gespräch sollte sich der Hypnotherapeut darüber informieren, wie der Patient die Hypnose erlebt hat. Er wird die Kenntnisse in den folgenden Hypnosen verwenden (z.B. Bilder und Vorstellungen des Patienten übernehmen).

Hypnose ist ein besonderer Bewußtseinszustand, der gekennzeichnet ist durch

— Bewußtseinsherabsetzung,
— Bewußtseinseinengung,
— Rapport,
— Erschlaffung der Muskulatur (Schwere),
— Erweiterung der Blutgefäße (Wärme),
— Überwiegen des Parasympathikus,
— Wach-EEG.

Auffallend ist die Besonderheit des EEG. In der Hypnose werden für den Wachzustand typische EEG-Muster nachgewiesen (*Evans* 1979). Die Hypnose ist demnach kein schlafähnlicher Zustand, wie die Hypnoseforscher früher angenommen haben.

Der Proband behält eine gewisse Kontrolle der Vorgänge, auch wenn er den Eindruck hat, sie passiv zu erleben. Wenn Vorstellungen angeboten werden, die ihn irritieren oder seiner Einstellung nicht entsprechen, setzt die kognitive Kontrolle ein. Der hypnotische Zustand flacht ab und wird eventuell unterbrochen. Auch in solchen Fällen muß, nach kurzfristiger Vertiefung, nochmals sorgfältig zurückgenommen werden, da die spontane Aufhebung der Hypnose häufig unvollständig ist.

Es ist ein Mißverständnis von Laien, daß man bei der Hypnose willkürlich Fremdsuggestionen geben könnte, die ohne Bezug zu den Problemen des Patienten sind (*E. Kretschmer* 1961). Dem Hypnotisierten wird nicht ein fremder Wille aufgezwungen (,,Macht ausgeübt''), man kann lediglich wirkliche und mögliche Empfindungen oder Vorstellungen verstärken, bekräftigen oder anregen. In der Hypnose kann nur geweckt werden, was der Proband erlebt hat oder sich vorstellen kann.

Der Hypnotiseur muß damit rechnen, daß der Zustand (den er an der Entspannung und der ruhigen Atmung kontrolliert) in der Intensität schwankt, da er die Wirkung seiner Bilder und selbst einiger Wörter auf den Probanden nicht abschätzen kann.

Der sog. Rapportverlust (wenn der Proband den Hypnotiseur nicht mehr hört oder seinen Anweisungen nicht folgt) wurde in der älteren Literatur überbewertet. Gefährdet sind vor allem Patienten mit einer hysterischen Persönlichkeitsstruktur. Der Anfänger sollte bei diesen Patienten, die sich leicht in eigene Vorstellungen und Ängste verlieren, keine Hypnose einleiten. Schwierigkeiten (Unruhe, Angst, Dämmerzustände) ergeben sich aber auch in solchen Fällen nur aus der Wir-Situation, d.h. wenn der Hypnotiseur erschreckt und dies auf den hochsuggestiblen Probanden überträgt. Bei Rapportverlust geht im allgemeinen der Zustand in einen Schlaf über, aus dem der Proband nach einiger Zeit erwacht.

Im Zustand der Hypnose können (abhängig vom Grad des Hypnoids) verschiedene psychophysiologische Phänomene induziert werden, die sich eventuell in einen Therapieplan eingliedern lassen:

— Analgesie,
— Suggestibilität,
— selektive Wahrnehmung,
— Halluzinationen,
— Aktivierung von Erinnerungen,
— Amnesie.

Der physiologische Aspekt des Hypnoids ist wenig geklärt. Die Hypothese, daß der Dissoziation des Bewußtseins (*Janet* 1925) unterschiedliche Innervationsgebiete im ZNS entsprechen würden, hat durch Untersuchungen über Veränderungen der Aktivität beider Hemisphären einen Auftrieb erfahren. Diesen Vorstellungen zufolge soll im hypnotischen Zustand die Funktion von der dominanten auf die nicht-dominante Hemisphäre wechseln, deren Funktion mit nonverbalen Bildern, Emotionen und bildhaften Vorstellungen in Zusammenhang gebracht wird (*Sperry* et al. 1967, *Milner* 1971, *Squire* u. *Moore* 1979). Weitergehende Schlüsse sollten aus den Befunden aber noch nicht abgeleitet werden. Die vorliegenden EEG-Untersuchungen an hypnotisierten Personen sind widersprüchlich. Es gibt Hinweise sowohl für eine veränderte zentrale Aufmerksamkeitslenkung als auch für eine Aktivierung und Beschleunigung der zentralen Informationsverarbeitung (*Larbig* u. *Miltner* 1990). Durch physiologische Parameter läßt sich das Hypnoid von simulierten Effekten unterscheiden. Diskutiert wird, daß die verminderte Schmerzempfindlichkeit in der Hypnose durch eine funktionelle Trennung von Abschnitten des Gehirns (*Hoppe* 1990) oder durch Veränderungen im Endorphin-Haushalt bedingt sein könnte.

2.2.3 Autogenes Training

Das autogene Training ist eine autosuggestive Methode. Es ist ein Übungsverfahren, bei dem der Übende durch aktive Zuwendung und Konzentration auf bestimmte Vorstellungen einen hypnoiden Zustand erreicht, der in einer Umschaltung der vegetativen Funktionen auf die trophotrope Phase bei gleichzeitiger Einengung und Herabsetzung des Bewußtseins besteht. Durch die Übungen werden körperliche und seelische Funktionen verändert, die sonst einer direkten Willensbeeinflussung nicht oder nur sehr schwer zugänglich sind.

Das autogene Training gehört zu den aktiven autohypnoiden Methoden (*Langen* 1972). Es ist in seiner Wirkung sowie in den ärztlichen Anwendungsmöglichkeiten der Hypnose vergleichbar. Dies ist verständlich, wenn man bedenkt, daß die Methode aus den Erfahrungen mit der Hypnose entwickelt wurde. Im Gegensatz zur Hypnose jedoch soll der Übende im autogenen Training lernen, das Hypnoid ohne fremde Hilfe zu erreichen. Von Anfang an wurde auf eine klare Unterscheidung beider Methoden Wert gelegt (*I.H. Schultz* 1973). Die Unabhängigkeit von einem Suggestor ist der Vorteil, aber auch der Nachteil des autogenen Trainings. Es ist durchaus berechtigt, das autoge-

ne Training als Autohypnose zu bezeichnen (*Thomas* 1969).

Das autogene Training kann nur übend erlernt werden. Übung bezeichnet hier jedoch nicht eine leistungsbezogene Anstrengung und Anspannung der Kräfte, sondern das wiederholte, bei aller Konsequenz spielerische Einstellen von bestimmten Veränderungen des körperlichen und seelischen Zustands (Einstimmen auf Vorstellungen). Durch regelmäßiges Wiederholen wird der Übende allmählich vertraut mit den Vorgängen, die Ziel der Übung sind.

Ziel des autogenen Trainings ist das Hypnoid, d.h. eine leichte Form der Hypnose. Das Hypnoid äußert sich in einer Umstimmung der vegetativen Funktionen, die mit einer Einengung und Herabsetzung des Bewußtseins verbunden ist. Die Herabsetzung des Bewußtseins geht dabei aber nicht so weit, daß die Fähigkeit zur Selbststeuerung und Kontrolle beeinträchtigt wird. Ein Übergang in den Schlaf ist möglich.

Die Grundübungen des autogenen Trainings werden (entsprechend der vegetativen Gesamtumschaltung in der Hypnose) nacheinander eingestellt:

— Schwere (muskuläre Entspannung),
— Wärme (gesteigerte periphere Durchblutung),
— Herz (Einstimmung auf den Pulsschlag),
— Atem (passives Erleben der Atmung),
— Bauch (Durchblutung des Abdomen),
— Stirnkühle (Regulation der Durchblutung).

Der Übende stützt sich dabei auf kurze Formeln, die ihm helfen, die Vorstellung zu vergegenwärtigen und festzuhalten. Diese Formeln sind aus der Standard-Hypnose übernommen, sie sind aber eine wesentliche Hilfe und können nicht durch die reine Vorstellung ersetzt werden.

An die Grundübungen kann mit der gleichen Technik die sog. formelhafte Vorsatzbildung angeschlossen werden. Eine wünschenswerte Veränderung oder Haltung (Ruhe in einer belastenden Situation, Pünktlichkeit, Zuhören) wird mit einer kurzen Formel als realisiert vorweggenommen und lebendig vergegenwärtigt. Die Formel soll in der Gegenwart ausdrücken, was eigentlich in der Zukunft liegt. Jede Willensanspannung wird vermieden. Der Vorsatz muß positiv formuliert werden, denn bei Negation (z.B. ich habe keine Angst) würde gerade die Vorstellung aktiviert, die korrigiert werden soll (*Haring* 1979).

Das autogene Training ist nicht nur Therapie, sondern ganz wesentlich auch eine Methode der Selbsterziehung.

Die Oberstufe des autogenen Trainings hat eine vorwiegend meditative Zielsetzung. Mit der im autogenen Training erworbenen Technik werden Farben, Bilder oder bestimmte Themen vergegenwärtigt. Ein gewisser Bezug läßt sich zum katathymen Bilderleben nachweisen (*H. Leuner* 1983), das aber aus einem psychoanalytischen Konzept entwickelt wurde. Ähnliche Ansätze finden sich in der Wachtraumtechnik (*W. Kretschmer* 1990).

Als Variante des autogenen Trainings ist die Methode des Biofeedback aufzufassen, bei der die Kontrolle der vegetativen Funktionen dadurch erleichtert wird, daß die kaum oder nur schwer wahrnehmbaren biologischen Vorgänge in optische oder akustische Signale umgewandelt werden, an denen der Proband sich orientiert.

Die Wirkungen des autogenen Trainings sind Erholung, Ruhigstellung, Intensitäts- oder Leistungssteigerung und Selbstbestimmung (*I.H. Schultz* 1973). Die Übungen können die Selbstreflexe vertiefen. Dem Übenden wird es möglich, auf die affektive Grundhaltung und dominierende Vorstellungen aktiv Einfluß zu nehmen.

2.2.4 Indikationen von autogenem Training und Hypnose

Im Therapieplan von psychischen und psychosomatischen Störungen haben die suggestiven Methoden nach wie vor einen Platz.

Heterosuggestion (Hypnose) wird man einsetzen, wenn man akute Störungen behandeln will und keine Zeit zur Einführung in das autogene Training bleibt. Am besten sind monosymptomatische Krankheitszustände für eine Hypnotherapie geeignet (*K. Wolff* 1984).

Mit *autosuggestiven Verfahren* (autogenem Training) werden funktionelle Störungen des vegetativen Nervensystems und einzelne Organe beeinflußt. Das autogene Training hat aber eine erheblich erweiterte Indikation. Sie berührt auch den pädagogischen Bereich, Selbsterfahrung, Selbsterziehung und Psychohygiene.

Gegenüber dem autogenen Training hat die Hypnose den Vorteil des relativ raschen Wirkungseintritts. Ein Nachteil ist dagegen, daß die Wirkung vorübergehend ist und vom Hypnotisierten nicht reaktiviert werden kann, so lange er nicht im autogenen Training geübt ist.

Hypnotherapie

Hypnotherapie wird man nach Möglichkeit nur dann verwenden, wenn man akut eingreifen muß oder wenn zu erwarten ist, daß der hypnotische Effekt die spätere therapeutische Arbeit begünstigt.

Es muß unterschieden werden, ob man durch Hypnose Symptome (Kopfschmerz, Angst, Zittern, Fehlhaltungen) direkt zu beseitigen wünscht oder ob man mögliche Bedingungen der Störung (Konflikte, verdrängte Erlebnisse, Einstellungen) aufdecken und korrigieren will. Im 1. Fall ist eine Überleitung in das autogene Training möglich. Die 2. Zielsetzung ist nur mit Hilfe von zusätzlichen psychotherapeutischen Maßnahmen zu verwirklichen.

Indikationen sind:
— akute Angstzustände, Unruhe, Spannung,
— chronifizierte Schmerzen,
— vegetative Störungen,
— Colitis ulcerosa (mit Einschränkung),
— Adipositas (sofern aus gestörtem Eßverhalten bedingt),
— Asthma (als Ergänzung einer medikamentösen Behandlung),
— funktionelle Störungen im gynäkologischen Bereich,
— Enuresis,
— dermatologische Störungen (juvenile Warzen),
— neurotische Fehlhaltungen (Gewohnheiten).

Besonders zu erwähnen ist die Anwendungsmöglichkeit der Hypnose in der Zahnmedizin mit dem Ziel:
— allgemeine Beruhigung (Entspannung, Abbau von Angst),
— kurzfristige Anästhesie bei Eingriffen,
— Kontrolle des Würgereizes,
— Beseitigung der Prothesenunverträglichkeit,
— Reduktion chronischer Gesichtsschmerzen.

Das Vorgehen setzt Suggestibilität des Patienten voraus (*Schmierer* u. *Kunzelmann* 1990). Verwiesen wird darauf, daß durch Hypnose die pharmakologische Anästhesie ersetzt werden kann. Man sollte dies aber nicht überbewerten, denn es ist gar nicht so selten, daß Patienten aus Spritzenangst die Injektion von Lokalanästhetika verweigern und ohne hypnotische Hilfe zahnärztliche Eingriffe durchstehen. Die Hypnose muß während der Zahnbehandlung im allgemeinen (durch beruhigenden Zuspruch und Kommentare) vertieft oder bekräftigt werden.

Die Kurzzeit-Anästhesie bei kleinen chirurgischen Eingriffen, die früher eine beliebte Indikation für die Hypnose war (*I.H. Schultz* 1983, *Maier* 1980), wird heute, auch wegen des geringeren Zeitaufwands, mit pharmakologischen Mitteln erreicht.

Über die Anwendung bei funktionellen Sexualstörungen sind Angaben in der Literatur widersprüchlich. Die Störungen sind meist tiefgreifender und sollten nicht mit Hypnose angegangen werden.

Abhängigkeit ist keine Indikation zur Hypnotherapie, weil der Abhängige dazu neigt, die Auseinandersetzung mit seiner Störung anderen, in diesem Fall also dem Hypnotiseur zu überlassen (der auf diese Weise zum Drogen-Ersatz wird).

Eine Gegenindikation ist zweifellos die schizophrene Psychose. Dies sollte ausdrücklich hervorgehoben werden, weil gelegentlich auch über Hypnotherapie bei Psychosen berichtet wird. Besonders bedenklich ist es, wenn aufgezählt wird, daß zur Hypnotherapie der Psychosen neben einem guten Rapport die Nichteinnahme von Psychopharmaka gehören würde (*Alberts* 1990). Auch Patienten mit depressiven Zuständen sind von Hypnoseversuchen auszuschließen.

Eine günstige Möglichkeit ist die Behandlung von chronifizierten neurotischen Fehlhaltungen und Gewohnheiten durch heterosuggestiv verstärkte Gegenvorstellungen (positive Formeln). Die Indikation gilt auch für die Anwendung des autogenen Trainings. Die therapeutische Formel sollte vorher mit dem Patienten erarbeitet werden.

Gelegentlich wird von Psychoanalytikern (die das Verfahren selbst nicht kennen) argumentiert, daß mit der Hypnose eine Übertragungs-/Gegenübertragungssituation ausgelöst würde. Daran ist richtig, daß der Patient den Hypnotiseur in einer bestimmten Rolle oder Funktion erlebt. Dies wurde bei der Wir-Bildung bereits beschrieben. Ein wirksames Mittel gegen eine sekundäre Gefährdung des therapeutischen Ansatzes durch die Erwartungen des Patienten ergibt sich aus

— Versachlichung (Standardmethode, Verzicht auf äußerliche Hilfen),
— Begrenzung der Hypnose (12—15 Sitzungen),
— frühzeitige Einführung in das autogene Training.

Hypnoanalyse

Diskutiert wird auch die Anwendung der Hypnose zur (forcierten) Analyse von verdrängten Erlebnissen oder Traumen der Kindheit. Dies soll mit der sog. „age-regression" (*B. Stokvis* 1956) möglich sein, bei der die Probanden durch Induktion schrittweise in ein immer früheres Stadium ihrer Entwicklung zurückgeführt werden. Über Erfolge wird immer wieder berichtet (*Kossak* 1989). Dabei wird offenbar übersehen, daß Probanden auch im Zustand des Hypnoids ihre Aussagen steuern können. Dies kann zur bewußten Abwehr in oberflächlichen hypnotischen Zuständen erfolgen, aber auch Folge von Selbsttäuschung und direkter Einwirkung durch den die Hypnose steuernden Arzt sein. Auch aus emotionalen Erschütterungen, die mit Erlebnissen in hypnotischer Altersregression verbunden sein können, darf man nicht ableiten, daß es sich tatsächlich um ein Wiedererleben oder eine zutreffende Rückerinnerung handelt. Zweifellos gibt es Erinnerungsfälschungen in der Hypnose. Betont wird auch das von manchen Patienten geäußerte „eigentümliche, halb genießende Interesse" an diesen Zuständen und die unberechenbare Beweglichkeit der Affekte, besonders unter dem Einfluß egozentrischer Vorstellungen (*I.H. Schultz* 1909). Die Persönlichkeit des Hypnotiseurs (auch seine Vorurteile) werden häufig in den Antworten reflektiert, wenigstens zu einem Teil. Die Kritik von *S. Freud* an der Hypnose setzte hier an. Man sollte die Hypnose nicht im nachhinein wieder in die Psychoanalyse einführen. Der therapeutische Wert der Hypnose bezieht sich auf andere Indikationen, die mit den Anlässen zum psychoanalytischen Vorgehen nicht gleichgesetzt werden dürfen.

Im *neurolinguistischen Programmieren* (NLP) werden, gestützt auf Arbeiten der *Erickson*-Schule, Erfahrungen des autogenen Trainings mit heterosuggestiven Hilfen und verhaltenstherapeutischen Maßnahmen verbunden. Die Autoren gehen von einer modifizierten psychoanalytischen Theorie aus. Psychosomatische Störungen werden als Äußerungen der nicht-dominanten Hemisphäre aufgefaßt. Ziel der Intervention ist die Beeinflussung des Symptoms und nicht, wie in der Psychoanalyse, das Aufdecken und Durcharbeiten von Bedingungen der Störung (*C. Reuben* 1990, *Bandler u. Grindler* 1981, 1985).

Indikation zum autogenen Training

Die Anwendungsmöglichkeiten des autogenen Trainings sind außerordentlich vielfältig und gehen über den Bereich der medizinischen Indikation hinaus (*I.H. Schultz* 1973, *Kraft* 1982, *Hoffmann* 1979, *Haring* 1979). Das autogene Training macht gelassen, aber nicht gleichgültig. Erstrebt werden

— Ruhe (Dämpfung überschießender Affekte),
— Entspannung,
— Verbesserung des Konzentrationsvermögens,

— Vertiefung der Selbsterkenntnis,
— Beeinflussung störender Gewohnheiten,
— vegetative Umstimmung.

Die Wirkung des autogenen Trainings bei psychosomatischen Störungen und organischen Krankheiten läßt sich aus den Erfahrungen mit der Hypnose ableiten. Das autogene Training beeinflußt vorwiegend die reaktive und vegetative Komponente der Störung. Gesichert ist die Dämpfung oder Regulierung des Schmerzerlebens.

Eine wichtige Anwendung des autogenen Trainings bezieht sich auf Schwangerschaft und Geburt (*Prill* 1956). Eine vergleichbare autosuggestive Methode ist die Technik der schmerzlosen Geburt (*Dick-Read* 1950).

Psychoreaktive Störungen (Angst, Phobien) lassen sich zumindest stützend mit dem autogenen Training beeinflussen.

Die Korrektur von Gewohnheiten erfolgt über formelhafte Vorsätze.

Eine Kombination von autogenem Training und Hypnose ist möglich. Nicht nur in dem Sinne, daß von der Hypnose zum autogenen Training übergeleitet wird. Es lassen sich auch umgekehrt Vorsätze und Formeln, die im autogenen Training erarbeitet wurden, durch zusätzliche Heterosuggestion bekräftigen.

Der Arzt, der mit suggestiven Methoden arbeitet, sollte diese bewußt in einen Therapieplan integrieren. Suggestion ist zwar nur ein Aspekt der Therapie, man sollte sich aber bewußt sein, daß viele somatische Eingriffe erst durch die Interaktion zwischen Arzt und Patient eine optimale Wirkung für den Patienten haben. Und sei es, daß der suggestive Anteil sich nur darauf bezieht, im Patienten den Willen zur Gesundung und zur Beteiligung an der (somatischen) Therapie zu wecken.

Literatur

Alberts, H.: Psychosen. In: *D. Revenstorf* (Hrsg.): Klinische Hypnose. Springer, Berlin, Heidelberg 1990, S. 201–217

Bandler, R., Grindler, J.: Neue Wege der Kurzzeittherapie. Junfermann, Paderborn 1981

Bandler, R., Grindler, J.: Ein ökologischer Ansatz in der Psychotherapie. Junfermann, Paderborn 1985

Chertok, L.: Hypnose, Theorie, Praxis und Technik. Keller, Genf 1970

Collins, J.K.: Muscular endurance in normal and hypnotic states. University of Sidney, Sidney 1961

Dick-Read, G.: Mutter werden ohne Schmerz. Hoffmann und Campe, Hamburg 1950

Diel, B.J.M., Miller, Th. (Hrsg.): Moderne Suggestionsverfahren. Springer, Berlin, Heidelberg 1990

Erickson, M.H., Rossi, E.L.: Hypnotherapie. Pfeiffer, München 1981

Evans, F.J.: Hypnosis and sleep. In: *E. Fromm, R.E. Shor* (eds.): Hypnosis. Aldine, New York 1979, S. 87–92

Forel, A.: Der Hypnotismus. 13. Aufl. Enke, Stuttgart 1923

Friedländer, A.A.: Die Hypnose und die Hypno-Narkose. Enke, Stuttgart 1920

Hammerschlag, H.E.: Hypnose und Verbrechen. Reinhardt, München, Basel 1954

Haring, C.: Lehrbuch des autogenen Trainings. Enke, Stuttgart 1979

Haring, C.: Der psychopathologische Befund als Kriterium der differenzierten Dosierung. In: *K. Heinrich, E. Klieser:* Probleme der neuroleptischen Dosierung. Schattauer, Stuttgart, New York 1987, S. 3–9

Hoffmann, H.: Handbuch des autogenen Trainings. DTV, München 1979

Hoppe, F.: Schmerz. In: *D. Revenstorf* (Hrsg.): Klinische Hypnose. Springer, Berlin, Heidelberg 1990, S. 269–284

Janet, P.J.M.: Psychological healing. MacMillan, New York 1925

Katzenstein, A.: Suggestion und Hypnose in der psychotherapeutischen Praxis. VEB Fischer, Jena 1978

Kaufmann, M.: Suggestion und Hypnose. Vorlesungen für Mediziner, Psychologen und Juristen. Springer, Berlin 1920

Kleinsorge, H.: Hypnose. G. Fischer, Stuttgart 1986

Kossak, H.-Chr.: Hypnose. Ein Lehrbuch. Psychologie Verlags Union, München 1989

Kraft, H.: Autogenes Training. Methodik und Didaktik. Hippokrates, Stuttgart 1982

Kretschmer, E.: Medizinische Psychologie. Thieme, Stuttgart 1961

Kretschmer, W.: Wachtraummethoden. In: *D. Revenstorf* (Hrsg.): Klinische Hypnose. Springer, Berlin, Heidelberg 1990, S. 404–415

Langen, D.: Kompendium der medizinischen Hypnose. Karger, Basel 1972

Larbig, W., Miltner, W.: Hirnelektrische Grundlagen der Hypnose. In: *D. Revenstorf* (Hrsg.): Klinische Hypnose. Springer, Berlin, Heidelberg 1990, S. 101–115

Leuner, H. (Hrsg.): Katathymes Bilderleben. Ergebnisse in Theorie und Praxis. Huber, Berlin, Stuttgart, Wien 1983

Leuner, H., Schroeter, W.: Indikationen und spezifische Applikationen der Hypnosebehandlung. Huber, Bern, Stuttgart 1975

Mayer, L.: Das Verbrechen in Hypnose und seine Aufklärungsmethoden. Lehmanns, München, Berlin 1937

Mayer, L.: Die Technik der Hypnose. 8. Aufl. Bergmann, München 1980

Milner, B.: Interhemispheric differences in the localization of psychological processes in man. Brit. med. Bull. 27 (1971) 272—277

Moll, A.: Der Hypnotismus. Fischer, Berlin 1895

Orne, J.E.: Einführung in die klinische und abnormale Psychologie. Kiepenheuer & Witsch, Köln 1975

Orne, M.T.: The nature of hypnosis. J. abnorm. soc. Psychol. 58 (1959) 277—299

Prill, H.J.: Das autogene Training zur Geburtsschmerzerleichterung. Psychotherapie 1 (1956) 165—177

Reuben, C.: Neurolinguistisches Programmieren (NLP) In: *D. Revenstorf* (Hrsg.): Klinische Hypnose. Springer, Berlin, Heidelberg 1990, S. 416—431

Revenstorf, D. (Hrsg.): Klinische Hypnose. Springer, Berlin, Heidelberg 1990

Schmierer, A., Kunzelmann, K.H.: Hypnose in der Zahnheilkunde. In: *D. Revenstorf* (Hrsg.): Klinische Hypnose. Springer, Berlin, Heidelberg 1990, S. 363—389

Schmitz, K.: Hypnose-Therapie. 2. Aufl. Lehmann, München 1960

Schultz, I.H.: Psychoanalyse. Die Breuer-Freudschen Lehren, ihre Entwicklung und Aufnahme. Z. angew. Psychol. 2 (1909) 440—497

Schultz, I.H.: Das autogene Training. Thieme, Stuttgart, New York 1973

Schultz, I.H.: Hypnose-Technik. 8. Aufl. G. Fischer, Stuttgart 1983

Schultz, I.H.: Gesundheitsschädigung nach Hypnose. 2. Aufl. Marhold, Berlin 1954

Speer, E.: Die ärztliche Haltung in der Psychotherapie. Eine Einführung in das Studium der Psychotherapie für Medizinstudierende und Ärzte. Thieme, Stuttgart 1948

Sperry, R.W., Gazzaniga, M.S., Bogen, M.: Language following surgical disconnection of the hemispheres. In: *F.L. Darley* (ed.): Brain mechanisms underlying speech and language. Grune and Stratton, New York 1967

Squire, L.R., Moore, R.Y.: Doral thalamic lesion in a noted case of human memory dysfunction. Amer. Neurologist 6 (1979) 503—506

Stokvis, B.: Selbsterleben im hypnotischen Experiment. Z. Psychother. 6 (1956) 97—107

Thomas, K.: Praxis der Selbsthypnose des autogenen Trainings. Thieme, Stuttgart 1969

Wolff, K.: Hypnotherapie bei Phobien. Vortrag beim 15. Seminar für ärztliche Fortbildung in Psychodiagnostik, Psychotherapie und Psychopharmakologie. Bad Bellingen 1984

3 Allgemeines zur psychopharmakologischen Therapie und zu sonstigen biologisch fundierten Verfahren

3.1 Therapie mit Psychopharmaka

W.E. Müller

3.1.1 Klassifikationen und Terminologie

Wie in vielen anderen Bereichen der Psychiatrie gibt es auch bei der Klassifikation der Psychopharmaka noch kein einheitliches, allgemein anerkanntes Unterteilungsprinzip. Die hier vorliegende Fülle von z.T. synonymen, z.T. ineinandergreifenden Begriffen führt dazu, daß die Klassifikation der Psychopharmaka von Lehrbuch zu Lehrbuch unterschiedlich ist. Tendenziell setzt sich aber in den letzten Jahren immer mehr eine auf der klinischen Anwendung beruhende Klassifikation der Psychopharmakagruppen durch (Tab. 3.1). Diese Klassifikation hat den großen Vorteil eines direkten Bezuges zur klinischen Praxis, hat aber den Nachteil, daß eine Reihe von Substanzen nicht eindeutig zugeordnet werden können bzw. daß sie in verschiedenen Psychopharmakagruppen erwähnt werden müssen.

Sedierende bzw. affektiv dämpfende Wirkungen haben sowohl die Neuroleptika wie auch die Tranquillanzien. Beide Substanzgruppen haben daher in der Behandlung von Angst und Spannungszuständen eine überschneidende klinische Anwendung, allerdings werden bei diesem Einsatz die Neuroleptika sehr niedrig dosiert. Dieser in gewissem Sinn ähnlichen Wirkung trägt die alte Unterteilung in Major- und Minor-Tranquilizer Rechnung. Der wesentliche Unterschied zwischen beiden Substanzgruppen ist aber die nur bei den Neuroleptika vorhandene antipsychotische Wirksamkeit, die dazu führt, daß diese Substanzen im angelsächsischen Sprachgebrauch auch als Antipsychotika bezeichnet werden, ein Begriff, der ihrer klinischen Anwendung eigentlich wesentlich näher kommt als die Bezeichnung Neuroleptika, die sich eigentlich eher auf die Nebenwirkungen dieser Substanzklasse bezieht. Trotzdem hat sich im deut-schen und europäischen Sprachgebrauch der Begriff Neuroleptika erhalten.

Affektiv aufhellende Wirkungen haben sowohl die Antidepressiva wie auch die Psychostimulanzien, wobei Antidepressiva diesen Effekt weniger beim affektiv Gesunden als beim depressiven Patienten zeigen, Psychostimulanzien ihre stimmungsaufhellende Wirkung unabhängig von pathologischen Veränderungen der Affektivität zeigen können. Auch heute noch häufig gebrauchte Synonyma für Antidepressiva sind die Begriffe Thymoleptika bzw. Thymeretika, wobei beim letzten Begriff primär Monoaminoxidasehemmstoffe gemeint sind.

Die letzte indikationsbezogene Psychopharmakagruppe, die heute zunehmend an Bedeutung gewinnt, sind die sog. Nootropika, im angelsächsischen Sprachgebrauch auch gerne als *cognition enhancer* bezeichnet, Substanzen, die therapeutisch in der Behandlung von Hirnleistungsstörungen besonders im Alter eingesetzt werden.

Losgelöst von diesen 5 Psychopharmakagruppen müßte man die Gruppe der Halluzinogene bzw. Psychodysleptika betrachten, Substanzen, die zur Zeit nicht als Psychopharmaka eingesetzt werden und die im Gegensatz zu den Psychostimulanzien weniger eine eher unspezifische zentrale Stimulation zeigen, sondern eher spezifisch psychoseartige Symptome auslösen können. Natürlich sind hier die Übergänge fließend, und viele Psychostimulanzien haben natürlich in Abhängigkeit von der Dosis und der Anwendung deutliche halluzinogene Wirkungen.

Neben diesen Substanzgruppen mit mehr oder weniger spezifischen Effekten auf psychische Funktionen müßten noch verschiedene andere Arzneimittelgruppen erwähnt werden, die auch alle zentral wirksam sind, deren primäre Indikationen aber nicht auf Veränderungen der Psyche abzielen. Auch hier sind natürlich die Übergänge fließend, z.B. können viele Benzodiazepinderivate sowohl als Tranquilizer wie auch als Hypnotika eingesetzt werden, Analgetika vom Opiattyp haben auch stimmungsaufhellende euphorisierende Effekte, bestimmte Antikonvulsiva wie das Carbamazepin haben heute auch Indikationen als Psychopharma-

Tabelle 3.1 Klassifikation von Psychopharmaka und anderen zentral wirksamen Substanzen

Psychopharmakagruppen		*Synonyma*
Neuroleptika	z.B. Haloperidol	Major Tranquilizer, Antipsychotika
Tranquillanzien	z.B. Diazepam	Minor Tranquilizer, Ataraktika
Antidepressiva	z.B. Amitriptylin	Thymoleptika,
	z.B. Tranylcypromin	Thymeretika (speziell für MAO-Hemmer)
Psychostimulanzien	z.B. Amphetamine	Psychoanaleptika,
	Methylphenidat	Psychotonika
Nootropika	z.B. Piracetam	Cognition enhancers
Psychotrope Nicht-Pharmakagruppen		
Halluzinogene	z.B. LSD	Psychodysleptika
Andere zentral angreifende Pharmakagruppen		
Hypnotika	z.B. Benzodiazepine,	Schlafmittel
	Barbiturate	
Analgetika	z.B. Morphin	Opiate
Antikonvulsiva	z.B. Carbamazepin	Antiepileptika
Antiparkinsonsubstanzen	z.B. L-Dopa	–
	z.B. Biperiden	zentrale Anticholinergika

ka und Antiparkinsonsubstanzen wie das L-Dopa können im Sinne von psychoseähnlichen Nebenwirkungen in psychische Funktionen eingreifen.

Obwohl diese Klassifikation (Tab. 3.1) sich in den letzten Jahren immer mehr durchgesetzt hat und sich im Prinzip auch bewährt hat, hat sie auch ihre Grenzen. Die indikationsspezifische Einordnung vernachlässigt das oft sehr breite pharmakologische Wirkungsspektrum der einzelnen Substanzen (z.B. den Einsatz von Neuroleptika als Antipsychotika und als Tranquillanzien), das dazu führt, daß sehr viele Psychopharmaka in mehr als eine dieser Substanzklassen eingeordnet werden können bzw. eingeordnet werden müßten. Dies wird aus Marketing-Gesichtspunkten oft vernachlässigt und viele unspezifische Substanzen werden oft als spezifisches Psychopharmakon für nur eine Indikation angeboten. Daher ist es von großer Wichtigkeit bei der Beurteilung einer Substanz, sich mit den pharmakologischen bzw. psychopharmakologischen Eigenschaften auseinanderzusetzen und sich nicht zu sehr auf die klassifikatorische Einordnung der Substanz zu verlassen.

3.1.2 Praktische Pharmakokinetik

Die Entscheidung zum Einsatz eines bestimmten Medikamentes ist zunächst von seinen pharmako-dynamischen Eigenschaften bestimmt, d.h. der qualitative Aspekt der erwünschten Wirkung steht hier initial im Vordergrund. Ist diese Entscheidung getroffen, ist der Arzt mit quantitativen Fragen konfrontiert, denn die Substanz sollte in gerade richtiger Konzentration an den Wirkort, im Falle der Psychopharmaka das zentrale Nervensystem (ZNS), gebracht werden. Ist die Konzentration am Wirkort zu hoch, können unerwünschte Arzneimittelwirkungen dominieren, ist die Konzentration zu niedrig, wird die therapeutische Wirkung nicht ausreichend sein. Die Voraussetzung dafür, daß der richtige Medikamenteneffekt in richtiger Intensität zur richtigen Zeit in ausreichender Wirkdauer mit einem Minimum an unerwünschten Wirkungen erreicht wird, ist eine gute Kenntnis der pharmakokinetischen Kerndaten der eingesetzten Substanz. Diese einfachen therapeutischen Ansprüche an die Pharmakokinetik gehen in vielen Lehrbuchkapiteln der Pharmakologie verloren, wo Pharmakokinetik als eine rein naturwissenschaftliche Wissenschaft mit extremer mathematischer Überfrachtung betrachtet wird. Die geringe Bereitschaft des in der Praxis tätigen Arztes, eine gute Kenntnis pharmakokinetischer Basisdaten als Voraussetzung für eine rationale Arzneimitteltherapie zu akzeptieren, wird dadurch verständlich. Das vorliegende Kapitel möchte dieses vermeiden. Es soll keine allgemeine Einführung in die Grundlagen der Pharmakokinetik gegeben werden. Es

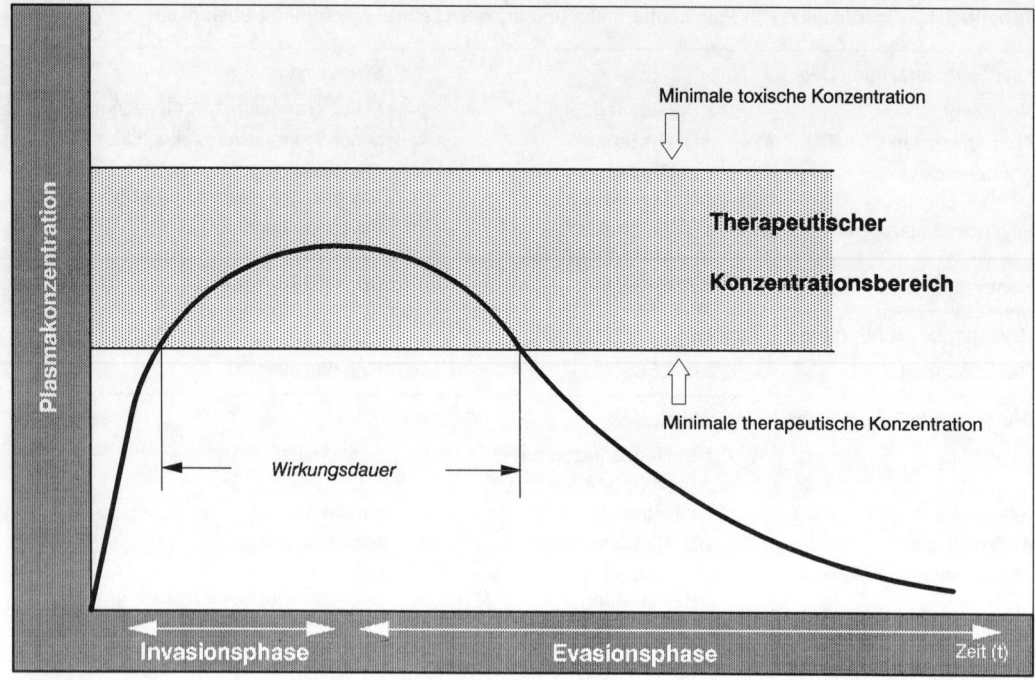

Abb. 3.1 Schematische Darstellung eines Plasmaspiegelverlaufes nach oraler Applikation

soll nur versucht werden, praxisrelevante pharmakokinetische Basisdaten als Grundlage einer rationalen Therapie mit Psychopharmaka aufzuzeigen.

3.1.2.1 Resorption, Verteilung und Elimination

Die Pharmakokinetik beschreibt den Zeitverlauf der Wirkstoffkonzentration im Organismus. Wünschenswert wäre hier eine Kenntnis der Wirkstoffkonzentration am Wirkort. Dies ist am Menschen nicht möglich, hier kann die Wirkstoffkonzentration nur im Blut ermittelt werden. Die damit entstehenden Probleme, besonders bei der Anwendung von Psychopharmaka, sind Gegenstand des vorliegenden Kapitels.

Ein typischer Blutspiegelverlauf eines Pharmakons nach oraler Applikation ist in Abb. 3.1 gezeigt. Nach Einnahme nimmt der Blutspiegel der Substanz mit der Zahl langsam zu, erreicht bei ausreichender Dosis den minimalen therapeutischen Bereich (Invasionsphase), verweilt für eine bestimmte Zeit im therapeutisch benötigten Plasmakonzentrationsbereich und wird dann durch Eliminationsprozesse langsam abgebaut (Evasionsphase). Die Evasionsphase ist damit für die Dauer, in

der sich das Medikament in einem therapeutisch erwünschten Plasmakonzentrationsbereich befindet, von essentieller Bedeutung. Bei vielen Substanzen kann sich die Evasionsphase aus verschiedenen Prozessen zusammensetzen (s. Abb. 3.2). Wie hier am Beispiel einer intravenösen Applikation angegeben, kann in der halblogarithmischen Darstellung der Abbau der Plasmakonzentration in 2 lineare Prozesse zerlegt werden, eine α-Phase mit einer kurzen und eine β-Phase mit einer längeren Zeit-Konstanten. Die α-Phase, die im angegebenen Beispiel sehr deutlich ausgeprägt ist, wird häufig von Umverteilungsphänomenen getragen. D.h., der Wirkstoff erscheint zunächst in sehr hoher Konzentration im Blut und wird dann in Abhängigkeit von der Durchblutung in die einzelnen Organe verteilt. Dies bedeutet aber auch, daß in der initialen Phase einer sehr hohen Plasmakonzentration der Wirkstoff in den Organen besonders angereichert wird, die sehr stark durchblutet werden. Da in diesen Organen der Substanzspiegel mit abfallendem Plasmaspiegel auch abnimmt, verhält sich der Konzentrationsverlauf in solchen Organen ähnlich wie der Plasmaverlauf. Dieses Phänomen nutzt man z.B. bei der intravenösen Narkose aus (Barbiturate oder Benzodiazepine), wo die Deter-

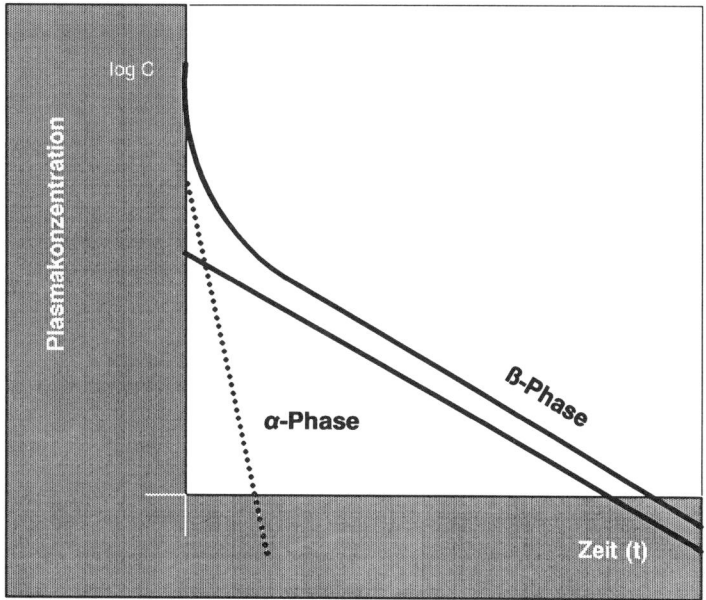

Abb. 3.2 Plasmaspiegelverlauf nach i.v. Applikation in halblogarithmischer Auftragung. Die Plasmaspiegelverlaufskurve kann in 2 lineare Phasen zerlegt werden. α-Phase, bei der die Abnahme des Plasmaspiegels durch Verteilung ins Gewebe bestimmt ist, und β-Phase, die die terminale Elimination beschreibt. Die Zeit, in der in der β-Phase der Plasmaspiegel um die Hälfte abnimmt, wird als Eliminationshalbwertszeit ($t_{1/2}$) bezeichnet

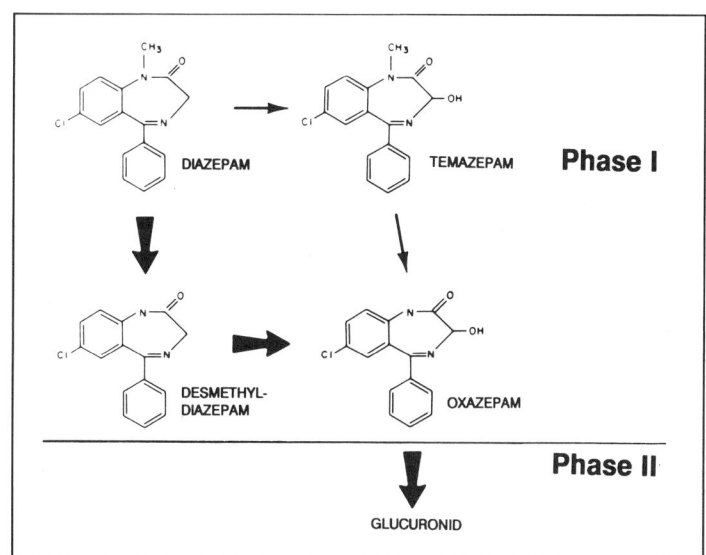

Abb. 3.3 Schema der wesentlichen hepatischen Eliminationsschritte von Diazepam. (Nach *Müller* 1992)

minierung der Bewußtseinseintrübung ausschließlich von Rückverteilungsphänomenen (aus dem Gehirn in peripherere Gewebe) bestimmt wird und nicht etwa von einer terminalen Eliminationsgeschwindigkeit (β-Phase), die ja bekanntlichermaßen beim Diazepam mehrere Tage betragen kann. Neben der Narkose spielen solche Umverteilungsphänomene bei der Anwendung von vielen Psychopharmaka eine Rolle und äußern sich immer dann, wenn nach akuter (parenteraler, aber auch oraler) Applikation initial sehr ausgeprägte pharmakodynamische Effekte gesehen werden, die sehr viel schneller sistieren, als man es von der pharmakokinetischen Eliminationsgeschwindigkeit her erwarten würde.

Die eigentliche terminale Eliminationsphase (β-Phase, s. Abb. 3.2) wird bei den wenigsten Psychopharmaka von einer direkten renalen Elimination getragen (Ausnahme: Lithium), sondern für die meisten dieser Substanzen ist eine metabolische Veränderung in der Leber (hepatische Elimination) der geschwindigkeitsbestimmende Schritt der Evasion. Die Komplexität hepatischer Eliminationsprozesse ist in Abb. 3.3 am Beispiel des Diazepams

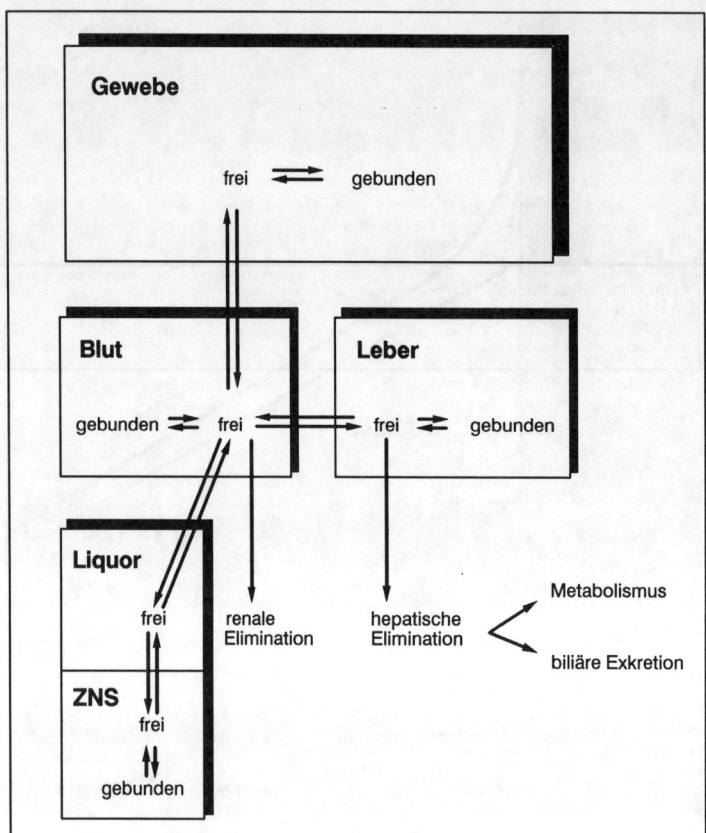

Blut
4 % des Körperwassers
200 g Proteine

Gewebe
35 % des Körperwassers
10 000 g Proteine
15 000 g Lipide

Abb. 3.4 Schematische Darstellung der Verteilung eines plasmaproteingebundenen Pharmakons im Organismus. Über die freie Konzentration stehen alle Verteilungsräume miteinander in Verbindung. Im Liquor entspricht oft die Gesamtkonzentration der freien Konzentration. (Nach *Müller* 1982)

gezeigt. Die meisten der Eliminationsprozesse können in Phase-1- bzw. Phase-2-Reaktionen untergliedert werden (Tab. 3.2), wobei diese Aufgliederung vor allen Dingen für pathologische Störungen der Eliminationsorgane (z.B. im Alter, s. Kap. 3.1.2.4) eine praktische Bedeutung bekommt.

Nach Erscheinen des Wirkstoffes in der Blutbahn verteilt sich der Wirkstoff über den Organismus. Während — wie wir schon gehört haben — in der Initialphase die Durchblutung der einzelnen Gewebe eine wichtige determinierende Größe ist, bestimmt mit der Zeit die Größe des jeweiligen Gewebe-Kompartimentes und die Fettlöslichkeit des Arzneimittels (Lipophilie) die Verteilung. Dies ist schematisch in Abb. 3.4 gezeigt. Hat der Wirkstoff eine ausreichende Affinität zu Gewebestrukturen (das gilt für die meisten gut fettlöslichen Arzneistoffe), wird er sich nicht nur gleichmäßig in alle Kompartimente verteilen, sondern er wird sich in Gewebestrukturen anreichern. Hierbei spielen quantitativ gesehen die Plasmaproteine nur eine sehr geringe Rolle, und aus dem Verteilungsschema ist klar ersichtlich, daß der Wirkstoff zum größten

Tabelle 3.2 Unterteilung der hepatischen Eliminationsprozesse und ihre Veränderung im Alter

Phase-1-Reaktionen	Phase-2-Reaktionen
Hydroxylierung	Glukuronidierung
N-Desalkylierung	Sulfatierung
Nitro-Reduktion	Acetylierung
Sulfoxidierung	
Hydrolyse	
Oft im Alter relevant verlangsamt	Meist im Alter nicht relevant verändert

Phase-1-Reaktionen beinhalten direkte chemische Veränderungen am Wirkstoffmolekül und erfordern andere metabolisierende Enzyme als die Phase-2-Reaktionen, bei denen gut wasserlösliche Moleküle an aktive Gruppen des Wirkstoffmoleküls angekoppelt werden. (Nach *Müller* 1992)

Tabelle 3.3 Verteilungsvolumina (V_D) und terminale Eliminationshalbwertszeiten (β-Phase) ($t_{1/2}$) wichtiger Psychopharmaka am Menschen

	V_D (1/kg)	$t_{1/2}$ (h)
Amitriptylin	14	16
Carbamazepin	1,4	15
Chlorpromazin	21	30
Clonazepam	3	23
Desipramin	34	18
Diazepam	1,1	43
Doxepin	20	17
Haloperidol	18	18
Imipramin	23	18
Lithium	0,8	22
Lorazepam	1,3	14
Nitrazepam	1,9	26
Nortriptylin	18	31
Oxazepam	1,0	8
Phenytoin	0,6	6–24
Temazepam	1,1	8
Triazolam	1,1	2,3

V_D errechnet sich aus der Formel $V_D = D/C_0$, wobei D die gegebene Dosis (i.v.) ist und C_0 die fiktive Ausgangskonzentration im Plasma (unter der Annahme einer vollständigen Verteilung der Dosis ohne schon stattfindende Elimination). Eine Substanz, die sich nur im Blutwasserraum verteilen würde, hätte in diesem System ein Verteilungsvolumen von 0,06. Das Verteilungsvolumen von Phenytoin (0,6) entspricht ungefähr dem Körperwasserraum. Verteilungsvolumina > 1 sind nur möglich, wenn sich die Substanz in bestimmten Organen in wesentlich höherer Konzentration befindet als im Plasma. (Daten aus *Goodman Gilman* et al. 1985)

Teil in dem großen Kompartiment der Gewebeproteine gebunden sein wird. In diesem Verteilungsprozeß steht die freie Konzentration im Plasma mit den freien Konzentrationen des Wirkstoffes in anderen Kompartimenten im Gleichgewicht. In Kompartimenten, in denen bindende Proteine fehlen (z.B. Liquor), kann die Gesamtkonzentration der freien Konzentration in anderen Geweben entsprechen. Wichtig an dem Verteilungsschema (s. Abb. 3.4) ist die Tatsache, daß bezogen auf den Gesamtorganismus das Plasma nur ein sehr kleines Kompartiment darstellt (*Müller* 1982). Hat der Wirkstoff dazu noch eine hohe Affinität zu Gewebekomponenten, erklärt das Verteilungsschema sehr deutlich, warum für Wirkstoffe mit hoher Gewebebindung nur der geringste Teil der verabreichten Dosis im Plasma als Plasmaspiegel nachweisbar ist. Solche Stoffe haben als pharmakokinetische Kenngröße ein sehr großes Verteilungsvolu-

men (Tab. 3.3). Je größer das Verteilungsvolumen, desto kleiner ist der Anteil der applizierten Dosis, der sich im Plasma befindet. Wie der Tabelle entnehmbar ist, haben sehr viele Psychopharmaka extrem große Verteilungsvolumina, d.h. bei diesen Substanzen liegt nur ein Bruchteil der verabreichten Dosis im Plasma entweder in freier oder gebundener Form vor.

Sind die Umverteilungsprozesse (α-Phase, s. Abb. 3.2) abgeschlossen, wird die Abnahme des Plasmaspiegels ausschließlich von den Eliminationsprozessen getragen (β-Phase, s. Abb. 3.2). Aus der linearen Komponente der β-Phase läßt sich die terminale Eliminationshalbwertszeit ($t_{1/2}$) errechnen. Sie gibt an, in welcher Zeit sich eine vorhandene Plasmakonzentration in der β-Phase (Eliminationsphase) um die Hälfte reduziert. Die terminale Eliminationshalbwertszeit ist unabhängig von der tatsächlich vorliegenden Plasmakonzentration. Sie ist eine wichtige pharmakokinetische Kenngröße eines bestimmten Arzneimittelstoffes am Menschen, die darüber Auskunft gibt, wie schnell der Wirkstoff aus dem Organismus ausgeschieden wird. Sie kann natürlich von Individuum zu Individuum schwanken und kann sich vor allen Dingen auch bei pathologischen Veränderungen der Eliminationsorgane deutlich verlängern. Zusammen mit der Dosis ist sie die wesentliche Determinante für die Höhe des zu erreichenden Arzneistoffspiegels bei einer Dauermedikation (s. Kap. 3.1.2.2). Es muß allerdings sehr eindringlich davor gewarnt werden, die pharmakokinetische Eliminationshalbwertszeit mit einer biologischen Halbwertszeit oder einer Halbwertszeit der therapeutischen Wirkung zu verwechseln. Diese pharmakodynamischen Größen können, müssen aber nicht, mit der Eliminationshalbwertszeit übereinstimmen, so daß aus einer pharmakokinetischen Eliminationshalbwertszeit nicht kritiklos auf die Dauer einer erwünschten therapeutischen Wirkung geschlossen werden kann.

Ein Sonderfall der Elimination ist die sog. präsystemische hepatische Elimination oder auch „First-pass"-Metabolismus bezeichnet. Hierunter versteht man das Phänomen, daß der gesamte venöse Abfluß des Magen-Darm-Traktes zunächst über die Pfortader in die Leber gelangt (Abb. 3.5). Hat die Leber nun eine besonders hohe Kapazität, einen bestimmten Wirkstoff zu metabolisieren, so kann dies bedeuten, daß schon bei der 1. Passage durch die Leber ein Großteil des aus dem Magen-Darm-Traktes resorbierten Wirkstoffes metabolisiert wird und damit eliminiert ist. Dies bedeutet, daß nur ein kleiner Teil der oral applizierten Dosis systemisch zur Verfügung steht. Damit ist das Phä-

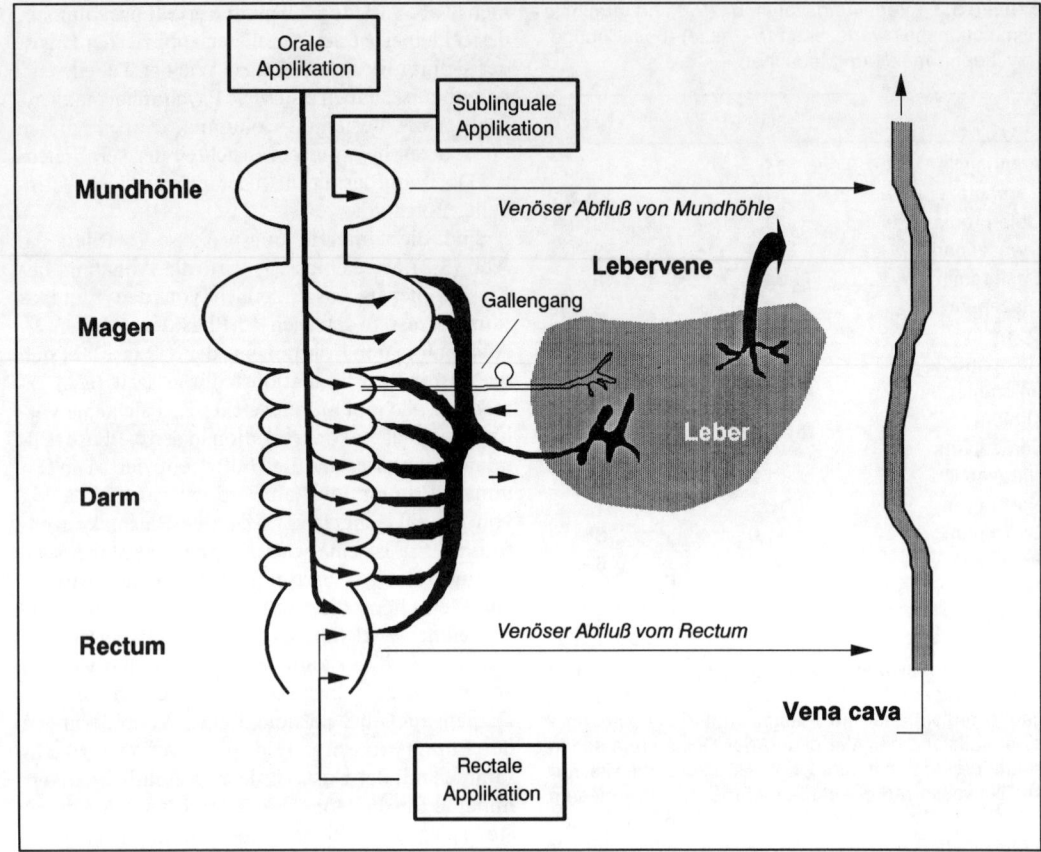

Abb. 3.5 Venöser Abfluß aus Mundhöhle und Gastrointestinaltrakt. Hoher First-pass-Metabolismus nach oraler Applikation ist immer dann zu sehen, wenn der Wirkstoff schon bei der 1. Passage durch die Leber (Pfortader) zu einem hohen Prozentsatz metabolisiert wird. Neben ungenügender Resorption ist First-pass-Metabolismus der Hauptgrund für schlechte orale Bioverfügbarkeit

nomen eines ausgeprägten First-pass-Metabolismus der wichtigste Mechanismus für eine geringe orale Bioverfügbarkeit und erklärt das Phänomen, daß eine Substanz eine 100prozentige Resorptionsquote, aber trotzdem nur eine orale Bioverfügbarkeit von 10 % aufweisen kann. Viele Psychopharmaka, besonders aus der Reihe der Antidepressiva und Neuroleptika, haben einen ausgeprägten First-pass-Metabolismus und eine schlechte orale Bioverfügbarkeit.

Die Pfortader umgangen wird bei der Resorption aus der Mundhöhle oder aus dem Rektumbereich (s. Abb. 3.5). Da aber Resorption aus Mundhöhle und Rektum aus anderen Gründen unsicher ist, sind buccale bzw. rektale Arzneiformen für die meisten Psychopharmaka keine Alternative.

3.1.2.2 Dosis und Eliminationshalbwertszeit determinieren Plasmaspiegel und klinische Wirkung

Der in Abb. 3.1 gezeigte Plasmaspiegelverlauf einer Substanz nach oraler Applikation und die damit verbundene Wirkungsdauer gilt nur für den kleinen Teil der therapeutischen Anwendungen von Psychopharmaka, bei denen eine Einmalwirkung ausgenutzt werden soll. Ein wichtigstes Beispiel dafür ist der Einsatz eines Medikamentes als Schlafmittel. Hier soll kurz nach Einnahme der Tablette eine schlafanstoßende Wirkung erreicht werden, die aber am Morgen möglichst nicht mehr vorhanden ist, um Tagesmüdigkeit und damit verbundene Aufmerksamkeitsstörungen zu vermeiden.

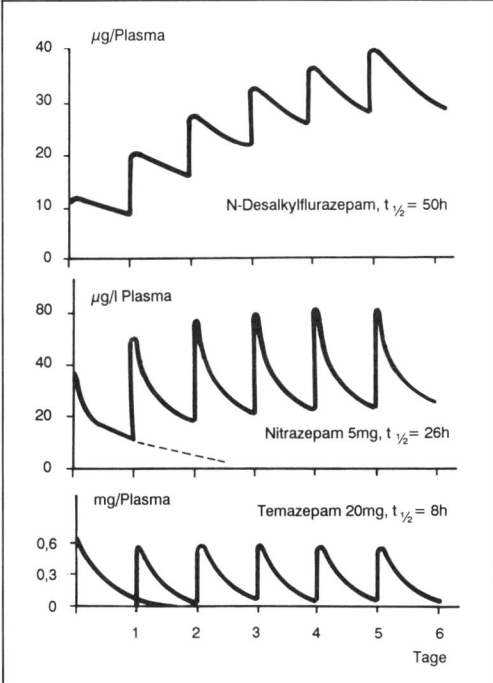

Abb. 3.6 Plasmakonzentrationsverlauf von Desal-kylflurazepam (aktiver Metabolit von Flurazepam = Dalmadorm®), Nitrazepam (Mogadan®) und Temaze-pam (Planum®) bei abendlicher Verabreichung als Hypnotikum. (Nach *Breimer* 1979.) Bedingt durch die unterschiedliche Halbwertszeit kommt es bei täglicher Einnahme zu einer unterschiedlich ausgeprägten Kumulation

Die Bedeutung von Dosis und Eliminationshalb-wertszeit bei einer solchen Einmalanwendung ist in Abb. 3.6 am Beispiel verschiedener Benzodiaze-pinhypnotika gezeigt. Im Falle der Substanz Tema-zepam wird kurz nach abendlicher Einnahme ein ausreichender substanzspezifischer Plasmaspiegel aufgebaut, der sich zunächst durch Umverteilungs-phänomene, dann aber determiniert durch die β-Phase der Elimination ($t_{1/2}$ = 8 h) langsam wieder abbaut. 24 Stunden nach der Einnahme von Tema-zepam ist nur noch ein minimaler Plasmaspiegel vorhanden, so daß eine neue Einnahme in den fol-genden Nächten nicht zu wesentlich anderen Plas-maspiegelverläufen führt (s. Abb. 3.6). Etwas an-ders sieht es beim Nitrazepam aus, wo bedingt durch die wesentlich längere Eliminationshalb-wertszeit von ($t_{1/2}$ = 26 h) 24 Stunden nach Ein-nahme der 1. Dosis der Plasmaspiegel sich nicht komplett auf 0 zurückgebildet hat. Damit kommt es durch weitere Einnahme in den folgenden Näch-

ten zu einer deutlichen Kumulation, d.h. es bildet sich mit der Zeit ein zunehmender Nitrazepamplas-maspiegel am Tag aus, der in etwa nach 5 Elimina-tionshalbwertszeiten (ca. 5 Tagen) ein Fließgleich-gewicht („steady state") erreicht. Diese Kumulation ist bei der Substanz N-Desalkylflurazepam (einer der Metaboliten des Flurazepams) bedingt durch dessen sehr langer Eliminationshalbwertszeit ($t_{1/2}$ = 50 h) sehr stark ausgeprägt. Das Fließgleichge-wicht wird hier erst nach ca. 10 Tagen erreicht.

Im Falle dieser Benzodiazepinhypnotika ist der langsame Aufbau eines auch am Tage vorhande-nen Plasmaspiegels meist ein unerwünschter Ef-fekt. Hier möchte man ja eigentlich nur für die Nachtstunden einen ausreichenden Wirkstoffspie-gel im Organismus erzielen. Eine Ausnahme sind die Patienten, bei denen auch ein ausreichender tranquilisierender Plasmaspiegel am Tage vorhan-den sein soll. Hier kann man bewußt ein Benzodia-zepinderivat mit längerer Halbwertszeit als Hyp-notikum einsetzen.

Bei den meisten anderen Substanzen ist das Er-reichen eines ausreichend stabilen Wirkstoffspie-gels Ziel der Dauermedikation, wobei Dosierungs-intervall, Dosis und Eliminationshalbwertszeit zu beachten sind. Die Auswirkung unterschiedlicher Dosierungsintervalle ist in Abb. 3.7 dargestellt. Hierbei wird in beiden Fällen die gleiche Dosis ge-geben, das Medikament hat eine $t_{1/2}$ von 20 h. Im Falle der gestrichelten Kurve wird die Gesamtdosis auf einmal genommen, und im Falle der durchge-zogenen Kurve wird die Gesamtdosis aufgeteilt in 3 gleiche Einzeldosen. Das Dosierungsintervall ist damit im 1. Fall 24 Stunden und ist im 2. Fall 8 Stunden. Wie schon erwähnt, wird bei Mehrfach-dosierung mit der gleichen Dosis das Fließgleichge-wicht (bzw. „steady state") der Plasmakonzentra-tion nach ungefähr 5 Eliminationshalbwertszeiten erreicht. Dies trifft im vorliegenden Fall für beide Dosierungsschemen zu, bei denen Maxima und Mi-nima nach ca. 5 Tagen konstant bleiben. Der we-sentliche Unterschied beider Applikationsarten sind die Schwankungen zwischen maximalem und minimalem Plasmaspiegel innerhalb des Dosie-rungsintervalls, wobei die mittleren Plasmaspiegel im Fließgleichgewicht bei beiden Dosierungsschemen, bei denen ja die gleiche tägliche Dosis gege-ben wurde, nicht unterschiedlich sind.

Während also das Dosierungsintervall keinen Einfluß auf die Höhe des im Fließgleichgewicht zu erreichenden mittleren Plasmaspiegels hat, wird dieser direkt determiniert von der Dosis (Abb. 3.8). In diesem Fall wird das gleiche Medikament im gleichen Dosierungsintervall im Falle der gestri-chelten Linie in einer doppelt so hohen Dosis gege-

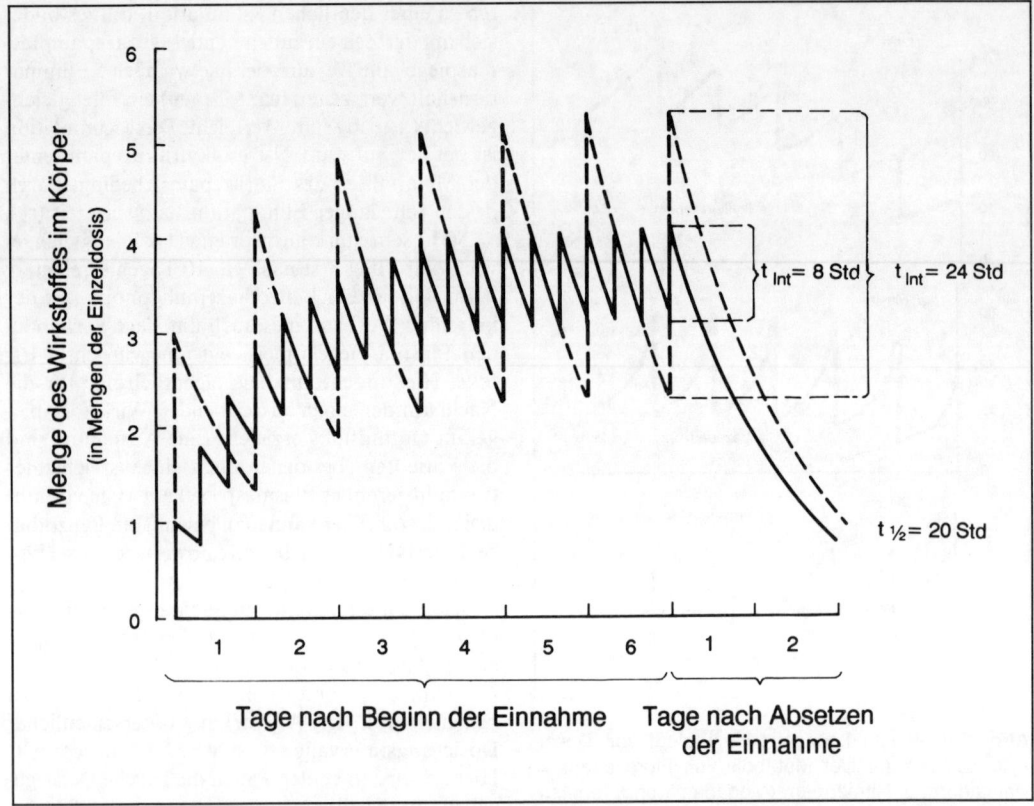

Abb. 3.7 Zeitverlauf der Plasmaspiegel bei Mehrfachdosierung im unterschiedlichen Intervall. In beiden Fällen wird die gleiche orale Tagesdosis eines Medikamentes mit einer Eliminationshalbwertszeit von 20 Stunden gegeben, im Fall der gestrichelten Kurve als Einmaldosis (Dosierungsintervall 24 Stunden) und im Fall der durchgezogenen Linie aufgeteilt in 3 Einzeldosen (Dosierungsintervall 8 Stunden)

ben im Vergleich zur durchgezogenen Linie. Der Zeitverlauf der Erreichung des Fließgleichgewichtes ist identisch, aber wie zu erwarten, wird in diesem Fall bei der doppelten Dosis ein doppelt so hohes Fließgleichgewicht erreicht. Nimmt man jetzt eine Dosisänderung vor, d.h. im Falle der vorangegangenen niedrigen Dosis wird jetzt die doppelte Dosis gegeben bzw. im Fall der vorangegangenen hohen Dosis wird jetzt die niedrige Dosis gegeben, dann wird wiederum eine Zeit von 5 Eliminationshalbwertszeiten benötigt, bis sich in beiden Fällen das neue Fließgleichgewicht eingestellt hat. Nach Absetzen der Dosis fällt in beiden Fällen der Plasmaspiegel mit der Eliminationshalbwertszeit der Substanz von 36 Stunden ab. Wichtig aus diesem Beispiel wäre sich zu merken, daß durch die Dosis einer bestimmten Substanz am individuellen Patienten eine Veränderung des Plasmaspiegels erreicht werden kann, und daß nach jeder Dosisände-

rung wiederum 5 Eliminationshalbwertszeiten benötigt werden, bis sich ein neues Fließgleichgewicht eingestellt hat.

Während also für eine gegebene Substanz am individuellen Patienten die Höhe des Fließgleichgewichts im wesentlichen von der Dosis bestimmt wird, wird im interindividuellen Vergleich für das gleiche Medikament die Höhe des im Fließgleichgewicht zu erreichenden Plasmaspiegels auch noch sehr stark von der individuellen Eliminationshalbwertszeit bestimmt. Dies ist im Falle der Abb. 3.9 gezeigt, wo die gleiche Dosis des gleichen Medikamentes an einen jungen und an einen alten Patienten gegeben wird. Aufgrund einer Einschränkung der metabolischen Kapazität der Leber ist beim alten Patienten die Eliminationshalbwertszeit des Medikamentes verdoppelt. Obwohl die gleiche Dosis gegeben wird, wird beim alten Patienten ungefähr der doppelte Plasmaspiegel im Fließgleichge-

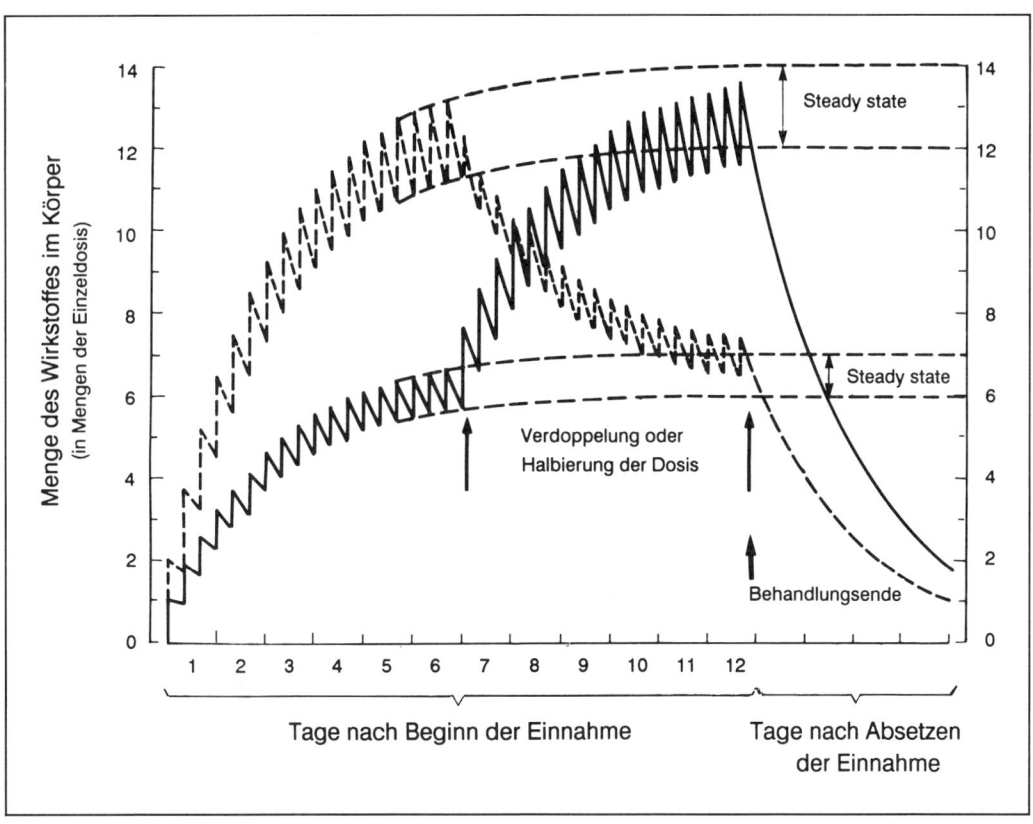

Abb. 3.8 Plasmaspiegelverlauf eines Medikamentes ($t_{1/2}$ = 36 h) nach oraler Applikation im Dosierungsintervall von 8 Stunden bei Gabe 2er unterschiedlicher Dosen (1/2 bzw. 1/1 Dose). Nach 6 Tagen wird das Dosisschema gerade getauscht

wicht erreicht. Darüber hinaus benötigt der alte Patient ebenfalls 5 Eliminationshalbwertszeiten zur Erreichung des Fließgleichgewichtes, was in diesem Fall bedeutet, daß der maximale mit dieser Dosis zu erreichende Plasmaspiegel bei dem älteren Patienten erst nach 10 Tagen erreicht wird im Vergleich zu 5 Tagen beim jungen Patienten. Der möglicherweise zu hohe Plasmaspiegel beim alten Patienten kann problemlos durch Gabe einer geringeren Dosis reduziert weden (s. Abb. 3.8). Keinen Einfluß hat der Therapeut aber auf den Zeitverlauf bis zum Eintreten des Fließgleichgewichtes, das ja auch, wie wir im vorangegangen gesehen haben, für jede Dosisveränderung abgewartet werden muß. Hier ist wichtig sich zu merken, daß im interindividuellen Vergleich die Höhe des Plasmaspiegels wesentlich von der Eliminationshalbwertszeit determiniert wird.

Auch bei jungen Patienten können große interindividuelle Schwankungen der Eliminationsgeschwindigkeit und damit verbundene Schwankungen der Plasmaspiegel bei gleicher Dosis (s. Abb. 3.11) auftreten, ein Phänomen, das für sehr viele unserer Psychopharmaka aus der Gruppe der Antidepressiva und der Neuroleptika gilt.

3.1.2.3 Depot-Arzneiformen

Im vorangegangenen haben wir kennengelernt, wie mehr oder weniger gleichmäßige Plasmaspiegel über längere Zeit durch eine tägliche Dauermedikation aufrechterhalten werden können. Ist die Compliance des Patienten schlecht, stellt sich oft die Frage nach einer Depot-Arzneiform, die einen gleichmäßigen Wirkstoffspiegel im Organismus über viele Tage mit einer einmaligen Applikation gewährleisten soll. Dieses Problem stellt sich in der Psychiatrie vor allen Dingen bei der Therapie mit Neuroleptika. Daß hierzu besondere galenische

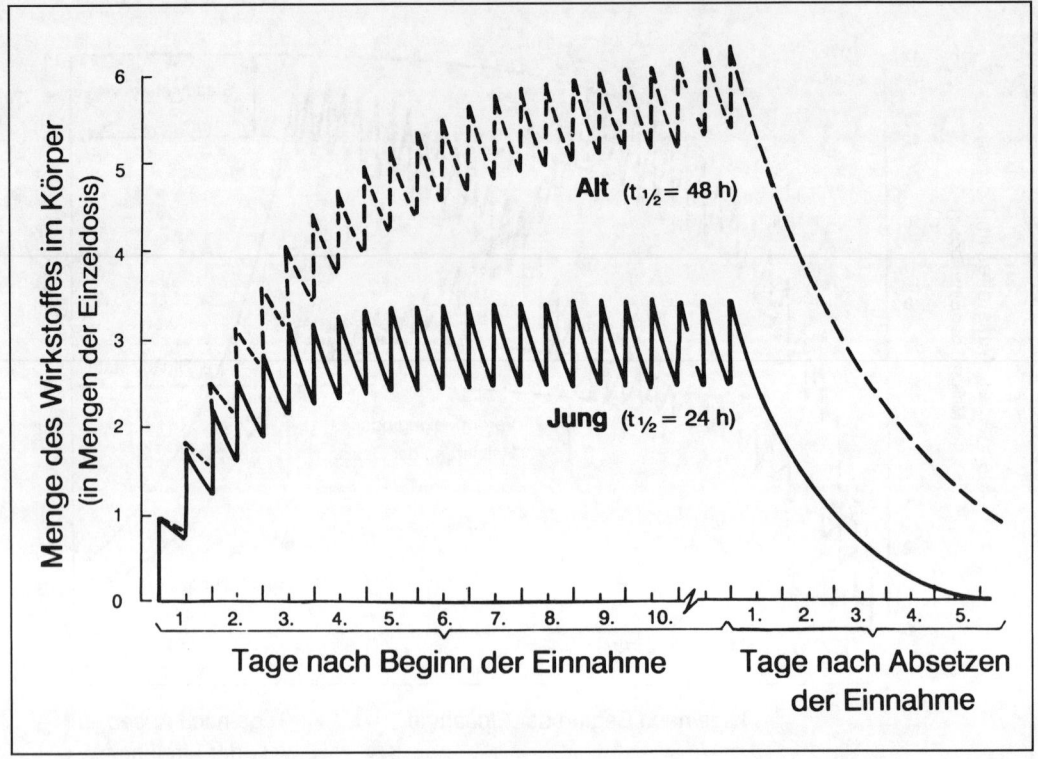

Abb. 3.9 Verlauf des Plasmaspiegels eines Medikamentes nach Beginn der Einnahme einer fixen Tagesdosis (2x täglich, 12 h Intervall) bei einem jungen Patienten mit einer hepatischen Eliminationshalbwertszeit ($t_{1/2}$) des Medikamentes von 24 Stunden und bei einem alten Patienten mit einer Verlängerung von $t_{1/2}$ auf 48 Stunden. Beim alten Patienten wird durch diese Dosierung ein doppelt so hoher Plasmaspiegel als beim jungen Patienten erreicht. Darüber hinaus ist beim alten Patienten noch die Zeit bis zur Einstellung des „steady state" (Fließgleichgewicht) verdoppelt (ca. 10 Tage im Vergleich zu 5 Tagen beim jungen Patienten) und auch die Zeit verlängert, die nach Absetzen der Einnahme benötigt wird, bis der Plasmaspiegel sich auf annähernd 0 eingestellt hat

Darreichungsformen benötigt werden, ist in Abb. 3.10 sehr anschaulich dargestellt. Hier wurde die gleiche Dosis des Neuroleptikums Fluphenazin in 3 unterschiedlichen Zubereitungsformen verabreicht. Im einfachsten Falle wurde das Fluphenazin als Dihydrochlorid (also nicht als Depot) intramuskulär appliziert. Wie zu erwarten, findet man hier gleich nach Applikation sehr hohe Plasmaspiegel von fast 50 ng/ml, die dann in guter Übereinstimmung mit der Eliminationshalbwertszeit der Substanz ($t_{1/2}$ = 15 h) expotentiell abfallen. Ein therapeutisch erwünschter Plasmaspiegel im Bereich von 0,5 bis 1 ng/ml wird bei dieser Applikationsform praktisch nur am letzten Tag erreicht. In den ersten Tagen wäre bei dieser Applikationsform aufgrund des sehr hohen Plasmaspiegels mit extremen Nebenwirkungen zu rechnen. Gibt man die gleiche Dosis des Fluphenazins als Depot-Form

entweder als Önanthat oder als Dekanoat, so wird aus beiden Zubereitungsformen der Wirkstoff langsam freigegeben und man erhält einen wesentlich gleichmäßigeren Plasmaspiegel über die Zeit. Dieser schwankt beim Önanthat immer noch erheblich zwischen einem Wert von ungefähr 3 ng/ml am Tag 3, der dann am Tag 14 auf unter 0,5 ng/ml abfällt. Im Falle des Dekanoats bleibt der Plasmaspiegel wesentlich konstanter und bewegt sich zwischen Tag 1 und Tag 14 sehr eng im Bereich um 0,7 ng/ml. Der steile Anstieg des Plasmaspiegels am 1. Tag, auch bei der Gabe von Dekanoat, ist in diesem Fall wahrscheinlich auf eine Verunreinigung des Dekanoats mit freiem Fluphenazin zurückzuführen und ist bei heutigen moderneren Darreichungsformen nicht mehr zu sehen. Dieses Beispiel zeigt sehr schön, daß man durch Wahl bestimmter Depot-Präparate durchaus auch bei nur

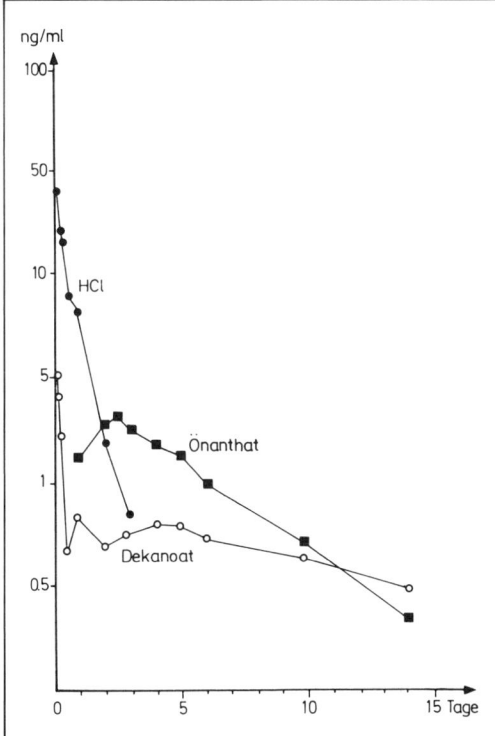

Abb. 3.10 Plasmaspiegelverlauf von Fluphenazin nach i.m. Gabe von jeweils 25 mg unterschiedlicher Fluphenazinzubereitungen. (Nach *Kapfhammer* u. *Rüther* 1987)

einmaliger Applikation über einen längeren Zeitraum einen erwünschten konstanten Plasmaspiegel erzielen kann. Auch im Falle einer Depot-Arzneiform kann die Höhe des erwünschten Plasmaspiegels durch die als Depot applizierte Dosis bestimmt werden.

3.1.2.4 Pharmakokinetik im Alter

Im Alter können praktisch alle Einzelparameter der Pharmakokinetik von Psychopharmaka verändert sein. Besonders betroffen und von besonderer Praxisrelevanz sind für Psychopharmaka hier Veränderungen der Elimination und zwar in der Regel dahingehend, daß die Eliminationshalbwertszeit verlängert wird. Dies gilt für das einzige primär renal eliminierte Psychopharmakon (Lithium), dies gilt aber ganz besonders für alle anderen Psychopharmaka, die hepatisch eliminiert werden. Betroffen sind hier vor allen Dingen Psychopharma-

ka, die in einer Phase-1-Reaktion metabolisch verändert werden müssen (s. Tab. 3.2). Weniger stark betroffen von altersabhängigen Veränderungen der Pharmakokinetik sind Psychopharmaka, die nur über eine Phase-2-Reaktion (z.B. Glukoronidierung) eliminiert werden. Wie differenziert Alter die Elimination auch innerhalb einer Substanzklasse beeinflussen kann, ist am Beispiel einiger Benzodiazepine in Tabelle 3.4 gezeigt.

Die Herabsetzung der metabolischen Aktivität der Leber im Alter kann zwei wichtige pharmakokinetische Parameter beeinflussen. Zum einen wird, wie in Abb. 3.9 gezeigt, durch eine Verlängerung der Eliminationshalbwertszeit bei Beibehaltung der Dosis der im Fließgleichgewicht zu erreichende Plasmaspiegel erhöht. Zum anderen wird durch eine Reduktion der hepatischen Metabolisierung der First-pass-Metabolismus verringert, was zu einer Verbesserung der Bioverfügbarkeit führt. Beide Prozesse führen letztlich dazu, daß bei gleicher Dosierung die Plasmaspiegel bei älteren Patienten deutlich höher sein können als bei jungen Patienten, was immer bedeutet, daß die Gefahr einer relativen Überdosis besteht. Man sollte sich auch merken (s. Abb. 3.9), daß durch Reduktion der Dosis beim älteren Patienten zwar die Höhe des Plasmaspiegels im Fließgleichgewicht angepaßt werden kann, nicht aber das verlängerte Zeitinter-

Tabelle 3.4 Einfluß des Alters auf die terminale Eliminationshalbwertszeit ($t_{1/2}$) verschiedener Benzodiazepine. (Nach *Klotz* 1986)

	% Zunahme von $t_{1/2}$
Hypnotika	
Brotizolam	± 35–95
Flunitrazepam	± 0
Flurazepam	± 35–135
Lorazepam	± 0
Lormetazepam	± 0
Nitrazepam	± 40
Temazepam	± 0
Trizolam	± 0
Tranquillanzien	
Alprazolam	± 40
Bromazepam	± 75
Chlordiazepoxid	± 80–370
Diazepam	± 125–200
Lorazepam	± 0
Oxazepam	± 0

vall, bis das Fließgleichgewicht erreicht wird. D.h., Dosisveränderungen sollten beim älteren Patienten erst nach längeren Zeitintervallen vorgenommen werden als bei jüngeren Patienten. Darüber hinaus kann die Therapie mit Psychopharmaka bei älteren Patienten dadurch kompliziert werden, daß selbst bei Substanzen, deren Pharmakokinetik im Alter nicht verändert ist (z.B. einige Benzodiazepinderivate, Tab. 3.4), aufgrund einer Erhöhung der pharmakodynamischen Empfindlichkeit älterer Patienten eine Dosisreduktion angebracht ist. Kompliziert wird das Ganze noch dadurch, daß nicht jeder ältere Patient eine geringere Dosis als jüngere Patienten benötigt, so daß im Einzelfall auch an älteren Patienten der zur Verfügung stehende Dosisbereich ausgeschöpft werden muß. Beim älteren Patienten sollte aber immer die Eingangs- oder Initialdosis niedriger liegen als bei jüngeren Patienten.

3.1.2.5 Dosis, Plasmaspiegel und Wirkung

Nur für sehr wenige in Psychiatrie und Neurologie eingesetzte Medikamente können wir die Patienten auf einen optimalen Plasmaspiegelbereich einstellen. Neben einigen Antiepileptika ist hier vor allen Dingen das Lithium zu erwähnen. Pharmakokinetisch gesehen ist allen diesen Substanzen gemeinsam, daß sie ein relativ kleines Verteilungsvolumen haben (Tab. 3.3). Das bedeutet, daß ein relativ großer Prozentsatz der im Körper vorhandenen Dosis sich im Plasma nachweisen läßt. Nur dann gibt das Kompartiment Plasma einen relativ guten Einblick in den Gesamtverteilungsprozeß im Organismus.

Für Antidepressiva und Neuroleptika als die wichtigsten Psychopharmakagruppen sind bis heute alle Versuche negativ verlaufen, einheitliche Dosierungsschemen zu erarbeiten bzw. Korrelationen zwischen Plasmaspiegeln und erwünschter therapeutischer Wirkung herzustellen. Dies bedeutet, daß sich die Dosierung beider Substanzgruppen im wesentlichen an der klinischen Situation orientieren muß und daß große Schwankungen der therapeutischen Dosis von Patient zu Patient existieren. Diese fehlende Beziehung zwischen Dosis, Plasmaspiegel und Wirkung läßt sich im wesentlichen auf folgende Faktoren zurückführen:

1. Aufgrund der extrem hohen Verteilungsvolumina (s. Tab. 3.3) spiegeln die Plasmaspiegel nur einen sehr kleinen Teil der Gesamtmenge der Substanz im Organismus wider. Da sich darüber hinaus die Verteilungsphänomene interindividuell sehr unterscheiden können (s. Abb. 3.4), ist schon aus dieser Betrachtung ersichtlich, daß es sehr schwierig sein wird, hier bessere Korrelationen zu finden.

2. Aufgrund hoher interindividueller Schwankungen der Eliminationsgeschwindigkeit sind die mit der gleichen Dosis an individuellen Patienten zu erreichenden Plasmaspiegel für viele dieser Substanzen extrem unterschiedlich. In Abb. 3.11a und 3.11b ist am Beispiel von Amitriptylin gezeigt, welche Schwankungen die mit einer konstanten Dosis erreichten Plasmaspiegel von Amitriptylin und Nortriptylin aufweisen und daß diese Varianz mit zunehmendem Alter zunimmt. Darüber hinaus zeigt Abb. 3.11b, daß zwar eine gewisse Korrelation zwischen der Höhe der Plasmaspiegel und der verabreichten Amitriptylindosis besteht, daß aber natürlich hier auch eine extreme Varianz besteht, so daß einige Patienten mit relativ niedrigen Dosen höhere Plasmaspiegel zeigen als Patienten, die mit der 2- bis 3fachen Dosis behandelt werden.

3. Darüber hinaus müssen wir annehmen, daß auch die pharmakodynamische Empfindlichkeit große interindividuelle Variationen aufweist. Für dieses Phänomen liegen allerdings erst sehr wenige überzeugende Daten vor.

Diese Voraussetzungen erklären letztlich, warum für viele Psychopharmaka die individuelle Dosis nicht anhand eines Plasmaspiegels, sondern anhand der therapeutischen Situation festgelegt werden muß. Auf der anderen Seite können Plasmaspiegelbestimmungen sehr hilfreich sein und sollten deshalb zumindest im stationären Bereich zur Verfügung stehen. Viele Untersuchungen, gerade bei Neuroleptika und Antidepressiva, haben zeigen können, daß durch konsequent angewandte Plasmaspiegelbestimmungen sehr leicht die Patienten herausgefunden werden können, die sich in den Randbereichen bewegen. So sind viele unter normalen klinischen Dosierungen als Nonresponder einzuordnende Patienten deshalb Nonresponder, weil sie ungenügende Plasmaspiegel zeigen, wobei die Ursache dazu auf metabolischer Ebene, aber eben auch auf der Ebene einer Noncompliance liegen kann. Auf der anderen Seite kann man durch konsequent durchgeführte Plasmaspiegelbestimmungen gerade im Bereich der Antidepressiva Überdosierungen nicht nur im Sinne einer Intoxikation, sondern auch im Sinne einer unnötigen Belastung des Patienten mit unerwünschten Arzneimittelwirkungen herausfiltern.

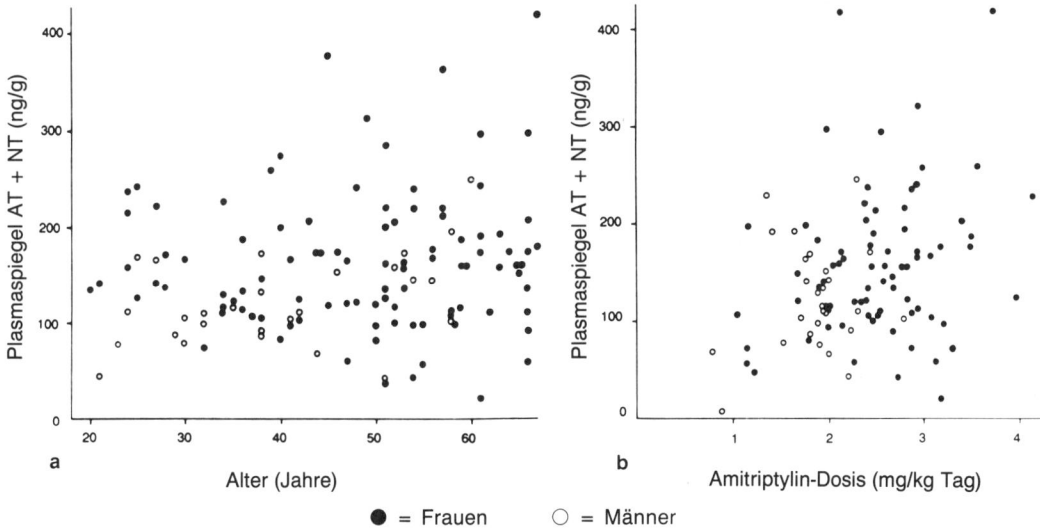

Abb. 3.11 a, b Variabilität der Plasmaspiegel von Amitriptylin (AT) und Nortriptylin (NT) in Abhängigkeit vom Alter der Patienten bei einer Tagesdosis von 150 mg Amitriptylin (**a**) bzw. in Abhängigkeit von der Amitriptylindosis (**b**). (Nach *Breyer-Pfaff* 1985)

3.1.3 Neuronale Wirkungsmechanismen

Sind Dosis und Dosierungsintervall richtig gewählt, wird das applizierte Psychopharmakon in ausreichender Konzentration das ZNS erreichen. Erwünschte und unerwünschte zentrale Wirkungen werden jetzt durch eine Beeinflussung der zentralen Neurotransmission erreicht.

3.1.3.1 Nervenzelle und chemische Neurotransmission als Funktionsprinzipien des Gehirns

Wir müssen heute davon ausgehen, daß die Nervenzelle als wesentliche funktionelle Einheit des ZNS angesehen werden muß. Alle wichtigen Funktionen des ZNS wie Aufnahme, Verarbeitung und Speicherung sensorischer Informationen, aber auch unsere psychischen wie motorischen Reaktionen auf entsprechende sensorische Informationen werden über Funktionsänderungen von Nervenzellen vermittelt. Um dieser Vielfalt an komplexen Aufgaben gerecht zu werden, ist für eine optimale Funktion des ZNS eine intensive Kommunikation zwischen den einzelnen Nervenzellen von allergrößter Bedeutung (*Eccles* 1964).

Informationsübertragung von Nervenzelle zu Nervenzelle wird in unserem ZNS wahrscheinlich ausschließlich über chemische Neurotransmission vermittelt, wobei Zellkörper, Dendrite und Axone durch eine große Anzahl von individuellen Synapsen auf das komplizierteste miteinander verschaltet sind. Man hat errechnet, daß im Schnitt jede Nervenzelle unseres Gehirns ca. 10 000 unterschiedliche Synapsen trägt und damit in ihrem jeweiligen Funktionszustand von sehr vielen anderen Neuronen reguliert wird. Auf die chemische Neurotransmission übertragen, bedeutet dies, daß jede Nervenzelle von sehr vielen unterschiedlichen Neurotransmittern erreicht wird, daß aber auch die Aktivität eines einzelnen Neurons über seine Synapsen auf sehr viele andere Neurone weitergegeben wird. Diese komplexe Verschaltung der einzelnen Neurone gilt schon für den Fall, den man früher angenommen hat (*Dalesches* Prinzip), daß jedes Neuron an seinen Synapsen nur einen einzigen Transmitter freisetzt. Die Komplexität wird heute noch dadurch vergrößert, daß viele Neurone nicht nur einen einzigen Transmitter freisetzen, sondern an ihren Synapsen neben einem primären Transmitter auch noch unter bestimmten Bedingungen einen sekundären Transmitter freisetzen können. Primäre Neurotransmitter sind die klassischen Substanzen wie Noradrenalin, Serotonin, Histamin, Azetylcholine, die Aminosäuren GABA, Glycin, Glut-

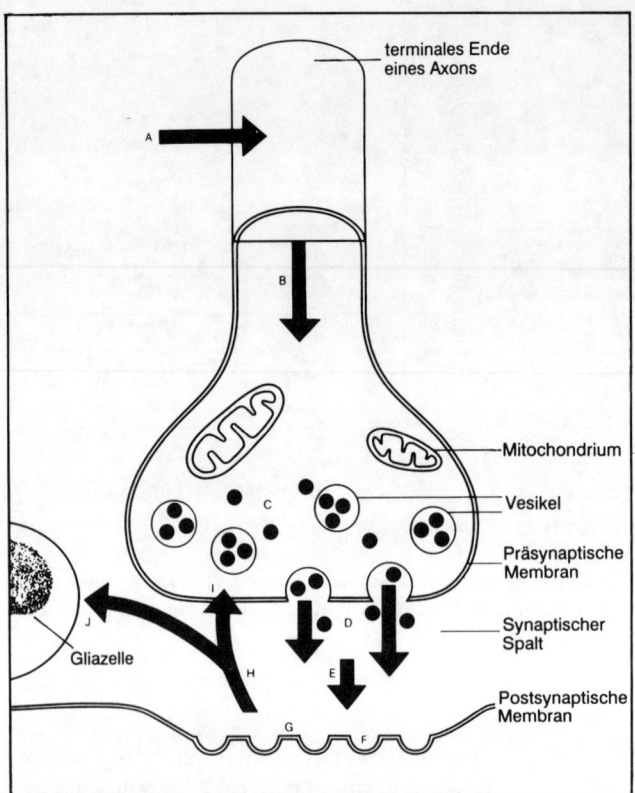

terminales Ende
eines Axons

Mitochondrium

Vesikel

Präsynaptische
Membran

Synaptischer
Spalt

Postsynaptische
Membran

Gliazelle

Abb. 3.12 Schematische Darstellung einer chemischen Synpase als Kommunikationsprinzip zwischen 2 Nervenzellen.
Der Transmitter selbst – oder meist seine Vorstufe – wird von spezifischen Systemen ins Neuron aufgenommen (A). Der aufgenommene bzw. aus der Vorstufe im Neuron synthetisierte Transmitter wird über axonalen Transport an die Nervenendigungen transportiert (B) und dort in Vesikeln gespeichert (C). Durch ein Aktionspotential des Axons und ein damit verbundener Ca^{++}-Einstrom wird der Transmitter durch Exozytose aus den Vesikeln in den synaptischen Spalt freigesetzt (D) und kann nach Diffusion (E) mit Rezeptoren auf der postsynaptischen Seite reagieren (F). Die Inaktivierung des Transmitters erfolgt durch Abbau oder Aufnahme an der postsynaptischen Seite (G) durch Rückdiffusion (H) und Aufnahme ins präsynaptische Neuron (I) bzw. in Synapse-begleitende Gliazellen (J)

amat oder Aspartat (s. Abb. 3.13), aber auch einige Neuropeptide wie Enkephalin, Endorphin, Substanz P und Somatostatin. Viele Neuropeptide fungieren aber wahrscheinlich nur als sog. sekundäre Transmitter, d.h., sie werden mit einem primären Transmitter zusammen an der Synapse freigesetzt und wirken modulierend auf den eigentlichen Effekt des primären Transmitters (*Hökfelt* et al. 1980). Praktisch alle heute zur Verfügung stehenden Psychopharmaka wirken, indem sie im wesentlichen in die Wirkungsweise primärer Neurotransmitter eingreifen.

3.1.3.2 Psychopharmaka verändern chemische Neurotransmission

Die wesentlichen Funktionsprinzipien der chemischen Neurotransmission, wie sie im zentralen Nervensystem ablaufen, sind in Abb. 3.12 schematisch dargestellt. In der Regel wird vom präsynaptischen Neuron der eigentliche Transmitter synthetisiert (Abb. 3.13), wobei oft der Zellkörper hier von größerer Bedeutung ist als das Axon selbst. In vielen Fällen muß das Neuron zur Synthese des Trans-

mitters bestimmte Vorstufen aufnehmen. Da dies oft gegen einen Konzentrationsgradienten ablaufen muß, ist das Neuron mit energieverbrauchenden Aufnahmesystemen für die Vorstufen versehen. Die Transmitter gelangen dann über axonalen Transport in die Präsynapse, wo sie in Vesikeln gespeichert werden. Eine neuronale Entladung des Axons führt zu einer exozytotischen Freisetzung des Transmitters, der über den synaptischen Spalt dann die postsynaptische Membran und die dort vorhandenen Rezeptoren des rezeptiven Neurons erreichen kann. Damit das ganze System immer wieder in Gang gesetzt werden kann, ist eine sehr schnelle Inaktivierung des sich in der Synapse bzw. am Rezeptor befindlichen Transmitters nötig. Dies wird entweder durch enzymatischen Abbau, Wiederaufnahme in das präsynaptische Neuron, oder Aufnahme in die Synapse-begleitende Gliazellen erreicht. Im Hinblick auf die Wirkungsmechanismen der heute zur Verfügung stehenden Psychopharmaka haben die einzelnen Schritte des Transmissionsprozesses (s. Abb. 3.12) sehr unterschiedlichen Stellenwert.

Veränderungen der Biosynthese (s. Abb. 3.13) von Neurotransmittern spielen für Psychopharma-

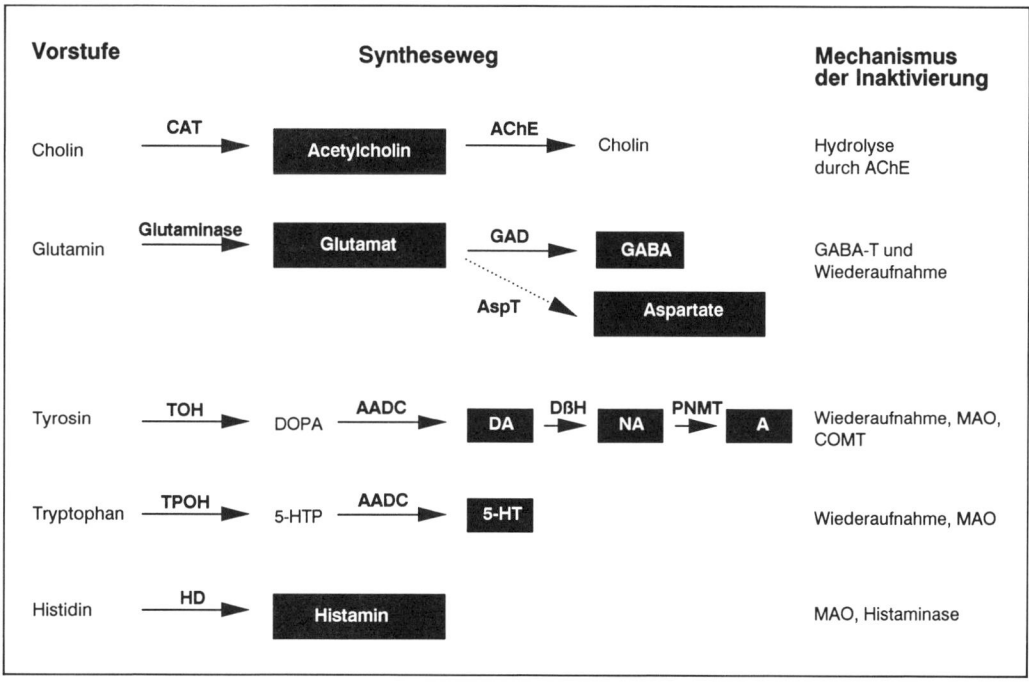

Abb. 3.13 Schematische Übersicht über Biosynthese und Abbaumechanismen wichtiger zentraler Neurotransmitter. (Nach *McQueen* 1985)

ka fast keine Rolle. Das klassische Beispiel für einen solchen Mechanismus, die Verstärkung der relativen dopaminergen Unteraktivität im nigrostriatalen dopaminergen System durch die Gabe der Dopaminvorstufe L-Dopa und deren erfolgreicher Einsatz in der Behandlung des idiopathischen Parkinson ist mehrfach herangezogen worden, rationale Pharmakotherapien zentralnervöser Erkrankungen zu initiieren, bei denen als Ursache ein relativer Mangel eines bestimmten Neurotransmitters vermutet wird. Beispiele hierfür wären die Behandlung der Alzheimerschen Erkrankung mit Azetylcholinvorstufen wie Cholin und Lecithin oder die Depressionsbehandlung mit L-Tryptophan bzw. L-Hydroxytryptophan oder mit Tyrosin. Im Gegensatz zu den guten therapeutischen Erfolgen der L-Dopa-Behandlung des Morbus Parkinson haben die anderen Behandlungsstrategien keine oder nur minimale klinische Erfolge gezeigt.

Während die durch Exozytose vermittelte Freisetzung des Transmitters in die Synapse als Angriffspunkt von Psychopharmaka keine Rolle spielt, ist eine Beeinflussung regulativer Faktoren der Transmitterfreisetzung als Wirkungsmechanismus von Psychopharmaka durchaus relevant. Wie in Abb. 3.14 am Beispiel einer noradrenergen Sy-

napse gezeigt, kann die Menge des synaptisch freigesetzten Noradrenalins durch sog. inhibitorische Autorezeptoren (vom α_2-Typ) im Sinne einer negativen Rückkoppelung reguliert werden. Autorezeptoren können entweder die Menge des freigesetzten Transmitters beeinflussen oder können auch seine Syntheserate regulieren. Eine Blockade inhibitorischer α_2-Rezeptoren und einer damit verbundenen initialen Erhöhung der Noradrenalinkonzentration an zentralen Synapsen spielt wahrscheinlich für die Wirkung des Antidepressivums Mianserin eine Rolle. Darüber hinaus ist eine Blockade dopaminerger Autorezeptoren (vom Typ D_2) im Gesamtwirkungsspektrum von Neuroleptika, vor allem bei ihrem Einsatz in niedriger Dosierung als Tranquilizer von Bedeutung (*Müller* 1991).

Um eine repetitive Aktivierung postsynaptischer Rezeptoren zu ermöglichen, muß der in die Synapse freigesetzte Transmitter sehr schnell wieder aus der Synapse entfernt werden. Neben enzymatischem Abbau sind hier vor allen Dingen die Wiederaufnahme ins präsynaptische Neuron bzw. die Aufnahme in die Synapse umgebende Gliazellen von Bedeutung (s. Abb. 3.12). Eine Blockade solcher Inaktivierungsmechanismen stellt einen für

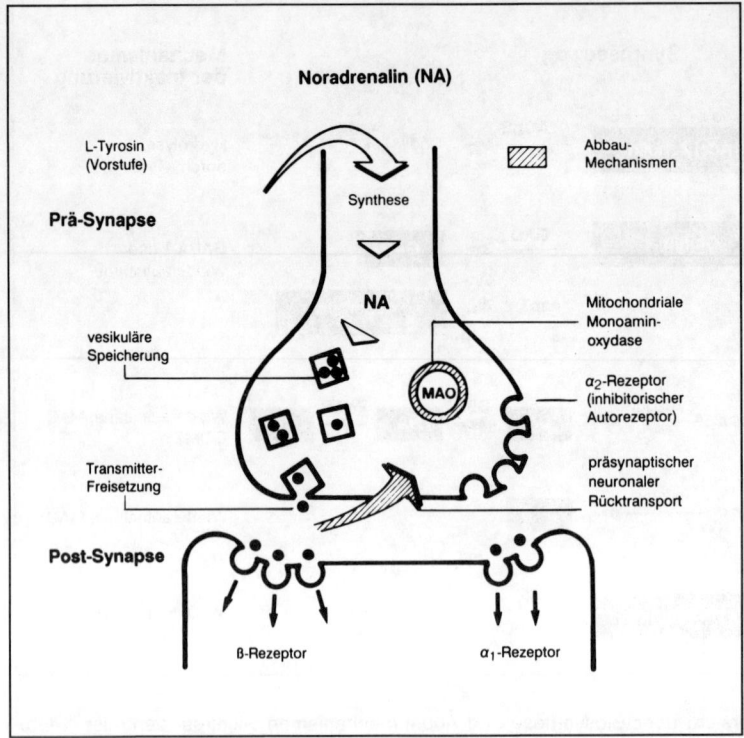

Noradrenalin (NA)

L-Tyrosin
(Vorstufe)

Abbau-
Mechanismen

Prä-Synapse

Synthese

NA

Mitochondriale
Monoaminoxydase

vesikuläre
Speicherung

MAO

α_2-Rezeptor
(inhibitorischer
Autorezeptor)

Transmitter-
Freisetzung

präsynaptischer
neuronaler
Rücktransport

Post-Synapse

ß-Rezeptor

α_1-Rezeptor

Abb. 3.14 Schematische Darstellung einer zentralen noradrenergen Synpase

Psychopharmaka wichtigen Angriffspunkt dar. So blockieren z.B. viele klassische Antidepressiva die neuronale Wiederaufnahme der Transmitter Noradrenalin und Serotonin. Inhibitoren des in den Mitochondrien (s. Abb. 3.12) lokalisierten Enzyms Monoaminoxidase hemmen den intraneuronalen Abbau der beiden gleichen Transmitter. Verschiedene Substanzen, die über eine Hemmung der Azetylcholinesterase (lokalisiert auf der postsynaptischen Seite, s. Abb. 3.12) die synaptische Konzentration von Azetylcholin im ZNS erhöhen, sind zur Zeit in klinischer Erprobung zur Behandlung der Alzheimerschen Erkrankung.

Die Informationsweitergabe wird auf der postsynaptischen Seite von Rezeptoren übernommen, die vom freigesetzten Transmitter besetzt werden und die das über die Besetzung ausgelöste Signal dann über verschiedene Transduktionsmechanismen in das rezeptive Neuron weiterleiten (Abb. 3.15, Abb. 3.16). Ähnlich wie im peripheren Nervensystem ist dieser Teil der chemischen Neurotransmission im ZNS ein ganz wesentlicher Angriffspunkt für Pharmaka. Neben Agonisten, die die Funktion des physiologischen Transmitters nachahmen, gibt es hier natürlich Antagonisten,

die durch eine Blockade der Rezeptoren die Informationsweitergabe blockieren. Darüber hinaus werden in den letzten Jahren sog. partielle Agonisten von immer größerer Bedeutung, die zwar den Rezeptor aktivieren können, bei denen aber die Signalübertragung in das rezeptive Neuron nur abgeschwächt vorhanden ist und die in Gegenwart hoher synaptischer Konzentrationen des physiologischen Transmitters eher als Antagonisten wirken. Es würde den Rahmen dieses Kapitels sprengen, hier noch vertieft auf spezifische Rezeptoren und an ihnen angreifende Psychopharmaka einzugehen. Erwähnt werden sollte noch an dieser Stelle, daß es durch moderne Techniken heute möglich ist, immer spezifischere Unterklassen einzelner Rezeptortypen herauszufinden und immer selektivere Agonisten bzw. Antagonisten für nur eine bestimmte Unterklasse eines bestimmten Rezeptors zu entwickeln (*Nicoll* et al. 1990).

Damit bietet dieser Angriffspunkt die größte Chance, neue Psychopharmaka mit noch größerer pharmakologischer Selektivität zu entwickeln. Wichtige Beispiele für Psychopharmaka, die über eine Rezeptoraktivierung bzw. Blockade wirken, wären die Neuroleptika (D_2-Blockade), die Benzo-

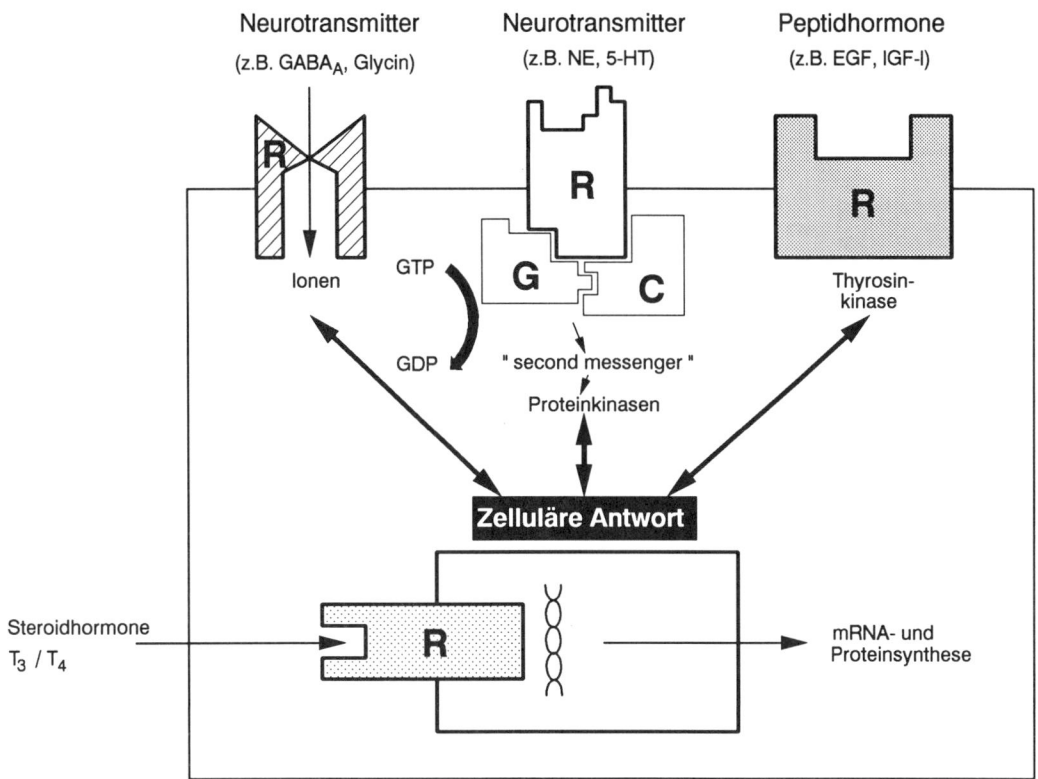

Abb. 3.15 Schematische Darstellung der wichtigsten Signaltransduktionsmechanismen zentraler Neurone. (Nach *Lesch* 1991 u. *Mitchell* 1985)
Im einfachsten Fall eines Transduktionssystems ist der Rezeptor direkt an einen Ionenkanal gekoppelt. Rezeptoraktivierung führt dann direkt zu einer Öffnung des Ionenkanals. Beispiele hierfür sind die Koppelung des GABA-Rezeptors und des Strychnin-sensitiven Glycin-Rezeptors an Chlorid-Kanäle.
Viele wichtige Transduktionssysteme, die im Neuron zu einer Freisetzung von intrazellulären Transmittern („second messengers") führen (Adenylatzyclase, Phospholipase C), sind über sog. G-Proteine (auch N-Proteine genannt) an den eigentlichen Rezeptor gekoppelt, wobei die Energie für die mit dem Transduktionsmechanismus verbundene Dissoziation des G-Proteins vom Rezeptorprotein und die sich daran anschließende Reassoziation aus der Hydrolyse von GTP stammt.
Bestimmte Peptidhormone (epidermaler Wachstumsfaktor, insulinartiger Wachstumsfaktor) scheinen über ihre Rezeptoren direkt an Proteinkinasen gekoppelt zu sein.
Allen diesen Transduktionssystemen ist gemeinsam, daß das am Rezeptor aufgenommene extrazelluläre Signal über verschiedene intrazelluläre Schritte (Ionenhomöostase, Aktivierung von Proteinkinasen und damit verbundene Phosphorylisierungsreaktionen) letztlich zur zellulären Antwort führt.
Einen anderen Wirkungsmechanismus haben Steroid- und Schilddrüsenhormone, die nach Bindung an einen zytosolischen Rezeptor und Translokation des Rezeptorkomplexes in den Zellkern über eine Veränderung der Transskription von mRNA in die Proteinbiosynthese eingreifen

diazepine (Agonisten am Benzodiazepinrezeptor) und Anticholinergika vom Typ des Biperidens (Antagonisten an zentralen Muskarinrezeptoren).

Die durch eine Bindung eines Agonisten an einen Rezeptor ausgelöste Konformationsänderung des Rezeptors kann über eine Reihe unterschiedlicher Transduktionsmechanismen in das rezeptive Neuron weitergegeben werden (s. Abb. 3.15). Wichtig

wäre es hier anzumerken, daß eine Reihe unterschiedlicher Rezeptoren unterschiedlicher Transmitter letztlich den gleichen Transduktionsmechanismus benutzen können (s. Abb. 3.16). Dies bedeutet, daß Psychopharmaka, die mehr oder weniger spezifisch mit einem Transduktionsmechanismus interferieren, nicht die pharmakologische Selektivität erreichen können wie Psycho-

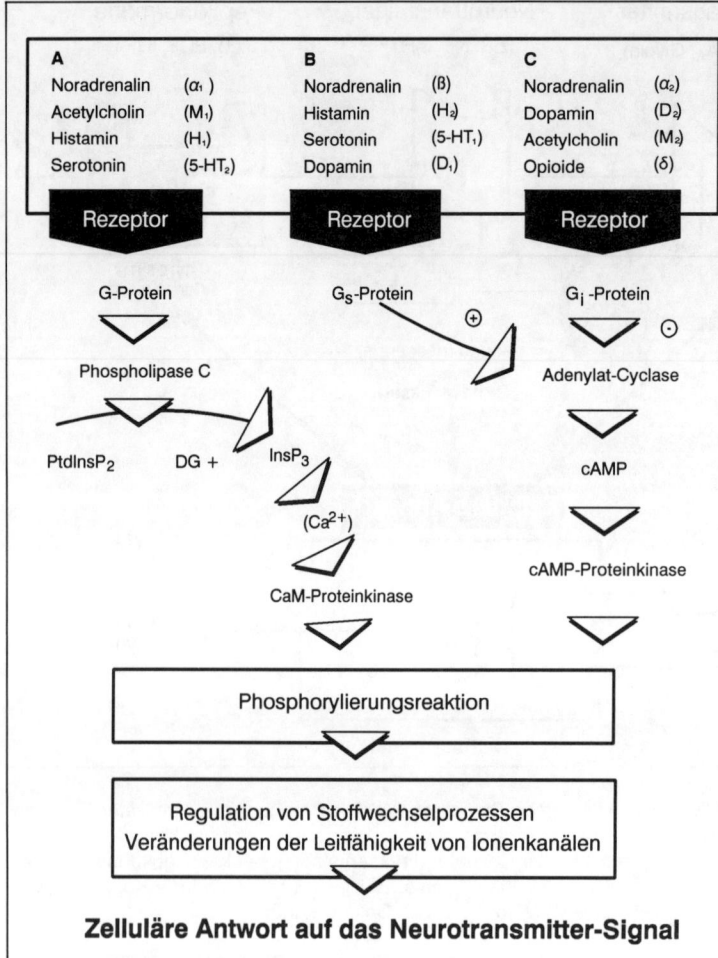

A		**B**		**C**	
Noradrenalin	(α_1)	Noradrenalin	(β)	Noradrenalin	(α_2)
Acetylcholin	(M_1)	Histamin	(H_2)	Dopamin	(D_2)
Histamin	(H_1)	Serotonin	(5-HT_1)	Acetylcholin	(M_2)
Serotonin	(5-HT_2)	Dopamin	(D_1)	Opioide	(δ)

Rezeptor   Rezeptor   Rezeptor

G-Protein G_S-Protein   ⊕ G_i-Protein   ⊙

Phospholipase C   Adenylat-Cyclase

PtdInsP$_2$ DG +   InsP$_3$ cAMP

(Ca^{2+})

cAMP-Proteinkinase

CaM-Proteinkinase

Phosphorylierungsreaktion

Regulation von Stoffwechselprozessen
Veränderungen der Leitfähigkeit von Ionenkanälen

Zelluläre Antwort auf das Neurotransmitter-Signal

Abb. 3.16 Konvergenz der Wirkung unterschiedlicher Rezeptoren, die nach Koppelung an verschiedene G-Proteine aktivierend (G_s) bzw. inhibierend (G_i) auf Transduktionssysteme wirken.
Angemerkt werden sollte hier, daß eine Modulation der freien intrazellulären Calcium-Konzentration einen wichtigen gemeinsamen Endpunkt vieler Transduktionsprozesse darstellt. (Nach *Nicoll* et al. 1990 u. *Aktories* 1985)

pharmaka, die nur eine spezifische Unterklasse eines einzigen Rezeptors aktivieren bzw. blockieren. Trotz dieses gewissen Rückschrittes im Hinblick auf die pharmakologische Selektivität gewinnt eine direkte Beeinflussung von Transduktionsmechanismen in den letzten Jahren immer mehr als potentieller Wirkungsmechanismus von Psychopharmaka an Bedeutung.

3.1.3.3 Adaptionsphänomene und der klinische Wirkungseintritt

Die bisher beschriebenen Effekte sind alle mehr oder weniger akuter Natur, d.h., nach Applikation des Psychopharmakons sind sie in relativ kurzer Zeit vorhanden und deutlich ausgeprägt. Dieser sehr schnelle Eintritt der akuten pharmakologi-

schen Wirkung steht bei einer Reihe von Psychopharmaka im Gegensatz zum Zeitverlauf der gewünschten klinischen Wirkung, die sich oft erst über einen Zeitraum von Tagen oder Wochen ausbildet. Dies hat zu den Vorstellungen geführt, daß die im vorangegangenen beschriebenen akuten Effekte möglicherweise nicht den eigentlichen Wirkungsmechanismus einer Reihe von Substanzen darstellen, sondern daß sie nur den Anstoß geben zu adaptiven Veränderungen der Funktionalität bestimmter zentraler Neurone.

Die extrem komplexe Verschaltung aller zentraler Neurone untereinander, wie sie im vorangegangenen kurz beschrieben wurde, bringt es mit sich, daß viele zentrale Neurone zu einer Reihe von adaptiven Leistungen möglich sind, d.h., sie können ihren Funktionszustand den vorliegenden Bedingungen anpassen und können damit überschie-

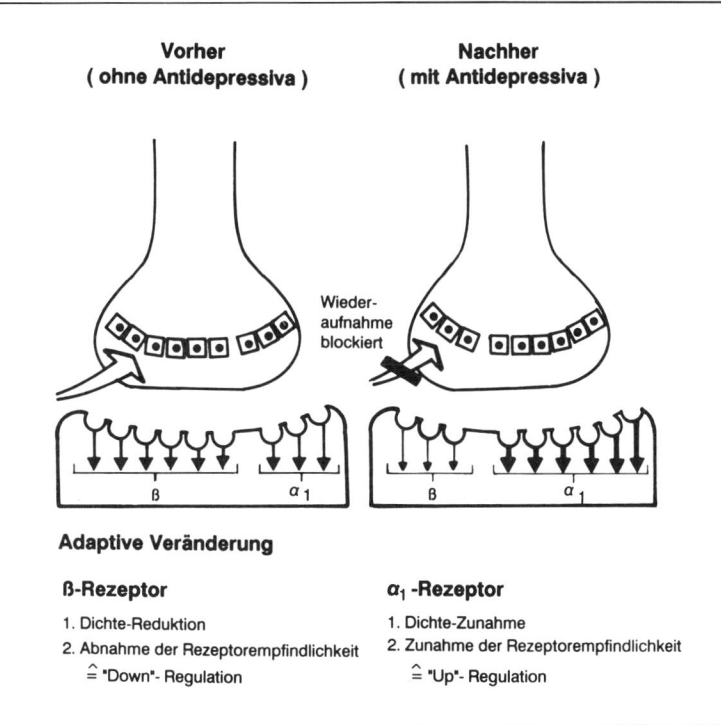

Abb. 3.17 Adaptive Veränderungen der noradrenergen Synapse nach chronischer Therapie mit einem klassischen trizyklischen Antidepressivum. Auf der Ebene der postsynaptischen β-Rezeptoren kommt es zu einer Abnahme von Dichte und der Funktionalität des Transduktionssystems („Down-Regulation"), während bei den postsynaptischen α_1-Rezeptoren Dichte und Funktionalität zunehmen („Up-Regulation"). (Nach *Müller* 1985)

ßende oder ungenügende Aktivitäten in bestimmten Bereichen des ZNS kompensieren bzw. ausgleichen. Dies kann in größeren Regelkreisen passieren, in die verschiedene Neurone involviert sind, dies kann aber auch schon an einer einzelnen Synapse passieren, wo in vielen Fällen die postsynaptische Seite in der Lage ist, Perioden chronischer Über- bzw. Unteraktivität der Präsynapse durch bestimmte Adaptationen der Rezeptorkonzentration und aber auch der Rezeptorfunktionalität zu kompensieren. Wichtigstes Beispiel dafür, daß der eigentliche Wirkungsmechanismus von Psychopharmaka mit der Ausbildung solcher kompensatorischer Mechanismen verbunden ist, sind die Antidepressiva. Bei den Antidepressiva geht man heute davon aus, daß, z.B. angestoßen durch die akute Blockade der neuronalen Wiederaufnahme und der damit verbundenen initialen Konzentrationserhöhung der Transmittersubstanzen Noradrenalin bzw. Serotonin in den jeweiligen Synapsen, entsprechende (Abb. 3.17) adaptive Veränderungen auf der postsynaptischen Seite ausgelöst werden. Diese Veränderungen lassen sich im noradrenergen wie auch im serotonergen System finden und betreffen Veränderungen von Dichte und Funktionalität der postsynaptischen Rezeptoren. Die heutigen Vorstellungen solcher adaptiven Veränderun-

gen an der noradrenergen Synapse, wie sie von sehr vielen Antidepressiva ausgelöst werden, sind in Abb. 3.17 zusammengefaßt. Ein anderes Beispiel für adaptive Veränderungen der Funktionalität zentraler Neurone, die wahrscheinlich sehr eng mit dem eigentlichen Wirkungsmechanismus von Psychopharmaka verbunden sind, wäre der sich erst langsam ausbildende Depolarisationsblock dopaminerger Neurone des mesolimbischen bzw. nigrostriatalen dopaminergen Systems unter chronischer Therapie mit Neuroleptika.

3.1.3.4 Pharmakologische Selektivität ist nicht gleichbedeutend mit funktioneller Spezifität

Bei unserem heutigen Verständnis zentralnervöser Funktionen müssen wir davon ausgehen, daß einzelne Funktionen unseres Gehirns bestimmten Kerngebieten bzw. bestimmten Verbänden von Neuronen zugeordnet werden können, die allerdings dann zusätzlich immer noch über verschiedenartigste Querverbindungen modulierende Impulse aus anderen Arealen des Gehirns erhalten. Ausgehend von dem klinischen Wunsch, bestimmte psychopathologische Symptome bzw. Syndrome möglichst selektiv korrigieren zu können, wünschen wir uns Psychopharmaka, die gezielt bestimmte Funktionen oder gegebenenfalls bestimmte Areale des ZNS beeinflussen. Ein typisches Beispiel für eine solche arealbezogene pharmakologische Einschätzung ist die Aussage, die in noch sehr vielen Lehrbüchern zu finden ist, daß Benzodiazepine hauptsächlich in Arealen des limbischen Systems wirken. Diese Aussage ist in dieser Vereinfachung mehrfach falsch. Zum einen wissen wir heute, daß Benzodiazepine praktisch alle Bereiche des ZNS beeinflussen, da in praktisch allen Bereichen des ZNS auch Benzodiazepinrezeptoren vorhanden sind (*Müller* 1987). Daß sie auch — und möglicherweise sogar besonders gut — bestimmte emotionelle Funktionen beeinflussen, die wir mit dem limbischen System assoziieren, ist nicht dadurch zu erklären, daß die Benzodiazepine bevorzugt im limbischen System angreifen, sondern ist damit zu erklären, daß Areale des limbischen Systems eine sehr hohe Dichte an Benzodiazepinrezeptoren aufweisen. D.h., Benzodiazepine sind spezifisch für die mit ihrer Wirkung eng verbundenen Rezeptoren, sie sind aber nicht spezifisch für einzelne funktionelle Abläufe unseres ZNS. Daß wir dennoch überhaupt Psychopharmaka haben, die unterschiedliche Wirkungsqualitäten zeigen, muß damit erklärt werden, daß der bestimmte Effekt, den man mit einer gegebenen Substanz an einem spezifischen biochemischen Mechanismus (z.B. an einem Rezeptor) erreichen kann, eben in einem Hirnareal funktionell relevant ist, in einem anderen Hirnareal aber eben bei der Fülle von neurochemischen Impulsen funktionell keine große Rolle spielt. Die heute häufig verfolgte Strategie, biochemisch hochselektive Psychopharmaka zu entwickeln, die z.B. nur noch eine Unterklasse eines Rezeptors aktivieren, ist sicher berechtigt dadurch, daß die Chance besteht, daß eine Beeinflussung dieses hochselektiven Systems nur noch in sehr wenigen Arealen des ZNS funktionell relevant wird. Insofern kann diese Strategie durchaus zu funktionell spezifischen Pharmaka führen. Es muß nur generell davor gewarnt werden, von vornherein ein Psychopharmakon, was pharmakologisch hochselektiv ist (im Hinblick auf seinen biochemischen Angriffspunkt), auch von der klinischen Einschätzung als funktionell spezifisch zu betrachten. Klinische Spezifität kann nicht durch die experimentelle Pharmakologie, sondern nur durch die klinische Praxis erwiesen werden. Als Beispiel für diese kritische Aussage möchte ich die neuen hochselektiven Serotoninwiederaufnahmehemmer erwähnen, die im Vergleich zu den klassischen trizyklischen Antidepressiva eine hohe pharmakologische Selektivität aufweisen. Eine klinische Spezifität im Sinne eines besseren oder schlechteren Ansprechens bestimmter Untergruppen depressiver Patienten konnte für diese Substanzen allerdings bis heute nicht belegt werden.

3.1.4 Nebenwirkungen und Interaktionen

Jedes Medikament hat erwünschte (therapeutische), aber auch unerwünschte Wirkungen. Der Arzt solle die unerwünschten Arzneimittelwirkungen (UAW) mindestens genausogut kennen wie die gewünschten, denn sie belasten bzw. gefährden im Einzelfall den Patienten. Im einfachsten Fall führen sie zu einer schlechten Compliance, was leider im Bereich der Psychopharmaka ein sehr häufiges Problem ist. Unterscheiden muß man hier meist seltene, aus dem Wirkungsmechanismus nicht ableitbare UAW, deren Auftreten für den Arzt nicht abschätzbar ist, von der durch den Wirkungsmechanismus erklärbaren UAW, deren Auftreten berechenbar ist. Beispiele für den 1. Fall wären Blutbildveränderungen z.B. unter Antidepressiva oder Neuroleptika. Beispiele für den 2. Fall wären die anticholinergen Nebenwirkungen vieler Antidepressiva. Im Einzelfall kann die UAW so eng mit dem Wirkungsmechanismus verknüpft sein, daß sie von der erwünschten Hauptwirkung praktisch nicht abtrennbar ist. Beispiele dazu wären die sedierenden Eigenschaften von Tranquillanzien der Benzodiazepinklasse oder die extrapyramidalmotorischen Störungen unter Neuroleptika. Diese Beispiele sollen zeigen, daß gute pharmakologische Kenntnisse für den Arzt nicht nur im Hinblick auf die klinische Wirksamkeit wichtig sind, sondern daß sie auch im Hinblick auf unerwünschte Wirkungen die Basis einer rationalen Therapie bilden sollten.

Nicht viel anders verhält es sich bei Arzneimittelinteraktionen. Auch hier sind die meisten pharmakologisch erklärbar. Sie werden deshalb einschätzbar und stellen damit meist keine absoluten Kontraindikationen dar. Dies gilt für pharmakokinetische (z.B. Veränderung der Lithiumelimination durch Diuretika) oder auch für pharmakodynamische (z.B. additive anticholinerge Effekte von Neuroleptika und Antidepressiva) Interaktionen. Kritisch wird es bei Interaktionen, die im Einzelfall nicht vorhersehbar sind und daher weitgehend als absolute Kontraindikationen gelten müssen (z.B. die Kombination von MAO-Hemmern mit nicht sedierenden bzw. serotoninergen Antidepressiva).

3.1.5 Ausblick

Auch die besten pharmakologischen Kenntnisse können die klinische Erfahrung nicht überflüssig machen. Dies gilt für jede medikamentöse Therapie und gilt besonders für die Psychopharmaka, wo leider noch erhebliche Lücken in unserem pharmakologischen Verständnis existieren. Dies führt leider sehr häufig zu einem pharmakologischen Nihilismus des therapeutisch tätigen Arztes in Klinik und Praxis, der immer wieder zu vermeidbaren Fehlern bei der Therapie mit Pharmaka führt. Ich würde mich freuen, wenn die vorliegenden Ausführungen die Bereitschaft erhöhen würden, pharmakologische Grundkenntnisse als eine wertvolle Basis für einen rationalen therapeutischen Umgang mit Psychopharmaka zu akzeptieren.

Literatur

Aktories, K.: Molekulare Wirkungsmechanismen von Antidepressiva. In: *M. Philipp* (Hrsg.): Grundlagen und Erfolgsvorhersage der ambulanten Therapie mit Antidepressiva. Springer, Berlin 1985, S. 1—16

Breimer, D.D.: Pharmacokinetics and metabolism of various benzodiazepines used as hypnotics. Brit. J. clin. Pharmacol. 8, Suppl. 1 (1979) S 7—S 13

Breyer-Pfaff, U.: Klinische Pharmakokinetik von Amitriptylin und Nortriptylin. In: *H. Beckmann* (Hrsg.): Wie aktuell ist Amitriptylin für die Therapie der Depression? Das ärztliche Gespräch. Bd. 38. Tropon, Köln 1985, S. 35—56

Eccles, J.C.: The physiology of synapses. Springer, Berlin 1964

Goodman Gilman, A., Goodman, L.S., Rall, T.W., Murad, F.: The pharmacological basis of therapeutics. MacMillan, New York 1985

Hökfelt, Th., Johannson, O., Ljungdahl, A., Lundberg, J.M., Schultzberg, M.: Peptidergic neurones. Nature 284 (1980) 515—521

Kapfhammer, H.P., Rüther, E.: Depot-Neuroleptika. Springer, Berlin 1987

Klotz, U.: Klinische Pharmakologie der Benzodiazepine. In: *H. Hippius, R.R. Engel, G. Laakmann* (Hrsg.): Benzodiazepine. Rückblick und Ausblick. Springer, Heidelberg 1986, S. 32—39

Lesch, K.P.: Hormone und Neurotransmission. In: *H. Beckmann* (Hrsg.): Neurotransmitter und psychische Erkrankungen. Springer, Heidelberg 1991, S. 59—76

McQueen, J.K.: Classical transmitters and neuromodulators. In: *E. Flückinger, E.E. Müller, M.O. Thorner* (eds.): Transmitter molecules in the brain. Springer, Berlin 1985, pp. 7—16

Mitchell, R.: Molecular aspects of central neurotransmitter function. In: *E. Flückinger, E.E. Müller, M.O. Thorner* (eds.): Transmitter molecules in the brain, Springer, Berlin 1985, pp. 37—55

Müller, W.E.: Die Plasmaproteinbindung von Pharmaka. Molekular-pharmakologische Grundlagen und therapeutische Bedeutung. Med. Mschr. Pharm. 5 (1982) 302—310

Müller, W.E.: Neurobiochemische Wirkung von Amitriptylin und anderen Antidepressiva. In: *H. Beckmann* (Hrsg.): Wie aktuell ist Amitriptylin für die Therapie der Depression? Das ärztliche Gespräch. Bd. 38. Tropon, Köln 1985, S. 21—32

Müller, W.E.: The benzodiazepine receptor, drug acceptor only or a physiologically relevant part of our central nervous system? The Scientific Basis of Psychiatry. Vol. 3. Cambridge University Press, Cambridge, New York, Melbourne 1987

Müller, W.E.: Wirkungsmechanismus niedrigdosierter Neuroleptika bei Angst und Depression. In: *W. Pöldinger* (Hrsg.): Niedrigdosierte Neuroleptika bei ängstlich-depressiven Zustandsbildern und psychosomatischen Erkrankungen. Braun, Karlsruhe 1991, S. 24—38

Müller, W.E.: Klinische Pharmakologie von Psychopharmaka im höheren Lebensalter. In: *H. Häfner, M. Hennerici* (Hrsg.): Psychische Gesundheit und Hirnfunktion im Alter. G. Fischer, Stuttgart 1992 (im Druck)

Nicoll, R.A., Malenka, R.C., Kauer, J.A.: Functional comparison of neurotransmitter receptor subtypes in mammalian central nervous system. Physiol. Rev. 70 (1990) 513—565

3.2 Sonstige biologisch fundierte Therapieverfahren

W. Kissling

Die Psychopharmaka spielen in der modernen Psychiatrie eine derart erfolgreiche und dominierende Rolle, daß häufig fast übersehen wird, daß es auch vor und seit der Einführung dieser Substanzen noch andere biologisch fundierte Therapieverfahren gegeben hat bzw. immer noch gibt. Angefangen von der Wassertherapie (z.B. die schon von *Hippokrates* empfohlenen Kaltwasserkuren oder das *Kraepelin*sche Wärmebad), über die Schlafkuren, Fiebertherapien bis zu den verschiedenen Schockbehandlungen wurde immer wieder versucht, durch somatische Behandlungsverfahren psychische Krankheitssymptome zu bessern. Die Einführung der wirksamen und gleichzeitig wenig aufwendigen Psychopharmakotherapie sowie die Forderung nach empirischen Wirksamkeitsnachweisen haben dazu geführt, daß von allen biologischen Therapieverfahren heute nur noch 3 praktiziert werden: die Elektrokrampftherapie, der therapeutische Schlafentzug und die Lichttherapie. Bevor auf Einzelheiten dieser Therapieformen etwas näher eingegangen wird, soll an ihrem Beispiel einiges Grundsätzliches zur Entdeckungsgeschichte, empirischen Validierung und zur Theorienbildung biologischer Therapieverfahren dargestellt werden.

Neue Therapieformen können auf sehr unterschiedliche Weise entdeckt und weiterentwickelt werden. Häufig steht am Beginn eines derartigen Weges eine überraschende Einzelfallbeobachtung, oft eine ,,Zufalls"-Entdeckung. Wenn eine derartige überraschende Beobachtung nicht als zufällige und irrelevante Abweichung von der bekannten Regel eingestuft wird, sondern zum Ausgangspunkt systematischer Experimente wird, können neue Zusammenhänge, d.h. in unserem Fall z.B. neue Therapieverfahren, entdeckt werden.

Dieser Weg wurde bei der Entdeckung und Entwicklung der Schlafentzugstherapie beschritten: Ende der 60er Jahre fiel aufmerksamen Klinikern auf, daß einzelne Patienten nach durchwachter Nacht eine deutliche Stimmungsaufhellung zeigten, ,,ein geradezu paradox anmutender Zusammenhang" (*Schulte* 1971). Der Tatsache, daß diese ersten Beobachtungen nicht als irrelevante Einzelfälle zu den Akten gelegt, sondern in systematischen offenen und später kontrollierten klinischen Studien nachgeprüft und weiter erhärtet wurden (*Pflug* u. *Tölle* 1969, 1971), verdanken wir die Entdeckung und Entwicklung einer neuen antidepressiv wirksamen Behandlungsmethode.

Die Entdeckung, daß Schlafentzug antidepressiv wirkt, hat nicht nur die Palette unserer Behandlungsmöglichkeiten erweitert, sondern auch einen prinzipiell neuen Ansatzpunkt für die Erforschung antidepressiver Wirkmechanismen geschaffen. Die im Laufe dieser Forschungsarbeit dann anfallenden psychophysiologischen und neuroendokrinologischen Befunde wiederum trugen zu einer Weiterentwicklung der Depressionstheorie (Desynchronisationshypothese, ,,Phase-advance"-Hypothese) bei. Dieser Weg von der klinischen Einzelfallbeobachtung über systematische kontrollierte Studien bis zur Erforschung der Wirkmechanismen und der Formulierung einer weiterentwickelten Theorie ist in gewisser Weise typisch und wurde in vielen medizinischen Bereichen erfolgreich beschritten.

Daß dieser Weg gewissermaßen auch in der Gegenrichtung erfolgreich beschritten werden kann, läßt sich am Beispiel der Lichttherapie zeigen: Hier standen am Anfang eher Ergebnisse der (chronobiologischen) Grundlagenforschung und Tierversuche über biologische Rhythmen und photoperiodische Effekte, deren Ergebnisse erst in einem 2. Schritt dann zur therapeutischen Anwendung bei Depressiven und zur Formulierung einer Depressionstheorie bzw. zur Abgrenzung einer Unterform der Depression, der saisonalen Depression, führten (*Lewy* et al. 1987, *Blehar* u. *Rosenthal* 1989). Interessanterweise können auch die Ergebnisse der Lichttherapieforschung z.T. in das gleiche Theoriengebäude wie die Schlafentzugsergebnisse (,,Phase-advance"-Theorie) eingebaut werden (*Lewy* et al. 1988).

Ein 3. Weg zur Entdeckung neuer Therapieformen kann am Beispiel der Entdeckungsgeschichte der Elektrokrampftherapie beschrieben werden: Ausgangspunkt war hier die (– wie sich später herausstellte – so nicht zutreffende) Hypothese ,,eines biologischen Antagonismus zwischen den pathogenetischen Mechanismen der Epilepsie bzw. der Schizophrenie" (*Meduna* 1935). Basierend auf dieser (falschen) Hypothese untersuchte *Meduna* die Wirkung von kardiazolinduzierten Krampfanfällen und konnte tatsächlich eine positive Wirkung auf den Verlauf schizophrener Psychosen feststellen. Die Berichte *Medunas* wurden von dem römischen Psychiater *Cerletti* aufgegriffen, der nach einer Reihe von Tierversuchen 1938 seine 1. Elektrokrampfbehandlung an einem Patienten durchführte. Auch heute noch – ein halbes Jahrhundert nach diesen ersten Behandlungsversuchen – stellt diese – inzwischen wesentlich weiterentwickelte – Behandlungsform bei einigen Indikationen (z.B. bei endogener Depression oder akuter Katatonie) nach wie vor die wirksamste Behandlungsmethode dar.

Auch bei der Elektrokrampftherapie (EKT) ist noch unklar, welche der zahlreichen Wirkungen letztendlich den antidepressiven Effekt hervorruft. Sie bietet dennoch – wie auch die Schlafentzugsforschung – eine vielversprechende Möglichkeit zu einem neuen Forschungsansatz, nachdem die auf den biochemischen Wirkungen der Trizyklika aufbauende Depressionsforschung sich in letzter Zeit in einer gewissen Sackgasse zu befinden scheint. Wenn es gelänge, Wirkungsparallelitäten zwischen EKT, Schlafentzug und den trizyklischen Antidepressiva zu finden, wäre man damit wahrscheinlich dem eigentlichen Mechanismus antidepressiver Wirkung ein Stück nähergekommen. Angesichts der nach wie vor unübertroffenen antidepressiven Wirksamkeit der EKT könnte es das Ziel einer derartigen Forschungsstrategie sein, Substanzen mit ,,EKT-ähnlichen" Wirkmechanismen zu entwikkeln. Die bis jetzt diesbezüglich durchgeführten Untersuchungen haben allerdings das große Handicap, daß man aus verständlichen Gründen überwiegend auf Tierversuche angewiesen ist und sich die Ergebnisse dieser Versuche an ,,psychiatrisch gesunden" Tieren nur begrenzt auf psychiatrische Patienten übertragen lassen. Darüber hinaus wird die Aufklärung des antidepressiven Wirkmechanismus der EKT auch dadurch erschwert, daß durch diese Behandlung gleichzeitig Veränderungen in praktisch allen Neurotransmittersystemen hervorgerufen werden. Bis jetzt am besten untersucht sind dabei die noradrenergen Effekte der EKT, die weitgehend den Effekten trizyklischer Antidepressiva gleichen. So kommt es unter wiederholten Elektrokrampfbehandlungen im Tierversuch zu einer Zunahme der Synthese und des Umsatzes von Noradrenalin, möglicherweise auch zu einer Verminderung der Noradrenalinwiederaufnahme (*Lerer* 1987). Ähnlich wie bei den meisten Antidepressiva führt die EKT auch zu einer β-down-Regulation.

Im serotonergen System sind die Effekte einer EKT weniger eindeutig. Während die präsynaptischen Auswirkungen hier nicht besonders ausgeprägt zu sein scheinen, kommt es unter EKT postsynaptisch zu einer Hypersensibilität der Serotoninrezeptoren. Die Auswirkungen der EKT auf das cholinerge System (Down-Regulation cholinerger Rezeptoren) bzw. auf das dopaminerge System (postsynaptische Dopaminrezeptorüberempfindlichkeit) sind bis jetzt im Hinblick auf eine mögliche antidepressive Wirkung weniger klar einzuordnen. Auf das endogene Opioidsystem scheint wiederholte EKT im Sinne einer Empfindlichkeitssteigerung zu wirken. Auch das GABAerge System spielt bei der EKT in mehrfacher Weise eine wichtige Rolle. So ist seit längerem bekannt, daß GABA-Agonisten antikonvulsiv wirken, und die häufig nach wiederholten Elektrokrampfbehandlungen beobachtete Anhebung der Krampfschwelle dürfte über GABAerge Mechanismen vermittelt werden. Die Beobachtung, daß es sowohl unter EKT wie auch unter Trizyklikagabe zu einer Zunahme an GABA$_B$-Rezeptoren kommt, stützt die Spekulation, daß das GABAerge System auch bei der antidepressiven Wirkung der EKT eine Rolle spielen könnte. Es ist zu hoffen, daß diese komplizierten, im Tierversuch nur begrenzt aufzuklärenden Auswirkungen der EKT auf die verschiedenen Neurotransmitter durch die modernen bildgebenden Verfahren wie die Positronen-Emissions-Tomographie weiter geklärt werden können.

Diese 3 Beispiele zeigen, daß die Entwicklung neuer Therapieverfahren von einer Einzelfallbeob-

achtung, von Ergebnissen der Grundlagenforschung, ja sogar von später falsifizierten Hypothesen ausgehen kann. Unabhängig von ihrer Entstehungsgeschichte muß die Wirksamkeit dieser Therapieverfahren dann aber in einer ausreichenden Zahl klinischer Studien nachgewiesen werden, bevor sie in die Routinebehandlung übernommen werden können. Über die methodischen Mindestanforderungen, die an derartige Studien zu stellen sind, herrscht weitgehend Einigkeit, ohne daß diesen Anforderungen allerdings überall ausreichend Rechnung getragen wird (*Goldberg* 1987). Besonders bei den methodisch wichtigen Aspekten der ausreichenden Fallzahl, der statistischen Behandlung von Drop-outs sowie der Reliabilität der verwendeten Meßinstrumente scheinen noch Verbesserungen möglich.

Nach diesen Vorbemerkungen zur Entdeckungsgeschichte und zu den möglichen Wirkmechanismen soll im folgenden noch auf einige praktisch wichtige Aspekte dieser 3 biologischen Therapieverfahren näher eingegangen werden.

3.2.1 Elektrokrampftherapie

Die EKT wird in einem eigenen Kapitel (8.10) ausführlich abgehandelt. Insbesondere wird dort auf alle technischen Details dieser Behandlungsmethode eingegangen. Trotz dieser ausführlichen Behandlung der EKT in Kapitel 8.10 sollen aber im folgenden zusammenfassend einige klinisch wichtige Aspekte wie Indikation, Wirksamkeit und Nebenwirkungen dargestellt werden.

Die Anwendungsfrequenz der EKT hat sich seit Beginn der 60er Jahre soweit verringert, daß heute in der Bundesrepublik jährlich nur noch ca. 500 Patienten einer solchen Behandlung unterzogen werden (*Lauter* u. *Sauer* 1987). Dies hängt sicher zum einen mit der Einführung der wesentlich leichter zu handhabenden, bei einigen psychiatrischen Krankheiten auch wirksameren Psychopharmakabehandlung zusammen. Zum anderen wohl aber auch mit laienhaften Vorstellungen über praktische Durchführung und Nebenwirkungen, die — obwohl sie durch die moderne EKT-Technik seit Jahrzehnten überholt sind — unverändert fortzubestehen scheinen und zur drastischen Verringerung der Akzeptanz dieses Behandlungsverfahrens geführt haben. Möglicherweise ist die EKT auch dadurch zusätzlich in Mißkredit geraten, daß sie in der Zeit vor Einführung der Psychopharmaka in Ermangelung einer anderen wirksamen Behandlungsmethode mit zu breiter Indikationsstellung und zu hoher Behandlungsfrequenz angewandt

Tabelle 3.5 Indikationen der Elektrokrampftherapie (EKT). (Nach *Sauer* u. *Lauter* 1987)

1. Als Therapie der 1. Wahl
   a) bei wahnhaften Depressionen, depressivem Stupor und schizoaffektiven Psychosen mit depressiver Verstimmung
   b) bei endogenen Depressionen, die mit hoher Suizidalität, Nahrungsverweigerung, körperlicher Erschöpfung oder außerordentlichem Leidensdruck einhergehen
   c) bei akuter lebensbedrohlicher Katatonie

2. Als Therapie der 2. oder 3. Wahl
   a) bei therapieresistenten Depressionen – nach ineffizienter Behandlung mit zumindest 2 Antidepressiva über einen ausreichenden Zeitraum bzw. nach wirkungsloser Schlafentzugstherapie
   b) bei therapieresistenten, nicht lebensbedrohlichen Katatonien und anderen akuten schizophrenen Psychosen – nach ausreichend dosierter, aber erfolgloser Neuroleptikabehandlung
   c) bei therapieresistenten Manien – nach wirkungsloser Gabe von Neuroleptika, Lithium, Carbamazepin

wurde. Bei korrekter Indikationsstellung (s. Tab. 3.5) und moderner EKT-Technik stellt die Elektrokrampftherapie nach wie vor ein hochwirksames, bei manchen Indikationen unverzichtbares Behandlungsverfahren dar, dessen Nebenwirkungsrisiko nicht über dem anderer psychiatrischer Behandlungsverfahren liegt.

3.2.1.1 Wirksamkeit der Elektrokrampftherapie

Die Wirksamkeit der EKT ist bei endogenen Depressionen am besten untersucht und am eindeutigsten nachgewiesen worden. In zahlreichen kontrollierten Studien konnte gezeigt werden, daß die Remissionsraten unter EKT nicht nur drastisch höher sind als unter Plazebo (z.B. 71 % versus 39 % in der Studie des *Medical Research Council* 1965), sondern auch deutlich über der Wirksamkeit einer Behandlung mit klassischen Trizyklika (52 % Remissionsrate in derselben Studie) liegen. Auch wenn man die durchschnittlichen stationären Behandlungszeiten depressiver Patienten betrachtet, zeigt sich eine klare Überlegenheit der EKT. *Avery* u. *Winokur* (1977) konnten in einer retrospektiven Untersuchung an 609 Patienten zeigen, daß nach einer 7wöchigen stationären Behandlung 74 % der EKT-behandelten Patienten, aber nur 54 % der mit Antidepressiva behandelten Patienten entlassen werden konnten. Ähnliche Zahlen ergaben sich in

der oben zitierten prospektiven kontrollierten Studie des *Medical Research Council* (1965). Die Überlegenheit der EKT gegenüber einer Trizyklikabehandlung zeigt sich vor allen Dingen in einem früheren Wirkungseintritt und einer höheren Besserungsrate bei schwer depressiven Patienten bzw. beim Vorliegen einer wahnhaften endogenen Depression. Bei dieser letzten Patientengruppe werden durch EKT im Mittel 85 bis 90 % der Patienten deutlich gebessert, während auf eine Trizyklika- oder Neuroleptika-Monotherapie nur zwischen 30 und 50 % und auf eine Kombination aus beiden nur etwa 45 bis 80 % der Patienten ausreichend ansprechen (*Kroessler* 1985, *Perry* et al. 1982).

Auch bei Patienten, die auf die klassischen Antidepressiva nicht ausreichend angesprochen haben, kann durch eine EKT häufig noch eine Besserung erreicht werden. In insgesamt 7 offenen Studien mit zusammen 450 Patienten mit therapieresistenter Depression konnten durch EKT im Mittel doch noch 40 % ausreichend gebessert werden (*Dietzfelbinger* et al. 1990).

Während die Wirksamkeit der EKT bei endogenen Depressionen in zahlreichen und methodisch z.T. sehr guten Studien untersucht wurde, gibt es zur Anwendung dieser Behandlung bei anderen psychiatrischen Erkrankungen nur wenig kontrollierte Studien. Bei *schizophrenen Psychosen* hat sich die einfach durchzuführende und in ihrer Wirksamkeit sehr gut belegte Behandlung mit Neuroleptika eindeutig als Therapie 1. Wahl durchgesetzt. In den wenigen bis jetzt durchgeführten kontrollierten Studien zeigte sich allerdings, daß akute Schizophrenien mit deutlicher katatoner oder affektiver Symptomatik auf eine Kombination von EKT und Neuroleptika besser ansprechen als auf eine Neuroleptika-Monotherapie (*Taylor* u. *Fleminger* 1980, *Brandon* et al. 1984). Mehrere retrospektive Untersuchungen zeigen, daß eine rechtzeitige Zusatzbehandlung mit EKT bei akuter Katatonie sehr wirksam, unter Umständen lebensrettend sein kann (*Meyer* et al. 1964, *Häfner* u. *Kasper* 1982, *Sauer* et al. 1985).

Über die Elektrokonvulsionsbehandlung *manischer Psychosen* liegen bis jetzt, abgesehen von einer prospektiven Studie an insgesamt 21 Patienten, nur retrospektive Untersuchungen bzw. Einzelfallberichte vor. Soweit dies anhand dieser Studien zu beurteilen ist, scheint die EKT auch bei der Manie eine gute therapeutische Wirksamkeit zu haben, die möglicherweise mit der antimanischen Wirkung von Lithium bzw. Neuroleptika vergleichbar ist, evtl. sogar mit einer geringeren Rückfallrate als bei Lithium einhergeht (*Small* et al. 1986, *Fink* 1979). Einigermaßen zuverlässig kann dies aber erst beurteilt werden, wenn weitere (möglichst kontrollierte prospektive) Studien durchgeführt worden sind.

Auch bei zahlreichen anderen Krankheitsbildern wie organischem Psychosyndrom, Persönlichkeitsstörung, Morbus Parkinson, Spätdyskinesie sowie bei exogenen Manien ist in Einzelfallberichten eine positive Wirkung der EKT beschrieben (Zusammenfassung s. *Fink* 1979). Ob es sich dabei um unspezifische Wirkungen, Spontanverläufe oder echte therapeutische Effekte handelt, kann aufgrund dieser Berichte nicht beurteilt werden.

Der genaue Wirkmechanismus, über den die beschriebene therapeutische Wirkung erreicht wird, ist noch nicht bekannt. Die plausibelsten Hypothesen hierzu sind in der Einleitung zu diesem Kapitel ausführlicher dargestellt. In zahlreichen kontrollierten Studien konnte aber gezeigt werden, daß die Wirkung nicht auf unspezifischen Plazeboeffekten beruht und auch nicht auf Auswirkungen der Kurznarkose zurückgeführt werden kann. Aus mehreren kontrollierten Vergleichsstudien zu simulierten Elektrokonvulsionsbehandlungen bzw. Behandlungen ohne Auslösung eines generalisierten Krampfanfalles geht klar hervor, daß die therapeutische Wirkung der EKT an die elektrisch induzierte, generalisierte zerebrale Krampfentladung gebunden ist (*Cronholm* u. *Ottosson* 1960, *Brandon* et al. 1984, *Gregory* et al. 1985).

3.2.1.2 Indikationen der Elektrokrampftherapie

Die in Tabelle 3.5 aufgeführten Indikationen der EKT ergeben sich im wesentlichen aus den im vorigen Abschnitt dargestellten Untersuchungen zur Wirksamkeit dieser Behandlungsform bei den verschiedenen psychiatrischen Krankheitsbildern. Die Tatsache, daß die EKT als Therapie der 1. Wahl nur bei wahnhaften Depressionen (wo ihre Überlegenheit gegenüber einer Behandlung mit klassischen Antidepressiva am ausgeprägtesten ist) bzw. bei lebensbedrohlicher Depression genannt wird, kann allerdings mit dem Ergebnis dieser wissenschaftlichen Studien allein nicht erklärt werden. Da die Remissionsraten unter EKT auch bei allen anderen endogenen Depressionen höher sind als bei einer Behandlung mit klassischen Antidepressiva, käme die EKT strenggenommen auch bei dieser Patientengruppe als Therapie der 1. Wahl in Frage. Vermutlich könnte auch bei diesen Patienten durch den frühzeitigen Einsatz einer EKT die Gesamtbehandlungszeit und damit auch häufig die Leidenszeit der Patienten verkürzt, möglicherweise auch der eine oder andere Suizidversuch

Tabelle 3.6 Kontraindikationen der Elektrokrampftherapie (EKT). (Nach *Sauer* u. *Lauter* 1987)

1. Absolute Kontraindikationen
   a) kürzlich überstandener Herzinfarkt
   b) zerebrales oder aortales Aneurysma, zerebrales Angiom
   c) erhöhter Hirndruck
2. Relative Kontraindikationen
   a) koronare Herzkrankheit
   b) schwere arterielle Hypertonie
   c) Zustand nach zerebralem Insult
   d) pulmonale Erkrankungen

Keine Kontraindikationen: höheres Alter, Schwangerschaft, Schrittmacher

verhindert werden. In der Praxis wird heute allerdings fast überall die leichter durchsetzbare und auch mit weniger Aufwand durchzuführende Behandlung mit klassischen Antidepressiva zuerst versucht. Diese restriktive Indikationsstellung für die EKT hängt also weniger mit unzureichender Wirkung oder hoher Nebenwirkungsrate zusammen, sondern ist wohl Ausdruck der geringen Akzeptanz dieser Behandlungsmethode. Allerdings könnte die Akzeptanz dadurch noch weiter zurückgehen, daß sich die Effizienz der EKT schlechter darstellt, als sie wirklich ist, wenn sie nur noch bei schweren oder therapieresistenten Krankheitsbildern zum Einsatz kommt.

Absolute oder relative Kontraindikationen bestehen hauptsächlich im Zusammenhang mit dem im Rahmen einer EKT auftretenden Blutdruckanstieg. Die in Tabelle 3.6 aufgeführten Kontraindikationen sind deshalb durchwegs Erkrankungen, bei denen dieser Blutdruckanstieg möglicherweise mit Gefahren für den Patienten verbunden ist. Bei Patienten mit Hypertonie kann die prophylaktische Gabe von Nitroglyzerin oder Propranolol vor der Krampfbehandlung den möglicherweise riskanten Blutdruckanstieg begrenzen (*Fink* 1987).

Die Entscheidung für oder gegen die Durchführung einer EKT wird letztlich immer auf dem Boden einer Risiko-Nutzen-Abwägung getroffen werden müssen. In diese Abwägung müssen allerdings nicht nur der große subjektive Leidensdruck vieler depressiver Patienten und die Suizidgefahr mit einbezogen werden, sondern auch die Tatsache, daß eine Behandlung mit klassischen trizyklischen Antidepressiva ebenfalls ein gewisses Nebenwirkungsrisiko beinhaltet. So ist z.B. auch bei Patienten, bei denen wegen der anticholinergen Nebenwirkungen Trizyklika kontraindiziert sind, an eine EKT zu denken. Selbstverständlich sollte eine Elektrokonvulsionsbehandlung nur nach ausführlicher Aufklärung und Einwilligung des Patienten durchgeführt werden. Wegen der geschilderten Vorurteile gegen diese Behandlungsform wird diese Aufklärung besonders intensiv auch zur Frage möglicher Nebenwirkungen Stellung nehmen und unter Umständen auch falsche Vorinformationen des Patienten und seiner Angehörigen richtigstellen müssen.

3.2.1.3 Nebenwirkungen der Elektrokrampftherapie

Die Frage nach den Nebenwirkungen der EKT spielt im Zusammenhang mit der Akzeptanz dieser Behandlungsform eine entscheidende Rolle. So dürfte der drastische Rückgang der Anwendungshäufigkeit der EKT weniger mit Zweifeln an der Wirksamkeit dieser Behandlungsmethode als vielmehr mit der Furcht vor massiven und irreversiblen Nebenwirkungen zusammenhängen. Eine umfassende Information über Häufigkeit, Ausmaß und Reversibilität aller Nebenwirkungen ist deshalb für Patienten und Behandler gleichermaßen wünschenswert. Sie wird dadurch erleichtert, daß die Frage der Nebenwirkungen im Rahmen der Kontroverse um die EKT besonders intensiv erforscht worden ist.

Unter den heutigen modernen Behandlungsbedingungen (unilaterale Elektrodenplazierung, Muskelrelaxation in Kurznarkose, Sauerstoffbeatmung etc.; s. Kap. 8.10) kam es generell zu einer drastischen Reduktion der Nebenwirkungsrate. Luxationen oder Frakturen, die vor Einführung der Muskelrelaxation gar nicht so selten waren, kommen heute praktisch nicht mehr vor, und die Letalität dieser Behandlungsmethode liegt mit ca. 4 pro 100 000 Behandlungen noch unter dem Risiko einer in Narkose vorgenommenen zahnchirurgischen Behandlung (*Tomlin* 1974).

Zu den häufigsten Nebenwirkungen einer EKT gehören wohl die anterograden und retrograden *Gedächtnisstörungen*. Sie dauern in der Regel nur Stunden bis wenige Tage an, sind fast immer voll reversibel und beziehen sich vor allem auf Gedächtnisinhalte direkt vor oder nach der Elektrokrampfbehandlung. In Einzelfällen kann es allerdings auch zu andauernden, punktuellen Erinnerungslücken für länger zurückliegende Ereignisse kommen (*Squire* et al. 1981, *Frith* et al. 1983, *Weeks* et al. 1980), die von den Betroffenen in der Regel zwar als unangenehm, nicht aber als quälend erlebt werden und meist keine schwerwiegende Beeinträchtigung darstellen. Bei der Beurteilung derartiger Ge-

dächtnisstörungen darf nicht übersehen werden, daß auch im Rahmen der Depression eine Beeinträchtigung der Gedächtnisleistung beobachtet wird und es nicht immer möglich ist, depressive Symptomatik von EKT-Nebenwirkungen sicher zu trennen. Durch eine geeignete Behandlungstechnik (Sauerstoffbeatmung, unilaterale Pulsströme, mindestens 2tägige Behandlungsintervalle etc.) kann das Auftreten von Gedächtnisstörungen weiter reduziert werden.

In Einzelfällen kommt es im Anschluß an eine EKT zu kurzdauernden, reversiblen *organischen Psychosen* mit Verwirrtheit und Orientierungsstörungen. *Fink* (1979) gibt ihre Häufigkeit mit <0,5 % der behandelten Patienten an und unterstreicht, daß derartige organische Verwirrtheitszustände durch die modernen Behandlungsbedingungen mit unilateraler Elektrodenplazierung und Sauerstoffbeatmung meist vermieden werden können.

Spontane epileptische Anfälle treten nach EKT in 0,2 % der Patienten auf und sind damit nicht häufiger als in der Gesamtbevölkerung (*Blackwood* et al. 1980). Die im Rahmen einer EKT regelmäßig auftretenden EEG-Veränderungen (Allgemeinveränderungen und Delta- und Theta-Herde) sind spätestens 3 Monate nach EKT nicht mehr nachweisbar (*Klotz* 1955). Histologische Veränderungen, die auf eine irreversible Hirnschädigung hinweisen, sind weder im Tierversuch noch bei Patienten festgestellt worden, wenn die moderne Behandlungstechnik angewandt wurde. Gegenteilige Befunde stammen aus Behandlungsserien mit veralteter Behandlungstechnik bzw. aus Tierversuchen, bei denen die Krämpfe in sehr kurzen Intervallen induziert wurden, die Tiere nicht ausreichend beatmet waren bzw. überstarke Stromstärken verwendet wurden (*Sauer* u. *Lauter* 1987).

3.2.2 Schlafentzugstherapie

Seit den ersten Mitteilungen über die antidepressive Wirksamkeit des Schlafentzugs (*Schulte* 1966, *Pflug* u. *Tölle* 1969, *Kuhs* u. *Tölle* 1986) ist die antidepressive Wirksamkeit der Schlafentzugsbehandlung in weit über 100 Studien untersucht und nachgewiesen worden, und unser Wissen über zahlreiche Detailfragen dieser Behandlung hat sich erfreulich vermehrt. Die Schlafentzugstherapie wird ausführlich im Rahmen der Depressionsbehandlung dargestellt (Kap. 8.11). Nachfolgend werden nur die wichtigsten Aspekte im Rahmen dieses Übersichtskapitels gestreift.

Bisher wurden im wesentlichen die folgenden 4 Varianten des therapeutischen Schlafentzugs praktiziert: *totaler* Schlafentzug, *partieller* Schlafentzug in der 1. bzw. der 2. Nachthälfte sowie *selektiver* Schlafentzug. In der klinischen Routinebehandlung kommt hauptsächlich der partielle Schlafentzug in der 2. Nachthälfte zur Anwendung, da er gleich wirksam wie der totale Schlafentzug (36 Stunden Wachzeit) ist, wirksamer als der partielle Schlafentzug der 1. Nachthälfte und weniger aufwendig und belastend als der die REM-Phasen betreffende selektive Schlafentzug (*Schilgen* u. *Tölle* 1980, *Götze* u. *Tölle* 1981).

Beim partiellen Schlafentzug werden die Patienten in der Regel nachts um 1.30 Uhr geweckt und sollen bis zum darauffolgenden Abend wach bleiben. Während dieser ca. 20stündigen Wachzeit sollte möglichst auch kein kurzes Nickerchen gemacht werden, weil hierdurch möglicherweise die antidepressive Wirksamkeit beeinträchtigt wird. Es hat sich bewährt, die Behandlung in Gruppen durchzuführen und die lange Wartezeit durch gemeinsame Aktivitäten (Spiele, stündliche Gymnastik etc.) kurzweilig zu gestalten. Je nach Belastbarkeit und Kooperationsbereitschaft des Patienten kann die Behandlung — nach einer oder mehreren Durchschlafnächten — 2- bis 3mal in der Woche durchgeführt werden. Auch bei anfänglicher Nonresponse sind — bei entsprechender Bereitschaft des Patienten — durchaus weitere Behandlungsversuche indiziert, da Erfolg bzw. Mißerfolg der ersten Behandlungsversuche kein verläßlicher Prädiktor für die weitere Response ist. Die Merkmale *endogene* Depression, Tagesschwankungen und Vitalsymptomatik scheinen einen gewissen prädiktiven Wert für eine positive Schlafentzugsresponse zu haben, ohne daß sie im Einzelfall eine verläßliche Voraussage erlauben.

Über die möglicherweise wechselnde Response wie auch über das zu erwartende teilweise Rezidiv nach durchschlafener Nacht sollten die Patienten *vor* Behandlungsbeginn aufgeklärt werden, um Enttäuschungen und daraus resultierende Noncompliance zu vermeiden. Zur Steigerung und Stabilisierung des antidepressiven Effekts sollte die Schlafentzugsbehandlung in Kombination mit einer Antidepressiva- oder Lithiummedikation durchgeführt werden.

Bis jetzt existiert keine empirisch ausreichend abgesicherte Wirkungstheorie. Diskutiert wird einerseits im Rahmen der Desynchronisationshypothese eine zirkadiane Resynchronisation (*Papousek* 1975) bzw. im Rahmen der „Phase-advance"-Hypothese eine Phasenrückverlagerung durch den Schlafentzug. Die bisher vorliegenden empirischen Untersuchungen konnten beide Hypothesen bis jetzt nicht ausreichend bestätigen (*Kuhs* u. *Tölle* 1986).

Aus den zahlreichen, aus methodischen Gründen nur bedingt vergleichbaren Studien zur antidepressiven Wirksamkeit der Schlafentzugsbehandlung geht insgesamt hervor, daß diese Behandlung bei ca. 40 bis 50 % der endogen depressiven Patienten einen deutlichen antidepressiven Effekt hat (*Kuhs* u. *Tölle* 1986). Die Mehrzahl der Responder einer Schlafentzugsmonotherapie zeigt nach durchschlafener Nacht wieder eine Zunahme der depressiven Symptomatik. Auf der anderen Seite können anfängliche Nonresponder gelegentlich auch am 2. Tag nach Schlafentzug noch eine Besserung zeigen. Längerfristige Effekte einer Schlafentzugsmonotherapie sind wenig untersucht worden, sie scheinen eher die Ausnahme zu sein. Durch eine Kombination mit Antidepressiva (*Elsenga* u. *van den Hoofdakker* 1982/83) bzw. zusätzlich Lithium (*Baxter* 1985) scheint die Wirkung verstärkt und das depressive Rezidiv nach durchschlafener Folgenacht abgefangen werden zu können.

Die Ergebnisse einiger offener Studien weisen darauf hin, daß auch bei Antidepressiva-Nonrespondern durch eine Schlafentzugstherapie noch Besserungen zu erzielen sind (*Manthey* et al. 1983, *van Scheyen* 1977). Auch bei neurotischen Depressionen und depressiven Syndromen im Rahmen einer Schizophrenie zeigt die Schlafentzugsbehandlung eine nachweisbare antidepressive Wirkung, die zwar deutlich schwächer als bei endogenen Depressionen ist, zumindest bei Therapieresistenz aber auch bei diesen Krankheitsbildern ausgenützt werden sollte (*Kuhs* u. *Tölle* 1986).

Außer dem Risiko einer Anfallsprovokation bei Epileptikern und der in wenigen Einzelfällen berichteten Auslösung produktiver Symptome bei Schizophrenen sind in der wissenschaftlichen Literatur keine typischen oder relevanten Nebenwirkungen einer Schlafentzugsbehandlung beschrieben worden.

Obwohl die Schlafentzugsbehandlung weitgehend nebenwirkungsfrei und in ihrer Wirksamkeit inzwischen gut belegt ist, kommt sie in der klinischen Routinebehandlung immer noch recht selten zum Einsatz. Auch als Forschungsinstrument der Depressionsforschung erscheint ihre Rolle noch ausbaufähig: Durch den sehr rasch einsetzenden (und ebenso rasch wieder nachlassenden) antidepressiven Effekt können z.B. bei Tag-1-Respondern quasi experimentell und reproduzierbar Depression und Remission ausgelöst und wissenschaftlich untersucht werden.

3.2.3 Lichttherapie

Obwohl Zusammenhänge zwischen Jahreszeit und Stimmung seit der Antike bekannt sind und auch seit dem 19. Jahrhundert schon intensiv wissenschaftlich untersucht wurden (*Rosenthal* et al. 1983), ist die erfolgreiche Behandlung einer „saisonalen Depression" durch Lichttherapie erst seit wenigen Jahren in der wissenschaftlichen Literatur beschrieben worden. Diese mittlerweile auch im DSM-III-R-Manual als eigenständige Verlaufsform beschriebene saisonale Depression stellt die Hauptindikation für die Durchführung einer Lichttherapie dar. Auf Detailaspekte der Lichttherapie wird im Rahmen des Depressionskapitels eingegangen, im Rahmen dieses Übersichtskapitels werden nur die wesentlichen Aspekte erwähnt.

Die antidepressive Wirksamkeit der Lichttherapie bei saisonalen Depressionen ist mittlerweile in ca. 30 kontrollierten Studien nachgewiesen worden (*Blehar* u. *Rosenthal* 1989). Zum Ausschluß unspezifischer Effekte wurde meist eine Kontrollbehandlung mit schwachem Licht (400 Lux) durchgeführt, die in den meisten Studien einer Behandlung mit hellem Licht (2500 Lux) signifikant unterlegen war. Über die Wirksamkeit der Lichttherapie bei nichtsaisonalen Depressionen und anderen psychiatrischen Erkrankungen ist derzeit noch keine gesicherte Aussage möglich.

Der *Wirkmechanismus* der Lichttherapie ist noch weitgehend unklar. Ursprünglich wurde die antidepressive Wirkung mit der durch die Lichttherapie bewirkten Unterdrückung der Melatoninsekretion in Verbindung gebracht. Hierzu paßt allerdings nicht, daß eine pharmakologische Unterdrückung der Melatoninsekretion z.B. durch Betablocker oder α-2-adrenerge Substanzen wie Clonidin keine antidepressive Wirkung hat, wie auch umgekehrt die orale Gabe von Melatonin die antidepressive Wirkung der Lichttherapie nicht aufheben kann. Als weitere mögliche Wirkmechanismen werden ein „*Phase-advance*"-Effekt der Lichttherapie (*Lewy* et al. 1988) und auch noradrenerge bzw. serotonerge Effekte dieser Behandlung diskutiert.

Lichtstärke und Dauer der Lichteinwirkung scheinen entscheidend für die Wirksamkeit der Lichttherapie zu sein. Auf der Grundlage der bis jetzt durchgeführten kontrollierten Studien wird in der Regel empfohlen, die Behandlung mit einer Lichtstärke von ca. 2500 Lux durchzuführen. Die noch nicht sehr zahlreichen kontrollierten Studien zur optimalen Behandlungsdauer deuten auf eine gewisse Korrelation zwischen Dauer der Lichteinwirkung und antidepressiver Wirkung hin. Eine „Niederdosis"-Behandlung von 30 Minuten scheint im Mittelwert weniger wirksam als eine 2stündige Behandlung zu sein. Eine Behandlung im „Hochdosisbereich" (morgens und abends je 2 Stunden, z.B. jeweils von 6 bis 8 Uhr) kommt vor allem zu Behandlungsbeginn bzw. bei auf kürzere Behandlungszeiten nicht ansprechenden Patienten in Frage. In der Praxis muß die individuell erforderliche Behandlungsdauer im Einzelfall anhand der Wirkung austitriert werden. Eine morgendliche Lichtbehandlung scheint etwas wirksamer zu sein als eine Behandlung in den Abendstunden (*Blehar* u. *Rosenthal* 1989). Möglicherweise läßt sich durch eine Erhöhung der Lichtstärke auf 10000 Lux die Behandlungsdauer ohne Wirkungseinbuße auf 30 Minuten verkürzen (*Terman* 1988).

Für die in der Regel ausreichende (und auch praktikablere) ambulante Behandlung werden vom einschlägigen Handel tragbare Lichttherapiegeräte angeboten, die meist auf eine Lichtstärke von 2500 Lux ausgelegt sind. Der Patient kann die Behandlung selbständig zu Hause (z.B. morgens und/oder abends von 6 bis 8 Uhr) durchführen. Teilweise wird sogar eine Installation der entsprechenden Leuchtstoffröhren am Arbeitsplatz vorgeschlagen. Praktisch wichtig ist ein möglichst genaues Einhalten der empfohlenen Abstände zum Lichttherapiegerät, da die Lichtstärke bei zunehmendem Abstand sehr rasch abnimmt. Für die stationäre Lichttherapie, die häufig in Gruppen durchgeführt wird, können spezielle Räume so mit Leuchtstoffröhren bestückt werden, daß die erforderliche Luxstärke an jedem Punkt im Raum erreicht wird.

Nebenwirkungen der Lichttherapie — insbesondere ophthalmologische oder dermatologische — sind bis jetzt nicht berichtet. Sie sind auch eher unwahrscheinlich, da die verwendeten Luxstärken deutlich unter der Stärke von Tageslicht liegen.

Literatur

Avery, D., Winokur, G.: The efficacy of electroconvulsive therapy and antidepressants in depression. Biol. Psychiat. 12 (1977) 507—524

Baxter, L.R.: Can lithium carbonate prolong the antidepressant effect of sleep deprivation? Arch. gen. Psychiat. 42 (1985) 635

Blackwood, D.H.R., Cull, R.E., Freeman, C.P.L., Evans, J.L., Mawdsley, C.: A study of the incidence of epilepsy following ECT. J. Neurol. Neurosurg. Psychiat. 43 (1980) 1098—1102

Blehar, M., Rosenthal, N.E.: Seasonal affective disorders and phototherapy. Arch. gen. Psychiat. 46 (1989) 469—474

Brandon, H., Cowley, P., McDonald, C., Neville, P., Palmer, R., Wellstood-Eason, S.: Electroconvulsive therapy: results in depressive illness from the Leicestershire trial. Brit. med. J. 288 (1984) 22–25

Cronholm, B., Ottosson, J.O.: Experimental studies of therapeutic action of electroconvulsive therapy in endogenous depression. Acta psychiat. neurol. scand. (suppl.) 145 (1960) 69–102

Dietzfelbinger, T., Möller, H.J., Steinmeyer, E.M., Fimmers, R.: Elektrokrampftherapie als Ultima ratio bei Antidepressiva-Nonrespondern. In: *H.J. Möller* (Hrsg.): Therapieresistenz unter Antidepressiva-Behandlung. Springer, Berlin, Heidelberg 1990, S. 168–185

Elsenga, S., van den Hoofdakker, R.H.: Clinical effects of sleep deprivation and clomipramine in endogenous depression. J. psychiat. Res. 17 (1982/83) 361–374

Fink, M.: Convulsive therapy: Theory and practice. Raven Press, New York 1979

Fink, M.: Convulsive therapy in affective disorders: A decade of understanding and acceptance. In: *H.Y. Meltzer* (ed.): Psychopharmacology: The third generation of progress. Raven Press, New York 1987, pp. 1071–1076

Frith, C.D., Stevens, M., Johnstone, E.C., Deakin, J.F.W., Lawler, P., Crow, T.J.: Effects of ECT and depression on various aspects of memory. Brit. J. Psychiat. 142 (1983) 610–617

Götze, U., Tölle, R.: Antidepressive Wirkung des partiellen Schlafentzuges während der ersten Hälfte der Nacht. Psychiat. clin. 14 (1981) 129–149

Goldberg, S.C.: Persistent flaws in the design and analysis of psychopharmacology research. In: *H.Y. Meltzer* (ed.): Psychopharmacology. The third generation of progress. Raven Press, New York 1987, pp. 1005–1012

Gregory, S., Shawcross, C..R., Gill, D.: The Nottingham ECT study. A double-blind comparison of bilateral, unilateral and simulated ECT in depressive illness. Brit. J. Psychiat. 146 (1985) 520–524

Häfner, H., Kasper, S.: Akute lebensbedrohliche Katatonien. Nervenarzt 53 (1982) 385–394

Klotz, M.: Serial electroencephalographic changes due to electrotherapy. Dis. nerv. Syst 16 (1955) 120–121

Kroessler, D.: Relative efficacy rates for therapies of delusional depression. Convulsive Therapy 1 (1985) 173–182

Kuhs, H., Tölle, R.: Schlafentzug (Wachtherapie) als Antidepressivum. Fortschr. Neurol. Psychiat. 54 (1986) 341–355

Lauter, H., Sauer, H.: Electroconvulsive therapy: A German perspective. Convulsive Therapy 3 (1987) 204–209

Lerer, B.: Neurochemical and other neurobiological consequences of ECT: Implications for the pathogenesis and treatment of affective disorders. In: *H.Y. Meltzer* (ed.): Psychopharmacology: The third generation of progress. Raven Press, New York 1987, pp. 577–588

Lewy, A.J., Sach, R.L., Singer, C.M., White, D.M.: The phase shift hypothesis for bright light's mechanism of action: Theoretical considerations and experimental evidence. Psychopharmacol. Bull. 23 (1987) 349–353

Lewy, A.J., Sach, R.L., Singer, C.M., White, D.M., Hoban, T.M.: Winter depression and the phase shift hypothesis for bright light's therapeutic effect: History, theory, and experimental evidence. J. biol. Rhythms 3 (1988) 121–134

Manthey, I., Richter, G., Richter, J., Dreves, B., Haiduk, A.: Untersuchungsansatz und erste Ergebnisse zur Wirkung des Schlafentzuges beim depressiven Syndrom. Psychiat. Neurol. med. Psychol. 35 (1983) 398–404

Medical Research Council, Clinical Psychiatry Committee: Clinical trial of the treatment of depressive illness. Brit. Med. J. (1965) 881–886

Meduna, I.J.: Versuche über die biologische Beeinflussung des Ablaufes der Schizophrenie. Camphor und Cardiazolkrämpfe. Z. ges. Neurol. Psychiat. 152 (1935) 235–262

Meyer, J.E., Simon, G., Stille, D.: Die Therapie der Schizophrenie und der endogenen Depression zwischen 1930 und 1960. Arch. Psychiat. Nervenkr. 206 (1964) 165–179

Papousek, M.: Chronobiologische Aspekte der Zyklothymie. Fortschr. Neurol. Psychiat. 43 (1975) 381–440

Perry, P.J., Morgan, D.E., Smith, R.E., Tsuang, M.T.: Treatment of unipolar depression accompanied by delusions. J. affective Disord. 4 (1982) 195–200

Pflug, B., Tölle, R.: Behandlung endogener Depressionen durch Schlafentzug. Zbl. ges. Neurol. Psychiat. 196 (1969) 7

Pflug, B., Tölle, R.: Therapie endogener Depressionen durch Schlafentzug. Nervenarzt 42 (1971) 117–124

Rosenthal, N.E., Sack, D.A., Wehr, T.A.: Seasonal variation in affective disorders. In: *T.A. Wehr, F.K. Goodwin* (eds.): Circadian rhythms in psychiatry. Boxwood Press, Pacific Grove, C.A. 1983, pp. 195–201

Sauer, H., Lauter, H.: Elektrokrampftherapie. I. Wirksamkeit und Nebenwirkungen der Elektrokrampftherapie. Nervenarzt 58 (1987) 201–209

Sauer, H., Koehler, K.G., Fünfgeld, E.W.: Folgen unterlassener Elektrokrampftherapie. Nervenarzt 56 (1985) 150–152

van Scheyen, J.D.: Slaapdeprivatie bij de behandling von unipolaire (endogene) vitale depressies. Ned. T. Geneesk. 121 (1977) 564–568

Schilgen, B., Tölle, R.: Partial sleep deprivation as therapy for depression. Arch. gen. Psychiat. 37 (1980) 267–271

Schulte, W.: Kombinierte Psycho- und Pharmakotherapie bei Melancholikern. In: *H. Kranz, N. Petrilowitsch* (Hrsg.): Probleme der pharmakopsychiatrischen Kombinations- und Langzeitbehandlung. Rothenburger Gespräch. Karger, Basel, New York 1966, S. 150–169

Schulte, W.: Zum Problem der Provokation und Kupierung von melancholischen Phasen. Schweiz. Arch. Neurol. Neurochir. Psychiat. 109 (1971) 427–435

Small, J.G., Milstein, V., Klapper, M.H., Kellams, J.J., Miller, M.J., Small, I.F.: Electroconvulsive therapy in the treatment of manic episodes. In: *S. Malitz, H.A. Sackeim* (eds.): Electroconvulsive therapy: clinical and basic research issues. New York Academy of Sciences, New York 1986, pp. 37—49

Squire, L.R., Slater, P.C., Miller, P.L.: Retrograde amnesia and bilateral electroconvulsive therapy. Arch. gen. Psychiat. 38 (1981) 89—95

Taylor, P.L., Fleminger, J.J.: ECT for schizophrenia. Lancet I (1980) 1380—1383

Terman, M.: On the question of mechanism in phototherapy: Considerations of clinical efficacy and epidemiology. J. biol. Rhythms 2 (1988) 155—172

Tomlin, P.J.: Death in outpatient dental-anaesthetic practice. Anaesthesia 29 (1974) 551—570

Weeks, D., Freeman, C.P.L., Kendell, R.E.: ECT: enduring cognitive deficits? Brit. J. Psychiat. 137 (1980) 26—37

4 Allgemeines zu speziellen psychotherapeutischen Verfahren

4.1 Verhaltenstherapie

S.K.D. Sulz

4.1.1 Theoretische Ansätze der Verhaltenstherapie

Unter den nicht-analytischen Verfahren hat die Verhaltenstherapie die größte Bedeutung erlangt. Lange Zeit wurde sie gleichgesetzt mit dem Einsatz von Lob und Strafe bzw. rein symptomatischer Behandlung. Auch heute noch liegt ihre Stärke in der Behandlung derjenigen Störungen, bei denen ein prägnantes klinisches Syndrom wie Angst, Zwang, Depression oder Eßstörung im Vordergrund steht. Je mehr der Patient unter dem klinischen Symptom leidet und je weniger unter dem psychosozialen Problem, das zur Erkrankung führte, um so eher ist auch heute noch Verhaltenstherapie indiziert. Hinzu kommt der Schwerpunkt des übenden Aufbaus neuer Fähigkeiten und Kompetenzen. So werden Selbstunsicherheit, Gehemmtheit, Kontaktarmut, Überanpassung und soziale Ängste durch ein systematisches Training zum Aufbau sozial kompetenten Verhaltens erfolgreich behandelt. Heute hat sich die Verhaltenstherapie einer eher ganzheitlichen Betrachtung des Menschen in einer sozialen Lebenssituation und mit seiner individuellen Lerngeschichte zugewandt. Sie berücksichtigt heute ebenso wie andere Therapierichtungen die nicht bewußten Motive, kognitiven Fehlhaltungen und gestörten sozialen Interaktions- und Beziehungsmuster, ohne das systematische Vorgehensprinzip der verhaltenstheoretischen Diagnostik und Therapie aufzugeben (*Sulz* 1987, 1992).

Gestörtes Verhalten kann

a) primär inadäquat sein, mangels Verfügbarkeit situationsgerechter Verhaltensweisen, entweder als Defizit in der Verhaltensentwicklung oder weil unerwartet neue, unbewältigbare Situationen auftreten;

b) früheren Situationen gerecht geworden sein, aber jetzigen Situationen nicht gerecht werden. Es ist also versäumt worden, diese Verhaltensweise zu modifizieren oder sie durch adäquatere zu ersetzen.

So betrachtet stellt symptomatisches Verhalten stets den bestmöglichsten Versuch der Lösung eines situativen Problems dar. So kann eine psychogene Amnesie die beste Möglichkeit sein, den unerträglich werdenden Schmerz über eine zerstörte Partnerschaft zu beenden. Auch eine Depression kann einen Trauerprozeß beenden, allerdings nur durch ausschließlich quälende Verlagerung der Aufmerksamkeit auf die eigene Person. Eine Herzphobie kann die eigene Tendenz zur Lösung einer symbiotischen Partnerschaft stoppen. Wir gehen davon aus, daß diese Symptome verlernt werden können, wenn alternative Verhaltensweisen zur Problemlösung zur Verfügung gestellt werden. Heute bezieht die Verhaltenstherapie auch kognitive Fehlhaltungen ein, so daß nicht nur alternative Verhaltensweisen, sondern auch alternative Sichtweisen der Problemsituation zur Verfügung gestellt werden, wodurch alle Ziele und Bedürfnisse (z.B. nach symbiotischer Zweisamkeit) in Frage gestellt und durch neue ersetzt werden können (z.B. Eigenständigkeit genießen können). Das diagnostische Verständnis menschlichen Verhaltens wird aus der Analyse 2er diagnostischer Dimensionen gewonnen. Entsprechend der rein lernpsychologisch fundierten früheren Verhaltenstherapie erfolgt eine horizontale Verhaltensanalyse, die Zusammenhänge des Verhaltens (R) mit zeitlich vorausgehenden situativen Bedingungen (Stimulus S) und zeitlich nachfolgenden situativen Konsequenzen (K) herstellt. Zusätzlich werden die somatischen und psychischen Erfahrungen und deren andauernde Folgen als Kennzeichen der reagierenden Person (bzw. Organismus O) in die Betrachtung einbezogen, um erklären zu können, warum 2 Personen unter gleichen Umweltbedingungen unterschiedlich reagieren. Diese horizontale Analyse wird als S-O-R-K-Schema der Verhaltensdiagnostik bezeichnet. Aus der zeitlichen Kontiguität von bestimmten Situationen mit bestimmten Reaktionen wird auf funktionale Zusammenhänge geschlossen, d.h., die situative Bedingung S (z.B. ein Hund) löst die Reaktion R (Angst, Flucht) aus. Die dem Verhalten folgende Konsequenz in der Umwelt (z.B. die Flucht führte zum Nachlassen der Angst, subjektiv zum Vermeiden des Gebissenwerdens) läßt die Reaktion als erfolgreich erscheinen

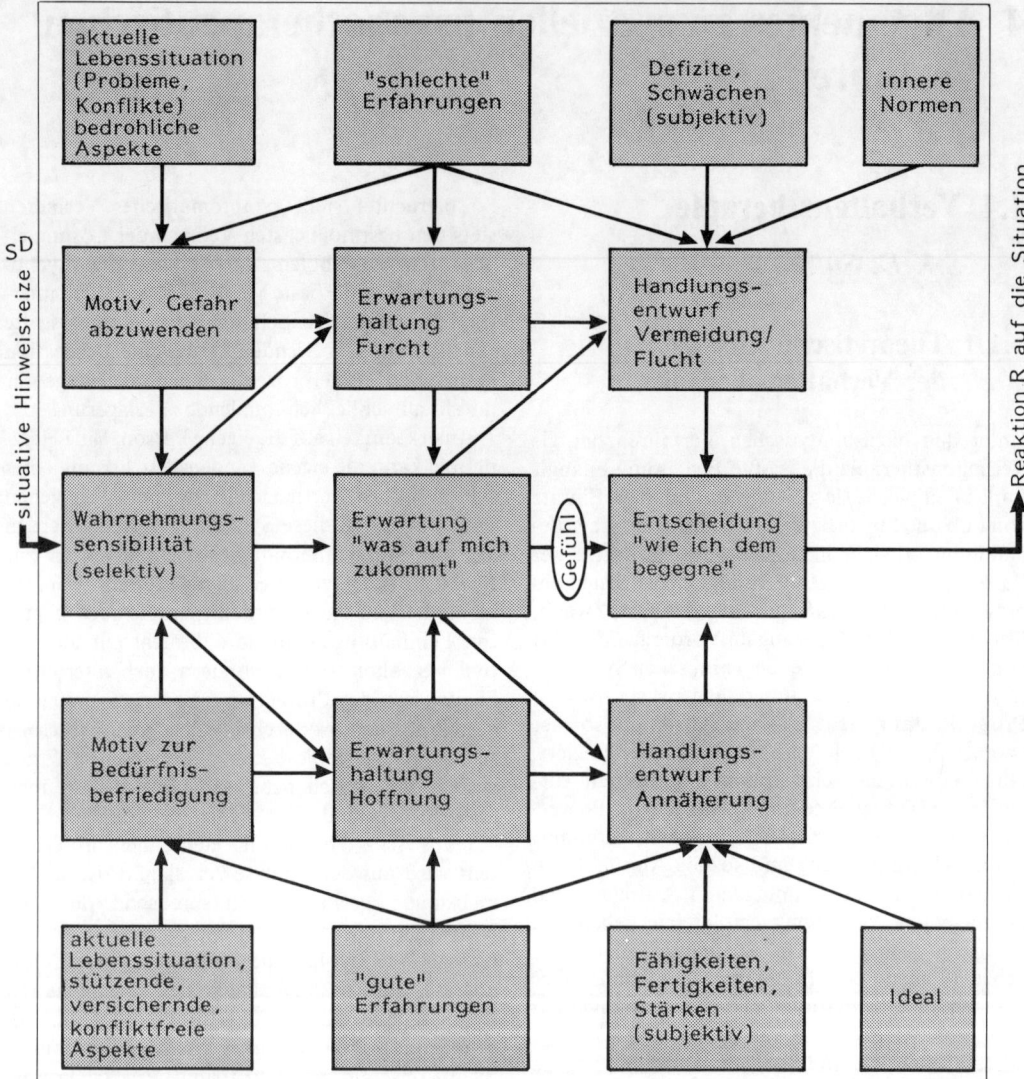

Abb. 4.1 Einige wichtige intrapsychische Parameter und Prozesse, die vom Eintreten in eine Situation bis zur Reaktion auf die Situation (S-O-R) menschliches Verhalten determinieren

und verstärkt die Wahrscheinlichkeit, diese Reaktion in ähnlichen Situationen wieder anzuwenden.

Die kognitive Therapie hat die motivationale Dimension in die Verhaltenstherapie hineingebracht. Sie zeigte, daß situationsübergreifende dysfunktionale Grundmotive („Sichere Dir die Zuwendung einer wichtigen Bezugsperson"), die aus Grundannahmen über das Funktionieren der sozialen Welt und die zum Überleben in ihr unerläßlichen Verhaltensmaximen (z.B. „Nur wenn Du eigene Interes-

sen zurückstellst und dem anderen zustimmst, bleibst Du für ihn liebens- und achtenswert") abgeleitet sind, Patienten charakterisieren, die psychische Störungen entwickeln (*Wright* u. *Beck* 1986). Verhalten wird nach *Banduras* (1979) sozial-kognitiver Lerntheorie durch seine erwarteten Konsequenzen determiniert. Abb. 4.1 verdeutlicht die für die Bildung eines Handlungsentwurfs wichtigen intrapsychischen Parameter und Prozesse. *Grawes* (1980) Beitrag liegt in der Annahme einer hierarchischen Struktur: vom beobachteten Ver-

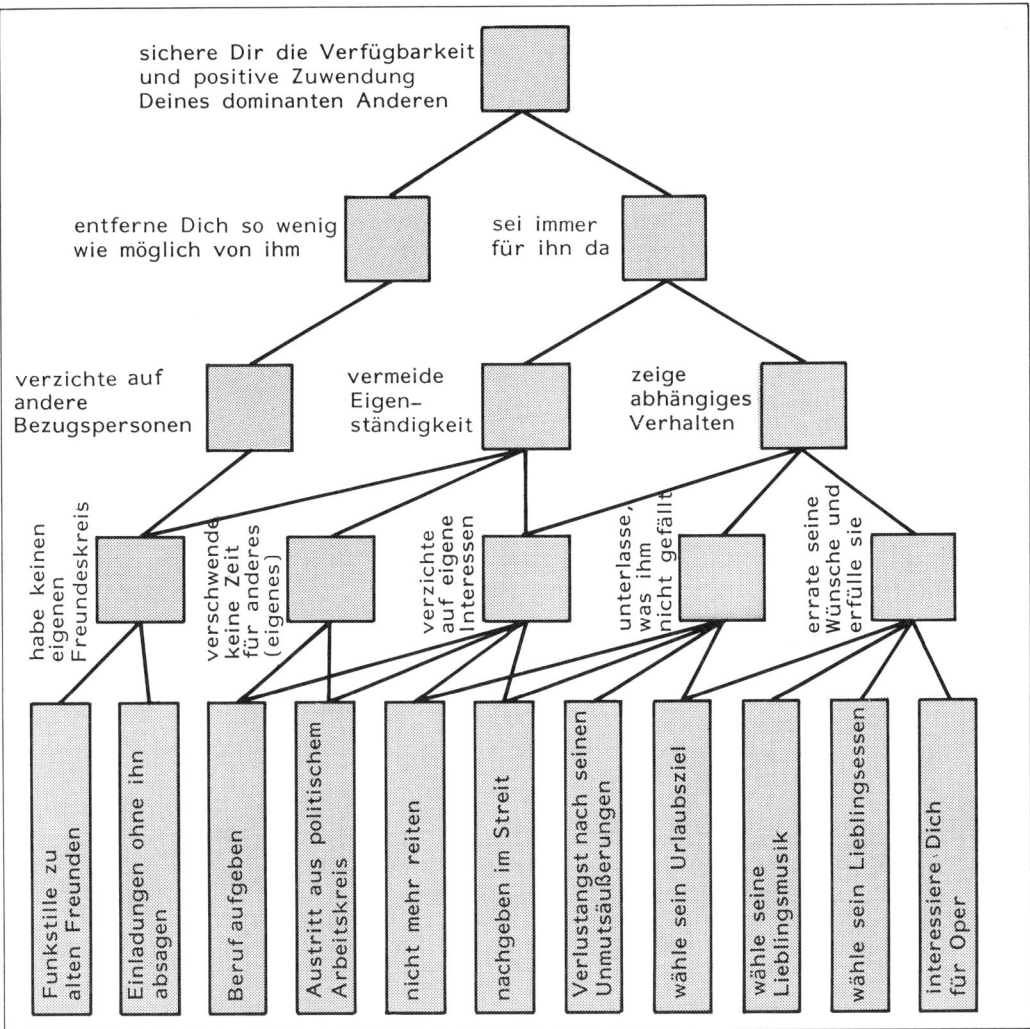

Abb. 4.2 Ausschnitt aus der vertikalen Verhaltensanalyse einer depressiven Patientin

halten über den kognitiven Plan oder Handlungsentwurf zum Ziel. Dieses Ziel dient wiederum der Erreichung eines übergeordneten Ziels auf einer abstrakteren Ebene, das Verhalten in weiteren Situationsbereichen bestimmt. Schließlich steht auf oberster Ebene ein elementares Ziel oder Bedürfnis, das aufgrund der individuellen Lerngeschichte den Lebensstil eines Menschen durchgängig bestimmt (z.B. „Ich muß immer jemanden haben, für den ich wichtig bin").

Bei dieser *vertikalen Verhaltensanalyse* wird festgestellt, was diejenigen Situationen gemeinsam haben, in denen ein immer wieder beobachtetes Verhalten auftritt. Die subjektiv nicht bewußte Bedeutung der Verhaltenskonsequenz, d.h. die Reaktion der Umwelt, ist identisch mit dem Ziel, das erreicht werden soll. Nachdem das Ziel identifiziert ist, gilt es, die Bedeutung des Ziels auf einer abstrakten Ebene zu erschließen, d.h. zu fragen, welchem übergeordneten Ziel es dient. Ist ein solches übergeordnetes Ziel hypothetisch gefunden und somit der übergeordnete Plan, so gilt es, konkrete empirische Belege zu finden, daß dieses Ziel auch in anderen Situationen mit entsprechenden Plänen zu verwirklichen versucht wird. Entsprechend können Prognosen für das künftige Verhalten des Patienten in diesen Situationen erstellt werden.

Ein Beispiel der vertikalen Verhaltensanalyse oder Plananalyse zeigt Abb. 4.2. Die Behandlung dieser Patientin wird später dargestellt.

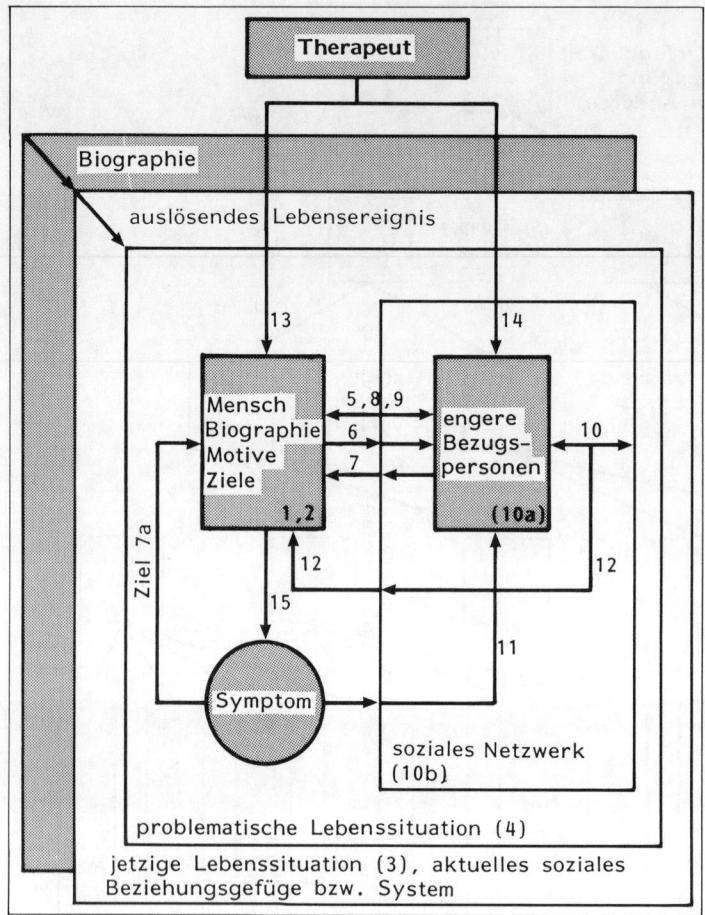

Abb. 4.3 Der psychisch kranke Mensch in seinem situativen und sozialen Kontext. Die Zahlen entsprechen der Frage-Nummer der Problemanalyse

In der horizontalen Verhaltensanalyse des S-O-R-K-Schemas ist bereits der Situationsbezug der Gefühle festgelegt. Verlustangst tritt z.B. auf, sobald der Partner mit einer Unmutsgeste auf das Verhalten des Patienten reagiert. Durch die vertikale Verhaltensanalyse haben wir die klinische Störung in den Kontext einer Störung in der Beziehung zur sozialen Umwelt gesetzt und diese soziale Beziehungsstörung durch fehlerhafte kognitive Entscheidungsprämissen des Interaktionsverhaltens begründet. Will man die allgemeine Zielrichtung der Verhaltenstherapie weniger individuumzentriert halten, als dies bei der Plananalyse geschieht, so kann die Problemanalyse in einen übergreifenden Rahmen gestellt werden. Wir versuchen eine Gleichgewichtung der 3 Aspekte: Person — Umwelt — Störung, durch folgende 15 Fragen herzustellen:

1. Welcher Mensch (Biographie, Werte, Bedürfnis, Soma)

2. hat welches klinische Syndrom bzw. symptomatische Verhalten

3. seit wann, in welcher Lebenssituation entwickelt?

4. Welches massive Lebensereignis oder psychosoziale Problem führte zur Auslösung? (Bedingungsanalyse auf molarer bzw. Makroebene).

5. Wie funktionierte das soziale Leben dieses Menschen vorher? (Prämorbides soziales Beziehungsgefüge).

6. Wie konstruierte er sein soziales Netzwerk, insbesondere seine persönlichen Beziehungen (Familie)?

7. Welche Ziele verfolgte er damit und welche Handlungspläne entwarf er? (Vertikale Verhaltensanalyse = funktionale Analyse).

7a. Welchen persönlichen Zielen dient insbesondere das Symptomverhalten?

8. Welche Verhaltensweisen (incl. Symptom) in

konkreten Situationen sprechen dafür? (Retrospektive empirische Belege für die gefundene Planstruktur).

9. Welches zukünftige Verhalten läßt sich aufgrund dieser Planstruktur vorhersagen? (Prospektive empirische Prüfung der hypothetischen Planstruktur).

10. Wie weit ist das soziale Bezugssystem (a) Familie, (b) Beruf selbst gestört?

11. Welche Funktion hat das Symptom in diesem eventuell gestörten System?

12. Wenn das soziale System nicht hauptsächlich durch die eigene Konstruktion des Patienten gestört ist (Frage 5, 6), welche primäre Systemstörung erzwang die Symptombildung des Patienten?

13. Wie wirken welche therapeutisch induzierten Verhaltensänderungen auf den Menschen und seine Planstruktur?

14. Wie wirken diese Verhaltensänderungen auf das interpersonelle Bezugssystem?

15. Ist damit eine Symptomheilung zu erwarten?

Das therapeutische Problem läßt sich daraus in einem Wirkungsgefüge wie in Abb. 4.3 darstellen.
Verhaltenstherapeutische Verfahren stützten sich ursprünglich ausschließlich auf *lernpsychologische Prinzipien*. So wurden erwünschte Verhaltensweisen aufgebaut durch Belohnung. Dieses Prinzip spielt heute noch in der Behandlung schwerer Fälle von chronischer Schizophrenie oder geistiger Behinderung mit dem Ziel geringerer Pflegebedürftigkeit die Hauptrolle. Diese Münz- oder Punkt-Belohnungssysteme konnten in diesen Fällen nicht durch andere Therapieprinzipien ersetzt werden. Sie bringen einen langsamen, aber stetigen Erfolg. Aber auch in der Behandlung gestörter Kommunikation in Ehetherapien ist der gezielte Einsatz belohnender Zuwendung ein wichtiges Steuerungsprinzip, wenngleich dort die komplexere Fähigkeit zu konstruktiven Konfliktgesprächen und zur offenen Bedürfnis- und Gefühlsäußerung im Vordergrund steht. Bereits die Vermittlung verhaltenstheoretischer Sichtweisen durch Formulierung eines Problems auf der Ebene beobachtbaren Verhaltens in einer konkreten Situation eröffnen dem Patienten oft schon die Sicht für neue Verhaltensweisen zur Problemlösung. Das Lernprinzip der Löschung von Reaktionen durch Weglassen von Belohnung bzw. Zielerreichung ist meist erst nach einer sorgfältigen Bedingungsanalyse wirksam. So wird der Patient doch irgend jemanden finden, der ihn für sein beredsames Klagen verstärkt, oder ein Kind wird doch jemanden als lachendes Publikum für sein störendes Verhalten ge-

winnen. Leichter ist es, das störende Verhalten im Sinne einer Gegenkonditionierung durch ein mit diesem unvereinbares Verhalten zu ersetzen, z.B. Angst durch Entspannung, ängstigende Gedanken durch problemlösende Gedanken. Das ökonomischste Lernprinzip ist das Modellernen. Der Therapeut hat insgesamt im Therapieprozeß die Funktion eines Modells, von dem der Patient den Umgang mit Gefühlen, das gedankliche Herangehen an Probleme, das Interaktionsverhalten übernimmt. Gezielt kann dies im Rollenspiel eingesetzt werden, indem der Therapeut zuerst das richtige Verhalten zeigt, der Patient dann versucht, dies zu wiederholen. So kann systematisch effizientes Sozialverhalten eingeübt werden. Der Patient soll zwischen den Therapiesitzungen diese Lernergebnisse in realen Situationen umsetzen. Sein Bericht über eventuelle Schwierigkeiten führt zum differenzierten Erarbeiten noch besserer Bewältigung der schwierigen sozialen Interaktionen. Nach dem Prinzip des Überlernens hört der Patient nicht auf mit gezielten Anwendungen, wenn er das neue Verhalten einige Male erfolgreich ausüben konnte, sondern macht weiter, bis es zum selbstverständlichen, automatisch eingesetzten Verhaltensrepertoire wird. Viele erfolglose Verhaltenstherapien sind auf die Vernachlässigung dieses Lernprinzips zurückzuführen. Verfahren der Stimuluskontrolle werden bei Lern- und Eßstörungen eingesetzt. So werden Hinweisreize für mit dem Arbeiten konkurrierende ablenkende Beschäftigungen vom Arbeitsplatz entfernt und solche Stimuli aufgebaut, die eine Arbeitsatmosphäre herstellen bzw. Arbeiten erleichtern. Analog wird bei Adipositas vereinbart, daß Essen nur noch an einem bestimmten Platz erfolgt, ohne gleichzeitige Verfügbarkeit anderer angenehmer Reize wie Illustrierte oder Fernsehen. *Sulz* (1987) gibt eine ausführliche Einführung in die wichtigsten verhaltenstherapeutischen Verfahren, *Linden* u. *Hautzinger* (1981) einen umfassenden Überblick. Die kognitive Verhaltenstherapie setzt darüber hinaus kognitive Umstrukturierungen der Einschätzung der Situation, der eigenen Person, des eigenen Verhaltens und der Bedeutung von Verhaltenskonsequenzen ein. Diese Neueinschätzungen führen in der Regel dazu, daß bestimmte Situationen weniger beängstigend, bestimmte Ereignisse weniger katastrophal in ihrer Auswirkung interpretiert werden (z.B. durch die Prüfung fallen, einmal abgelehnt werden). Dadurch wird der Weg frei für neue bewältigende oder kompetente Verhaltensweisen. Wenn obige Problemanalyse dem Patienten transparent gemacht werden kann, so kann der Patient im Selbstkontrollmodus an eigenen Verhaltensänderungen arbeiten, bespricht konkrete Veränderungsziele und -vorhaben mit dem Therapeuten, erwägt deren Folgen (z.B. Ausmaß und Dauer der Verärgerung des Partners) und wie eventuellen Schwierigkeiten zu begegnen ist. Dann ist die Therapie ein gemeinsames Problemlösen, bei dem der Patient der Initiator und Handelnde ist. Wo immer möglich sollte dieses Niveau für den therapeutischen Prozeß gewählt werden, bei schweren Störungen ist dies in der ersten Hälfte der Therapie oftmals nicht möglich. *Sulz* (1987) hat die Selbstkontrolltherapie bei Ängsten, Zwängen und Depressionen beschrieben.

4.1.2 Grundzüge des verhaltenstherapeutischen Vorgehens

Am Beispiel einiger typischer Fälle soll *das therapeutische Vorgehen* in der Verhaltenstherapie dargestellt werden:

Herr B. hatte *Panikattacken* in Form nächtlicher Angstzustände mit der Befürchtung, den Herztod zu erleiden. Er war 43 Jahre alt, sehr freundlich, rücksichtsvoll, Aggressives ablehnend, bedacht auf gute soziale Anpassung, sehr pflichtbewußt, wollte es anderen recht machen, nicht anecken, Harmonie war das Wichtigste. Er war Geschäftsführer einer Handwerksfirma, beruflich sehr belastet durch den hektischen Betrieb. Er war verheiratet, hatte 2 Kinder, war sehr häuslich. Er berichtet über Schmerzen im Brustkorb, Angst vor dem Herztod, Atemnot, Hitzegefühl, Schwindel, schneller Puls, dies komme 2mal wöchentlich vor, sowohl am Wochenende als auch unter der Woche tagsüber. Die Beschwerden bestünden seit 5 Jahren, damals sei die Arbeitsbelastung extrem groß gewesen. Neben der starken Arbeitsbelastung wurde damals bekannt, daß sein 75jähriger Vater ein Karzinom hat.

Die Ehe war harmonisch, seine Söhne gediehen gut, seine Familie war der ruhende Pol. Der Betrieb lief erfolgreich, es bestand ein gutes Einvernehmen mit dem Compagnon. Jede Woche besuchte er zusammen mit seinen Brüdern den Vater, um ein Stück „zu Hause aufzutanken".

Es bestand ein enges Familienleben (ich habe kein Hobby, das mich von der Familie wegführt). Außenkontakte im Laufe der Ehe wurden reduziert. Er wollte jetzt den Beruf reduzieren, um noch mehr Zeit für die Familie zu haben. Seine Überlebensschlußfolgerung war: „Zwischenmenschliche Konflikte müssen vermieden werden, ich als der Klügere gebe halt nach. Oberstes Ziel ist äußere Harmonie, möglichst mit allen Menschen, je wichtiger die Bezugsperson, um so wichtiger ist Harmonie. Statt Streit, bringe ich sehr viel Leistung, dadurch verhindere ich beim anderen Unzufriedenheit und Unfrieden". Die Therapie bestand in der *Vermittlung kognitiver Angstbewältigung*. Der Patient sollte Angstsituationen aufsuchen und dort folgendes Schema (*Sulz* 1987) anwenden:

1. Wahrnehmen der Vorboten der Angst:
„Ich spüre wieder die Unruhe. Meine Hände werden zittrig. Mein Mund wird trocken."

2. Akzeptieren der Angst:
„Ich wehre mich nicht gegen die Angst. Es darf sein, daß ich Angst habe. Es ist einfach wahr, daß ich Angst habe."

3. Entscheidung, in der Situation zu bleiben:
„Ich bleibe da, ich setze mich der Angst aus. Ich will lernen, mit der Angst umzugehen. Ich will es schaffen."

4. Beobachten, wie die Angst verschwindet:
„Ich beobachte die Angst, wie sie zunächst ansteigt, obwohl die Situation harmlos ist. Ich brauche nichts zu tun — nur abwarten, bis sich die Angst erschöpft hat. Sie nimmt allmählich ab."

5. Selbstbewertung und Selbstbelohnung:
„Es ist ein gutes Gefühl, das geschafft zu haben. Nach dieser Erfahrung fühle ich mich schon etwas stärker."

Die *Durchführung* erfolgte in 8 Schritten:

1. Wissensvermittlung über Angst und ihre physiologischen Korrelate.
2. Erklärungsmodell der Phobie und der Angstattacken vermitteln.
3. Entspannungstraining.
4. Vorbesprechung der Konfrontationsübungen.
5. Erarbeiten des Schemas zur kognitiven Angstbewältigung.
6. Üben in der Therapiesitzung: a) Gymnastik bis Puls 150/Min. (hoher Puls ist Angst auslösend), b) bei nächtlichen Angstzuständen.
7. Häusliches Üben: a) bei Gymnastik, Sport, Sauna, b) bei natürlichen Angstanfällen, c) das neue Denkmodell durcharbeiten.
8. Bearbeiten anderer Probleme (Selbstbehauptung, Gefühle ausdrücken).

Verlauf der Behandlung:

Zeitpunkt	Anzahl	Angstattacken
4 Wochen Basislinie	2mal	wöchentlich
Nach 4 Wochen Therapie	1mal	wöchentlich
Nach 8 Wochen Therapie	2mal	monatlich
Nach 16 Wochen	1mal	monatlich
Nach 32 Wochen	1mal	pro Vierteljahr
Katamnese nach 1 Jahr	1mal	pro Jahr

Frau S. hatte eine *soziale Phobie*. Die 28jährige Sekretärin wirkte kindlich brav, schüchtern, kaum Augenkontakt herstellend, saß mit hochgezogenen Schultern, sie hielt sich für unfähig, unbeachtet, sowohl privat als auch beruflich.

Die Patientin berichtete über große Angst im Umgang mit einer neuen Vorgesetzten, sie war seither beruflich wesentlich schlechter geworden, sie traute sich nicht, dagegen zu reden, auch wenn die Vorgesetzte nicht recht hatte. Sie ging nie allein ins Kino, in Cafés, Restaurants — bzw. entwickelte dann Angst. Sie traute sich im Geschäft nicht zu sagen, daß sie jetzt dran sei, stand in der U-Bahn sofort auf, wenn kaum ältere Leute einstiegen.

Die meisten sozialen Ängste und Unsicherheiten bestanden schon seit der Kindheit. Akut wurden die massiven Ängste, Vermeidung und Rückzug durch die neue Vorgesetzte, die etwa vor 1 Jahr in die Firma eintrat.

Die Therapie bestand in einem *Training sozialer Kompetenz*. Ziel war der Abbau der Angst vor Kontakten, vor Kritik und Versagen sowie der Aufbau der Fähigkeit, Forderungen stellen zu können bzw. zu ungerechtfertigten Forderungen anderer nein sagen zu können. Damit verbunden war die Korrektur einer Wertorientierung, die größtmögliche Anpassung verlangt und andernfalls Schuldgefühle induziert. In Anlehnung an das Programm von *Ullrich de Muynck* et al. (1980) wurden praktische Übungen mit aufsteigender Schwierigkeit durchgeführt, z.B.: einen guten Bekannten für eine gute Eigenschaft loben; eine Bitte eines Kollegen ablehnen; einen guten Freund kritisieren; die ungerechtfertigte Kritik eines Vorgesetzten zurückweisen; auf ein immer wiederkehrendes Vorwurfsverhalten eines Familienmitglieds einwirken; sich der ständigen Überfürsorglichkeit eines Familienmitglieds entziehen etc.

Jede Übung wurde zunächst konkret vorbesprochen, dann in der Therapiesitzung im Rollenspiel geübt, wobei der Therapeut zuerst das angestrebte Verhalten vormachte.

Erst als die Patientin das neue Verhalten so gut konnte, daß sie in der nun aufzusuchenden natürlichen Lebenssituation nicht scheitern wird, erhielt sie die Aufgabe, diese Situation allein zu üben. Die nächst schwierigen Übungen setzen das Beherrschen der leichteren voraus, wobei letztere ständig weiter geübt werden sollen. Durch dieses ausgiebige Üben im Sinne eines Überlernens (weiter üben, auch wenn man es schon gut kann) entsteht einerseits eine solide Basis durch eine Lernpyramide (die Erfahrung, das Erreichte schon oft genug geschafft zu haben, nimmt Angst und gibt Selbstsicherheit). Zudem ist nur durch sehr häufiges Weiterüben das neue Verhalten im Sinne der Gewohnheitsbildung in das aktive Handlungsrepertoire aufzunehmen. Deshalb sind bei sozialen Ängsten Kurzzeittherapien nicht angezeigt. Verhaltenstherapien scheitern, wenn sie dem Patienten nur zeigen, wie etwas geht, bzw. daß er es eigentlich kann, ohne dem Patienten zu helfen, das neue Verhalten dauerhaft zu übernehmen. Dies ist auch die Gefahr der neueren kognitiven und der erlebnisorientierten therapeutischen Strömungen. Diese Patientin benötigte 60 wöchentliche Sitzungen, um weitgehend frei von klinisch relevanten sozialphobischen Symptomen zu sein. In den folgenden 2 Jahren verbesserte und stabilisierte sich ihr Zustand und ihr Sozialverhalten noch.

Frau L. litt unter einer neurotischen *Depression*. Sie war eine 35jährige Redakteurin, deren Beschwerden einsetzten, als der Partner begann, sich aus der Beziehung zu lösen. Sie berichtete über Niedergeschlagenheit, innere Unruhe, Insuffizienzgefühle, Selbstvorwürfe, leichte Erschöpfbarkeit und Interesselosigkeit. Als *Therapie* bot sich die Selbstkontrolltherapie (*Sulz* 1986) in Anlehnung an *Roth* u. *Rehm* (1986) an. In einem 1. Schritt wurde der Patientin ein Störungsmodell vermittelt, das als Begründung für die praktischen Therapiemaßnahmen diente (Abb. 4.4).

Die vertikale Verhaltensanalyse von Frau L. ist in Abb. 4.2 dargestellt.

Folgende 9 antidepressive *Strategien* (*Sulz* 1986) wurden der Patientin vermittelt:

Selbstbeobachtung:

1. Erinnern positiver Erlebnisse.
2. Die Erfahrung machen, daß positive Aktivitäten die Stimmung verbessern.
3. Bildliche Vorstellung kurz- und langfristiger positiver Konsequenzen geplanten Verhaltens.

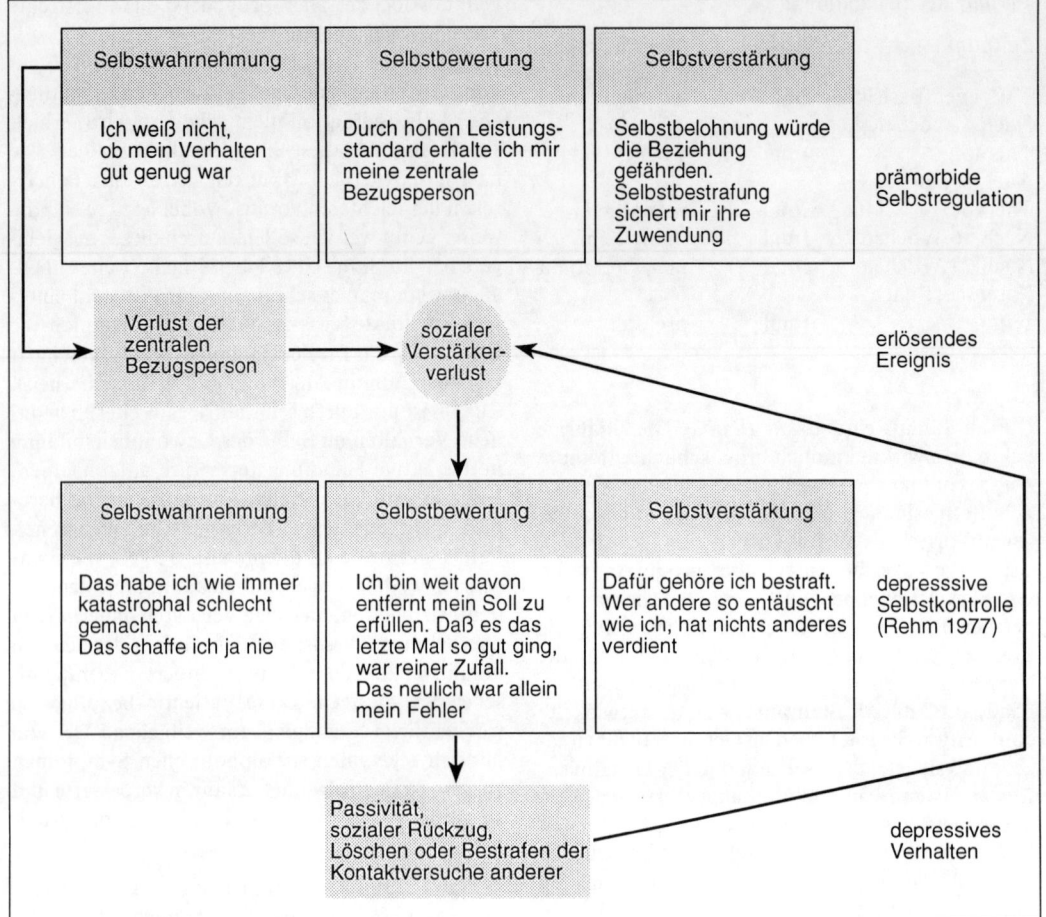

Abb. 4.4 Selbstregulationsmodell der Depression

Selbstbewertung:

4. Eigene Erfolge öfter als
   a) selbst herbeigeführt,
   b) aufgrund eigener stabiler Fähigkeiten und
   c) jederzeit wiederholbar
   einschätzen.
5. Mißerfolge öfter betrachten als
   a) von anderen herbeigeführt,
   b) halt einmal zufällig passiert,
   c) nicht eigener Unfähigkeit zuzuschreiben.
6. Ziele formulieren, die
   a) in der eigenen Macht stehen,
   b) erreichbar sind und
   c) positiv formuliert sind.
7. Ziele in Teilziele zerlegen, deren Erreichung durch konkrete Kriterien festgelegt ist.

Selbstverstärkung:

8. Positive Aktivitäten
   a) selbst sofort materiell belohnen,
   b) jedesmal sofort lobenden Satz formulieren.
9. Positive Aktivitäten auf überdauernde Eigenschaften zurückführen.

Im Therapiemanual von *Roth* u. *Rehm* (1986) sind eine Fülle von praktischen Übungen beschrieben, die je nach Gesundheitszustand des Patienten angewendet werden können. Die *Übungen* in der Therapiesitzung werden in abgewandelter Form vom Patienten allein täglich bis zur nächsten Sitzung durchgeführt. Ziel ist, täglich 1 Stunde für die Wiederherstellung der Gesundheit zu investieren:

Übungen in den Sitzungen 1 bis 10:

1. Patientin spricht über sich, berichtet über ihre Gedanken, Gefühle und Beschwerden in der Depression.
2. a) Patientin berichtet aus dem Gedächtnis ihre positiven Aktivitäten.
   b) Patientin vergleicht ihre Gedächtnisberichte mit ihren Protokollaufzeichnungen (selektive Erinnerung).
   c) Patientin gibt an, wann, wo, wie lange sie sich normalerweise an tägliche angenehme Ereignisse erinnert.
   d) Graphische Darstellung von Stimmung und Aktivität.
3. 4 Aktivitäten der vergangenen Woche ins Arbeitsblatt eintragen und kurz- und langfristige Folgen überlegen.
4. 3 Aktivitäten der vergangenen Woche, die mit besserer Stimmung einhergingen, für kommende Woche konkret planen.
5. a) Einschätzung der Verantwortlichkeit für 2 ziemlich wichtige positive Ereignisse der vergangenen Woche: Verantwortung der Umwelt stabil? Wie? Zu welchem Prozentsatz? Oder eigene Verantwortung zufällig?
   b) Dasselbe mit 2 unangenehmen Ereignissen.
6. und 7. Ein Ziel in Teilziele zerlegen.
8. Patientin nennt Ziele und Teilziele.
9. a) Patientin listet positive Aktivitäten auf mit kleinem, mittlerem, großem Aufwand (Schwierigkeiten).
   b) Patientin listet kleine, mittlere und große Belohnungen auf.
10. a) Listen von mindestens 5 positiven Eigenschaften erstellen.
    b) Verhaltensweisen nennen, die für diese Eigenschaften stehen.
    c) Selbstbeobachtungsprotokoll nehmen und positive Aktivitäten vorlesen, zu jeder einen positiven Satz sagen.

Nach 40 ambulanten 50minütigen Sitzungen war die Patientin beschwerdefrei. Im folgenden Jahr kam es zu einem kurzen Rückfall von 3 Tagen, den sie ohne Arztkontakt selbst bewältigen konnte. Die Einnahme von Antidepressiva hatte sie von vornherein kategorisch abgelehnt, so daß auf deren unterstützende Wirkung verzichtet werden mußte.

4.1.3 Ergebnisse zur Wirksamkeit

Von allen Psychotherapierichtungen hat die Verhaltenstherapie die stärkste Verwurzelung in der empirischen Forschung. Therapeutische Verfahren erfahren erst dann Verbreitung und werden erst dann zur Anwendung im klinischen Kontext empfohlen, wenn ihre *Wirksamkeit* in kontrollierten Studien belegt werden konnte. Für den biologisch ausgerichteten Psychiater ist es nur schwer vorstellbar, wie schwierig es im Bereich der Psychotherapie ist, kontrollierte Effektivitätsforschung zu aussagekräftigen Ergebnissen zu bringen. Tab. 4.1 beinhaltet Effektivitätsangaben von sehr unterschiedlicher Güte. Auf diese Problematik kann aber hier nicht weiter eingegangen werden. Als besonderes Problem erscheint die Behandlung von Borderline-Störungen — von psychoanalytischer Seite ausgiebig studiert. Mit dem dialektischen Verhaltenstherapieansatz von *Linehan* (1989) scheint erstmals eine wirksame Behandlung schwerer (meist suizidaler) Borderline-Patienten vorzuliegen. So blieben im Gegensatz zu allen anderen Therapien (36%) die meisten Patienten (86%) 1 Jahr lang in der Therapie — eine für diese Patientengruppe ungewöhnlich hohe Rate. In diesem Vergleich war auch die Häufigkeit parasuizidaler Handlungen während der 1jährigen Therapiezeit wesentlich geringer (0,23 versus 0,87 pro Monat).

4.1.4 Zusammenfassung

Verhaltenstherapie erfaßt heute als multimodaler Therapieansatz alle Erlebens- und Reaktionsweisen des Menschen und berücksichtigt auch sein Eingebettetsein in ein soziales System. Sie ist weniger durch ihre Techniken zur direkten Verhaltensänderung charakterisiert als durch eine verhaltenstheoretische Gesamtstrategie. Frühere vergleichende Metaanalysen der Wirksamkeit von Verhaltenstherapie haben fast nur die direkte ausschließliche Symptombehandlung untersucht, können also weniger zur Frage beitragen, wann Verhaltenstherapie indiziert ist. Die heutige Verhaltenstherapie vereint den Vorteil der raschen Symptomreduktion durch die direkte Symptombehandlung mit dem Einwirken auf die die Störung bedingenden und aufrechterhaltenden Faktoren, sei es intrapsychisch oder interpersonell. Ob für eine bestimmte Störung Verhaltenstherapie angewandt wird, hängt unter anderem davon ab, ob ausreichende Erfahrungsberichte über die Möglichkeiten der Verhaltenstherapie bei diesen Störungen vorliegen. Positive Erfahrungen liegen in reichlichem Umfang vor bei Angst (Angstneurose, Herzneurose, Agoraphobie, Sozialphobie, andere

Tabelle 4.1 Effektivität der Verhaltenstherapie (VT)

Störung	Verfahren	Ergebnis	Autor
Agoraphobie	Reizkonfrontation	75–82 % stark gebessert oder gebessert nach 4–5 Jahren	*Emmelkamp* u. *Kuipers* 1979
Panikattacke	Reizkonfrontation kognitive Verfahren	VT ist einer nicht-spezifischen psychol. Therapie + Medikation überlegen	*Margraf* u. *Ehlers* 1986
Zwangsneurose	Reizkonfrontation	80 % stark gebessert oder gebessert nach 1/2–5 Jahren	*Reinecker* 1990
Neurotische Depression	verstärkerorientierte und kognitive VT	60–80 % deutlich gebessert	*Hautzinger* u. *de Jong-Meyer* 1990
Borderline-Persönlichkeit	dialektische VT	Suizidversuchshäufigkeit sinkt um 75 %	*Linehan* 1989
Alkoholismus	stationäre VT	50 % der planmäßig entlassenen Patienten nach 4 Jahren noch abstinent	*Jung* u. *Bühringer* 1989
Drogensucht	stationäre VT	37 % Abstinenz nach 1 Jahr, 24 % nach 8 Jahren	*Klett* 1987
Bulimie	komplexe VT-Programme	35 % Symptomfreiheit	*Paul* u. *Jacobi* 1989
Schlafstörungen	progressive Muskelentspannung, Selbstkontrolltechniken	Wirksamkeit in 20 Studien belegt	*Schindler* u. *Hohenberger-Sieber* 1985
Ehekrise	Paartherapie	72 % verbesserte Ehequalität (28 % in den Kontrollgruppen)	*Rosenthal* u. *Rubin* 1982
Funktionelle Sexualstörungen	Vorgehen nach *Masters* u. *Johnson*	98 % bei Ejaculatio praecox 83 % bei primärer Anorgasmie 77 % bei sekundärer Anorgasmie	*Masters* u. *Johnson* 1977

Phobien), Depression, Zwang, Eßstörungen, Sexualstörungen, Alkohol- und Drogenabhängigkeit. Außerdem konnte sie erfolgversprechende Behandlungsstrategien bei Schmerzsyndromen, verschiedenen funktionellen körperlichen Störungen und psychosomatischen Krankheiten entwickeln. Auch im Bereich der Schizophrenie und endogenen Depression liegen positive Berichte vor (s. Kap. 7.13 und Kap. 8.13). Den aktuellsten Stand der Verhaltenstherapie spiegelt die dialektische Therapie von Borderline-Störungen *M. Linehans* wider (1989).

Literatur

Bandura, A.: Sozial-kognitive Lerntheorie. Klett/Cotta, Stuttgart 1979

Emmelkamp, P.M.G., Kuipers, A.C.M.: Agoraphobia: A follow-up study four years after treatment. Brit. J. Psychiat. 134 (1979) 352–355

Grawe, K.: Die diagnostisch-therapeutische Funktion der Gruppeninteraktion in verhaltenstherapeutischen Gruppen. In: *K. Grawe* (Hrsg.): Verhaltenstherapie in Gruppen. Urban & Schwarzenberg, München 1980, S. 88–223

Hautzinger, M., de Jong-Meyer, R.: Depressionen. In: *H. Reinecker* (Hrsg.): Lehrbuch der Klinischen Psychologie. Verlag für Psychologie, Göttingen 1990, S. 126–165

Jung, U., Bühringer, G.: Ergebnisse stationärer Verhaltenstherapie Alkoholabhängiger 4 Jahre nach Entlassung. In: *I. Hand, H.-U. Wittchen* (Hrsg.): Verhaltenstherapie in der Medizin. Springer, Berlin 1989, S. 358–375

Klett, F.: Langzeitverläufe bei Drogenabhängigen bis zu 10 Jahren nach Behandlungsende. In: *D. Kleiner* (Hrsg.): Langzeitverläufe bei Suchtkrankheiten. Springer, Berlin 1987, S. 162–178

Lacey, J.H.: The bulimic syndrome at normal body weight: reflections on pathogenesis and clinical features. Int. J. Eating Disord. 2 (1982) 69–66

Linden, M., Hautzinger, M.: Psychotherapie-Manual. Springer, Berlin 1981

Linehan, M.: Dialektische Verhaltenstherapie bei Borderline-Persönlichkeitsstörungen. Prax. Klin. Verh. med. Rehab. 8 (1989) 220–227

Margraf, J., Ehlers, A.: Erkennung und Behandlung von akuten Angstanfällen. In: *J.C. Brengelmann, G. Bühringer* (Hrsg.): Therapieforschung für die Praxis 6. Röttger, München 1986

Masters, W.H., Johnson, V.E.: Ethical issues in sexual therapy and research. Little, Brown, Boston 1977

Paul, T., Jacobi, C.: Verhaltenstherapeutische Maßnahmen bei Eßstörungen. In: *I. Hand, H.-U. Wittchen* (Hrsg.): Verhaltenstherapie in der Medizin. Springer, Berlin 1989, S. 327–347

Reinecker, H.: Zwangshandlungen und Zwangsgedanken. In: *H. Reinecker* (Hrsg.): Lehrbuch der klinischen Psychologie. Hogrefe, Göttingen 1990, S. 107–125

Rehm, L.P.: A self-control model of depression. Behav. Ther. 8 (1977) 787–804

Rosenthal, R., Rubin, D.B.: A simple, general purpose display of magnitude of experimental effect. J. Ed. Psychol. 79 (1982) 166–169

Roth, D., Rehm, L.P.: Therapiemanual zur Selbstkontrolltherapie der Depression in Gruppen. In: *S.K.D. Sulz* (Hrsg.): Verständnis und Therapie der Depression. Reinhardt, München 1986, S. 165–202

Schindler, L., Hohenberger-Sieber, E.: The need of a multifaceted behavioral approach for the treatment of insomnia. In: *W.P. Koella, E. Rüther, H. Schulz* (eds.): Sleep '84. Fischer, Stuttgart 1985

Sulz, S.K.D.: Selbstkontrolltherapie der Depression. In: *S.K.D. Sulz* (Hrsg.): Verständnis und Therapie der Depression. Reinhardt, München 1986, S. 150–164

Sulz, S.K.D.: Psychotherapie in der klinischen Psychiatrie. Thieme, Stuttgart 1987

Sulz, S.K.D.: Das Verhaltensdiagnostiksystem VDS: Von der Anamnese zum Therapieplan. CIP Medien, München 1992

Sulz, S.K.D., Lauter, H.: Stationäre Verhaltenstherapie der Depression – Ein multimodaler Ansatz in der klinischen Praxis. Psychiat. Prax. 10 (1983) 33–40

Sulz, S.K.D., Kraemer, S., Bittner, R., Michl, R., Wachinger, A.: Ein verhaltenstherapeutischer Ansatz in der Therapie chronisch Schizophrener – eine kontrollierte Therapiestudie. In: *S.K.D. Sulz* (Hrsg.): Psychotherapie in der klinischen Psychiatrie. Thieme, Stuttgart 1987, S. 151–162

Ullrich de Muynck, R., Ullrich,R., Grawe, K., Zimmer, D.: Soziale Kompetenz. Experimentelle Ergebnisse zum Assertiveness Training Programm ATP. Pfeiffer, München 1980

Wright, J.G., Beck, A.T.: Kognitive Therapie. In: *S.K.D. Sulz* (Hrsg.): Verständnis und Therapie der Depression. Reinhardt, München 1986

4.2 Psychoanalytische Therapieverfahren

P. Götze

4.2.1 Die theoretischen Grundannahmen der psychoanalytischen Therapie

1896 benutzte *S. Freud* (1856–1939) zum 1. Mal den Begriff der *Psychoanalyse,* um eine Methode zur Erforschung psychischer Vorgänge, eine Theorie menschlichen Erlebens und Verhaltens und eine Methode zur Behandlung psychischer Störungen zu kennzeichnen (*Hoffmann* 1987). Auf letzteres soll hier näher eingegangen werden.

Ein kurzer, sehr vereinfachender Exkurs über die *psychoanalytische Neurosentheorie Freud*s sei zum besseren Verständnis der psychoanalytischen Therapie vorangestellt. Eine ausführliche Darstellung, auch unter Berücksichtigung der verschiedenen psychoanalytischen Schulen findet sich z.B. bei *Nagara* (1974).

Das klassische psychoanalytische Konfliktmodell der Neurosenentstehung nach *Freud* ist triebdynamisch orientiert. Es besagt, daß in den ersten Lebensjahren das Kind mit seinen autonomen Bedürfnissen zu den Haltungen, Einstellungen und Bedürfnissen seiner Bezugspersonen in einen offen oder intrapsychisch erlebten psychosozialen Konflikt gerät, dem das Kind nur dadurch begegnen kann, indem es seine eigenen Bedürfnisse aufgibt, anpaßt oder abwehrt. Der frühkindliche Konflikt wird nicht angemessen bewältigt, sondern dem Bewußtsein als unerträglich (weil angsterzeugend) entzogen. Identifikatorische Prozesse spielen hierbei eine ganz entscheidende Rolle.

Im späteren Verlauf des Lebens kommt es in emotional analogen, durch Schwächung der psychischen Abwehr nicht mehr kompensierbaren Belastungssituationen zu Reaktualisierungen der verdrängten ungelösten frühkindlichen Konflikte; nunmehr jedoch auf der bewußten Ebene chiffriert in Form von neurotischen Symptombildungen, Charakter- und Verhaltensstörungen. Dabei haben die Art und die Ausprägung der neurotischen Störungen nichts Beliebiges an sich, sondern sie sind abhängig von der Auslösesituation, von den individuellen Bedingungen der psychophysischen und sozialen Realität sowie von konstitutionellen Faktoren und unter psychogenetischen Aspekten von der psychosexuellen Entwicklungsphase, während der der frühkindliche Konflikt ursprünglich aufgetreten und abgewehrt worden war. Der Erwachsene ist so in seinem neurotischen Erleben und Verhalten durch eine ihm unbewußte Regression auf einer frühkindlichen Entwicklungsstufe fixiert.

Über das klassische psychoanalytische Konfliktmodell hinaus werden manche neurotische Symptombildungen aber auch als unbefriedigende korrektive Folgen von sog. Entwicklungsschäden (*„Entwicklungsdefekte"* nach *A. Freud* 1968), bzw. von *„strukturellen Ich-Störungen"* (*Fürstenau* 1977) i.S. der "frühen Störung" durch direkte Traumatisierungen und Defizite in der Zeit der Herausbildung der Persönlichkeitsstrukturen angesehen. In diesem Sinne entsprechen die Symptome der Borderline-Persönlichkeitsstörungen, der narzißtischen Neurosen, der süchtigen Entwicklungen und der Perversionen quasi ich-strukturellen Prothesen.

Dem klassischen psychoanalytischen Konfliktmodell liegt die *Freud*sche Strukturtheorie vom Ich, Es, Über-Ich als den 3 intrapsychischen Instanzen der Persönlichkeit zugrunde (*S. Freud* 1923, s. 1967). Sie sind der *„seelische Ort"* des Realitätsbezuges, der (triebverbundenen) Emotionalität und des Gewissens. Dieses sehr vereinfacht dargestellte, statisch anmutende *„Seelenmodell"* ist schon bei *Freud* sehr komplex und dynamisch gedacht und später weiterentwickelt und modifiziert worden. Hier sind vor allem die *„Ich-Psychologie"* (*Erikson* 1950, s. 1966; *Hartmann* 1950, s. 1972; *Rapoport*, s. in Gill 1967; *Blanck* u. *Blanck* 1974, s. 1978; ein systematischer Überblick findet sich bei *Drews* u. *Brecht* 1975), die *„Selbst-Psychologie"* (*Jacobson* 1964, s. 1973; *Kohut* 1971, s. 1973, 1979; neue Aspekte finden sich auch bei *Deneke* 1989) und die *„Objektbeziehungs-Psychologie"* (*Kernberg* 1975, s. 1978) zu erwähnen.

Diese Theorien sind heute für das Verständnis und in der Behandlung neurotischer Störungen unverzichtbar. Sie erweitern nicht nur die *Freud*sche Strukturtheorie, sondern auch die ausschließlich triebdynamisch orientierte (psychosexuelle) Entwicklungstheorie (orale, anale, ödipale Phase, Latenz und Pubertät).

Daß der frühkindliche Konflikt — weil ungelöst und zu gefährlich — symptombildend chiffriert und damit dem Bewußtsein entzogen wird, ist auf die schon erwähnten sog. Abwehrmechanismen des Ichs zurückzuführen (Verdrängung, Verleugnung, Rationalisierung, Intellektualisierung, Projektion, Spaltung, Isolierung, Verschiebung, Reaktionsbildung u.a.; *A. Freud* 1936, s. 1959). Diese Abwehrmechanismen treten selten allein auf, erst in der Verbindung zu komplexen Abwehrformatio-

nen und -prozessen entsteht eine mehr oder weniger charakteristische Abwehr bestimmter neurotischer Krankheitsbilder. Eine zusammenfassende Darstellung der psychoanalytischen Neurosentheorien findet sich z.B. bei *Fenichel* (1935, 1974–1979), *Loch* et al. (1967) und bei *Kuiper* (1969).

Während die *psychoanalytische Therapie* anfänglich symptomorientiert war, wurden mit zunehmendem Wissen über die Entstehung der neurotischen Symptome neben deren Beseitigung überwiegend Veränderungen in den Persönlichkeitsstrukturen als kausal orientiertes Therapieziel angestrebt, da diese in unmittelbarer Beziehung zur Entstehung und Aufrechterhaltung der Symptome gesehen wurden. Heute ist die Therapie unter besonderer Berücksichtigung der Selbst-Psychologie noch stärker auf das Erreichen eines angemessenen Selbstverständnisses und Selbstwertgefühls ausgerichtet sowie auf die Entwicklung der Fähigkeit, das „Identitätsselbst" (*Deneke* 1989) deutlicher wahrzunehmen. Grundsätzlich aber gilt es, den hinter den Symptomen stehenden unbewußten affektbesetzten frühkindlichen Konflikt aufzudecken und durchzuarbeiten.

Mit welchen Mitteln können diese Ziele auf dem Hintergrund der psychoanalytischen Theorie in der therapeutischen Situation erreicht werden?

Durch das *freie Assoziieren* tauchen lebensgeschichtlich geradezu „zeitlos" und vom Ich unzensiert Einfälle und Gedanken, Affekte und Gefühle, Phantasien und Träume im Bewußtsein auf.

Dieses zuvor abgewehrte neurosenrelevante Material wird im psychoanalytischen Dialog durch therapeutische Interventionen (Klärungen, Konfrontationen, Deutungen, Rekonstruktionen u.a.) mit der neurotischen Symptomatik in einen Bedeutungszusammenhang gestellt, wodurch die Dechiffrierung der neurotischen Symptomatik erst möglich wird. Dabei ist wesentlich, daß der Analytiker während der Therapie als reale Person vom Patienten nur eingeschränkt wahrgenommen wird (Abstinenzverhalten des Therapeuten). Dennoch tauchen Gedanken und Gefühle zum Therapeuten auf, die aber mit dessen Realität wenig zu tun haben, um so mehr jedoch mit den in der Lebensgeschichte des Patienten emotional als bedeutsam erlebten Personen. Wir sprechen dann von *Übertragungen* oder von Übertragungsphänomenen, die in einer längeren Behandlung zur Entfaltung einer therapeutisch gewünschten *Übertragungsneurose* führen, in deren Schutz die oben beschriebene psychoanalytische Arbeit unter Einschluß der Übertragungsanalyse am nunmehr reaktualisierten neurotischen Konflikterleben und -verhalten erfolgen kann. Die Reinszenierung der frühkindlichen Konflikte in der psychoanalytischen Situation setzt aber immer eine *therapeutische Regression* voraus, die durch das psychoanalytische Setting erst ermöglicht wird.

Zugleich ist es erforderlich, daß der Analytiker all das reflektiert, was der Patient in ihm an Empfindungen auslöst. Wir bezeichnen diese Reaktionen des Analytikers als *Gegenübertragungen.* Vor allem sind die Gegenübertragungsgefühle für den diagnostischen und therapeutischen Prozeß bedeutsam, weil sie Aspekte der neurotischen Beziehungsprobleme widerspiegeln und so dem Analytiker emotional erfahrbar und einer Deutung im Zusammenhang mit Übertragungsphänomenen zugänglich werden.

Alle Phänomene, die der therapeutischen Arbeit i.S. der Aufrechterhaltung der neurotischen Symptomatik entgegenstehen, bezeichnen wir als *Widerstand.* Die Widerstände in der Therapie sind dem Patienten unbewußt und entsprechen seiner neurotischen Abwehr.

Die Arbeit an den Widerständen, die sog. *Widerstandsanalyse,* steht noch vor der Übertragungsanalyse im Vordergrund der Therapie. *Fenichel* (1935) spricht hier von der „Daß-Wie-Warum-Was-Regel". *S.O. Hoffmann* (1987) faßt es in Worte: Die Regel „besagt, daß in der Deutung des Widerstandes dem Patienten zuerst gezeigt werden muß, *daß* er abwehrt (= Konfrontation), *wie* er abwehrt (= Klärung), *warum* er abwehrt (= Widerstandsdeutung) und schließlich *was* er abwehrt (= inhaltliche Deutung)".

Wichtige Voraussetzungen für die psychoanalytische Behandlung sind nicht nur der Wunsch nach Heilung und die Bereitschaft des Patienten, sich auf die eigene Lebensgeschichte im psychoanalytischen Setting einzulassen (sog. Arbeits- oder Behandlungsbündnis), sondern auch die Fähigkeit zur *Ich-Spaltung* in der Therapie, d.h. daß der Patient sowohl das Auftauchen als auch das notwendige Durcharbeiten der zuvor unbewußten Konflikte und „Wahrheiten" bewußt als krankheits- und therapieimmanent aus einer erlebenden und zugleich beobachtenden Position heraus wahrnehmen und verstehen kann, um letztlich einen Zuwachs an Erkenntnis und Einsicht zu erhalten. Erst daraus erwächst schließlich dem Patienten die Fähigkeit, neurotisches Erleben und Verhalten nachhaltig verändern zu können. Dabei ist immer daran zu denken, daß bloßes emotionsloses Erinnern und Verstehen zu keiner bleibenden Veränderung führen kann.

Eine hervorragende Einführung in die Grundbegriffe der psychoanalytischen Therapie findet sich bei *Sandler* et al. (1973).

4.2.2 Die psychoanalytischen Einzeltherapieverfahren

4.2.2.1 Die „klassische" Psychoanalyse (Standardverfahren)

Die weiter unten angeführten psychoanalytischen und psychoanalytisch orientierten Behandlungsverfahren haben ihre gemeinsame Wurzel in der sog. klassischen Psychoanalyse. Insofern beziehen sich die im vorangegangenen Kapitel bereits gegebenen Ausführungen zur psychoanalytischen Therapie auch in erster Linie und uneingeschränkt auf das klassische psychoanalytische Verfahren. Es erfolgen daher hier nur noch einige Ergänzungen (vgl. Tab. 4.2): Im psychoanalytischen Setting liegt der Patient in möglichst entspannter Haltung auf der Couch, der Analytiker sitzt außerhalb des Blickfeldes direkt oder etwas schräg dahinter. Der Therapeut verhält sich eher „passiv" bei gleichschwebender Aufmerksamkeit und mit wohlwollender Neutralität auch in seinen verbalen Interventionen. Bezüglich seiner eigenen Person zeigt er sich weitgehend abstinent. Der Patient bestimmt das Stundenthema.

Die therapeutische Atmosphäre ist in der Vorgabe entspannt und „zeitlos"; sie ist in dieser Form und Ausstrahlung für die freie Assoziation und für die Entwicklung sowohl der therapeutischen Regression als auch der Übertragungsneurose unerläßlich.

Die Ausrichtung der therapeutischen Arbeit erfolgt kernkonfliktorientiert unter triebdynamischen und strukturellen Aspekten; das therapeutische Ziel ist eine Symptomaufhebung mit entsprechenden Veränderungen in den triebdynamischen und strukturellen Anteilen der Persönlichkeit.

Die einzelne Behandlungsstunde dauert in der Regel 50 Minuten bei 3 bis 6 Stunden/Woche. Die Gesamtstundenzahl beträgt 400 bis 800 bei einer Dauer von 3 bis 5 Jahren.

Für eine „klassische" psychoanalytische Behandlung als geeignet gelten seit *S. Freud* unverändert die Neurosen, die wegen der ausgeprägten Fähigkeit zur Übertragung auch als sog. Übertragungsneurosen bezeichnet werden. Hierzu zählen wir in erster Linie die hysterischen, phobischen, einen Teil der zwangsneurotischen und die meisten neurotisch-depressiven Krankheitsbilder. Sog. frühe Störungen, vor allem mit ausgeprägteren ich-strukturellen Defekten, sind selten geeignet, da diese Patienten meist zur notwendigen therapeutischen Ich-Spaltung nicht fähig sind. Hierunter fallen vor allem die Borderline- und narzißtischen

Tabelle 4.2 Unterschiede zwischen psychoanalytischen Kurz- und Langzeitverfahren

Kriterien	„Klassische" Psychoanalyse (Standardverfahren)	Psychoanalytische Psychotherapie	Psychoanalytische Kurztherapie (z.B. Fokaltherapie)
Zeitdauer	„zeitlos" 3–5 J.	„zeitlos" 2–5 J.	zeitbegrenzt „Monate"
Frequenz	3–6x/Wo	1–2x/Wo	1x/Wo
Stundenzahl	400–800 Std.	100–300 Std.	10–40 Std. (20–30)
Setting	Liegen	Sitzen	Sitzen
Diagnostische Besonderheiten	–	–	Formulierung eines „Fokus" auf der aktuellen gemeinsamen Verstehensebene
Therapeutischer Enthusiasmus	(+)	(+)	+
Haltung des Therapeuten	„passiv"	„passiv"	„aktiv"
Aufmerksamkeit (Therapeut)	„gleichschwebend"	„gleichschwebend"	„gerichtet", „selektiv", „fokussierend"
Assoziation (Patient)	„frei"	„frei"	„gerichtet"
Ausrichtung der therapeutischen Arbeit	Kernkonflikt-orientiert (triebdynamisch u. strukturorientiert)	Kernkonflikt-orientiert (triebdynamisch u. strukturorientiert)	Fokalkonflikt-orientiert (evtl. sekundär den Kernkonflikt berührend)
Regression	+	(+)	–
Gegenübertragung	+	+	+
Übertragungs-			
-neurose	+	(+)	–
-phänomene	+	+	+
– positive Ü.	+	+	+
– negative Ü.	+	+	–/+
Deutungen			
– Traum-	+	(+)	(+)
– genetische	+	+	+
– Übertragungs-	+	+	(+)
Widerstandsanalyse	+	+	+
Therapie-Ziel	umfassend	weitgefaßt	begrenzt
– Symptombesserung	+	+	+
– strukturelle u. triebdynamische Veränderung der Persönlichkeit	+	(+)	–/+

Persönlichkeitsstörungen, die Perversionen, die Süchte und selbstverständlich auch die endogenen Psychosen. Auch ist das psychoanalytische Standardverfahren für die meisten Formen der Angstneurose, der Persönlichkeitsstörungen (Psychopathien, Charakterneurosen) und der körperlichen Funktionsstörungen psychischen Ursprungs sowie der psychosomatischen Erkrankungen im engeren Sinne nicht die Therapieform der 1. Wahl.

Das klassische psychoanalytische Verfahren fordert vom Therapeuten und vom Patienten einen ungewöhnlich hohen zeitlichen und vom Patienten auch einen hohen finanziellen Aufwand. Wenngleich heute in der Bundesrepublik Deutschland das Standardverfahren über eine Begutachtung abrechnungsfähig geworden ist, so steht es der Häufigkeit nach doch nicht mehr an 1. Stelle der psychoanalytischen Therapieformen. Als Lehr- und Forschungs-„Instrument" ist das Standardverfahren jedoch unverzichtbar, es behält auch weiterhin seine hohe Bedeutung im Einzelfall, insbesondere aber in der Behandlung von sog. Multiplikatoren, also von Neurose-Kranken in sozial verantwortlichen Positionen, worauf schon *Freud* hingewiesen hat.

4.2.2.2 Psychoanalytische Psychotherapie

Freud und die Psychoanalytiker der 1. Generation waren sich darüber im klaren, daß die Psychoanalyse als eine Methode zur Erforschung psychischer Vorgänge und als eine Theorie menschlichen Erlebens und Verhaltens einer hohen Wertschätzung sicher sein dürfte, als Behandlungsmethode psychischer Störungen jedoch auf die Zukunft hin nur eine unter vielen sein wird. Dies lag mit daran, daß die Analysen parallel zum Zugewinn an psychoanalytischem Wissen immer länger und die therapeutischen Ziele immer weiter und unschärfer formuliert wurden. Schon früh tauchte so der Wunsch nach einer weniger zeitaufwendigen Behandlungsmethode neurotischer Störungen auch für die große Zahl der Patienten aus den mittleren und unteren sozialen Schichten auf. Gleichsam aus der sozialen Not geboren entwickelten sich eigenständige psychoanalytische Therapieformen, bei denen heute die Indikation positiv und nicht mehr durch Ausschluß erfolgt (*Hoffmann* 1987). Die Unterschiede in den theoretischen Ansätzen und in der Technik des therapeutischen Vorgehens bei den neuen psychoanalyse-modifizierten Therapieformen sind nicht so groß, als daß sie hier differenziert dargestellt werden sollten (*psychoanalytisch orientierte Psychotherapie; analytische Psychotherapie,*

Schultz-Hencke 1951; *dynamische Psychotherapie, Dührssen* 1972; *niederfrequente psychoanalytische Langzeittherapie, Hoffmann* 1987).

Das allen Gemeinsame soll hier unter dem Begriff der psychoanalytischen Psychotherapie herausgestellt werden (vgl. Tab. 4.2).

Im Gegensatz zur Psychoanalyse sitzen sich in der psychoanalytischen Psychotherapie Patient und Therapeut gegenüber. Die Sitzungen finden 1 bis 2mal/Woche statt, die Gesamtstundenzahl beträgt 100 bis 300 bei einer Dauer von 2 bis 5 Jahren.

Ein entscheidender Unterschied zur Psychoanalyse bezüglich der Technik der Therapie besteht in dem Bemühen, regressive Neigungen zwar zuzulassen, nicht aber eine tiefergehende Regression. Allein das äußere Setting ist hier schon präventiv; die freie Assoziation, die Übertragungen und die Widerstände sind meist weniger stark ausgeprägt.

Auch in der psychoanalytischen Psychotherapie ist das Behandlungsziel eine Symptomaufhebung oder zumindest eine Symptomreduzierung, verbunden mit mehr oder weniger starken triebdynamischen und strukturellen Veränderungen der Persönlichkeit.

Die Indikation zur psychoanalytischen Psychotherapie stellt sich nicht nur bei einer weniger stark ausgeprägten Symptomatik, sondern auch und besonders bei Patienten mit sog. „frühen Störungen", bei denen wir eine tiefergehende therapeutische Regression aufgrund der vorhandenen Ich-Schwäche und/oder Ich-Defekte vermeiden müssen. Hierzu rechnen wir die Borderline- und narzißtischen Persönlichkeitsstörungen, manche Formen der neurotischen Depression, vor allem aber fast alle Formen der Angstneurose.

Darüber hinaus eignet sich die psychoanalytische Psychotherapie auch zur Behandlung von körperlichen Funktionsstörungen psychischen Ursprungs, während die Erfolge bei psychosomatischen Erkrankungen im engeren Sinne begrenzt sind. Hier muß meist hinsichtlich der therapeutischen Technik modifiziert und in Zusammenarbeit mit dem somatisch orientierten Mediziner vorgegangen werden.

Selbstverständlich können auch alle neurotischen Krankheitsbilder, bei denen die Indikation zum Standardverfahren gegeben ist, mit der Methode der psychoanalytischen Psychotherapie behandelt werden. Dies ist z.B. notwendig, wenn aus zeitlichen, finanziellen oder anderen Gründen eine Psychoanalyse nicht realisiert werden kann.

1988 konnte eine empirische Studie im Auftrag der Deutschen Gesellschaft für Psychotherapie, Psychosomatik und Tiefenpsychologie (DGPPT) aufzeigen, daß die Patienten der überwiegend niedergelassenen Analytiker mehrheitlich eine Behandlung mit 1 bis 3 Wochenstunden i.S. einer psychoanalytischen Psychotherapie erhielten. 7 % wurden mit dem klassischen Standardverfahren behandelt, 9 % mit einer Kurztherapie, 7 % standen in einer psychoanalytisch orientierten Beratung oder in einer Krisenintervention.

Auch die psychoanalytische Psychotherapie kann heute über ein Gutachtenverfahren abgerechnet werden.

4.2.2.3 Psychoanalytische Kurztherapie

Es war bereits ein Anliegen der Analytiker der 1. Generation, das klassische psychoanalytische Verfahren abzukürzen, um vielen Menschen in kurzer Zeit möglichst wirksam und nachhaltig helfen zu können. *Freud* selbst behandelte immer wieder einmal „kurztherapeutisch" (*Bruno Walter, Gustav Mahler*) und veröffentlichte auch einige sehr erfolgreich verlaufende Kurztherapien (die Krankengeschichten *„Katharina", „Dora", „Rattenmann"* u.a.), wenngleich er von einem kurztherapeutischen Konzept nicht sprach. Die damals auch von anderen Analytikern in der Frühzeit der Psychoanalyse publizierten Krankengeschichten vermitteln viel Enthusiasmus und Aktivität auf seiten der Analytiker ohne besondere Berücksichtigung von Widerstand, Übertragung und Gegenübertragung. Aus heutiger Sicht handelte es sich bei den Kurztherapien in der Frühzeit der Psychoanalyse wohl überwiegend um Übertragungsheilungen.

Die ersten systematischen Entwicklungen psychoanalytischer Kurztherapie in Theorie und Technik sind eng mit den Namen *Stekel, Ferenczi* („aktive Therapie"), *Rank* und *Alexander* („Konzept der korrigierenden emotionalen Erfahrung") verbunden. Aber alle Versuche — vor allem in den 20er Jahren —, das psychoanalytische Verfahren zu verkürzen, mißlangen.

Die heute verbreiteten Kurztherapien entstanden aus der Absicht heraus, psychoanalytische Kurztherapien mit *begrenzten* Zielen zu entwickeln, die sich in Theorie und Technik qualitativ vom klassischen Verfahren unterscheiden. In den zurückliegenden 30 Jahren war die Entwicklung psychoanalytischer Kurztherapien besonders mit den Namen *Balint* (1973), *Malan* (1976), *Bellak* und *Small* (1965, s. 1972), *Sifneos* (1972), *Davanloo* (1978) und *Mann* (1973, s. 1978) verbunden.

Im Gegensatz zur Langzeitanalyse und auch zur psychoanalytischen Psychotherapie ist den verschiedenen Konzeptionen der psychoanalytischen Kurztherapien gemeinsam, daß — wie es *Sifneos* ausdrückt — von einer umschriebenen Hauptklage,

die einem auf der aktuellen Verstehensebene formulierten aktuellen Problem entspricht, oder von einem fokalen Konflikt — wie es *Balint* nannte — ausgegangen wird, wodurch das zentrale Thema der Therapie bereits in der diagnostischen Phase gekennzeichnet ist.

Die Frage, ob das Adjektiv „psychoanalytisch" bei den verschiedenen Formen der Kurztherapie überhaupt zutreffend ist, läßt heute folgenden allgemeinen Konsens zu (Tab. 4.2):

Kurztherapien sind nicht als psychoanalytisch zu bezeichnen, wenn sie nur die psychoanalytische Theorie nutzen, z.B. in der Konfliktberatung und in der Krisenintervention. Psychoanalytisch können wir eine Kurztherapie nur dann nennen, wenn sie die psychoanalytische Methode anwendet. Zur Methode gehört, daß Widerstand, Übertragung und Gegenübertragung nicht nur erkannt, sondern auch analysiert und interpretiert und damit auch entsprechend der klassischen psychoanalytischen Therapiemethode direkt im Therapieprozeß nutzbar gemacht werden.

Im Gegensatz zur Langzeitanalyse sind bei psychoanalytischen Kurztherapien Stundenzahl und Stundenfrequenz begrenzt. Die Behandlungen dauern „Monate" mit im Mittel 10 bis 40 Stunden und finden im Sitzen statt.

Voraussetzung für eine erfolgreiche Kurztherapie scheint ein ausgeprägter Enthusiasmus auf seiten des Analytikers zu sein. Er hat sich in Therapieprozeß- und Therapieeffizienzstudien als prognostisch bedeutsam herausgestellt.

Die therapeutische Haltung bei der psychoanalytischen Kurztherapie ist „aktiver", die Aufmerksamkeit des Therapeuten „selektiver" und das Assoziieren des Patienten „gerichteter" als in der Langzeitanalyse.

Die therapeutische Arbeit ist mehr auf den aktuellen Konflikt bzw. auf den Fokalkonflikt zentriert. Der Kernkonflikt wird meist nicht berührt. Eine Regression wie auch die Ausbildung einer Übertragungsneurose werden aktiv vermieden. Hingegen sind Übertragungsphänomene erwünscht, vor allem positive. Traum- und Übertragungsdeutungen werden eher zurückhaltend gegeben. Die Widerstandsanalyse steht — vor allem bei *Davanloo* (1978) — ganz im Vordergrund der Behandlung. Das Therapieziel analytischer Kurztherapien ist im Vergleich zur psychoanalytischen Langzeitbehandlung begrenzt: Neben einer allgemeinen Symptombesserung werden nur sehr bedingt struktur- und triebdynamische Veränderungen der Persönlichkeit erwartet.

Allgemeine Voraussetzungen für eine psychoanalytische Kurztherapie sind neben einem hohen

Leidensdruck eine besonders hohe Motivation, eine hohe Fokalität, die Fähigkeit zum therapeutischen „Splitting", ein frühzeitig erkennbares Eingehen des Patienten auf Deutungen, das Fehlen einer starren Abwehrstruktur, die Herstellung eines Arbeitsbündnisses sowie „Enthusiasmus" auf seiten des Therapeuten.

Malan (1976) hat zwischen einer „konservativen" und einer „radikalen" Indikation unterschieden. Zur konservativen Indikation gehören kurz zurückreichende ödipale Konfliktsymptome, psychosoziale Krisen im weitesten Sinne sowie gute Ich-Funktionen. Zur radikalen Indikation gehören auch präödipale, schwerere und chronifizierte Störungen sowie labile, desintegrierte und ich-schwache Persönlichkeiten. Die radikale Indikation setzt jedoch ein hohes Maß an Strukturierung und Beschränkung in der Kurztherapie voraus, auch ist eine Supervision unerläßlich, um nicht zuletzt Therapieschäden durch ungeübte Therapeuten zu vermeiden.

Fast alle Vertreter kurztherapeutischer Verfahren* schließen Suchtkrankheiten, Psychosen, schwere chronifizierte Phobien und Zwänge sowie langfristig hospitalisierte Patienten aus. Patienten mit ernsthaften Suizidversuchen müssen unter diagnostischen Gesichtspunkten sehr differenziert betrachtet werden, bevor eine Entscheidung i.S.

---

* Heute wird offenbar viel häufiger als allgemein angenommen kurztherapeutisch gearbeitet. Wir wissen aber immer noch wenig darüber, wann, wie und mit welchem Erfolg das geschieht.
  Die Meinung, daß psychoanalytische Kurztherapien nur von sehr erfahrenen Analytikern durchgeführt werden sollten, sollte m.E. revidiert werden: Die analytische Kurztherapie – gerade weil sie häufiger als das Standardverfahren angewendet wird – sollte eigentlich schon während der analytischen Ausbildung unter Supervision erlernt werden. Denn das Praktizieren der psychoanalytischen Kurztherapie ist auch heute nicht mehr nur eine Frage der analytischen Identität und der „hohen Schule" der Analytiker, sondern auch eine Frage der rechtzeitigen, qualifizierten Ausbildung und natürlich auch der persönlichen Neigung, denn tatsächlich haben sich die meisten Analytiker das kurztherapeutische Verfahren autodidaktisch angeeignet, was gern verleugnet wird. Aus diesen genannten, vor allem aber auch aus Gründen der Art und Weise der Kontaktaufnahme und der meist notwendigen Supervision eignet sich die psychoanalytische Kurztherapie unter Versorgungs- und Begleitforschungsaspekten besonders für Institutionen, an denen sie ja auch ursprünglich aus pragmatischen Überlegungen heraus entwickelt worden war. Auch die (psychoanalytische) Kurztherapie kann heute – allerdings nur bis zu 25 Stunden – mit den Kassen abgerechnet werden.

einer „radikalen" Indikationsstellung zur Kurztherapie erfolgt. Letztlich ist für die Aufnahme einer Kurztherapie weniger die Diagnose bedeutsam als vielmehr die Möglichkeit, einen fokalen Konflikt abgrenzen zu können. Auch bezüglich der Interventionstechnik wird zwischen einem „konservativen" und einem „radikalen" Vorgehen unterschieden. Zur konservativen Interventionstechnik gehört eine etwas mehr passiv-abwartende Haltung des Analytikers sowie ein sehr vorsichtiges Deuten, vor allem sollten keine sog. „frühen" oder Übertragungsdeutungen gegeben werden. Zur radikalen Interventionstechnik zählt z.B. die „angstprovozierende" Technik (*Sifneos* 1972) mit Konfrontationen, Klarifikationen und einer konsequenten Deutung von Widerstand und Übertragung („eiserner Handschuh" nach *Davanloo* 1978) mit dem Ziel, den fokalen Konflikt in Kongruenz mit dem tieferliegenden „Kern"-Konflikt zu bringen (*Malan* 1976, *Balint* et al. 1973).

4.2.2.4 Psychoanalytisch orientierte Krisenintervention (Notfallpsychotherapie)

Der Begriff der psychischen Krise wird je nach Standort des Betrachters unterschiedlich definiert. Ganz allgemein können wir davon ausgehen, daß wir von einer Krise dann sprechen, wenn der Einzelne in einer von ihm als zu groß erlebten inneren oder äußeren (meist konfliktbezogenen) Belastungssituation steht, in der er fürchtet, psychisch dekompensieren zu müssen. Unter Berücksichtigung der psychoanalytischen Theorie können wir hinzufügen, daß die psychische Dekompensation den Zusammenbruch der intrapsychischen Abwehr bedeutet. Um die Krise unter diagnostischen und therapeutischen Aspekten richtig gewichten zu können, müssen wir beurteilen: 1. ob es sich um eine mehr objektiv oder um eine mehr subjektiv erlebte Extrembelastung handelt, und 2. ob das auslösende Ereignis in der aktuellen Belastungssituation unbewußt tieferliegende neurotische Konflikte berührt und aktualisiert oder auf eine „natürliche, lebenserhaltende" Abwehr trifft.

Entsprechend erfolgt entweder eine „Selbstheilung", d.h. eine Bewältigung der Krise aus eigener Kraft (wenn eine objektive Belastung auf eine stabile Abwehr trifft), oder der Betroffene braucht Hilfe (1. wenn eine auch objektiv zu extreme Belastung auf eine sonst im Leben ausreichend stabile Abwehr trifft, 2. wenn eine objektiv zu bewältigende, aber subjektiv als zu schwer empfundene Belastung auf eine durch neurotische Konflikte oder andere psychosoziale Besonderheiten geschwächte Abwehr stößt).

Die psychische Krise erfordert ein sofortiges Handeln. In der aktuellen Situation geht es daher zunächst um die Verbalisierung des Erlebens und Verhaltens im Hier und Jetzt, um Klärung und Strukturierung. Dies ermöglicht dem Patienten bereits eine gewisse Entspannung und Distanzierung.

Die Rolle des Therapeuten ist dabei wesentlich aktiver und entspricht nicht der regelhaften Abstinenz des Analytikers.

Wenn möglich wird versucht, die aktuelle (konfliktbezogene) Belastungssituation auf dem Hintergrund der individuellen Lebensgeschichte unter psychodynamischen Aspekten zu verstehen, dabei können in angemessener Weise durchaus einmal genetische Deutungen gegeben werden, wenn dadurch mehr Verstehen und mehr Einsicht in wichtige lebensgeschichtliche Zusammenhänge erreicht werden können. Widerstände und Übertragungsphänomene bleiben weitgehend unberücksichtigt. Insofern handelt es sich nicht um ein „aufdeckendes" Verfahren, sondern um Erhellung, Klärung und Restruktuierung im Schutz des therapeutischen Settings.

Ziel dieses Vorgehens ist immer, die individuelle Abwehrstruktur und die individuellen Ressourcen des Patienten zu erkennen und durch ich-stützende Interventionen zu stärken. Die Dauer der psychoanalytisch orientierten Krisenintervention liegt bei durchschnittlich 1 bis 5 Stunden, dabei ist es nicht ungewöhnlich, wenn die übliche Beschränkung der Therapiestunde auf 50 Minuten sowohl über- als auch unterschritten wird, auch können sich die Abstände der Therapiestunden verändern.

Es kommt nicht selten vor, daß sich Patienten nach überwundener Krise für eine längere psychotherapeutische Behandlung entschließen. Grundsätzlich muß der Therapeut daran denken, daß der Krise eine seelische Erkrankung zugrunde liegen kann. Eine gleichzeitige oder auch vorangehende medikamentöse Behandlung ist nicht selten. Der psychoanalytisch orientierte Krisentherapeut muß daher auch zu einem sehr pragmatischem Handeln bereit sein.

Einen guten Überblick zu diesem Thema geben *Bellak* u. *Small* (1965, s. 1972) sowie *Büchi* u. *Wirth* (1985).

4.2.3 Psychoanalytische Gruppentherapie

Die psychoanalytische Gruppentherapie ist heute sowohl ambulant als auch stationär weit verbreitet.

Im Gegensatz zu den psychoanalytischen Einzeltherapieverfahren ermöglicht sie die Behandlung von mehreren Patienten in relativ kurzer Zeit.

Auch die psychoanalytische Gruppentherapie wurde wie die anderen psychoanalytischen Therapieformen in einer Zeit aufgenommen, als die Not durch fehlende Einzeltherapieplätze besonders drückend wurde. Daß die psychoanalytische Gruppentherapie heute so verbreitet ist, ist im wesentlichen *S.H. Foulkes* (1964, s. 1974) zu verdanken, der vor 50 Jahren auch gruppentherapeutisch zu arbeiten begann und die Theorie und Technik der psychoanalytischen Gruppentherapie entscheidend mitentwickelte, wenngleich wir davon auszugehen haben, daß die Gruppentherapie klinisch und theoretisch als psychoanalytisches Verfahren dieselben Grundlagen wie das Standardverfahren besitzt.

Die Sitzungen der psychoanalytischen Gruppentherapie finden regelmäßig 1 bis 2mal/Woche mit jeweils $1^1/_2$ Zeitstunden über 1 bis 3 Jahre in einem Raum mit kreisförmig angeordneten Stühlen statt.

Die Gruppe setzt sich aus 6 bis 10 (7 sind ideal) Mitgliedern beiderlei Geschlechts zusammen. Wünschenswert sind eine gleichartige psychosoziale Herkunft, keine zu großen Altersunterschiede, auch sollten psychotherapeutische Vorerfahrungen — wenn welche vorliegen — nicht zu unterschiedlich sein. Die Kombination von einzel- und gruppentherapeutischen Sitzungen hat sich nicht bewährt, ein Nacheinander kann im Einzelfall durchaus sinnvoll sein.

Eine weitere Voraussetzung ist, daß keine persönlichen Beziehungen vor Aufnahme der Therapie unter den Mitgliedern der Gruppe bestanden haben, auch sollten außerhalb der Gruppensitzungen persönliche Kontakte vermieden werden.

Die Gruppen werden „geschlossen" (d.h. Beginn und Abschluß der Therapie erfolgt für alle Teilnehmer gleichzeitig; *Bion* 1961, s. 1971) oder „halbgeschlossen" (d.h. im langsamen Wechsel kommen Teilnehmer hinzu oder scheiden aus; *Foulkes* 1964, s. 1974) geführt.

Durch die Einführung des Therapeuten in die Gruppe entsteht die „gruppenanalytische Situation", in der der Therapeut die gleiche analytische Grundhaltung einnimmt wie in der psychoanalytischen Einzeltherapie. Er benutzt im wesentlichen die Gruppe als Ganzes für seine Interventionen, nur im Ausnahmefall wendet er sich an den Einzelnen. So wird die „freie Assoziation,, zur „freien Gruppenassoziation". Es entwickeln sich Übertragungen und Widerstände zwischen den einzelnen Gruppenmitgliedern und auf den Therapeuten bezogen, sowohl vom Einzelnen als auch von der

Gruppe als Ganzes ausgehend. Entsprechend treten auch weitere gruppenspezifische Phänomene auf. Es kommt zu szenischen Abbildungen, z.B. von unbewußten ödipalen Konflikten und symbiotischen Beziehungsmustern, von hysterischem Agieren, von narzißtischen Enttäuschungen und Idealisierungen, kurz: zu Übertragungs- und Gegenübertragungsprozessen, die der Therapeut fast ausschließlich gruppenorientiert deutet. Es erfolgt also weniger eine gleichzeitige Behandlung von Einzelnen in der Gruppe, sondern eine Behandlung des Einzelnen mit und durch die Gruppe.

Die Indikation zur psychoanalytischen Gruppentherapie kann für alle Formen der Neurosen positiv gestellt werden (vergleichbar der Indikation zur psychoanalytischen Psychotherapie). Entscheidend ist nicht die gleichartige Zusammenstellung der Gruppenmitglieder nach diagnostischen Kriterien — das sollte nur bei ganz bestimmten Krankheitsbildern erfolgen wie z.B. bei Patienten mit süchtigen Entwicklungen, mit Depressionen oder mit Borderline-Persönlichkeitsstörungen, die ein modifiziertes technisches Vorgehen in der Gruppe erfordern —, sondern entscheidend ist, daß der Patient motiviert ist, über sich in der Gruppe und mit der Gruppe zu sprechen, sich selbst in der Gruppe und die Gruppe als solche wahrzunehmen und konstruktiv damit umzugehen.

Sehr gute Einführungen in die psychoanalytische Gruppentherapie vermitteln *Foulkes* (1964, s. 1974) und *Yalom* (1970, s. 1974).

Auch die psychoanalytische Gruppentherapie kann heute über die Kassen abgerechnet werden, was für die Versorgung der vielen Neurosekranken von großer Bedeutung geworden ist.

diagnostik auf: die *„bezogene Individuation"*, die *„Beziehungsweisen von Bindung und Ausstoßung"*, die *„Delegation"*, das *„Vermächtnis und der Verdienst in der Mehrgenerationen-Dynamik"* sowie der *„Status der Gegenseitigkeit"*. Wesentlich ist, daß diese psychodynamisch orientierte Familiendiagnostik nicht nur auf den Einzelnen bezogen pathogene Bedingungen in der Familie als Binnenraum aufzeigen kann, sondern auch auf die Familie als eine Sozialisationseinheit im gesamtgesellschaftlichen Gefüge. Entsprechend muß sich der Familientherapeut ausrichten.

Die familientherapeutischen Sitzungen finden über $1^1/2$ Zeitstunden in mehrwöchigem Abstand durchschnittlich 10 bis 20mal statt. Dabei sitzt der Therapeut meist mit der ganzen Familie oder aber auch einmal mit Untergruppen oder Einzelpersonen zusammen, immer aber im Kontext der Familie als Einheit.

Der psychoanalytische Familientherapeut strukturiert durchaus das Familiengespräch und wirkt auch dadurch deutlich aktiver als in der Einzeltherapie. Ähnlich wie in der analytischen Gruppentherapie verhält er sich aber bezüglich seiner Interventionen eher zurückhaltend. Diese Interventionen zielen auf die Familie als Ganzes in der Erwartung, daß erst durch eine veränderte Familiendynamik eine Veränderung des Einzelnen ermöglicht wird.

Die Familientherapie gibt so auf eine ganz andere Art und Weise Einblick in die Entstehung, Modifikation und auch Auflösung psychogener Symptome.

Das Paradefeld der familientherapeutischen Behandlung ist die Kinder- und Jugendpsychiatrie und -psychotherapie sowie die Erziehungsberatung.

4.2.4 Psychoanalytische Familientherapie

Mit Aufkommen des familiendynamisch orientierten Krankheitskonzeptes der Schizophrenie in den USA in den 50er Jahren trat die Familie als eine weitere persönlichkeitsformende Instanz stärker in den Vordergrund des therapeutischen Interesses, so daß *Stierlin* (1975) das familiendynamische Grundkonzept bereits als ein neues „Paradigma" im Verständnis psychischer Erkrankungen bezeichnet. Von der eltern-, interaktions- und systembezogenen Betrachtungsebene in der Familientherapie hat sich der systembezogene Ansatz am deutlichsten durchgesetzt.

Stierlin (1975) stellte 5 psychodynamisch fundierte Kriterien für die systemorientierte Familien-

4.2.5 Psychoanalytische Paartherapie

Die Paartherapie hat mit der Rückbesinnung auf die Frage, welchen Stellenwert die Paarbeziehung für den Einzelnen haben kann, in den letzten 2 Jahrzehnten an Bedeutung gewonnen.

Es war vor allem *Willi* (1975, 1978), der sowohl theorie- als auch praxisbezogen Grundlagen der psychoanalytischen Paartherapie ausformuliert und verbreitet hat.

Willi geht vom *Konzept der Kollusion* aus. Er versteht darunter ein „unbewußtes Zusammenspiel" beider Partner sowohl in der ursprünglichen Partnerwahl und Partnerschaftsreifung als auch im unaufgelösten Partnerkonflikt.

Das Konzept der Kollusion beruht auf der Annahme eines auch gemeinsamen Unbewußten, in dessen Schutz sich beide Partner in bestimmten Teilen ihrer gesunden und neurotischen Persönlichkeitsstrukturen zu einem Ganzen verbinden.

Willi unterscheidet 4 pathologische Grundmuster der Kollusion: *narzißtische Kollusion* („Liebe als Einssein"), *orale Kollusion* („Liebe als Einander-Umsorgen"), *anal-sadistische Kollusion* („Liebe als Einander-ganz-Gehören") und *phallisch-ödipale Kollusion* („Liebe als männliche Bestätigung").

Wie in der Entwicklung der Neurose des Einzelnen, so kommt es auch beim Paar durch Belastungen, die einen oder beide Partner betreffen können, bei geschwächter Abwehr durch Regression zu einer Fixierung auf einer frühen Entwicklungsstufe, die sich in der Symptomgestaltung als eine ursächlich paarneurotische Kompromißlösung dem Bewußtsein beider Partner entzieht. So wie sich das neurotische Symptom des Einzelnen der Heilung in der Therapie zunächst widersetzt (Widerstand), so unauflöslich erscheint auch der Partnerkonflikt („Warum trennt sich das Paar nicht?").

Die therapeutische Situation ähnelt sowohl der psychoanalytischen Familien- als auch der Gruppentherapiesituation: Der Analytiker wendet sich in seinen Interventionen dem Paar als Ganzes zu.

Dazu gehört, daß er ein Gleichgewicht an Zuwendung und Empathie für beide Partner aufrechterhält („Allparteilichkeit" nach *Stierlin* 1975). Die Gefahr liegt — allein schon aufgrund der Geschlechtszugehörigkeit — in der unbewußten Identifikation mit einem der Partner. Auf der bewußten Ebene kann sich der Analytiker durchaus auf eine „therapeutische Kollusion" mit einem der Partner einlassen, um in szenischer Wiederholung einen Aspekt des Partnerkonfliktes beispielhaft bearbeiten zu können.

Das therapeutische Ziel bleibt immer die Auflösung der unbewußten Kollusion, die dem Partnerkonflikt zugrunde liegt.

Eine Indikation für eine analytische Paartherapie ist immer dann gegeben, wenn ein abgrenzbarer Interaktionskonflikt („Kollusionsfokus") herausgearbeitet werden kann. Auch muß das Gefühl der Verpflichtung in einer schon länger bestehenden gemeinsamen Beziehung, verbunden mit der Vermittlung einer therapeutischen Allianz zum Analytiker, bei beiden Partnern erkennbar sein.

Kontraindikationen sind ein einseitiger Wunsch nach einer Paartherapie (z.B. zur Rettung einer Beziehung) und wenn einer der Partner angibt, nichts mehr für den anderen empfinden zu können.

4.2.6 Allgemeines zur Effizienz der psychoanalytischen Therapieverfahren

Spätestens seit der (heute nicht mehr als ausreichend wissenschaftlich fundiert geltenden) Kritik von *Eysenck* (1952) an der Effektivität der (psychoanalytischen) Therapiemethoden neurotischer Erkrankungen — 2/3 aller Besserungen entsprächen Spontanheilungen — fühlen sich die Psychotherapieforscher aufgerufen, den wissenschaftlichen Nachweis der Wirksamkeit psychotherapeutischer Behandlungen zu erbringen.

Heute ist es nicht mehr die Frage, *ob* Psychotherapie hilft — daran besteht kein Zweifel mehr —, sondern *wie* (*Bozok* u. *Bühler* 1988), dies gilt auch für die psychoanalytischen Therapieverfahren. Inzwischen gibt es Hunderte von Studien, die sich auf verschiedene Therapiemethoden beziehen sowie eine große Anzahl von Therapievergleichsuntersuchungen und eine ebenso große Anzahl von kritischen Würdigungen.

Bozok u. *Bühler* haben erst kürzlich (1988) in einer Art Synopsis dazu Stellung bezogen. Demnach wäre es wenig hilfreich, auf einzelne Studien hinzuweisen, da aufgrund der teilweise erheblichen methodischen Unterschiede Vergleichsmöglichkeiten nicht bestehen. Die Autoren weisen insbesondere auf die derzeit anstehende Notwendigkeit hin, in kombinierten Therapieprozeß- und Effizienzstudien die verschiedenen (psychoanalytischen) Therapieverfahren (u.a.) zu untersuchen. Dabei gilt es vor allem, die Therapieziele der Patienten *und* der Therapeuten in geeigneter Weise zu operationalisieren, Patienten- *und* Therapeutenvariablen zugleich zu berücksichtigen sowie die sog. unspezifischen und spezifischen Wirkfaktoren der (psychoanalytischen) Therapieverfahren vergleichbar herauszuarbeiten.

Literatur

Balint, M., Ornstein, P. H., Balint, E.: Fokaltherapie. Suhrkamp, Frankfurt/M. 1973

Bellak, C., Small, L.: Kurzpsychotherapie und Notfallpsychotherapie. Suhrkamp, Frankfurt/M. 1972

Bion, W.R.: Erfahrungen in Gruppen und andere Schriften. Klett, Stuttgart 1971

Blanck, G., Blanck, R.: Angewandte Ich-Psychologie. Klett-Cotta, Stuttgart 1978

Bozok, B., Bühler, K.-E.: Wirkfaktoren der Psychotherapie — spezifische und unspezifische Einflüsse. Fortschr. Neurol. Psychiat. 56 (1988) 119–132

Büchi, R., Wirth, E.: Die psychoanalytisch orientierte Krisenberatungsstelle. In: *M. Leuzinger-Bohleber* (Hrsg.): Psychoanalytische Kurztherapien. Zur Psychoanalyse in Institutionen. Westdeutscher Verlag, Opladen 1985

Davanloo, H.: Basic principles and techniques in shortterm dynamic psychotherapy. Spectrum Press, New York 1978

Deneke, F.-W.: Das Selbst-System. Psyche 7 (1989) 577—608

Drews, S., Brecht, K.: Psychoanalytische Ich-Psychologie. Suhrkamp, Frankfurt/M. 1975

Dührssen, A.: Analytische Psychotherapie in Theorie, Praxis und Ergebnissen. Vandenhoeck & Ruprecht, Göttingen 1972

Erikson, E. H.: Identität und Lebenszyklus. Suhrkamp, Frankfurt/M. 1966

Eysenck, H. J.: The effects of psychotherapy: An evaluation. J. consult. Psychol. 16 (1952) 319—324

Fenichel, O.: Zur Theorie der psychoanalytischen Technik. Int. Z. Psychoanal. 21 (1935) 78—95

Fenichel, O.: Psychoanalytische Neurosenlehre. 3 Bde. Walter, Olten, Freiburg/Br., 1974—1977

Foulkes, S. H.: Gruppenanalytische Psychotherapie. Kindler, München 1974

Freud, A.: Das Ich und die Abwehrmechanismen. Kindler, München 1959

Freud, A.: Wege und Irrwege in der Kinderentwicklung. Huber und Klett, Bern, Stuttgart 1968

Freud, S.: Das Ich und das Es. Gesammelte Werke. 5. Aufl. Bd. 13. Fischer, Frankfurt/M. 1967, S. 235—289

Fürstenau, P.: Die beiden Dimensionen des psychoanalytischen Umgangs mit strukturell ichgestörten Patienten. Psyche 31 (1977) 197—207

Gill, M.M. (ed.): The collected papers of David Rapaport. Basic Books, New York 1967

Hartmann, H.: Ich-Psychologie. Klett, Stuttgart 1972

Hoffmann, S. O.: Psychoanalyse. In: *R. J. Corsini* (Hrsg.): Handbuch der Psychotherapie. 2 Bde. Psychologie Verlagsunion, München, Weinheim 1987

Jacobson, E.: Das Selbst und die Welt der Objekte. Suhrkamp, Frankfurt/M. 1973

Kernberg, O. F.: Borderline-Störungen und pathologischer Narzißmus. Suhrkamp, Frankfurt/M. 1978

Kohut, H.: Narzißmus. Eine Theorie der psychoanalytischen Behandlung narzißtischer Persönlichkeitsstörungen. Suhrkamp, Frankfurt/M. 1973

Kohut, H.: Die Heilung des Selbst. Suhrkamp, Frankfurt/M. 1979

Kuiper, P. C.: Die seelischen Krankheiten der Menschen. Psychoanalytische Neurosenlehre. Huber und Klett, Bern, Stuttgart 1969

Leuzinger-Bohleber, M. (Hrsg.): Psychoanalytische Kurztherapie. Zur Psychoanalyse in Institutionen. Westdeutscher Verlag, Opladen 1985

Loch, W., Kutter, P., Roskamp, H., Wesiak, W.: Die Krankheitslehre der Psychoanalyse. Hirzel, Stuttgart 1967

Malan, D. H.: The frontier of brief psychotherapy. An example of the convergence of research and clinical practice. Plenum, New York 1976

Mann, J.: Psychotherapie in 12 Stunden. Zeitbegrenzung als therapeutisches Instrument. Walter, Olten, Freiburg/Br. 1978

Nagara, H.: Psychoanalytische Grundbegriffe. Eine Einführung in Sigmund Freuds Terminologie und Theoriebildung. Fischer, Frankfurt/M. 1974

Sandler, J., Dare, Chr., Holder, A.: Die Grundbegriffe der psychoanalytischen Therapie. Klett, Stuttgart 1973

Schultz-Hencke, H.: Lehrbuch der analytischen Psychotherapie. Thieme, Stuttgart 1951

Sifneos, P.E.: Short-term psychotherapy and emotional crisis. Harvard Univ. Press, Cambridge, Mass. 1972

Stierlin, H.: Von der Psychoanalyse zur Familientherapie. Klett, Stuttgart 1975

Willi, J.: Die Zweierbeziehung. Rowohlt, Reinbek bei Hamburg 1975

Willi, J.: Therapie der Zweierbeziehung. Rowohlt, Reinbek bei Hamburg 1978

Yalom, I.D.: Gruppen-Psychotherapie. Grundlagen und Methoden. Kindler, München 1974

4.3 Weitere Psychotherapie- verfahren

S.K.D. Sulz

4.3.1 Klientenzentrierte Gesprächstherapie

Wie andere humanistische Psychotherapien entstand der klientenzentrierte Ansatz C. *Rogers* als Kontrast zur Psychoanalyse. Das klientenzentrierte Bild des Menschen geht von einer Selbstaktualisierungstendenz aus. Diese hat als Ziel die Selbsterhaltung, die persönliche Weiterentwicklung und Wachstum in Richtung Differenzierung und Selbstverwirklichung. Dieses komplexe inhärente Lebensziel kann in der Auseinandersetzung in der sozialen Umwelt geschmälert werden, bis eventuell die Selbsterhaltung übrig bleibt, Leben zum ständigen Existenzkampf wird, der die höheren Ziele des persönlichen Wachstums und der Selbstverwirklichung gar nicht als relevante Strebungen wirksam werden läßt. In der Kindheit entwickelt sich ein Selbstbild aus den Interaktionen in der Primärfamilie, das die zulässigen Wahrnehmungen und Verhaltensweisen durch die Wertungen der Eltern und später auch eigene Wertungen begrenzt. Das homöostatische Prinzip der Selbstkongruenz fordert, seine Wahrnehmungen zu selegieren und zu verzerren, ebenso die Wertungen eigenen und fremden Handelns. Unverzerrte direkte Wahrnehmungen und Erfahrungen würden im Falle eines auf seine Schwester wütenden Kindes gegen das Selbstkonzept „Du bist nur liebenswert, wenn Du Deine Schwester magst" verstoßen. Dieses Selbstkonzept hat das Kind aus den elterlichen Bewertungen seines Handelns gebildet. Da nicht erst der Ausdruck, sondern bereits die Wahrnehmung von Wut im Widerspruch zum Selbstkonzept steht, wird ein Kind, auf dessen Wut die Eltern mit subjektiv bedrohlichem Liebesentzug reagierten, dieses Gefühl gar nicht mehr zum Bewußtsein kommen lassen. Es verliert dadurch den Kontakt zu seinen ursprünglichen Gefühlen. Die Persönlichkeit eines Menschen wird so weitgehend bestimmt durch die Art und den Umfang, durch den durchgängig direkte Erfahrungen vermieden und durch verzerrte Wahrnehmungen, Wertungen und Symbolisierungen ersetzt werden. So kann Neid durch Bescheidenheit, Leistungswillen durch Kraftlosigkeit oder Ärger durch Kopfschmerzen ersetzt werden. Wenn es trotzdem nicht gelingt, diese zum Selbstkonzept inkongruenten Gefühle vom bewußten Erleben fernzuhalten, entstehen Angst oder Schuldgefühle. Diese signalisieren die Konflikthaftigkeit des momentanen Erlebens. Um dies künftig zu vermeiden, werden Wahrnehmungen und Bewertungen noch starrer und erfahrungsfremder, bis nur noch Symptombildung hilft, die tabuisierten Gefühle vom Bewußtsein fernzuhalten. Von *Raskin* (1986) werden folgende Grundannahmen der klientenzentrierten Therapie genannt: a) Realität ist für das Individuum das Wahrnehmungsfeld, wie es erlebt wird. b) Der beste Ausgangspunkt zum Verständnis eines Verhaltens ist der innere Bezugsrahmen des Individuums selbst. c) Ein Teil des gesamten Wahrnehmungsfeldes differenziert sich heraus und wird nach und nach zum Selbst. d) Wahrnehmungen werden hinterher als konsistentes, bewußtes System in Beziehung zum Selbst organisiert bzw. ignoriert oder geleugnet, wenn sie mit dem Selbstkonzept nicht übereinstimmen. e) Wenn das Selbstkonzept vor jeglicher Bedrohung sicher ist, kann es widersprüchliche Wahrnehmungen überprüfen und sie dann in ein revidiertes Selbstkonzept aufnehmen. Die klientenzentrierte Gesprächstherapie schafft durch Empathie, emotionale Echtheit und bedingungsloses Akzeptieren des Patienten eine Atmosphäre, in der das Selbstkonzept revidiert werden kann: „Auch wenn ich wü-

tend bin, werde ich gemocht und kann mich folglich selbst akzeptieren". *Raskin* (1986) veranschaulicht dies durch ein ausführliches Transskript einer Therapiesitzung. Heute gehört das klientenzentrierte Therapeutenverhalten mit a) einfühlendem, nicht wertendem Verstehen, b) emotionaler Wärme und unbedingter Wertschätzung sowie c) Echtheit zur Grundausbildung jeglicher Psychotherapie. Die klientenzentrierte Gesprächstherapie war lange Zeit nach der Psychoanalyse und der Verhaltenstherapie die verbreitetste Therapieform und wurde bei Neurosen und psychosomatischen Störungen angewandt. Aus der „großen" Psychiatrie berichten *Tausch* u. *Lange* (1982) über täglich stattfindende klientenzentrierte Gruppengespräche und 1 bis 2 Einzelsitzungen pro Woche bei postakuten Schizophrenen während eines 2- bis 4monatigen stationären Aufenthaltes. Sie berichten über den besonderen Nutzen der klientenzentrierten Therapeutenhaltung bei schizophrenen Menschen, insbesondere emotionaler Echtheit. Allerdings waren Modifikationen bezüglich der dem Patienten auferlegten Selbstverantwortlichkeit notwendig. *Wolfersdorf* et al. (1980) berichten über die klientenzentrierte Konzeption einer Depressionsstation in einem psychiatrischen Landeskrankenhaus und die Erfordernis, zusätzlich verhaltenstherapeutische Behandlungsstrategien einzusetzen. *Tausch* (1980) berichtet über 400 Einzelbehandlungen (11 bis 15 Einzelsitzungen) von Patienten ihrer Beratungsstelle und ausführlich begleitende wissenschaftliche Untersuchungen, die ergaben, daß klientenzentrierte Gesprächstherapie nur wirksam ist, wenn der Therapeut sehr einfühlsam, sehr achtungsvoll-warm und sehr echt ist und dies auch vom Patienten so aufgenommen wird. Patienten, die Selbstöffnung, Selbstauseinandersetzung und eine günstige Einstellung und Ansprechbarkeit in der Therapiesituation haben, profitieren am ehesten von einer klientenzentrierten Gesprächstherapie. Klientenzentrierte Gesprächstherapie in Gruppen bei 460 Patienten mit verschiedenen neurotischen Störungen führten bei 35 % zu stärkeren Besserungen und bei 40 % zu geringeren, aber deutlichen Besserungen. 6 Monate nach Therapieende waren Selbstakzeptanz und Selbstverantwortlichkeit und bessere zwischenmenschliche Beziehungen bei 80 % eingetreten.

4.3.2 Transaktionsanalyse

E. Berne entwickelte die Transaktionsanalyse durch ein vom Strukturmodell *Freuds* (Es — Ich — Über-Ich) abweichendes Modell von Ich-Zustän-

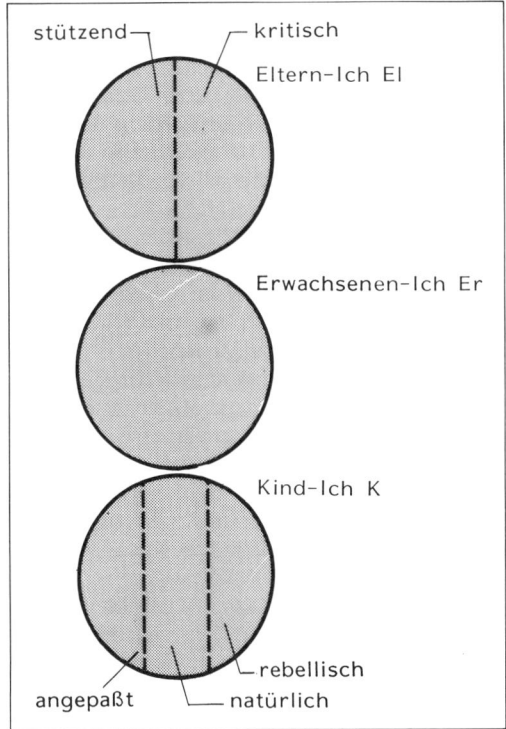

Abb. 4.5 Transaktionsanalytisches Strukturmodell

den, aus denen heraus der Mensch mit anderen Menschen interagiert und z.T. gezielt einen bestimmten Ich-Zustand der anderen anspricht. Das Eltern-Ich hat einen stützenden, fürsorglichen Aspekt und einen kritischen Aspekt. Das Kind-Ich hat analog einen rebellischen Aspekt und einen angepaßten Aspekt, beides Reaktionsweisen auf elterliches Verhalten, und zudem einen dritten, natürlichen kindlichen Aspekt, der auch Kreativität, Neugier und Intuition repräsentiert. Das Erwachsenen-Ich ist realitätsorientiert, aufgabenbezogen (Abb. 4.5).

Der große Gewinn der Transaktionsanalyse liegt in der Analyse von Gesprächssituationen in Zweierbeziehungen, diese werden als Transaktionen bezeichnet. Dabei sendet eine Person aus einem bestimmten Ich-Zustand heraus, z.B. Eltern-Ich („Kommst Du schon wieder zu spät!"), einen Transaktionsstimulus, richtet diesen an das Kind-Ich der anderen Person, bei dieser kommt es aus dem angesprochenen Kind-Ich heraus zu einer Transaktionsreaktion („Entschuldige bitte, aber ich habe mich doch so beeilt"). Neben diesen diagonalen Komplementärtransaktionen sind die horizontalen Komplementärtransaktionen von Be-

deutung, z.B. von Erwachsenen-Ich zu Erwachsenen-Ich („Du hast Dich verspätet" — „Ja, ich war noch in der Bibliothek") oder von Kind-Ich („Ich bin ganz traurig, daß Du so lange nicht kamst") zu Kind-Ich („Mir tut das auch so leid"). Ist eine Person nicht bereit, das vom Eltern-Ich des anderen ausgehende Transaktionsangebot, nämlich den Kind-Ich-Zustand anzunehmen, so kann er von seinem Erwachsenen-Ich aus dies durchkreuzen. Er spricht dann das Erwachsenen-Ich des anderen an, d.h., auf die Kritik „Du kommst schon wieder zu spät" antwortet er sachlich „Ich habe noch 2 Bücher abgegeben". Neben diesen offenen Interaktionsformen gibt es verdeckte Transaktionen, die sich hinter der Erwachsenen-Kommunikation verbergen. Sie sind als versteckte Spiele nur für den geschulten Beobachter erkennbar. Zu „Rackets" oder Ausbeutungstransaktionen kommt es, wenn ausbeuterische Ersatzgefühle, die für die in der kindlichen Situation unterdrückte echte Gefühle stehen, in die Kommunikation eingebracht werden, z.B. der unentwegt Beifall-Heischende, die sich stets Bemitleiden-Lassende (*English* 1986). Warum wir in bestimmten Situationen welche Ich-Zustände bevorzugen, die anderen zu Reaktionen aus komplementären Ich-Zuständen manipulieren, soll die Analyse des individuellen Skripts, d.h. des Lebens- oder Überlebensplans mit den Überlebensschlußfolgerungen klären. Entsprechend den frühen kindlichen Entwicklungsstadien, in denen intensive Grunderfahrungen in der Eltern-Kind-Interaktion zu diesen Entscheidungen und Konsequenzen führten, sind die Überlebensschlußfolgerungen recht undifferenziert und der Erwachsenenwelt nicht gemäß.

Die bedeutendste Anwendung der Transaktionsanalyse in der Psychiatrie erfolgte seit 1965 im Cathexis-Center durch *J. Lee* und *A. Schiff* (*Schiff* 1975), die mit jungen Schizophrenen das Reparenting durchführten, das im Patienten das alte inkorporierte Eltern-Ich eliminieren und durch ein neues Eltern-Ich ersetzen soll. Sie beschreiben Schizophrenie als geschlossenes System von Botschaften des Eltern-Ichs an das Kind-Ich („Du bist nicht in Ordnung. Die Welt ist nicht in Ordnung. Meine Bedürfnisse kommen zuerst."), dieses paßt sich korrespondierend an („Ich bin nicht in Ordnung. Die Welt ist nicht gut für mich. Eltern kommen zuerst"). Durch dieses in sich konsistente System erhält oder benutzt das Erwachsenen-Ich keine Informationen, die mit dem Eltern-Ich inkonsistent sind. Ergebnis ist eine Fehlanpassung bezüglich der sozialen Gemeinschaft oder bezüglich der Bedürfnisse des Individuums. Ein Kind-Ich, das die Pathologie als notwendig fürs Überleben wahrnimmt, ein Eltern-Ich, das dies bestätigt, und ein Erwachsenen-Ich, das unfähig ist, dem zu widersprechen, ergibt ein System ohne Ausgang, es sei denn durch äußere Hilfe. In Streßsituationen finden Schizophrene zu wenig Zusammenhang zwischen innerer und äußerer Welt, der es ihnen ermöglichen würde, weiter im Bereich des Problems der äußeren Realität zu funktionieren. Die intensiven Erfahrungen mit ihren schizophrenen Patienten ermöglichen es den Autoren, fundierte theoretische Aussagen über deren Kommunikationsmuster zu entwickeln. Für jeden, der mit schizophrenen Menschen arbeitet, ist dieses Buch empfehlenswert. *Loomis* u. *Landsman* (1985) berichten über die Arbeit mit manisch-depressiven Patienten. Sie gehen davon aus, daß der Mensch, der manisch-depressive Psychosen entwickelt, in seiner Persönlichkeitsstruktur 2 getrennte, scheinbar unvereinbare Eltern-Ich-Introjekte mit 2 korrespondierenden angepaßten Kind-Ich-Zuständen hat. Manische und depressive Seiten werden getrennt erlebt, ihre Unvereinbarkeit verleugnet und so aufrecht erhalten. Leider verfügt die Transaktionsanalyse wie die anderen humanistischen Verfahren nicht über ausreichende Nachweise ihrer therapeutischen Wirksamkeit.

4.3.3 Gestalttherapie

Gestalttherapie ist eine tiefenpsychologisch fundierte Psychotherapie, die wichtigste der humanistischen Therapien neben der klientenzentrierten Gesprächstherapie. Ihr Begründer *F. Perls* war ursprünglich Psychoanalytiker, und die theoretische Basis dieser Therapieform ist der Psychoanalyse viel näher als der wissenschaftlichen Gestaltpsychologie der Vorkriegszeit, von der der Name entlehnt wurde. Obwohl die psychoanalytische Theorie *Freuds* in weiten Teilen abgelehnt wird, wird doch von einem tiefenpsychologischen Verständnis der Psychodynamik unbewußter Prozesse ausgegangen, die menschliches Erleben und Handeln steuern. Das Menschenbild der Gestalttherapie ähnelt in vielem der Betrachtungsweise von *C. Rogers*. Eine inhärente organismische Selbstregulation bestimmt Erleben und Verhalten des Menschen, den Prinzipien der Homöostase folgend. Von mehreren, eventuell konkurrierenden Bedürfnissen nehmen die vorherrschenden eine Gestalt im Bewußtsein an. Die bewußte Wahrnehmung („*awareness*") dieser Bedürfnisse führt zu Kontakt mit der Außenwelt. Der Mensch ist sowohl Bestandteil der sozialen und physikalischen Umwelt als auch mit ihr in ständiger Wechselwirkung be-

findlich. Der Erfolg der organismischen Selbstregulation wird bestimmt durch die Fähigkeit zur bewußten Wahrnehmung der Bedürfnisse und zum Kontakt mit der Außenwelt. Für ihr Gelingen trägt das Individuum selbst Verantwortung. Ihr Fehlschlagen führt zur Neurose. Neurose ist definiert durch die Vermeidung eines offenen Konflikts und der damit verbundenen Gefühle.

Z.T. abweichend von der Psychoanalyse werden *Abwehrmechanismen* postuliert, die im Dienst dieser Konfliktvermeidung stehen: Konfluenz ist das Zerfließen der Ich-Du-Grenzen, wodurch auch keine Auseinandersetzung mehr möglich ist. Indem ich größtmögliche Nähe zum anderen suche, mit ihm verschmelze, bin ich geschützt vor seinem Angriff. Introjektion ist die Aufnahme des anderen in sich selbst, ohne wie er zu werden. Er ist in mir, aber er ist ein anderer, ein Fremdkörper. Bei der Projektion werden eigene Anteile abgespalten und dem anderen zugeschrieben, z.B. feindselige Tendenzen. Dieses Nach-außen-Verlagern schafft im Selbst Konfliktfreiheit. Können positive Anteile wie Eigenständigkeit oder Leistungsbereitschaft zum Konflikt, etwa mit einer dominanten Bezugsperson, führen, so werden auch diese auf den anderen projiziert. Retroflexion ist das Wenden ursprünglich auf den anderen gerichteter, z.B. aggressiver Impulse gegen sich selbst. Selbstvorwürfe und Selbstabwertung werden dem Konflikt mit dem anderen vorgezogen. Deflexion ist die zunächst begonnene und dann aber abgebogene Kontaktaufnahme mit der sozialen Umwelt. Im Zuge der Kontaktaufnahme wird deren Konflikthaftigkeit gespürt und deshalb ihr Vollzug nicht beendet.

Die Entwicklung der Neurose verläuft in Phasen. Jede Phase hinterläßt um den gesunden Kern des Menschen herum eine neue *Schale*. Psychotherapie muß umgekehrt diese Schalen der Reihe nach abtragen, um den gesunden Kern freizulegen. Die äußerste Schale ist die Klischeeschale. Der Konflikt zur Umwelt ist reduziert auf oberflächliche Umgangsformen, so Konflikte vermeidend. Die darunterliegende Schicht, die Rollenspielschale, ermöglicht ebenfalls keine echten Kontakte und keine Auseinandersetzungen. Werden diese beiden Schalen abgelegt, steht die Offenlegung des Konflikts bevor, ihm wird noch einmal durch die Blockierungsschale eine Barriere vorgeschoben. Statt der zum Konflikt gehörenden Gefühle werden Angst und Leere empfunden. Nachdem auch diese Schale abgelegt ist, drohen die aufgestauten Bedürfnisse sich explosionsartig zur Gestalt zu formen. Eine Implosionsschale als letzter Schutz verhindert dies und lähmt die Möglichkeit zur Bedürfnisbefriedigung. Die letzte Schale ist die Explosionsschale, die die aufgestauten Bedürfnisse und Triebe explosiv zur Entladung bringt. Erst die Entledigung von allen Schalen ermöglicht die zeitgemäße Wahrnehmung der Bedürfnisse und den befriedigenden Kontakt mit der Außenwelt, so daß ein beängstigendes Aufstauen nicht mehr erfolgt, das immer weitere Schutzschalen erforderlich gemacht hatte.

Bach u. *Coellen* (1986) beschreiben die *Anwendung* der Gestalttherapie an einem Fallbeispiel einer depressiven Patientin. *Serok* et al. (1984) berichten über die gestalttherapeutische Gruppenbehandlung schizophrener Patienten auf einer geschlossenen Akutstation. Schizophrenie wurde im gestalttherapeutischen Kontext durch Desintegration und Regression des Denkens, Störungen der sprachlichen Kommunikation, der Selbstwahrnehmung und der interpersonellen Grenzen charakterisiert. Ziel der Therapie war demnach:

1. differenzierte Wahrnehmung und Aufbau der Fähigkeit, die konkreten Elemente der Realität in eine organisierte Wahrnehmungsstruktur umzusetzen,
2. Betonung des logischen Denkens,
3. Internalisierung der Realitätswahrnehmung.

Damit war die Wahrnehmung der zentrale Inhalt der Behandlung. *Zarcone* (1984) berichtet über die Anwendung von Gestalttherapie in einer therapeutischen Gemeinschaft für Drogenabhängige. Davon ausgehend, daß eine Persönlichkeitsstörung vorliegt, meist vom Borderline-Typ mit narzißtischer und histrionischer Tendenz mit unreifer Abwehr, hält er die Konfrontation mit ihren eigenen Verhaltensweisen und deren Wirkung auf andere für die therapeutische Aufgabe. Die ständige Konfrontation mit sozialen Wahrnehmungsverzerrungen soll impulsiv und ärgerlich ausagierendes Verhalten verringern. Kontrollierte Studien über die Wirksamkeit der Gestalttherapie bei psychiatrischen Störungen fehlen weitgehend.

4.3.4 Systemische Therapie

Die systemische Therapie ist aus der zunächst in der Behandlung von Kindern und Jugendlichen erwachsenen Erkenntnis heraus entstanden, daß der als Symptomträger zur Behandlung kommende Patient nicht eine intrapsychische Störung aufweist, deren Behandlung zur Symptomheilung führt, sondern die Familie als das soziale Beziehungsgefüge das Erleben und Verhalten des Patienten weitgehend determiniert und die eigentliche

Störung aufweist. Je fester ein Mensch in einem sozialen Beziehungsgefüge verankert ist, um so weniger lassen sich seine Reaktionen aus der Analyse intrapsychischer Parameter und Prozeßmuster erklären. Um so weniger sind die individuellen intrapsychischen Regelhaftigkeiten bzw. eine individuelle Homöostase verantwortlich für sein Verhalten, und um so weniger kann die diagnostische Perspektive, die sich auf das Funktionieren des Individuums in seinen motivationalen, emotionalen und kognitiven Verhaltensaspekten konzentriert, zu gültigen Denkmodellen und Heuristiken kommen. Denn durch die individuumzentrierte Betrachtung wird eben dieses Individuum zum Mittelpunkt der Welt im Therapieprozeß. Interaktionen mit der Umwelt und Beziehungen zur Umwelt dienen lediglich dem besseren und vollständigen Verstehen des Individuums. Durch den vom Patienten erhaltenen therapeutischen Auftrag und den eingegangenen Arbeitsvertrag hat der Patient ein Anrecht darauf, und die daraus resultierende affektive Haltung des Therapeuten zählt auch zu den wirksamsten therapeutischen Faktoren. Trotzdem darf in der therapeutischen Indikationsstellung zu dieser so verstandenen Individualtherapie erst dann zurückgegangen werden, wenn eine ausführliche Diagnose des sozialen Beziehungsgefüges ergeben hat, daß:

a) dieses soziale System nicht primär gestört ist und
b) auch nicht sekundär durch die vom Patienten in dieses soziale System hineingetragenen Störung so verändert und geprägt ist, daß eine eigenständige Störung des Systems resultiert,
c) diese Störung eine therapeutische Veränderung des Individuums durch rigides Festhalten an den gegenwärtigen Interaktions- und Beziehungsmustern nicht behindert und sie
d) keine Störung des sozialen Systems ist, die nach der Therapie des Individuums nicht von selbst verschwindet und so Rückfälle zwingend herbeiführt.

Diese diagnostischen Fragen sind ohne professionelle Analyse des sozialen Beziehungsgefüges bzw. Systems nicht zu beantworten. Da ihre Beantwortung jeglicher Therapie als unverzichtbarer Bestandteil jeder Diagnose und Indikationsstellung vorangehen muß, ist auch von jedem Psychotherapeuten jeder Psychotherapierichtung die Qualifikation zu dieser Systemdiagnose zu verlangen. Eine explizite Stellungnahme zu obigen Fragen mündet in die Indikationsstellung (eventuell zu Familientherapie) und in die Therapieplanung (Einbeziehen der Bezugspersonen in welcher Weise mit welchem Ziel?) ein. Im Rahmen der Verhaltenstherapie wurden in Kap. 4.1.1 15 diagnostische Fragen formuliert und in Abb. 4.3 den interaktionellen Bezügen im sozialen System zugeordnet. Gegen eine z.B. rein kognitive Individualtherapie kann sprechen, daß der Patient meist seine ganze bisherige Lebensführung auf die Sicherung seiner zentralen dysfunktionalen Ziele ausgerichtet und damit bereits über viele Jahre hinweg eine reale Umwelt geschaffen hat mit bleibenden äußeren Tatsachen, die nur teilweise aus seinem Leben eliminiert werden können. So sind oft die Berufswahl (z.B. helfender Beruf), die Partnerwahl (z.B. dominanter anderer), der Ort der Wohnung (die Familie, die innige Gemeinsamkeit von störenden Außenbezügen abschirmend), wichtige Hobbys (z.B. seit Jahren in einer Musikgruppe ein Instrument spielend, das eigentlich zu schwer für den Patienten ist) das Ergebnis gezielter Intentionen. Natürlich kann der therapeutische Optimismus meinen, das alles brauche der Patient nach erfolgreicher Individualtherapie nicht mehr. Leider gelingt es uns aber in den wenigsten Fällen, den Patienten zu einer solchen Autonomie zu bringen, daß er in gesunder Weise sein Leben noch mal ganz von vorne anfängt. Gerade dieser durch die Diagnostik nicht begründete Optimismus verhindert oft die rechtzeitige richtige Indikationsstellung und die Wahl eines Vorgehens, das viel ökonomischer und effektiver sein kann als die Individualbehandlung. Dabei kann Familientherapie zur Not auch in Einzelsitzungen mit dem Patienten durchgeführt werden, wenn die Familienmitglieder nicht zur aktiven Mitarbeit bereit sind. Einige Therapierichtungen beinhalten bereits sehr stark den interaktionellen Aspekt, z.B. die Transaktionsanalyse. Andere, wie die Gesprächstherapie, Gestalttherapie und auch die kognitive Therapie, suchen nach intrapsychischen Quellen der Störung bzw. zielen auf eine funktionierende individuelle Homöostase ab. Da der Patient mit einer neurotischen Entwicklung sich seine soziale Realität und seinen Lebensraum weitgehend selbst in jahrelangem Bemühen konstruiert hat, sind wir eben nicht nur mit den intrapsychischen Quellen seiner Neurose, sondern mit dem Produkt der vollendeten Externalisierung konfrontiert, die, wie oben erwähnt, weit über die aktuellen problematischen Interaktions- und Beziehungsmuster mit wichtigen anderen Menschen hinausgehen kann. So gesehen trägt er dieses Produkt wie ein Schneckenhaus durchs Leben und auch zu uns in die Therapiesitzung herein. Um bei diesem Beispiel zu bleiben, will Individualtherapie die Weinbergschnecke von diesem Schneckenhaus befreien bzw. so tun, als gehöre sie eigentlich nicht zu ihr bzw. sei austauschbar. Anders als bei Neurosen ist es bei

schweren Störungen oft gar nicht gelungen, sich aus der Primärfamilie zu entfernen und einen eigenen Lebensraum zu konstruieren. Sie sind noch im „Haus" geblieben, das von der Elterngeneration gebaut wurde und von der gesamten jetzigen Familie ausgestaltet wird. Dieses Eingebunden- und Verhaftetsein in der Primärfamilie oder weitgehenden Rekonstruktionen, in die nahtlos übergewechselt wurde, kennzeichnet u.a. Anorexie, Drogen- und Alkoholabhängigkeit, psychosenahe Störungen, Persönlichkeitsstörungen und schwere Psychosomatosen wie Colitis ulcerosa und Morbus Crohn. Auch für die Schizophrenie und die manisch-depressive Krankheit werden solche typischen Familienmuster beobachtet. Die Indikationsstellung zur Familientherapie kann demnach sowohl theoretisch als auch pragmatisch begründet sein. Da es unterschiedliche Theorien über gestörte Familien und ihre Beziehungen zur psychischen und psychosomatischen Störung gibt, sind auch verschiedene Formen der Familientherapie daraus abgeleitet worden. Heute gibt es u.a. systemtheoretisch, psychoanalytisch und verhaltenstherapeutisch begründete Familientherapien. Familientherapie wurde zuerst bei der genannten Gruppe schwerster Störungen eingesetzt, davon ausgehend, daß bei ihnen der Patient durch eine schwere Störung der Familie selbst keine Chance hat, eine eigenständige Persönlichkeit zu entwickeln, die ihm das Herauswachsen aus der Primärfamilie ermöglicht und so den Boden schafft für die Überwindung seiner klinischen Störung. *Reiter* u. *Strotzka* (1984) berichten über Studien zur Indikation von Familientherapie. Die Autoren zitieren die in *Schlechter* u. *Lief* (1980; s. *Reiter* u. *Strotzka* 1984) genannten Indikationskriterien:

1. Wenn die Kommunikation zwischen den Familienmitgliedern amorph ist,
2. wenn eine akute Familienkrise vorliegt,
3. wenn sich die Klagen vor allem auf interpersonelle Inhalte beziehen,
4. wenn es um ausagierendes Verhalten im Zusammenhang mit der Familiendynamik geht,
5. wenn die Störung der ehelichen Beziehung der Eltern das Verhalten der Kinder negativ beeinflußt,
6. wenn ein erfolgloser Versuch einer Individualtherapie unternommen wurde.

Die gleichen Autoren (zitiert nach *Reiter* u. *Strotzka* 1984) nennen als Kontraindikationen:

1. Wenn das Familiensystem trotz eines hochgradig unpassenden Systems von Rollen und Beziehungen stabil ist,

2. wenn eines der Familienmitglieder in einem schweren psychotischen Zustand ist, gleichgültig ob es sich um eine schizophrene oder depressive Psychose handelt,

3. bei Vorliegen einer ausgeprägten sadomasochistischen Beziehung,

4. bei bestimmten, sehr schwächenden psychosomatischen Erkrankungen (z.B. Colitis ulcerosa),

5. bei Weigerung signifikanter Familienmitglieder, an der Therapie teilzunehmen,

6. wenn die Gefahr heftiger physischer Attacken in der Familie besteht,

7. wenn einer der erwachsenen Familienmitglieder massiv soziopathisch agiert,

8. wenn das Problem eines Adoleszenten darin besteht, sich psychisch von der Familie abzulösen.

Nach der Entscheidung für Familientherapie steht zur Frage, welche theoretische Orientierung diese haben soll. Beim gegenwärtigen Stand wird diese Frage ersetzt durch die Frage nach der Verfügbarkeit eines ausgebildeten, praktizierenden Familientherapeuten gleich welcher Provenienz. Effizienznachweise bei psychiatrischen Störungen stehen noch aus.

4.3.5 Eklektizismus und Integration in der Psychotherapie

Wer in seinem Selbstverständnis Psychiater ist, wird wohl eher zum Eklektizismus neigen, dem pragmatischen Anwenden verschiedener psychotherapeutischer Hilfsmittel. Wer als Psychotherapeut den Handlungshorizont mehrerer Psychotherapieschulen erworben hat, wird sich mit der Integration verschiedener Theorien und Therapien befassen. Es gibt für alle Standpunkte gute Gründe. *Luborsky* et al. (1985) untersuchten die Bedeutung des Ausmaßes, mit dem ein Therapeut sich an das Therapiemanual hielt, d.h. wie eng er sich an das von einer Therapietheorie abgeleitete Vorgehen hielt. Es wurden 9 Therapeuten verglichen, die jeweils kognitive Verhaltenstherapie oder supportiv-expressive Psychotherapie oder Drogenberatung durchführten. Unabhängig von der Therapiemethode waren diejenigen Therapeuten am erfolgreichsten, die ihre Therapie in reinster Form anwandten. Andererseits war *Laceys* (1983) eklektizistisches Therapieprogramm (Verhaltenstherapie, einsichtsorientierte Psychotherapie, Diätenmanagement) die bisher erfolgreichste Behandlungs-

form der Bulimie. *Grawe* (1988) geht in seinem allgemeinen Therapiemodell, ebenso wie *Karasu* (1986), von 3 wesentlichen Kernstücken der Psychotherapie aus: Emotionsverarbeitung, kognitive Verarbeitung, Erweiterung der Handlungskompetenz. Er empfiehlt Therapeuten, nach ihrer Ausbildung bald von den herkömmlichen Therapiemethoden abzugehen, die allerdings punktuell im Rahmen eines heuristischen Vorgehens eingesetzt werden. Sich einerseits auf das kognitive Theoriensystem *Piagets* berufend, andererseits mit theoretischen Vätern der systemischen Therapie wie *Maturana* (1982) und *Prigogine* (1977) in Übereinstimmung stehend, hält er das algorithmische Vorgehen der bestehenden Therapieformen mit einem festgelegten Weg zu einem festgelegten Ziel für überholt. Statt dessen sollte das jeweils neueste Verständnis (zu einem bestimmten Zeitpunkt im Laufe der Abfolge der psychischen Veränderungsprozeße im Patienten) handlungsleitend sein. Zunächst soll der Therapeut eine detailliert ausgearbeitete Fallkonzeption des individuellen Patienten erstellen. Dies stellt eine systematische Informationsverarbeitung dar, die in ihrer Rationalität von anderen nachvollziehbar und diskutierbar sein soll. Ein Therapeut benötigt nach *Grawe* (1988):

1. Die Fähigkeit, sich ein individuelles Verständnis des psychischen Funktionierens und der Lebenssituation des Patienten sowie der sich daraus ergebenden Veränderungsmöglichkeiten zu verschaffen,

2. Handlungsfertigkeiten, die nicht methodenorientiert, sondern heuristisch sind. Dabei wird von Fertigkeiten, die der privaten Persönlichkeit des Therapeuten am meisten entsprechen, ein besonders authentisches Vorgehen erwartet. Selbsterfahrung und engmaschige Supervision sollen hierzu verhelfen,

3. problem- bzw. störungsspezifisches Wissen, das allerdings in eine ganzheitliche Sicht des Patienten und seine Lebenssituation einzuordnen wäre.

Mehr als 30 Jahre zuvor hatte G. *Kelly* (1955) eine ähnliche, sehr kreative Theorie der Psychotherapie entwickelt. *A.T. Beck* hat vor allem dessen kognitive Sichtweise entlehnt, um allerdings wiederum eine spezifische Therapiemethode zu entwickeln (*Wright u. Beck* 1986). Darüber hinaus blieb *Kellys* Einfluß auf die Psychotherapie leider gering. Man könnte sagen, die Therapieschulen ließen sich durch ihn in ihrer spezifischen Methodenorientierung nicht beirren.

Literatur

Bach, I., Coellen, M.: Gestalttherapie. In: S.K.D. Sulz (Hrsg.): Verständnis und Therapie der Depression. Reinhardt, München 1986, S. 315—340

Berne, E.: Transactional analysis in psychotherapy. Ballantine Books, New York 1973

English, F.: Transaktionsanalyse und existentielle Verhaltensmusteranalyse. In: S.K.D. Sulz (Hrsg.): Verständnis und Therapie der Depression. Reinhardt, München 1986, S. 219—244

Grawe, K.: Der Weg entsteht beim Gehen. Ein heuristisches Verständnis von Psychotherapie. Verhaltensther. u. psychosoz. Prax. 1 (1988) 39—49

Karasu, T.B.: The specificity versus nonspecificity dilemma: Toward identifying therapeutic change agents. Amer. J. Psychiat. 143 (1986) 687—695

Kelly, G.A.: The psychology of personal constructs — clinical diagnosis and psychotherapy. Vol. 2. Norton, New York 1955

Lacey, J.H.: The bulimic syndrome at normal body weight: reflections on pathogenesis and clinical features. Eating Disord. 2 (1982) 59—66

Loomis, M.E., Landsman, S.G.: Manisch-depressive Struktur: Möglichkeiten der Behandlung. Transakt. Anal. 2 (1985) 96—105

Luborsky, L., McLean, T., Woody, G., Auerbach, A.: Therapist success and its determinants. Arch. gen. Psychiat. 42 (1985) 602—611

Maturana, H.R.: Erkennen: Die Organisation und Verkörperung der Wirklichkeit. Vieweg, Braunschweig 1982

Prigogine, I.: Self-organization in nonequelibrium systems: from dissipative structures to order through fluctuations. Wiley, New York 1977

Raskin, N.J.: Klientenzentrierte Gesprächstherapie. In: S.K.D. Sulz (Hrsg.): Verständnis und Therapie der Depression. Reinhardt, München 1986, S. 298—312

Reiter, L., Strotzka, H.: Indikationen und Kontraindikationen zur Familientherapie. In: W. Datler, T. Reinelt (Hrsg.): Psychotherapie als Hilfe für das Kind. Reinhardt, München 1984, S. 133—144

Schiff, J.L.: Cathexis reader. Transactional analysis treatment of psychosis. Harper & Row, New York 1975

Serok, S., Rabin, C., Spitz, Y.: Intensive Gestalt group therapy with schizophrenics. Int. J. Grp Psychother. 34 (1984) 431—450

Tausch, R.: Von der Gesprächspsychotherapie zu personenzentrierten Lebensformen. In: W. Schulz, M. Hautzinger (Hrsg.): Klinische Psychologie und Psychotherapie. DGVT/GwG-Kongreßbericht. Berlin 1980. Bd. 1. DGVT, Tübingen 1980, S. 207—230

Tausch, L., Lange, H.U.: Wert, Schwierigkeiten und notwendige Modifikation eines klientenzentrierten Konzepts in der stationären Nachbehandlung schizophrener Patienten. In: H. Helmchen, M. Linden, U. Rüger (Hrsg.): Psychotherapie in der Psychiatrie. Springer, Berlin 1982, S. 100—106

Wolfersdorf, M., Straub, R., Hole, G., Kopittke, W., Metzger, R., Schinkel, A.: Die stationäre Behandlung depressiv Kranker nach einem gesprächs- und verhaltenstherapeutisch orientierten Konzept. In: M. Hautzinger, W. Schulz (Hrsg.): Klinische Psychologie und Psychotherapie. DGVT/GwG-Kongreßbericht. Berlin 1980. Bd. 3. DGVT, Tübingen 1980, S. 163—180

Wright, J.H., Beck, A.T.: Kognitive Therapie der Depression. In: S.K.D. Sulz (Hrsg.): Verständnis und Therapie der Depression. Reinhardt, München 1986, S. 124—148

Zarcone, V.: Gestalt techniques in a therapeutic community for the treatment of addicts. J. Psychoact. Drugs 16 (1984) 43—46

5 Allgemeines zu soziotherapeutischen Verfahren

A. Deister

Psychische Erkrankung stellt nicht nur ein medizinisches, sondern immer auch ein soziales Problem dar.

Der psychisch kranke Patient ist und bleibt ja Teil komplexer sozialer Interaktionen und Bezüge und insofern anfällig für Störungen auch gerade im sozialen Bereich. Therapie psychischer Erkrankung muß somit immer auch den sozialen Aspekt mit berücksichtigen.

Soziotherapeutische Verfahren und soziotherapeutische Einrichtungen sind inzwischen zu einem festen und unverzichtbaren Bestandteil psychiatrischer Therapie geworden.

Die Vielfalt dieser Verfahren, genauso wie ihre jeweils unterschiedlichen — teilweise sogar gegensätzlichen — Ansprüche und Ansätze erscheinen kaum noch überschaubar. Bei dem therapeutischen Einsatz dieser Verfahren kommt es besonders darauf an, für den jeweiligen Patienten die jeweils individuell zugeschnittene Therapiestrategie zu finden, in der die einzelnen Ansätze aufeinander bezogen sind und sich sinnvoll ergänzen.

Soziotherapeutische Ansätze sind wesentlicher Bestandteil einer geschlossenen Behandlungskette, die sowohl vollstationäre als auch teilstationäre als auch ambulante Angebote einschließt.

Ein umfassendes System gemeindenaher psychiatrischer Versorgung, das psychisch Kranken das größtmögliche Maß an Freiheit und Lebensqualität bei gleichzeitiger Verminderung langer Krankenhausaufenthalte sichern will, muß Einrichtungen und Hilfen auf verschiedenen Ebenen anbieten (*Häfner* u. *Rössler* 1989):

— psychiatrische Behandlung,
— beschütztes Wohnen in komplementären Einrichtungen,
— Arbeit, Beschäftigung und berufliche Rehabilitation,
— soziale Kontakte,
— Freizeitaktivitäten.

Die wissenschaftliche Evaluation der Wirksamkeit der einzelnen Schritte der Behandlungskette befindet sich noch in ihren Anfängen und genügt oft noch nicht strengen methodischen Ansprüchen. Es ist jedoch heute unumstritten, daß ein Therapieansatz unter Einbeziehung soziotherapeutischer Verfahren einem Therapieansatz ohne Berücksichtigung dieser Aspekte überlegen ist.

5.1 Begriffsbestimmungen

Für die Begriffe „*Soziotherapie*" bzw. „*Sozialpsychiatrie*" gibt es bisher keine allgemeingültige oder verbindliche Definition. Das Gleiche gilt für Begriffe wie „Behinderung" oder „Rehabilitation".

Im folgenden wird unter *Soziotherapie* jede Behandlungsform verstanden, die sich in erster Linie um die zwischenmenschlichen Beziehungen und die Umgebung eines psychisch Kranken bemüht (*Peters* 1990) und damit sozialer Behinderung vorbeugt oder diese zu beseitigen bzw. zu verringern sucht.

Grundlage dieser soziotherapeutischen Verfahren bilden Erkenntnisse der *Sozialpsychiatrie,* die sich auch mit der wissenschaftlichen Erforschung der Bedeutung sozialer Faktoren für Entstehung und Verlauf psychischer Störungen befaßt.

Unter *sozialer Behinderung* ist ein Niveau sozialen Fungierens gemeint, das niedriger liegt, als es vom jeweiligen Individuum üblicherweise erwartet werden kann. Der Maßstab besteht dabei in der jeweiligen normgebenden Gruppe. Das erniedrigte soziale Funktionsniveau ist dabei nicht Folge einer freien Wahl des Individuums (*Wing* 1987).

Der Begriff der *Rehabilitation* ist eine zusammenfassende Bezeichnung sowohl für die Wiedereingliederung psychisch Behinderter oder von Behinderung Bedrohter in die Gesellschaft — insbesondere in Arbeit und Beruf — als auch für die Gesamtheit der Leistungen und Maßnahmen, die diesem Ziel dienen (*Expertenkommission* 1988).

5.2 Historische Entwicklung

Der Einsatz soziotherapeutischer Verfahren in der Therapie psychischer Störungen ist nicht alleine eine moderne Errungenschaft. Die Wurzeln reichen zumindest bis in die Mitte des letzten Jahrhunderts zurück. Damals vertrat *Griesinger* eine

Auffassung, die sich durchaus mit heutigen Ansätzen vergleichen läßt. Er schlug als Ergänzung zu den stadtfernen Großanstalten sog. *„Stadt-Asyle"* vor; vor jeder Aufnahme sollte ein Arzt des Asyls den Kranken in seiner Wohnung aufsuchen können, um ihn in seinen bisherigen Verhältnissen kennenzulernen (*Häfner u. Rössler* 1989, *Haselbeck* 1985).

Die sich in den 20er Jahren dieses Jahrhunderts durchsetzenden Ideen der sog. *„Offenen Irren-Fürsorge"*, die an die Ideen der englischen *„Mental-Health-Bewegung"* anknüpften, erlitten jedoch in Deutschland in der Zeit des Nationalsozialismus einen schweren Rückschlag.

Nach 1945 gewannen sozialpsychiatrische Ideen und Einrichtungen erst ganz langsam wieder an Boden. So wurde die 1. Tagesklinik erst 1962 eröffnet.

Der in diesem Zusammenhang immer wieder erwähnten *Psychiatrie-Enquete* aus dem Jahre 1975 kommt bei der Förderung sozialpsychiatrischen Denkens sicherlich eine besondere Bedeutung zu. In jüngster Zeit wurden die bestehenden Einrichtungen im Rahmen der *„Empfehlungen der Expertenkommission der Bundesregierung zur Reform der Versorgung im psychiatrischen und psychotherapeutischen/psychosomatischen Bereich"* zusammengefaßt und Perspektiven für die mögliche weitere Entwicklung vorgestellt (*Expertenkommission* 1988).

5.3 Grundlagen soziotherapeutischer Verfahren: Milieugestaltung und Behandlungskette

Soziale Behinderung ist nicht als ein eindimensionales Geschehen zu sehen. In der Regel liegen ihr zumindest Faktoren aus 3 verschiedenen Ebenen zugrunde:

— durch die Erkrankung selbst gesetzte Beeinträchtigungen,
— soziale Benachteiligungen,
— Faktoren, die mit der persönlichen Verarbeitung dieser Umstände durch das Individuum in Zusammenhang stehen.

Alle diese unterschiedlichen Faktoren müssen im Rahmen soziotherapeutischer Ansätze mit berücksichtigt werden.

Soziotherapie kann nur in einem Rahmen — einem Milieu — erfolgreich sein, der nicht seinerseits krankhafte und unangepaßte Verhaltensweisen unterstützt oder gar produziert, also zusätzlich Hospitalisierungsschäden setzt. Der *Milieugestaltung* kommt somit in jedem Fall eine entscheidende Funktion zu. Das Ziel der Milieugestaltung ist die Schaffung einer Umgebung, die sich möglichst geringfügig von extramuralen Gegebenheiten unterscheidet. Diese Milieugestaltung drückt sich im stationären Bereich u.a aus in:

— der Lage der Einrichtung (möglichst nahe am gewohnten sozialen Umfeld),
— baulichen Gegebenheiten (Stationsgröße, Größe der Zimmer, Räume für soziale Aktivitäten etc.),
— Gestaltung der Stationsumgebung im Sinne einer Wohnatmosphäre,
— Geschlechtermischung auf den Stationen,
— Möglichkeit der Selbstgestaltung des Umfeldes durch den Patienten,
— entsprechender Einstellung des therapeutischen Personals.

Zur zunehmenden Akzeptanz der Notwendigkeit der Milieugestaltung haben Untersuchungen von *Wing* u. *Brown* (1970) über dauerhospitalisierte psychisch Kranke geführt. Es zeigte sich dabei, daß durch eine langfristige Hospitalisierung in erlebnis- und anregungsarmer Klinikatmosphäre das Auftreten von Minussymptomatik gefördert wird. Auch die Untersuchungen von *Kellam* et al. (1967) und *Klass* et al. (1977) konnten zeigen, daß im Rahmen einer Psychopharmakastudie ungünstige Milieufaktoren mit einem ungünstigen Therapieresultat verknüpft waren (vgl. *Möller* 1983). Bei der Interpretation solcher und ähnlicher Studien sollten jedoch methodische Schwierigkeiten bei der Erfassung und Beschreibung von Milieufaktoren nicht außer acht gelassen werden.

Die Milieugestaltung ist sicherlich nicht isoliert therapeutisch wirksam, kann aber als ein therapeutischer Faktor angesehen werden, insofern sie zu einer Atmosphäre beiträgt, die sich auf Heilungsvorgänge fördernd auswirkt (*Schulte* 1973, *Reimer* u. *Lorenzen* 1987).

Soziotherapeutische Verfahren müssen stufenweise aufeinander aufbauen und dabei noch erhaltene Fähigkeiten und Eignungen erkennen, erhalten und fördern, schon eingetretene Behinderungen und Störungen der sozialen Anpassung müssen ebenso stufenweise angegangen werden. Sämtliche einzusetzenden Maßnahmen müssen aufeinander bezogen sein und in einer sinnvollen zeitlichen und inhaltlichen Abfolge stehen. Mehr als andere Therapieformen in der Psychiatrie ist die Soziotherapie dabei an das Vorhandensein und das differenzierte

Tabelle 5.1 Gliederung soziotherapeutischer Angebote nach Funktionseinheiten. (Nach den Empfehlungen der *Expertenkommission der Bundesregierung* 1988)

Funktionsbereich	Behandlung – Pflege – Rehabilitation
Funktionsbereich	Wohnen
Funktionsbereich	Kontaktstiftung – Alltagsgestaltung, Tagesstrukturierung, Teilhabe am Leben in der Gesellschaft
Funktionsbereich	Arbeit und berufliche Bildung

Tabelle 5.2 „Bausteine" der gemeindepsychiatrischen Versorgung. (Nach den Empfehlungen der *Expertenkommission der Bundesregierung* 1988)

Niedergelassener Nervenarzt

Institutsambulanz

Sozialpsychiatrischer Dienst

Einrichtungen mit Kontaktstellenfunktion und Tagesstätten

Beschützte Wohnangebote

Tagesklinik

Stationäre Einrichtungen (psychiatrisches Krankenhaus, psychiatrische Abteilung am Allgemeinkrankenhaus)

Funktionieren bestimmter psychiatrischer Einrichtungen gebunden (*Müller* 1981).

Im idealen Fall entsteht eine *Behandlungskette,* die bereits bei Ansätzen zur Verhinderung der Entstehung einer psychischen Erkrankung beginnt, über ambulante Dienste bis zu einer evtl. stationären Behandlung läuft und sich von dort über teilstationäre Einrichtungen, Angebote für geschütztes Wohnen und Arbeiten, berufliche und soziale rehabilitative Ansätze sowie ambulante Nachsorgeeinrichtungen wieder schließt.

Die einzelnen Ansätze überschneiden sich teilweise sehr stark. Eine Trennung der einzelnen soziotherapeutischen Verfahren und Institutionen je nach ihrem Schwerpunkt oder ihrer Organisationsform muß deshalb artefiziell bleiben. Die Tabellen 5.1 und 5.2 zeigen Einteilungsversuche soziotherapeutisch tätiger Institutionen nach Funktionsbereichen bzw. nach einzelnen Bausteinen, wie sie u.a. von der *Expertenkommission der Bundesregierung* (1988) zugrundegelegt werden.

Im folgenden soll eine an den praktischen Gegebenheiten der Behandlungskette orientierte Einteilung verwendet werden.

5.4 Leistungs- und Kostenträger bei soziotherapeutischen Maßnahmen

Die Durchführung und die Kostenübernahme für soziotherapeutische Angebote sind im gegliederten System der Bundesrepublik Deutschland zur sozialen Sicherheit je nach ihrem Leistungsschwerpunkt auf unterschiedliche Leistungs- und Kostenträger aufgeteilt.

Die praktisch wichtigsten Institutionen darunter sind:

— gesetzliche und private Krankenversicherungen,
— Träger der Rentenversicherung,
— Träger der Unfallversicherung,
— Träger der sozialen Entschädigung bei Gesundheitsschäden (Versorgungsämter, Fürsorgestellen),
— Träger der Sozialhilfe (örtlich und überörtlich),
— Bundesanstalt für Arbeit (für berufliche Rehabilitation).

Im Rahmen seiner Zuständigkeit hat dabei jeder Träger die nach Lage des Einzelfalles erforderlichen Leistungen so vollständig und umfassend zu erbringen, daß Leistungen eines anderen Trägers möglichst nicht erforderlich werden (*Bundesarbeitsgemeinschaft für Rehabilitation* 1984).

5.5 Allgemeine methodische Probleme der Evaluation

Ein einheitliches methodisches Vorgehen zur Evaluation soziotherapeutischer Verfahren — so wie es z.B. für die Überprüfung psychopharmakologischer Strategien vorgesehen ist — existiert bisher nicht. Auch weisen Zahlenangaben aus empirischen Studien zum Erfolg rehabilitativer Bemühungen ein sehr weites Spektrum auf. Aus einer Übersicht von *Ciompi* (1989b) ergeben sich z.B. „Erfolgsquoten" zwischen 17 % und 92 % mit einem Median um 55 bis 57 %.

Im deutschsprachigen Raum stehen Forschungsansätze zur Evaluation psychosozialer Therapiemaßnahmen allgemein noch am Anfang, die wesentlichen Ansätze hierzu kamen bisher aus dem anglo-amerikanischen Raum (*Möller* 1983). Aber auch hier gilt, daß die vorliegenden Studien untereinander kaum vergleichbar sind. Insofern können im folgenden angeführte empirische Angaben in der Regel nur Hinweise geben, die immer unter dem Gesichtspunkt der speziellen Fragestellung und der jeweiligen Methodik interpretiert werden sollten.

Vergleichbar mit den Problemen bei der Überprüfung psychotherapeutischer Ansätze (*Möller* 1986, *von Zerssen* et al. 1986) ist bei der Evaluation soziotherapeutischer Maßnahmen eine Vielzahl von interferierenden Faktoren zu berücksichtigen. Die wichtigsten davon sind:

— auf die Erkrankung bezogene Faktoren,
— auf den Patienten bezogene Faktoren,
— auf den Therapeuten bezogene Faktoren,
— spezifische Therapiefaktoren,
— unspezifische Therapiefaktoren,
— unkontrollierte Außeneinflüsse (*Möller* u. *Benkert* 1980, *Möller* 1986).

Die Gewichtung der einzelnen Faktoren und deren Interaktion untereinander sind bezüglich soziotherapeutischer Verfahren noch wenig bekannt.

In vielen Arbeiten wird der sog. „Therapieerfolg" als das entscheidende Kriterium der Evaluation angewendet. Dabei werden in der Literatur sehr unterschiedliche Kriterien verwendet, mit denen der Erfolg sozialpsychiatrischer Maßnahmen beurteilt werden soll. Die Rezidivrate (bzw. die Rate von erneuten Hospitalisationen) alleine ist dabei ebenso wie die Dauer der Hospitalisierung sicherlich ein zu globales Maß. Andere Kriterien können sein:

— Veränderung psychopathologischer Befunde,
— soziale Kompetenz (Autonomie, Autarkie-Status),
— Art und Umfang sozialer Interaktionen,
— Bewältigung alltäglicher Aufgaben und Anforderungen.

Über die Beschreibung einfacher soziodemographischer Daten (wie z.B. Geschlecht, Alter, Sozialschicht, Ausbildungsniveau und Familienstand) hinausgehend ist die differenzierte Beschreibung der sozialen Kompetenz erforderlich, da die verbesserten Therapie- und Rehabilitationsmöglichkeiten zusätzlich zu den psychopathologischen Merkmalen weitere Indikationskriterien erfordern.

Anstöße für eine auch unter methodischen Gesichtspunkten aussagekräftige Forschung ergaben sich dabei auch aus der Untersuchung krankheitsauslösender bzw. verlaufsmodifizierender psy-

chosozialer Faktoren, wie sie sich etwa in den Konzepten der „high emotional engagement"-Familien bzw. der Life-event-Forschung finden (*Möller* 1983).

Es hat sich gezeigt, daß zwischen psychopathologischen Parametern und sozialer Anpassung nicht notwendigerweise eine enge Korrelation besteht (*Strauss* u. *Carpenter* 1972, 1977, *Möller* u. *von Zerssen* 1986). Wesentliche Basis der modernen Evaluationsforschung ist daher eine differenzierte und möglichst auch quantifizierte Beschreibung sowohl psychopathologischer Parameter als auch von Parametern der sozialen Adaptation (*Möller* 1983). Die dabei eingesetzten Verfahren sollen möglichst weitgehend den Kriterien von Objektivität, Validität und Reliabilität gerecht werden, wie sie in der psychologischen Testtheorie entwickelt wurden. Eine standardisierte Beurteilung mit Hilfe von Selbst- und Fremdbeurteilungsskalen führt zu einer besseren Vergleichbarkeit und Mitteilbarkeit der Daten und ermöglicht die Anwendung komplexer statistischer Verfahren. Um diesem Ziel gerecht zu werden, wurden in den letzten Jahren verschiedene Untersuchungsinstrumente entwickelt, die auch strengen methodischen Ansprüchen genügen.

Diese Instrumente werden zunehmend auch im Rahmen von Langzeitstudien eingesetzt (*Ciompi* et al. 1977, *Möller* 1986, *Marneros* et al. 1990).

5.6 Soziotherapeutische Verfahren im stationären und teilstationären Bereich

5.6.1 Ergotherapie

Ergotherapie (Werktherapie) wird hier als ein Oberbegriff für die Beschäftigungs- und die Arbeitstherapie verstanden. Bei beiden Therapieformen steht die Tätigkeit mit gegenständlichen Arbeitsmaterialien im Vordergrund des therapeutischen Ansatzes, weniger das direkte Ergebnis dieser Tätigkeit.

Die *Beschäftigungstherapie* wird vorwiegend als Basisprogramm im stationären oder teilstationären Bereich eingesetzt, bekommt zunehmend aber auch eine Bedeutung im ambulanten Bereich (niedergelassene Ergotherapeuten). Sie wird in der Regel in der Gruppe (8 bis 15 Personen) durchgeführt, kann aber auch — insbesondere zu Beginn — als Einzeltherapie sinnvoll sein. Spezielle Vorbedingungen bezüglich der Leistungsfähigkeit des Patienten bestehen nicht, sie kann somit bereits in der Akutphase psychischer Erkrankung eingesetzt werden. Ohne wesentlichen Leistungs- und Belastungsdruck soll die Beschäftigungstherapie kognitive Fähigkeiten üben, die Kommunikationsfähigkeit verbessern, den Antrieb fördern, das Selbstvertrauen stärken sowie Ausdauer und Durchhaltevermögen trainieren.

Mit speziellen beschäftigungstherapeutischen Programmen können bestimmte psychopathologische Konstellationen, wie z.B. schizophrene Minussymptomatik, gezielt angegangen werden (*Linden* et al. 1989). Die Beschäftigungstherapie stellt ebenfalls einen wichtigen Bestandteil bei der Entwicklung und Erhaltung einer eigenständigen Lebens- und Haushaltsführung dar.

Die verschiedenen Stufen der *Arbeitstherapie* (einschließlich des Arbeitstrainings und der Belastungserprobung) bereiten auf das selbständige berufliche Leben vor, aber auch auf die Werkstatt für Behinderte oder spezielle berufsfördernde Maßnahmen. Diese Therapiemaßnahme dient der Verkürzung der Verweildauer im Krankenhaus und soll insbesondere Hospitalisierungsschäden vermeiden.

Die Arbeitstherapie fokussiert auf Produktionsabläufe mit geregelten Arbeitszeiten und möglichst auch entsprechender Entlohnung. Die Therapieziele bestehen in einer Förderung von Ausdauer, Durchhaltevermögen, Sorgfalt, Pünktlichkeit und Umstellungsfähigkeit. Die Arbeitstherapie stellt einen wichtigen Baustein eines strukturierten Tagesablaufes dar, sie kann Bestandteil voll- oder teilstationärer Behandlung sein, reicht aber auch in den Bereich von Übergangseinrichtungen sowie beschützenden Werkstätten hinein.

Bei schizophrenen Patienten konnte gezeigt werden, daß eine klar strukturierte, dem normalen Arbeitsleben angepaßte, evtl. industriell gestaltete und entlohnte Arbeitstherapie hierbei langfristig die besten Erfolge erbringt (*Häfner* 1976, *Huhn* 1975, *Möller* 1983).

Als spezielle Arbeitstherapie in Form einer gezielten Förderung beruflicher Fähigkeiten in definierten Arbeitsfeldern ist das *Arbeitstraining* zu nennen, die *Belastungserprobung* dient insbesondere der Überprüfung der erreichten Arbeitsfähigkeit und der Belastbarkeit.

5.6.2 Beratung und Betreuung durch den Sozialdienst

Die Beratung und Betreuung durch Mitarbeiter des Sozialdienstes sollten bereits zu einem möglichst frühen Zeitpunkt einsetzen. Diese in einer stationären oder teilstationären Einrichtung begonnene Tätigkeit kann auch über den Entlassungszeitpunkt hinaus fortgeführt werden bzw. wird dann durch andere Institutionen im ambulanten Bereich übernommen.

Die wichtigsten Aufgaben bestehen in der Erfassung und der Analyse der sozialen Situation der Patienten, in der möglichst frühzeitigen Erkennung von drohenden oder bereits eingetretenen Gefährdungen im sozialen Bereich, in der gezielten und fachkundigen Beratung und Betreuung bezüglich des Umganges mit Behörden, Versicherungen, Arbeitgebern und ähnlichen Institutionen (*Ernst* 1988).

5.6.3 Angehörigenarbeit in voll- und teilstationären Einrichtungen

Die teilweise Verlagerung psychiatrischer Therapie aus dem vollstationären in den teilstationären und ambulanten Bereich bringt u.a. auch eine Zunahme der alltäglichen Belastung der Angehörigen durch die psychische Erkrankung mit sich. Gleichzeitig gibt es ernstzunehmende Zusammenhänge zwischen emotionalem Kontaktverhalten von Angehörigen ("expressed emotions") und erhöhter Rezidivquote, die besonders bei schizophrenen Patienten ausreichend belegt sind (*Schulze-Mönking* et al. 1989).

Angehörigenarbeit findet in Form professionell geleiteter Angehörigengruppen und in Form von Angehörigen-Selbsthilfe statt.

Verschiedene theoretische Ansätze lassen 3 unterschiedliche Gruppenformen unterscheiden, die aber auch miteinander kombiniert werden können:

— vorwiegend auf Informationsvermittlung ausgerichtete Gruppen (Informationen über die Erkrankung, Therapie, Frühsymptome eines Rezidivs, Informationsaustausch untereinander),
— vorwiegend auf spezielle therapeutische Ansätze ausgerichtete Gruppen (z.B. verhaltenstherapeutisches Trainingsprogramm),
— vorwiegend problem- und konfliktorientierte Gruppen (*Fiedler* et al. 1986).

Die Wirksamkeit eines solchen Vorgehens erscheint inzwischen insbesondere für schizophrene Patienten gut belegt (*Schulze-Mönking* et al. 1989).

5.6.4 Tagklinik und Nachtklinik

Die *Tagklinik* stellt das praktisch wichtigste Bindeglied zwischen einer vollstationären und einer ambulanten Behandlung dar. Ca. 3 % der gesamten psychiatrischen Bettenkapazität wurde 1985 in insgesamt 120 Tageskliniken gezählt (*Engelke* 1989).

Bei den Tagkliniken handelt es sich um eine halbstationäre Therapieform, der sich psychisch kranke Patienten an meist 5 Wochentagen nur für eine begrenzte Zeit des Tages unterziehen, während sie den Abend, die Nacht und das Wochenende im gewohnten häuslichen Milieu verbringen (*BMJFFG* 1986).

Am häufigsten stellen Tagkliniken eigene Funktionseinheiten eines Krankenhauses dar („verbundene Tagklinik"). Von einer „integrierten Tagklinik" spricht man, wenn einzelne Patienten oder Patientengruppen im vollstationären Bereich tagesklinisch mitbehandelt werden. Zusätzlich gibt es noch organisatorisch unabhängige Tagkliniken (*Engelke* 1989, *Expertenkommission* 1988).

Die Aufenthaltsdauer beträgt im Mittel 2 bis 3 Monate. Die Tagklinik kann grundsätzlich das gesamte Spektrum psychischer Erkrankungen versorgen, wenn therapeutische Beziehungsaufnahme und das Einhalten bestimmter Zeiten und Regeln gewährleistet sind. Das Angebot der Tagklinik kommt sowohl im nachstationären Bereich als auch im vorstationären Versorgungsbereich zum Tragen. Im vorstationären Bereich kann sie durch eine Kombination von erhaltenem sozialen Umfeld und intensiven therapeutischen Beziehungsprozessen ein eigenständiges Therapieangebot darstellen. Im nachstationären Bereich werden typischerweise Patienten mit psychotischen Erkrankungen behandelt, die ein hohes belastungsabhängiges Rückfallrisiko haben.

Eine spezielle Stellung nehmen die gerontopsychiatrische Tagklinik sowie die Tagklinik für Kinder- und Jugendpsychiatrie ein.

Zu beachten ist, daß die Tagklinik mit ihrem Therapieangebot besonders bei vorher langjährig hospitalisierten Patienten auch eine Überforderung darstellen kann. Als Alternativen sind hier das Übergangswohnheim oder auch die Tagesstätte zu erwägen.

Die *Nachtklinik* ist eine halbstationäre Einrichtung, in der Patienten für eine begrenzte Zeit wohnen und behandelt werden, wobei sie tagsüber einer regelmäßigen beruflichen Beschäftigung oder einer Ausbildung nachgehen.

Die Tag- und die Nachtklinik können organisatorisch miteinander verbunden sein.

Kontrollierte Studien zum Behandlungserfolg in Tag- bzw. Nachtkliniken sind noch selten. In einer Vergleichsstudie zu ambulanten Patienten kam es in den USA zu folgenden Ergebnissen (*Linn* et al. 1979): Über 2 Jahre wurden hier teilstationäre Patienten mit chronischen psychotischen Erkrankungen mit Patienten in einer ambulanten Behandlung verglichen. Es gab bezüglich der Einstellung zur Behandlung, sozialen Fertigkeiten und psychopathologischer Konstellation einen Vorteil für die tagesklinisch behandelten Patienten. Besonders gut waren die Erfolge bei längeren Behandlungszeiten und dem gleichzeitigen intensiven Einsatz von Beschäftigungs- und Arbeitstherapie.

Vaitl et al. (1989) verglichen retrospektiv 80 in einem vollstationären Rahmen soziotherapeutisch behandelte Patienten mit jeweils 80 Patienten einer Tag- und einer Nachtklinik. Dabei ergab sich in allen 3 Einrichtungen eine deutliche Reduktion von Anzahl und Dauer weiterer Aufnahmen nach Therapieende, wobei tendenziell die Tag- und Nachtklinik günstigere Werte aufwies als die vollstationäre Therapie unter Einsatz soziotherapeutischer Verfahren.

5.7 Soziotherapeutische Angebote im ambulanten Bereich

Bei den sozialpsychiatrischen Angeboten im ambulanten Bereich handelt es sich um den Kernbereich der „gemeindenahen Psychiatrie".

Bezogen auf die Zahl der behandelten Patienten, aber auch auf das Spektrum der behandelten Störungen und Erkrankungen, trägt der niedergelassene Nervenarzt die Hauptlast der ambulanten Versorgung. Häufig handelt es sich hierbei um Patienten, die nur selten in anderen psychiatrischen Einrichtungen (insbesondere in den Kliniken) behandelt werden (*von Cranach* 1981). Trotzdem ist es nicht zu übersehen, daß es Gruppen von Patienten gibt, die direkter und effektiver sicherlich von anderen ambulanten Angeboten erreicht werden können. Es handelt sich dabei besonders um chronisch kranke, langfristig hospitalisierte Patienten mit gravierenden Störungen des sozialen Umfeldes.

In einer Übersichtsarbeit verglichen *an der Heiden* et al. (1989) 23 internationale Studien, die sich mit der Wirksamkeit extramuraler Versorgung beschäftigten. Die Ergebnisse waren uneinheitlich. In 13 Studien konnte ein positiver Effekt im Sinne einer verminderten Wiederaufnahmewahrscheinlichkeit in stationäre Behandlung gezeigt werden, in 3 Studien wurde kein Vorteil nachversorgter Patienten gefunden, und 4 dieser Untersuchungen kamen gar zu dem Ergebnis, daß die Inanspruchnahme von Nachsorgeeinrichtungen überzufällig häufig mit einer erhöhten Wiederaufnahmewahrscheinlichkeit in Beziehung steht. In ihrer eigenen umfassenden und methodisch sehr gut fundierten Studie kamen die gleichen Autoren (*an der Heiden* et al. 1989), bezogen auf die Nachsorgeeinrichtungen in Mannheim, zu dem Ergebnis, daß mit der Zunahme extramuraler ärztlicher Versorgung die Nachfrage nach stationärer Behandlung abnimmt. Es erscheint dabei von Bedeutung, daß die Wirkung direkt von der Häufigkeit ambulanter Kontakte abhing, ohne daß sich Richtung und Stärke des Zusammenhangs über andere soziodemographische oder psychopathologische Parameter erklären ließen (vgl. auch Kap. 7.12).

Ebenfalls am Beispiel des gemeindenahen psychiatrischen Dienstes in Mannheim zeigten *Häfner* u. *an der Heiden* (1982), daß der Ausbau ambulanter Einrichtungen zu teilweise dramatischen Veränderungen des Inanspruchnahmeverhaltens und zu Verschiebungen der Angebote untereinander führen kann. Innerhalb von 4 Jahren, in denen die Krisen- und Notfallversorgung ausgebaut und Nachsorgeeinrichtungen eingeführt wurden, stieg die Gesamtzahl der Behandlungsepisoden um mehr als 100 % von ca. 1,1 auf 2,2 auf 1000 Einwohner über 14 Jahre an — und zwar vorwiegend im ambulanten Bereich. Die Krankenhausaufnahmen nahmen um 40 % zu, während die Quote belegter Betten stabil blieb. Diese Entwicklung wurde auf mehrere Faktoren zurückgeführt:

1. Anstieg der Erkrankungshäufigkeit bei neurotischen und Persönlichkeitsstörungen sowie bei Suchterkrankungen.
2. Ein erhebliches Wachstum der Inanspruchnahme, insbesondere auf dem Sektor der Krisenintervention und Notfallversorgung, bei leichteren Neurosen, Krisen und affektiven Psychosen.
3. Der Abbau langfristiger Krankenhausaufenthalte, vor allem bei Schizophrenien, führte zu einer verstärkten Inanspruchnahme ambulanter und stationärer Dienste in der Gemeinde bei Rückfällen und Krisen.

5.7.1 Institutsambulanz

In der Regel sind Institutsambulanzen räumlich unmittelbar mit psychiatrischen Krankenhäusern verbunden, nur vereinzelt wurden sie bisher als Außenstellen von Kliniken eingerichtet. Die Institutsambulanz im hier gemeinten Sinn als soziotherapeutisches Angebot ist hauptsächlich eine Institution der Nachsorge, die insbesondere diejenigen Patienten ambulant betreut, die psychisch schwer gestört und besonders rückfallgefährdet sind und die einer besonderen Behandlungsmotivation bedürfen (*Expertenkommission* 1988). Gesetzliche Grundlage für die Einrichtung von Institutsambulanzen ist der § 368n Abs. 6 RVO. Kostenträger dieser Maßnahme sind die Krankenversicherungen.

Zuverlässige Studien zur Bestimmung der Effizienz dieser Einrichtungen existieren kaum, da die unterschiedlichen Einrichtungen bezüglich ihrer Zielsetzungen und des Patientenkollektivs wenig vergleichbar sind (vgl. *Spengler* et al. 1989, *Köhler-Offierski* 1989).

5.7.2 Sozialpsychiatrischer Dienst

Sozialpsychiatrische Dienste werden sowohl von den öffentlichen Gesundheitsverwaltungen (Gesundheitsämter) getragen als auch durch freie Wohlfahrtsverbände. Zur Zielgruppe dieser „multiprofessionellen" Dienste (Psychiater, Psychologen, Sozialarbeiter, Pflegekräfte u.a.) gehören insbesondere auch die sozial wenig oder gar nicht integrierten Patienten, die andere Angebote nur unzureichend wahrnehmen. Das Arbeitsspektrum umfaßt die Beratung, vorsorgende und nachgehende Hilfe, aber auch diagnostische Abklärung durch den Psychiater des sozialpsychiatrischen Dienstes. Neben Sprechstunden werden Hausbesuche (aufsuchend-ambulante Tätigkeit) durchgeführt, um die Situation in der Wohnung und dem näheren sozialen Umfeld persönlich kennenzulernen und gegebenenfalls direkt eingreifen zu können. Ein weiterer Tätigkeitsbereich liegt in der Durchführung bzw. in der Organisation von notfallpsychiatrischen Maßnahmen und in der Krisenintervention (*Expertenkommission* 1988).

5.7.3 Einrichtungen mit Kontaktstellenfunktion

Unter diesem Begriff werden ganz verschiedene Einrichtungen und Angebote zusammengefaßt. Es sind ambulante Dienste, die „mit einer niedrigen Zugangsschwelle versehen, allen psychisch Kranken und Behinderten" offenstehen. Es fallen darunter Einrichtungen wie Begegnungsstätten, sozialpsychiatrische oder gemeindepsychiatrische Zentren, aber auch teilweise Patientenclubs und ähnliche Einrichtungen.

Das Aufgabengebiet besteht vorwiegend in:

— Beratung von psychisch Kranken und Behinderten sowie deren Angehörigen,
— Hilfen zur Tagesstrukturierung und Alltagsgestaltung (lebenspraktisches Training),
— Hilfen zum Erhalt und Aufbau zwischenmenschlicher Beziehungen,
— Hilfen zur Sicherung von rechtlichen und materiellen Ansprüchen,
— evtl. Durchführung oder Vermittlung von Beschäftigungs- und Arbeitstherapie (*Expertenkommission* 1988).

5.7.4 Tagesstätten

Tagesstätten bieten ein verbindliches Beschäftigungsprogramm für eine jeweils feste Gruppe chronisch psychisch Kranker und Behinderter wochentäglich an. Zur Aufnahme in die Tagesstätte kommen insbesondere schwer gestörte psychisch Kranke und Behinderte in Frage, die einerseits nicht hospitalisiert zu werden brauchen, andererseits dem offenen Angebot von Einrichtungen mit Kontaktstellenfunktion nicht oder noch nicht gewachsen sind (*Expertenkommission* 1988).

5.8 Angebote für das beschützte Wohnen

Ein nicht geringer Anteil psychisch Kranker und Behinderter benötigt zur Integration in gemeinschaftliche Lebensformen und zur beruflichen Wiedereingliederung konkrete Hilfen im Wohnbereich. Diese Angebote sind je nach dem Grad der erhaltenen und der notwendigen sozialen Kompetenz abgestuft, um eine flexible Anpassung der Betreuungsart und des Betreuungsumfanges an die Stärken und Schwächen der sozialen Fertigkeiten des Einzelnen zu ermöglichen. Das Wohnangebot sollte dabei so gestaltet sein, daß es dem Leben im

vertrauten Milieu möglichst nahe kommt (*Expertenkommission* 1988).

Notwendig ist in jedem Fall eine enge organisatorische und auch möglichst räumliche Verbindung zu anderen sozialpsychiatrischen Einrichtungen mit Angeboten für Therapie, Tagesstrukturierung, Arbeit und Freizeit.

5.8.1 Betreute Einzelwohnungen

Als Formen des beschützten Einzelwohnens kommen in Betracht:

— Wohnen zusammen mit Angehörigen der Herkunftsfamilie oder Angehörigen der eigenen Familie,
— Wohnen in einem Einpersonenhaushalt und zusammen mit einer anderen psychisch kranken oder behinderten Person in einem Zweipersonenhaushalt.

Die Betreuung kann in einer engen räumlichen Zuordnung zu sozialpsychiatrischen Institutionen und/oder in einem breiten Angebot von konkreten tagesstrukturierenden Maßnahmen bestehen.

5.8.2 Wohngruppen/ betreute Wohngemeinschaften

In *Wohngruppen* haben die Bewohner weitgehend voneinander getrennte Lebensbereiche, nur die übergreifenden Probleme des Zusammenwohnens auf einer Etage oder in einem Haus stellen gemeinsam zu bewältigende Aufgaben dar.

Daß der Aufenthalt in Wohngemeinschaften oder Wohngruppen, die ausreichend eng betreut werden, einen entscheidenden Faktor zur Verkürzung der Hospitalisationszeiten darstellt, haben u.a. *Vetter* u. *Citovska* (1990) zeigen können. Es wurden 158 psychisch kranke Patienten über im Mittel 13,5 Jahren (Aufenthalt in der Wohngemeinschaft durchschnittlich 4 Jahre) untersucht. Mit Eintritt in die Wohngemeinschaft verkürzte sich die Hospitalisierungsdauer im Durchschnitt auf ein Viertel.

Wohngemeinschaften erfordern ein hohes Maß an Übernahme der Verantwortung für die einzelnen Mitglieder bezüglich einer arbeitsteiligen Haushaltsführung. Die Ansprüche an die Mitglieder der Wohngemeinschaften wachsen mit der Zahl der Mitglieder. Für chronisch kranke Patienten kann deshalb eine solche Form des Wohnens leicht eine Überforderung darstellen (*Experten-kommission* 1988).

Zur Erlangung einer ausreichenden psychischen Stabilisierung dürfen gerade diese Angebote im Wohnbereich nicht isoliert dastehen. Gleichzeitig muß für entsprechende therapeutische Möglichkeiten, Beschäftigungsmöglichkeiten oder zumindest tagesstrukturierende Angebote gesorgt werden.

5.8.3 Übergangswohnheime

Für stationär behandelte psychisch Kranke erleichtern Übergangswohnheime die Rückkehr in das Wohn- und Arbeitsfeld und tragen zu einer Verkürzung des Klinikaufenthaltes bei. Für chronisch psychisch Kranke und Behinderte mit erheblichen Behinderungen bieten sie andererseits die Chance, im Rahmen zeitlich befristeter Rehabilitationsmaßnahmen ihre Behinderungen zu verbessern, um ihr Leben außerhalb von Kliniken und Heimen wieder eigenständig gestalten zu können (*Expertenkommission* 1988).

5.8.4 Wohnheime

Auch bei Einsatz aller übrigen soziotherapeutischen Angebote bleibt eine Gruppe von psychisch Kranken, die langfristig eine kontinuierliche Betreuung braucht, die andererseits aber nicht stationär behandlungsbedürftig ist. Wohnheime für psychisch Kranke umfassen Betreuung und Pflege genauso wie tagesstrukturierende Maßnahmen, teilweise auch unter Einschluß von Arbeit und Beschäftigung im gleichen Heim (*Expertenkommission* 1988).

Auch über Wohnheime kann eine Rückführung in den ambulanten Bereich gelingen, daran anschließend wird meist noch ein umfangreiches und intensives Angebot komplementärer Einrichtungen benötigt. In einer Querschnittsuntersuchung (*Hubschmid* et al. 1988) wurden 80 vorwiegend schizophrene Patienten eines Wohnheimes des Sozialpsychiatrischen Dienstes in Bern untersucht. Nach durchschnittlich 6 Jahren konnten 86 % der Patienten noch außerhalb einer psychiatrischen Klinik leben. Bei einer differenzierten Erhebung zeigte es sich aber auch, daß 31 % der Patienten nur durch intensive Unterstützung im Rahmen sozialpsychiatrischer Maßnahmen außerhalb der Klinik leben konnten und 80 % sehr spärliche Sozialbeziehungen hatten.

5.8.5 Familienpflege

Die Familienpflege stellt eine besondere Form beschützender Wohnsituation dar. Sie besteht in der langfristigen Aufnahme und Versorgung psychisch Kranker in einer Pflegefamilie. Familienpflege, die insbesondere bei chronischen schizophrenen Patienten zum Tragen kommt, hat eine lange und wechselvolle Tradition. Sie ist teilweise bereits im Mittelalter üblich gewesen; berühmt geworden, und auch heute noch funktionsfähig, ist die Familienpflege in der belgischen Stadt Geel.

Eine Schwierigkeit bei der Familienpflege besteht in der Auswahl, Motivation und Betreuung geeigneter Pflegefamilien, wodurch der Ausdehnung solcher Programme Grenzen gesetzt sind (*Held* 1990).

5.9 Rehabilitative Angebote für den beruflichen Bereich

In gleicher Weise wie es auch für alle anderen soziotherapeutischen Ansätze gilt, ist die berufliche Rehabilitation „als ein Prozeß zu sehen, in dem unterschiedliche Hilfen für den psychisch Kranken und Behinderten flexibel jeweils zeitlich parallel oder in zeitlicher Folge so kombiniert werden, daß die psychisch Kranken ihre Beeinträchtigung in einem Maße überwinden, das ihnen gestattet, den jeweils größtmöglichen Grad an eigenständiger Lebensweise und Integration in der Familie, Gesellschaft bzw. in gemeinschaftlichen Lebensformen zu erreichen" (*Expertenkommission* 1988).

Psychisch Behinderte bringen ein weites Spektrum von beruflichen Vorerfahrungen mit. Aus diesen Gründen ist eine hinreichende Differenzierung der Angebote erforderlich. Solange die Wiedereingliederung am alten Arbeitsplatz möglich bleibt — auch wenn dazu die Anforderungen reduziert werden müssen —, sollten andere Maßnahmen beruflicher Rehabilitation dahinter zurückstehen (*Häfner* 1989).

Rehabilitative Maßnahmen sollten nicht erst bei einer bereits eingetretenen, sondern bereits bei einer „drohenden Behinderung" eingesetzt werden. Berufliche rehabilitative Maßnahmen dürfen nicht isoliert eingesetzt werden, sondern müssen mit anderen Maßnahmen einschließlich psychopharmakologischer Therapien in einer Wechselwirkung stehen.

Berufliche Rehabilitation bei psychisch Kranken unterscheidet sich von rehabilitativen Bemühungen bei vorwiegend körperlich Behinderten. Viele der Bestimmungen im Rehabilitationsrecht sind mehr auf körperliche Behinderungen abgestellt. Darüber hinaus erfüllen psychisch Kranke häufig nicht die erforderlichen sozialversicherungsrechtlichen Anspruchsvoraussetzungen (*Meier-Stuckenberger* 1989).

Berufliche Rehabilitation hat das Ziel, die Notwendigkeit einer Erwerbsminderungsrente möglichst zu vermeiden bzw. deren Dauer zu vermindern. Der Grundsatz „Rehabilitation vor Rente" ist im Rehabilitations-Angleichungsgesetz (§ 7 Reha-AnglG) festgeschrieben.

Die Erwerbsminderungsrente ist 2stufig gegliedert. *Berufsunfähig* ist demnach derjenige, dessen Erwerbsfähigkeit infolge von Krankheit oder anderen Gebrechen oder Schwäche seiner körperlichen oder geistigen Kräfte auf weniger als die Hälfte derjenigen eines körperlich und geistig Gesunden mit ähnlicher Ausbildung und gleichwertigen Kenntnissen und Fähigkeiten herabgesunken ist.

Ausgangspunkt für die Beurteilung der Berufsfähigkeit ist der bisherige Beruf.

Erwerbsunfähig ist dagegen derjenige, der aus den gleichen Gründen eine Erwerbstätigkeit mit gewisser Regelmäßigkeit auf nicht absehbare Zeit nicht mehr ausüben kann oder nicht mehr als nur geringfügige Einkünfte (1988 bis zu 440 DM monatlich) durch Erwerbstätigkeit erzielen kann.

Bezugspunkt für die Erwerbsfähigkeit ist der allgemeine Arbeitsmarkt.

Für den Erfolg der rehabilitativen Behandlung sind ganz unterschiedliche Prädiktoren verantwortlich zu machen. Neben der Diagnose und der Dauer der vorangegangenen Hospitalisationen bzw. der Ausgliederung aus dem Erwerbsleben kommt ganz besonders auch der Einstellung von Patienten, Angehörigen und Therapeuten eine wesentliche Bedeutung für den Erfolg der durchgeführten Maßnahme zu (*Ciompi* 1989a, b, *Weis* u. *Koch* 1989). *Häfner* (1989) kam in einer kritischen Bestandsaufnahme der beruflichen Rehabilitation psychisch Behinderter aber trotzdem zu dem Schluß, daß die überwiegende Zahl psychisch Behinderter das Ziel des Wiedereintritts in den alten Beruf nicht mehr erreicht. Unter ihnen befinden sich viele junge Männer, die durch die Erkrankung zum Abbruch ihrer Ausbildung gezwungen wurden. Diese Gruppe bereitet besondere Probleme, weil diese Patienten eine evtl. neue Ausbildung bereits im Zustand psychischer Behinderung beginnen und abschließen müssen.

Berufliche Rehabilitation psychisch Kranker ist nicht an einen bestimmten institutionellen Rahmen gebunden: Sie kann sowohl in einem voll- oder teilstationären Rahmen erfolgen, aber auch ambulant, in einer psychiatrischen Behandlungseinrichtung oder in einem Betrieb.

Berufliche Rehabilitation ist in psychiatrischen Krankenhäusern, die besonders auf diese Maßnahmen spezialisiert sind, noch eine seltene Ausnahme. Rehabilitationswerkstätten in einzelnen Betrieben stehen nur in geringer Anzahl zur Verfügung.

Ein besonderes Projekt einer Verbindung aus betrieblicher Rehabilitation und begleitender psychiatrischer Behandlung stellt das *Mannheimer Starthilfe-Projekt* dar, in dem bisher Erfahrungen vornehmlich an psychotischen Patienten gesammelt wurden. In Firmen ganz verschiedener Tätigkeitsbereiche wurden 68 Arbeitsversuchs- und Rehaplätze zur Verfügung gestellt (*Waschkowski* 1990). Rund 2/3 der Patienten konnten anschließend in unterschiedlicher Form wieder in den Arbeitsprozeß integriert werden.

In vielen Fällen bietet sich im Anschluß an eine voll- oder teilstationäre psychiatrische Behandlung eine stufenweise Wiederaufnahme der Arbeit an. Dort, wo andersartige berufliche Rehabilitationsversuche nicht mehr möglich sind, kommt die beschützende Werkstatt für psychisch Behinderte in Frage.

5.9.1 Stufenweise Wiederaufnahme der Erwerbstätigkeit

Bei entsprechender Bereitschaft des Arbeitgebers kann die Arbeit durch den Patienten zunächst stundenweise wiederaufgenommen werden. Vor dem Beginn einer solchen Maßnahme muß mit der Krankenversicherung Kontakt aufgenommen werden. Für die Dauer der stufenweisen Arbeitsaufnahme besteht die Arbeitsunfähigkeit fort, der Krankengeldanspruch bleibt erhalten. Das Entgelt, das durch die Teilarbeitsleistung erzielt wurde, kann auf das Krankengeld angerechnet werden (*Schwendy* u. *Nowak* 1985).

5.9.2 Beschützende Werkstätten

In beschützten Werkstätten ist die Dauer der Beschäftigung nicht limitiert. Das Ziel besteht darin, dem Patienten eine dauernde Arbeitsmöglichkeit zu geben, die seinen eingeschränkten Möglichkeiten und Fähigkeiten entspricht (*Müller* 1981). Ein Problem für die Betreuung psychisch kranker Patienten besteht u.a. auch darin, daß diese Patientengruppe im Vergleich zu geistig und körperlich Behinderten in beschützenden Werkstätten nur einen Prozentsatz von 5 bis 10 % ausmacht. Speziell auf die Bedürfnisse psychisch Kranker und Behinderter zugeschnittene Werkstätten scheinen notwendig, sind aber bisher noch eine sehr seltene Ausnahme (*Seyfried* 1990).

5.9.3 Weitere Maßnahmen zur beruflichen Rehabilitation

Das Spektrum zusätzlicher berufsfördernder Leistungen nach den Bestimmungen des Reha-Angleichungsgesetzes ist breit. Die einzelnen Maßnahmen können deshalb hier nicht im Detail vorgestellt werden.

Im wesentlichen bestehen folgende Möglichkeiten (vgl. *Schwendy* u. *Nowak* 1985):

— Hilfen zur Erhaltung oder Erlangung eines Arbeitsplatzes einschließlich Eingliederungshilfen an Arbeitgeber,
— Berufsfindung und Arbeitserprobung, Berufsvorbereitung (einschließlich einer evtl. Grundausbildung),
— berufliche Anpassung, Fortbildung, Ausbildung und Umschulung,
— befristete Probebeschäftigung.

Als zuständige Kostenträger kommen hierfür in Frage:

— die gesetzliche Rentenversicherung (bei einer Versicherungszeit von 180 Kalendermonaten oder bei Bezug einer Berufsunfähigkeits- bzw. einer Erwerbsunfähigkeitsrente),
— die gesetzliche Unfallversicherung (bei Arbeitsunfällen, Wegeunfällen, Berufskrankheiten),
— die Fürsorge- bzw. Hauptfürsorgestelle, wenn Ansprüche nach dem Bundesversorgungsgesetz oder dem Schwerbehindertengesetz bestehen,
— die Bundesanstalt für Arbeit in allen Fällen psychischer Behinderung, in denen kein anderer Leistungsträger vorrangig zuständig ist.

Voraussetzung für die Einleitung der entsprechenden Maßnahmen ist die Bereitschaft, sich beruflich bilden bzw. eingliedern zu lassen, ein Leistungsniveau, das das Erreichen des angestrebten Zieles erwarten läßt, und die Erwartung, daß nach Abschluß der Maßnahme innerhalb einer angemessenen Zeit auf dem freien Arbeitsmarkt oder in beschützenden Werkstätten eine Beschäftigung zu finden ist.

Literatur

Bundesarbeitsgemeinschaft für Rehabilitation: Die Rehabilitation Behinderter. Deutscher Ärzte-Verlag, Köln 1984

Bundesministerium für Jugend, Familie, Frauen und Gesundheit (BMJFFG): Leitfaden zur tagesklinischen Behandlung. Kohlhammer, Stuttgart 1986

Ciompi, L.: Zur Evaluation komplementärer Versorgungssysteme für langfristig psychisch Kranke und Behinderte. In: *C. Kulenkampff, W. Picard* (Hrsg.): Fortschritte und Veränderungen in der Versorgung psychisch Kranker. Rheinland-Verlag, Köln 1989a

Ciompi, L.: Resultate und Prädiktoren der Rehabilitation. In: *H. Hippius* et al. (Hrsg.): Rehabilitation in der Psychiatrie. Springer, Berlin, Heidelberg, New York 1989b

Ciompi, L., Ague, C., Dauwalder, J.P.: Ein Forschungsprogramm über die Rehabilitation psychisch Kranker. I: Konzepte und methodologische Probleme. Nervenarzt 48 (1977) 12—18

von Cranach, M.: Psychiatrische Versorgung durch niedergelassene Ärzte und ambulante Dienste. In: *M. Bauer, H.K. Rose* (Hrsg.): Ambulante Dienste für psychisch Kranke. Rheinland-Verlag, Köln 1981

Dilling, H.: Leistungsbeurteilung und Bezahlung in der Arbeitstherapie. In: *F. Reimer* (Hrsg.): Arbeitstherapie — Praxis und Probleme in der Psychiatrie. Thieme, Stuttgart 1979

Engelke, W.: Die Stellung der teilstationären Behandlung im Rehabilitationsprozeß. In: *H. Hippius* et al. (Hrsg.): Rehabilitation in der Psychiatrie. Springer, Berlin, Heidelberg, New York 1989

Ernst, K.: Praktische Klinikpsychiatrie. Springer, Berlin, Heidelberg, New York 1988

Expertenkommission der Bundesregierung: Empfehlungen der Expertenkommission der Bundesregierung zur Reform der Versorgung im psychiatrischen und psychotherapeutisch/psychosomatischen Bereich auf der Grundlage des Modellprogramms Psychiatrie der Bundesregierung. BMJFFG, Bonn 1988

Fiedler, P., Niedermeier, T., Mundt, C.: Gruppenarbeit mit Angehörigen schizophrener Patienten. Psychologie-Verlags-Union, München, Weinheim 1986

Häfner, H.: Rehabilitation Schizophrener. Wissensstand, Folgerungen für die Praxis und für eine Theorie der Schizophrenie. In: *G. Huber* (Hrsg.): Therapie, Rehabilitation und Prävention schizophrener Erkrankungen. Schattauer, Stuttgart, New York 1986

Häfner, H.: Rehabilitation zwischen Anspruch und Wirklichkeit. In: *H. Hippius* et al. (Hrsg.): Rehabilitation in der Psychiatrie. Springer, Berlin, Heidelberg, New York 1989

Häfner, H., an der Heiden, W.: Evaluation gemeindenaher Versorgung psychisch Kranker. Ergebnisse von 4 Jahren wissenschaftlicher Begleitung der Aufbauphase des Mannheimer Modells. Arch. Psychiat. Nervenkr. 232 (1982) 71—95

Häfner, H., Rössler, W.: Die Reform der Versorgung psychisch Kranker in der Bundesrepublik — Versorgungskonzepte und Versorgungsstrategien für psychisch Kranke und Behinderte seit der Veröffentlichung der Enquete 1975. In: *C. Kulenkampff, W. Picard* (Hrsg.): Fortschritte und Veränderungen in der Versorgung psychisch Kranker. Rheinland-Verlag, Köln 1989

Haselbeck, H.: Zur Sozialgeschichte der „Offenen Irren-Fürsorge" — Vom Stadtasyl zum Sozialpsychiatrischen Dienst. Psychiat. Prax. 12 (1985) 171—179

an der Heiden, W., Krumm, B., Häfner, H.: Die Wirksamkeit ambulanter psychiatrischer Versorgung. Ein Modell zur Evaluation psychiatrischer Versorgung. Springer, Berlin, Heidelberg, New York 1989

Held, T.: Familienpflege. Enke, Stuttgart 1990

Hubschmidt, T., Pfister, F., Spalinger, J.: Wiedereingliederung auf der Wohnachse — Eine katamnestische Untersuchung. Psychiat. Prax. 15 (1988) 78—83

Huhn, A.: Rehabilitation von Psychosekranken. In: *K.-A. Jochheim, J.F. Scholz* (Hrsg.): Rehabilitation (Bd. 3). Thieme, Stuttgart 1975

Kellam, G., Goldberg, S.C., Schooler, N.R., Berman, A., Schmelzer, J.L.: Ward atmosphere and outcome of treatment of acute schizophrenia. J. psychiat. Res. 5 (1967) 145—163

Klass, D.B., Grove, G.A., Strizich, M.: Ward treatment milieu and posthospital functioning. Arch. gen. Psychiat. 34 (1977) 1047—1052

Köhler-Offierski, A.: Arbeitsbericht aus einer Institutsambulanz. Psychiat. Prax. 16 (1989) 14—18

Kulenkampff, C.: Die wünschenswerte Ausstattung einer Region/Kommune aus der Sicht der Fachpsychiatrie — Das fachliche Szenario. In: *C. Kulenkampff, H. Martini* (Hrsg.): Psychiatrie in der Gemeinde — Die administrative Umsetzung des gemeindepsychiatrischen Konzeptes. Rheinland-Verlag, Köln 1986

Linden, M., Saupe, R., Etter, J.: Psychopathologieorientierte Ergotherapie. Psychiat. Prax. 16 (1989) 141—147

Linn, M.W., Klett, C.J., Hogarty, G.E., Lamb, H.R.: Day treatment and psychotropic drugs in the aftercare of schizophrenic patients. Arch. gen. Psychiat. 36 (1979) 1055—1066

Marneros, A., Rohde, A., Deister, A., Steinmeyer, E.M.: Behinderung und Residuum bei schizoaffektiven Psychosen — Daten, methodische Probleme und Hinweise für zukünftige Forschung. Fortschr. Neurol. Psychiat. 58 (1990) 66—75

Meier-Stuckenberger, W.: Programm der Rehabilitation psychisch Kranker und psychisch Behinderter in Bayern. In: *H. Hippius* et al. (Hrsg.): Rehabilitation in der Psychiatrie. Springer, Berlin, Heidelberg, New York 1989

Möller, H.J.: Psychologische und soziale Aspekte in der klinisch-psychiatrischen Forschung. Forschungsaktivitäten in der BRD und ihre Beziehung zur internationalen Forschung. In: *H. Häfner* (Hrsg.): Forschung für die seelische Gesundheit. Springer, Berlin, Heidelberg, New York 1983

Möller, H.J.: Zur Methodik der Evaluation psychotherapeutischer Verfahren. In: *H. Heimann, H.J. Gärtner* (Hrsg.): Das Verhältnis der Psychiatrie zu ihren Nachbardisziplinen. Springer, Berlin, Heidelberg, New York 1986

Möller, H.J., Benkert, O.: Methoden und Probleme der Beurteilung der Effektivität psycho-pharmakologischer und psychologischer Therapieverfahren. In: *S. Biefang* (Hrsg.): Evaluationsforschung in der Psychiatrie: Fragestellungen und Methoden. Enke, Stuttgart 1980

Möller, H.J., von Zerssen, D.: Der Verlauf schizophrener Psychosen unter den gegenwärtigen Behandlungsbedingungen. Springer, Berlin, Heidelberg, New York 1986

Müller, C.: Psychiatrische Institutionen. Springer, Berlin, Heidelberg, New York 1981

Peters, U.H.: Wörterbuch der Psychiatrie und medizinischen Psychologie. 4. Aufl. Urban & Schwarzenberg, München, Wien, Baltimore 1990

Reimer, F.: Grenzen der Rehabilitation bei psychisch Kranken. In: *H. Hippius* et al. (Hrsg.): Rehabilitation in der Psychiatrie. Springer, Berlin, Heidelberg, New York 1989

Reimer, F., Lorenzen, D.: Grundzüge der Langzeittherapie und Rehabilitation bei chronisch psychisch Kranken. In: *K.A. Flügel* (Hrsg.): Neurologische und psychiatrische Therapie. Perimed, Erlangen 1987

Schulte, W.: Soziotherapie. In: *C. Müller* (Hrsg.): Lexikon der Psychiatrie. Springer, Berlin, Heidelberg, New York 1973

Schulze-Mönking, H., Stricker, K., Rook, A., Buchkremer, G.: Angehörigengruppen und Angehörigen-Selbsthilfegruppen bei schizophrenen Patienten. Psychiat. Prax. 16 (1989) 28—35

Schwendy, A.: Berufliche Förderung und Eingliederung seelisch Behinderter — Ein Überblick über die derzeitige Situation. In: *G. Bosch, C. Kulenkampff* (Hrsg.): Komplementäre Dienste — Wohnen und Arbeiten. Rheinland-Verlag, Köln 1985

Schwendy, A., Nowak, M.: Rechtliche und institutionelle Probleme und Grundlage der Rehabilitation psychisch Behinderter. In: *G. Bosch, C. Kulenkampff* (Hrsg.): Komplementäre Dienste — Wohnen und Arbeiten. Rheinland-Verlag, Köln 1985

Seyfried, E.: Neue Formen der Arbeit für psychisch Kranke. Psychiat. Prax. 17 (1990) 71—77

Spengler, A., Hill, J., Böhme, K.: Psychiatrische Institutsambulanz — praktische Erfahrungen und empirische

Ergebnisse. In: *H. Hippius* et al. (Hrsg.): Rehabilitation in der Psychiatrie. Springer, Berlin, Heidelberg, New York 1989

Strauss, J.S., Carpenter, W.T.: The prediction of outcome in schizophrenia. I. Characteristics of outcome. Arch. gen. Psychiat. 27 (1972) 739–746

Strauss, J.S., Carpenter, W.T.: The prediction of outcome in schizophrenia. III. Five-year outcome and its predictors. Arch. gen. Psychiat. 34 (1977) 159–163

Vaitl, P., Bender, W., Hubmann, W., Hummel, C., Kröner, A., Kröner, M.: Vollstationäre versus halbstationäre psychiatrische Anschlußbehandlung – Eine vergleichende retrospektive Studie. Psychiat. Prax. 16 (1989) 214–217

Vetter, P., Citovska, M.: Die Rehabilitation psychisch Behinderter in Wohngemeinschaften: Der Einfluß der Arbeitsleistung und anderer Variablen auf die Hospitalisierungsdauer. Eine katamnestische Untersuchung. Psychiat. Prax. 17 (1990) 78–84

Waschkowski, H.: Erfahrungen mit dem „Mannheimer Starthilfe-Projekt" – Fünf Jahre Arbeitsversuchs- und Rehaplätze für psychisch Behinderte. Psychiat. Prax. 17 (1990) 66–70

Weis, J., Koch, U.: Tagesstrukturierende Beschäftigungsangebote für psychisch Kranke im außerstationären Bereich. In: *H. Hippius* et al. (Hrsg.): Rehabilitation in der Psychiatrie. Springer, Berlin, Heidelberg, New York 1989

Wing, J.K.: Rehabilitation, Soziotherapie und Prävention. In: *K.P. Kisker* et al. (Hrsg.): Psychiatrie der Gegenwart, Bd. 4 (Schizophrenien). Springer, Berlin, Heidelberg, New York 1987

Wing, J.K., Brown, G.W.: Institutionalism and schizophrenia. Cambridge University Press, London 1970

von Zerssen, D., Möller, H.J., Baumann, U., Bühringer, G.: Evaluative Psychotherapieforschung in der Bundesrepublik Deutschland und West-Berlin. Psychother. med. Psychol. 36 (1986) 8–17

6 Maßnahmen zur Förderung der Patienten-Compliance

M. Linden

6.1 Struktur der Compliance-Problematik

Die Wirksamkeit einer Behandlungsmaßnahme hängt u.a. davon ab, inwieweit die Therapie lege artis durchgeführt wird. Einschlägige Untersuchungen haben regelhaft gezeigt, daß es keine Selbstverständlichkeit ist, daß eine Therapie genauso durchgeführt wird wie geplant und erforderlich. Statt dessen werden Behandlungen häufig erst gar nicht begonnen oder frühzeitig wieder abgebrochen oder in unzureichender Weise durchgeführt, sei es, indem zuwenig oder zuviel gemacht wird (*Stuart* 1982, *Haynes* et al. 1982).

Mit der Erkenntnis dieses Problems ist auch die Notwendigkeit deutlich geworden, Maßnahmen zur Verbesserung der Compliance von Patienten zu entwickeln (*Linden* 1979). Wie sich gezeigt hat, gibt es dafür jedoch keine einfachen Lösungen, da die Verschiedenheit der Compliance-Probleme zu groß ist (*Meichenbaum* u. *Turk* 1987). Der 1. unverzichtbare Schritt zur Verbesserung der Compliance ist deshalb, sich über das Phänomen selbst hinreichend differenzierte Vorstellungen zu verschaffen. Als 2. Schritt sind dann Bedingungsmodelle der Compliance zu entwickeln, aus denen konkrete therapeutische Interventionen abgeleitet werden können.

Zur Bezeichnung von Behandlungsunregelmäßigkeiten hat sich der Begriff *Compliance* eingebürgert, wobei dieser Begriff jedoch nicht unmißverständlich ist. Unter Bezug auf eine wörtliche Übersetzung aus dem Englischen ist gelegentlich zu lesen, daß Compliance eine Willfährigkeit des Patienten gegenüber dem Arzt meine oder das Maß an Kooperation zwischen Arzt und Patient bezeichne. Eine solche Auffassung ist insofern nicht ganz korrekt, da sie einen Ausschnitt an Bedingungsfaktoren von Compliance mit Compliance selbst gleichsetzt. Compliance ist statt dessen ein Verhältnismaß, das den Grad der Therapieoptimierung bezeichnet (*Linden* 1981). Es handelt sich dabei um die Relation zwischen tatsächlich beobachtetem Therapieverhalten und einem vorgegebenen Therapieoptimum oder Behandlungsstandard. Der Compliance-Koeffizient hat idealerweise den Wert

von 1. Das bedeutet, daß die durchgeführte Therapie mit dem Therapiestandard übereinstimmt. Wird der Compliance-Koeffizient kleiner 1, dann liegt ein Zu-Wenig an Behandlung vor und bei einem Wert größer 1 ein Zu-Viel.

Für die Beurteilung des Phänomens Compliance wie auch ggf. für die Auswahl von Interventionsmaßnahmen zu einer Verbesserung der Compliance ist die eben vorgenommene Definition von großer Bedeutung. Zunächst einmal macht sie deutlich, daß es die Compliance-Frage nur dort gibt, wo ein Therapiestandard vorliegt. Wenn nicht begründet werden kann, daß 3 Tabletten täglich eines Medikaments ein Behandlungsoptimum sind im Vergleich zu 6 Tabletten oder 1 Tablette oder gar keiner Medikation, dann kann es auch keine Aussage über den Grad der Therapieoptimierung in einem konkreten Behandlungsfall geben. Jede Compliance-Diskussion setzt somit eine Diskussion über die Güte des zugrundegelegten Standards voraus. Je verbindlicher der Standard und je therapeutisch bedeutsamer ein Abweichen von ihm ist, desto ernster ist die Compliance-Frage zu nehmen. Allerdings darf in der Realität nicht übersehen werden, daß in vielen Fällen Behandlungsstandards eher konditional zu verstehen sind und durchaus im gleichen Behandlungsfall auch verschiedene Standards alternativ vorstellbar sind. Dies gilt insbesondere dann, wenn außer dem Arzt auch der Patient oder gar Dritte Vorstellungen über Behandlungsziele, Wirkungserwartungen und Nebenwirkungstoleranzen haben. Abhängig davon, ob Arzt, Patient oder Ehefrau die Verhinderung eines Wiederauftretens von produktiver Symptomatik oder die Behebung von Antriebslosigkeit oder Impotenz als vordringlich ansehen, können sehr unterschiedliche Therapiestrategien optimal sein. Eine Unterscheidung von Compliance-Arten orientiert sich deshalb auch am zugrundegelegten Standard. Dieser kann aus wissenschaftlichen Therapieempfehlungen abgeleitet sein. Er kann sich auch aus individuellen ärztlichen Behandlungsempfehlungen ergeben, die aber keineswegs mit wissenschaftlichen Standards identisch sein müssen. Er kann sich vor allem auch aus persönlichen Therapievorstellungen des Patienten herleiten. Gerade diese Compliance-Problematik ist in der

Praxis von großer Bedeutung, wenn man beispielsweise an die Schwierigkeiten denkt, die Patienten mit selbstverordneten Diäten, mit Abstinenzproblemen oder mit der Einnahme von Kontrazeptiva haben.

Die Definition von Compliance als eines Verhältnismaßes zwischen tatsächlicher Therapie und Therapiestandard zeigt auch, daß Compliance kein Entweder-Oder-Phänomen ist. Es gibt stattdessen stets ein Mehr oder Weniger an Compliance. Wann dieses Mehr oder Weniger nun aber aus einer guten eine schlechte Therapie macht, kann je nach Behandlungsproblem unterschiedlich sein. Betrachtet man als Beispiel die Einnahme eines Kontrazeptivums im Vergleich zu einem Neuroleptikum, dann ist der Compliance-Koeffizient, der die Grenze zwischen hinreichender und unzureichender Therapie kennzeichnet, in beiden Fällen unterschiedlich. Beim Kontrazeptivum kann bereits ein ansonsten sehr hoher Compliance-Koeffizient von mehr als 0,95 zu einem Behandlungsversagen führen, während bei einem Neuroleptikum mit großer therapeutischer Breite ein Compliance-Koeffizient von 0,5 immer noch als hinreichend für eine erfolgreiche Behandlung angesehen werden kann. Diese unterschiedliche therapeutische Wertigkeit identischer Compliance-Koeffizienten oder die gleiche therapeutische Wertigkeit unterschiedlicher Compliance-Koeffizienten hat Konsequenzen für die Diagnostik wie auch evtl. Interventionsmaßnahmen zur Verbesserung von Compliance. So müssen da, wo es auf die einzelne Medikationseinnahme zum richtigen Zeitpunkt ankommt, Überwachungs- wie auch Unterstützungsmaßnahmen sich ganz auf den einzelnen Einnahmezeitpunkt konzentrieren, während da, wo es mehr um ein Behandlungsniveau geht, auch sehr viel globalere Beobachtungsmaße, wie beispielsweise Serumspiegel, sinnvoll Anwendung finden können.

6.2 Compliance und Zeit

Eine Behandlung ist in der Regel kein Einzelereignis, sondern ein Prozeß über eine Zeitstrecke hin. Gerade da, wo sich Compliance-Probleme stellen, handelt es sich fast immer um Therapien, deren Durchführung eine gewisse Kontinuität über die Zeit erforderlich macht, wie beispielsweise Langzeitbehandlungen mit Neuroleptika, Antihypertensiva oder Antidiabetika, denen deshalb in der Compliance-Literatur auch die größte Aufmerksamkeit gewidmet wird. Will man nun aber einen Compliance-Koeffizienten für eine Behandlungsstrecke angeben, dann ist zu berücksichtigen, daß sich hinter gleichen Compliance-Koeffizienten

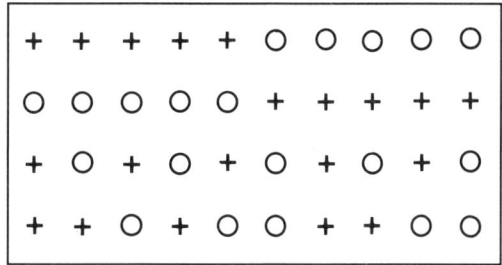

Abb. 6.1 Verschiedene Therapieverläufe über die Zeit hin bei identischen Compliance-Koeffizienten (+ Medikationseinnahme, ○ keine Medikationseinnahme)

sehr unterschiedliche Variabilitätskoeffizienten verbergen können (*Hasford* 1984). Wenn beispielsweise bei einer Behandlung ein Compliance-Koeffizient von 0,5 beobachtet wurde, d.h. daß jede 2. Tablette eingenommen bzw. weggelassen wurde, dann kann dies bedeuten, daß der Patient während der 1. Hälfte der Behandlungszeit alle Tabletten korrekt eingenommen hat und in der 2. Hälfte gar keine mehr (Abb. 6.1). Es könnte ebenso gut sein, daß er während der 1. Hälfte nichts eingenommen hat, dafür aber in der 2. Hälfte die Behandlung korrekt durchgeführt hat. Er kann auch über die gesamte Behandlungszeit hinweg jede 2. Tablette weggelassen haben. Schließlich gibt es auch noch zwischen all diesen Extremvarianten vielfältige Kombinationsmöglichkeiten. Jede der genannten Varianten hat für die Wirksamkeit einer Behandlung aber unterschiedliche Konsequenzen.

Eine optimale Behandlungsdurchführung setzt in aller Regel eine Reihe unterschiedlicher Verhaltensbeiträge von seiten des Patienten voraus. Damit eine Behandlung konsequent und regelmäßig so wie verordnet und erforderlich durchgeführt wird, muß der Patient beispielsweise Arzttermine wahrnehmen, ggf. ein Rezept in der Apotheke einlösen, die Medikation regelmäßig einnehmen, evtl. gewisse Diätvorschriften einhalten und vielleicht auch seinen Lebensalltag umstellen, wie z.B. Einschränkungen der Fahrtüchtigkeit beachten. Therapiekomplikationen wie auch Therapieversagen können deshalb durch Compliance-Probleme sehr unterschiedlicher Art entstehen. Der Patient kann Schwierigkeiten mit den Arztbesuchen haben, weil sie ihm zeitlich nicht passen, der Weg zu viel Aufwand bedeutet oder die Beziehung zum Arzt gestört ist. Er kann das ausgestellte Rezept nicht einlösen, weil er es vergißt oder die nächste Apotheke zu weit ist, die Rezeptgebühr zu hoch erscheint, oder überhaupt eine medikamentöse Behandlung abgelehnt wird. Er kann die Medikation nach Hau-

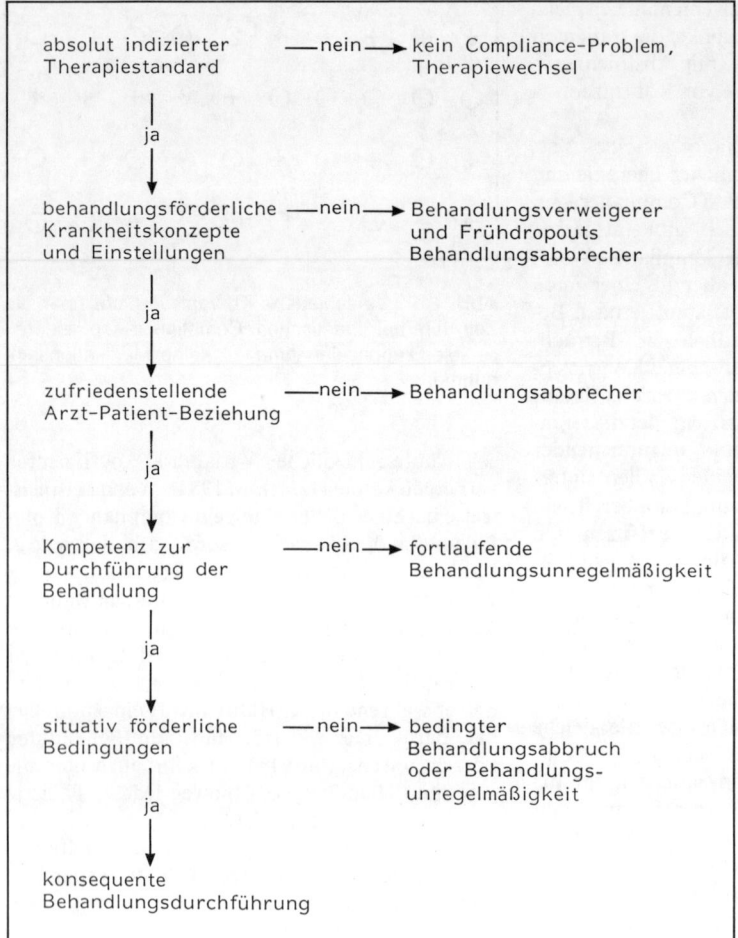

absolut indizierter ——nein——▶ kein Compliance-Problem,
Therapiestandard   Therapiewechsel

│
ja
▼

behandlungsförderliche ——nein——▶ Behandlungsverweigerer
Krankheitskonzepte   und Frühdropouts
und Einstellungen   Behandlungsabbrecher

│
ja
▼

zufriedenstellende ——nein——▶ Behandlungsabbrecher
Arzt-Patient-Beziehung

│
ja
▼

Kompetenz zur ——nein——▶ fortlaufende
Durchführung der   Behandlungsunregelmäßigkeit
Behandlung

│
ja
▼

situativ förderliche ——nein——▶ bedingter
Bedingungen   Behandlungsabbruch
│   oder Behandlungs-
ja   unregelmäßigkeit
▼

konsequente
Behandlungsdurchführung

Abb. 6.2 Hierarchische
Struktur von Compliance-
Problemen

se tragen, aber vergessen sie einzunehmen, oder zu viel oder zu wenig nehmen aufgrund von Informationen im Beipackzettel oder wegen individueller Krankheits- und Therapiekonzepte. Auch bei ansonsten konsequenter Durchführung der Therapie kann es zu einem Therapieversagen oder auch einem Therapieabbruch kommen, weil erforderliche Lebensstil- oder Diätanpassungen nicht durchgeführt werden. So wird auch das beste Antidiabetikum bei einer kalorien- und zuckerreichen Ernährung letztendlich keinen Erfolg bringen, oder die Wirksamkeit einer neuroleptischen Therapie wird durch ein hohes Maß an aktueller emotionaler Belastung in Frage gestellt werden können.

Diese mehrdimensionale Betrachtung der Compliance-Problematik zeigt, daß verschiedene Formen der Compliance hierarchisch und zeitlich wechselseitig voneinander abhängig sein können (Abb. 6.2). So kann das Problem einer unregelmä-

ßigen Medikationseinnahme nur dann entstehen, wenn der Patient zum Arzt geht und die Behandlung nicht aufgrund seiner negativen Einstellungen zu Beginn schon abbricht, wie es in der Ambulanz häufig der Fall ist. Dies hat für die Analyse des Compliance-Problems wie auch für Interventionsmaßnahmen eine große Bedeutung, da verschiedene Formen und Stufen der Compliance von unterschiedlichen Bedingungen abhängen.

Wenn bislang ausschließlich von „Patienten-Compliance" gesprochen wurde, dann darf zur Vollständigkeit der Aspekt der „Therapeuten-Compliance" (*Linden* 1985b) nicht unerwähnt bleiben. Da Compliance ein Maß für Therapieoptimierung ist, heißt das auch, daß dies nicht ausschließlich und wahrscheinlich nicht einmal vorrangig nur eine Angelegenheit des Patienten ist, sondern ebenso des Therapeuten. Wie Untersuchungen zur Behandlung unter Praxisbedingungen regelhaft zeigen, gilt auch im Therapeutenbereich, daß eine Übereinstimmung zwischen tatsächlich durchgeführter Therapie und beispielsweise wissenschaftlicher Behandlungsvorschrift keineswegs selbstverständlich ist (*Linden* 1987b). Auch hier stellt sich wie bei der „Patienten-Compliance" dann die Frage, ob der zugrundegelegte Standard die gebotene Verbindlichkeit hat und inwieweit evtl. Abweichungen von diesem Standard auch therapiebedeutsam sind. Die gleichzeitige Betrachtung von Patienten- und Therapeuten-Compliance kann dazu beitragen, ein Arbeitsbündnis zwischen Arzt und Patient entstehen zu lassen, da sich beide gemeinsam um die Festlegung und Einhaltung des Behandlungsoptimums bemühen müssen. Auch die der ärztlichen Behandlung zugrundeliegenden Therapiestandards lassen in aller Regel verschiedene Vorgehensweisen zu, die zu ähnlichen Behandlungsresultaten führen können. Diese Flexibilität des Arztes bei der Therapieauswahl ist aber eine Voraussetzung, um sich mit dem Patienten zusammen über die aus Sicht aller Beteiligten als optimal anzusehende Therapiestrategie verständigen zu können.

6.3 Bedingungsmodelle der Compliance

Wenn zur optimalen Durchführung einer Behandlung so unterschiedliche Dinge gehören wie die Regelmäßigkeit von Arztbesuchen, das Einlösen des Rezepts in der Apotheke, die Einnahme einer bestimmten Dosierung zu bestimmten Zeitpunkten nach bestimmten Verfahrensvorschriften, die Einhaltung von Diätvorschriften und die Durchführung oder Unterlassung bestimmter Tagesaktivitäten, dann wird allein aus dieser Aufstellung sichtbar, daß es „die" Ursache „der" Compliance nicht geben kann. Dies erklärt auch, daß einerseits die Compliance-Literatur in den letzten Jahren unüberschaubar breit geworden ist und daß mit fortschreitender Forschungsentwicklung die Probleme eher vielfältiger denn einfacher werden. Wenn dennoch im folgenden der Versuch gemacht wird, auf dem Hintergrund der dargestellten Vielschichtigkeit des Compliance-Problems Handlungsanweisungen für die Verbesserung der Therapie darzustellen, dann geschieht dies, indem zunächst einige ausgewählte Theorien angesprochen werden, die es erlauben, compliance-relevantes Patientenverhalten zu beschreiben und in psychologische Erklärungszusammenhänge zu stellen. Auf diesem Hintergrund sollen dann Einzelinterventionen dargestellt werden, wobei aufgrund empirischer Erfah-

rungen wie der genannten psychologischen Theorien erläutert werden soll, wie hilfreiches und angemessenes Vorgehen aussehen kann und welche Fallstricke zu vermeiden sind.

Unter verhaltenstheoretischen Gesichtspunkten sind zur Erklärung von Verhalten 2 Aspekte von vorrangiger Bedeutung. Zum einen muß die Fähigkeit und Kompetenz für das erwünschte Verhalten da sein. Zum zweiten sollten situative Gegebenheiten, sog. Antezedenzen, das erwünschte Verhalten im gebotenen Augenblick anstoßen und nicht verhindern, und die Konsequenzen des erwünschten Verhaltens sollten möglichst unmittelbar eintreten und positiv und nicht negativ sein (*Barofsky* 1976, *Dunbar* et al. 1982, *Babiker* 1986).

Unter dem Blickwinkel der Kompetenz zu compliantem Verhalten ist zu fragen, ob die Person überhaupt über das erforderliche Verhaltensrepertoire verfügt, um die gewünschte Behandlung auch in die Tat umsetzen zu können. So kann von einem Patienten mit Orientierungs- und Gedächtnisstörungen nicht erwartet werden, daß er 5 verschiedene Medikamente mit unterschiedlicher Dosis auf 4 Einnahmezeitpunkte pro Tag verteilt. Auch wenn dies ein Extremfall ist, so gilt doch generell, daß die Fähigkeit von Menschen, medizinische Begriffe und Zusammenhänge zu verstehen oder mit Tablettenschachteln, Tropfvorrichtungen oder Suppositorien richtig umzugehen, in der Regel sehr viel begrenzter ist, als Ärzte denken (*Schmidt* et al. 1979).

Antezedenzen eines gewünschten Verhaltens können dieses sowohl fördern wie behindern. Sie tun dies in der Regel dadurch, daß sie als Signalreize daran erinnern, daß ein bestimmtes Verhalten zu einem bestimmten Zeitpunkt angezeigt ist, zum zweiten sind sie auch Hinweisreize auf die zu erwartenden Konsequenzen und nehmen diese also zeitlich vorweg. Man spricht in einem solchen Fall auch von konditionierten Reizen. Will man Therapieverhalten von Patienten, wie beispielsweise eine Medikationseinnahme oder die Einhaltung einer Diät, unter einem verhaltenstherapeutischen Ansatz analysieren, dann verlangt das eine sorgfältige Beschreibung und ggf. Veränderung der vorausgehenden und nachfolgenden Bedingungen.

Eines der bekanntesten Modelle zur Erklärung von Gesundheits- und Krankheitsverhalten ist das sog. Modell der Gesundheitsorientierung (*Health Belief Model*), das eine Weiterentwicklung sozialpsychologischer Wert-Erwartungsmodelle darstellt (*Feather* 1982, *Becker* u. *Maiman* 1983). Es handelt sich dabei um eine motivationspsychologische Betrachtungsweise, die zu einer Art Kosten-Nutzen-Analyse führt, wobei die subjektiv wahrgenommene Bedrohung durch die Erkrankung in Beziehung gesetzt wird zum Aufwand und evtl. Risiken vorgesehener Behandlungsmaßnahmen. Nach dieser Theorie ist zunächst zu untersuchen, über welches Maß an Gesundheitsmotivation eine Person verfügt, d.h. wie groß das Interesse eines Individuums an Fragen von Gesundheit und Krankheit ist. 2. ist zu klären, inwieweit das Individuum eine aktuelle persönliche Gefährdung seiner Gesundheit erlebt bzw. sich anfällig für eine bestimmte Erkrankung wähnt. 3. ist zu beschreiben, welchen Aufwand eine bestimmte vorgeschlagene Therapie mit sich bringt und welchen Grad an Nutzen sie hat. 4. ist zu fragen, ob es einen akuten Anlaß gibt, um zum jetzigen Zeitpunkt eine Behandlung zu beginnen. Eine Person wird bestimmte Maßnahmen dann einleiten und durchführen, wenn ihr der eigene Gesundheitszustand wichtig ist und gefährdet erscheint, von einer Behandlung mehr Wirksamkeit als Risiken erwartet werden und die konkreten Rahmenbedingungen so sind, daß die Behandlung auch tatsächlich in die Wege geleitet werden kann. Solche Zusammenhänge konnten in empirischen Studien sowohl hinsichtlich präventivem Gesundheitsverhalten, wie beispielsweise der Teilnahme an Vorsorgeuntersuchungen, wie auch bezüglich der Mitarbeit bei Behandlungen, wie beispielsweise Medikationseinnahmen, bestätigt werden (*Janz* u. *Becker* 1984).

In Anlehnung an die Theorie zu internalen und externalen Kontrollüberzeugungen nach *Rotter* (1975) wird auch für den Bereich des Gesundheitsverhaltens postuliert, daß Menschen bei verschiedenen Behandlungsmaßnahmen unterschiedlich mitarbeiten, je nachdem, ob sie meinen, daß ihr Gesundheitszustand im wesentlichen von nicht beeinflußbaren äußeren Zufallsfaktoren abhängt (externale Zufallskontrollüberzeugungen), oder es möglicherweise in der Hand von anderen Personen liegt, etwas für die eigene Gesundheit zu tun (soziale Externalität), oder ob der eigene Gesundheitszustand im wesentlichen als Funktion eigenen Tuns erlebt wird (internale Kontrollüberzeugung) (*Wallston* et al. 1978, *Krampen* 1982, *Linden* et al. 1988). Bei Menschen mit internalen Kontrollüberzeugungen wurde beobachtet, daß sie sich aktiver um die eigene Gesundheit bemühen, mehr nachfragen und ggf. eigene Wege gehen, was aber nicht unbedingt heißt, daß sie mit ärztlichen Behandlungsvorschlägen in besonders guter Weise kooperieren. Demgegenüber lassen Patienten mit externalen Kontrollüberzeugungen sich eher von Ärzten in der Therapie leiten, und insbesondere solche mit sozialer Externalität suchen nach äußerer Hilfe bei der Bewältigung von Krankheitszuständen. Wichtig ist

bei der Betrachtung solcher Einstellungen allerdings, daß sie nicht als globale Persönlichkeitsmerkmale mißverstanden werden dürfen, sondern sich bereichsspezifisch unterschiedlich darstellen können, was u.a. auch heißt, daß solche Einstellungen sich abhängig von bestimmten Erkrankungen oder unterschiedlichen Erfahrungen mit Erkrankungs- und Behandlungsverläufen in unterschiedlicher Weise herausbilden können (*Schmitt* et al. 1989).

6.4 Maßnahmen zur Unterstützung einer guten Compliance

Die angesprochenen theoretischen Überlegungen erlauben, die verschiedenen Compliance-Probleme in eine Ordnung zu bringen und daraus konkrete Verhaltens- und Therapieempfehlungen abzuleiten (s. Abb. 6.2). Entsprechend der hierarchischen Struktur der Compliance-Probleme ist als 1. Schritt der vorgegebene Therapiestandard einer kritischen Vorprüfung zu unterziehen. Eine korrekt durchgeführte Therapie 2. Wahl kann bessere Behandlungsergebnisse erbringen als eine unzureichende Behandlung 1. Wahl. Im 2. Schritt sind die Krankheitskonzepte und Einstellungen der Patienten zu beachten. Welche Gesundheitsmotivation ist gegeben, wie bewertet der Patient die Schwere und Symptomatik der Erkrankung und die vorgesehenen Behandlungsmaßnahmen? Als nächstes ist nach der Zufriedenheit mit der Arzt-Patient-Beziehung unter besonderer Berücksichtigung des Aspekts gegenseitiger Kontrolle zu fragen. Im 4. Schritt sind Fertigkeiten und Kompetenzen des Patienten zu beachten, die benötigt werden, um die Behandlung auch tatsächlich ordnungsgemäß durchführen zu können, und schließlich hat eine Analyse der situativen Rahmenbedingungen, die das erwünschte Verhalten unterstützen oder behindern, zu erfolgen.

6.4.1 Maßnahmen zur Modifikation von Krankheitskonzepten

Krankheitskonzepte sind keine Angelegenheit von Wissen, sondern Einstellungen und Weltanschauungen (*Linden* 1985a), die nicht ohne weiteres zu verändern sind. Wenn ein Patient die Einstellung hat, daß seine Gesundheit unverwüstlich sei oder daß psychische Störungen ausschließlich an der Wurzel angepackt und deshalb psychotherapeu-

1. kompetenter und glaubwürdiger Gesprächspartner

2. Krankheitskonzepte und Therapieerwartungen des Patienten ernstnehmen

3. Hinterfragung der Patienten-Einstellungen nach Art des Sokratischen Dialogs

4. Mitteilung von dosiert diskrepanten Informationen und Behandlungsvorschlägen

5. Übertragung der Verantwortung auf den Patienten

6. sukzessive Entwicklung der Behandlung in Richtung auf das Therapieoptimum

Abb. 6.3 Verhandlungsstrategie für Einstellungsänderungen bei Compliance-Problemen

tisch behandelt werden müssen oder daß eine eingeschränkte sexuelle Potenz gravierender ist als die Gefahr, ein schizophrenes Rezidiv zu erleiden, dann läßt sich durch Informierung oder ärztliches Insistieren allein eine solche Einstellung nicht verändern, sondern es muß im Gegenteil sogar mit Reaktanzphänomenen und Einstellungsverfestigungen gerechnet werden (*Tannenbaum* 1967). Soweit die Herbeiführung von Einstellungsänderungen therapeutisch unverzichtbar ist, empfiehlt sich ein Vorgehen in Anlehnung an das psychologische Prinzip der kognitiven Dissonanz (*Festinger* 1957, *Collins* u. *Hoyt* 1976), woraus eine Verhandlungsstrategie mit einer besonderen Form der Gesprächsführung abgeleitet werden kann (Abb. 6.3).

Zunächst ist zu klären, ob der Gesprächspartner vom Patienten als kompetent und glaubwürdig akzeptiert werden kann (*Levine* et al. 1978, *Haisch* u. *Haisch* 1989). So wird von manchen Patienten ein Arzt mit höherem Sozialstatus, wie z.B. ein Professor, als kompetenter wahrgenommen. Nicht-Ärzte – wie beispielsweise Psychologen – können als glaubwürdiger erlebt werden, wenn es um Medikationsfragen geht, oder Nicht-Professionelle – wie beispielsweise Mitpatienten – können über Identifikationsprozesse als vertrauenswürdiger angesehen werden. Als nächstes ist es Aufgabe des Arztes, sich die Krankheitskonzepte und Einstellungen des Patienten anzuhören und sie ernstzunehmen. Dies ist für professionelle Therapeuten keineswegs eine Selbstverständlichkeit (*Innes* 1977, *Worthington* 1986). Den Patienten ernstzunehmen, heißt aber letztlich, das ernstzunehmen, was er sagt und selbst für wichtig hält.

Soweit bestehende Einstellungen und Krankheitskonzepte eine optimale Behandlung behindern, sind diese dann nach Art des sokratischen Dialogs zu hinterfragen (*Rosen* u. *Wyer* 1972, *Cameron* 1978, *Hoffmann* 1981, *Cochran* 1984). Damit ist gemeint, daß der Patient durch Fragen angeleitet wird, Alternativen zu seiner bisherigen Sichtweise zu entwickeln. Soweit vom Arzt eigene Sichtweisen, Information und Behandlungsvorschläge eingebracht werden, sollte dies nach dem Prinzip der dosierten Diskrepanz erfolgen (*Sherif* u. *Hoveland* 1961). Das bedeutet, daß Informationen, die zu weit von der bisherigen Einstellung abweichen, in einen sog. Ablehnungsbereich fallen, was dann eher zu Widerständen und Einstellungsverfestigungen denn Einstellungsveränderungen führt, während Informationen, die zwar nicht identisch mit der bisherigen Position des Patienten sind, jedoch eine gewisse Nähe aufweisen, zu Einstellungsveränderungen führen. Je größer die emotionale Ich-Beteiligung an einer Einstellung, desto schneller ist der Ablehnungsbereich erreicht. Werden auf dieser Basis Verhaltensvereinbarungen, beispielsweise über eine Medikationseinnahme, getroffen, dann ist als nächstes von großer Wichtigkeit, daß der Patient dafür die Verantwortung übertragen bekommt, und er keine Möglichkeit hat, neues Verhalten, das zu seinen bisherigen Einstellungen diskrepant ist, durch Außenkontrolle zu erklären (*Rosen* u. *Wyer* 1972, *Hansson* 1987). Soweit erforderlich, wird auf diesem Wege sukzessiv eine Entwicklung und Ausgestaltung der Behandlung in Richtung auf das angestrebte Therapieoptimum versucht. Einstellungs- und Verhaltensänderungen sind graduelle Entwicklungen und Prozesse, die Zeit brauchen. Von schnellen Überzeugungs- und Überrumpelungsversuchen können keine therapeutisch sinnvollen Effekte erwartet werden. Einstellungsänderungen sind immer auch eine persönliche Angelegenheit des Patienten, die von außen weder erzwungen noch manipuliert, sondern nur unterstützt und gefördert oder eben auch behindert werden können.

6.4.2 Modifikation der Arzt-Patient-Beziehung

Patienten haben unterschiedliche Erwartungen an die Art, wie der Arzt reagieren soll. Unter Zugrundelegung der Theorie der Kontrollüberzeugungen gibt es solche, die meinen, daß ein guter Arzt schon weiß, was richtig ist, und es auch richten muß, während andere meinen, dem Arzt erst einmal sagen zu müssen, was wichtig ist und was sie von ihm erwarten. Solche Interaktionsstile von Patienten hängen u.a. von Vorerfahrungen oder auch vom Sozialstatus und Bildungsstand ab (*Linden* et al. 1988, *Halder* 1977).

Die ärztliche Antwort auf diese Art von unterschiedlichen Patientenerwartungen ist ein individuell angepaßtes therapeutisches Verhalten (*Sapolsky* 1965, *Davis u. v.d. Lippe* 1968, *Davis* 1968, *Putnam* et al. 1985). Das bedeutet, daß der Arzt zunächst explizit die Kontrollüberzeugungen und Abhängigkeits- oder Selbstständigkeitserwartungen des Patienten erfragen muß, um sich dann in seinem eigenen Verhalten komplementär darauf einzustellen. Bei Patienten mit hohem Autonomiebedürfnis und hohen internalen Attributionen hat der Arzt eher die Rolle eines Beraters einzunehmen, der mit dem Patienten zusammen an einer Problemlösung arbeitet und vom Gesprächsstil her eher reflexive Äußerungen verwendet, während bei hohem Abhängigkeitsbedürfnis und externalen Attributionen eher ein verordnender Gesprächsstil angezeigt ist, der sprachlich durch Aussagesätze gekennzeichnet ist.

6.4.3 Maßnahmen zur Verbesserung der Kompetenz des Patienten

Bei Patienten, die bereit sind, eine Behandlung mitzutragen, muß deshalb nicht die Fähigkeit gegeben sein, dies auch tatsächlich tun zu können. An dieser Stelle und nicht auf der Ebene der Einstellungsveränderungen hat die Aufklärung und Information von Patienten eine große Bedeutung (*King* 1983). Ärzte sollten sich dabei bewußt sein, daß sie stets in der Gefahr stehen, die Verständnisfähigkeit ihrer Patienten zu überschätzen (*Schmidt* et al. 1979).

Fachterminologie und die Fülle dessen, was ein Patient im Rahmen einer Behandlung mitgeteilt bekommt und verstehen soll, überfordern Patienten sehr schnell. Deshalb sollte vom Patienten routinemäßig eine Rückmeldung erbeten werden über das, was er verstanden hat, also die scheinbar einfache Bitte an den Patienten, noch einmal zusammenzufassen, wieviele Tabletten von welchem Medikament zu welcher Tageszeit auf welche Art eingenommen werden sollen. Darüber hinausgehende spezielle Maßnahmen zur Patienteninstruktion, wie z.B. Gruppenveranstaltungen (*Bergdolt* et al. 1982, *Bowler u. Morisky* 1983), schriftliche Informationen (*Brown* et al. 1987, *Bennett* 1985) oder spezielle Beratungen durch Pharmazeuten oder Schwestern (*Hammarlund* 1985, *Close* 1988), können zusätzlich hilfreich sein, werden in der Praxis aber auf besondere Situationen beschränkt bleiben. Informiertheit des Patienten ist sicher keine hinreichende Bedingung für Compliance, muß aber an dieser Stelle als eine notwendige Voraussetzung bezeichnet werden (*Wilker* 1988).

Die Kompetenz des Patienten ist aber nicht nur auf der Wissensebene, sondern auch der Verhaltensebene zu überprüfen. So ist z.B. zu fragen, ob ein alter Patient in der Lage ist, eine Tablettenschachtel zu öffnen, ob das Gedächtnis hinreichend ist, ob das Geld vorhanden ist, um ein Rezept einlösen zu können, wie lange der Anfahrtsweg zum Arzt ist und dergleichen mehr. Auf dieser Ebene der technischen Kompetenz gibt es eine Fülle von Möglichkeiten, den Patienten zu unterstützen, worüber Ärzte deshalb auch informiert sein sollten (*Wandless u. Davie* 1977).

Die wichtigste Methode, einen Patienten in die Lage zu versetzen, eine Therapie auch tatsächlich durchführen zu können, ist, die Behandlung selbst zu vereinfachen. Weniger verschiedene Medikamente zu weniger Einnahmezeitpunkten oder ggf. auch der Einsatz von Depot-Präparaten können Compliance-Probleme vermeiden helfen (*Haynes* et al. 1977, *Gundert-Remy* et al. 1978).

6.4.4 Veränderungen von Antezedenzen und Konsequenzen

Wie aus dem verhaltenstheoretischen Modell abzuleiten ist, sollte die Erfassung von compliance-relevanten Verhaltensabläufen sehr konkret erfolgen und Antezedenzen wie Konsequenzen im Detail beschreiben (*Epstein u. Cluss* 1982). Die Gründe, warum es zu einer vom Patienten gewünschten und intendierten Therapiedurchführung letztendlich doch nicht kommt, sind vielfältig. Wo wird die Medikamentenschachtel aufbewahrt? Wie weit ist es bis zum nächsten Glas Wasser? Gibt es soziale Unterstützung, macht ggf. jemand positive oder negative Kommentare oder kann jemand an die Medikationseinnahme erinnern (*Dieckhoff* 1978, *Levy* 1983, *Ascione* et al. 1985)? Gibt es Krankheitszeichen wie beispielsweise Juckreiz bei Allergie, die als Signal für die erforderliche Medikationseinnahme benutzt werden können? Folgt auf die Medikationseinnahme eine unmittelbar erlebbare positive Konsequenz, wie beispielsweise Abklingen von Beschwerden, oder treten unmittelbar nach der Einnahme eher negative Befindlichkeitszustände auf wie Müdigkeit, Akathisie oder Dysphorie (*Van Putten* 1974, *Van Putten* et al. 1984, *Overall* et al. 1987).

Unter diesem Gesichtspunkt ist anzustreben, die Medikationseinnahme an bestimmte Stimuli zu binden, die zeitlicher oder situativer Art sein können, wie beispielsweise die Medikationseinnahme und Zähneputzen zu verknüpfen. Therapiemaßnahmen können auf diese Art ritualisiert und zu einer automatischen Routine werden. Dies kann auch durch die Art der Verpackung, beispielsweise in Kalenderpackungen unterstützt werden (*Rudd* 1979).

Wichtig ist, daß Antezedenzen und vor allem Konsequenzen auch kognitiv vermittelt werden können. Nach dem psychologischen Prinzip der verdeckten Sensibilisierung (*Roth* 1981) können Behandlungsmaßnahmen, wie beispielsweise eine Medikationseinnahme, selbst zu einem Signalreiz für kognitive und emotionale Reaktionen beim Patienten werden. So ist z.B. bei einem Patienten, der sich von einer schizophrenen Psychose wieder völlig erholt hat, die Medikationseinnahme häufig das letzte und damit auch für ihn bedrängendste Krankheitszeichen. Nur die Medikamenteneinnahme erinnert ihn jeden Tag an die Möglichkeit eines Rezidivs. Damit kann die Therapie selbst zu einer Beschwernis für den Patienten werden. Ärzte können eine solche Entwicklung ungewollt fördern, indem sie versuchen, Patienten dadurch zu einer weiteren Medikationseinnahme zu motivieren, daß sie mit dem Rezidiv drohen. Psychologisch hat das die Qualität einer Bestrafung und erhöht langfristig die Wahrscheinlichkeit, daß der Patient ganz aus der Behandlung ausbricht (*Janis u. Terwilliger* 1962, *Leventhal* 1970, *Becker* 1985, *Heszen-Klemens* 1987). Therapeutisch sinnvoller ist, die Medikationseinnahme mit positiven Behandlungskonsequenzen zu assoziieren (*Linden* 1987a). Auch wenn es auf den ersten Blick sophistisch klingen

mag, so macht es doch einen Unterschied, ob ein Arzt dem Patienten sagt, daß eine Medikationseinnahme nötig ist, weil ihm sonst ein Erkrankungsrezidiv droht, oder daß die Medikationseinnahme hilft, Kontakte zu Menschen aufnehmen zu können, arbeiten oder das Leben genießen zu können.

Zusammenfassend läßt sich sagen, daß Patienten vor allem positive Gründe für die Durchführung einer Behandlungsmaßnahme sehen müssen, während die Tatsache, daß ein Mensch keine Medikamente einnimmt oder keine Diät einhält, eigentlich keiner besonderen Begründung bedarf. Alle Bemühungen um eine Behandlungsoptimierung sollten sich deshalb auch vor allem auf eine Förderung der Compliance konzentrieren und weniger auf eine Verhinderung von Non-Compliance.

Literatur

Ascione, F.J., Brown, G.H., Kirking, D.M.: Evaluation of a medication refill reminder system for a community pharmacy. Pat. Educ. Couns. 7 (1985) 157—165

Babiker, I.E.: Noncompliance in schizophrenia. Psychiat. Develop. 4 (1986) 329—337

Barofsky, I.: Behavioral therapeutics and the management of therapeutic regimens. In: *D.L. Sackett, R.B. Haynes* (eds.): Compliance with therapeutic regimens. Johns Hopkins Univ. Press, Baltimore 1976

Becker, M.H.: Patient adherence to prescribed therapies. Med. Care 23 (1985) 539—555

Becker, M.H., Maiman, L.A.: Models of health-related behaviour. In: *D. Mechanic* (ed.): Handbook of health care and the health professions. Free Press, Newark 1983

Bennett, G.: Compliance with relaxation training: The effect of providing information. Beh. Psychother. 13 (1985) 110—119

Bergdolt, H., Frankenberg, H.v., Hollwegs, R., Kurzen, S., Tuluweit, K.: Ambulante Gruppentherapie und Patienten-Compliance. Fortschr. Med. 100 (1982) 2148—2150

Bowler, M.H., Morisky, D.E.: A small group strategy for improving compliance behavior and blood pressure control. Hlth Educ. Quart. 10 (1983) 56—69

Brown, C.S., Wright, R.G., Christensen, D.B.: Association between type of medication instruction and patients' knowledge, side effects, and compliance. Hosp. Comm. Psychiat. 38 (1987) 55—60

Cameron, R.: The clinical implementation of behavior change techniques. A cognitively oriented conceptualization of therapeutic „compliance" and „resistance". In: *J.P. Foreyt, D.P. Rathjen* (eds.): Cognitive behavior therapy. Plenum, New York 1978

Close, A.: Patient education: A literature review. J. advanc. Nurs. 13 (1988) 203—213

Cochran, S.D.: Preventing medical noncompliance in the outpatient treatment of bipolar affective disorders. J. consult. clin. Psychol. 52 (1984) 873—878

Collins, B.E., Hoyt, M.F.: Personal responsibility — for — consequences: An integration and extension of the „forced compliance" literature. J. exp. soc. Psychol. 8 (1976) 558—593

Davis, M.S.: Variations in patients' compliance with doctors' advice: An empirical analysis of patterns of communication. Amer. J. publ. Hlth 58 (1968) 274—288

Davis, M.S., v.d. Lippe, R.P.: Discharge from hospital against medical advice: A study of reciprocity in the doctor-patient relationship. Soc. Sci. Med. 1 (1968) 336—342

Dieckhoff, D.: Beteiligung primärer Bezugspersonen bei Therapie und Verlaufsüberwachung chronischer Erkrankungen. Prakt. Arzt 15 (1978) 2538—2540

Dunbar, J.M., Marshall, G.D., Hovell, M.F.: Verhaltensmaßnahme zur Verbesserung der Compliance. In: *R.B. Haynes, D.W. Taylor, D.L. Sackett* (Hrsg.): Compliance-Handbuch. Oldenburg, München 1982

Epstein, L.H., Cluss, P.A.: A behavioral medicine perspective on adherence to long-term medical regimens. J. consult. clin. Psychol. 50 (1982) 950—971

Feather, N.T.: Expectations and actions. Expectancy-value models in psychology. Lawrence Erlbaum, Hillsdale 1982

Festinger, L.A.: A theory of cognitive dissonance. Stanford Univ. Press, Stanford 1957

Garrity, T.F.: Medical compliance and the clinician-patient relationship: A review. Soc. Sci. Med. 15 E (1981) 215—222

Gundert-Remy, K., Möntmann, V., Weber, E.: Studien zur Regelmäßigkeit der Einnahme verordneter Medikamente bei stationären Patienten. Inn. Med. 5 (1978) 27—33

Haisch, J., Haisch, I.: Soziale Vergleichsprozesse in Gesundheitspsychologie und Psychotherapie. Psychother. Psychosom. med. Psychol. 39: 26—32 (1989)

Halder, P.: Verhaltenstherapie und Patientenerwartung. Huber, Bern 1977

Hammarlund, R., Ostrom, J.R., Kethley, A.J.: The effects of drug counseling and other educational strategies on drug utilization of the elderly. Med. Care 23 (1985) 165—170

Hansson, L.: Patient involvement in treatment planning. Studentlitteratur, Univ. Dept. of Psychiatry, Lund 1987

Hasford, J.: Compliance. In: *H.P. Kuemmerle, G. Hitzenberger, K.H. Spitzy* (Hrsg.): Klinische Pharmakologie. Ecomed, Landsberg 1984

Haynes, R.B., Sackett, D.L., Taylor, W., Roberts, R.S., Johnson, A.L.: Manipulation of the therapeutic regimen to improve compliance: Conceptions and misconceptions. Clin. Pharmacol. Ther. 22 (1977) 125—130

Haynes, R.B., Taylor, D.W., Sackett, D.L. (Hrsg.): Compliance-Handbuch. Oldenburg, München 1982

Heszen-Klemens, I.: Patients' noncompliance and how doctors manage this. Soc. Sci. Med. 24 (1987) 409—416

Hoffmann, N.: Einstellungsänderung. In: *M. Linden, M. Hautzinger* (Hrsg.): Psychotherapie-Manual. Springer, Berlin 1981

Innes, J.M.: Does the professional know what the client wants? Soc. Sci. Med. 11 (1977) 635—638

Janis, I.L., Terwilliger, R.F.: An experimental study of psychological resistance to fear arousing communications. J. abnorm. soc. Psychol. 65 (1962) 403—410

Janz, N.K., Becker, M.H.: The health belief model: A decade later. Hlth Educ. Quart. 11 (1984) 1—13

King, J.: Health beliefs in the consultation. In: *D. Pendleton, J. Hasler* (eds.): Doctor-patients-communication. Academic Press, London 1983

Krampen, G.: Differentialpsychologie der Kontrollüberzeugungen. Hogrefe, Göttingen 1982

Leventhal, H.: Findings and theory in the study of fear communications. In: *L. Berkowitz* (ed.): Advances in experimental social psychology. Academic Press, New York 1970

Levine, B.A., Moos, K.C., Ramsey, P.H., Fleishman, R.A.: Patient compliance with advice as a function of communicator expertise. J. soc. Psychol. 104 (1978) 309—310

Levy, R.L.: Social support and compliance: A selective reviw and critique of treatment integrity and outcome measurement. Soc. Sci. Med. 17 (1983) 1329—1338

Linden, M.: Therapeutische Ansätze zur Verbesserung von „Compliance". Nervenarzt 50 (1979) 109—114

Linden, M.: Definition of compliance. Int. J. clin. Pharmacol. Ther. Toxicol. 19 (1981) 86—90

Linden, M.: Krankheitskonzepte von Patienten. Psychiat. Praxis 12 (1985a) 8—12

Linden, M.: Therapeuten-Compliance. Münch. med. Wschr. 127 (1985b) 533—534

Linden, M.: Negative vs. positive Therapieerwartungen und Compliance vs. Non-Compliance. Psychiat. Praxis 14 (1987a) 132—136

Linden, M.: Phase-IV-Forschung. Antidepressiva in der Nervenarztpraxis. Springer, Berlin 1987b

Linden, M., Nather, J., Wilms, H.U.: Zur Definition, Bedeutung und Messung der Krankheitskonzepte von Patienten. Die Krankheits-Konzept-Skala (KK-Skala) für schizophrene Patienten. Fortschr. Neurol. Psychiat. 56 (1988) 35—43

Meichenbaum, D., Turk, D.C.: Facilitating treatment adherence. Plenum, New York 1987

Overall, J.E., Donchie, N.D., Faillace, L.A.: Implications of restrictive diagnosis for compliance to antidepressant drug therapy: Alprazolam vs. imipramine. J. clin. Psychiat. 48 (1987) 51—54

Putnam, S.M., Stiles, W.B., Jacob, M.C., James, S.A.: Patient exposition and physician explanation in initial medical interviews and outcomes of clinic visits. Med. Care 23 (1985) 74—83

Rosen, M.A., Wyer, R.S.: Some further evidence for the "Socrates Effect" using a probability model of cognitive organisation. J. soc. Psychol. 24 (1972) 490—494

Roth, W.L.: Verdeckte Sensibilisierung. In: *M. Linden, M. Hautzinger* (Hrsg.): Psychotherapie-Manual. Springer, Berlin 1981

Rotter, J.B.: Some problems and misconceptions related to the construct of internal vs. external control of reinforcement. J. consult. clin. Psychol. 43 (1975) 56—67

Rudd, P.: Medication packaging: Simple solutions to non-adherence problems? Clin. Pharmacol. Therap. 25 (1979) 257—265

Sapolsky, A.: Relationship between doctor-patient compatibility, mutual perception and outcome of treatment. J. abnorm. Psychol. 70 (1965) 70—76

Schmidt, A., Lehrl, S., Burkard, G.: Medizinisches Wissen und Intelligenz — mögliche Einflußfaktoren des Compliance-Verhaltens. Klinikarzt 8 (1979) 69—77

Schmidt, C.R.: Psychologie in der Medizin. Anwendungsmöglichkeiten in der Praxis. Thieme, Stuttgart 1984

Schmitt, C.M., Lohaus, A., Salewski, C.: Kontrollüberzeugungen und Patienten-Compliance. Psychother. Psychosom. med. Psychol. 39 (1989) 33—40

Sherif, M., Hoveland, G.I.: Social judgement: Assimilation and contrast effects in communication and attitude change. Yale Univ. Press, New Haven 1961

Strogatz, D.S., Earp, J.A.L.: The determinants of dropping out of care among hypertensive patients receiving a behavioral intervention. Med. Care 21 (1983) 970—980

Stuart, R.B.: Adherence, compliance and generalization in behavioral medicine. Brunner & Mazel, New York 1982

Tannenbaum, P.H.: The congruity principle revisited: Studies in the reduction, induction, and generalization of persuasion. In: *L. Berkowitz* (ed.): Advances in experimental social psychology. Vol. 3. Academic Press, New York 1967

Van Putten, T.: Why do schizophrenic patients refuse to take their drugs? Arch. gen. Psychiat. 31 (1974) 67—72

Van Putten, T., May, P.R., Marder, S.R.: Response to antipsychotic medication: The doctor's and the consumer's view. Amer. J. Psychiat. 141 (1984) 16—19

Wallston, K.A., Wallston, B.S., Devellis, R.: Development of the multidimensional health locus of control (MHLC) scales. Hlth. Educ. Monogr. 6 (1978) 160—171

Wandless, I., Davie, J.W.: Can drug compliance in the elderly be improved? Brit. med. J. 245 (1977) 359—361

Wilker, F.W.: Compliance. In: *G. Huppmann, F.W. Wilker* (Hrsg.): Medizinische Psychologie, medizinische Soziologie. Urban & Schwarzenberg, München 1988

Worthington, E.L.: Client compliance with homework directives during counseling. J. consult. Psychol. 33 (1986) 124—130

Teil II: Behandlung spezieller Erkrankungen

7 Behandlung schizophrener Erkrankungen

7.1 Wesentliches zur Erkrankung und Diagnostik

A. Marneros

Die Erkrankung, die man heute Schizophrenie nennt, scheint den Beschreibungen nach doch eine seit Jahrtausenden bekannte Erkrankung zu sein (*Leibbrand* u. *Wettley* 1961) — trotz teilweise gegenteiliger Vermutungen (*Crider* 1979). Obwohl wissenschaftliche Beschreibungen der Erkrankung schon lange vor *Kraepelin* und *E. Bleuler* existieren, wurde sie eng mit deren Konzept der *„Dementia praecox"* (1896) bzw. der *„Gruppe der Schizophrenien"* (1911) verknüpft. Trotz der langen Geschichte bleibt die Diagnose *„Schizophrenie"* noch bis heute in vielen Aspekten ein Konstrukt, eine klinisch-psychopathologische Konvention (*Janzarik* 1978).

Bemerkenswert ist jedoch, daß trotzdem die Prävalenz der Schizophrenie in allen Kulturen und Ländern der Welt ungefähr gleich hoch geschätzt wird. Die *Lebensprävalenzrate* der Schizophrenie wird zwischen 0,9 und 3,8/1000 (*Black* et al. 1988) angegeben, die Punktprävalenz mit 0,6–0,8/1000 (*Häfner* 1987). Die *Geschlechtsverteilung* ist etwa gleich mit der Tendenz einer Männerüberrepräsentation. Das durchschnittliche *Alter bei Erstmanifestation* liegt bei Ende 20, wobei Männer im Durchschnitt in jüngerem Alter erkranken als Frauen (*Lewine* 1988).

Die *Ätiologie* der Schizophrenie ist noch unbekannt. Es wird ein neurobiologisches Korrelat angenommen. Die meiste Verbreitung und Akzeptanz findet die sog. Dopaminhypothese, nach der — hier sehr vereinfacht ausgedrückt — die Symptome der Schizophrenie durch eine Überaktivität des dopaminergen Systems entstehen. Es wird aber angenommen, daß auch andere Neurotransmittersysteme eine Rolle bei der Entstehung der schizophrenen Symptomatik spielen (*Baumann* 1987).

Unabhängig von den neurochemischen Korrelaten scheinen genetische, soziodemographische, familiäre und soziokulturelle Faktoren eine noch nicht völlig abgeklärte Rolle zu spielen, zumindest als partielle Parameter im einem Interferenzsystem von ätiopathogenetischen Faktoren (*Black* et al. 1988, *Flekkoy* 1987).

7.1.1 Wichtige diagnostische Konzepte

Durch die von *E. Bleuler* (1911) erfolgte radikale Reformierung des *Kraepelin*schen Konzeptes der Dementia praecox (nämlich kein obligater Ausgang in „Dementia", die Unterscheidung zwischen „Grundsymptomen" und „akzessorischen Symptomen" etc.) gewann der damit verbundene neue Begriff „Schizophrenie" die Oberhand. Folgt man *Bleuler*s Konzept der Schizophrenie mit den „Grundsymptomen" als definierende Merkmale, dann wird ein breites Spektrum psychopathologischer Zustände als Schizophrenie diagnostiziert (Tab. 7.1).

*Kurt Schneider*s Einteilung der Symptome nach ihrer Gewichtigkeit für die Diagnose der Schizophrenie in *Symptome 1. und 2. Ranges* — eine Vorstufe der heutigen Operationalisierungen — definiert ein *engeres* Feld psychopathologischer Zustände als Schizophrenie als *Bleuler*s Konzept (s. Tab. 7.1); obwohl auch *K. Schneider* folgendes annimmt: „vieles andere, was nicht Symptom 1. Ranges sind, sind auch Schizophrenien" (*Schneider* 1980).

Die Kategorisierung der Symptome nach ihrer Wertigkeit, vor allem die gute Reliabilität und die leichte Erkennbarkeit der Symptome 1. Ranges, trugen zu ihrer klinischen Durchsetzung bei. Über ihre Validität ist jedoch nicht viel gesagt: Symptome 1. Ranges können auch bei anderen psychopathologischen Zuständen auftreten. Sie finden sich vor allem bei anderen „endogenen", nicht-schizophrenen Syndromen, z.B. bei schizoaffektiven oder zykloiden Psychosen (s. Kap. 9). Vor allem können jedoch Symptome 1. Ranges bei organischen Psychosen auftreten, interessanterweise in Abhängigkeit von Noxe und Bewußtseinslage (*Marneros* 1984, 1988).

Die ICD-10-Revision (Tab. 7.2) ist im Grunde genommen ein Versuch, die 3 Basiskonzeptionen

Tabelle 7.1 Zusammengefaßte diagnostische Merkmale der Schizophrenie nach *E. Bleuler* und *K. Schneider*

E. Bleulers Konzept	*K. Schneiders* Konzept
Grundsymptome	Symptome 1. Ranges
Störungen des Denkens, der Affektivität und des Antriebs [vor allem Zerfahrenheit, Ambivalenz und Antriebsstörungen]	Wahnwahrnehmung Dialogisierende akustische Halluzinationen Gedankenlautwerden Gedankenentzug Gedankeneingebung Gedankenausbreitung Andere Beeinflussungserlebnisse mit dem Charakter des Gemachten
Akzessorische Symptome	Symptome 2. Ranges
Wahn Halluzinationen Katatone Erscheinungen u.a.	Wahneinfall Sonstige Halluzinationen Affektveränderungen Ratlosigkeit u.a.

Tabelle 7.2 Zusammengefaßte diagnostische Kriterien der Schizophrenie nach ICD-10 und DSM-III-R

ICD-10	DSM-III-R
Gedankenlautwerden, Gedankeneingebung oder Gedankenentzug Beeinflussungserlebnisse und Wahnwahrnehmungen Kommentierende oder dialogische Stimmen Bizarrer Wahn Anhaltende Halluzinationen jeder Sinnesmodalität in Kombination mit Wahn Denkstörungen (Zerfahrenheit – Gedankenabreißen u.a.) Katatone Symptome „Negative" Symptome	Bizarrer Wahn oder stimmungsinkongruente Halluzinationen *oder 2 der folgenden Symptome:* Wahn, prominente Halluzinationen, Zerfahrenheit oder Assoziationslockerung, katatones Verhalten, flacher oder inadäquater Affekt *in Kombination mit folgenden Merkmalen:* Absinken von Leistung und Niveau von interaktionalen Beziehungen Ausschluß einer organischen Ursache, einer schizoaffektiven oder affektiven Psychose Kontinuierliche Anzeichen der Erkrankung mindestens 6 Monate lang

der Schizophrenien, nämlich *Kraepelin*sche, *Bleuler*sche und *Schneider*sche Konzeption, unter einen Hut zu bringen, was nicht sehr schwer sein dürfte: Die Überschneidungen zwischen den 3 Konzeptionen sind groß (*Scharfetter* 1987).

Das DSM-III bzw. das DSM-III-R (APA 1980, 1989) sind vor allem durch die Klarheit der Symptomliste und das System der verschiedenen Achsen auf dem Vormarsch. Sie entsprechen weitgehend einer Mischung von *Schneider*s Symptomatik 1. Ranges, *Bleuler*s Denk- und Affektstörungen und *Kraepelin*s longitudinalem Aspekt (s. Tab. 7.2).

Das DSM-III-R verlangt eine Dauer der Symptome von mindestens 6 Monaten für die Stellung der Diagnose Schizophrenie, sonst lautet die Diagnose *„schizophreniforme Störung"*. Eine Berechtigung für die Trennung der schizophrenen Syndrome mit einer Dauer von weniger als 6 Monaten von der Gruppe der Schizophrenien ist — von operationalen und statistischen Überlegungen abgesehen — nicht leicht erkennbar. Die *schizophreniformen Störungen* werden wiederum zeitlich abgegrenzt: Sie dürfen nicht mehr als 6 Monate, aber auch nicht weniger als 3 Tage dauern. Dauert die psychotische Symptomatik weniger als 3 Tage, spricht das DSM-III-R von *„atypischen Psychosen"*, wenn kein Psychotrauma vorhanden ist. Gibt es ein psychisches Trauma und dauert die Symptomatik weniger als 2 Wochen, diagnostiziert man eine *„kurze reakti-*

ve Psychose". Dauert die psychotische Symptomatik mehr als 2 Wochen und ist ein psychisches Trauma vorhanden, dann spricht man wieder von *schizophreniformen Psychosen.* Man erkennt leicht, wie die psychiatrische Diagnose noch mit Konstrukten zu kämpfen hat und wie ephemer solche Konstrukte noch sein können.

7.1.2 Differentialdiagnosen

Schizophrene Psychosen müssen vorwiegend von folgenden psychopathologischen Syndromen differentialdiagnostisch abgegrenzt werden:

— organische Psychosen,
— schizoaffektive Psychosen,
— Wahnsyndrome (paranoide Störungen),
— Persönlichkeitsstörungen (vor allem schizotypische, schizoide, paranoide und Borderline-Formen),
— andere „endogene Psychosen".

Organische Psychosen können eine ähnliche Symptomatik wie die Schizophrenien bieten. In bestimmten ätiologisch definierten Gruppen von organischen Psychosen mit klarem Bewußtsein ist die Häufigkeit von „schizophrenen" Symptomen 1. Ranges relativ hoch, wie etwa bei epileptischen Psychosen, Intoxikationspsychosen oder bei Endokrinopathien (*Marneros* 1988). Bestimmte Substanzen können ein schizophrenieähnliches Syndrom produzieren, wie etwa Amphetamin, Phencyclidin (PCP), Kokain, Anticholinergika etc. Anamnese, somatische Befunde, EEG, CCT (evtl. MRT) und laborchemische Untersuchungen müssen zum Zwecke der Differentialdiagnose herangezogen werden.

Die Differentialdiagnose zu den *schizoaffektiven Psychosen* wird durch das gleichzeitige Vorhandensein von melancholischen oder manischen Symptomen gesichert, bei den sequentiellen Formen schizoaffektiver Psychosen durch in der Anamnese eruierte melancholische, manische oder schizoaffektive Krankheitsepisoden (s. Kap. 9).

Die *Wahnsyndrome* (paranoide Störungen) unterscheiden sich von Schizophrenien vorwiegend durch das Fehlen von Ich-Erlebnisstörungen, prominenten Halluzinationen, formalen Denkstörungen und anderen kognitiven Störungen (s. Kap. 10).

Die Unterscheidung zwischen einigen Formen von *Persönlichkeitsstörungen* (vor allem *schizotypische, schizoide, paranoide und Borderline-Per-*

sönlichkeitsstörung) und der Schizophrenie ist schwierig (DSM-III-R, APA 1989). Bezüglich der paranoiden Borderline-Persönlichkeiten sind die Grenzen zur Schizophrenie fast fließend, und die Entscheidung wird jeweils aufgrund der aktuell vorhandenen Symptomkonstellation getroffen. Es muß dabei immer berücksichtigt werden, daß schizoide und schizotypische Symptomatik auch prodromale oder residuale Zustände einer Schizophrenie sein können.

7.1.3 Klinische Symptomkonstellationen und klinische Subgruppen

Die Krankheitssymptome, die durch die *Kraepelin-Bleuler-Schneider*sche Beschreibung und die praktisch darauf basierenden späteren operationalen Systeme als der Schizophrenie zugehörig bezeichnet werden, sind in der klinischen Praxis in den verschiedensten Kombinationen vorzufinden. Dies gab schon in den Anfängen der Beschreibung der Schizophrenie Anlaß zu Subgruppierungen. Die Subgruppen der Schizophrenie sind durch das klinische Querschnittsbild aufgrund der dominierenden Symptomkonstellation definiert. Während eines langjährigen Verlaufs kann der eine Typus in den anderen übergehen (*Marneros* et al. 1991 b). In diesem Kapitel werden die häufigsten Subgruppierungen der Schizophrenie kurz dargestellt.

Paranoid-halluzinatorische Schizophrenie
(„Paranoide Schizophrenie" nach ICD-10-Nomenklatur, „Paranoider Typus" nach DSM-III-R)

Diese Subgruppe imponiert durch das Vorherrschen einer oder mehrerer Wahnsysteme oder akustischer Halluzinationen, die sich auf ein einzelnes Thema beziehen. Dazu kommen Symptome wie Zerfahrenheit, Affektverflachung, inadäquater Affekt oder desorganisiertes Verhalten.

Katatone Schizophrenie

Das charakteristische Merkmal dieser Form besteht in einer ausgeprägten Störung der Psychomotorik, die oft zwischen 2 Extremen, wie Erregung und Stupor oder automatischem Befolgen von Befehlen und Negativismus, schwankt. Stereotypien, Manierismen und mutistisches Verhalten können auftreten. Die katatone Form der Schizophrenie ist in Europa und Nordamerika sehr selten geworden, in früheren Jahrzehnten jedoch war sie sehr häufig.

Hebephrene Schizophrenie

Diese von der ICD-10 so benannte Subgruppe wird im DSM-III-R als „desorganisierter Typus" bezeichnet. Diese Form wird vorwiegend durch Zerfahrenheit, Lockerung der Assoziationen, desorganisiertes Verhalten, flachen und inadäquaten Affekt gekennzeichnet. Grimassieren, Manierismen, Possen und Absonderlichkeiten im Verhalten können auftreten. Wahnideen und Halluzinationen sind — wenn sie überhaupt auftreten — flüchtig und fragmentarisch. Diese Form der Schizophrenie geht gewöhnlich mit starker sozialer Beeinträchtigung, frühem Beginn und schlechtem psychopathologischen Ausgang einher.

Undifferenzierte Schizophrenie

Sowohl in DSM-III-R als auch in ICD-10 wird außer den oben genannten Formen ein „undifferenzierter Typus" beschrieben. Hauptmerkmale des undifferenzierten Typs sind auffallende psychotische Symptome wie Wahn, Halluzinationen, Zerfahrenheit, deutlich desorganisiertes Verhalten, die die Kriterien anderer Kategorien nicht erfüllen.

Schizophrenes Residuum

Sowohl ICD-10 als auch DSM-III beschreiben einen „Residualtypus" der Schizophrenie. Abgesehen von klassifikatorischen bzw. Operationalisierungsgründen ergibt es von klinischer Seite her keinen Sinn, von einem Residualtypus zu sprechen. Die Konstellationen der persistierenden Alterationen nach abgelaufenen schizophrenen Krankheitsepisoden sind so vielfältig und unterschiedlich, daß man nicht von einem Typus sprechen sollte, sondern von mehreren (*Huber* et al. 1979, *Marneros* et al. 1991 b).

Es muß jedoch betont werden, daß die Grenzen der beschriebenen Typen schizophrener Erkrankungen untereinander fließend sind. Die Dominanz einer Symptomgruppe, wie paranoid-halluzinatorische, katatone oder kognitive Symptome, kann wechselhaft sein. Man tendiert zu einer Vereinfachung der psychopathologischen Beschreibungen, wie etwa produktive versus aproduk/tive Form bzw. negative/positive/gemischte Form. Als *produktive Form* wird die paranoid-halluzinatorische Form der Schizophrenie bezeichnet, als *apro-*

duktive Form diejenigen psychopathologischen Konstellationen, die weder Wahn noch Halluzinationen noch Ich-Erlebnisstörungen bieten. Ähnlich ist auch die Aufteilung in *positive, negative* und *gemischte* Formen der Schizophrenie (*Marneros* et al. 1991 a). Als *positive Schizophrenie* wird das Krankheitsbild bezeichnet, das durch Wahn, Halluzinationen, markante Denkstörungen und bizarres Verhalten gekennzeichnet ist. Die *negative Schizophrenie* wird vorwiegend durch Affektverflachung, Alogie, Anhedonie, Apathie und Aufmerksamkeitsstörungen gekennzeichnet. Das gemeinsame Auftreten von positiven und negativen Symptomen bildet dann eine *gemischte* Form der Schizophrenie (*Andreasen* u. *Olsen* 1982). Der Versuch, aus diesen beiden Erscheinungsformen schizophrener Psychosen 2 verschiedene Erkrankungstypen, nämlich einen Typ I und einen Typ II der Schizophrenie zu konstruieren (*Crow* 1980) — mit unterschiedlichen prognostischen, therapeutischen und ätiologischen Parametern —, ist jedoch gewagt. Longitudinale Untersuchungen zeigen nämlich einen intensiven Übergang der sog. negativen Schizophrenie in positive Schizophrenie und umgekehrt (*Marneros* et al. 1991 b). Die Typ I/II-Dichotomie ist praktisch von *Crow* selbst zugunsten eines psychotischen Kontinuums aufgegeben worden (*Crow* 1991).

7.1.4 Verlauf und Ausgang

Es ist *Janzarik* (1968) zuzustimmen, wenn er schreibt, daß die Wandelbarkeit und nicht die Konstanz der schizophrenen Verläufe imponiert. Dazu kommt die Tatsache, daß der Verlauf aus so vielen Einzelelementen besteht (wie etwa Art des Beginns, Anzahl der Krankheitsepisoden, Dauer der Episoden, Dauer der symptomfreien Intervalle, Entwicklung von persistierenden Alterationen, Zeitpunkt des Auftretens von persistierenden Alterationen u.a.), so daß man bei Berücksichtigung aller dieser Elemente eher zu individuellen als zu kollektiven Verlaufsformen gelangt. Berücksichtigt man jedoch die verschiedenen Verlaufsformen, die die Langzeitstudien beschrieben haben (wie etwa die von *Bleuler* 1972, *Ciompi* u. *Müller* 1976, *Huber* et al. 1979, *Marneros* et al. 1991 b), dann kann man einige allgemeingültige Verlaufsparameter erkennen:

Die klinisch manifeste und kriteriologisch faßbare Krankheitsepisode wird in der Regel von *prodromalen* Erscheinungen eingeleitet. Die prodromale Phase wird vorwiegend von Veränderungen des sozialen Verhaltens, der Leistungsfähigkeit, der Erlebensweise und der Affektivität bestimmt. Die Dauer der prodromalen Phase kann sich auf einige Wochen bis einige Monate und seltener bis zu einigen Jahren ausdehnen. Akute Erstmanifestationen der Erkrankung finden sich wahrscheinlich bei weniger als einem Drittel der Patienten.

Die floride *Krankheitsepisode*, die dieser prodromalen Erscheinung folgt oder die selten akut einsetzt, wird durch die Symptome, die in Tabelle 7.2 dargestellt sind, gekennzeichnet.

Floriden Krankheitsepisoden folgt häufig ein sog. *Residualzustand* (persistierende Alterationen). Bei vielen Patienten entwickelt sich ein Residualzustand schon nach der 1. Krankheitsepisode, bei anderen erst nach der 2. oder 3. Episode. Persistierende Alterationen, die noch später auftreten, sind selten. Die schizophrenen Residualzustände werden durch psychologische Defizite gekennzeichnet, vor allem im Bereich der Kognition, des Antriebs und der Affektivität sowie Veränderungen des sozialen Verhaltens (vorwiegend in der Form der Reduzierung der sozialen Interaktionen), die bei einer beträchtlichen Zahl von Patienten (ca. 25 bis 40%) von chronifizierten produktiven Symptomen (Wahn und Halluzinationen) begleitet sind.

Die Entwicklung bzw. Nicht-Entwicklung von Residualzuständen wird als „Ausgang" der Erkrankung bezeichnet. Der Begriff „Ausgang" ist kein zuverlässiger Begriff. Er soll den Zustand des Patienten einige Zeit nach Beginn der Erkrankung bezeichnen, wobei die Zeit zwischen Ausbruch der Psychose und Ausgang in den verschiedenen Studien beträchtlich variiert. Der Ausgang darf nicht als „Endzustand" betrachtet werden, nicht als eine Art Zementierung von Symptomen, Einschränkungen oder sozialen Konsequenzen. Die im europäischen Raum klassisch gewordenen Langzeitstudien, wie etwa die von *M. Bleuler* (1972), *Ciompi* u. *Müller* (1976) sowie *Huber* et al. (1979) basieren auf Konzepten, die ein sehr breites Spektrum von psychischen Störungen als Schizophrenie erfassen. Sie finden einen günstigeren Ausgang der Schizophrenie als Studien mit engeren Definitionen (*Marneros* et al. 1991b, *Möller* u. *von Zerssen* 1986, *Westermeyer* u. *Harrow* 1988). Bei einer Zusammenfassung der wichtigsten Studien fand *Cutting* (1986), daß 13% der Patienten einen guten Ausgang haben, 45% einen schlechten und 42% ein Zwischenniveau erreichen.

Zum Schluß soll gesagt werden, daß der „Ausgang" schizophrener Psychosen kein monolithisches Geschehen ist, sondern ein Phänomen mit vielen Gesichtern. Viele einzelne Aspekte gehören

zur Beurteilung des Ausgangs, die unterschiedlich beeinträchtigt sind: psychologische Defizite, persistierende psychopathologische Befunde, soziale Mobilität, Autarkiestatus u.a. Je nach betrachtetem Teilaspekt variiert dann auch entsprechend sowohl die Häufigkeit als auch die Intensität von persistierenden Alterationen.

Literatur

American Psychiatric Association (APA): Diagnostic and statistical manual of mental disorders. 3. ed. APA, Washington D.C. 1980

American Psychiatric Association (APA): Diagnostic and statistical manual of mental disorders, 3. ed., rev. APA, Washington D.C. (Dtsch. Bearbeitung von: *H.U. Wittchen, H. Saß, M. Zaudig, K. Koehler.* Diagnostisches und Statistisches Manual Psychischer Störungen). Beltz, Weinheim, Basel 1989

Andreasen, N.C., Olsen, S.: Negative versus positive schizophrenia. Arch. gen. Psychiat. 39 (1982) 789–794

Baumann, P.: Schizophrenien: Biochemie. In: *K.P. Kisker, H. Lauter, J.E. Meyer, C. Müller, E. Strömgren,* (Hrsg.): Psychiatrie der Gegenwart. Bd. 4: Schizophrenien. Springer, Berlin, Heidelberg, New York 1987

Black, D.W., Yates, W.R., Andreasen, N.C.: Schizophrenia, schizophreniform disorder, and delusional (paranoid) disorders. In: *J.A. Talbot, R.E. Hales, S.C. Yudofsky* (eds.): Textbook of psychiatry. American Psychiatric Press, Washington D.C. 1988

Bleuler, E.: Dementia praecox oder Gruppe der Schizophrenien. In: *G. Aschaffenburg* (Hrsg.): Handbuch der Psychiatrie. Deuticke, Leipzig, Wien 1911

Bleuler, M.: Die schizophrenen Geistesstörungen im Lichte langjähriger Kranken- und Familiengeschichten. Thieme, Stuttgart 1972

Ciompi, L., Müller, C.: Lebensweg und Alter der Schizophrenen. Eine katamnestische Langzeitstudie bis ins Senium. Springer, Berlin, Heidelberg, New York 1976

Crider, A.: Schizophrenia. A biopsychological perspective. Erlbaum, Hillsdale, N.J. 1979

Crow, T.J.: Positive and negative schizophrenic symptoms and the role of dopamine. Brit. J. Psychiat. 137 (1980) 383–386

Crow, T.J.: The demise of the Kraepelinian binary concept and the etiological unity of the psychoses. In: *A. Marneros, N.C. Andreasen, M.T. Tsuang* (eds.): Positive versus negative schizophrenia. Springer, Berlin, Heidelberg, New York 1991

Cutting, J.: Outcome in schizophrenia: Overview. In: *T.A. Kerr, R.P. Snaith* (eds.): Contemporary issues in schizophrenia. American Psychiatric Press, Washington D.C. 1986

Dilling, H., Mombour, W., Schmidt, M.H. (Hrsg.): Internationale Klassifikation psychischer Störungen.

ICD-10, Kapitel V (F): Klinisch-diagnostische Leitlinien. Huber, Bern, Göttingen, Toronto 1991

Flekkoy, K.: Epidemiologie und Genetik. In: *K.P. Kisker, H. Lauter, J.E. Meyer, C. Müller, E. Strömgren* (Hrsg.): Psychiatrie der Gegenwart. Bd. 4: Schizophrenien. Springer, Berlin, Heidelberg, New York 1987

Häfner, H.: Epidemiology of schizophrenia. In: *H. Häfner, W.F. Gattaz, W. Janzarik* (eds.): Search for the causes of schizophrenia. Springer, Berlin, Heidelberg, New York 1987

Huber, G., Gross, G., Schüttler, R.: Schizophrenie. Eine verlaufs- und sozialpsychiatrische Langzeitstudie. Springer, Berlin, Heidelberg, New York 1979

Janzarik, W.: Schizophrene Verläufe. Eine strukturdynamische Interpretation (Monographien aus dem Gesamtgebiet der Neurologie und Psychiatrie). Springer, Berlin, Heidelberg, New York 1968

Janzarik, W.: Wandlungen des Schizophreniebegriffes. Nervenarzt 49 (1978) 133−139

Kraepelin, E.: Psychiatrie. 8. Aufl. Barth, Leipzig 1909

Leibbrand, W., Wettley, A.: Der Wahnsinn. Geschichte der abendländischen Psychopathologie. Alber, Freiburg, München 1961

Lewine, R.J.: Gender and schizophrenia. In: *M.T. Tsuang, J.C. Simpson* (eds.): Handbook of schizophrenia. Vol. 3: Nosology, epidemiology and genetic of schizophrenia. Elsevier, Amsterdam, New York, Oxford 1988

Marneros, A.: Sichern die Symptome ersten Ranges die Diagnose Schizophrenie? Nervenarzt 53 (1984) 365−370

Marneros, A.: Schizophrenic first-rank symptoms in organic mental disorders. Brit. J. Psychiat. 152 (1988) 625−628

Marneros, A., Andreasen, N.C., Tsuang, M.T: Negative versus positive schizophrenia. Springer, Berlin, Heidelberg, New York 1991a

Marneros, A., Deister, A., Rohde, A.: Affektive, schizoaffektive und schizophrene Psychosen − Eine vergleichende Langzeitstudie. Springer, Berlin, Heidelberg, New York 1991b

Möller, H.J., von Zerssen, D.: Der Verlauf schizophrener Psychosen unter den gegenwärtigen Behandlungsbedingungen. Springer, Berlin, Heidelberg, New York 1986

Scharfetter, C.: Definition, Abgrenzung, Geschichte. In: *K.P. Kisker, H. Lauter, J.E. Meyer, C. Müller, E. Strömgren* (Hrsg.): Psychiatrie der Gegenwart. Bd. 4: Schizophrenien. Springer, Berlin, Heidelberg, New York 1987

Schneider, K.: Klinische Psychopathologie. 12. Aufl. Thieme, Stuttgart, New York 1980

Westermeyer, J.F., Harrow, M.: Course and outcome in schizophrenia. In: *M.T. Tsuang, J.C. Simpson* (eds.): Handbook of schizophrenia. Vol. 3: Nosology, epidemiology and genetics of schizophrenia. Elsevier, Amsterdam, New York, Oxford 1988

7.2 Grundsätzliches zur Therapie

H.-J. Möller

Dem multifaktoriellen ätiopathogenetischen Bedingungsgefüge entspricht ein mehrdimensionaler Therapieansatz, der psychopharmakologische mit psycho- und soziotherapeutischen Maßnahmen verbindet. Während in der akuten Krankheitsphase die Therapie mit Neuroleptika eindeutig den Vorrang hat, gewinnen mit Zurückdrängen der akut psychotischen Symptome und dazu parallel wachsender Gesprächs- und Kooperationsbereitschaft des Patienten psychotherapeutische und soziotherapeutische Maßnahmen an Bedeutung.

Die Behandlung akut schizophrener Patienten muß oft wegen hochgradiger Erregung, Realitätsverkennung und sonstiger zu Selbst- und Fremdgefährdung führenden Faktoren auf einer geschlossenen Station durchgeführt werden. Überhaupt wird die Behandlung akuter schizophrener Psychosen, u.a. aus den genannten Gründen, viel häufiger stationär durchgeführt als z.B. die Behandlung endogener Depressionen.

Ein besonderes Problem akut schizophrener Erkrankungen ist, daß einige Patienten wegen fehlendem Krankheitsgefühl und fehlender Krankheitseinsicht jegliche Behandlung verweigern, so daß in schweren Fällen, insbesondere bei Selbst- oder Fremdgefährdung, eine Behandlung gegen den Willen des Patienten unter bestimmten juristischen Konditionen erfolgen muß.

7.2.1 Neuroleptika

Im Vordergrund der psychopharmakologischen Behandlung schizophrener Patienten stehen die Neuroleptika. Die psychopharmakologische Behandlung der akuten, produktiv-psychotischen Symptomatik kann grundsätzlich mit jedem Neuroleptikum durchgeführt werden. Der antipsychotische Effekt der Neuroleptika wird mit einer Blockade mesolimbischer postsynaptischer Dopamin-D_2-Rezeptoren und daran sich anschließender adaptiver neuronaler Prozesse erklärt. In der Regel wird die Behandlung als Monotherapie durchgeführt. Eine Kombination verschiedener Neuroleptika ist nur dann sinnvoll, wenn man den hochpotenten antipsychotischen Effekt der Butyrophenone mit dem ausgeprägt sedierenden Effekt der niedrig- bis mittelpotenten Neuroleptika verbinden will. Die Dosierung sollte so gewählt werden, daß ein ausreichender antipsychotischer Effekt und möglichst wenig Nebenwirkungen auftreten. In der Regel reicht eine Dosierung von 500–1000 Chlorpromazinäquivalent aus (*Davis* et al. 1980, *Baldessarini* et al. 1988). Die Auswahl des Neuroleptikums erfolgt insbesondere unter Berücksichtigung individueller Dispositionen des Patienten zu Nebenwirkungen.

Falls nach 4- bis 6wöchiger Therapie mit dem ersten Neuroleptikum kein ausreichender Therapieerfolg erreicht wird, sollte auf eine andere Substanz, möglichst aus einer anderen Substanzklasse, umgesetzt werden. Bei katatonem Stupor muß, falls nicht unter Neuroleptika ein eindeutiger Therapieerfolg in den ersten Tagen der Behandlung eintritt, möglichst frühzeitig die bei diesen Kranken vital indizierte Elektrokrampfbehandlung durchgeführt werden, um eine Gefährdung für das Leben des Patienten zu vermeiden.

Bei den katatonen Schizophrenien, überhaupt aber bei allen akuten Schizophrenien, sollte auf ausreichende Ein- und Ausfuhr geachtet werden und ggf. die Einfuhr nach den individuellen Erfordernissen (Wasser, Elektrolyte, Kalorienträger) substituiert werden.

Insbesondere bei wiederholten Rezidiven ist nach Abklingen der akuten psychotischen Symptomatik für einen Zeitraum von mindestens 3 bis 5 Jahren eine medikamentöse Rezidivprophylaxe indiziert. Zu diesem Zweck werden Neuroleptika in einer niedrigen Dosis gegeben, die in der Größenordnung von 200 – 300 mg Chlorpromazinäquivalent oder niedriger pro Tag liegt (*Möller* 1990 a).

Die chronische Minussymptomatik der Residualsyndrome ist nach bisheriger Erfahrung nur beschränkt therapierbar. Bewährt haben sich bei dieser Indikation noch am ehesten atypische Neuroleptika wie Clozapin (*Möller* 1991, *Meltzer* 1991). Ergänzend zu soziotherapeutischen Maßnahmen kann bei starkem Antriebsmangel ein Versuch mit antriebssteigernden Antidepressiva indiziert sein.

Auch die postpsychotische Depression spricht im allgemeinen schlecht auf medikamentöse Behandlungsmaßnahmen an (*Möller* u. *von Zerssen* 1986 a). Wenn möglich sollte die Neuroleptikadosis reduziert werden. Unter der Verdachtsdiagnose einer neuroleptikabedingten „akinetischen Depression" sollte Biperiden (Akineton®) versucht werden, auch wenn keine deutliche Symptomatik eines Parkinsonoids feststellbar ist. Schließlich kommt eine Antidepressivabehandlung in Betracht.

Bei chronisch-produktiven Psychosen wird eine symptomsuppressive Dauertherapie mit Neuroleptika durchgeführt, die so zu dosieren ist, daß einerseits die psychotischen Symptome möglichst weitgehend reduziert werden oder daß die Symptome zumindest möglichst wenig die soziale Integration des Patienten stören. Andererseits muß aber gerade bei der Langzeittherapie darauf geachtet werden, daß die Nebenwirkungen möglichst gering sind.

7.2.2 Psychosoziale Maßnahmen

Psychotherapeutische Maßnahmen bei schizophrenen Patienten beschränken sich im Regelfall auf eine sog. supportive Psychotherapie. Gerade die häufig kontaktarmen, oftmals sozial völlig isolierten und in ihrer Identität extrem verunsicherten Patienten brauchen den Arzt als Gesprächspartner. Er muß dem Patienten helfen, die schwere Bürde der Erkrankung zu tragen und ihm in realistischer Weise Hoffnung und Mut einflößen, trotz der krankheitsbedingten Behinderung ein erfülltes Leben zu führen. Informationen über die Erkrankung und ihre Behandlungsmöglichkeiten sowie über pathogene Einflußfaktoren sind in diesem Zusammenhang von großer Wichtigkeit und fördern die Behandlungsmotivation. Probleme des täglichen Lebens sowie schwierige Lebensentscheidungen müssen besprochen und Lösungsalternativen diskutiert werden. In der Regel sollte der Patient davon abgehalten werden, während der akuten Krankheitsmanifestation Entscheidungen bezüglich Beruf, Partnerschaft, Geschäfte u.a. zu treffen, da er entweder als nicht geschäftsfähig einzustufen ist, oder aber zumindest seine Entscheidungen zu stark von krankheitsbedingten Kognitionen und Stimmungen beeinflußt werden. Dem für schizophrene Patienten als besonders wichtig anerkannten Problem der Über-, aber auch der Unterstimulation ist bei der Betreuung besonderes Gewicht beizumessen. Überstimulation birgt die Gefahr produktiver schizophrener Rezidive, Unterstimulation die Gefahr von Minussymptomatik. Deswegen ist es im beruflichen wie im sonstigen sozialen Bereich wichtig, zwischen den beiden Polen die Balance zu halten. Zu Unterstimulation können u.a. Unterforderung am Arbeitsplatz, eine überprotektive Familiensituation oder ein die Selbstverantwortung zu stark reduzierender institutioneller Rahmen führen. Überstimulation kann durch jede Form von Streß bedingt sein: berufliche Überforderung, persönliche Probleme, emotionelle Belastung etc. Von schizophrenen Patienten werden manchmal schon allgemein als unproblematisch angesehene geringfügige Änderungen der Lebensgewohnheiten als Streß empfunden. Auch üblicherweise positiv bewertete Erlebnisse wie der Beginn einer an sich positiven zwischenmenschlichen Beziehung können von Schizophrenen wegen Angst vor Nähe eventuell als emotionaler Streß erlebt werden.

Spezielle Psychotherapien werden unter Standardversorgungsbedingungen bei Schizophrenen seltener angewandt. Diesbezüglich wurde in den letzten Jahren die psychoanalytische Therapie, abgesehen in Spezialinstitutionen, zunehmend verdrängt von Ansätzen der lerntheoretisch orientierten Psychotherapie, bei denen insbesondere soziale Fertigkeiten, Streßbewältigung und kognitive Fähigkeiten geübt werden. Emotionale Überforderung muß bei psychotherapeutischen Therapien mit schizophrenen Patienten wegen der Gefahr der Provokation psychotischer Symptomatik vermieden werden.

Soziotherapeutische Maßnahmen stellen den 3. Pfeiler in der Therapie schizophrener Patienten dar. Sie sind wegen der Neigung zu Hospitalisierungsschäden bei anregungsarmer, die Eigeninitiative zu wenig fördernder Umgebung und wegen der der Erkrankung immanenten Gefahr zur Ausbildung von Residualsyndromen besonders wichtig. Sie können dieses Risiko reduzieren und dazu beitragen, bereits bestehende Residualsymptomatik zu verringern. Unter der Bezeichnung Soziotherapie werden die Behandlungsverfahren zusammengefaßt, bei denen Umweltfaktoren in gruppendynamisch oder lerntheoretisch erklärbarer Weise wirksam werden. Zur Soziotherapie gehören neben der Arbeits- und Beschäftigungstherapie sowie weitergehenden berufsrehabilitativen Maßnahmen vor allem auch die Gestaltung von Milieufaktoren und die Strukturierung des Tagesablaufs.

Wichtig ist das Prinzip der stufenweisen Förderung, das individuell unter Einbeziehung der verschiedenen soziotherapeutischen Möglichkeiten verwirklicht werden kann. So kann z.B. die Beschäftigungstherapie durch wachsende Anforderungen bezüglich Aufgabenstellungen und Kooperation mit den Mitpatienten im Anspruchsniveau gestuft werden. Sehr differenzierte Abstufungsmöglichkeiten bietet die Arbeitstherapie, in der Anforderungen bezüglich Zeitdauer, Intensität und Kompliziertheit der Arbeit sowie hinsichtlich der Interaktionsnotwendigkeiten mit den Mitarbeitern zunehmen können. Auch wenn der Patient bereits wieder im Berufsleben steht, kann eine stufenweise Rehabilitation angebracht sein. Oft ist es ja erforderlich, den Patienten zunächst nur eine stundenweise Berufstätigkeit ausüben zu lassen oder ihn zunächst auf einem niedrigeren Berufsniveau einzustufen. Es bietet sich dann die Möglichkeit, die Anforderungen allmählich zu steigern und ihn langsam an sein ehemaliges Berufsniveau heranzuführen.

7.2.3 Ergebnisse der Evaluation therapeutischer Maßnahmen bei Schizophrenen

Die Neuroleptikatherapie steht heute im Zentrum der Akut- und Langzeitbehandlung schizophrener Psychosen (*Möller* u. *von Zerssen* 1986 b). Ihre Effizienz im Sinne von Symptomsuppression und Rezidivprophylaxe ist aufgrund der überwältigenden Fülle empirischer Belege über jeden Zweifel erhaben.

Durch Neuroleptika lassen sich akute schizophrene Psychosen sowie Exazerbationen chronischer schizophrener Psychosen beim größten Teil der Patienten erfolgreich therapieren (*Cole* et al. 1964, *Davis* et al. 1980, *May* 1968 u.a.), so daß auf die vor der Einführung der Neuroleptika üblichen biologischen Therapieverfahren — u.a. die Heilkrampf- und die risikoreichere Insulinkomatherapie — in der Therapie Schizophrener weitgehend verzichtet werden kann.

Diese positive Aussage bezieht sich aber im wesentlichen auf die produktive Symptomatik und die die produktive Symptomatik begleitende Minussymptomatik, während die Minussymptomatik im Rahmen von Residualzuständen einer medikamentösen Beeinflussung weniger gut zugänglich ist (*Möller* u. *Pelzer* 1990, *Möller* 1991). Auch ist zu bedenken, daß selbst unter dem Aspekt akut produktiver Symptomatik mit 20 bis 30 % Nonrespondern zu rechnen ist, eine Zahl, die sich allerdings durch höhere Dosierung, parenteraler Applikation und Wechsel der Neuroleptika noch verringern läßt (*Möller* 1990 b).

Während die Effektivität der Neuroleptika in der Akutbehandlung schizophrener Patienten aus zahlreichen Kontrollgruppenstudien belegbar ist und durch den Vergleich mit früheren Studien über die Effektivität von Heilkrampf- und Insulinkomatherapie indirekt, obendrein sogar aus den wenigen Kontrollgruppenstudien (*May* 1968) direkt auf die Gleichwertigkeit bzw. Überlegenheit gegenüber den älteren biologischen psychiatrischen Therapieverfahren geschlossen werden kann, ist allerdings relativ unklar und nicht ausreichend untersucht, welche Bedeutung die Art der Akutbehandlung für den längerfristigen Verlauf schizophrener Erkrankungen hat. Nachuntersuchungen (bis zu 5 Jahren) von Patienten, die während der akuten Erkrankung an einem Kontrollgruppenvergleich über verschiedene Therapieverfahren teilnahmen, lassen daran denken, daß die Art der Akutbehandlung auch für den weiteren Verlauf der Erkrankung von Bedeutung ist. So zeigte sich z.B., daß eine Akutbehandlung mit Neuroleptika oder Heilkrampf im Vergleich zu einer Plazebobehandlung zu einem, gemessen an der Gesamthospitalisierungsdauer seit Erstaufnahme, günstigeren Verlauf führt (*May* et al. 1976, 1977, 1981). Die Patienten, die mit Neuroleptika oder Heilkrampf behandelt wurden, konnten nach kürzerer Behandlungsdauer entlassen werden als die allein mit analytischer Psychotherapie oder Milieutherapie behandelten Patienten und mußten die schnellere Entlassung nicht durch häufigere und längere Wiederaufnahmen bezahlen. Gerade dieses Resultat paßt sehr gut zu den Ergebnissen katamnestischer und sonstiger evaluativer Studien, die zeigen, daß seit Einführung der Neuroleptikatherapie die Rehospitalisierungszeiten, die Quote der bei Nachuntersuchung stationär versorgten Patienten und damit der Bedarf an Betten in psychiatrischen Institutionen geringer geworden sind. Dieses Faktum ist möglicherweise nicht nur der Neuroleptikatherapie selber, sondern auch den durch sie ermöglichten Änderungen in der Versorgungsstrategie zuzuschreiben (*Achté* 1980, *Brown* 1960, *Gunderson* et al. 1974, *Hogarty* 1977).

Auch bezüglich der neuroleptischen Rezidivprophylaxe gibt es eine Fülle von Evidenzen aus kontrollierten Studien, die zeigen, daß durch eine neuroleptische Langzeitmedikation besser als durch jede andere Methode produktiv-psychotische Symptomatik supprimiert, Remissionen stabilisiert und Rezidive verhindert werden können (*Davis* 1975, *Davis* et al. 1980, *May* u. *Simpson* 1980, *Pietzcker* 1978, *Möller* 1990a). Der Wert der Langzeittherapie mit Neuroleptika wird besonders deutlich, wenn man prognostisch ungünstige Fälle im plazebokontrollierten Gruppenvergleich untersucht. Bisher zu wenig erforscht ist, ob über den rezidivprophylaktischen und produktive Symptomatik supprimierenden Effekt hinaus der Zustand der Patienten bezüglich psychopathologischer Symptomatik (insbesondere Minussymptomatik!) und Störungen der sozialen Adaptation mittel- und längerfristig günstig beeinflußt wird (*Hogarty* et al. 1974). Mittel- und längerfristige plazebokontrollierte Studien zu dieser Problematik fehlen (*Neale* u. *Oltmanns* 1980, *Wing* 1978), sind wohl auch we-

gen der besonderen praktischen Schwierigkeit bei der Durchführung solcher Studien nur schwer realisierbar. Von Kritikern der Neuroleptikalangzeittherapie wird die Vermutung geäußert, sie könnte eher negative Effekte haben im Sinne eines Apathiesyndroms und dadurch bedingten sozialen Integrationsproblemen. Für dieses Argument gibt es in dieser überspitzten Formulierung aber keine Belege, es ist jedoch im Fall einer falsch praktizierten Langzeittherapie – z.B. mit zu hohen Dosen des Neuroleptikums – nicht zu vernachlässigen (*Degkwitz* 1983). Insgesamt sollte bei der Indikation zur Langzeittherapie mit Neuroleptika immer eine individuelle, die Therapie begleitende intuitive Nutzen-Risiko-Analyse durchgeführt werden, bei der den unerwünschten Begleitwirkungen, insbesondere neuroleptisch bedingten Apathiesyndromen und extrapyramidalen Störungen (*Heinrich* u. *Tegeler* 1983), ausreichend Rechnung zu tragen ist. Unter diesem Aspekt haben in jüngster Zeit die Niedrigdosierung mit Neuroleptika (*Kane* et al. 1983) und andere alternative Behandlungsstrategien besonderes Interesse erregt (*Möller* 1990a).

Die Frage, ob schizophrene Psychosen seit Einführung der Neuroleptika einen günstigeren Verlauf zeigen als früher, wird unterschiedlich beantwortet (vgl. *Hogarty* 1977, *Möller* u. *von Zerssen* 1986b); überwiegend wurde aber ein positiver Einfluß der neuroleptischen Behandlung auf den Krankheitsverlauf verzeichnet. Rechnete man früher langfristig mit einer weitgehenden sozialen Remission von etwa 20 bis 25 % der erstmals unter der Diagnose Schizophrenie hospitalisierten Patienten (*Bleuler* 1941), so hat sich dieser Prozentsatz – in neuerer Zeit – verdoppelt. Diese Änderung der Langzeitprognose ist allerdings nicht allein auf die Neuroleptikatherapie zurückzuführen, denn eine Tendenzwende in Richtung günstigerer Verläufe wurde schon seit Einführung der Insulinkoma- und Heilkrampfbehandlung in den 30er Jahren erkennbar. *Bleuler* (1972) kam zu dem Schluß, daß seit Verbesserung der therapeutischen Möglichkeiten „Katastrophenschizophrenien" (akuter Beginn mit unmittelbarem Übergang in schwere chronische Psychose – vgl. *Mauz* 1930) nicht mehr vorkommen und daß schwere Psychosen überhaupt seltener geworden seien. *Huber* et al. (1979) folgerten aus dem Vergleich katamnestizierter Patienten älterer (vor Einführung der Neuroleptika) und jüngerer (nach Einführung der Neuroleptika) Aufnahmejahrgänge eine signifikant günstigere Langzeitentwicklung für die nach 1951 aufgenommenen Patienten. Insbesondere zeigten sich die positiven Aspekte einer stationären Frühbehandlung auf die Langzeitprognose. Bei Patienten, die bei Erkrankungsbeginn unbehandelt blieben, wurden Vollremissionen signifikant seltener, „charakteristische Residuen" dagegen häufiger gesehen als im Gesamtkollektiv. Die Autoren konstatieren unter Neuroleptikalangzeitmedikation einen „pharmakogenen Syndromwandel", der darin besteht, daß innerhalb der Teilgruppe „charakteristische Residualsyndrome" eine Syndromverschiebung von den „typisch schizophrenen Defektpsychosen" zu den unter rehabilitativen Aspekten günstigeren „gemischten Residuen" herbeigeführt wird. *Acht*é (1967) verglich in 5-Jahres-Katamnesen 2 Stichproben schizophrener Patienten, die in den Jahren 1950 bzw. 1960 − letztere also nach Einführung der Neuroleptikabehandlung − erstmals stationär aufgenommen wurden. 65 % des älteren Jahrgangs, aber 76 % des jüngeren Jahrgangs konnten als sozial geheilt eingestuft werden. Beim Vergleich nur der prognostisch ungünstigeren Patienten, die diagnostisch den strengen Schizophreniekriterien von *Langfeldt* (1937) entsprachen, wurde die seit Einführung der Neuroleptika eingetretene Verbesserung der Prognose noch deutlicher. Aus der Stichprobe von 1950 erreichten nur 31 % dieser Patienten eine soziale Remission, aus der Stichprobe von 1960 hingegen 51 %.

Aus mehreren Untersuchungen geht hervor, daß seit den 50er Jahren die Anzahl und die stationäre Behandlungsdauer schizophrener Patienten in den psychiatrischen Kliniken zurückgingen (vgl. *Acht*é 1980, *Brill* u. *Patton* 1962, *Brown* 1960, *Gunderson* et al. 1974, *Jones* u. *Sidebothom* 1962, *Müller* et al. 1967, *Strömgren* 1973 u.a.). Diese Tatsache reflektiert neben geänderten Behandlungskonzepten sicher auch die seit Einführung der Neuroleptika günstigere Langzeitprognose schizophrener Patienten wenigstens unter dem Aspekt, daß die so Erkrankten häufiger innerhalb der Gesellschaft leben können. Selbst wenn es zutreffen sollte, daß − den Befunden *Bleulers* (1972) entsprechend − auch durch Einführung der Neuroleptikatherapie die Häufigkeit chronisch progredienter Psychosen nicht verringert werden konnte, so ist es doch offenbar aufgrund der Mitigierung von Symptomen durch Neuroleptika möglich geworden, daß schizophrene Patienten eine viel geringere Zeit ihres Lebens in psychiatrischen Kliniken verbringen müssen als vorher.

Die Bedeutung der Neuroleptikatherapie für die Kurzzeitprognose schizophrener Erkrankungen wurde in allen diesbezüglichen Untersuchungen bestätigt, wobei neben der effektiven Behandlung akuter Manifestationen die Möglichkeit der Rezidivprophylaxe durch eine Dauerbehandlung hervorzuheben ist. Allerdings muß trotz durchgehen-

der Neuroleptikamedikation mit einer Rezidivquote von 10 bis 30 % gerechnet werden (vgl. *Davis* u. *Garver* 1978, *Davis* et al. 1980, *Müller* 1982, *Pietzcker* 1978, *Möller* 1990 a).

Die modernen Behandlungsstrategien für schizophrene Erkrankungen haben dazu geführt, daß ein Großteil der Patienten langfristig vor chronischen Hospitalisierungen bewahrt bleibt und sein Leben innerhalb der Gesellschaft führen kann (vgl. *Brown* 1960, *Meyer* u. *Sprung* 1977, *Meyer* et al. 1964). Das heißt aber noch lange nicht, daß diese Patienten symptomfrei und sozial gut adaptiert seien. In einigen der neueren Kurzzeitkatamnesen wurde nachdrücklich auf diese Tatsache hingewiesen, insbesondere auf die erheblichen Störungen der sozialen Adaptation (*Davis* et al. 1972, *Hawk* et al. 1975, *Schooler* et al. 1967, 1980, *Strauss* u. *Carpenter* 1972). So wird das ziemlich günstige Bild, wie es aufgrund der relativ groben Besserungskategorien mehrerer Langzeitkatamnesen entsteht, korrigiert durch die meist auf strengeren Besserungskategorien fußenden Ergebnisse der neueren Kurzzeitkatamnesen, die insbesondere einer differenzierten Erfassung der sozialen Adaptation (berufliche Leistungsfähigkeit, Kontaktfähigkeit, Freizeitaktivitäten u.a.) Gewicht beimessen (*Möller* u. *von Zerssen* 1986 b).

Wie schon *Bleuler* (1972) betonte, ist der gegenüber früher günstigere Langzeitverlauf schizophrener Erkrankungen wahrscheinlich nicht allein auf die Einführung biologischer Therapieverfahren zurückzuführen, sondern auch auf die u.a. dadurch möglich gewordenen sonstigen Therapieansätze. Dazu gehören milieutherapeutische Verfahren, teilstationäre Behandlungsangebote, berufliche Rehabilitationsmaßnahmen, psychotherapeutische Maßnahmen u.a. (vgl. *Anthony* 1972, *Baker* et al. 1977, *Bennett* u. *Wing* 1963, *Cottman* u. *Mezey* 1976, *Häfner* u. *Klug* 1982, *Kellam* et al. 1967, *Klass* et al. 1977, *McCranie* u. *Mizell* 1978, *Murphy* et al. 1976 u.a.).

Während insbesondere die Bedeutung der rehabilitativen Verfahren, zumindest für den Kurzzeitverlauf schizophrener Erkrankungen, relativ gut belegt werden kann (vgl. *Ekdawi* 1972, *Wing* et al. 1964, 1972), ist die Relevanz psychodynamisch orientierter psychotherapeutischer Maßnahmen noch in der Diskussion (vgl. *Cancro* et al. 1978, *Feinsilver* u. *Gunderson* 1972, *Grinspoon* et al. 1968, *Matussek* 1976, *May* et al. 1976, 1977, *Müller* 1979, *Schindler* 1980). Die Nachuntersuchungen der 1947 von *Rosen* beschriebenen eindrucksvollen Erfolge der „direkten Analyse" bei 37 Schizophrenen hielten einer Überprüfung nicht stand (*Horwitz* et al. 1958). Eine Katamnese der zwischen

1948 und 1958 am „Chestnut Lodge" nur psycho-therapeutisch behandelten Patienten zeigte Verlaufsresultate, die denen vor Einführung biologischer Therapieverfahren entsprechen (*Schulz* 1963): Etwa 50 % der Patienten waren zum Zeitpunkt der Katamnese noch oder wieder hospitalisiert, von den restlichen war nur etwa die Hälfte sozial relativ gut integriert. Ob neuere Modifikationen des psychotherapeutischen Ansatzes bei schizophrenen Patienten zu besseren Ergebnissen führen, läßt sich noch nicht abschätzen. Insgesamt ist die Forschung im Bereich der Psychotherapie Schizophrener noch sehr fragmentarisch und größtenteils methodisch unbefriedigend, so daß Schlußfolgerungen nur mit größter Vorsicht gezogen werden können (vgl. *Mosher* u. *Keith* 1979, 1980). Die aktuellen Tendenzen im psychopathologischen Bereich gehen besonders in Richtung fokussierter Interventionen, wo lerntheoretische Ansätze zunehmend an Bedeutung gewinnen. Zu erwähnen sind hier insbesondere familientherapeutische Interventionen, die auf dem Konzept der „high expressed emotion" basieren (*Vaughn* u. *Leff* 1977), und verhaltenstherapeutische Ansätze im Sinne eines Trainings sozialer Kompetenzen (*Falloon* et al. 1977, *Möller* et al. 1981) oder der Reduktion kognitiver Basisstörungen (*Brenner* et al. 1982, *Möller* et al. 1989).

Literatur

Achté, K.A.: On prognosis and rehabilitation in schizophrenic and paranoid psychoses. Acta psychiat. scand. Suppl. 196 (1967)

Achté, K.A.: Verlauf und Prognose schizophrener Psychosen in Helsinki. In: *G.W. Schimmelpenning* (Hrsg.): Psychiatrische Verlaufsforschung. Methoden und Ergebnisse. Huber, Bern, Stuttgart, Wien 1980, S. 144–157

Anthony, W.A.: Efficacy of psychiatry rehabilitation. Psychol. Bull. 78 (1972) 447–456

Baker, G.H.B., Woods, T.J., Anderson, J.A.: Rehabilitation of the institutionalized patient. Description of a program and follow-up of 60 patients. Brit. J. Psychiat. 130 (1977) 484–488

Baldessarini, R.J., Cohen, B.M., Teicher, M.H.: Significance of neuroleptic dose and plasma level in the pharmacological treatment of psychoses. Arch. gen. Psychiat. 45 (1988) 79–91

Bennett, D.H., Wing, J.K.: Sheltered workshops for the psychiatrically handicapped. In: *J. Freeman, H. Frandale* (eds.): Trends in the mental health services. Pergamon Press, Oxford 1963, pp. 272–281

Bleuler, M.: Krankheitsverlauf, Persönlichkeit und Verwandtschaft Schizophrener und ihre gegenseitigen Beziehungen. Thieme, Leipzig 1941

Bleuler, M.: Die schizophrenen Geistesstörungen im Lichte langjähriger Kranken- und Familiengeschichten. Thieme, Stuttgart 1972

Brenner, H.D., Stramke, W., Brauchli, B.: Integriertes psychologisches Therapieprogramm bei chronisch schizophrenen Patienten: Untersuchungen zur differentiellen Indikation. In: *H. Helmchen, M. Linden, U. Rüger* (Hrsg.): Psychotherapie in der Psychiatrie. Springer, Berlin, Heidelberg, New York 1982, S. 77–85

Brill, H., Patton, R.E.: Clinical statistical analysis of population changes in New York State Mental Hospital since introduction of psychotropic drugs. Amer. J. Psychiat. 119 (1962) 20–28

Brown, G.W.: Length of hospital stay and schizophrenia: a review of statistical studies. Acta psychiat. scand. 35 (1960) 414–430

Cancro, R., Fox, N., Shapiro, L.E.: Behandlungstechniken bei Schizophrenie. Reinhardt, München, Basel 1978

Cole, J.O., Goldberg, S.C., Klerman, G.L.: Phenothiazine treatment in acute schizophrenia (NIMH collaborative study). Arch. gen. Psychiat. 10 (1964) 246–261

Cottman, S.B., Mezey, A.G.: Community care and the prognosis of schizophrenia. Acta psychiat. scand. 53 (1976) 95–104

Davis, A.E., Dinitz, S., Pasamanick, B.: The prevention of hospitalisation in schizophrenia. Five years after an experimental program. Amer. J. Orthopsychiat. 42 (1972) 375–388

Davis, J.M.: Maintenance therapy. I. Schizophrenia. Amer. J. Psychiat. 132 (1975) 1237–1245

Davis, J.M., Garver, D.L.: Neuroleptics: clinical use in psychiatry. In: *L.L. Iversen, S.D. Iversen, S.H. Snyder* (eds.): Handbook of psychopharmacology. Vol. 10. Plenum Press, New York, London 1978, pp. 129–164

Davis, J.M., Schaffer, C.B., Killian, G.A., Kinard, C., Chan, C.: Important issues in the drug treatment of schizophrenia. Schizophr. Bull. 6 (1980) 70–87

Degkwitz, R.: Komplikationen und Risiken der Therapie mit Depot-Neuroleptika. In: *H. Hippius, H.E. Klein* (Hrsg.): Therapie mit Neuroleptika. Perimed, Erlangen 1983, S. 189–193

Ekdawi, M.Y.: The Netherne resettlement unit. Results of ten years. Brit. J. Psychiat. 121 (1972) 417–422

Fallon, J.R.H., Lindley, P., McDonald, R., Marks, J.M.: Social skills training of outpatient groups. Brit. J. Psychiat. 131 (1977) 599–609

Feinsilver, D.B., Gunderson, J.G.: Psychotherapy for schizophrenics – is it indicated? A review of the relevant literature. Schizophr. Bull., No. 6 (1972) 11–23

Grinspoon, L., Ewalt, J.R., Shader, R.J.: Psychotherapy and pharmacotherapy in chronic schizophrenia. Amer. J. Psychiat. 124 (1968) 1645–1651

Gunderson, J.G., Autry, J.H., Mosher, L.R., Buchs-baum, S.: Special report: Schizophrenia 1973. Schizophr. Bull., No. 9 (1974) 16–54

Häfner, H., Klug, J.: The impact of an expanding community mental health service on patterns of bed usage: evaluation of a four-year period of implementation. Psychol. Med. 12 (1982) 177–190

Hawk, A.B., Carpenter, A.T., Strauss, J.S.: Diagnostic criteria and five year outcome in schizophrenia: A report from the International Pilot Study of Schizophrenia. Arch. gen. Psychiat. 32 (1975) 343–347

Heinrich, K., Tegeler, J.: Dyskognitive, apathische und extrapyramidale Syndrome bei der Langzeit-Neuroleptsie. In: *H. Hippius, H.E. Klein* (Hrsg.): Therapie mit Neuroleptika. Perimed, Erlangen 1983, S. 194–202

Hogarty, G.E.: Treatment and the course of schizophrenia. Schizophr. Bull. 3 (1977) 587–599

Hogarty, G.E., Goldberg, S., Schooler, N., Ulrich, R.: Drug and sociotherapy in the aftercare of schizophrenic patients. II. Two-years relapse rates. Arch. gen. Psychiat. 31 (1974) 603–608

Horwitz, W.A., Polatin, P., Kolb, L.C., Hoch, P.H.: A study of cases of schizophrenia treated by „direct analysis". Amer. J. Psychiat. 114 (1958) 780–783

Huber, G., Gross, G., Schüttler, R.: Schizophrenie. Eine verlaufs- und sozialpsychiatrische Langzeitstudie. Springer, Berlin, Heidelberg, New York 1979

Jones, K., Sidebothom, R.: Mental hospitals at work. Humanities Press, New York 1962

Kane, J.M., Rifkin, A., Woerner, M., Reardon, G., Stavros, S., Schiebel, D., Ramos-Lorenz, J.: Low-dose neuroleptic treatment of outpatient schizophrenics: I. Preliminary results for relapse rates. Arch. gen. Psychiat. 40 (1983) 893–896

Kellam, G.S., Goldberg, S.C., Schooler, W.R., Berman, A., Schmelzer, J.C.:: Ward atmosphere and outcome of treatment of acute schizophrenics. J. psychiat. Res. 5 (1967) 145–163

Klass, D.B., Growe, G.A., Stizich, M.: Ward treatment milieu and posthospital functioning. Arch. gen. Psychiat. 34 (1977) 1047–1052

Langfeldt, G.: The prognosis in schizophrenia and the factors influencing the course of the disease. Acta psychiat. scand. Suppl. 13 (1937)

Matussek, P.: Psychotherapie schizophrener Psychosen. Hoffmann und Campe, Hamburg 1976

Mauz, F.: Die Prognostik der endogenen Psychosen. Thieme, Leipzig 1930

May, P.R.A.: Treatment of schizophrenia. Science House, New York 1968

May, P.R.A., Simpson, G.M.: Schizophrenia: evaluation of treatment methods. In: *H.J. Kaplan, A.M. Friedman, B.J. Sadock* (eds.): Comprehensive textbook of psychiatry. 3. ed., Vol. 2. Williams and Wilkins, Baltimore, London 1980, pp. 1240–1275

May, P.R.A., Tuma, A.H., Dixon, W.J.: Schizophrenia – A follow-up study of results of treatment. Arch. gen. Psychiat. 33 (1976) 474–478

May, P.R.A., Tuma, A.H., Dixon, W.J.: For better or for worse? Outcome variance with psychotherapy and other treatments for schizophrenia. J. nerv. ment. Dis. 165 (1977) 231–239

May, P.R.A., Tuma, A.H., Dixon, W.J., Yale, C., Thiele, D.A., Kraude, W.H.: Schizophrenia – A follow-up study of the results of 5 forms of treatment. Arch. gen. Psychiat. 38 (1981) 776–786

McCranie, E.W., Mizell, T.A.: Aftercare for psychiatric patients: does it prevent rehospitalization? Hosp. Community Psychiat. 29 (1978) 584–587

Meltzer, H.Y.: The effect of Clozapine and other atypical antipsychotic drugs on negative symptoms. In: *A. Marneros, N. Andreasen, M. Tsuang* (eds.): Positive vs negative schizophrenia. Springer, Berlin, Heidelberg, New York 1991, pp. 365–376

Meyer, J.E., Sprung, R.: Entwicklungstendenzen der intramuralen Psychiatrie 1867 und 1931. Arch. Psychiat. Nervenkr. 223 (1977) 271–285

Meyer, J.E., Simon, G., Stille, D.: Die Therapie der Schizophrenie und der endogenen Depression zwischen 1930 und 1960. Arch. Psychiat. Nervenkr. 206 (1964) 165–179

Möller, H.J.: Neuroleptische Langzeittherapie schizophrener Erkrankungen. In: *K. Heinrich* (Hrsg.): Leitlinien neuroleptischer Therapie. Springer, Berlin, Heidelberg, New York 1990a, S. 97–115

Möller, H.J.: Non-response to neuroleptics: risk-factors and therapeutic possibilities. Report of the workshop held at the 16th AGNP-Congress. Pharmacopsychiatry 23 (1990b) 237–238

Möller, H.J.: Typical neuroleptics in the treatment of positive and negative symptoms. In: *A. Marneros, N. Andreasen, M. Tsuang* (eds.): Positive vs negative schizophrenia. Springer, Berlin, Heidelberg, New York 1991, pp. 341–364

Möller, H.J., Pelzer, E. (Hrsg.): Neuere Ansätze zur Diagnostik und Therapie schizophrener Minussymptomatik. Springer, Berlin, Heidelberg, New York 1990

Möller, H.J., von Zerssen, D.: Depression in schizophrenia. In: *G.D. Burrows, T.R. Norman, G. Rubinstein* (eds.): Handbook of studies on schizophrenia. Part I. Elsevier, Amsterdam, Oxford, New York 1986a, pp. 183–191

Möller, H.J., von Zerssen, D.: Der Verlauf schizophrener Psychosen unter den gegenwärtigen Behandlungsmöglichkeiten. Springer, Berlin, Heidelberg, New York 1986b

Möller, H.J., Nobis, E., Müller, C.: Erfahrungen beim Aufbau eines Realitätstrainings für schizophrene Patienten. Psychother. Psychosomat. med. Psychol. 31 (1981) 74–82

Möller, H.J., Kraemer, S., Zinner, H.–J.: Möglichkeiten und Grenzen der Verhaltenstherapie bei Patienten mit schizophrenen Erkrankungen. In: *R. Wahl, M. Hautzinger* (Hrsg.): Verhaltensmedizin. Konzepte, Anwendungsgebiete, Perspektiven. Ärzte-Verlag, Köln 1989, S. 223–234

Mosher, L.R., Keith, S.J.: Research on the psychosocial treatment of schizophrenics: a summary report. Amer. J. Psychiat. 136 (1979) 623–631

Mosher, L.R., Keith, S.J.: Psychosocial treatment: individual, group, family and community support approaches. In: National Institute of Mental Health (ed.): Schizophrenia 1980. National Institute of Mental Health, Washington 1980

Müller, C. (ed.): Psychotherapy of schizophrenia. Excerpta Medica, Amsterdam, Oxford 1979

Müller, H.W., Haase, H.J., Scheurle, G., Bartelt, I.: Vorläufige vergleichende statistische Untersuchungen zur stationären Behandlungsbedürftigkeit Schizophrener vor und nach Einführung der Neuroleptika (1950/51; 60/61) im Landschaftsverband Rheinland. In: *K. Heinrich* (Hrsg.): Der entlassene Anstaltspatient in der psychiatrischen Rehabilitation. Alma-Mater, Konstanz 1967, S. 23–31

Müller, P. (Hrsg.): Zur Rezidivprophylaxe schizophrener Psychosen. Enke, Stuttgart 1982

Murphy, H.B.M., Engelsmann, F., Tcheng-Laroche, F.: The influence of foster-homecare on psychiatric patients. Arch. gen. Psychiat. 33 (1976) 179–183

Neale, J.M., Oltmanns, T.F.: Schizophrenia. Wiley, New York, Chichester, Brisbane, Toronto 1980

Pietzcker, A.: Langzeitmedikation bei schizophrenen Kranken. Nervenarzt 49 (1978) 518–533

Schindler, R.: Die Veränderung psychotischer Langzeitverläufe nach Psychotherapie. Psychiat. clin. 13 (1980) 206–216

Schooler, N.R., Goldberg, S.C., Boothe, H., Cole, J.O.: One year after discharge: community adjustment of schizophrenic patients. Amer. J. Psychiat. 123 (1967) 986–995

Schooler, N.R., Levine, J., Severe, J.B., Brauzer, B., DiMascio, A., Klerman, G.L., Tuason, V.B.: Prevention of relapse in schizophrenia. An evaluation of fluphenazine decanoate. Arch. gen. Psychiat. 37 (1980) 16–24

Schulz, C.G.: A follow-up report on admission to Chestnut Lodge 1948–1958. Psychiat. Quart. 37 (1963) 229–233

Strauss, J.S., Carpenter, W.T.: The prediction of outcome in schizophrenia. Arch. gen. Psychiat. 27 (1972) 739–746

Strömgren, E.: Verlauf der Schizophrenien. In: *G. Huber* (Hrsg.): Verlauf und Ausgang schizophrener Erkrankungen. Schattauer, Stuttgart, New York 1973, S. 121–132

Vaughn, C., Leff, J.P.: Umgangsstile in Familien mit schizophrenen Patienten. In: *H. Katschnig* (Hrsg.): Die andere Seite der Schizophrenie. Urban & Schwarzenberg, München, Wien, Baltimore 1977, S. 181–194

Wing, J.K. (ed.): Schizophrenia: toward a new synthesis. Academic Press, London 1978

Wing, J.K., Bennett, D.H., Denham, J.: Industrial rehabilitation of long-stay schizophrenic patients. Medical Research Council Memo. 42, London 1964

Wing, J.K., Wing, L., Griffiths, D.: An epidemiological and experimental evaluation of industrial rehabilitation of chronic psychotic patients in the community. In: *J.K. Wing, A. Hailey* (eds.): Evaluating a community psychiatric service. Oxford University Press, London 1972

7.3 Grundlegendes zur Neuroleptikatherapie

U. Breyer-Pfaff, H.J. Gaertner, I. Stevens

7.3.1 Geschichte der Neuroleptika

Da kein tierexperimentelles Modell und kein Wissen über biochemische Störungen bei Psychosen die Entwicklung selektiv wirkender Pharmaka leiten konnten, ist es nicht verwunderlich, daß die ersten synthetischen Neuroleptika der Suche nach Arzneimitteln für andere Indikationen entstammen. So wurden die Phenothiazine zunächst als potentielle Antihistaminika synthetisiert; die Entdeckung der vegetativ und psychisch dämpfenden Wirkung von *Chlorpromazin* ist *Laborit* zu verdanken, die der antipsychotischen vor allem *Delay* und *Deniker* (1952; s. *Spiegel* 1988). Die Forschungen, in deren Verlauf die Butyrophenone entstanden, waren zunächst auf die Entwicklung starker Analgetika gerichtet. Mit Hilfe des von Chlorpromazin hervorgerufenen Verhaltenssyndroms wurden in dieser Reihe neuroleptisch wirkende Verbindungen entdeckt, deren Abwandlung 1958 zu *Haloperidol* führte (s. *Janssen* u. *Van Bever* 1980). Die bald verfügbaren tierexperimentellen Modelle ermöglichten die Entwicklung weiterer Phenothiazine und der Thioxanthene sowie weiterer Butyrophenone und der Diphenylbutylpiperidine (Tab. 7.3). *Clozapin* war als potentielles Antidepressivum synthetisiert worden, rief aber bei elektrophysiologischen Untersuchungen am Tier ähnliche Wirkungen hervor wie die bekannten Neuroleptika (*Stille* u. *Hippius* 1971). Die Benzamide, von denen *Sulpirid* und *Remoxiprid* als Neuroleptika im Handel sind, entstanden um die Mitte der 60er Jahre durch Abwandlung des Moleküls von Procainamid und können demnach als ein Produkt der Antiarrhythmikaforschung gelten (*Angrist* 1982).

Tabelle 7.3 Zugehörigkeit der Neuroleptika zu chemischen Gruppen

Chemische Gruppe	Freiname	Warenzeichen
I. Trizyklische Neuroleptika		
Phenothiazine	Alimemazin	Theralene®
	Chlorpromazin	(nicht mehr im Handel)
	Dixyrazin	Esucos®
	Fluphenazin	Dapotum®, Lyogen®, Omca®
	Levomepromazin	Neurocil®
	Perazin	Taxilan®
	Periciazin	(nicht mehr im Handel)
	Promazin	Protactyl®
	Sulforidazin	(nicht mehr im Handel)
	Thioridazin	Melleril®
	Trifluoperazin	Jatroneural®
	Triflupromazin	Psyquil®
Thioxanthene	Chlorprothixen	Truxal®, Taractan®
	Clopenthixol	Ciatyl®
	Flupentixol	Fluanxol®
	Tiotixen	Orbinamon®
	Zuclopenthixol	Sedanxol® (bis 1/93; dann Ciatyl-Z®)
Sonstige	Clozapin	Leponex®
	Prothipendyl	Dominal®
	Zotepin	Nipolept®
II. Butyrophenone und Diphenylbutylpiperidine		
Butyrophenone	Benperidol	Glianimon®
	Bromperidol	Impromen®, Tesoprel®
	Droperidol	Dehydrobenzperidol®
	Fluanison	Sedalande®
	Haloperidol	Haldol®, Sigaperidol®
	Melperon	Eunerpan®
	Pipamperon	Dipiperon®
	Trifluperidol	Triperidol®
Diphenylbutyl-piperidine	Fluspirilen	Imap®
	Pimozid	Orap®
III. Benzamide	Sulpirid	Dogmatil®
	Remoxiprid	Roxiam®

7.3.2 Chemie der Neuroleptika

Die heute verfügbaren Neuroleptika teilt man meist in die in Tabelle 7.3 aufgeführten chemischen Klassen ein. Gemeinsame Strukturelemente der *Phenothiazine und Thioxanthene* sind

— ein zentraler schwefelhaltiger 6-Ring mit 2 ankondensierten aromatischen Ringen, von denen oft einer in 2-Stellung einen Substituenten trägt,
— eine vom N oder C des mittleren Rings ausgehende Propyl-Kette
— am Ende der Kette eine basische Gruppe, in den meisten Fällen Dimethylamino oder ein Piperazinring.

Einführung von C1 und noch mehr von CF_3 in 2-Stellung des trizyklischen Systems erhöht die neuroleptische Wirkung, ebenso Ersatz der Dimetylaminogruppe durch einen Piperazinring.

Als Beispiel ist in Abb. 7.1 die Formel von Fluphenazin wiedergegeben. Wenn wie bei diesem der Piperazinring mit einer Hydroxyethylgruppe substituiert ist, lassen sich durch Veresterung der OH-Gruppe mit einer langkettigen Fettsäure lipophile Derivate (Enanthat, Decanoat) herstellen, die in öliger Lösung als Depot-Präparate intramuskulär verabreicht werden können. Außer von Fluphenazin gibt es diese Ester von Perphenazin, Clopenthixol und Flupentixol.

Clozapin ist aufgrund seines Ringsystems ebenfalls zu den trizyklischen Neuroleptika zu rechnen, doch unterscheidet es sich deutlich von den übrigen Vertretern der Gruppe (s. Abb. 7.1).

Butyrophenone enthalten wie die trizyklischen Neuroleptika eine Propylkette an einem basischen Stickstoff, doch ist das 3-Ring-System durch 4-Fluorbenzoyl ersetzt. Der basische Stickstoff ist meist Teil eines Piperidinrings, der in 4-Stellung weitere Substituenten trägt (s. Beispiel Haloperidol in Abb. 7.1). *Diphenylbutylpiperidine* enthalten eine Bis-(4-fluorphenyl)-methyl-Gruppe an Stelle des 4-Fluorbenzoyl der Butyrophenone. Das schwerlösliche Fluspirilen kann in Form einer Kristallsuspension für die Depot-Therapie eingesetzt werden, während aus Haloperidol durch Veresterung der OH-Gruppe mit Decansäure ein Depot-Präparat gewonnen wird.

Von den *Benzamiden* sind Sulpirid (Abb. 7.1) und Remoxiprid als Neuroleptika auf dem Markt. Eine Beziehung zur Struktur anderer Neuroleptika läßt sich kaum erkennen.

7.3.3 Kinetik der Neuroleptika

Die Zusammensetzung der *trizyklischen Neuroleptika* aus einem großen lipophilen Molekülanteil und einer Seitenkette mit 1 oder 2 stark basischen Aminogruppen bedingt ihr kinetisches Verhalten, das gekennzeichnet ist durch

— gute Resorption aus dem Magen-Darm-Trakt,

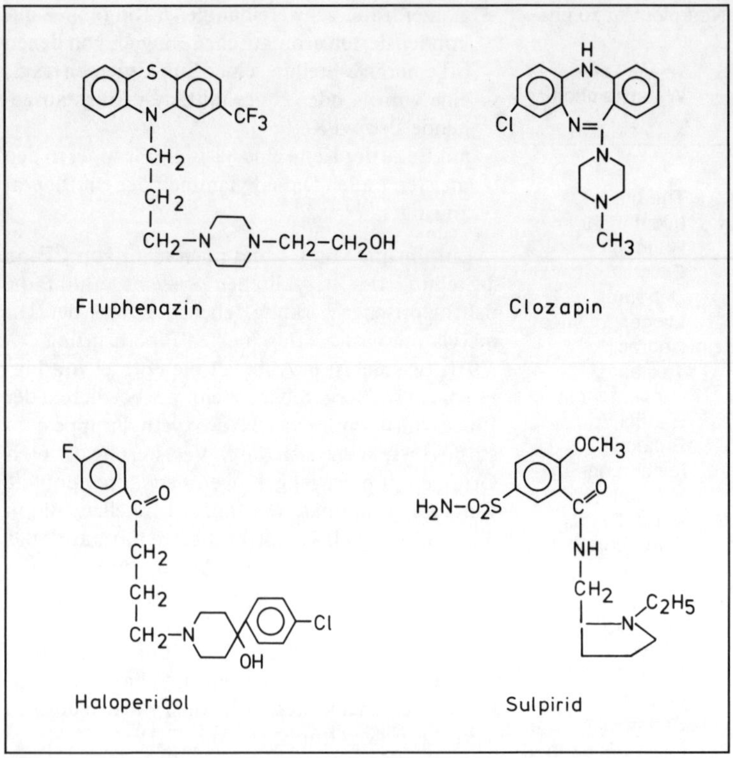

Fluphenazin

Clozapin

Haloperidol

Sulpirid

Abb. 7.1 Strukturformeln von Neuroleptika verschiedener chemischer Klassen

— Einschränkung der oralen Verfügbarkeit durch First-pass-Metabolismus,
— starke Bindung an Plasmaproteine,
— Verteilung im ganzen Organismus mit Anreicherung in parenchymatösen Organen, besonders in Lunge und Leber, sehr großes scheinbares Verteilungsvolumen,
— kaum renale Ausscheidung in unveränderter Form, Stoffwechsel zu zahlreichen Produkten.

Große inter- und vielleicht auch intraindividuelle Variationen im Ausmaß der Metabolisierung beim 1. Durchgang durch Darmwand und Leber nach der enteralen Resorption („first pass") sind wohl ausschlaggebend für die zwischen 10 und 75 % schwankende orale Verfügbarkeit und mitverantwortlich für die enormen Unterschiede in den Gleichgewichtsspiegeln der Pharmaka im Plasma während der therapeutischen Anwendung gleicher Dosen. Es gibt einzelne Hinweise auf die besonders geringe orale Verfügbarkeit bei chronischen, schlecht ansprechenden Patienten, so daß in diesen Fällen eine parenterale Therapie versucht werden sollte; systematische Studien dazu fehlen aber.

Clearance-Bestimmungen nach parenteraler Gabe zeigen, daß die Pharmaka, die mit dem Blut an die Leber herangeführt werden, dort zu über 50 % metabolisiert werden; wenn trotzdem die Halbwertszeiten relativ lang sind, nämlich meist zwischen 8 und 30 Stunden, so liegt das an dem großen scheinbaren Verteilungsvolumen (d.h. der bevorzugten Verteilung in Organe, so daß eine niedrige Plasmakonzentration resultiert).

Die wichtigsten Stoffwechselreaktionen, durch die trizyklische Neuroleptika in renal ausscheidbare Produkte umgesetzt werden, sind Oxidationen und Konjugationen. Am Beispiel des Fluphenazins wurde gezeigt, daß die folgenden Reaktionen alternativ oder nacheinander ablaufen:

— Konjugation der Hydroxyethylgruppe mit Glucuronsäure,
— Oxidation von Thioether-S zum Sulfoxid und Sulfon,
— Einführung einer phenolischen OH-Gruppe in einen aromatischen Ring, anschließend Konjugation mit Glucuronsäure,
— Oxidation eines Stickstoffs im Piperazinring zu N→O,
— Entfernung der Hydroxyethylgruppe vom Piperazinring,
— Spaltung des Piperazinrings zu Ethylendiamin.

Es entsteht eine enorme Vielfalt von Metaboliten, und im Fall von Chlorpromazin wurde festgestellt, daß die Phenole und die N-demethylierten Verbindungen noch pharmakologische Aktivität besitzen. Neuroleptische Wirksamkeit ist auch für die durch S-Oxidation von Thioridazin entstehenden Produkte Mesoridazin und Sulforidazin bekannt.

Von den *Butyrophenonen* ist Haloperidol der einzige Vertreter, dessen Kinetik beim Menschen eingehend untersucht ist. Sie ähnelt weitgehend derjenigen der trizyklischen Neuroleptika mit einer oralen Verfügbarkeit von 22 bis 88 % und einem scheinbaren Verteilungsvolumen um 20 l/kg. Die wichtigste Abbaureaktion ist die oxidative Spaltung zwischen der Butyrophenongruppe und dem Piperidinring; in analoger Weise werden auch die Diphenylbutylpiperidinderivate metabolisiert. Daneben wird die Ketogruppe von Haloperidol reversibel zur Alkoholfunktion reduziert.

Sulpirid unterscheidet sich in der Kinetik erheblich von anderen Neuroleptika. Aufgrund seines stärker hydrophilen Charakters wird es nur zu etwa 30 % aus dem Darm resorbiert, sein scheinbares Verteilungsvolumen beträgt um 3 l/kg, seine Halbwertszeit 7 bis 10 Stunden, und es wird größtenteils unverändert im Harn ausgeschieden (Übersichten bei *Jørgensen* 1986, *Balant-Gorgia* u. *Balant* 1987, *Breyer-Pfaff* 1980, 1987).

In einer großen Zahl klinisch-pharmakologischer Studien wurde versucht, Beziehungen zwischen Neuroleptikakonzentrationen im Plasma und der klinischen Besserung akuter Psychosen festzustellen. Wenn dabei sehr widersprüchliche Ergebnisse erhalten wurden, so liegt das wohl an einer Reihe von Faktoren, die solche Studien erschweren: Heterogenität der Patientengruppen bezüglich Symptomatik, Schwere und Verlauf der Erkrankung, fragliche Validität des psychopathologischen Befundes, mangelnde Spezifität, Empfindlichkeit und Genauigkeit der Verfahren zur Plasmaspiegelmessung, möglicher Beitrag von Stoffwechselprodukten und von zusätzlich verordneten Medikamenten zum therapeutischen Effekt.

Soweit verschiedene Untersuchungen zu übereinstimmenden Ergebnissen kamen, stellte sich meist heraus, daß die Behandlungserfolge bei Plasmakonzentrationen in einem mittleren Bereich am besten waren. Besonders gut gesichert ist diese Beziehung für Haloperidol (optimaler Bereich 5 bis 20 ng/ml) und Perphenazin (0,8 bis 1,2 ng/ml), sie ließ sich aber auch wahrscheinlich machen für Chlorpromazin (40 bis 95 ng/ml) und Perazin (100 bis 230 ng/ml); mit Sulpirid waren die therapeutischen Ergebnisse oberhalb 500 ng/ml schlech-

ter. Teilweise ließen sich die weniger günstigen Verläufe unter hohen Konzentrationen auf das häufigere Vorkommen der typischen neurologischen Nebenwirkungen zurückführen, während das in anderen Untersuchungen nicht der Fall war (Übersichten bei *Dahl* 1986, *Breyer-Pfaff* 1987, *Baldessarini* et al. 1988).

Die Befunde werden gestützt dadurch, daß die Analyse von Studien ohne Plasmaspiegelmessungen optimale Resultate bei mittleren Dosen ergab, während hohe Dosen sich als allenfalls gleichwertig, z.T. sogar schlechter erwiesen. Im Fall der Behandlung akut erkrankter Patienten entsprachen die mittleren Dosen bis zu 700 mg Chlorpromazin pro Tag oder einer äquivalenten Menge eines anderen Präparats, für die Rückfallprophylaxe bei chronisch schizophrenen Patienten wurden mit etwa 200 mg Chlorpromazin pro Tag oder 20 mg Fluphenazindecanoat alle 2 Wochen die besten Ergebnisse erhalten (*Baldessarini* et al. 1988).

7.3.4 Pharmakologie der Neuroleptika

Bei der Untersuchung des Wirkmechanismus der Neuroleptika richtete sich das Augenmerk vor allem auf mögliche Eingriffe in die Synthese und Rezeptorwechselwirkung von Neurotransmittern. Dabei wurde erkannt, daß alle bisher verfügbaren Neuroleptika *Dopaminrezeptoren* blockieren, und zwar bevorzugt diejenigen vom D_2-Typ. Die Affinität zu diesem Rezeptor wird aus der Fähigkeit der Neuroleptika abgeleitet, ^{3}H-Haloperidol oder ^{3}H-Spiperon aus der Bindung an Gehirnmembranen zu verdrängen.

Man sollte sich bewußt bleiben, daß mit dieser experimentellen Technik immer Bindungsstellen für Neuroleptika untersucht werden, deren Identität mit D_2-Rezeptoren vorausgesetzt wird, jedoch vielleicht nicht immer zu Recht; so bindet Haloperidol auch mit hoher Affinität an σ-Rezeptoren (*Tam* u. *Cook* 1984).

Vergleicht man die zur Verdrängung erforderlichen Konzentrationen mit der Höhe der klinisch üblichen Dosen, so stellt sich sowohl für Hirngewebe vom Tier (s. *Seeman* 1986, 1987) als auch für solches vom Menschen (*Richelson* u. *Nelson* 1984) eine enge Korrelation heraus (Abb. 7.2). Das deutet darauf, daß für die Besserung einer Psychose ein bestimmter Grad der Dopaminrezeptorblockade erforderlich ist. Mit den *hochpotenten* (starken) *Neuroleptika,* die den unteren Abschnitt der

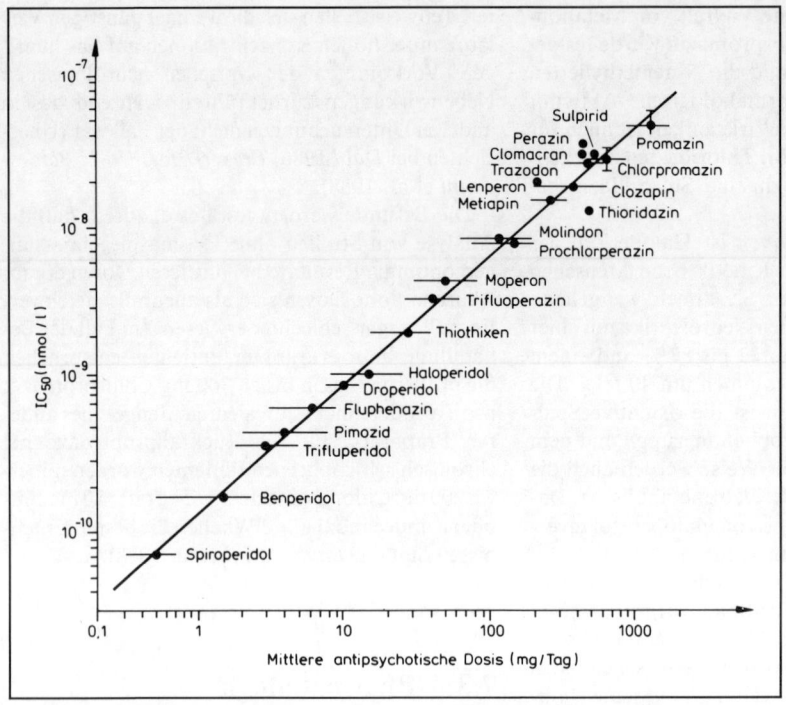

Abb. 7.2 Beziehung zwischen mittleren antipsychotischen Tagesdosen von Neuroleptika und ihren Affinitäten zum Dopamin-D_2-Rezeptor im Striatum des Kalbes, dargestellt als Konzentrationen, die zur halbmaximalen Verdrängung von ^{3}H-Haloperidol erforderlich sind. (Nach *Seeman* 1986, in der deutschen Fassung von *Müller* 1987)

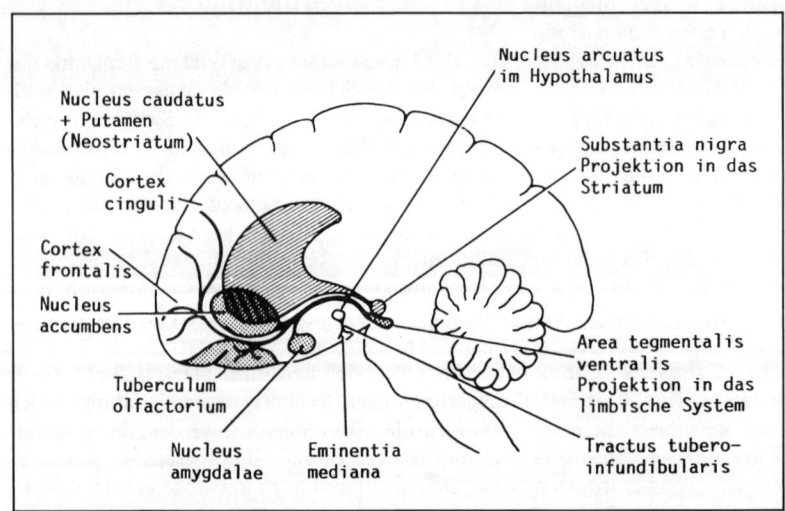

Abb. 7.3 Dopaminerge Systeme im menschlichen Gehirn. (Nach *Kruk* u. *Pycock* 1979, S. 77)

Geraden in Abb. 7.2 bestimmen, erreicht man ihn bei niedrigen Dosen, während von den *niedrigpotenten* (schwachen) *Neuroleptika* im oberen Abschnitt höhere Dosen gegeben werden müssen.

Die Bindungsmessungen wurden überwiegend mit Gewebe aus dem Striatum durchgeführt, das von Axonen aus der Substantia nigra (Area A 9) erreicht wird (Abb. 7.3). Vermutlich steht aber die klinische Wirkung mit der Blockade von D_2-Rezeptoren anderer Hirnregionen in Zusammenhang, die dopaminerge Afferenzen aus dem ventralen Tegmentum (Area A 10) erhalten; vor allem werden Rezeptoren im limbischen System (z.B. Nucleus accumbens, Hippokampus) und im frontalen Kortex diskutiert. Dagegen soll die Besetzung von D_2-Rezeptoren im Striatum für extrapyramidalmotorische Wirkungen verantwortlich sein. Eine alternative Hypothese besagt, daß Dopamin über präsynaptische D_2-Rezeptoren auf glutamatergen kortikostriatalen Nervenfasern die Glutaminsäurefreisetzung hemmt; Besetzung der Rezeptoren mit Neuroleptika kann eine pathologisch erniedrigte Freisetzung von Glutaminsäure normalisieren (*Kornhuber* u. *Kornhuber* 1986).

Auch der regelhaft auftretende Anstieg der Prolaktinkonzentration im Plasma soll auf D_2-Rezeptorblockade zurückgehen, und zwar an Zellen der Adenohypophyse, denen Dopamin über das tubero-infundibuläre System zugeführt wird (Abb. 7.3).

Neuerdings ist es möglich geworden, die Dopaminrezeptorbindung von Neuroleptika im menschlichen Gehirn in vivo sichtbar zu machen, allerdings hauptsächlich im Striatum. Man bedient sich dazu der Positronen-Emissions-Tomographie (PET), indem man ein Neuroleptikum mit hoher Affinität zu D_2-Rezeptoren, das mit einem Positronen-emittierenden Nuclid markiert ist, intravenös injiziert und seine Konzentration in verschiedenen Hirnarealen aus der Emission der sekundär erzeugten Strahlung entnimmt. Bei Benutzung von ^{11}C-markiertem Racloprid, einem Benzamid mit selektiver Bindung an D_2-Rezeptoren, stellte sich im Putamen und im frontalen Kortex im Vergleich mit dem Zerebellum eine mehrfache Anreicherung heraus. Sie war erheblich geringer, wenn neuroleptikabehandelte Patienten untersucht wurden, da deren D_2-Rezeptoren bereits besetzt waren. Der Grad der Rezeptorenbesetzung betrug bei Monotherapie mit unterschiedlich potenten und chemisch verschiedenen Neuroleptika übereinstimmend 65 bis 85 % (*Farde* et al. 1988).

Eine weitere Frage, die sich mit dieser Technik untersuchen läßt, ist die nach einer pathologischen Veränderung der Rezeptorenzahl bei unbehandelten schizophrenen Patienten. Die bisher vorliegenden Ergebnisse sind widersprüchlich, da im Striatum teils erhöhte (*Wong* et al. 1986), teils normale Rezeptordichten gefunden wurden (*Farde* et al., 1988).

Aus Tierexperimenten ist bekannt, daß Neuroleptika eine Vermehrung von D_2-Rezeptoren bewirken, die als Reaktion auf deren Blockierung aufgefaßt werden kann. Bei der Autopsie schizophrener Patienten fanden sich ebenfalls erhöhte D_2-Rezeptorzahlen; es herrscht jedoch keine Einigkeit darüber, ob diese durch die Erkrankung oder durch die Behandlung bedingt sind, denn wie bei den Untersuchungen in vivo wurden unterschiedliche Ergebnisse erhalten (*Losonczy* et al. 1987). Die Vermutung, daß die Spätdyskinesie (tardive Dyskinesie) durch Vermehrung der D_2-Rezeptoren hervorgerufen werde, ist nicht belegt (*Kornhuber*

et al. 1989); gegen sie spricht auch der Zeitverlauf der D_2-Rezeptorenzahl bei Gabe von Neuroleptika an Versuchstiere.

Akute Gabe von Neuroleptika erhöht beim Tier die Spontanaktivität dopaminerger Neurone im Mittelhirn, offenbar als Folge der Blockade von D_2-Autorezeptoren (*Bunney* et al. 1987). Die gesteigerte Aktivität führt zu erhöhten Konzentrationen der Dopaminmetaboliten Dihydroxyphenylessigsäure und Homovanillinsäure im Striatum und limbischen System. Beim Menschen kommt es unter Neuroleptika zu einem Anstieg der Homovanillinsäurekonzentration im Liquor, der sich allerdings innerhalb weniger Wochen zurückbildet (*Ackenheil* 1980). Auch im Tierexperiment unterscheiden sich die Wirkungen typischer Neuroleptika bei akuter und bei mehrwöchiger Gabe, denn letztere führt zum Aktivitätsverlust („Depolarisationsinaktivierung") dopaminerger Neurone im Mittelhirn. Dabei wird die Inaktivierung von Neuronen in der Substantia nigra mit dem verzögerten Auftreten des Parkinsonoids als Nebenwirkung in Verbindung gebracht. Auf der anderen Seite besteht möglicherweise ein Zusammenhang zwischen der Inaktivierung von Neuronen im ventralen Tegmentum und der therapeutischen Wirkung (*Bunney* et al. 1987).

Trizyklische Neuroleptika besetzen auch mit hoher Affinität dopaminerge D_1-Rezeptoren, die mit Adenylatzyklase gekoppelt sind. Vertreter der anderen chemischen Gruppen binden jedoch viel schwächer, so daß keine Beziehung zur klinischen Wirksamkeit besteht.

Rezeptoren weiterer Neurotransmitter binden ebenfalls Neuroleptika, wobei die meisten Substanzen zu *adrenergen* α_1-*Rezeptoren, serotonergen 5-HT$_2$-Rezeptoren* und *Histamin-H$_1$-Rezeptoren* hohe Affinitäten aufweisen, zu *muskarinischen Acetylcholinrezeptoren* vor allem Clozapin und Thioridazin (Abb. 7.4). Die Beziehungen zwischen der Affinität zu diesen Rezeptoren und der klinischen Wirksamkeit, gemessen an den gebräuchlichen Dosen, sind aber nicht signifikant oder sogar negativ (*Richelson* u. *Nelson* 1984, *Wander* et al. 1987). Die Blockade von α_1-Rezeptoren soll mit der Auslösung orthostatischer Hypotonien in Zusammenhang stehen, die der H_1-Rezeptoren mit der sedierenden Wirkung und die der muskarinischen Rezeptoren mit der Abschwächung extrapyramidalmotorischer Nebenwirkungen sowie dem Auftreten von Mundtrockenheit und Obstipation.

Da einige Neuroleptika bei guter antipsychotischer Wirkung die typischen extrapyramidalmotorischen Nebenwirkungen nicht oder zumindest

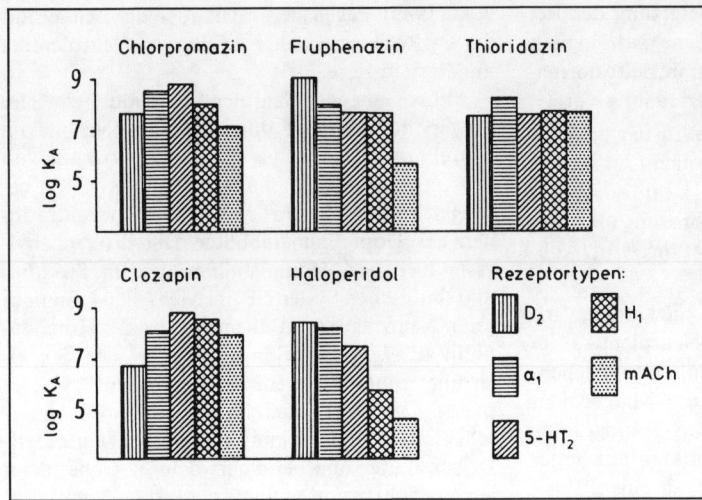

Abb. 7.4 Affinitäten einiger Neuroleptika zu Neurotransmitterrezeptoren in menschlichem Hirngewebe.
Die Werte für die Assoziationskonstanten $K_A = 1/K_D$ (in M^{-1}) wurden abgeleitet aus der Verdrängung der folgenden ^{3}H-markierten Liganden: Spiperon für den Dopamin-D_2-Rezeptor, Prazosin für den α_1-Adrenozeptor, Ketanserin für den Serotonin-5-HT_2-Rezeptor, Doxepin für den Histamin-H_1-Rezeptor, Chinuclidinylbenzilat für den muskarinischen Acetylcholinrezeptor. (Nach Daten von *Richelson* u. *Nelson* 1984 und *Wander* et al. 1987)

viel seltener hervorrufen als die übrigen, hat man sie zur Gruppe der *„atypischen Neuroleptika"* zusammengefaßt. Die Definition ist nicht ganz scharf, und daraus erklärt sich, daß dieser Gruppe außer Clozapin und Sulpirid teilweise auch Thioridazin zugerechnet wird. Vom biochemisch-pharmakologischen Profil her läßt sich die Gruppenbildung bisher nicht befriedigend begründen, denn Sulpirid zeichnet sich durch eine selektive Blockade dopaminerger D_2-Rezeptoren aus, während Clozapin und andere atypische Neuroleptika an 5-HT_2-Rezeptoren mit höherer Affinität binden als an D_2-Rezeptoren (Abb. 7.4, *Tamminga* u. *Gerlach* 1987, *Meltzer* et al. 1989). Vielleicht liegt eine Erklärung darin, daß sich typische und atypische Neuroleptika auch in der relativen Affinität zu D_2-Rezeptoren verschiedener anatomischer Systeme (z.B. nigrostriatales und mesolimbisches System) unterscheiden (*Bartholini* u. *Lloyd* 1980).

7.3.5 Therapeutische Wirksamkeit

Nach der Beschreibung der antipsychotischen Wirkung von Chlorpromazin wurden zahlreiche plazebokontrollierte klinische Studien mit Chlorpromazin an schizophrenen Patienten durchgeführt. Zusammenfassend läßt sich sagen, daß in allen Studien, bei denen die Tagesdosen über 500 mg lagen, ein signifikanter Wirksamkeitsunterschied gegenüber Plazebo gesichert werden konnte. Dies gilt auch für alle später entwickelten Neuroleptika, sofern mit entsprechenden Äquivalenzdosen behandelt wurde (*Davis* et al. 1980, *Kane* 1987, *Bürki* et al. 1983). Im weiteren Verlauf der Untersuchungen

zeigte sich auch, daß durch eine im Vergleich zur Akutbehandlung niedrigdosierte Dauerapplikation von Neuroleptika eine effiziente Rezidivprophylaxe schizophrener Psychosen möglich ist (*Davis* et al. 1980, *Kane* u. *Liebermann* 1987).

Der Nachweis einer hohen therapeutischen Wirksamkeit der Neuroleptika bei schizophrenen Psychosen ist durch die Vielzahl der methodisch größtenteils hochwertigen Studien in eindrucksvoller Weise gelungen. Allerdings wurden in diesen Untersuchungen vor allem Patienten mit akuter produktiver Symptomatik einbezogen, so daß die Ergebnisse unter diesem Aspekt zu relativieren sind. Inwiefern auch chronisch persistierende produktive Symptomatik noch ausreichend anspricht, ist weniger gut untersucht. Strittig ist insbesondere die Frage, ob die Minussymptomatik schizophrener Psychosen einer Behandlung mit Neuroleptika zugänglich ist. Schon früh zeigte sich im Rahmen der klinischen Prüfungen, daß nicht alle Patienten einen guten Therapieerfolg haben: etwa 20 bis 30 % der untersuchten Patienten erwiesen sich als mehr oder weniger therapierefraktär (*Lader* 1989).

Als sicher kann gelten, daß Neuroleptika nicht „antischizophren" wirken, sondern daß sie bestimmte Syndrome im Verlauf schizophrener Erkrankungen bessern. Eine nosologisch spezifische Wirkung auf die Erkrankung und deren Verlauf durch die pharmakologische Wirkung ist nicht anzunehmen. Es gilt aber, daß die jeweilige Behandlung und Besserung der akuten und chronischen Syndrome auf indirektem Weg (durch Verhütung von Sekundärschäden, wie z.B. Verlust sozialer Kompetenz oder Erwerb von Hospitalisierungsschäden) den Gesamtverlauf der Erkrankung im positiven Sinne beeinflussen. Ein weiterer Grund dafür, daß Neuroleptika nicht als „antischizophren" wirksam bezeichnet werden können, ist, daß es sich bei der Schizophrenie um eine sehr inhomogene Gruppe von Erkrankungen handelt. Abgrenzungsschwierigkeiten sind nicht nur innerhalb der Gruppe der Schizophrenien festzustellen, eine Reihe von Autoren ist auch der Ansicht, daß die Abgrenzung gegenüber der manisch-depressiven Erkrankung oder auch der schizoaffektiven Erkrankung in vielen Fällen nicht möglich ist. Es wird also dabei bleiben, daß für die Neuroleptika allenfalls ein syndrombezogenes Wirkprofil definiert werden muß. Ein weiteres Argument gegen eine nosologisch spezifische Wirkung der Neuroleptika ist, daß die Substanzen auch bei psychotischen Syndromen, die exogen oder organisch bedingt sind, wirksam sind und ebenso bei völlig unspezifischen Symptomen, wie Aggressivität oder Erregung.

Die für eine ausreichend antipsychotische Wirkung notwendige Tagesdosis verschiedener Neuroleptika ist sehr unterschiedlich. Demgemäß spricht man von einer unterschiedlichen antipsychotischen Potenz der Neuroleptika. Bezugspunkt in diesem System ist Chlorpromazin, dessen neuroleptische Potenz mit dem Wert 1 ausgedrückt wird, entsprechend lassen sich die Dosen aller anderen Neuroleptika in Chlorpromazin-Äquivalenten angeben. Auf die Problematik von Studienvergleichen, bei denen Chlorpromazin-Äquivalenzdosen verwendet werden, die durch verschiedene Arbeitsgruppen bestimmt wurden, weisen *Rey* et al. (1989) hin. Diese Arbeit betont, daß trotz der stark schwankenden Angaben (400 mg Thioridazin entsprechen — je nach Studie — 4,2 mg oder 20 mg Haloperidol) die Chlorpromazin-Äquivalente ein wertvolles klinisches Bezugssystem darstellt und das Umsetzen von einem Neuroleptikum auf ein anderes erleichtert.

Was die klinische Wirkung angeht, wird man der Behauptung von *Rifkin* u. *Siris* (1987) zustimmen müssen, daß trotz Zugehörigkeit der Neuroleptika zu verschiedenen chemischen Klassen bislang wenig überzeugende Daten dafür vorliegen, daß ein Neuroleptikum insgesamt oder bezüglich eines speziellen Symptoms besser wäre als ein anderes, abgesehen von Sedierungen und eventuell Anxiolyse und abgesehen vom Profil der Nebenwirkungen. Der Begriff „antipsychotisch" ist unscharf definiert. Meist ist damit die Wirkung auf innere Anspannung, Überaktivität, Aggressivität, Feindseligkeit, Negativismus, Halluzinationen, akute Wahnsymptomatik, Schlaflosigkeit, Nahrungsverweigerung, Rückzug und Autismus gemeint.

Einsicht, Urteilsfähigkeit, Orientierung und Gedächtnis bessern sich nur, wenn sie durch psychotische Prozesse beeinträchtigt waren.

Die Wirkprofile verschiedener Neuroleptika bezüglich Sedierung/Anxiolyse unterscheiden sich ähnlich wie das Nebenwirkungsprofil der einzelnen Substanzklassen aufgrund der unterschiedlichen Affinität zu verschiedenen Rezeptortypen, wobei klassische, hochpotente Neuroleptika mit geringer Affinität zu Histamin- und Serotoninrezeptoren und noradrenergen α-Rezeptoren wenig begleitende sedierende und anxiolytische Wirkung besitzen. Diese Differenzierung ist am ehesten experimentell und klinisch belegt. Während zur Kombination hochpotenter mit niedrigpotenten Neuroleptika breite klinische Erfahrung, aber weniger kontrollierte Studien vorliegen, gibt es zur Kombination klassischer Neuroleptika mit Benzodiazepinen einige kontrollierte Studien: Die Wirksamkeit von Alprazolam wurde an 12 Patienten unter Doppelblindbedingungen zusätzlich zu einer unveränderten Neuroleptikadosierung untersucht und eine Verbesserung der Negativ- und Positivsymptome festgestellt (*Wolkowitz* et al. 1988). Eine Doppelblindstudie an 24 schizophrenen Patienten (*Altamura* et al. 1987) zeigte in der Haloperidol-Clonazepam-Gruppe vergleichend zur Haloperidol-Plazebo-Gruppe keine Unterschiede in der Ausprägung der schizophrenen Symptome, aber eine unter Clonazepam deutlich geringere Ausbildung von extrapyramidalmotorischen Symptomen und einen sehr günstigen Effekt auf die psychotische Angst und Erregung. *Csernansky* et al. (1988) finden bei 55 schizophrenen Patienten durch eine Zugabe von Alprazolam (getestet gegen Diazepam und Plazebo) zu einer fortlaufenden neuroleptischen Therapie nur eine initiale Verbesserung der Negativsymptomatik unter Alprazolam.

Oft wird unterschiedlichen Neuroleptika ein über die Achse sedierend/nicht sedierend hinausgehendes klinisches Wirkprofil zugeordnet, wobei zur Klassifizierung einer Substanz oft Attribute wie halluzinolytisch, antiautistisch, antidepressiv oder anxiolytisch verwendet werden. Die diesbezüglichen Untersuchungsergebnisse sind aber oft sehr widersprüchlich und meist nicht überzeugend (*Möller* 1987). Zwar würde man aufgrund der unterschiedlichen biochemischen/pharmakologischen Eigenschaften verschiedener Neuroleptika solche Unterschiede im Wirkprofil erwarten, sie werden z.T. auch in der klinisch-intuitiven Beobachtung erfahrener Kliniker festgestellt, sie lassen sich aber bisher offensichtlich nicht ausreichend mit der verfügbaren klinischen Methodologie abbilden.

Insbesondere ist die Wirkung der Neuroleptika auf die Negativ- oder Defizitsymptome umstritten (*Mackay* 1985, *Crow* 1980, 1985, *Goldberg* 1985). Die inzwischen bereits wieder kritisierte 2-Typen-Einteilung der Schizophrenie geht auf *Crow* zurück, der zwischen einer Form mit vorwiegend produktiver Symptomatik – gutem Ansprechen auf Neuroleptika bei Fehlen hirnorganischer Befunde – und einer angeblich therapieresistenten 2. Form unterschied, wobei letztere charakterisiert war durch das Vorherrschen der sog. Negativsymptomatik (Blockierung des Sprach- und Denkflusses, Antriebsstörung, Anhedonie, Aufmerksamkeitsstörung und affektive Verflachung), kombiniert mit hirnorganischen Auffälligkeiten und nachweisbaren kognitiven Defiziten. Aufgrund des guten Ansprechens der Typ-1-Form auf Neuroleptika nahm man hier eine Störung im Dopaminstoffwechsel als ursächlich an. Die 2-Typen-Einteilung der Schizophrenie spielt für die Zuordnung spezieller Wirkprofile seither z.T. eine bedeutende Rolle (*Meltzer* u. *Zureick* 1989, *Murray* 1989). Prinzipiell müssen sämtliche Wirkprofilbeschreibungen kritisch hinterfragt werden, da das Bild eines psychotischen Syndroms als Ergebnis eines komplexen Prozesses verstanden werden muß. Stupor, Rückzugsverhalten, Mutismus und Negativismus können z.B. Folge massiven halluzinatorischen Erlebens oder bedrohlicher Denkinhalte sein und stellen so ebenfalls einen Verarbeitungs- und eventuell sogar Schutzmechanismus dar. Anders ist es wohl kaum zu erklären, daß ein mutistischer und negativistischer Patient seinen totalen Rückzug dann aufgibt, wenn er mit einem potenten Neuroleptikum behandelt wird, das beim Nichtkranken eher dämpfende, erregungsmindernde und die Beziehung zur Umwelt abschirmende Eigenschaften hat.

Prosser et al. (1987) haben auf die Schwierigkeiten hingewiesen, die Symptomenkomplexe Depression, Parkinsonoid und Negativsymptomatik bei Schizophrenen gegeneinander abzugrenzen. Auch unter diesem Aspekt ist die Forschung im Bereich der medikamentösen Therapie der Negativsymptomatik so schwierig. Vor diesem Hintergrund sollten die widersprüchlichen Ergebnisse zum Problem der Wirksamkeit von Neuroleptika bei Negativsymptomatik bewertet werden. Insbesondere sollte berücksichtigt werden, daß es verschiedene Hintergründe für Minussymptomatik gibt und daß der Beweis, daß ein Neuroleptikum die die produktive Akutsymptomatik begleitende Negativsymptomatik günstig beeinflußt, noch lange nicht bedeutet, daß es auch in der Lage ist, die Negativsymptomatik des chronischen Residualzustandes günstig zu

beeinflussen (*Möller* 1991). Gerade die Verkennung dieser Problematik führt ggf. zu falschen Erwartungen.

Das Nebenwirkungsprofil hochpotenter Neuroleptika unterscheidet sich erheblich von dem niederpotenter Neuroleptika. Eine starke D_2-Rezeptor-blockierende Wirkung geht im Regelfall mit ausgeprägten motorischen Nebenwirkungen einher (Frühdyskinesien, Parkinsonoid, Akathisie und Spätdyskinesie). Ferner kommt es oft zur Hyperprolaktinämie und in deren Folge möglicherweise zu Amenorrhoe, Gynäkomastie und Galaktorrhoe.

Bei den niedrigpotenten Neuroleptika sind unerwünschte Wirkungen überwiegend auf die Besetzung nicht-dopaminerger Rezeptoren zurückzuführen, z.B.:

- α_1-Adrenozeptoren: Hypotonie, Orthostase, venöse Stase,
- muskarinische Acetylcholinrezeptoren: alle bekannten peripheren und zentralen anticholinergen Wirkungen,
- Histamin-H_1-Rezeptoren: Sedierung, Müdigkeit,
- Serotonin-5-HT_2-Rezeptoren: Appetitsteigerung?

Allgemein zu den motorischen Begleitwirkungen der Neuroleptika ist zu sagen, daß fast alle Symptome, die man als motorische Nebenwirkung klassifiziert, bereits vor Einführung der Neuroleptika als Symptome schizophrener Psychosen beschrieben worden sind. Dies gilt für alle Formen der Dyskinesien und Stereotypien (*Marsden* et al. 1975, *Owens* u. *Johnstone* 1980). Eine Ausnahme bildet sicher das durch klassische Neuroleptika induzierte Parkinsonoid in seiner typischen Ausprägung. Es ist also im Einzelfall jeweils zu prüfen, ob motorische Störungen nicht selbst Symptom der Psychose sind und inwieweit sie durch die Medikation erklärbar sind. Für die Frühdyskinesien und das Parkinsonsyndrom als auch für die Akathisie gilt, daß der Ausprägungsgrad der Symptomatik sehr stark von psychologischen und Umgebungsfaktoren abhängig sein kann. Dies führt häufig dazu, daß die motorischen Symptome als psychogene Körperstörungen mit darstellendem oder appellativem Charakter zu einseitig interpretiert werden, wobei die Bahnung bzw. Vorgabe dieser Form des Ausdrucks durch das Pharmakon gelegentlich übersehen wird. Hier sind alle Abstufungen vom rein pharmakologisch bedingten Symptom bis hin zur psychogenen Körperstörung, zur Geste, zur Körpersprache zu finden.

Bezüglich der von *Chouinard* postulierten neuroleptikainduzierten Überempfindlichkeitspsychose — durch Neuroleptikabehandlung induzierte Überempfindlichkeit von Dopaminrezeptoren führt zu erhöhtem Rezidivrisiko, wenn nicht ständig Dopaminrezeptorenblocker gegeben werden (*Chouinard* u. *Jones* 1980) — ist insbesondere die Arbeit von *Jain* et al. (1988) erwähnenswert, die aufgrund einer umfassenden Literaturübersicht am Konzept der „hypersensitivity psychosis" zahlreiche methodische und praktische Probleme der hierzu veröffentlichten Studien aufzeigt. Es werden hier auch Post-mortem-Studien erwähnt, die bezüglich der neuroleptikainduzierten Veränderungen am D_2-Rezeptor widersprüchliche Ergebnisse liefern.

Den hochpotenten Neuroleptika wird eine depressiogene Wirkung (pharmakogene Depression) zugeschrieben. Die Differenzierung gegenüber der postpsychotischen Depression oder gegenüber den postpsychotischen Erschöpfungszuständen ist außerordentlich schwierig (s. z.B. *Prosser* et al. 1987).

7.3.6 Die klinische Bedeutung „atypischer Neuroleptika" und Zukunftsperspektiven

Die Nebenwirkungen der klassischen Neuroleptika auf das extrapyramidalmotorische System sind nach Meinung verschiedenster Autoren wichtigster Grund für die häufig schlechte Medikamenten-Compliance schizophrener Patienten (*Meltzer* 1987, *Remington* 1989). Die Entwicklung atypischer Neuroleptika, die trotz guter antipsychotischer Wirkung kaum oder keine extrapyramidalmotorischen Nebenwirkungen zeigen, erweitern somit nicht nur die therapeutischen Möglichkeiten in der Akutbehandlung, sondern könnten darüber hinaus zu besseren Langzeitbehandlungsergebnissen führen.

Durch die Entdeckung der „atypischen" Neuroleptika kam es zu einer gewissen Relativierung der Dopaminhypothese der Schizophrenie (*Losonczy* et al. 1987); pharmakologische Manipulationen serotoninerger, GABAerger und noradrenerger Mechanismen scheinen von therapeutischem Nutzen bezüglich schizophrener Symptome zu sein (*Sedvall* 1989). Über genauere Kenntnisse der Wirkmechanismen verschiedener Psychopharmaka ergaben sich neue Modellvorstellungen bezüglich der Ätiologie einzelner Symptomkomplexe. Offensichtlich ist das Zusammenspiel verschiedener Neurotransmittersysteme möglicherweise auch unter dem Einfluß peptiderger Substanzen ätiologisch von Bedeutung.

Unter den atypischen Neuroleptika werden verschiedene Substanzen zusammengefaßt: Der älteste Vertreter der Benzamide, das Sulpirid, ist ein ausschließlicher D_2-Antagonist (*Sedvall* 1984). Sulpirid erhöht wie andere Neuroleptika den zerebralen Dopamin-Turnover auch bei Menschen. Im Tierversuch hat Sulpirid auch in sehr hohen Dosen nur geringe katalepsieprovozierende Wirkung, was ein niedriges Risiko für extrapyramidalmotorische Nebenwirkungen vermuten läßt. Unter Langzeitgabe führt Sulpirid nicht wie die klassischen Neuroleptika zur Erhöhung der D_2-Rezeptoren-, sondern zu einer Zunahme der D_1-Rezeptorendichte (*Jenner* et al. 1985). Diese biochemischen Daten korrelieren mit der klinischen Sonderstellung von Sulpirid. In einer Doppelblindstudie (*Sedvall* 1984) hat Sulpirid (Dosis 800—2400 mg) eine antipsychotische Wirksamkeit wie Chlorpromazin, Haloperidol und Trifluoperazin. Sulpirid zeigt besonders wenig akute extrapyramidalmotorische Nebenwirkungen und soll auch selten (8 Fälle in der Weltliteratur) zur Induktion einer tardiven Dyskinesie führen. Darüber hinaus soll es sich in niedrigen Dosen (200—600 mg) durch einen „antiautistischen" und „antidepressiven" Effekt auszeichnen (*Sedvall* 1984). Probleme bestehen allerdings bei der klinischen Anwendung wegen der schlechten Liquorgängigkeit und der massiven Prolaktinausschüttung mit den entsprechenden Nebenwirkungen. Die D_2-selektiven Neuroleptika sollen bei wenig Nebenwirkungen besonders günstig auf die Typ-1-Schizophrenie wirken. Neuere Abkömmlinge der Benzamide, z.B. Amisulprid und Raclopid, sind derzeit in der klinischen Testung, Remoxiprid ist jetzt neu auf dem Markt.

Im Gegensatz zu der selektiv D_2-antagonistischen Substanz Sulpirid wirkt das bekannteste atypische Neuroleptikum Clozapin auf zahlreiche Neurotransmittersysteme im ZNS. Die trotz des atypischen Rezeptorprofils sehr gute antipsychotische Wirkung bei vergleichsweise geringer Bindung an die D_1- und D_2-Rezeptoren konnte für Clozapin in zahlreichen Doppelblindstudien nachgewiesen werden (z.B. *Claghorn* et al. 1987, *Kane* et al. 1988). Bei Clozapin sind insbesondere kardiovaskuläre (Blutdrucksenkung, Sinustachykardie) und autonome Nebenwirkungen (Hypersalivation, Obstipation, Gewichtszunahme) zu bedenken. Wegen der Gefahr der Agranulozytose unter Clozapin gelten strenge Anwendungsbestimmungen (therapiebegleitende Blutbildkontrollen, Behandlungsindikation nur bei Therapieresistenz gegenüber verschiedenen konventionellen Neuroleptika, u.a.). Neben einer positiven Beeinflussung der akuten produktiven Symptomatik ist eine deutliche anxiolytische und dämpfende Wirkung zu verzeichnen. Eine spezielle Indikation berichten *Kane* u. *Mayerhoff* (1989) auch bezüglich der Negativsymptomatik, insbesondere bezüglich emotionalem Rückzug und Affektverarmung. Die Wirksamkeit von Clozapin auf tardive Dyskinesien, Neuroleptikasensitivität und therapieresistente Psychosen wurden von *Small* et al. (1987) untersucht, die ein positives Ansprechen der tardiven Dyskinesien auf Clozapin feststellten.

Casey (1989) warnt vor einer vorschnellen Therapieindikation bei tardiven Dyskinesien mit Clozapin, weist aber auch auf dessen intrinsische antiparkinsonistische Wirkung hin (am ehesten vermittelt durch Blockade muskarinischer Rezeptoren).

Weitere atypische Neuroleptika, die angeblich nur sehr geringe extrapyramidalmotorische Nebenwirkungen haben sollen, befinden sich derzeit in der klinischen Testung. Z.B. Tiaspiron, ein Buspiron-Analoges, scheint in klinischen Pilotstudien tierexperimentelle Vorbefunde bezüglich seiner guten antipsychotischen Potenz bei vergleichsweise geringen extrapyramidalmotorischen Nebenwirkungen zu bestätigen (*Jain* 1987). Ebenfalls nur geringe extrapyramidalmotorische Nebenwirkungen zeigten auch erste Untersuchungsergebnisse an 37 schizophrenen Patienten in einer Doppelblindstudie mit Piquindone, ein Pyrrolisochinolinderivat, dieses scheint ein selektiver D_2-Rezeptorantagonist zu sein (*Cohen* et al. 1987).

Ein umstrittener Ausblick bezüglich zukünftiger Therapie ist die Stimulierung der Dopaminautorezeptoren, welche sekundär zu einer Blockade der Dopamintransmission führt. *Javitt* et al. (1988) beurteilen im Rahmen einer Literaturübersicht die Wirkung von Molindone in dieser Hinsicht als erfolgversprechend, wobei auch hier auf ein besonderes therapeutisches Ansprechen der Negativsymptomatik spekuliert wird. Bei insgesamt geringen Nebenwirkungen über das nigrostriatale System wird ein vermindertes Risiko, eine tardive Dyskinesie zu entwickeln, postuliert.

3-PPP, eine Substanz mit präsynaptischer Wirkung an Dopaminrezeptoren, stimuliert in niedrigen Dosen rein präsynaptisch und wirkt postsynaptisch erst in hohen Dosen blockierend (*Carlsson* 1985). Diese Substanz befindet sich bisher nicht in der klinischen Prüfung.

Thioxanthene, als spezifische D_1-Antagonisten, haben theoretisch den Vorteil, durch die Blockade der D_1-Rezeptoren der Entwicklung einer Überempfindlichkeit an D_2-Rezeptoren bei Langzeitgabe entgegenzuwirken. Die klinische Bedeutung dieses Befundes ist unklar.

Literatur

Ackenheil, M.: Biochemical effects (in men). In: *F. Hoffmeister, G. Stille* (eds.): Psychotropic agents. Handbook of experimental pharmacology. Vol. 55/I. Springer, Berlin, Heidelberg, New York 1980, pp. 213–223

Altamura, A.C., Mauri, M.C., Mantero, M., Brunetti, M.: Clonazepam/haloperidol combination therapy in schizophrenia: a double blind study. Acta psychiat. scand. 76 (1987) 702–706

Angrist, B.M.: The neurobiologically active benzamides and related compounds: some historical aspects. In: *M. Stanley, J. Rotrosen* (eds.): The benzamides. Pharmacology, neurobiology, and clinical aspects. Advances in Biochemical Psychopharmacology. Vol. 35. Raven Press, New York 1982, pp. 1–6

Balant-Gorgia, A.E., Balant, L.: Antipsychotic drugs: clinical pharmacokinetics of potential candidates for plasma concentration monitoring. Clin. Pharmacokinet. 13 (1987) 65–90

Baldessarini, R.J., Cohen, B.M., Teicher, M.H.: Significance of neuroleptic dose and plasma level in the pharmacological treatment of psychoses. Arch. gen. Psychiat. 45 (1988) 79–91

Bartholini, G., Lloyd, K.G.: Biochemical effects of neuroleptic drugs. In: *F. Hoffmeister, G. Stille* (eds.): Psychotropic agents. Handbook of experimental pharmacology. Vol. 55/I. Springer, Berlin, Heidelberg, New York 1980, pp. 193–212

Breyer-Pfaff, U.: Metabolism and kinetics. In: *F. Hoffmeister, G. Stille* (eds.): Psychotropic agents. Handbook of experimental pharmacology. Vol. 55/I. Springer, Berlin, Heidelberg, New York 1980, pp. 287–304

Breyer-Pfaff, U.: Klinische Pharmakokinetik der Neuroleptika: Ergebnisse und Probleme. In: *P. Pichot, H.-J. Möller* (Hrsg.): Neuroleptika. Rückschau 1952–1986. Künftige Entwicklungen. Springer, Berlin, Heidelberg, New York 1987, S. 37–46

Bürki, H.R., Gaertner, H.J., Breyer-Pfarr, U., Schied, H.W.: Neuroleptika – Grundlagen und Therapie. In: *E. Langer, H. Heimann* (Hrsg.): Psychopharmaka. Grundlagen und Therapie. Springer, Wien, New York 1983, S. 203–300

Bunney, B.S., Sesack, S.R., Silva, N.L.: Midbrain dopaminergic systems: neurophysiology and electrophysiological pharmacology. In: *H.Y. Meltzer* (ed.): Psychopharmacology. The third generation of progress. Raven Press, New York 1987, pp. 113–126

Carlsson, A.: Pharmacological properties of presynaptic dopamine receptor agonists. In: *D.E. Casey, T.N. Chase, A.V. Christensen, J. Gerlach* (eds.): Dyskinesia. Research and treatment. Springer, Berlin, Heidelberg, New York 1985, pp. 31–38

Casey, D.E.: Clozapine: neuroleptic-induced EPS and tardive dyskinesia. Psychopharmacology 99 (suppl.) (1989) S 47–S 53

Chouinard, G., Jones, B.D.: Neuroleptic-induced supersensitivity psychosis: Clinical and pharmacologic characteristics. Amer. J. Psychiat. 137 (1980) 16–21

Claghorn, J., Honigfeld, G., Abuzzahab, F.S.: The risks and benefits of clozapine versus chlorpromazine. J. clin. Psychopharmacol. 7 (1987) 377–384

Cohen, J.D., Van Putten, T., Marder, S., Berger, P.A., Stahl, S.M.: The efficacy of piquindone, a new atypical neuroleptic, in the treatment of the positive and negative symptoms of schizophrenia. J. clin. Psychopharmacol. 7 (1987) 324–329

Crow, T.U.: Molecular pathology of schizophrenia: more than one disease process? Brit. med. J. 280 (1980) 66–68

Crow, T.U.: The two syndrome concept: Origins and current status. Schizophr. Bull. 11 (1985) 471–486

Csernansky, J.G., Riney S.J., Lombrozo, L., Overall, J.E., Hollister, L.E.: Double-blind comparison of alprazolam, diazepam, and placebo for the treatment of negative schizophrenic symptoms. Arch. gen. Psychiat. 45 (1988) 655–659

Dahl, S.G.: Plasma level monitoring of antipsychotic drugs. Clinical utility. Clin. Pharmacokinet. 11 (1986) 36–61

Davis, J.M., Schaffer, C.B., Killian, G.A., Kinard, C., Chan, C.: Important issues in the drug treatment of schizophrenia. Schizophr. Bull. 6 (1980) 70–87

Farde, L., Wiesel, F.-A., Halldin, C., Sedvall, G.: Central D_1-dopamine receptor occupancy in schizophrenic patients treated with antipsychotic drugs. Arch. gen. Psychiat. 45 (1988) 71–76

Goldberg, S.C.: Negative and deficit symptoms in schizophrenia do respond to neuroleptics. Schizophr. Bull. 11 (1985) 453–456

Jain, A.K., Kelwala, S., Moore, N., Gershon, S.: A controlled clinical trial of tiaspirone in schizophrenia. Int. clin. Psychopharmacol. 2 (1987) 129–133

Jain, A.K., Kelwala, S., Gershon, S.: Antipsychotic drugs in schizophrenia: current issues. Int. clin. Psychopharmacol. 3 (1988) 1–30

Janssen, P.A.J., Van Bever, W.F.M.: Butyrophenones and diphenylbutylpiperidines. In: *F. Hoffmeister, G. Stille* (eds.): Psychotropic agents. Handbook of experimental pharmacology. Vol. 55/I. Springer, Berlin, Heidelberg, New York 1980, pp. 27–41

Javitt, D.C., Weinstein, S.L., Opler, L.A.: The possible role of dopamine autoreceptors in neuroleptic atypicality. Psychiat. Dev. 6 (1988) 57–71

Jenner, P., Rupniak, N.M.J., Marsden, C.D.: Differential alteration of striatal D-1 and D-2 receptors induced by the long-term administration of haloperidol, sulpiride or clozapine to rats. In: *D.E. Casey, T.N. Chase, A.V. Christensen, J. Gerlach* (eds.): Dyskinesia: Research and treatment. Springer, Berlin, Heidelberg, New York 1985, pp. 174–181

Jørgensen, A.: Metabolism and pharmacokinetics of antipsychotic drugs. In: *J.W. Bridges, L.F. Chasseaud* (eds.): Progress in drug metabolism. Vol. 9. Taylor & Francis, London, Philadelphia 1986, pp. 111–174

Kane, J.M.: Treatment in schizophrenia. Schizophr. Bull. 13 (1987) 133–156

Kane, J.M., Liebermann, J.A.: Maintenance pharmacotherapy in schizophrenia. In: *H.Y. Meltzer* (ed.): Psychopharmacology. The third generation of progress. Raven Press, New York 1987, pp. 1103–1109

Kane, J.M., Mayerhoff, D.: Do negative symptoms respond to pharmacological treatment? Brit. J. Psychiat. (suppl.) (1989) 115–118

Kane, J.M., Honigfeld, G., Singer, J., Meltzer, H.: Clozapine in treatment-resistant schizophrenics. Psychopharmacol. Bull. 24 (1988) 62–67

Kornhuber, J., Kornhuber, M.E.: Presynaptic dopaminergic modulation of cortical input to the striatum. Life Sci. 39 (1986) 669–674

Kornhuber, J., Riederer, P., Reynolds, G.P., Beckmann, H., Jellinger, K., Gabriel, E.: ^{3}H-Spiperone binding sites in post-mortem brains from schizophrenic patients: relationship to neuroleptic drug treatment, abnormal movements, and positive symptoms. J. neural Transmiss. 75 (1989) 1–10

Kruk, Z.L., Pycock, C.J.: Dopamine. In: *Z.L. Kruk, C.J. Pycock* (eds.): Neurotransmitters and drugs. Croom Helm, London 1979, pp. 79–93

Lader, M.: Clinical pharmacoloy of antipsychotic drugs. J. int. med. Res. 17 (1989) 1–16

Losonczy, M.F., Davidson, M., Davis, K.L.: The dopamine hypothesis of schizophrenia. In: *H.Y. Meltzer* (ed.): Psychopharmacology. The third generation of progress. Raven Press, New York 1987, pp. 715–726

Mackay, A.V.P.: New antipsychotic agents and the future. J. clin. Psychol. 46 (1985) 51–53

Marsden, C.D., Tarsy, D., Baldessarini, R.J.: Spontaneous and drug-induced movement disorders in psychotic patients. In: *D.F. Benson, D. Blume* (eds.): Psychiatric aspects of neurological disease. Grune & Stratton, New York, San Franzisco, London 1975, pp. 219–266

Meltzer, H.Y.: Effect of neuroleptics on the schizophrenic syndrome. In: *S.G. Dahl, L.F. Gram, S.M. Paul, W.Z. Potter* (eds.): Clinical pharmacology in psychiatry. Selectivity in psychotropic drug action – promises or problems? Springer, Berlin, Heidelberg, New York 1987, pp. 244–265

Meltzer, H.Y., Zureick, J.: Negative symptoms in schizophrenia: a target for new drug development. Psychopharmacol. Ser. 7 (1989) 68–77

Meltzer, H.Y., Matsubara, S., Lee, J.C.: Classification of typical and atypical antipsychotic drugs on the basis of dopamine D-1, D-2 and serotonin 2 pK_i values. J. Pharmacol. exp. Ther. 251 (1989) 238–246

Möller, H.J.: Indikation und Differentialindikation der neuroleptischen Langzeitmedikation. In: *P. Pichot, H.J. Möller* (Hrsg.): Neuroleptika. Rückschau 1952–1986. Künftige Entwicklungen. Springer, Berlin, Heidelberg, New York 1987, S. 63–79

Möller, H.J.: Typical neuroleptics in the treatment of positive and negative symptoms. In: *A. Marneros, N. Andreasen, M. Tsuang* (eds.): Negative versus positive schizophrenia. Springer, Berlin, Heidelberg, New York 1991, pp. 341–364

Müller, W.E.: Neurobiochemie der Neuroleptika. In: *P. Pichot, H.-J. Möller* (Hrsg.): Neuroleptika. Rückschau 1952–1986. Künftige Entwicklungen. Springer, Berlin, Heidelberg 1987, S. 9–26

Murray, J.B.: Neuroleptic-resistant schizophrenics. J. Psychol. 123 (1989) 69–78

Owens, D.G.C., Johnstone, E.C.: The disabilities of chronic schizophrenia – their nature and the factors contributing to their development. Brit. J. Psychiat. 136 (1980) 384–395

Prosser, E.S., Csernansky, J.G., Kaplan, J., Thiemann, S., Becker, T.J., Hollister, L.E.: Depression, parkinsonian symptoms, and negative symptoms in schizophrenics treated with neuroleptics. J. nerv. ment. Dis. 175 (1987) 100–105

Remington, G.: Pharmacotherapy of schizophrenia. Canad. J. Psychiat. 34 (1989) 211–220

Rey, M.J., Schulz, P., Costa, C., Dick, P., Tissot, R.: Guidelines for the dosage of neuroleptics. I: Chlorpromazine equivalents of orally administered neuroleptics. Int. clin. Psychopharmacol. 4 (1989) 95–104

Richelson, E., Nelson, A.: Antagonism by neuroleptics of neurotransmitter receptors of normal human brain in vitro. Europ. J. Pharmacol. 103 (1984) 197–204

Rifkin, A., Siris, S.: Drug treatment of acute schizophrenia. In: *H.Y. Meltzer* (ed.): Psychopharmacology. The third generation of progress. Raven Press, New York 1987, pp. 1095–1101

Sedvall, G.: The use of substituted benzamides in psychiatry. Acta psychiat. scand. (suppl.) 69 (1984) 1–162

Sedvall, G.: Approaches for finding new types of antipsychotic compounds. Acta psychiat. scand. (suppl.) 352 (1989) 16–23

Seeman, P.: Dopamine/neuroleptic receptors in schizophrenia. In: *G.D. Burrows, T.R. Norman, G. Rubinstein* (eds.): Handbook of studies on schizophrenia. Part 2: Management and research. Elsevier, Amsterdam 1986, pp. 243–251

Seeman, P.: Dopamine receptors and the dopamine hypothesis of schizophrenia. Synapse 1 (1987) 133–152

Small, J.G., Milstein, V., Marhenke, J.D., Hall, D.D., Kellams, J.J.: Treatment outcome with clozapine in tardive dyskinesia, neuroleptic sensitivity, and treatment-resistant psychosis. J. clin. Psychiat. 48 (1987) 263–267

Spiegel, R.: Einführung in die Psychopharmakologie. Huber, Bern 1988, S. 48–51

Stille, G., Hippius, H.: Kritische Stellungnahme zum Begriff der Neuroleptika (anhand von pharmakologischen und klinischen Befunden mit Clozapin). Pharmakopsychiat. Neuro-Psychopharmakol. 4 (1971) 182–191

Tam, S.W., Cook, L.: Opiates and certain antipsychotic drugs mutually inhibit (+) [^{3}H] SKF 10,047 and [^{3}H] haloperidol binding in guinea pig brain membranes. Proc. nat. Acad. Sci. 81 (1984) 5618–5621

Tamminga, C.A., Gerlach, J.: New neuroleptics and experimental antipsychotics in schizophrenia. In *H.Y. Meltzer* (ed.): Psychopharmacology. The third generation of progress. Raven Press, New York 1987, pp. 1129–1140

Wander, T.J., Nelson, A., Okazaki, H., Richelson, E.: Antagonism of neuroleptics of serotonin 5-HT$_{1A}$ and 5-HT$_2$ receptors of normal human brain in vitro. Europ. J. Pharmacol. 143 (1987) 279–282

Wolkowitz, O.M., Breier, A., Doran, A., Kelsoe, J., Lucas, P., Paul, S.M., Pickar, D.: Alprazolam augmentation of the antipsychotic effects of fluphenazine in schizophrenic patients. Preliminary results. Arch. gen. Psychiat. 45 (1988) 664–671

Wong, D.F., Wagner, H.N., Tune, L.E. et al.: Positron emission tomography reveals elevated D$_2$-dopamine receptors in drug-naive schizophrenics. Science 234 (1986) 1558–1562

7.4 Spezielles zu den einzelnen Neuroleptika

F. Müller-Spahn

Das nun folgende Kapitel umfaßt eine rezeptbuchartige Darstellung einzelner, sich im klinischen Alltag sehr bewährender Neuroleptika, deren besondere Indikationsbereiche, unerwünschte Begleiterscheinungen und Dosierungen.

Zur Beantwortung der Frage, welche Einteilung der Neuroleptika für den praktisch tätigen Arzt die meisten Vorteile bietet, wurden in der Vergangenheit verschiedene kategoriale und dimensionale Konzepte überprüft. Der Versuch, die Neuroleptika nach der Art und dem unterschiedlichen Grad der Affinität der Rezeptorbeeinflussung zu differenzieren, führte zu keinen konsistent objektivierbaren Ergebnissen, da die meisten dieser Substanzen gleichzeitig verschiedene Rezeptortypen blockieren und dosisabhängig unterschiedliche Effekte induzieren.

Auch Differenzierungsversuche hinsichtlich der Kategorie hochpotente und niedrigpotente antipsychotische Wirksamkeit werden nach wie vor kontrovers diskutiert, da ihr unterschiedliche Bewertungsebenen, z.B. die unterschiedliche Affinität von Neuroleptika gegenüber Dopaminrezeptoren im nigrostriären System, oder unterschiedliche klinische Vorstellungen bezüglich der Charakteri-

Tabelle 7.4 Einteilung der Neuroleptika nach strukturchemischen Merkmalen (Generic name und Handelsname®)

Trizyklische Neuroleptika

Phenothiazine mit aliphatischer Seitenkette		*Thioxanthenderivate mit aliphatischer Seitenkette*		*Dibenzodiazepinderivate*	
Promazin	Protactyl®	Chlorprotixen	Truxal®, Taractan®	Clozapin	Leponex®
Chlorpromazin	(nicht mehr im Handel)				
Alimemazin	Theralene®				
Triflupromazin	Psyquil®				
Levomepromazin	Neurocil®				
Promethazin	Atosil®				
Prothipendyl	Dominal®				
(Azaphenothiazinderivat)					

Phenothiazine mit Piperidylseitenkette		*Thioxanthenderivate mit Piperazinylseitenkette*	
Periciazin	(nicht mehr im Handel)	Flupentixol	Fluanxol®
Thioridazin	Melleril®	Clopenthixol	Ciatyl®

Phenothiazine mit Piperazinylseitenkette		*Thioxanthenderivate mit Piperazinseitenkette*	
Perazin	Taxilan®	Tiotixen	Orbinamon®
Trifluoperazin	Jatroneural®		
Fluphenazin	Dapotum®		
Perphenazin	Decentan®		
Dixyrazin	Esucos®		

Butyrophenone und Diphenylpiperidine

Haloperidol	Haldol®
Benperidol	Glianimon®
Trifluperidol	Triperidol®
Melperon	Eunerpan®
Pipamperon	Dipiperon®
Bromperidol	Impromen®
Fluanison	(nicht mehr im Handel)
Fluspirilen	Imap®
Pimozid	Orap®

Indolderivate/Rauwolfiaalkaloide

Oxypertin	(nicht mehr im Handel)
Reserpin	Reserpin Saar®

Benzamide

Sulpirid	Dogmatil®

sierung des antipsychotischen Effekts zugrunde liegen bzw. vielfach vermischt werden.

Die Kategorisierung nach unterschiedlichen klinisch-pharmakologischen Wirkungsprofilen gilt ebenfalls als umstritten, wenngleich sie für den klinischen Alltag zweifelsohne gewisse Vorteile bietet, während die Differenzierung nach unterschiedlichen unerwünschten Begleiteffekten zumindest zwischen den pharmakologischen Untergruppen weniger Probleme aufwirft. Von theoretischen Überlegungen ausgehend wären aufgrund der unterschiedlichen Rezeptorbeeinflussungen in den verschiedenen Transmittersystemen auch klinisch differenzierbare antipsychotische Wirkkomponenten zu erwarten. Didaktisch besonders prägnant wurde dies mit dem sog. Lütticher Stern versucht, einem visuellen Schema zur differenzierten Abbildung der klinisch-pharmakologischen Wirkprofile ataraktisch, antimanisch, antiautistisch und antipsychotisch sowie extrapyramidaler und adrenolytischer Begleiteffekte (*Bobon* 1990).

Die gebräuchlichste Einteilung der Neuroleptika basiert auf ihren unterschiedlichen chemischen Strukturmerkmalen (Tab. 7.4). Deshalb orientiert sich nun die folgende Charakterisierung der einzelnen Substanzen primär an diesem Ordnungsprinzip.

Die Daten zur maximalen Tagesdosis einer bestimmten Substanz sowie die Dosierungsempfehlungen zur antipsychotischen und rezidivprophylaktischen Therapie basieren auf Angaben der Hersteller und auf Befunden über die in der Literatur beschriebene Verträglichkeit. Dieses Prozedere soll als allgemeine Orientierungshilfe dienen. Die Entscheidung, inwieweit im Einzelfall die Dosis unterschritten werden muß bzw. überschritten werden kann, ist der Verantwortung des behandelnden Arztes überlassen und individuell der Schwere der psychiatrischen Erkrankung und dem körperlichen Zustand des Patienten anzupassen.

Wenn keine (z.B. Promethazin) oder lediglich eine geringe (z.B. Levomepromazin) antipsychotische Wirkung bei durchschnittlicher Dosierung vorliegt oder wenn im Schrifttum darüber keine ausreichenden Hinweise gegeben wurden, wurde in den Tabellen auf nähere Angaben verzichtet.

Darüber hinaus werden zusammenfassend und in Anlehnung an das Modell des Lütticher Sterns klinisch relevante Wirkungen, unerwünschte Begleiteffekte, Applikationsformen sowie klinisch übliche durchschnittliche Dosierungen beschrieben, um dem praktisch tätigen Kollegen bedarfsorientierte Entscheidungshilfen an die Hand zu geben (Tab. 7.5—7.8).

Die Halbwertszeit der klinischen Wirkung ist z.T. erheblich länger, als dies die pharmakokinetische Größe terminale Eliminationshalbwertszeit angibt.

Im Gegensatz zu dem Konzept des Lütticher Sterns werden lediglich jeweils 3 therapeutisch erwünschte und unerwünschte Effekte unterschieden. Dabei ist aber zu beachten, daß sich das Wirkungs-Nebenwirkungs-Profil dosisabhängig deutlich verändern kann. Für die jeweilige Charakterisierung einer Substanz wurden deshalb ihre Eigenschaften bei klinisch durchschnittlichen, antipsychotisch wirksamen Dosierungen (ca. 400—600 mg Chlorpromazinäquivalente) zugrunde gelegt. Über die Beurteilungskriterien der Wirkkomponenten psychomotorisch dämpfend, sedativ-hypnotisch und antipsychotisch sowie für die unerwünschten Begleiteffekte extrapyramidalmotorische Störungen, anticholinerge und adrenolytische Effekte herrscht im Schrifttum weitgehend übereinstimmende Akzeptanz. Auf die Beschreibung antimanischer, ataraktischer und antiautistischer Wirkungen in Analogie zu dem Lütticher Stern wurde verzichtet, da hierzu nicht für alle Substanzen umfassende Untersuchungen vorliegen und diese Syndrome zudem durch eine größere begriffliche Unschärfe belastet sind.

In der vorliegenden Übersicht ist es nicht möglich, sämtliche der mehr als 30 derzeit im Handel erhältlichen Neuroleptika zu diskutieren. Die Auswahl beschränkt sich deshalb vorrangig auf Substanzen, deren klinisches Wirkprofil durch umfassende wissenschaftliche Studien überprüft wurde.

Ebensowenig war es möglich, auf klinische Wirkungen außerhalb des psychiatrischen Fachbereiches sowie auf sämtliche potentielle unerwünschte Begleitwirkungen einzugehen, die in den jeweiligen Firmeninformationen aufgelistet werden. Erwähnt wurden deshalb nur Nebenwirkungen, die für eine Substanz besonders charakteristisch erscheinen. Angaben über deren Häufigkeit wurden — soweit im Schrifttum zugänglich — mit berücksichtigt.

7.4.1 Trizyklische Neuroleptika

7.4.1.1 Levomepromazin (Neurocil®)

Chemische Subgruppe: Phenothiazin mit aliphatischer Seitenkette.
Terminale Eliminationshalbwertszeit: ca. 24 Stunden.

Erwünschte Wirkungen:

1. Ausgezeichnete und rasche Dämpfung bei psychomotorischer Erregung, beispielsweise im Rahmen schizophrener Erkrankungen, und zur initialen Behandlung bei ausgeprägt agitiert-depressiven Syndromen mit hoher Suizidalität.
   Dosierung:
   a) In der Notfall-Therapie *parenteral:* Altersabhängig 25—50 mg Levomepromazin i.m., Injektionswiederholung im Abstand von 30 Minuten, maximale Tagesdosis ca. 200 mg (stationär).
   Oral: Altersabhängig 50—200 mg, maximale Tagesdosis ca. 600 mg unter stationären Bedingungen, ca. 150 mg unter ambulanten Bedingungen.
   b) Bei Fehlen einer akuten Notfallsituation: Sedierende Therapie: ca. 3 x 25 mg/die p.o. mit schrittweiser Steigerung auf ca. 200 mg/die nach klinischer Notwendigkeit.
2. Levomepromazin zeigt eine ausgeprägte schlafanstoßende Wirkung.
   Dosierung:
   Beginn mit 10 mg p.o. zur Nacht, Steigerung nach klinischer Notwendigkeit.
3. Levomepromazin besitzt vermutlich *analgetische* Eigenschaften (*Capretti* 1962, *Kocher* u. *Müller* 1987).
   Dosierung:
   10—75 mg p.o. täglich.

Unerwünschte Begleitwirkungen:

1. Dosisabhängig orthostatische Dysregulationen bzw. eine Hypotonie mit Tachykardie. Besondere Vorsicht ist bei älteren Patienten angebracht, v.a. beim morgendlichen Aufstehen (Kreislaufkontrolle).
2. Keine Kombination mit anderen Substanzen mit anticholinergen Eigenschaften aufgrund der Gefahr der Entwicklung deliranter Syndrome. Diese Gefahr ist auch bei Therapie im höheren Lebensalter sowie bei zerebraler Vorschädigung gegeben.
3. Geringe extrapyramidale Nebenwirkungen.

7.4.1.2 Promethazin (Atosil®)

Chemische Subgruppe: Phenothiazin mit aliphatischer Seitenkette.
Terminale Eliminationshalbwertszeit: ca. 12 Stunden.

Erwünschte Wirkungen:

1. Gute und rasche Dämpfung bei psychomotorischer Erregung, im Vergleich zu Levomepromazin bei gleicher Dosierung jedoch geringerer Effekt.
   Dosierung:
   Bei deutlicher Erregung *parenteral* (i.m.): wie bei Levomepromazin.
   Oral: Altersabhängig 50—100 mg akut, maximale Tagesdosis stationär bis 1000 mg, ambulant bis 200 mg, als Zusatzmedikation bei psychomotorischer Unruhe und längerer Applikation: ca. 100—200 mg/die.
2. Gute schlafanstoßende Wirkung.
   Dosierung:
   25—100 mg p.o.

Besonderheiten:

Promethazin zeigt keine antipsychotischen Eigenschaften.

7.4.1.3 Prothipendyl (Dominal®)

Chemische Subgruppe: Azaphenothiazinderivat.
Terminale Eliminationshalbwertszeit: Verbindliche Zahlen liegen derzeit nicht vor.

Erwünschte Wirkungen:

1. Ausgeprägt psychomotorisch dämpfende und sedierende Wirkung.

Dosierung:
Bei psychomotorischer Erregung *parenteral:*
initial 40—80 mg i.m. oder langsam i.v.
Oral: 40—320 mg p.o., maximale Tagesdosis bis 640 mg stationär, bis 240 mg ambulant.
2. Gute schlafanstoßende Wirkung.
   Dosierung:
   40—80 mg p.o.

Unerwünschte Begleitwirkungen:

1. Vegetative Störungen.
2. Extrapyramidalmotorische Nebenwirkungen selten.

Besonderheiten:

Sehr geringe antipsychotische Wirkung.

7.4.1.4 Thioridazin (Melleril®)

Chemische Subgruppe: Phenothiazin mit Piperidylseitenkette.
Terminale Eliminationshalbwertszeit: ca. 24 Stunden.

Erwünschte Wirkungen:

1. Besonders geeignet zur längerfristigen Therapie chronisch verlaufender Psychosen mit nicht dominierenden paranoid-halluzinatorischen Syndromen bei insgesamt mäßig guter antipsychotischer Wirksamkeit.
   Dosierung:
   Oral: Beginn mit 50—75 mg; maximal 400—600 mg/die stationär, bis 200 mg ambulant.
2. Thioridazin wird eine günstige Wirkung in der Behandlung ängstlich-depressiver Syndrome vorwiegend neurotischer Genese (strenge Indikationsstellung) zugeschrieben (*Robertson* u. *Trimble* 1982).
   Dosierung:
   20 mg bis maximal 300 mg/die.

Unerwünschte Begleitwirkungen:

1. Bei männlichen Patienten Ejakulationsstörungen möglich.
2. Orthostatische Beschwerden, dosisabhängig.
3. Mäßige bis deutliche anticholinerge Wirkung.
4. Geringe extrapyramidalmotorische Nebenwirkungen bei klinisch durchschnittlichen Dosierungen.

7.4.1.5 Perazin (Taxilan®)

Chemische Subgruppe: Phenothiazin mit Piperazinylseitenkette.
Terminale Eliminationshalbwertszeit: ca. 35 Stunden.

Erwünschte Wirkungen:

1. Gut psychomotorisch dämpfend und antipsychotisch wirksam, besonders geeignet für die Therapie von Patienten mit mittelgradig ausgeprägter produktiv-psychotischer Symptomatik und psychomotorischer Unruhe, z.B. bei manischen Syndromen.
   Dosierung:
   a) Bei psychomotorischem Erregungszustand *parenteral:* 50 mg Perazin i.m.; mehrmalige Wiederholung bis zu maximal 300 mg in den ersten 24 Stunden.
   b) Bei akuter psychotischer Symptomatik: bis 600 mg/die p.o.; Maximaldosis 800 mg/die stationär, bis 400 mg ambulant.
2. Bei strenger Indikationsstellung ist eine niedrigdosierte Behandlung mit Perazin über einen umschriebenen Zeitraum von Wochen bis zu einigen Monaten in der Tranquilizerfunktion möglich. So zeigte Perazin bei einer Dosierung von 50 mg zur Nacht bei neurotischen Patienten mit ängstlich-depressivem Syndrom gegenüber einer Therapie mit 30 mg Oxazepam über 4 Wochen eine vergleichbar gute anxiolytische und antidepressive Wirkung (*Knoll* u. *Mundt* 1988).

Unerwünschte Begleitwirkungen:

1. Wie bei allen trizyklischen Neuroleptika sind Blutbildveränderungen (Leukopenie, sehr selten Agranulozytose) möglich (*Grohmann* et al. 1988).
2. Mäßig ausgeprägte anticholinerge Nebenwirkungen.
3. Dosisabhängige gering bis mäßig ausgeprägte extrapyramidalmotorische Nebenwirkungen.
4. Im Vergleich zu Clozapin und Haloperidol keine wesentlichen Unterschiede in der Lebertoxizität (*Bauer* u. *Gaertner* 1983).
5. Dosisabhängig Kreislaufdysregulationen möglich.

Besonderheiten:

Blutbildkontrollen sollten analog zu Clozapin durchgeführt werden.

7.4.1.6 Trifluoperazin (Jatroneural®)

Chemische Subgruppe: Phenothiazinderivat mit Piperazinylseitenkette.
Terminale Eliminationshalbwertszeit: ca. 13 Stunden.

Erwünschte Wirkungen:

Deutlich wirksames Neuroleptikum mit guter antipsychotischer und psychomotorisch dämpfender Wirkung bei gering bis mäßig sedierendem Effekt.
Dosierung:
Antipsychotische Therapie: ca. 5–20 mg/die, maximale Tagesdosis bis 40 mg stationär, bis 15 mg ambulant.

Unerwünschte Begleitwirkungen:

Trifluoperazin zeigt im allgemeinen bei üblicher Dosierung eine gute Verträglichkeit. Besonders bei höherer Dosierung können extrapyramidalmotorische Störungen und Müdigkeit auftreten.

7.4.1.7 Fluphenazin (Dapotum®, Lyogen®)

Chemische Subgruppe: Phenothiazinderivat mit Piperazinylseitenkette.
Terminale Eliminationshalbwertszeit: ca. 16 Stunden.

Erwünschte Wirkungen:

1. Ausgeprägte antipsychotische und psychomotorisch dämpfende Wirkung.
   Dosierung:
   a) Bei psychomotorischer Erregung:
      Parenteral: 10–20 mg i.m. (oder i.v.) Dapotum acutum®, mehrmalige Wiederholung bis maximal 40 mg/die; empfohlene Dosis für Lyogen® bis zu 8 mg (i.m./i.v.).
      Oral: 10–20 mg/die, maximal 40 mg/die stationär, bis 15 mg ambulant.
   b) Zur antipsychotischen Therapie:
      stationär: 10–20 mg/die,
      ambulant: 5–12 mg/die.
   c) Zur rezidivprophylaktischen Therapie:
      Bei peroraler Applikation werden Dosierungen zwischen 3–6 mg/die empfohlen. Die in der Langzeittherapie v.a. zur Rezidivprophylaxe schizophrener Patienten am häufigsten verordnete Dosis beträgt 12,5 mg (6,25–50 mg) bei einem 14tägigen Injektionsintervall von Fluphenazindecanoat.

Hochdosierungen mit bis zu 250 mg Fluphenazindecanoat in 2- bis 3wöchentlichen
Intervallen zeigen im allgemeinen gegenüber
konventionellen Dosierungen in der Akuttherapie keine nennenswerten Vorteile (*Hinterhuber* et al. 1982).

Unerwünschte Begleitwirkungen:

1. Extrapyramidalmotorische Nebenwirkungen
   werden häufig unter Fluphenazin beobachtet,
   unter Fluphenazindecanoat in ca. 15–30 %
   (*Ayd* 1975).
2. Dosisabhängig Kreislaufdysregulationen.
3. Dosisabhängig Müdigkeit.

7.4.1.8 Perphenazin (Decentan®)

Chemische Subgruppe: Phenothiazinderivat mit
Piperazinylseitenkette.
Terminale Eliminationshalbwertszeit: ca. 20 Stun-
den.

Erwünschte Wirkungen:

1. Ausgeprägte antipsychotische und psychomotorisch dämpfende Wirkung.
   Dosierung:
   a) Bei akuter psychotischer Symptomatik mit
      psychomotorischer Erregung:
      Parenteral: 5–15 mg i.m. initial.
      Oral: 8–40 mg/die.
   b) Antipsychotisch wirksame Durchschnitts-
      dosis:
      20–30 mg p.o., Tagesdosis maximal 40–50
      mg stationär, bis 32 mg ambulant.

Unerwünschte Begleitwirkungen:

1. Extrapyramidalmotorische Nebenwirkungen
   werden häufig bei höheren Dosierungen beobachtet.
2. Dosisabhängig Kreislaufdysregulationen.
3. Müdigkeit.

7.4.1.9 Chlorprothixen (Truxal®, Taractan®)

Chemische Subgruppe: Thioxanthenderivat mit
aliphatischer Seitenkette.
Terminale Eliminationshalbwertszeit: ca. 8 bis 12
Stunden.

Erwünschte Wirkungen:

1. Dosisabhängig gute sedierende Wirkung.
   Dosierung:
   Parenteral (i.m./i.v.): 50–200 mg/die (Truxal®),
   60–150 mg/die (Taractan®).

Oral:
– stationär: bis 800 mg/die,
– ambulant: bis 300 mg/die.
2. Gute schlafanstoßende Wirkung.
   Dosierung:
   15–100 mg.
3. Chlorprothixen wird eine günstige Wirkung in
   der Behandlung depressiver Syndrome endogener und neurotischer Ätiologie zugeschrieben
   (Übersicht: *Robertson* u. *Trimble* 1982).
   Dosierung:
   Bis ca. 150 mg/die.
4. Günstige Effekte in der Therapie chronischer
   Schmerzsyndrome (Herpes zoster: Besserung in
   90 %, Neuralgia postherpetica: Besserung in
   24–58 %; Übersicht: *Kocher* u. *Müller* 1987).
   Dosierung:
   50–200 mg/die.

Unerwünschte Begleitwirkungen:

1. Extrapyramidalmotorische Nebenwirkungen
   relativ selten.
2. Orthostatische Dysregulationen möglich.

7.4.1.10 Flupentixol (Fluanxol®)

Chemische Subgruppe: Thioxanthenderivat mit
Piperazinylseitenkette.
Terminale Eliminationshalbwertszeit: ca. 35 Stun-
den für Cis-(Z)-Flupentixol.

Erwünschte Wirkungen:

1. Ausgeprägt antipsychotische Wirkung.
   Dosierung:
   Antipsychotisch wirksame Durchschnittsdosis:
   10–20 mg/die p.o.,
   stationär: bis zu 60 mg/die p.o.,
   ambulant: bis zu 20 mg/die p.o.
2. Unter niedrig dosierter Flupentixoltherapie
   wurde eine gute therapeutische Wirkung mit raschem Wirkungseintritt bei ängstlich-depressiven Syndromen endogener und neurotischer
   Genese beschrieben (Übersicht: *Robertson* u.
   Trimble 1982).
   Dosierung:
   Cis-(Z)-Flupentixol: 1–3 mg/die p.o.

Unerwünschte Begleitwirkungen:

1. Extrapyramidalmotorische Nebenwirkungen
   dosisabhängig in ca. 30 % (*Carney* u. *Sheffield*
   1973).

2. Dosisabhängig können vegetative Symptome, z.B. Hypotension und Tachykardie, sowie initiale Müdigkeit auftreten.

7.4.1.11 Clopenthixol (Ciatyl®)

Chemische Subgruppe: Thioxanthenderivat mit Piperazinylseitenkette.
Terminale Eliminationshalbwertszeit: ca. 20 Stunden für Cis-(Z)-Clopenthixol.

Erwünschte Wirkungen:

1. Gute antipsychotische, deutlich psychomotorisch dämpfende und sedierende Wirkung. Clopenthixol ist deshalb besonders zur Behandlung leicht bis mittelgradig erregter psychotischer Patienten, z.B. mit manischen Syndromen, geeignet.
   Dosierung:
   a) Bei akuter psychotischer Symptomatik mit psychomotorischer Erregung:
      Parenteral: 75–150 mg i.m./die stationär.
      Oral: 75–200 mg/die, stationär maximal bis 250 mg/die; ambulant maximal bis 75 mg/die.
   b) Antipsychotisch wirksame Erhaltungsdosis: 10–50 mg/die p.o.

Besonderheiten:

Clopenthixol besteht aus einem Isomerengemisch mit 33 % der neuroleptisch aktiven Cis-(Z)-Form. Inzwischen steht nach Trennung des Isomerengemisches die reine Cis-(Z)-Form im Zuclopenthixol (Sedanxol®) zur Verfügung.

Unerwünschte Begleitwirkungen:

1. Extrapyramidalmotorische Nebenwirkungen treten mäßig auf.
2. Müdigkeit.
3. Orthostatische Dysregulationen sind möglich.

7.4.1.12 Clozapin (Leponex®)

Chemische Subgruppe: Dibenzodiazepinderivat.
Terminale Eliminationshalbwertszeit: ca. 16 bis 23 Stunden.

Erwünschte Wirkungen:

1. Gute psychomotorische Dämpfung.
   Dosierung:
   Parenteral (i.m.): Vergleichbar oraler Dosierung.

Oral: Initial 25–50 mg, unter stationären Bedingungen maximal 100–200 mg/die; Erhaltungstherapie je nach klinischer Notwendigkeit.
2. Gute antipsychotische Wirksamkeit.
   Dosierung:
   a) Bei akuter psychotischer Symptomatik:
      Oral: 200–600 mg/die; Beginn mit 25 bis maximal 100 mg unter stationären Bedingungen (bei ambulanter Therapie 12,5 bis max. 50 mg), dann schrittweise Dosiserhöhung um 25–50 mg/die. Maximaldosis unter stationären Bedingungen 600 mg/die.
   b) Bei produktiv-psychotischer Symptomatik und Minussymptomatik:
      In ca. 30 % gute klinische Wirkung bei schizophrenen Patienten, die auf übliche Neuroleptika nicht ansprachen, sowohl bei produktiver psychotischer Symptomatik als auch bei Minussymptomatik (*Kane* et al. 1988).
      Dosierung:
      Bis zu 600 mg/die über 6 Wochen (in der zitierten Studie wurden z.T. höhere Dosierungen verordnet).
3. Eine mögliche therapeutische Wirkung von Clozapin auf Spätdyskinesien ist wissenschaftlich nicht gesichert. Clozapin maskiert Spätdyskinesien wie andere Neuroleptika auch, ohne sie jedoch auf Dauer zu verschlimmern.

Unerwünschte Begleitwirkungen:

(Überblick: *Wander Pharma* 1987, *Liebermann* et al. 1989)
Die unerwünschten Begleitwirkungen von Clozapin werden hier nur stichwortartig abgehandelt (detaillierte Hinweise s. Kap. 7.6).
1. Blutzellschäden in Form von Leukopenie, Thrombopenie und Granulozytopenie, in sehr seltenen Fällen Agranulozytose, unter kontrollierten Behandlungsbedingungen ist das Risiko einer Agranulozytose deutlich geringer bzw. im allgemeinen frühzeitig erkennbar und durch geeignete Therapiemaßnahmen beherrschbar.
2. Passagere Leberfunktionsstörungen in Häufigkeit und Ausmaß vergleichbar mit Haloperidol und Perazin (*Bauer* u. *Gaertner* 1983).
3. Deutliche zentrale und periphere anticholinerge und adrenolytische Effekte mit Blutdruckabfall und Tachykardien, in Einzelfällen ausgeprägte orthostatische Dysregulation möglich.
4. Hypersalivation bei ca. 1/3 der Behandlungsfälle.
5. Hyperthermie in ca. 3–13 %.

Tabelle 7.5 Eliminationshalbwertszeit, pharmakologisches Wirkprofil und unerwünschte Begleiteffekte trizyklischer Neuroleptika

Generic name	Handelsname	Eliminations-halbwertszeit (h) ca.	Pharmakologisches Wirkprofil			Unerwünschte Begleiteffekte		
			psycho-motorisch dämpfend	sedierend hypnotisch	anti-psychotisch	extra-pyramidal	anti-cholinerg	adrenoly-tisch
Levomepromazin	Neurocil®	24	+ + + +	+ + + +	+	+	+	+ +
Promethazin	Atosil®	12	+ +	+ +	–	+	+ +	+ +
Prothipendyl	Dominal®		+ +	+ + +	+	+	+	+
Thioridazin	Melleril®	24	+ +	+ +	+ +	+	+ +	+ +
Perazin	Taxilan®	35	+ + +	+ + +	+ +	+ +	+ +	+ +
Trifluoperazin	Jatroneural®	13	+ +	+ +	+ + +	+ +	+ +	+ +
Fluphenazin	Dapotum®	16	+ +	+ +	+ + +	+ +(+)	+ +	+ +
Perphenazin	Decentan®	20	+ + +	+ + +	+ + +	+ +(+)	+ +	+ +
Chlorprothixen	Truxal® Taractan®	8–12	+ + +	+ + +	+	+	+ +	+ +
Flupentixol	Fluanxol®	35	+ + +	+	+ + +	+ +	+	+
Clopenthixol	Ciatyl®	20	+ + +	+ + +	+ + +	+ +	+	+
Clozapin	Leponex®	16–23	+ + +	+ + +	+ + +	–	+ +	+ +

+ = leicht   + + = mäßig   + + + = deutlich   + + + + = sehr ausgeprägt

6. Dosisabhängiges Risiko für zerebrale Krampfanfälle.

Besonderheiten:

1. Seit dem 1.1.1979 ist die Therapie mit Leponex® beschränkt auf die Behandlung von Patienten mit schweren psychotischen Störungen, die nachweislich auf andere Mittel nicht oder nur völlig unzureichend angesprochen haben oder auf diese mit starken extrapyramidalmotorischen Nebenwirkungen, insbesondere Spätdyskinesien, reagieren und bei denen die Durchführung der vorgeschriebenen, insbesondere hämatologischen Überwachungsmaßnahmen gewährleistet ist (*kontrollierte Anwendung*).
2. Unter Clozapin treten keine bzw. nur sehr gering ausgeprägte extrapyramidalmotorische Nebenwirkungen auf. Über Spätdyskinesien wurde bisher im Schrifttum nicht berichtet.
3. Die Behandlung mit Clozapin führt zu keinem oder lediglich einem sehr geringen Anstieg von Prolaktin im Serum (*Meltzer* et al. 1979).
4. Das weiße Blutbild ist vor und während der ersten 18 Behandlungswochen in mindestens wöchentlichen Abständen zu kontrollieren, anschließend in monatlichen Abständen über den gesamten Zeitraum der Therapie sowie beim Auftreten erster Symptome einer Infektion (vgl. Merkblatt der Firma Wander).
5. Regelmäßige Blutdruck- und Pulskontrolle (während der 1. Behandlungswoche täglich, v.a. bei variierenden höheren Dosierungen).

6. Eine Therapie mit Clozapin ist obsolet bei Patienten, die bereits auf Clozapin oder andere, vor allem trizyklische Neuroleptika und sonstige Arzneimittel mit einer Schädigung des hämatopoetischen Systems reagierten.

Darüber hinausgehende Informationen sind den Unterlagen des Herstellers zu entnehmen, deren Kenntnis durch den Clozapin verordnenden Arzt in der BRD schriftlich bestätigt werden muß.

7.4.2 Butyrophenone und Diphenylpiperidine

7.4.2.1 Haloperidol (Haldol®)

Chemische Subgruppe: Butyrophenonderivat.
Terminale Eliminationshalbwertszeit: ca. 13 bis 36 Stunden.

Erwünschte Eigenschaften:

Ausgeprägte antipsychotische und psychomotorisch dämpfende Wirkungen, besonders bei akuten produktiv-psychotischen Symptomen. Aufgrund der im Vergleich zu den trizyklischen Neuroleptika deutlich geringeren Kreislaufwirkungen und den wenig relevanten anticholinergen Wirkungen erscheint Haloperidol besonders gut zur Behandlung von psychomotorischen Erregungszuständen bei Risikopatienten, z.B. Patienten mit höherem Le-

Tabelle 7.6 Auswahl trizyklischer Neuroleptika – Handelsformen nach der Roten Liste 1990 (ohne Depot-Formen)

Generic name	Handelsname	Drag.	Kaps.	Tabl.	Sirup	Tropf.	Supp.	Amp.	anti-psychotisch	rezidivpro-phylaktisch	ambulant	stationär
		Handelsformen (Wirkstoff in mg)							Mittlere Dosierungen (mg)		Max. Tagesdosis p.o. (mg)	
Levomepromazin	Neurocil®	–	–	25	–	40/ml	–	25/1 ml	–	–	150	600
		–	–	100	–	–	–	–				
Promethazin	Atosil®	25	–	–	1/ml	20/ml	50	50/2 ml	–	–	200	1000
Prothipendyl	Dominal®	40 forte	–	80 forte	–	25/0,5 ml	–	40/2 ml forte	–	–	240	640
Thioridazin	Melleril®	25	–	30 retard	–	–	–	–	400–600	100–200	200	600
		100	–	200 retard	–	–	–	–				
	Melleretten®	10	–	–	–	30/ml	–	–				
Perazin	Taxilan®	25	–	100	–	44/ml	–	50/2 ml	400–600	100–200	300–400	800
		100	–	–	–	–	–	–				
Trifluoperazin	Jatroneural®	2	2 retard	–	–	–	–	–	10–20	4–6	15	40
Fluphenazin	Dapotum®	–	–	5	–	4/ml	–	10/1 ml	10–20	3–6	15	40
		3 retard	–	1	–	–	–	–				
	Lyogen®	6 retard	–	4 forte	–	2,5/ml	–	5/1 ml	10–20	3–6	–	–
Perphenazin	Decentan®	4	–	8	–	4/ml	–	–	20–30	8–12	32	64
Chlorprotixen	Truxal®	15	–	–	20/ml	20/ml	–	50/1 ml	–	–	300	800
		50	–	–	–	–	–	–				
	Truxaletten®	5	–	–	–	–	–	–				
	Taractan®	15	–	–	–	2,5/ml	–	30/2 ml	–	–	300	800
		50	–	–	–	40/ml	–	–				
Flupentixol	Fluanxol®	5	–	–	–	–	–	–	10–20	2,5–5	20	60
		0,5										
Clopenthixol	Ciatyl®	10	–	25	–	–	–	25/1 ml	75–200	50–100	75	250
Zuclopenthixol	Sedanxol®	–	–	2	–	20/ml	–	–	50–100	25–50	50	150
		–	–	10	–	–	–	–				
		–	–	25	–	–	–	–				
Clozapin	Leponex®	–	–	25	–	–	–	50/2 ml	150–400	75–150	300	600
		–	–	100	–	–	–	–				

bensalter, bei Kreislauflabilität oder bei akuten Intoxikationen nach psychotropen Substanzen, geeignet.
Dosierung:
a) Bei Erregungszuständen:
Parenteral (i.v., i.m.): 5–10 mg, maximal 50–60 mg/die.
Oral: 10–20 mg, maximal 80 mg/die stationär, bis maximal 30 mg ambulant.
In der Gerontopsychiatrie:
Oft genügen Dosierungen bis 2,5 mg *parenteral,* 0,5–5 mg *oral.*
b) Zur antipsychotischen Behandlung:
Oral: 10–20 mg/die, maximal 60–80 mg stationär, maximal 20–30 mg ambulant.

Unerwünschte Begleitwirkungen:

1. Dosisabhängig mäßig bis deutlich ausgeprägte extrapyramidalmotorische Nebenwirkungen. Im Rahmen der Studie „Arzneimittelüberwachung in der Psychiatrie" wurde bei Auswertung von 4133 Patienten in den Jahren 1979 bis 1984 eine bedrohliche Komplikation im Sinne eines neuroleptischen Syndroms in 7 Fällen sowie eines malignen neuroleptischen Syndroms in 1 Fall berichtet (*Grohmann* et al. 1988).
2. In der gleichen Studie führten Herz-Kreislauf-Komplikationen lediglich bei 0,4 % — und hier u.a. bei Kombinationsbehandlungen — zum Absetzen von Haloperidol.

7.4.2.2 Benperidol (Glianimon®)

Chemische Subgruppe: Butyrophenonderivat.
Terminale Eliminationshalbwertszeit: ca. 4 Stunden.

Erwünschte Wirkungen:

1. Ausgezeichnete antipsychotische und ausgeprägt psychomotorisch dämpfende Wirkung.
Dosierung:
In der Akuttherapie, z.B. schwere Erregungszustände bei Patienten mit einer Katatonie:
Parenteral (i.m., i.v.): bis 12 mg/die.
Oral: 4–40 mg, maximal 40 mg/die stationär.
Antipsychotisch wirksame Durchschnittsdosis: 6–15 mg/die.

Unerwünschte Begleitwirkungen:

Auftreten von deutlichen extrapyramidalen Nebenwirkungen möglich.

7.4.2.3 Melperon (Eunerpan®)

Chemische Subgruppe: Butyrophenonderivat.
Terminale Eliminationshalbwertszeit: ca. 3 Stunden.

Erwünschte Wirkungen:

1. In verschiedenen Untersuchungen wurde eine gute klinische Wirkung bei insgesamt guter Verträglichkeit bei *gerontopsychiatrischen Patienten* mit Schlafstörungen, psychomotorischer Unruhe, Verwirrtheitszuständen und paranoiden Denkinhalten (*Schulte* 1981, *Huber* 1977) berichtet.
Dosierung:
50–150 mg/die p.o., maximal 300 mg/die.
2. Melperon führte zu einer Verminderung aggressiver Verhaltensstörungen bei geistig behinderten Patienten (*Hacke* 1980).
Dosierung:
100–300 mg/die p.o.

Unerwünschte Begleitwirkungen:

In den o.g. Studien wurde auf die gute Verträglichkeit der Substanz hingewiesen. Berichtet wurde über Müdigkeit, vereinzelt Mundtrockenheit und extrapyramidalmotorische Störungen.

7.4.2.4 Pimozid (Orap®)

Chemische Subgruppe: Diphenylbutylpiperidinderivat.
Terminale Eliminationshalbwertszeit: ca. 55 Stunden.

Erwünschte Wirkungen:

Im Schrifttum werden besonders günstige Effekte von Pimozid in einer offenen Studie bei der Therapie von chronisch schizophrenen Patienten mit Minussymptomatik (*Feinberg* et al. 1988) nach 4wöchiger Therapie mit durchschnittlich 9,8 mg/die berichtet.
Dosierung:
Zur Langzeittherapie:
Beginn mit 2–4 mg/die, Erhaltungsdosis 2–10 mg/die, maximal 16 mg/die.
Durchschnittliche antipsychotische Dosierung: 6–12 mg p.o.

Unerwünschte Begleitwirkungen:

1. Pimozid kann zu innerer Unruhe und Schlafstörungen führen und ist deshalb nicht zur Mo-

Tabelle 7.7 Eliminationshalbwertszeit, pharmakologisches Wirkprofil und unerwünschte Begleiteffekte von Butyrophenonen, Diphenylbutylpiperidin- und von Benzamidderivaten

Generic name	Handelsname	Eliminations-halbwertszeit (h) ca.	Pharmakologisches Wirkprofil			Unerwünschte Begleiteffekte		
			psycho-motorisch dämpfend	sedierend hypnotisch	anti-psychotisch	extra-pyramidal	anti-cholinerg	adrenoly-tisch
Haloperidol	Haldol®	13–36	+++	++	+++	++(+)	+	+
Benperidol	Glianimon®	4	+++	++	++++	+++	+	+
Melperon	Eunerpan®	3	+++	++	+	+	+	+
Pimozid	Orap®	55	++	+	+++	++	+	+
Sulpirid	Dogmatil®	8	+	–	++	+	–	–

+ = leicht   ++ = mäßig   +++ = deutlich   ++++ = sehr ausgeprägt

notherapie von psychomotorisch unruhigen psychotischen Patienten geeignet.
2. Ansonsten mit Haloperidol vergleichbare Nebenwirkungen.

7.4.3 Benzamide

7.4.3.1 Sulpirid (Dogmatil®)

Chemische Subgruppe: Benzamidderivat.
Terminale Eliminationshalbwertszeit: ca. 8 Stunden.

Erwünschte Wirkungen:

1. Dosisabhängig schwache bis mittelgradige antipsychotische Wirkung, weitgehend fehlende sedierende Wirkkomponente.
Dosierung:
   a) Zur antipsychotischen Therapie: 600–1200 mg/die p.o., maximal 1600 mg/die.
   b) Zur längerfristigen Therapie chronisch schizophrener Patienten mit vorwiegender Antriebsverarmung: 200–400 mg/die.
2. Verschiedene, vorwiegend offene Studien weisen auf die antidepressive Wirkung von Sulpirid in niedriger Dosis hin (*Robertson* u. *Trimble* 1982). Besonders betont wurde der rasche Wirkungseintritt der Substanz.
   Sulpirid sollte nicht bei schwereren depressiven Syndromen im Rahmen von endogenen Depressionen verordnet werden, sondern nach strenger Indikationsstellung, primär bei Patienten mit depressiver Symptomatik, psychovegetativen Erschöpfungszuständen und funktionellen Organbeschwerden nicht-psychotischer Genese.
Dosierung:
100–200 mg/die.

Unerwünschte Begleitwirkungen:

1. Sulpirid führt auch bei niedriger Dosierung im Vergleich zu anderen Neuroleptika zu einer deutlichen Prolaktinerhöhung.
2. Sulpirid kann zu Unruhezuständen und Schlafstörungen führen (letzte Medikamentengabe nicht nach 16 Uhr).

7.4.4 Depot-Neuroleptika

Die antipsychotische bzw. rezidivprophylaktische Behandlung mit Depot-Neuroleptika bietet aus klinischer Sicht verschiedene Vorteile (Überblick: *Woggon* et al. 1975, *Johnson* 1984, s. auch Kap. 7.10):

1. Pharmakokinetisch: sehr gute Bioverfügbarkeit, da im Gegensatz zur peroralen Gabe kein „First-pass"-Metabolismus im Darm und v.a. in der Leber eintritt, geringere Fluktuationen im Serumplasmaspiegel,
2. deshalb ist vielfach eine Therapie mit – im Vergleich zur peroralen Gabe – geringeren Dosen möglich,
3. Compliance: bessere Kontrolle der Medikation durch Therapeuten, unter p.o. Gabe deutlich höhere Noncompliance-Rate,
4. geringeres Risiko einer Intoxikation,
5. bessere Emanzipation vom Medikament durch den Patienten aufgrund der größeren Injektionsintervalle,
6. Etablierung eines konstanten und regelmäßigen Kontaktes zwischen Therapeut und Patient.

Demgegenüber ermöglicht die perorale Applikation ein höheres Maß an therapeutischer Flexibilität und ein mehr eigenverantwortliches Handeln des Patienten. Die Frage, inwieweit die Depot-Form mehr unerwünschte extrapyramidale Begleit-

Tabelle 7.8 Auswahl von Butyrophenonen, Diphenylpiperidin- und Benzamidderivaten – Handelsformen nach der Roten Liste 1990 (ohne Depot-Formen)

Generic name	Handelsname	Handelsformen (Wirkstoff in mg) Drag.	Kaps.	Tabl.	Sirup	Tropf.	Supp.	Amp.	Mittlere Dosierungen (mg) antipsychotisch	rezidivprophylaktisch	Max. Tagesdosis p.o. (mg) ambulant	stationär
Haloperidol	Haldol®			1 2 5 10 20		2/ml 10/ml forte		5/1 ml	10–20	2,5–5	20–30	60–80
Benperidol	Glianimon®			2		2/ml		2/2 ml	6–15	2–3	15	30–40
Melperon	Eunerpan®		25 100			5/ml		50 = 2 ml i.m.			200	400
Pimozid	Orap®			1 4 forte					6–12	2–4	10	16
Sulpirid	Dogmatil®		50	200		5/ml		100/2 ml	600–1200	150–300	800	1600

Tabelle 7.9 Umrechnungsformeln, mittlere Wirkungsdauer und durchschnittliche Dosierungen von Depot-Neuroleptika

Generic name	Handelsname	Umstellung oral-Depot Multiplikationsfaktor ca.	Mittlere Wirkungsdauer (Wochen)	1 ml = … mg	Handelsformen	Mittlere Dosierungen antipsychotisch	rezidivprophylaktisch
Fluspirilen	Imap®	–	1	2	2 mg/1 ml 1,5 mg/0,75 ml	6–10 mg = 3–5 ml	2–4 mg = 1–2 ml
Perphenazinenantat	Decentan-Depot®	4	2–3	100	100 mg/1 ml	50–200 mg = 0,5–2 ml	25–100 mg = 0,25–1 ml
Fluphenazindecanoat	Dapotum-D® Lyogen Depot®	2,5	2–3	25	25 mg/1 ml 50 mg/0,5 ml 100 mg/1 ml	25–100 mg = 1–4 ml	12,5–25 mg = 0,5–1 ml
Zuclopenthixoldecanoat	Ciatyl-Depot®	4	2–3	200	200 mg/1 ml	200–400 mg = 1–2 ml	100 mg = 0,5 ml
Cis-(Z)-Flupenthixoldecanoat	Fluanxol-Depot®	3	2–4	20	10 mg/0,5 ml 20 mg/1 ml 100 mg/1 ml	40–100 mg = 2–5 ml	20 mg = 1 ml
Haloperidoldecanoat	Haldol-Janssen® Decanoat	15–20	4	50	50 mg/1 ml 150 mg/3 ml	100–300 mg = 2–6 ml	50 mg = 1 ml

effekte induziert, wird sehr kontrovers diskutiert und bleibt nach wie vor offen. Letztlich wird die Entscheidung perorale oder Depot-Applikation immer eine individuelle Entscheidung sein, basierend auf den jeweiligen therapeutischen Bedingungen.

In der Tabelle 7.9 wurden zur raschen Orientierung die im Handel erhältlichen Depot-Neuroleptika, die durchschnittlichen im Schrifttum vorgeschlagenen Dosierungen zur antipsychotischen und rezidivprophylaktischen Therapie sowie Umrechnungsfaktoren von peroraler Applikation auf die Depot-Form aufgelistet (Angaben der Hersteller bzw. Ergebnisse klinischer Studien, Überblick: *Schulz* et al. 1989, z.T. modifiziert).

Welches Depot-Neuroleptikum im Einzelfall zur Anwendung kommt, wird im wesentlichen von folgenden Überlegungen abhängen:

1. Ist klinisch eine mehr dämpfende (Perphenazinenantat, Zuclopenthixoldecanoat oder leicht antriebssteigernde (z.B. Flupentixoldecanoat) Wirkung erwünscht?
2. Wurde der Patient bereits mit dem gleichen Präparat in der peroralen Form vorbehandelt (Umstellung auf Depot-Form einfacher)?
3. Welches Dosierungsintervall (1 bis 4 Wochen) ist klinisch sinnvoll?
4. Liegt eine besondere Sensibilität gegenüber extrapyramidalen Nebenwirkungen vor (unter Depot sehr langsames Abklingen dieser unerwünschten Symptomatik)?

Bezüglich der antipsychotischen und rezidivprophylaktischen Wirksamkeit sowie im Hinblick auf die Entwicklung extrapyramidaler Nebenwirkungen liegen bei äquipotenter Dosierung keine wesentlichen Unterschiede zwischen den einzelnen Substanzen vor. Im folgenden werden kurz die Besonderheiten einzelner Depot-Präparate skizziert, deren orale Applikationsform entweder nicht vorliegt (Fluspirilen) oder deren klinisches Wirkprofil bzw. Verträglichkeit von der oralen Form abweicht.

7.4.4.1 Fluspirilen (Imap®, i.m.)

Chemische Subgruppe: Diphenylbutylpiperidinderivat.

Erwünschte Wirkungen:

1. Gute antipsychotische Wirkung:
   Dosierung:
   6 bis 10 mg/Woche; in Einzelfällen bis 16 mg/Woche.

2. Rezidivprophylaktische Wirkung:
   2—4 mg/Woche.
3. Gute Besserungen in der Behandlung ängstlich-depressiver, psychovegetativer und psychosomatischer Syndrome (Tranquilizerindikation) nach strenger Indikationsstellung bei ca. 2/3 bis 4/5 der Patienten bei einer zeitlich begrenzten Therapie über 6 bis 10 Wochen, Beginn der therapeutischen Wirkung meist nach Stunden bis Tagen (Übersicht: *Kapfhammer* u. *Rüther* 1987).
   Dosierung:
   1—1,5 mg/Woche.

Unerwünschte Begleitwirkungen:

1. Antipsychotische Therapie:
   a) Entwicklung von Müdigkeit und Schwächegefühl innerhalb von 1 bis 3 Tagen möglich.
   b) Extrapyramidalmotorische Nebenwirkungen (Zeitpunkt: Beginn ca. 12 Stunden nach Injektion, besonders deutlich nach 24 Stunden).
   c) Gastrointestinale Symptome möglich.
   d) Dosisabhängig orthostatische Hypotension möglich.
2. Tranquilizerindikation:
   Im Schrifttum wurde zusammenfassend eine gute Verträglichkeit beschrieben, wobei systematische Untersuchungen im Hinblick auf ein potentielles Spätdyskinesierisiko noch nicht vorliegen.

Besonderheiten:

Depot (i.m., tief intraglutäal: wässrige, mikrokristalline Suspension — bei wiederholter Anwendung Wechsel der Injektionsstelle).

7.4.4.2 Perphenazinenantat (Decentan®-Depot, i.m.)

Erwünschte Wirkungen:

Perphenanzinenantat besitzt eine deutlich sedierende Wirkkomponente und eignet sich daher insbesondere zur Therapie agitiert-ängstlicher und aggressiver schizophrener Patienten.
Durchschnittliche Dosierung:
1. Antipsychotische Therapie: 50—200 mg/2 Wochen,
2. Rezidivphrophylaktische Therapie: ca. 25—100 mg/2 Wochen.

Unerwünschte Begleitwirkungen:

1. Extrapyramidalmotorische Nebenwirkungen wurden unter Perphenazin häufig beobachtet,

mit Depot-Therapie in ca. 30 % (*Müldner* et al. 1980).

2. Dosisabhängig tritt häufig Müdigkeit auf, insbesondere auch in den ersten Tagen nach Depot-Applikation.

7.4.4.3 Zuclopenthixoldecanoat (Ciatyl® Depot, i.m.)

Erwünschte Wirkungen:

Von verschiedenen Autoren wurden besonders günstige Effekte auf gereizt-dysphorische und paranoid-halluzinatorische Syndrome berichtet. (Übersicht: *Kapfhammer* u. *Rüther* 1987). Durchschnittliche Dosierung:
1. Antipsychotische Therapie: 200—400 mg/2 bis 3 Wochen.
2. Rezidivprophylaktische Therapie: 100 mg/2 bis 3 Wochen.

Besonderheiten:

Zuclopenthixoldecanoat enthält zu 100 % das pharmakologisch aktive Cis-(Z)-Isomer.

7.4.4.4 Cis-(Z)-Flupentixoldecanoat (Fluanxol® Depot, i.m.)

Erwünschte Wirkungen:

1. Günstige Effekte wurden auch in der Behandlung schizophrener Patienten mit sog. Minussymptomatik (*Kong* u. *Yeo* 1985) aufgrund der eher aktivierenden Wirkung beschrieben. Dosierung: 40 mg/4 Wochen.
2. Ebenso wurde auf eine günstige Beeinflussung ängstlich-depressiver Syndrome hingewiesen (*Pöldinger* u. *Sieberns* 1983) Zur Indikation s. analog Kap. 7.4.3.1: Sulpirid. Dosierung: 10 mg/2 Wochen.
3. Durchschnittliche Dosierung:
   a) Antipsychotische Therapie: 40—100 mg/2 bis 3 Wochen.
   b) Rezidivprophylaxe: 20 mg/2 bis 4 Wochen.

7.4.5 Zukunftsaspekte

Bis vor wenigen Jahren galt das wissenschaftliche Interesse auf dem Gebiet der Pharmakotherapie schizophrener Erkrankungen in erster Linie der Entwicklung neuer Substanzen, die neben einem raschen Wirkungseintritt und weitgehend fehlen-

den extrapyramidalmotorischen Nebenwirkungen sowie fehlenden Störungen des hämatopoetischen Systems akute, *produktiv-psychotische Syndrome* günstig beeinflussen würden. Diese Forschungsstrategie wurde durch verschiedene Faktoren begünstigt: Zum einen war die herausragende Bedeutung von Neuroleptika in diesem Kontext weitgehend gesichert, zum anderen warf auch die klinische Evaluierung im Hinblick auf die Beeinflussung produktiv-psychotischer Syndrome relativ wenige methodische Probleme auf. Außerdem wurde die präklinische Forschung wesentlich durch das gemeinsame pharmakologische Wirkprinzip der bisher im Handel befindlichen Neuroleptika, nämlich die Blockade dopaminerger Rezeptoren, erleichtert.

Im Gegensatz dazu wurde der Therapie von *Minussymptomen* im Rahmen schizophrener Erkrankungen über viele Jahre sehr wenig Beachtung geschenkt. Dieses Phänomen ist zum einen darauf zurückzuführen, daß aus der klinischen Empirie bekannt ist, daß die Behandlung von Minussymptomen durch Neuroleptika häufig nicht zu dem gewünschten Erfolg führt. Zum anderen wirft die Identifizierung, psychopathologische Abbildung und vor allem die nosologische Zuordnung von Minussymptomen durch geeignete Diagnose- und Meßinstrumente nach wie vor erhebliche methodische Probleme auf.

Drittens wurde die vermeintlich geringe therapeutische Beeinflußbarkeit von Minussymptomatik durch Befunde untermauert, die über degenerative Abbauprozesse bei schizophrenen Patienten mit dieser Symptomatik berichteten.

Das häufig gleichzeitige Auftreten von produktiv-psychotischer und Minussymptomatik einerseits sowie die differenzierte Betrachtungsweise der Minussymptomatik unter dem Aspekt der multifaktoriellen Syndromgenese andererseits relativieren eindeutig die Generalisierbarkeit dieser Einzelbefunde im Sinne eines irreversiblen und therapeutisch kaum beeinflußbaren Prozesses.

Deshalb wurden in den vergangenen Jahren neue Substanzen entwickelt, die sich derzeit in der klinischen Prüfung befinden, die

1. sowohl produktiv-psychotische als auch Minussyndrome günstig beeinflussen,
2. keine klinisch relevante Blockade dopaminerger Rezeptoren in den nigrostriären Systemen induzieren,
3. keine Störung des hämatopoetischen Systems, wie z.B. bei Clozapin, verursachen und
4. keine wesentlichen Beeinträchtigungen der vegetativen Funktionen bewirken.

Die ideale Substanz, die diesen Zielvorstellungen vollkommen entspricht, liegt derzeit noch nicht vor, jedoch zeigen verschiedene Forschungsansätze sehr ermutigende Ergebnisse. So wurden z.B. Substanzen entwickelt, die präferentiell dopaminerge Rezeptoren im mesokortikalen bzw. mesolimbischen System blockieren, wie z.B. Amperocid, von denen keine oder sehr geringe extrapyramidalmotorische Nebenwirkungen erwartet werden. Von Dopamin-Autorezeptor-Agonisten, wie z.B. dem Roxindol, wird über die verminderte präsynaptische Freisetzung von Dopamin eine Besserung der psychotischen Symptomatik analog zur Dopaminhypothese der Schizophrenie erhofft.

Kombinierte Serotonin-Dopamin-Antagonisten, wie z.B. das Risperidon, sollen ähnlich wie Clozapin sowohl produktiv-psychotische als auch Minussyndrome günstig beeinflussen ohne wesentliche extrapyramidalmotorische Begleiteffekte bzw. Störungen des cholinergen und blutbildenden Systems.

Ein besonderes wissenschaftliches und klinisches Interesse gilt der Entwicklung von sog. partiellen Dopaminrezeptor-Agonisten, die jeweils in Abhängigkeit vom vorliegenden dopaminergen Aktivierungsniveau diese Rezeptorsysteme unterschiedlich beeinflussen. So zeigen sie bei erhöhter dopaminerger Aktivität dopaminantagonistische Effekte, bei reduzierter dopaminerger Aktivität begrenzte agonistische Effekte. Damit wäre sowohl ein günstiger Effekt auf die produktiv-psychotische Symptomatik als auch auf die Minussymptomatik, für die eine verminderte Aktivität dopaminerger Systeme eine wichtige Rolle zu spielen scheint, zu erwarten. Ein Prototyp dieser Substanzgruppe ist das Ergolinderivat SDZ HDC 912.

Die Bedeutung von Neuropeptiden in der Beeinflussung produktiv-psychotischer bzw. negativer Symptomatik ist noch weitgehend unklar.

Literatur

Ayd, F.J.: The depot fluphenazines: a reappraisal after 10 years clinical experience. Amer. J. Psychiat. 132 (1975) 491–500

Bauer, D., Gaertner, H.J.: Wirkungen der Neuroleptika auf die Leberfunktion, das blutbildende System, den Blutdruck und die Temperaturregulation. Pharmacopsychiatry 16 (1983) 23–29

Bobon, D.: Klinische Wirkungsprofile der Thioxanthene. In: *B. Müller-Oerlinghausen, H.J. Möller, E. Rüther* (Hrsg.): Thioxanthene in der neuroleptischen Behandlung. Springer, Berlin, Heidelberg, New York 1990, S. 55–59

Capretti, G.: Sull'utilita dell impiego della levomepromazine nella terapia del dolore da cancro. Minerva Med. 53 (1962) 3800–3806

Carney, M., Sheffield, B.: The long-term maintenance treatment of schizophrenic outpatients with the depot flupenthixol. Curr. med. Res. Opin. 1 (1973) 423–426

Feinberg, S., Kay, St., Elijovich, L., Fiszbein, A., Opler, L.: Pimozide treatment of the negative schizophrenic syndrome: An open trial. J. clin. Psychiat. 49 (1988) 235–241

Grohmann, R., Koch, R., Rüther, E., Schmidt, L.: Nebenwirkungen von Perazin im Vergleich zu anderen Neuroleptika. In: *H. Helmchen, H. Hippius, R. Tölle* (Hrsg.): Therapie mit Neuroleptika – Perazin. Thieme, Stuttgart, New York 1988, S. 74–83

Hacke, W.: Die pharmakologische Beeinflussung aggressiven und autoaggressiven Verhaltens bei Geistigbehinderten mit Melperone. Pharmacopsychiatry 13 (1980) 20–24

Hinterhuber, H., Kryspin-Exner, K., Platz, Th., Schubert, H., Lochs, A., Moncayo, R., Neumann, R., Rössler, H., Schwarz, S., Schwitzer, J.: Die neuroleptische Intensivbehandlung akuter schizophrener Psychosen. In: *K. Kryspin-Exner, H. Hinterhuber, H. Schubert* (Hrsg.): Ergebnisse der psychiatrischen Therapieforschung. Schattauer, Stuttgart, New York 1982, S. 149–168

Huber, F.: Klinische Bewertung von Melperon bei geronto-psychiatrischen Patienten. Therapiewoche 27 (1977) 6361–6364

Johnson, D.: Observations on the use of long-acting depot neuroleptic injections in the maintenance therapy of schizophrenia. J. clin Psychiat. 5 (1984) 13–21

Kane, J., Honigfeld, G., Singer, J., Meltzer, H.: Clozapine for the treatment-resistant schizophrenic. Arch. gen. Psychiat. 45 (1988) 789–796

Kapfhammer, H.P., Rüther, E.: Depot-Neuroleptika. Springer, Berlin, Heidelberg, New York 1987

Knoll, M., Mundt, C.: Perazin versus oxazepam bei neurotischen Patienten einer Poliklinik. In: *H. Helmchen, H. Hippius, R. Tölle* (Hrsg.): Therapie mit Neuroleptika – Perazin. Thieme, Stuttgart 1988, S. 202–210

Kocher, R., Müller, O.: Analgetische Wirkungen von Psychopharmaka, Eine Literaturübersicht. In: *Ciba-Geigy* (Hrsg.): Psychopharmaka bei chronischem Schmerz. Referate gehalten am Workshop vom 21.–23. Mai 1987, S. 76–90

Kong, D., Yeo, S.: Flupenthixol decanoate and fluphenazine decanoate in chronic schizophrenia. Singapore Med. J. 28 (1985) 551–555

Liebermann, J., Kane, J., Johns, C.: Clozapine: Guidelines for clinical management J. clin. Psychiat. 50 (1989) 329–338

Meltzer, H., Goode, D., Schyve, P., Young, M., Fang, V.: Effect of clozapine on human serum prolactin levels. Amer. J. Psychiat. 136 (1979) 1550—1555

Müldner, H., Weber, J., Wiemann, H.: Ergebnisse einer offenen multizentrischen Studie mit dem Langzeitneuroleptikum Decentan-Depot. Therapiewoche 30 (1980) 7992—7997

Pöldinger, W., Sieberns, S.: Depression-inducing and antidepressive effects of neuroleptics. Experiences with flupenthixol and flupenthixol decanoate. Neuropsychobiology 10 (1983) 131—136

Robertson, M., Trimble, M.: Major tranquillizers as antidepressants. J. affect. Disord. 4 (1982) 173—193

Schulte, R.: Therapie des organischen Psychosyndroms älterer unruhiger Patienten mit dem Breitbandneuroleptikum Melperon. Therapiewoche 31 (1981) 8580—8586

Schulz, P., Rey, M., Dick, P., Tissot, R.: Guidelines for the dosage of neuroleptics. II. Changing from daily oral to long acting injectable neuroleptics. Int. clin. Psychopharmacol. 4 (1989) 105—114

Wander-Pharma: Leponex (Clozapin) — Prototyp atypischer Neuroleptika. Übersicht über den Stand des Wissens. 1987

Woggon, B., Angst, J., Margoses, N.: Gegenwärtiger Stand der neuroleptischen Langzeitbehandlung der Schizophrenie. Nervenarzt 46 (1975) 611—616

7.5 Neuroleptikatherapie akuter schizophrener Erkrankungen

H.-J. Möller

Die Neuroleptikatherapie ist nach heutiger Auffassung der wichtigste Therapiepfeiler in der Behandlung akuter schizophrener Psychosen. Die neuroleptische Behandlung führt in der Regel zu einer schnellen Reduktion der psychotischen Symptome (Abb. 7.5). Im Verlauf der so erreichten Besserung wird der zunächst meist erheblich in seiner Realitätseinsicht, Affektivität und verbalen Kommunikationsfähigkeit gestörte Patient befähigt, zunehmend bei anderen, insbesondere psychosozialen Behandlungsangeboten mitzuarbeiten.

7.5.1 Ergebnisse von Untersuchungen zur Wirksamkeit und Prädiktoranalyse

Die neuroleptische Behandlung schizophrener Psychosen ist in unzähligen klinischen Prüfungen, dar-

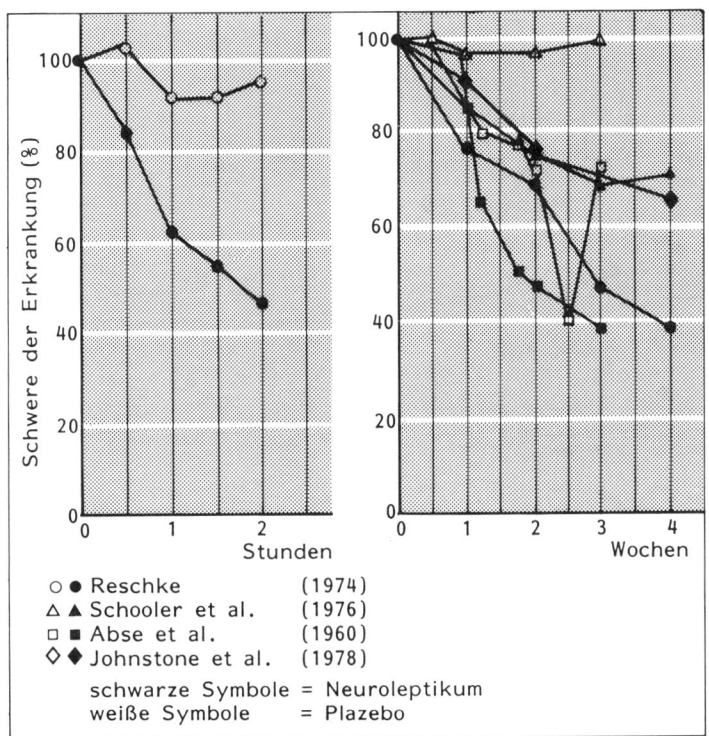

Abb. 7.5 Vergleich des Zeitverlaufs der Symptomreduktion von akut psychotischen Patienten aus 4 Studien. (Nach *Keck* et al. 1989)

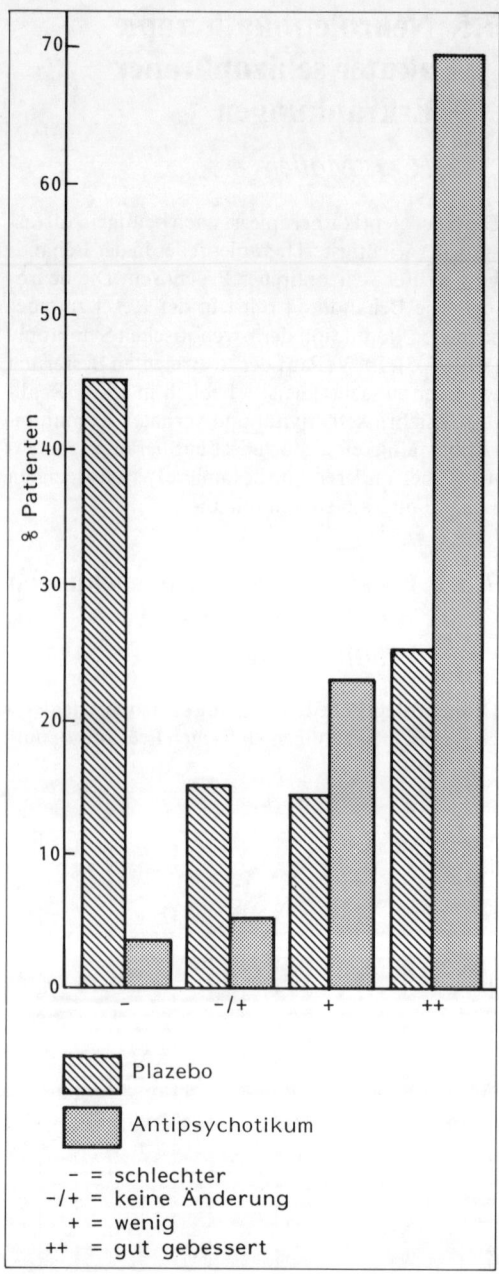

Plazebo

Antipsychotikum

- = schlechter
-/+ = keine Änderung
  + = wenig
 ++ = gut gebessert

Abb. 7.6 Ergebnisse der Behandlung schizophrener Patienten mit antipsychotischen Medikamenten im Vergleich zu Plazebo. (Nach *Cole* et al. 1964 und 1966)

unter ein Großteil doppelblinder plazebokontrollierter Studien, untersucht worden (Abb. 7.6). Dabei wurde die hohe therapeutische Wirksamkeit eindeutig empirisch belegt (*Davis* et al. 1980).

Gleichzeitig wurde die große therapeutische Breite und das im Vergleich zur Grunderkrankung vergleichsweise geringe Nebenwirkungsproblem offensichtlich (*Bürki* et al. 1983).

Bei schizophrenen Psychosen kann man, je nach der symptomatologischen Ausgestaltung, verschiedene Haupttypen unterscheiden. Diese syndromatologischen Differenzierungen spielen für die Durchführung der Neuroleptikatherapie beim derzeitigen Wissensstand keine wesentliche Rolle. Allerdings müssen bei der neuroleptischen Behandlung katatoner Schizophrenien besondere Vorsichtsmaßnahmen beachtet werden. Auch die Akutbehandlung schizoaffektiver Psychosen, die heute zunehmend als eigenständige nosologische Gruppe angesehen werden, bietet einige Besonderheiten. Ebenso bedürfen depressive und apathische Zustände besonderer therapeutischer Ansätze.

Nicht alle akut schizophrenen Patienten sprechen ausreichend auf Neuroleptika an. Aus den kontrollierten Studien läßt sich eine Nonresponse-Quote in der Größenordung von ca. 30 % ableiten (*Davis* et al. 1980). Allerdings wurde bei diesen Studien nur jeweils ein Präparat, in begrenzter Studiendauer und oft in standardisierter Dosierungs- und Applikationsweise, geprüft. Unter den Bedingungen der Routineversorgung, bei der diese Einschränkungen nicht bestehen, liegen die Nonresponse-Raten niedriger (*Möller* u. *von Zerssen* 1986).

Für das Nichtansprechen unter Neuroleptikatherapie (*Möller* 1990) wurde eine Reihe von Prädiktoren beschrieben, die aber nur zum geringen Teil repliziert werden konnten. Hinweise auf einen schlechten Therapieerfolg unter Neuroleptika geben demnach vor allem die folgenden Merkmale: schleichender Erkrankungsbeginn, früheres Erstmanifestationsalter, geringere Ausprägung produktiv-psychotischer Symptomatik, längere Dauer produktiv-psychotischer Symptomatik, gestörte prämorbide Persönlichkeit (*Woggon* 1983, *Möller* et al. 1985 a). Abgesehen von solchen anamnestischen Variablen scheint auch das schlechte Ansprechen in der 1. Behandlungswoche mit Neuroleptika für einen weiteren ungünstigen Behandlungsverlauf zu sprechen (*Möller* et al. 1983). Alle diese Prädiktormerkmale reichen aber nicht aus zu einzelfallbezogenen Prognosen, sondern allenfalls zu gruppenstatistischen Differenzierungen. Ob biochemische Merkmale (z.B. die Apomorphin-induzierte Stimulation der Wachstumshormonausschüttung) ggf. bessere Prädiktoren abgeben, wurde erst in Ansätzen erprobt.

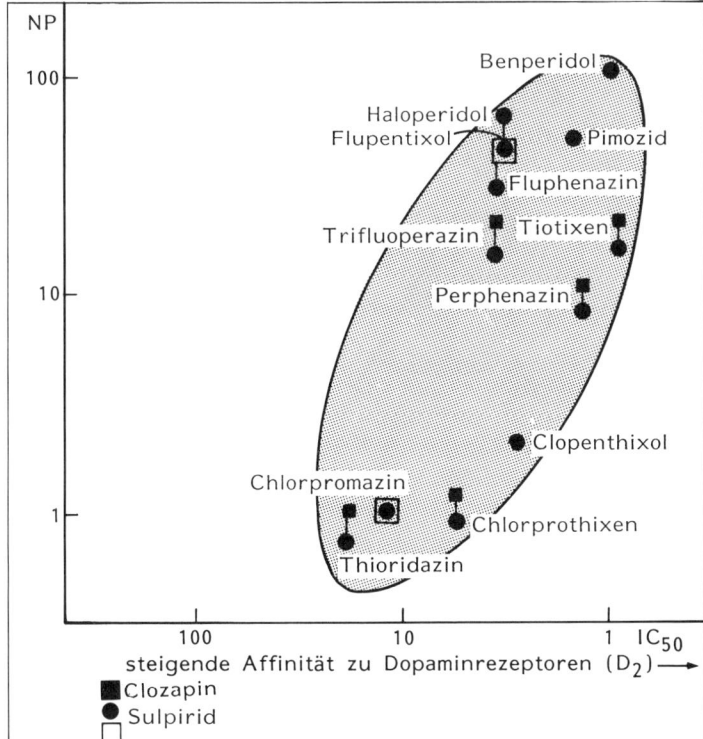

Abb. 7.7 Neuroleptische Potenz (NP) nach *Haase* (1972) (●) und klinische Chlorpromazin (CPL)-Äquivalenzdosen nach *Davis* und *Casper* (1977) (■). (Nach *Möller* et al. 1989)

7.5.2 Auswahl des Neuroleptikums

Die verschiedenen Neuroleptika unterscheiden sich in ihrer antipsychotischen Potenz, ausgedrückt in der Menge des Medikamentes, die erforderlich ist, um einen ausreichenden antipsychotischen Effekt zu erreichen (*Davis* 1974). Diese antipsychotische Potenz korreliert gut mit pharmakologischen und neuroendokrinologischen Befunden über die jeweilige Stärke des antidopaminergen Effekts. Die antipsychotische Potenz wird meist in Äquivalenzdosen von Chlorpromazin ausgedrückt (Tab. 7.10). Sie steht in enger Beziehung zur Dopamin-D_2-Blockade (Abb. 7.7). Man kann die neuroleptische Potenz indirekt unter Bezugnahme auf die ,,Potenz'' zur Hervorrufung extrapyramidalmotorischer Nebenwirkungen bestimmen oder direkt im klinischen Kontrollgruppenvergleich. Die Ergebnisse sind z.T. nicht deckungsgleich. Die Bestimmung der antipsychotischen Potenz mittels der Intensität extrapyramidaler Nebenwirkungen – die den meisten in Deutschland verfügbaren Äquivalenztabellen zugrunde liegen – (*Haase* 1972), ist zumindest seit Einführung des Clozapins fragwürdig geworden. Bei diesem Neuroleptikum zeigte sich besonders deutlich, daß neuroleptische Potenz

und extrapyramidale Nebenwirkungen nicht notwendigerweise gekoppelt sind.

Trotz aller Versuche, unterschiedliche klinische Wirkungsprofile der einzelnen Neuroleptika zu beschreiben und dabei u.a. antiwahnhafte, antiautistische, antimanische und ataraktische Wirkdimensionen zu differenzieren, ergibt die Synopsis der diesbezüglichen Literatur keinen ausreichenden empirischen Beleg für derartig differenzierte

Tabelle 7.10 Antipsychotische Äquivalenzdosen einiger Neuroleptika bezogen aus 100 mg Chlorpromazin (auf der Basis von doppelblinden Vergleichsstudien bestimmt). (Nach *Davis* 1974)

Neuroleptikum	Äquivalenzdosis für 100 mg Chlorpromazin	Umrechnungsfaktor (1 mg NL entspricht x mg Chlorpromazin)
Chlorpromazin	100 mg	1:1
Thioridazin	97 ±7	1:1
Chlorprothixen	44 ±8	1:2
Perphenazin	9 ±0,6	1:10
Haloperidol	1,6±0,4	≈1:50
Fluphenazin	1,2±0,1	≈1:50

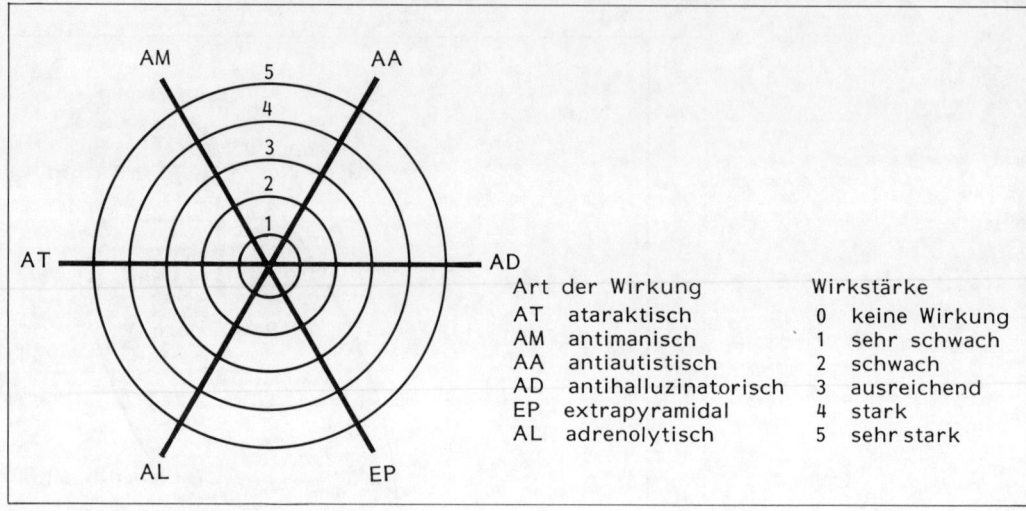

Abb. 7.8 Der „Lütticher Stern" zur Veranschaulichung der klinisch-pharmakologischen Wirkungsprofile der Neuroleptika. (Nach *Bobon* 1990)

Wirkprofile, wie sie z.B. im Sternprofil von Lüttich (Abb. 7.8) dargestellt werden (*Bobon* et al. 1972, *Bobon* 1990), zumindest nicht auf gruppen-statistischer Basis (*Tansella* u. *Balestrieri* 1976, *Davis* u. *Garver* 1978). Lediglich Unterschiede in der antipsychotischen Potenz sind eindeutig nachweisbar. Faßt man die Sedierung nicht nur als unerwünschte Begleitwirkung auf, sondern im Rahmen der Akutbehandlung schizophrener Psychosen durchaus als zum erwünschten Wirkprofil der Substanz gehörig (Notwendigkeit der Sedierung erregter psychotischer Patienten!), so kann man allerdings sagen, daß sich die verschiedenen Neuroleptika nicht nur hinsichtlich der antipsychotischen Potenz, sondern zumindest auch hinsichtlich der sedierenden Potenz in ihrem Wirkprofil unterscheiden.

Entsprechend der antipsychotischen Potenz kann man die Neuroleptika in einer Rangreihe von hochpotent bis niedrigpotent anordnen (*Tegeler* 1987). Zu den hochpotenten Neuroleptika gehören vor allem die Butyrophenonderivate, zu den niedrigpotenten z.B. die Phenothiazinderivate mit aliphatischer Seitenkette und die Phenothiazinderivate mit Piperidylseitenkette.

Eindeutig belegt sind die Unterschiede in verschiedenen Nebenwirkungsaspekten (*Lehmann* 1975), z.B. bezüglich extrapyramidaler Störungen (meist bei hochpotenten Neuroleptika besonders ausgeprägt!), vegetativer Störungen und Sedierung (meist bei niedrigpotenten Neuroleptika besonders ausgeprägt!).

Demgemäß richtet sich die klinische Verordnung von Neuroleptika einerseits nach der antipsychotischen Potenz, andererseits nach dem Nebenwir-

Tabelle 7.11 Klinische Charakterisierung wichtiger Neuroleptika. (Nach *Möller* et al. 1989)

a) Phenothiazinderivate mit aliphatischer Seitenkette:
   niedrigpotent, ausgeprägte sedierende Wirkung, vergleichsweise stark ausgeprägte vegetative Begleitwirkungen, geringe extrapyramidale Begleitwirkungen.

b) Phenothiazinderivate mit Piperidylseitenkette:
   ähnlich wie a).

c) Phenothiazinderivate mit Piperazinylseitenkette:
   je nach Präparat mittel- bis hochpotent, geringere Sedierung und vegetative Begleitwirkungen, stärkere extrapyramidale Begleitwirkungen als die anderen Substanzen der Phenothiazingruppe.

d) Thioxanthenderivate:
   ähnlich wie c).

e) Butyrophenonderivate:
   hochpotent, geringe Sedierung, geringe vegetative Begleitwirkungen, ausgeprägte extrapyramidale Begleitwirkungen.

f) Clozapin:
   niedrig- bis mittelpotent, starke sedierende und starke vegetative Begleitwirkungen, keine extrapyramidalen Begleitwirkungen.

g) Sulpirid:
   niedrigpotent, mäßige vegetative Begleitwirkungen, sehr geringe extrapyramidale Begleitwirkungen.

Tabelle 7.12 Differentielle Therapie mit Neuroleptika. (Modifiziert nach *Schied* 1983)

Schizophrene Zielsymptomatik	Wirkungsprofil der als 1. Wahl empfohlenen Neuroleptikatypen			
	I	II	III	IV
– akute paranoid-halluzinatorische Syndrome mit ausgeprägten Denkstörungen	X			
– produktiv-schizophrene Syndrome mit vorwiegend psychomotorischer Erregung und starker Anspannung, Unruhe evtl. Angst und/oder Hostilität		X		
– akute schizophren-psychotische Bilder mit vorwiegend maniformem Affekt und assoziativer Lockerung, Umtriebigkeit	X	X		
– schizophrene Rückzugssyndrome mit Apathie, Antriebsverlust, Hemmung ohne starke produktive Syndrome			X	
– subakute bzw. subchronische schizophrene Syndrome mit stark depressiver Komponente, schizodepressives Syndrom				X

Typ I: Stark antipsychotisch wirksames („hochpotentes") Neuroleptikum der Butyrophenon-Gruppe (z.B. Haloperidol oder hochpotentes Neuroleptikum aus der Piperazinyl-Phenothiazin-Gruppe (z.B. Fluphenazin).

Typ II: Mittelgradig bis stark antipsychotische, aber auch etwas sedierende Neuroleptika, etwa aus der Phenothiazin-Gruppe das Perphenazin.

Typ III: Mittelgradig bis stark antipsychotisch wirksame Substanzen mit (nach den vorliegenden Ergebnissen vermuteten) antriebssteigerndem Effekt wie etwa Flupentixol aus der Thioxanthen-Gruppe.

Typ IV: Eher geringer antipsychotisch wirksame Substanz mit – zumindest nicht depressiogener – evtl. antidepressiver und evtl. antriebssteigernder Komponente, z.B. bei den Phenothiazinen aus der Piperidyl-Gruppe Thioridazin, aus der Piperazinyl-Gruppe Perazin, aus der Thioxanthen-Gruppe Chlorprothixen oder aus der Dibenzo-epin-Gruppe Clozapin.

kungsprofil der zur Verfügung stehenden Präparate. Gerade letzteres bestimmt im Einzelfall oft, abhängig von den diesbezüglichen Prädispositionen des Patienten, die Präparatauswahl (Tab. 7.11).

Im Regelfall bemüht man sich um eine Monotherapie. Das hat u.a. den Vorteil, daß man die mit jeder Kombinationstherapie verbundene Interaktionsproblematik hinsichtlich Pharmakodynamik und Pharmakokinetik, die oft nicht ausreichend empirisch erforscht ist, umgeht (*Klein* u. *Rüther* 1983).

Für die Behandlung haben sich gewisse klinische Usancen herausgebildet, die allerdings nicht den in Tab. 7.12 dargestellten Differenzierungsgrad haben. Bei hochakuten schizophrenen Psychosen wird gerne mit hochpotenten Neuroleptika behandelt, weil bei diesen Substanzen vegetative Begleitwirkungen, insbesondere hypotoner Art, im Gegensatz zu den niedrig- und mittelpotenten Neuroleptika geringer und damit nicht limitierend für die erforderliche Dosierung sind. Besteht bei einem Patienten eine Disposition zu extrapyramidalen Störungen (z.B. bei hirnorganischer Vorschädigung), wird man wegen der ausgeprägten extrapyramidalmotorischen Begleitwirkungen dieser Substanzen auf den Einsatz hochpotenter Neurolepti-

ka verzichten und statt dessen auf mittelpotente oder gar niedrigpotente Neuroleptika ausweichen. Unabhängig von der speziellen Disposition eines Patienten zu extrapyramidalmotorischen Störungen werden diese mittel- und niedrigpotenten Neuroleptika auch gerne eingesetzt bei nicht so extrem ausgeprägten psychotischen Zuständen, bei denen eine möglichst schnelle Kupierung der Symptomatik nicht so dringend scheint und deshalb eher versucht werden kann, dem Patienten die oftmals sehr belastenden extrapyramidalen Störungen zu ersparen. Dies ist aber nur dann sinnvoll, wenn man in Dosierungen bleiben kann, bei denen es nicht zu extremen vegetativen Begleitwirkungen, z.B. schweren hypotonen Krisen bzw. zu schweren zentralnervösen Nebenwirkungen (Delir, extreme Sedierung) kommt. Auch ist die Wahl dieser Präparate dann nicht sinnvoll, wenn bei einem Patienten eine Neigung zu hypotoner Dysregulation oder zum pharmakogenen Delir (prädisponierend sind u.a. zerebrale Schädigungen) bekannt ist (Tab. 7.13).

Es gibt nur wenig Gründe, von der Regel der Monotherapie bei der Neuroleptikabehandlung abzuweichen:

a) Schwerer erregte Patienten, die im Rahmen einer hochakuten Psychose mit Neuroleptika

Tabelle 7.13 Absolute bzw. relative Kontraindikationen für Behandlung mit Neuroleptika

1. Akute Intoxikationen (z.B. Alkohol, Analgetika, Schlafmittel, Psychopharmaka)
2. Engwinkelglaukom und Harnverhaltung (bei trizyklischen Neuroleptika)
3. Leber- und Nierenschäden
4. Hirnorganische Erkrankungen
5. Kardiovaskuläre Störungen
6. Pathologische Blutwerte (u.a. bei Therapie mit trizyklischen Neuroleptika)

Tabelle 7.14 Allgemeine Hinweise zur Durchführung einer Behandlung mit Neuroleptika

1. Aufklärung über die klinische Wirkung und über potentielle unerwünschte Begleitwirkungen, insbesondere auch über mögliche Einschränkung der Fahrtauglichkeit.
2. Wenn möglich, einschleichende Dosierung. Bei akut psychotischen Patienten ist häufig ein sofortiger Beginn mit einer üblichen antipsychotisch wirksamen Erhaltungsdosis zweckmäßig.
3. Bei älteren Patienten ist oftmals eine wesentlich geringere Dosierung ausreichend.
4. Einer Therapie mit Neuroleptika geht stets eine sorgfältige Nutzen-Risiko-Abwägung voraus.

vom Butyrophenontyp behandelt werden, benötigen ggf. eine zusätzliche Sedierung. In diesem Fall ist der zusätzliche Einsatz eines sedierenden trizyklischen Neuroleptikums (z.B. Phenothiazinderivate mit aliphatischer Seitenkette) indiziert.

b) Psychotische Schlafstörungen, die auf die Behandlung des schizophrenen Schubes mit hochpotenten Neuroleptika nicht ansprechen. In diesem Fall ist die abendliche Verordnung eines sedierenden Trizyklikums angezeigt.

c) Patienten, bei denen man mit einer Monotherapie wegen auftretender Nebenwirkungen nicht ausreichend antipsychotisch mit dem Präparat einer Substanzklasse behandeln kann.

d) Stark angstbesetzte Patienten, bei denen ggf. der zusätzliche Einsatz eines Benzodiazepins indiziert ist.

Falls die Therapie mit dem Neuroleptikum, das als erstes eingesetzt wurde, auch nach entsprechender Dosisadaptation und ggf. Umstellung auf parenterale Applikationsweise (s.u.) nicht zum Erfolg führt, sollte auf ein anderes Neuroleptikum aus einer anderen Substanzklasse bzw. zumindest mit einer wesentlich anderen pharmakologischen Teilstruktur umgestellt werden (*Möller* 1990). Das Nichtansprechen auf ein bestimmtes Neuroleptikum läßt nicht die Schlußfolgerung zu, daß auch gegenüber einem anderen Neuroleptikum aus einer anderen Substanzgruppe Nonresponse besteht. Allerdings liegen empirische Nachweise im Sinne wissenschaftlicher Untersuchungen, die ein solches Vorgehen stützen könnten, bisher kaum vor. Dieses Vorgehen entspricht eher tradierter klinischer Erfahrung. Theoretisch ist es am ehesten damit zu erklären, daß ggf. über andere Rezeptoren als den dopaminergen noch gewisse additive antipsychotische Wirkungen erreicht werden können. In der Regel wird zunächst von den Phenothiazinen auf die Butyrophenone umgesetzt bzw. vice versa. Im

weiteren Verlauf sollte unbedingt auch Clozapin (Leponex®) zum Einsatz kommen, da für diese Substanz Untersuchungen vorgelegt wurden, die sie als besonders geeignet zur Behandlung von Nonrespondern erscheinen lassen (*Kane* et al. 1988).

7.5.3 Dosierung und Behandlungsschema

Bezüglich der Art des Vorgehens muß hinsichtlich ambulanter und stationärer Patienten unterschieden werden. Selbstverständlich ist bei der Behandlung ambulanter Patienten größere Vorsicht bezüglich der Dosierung wegen der zu erwartenden unerwünschten Begleitwirkungen, denen im Rahmen der ambulanten Behandlung oft nicht schnell genug entgegengesteuert werden kann, zu empfehlen. Auch wird man bei der ambulanten Behandlung aus diesen Gründen eher zu einem einschleichenden Beginn der Neuroleptikatherapie tendieren, während unter stationären Bedingungen, insbesondere im Rahmen einer psychiatrischen Fachklinik mit erfahrenen Ärzten und Pflegepersonal, bei entsprechender Indikation (z.B. akute schizophrene Psychosen mit ausgeprägter Symptomatik, ggf. mit Selbst- oder Fremdgefährdung) auch eine sofortige höhere Dosierung mit ausreichender antipsychotischer Wirkung vertreten werden kann (*Möller* et al. 1989; Tab. 7.14).

Falls nicht gewichtige Gründe gegen ein einschleichendes Vorgehen sprechen (wichtige Gegengründe wären z.B.: schwere Erregungszustände, psychotisch bedingte Selbst- oder Fremdgefährdung, sonstige sehr schwere Symptomatik, die möglichst schnell zum Abklingen gebracht werden sollte), kann man die ambulante, ggf. auch die stationäre neuroleptische Behandlung nach dem Schema in Tab. 7.15 durchführen. Bei ambulanter Behandlung sollte man eher die niedrigere Dosierung wählen. Der Patient sollte über die möglichen Nebenwirkungen aufgeklärt werden, bei ambulanten Patienten ist insbesondere auf die Sedierung und die dadurch bedingten Konsequenzen für den Straßenverkehr hinzuweisen. Bei den wegen ihrer Realitätsverkennung oft unzureichend krankheitseinsichtigen und deswegen unzureichend behandlungsmotivierten Patienten ist eine gute Compliance-Kontrolle besonders wichtig. Bei ausreichender Dosierung tritt schon innerhalb der 1. Woche in der Regel ein deutlicher antipsychotischer Effekt auf (*Woggon* 1980). Erfolgreiche Dosierungen bei früheren Erkrankungsmanifestationen können als Richtlinie gelten für die im Rahmen der jetzigen Erkrankung erforderliche Dosierung.

Wegen der langen Halbwertszeit der meisten Neuroleptika reicht in der Regel die 2malige Verordnung aus, um einen stabilen Wirkspiegel zu erhalten. Bei alten Patienten und bei Patienten mit bekannter oder vermuteter Disposition zu Neuroleptikanebenwirkungen (z.B. Patienten mit Neigung zu hypotoner Kreislaufdysregulation) sollte, insbesondere bei ambulanter Behandlung, die Therapie mit noch niedrigeren Dosierungen eingeleitet werden, z.B. 100 mg Perazin (Taxilan®) oral p.d. oder 1–2 mg Haloperidol (Haldol®) o.ä. Insbesondere bei diesbezüglich besonders gefährdeten Patienten sollte man mit einer sehr niedrigen Testdosis beginnen, z.B. 25–50 mg Perazin, und aus der Reaktion darauf Schlüsse für das weitere Vorgehen ableiten.

Bei psychotischen Zuständen mit sehr ausgeprägter Symptomatik, schwer erregten Psychosen, Psychosen mit Selbst- und Fremdgefährdung ist ein solches einschleichendes Vorgehen nicht möglich, sondern eine sofort einsetzende höhere Dosierung des Neuroleptikums erforderlich. Diese Patienten werden im Regelfall (jedenfalls bei unseren heutigen Versorgungskonditionen) nicht ambulant, sondern stationär behandelt. Wegen der bei diesem nicht einschleichenden Vorgehen (Tab. 7.16) besonderen Gefahr unerwünschter Arzneimittelbegleitwirkungen (Kollapszustände, Frühdyskinesien, Sedierung und ihre Folgen bezüglich Verkehrstüchtigkeit etc.) sollte dieses Vorgehen in der ambulanten Praxis nur bei adäquater Beaufsichtigung (z.B. längeres Verweilenlassen des Patienten in der Praxis, Beaufsichtigung durch begleitende Angehörige auf dem Rückweg sowie zu Hause) durchgeführt werden. Zum Erreichen eines schnelleren Wirkungseintritts ist es bei erregten

Tabelle 7.15 Einschleichende Dosierung mit Neuroleptika bei weniger akuten schizophrenen Psychosen. (Nach *Möller* et al. 1989)

1.   (100)–200 mg   Perazin oral p.d.
   oder (10)– 20 mg   Perphenazin oral p.d.
   oder (1)– 3 mg   Fluphenazin oral p.d.
   oder (1)– 3 mg   Haloperidol oral p.d.
   oder ein anderes Neuroleptikum in vergleichbarer Dosierung

(falls kein befriedigender antipsychotischer Effekt)

2. Nach 1 Woche, wenn möglich (Nebenwirkungen?), Verdoppelung der Dosis.

3. Nach 1 bis 2 Wochen, wenn möglich (Nebenwirkungen?), Erhöhung um die Ausgangsdosis.

4. Nach weiteren 1 bis 2 Wochen, wenn möglich (Nebenwirkungen?), weitere Dosissteigerung.

Cave: Bei älteren Patienten oder Patienten mit Disposition zu Nebenwirkungen vorsichtiger dosieren!

Patienten manchmal indiziert, zumindest für den Behandlungsbeginn eine parenterale Applikationsweise vorzuziehen (*Möller* et al. 1982). Bei der Wahl äquivalenter parenteraler Dosierungen muß man den „First-pass"-Verlust bei der oralen Medikation berücksichtigen, der von Medikament zu Medikament variiert, bei Haloperidol z.B. in der

Tabelle 7.16 Nicht einschleichende Dosierung mit Neuroleptika bei akuten schizophrenen Psychosen. (Nach *Möller* et al. 1989)

In der Regel nur unter stationären Bedingungen!

1.   5–10 mg Benperidol oral p.d.
   10–20 mg Haloperidol oral p.d.
   oder 10–20 mg Fluphenazin oral p.d.
   oder ein anderes hochpotentes Neuroleptikum in vergleichbarer Dosierung. Wenn möglich, vorher Testdosis! Ggf. Beginn der Therapie parenteral, z.B. mit 3 x 5 mg (3 x 1 Amp.) Haloperidol i.m.

2. Falls zusätzliche Sedierung erforderlich ist, ein niedrigpotentes Neuroleptikum dazugeben, z.B. 100–300 mg Levomepromazin oder Thioridazin oral p.d.; oder 50–100 mg i.m. p.d.

3. Falls kein befriedigender antipsychotischer Effekt, nach 2 bis 3 Wochen allmähliche Dosissteigerung, sofern möglich (Nebenwirkungen?).

Cave: Besonders in der Initialphase der Therapie ausreichende Überwachung des Patienten. Bei älteren Patienten oder Patienten mit Disposition zu Nebenwirkungen vorsichtiger dosieren!

Tabelle 7.17 Vorgehen bei schwersten schizophrenen Akutzuständen mit hochgradiger Erregung und ausgeprägter Fremd- und/oder Selbstgefährdung. (Nach *Möller* et al. 1989)

Nur unter stationären Bedingungen!

1. 5–10(–20) mg Haloperidol i.m. oder ggf. langsam (!) i.v. Falls erforderlich, zusätzlich 25–50 mg Levomepromazin i.m. zur Sedierung.

2. Nach klinischen Erfordernissen ein- oder mehrmals im Abstand von 1 bis 2 Stunden wiederholen.

3. *Cave:* Patient sollte unter ständiger Kontrolle bleiben. Wegen Gefahr von Kreislaufkollaps sollte Patient im Bett liegen. Sorgfältige Kontrolle der Vitalfunktionen!

4. Nach ausreichender Sedierung allmählich versuchen, auf die sonst üblichen Dosierungen umzusteigen.

Größenordung von etwa 50 bis 60 % liegt. Einer peroralen Gabe von 24 mg Haloperidol würde etwa eine parenterale Gabe von 15 mg entsprechen.

Selbstverständlich sind in vielen Einzelfällen Abweichungen von den hier angegebenen Dosierungsschemata erforderlich. Insbesondere ist es bei einzelnen Patienten unumgänglich, die Dosis schneller als hier angegeben zu erhöhen. Die Schemata sollen nur darauf hinweisen, daß die schizophrene Symptomatik auf die neuroleptische Medikation meist erst mit einer gewissen Verzögerung reagiert und daß es deshalb, insbesondere wenn der Patient stärkere Nebenwirkungen hat, nicht sinnvoll ist, zu schnell die Dosis zu steigern. Bei Patienten, bei denen die Symptomatik nicht so schwerwiegend ist, kann sogar länger als hier angegeben abgewartet werden, bevor die Dosis erhöht wird. Ein besonders vorsichtiges Vorgehen mit anfangs niedriger Dosierung und langsamer Dosissteigerung ist bei älteren Patienten erforderlich, u.a. wegen der bei ihnen in stärkerem Maße gegebenen Gefahr eines pharmakogenen Delirs sowie hypotoner Kreislaufdysregulation.

Im Falle psychotischer Schlafstörungen, die nicht ausreichend durch die „Grundmedikation" beeinflußt werden, gibt man abends vor dem Schlafengehen 100 mg Levomepromazin (Neurocil®), 100 mg Thioridazin (Melleril®) oder vergleichbare sedierende Neuroleptika. Bei unzureichendem Effekt kann die Dosis erhöht oder ein Benzodiazepin-Hypnotikum gegeben werden.

Bei extrem psychotischen Akutsituationen (Tab. 7.17), die ein massives medikamentöses Eingreifen erforderlich machen (schwerste Erregungszustän-

de mit hochgradiger Selbst- und/oder Fremdgefährdung) ist die parenterale Gabe eines hochpotenten Neuroleptikums, ggf. kombiniert mit einem sedierenden niedrigpotenten Neuroleptikum, indiziert: z.B. 5–10 mg Haloperidol i.m. oder in besonders akuten Fällen langsam i.v., ggf. zusätzlich 25–50 mg Levomepromazin i.m. Bei unzureichendem Ansprechen kann diese Dosis nach 1 bis 2 Stunden wiederholt werden, um einen ausreichenden primären Therapieerfolg (ausreichende Sedierung des Patienten und psychotische Entspannung) zu erreichen. Eine solche Medikation kann z.B. auch erforderlich sein, um akute Patienten in der ambulanten Praxis für den Krankenwagentransport in die psychiatrische Klinik ausreichend ruhigzustellen.

Im Regelfall sollte bei parenteraler Applikation von Neuroleptika die intramuskuläre Gabe bevorzugt werden. Insbesondere bei bestimmten Substanzen sind in Einzelfällen gravierende Nebenwirkungen nach intravenöser Applikation beschrieben worden. So wurden z.B. beim Chlorpromazin (Megaphen®) und nahen Verwandten in Einzelfällen schwere Gefäßspasmen, z.T. mit nachfolgender nekrotisierender Gangrän, beschrieben (*Möller* 1984), die möglicherweise allerdings Folge versehentlicher intraarterieller Applikationen sind. Es versteht sich von selbst, daß bei intramuskulärer Gabe sorgfältigst auf genaue intramuskuläre Applikation zu achten ist, da bei fehlerhafter Applikation mit unerwünschten Komplikationen gerechnet werden muß, z.B. Fettgewebsnekrosen u.ä. Bei den hocherregten, psychomotorisch agitierten Patienten fällt es oft nicht leicht, diese Regel zu beachten.

Gruppenstatistisch betrachtet tritt beim größten Teil der Patienten ein ausreichender antipsychotischer Effekt mit einer Neuroleptikadosis ein, die in der Größenordnung von 1000 mg Chlorpromazinäquivalent pro Tag (entspricht etwa 15–20 mg Haloperidol) liegt (*Davis* et al. 1980) oder sogar noch weniger (*Baldessarini* et al. 1988). Die verwendeten Tagesdosierungen sollten also im Regelfall diese Größenordnung nicht extrem übersteigen. Interessant sind in diesem Zusammenhang auch PET-Untersuchungen, die zeigten, daß bereits mit 8 mg Haloperidol die Dopaminrezeptoren zu 84 % blockiert sind (*Farde* et al. 1988). Eine wesentlich höhere Anfangsdosis oder ein zu schnelles Steigern der Dosierung verspricht im Regelfall nicht unbedingt einen besseren Behandlungserfolg. Deshalb sollte man zumindest nach Erreichen dieser Größenordnung zunächst abwarten, da häufig ein ausreichender antipsychotischer Effekt erst nach einer gewissen zeitlichen Verzögerung auftritt. Falls nach ca. 2 bis 3 Wochen unter dieser Dosierung kein deut-

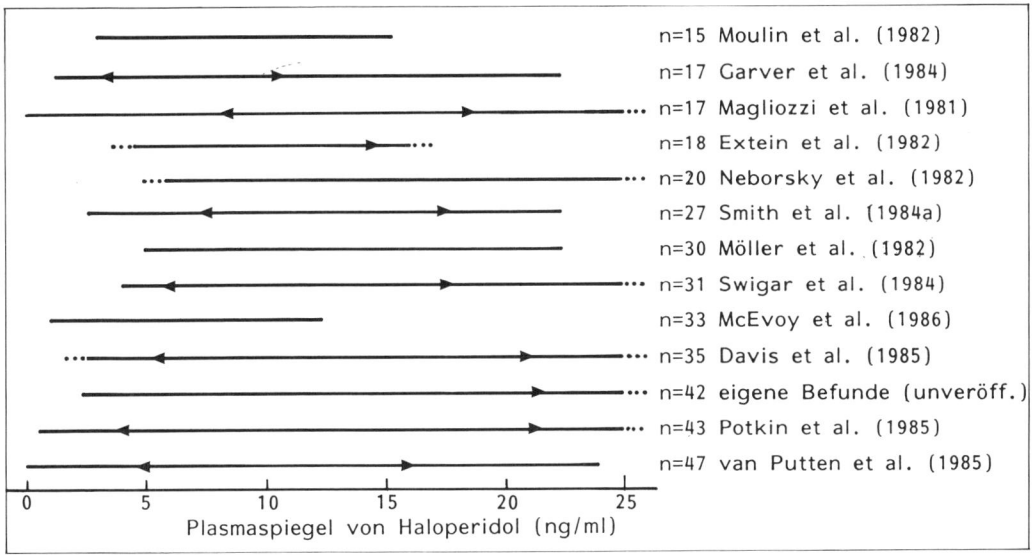

Abb. 7.9 Übersicht über die Ergebnisse von Studien zur Frage eines therapeutisch optimalen Bereichs der Haloperidolkonzentration im Plasma psychotischer Patienten
───────── gesamter Plasmaspiegelbereich bei der Patientengruppe
··· ───── ··· nicht der gesamte Bereich ist abgebildet
◄──── und ────► untere und obere Grenze des therapeutisch günstigen Bereichs.
(Nach *Breyer-Pfaff* 1987)

licher Therapieeffekt zu verzeichnen ist, kann ggf. die Dosierung weiter gesteigert werden. Wenn die Symptomatik nicht besonders schwerwiegend ist, kann selbstverständlich länger abgewartet werden. Man kann damit rechnen, daß es in einem gewissen Prozentsatz der Fälle zu einem verspätet einsetzenden Ansprechen auf die Medikation kommt.

Die vor einigen Jahren besonders intensiv propagierte neuroleptische Hochdosierung mit 10fach höheren als in der Standardtherapie gebräuchlichen Dosierungen sollte, da sie im Regelfall der Standarddosierung nicht überlegen ist (*Haas* u. *Beckmann* 1983), keinesfalls als Therapieschema erster Wahl eingesetzt werden! Sie ist nur bei entsprechender Nonresponse auf übliche Dosierungen indiziert.

Regelmäßige Neuroleptikaserumspiegelbestimmungen zur Lenkung der medikamentösen Therapie bringen nach den bisherigen Erfahrungen wenig Vorteile, da ein Zusammenhang zwischen Neuroleptikaserumspiegel und antipsychotischem Effekt bisher, abgesehen von gewissen Schwellendosierungen (Abb. 7.9), nicht konsistent nachgewiesen wurde (*Breyer-Pfaff* 1987, *Möller* u. *Kissling* 1987). Allerdings kann die Neuroleptikaserumspiegelbestimmung dazu dienen, relativ früh Patienten mit Noncompliance oder ungewöhnlich hohen „First-pass"-Effekten zu identifizieren und sie adäquater zu behandeln.

Falls nach 4 bis 6 Wochen Neuroleptikatherapie in üblicher Dosierung noch kein ausreichender Therapieerfolg eingetreten ist, sollte, wenn möglich, generell der Serumspiegel des Neuroleptikums bestimmt werden, um zu überprüfen, ob der für ein therapeutisches Ansprechen notwendige Schwellenwert erreicht wurde. Neben dem Nachweis einer Noncompliance und einer aus verschiedenen individuellen Gründen inadäquaten Dosierung, dient die Serumspiegelbestimmung insbesondere der Diagnose zweier Risikogruppen:

a) Manche Patienten benötigen wegen individueller biologischer Dispositionen (z.B. genetisch bedingte höhere Metabolisierungsrate) eine weit höhere Dosierung.
b) Patienten mit durch Enzyminduktion bedingter Erhöhung des „First-pass"-Effektes im Rahmen einer Neuroleptikatherapie (*Wiles* et al. 1967). Bei ihnen kann nicht durch weitere Steigerung der oralen Dosierung, sondern lediglich durch Umsetzen auf eine parenterale Medikation ein besserer therapeutischer Effekt erreicht werden.

Es wurde gezeigt, daß durch eine sinnvolle Erhöhung der Dosis für den Fall, daß eine Serumspiegelbestimmung nicht möglich ist, natürlich auch ohne diese Labordiagnostik oft noch ein ausreichendes therapeutisches Ansprechen erreicht werden kann

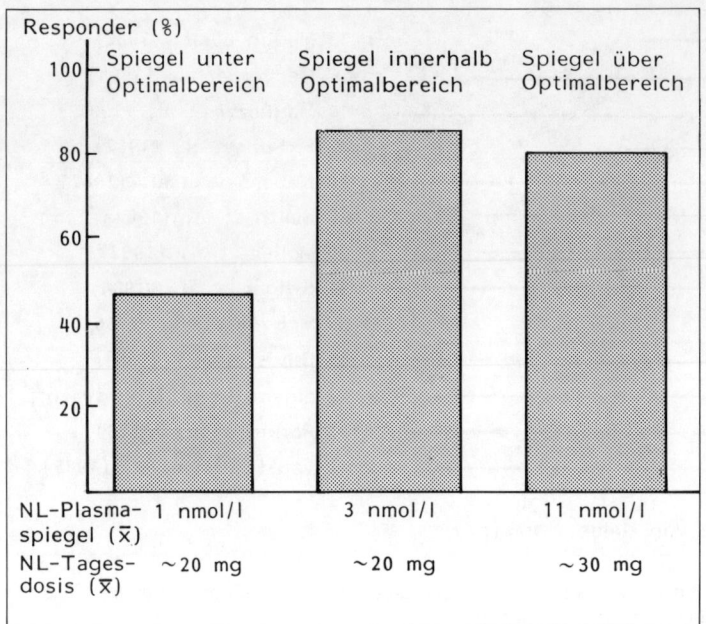

Abb. 7.10 Neuroleptika-Plasmaspiegel-Wirkungsrelation. (Nach *Hansen* u. *Larsen* 1985)

(*Hansen* u. *Larsen* 1985; Abb. 7.10). Ob diese Höherdosierung in jedem Fall nur über die antidopaminerge Schiene im Sinne einer ausreichenden Blockade dopaminerger Rezeptoren wirkt oder ob bei entsprechend hohen Dosierungen ggf. auch andere Rezeptoren stärker tangiert werden und dadurch eine additive antipsychotische Wirkung eintritt, ist ungeklärt (*Möller* 1991).

Ein Problem bei der neuroleptischen Behandlung akut schizophrener Patienten, insbesondere im ambulanten Bereich, ist die ausgeprägte Tendenz zur Noncompliance. Sie hängt vor allem mit der Krankheitsuneinsichtigkeit eines Großteils dieser Patienten zusammen sowie mit Widerständen gegenüber der Psychopharmakotherapie (Angst vor Nebenwirkungen, grundsätzliche Ablehnung von Psychopharmaka u.ä.). Wegen dieser Tendenz zur Noncompliance ist bei oraler Applikation der Neuroleptika ganz besonders darauf zu achten, daß diese wirklich eingenommen werden. Im klinischen Alltag hat sich deswegen die Einnahme der Neuroleptika unter Kontrolle der Schwester/Pfleger bei der Medikamentenausgabe bewährt. Da eine gleichwertige Kontrolle im ambulanten Bereich oft schwer realisierbar ist, werden dort manchmal gern Depot-Neuroleptika zur Akuttherapie schizophrener Psychosen eingesetzt. Unter Compliance-Aspekten ist dieses Vorgehen sicherlich sinnvoll, es hat aber nicht zu vernachlässigende Nachteile bei der Austitrierung der adäquaten Dosierung sowie beim Auftreten von Nebenwirkungen (*Möller* et al. 1985 b). Insbesondere die Unmöglich-

keit der sofortigen Dosisreduktion beim Auftreten von Nebenwirkungen ist ein gravierender Nachteil. Deshalb sollte beim jeweiligen Patienten die Indikation zum Einsatz von Depot-Neuroleptika in der Akutbehandlung schizophrener Patienten unter vorsichtiger Abwägung der Vorteile gegenüber diesem Risiko eher zurückhaltend erfolgen.

Nach Erreichen eines ausreichenden antipsychotischen Effekts und einer Stabilisierungsphase kann vorsichtig versucht werden, die Dosis schrittweise zu reduzieren. Jedes Wiederaufflackern von Symptomatik begrenzt diese Reduktion. So läßt sich ein Dosierungsbereich „austitrieren", der der zum jeweiligen Zeitpunkt unbedingt notwendigen Dosierung entspricht. Trotzdem sollte im weiteren Verlauf immer der Versuch gemacht werden, vorsichtig zu reduzieren, da ja ggf. die psychotische Aktivität nachgelassen hat. Auch bei einer Erstmanifestation der Erkrankung mit scheinbarer Vollremission sollte man nicht einfach absetzen, sondern den Patienten über wenigstens 6 Monate mit einer Erhaltungsdosis behandeln, um ein Wiederaufflackern der Symptomatik oder ein Teilrezidiv zu verhindern. Diese Erhaltungsdosis sollte in der Größenordnung von mindestens 200 mg Chlorpromazinäquivalent liegen. Neuere Untersuchungen (*Kane* et al. 1983) lassen sogar bei Erstmanifestationen eine zumindest 1jährige Rezidivprophylaxe sinnvoll erscheinen. Die Nebenwirkungen der Neuroleptikatherapie sind in Kap. 7.6 beschrieben. Dort sind auch die notwendigen Kontrolluntersuchungen erwähnt.

Literatur

Abse, D.W., Dahlstrom, W.G., Tolley, A.G.: Evaluation of tranquilizing drugs in the management of acute mental disturbance. Amer. J. Psychiat. 116 (1960) 973—980

Baldessarini, R.J., Cohen, B.M., Teicher, M.H.: Significance of neuroleptic dose and plasma level in the pharmacological treatment of psychoses. Arch. gen. Psychiat. 45 (1988) 79—91

Bobon, D.: Klinische Wirkungsprofile der Thioxanthene. In: *B. Müller-Oerlinghausen, H.J. Möller, E. Rüther* (Hrsg.): Thioxanthene in der neuroleptischen Behandlung. Springer, Berlin, Heidelberg, New York 1990, S. 55—58

Bobon, J., Bobon, D., Pinchard, A., Collard, J., Ban, T.A., de Buch, R., Hippius, H., Lambert, P.A., Vinar, O.: A new comparative physiognomy of neuroleptics: a collaborative clinical report. Acta psychiat. belg. 72 (1972) 542—554

Breyer-Pfaff, U.: Klinische Pharmakokinetik der Neuroleptika: Ergebnisse und Probleme. In: *P. Pichot, H.J. Möller* (Hrsg.): Neuroleptika. Rückschau 1952—1986. Künftige Entwicklungen. Springer, Berlin, Heidelberg, New York 1987, S. 37—46

Bürki, H.R., Gaertner, H.J., Breyer-Pfaff, U., Schied, H.W.: Neuroleptika: Grundlagen und Therapie. In: *H. Langer, H. Heimann* (Hrsg.): Psychopharmaka. Grundlagen und Therapie. Springer, Wien, New York 1983, S. 203—300

Cole, J.O., Goldberg, S.C., Klerman, G.L.: Phenothiazine treatment in acute schizophrenia (NIMH collaborative study). Arch. gen. Psychiat. 10 (1964) 246—261

Cole, J.O., Goldberg, S.C., Davis, J.M.: Drugs in the treatment of psychosis: controlled studies. In: *P. Solomon* (ed.): Psychiatric drugs. Grune & Stratton, New York 1966, pp. 153—180

Davis, J.M.: Dose equivalence of antipsychotic drugs. J. psychiat. Res. 11 (1974) 65—69

Davis, J.M., Casper, R.: Antipsychotic drugs: clinical pharmacology and therapeutic use. Drugs 14 (1977) 260—282

Davis, J.M., Garver, D.L.: Neuroleptics: clinical use in psychiatry. In: *L.L. Iversen, S.D. Iversen, S.H. Snyder* (eds.): Handbook of psychopharmacology, Vol. 10. Plenum Press, New York, London 1978, pp. 129—164

Davis, J.M., Schaffer, C.B., Killian, G.A., Kinard, C., Chan, C.: Important issues in the drug treatment of schizophrenia. Schizophr. Bull. 6 (1980) 70—87

Farde, L., Wiesel, F.-A., Halldin, C., Sedvall, G.: Central d_2-dopamine receptor occupancy in schizophrenic patients treated with antipsychotic drugs. Arch. gen. Psychiat. 45 (1988) 71—76

Haas, S., Beckmann, H.: Psychopharmakotherapie bei (psychotischen) Erregungszuständen. In: *G. Langer, H. Heimann* (Hrsg.): Psychopharmaka. Grundlagen und Therapie. Springer, Wien, New York 1983, S. 437—446

Haase, H.J.: Therapie mit Psychopharmaka und anderen psychotropen Medikamenten. Schattauer, Stuttgart, New York 1972

Hansen, L.B., Larsen, N.-E.: Therapeutic advantages of monitoring plasma concentrations of perphenazine in clinical practice. Psychopharmacology 87 (1985) 16—19

Johnstone, E.C., Crow, T.J., Fritz, C.D. et al.: Mechanism of the antipsychotic effect in the treatment of acute schizophrenia. Lancet I (1978) 848—851

Kane, J.M., Rifkin, A., Woerner, M., Reardon, G., Sarantakaos, S., Schiebel, D., Ramos-Lorenzi, J.: Low dose neuroleptic treatment of outpatient schizophrenics. Arch. gen. Psychiat. 40 (1983) 893—896

Kane, J.M., Honigfeld, G., Singer, J., Meltzer, H.Y.: Clozaril collaborative study group: Clozapine for the treatment-resistant schizophrenic: a double-blind comparison with chlorpromazine. Arch. gen. Psychiat. 45 (1988) 789—796

Keck, P.E., Cohen, B.M., Baldessarini, R.J., McElroy, S.L.: Time course of antipsychotic effects of neuroleptic drugs. Amer. J. Psychiat. 146 (1989) 1289—1292

Klein, H.E., Rüther, E.: Klinisch bedeutsame Wechselwirkungen der Psychopharmaka. In: *G. Langer, H. Heimann* (Hrsg.): Psychopharmaka. Grundlagen und Therapie, Springer, Wien, New York 1983, S. 617—635

Lehmann, H.E.: Psychopharmacological treatment of schizophrenia. Schizophr. Bull., No. 13 (1975) 27—45

Möller, H.J.: Extremitätengangrän nach intravenöser Injektion von Neuroleptika. Nervenarzt 55 (1984) 43—45

Möller, H.J.: Non-response to neuroleptics: risk-factors and therapeutic possibilities. Report of the workshop held at the 16th AGNP-Congress. Pharmacopsychiatry 23 (1990) 237—238

Möller, H.J.: Typical neuroleptics in the treatment of positive and negative symptoms. In: *A. Marneros, N. Andreasen, M. Tsuang* (eds.): Positive vs negative schizophrenia. Springer, Berlin, Heidelberg, New York 1991, pp. 341—364

Möller, H.J., Kissling, W.: Zur Frage der Beziehung zwischen Haloperidol-Serumspiegel und antipsychotischem Effekt. In: *K. Heinrich, E. Klieser* (Hrsg.): Probleme der neuroleptischen Dosierung. Schattauer, Stuttgart, New York 1987, S. 85—95

Möller, H.J., von Zerssen, D.: Der Verlauf schizophrener Psychosen unter den gegenwärtigen Behandlungsbedingungen. Springer, Berlin, Heidelberg, New York 1986

Möller, H.J., Kissling, W., Lang, C., Doerr, P., Pirke M., von Zerssen, D.: Efficacy and side effects of haloperidol in psychotic patients: oral vs. intravenous administration. Amer. J. Psychiat. 139 (1982) 1571—1575

Möller, H.J., Kissling, W., von Zerssen, D.: Die prognostische Bedeutung des frühen Ansprechens schizophrener Patienten auf Neuroleptika für den weiteren stationären Behandlungsverlauf. Pharmacopsychiatria 16 (1983) 46—49

Möller, H.J., Scharl, W., von Zerssen D.: Vorhersage des Therapieerfolges unter neuroleptischer Akutbehandlung: Ergebnisse einer empirischen Untersuchung an 243 stationär behandelten schizophrenen Patienten. Fortschr. Neurol. Psychiat. 53 (1985a) 370–383

Möller, H.J., Kissling, W., Kockott, G., Wittmann, D.: Depot-neuroleptics in acute psychiatry. In: *P. Pichot, P. Berner, R. Wolf, K. Thau* (eds.): Psychiatry. The state of the art, Vol. 3. Plenum Press, New York, London 1985b, pp. 763–769

Möller, H.J., Kissling, W., Stoll, K.-D., Wendt, G.: Psychopharmakotherapie. Ein Leitfaden für Klinik und Praxis. Kohlhammer, Stuttgart, Berlin, Köln 1989

Reschke, R.W.: Parenteral haloperidol for rapid control of severe, disruptive symptoms of acute schizophrenia. Dis. nerv. Syst. 35 (1974) 112–115

Schied, H.W.: Psychiatrische Indikationen der Therapie mit Neuroleptika. In: *G. Langer, H. Heimann* (Hrsg.): Psychopharmaka. Grundlagen und Therapie. Springer, Wien, New York 1983, S. 259–279

Schooler, N.R., Sakalis, G., Chan, T.L. et al.: Chlorpromazine metabolism and clinical response in acute schizophrenia: a preliminary report. In: *L.A. Gottschalk, S. Merlis* (eds.): Pharmacokinetics of psychoactive drugs: blood levels and clinical response. Spectrum, New York 1976

Tansella, M., Balestrieri, A.: The choice of neuroleptics in the treatment of schizophrenia. Arzneimittelforsch. (Drug Res.) 26 (1976) 943–945

Tegeler, J.: Differentielle Indikationen der neuroleptischen Akutbehandlung Schizophrener. In: *P. Pichot, H.J. Möller* (Hrsg.): Neuroleptika. Rückschau 1952–1986. Künftige Entwicklungen. Springer, Berlin, Heidelberg, New York 1987, S. 47–62

Wiles, D.H., Kolakowska, T., NcNeilly, A.S., Mandelbrote, B.M., Gelder, M.G.: Clinical significance of plasma chlorpromazine levels. I. Plasma levels of drug, some of its metabolites and prolactin during acute treatment. Psychol. Med. 6 (1967) 407–415

Woggon, B.: Veränderungen der psychopathologischen Symptomatik während 20tägiger antidepressiver oder neuroleptischer Behandlung. Psychiat. clin. 13 (1980) 150–164

Woggon, B.: Prognose der Psychopharmakotherapie. Klinische Untersuchungen zur Voraussagbarkeit des Kurzzeittherapieerfolges von Neuroleptika und Antidepressiva. Enke, Stuttgart 1983

7.6 Unerwünschte Begleitwirkungen der Neuroleptika und ihre Behandlung

B. Bandelow, R. Grohmann, E. Rüther

Im Unterschied zu anderen Psychopharmaka gibt es bei den Neuroleptika oft erhebliche Probleme mit der Compliance. Dies ist sicher zum großen Teil auf die ausgeprägten Nebenwirkungen dieser Medikamente zurückzuführen.

Es ist methodisch schwierig festzustellen, wie häufig die einzelnen unerwünschten Arzneimittelwirkungen *(UAW)* bei den verschiedenen Medikamenten auftreten. Doppelblinduntersuchungen, bei denen in der Regel nicht mehr als 2 Medikamente miteinander verglichen werden, werden meist an kleinen Patientenkollektiven durchgeführt; Vergleiche der Nebenwirkungshäufigkeiten sind nur bei Verwendung geeigneter Äquivalenzdosen möglich. Besser vergleichbare Daten konnten durch die *AMÜP*-Studie (Arzneimittelüberwachung in der Psychiatrie, beschrieben bei *Rüther* et al. 1980; s. auch *Grohmann* et al. 1990), in der in großem Umfang an mehreren deutschen Universitäten unerwünschte Wirkungen von Psychopharmaka erfaßt wurden, gewonnen werden. Auf diese Daten wird im folgenden häufig Bezug genommen. Im sog. *„Intensive Drug Monitoring"* (IDM) wurde eine Zufallsstichprobe stationärer Patienten hinsichtlich aller unerwünschten Wirkungen intensiv überwacht. In der *„Organisierten Spontanerfassung"* (OSE) wurden bei stationären Patienten nur die Nebenwirkungen, die zum Absetzen führten, erfaßt. Da die meisten Patienten mehrere Medikamente gleichzeitig erhielten, wird im folgenden jeweils angegeben, zu welchem Prozentsatz eine Nebenwirkung dem Medikament allein oder insgesamt, d.h. auch in einer Kombination, angelastet wird. Ein Vorteil dieser Studie ist, daß eher die realen Bedingungen widergespiegelt werden, unter denen Patienten im klinischen Alltag behandelt werden, während in kontrollierten Studien oft eine ausgelesene Population untersucht wird.

7.6.1 Entstehungsmechanismen der Nebenwirkungen

Die Nebenwirkungen der Neuroleptika werden hauptsächlich durch ihre Affinität zu dopaminergen, muskarinergen, histaminergen und α-adren-

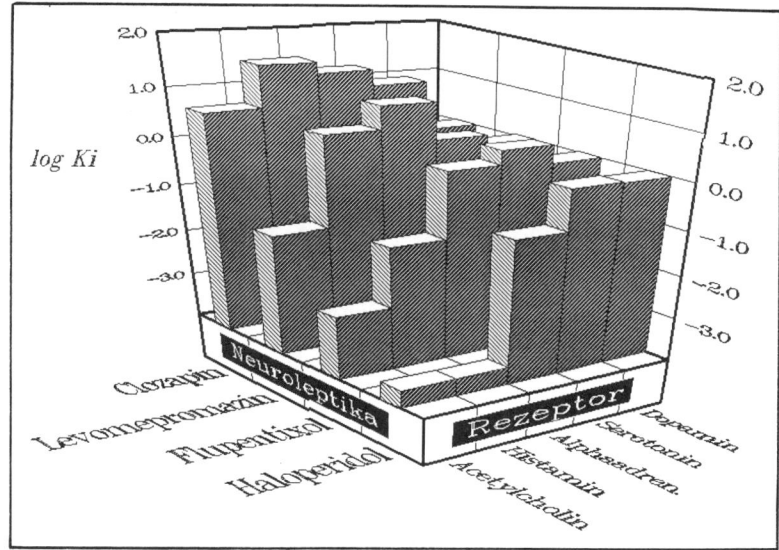

Abb. 7.11 Rezeptor-profile von 4 Neurolepti-ka. Zum besseren Vergleich wurde die Dopaminwirkung, die die antipsychotische Wirkung ausmacht, auf 0 gesetzt und die übrigen Rezeptorwirkungen im Verhältnis dazu errechnet. (Daten aus *Van Wielink* u. *Leysen* 1989)

ergen Rezeptoren bestimmt (die Wirkungen auf serotonerge, GABAerge und peptiderge Neurotransmittersysteme sind noch nicht genügend bekannt). Die Wirkungen der einzelnen Neuroleptika auf die verschiedenen Rezeptorensysteme wird anhand von Verhaltenstests mit Versuchstieren oder durch Rezeptorbindungsstudien an autoptisch gewonnenem Gehirngewebe untersucht (*Niemegeers* 1984, *Richelson* 1985, *Van Wielink* u. *Leysen* 1989). Tabelle 7.18 zeigt, mit welchen Rezeptorblockademechanismen die einzelnen Nebenwirkungen verknüpft sind.

Die wichtigste Rezeptorwirkung der Neuroleptika ist die Dopaminblockade: Während die antipsychotische Wirkung mit der Dopaminblockade im *mesolimbisch/mesokortikalen System* in Verbindung gebracht wird, ist das *nigrostriatale System* für die extrapyramidalen Nebenwirkungen und das *tuberoinfundibuläre System* für die endokrinen Effekte verantwortlich.

Die Abb. 7.11 zeigt die Affinität einiger Neuroleptika zu den übrigen Rezeptoren im Vergleich zur Dopaminwirkung, die indirekt die durchschnittlich verwendete Dosis beeinflußt. Aus dem Rezeptorprofil können Rückschlüsse gezogen werden, welche Nebenwirkungen von den einzelnen Medikamenten zu erwarten sind (z.B. auch eine erwünschte Sedierung). Wegen zahlreicher methodischer Fehlermöglichkeiten sind diese *in vitro* gefundenen Affinitätswerte auf *In-vivo*-Verhältnisse allerdings nur begrenzt übertragbar. Kompliziert werden die Verhältnisse außerdem durch die Wechselwirkungen der Rezeptorsysteme.

Tabelle 7.18 Nebenwirkungen der Neuroleptika

Antidopaminerge Wirkungen:
Extrapyramidale Bewegungsstörungen (Frühdyskinesie, Parkinsonsyndrom, „rabbit syndrome", Akathisie, Spätdyskinesie, Speichelfluß [?]), Störungen der Thermoregulation, malignes neuroleptisches Syndrom, Depression (?), endokrine Effekte durch Prolaktinerhöhung (Galaktorrhoe, Gynäkomastie, Menstruationsstörungen, Sexualstörungen)

Anticholinerge (antimuskarinerge) Wirkungen:
Akkommodationsstörungen, Augeninnendruckerhöhung, Mundtrockenheit, EKG-Veränderungen, Obstipation, Harnverhalten, Dysarthrie, kognitive Störungen, vermindertes Schwitzen, Delir, Speichelfluß (?)

Antihistamin (H_1)-Wirkungen:
Sedierung, Schläfrigkeit, Hypotonie (?), Gewichtszunahme (?)

Anti-α_1-adrenerge Wirkungen:
Orthostatische Dysregulation, Benommenheit, Reflextachykardie, Ejakulationsstörungen

Allergisch bedingte Wirkungen:
Hautreaktionen, Photosensibilität, cholestatische Hepatose

Toxisch bedingte Wirkungen:
Leukopenie, Agranulozytose, hämolytische Anämie, Thrombopenie, Thrombophlebitis, Leberenzymveränderungen

Weitere Störungen:
Augenveränderungen; verminderte Glukosetoleranz, Senkung der Krampfschwelle

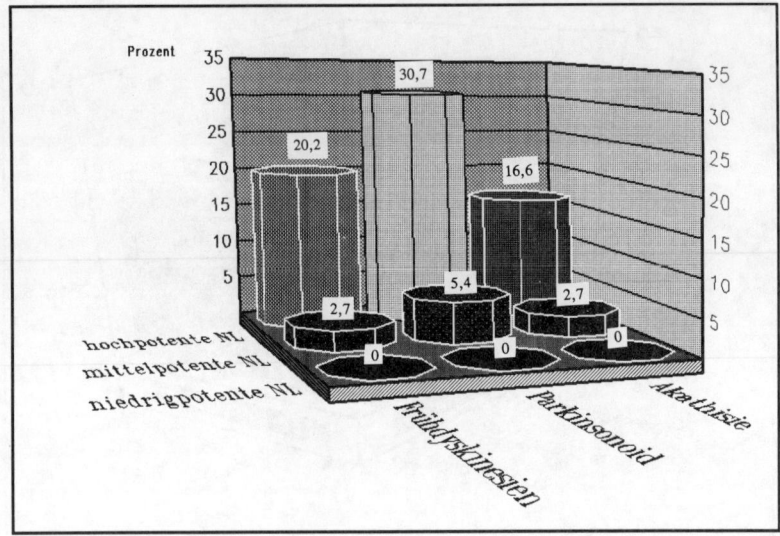

Abb. 7.12 Häufigkeit der extrapyramidal-motorischen Symptome bei den hoch-, mittel- und niedrigpotenten Neuroleptika (Nach *Grohmann* et al. 1990; IDM, Insgesamtan-schuldigung).

7.6.2 Art der Nebenwirkungen

7.6.2.1 Extrapyramidalmotorische Symptome (EPMS)

Frühdyskinesien: Bei den Frühdyskinesien handelt es sich um akut einsetzende, schmerzhafte Hypertonien regionaler Muskelgruppen (Zungenschlundkrämpfe, Blickkrämpfe, Torticollis, Opisthotonus, Trismus). Sie treten 1 bis 2 Tage nach Beginn der neuroleptischen Medikation auf.

Parkinsonsyndrom: Das neuroleptikabedingte Parkinsonsyndrom äußert sich in Erhöhung des Muskeltonus, Rigor, Tremor, Akinese mit Einschränkung der Feinmotorik, Verlust der Armmitbewegungen und kleinschrittigem Gang.

Akathisie: Als Akathisie wird eine von den Patienten oft als subjektiv quälend empfundene Bewegungsunruhe bezeichnet. Die Patienten klagen über innere Spannung und die Unfähigkeit, still zu sitzen; sie treten von einem Bein auf das andere oder wippen im Sitzen hin und her.

Häufigkeit: Frühdyskinesien und Parkinsonsyndrom sind häufiger bei Kindern und Jugendlichen sowie bei nicht-psychotischen Patienten.

Die oft geäußerte Ansicht, daß EPMS nur in einem mittleren Dosierbereich („EPMS-Fenster"), aber nicht bei relativ niedrigen oder relativ hohen Dosen auftreten (*Haase* 1982), ist nicht gesichert. Nach einer Übersicht von *Aubree* u. *Lader* (1980) berichten die meisten Autoren über eine erhöhte EPMS-Häufigkeit bei den höheren Dosen. Die AMÜP-Studie ergab z.B., daß Haloperidoldosen bis 5 mg wenig, bis 15 mg mehr und über 15 mg am meisten EPMS verursachten.

EPMS können bei bis zu 90 % der behandelten Patienten auftreten (*Kane* 1985). Hochpotente Neuroleptika (z.B. Haloperidol) verursachen deutlich mehr EPMS als mittelpotente wie Perazin (Abb. 7.12), wobei natürlich bedacht werden muß, daß hochpotente Neuroleptika eher bei schweren Psychosen eingesetzt werden und dadurch ihre EPMS-Rate relativ überschätzt wird.

Eine Ausnahme bildet das mittelpotente Clozapin, bei dem praktisch keine EPMS auftreten. Das Nebenwirkungsprofil von Clozapin unterscheidet sich stark von dem der anderen Neuroleptika (Tab. 7.19).

Tabelle 7.19 Nebenwirkungen von Clozapin. (Nach *Kane* et al. 1988, *Schmauß* et al. 1989, *Gaertner* et al. 1989, *Leppig* et al. 1989, *Naber* et al. 1989, *Grohmann* et al. 1989 a)

Häufig	Hypersalivation	13–87 %
(über 10 %):	Gewichtszunahme	63 %
	EEG-Veränderungen	13–49 %
	Sedierung	17–31 %
	Leberwertanstieg	8–49 %
	Blutdrucksenkung	7–25 %
	Tachykardie	3–17 %
	Obstipation	16 %
	Schwindel	14 %
	Fieber	2–13 %
Gelegentlich	Kopfschmerz	10 %
(1–10 %):	EKG-Veränderungen	2 %
	Delir	2 %
Selten bzw. in		
Einzelfällen:	Agranulozytose	0,01–0,71 %

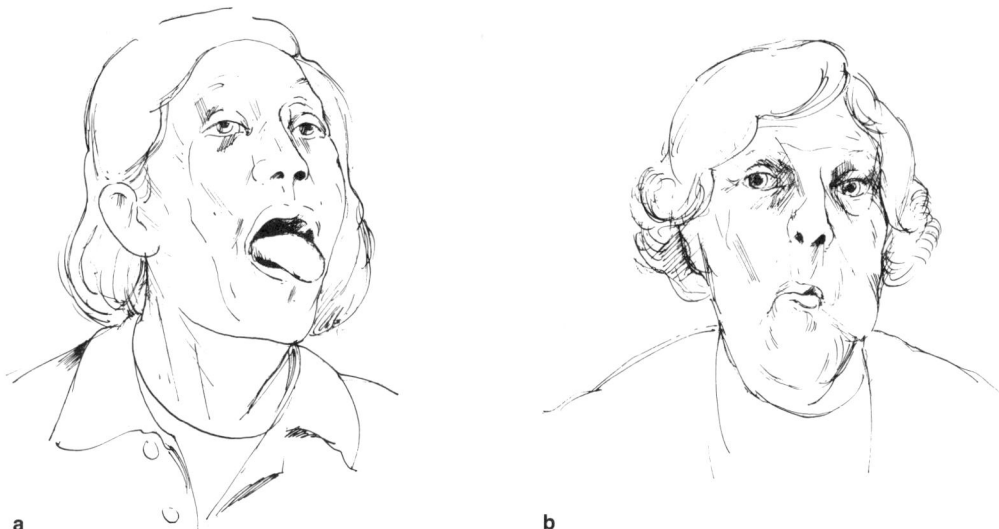

a   b

Abb. 7.13 a,b Spätdyskinesien.
a Die herausgestreckte Zunge wird langsam vor- und zurückgezogen.
b Kreisende Bewegungen der Zunge in der Mundhöhle, als „Bonbonzeichen" erkennbar.

Behandlung: Die Dosis sollte so weit wie möglich reduziert werden. Frühdyskinesien sind unter Antiparkinsonmitteln, z.B. Biperiden, rasch reversibel (in akuten Fällen 1–2 Amp. Akineton® i.m. oder langsam i.v.). Das Parkinsonsyndrom ist durch Antiparkinsonmittel nicht so problemlos zu behandeln. In der AMÜP-Studie mußte Haloperidol in 7,8 % wegen des Parkinsonoids abgesetzt werden, hingegen nur in 1,5 % wegen Frühdyskinesien (obwohl beide Symptome gleich häufig in 20 % auftraten).

Es wird kontrovers diskutiert, ob Antiparkinsonmittel prophylaktisch gegeben werden sollten, da die EPMS sich auch spontan bessern, die anticholinerge Wirkung mancher Neuroleptika durch die Antiparkinsonmedikation außerdem verstärkt wird und bei manchen Antiparkinsonmitteln eine Abschwächung der Neuroleptikawirkung vermutet wurde (*Singh* et al. 1987). Biperiden schwächt wahrscheinlich die Wirkung der Neuroleptika nicht ab (*Linnoila* et al. 1980). Es ist außerdem umstritten, ob Antiparkinsonmittel Spätdyskinesien fördern können. Eine überwiegende Zahl von Studien spricht gegen diese Annahme (*Kane* u. *Smith* 1982). Manche Autoren empfehlen eine prophylaktische Gabe (*Keepers* et al. 1983), wobei sogar ein günstiger Einfluß auf die psychotische Symptomatik beschrieben wurde (*Manos* et al. 1981).

Bei der Akathisie sind Antiparkinsonmittel weniger wirksam. Teilweise wurden Erfolge mit Propranolol (*Seidel* 1989), Benzodiazepinen, Amitriptylin oder niedrigpotenten Neuroleptika erzielt.

Spätdyskinesien: Bei den Spätdyskinesien, die während und nach der Behandlung mit Neuroleptika auftreten können, handelt es sich um unfreiwillige, wiederholte Bewegungen: Orofaziale Dyskinesien wie Zungen-, Unterkiefer-, Mundwinkelbewegungen sind am häufigsten. Daneben können Bewegungen der Gliedmaßen und des Rumpfes auftreten, wobei Finger-, Fußgelenk- und Zehenbewegungen am häufigsten sind (*Haag* 1983). Als einfacher Screening-Test kann das Beobachten der Zunge dienen (Abb. 7.13 a,b). Unter psychischer Anspannung kommt es zu einer Verstärkung der Bewegungen, mit Abnahme der Vigilanz zu einer Abschwächung. Oft werden die Spätdyskinesien vom Patienten nicht wahrgenommen. Die neuroleptikabedingten Spätdyskinesien sind in 40 % bis 64 % irreversibel (*Jeste* u. *Wyatt* 1982, *Marsden* 1985).

Differentialdiagnose: Spätdyskinesien müssen differentialdiagnostisch abgegrenzt werden gegenüber idiopathischen Dyskinesien, akuten extrapyramidalen Syndromen, durch andere Medikamente (Anticholinergika, Antihistaminika, Amphetamine, orale Kontrazeptiva oder Antimalariamittel) induzierte Dyskinesien sowie gegenüber durch andere Krankheiten (Chorea Huntington, Morbus Wilson, Hyperthyreose, Hyperparathyreoidismus,

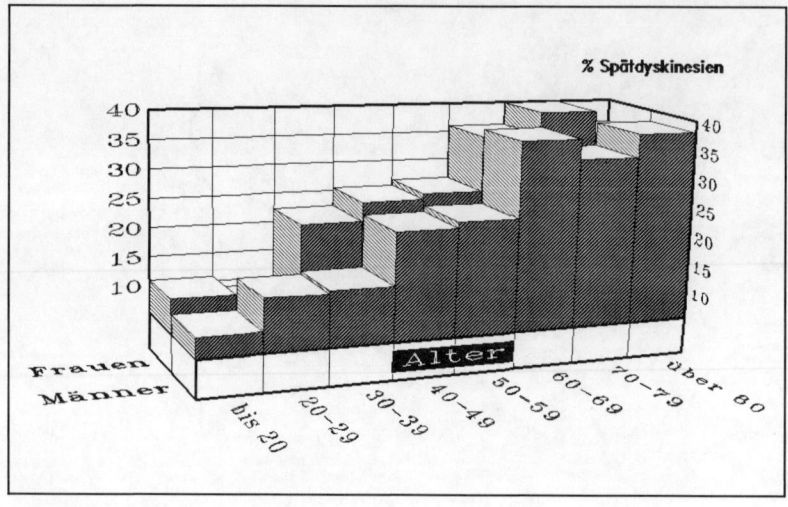

Abb. 7.14 Anstieg des Spätdyskinesierisikos im Alter. (Daten aus *Smith* et al., 1982)

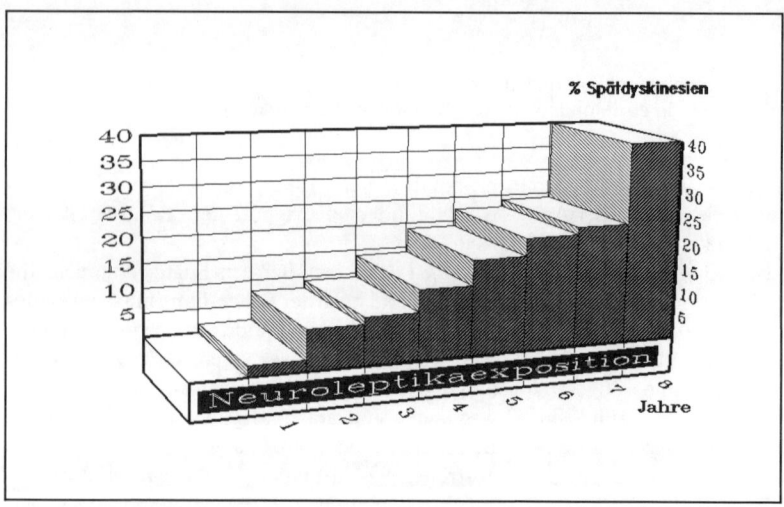

Abb. 7.15 Anstieg des Spätdyskinesierisikos mit der Dauer der Neuroleptikaexposition. (Daten aus *Kane* et al. 1986)

Lupus erythematodes, Purpura Schönlein-Henoch) verursachten Dyskinesien (*Casey* 1987).

Ätiologie: Keines der Modelle zur Pathogenese der Spätdyskinesien kann sich bisher auf ausreichende Daten stützen. Neuerdings wird die Annahme einer Überempfindlichkeit („supersensitivity") am postsynaptischen dopaminergen Rezeptor angezweifelt; als Ursache der Spätdyskinesien wird die Dopaminblockade bestimmter Neuronen im Striatum sowie ein reduzierter GABA-Stoffwechsel in Neuronen, die den Globus pallidus und die Substantia nigra verbinden, vermutet (*Gerlach* u. *Casey* 1988).

Häufigkeit: Die Häufigkeit von Spätdyskinesien bei längerfristig neuroleptikabehandelten Patienten wird auf insgesamt 15 % geschätzt (*Kane* u. *Smith* 1982, *Gerlach* u. *Casey* 1988), kann aber in

Risikogruppen 70 % betragen. Gesichert erscheint, daß höheres Alter und langjährige Neuroleptikaexposition das Risiko erhöhen (Abb. 7.14, 7.15). Als weitere Risikofaktoren werden weibliches Geschlecht, das Vorliegen einer affektiven Störung sowie hirnorganische Vorschädigungen diskutiert (*Kane* et al. 1982, 1984, 1986). Wahrscheinlich ist das Risiko einer Spätdyskinesie bei Behandlung mit stark dopaminblockierenden Neuroleptika (Haloperidol, Fluphenazin, Flupentixol) höher (*Casey* 1987; *Gerlach* u. *Casey* 1988). Unter Clozapin sind praktisch keine Fälle von Spätdyskinesien bekannt.

Behandlung: Vielfach bessern sich Spätdyskinesien spontan nach einer Zeitspanne von bis zu 1/2 Jahr nach dem Absetzen der Neuroleptika. Die erfolgreiche Behandlung persistierender Spätdyskinesien gilt jedoch als eine große Herausforderung in der psychopharmakologischen Forschung. Bisher sind die unterschiedlichsten Medikamente ohne überzeugenden Erfolg angewendet worden. Versucht wurden:

— *Clozapin:* In einer Doppelblindstudie von *Rüther* (1986) besserte Clozapin Spätdyskinesien. Da unter Clozapin bisher praktisch nie EPMS oder Spätdyskinesien beobachtet wurden, bietet sich an, bei Patienten, die weiterhin neuroleptisch behandelt werden müssen, auf Clozapin zurückzugreifen.
— *Eingriff in den Dopaminstoffwechsel:* Durch eine erneute Aufnahme der Neuroleptikabehandlung kommt es oft zu einer Abschwächung der Spätdyskinesien. Es handelt sich hierbei jedoch nur um eine ,,Maskierung``; langfristig wird durch eine Fortführung der Behandlung das Auftreten der Spätdyskinesien gefördert.
  Mit dem selektiven D_2-Antagonisten Tiaprid wurden bei der Spätdyskinesiebehandlung Erfolge erzielt (*Greil* et al. 1985, *Diedrich* u. *Müller* 1989). Kontrollierte Studien müssen jedoch noch zeigen, ob diese Besserung — wie bei der Gabe dopaminantagonistischer Neuroleptika — nur vorübergehend ist.
  Es wurde mit unterschiedlichem Erfolg versucht, die präsynaptische Dopaminaktivität durch Reserpin, α-Methyldopa usw. abzuschwächen. Erfolge mit Levodopa konnten nicht repliziert werden (*Casey* 1987).
— *Noradrenerge Blocker:* Erfolgreiche Behandlungen mit Propranolol, Clonidin und anderen noradrenergen Blockern sollten an einer größeren Zahl von Patienten überprüft werden (*Jeste* u. *Wyatt* 1982).
— *Cholinerge Substanzen:* Da Anticholinergika Spätdyskinesien meist verschlimmern oder demaskieren, wurden cholinerge Substanzen (Physostigmin, Deanol, Cholin, Lecithin usw.) therapeutisch eingesetzt. In 68 Studien verbesserten cholinerge Substanzen in 47 % der Fälle in offenen Studien und bei 30 % in Doppelblindstudien die Spätdyskinesien (*Jeste* u. *Wyatt* 1982).
— *GABA:* Unterschiedlich werden Versuche mit GABAergen Substanzen bewertet. Eine Abnahme der Spätdyskinesien wurde mit τ-Azetyl-GABA, τ-Vinyl-GABA, Valproinsäure und Muscimol erreicht. Benzodiazepine, die ebenfalls die GABA-Funktion stimulieren, verbessern oder verschlimmern Spätdyskinesien. Es ist zu fragen, ob die Wirksamkeit von Clonazepam auf spezifischen oder unspezifischen sedieren-

den Effekten beruht (Literatur s. *Casey* 1987). Insgesamt wurden mit GABAergen Substanzen in offenen Studien 58 % Erfolge erzielt, in Doppelblindstudien 43 % (*Jeste* u. *Wyatt* 1982).

Tabelle 7.20 enthält Vorschläge zur Behandlung der Spätdyskinesien.

Tabelle 7.20 Behandlungsvorschläge für Spätdyskinesien

— Neuroleptika, insbesondere stark dopaminblockierende Substanzen, reduzieren oder absetzen
— Clozapin (Beginn mit 50–75 mg/die), oder:
— Tiaprid (600 mg/die), oder:
— Propranolol (80–160 mg/die), oder
— Clonidin (0,0375–0,15 mg/die)

7.6.2.2 Malignes neuroleptisches Syndrom (MNS)

Auch schon bei mittleren Neuroleptikadosierungen kann es zur Ausbildung eines malignen neuroleptischen Syndroms (MNS) mit folgenden Symptomen kommen:

— Fieber (bis 42 °C),
— Tremor, Rigor, Akinesie, Dyskinesie, Muskelkrämpfe,
— autonome Dysfunktion: Tachykardie, Schwitzen, labiler Blutdruck, Blässe, Sialorrhöe,
— Stupor oder Koma (aber auch klares Bewußtsein und Kooperation möglich),
— Tachypnoe,
— Leukozytose, BKS-, Transaminasen-, CK-Erhöhung.

Differentialdiagnostisch muß das MNS gegen folgende Erkrankungen abgegrenzt werden: Katatonie, toxische oder infektiöse Enzephalitis, Polymyositis, Thyreotoxikose, Hyperparathyreoidismus, maligne Hyperthermie (durch Inhalationsanästhetika usw.), durch Lithium-Neuroleptika-Kombination hervorgerufene neuromuskuläre Syndrome (*Spring* u. *Frankel* 1981), anticholinerges Delir sowie Hitzeschlag durch neuroleptikabedingte Störung der Thermoregulation. Nach *Pietzcker* (1988) sollte nur von einem MNS gesprochen werden, wenn 1. das Syndrom in engem zeitlichen Zusammenhang mit der Neuroleptikagabe auftritt, 2. ausgeprägter Rigor vorliegt, der mindestens auf alle Extremitäten generalisiert ist, 3. Fieber von mindestens 38 °C gemessen wird und 4. deutliche Zeichen einer autonomen Dysfunktion bestehen.

Die Mortalität des MNS wird von mit 7,7—20 % angegeben (*Caroff* 1980, *Spiess-Kiefer* u. *Hippius* 1986, *Levinson* u. *Simpson* 1986). Der Tod kann durch Kreislaufversagen, respiratorische Insuffizienz oder Nierenversagen eintreten.

Ätiologie: Die Ätiologie des MNS ist noch ungeklärt. Sowohl die gestörte Thermoregulation als auch die erhöhte Muskelaktivität können zentrale und periphere Ursachen haben, wobei allerdings die zentralen Mechanismen im Vordergrund zu stehen scheinen. Mit relativer Sicherheit ist die dopaminantagonistische Wirkung der Neuroleptika an der Auslösung entscheidend beteiligt. Die Dopaminblockade kann im nigrostriären System den Rigor auslösen, in dienzephalospinalen Bahnen den Sympathikustonus erhöhen und die Thermoregulation stören, einen Effekt auf die hypothalamischen Thermoregulationszentren ausüben oder sich direkt an der neuromuskulären Verbindung auswirken. Auf molekularer Ebene wird ein Einfluß der dopaminantagonistischen Substanzen auf die intrazellulären Überträgerfunktionen von Kalzium und zyklischen AMP angenommen (*Kaufmann* u. *Wyatt* 1987).

Häufigkeit: In der AMÜP-Studie wurden 6600 Patienten mit Haloperidol behandelt; 2 davon entwickelten ein sicheres, 2 ein fragliches NMS (0,06 %). Neuroleptika mit ausgeprägtem Dopamin-D_2-Antagonismus werden häufiger mit dem MNS in Verbindung gebracht. Das Risiko ist bei Fluphenazin am höchsten, gefolgt von Haloperidol — auch wenn die Verordnungshäufigkeit berücksichtigt wird (*Kaufmann* u. *Wyatt* 1987). Psy-

Tabelle 7.21 Behandlung des malignen neuroleptischen Syndroms

Verlegung auf eine Intensivstation

Sofortiges Absetzen der Neuroleptika

Behandlung von Störungen des Elektrolyt- und Wasserhaushalts, kardiovaskulären Manifestationen, Infektionen, respiratorischen und renalen Komplikationen

Behandlung der Hyperthermie durch Kühlen, da Antipyretika bei hohem Fieber möglicherweise nicht wirksam sind

Dantrolen-Infusionen (3–10 mg/kg/die) in Kombination mit Bromocriptin (7,5–30 mg/die oral)

chomotorische Agitation, höhere Dosierung, hohe Dosissteigerungen und i.m.-Injektionen wurden als Risikofaktoren diskutiert (*Keck* et al. 1989).

Therapie: Die Therapie des MNS ist schwierig; nach den Erkenntnissen aus Einzelfallberichten werden die in Tabelle 7.21 aufgeführten Maßnahmen empfohlen. Mit wechselndem Erfolg wurden außerdem anticholinerge Antiparkinsonmittel, β-Blocker, Calcitonin und Elektrokrampftherapie angewendet (*Kaufmann* u. *Wyatt* 1987, *Pietzcker* 1988).

7.6.2.3 Vegetative Symptome

Besonders zu Beginn der Behandlung können durch die anticholinerge bzw. Antimuskarinwirkung einiger Neuroleptika die in Tabelle 7.18 aufgeführten vegetativen Symptome auftreten. Die Ursache des vermehrten Speichelflusses (Hypersalivation) ist noch ungeklärt; sie wurde mit verminderter Schluckfrequenz im Rahmen des Parkinsonsyndroms erklärt, tritt aber auch bei Clozapin auf.

Häufigkeit: Bei den niedrigpotenten Neuroleptika stehen die vegetativen Begleitwirkungen oft im Vordergrund, während sie bei den hochpotenten, z.B. Haloperidol, praktisch keine Rolle spielen. Die Hypersalivation ist häufiger bei stark dopaminblockierenden Substanzen wie Haloperidol und Benperidol, ist aber auch bei Clozapin ein Problem (*Grohmann* et al. 1989b).

Behandlung: Bei Miktionsstörungen wird Carbachol gegeben (1/2—2 Tabl. oder 1/2—1 Amp. Doryl® s.c. oder i.m.) Bei Mundtrockenheit kann Kaugummi ohne Zucker Abhilfe schaffen. Pilocarpin kann vorübergehende Erleichterung bringen. Bei der durch hochpotente Neuroleptika verursachten Hypersalivation kann Biperiden gegeben werden (nicht jedoch bei der clozapininduzierten Salivation!), Atropin oder Atropinabkömmlinge helfen kaum und verursachen Nebenwirkungen.

7.6.2.4 Blutdrucksenkung und orthostatische Dysregulation

Gelegentlich kommt es — besonders zu Beginn der Behandlung — zu Blutdrucksenkung oder orthostatischer Dysregulation. Bei niedrigpotenten Neuroleptika spielt dies eher eine Rolle als bei den höherpotenten. Bei älteren Patienten kann die orthostatische Dysregulation zu Kollapszuständen mit resultierenden Frakturen führen. Aus der Tabelle 7.22 geht die Inzidenz der Hypotonie bei einigen Neuroleptika hervor.

Tabelle 7.22 Häufigkeit der Hypotonie bei verschiedenen Neuroleptika. (Nach *Hollister* et al. 1965, *Johnson* 1973, *Soni* 1977, *Gaertner* 1983, *Kane* et al. 1988, *Grohmann* et al. 1988, *Gaertner* et al. 1989, *Naber* et al. 1989)

Fluphenazindecanoat	1 %
Fluspirilen	3 %
Haloperidol	4 %
Trifluperidol	7 %
Clozapin	7–25 %
Chlorpromazin	30 %
Perazin	3–56 %

Behandlung: Die Weiterführung der Therapie mit einem niedrigdosierten hochpotenten Neuroleptikum sollte erwogen werden. Medikamentös kann bei orthostatischer Dysregulation Dihydroergotamin gegeben werden. Bei Gabe adrenalinartig wirkender Kreislaufmittel kann es durch die α-adrenozeptorenblockierende Wirkung der Neuroleptika zu einem Überwiegen der β-agonistischen Wirkung und somit zu einer paradoxen Verstärkung der Hypotonie kommen; bei *bedrohlicher* Hypotonie sollte also Noradrenalin oder Angiotensinamid zur Anwendung kommen.

7.6.2.5 EKG-Veränderungen

Unter Neuroleptika sind Sinustachykardien, ventrikuläre Tachyarrhythmien, AV-Blocks und andere EKG-Veränderungen beobachtet worden.
Häufigkeit: EKG-Veränderungen unter Neuroleptika sind selten (0,8–3,6 %), in der Regel nicht lebensbedrohlich und treten hauptsächlich bei kardial vorgeschädigten Patienten auf. Reizleitungsstörungen sind häufiger bei trizyklischen Neuroleptika, möglicherweise wegen der anticholinergen Komponente. Nur in Einzelfällen werden EKG-Veränderungen bei Butyrophenonen beobachtet (*Grohmann* 1983). Haloperidol hat nur geringfügige kardiale Effekte und eignet sich daher für die geriatrische Anwendung (*Tobin* et al. 1970, *Ayd* 1978). Auch bei Behandlung von Patienten mit bereits bestehenden EKG-Veränderungen wurde keine Verschlechterung durch Haloperidol festgestellt (*Pratt* 1971, *Stotsky* 1972).

7.6.2.6 Plötzliche Todesfälle

In äußerst seltenen Einzelfällen kam es nach Neuroleptikabehandlung zu plötzlichen Todesfällen, bei denen der Pathomechanismus durch die Autopsie nicht aufgedeckt werden konnte (s. z.B. *Leestma* u. *Koenig* 1968, *Ungvári* 1980, *Modestin* et al. 1983). Als Ursache kommen laryngeale Spasmen mit Asphyxie in Frage (*Flaherty* u. *Lahmeyer* 1978, *Settle* u. *Ayd* 1983).

Zwischen 1957 und 1980 wurden nach einem Bericht der *American Psychiatric Association* 35 Fälle publiziert, bei denen trotz Verfügbarkeit aller Daten der Tod autoptisch nicht geklärt werden konnte. Von diesen Patienten wurden 20 tot aufgefunden; 8 zeigten Anzeichen eines Herz-Kreislauf-Versagens, 7 hatten Krampfanfälle und 3 hatten Atemnot kurz vor ihrem Tod (*Levinson* u. *Simpson* 1987). Nach *Levinson* u. *Simpson* (1987) ist aufgrund von statistischen Überlegungen jedoch ein Kausalzusammenhang zwischen der Neuroleptikabehandlung und den Todesfällen nicht erwiesen. Durch schwere und langdauernde neuroleptikainduzierte Rigidität oder Hypotonie (i.v.-Gabe niedrigpotenter Neuroleptika!) können jedoch lebensbedrohliche Komplikationen entstehen, die weder unerklärlich noch plötzlich sind und durch sorgfältige Überwachung vermieden werden können.

7.6.2.7 Sedierung

Niedrigpotente Neuroleptika werden zur Dämpfung psychomotorischer Unruhe eingesetzt; häufig wird jedoch dieser Effekt von den Patienten als zu stark und unangenehm empfunden. Auch bei den hochpotenten Neuroleptika spielt die sedierende Wirkung eine Rolle. In einer Untersuchung von *Brannen* et al. (1981) klagte über die Hälfte der mit Haloperidol behandelten Patienten über Müdigkeit. In der AMÜP-Studie kam es auch bei den hochpotenten Neuroleptika in ca. 2 bis 8 % zu einem Absetzen des Präparats wegen Müdigkeit.

7.6.2.8 Intellektuelle und emotionale Beeinträchtigung

An gesunden Versuchspersonen wurde nach Neuroleptikagabe eine Verschlechterung intellektueller Leistungen (Wahrnehmungsgeschwindigkeit, Reaktionszeit, psycho- und sensomotorische Koordination, Rechnen usw.) festgestellt. Nur in einzelnen Aufgaben wurde — abhängig von der Schwierigkeit der Aufgabe — auch eine Verbesserung beobachtet. Auf das emotionale Befinden wirkten sich Neuroleptika teils verschlechternd, teils verbessernd aus (*Janke* 1980). Bei schizophrenen Patienten können sich krankheitsbedingte Konzentrations- und Lernstörungen unter Neuroleptika durchaus bessern; oft wird jedoch eine Konzentrationsstörung oder Denkverlangsamung als Nebenwirkung empfunden. Es ist oft schwer zu entscheiden, ob dyskognitive oder apathische Syndrome zum natürlichen Verlauf der Krankheit gehören oder medikamentös bedingt sind (*Heinrich* u. *Tegeler* 1983).

7.6.2.9 Depressive Syndrome

Während einer akuten psychotischen Episode und in der postremissiven Phase treten depressive Syndrome auf (s. Kap. 7.8). Es wird diskutiert, ob diese Syndrome neuroleptikabedingt sind, zum natürlichen Verlauf der Krankheit gehören oder eine verständliche Reaktion auf die Psychose sind. Ferner wird eine Verwechslung mit bipolaren Störungen, Negativsymptomen oder extrapyramidalen Syndromen (,,akinetische Depression") vermutet (s. auch *Bandelow* et al. 1990). Auch wurde angenommen, daß diese depressiven Syndrome vor der neuroleptischen Behandlung eines psychotischen Schubs sogar häufiger sind als nach der Behandlung, daß sie aber erst nach der Remission die Aufmerksamkeit auf sich ziehen (*Möller* u. *von Zerssen* 1981, 1982).

Häufigkeit: In der Literatur werden stark schwankende Prozentzahlen für die ausschließlich neuroleptikabedingten depressiven Syndrome angegeben.

Behandlung: Während manche Autoren Antidepressiva empfehlen, warnen andere vor der Exazerbation psychotischer Symptome unter Antidepressiva. Neuroleptika, Lithium oder Schlafentzug wurden mit unterschiedlichen Ergebnissen eingesetzt. Besteht der Verdacht einer ,,akinetischen Depression", sollte ein Versuch mit Anticholinergika und Neuroleptikareduktion unternommen werden (Literatur s. *Bandelow* et al. 1990).

7.6.2.10 Senkung der Krampfschwelle

Alle Neuroleptika können die Schwelle für das Auftreten zerebraler Krampfanfälle senken. Eine diffuse Verlangsamung der EEG-Aktivität wird nicht als pathologisch angesehen und führt in der Regel nicht zu klinischen Manifestationen. Beim Auftreten von dysrhythmischen Gruppen, ,,sharp waves" oder ,,spikes and waves" können jedoch generalisierte Krampfanfälle ausgelöst werden.

Häufigkeit: Das Risiko ist erhöht bei Patienten mit hirnorganischer Beeinträchtigung, Krampfanfällen in der Anamnese, zu Beginn der Behandlung

sowie bei abrupter Dosisänderung (*Itil* u. *Soldatos* 1980). Bei niedrigen bis mittleren Dosen von Phenothiazinen liegt die Häufigkeit zerebraler Anfälle unter 0,5 %. Unter Clozapin traten bei 59 % der Patienten abnorme EEG-Verläufe auf; bei 13 % wurden steile Wellen und/oder ,,spikes and waves" beobachtet. Bei 1,6 % der Patienten traten generalisierte Anfälle auf (*Spatz* et al. 1978). Die epileptogene Potenz einiger Neuroleptika ist in Tabelle 7.23 angegeben.

Tabelle 7.23 Epileptogene Potenz. (Nach *Itil* u. *Soldatos* 1980, *Spatz* et al. 1978)

Chlorpromazin Clozapin	hoch
Perphenazin Haloperidol	mittel
Thioridazin Fluphenazin	schwach

7.6.2.11 Toxisches Delir

Durch die anticholinerge Wirkung der Neuroleptika kann es zur Entwicklung eines toxischen Delirs mit Bewußtseinsstörungen, Desorientierung, Halluzinationen und Agitation kommen, wobei besonders eine Kombination mit anderen Anticholinergika (z.B. Biperiden) das Risiko erhöht.

Häufigkeit: Für Perazin, Levomepromazin und Thioridazin werden von *Grohmann* et al. (1989b) 0,6—0,9 % angegeben (Alleinanschuldigung: jeweils nur 0,1 %). Im Durchschnitt wurden bei allen niedrig- und mittelpotenten Phenothiazinen (7457 Patienten) 0,9 % bzw. 0,2 % Delirfälle gemeldet. Unter Clozapin (959 Patienten) ist das Delir etwas häufiger: 2,7 % bei Insgesamt-, 1,7 % bei Alleinanschuldigung. Ein höheres Risiko besteht bei Patienten über 60 Jahren. Bei den Butyrophenonen ist das Auftreten von Delirien nicht bekannt.

Behandlung: Die auslösende Medikation sollte abgesetzt werden; danach kommt es oft bereits zu einer raschen Besserung. Durch das Cholinergikum Neostigmin (3mal 1—2 Tbl. Prostigmin® 15 mg) kann das Delir medikamentös behandelt werden; hierdurch kann allerdings wiederum eine Bradykardie verursacht werden. Auch Clomethiazol wurde mit Erfolg angewendet.

7.6.2.12 Hepatische Störungen

Unter Neuroleptikabehandlung können Erhöhungen der Leberwerte auftreten, wobei am häufigsten eine gemeinsame Erhöhung der τ-GT und der Transaminasen, insbesondere der GPT, auftritt. Die Leberwertveränderungen sind nach Absetzen reversibel; aber auch bei Weiterbehandlung kommt es in der Regel zu einem Rückgang (*Wastl* et al. 1988).
Häufigkeit: Aus der Tabelle 7.24 ist die Häufigkeit von Leberwerterhöhungen für einige Neuroleptika zu entnehmen.
Eine allergisch bedingte cholestatische Hepatose tritt bei Phenothiazinen in weniger als 0,5 % auf (*Davis* u. *Casper* 1977). Unter Butyrophenontherapie wurde eine Cholestase nur in Einzelfällen beobachtet. Bei 2 mit Haloperidol behandelten Patienten wurden Überempfindlichkeitsreaktionen für die Cholestase verantwortlich gemacht; gleichzeitig traten Exantheme auf (*Fuller* 1977, *Dincsoy* u. *Saelinger* 1982).

Tabelle 7.24 Leberwerterhöhung (Angaben in Prozent). (Aus Mindham 1977[1], *Bauer* u. *Gaertner* 1983[2], *Gonçalves* u. *Grünberg* 1977[3], Degkwitz et al. 1976[4])

a) *AMÜP*-Studie, IDM (Nach *Grohmann* et al. 1990)

Neuroleptika	Pat.	insgesamt	allein
Clozapin	54	20,4	18,5
Perazin	340	14,1	10,9
Flupentixol	46	10,9	4,3
Haloperidol	395	7,6	2,0
Prothipendyl	28	7,1	3,6
Pimozid	28	7,1	0
Levomepromazin	255	4,3	0
Fluspirilen	70	2,8	1,4
Thioridazin	102	2,0	1,0
Promethazin	48	0	0
Benperidol	14	0	0

b) Andere Autoren

Neuroleptika	Häufigkeit
Trifluoperazin	66,7[1]
Haloperidol	28,5–54,2[2]
Clozapin	29,2–52,1[2]
Perazin	24,5–43,7[2]
Sulpirid	24,1[1]
Perphenazin	10,3[1]
verschiedene (Langzeittherapie)	33–80[3, 4]

7.6.2.13 Blutbildveränderungen

Leukopenie, Agranulozytose, hämolytische Anämie, Störungen der Thrombozytopoese sowie Autoimmunphänomene können unter Neuroleptikatherapie auftreten (*Linemayr* 1984).
Klinisch relevant ist vor allem die *Agranulozytose*, die mit Fieber, Infektionen der Mundschleimhaut, regionaler Lymphadenitis, Darminfekten usw. beginnen kann. Bei Leukozytenwerten unter $3000/\mu l$ spricht man von einer Leukopenie, bei Werten unter $500/\mu l$ von einer Agranulozytose. Nach *Pisciotta* (1978) handelt es sich bei der phenothiazininduzierten Agranulozytose um eine toxische Schädigung von Vorläuferzellen der Granulozyten im Knochenmark, die zu einem allmählichen Absinken der Leukozyten im Blut führt.
Häufigkeit: Thrombozytopenie und hämolytische Anämie sind extrem selten (*Davis* u. *Casper* 1977).
Bei einem seltenen Ereignis wie der Agranulozytose kann man nur bei einer Untersuchung an einer sehr großen Anzahl von behandelten Patienten statistisch gesicherte Häufigkeitsangaben machen. In der AMÜP-Studie wurden ca. 6600 Patienten mit Haloperidol, 6000 mit Perazin und 1200 mit Clozapin behandelt. In 9 Jahren wurden 8 Agranulozytosen beobachtet, und zwar ausschließlich bei Frauen. Ein Fall trat bei Clozapinmonotherapie auf, die übrigen 7 bei Perazin: 3 mal bei Monotherapie, 1 mal in der Kombination mit Co-trimoxazol, 1 mal mit Ofloxacin, 2 mal mit trizyklischen Antidepressiva. In allen Fällen war der Verlauf gutartig (*Spiess-Kiefer* et al. 1988, *Grohmann* et al. 1989b).
Aus der Tabelle 7.25 sind die Literaturangaben über die Häufigkeit von Agranulozytosen zu entnehmen, die auf Untersuchungen an größeren Patientenkollektiven beruhen.
Nachdem 1975 in Finnland 16 Todesfälle durch Granulozytopenien nach Clozapinbehandlung aufgetreten waren, kann das Medikament in der BRD nur noch in Ausnahmefällen unter der Ein-

Tabelle 7.25 Inzidenz von Agranulozytosen. (Übersicht von *Andermann* u. *Griffith* 1977[1], *Grohmann* et al. 1989b[2])

Neuroleptika	Häufigkeit %
Phenothiazine	0,0004–0,48[1]
Perazin	0,12[2]
Clozapin	0,01–0,71[1]
	0,08[2]
Butyrophenone	0[2]

haltung strenger Sicherheitsmaßnahmen gegeben werden. Von 1977 bis 1984 wurden dem Hersteller von Clozapin 85 Fälle von Agranulozytosen mitgeteilt, 42 % davon hatten einen tödlichen Ausgang (*Levinson* u. *Simpson* 1987). Durch die gleichzeitige Gabe anderer potentiell blutbildschädigender Medikamente kann das Risiko stark erhöht werden.

Neben Agranulozytosen wurden in der AMÜP-Studie Leukopenien mit Werten unter 3000/μl in 9 Fällen beobachtet. *Pisciotta* (1978) fand nach Phenothiazinbehandlung bei einem Drittel der Patienten passagere Leukopenien. Bei Haloperidol trat in der AMÜP-Studie bei 4835 Patienten keine Leukopenie auf, die mit Sicherheit auf das Präparat zurückzuführen war.

Behandlung: Neben dem Absetzen aller für die Verursachung der Leukopenie oder Agranulozytose in Frage kommenden Medikamente konzentrieren sich die Behandlungsmaßnahmen auf die Beherrschung schwerwiegender Infektionen. Ein Hämatologe sollte zu Rate gezogen werden.

7.6.2.14 Thrombophlebitiden

Thrombophlebitiden wurden unter Neuroleptikabehandlung in Einzelfällen beobachtet. Tierexperimentell wurde unter Fluphenazininfusionstherapie eine Gefäßschädigung beobachtet, unter Haloperidol jedoch nicht (*Platz* et al. 1984).

7.6.2.15 Augenveränderungen

Pigmenteinlagerungen im Auge (Kornea, Retina) wurden früher unter Chlorpromazinbehandlung beobachtet (*Greiner* u. *Berry* 1964). Unter Thioridazin trat bei einigen Patienten nach hochdosierter Therapie eine pigmentäre Retinopathie mit Visusverschlechterung auf. Perphenazin und Trifluoperazin wurden in Einzelfällen mit Augenkomplikationen in Verbindung gebracht (*Davis* u. *Casper* 1977). Auch unter Haloperidol wurden in Einzelfällen Kornea- und Linsentrübungen bekannt (*Reynolds* u. *Prasad* 1982).

7.6.2.16 Allergische Hautveränderungen, Photosensibilisierung

Unter Phenothiazinen wurden Photosensibilitätserscheinungen beobachtet, die einem Sonnenbrand ähnelten. Therapeutisch wird der Schutz vor Sonnenlicht empfohlen (*Davis* u. *Casper* 1977). Eben-

falls unter Phenothiazinbehandlung können allergische Hautveränderungen auftreten. Unter Haloperidol treten Hauterscheinungen und Photosensibilität nur in äußerst seltenen Einzelfällen auf, so daß nach *Gerle* (1964) kein Kausalzusammenhang gefolgert werden kann.

7.6.2.17 Störungen der Thermoregulation

Neuroleptika inhibieren Mechanismen, die die Körpertemperatur regeln, und können so Hypothermie verursachen (*Richelson* 1985). Bei Kindern wurde nach Haloperidolüberdosierung eine Hypothermie beobachtet (*Scialli* u. *Thornton* 1978, *Cummingham* u. *Challapalli* 1979).

Hyperthermie kann beim malignen neuroleptischen Syndrom auftreten. Unter Clozapinbehandlung steigt gelegentlich die Temperatur (s. Tab. 7.19). Bei Haloperidol und Perazin wurde Hyperthermie in 2,8 bzw. 3,2 % festgestellt (*Bauer* u. *Gaertner* 1983).

7.6.2.18 Gewichtszunahme

Unter Neuroleptika wird häufig eine Gewichtszunahme festgestellt, die auf die Antihistamin-H_1-Wirkung, auf die Prolaktinerhöhung, auf eine verminderte Glukosetoleranz (*Gonçalves* u. *Grünberg* 1977) oder auf eine unspezifische Appetitsteigerung zurückgeführt wird. Bei 28 % der mit Fluphenazin- und Flupentixoldecanoat behandelten Patienten wurde eine Gewichtszunahme von mehr als 3 kg festgestellt (*Johnson* u. *Breen* 1979). *Gonçalves* u. *Grünberg* (1977) fanden sogar bei 46 % der Patienten unter neuroleptischer Langzeitmedikation eine Zunahme von 10 kg.

7.6.2.19 Unerwünschte Begleitwirkungen durch Prolaktinerhöhung

Neuroleptika können über eine Prolaktinerhöhung Nebenwirkungen auslösen, z.B. Verminderung von Libido und Potenz, Galaktorrhoe, Amenorrhoe, Brustvergrößerung oder die oben erwähnte Gewichtszunahme. Nach Langzeitbehandlung mit Haloperidol scheint diese Prolaktinerhöhung keine große Rolle mehr zu spielen — möglicherweise aufgrund einer Toleranzentwicklung (*Naber* et al. 1980).

Erhöhte Prolaktinplasmakonzentrationen führen zu vermehrtem Auftreten von Mammatumoren bei Mäusen und fördern das Wachstum von bereits bestehenden Mammatumoren bei Ratten. Nach *Schyve* et al. (1978) ist jedoch die Übertragbarkeit dieser Ergebnisse auf menschliche Tumoren eingeschränkt. *Wagner* u. *Mantel* (1978) untersuchten 5463 Fälle von Brustkrebs; sie konnten jedoch keine erhöhte Karzinomhäufigkeit durch Neuroleptika feststellen.

Häufigkeit: Prolaktinbedingte Nebenwirkungen werden nur selten beschrieben (*Meco* et al. 1985, *Besser* u. *Edwards* 1972, *Varia* et al. 1982). In einer Haloperidolübersicht von *Crane* (1967), die 5000 Patienten erfaßt, wird lediglich über einen Fall einer Galaktorrhoe berichtet. In der von *Gerle* (1964) gesichteten Literatur, die die Daten von ca. 12 500 Patienten erfaßt, wird nicht über prolaktinbedingte Störungen berichtet.

Therapie: Die Galaktorrhoe ist vorübergehend und verschwindet in der Regel nach Absetzen des Medikaments. Galaktorrhoe und Amenorrhoe wurden mit Bromocriptin erfolgreich behandelt (*Varia* et al. 1982, *Matsuoka* et al. 1986).

7.6.3 Kontrolluntersuchungen

Tabelle 7.26 zeigt eine Empfehlung für Routinekontrollen. Vor allem das Blutbild spielt eine entscheidende Rolle. Bei schnellem Absinken der Leukozytenzahlen, besonders bei einem Leukozytenabfall unter 3000 / μl, ist das Medikament sofort abzusetzen. Auch nach Absetzen des Medikaments kann die Abnahme der Neutrophilen fortschreiten.

Eine Agranulozytose kann auch auftreten, wenn die Leukozytenzählung lediglich eine leichte Leukopenie ergibt, so daß ein Differentialblutbild bereits ab Leukozytenwerten unter 5000 / μl empfohlen wird (*Grohmann* et al. 1989b).

Clozapin darf nur an zuverlässige, über die Risiken informierte Patienten gegeben werden, wenn eine Behandlung mit anderen Neuroleptika erfolglos war oder wegen zu starker Nebenwirkungen abgebrochen wurde. Während der ersten 18 Behandlungswochen müssen wöchentliche Blutbildkontrollen, insbesondere Leukozytenzählungen, durchgeführt werden, danach mindestens alle 4 Wochen ("no blood, no drug").

Bei Vorliegen einer Reizleitungsstörung im EKG sollten trizyklische Neuroleptika nur unter engmaschiger Kontrolle gegeben werden; besser ist die Umstellung auf ein Butyrophenon.

7.6.4 Wechselwirkungen

Die Wechselwirkungen der Neuroleptika gehen aus Tabelle 7.27 hervor.

7.6.5 Kontraindikationen

Als einzige absolute Kontraindikation gilt eine bekannte Überempfindlichkeit gegen die betreffende Neuroleptikaklasse.

Tabelle 7.26 Empfehlungen für Routineuntersuchungen unter Neuroleptika. x = Anzahl der Kontrollen. (Modifiziert nach *Benkert* u. *Hippius* 1986)

	vor- her	Monate						viertel- jährlich
		1	2	3	4	5	6	
Blutbild (trizyklische Neuroleptika)	x	xxxx	xxxx	xxxx	xx	x	x	x
Blutbild (andere Neuroleptika)	x	x	x	x	x	x	x	x
Blutbild (Clozapin)	x	xxxx	xxxx	xxxx	xxxx	xxx	x	xxx
RR/Puls	x	xx	xx	xx	x	x	x	x
Harnstoff, Kreatinin	x			x			x	x
GOT, GPT, τ-GT	x	x	x	x			x	x
EKG	x[a]			x[a]			x[a]	x[a]
EEG	x			x[b]			x[b]	x[b]

[a] Bei Patienten über 50 Jahre, bei kardiovaskulären Störungen und bei Verwendung *trizyklischer Neuroleptika*
[b] Bei Patienten mit hirnorganischen Störungen

Tabelle 7.27 Wechselwirkungen mit Neuroleptika

Medikament	Neuroleptikum	Mechanismus	Folge	Klin. Relevanz
Zentral dämpfende Substanzen	schwach- und mittelpotente NL	additive Verstärkung	Sedierung, Reaktion ▼ Atemdepression, Koma	vorhanden[1]
Disulfiram	alle Neuroleptika	Acetaldehydsyndrom ▼	Disulfiram-W. ▼	vorhanden
	viele Neuroleptika	Enzymhemmung	NL-Wirkung ▲	vorhanden
Polypeptidantibiotika	Phenothiazine	?	Atemdepression	vorhanden
Kaffee, Tee, Cola	Haloperidol Phenothiazine	Bildung unlöslicher Präzipitate	NL-Wirkung ▼ ?	gering?
Antazida	alle Neuroleptika	gastrointestinale Absorption ▼	NL-Wirkung ▼	gering
Carbamazepin, Phenytoin Phenobarbital/Primidon Rifampicin, Rauchen	Haloperidol Phenothiazine	Enzyminduktion	NL-Wirkung ▼	gering
Trizyklische Antidepressiva	Haloperidol	Enzyminduktion?	NL-Wirkung ▲	gering
	Phenothiazine		Antidepressivawirkung ▲	gering
Lithium	Haloperidol	?	a) neurotoxische Syndrome	vorhanden (selten)
			b) Lithiumintoxikationen ▲	vorhanden (selten)
	Phenothiazine	?	EPMS ▲	gering
Levodopa Lisurid	Haloperidol	antagonistische Wirkung am Dopaminrezeptor	Levodopawirkung ▼ Lisuridwirkung ▼	vorhanden
Metoclopramid	Haloperidol	Dopaminantagonismus	EPMS ▲	gering
Bromocriptin	Haloperidol	Prolaktinkonzentration ▲	Prolaktinabh. NW. ▲	gering
Propranolol Minoxidil	Haloperidol	additiver Effekt	Propranololwirkung ▲ Minoxidilwirkung ▲	gering
Prazosin Captopril	Haloperidol Phenothiazine Thioxanthene	anti-α_1-adrenerge Wirkung verstärkt	Prazosinwirkung ▲ Captoprilwirkung ▲	?
Clonidin	Haloperidol (gering)	anti-α_1-adrenerge Wirkung blockiert	Clonidinwirkung ▼	gering
α-Methyldopa? Guanethidin	Phenothiazine Thioxanthene		α-Methyldopawirkung ▼? Guanethidinwirkung ▼	
Adrenalin	schwach- und mittelpotente NL	paradoxer Effekt durch Überwiegen der β-agonist. Wirk.	Blutdruck ▼	gering
Reserpin, α-Methyldopa	hochpotente NL	Dopaminrezeptorwirkung	EPMS ▲	gering
MAO-Hemmer	schwachpot. NL	add. Effekt/Enzymhemmung	Blutdruck ▼	vorhanden
Anticholinerge Antiparkinsonmittel	schwachpot. NL	anticholinerge Wirkung add.	anticholinerge Symptome ▲	vorhanden[2]
	alle Neuroleptika	NL-Plasmakonzentration ▼	NL-Wirkung ▼	gering
		gastrointest. Absorption ▼		
		?	Spätdyskinesierisiko ▲ ?	?

Abkürzungen: NL = Neuroleptika, NW = Nebenwirkungen, EPMS = extrapyramidalmotorische Symptome
▼ = vermindert, ▲ = verstärkt
Haloperidolinteraktionen gelten wahrscheinlich für alle Butyrophenone (nicht untersucht)
[1] cave: Clozapin + Benzodiazepine!
[2] vor allem bei älteren Petienten

Bei den folgenden Erkrankungen dürfen Neuroleptika nur unter besonderer Vorsicht angewendet werden:

— anamnestisch bekanntes malignes neuroleptisches Syndrom,
— akute Alkohol-, Opioid-, Hypnotika- oder Psychopharmakaintoxikation,
— Leukopenie und andere Erkrankungen des hämatopoetischen Systems,
— prolaktinabhängige Tumoren, z.B. Mammatumoren,
— schwere Leber- und Nierenerkrankungen,
— schwere Hypotonie bzw. orthostatische Dysregulation,
— arteriosklerotische Hirngefäßerkrankungen,
— epileptische Krampfanfälle in der Anamnese,
— Morbus Parkinson,
— nur für Neuroleptika mit mittlerer bis ausgeprägter anticholinerger Wirkung: Glaukom, Harnverhalten, Prostatahypertrophie, Pylorusstenose, hirnorganische Vorschädigung,
— nur für Neuroleptika mit ausgeprägten kardiovaskulären Begleitwirkungen: kardiovaskuläre Vorschädigung.

Kinder unter 3 Jahren sollten nicht mit Neuroleptika behandelt werden, da mit ausgeprägten extrapyramidalmotorischen Störungen zu rechnen wäre. Erfahrungen liegen hierzu nicht vor.

Schwangerschaft: In Tierversuchen sind Mißbildungen unter Neuroleptikabehandlung aufgetreten (z.B. *Tollaro* 1968, *Vichi* u. *Pierleoni* 1970). Diese Ergebnisse sind jedoch wahrscheinlich nicht auf Menschen übertragbar. In zahlreichen Untersuchungen konnte keine statistische Häufigkeit von Mißbildungen unter Neuroleptikatherapie in der Schwangerschaft nachgewiesen werden (*Ananth* 1975, *Koller* 1983, *Lauritzen* 1988, *Mortola* 1989). Auch wenn in der Literatur über Einzelfälle von Mißbildungen berichtet wird, die mit Neuroleptikabehandlung der Mutter in Zusammenhang gebracht wurden (*Dieulangard* et al. 1966, *Kopelman* et al. 1975, *Ananth* 1975), kann aus diesen Einzelfällen jedoch kein Kausalzusammenhang abgeleitet werden. Bei Untersuchungen über mit Haloperidol behandelte Mütter wurden keine Mißbildungen festgestellt (*Van Waes* u. *Van de Velde* 1969, *Magnier* 1964). Von 85 Müttern mit Kindern, die Gliedmaßendeformitäten aufwiesen, hatte keine Haloperidol genommen (*Hanson* u. *Oakley* 1975). Da Haloperidol sehr gut untersucht ist (13 000 Literaturstellen) und sehr häufig eingesetzt wurde (bisher 11 Mio. Patientenjahre), ist es sehr wahrscheinlich, daß dieses Medikament in der Schwangerschaft recht sicher ist. Da mit anderen Neuroleptika weniger Erfahrungen vorliegen, kann empfoh-

len werden, Schwangere, die im 1. Trimenon unbedingt einer neuroleptischen Therapie bedürfen, mit Haloperidol in niedrigen Dosen (um 6 mg/die) zu behandeln. Eine Neuroleptikabehandung im 2. und 3. Trimenon kann mit großer Wahrscheinlichkeit keine Mißbildungen verursachen, möglicherweise aber EPMS und andere Nebenwirkungen beim Neugeborenen (*Mortola* 1989).

Stillzeit: Neuroleptika gehen in geringen, aber nicht zu vernachlässigenden Mengen in die Muttermilch über (*Stewart* et al. 1980, *Whalley* 1981, *Mortola* 1989). Wenn auch keine gesicherten Erkenntnisse über dadurch bedingte Schädigungen des Säuglings vorliegen, sollte während der Stillzeit eine Dosisreduktion, eine alternative Therapie bzw. ein Abstillen der Mutter erwogen werden.

7.6.6 Intoxikationen

Intoxikationen (akzidentell oder in suizidaler Absicht) sind wegen der großen therapeutischen Breite der Neuroleptika selten bedrohlich. Bei respiratorischen oder kardialen Komplikationen, Bewußtseinsstörungen, Hypo- oder Hyperthermie usw. sind die üblichen Notfallmaßnahmen zu treffen; außerdem gelten die in Tabelle 7.28 aufgeführten Besonderheiten.

Tabelle 7.28 Besonderheiten bei der Behandlung von Intoxikationen mit Neuroleptika.

Entgiftung
Magenspülung nur in früh erkannten Fällen (schnelle Resorption!). Forcierte Diurese oder Dialyse wenig hilfreich. Erbrechen durch antiemetische Wirkung der NL erschwert.

Extrapyramidale Symptome
Biperiden. Bei Schlundkrampf: vor Intubation Suxamethonium

Bedrohliche Hypotonie
Noradrenalininfusionen, Angiotensinamid. Keine adrenalinartigen Mittel!

Epileptische Anfälle
Diazepam, Clonazepam. Cave: Atemdepression!

Literatur

Ananth, J.: Congenital malformations with psychopharmacologic agents. Compr. Psychiat. 16 (1975) 437—445

Andermann, B., Griffith, R.W.: Clozapine-induced agranulocytosis: a situation report up to August 1976. Europ. J. clin Pharmacol. 11 (1977) 199—201

Aubree, J.C., Lader, M.H.: High and very high dosage antipychotics: a critical review. J. clin. Psychiat. 41 (1980) 341—350

Ayd, F.J.: Twenty years' clinical experience. J. clin. Psychiat. 39 (1978) 807—814

Bandelow, B., Müller, P., Gaebel, W., Köpcke, W., Linden, M., Müller-Spahn, F., Pietzcker, A., Reischies, F.M., Tegeler, J.: Depressive syndromes in schizophrenic patients after discharge from hospital. Europ. Arch. Psychiat. clin. Neurosci. 240 (1990) 113—120

Bauer, M.: Extrapyramidal-motorische Nebenwirkungen bei Neuroleptikatherapie. Dissertation, Universität München 1987

Bauer, D., Gaertner, H.J.: Wirkungen der Neuroleptika auf die Leberfunktion, das blutbildende System, den Blutdruck und die Temperaturregulation. Pharmacopsychiatry 16 (1983) 23—29

Benkert, O., Hippius, H.: Psychiatrische Pharmakotherapie. Springer, Berlin 1986

Besser, G.M., Edwards, C.R.W.: Galactorrhoea. Brit. Med. J. 2 (1972) 280—282

Bleuler, E.: Lehrbuch der Psychiatrie. Springer, Berlin 1916

Brannen, J.O., McEvoy, J.P., Wilson, W.H., Ban, T.A., Berney, S.A., Schaffer, J.D.: A double-blind comparison of bromperidol and haloperidol in newly admitted schizophrenic patients. Pharmakopsychiat. 14 (1981) 139—140

Caroff, S.N.: The neuroleptic malignant syndrome. J. clin. Psychiat. 41 (1980) 79—83

Casey, D.E.: Tardive dyskinesia. In: *H.Y. Meltzer* (ed.): Psychopharmacology: The third generation of progress. Raven Press, New York 1987

Crane, G.: A review of the clinical literature on haloperidol. Int. J. Neuropsychiat. (1967) 110—127

Cummingham, D.G., Challapalli, M.: Hypertension in acute haloperidol poisoning. J. Pediatrics 95 (1979) 489—490

Davis, J.M., Casper, R.: Antipsychotic drugs: clinical pharmacology and therapeutic use. Drugs 14 (1977) 260—282

Degkwitz, R., Consbruch, U., Haddenbrock, S., Neusch, B., Oehlert, W., Unsöld, R.: Therapeutische Risiken bei der Langzeitbehandlung mit Neuroleptika und Lithium. Nervenarzt 47 (1976) 81—87

Diedrich, U., Müller, P.: Schwere Spätdyskinesie durch Neuroleptika bei einer jungen Frau — Verlauf und Behandlung. Nervenarzt 60 (1989) 759—761

Dieulangard, P., Coignet, J., Vidal, J.C.: Sur un cas d'ectro-phocomélie, peut-être d'origine médicamenteuse. Bull. Soc. nat. Gynécol. Obstét. France 18 (1966) 85—87

Dincsoy, H.P., Saelinger, D.A.: Haloperidol-induced chronic cholestatic liver disease. Gastroenterology 83 (1982) 694—700

Flaherty J.A., Lahmeyer H.W.: Laryngeal-pharyngeal dystonia as a possible cause of asphyxia with haloperidol treatment. Amer. J. Psychiat. 135 (1978) 1414—1415

Fuller, C.M., Yassinger, S., Donlon, P., Imperato, T.I., Ruebner, B.: Haloperidol-induced liver disease. Western J. Med. 127 (1977) 515—518

Gaertner, H.J.: Klinische Pharmakologie der Neuroleptika. In: *G. Langer, H. Heimann:* Psychopharmaka. Grundlagen und Therapie. Springer, Wien, New York 1983

Gaertner, H.J., Fischer, E., Hoss, J.: Side effects of clozapine. Psychopharmacology 99 (Suppl.) (1989) 97—100

Gerlach, J., Casey, D.E.: Tardive dyskinesia. Acta psychiat. scand. 77 (1988) 369—378

Gerle, B.: Clinical observations on the side-effects of haloperidol. Acta psychiat. scand. 40 (1964) 65—76

Gerle, B.: Haloperidol in clinical experience. Clin. Trials J. 3 (1966) 360—384

Gonçalves, N., Grünberg, F.: Laborklinische Untersuchungen unter besonderer Berücksichtigung des Leberstoffwechsels bei Schizophrenen unter ambulanter neuroleptischer Langzeitmedikation. Pharmacopsychiat. 10 (1977) 36—40

Goplerud, E., Depue, R.A.: The diagnostic ambiguity of postpsychotic depression. Schizophr. Bull. 4 (1978) 477—479

Greil, W., Auberger, S., Haag, H., Rüther, E.: Tiapride: effects on tardive dyskinesia and on prolactin plasma concentrations. Neuropsychobiology 14 (1985) 17—22

Greiner, A.C., Berry, K.: Skin pigmentation and corneal and lens opacities with prolonged chlorpromazine therapy. Canad. med. Ass. J. 90 (1964) 663

Grohmann, R.: EKG-Veränderungen unter Psychopharmaka — erfaßt im Rahmen eines Arzneimittel-Überwachungs-Systems. In: *B. Müller-Oerlinghausen* (Hrsg.): Klinische Relevanz der Kardiotoxizität von Psychopharmaka. Pharm & medical inform, Frankfurt, Zürich 1983

Grohmann, R., Koch, R., Rüther, E., Schmidt, L.G.: Nebenwirkungen von Perazin im Vergleich zu anderen Neuroleptika. In: *H. Helmchen, H. Hippius, R. Tölle* (Hrsg.): Therapie mit Neuroleptika — Perazin. Thieme, Stuttgart, New York 1988

Grohmann, R., Rüther, E., Sassim, N., Schmidt, L.G.: Adverse effects of clozapine. Psychopharmacology 99 (1989 a) S 101 — S 104

Grohmann, R., Schmidt, L.G., Spiess-Kiefer, C., Rüther, E.: Agranulocytosis and significant leucopenia with neuroleptic drugs: results from the AMÜP program. Psychopharmacology 99 (1989 b) S 109 — S 112

Grohmann, R., Koch, R., Schmidt, L.G.: Extrapyramidal symptoms in neuroleptic recipients AAS 29: Risk factors for adverse drug reactions. Birkhäuser, Basel 1990

Haag, H.: „Spätdyskinesie" — eine epidemiologische Studie. Dissertation, Universität München 1983

Haase, H.J.: Therapie mit Psychopharmaka und anderen, seelisches Befinden beeinflussenden Medikamenten. Schattauer, Stuttgart, New York 1982

Hanson, J.W., Oakley, G.P.: Haloperidol and limb deformity. JAMA 231 (1975) 26

Heinrich, K., Tegeler, J.: Dyskognitive, apathische und extrapyramidale Syndrome bei Langzeitneurolepsie. In: *H. Hippius, H.E. Klein* (Hrsg.): Therapie mit Neuroleptika. Perimed, Erlangen 1983

Helmchen, H., Hippius, H.: Depressive Syndrome im Verlauf neuroleptischer Therapie. Nervenarzt 38 (1967) 455–458

Hollister, L.E., Overall, J.E., Bennett, J.L., Kimbell, I., Shelton, J.: Triperidol in schizophrenia: further evidence for specific patterns of action of antipsychotic drugs. J. New Drugs 5 (1965) 34–42

Itil, T., Soldatos, C.: Epileptogenic side effects of psychotropic drugs. JAMA 244 (1980) 1460–1463

Janke, W.: Psychometric and psychophysiological actions in men. In: *F. Hoffmeister, G. Stille* (eds.): Handbook of experimental pharmacology. Springer, Berlin 1980

Jeste, D.V., Wyatt, R.J.: Therapeutic strategies against tardive dyskinesia. Two decades of experience. Arch. gen. Psychiat. 39 (1982) 803–816

Johnson, D.A.W.: The side-effects of fluphenazine-decanoate. Brit. J. Psychiat. 123 (1973) 519–522

Johnson, D.A.W., Breen, M.: Weight changes with depot neuroleptic maintenance therapy. Acta psychiat. scand. 59 (1979) 525–528

Kane, J.M. Antipsychotic drug side effects: their relationship to dose. J. clin. Psychiat. 46 (1985) 16–21

Kane, J.M., Smith, J.M.: Tardive dyskinesia. Arch. gen. Psychiat. 39 (1982) 473–481

Kane, J.M., Woerner, M., Weinhold, P., Wegner, J., Kinon, B., Borenstein, M.: Incidence of tardive dyskinesia: five-year data from a prospective study. Psychopharmacol. Bull. 20 (1984) 387–389

Kane, J.M,, Woerner, M., Borenstein, M., Wegner, J., Lieberman, J.: Integrating incidence and prevalence of tardive dyskinesia. Psychopharmacol. Bull. 22 (1986) 254–258

Kane, J., Honigfeld, G., Singer, J., Meltzer, H., The Clozaril Collaborative Study Group: Clozapine for the treatment-resistant schizophrenic. Arch. gen. Psychiat. 45 (1988) 789–796

Kaufmann, C.A., Wyatt, R.J.: Neuroleptic malignant syndrome. In: *H.Y. Meltzer* (ed.) Psychopharmacology: The third generation of progress. Raven Press, New York 1987

Keck, P.E., Pope, H.G., Cohen, B.M. McElroy S.L., Nierenberg, A.A.: Risk factors for neuroleptic malignant syndrome. Arch. gen. Psychiat. 46 (1989) 914–918

Keepers, G.A., Clappison, V.J., Casey, D.E.: Initial anticholinergic prophylaxis for neuroleptic-induced extrapyramidal symptoms. Arch. gen. Psychiat. 40 (1983) 1113–1117

Koller, S.: Risikofaktoren der Schwangerschaft. Springer, Berlin 1983

Konikoff, F. et al.: Neuroleptic malignant syndrome induced by a single injection of haloperidol. Brit. Med. J. 289 (1984) 1228

Kopelman, A.E., McCullar, F.W., Heggeness, L.: Limb malformations following maternal use of haloperidol. JAMA 231 (1975) 62–64

Laporte, J.R., Capella, D.: Antipsychotic drugs. In: *M.N.G. Dukes, L. Beeley* (eds.): Side effects of drugs annual 11. Elsevier, Oxford, New York, Amsterdam 1987

Lauritzen, C.: Fragen der Teratogenität von Neuroleptika. In: *G. Gross, G. Huber* (Hrsg.): Neuere pharmakopsychiatrische und neurochemische Ergebnisse der Psychosenforschung. Das ärztliche Gespräch 44. pmi-Verlag, Frankfurt 1988

Leestma, J.E., Koenig, K.L.: Sudden death and phenothiazines. Arch. gen. Psychiat. 18 (1968) 137–148

Leppig, M., Bosch, B., Naber, D., Hippius, H.: Clozapine in the treatment of 121 out-patients. Psychopharmacology 99 (Suppl.) (1989) 77–79

Levinson, D.F., Simpson, G.M.: Neuroleptic-induced extrapyramidal symptoms with fever. Arch. gen. Psychiat. 43 (1986) 839–848

Levinson, D.F., Simpson, G.M.: Serious nonextrapyramidal adverse effects of neuroleptics: sudden death, agranulocytosis, and hepatotoxicity. In: *H.Y. Meltzer* (ed.): Psychopharmacology: The third generation of progress. Raven Press, New York 1987

Linemayr, G., Stacher, A.: Hämatopoetisches System. In: *H.P. Kümmerle, A. Goossens* (Hrsg.): Klinik und Therapie der Nebenwirkungen. Thieme, Stuttgart 1984

Linnoila, M., Viukari, M., Vaisanen, K., Auvinen, J.: Effect of anticonvulsants on plasma haloperidol and thioridazin levels. Amer. J. Psychiat. (1980) 412–415

Magnier, P.: A propos des vomissements de la grossesse: Étude thérapeutique du R. 1625. Gynécol. prat. 1 (1964) 17–23

Manos, N., Gkiouzepas, J., Logothetis, J.: The need for continuous use of antiparkinsonian medication with chronic schizophrenic patients receiving long-term neuroleptic therapy. Amer. J. Psychiat. 138 (1981) 184–188

Marsden, C.D.: Is tardive dyskinesia a unique disorder? In: *D. Casey, T. Chase, A.V. Christensen, J. Gerlach* (eds.): Dyskinesia research and treatment. Psychopharmacology 2 (Suppl.) (1985) 64–71

Matsuoka, I., Nakai, T., Miyake, M., Hirai, M., Ikawa, G.: Effects of bromocriptine on neuroleptic induced amenorrhea, galactorrhea and impotence. Jap. J. Psychiat. Neurol. 40 (1986) 640–646

McGlashan, T.H.: Aphanisis: The syndrome of pseudodepression in chronic schizophrenia. Schizophr. Bull. 8 (1982) 118–134

McGlashan, T.H.., Carpenter, W.T.: An investigation of the postpsychotic depressive syndrome. Amer. J. Psychiat. 133 (1976) 14–19

Meco, G., Falaschi, P., Casacchia, M., Rocco, A., Petrini, P. et al.: Neuroendocrine effects of haloperidol decanoate in patients with chronic schizophrenia. In: *M. Kemali, G. Racagni* (eds.): Chronic treatment in neuropsychiatry. Raven Press, New York 1985

Mindham, R.H.S.: The major tranquilizers. In: M.N.G. Dukes (ed.): Side effects of drugs annual. Excerpta medica, Amsterdam 1977

Modestin, J., Krapf, R., Böker, W.: A fatality during haloperidol treatment: Mechanism of sudden death. Amer. J. Psychiat. 138 (1983) 1616–1617

Möller, H.J., von Zerssen, D.: Depressive Symptomatik im stationären Behandlungsverlauf von 280 schizophrenen Patienten. Pharmacopsychiatria 14 (1981) 172–179

Möller, H.J., von Zersssen, D.: Depressive states occuring during the neuroleptic treatment of schizophrenia. Schizophr. Bull. 8 (1982) 109–117

Mortola, J.F.: The use of psychotropic agents in pregnancy and lactation. Psychiat. Clin. N. Amer. 12 (1989) 69–87

Müller, P.: Depressive Syndrome im Verlauf schizophrener Psychosen. Enke, Stuttgart 1981

Naber, D., Ackenheil, M., Laakman, G., Fischer, H., von Werder, K.: Basal and stimulated levels of prolactin, TSH and LH in serum of chronic schizophrenic patients, long-term treated with neuroleptics. Pharmakopsychiat. Neuro-Psychopharmakol. 13 (1980) 325–330

Naber, D., Leppig, M., Grohmann, R., Hippius, H.: Efficacy and adverse effects of clozapine in the treatment of schizophrenia and tardive dyskinesia – a retrospective study of 387 patients. Psychopharmacology 99 (Suppl.) (1989) 73–76

Niemegeers, C.J.E.: Zur Pharmakologie der Antidepressiva und Neuroleptika. Nervenheilkunde 3 (1984) 28–32

Pietzcker, A.: Das maligne neuroleptische Syndrom. Nervenarzt 59 (1988) 691–700

Pisciotta, A.V.: Drug-induced agranulocytosis. Drugs 15 (1978) 132–143

Platz, T., Hinterhuber, H., Kienel, G., Biebl, W., Mikuz, G.: Zur Frage der Gefäßschädigung bei intravenöser Infusionstherapie mit hochpotenten Neuroleptika. Nervenarzt 55 (1984) 46–50

Pratt, I.T.: Twilight sleep after infarction. Brit. Med. J. 4 (1971) 475–476

Prusoff, B.A., Williams, D.H., Weissman, M.M., Astrachan, B.M.: Treatment of secondary depression in schizophrenia. A double-blind, placebo-controlled trial of amitriptyline added to perphenazine. Arch. gen. Psychiat. 36 (1979) 569–575

Reynolds, J.E.F., Prasad, A.B.: The extra pharmacopoeia. The Pharmaceutical Press, London 1982, S. 1532

Richelson, E.: Pharmacology of neuroleptics in use in the United States. J. clin. Psychiat. 46 (1985) 8–14

Rifkin, A., Quitkin, F., Klein, D.F.: Fluphenazine decanoate, oral fluphenazine and placebo in treatment of remitted schizophrenics. Arch. gen. Psychiat. 34 (1977) 1215–1219

Rüther, E.: Wirkungsverlauf der neuroleptischen Therapie. Fischer, Stuttgart, New York 1986

Rüther, E. et al.: Drug monitoring in psychiatrischen Kliniken. Bericht der Arbeitsgruppe für Medikamentenüberwachung in der Psychiatrie. Drug Res. 30 (1980) 1181–1183

Salamon, I., Post, J.: Antidepressant treatment of depression in the recovering schizophrenic. Dis. nerv. Syst. 27 (1966) 531

Schmauß, M., Wolff, R., Erfurth, A., Rüther, E.: Tolerability of long-term clozapine treatment. Psychopharmacology 99 (Suppl.) (1989) 105–108

Schmidt, L.G., Grohmann, R., Strauss, A., Spieß-Kiefer, C., Lindmeier, D., Müller-Oerlinghausen, B.: Epidemiology of toxic delirium. View to psychotropic drugs in psychiatric hospitals. Comprehens. Psychiat. 28 (1987) 242–249

Schyve, P., Smithline, F., Meltzer, H.Y.: Neuroleptic-induced prolactin level elevation and breast cancer. Arch. gen. Psychiat. 35 (1978) 1291–1301

Scialli, J.V.K., Thornton, W.E.: Toxic reactions from a haloperidol overdose in two children. Thermal and cardiac manifestations. JAMA 239 (1978) 48–49

Seidel, M.: Phänomenologie und Therapie der Neuroleptika-induzierten Akathisie. Fortschr. Neurol. Psychiat. 57 (1989) 489–494

Settle, E.C., Ayd, F.J.: Haloperidol: a quarter century of experience. J. clin. Psychiat. 44 (1983) 440–448

Singh, M.M., Kay, S.R., Opler, L.A.: Anticholinergic-neuroleptic antagonism in terms of positive and negative symptoms of schizophrenia: implications for psychobiological subtyping. Psychol. Med. 17 (1987) 39–48

Siris, S.G., Harmon, G.K., Endicott, J.: Postpsychotic depressive syndromes in hospitalized schizophrenics Arch. gen. Psychiat. 38 (1981) 1212–1223

Siris, S.G., Adan, F., Cohen, M., Mandeli, J., Aronson, A., Casey, E.: Postpsychotic depression and negative symptoms: an investigation of syndromal overlap. Amer. J. Psychiat. 145 (1988) 1532–1537

Smith, R.C., Allen, R., Gordon, J. et al.: Biological and clinical studies of tardive dyskinesia. Psychopharmacol. Bull. 18 (1982) 80–83

Soni, S.D.: Fluspirilene in the treatment of non-hospitalized schizophrenic patients. Curr. med. Res. Opin. 4 (1977) 645–649

Spatz, R., Lorenzi, E., Kugler, J., Rüther, E.: Häufigkeit und Form von EEG-Anomalien bei Clozapintherapie. Arzneimittelforsch. (Drug. Res.) 28 (II) (1978) 499–500

Spiess-Kiefer, C., Hippius, H.: Malignes neuroleptisches Syndrom und maligne Hyperthermie – ein Vergleich. Fortschr. Neurol. Psychiat. 54 (1986) 158–170

Spiess-Kiefer, C., Grohmann, R., Schmidt, L.G., Rüther, E.: Blutbildveränderungen unter Neuroleptika und ihre Bewertung. In: H. Helmchen, H. Hippius, R. Tölle (Hrsg.): Therapie mit Neuroleptika – Perazin. Thieme, Stuttgart, New York 1988

Spring, G., Frankel, M.: New data on lithium and haloperidol incompability. Amer. J. Psychiat. 138 (1981) 818–821

Stewart, R., Karas, B., Springer, P.K.: Haloperidol excretion in human milk. Amer. J. Psychiat. 137 (1980) 849–850

Stotsky, B.A.: Haloperidol in the treatment of geriatric patients. In: A. DiMascio, R.J. Shader (eds.): Butyrophenones in psychiatry. Raven Press, New York 1972

Tobin, J.W., Brousseau, F.R., Lorenz, A.A.: Clinical evaluation of haloperidol in geriatric patients. Geriatrics 25 (1970) 119–122

Tollaro, I.: Considerazioni su una osservazione sperimentale nel topo di sindrome di robin (palatoschisi, microgenia, glossoptosi) Riv. ital. Stomatol. 23 (1968) 1682–1697

Ungvári, G.: Neuroleptic-related sudden death (proven or a mere hypothesis?) Pharmakopsychiat. Neuro-Psychopharmakol. 13 (1980) 29–33

Van Waes, A., Van de Velde, E.: Safety evaluation of haloperidol in the treatment of hyperemesis gravidarum. J. clin. Pharmacol. 9 (1969) 224–227

Van Wielink, P.S., Leysen, J.E.: Choice of neuroleptics on the basis of pharmacological data. In: *M. Hoes, E. van der Kleyn, S.J. Nijdam* (eds.): Criteria for the choice of neuroleptics. Janssen Pharmaceutica, Beerse 1989

Varia, I., Cavenar, J.O., Taska, R.J., Maltbie, A.A.: Bromocriptine in the treatment of haloperidol-induced galactorrhea. N. C. med. J. 43 (1982) 769–770

Vichi, F., Pierleoni, P.: Effetti letali e teratogeni dell' haloperidol in embroni di topo. Riv. ital. Stomatol. 25 (1970) 585–596

Wagner, S., Mantel, N.: Breast cancer at a psychiatric hospital before and after the introduction of neuroleptic agents. Cancer Res. 38 (1978) 2703–2708

Wastl, R., Grohmann, R., Rüther, E.: Frequency of increased serum liver-enzyme levels under treatment with neuroleptics. Pharmacopsychiatry 19 (1986) 290–291

Wastl, R., Grohmann, R., Koch, R., Rüther, E., Schmidt, L.G.: Leberwertveränderungen unter Neuroleptika und ihre Bewertung. In: *H. Helmchen, H. Hippius, R. Tölle* (Hrsg.): Therapie mit Neuroleptika – Perazin. Thieme, Stuttgart, New York 1988

Whalley, I.J., Blain, P.G., Prime, J.K.: Haloperidol secreted in breast milk. Brit. J. Med. 282 (1981) 1746–1747

7.7 Besonderheiten bei bestimmten Subtypen schizophrener Erkrankungen

H.-J. Möller

Nachfolgend sollen besondere Aspekte der medikamentösen Therapie bestimmter Subtypen schizophrener Psychosen dargestellt werden.

7.7.1 Medikamentöse Therapie der katatonen Schizophrenie

Selbst wenn möglicherweise akute katatone Schizophrenien, insbesondere in ihren extremen Aus-prägungen, heute seltener beobachtet werden als früher (*Glatzel* 1970, *Morrison* 1973, *Häfner* u. *Kasper* 1982), stellen sie weiterhin ein besonders ernstzunehmendes therapeutisches Anliegen dar. Gravierende Konsequenzen bezüglich der Nahrungs- und Flüssigkeitsaufnahme, die Möglichkeit immobilitätsbedingter körperlicher Folgen sowie ganz besonders die Gefahr des Auftretens einer „perniziösen", lebensbedrohlichen Katatonie mit Hyperthermie, Exsikkose, Elektrolytverschiebung, Hypertonus, Tachykardie sind zu beachten (*Regestein* et al. 1977, *Kick* 1981, *Häfner* u. *Kasper* 1982, *Sauer* et al. 1985).

Ist die Diagnose der katatonen Schizophrenie gesichert (*Abrams* u. *Taylor* 1976), so wird als Standardverfahren die Therapie mit Neuroleptika versucht (*Schied* 1983). Dies geschieht aus der therapeutischen Vorstellung heraus, daß für diese Subgruppe Schizophrener die gleichen Transmitterstörungen (Dopaminhypothese) zugrunde liegen wie bei den sonstigen Formen akuter Psychosen. In der Regel, insbesondere beim Stupor, werden hochpotente Neuroleptika (z.B. Butyrophenone) verordnet in von vornherein ausreichend hoher Dosierung (*Häfner* u. *Kasper* 1983), z.B. beginnend mit 20–30 mg Haloperidol p.d. (Abb. 7.16). Ein langsames Heranschleichen an die optimale Dosis mit dem entsprechenden Zeitverlust ist gerade wegen der o.g. schweren Konsequenzen nicht zu vertreten. Bei katatonen Erregungszuständen ist eine zusätzliche Verordnung von sedierenden trizyklischen Neuroleptika indiziert. Auch die zusätzliche Gabe von Benzodiazepinen wurde zur Erregungsdämpfung und Anxiolyse empfohlen. Kasuistisch wurde sogar in vereinzelten Fällen vom Erfolg einer alleinigen Benzodiazepinbehandlung berichtet (*McEvoy* u. *Lohr* 1984), eine Vorgehensweise, die aber bisher nicht in ihrer Effektivität überprüft worden ist und deshalb nicht empfohlen werden kann. Da die Antriebssperre bei katatonen Symptomen wie Stupor, Negativismus oder Mutismus als Antriebsdefizit imponiert, wird manchmal die Anwendung von antriebsstimulierenden Psychopharmaka erwogen. Vor solchen Therapieversuchen ist zu warnen, da es hierbei iatrogen zu abrupt einsetzenden bedrohlichen Erregungszuständen kommen kann. Die Anwendung von antriebsstimulierenden Pharmaka bei katatoner Antriebssperrung ist allenfalls dann zu verantworten, wenn gleichzeitig ein stark wirksames Neuroleptikum appliziert wird. Bei dieser Kombinationstherapie ist das Neuroleptikum offenbar die wichtigere Komponente; denn es gelingt auch mit stark wirksamen Neuroleptika allein den katatonen Stupor zu durchbrechen.

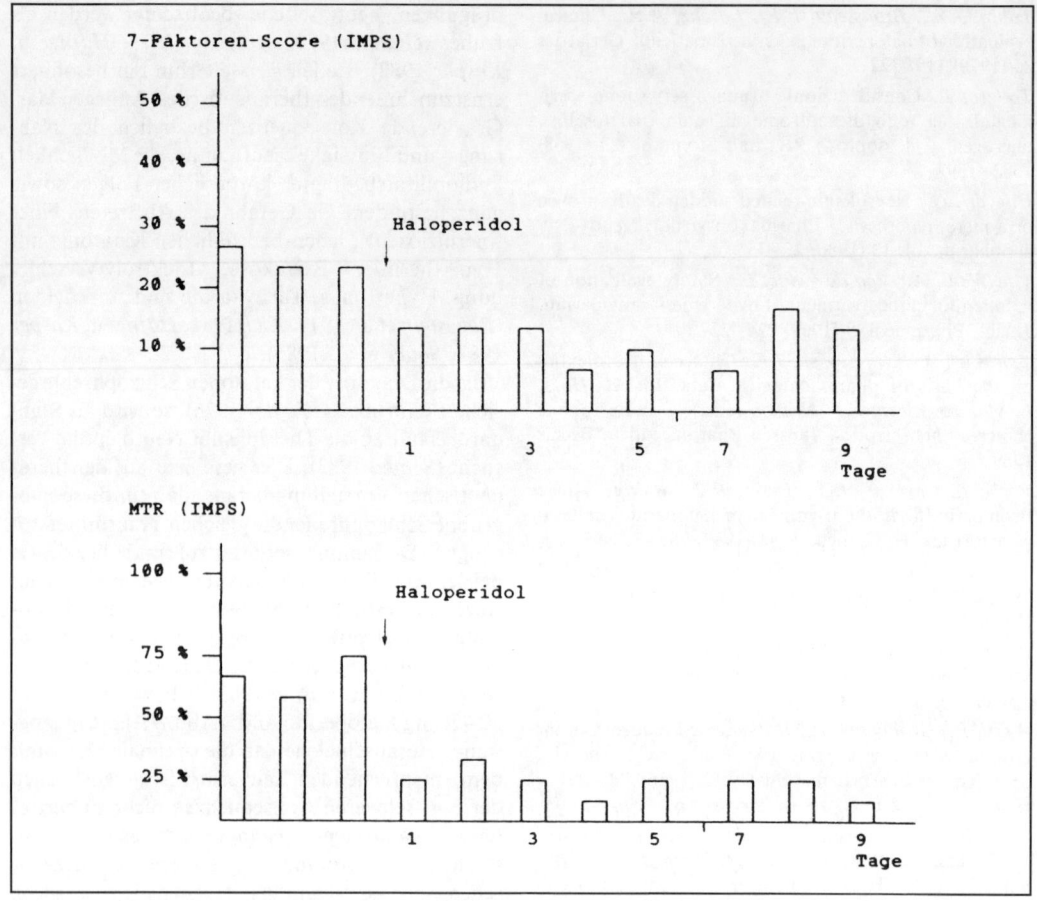

Abb. 7.16 Symptomverlauf eines Patienten mit katatoner Schizophrenie in den ersten Tagen einer Therapie mit 24 mg Haloperidol (↓ = Behandlungsbeginn). Die Symptomatik wurde mit der Inpatient Multidimensional Psychiatric Scale (IMPS) beurteilt. Das IMPS-Syndrom „motor disturbances" (MTR) bildet die katatone Symptomatik ab, der „7-Faktoren Score" das Gesamtspektrum produktiv-schizophrener Symptomatik, u.a. psychotische Erregung, paranoid-halluzinatorische Symptomatik, formale Denkstörungen und katatone Symptome. Es wird deutlich, daß nach Reduktion der katatonen Symptomatik die psychotische Gesamtsymptomatik, die vorübergehend auch gebessert war, zunächst noch wieder zunehmen kann im Sinne einer Dekuvrierung psychotischer Inhalte nach Auflösung der mutistischen Blockade. (Die Scores sind in Prozent des theoretischen Maximalwertes angegeben.) (Nach *Möller* 1989)

Ein schwerwiegendes Problem der Behandlung mit Neuroleptika, insbesondere bei Anwendung hochpotenter Neuroleptika, ist, daß auftretende extrapyramidale Bewegungsstörungen ggf. differentialdiagnostisch schwer abzugrenzen sind gegenüber der originären katatonen Symptomatik. Das gilt insbesondere bei *katatonen Reaktionen* unter neuroleptischer Behandlung. Es handelt sich hierbei um eine besondere Ausprägung des extrapyramidalen Syndroms, verbunden mit Verhaltensstörungen wie Negativismus, Mutismus und schwerem Rückzug. So kann es zu kaum lösbaren Entscheidungsunsicherheiten bei der weiteren

Therapieplanung i.S. des „katatonen Dilemmas" (*Brenner* u. *Rheuban* 1978) kommen: Soll man die Neuroleptikadosis erhöhen, da die Wirkung noch nicht ausreichend ist, oder muß man reduzieren, um die neuroleptikainduzierten extrapyramidalen Bewegungsstörungen zu verringern? Wegen dieser besonderen diagnostischen und therapeutischen Entscheidungsprobleme ist es sinnvoll, bei Beginn der neuroleptischen Behandlung sofort ein Anticholinergikum einzusetzen, um derartige Probleme möglichst weitgehend zu vermeiden. Ein solches Abweichen von der sonst üblichen Regel, Anticholinergika erst dann im Rahmen einer Neuroleptikatherapie zu verordnen, wenn wirklich extrapyramidale Störungen aufgetreten sind, scheint wegen der besonderen Komplikationsmöglichkeiten der medikamentösen Behandlung katatoner Schizophrenien gerechtfertigt, selbst wenn das mit einer gewissen Reduktion der Neuroleptikaspiegel und damit der therapeutischen Wirksamkeit der Neuroleptika erkauft wird. Aus gleichem Grunde erscheint der primäre Einsatz von Clozapin bei der Therapie der katatonen Schizophrenie gerechtfertigt, obwohl dieses Neuroleptikum wegen der Agranulozytosegefahr starken Restriktionen bei der Verordnung unterworfen ist.

Eine besondere, seltene Komplikation der Neuroleptikabehandlung ist das *maligne neuroleptische Syndrom,* dessen Abgrenzung von der perniziösen Katatonie schwer bis unmöglich ist (*Gaertner* et al. 1983). Das maligne neuroleptische Syndrom ist gekennzeichnet durch das Vorliegen einer schweren Akinese, Rigor, Haltungsstereotypien, Flexibilitas cerea, verbunden mit Hyperthermie, Tachykardie, Bewußtseinstrübung bis hin zum Koma und weiteren vegetativen Funktionsstörungen, wie Blutdrucklabilität, profuse Schweißausbrüche, Dyspnoe und Inkontinenz (*Carmen* u. *Wyatt* 1977, *Caroff* 1980, *Weinberger* u. *Kelly* 1977). Gerade in diesem Fall stellt sich das *katatone Dilemma* mit besonderer Brisanz. Eine spezifische Behandlung für das maligne neuroleptische Syndrom existiert bisher nicht. Wichtig sind die frühe Erkennung der Störung und das sofortige Absetzen der neuroleptischen Medikation, verbunden mit allgemeinen Maßnahmen der Intensivpflege (*Dorevitch* u. *Gabbay* 1983). Anticholinergika wurden meist als unwirksam beschrieben (*Gaertner* et al. 1983). Neuerdings wird Dantrolen empfohlen (*Schulte-Sasse* et al. 1985, *Spieß-Kiefer* 1989).

Ernstzunehmende medikamentöse Alternativen zur Behandlung der akuten Katatonie mit Neuroleptika gibt es nicht. Das vorübergehend unter der Endorphinhypothese propagierte Naloxon (*Schenk* 1978) hat eine ausreichende Effizienz bei dieser Indikation nicht unter Beweis stellen können (*Abrams* et al. 1978, *Dysken* u. *Davis* 1978). Die von einigen Autoren vorgeschlagene Behandlung mit Antidepressiva hat sich ebenfalls nicht allgemein durchgesetzt, zumal möglicherweise der beschriebene Erfolg bei bestimmten katatonen Patienten mit ihrer Zugehörigkeit zu den affektiven Psychosen (*Abrams* u. *Taylor* 1977) zu erklären ist. Vereinzelt positive Erfahrungen wurden auch mit Lithium berichtet (*Wald* u. *Lerner* 1978, *Weizsäcker* et al. 1984), die aber ebenfalls skeptisch zu bewerten sind.

Unter neuroleptischer Medikation kommt es bei einem großen Teil der Patienten zu befriedigenden Therapieresultaten (*Abrams* u. *Taylor* 1977, *Morrison* 1974). Sollte selbst nach höheren Dosierungen und Wechsel des Neuroleptikums ein ausreichender Effekt nicht erreicht werden, muß, je nach Schwere des klinischen Bildes, früher oder später die Elektrokrampftherapie als mögliche Alternative in Erwägung gezogen werden. Von einigen Autoren (*Gross* u. *Kaltenbäck* 1980, *Saß* 1981, *Häfner* u. *Kasper* 1983) wird empfohlen, eine Neuroleptikatherapie nur bei Katatonen mit ordentlichem Allgemeinzustand, kurzem Krankheitsverlauf und Fehlen schwerer vegetativer Störungen einzusetzen und sonst primär die Elektrokrampftherapie durchzuführen. Bei der lebensgefährlichen Form der katatonen Schizophrenie ist die Elektrokrampftherapie das Mittel der Wahl (*Lauter* u. *Sauer* 1989), weil wegen der schweren vegetativen Entgleisung, der Elektrolytverschiebung und des oft schon schlechten Allgemeinzustandes durch ein längeres Weiterbestehen der zentralen Erregung und der vegetativen Dysfunktionen das Letalitätsrisiko bei ausschließlicher Therapie mit Neuroleptika vergrößert würde. Die Elektrokrampftherapie ist auch bei sonst therapieresistenten Patienten (*Renfordt* u. *Wardin* 1985) mit katatoner Schizophrenie oder mit schweren extrapyramidalen Syndromen das Mittel der Wahl (*O'Toole* u. *Dyck* 1977). Wenn man sich bei der Behandlung katatoner Psychosen an die Regel hält, nur Neuroleptika mit möglichst geringer Kreislaufwirksamkeit zu verordnen, dann ist es möglich, die medikamentöse Therapie mit einer Elektrokrampfbehandlung zu kombinieren. Wenn die Patienten Neuroleptika mit starker Kreislaufwirksamkeit erhalten haben, kann eine Elektrokrampftherapie ohne längere medikamentenfreie Phase ein erhöhtes therapeutisches Risiko darstellen.

7.7.2 Medikamentöse Therapie depressiver Syndrome im Rahmen schizophrener Psychosen

Depressive Syndrome kommen häufig im Rahmen schizophrener Psychosen vor (*Möller* u. *von Zerssen* 1981) und sind pathogenetisch vielfältig. Sie können als morbogen (also zum Wesen der Erkrankung gehörig, z.B. als depressiver Zustand im Rahmen der akuten oder chronischen Psychose oder im Rahmen eines Residualsyndroms etc.), als pharmakogen (z.B. als neuroleptikabedingte Depression oder als Depression im Rahmen eines neuroleptisch bedingten Parkinsonoids) oder als psychoreaktiv (z.B. als Folge der Auseinandersetzung mit der Erkrankung oder als Folge der Reaktionen der Umwelt auf die Erkrankung etc.) klassifiziert werden. Das klinische Bild und die anamnestische Information reichen meist nicht aus, um eine solche ätiopathogenetische Differenzierung durchzuführen.

Die Therapie von Depressionen s.str. im Verlauf schizophrener Erkrankungen erfolgt nach den allgemeinen, in Kap. 8.6 gegebenen Richtlinien.

Beim Einsatz von Antidepressiva ist das Problem der Symptomprovokation (*Heinrich* 1960, *Klein* u. *Fink* 1962) zu beachten. Allerdings scheint die Symptomprovokation ein eher seltenes Ereignis zu sein (*Glatzel* u. *Seyfeddinipur* 1981, *Prusoff* et al. 1979). *Klieser* (1988) wies allerdings darauf hin, daß es unter Antidepressiva doch häufiger zu Symptomprovokation kommen könne. Sollten sich diese Ergebnisse bestätigen, wäre der Einsatz von Antidepressiva in der Regel nur unter neuroleptischem Schutz indiziert.

Will man wegen der Gefahr der Induktion produktiv-schizophrener Symptomatik nicht sofort Antidepressiva einsetzen, so bietet sich die Möglichkeit, Neuroleptika, denen ein antidepressiver Effekt zugeschrieben wird, z.B. Thioridazin, Flupentixol, zu verordnen.

Die schizoaffektiven Psychosen wurden in der wissenschaftlichen Literatur zunehmend als eine Sonderform der endogenen Psychosen angesehen, die nicht eindeutig den schizophrenen Psychosen zuzuordnen ist. Die Therapie der schizoaffektiven Psychosen wird deshalb in einem separaten Kapitel (Kap. 9) dargestellt.

7.7.3 Medikamentöse Therapie depressiv-apathischer Syndrome unter Neuroleptikamedikation

Wenn ein depressives oder apathisches Syndrom unter der Neuroleptikatherapie auftritt, ist u.a. an eine pharmakogene Depression zu denken. Als erstes ist dann ein parenteraler Behandlungsversuch mit dem Anticholinergikum Biperiden zu empfehlen. Dieser Therapieansatz ist sinnvoll, da es manchmal unter der Gabe des Anticholinergikums sehr schnell zum Abklingen der Symptomatik kommt, wenn diese Begleitsymptomatik eines mehr oder minder deutlichen Parkinsonoids *(aki-*

netische Depression) ist (*Möller* u. *von Zerssen* 1986).

Unter derselben Hypothese ist es sinnvoll, die Dosis des Neuroleptikums zu reduzieren und ggf. auf ein Neuroleptikum mit weniger extrapyramidalen Nebenwirkungen umzusetzen.

Die Reduktion der Neuroleptikadosis ist auch sinnvoll unter der Hypothese, daß die Neuroleptika, unabhängig von der Verursachung extrapyramidaler Nebenwirkungen, durch den ihnen eigenen Wirkungsmechanismus direkt depressiogen sind (*Helmchen* u. *Hippius* 1967).

Sofern die Modifikation der neuroleptischen Behandlung und die Gabe eines Anticholinergikums therapeutisch nicht ausreichend Erfolg zeigt, wird eine Therapie mit Antidepressiva bzw. MAO-Hemmern empfohlen. Die diesbezüglichen Erkenntnisse basieren eher auf kasuistischen klinischen Eindrücken als auf gesicherter wissenschaftlicher Erkenntnis. Die meisten Untersuchungen konnten keinen Unterschied zwischen einer solchen Kombinationstherapie und der neuroleptischen Monotherapie bei akut oder chronisch Schizophrenen aufzeigen (*Siris* et al. 1978, *Prusoff* et al. 1979, *Klein* u. *Rüther* 1983).

7.7.4 Medikamentöse Therapie residualer Minussymptomatik

Aufgrund der in der Literatur mitgeteilten Ergebnisse ergibt sich kein abschließendes Bild, ob Neuroleptika bei residualer Minussymptomatik wirksam sind. So berichteten *Johnstone* et al. (1978), *Weinberger* et al. (1980), *Andreasen* (1982) und *Kolakowska* et al. (1985), daß Patienten mit Minussymptomen wenig bis gar nicht auf Neuroleptika ansprechen. Demgegenüber stellten *Goldberg* (1985), *Carpenter* et al. (1985), *Breier* et al. (1987), *Meltzer* u. *Zureick* (1989) und *Kane* u. *Mayerhoff* (1989) fest, daß sich Störungen des Antriebs, der Aktivität und der Kontaktfähigkeit durchaus unter Neuroleptika bessern können.

Diese Diskrepanzen sind u.a. dadurch zu erklären, daß bereits in der Definition von Positiv- und Negativsymptomatik erhebliche Unterschiede zwischen den einzelnen Forschungsgruppen bestehen und daß eine Fülle methodischer Probleme, u.a. das Fehlen spezifischer Skalen, die Schwierigkeit der Differenzierung zwischen depressiver Symptomatik und Negativsymptomatik, die fehlende Unterscheidung zwischen primärer und sekundärer

Minus-/Negativsymptomatik etc., die Evaluation erheblich erschweren (*Möller* 1991).

Wichtig scheint die Unterscheidung zwischen primärer und sekundärer Minussymptomatik (*Carpenter* et al. 1985). Während die primären Minussymptome den eigentlichen Defizienzsymptomen entsprechen, sind die sekundären Minussymptome entweder als Reaktion des Patienten auf die floride Psychose, als Folge sozialer Unterstimulation i.S. des Hospitalismus, als unerwünschte Wirkung der Neuroleptika in Form einer Akinese oder als depressiv-apathisches Syndrom zu erklären. Sekundäre Negativsymptomatik, die produktiv-schizophrene Symptomatik begleitet, klingt in der Regel mit der neuroleptikabedingten Reduktion der Produktivsymptomatik ab, wobei allerdings die zeitlichen Abläufe nicht völlig kongruent sein müssen. Häufig kommt es z.B. zu einem längeren Überdauern der Negativsymptomatik.

Goldberg (1985) zitierte in seiner großen Übersichtsarbeit über die Wirksamkeit klassischer Neuroleptika bei Minussymptomatik 5 große plazebokontrollierte Studien und versuchte so die Wirksamkeit klassischer Neuroleptika bei schizophrener Minussymptomatik zu belegen. U.a. beschrieb er die Untersuchungen über Phenothiazine der *NIMH Collaborative Study Group,* in der signifikante Plazebo-Verum-Differenzen nicht nur bezüglich positiver, sondern auch bezüglich ,,negativer und defizitärer'' schizophrener Symptome gefunden wurden, u.a. in den folgenden Symptombereichen: Apathie, Indifferenz, verlangsamte Sprache, verlangsamte Motorik, Mangel an sozialer Anteilnahme, Mangel an Körperpflege. Zur Unterstützung seiner Auffassung erwähnt *Goldberg* in seiner Übersichtsarbeit auch die Übersicht von *Cole* et al. (1966), die andere kontrollierte Studien über Phenothiazine zusammenfaßten und dabei positive Effekte auf Minussymptomatik wie Affektverarmung, Indifferenz, Verlangsamung, Rückzugstendenzen, autistisches Verhalten fanden. Kritisch ist einzuwenden, daß die in diese Studie eingeschlossenen Patienten größtenteils Patienten mit akuten Manifestationen einer schizophrenen Psychose waren und daß es sich bei der Minussymptomatik wahrscheinlich z.T. um sekundäre Minussymptomatik handelt.

Eufe u. *Wegener* (1979) untersuchten Perphenazin im Vergleich zu Flupentixol. Flupentixol soll die Negativsymptome besser bei schizophrenen Patienten beeinflussen. *Tegeler* u. *Floru* (1979) verglichen Perphenazin mit Fluspirilen, wobei letzteres eher geeignet zu sein schien, affekt- und antriebsgestörte sowie autistisch Kranke positiv zu beeinflussen.

Bezüglich der Butyrophenone berichteten verschiedene Gruppen u.a. über einen therapeutischen Effekt vom Pimozid (*Pinder* et al. 1976, *Falloon* et al. 1978, *Wilson* et al. 1982, *Feinberg* et al. 1988, *van Kammen* et al. 1987, *Gould* et al. 1983). Sie erklärten die Vorzüge der Butyrophenone bei Minussymptomatik u.a. mit der fehlenden Blockade noradrenerger Rezeptoren bzw. mit der Kalziumblockade. Von *Niemegeers* (1988) wurde die Notwendigkeit einer Niedrigdosierungsbehandlung betont und mit verschiedenen biochemischen Hypothesen erklärt. Problematisch ist, daß es sich bei einem Großteil der genannten Studien nicht um doppelblinde Vergleichsstudien gegen andere Präparate oder Plazebo handelt. Auch muß zumindest bei einigen dieser Studien davon ausgegangen werden, daß es sich um sekundäre Minussymptomatik im Rahmen einer akuten oder mehr oder minder chronifizierten produktiven Psychose handelte. So fanden *van Kammen* et al. (1987), daß die Verbesserung der Minussymptomatik signifikant mit der Besserung der Produktivsymptomatik korrelierte. *Feinberg* et al. (1988) fanden allerdings bei 10 Patienten mit ausgeprägter Negativsymptomatik, die als neuroleptikaresistent eingestuft wurden, eine sehr ermutigende Verbesserung der Negativsymptomatik unter Pimozid, wobei die produktive Symptomatik sich bei diesem Patientenkollektiv nicht veränderte.

In jüngster Zeit wurde wiederholt den atypischen Neuroleptika ein positiver Effekt auf die Minussymptomatik zugeschrieben, der u.a. mit dem Serotonin-S_2-Antagonismus einiger dieser Präparate erklärt wurde. Insbesondere Clozapin wurde unter diesem Aspekt hervorgehoben. *Claghorn* et al. (1987) verglichen Clozapin mit Chlorpromazin bei ca. 150 schizophrenen Patienten und fanden eine deutliche Besserung von Minussymptomatik wie emotionalem Rückzug, psychomotorischer Verlangsamung und Affektverflachung. In der von *Kane* et al. (1988) durchgeführten Studie an Neuroleptika-Nonrespondern, in der Clozapin (Dosierung bis zu 900 mg/Tag) mit Chlorpromazin (Dosierung bis 1800 mg/Tag) verglichen wurde, fand sich bei 30 % der Clozapingruppe eine deutliche Besserung sowohl der Negativ- als auch der Positivsymptomatik im Vergleich zu lediglich 4 % in der Chlorpromazingruppe. *Meltzer* u. *Zureick* (1989) behandelten in einer offenen Untersuchung an 43 therapieresistenten chronisch schizophrenen Patienten bis zu 27 Monaten mit Clozapin. Dabei zeigten sich u.a. günstige Therapieeffekte bei den negativen Symptomen, wie inadäquater Affekt, Anhedonie, Anergie, psychomotorische Verlangsamung, Affektverflachung, bei 44 % der Patienten.

In einer Metaanalyse verglichen *Angst* et al. (1989) die Ergebnisse eigener Studien mit Haloperidol, Fluperlapin und Clozapin, um herauszufinden, ob eine dieser Substanzen einen speziellen Effekt auf Minussymptomatik hat. Es zeigte sich eine Reduktion der Minussymptomatik unter allen 3 Medikamenten. Ein Unterschied zwischen den 3 Neuroleptika konnte nicht gefunden werden. Auch bei dieser Metaanalyse handelt es sich nicht um Studien, die sich speziell mit Patienten mit Minussymptomatik im Rahmen chronischer Defizienzsyndrome beschäftigen.

Für das atypische Neuroleptikum Sulpirid konnte in einer Vergleichsstudie gegenüber Chlorpromazin an 50 schizophrenen Patienten ein günstiger Effekt auf das autistische Verhalten gezeigt werden (*Wiesel* et al. 1985). Hinweise für positive Effekte auf die schizophrene Minussymptomatik ergaben auch andere Studien (*Boyer* 1983, *Petit* et al. 1987).

Auch Zotepin wurde eine günstige Beeinflussung der Minussymptomatik zugeschrieben (*von Bardeleben* et al. 1987). *Müller-Spahn* (1990) berichtete über eine Vergleichsstudie von Zotepin versus Perazin, bei der positive Effekte auf die Minussymptomatik gezeigt werden konnten. Der Autor wies allerdings zu Recht darauf hin, daß das primäre Ziel dieser Doppelblindstudie der Überprüfung der klinischen Wirksamkeit bei produktiv-psychotischer Symptomatik galt. Signifikante Unterschiede zwischen Perazin und Zotepin bezüglich der Besserung der Minussymptomatik konnten nicht festgestellt werden.

Auch für einige noch nicht im Handel befindliche, neu entwickelte Neuroleptika wurden positive Effekte auf die Minussymptomatik beschrieben. Erwähnt sei in diesem Zusammenhang das Risperidon, ein potenter Serotonin-S_2- und Dopamin-D_2-Antagonist, das im Gegensatz zu Clozapin keine anticholinergen Wirkungen hat (*Niemegeers* et al. 1990).

Derzeit scheint es nicht ausreichend geklärt, ob eine stärkergradige Beeinflussung der primären Minussymptomatik, wie sie insbesondere bei chronischen Defizienzsyndromen schizophrener Patienten auftritt, durch Neuroleptika möglich ist und ob diesbezüglich bestimmte Neuroleptika einen besonderen Vorteil bieten. Insgesamt sind die Untersuchungsergebnisse sehr widersprüchlich und bei den meisten Studien handelt es sich nicht um Patienten mit chronischer Minussymptomatik im Rahmen eines Defizienzsyndroms, sondern um

Patienten, die gleichzeitig produktive und negative Symptomatik im Rahmen einer mehr oder minder stark chronifizierten Psychose aufweisen, ohne daß das im Detail genau differenziert wird. Der Schluß von einer nachgewiesenen Wirksamkeit auf begleitende Minussymptomatik bei produktiver Symptomatik auf die Wirksamkeit bei residualer Minussymptomatik ist aber zumindest fragwürdig (*Möller* 1991).

Trotz der hier dargelegten Skepsis bezüglich der wissenschaftlichen Beweisführung über die Möglichkeit einer neuroleptischen Therapie schizophrener Minussymptomatik im Rahmen chronischer Defizienzsyndrome muß natürlich in der Versorgungssituation versucht werden, mit den uns zur Verfügung stehenden Medikamenten die Minussymptomatik therapeutisch zu beeinflussen. Nach gängigen klinischen Erfahrungen scheinen dabei insbesondere bestimmte Neuroleptika in bestimmter Dosierung sinnvoll zu sein (Tab. 7.29). Neben dem Versuch einer medikamentösen Beeinflussung sind insbesondere soziotherapeutische Verfahren indiziert.

Immer wieder wird auch die Behandlung residualer Minussymptomatik mit Antidepressiva empfohlen (*Tegeler* 1990). Der in verschiedenen offenen Studien beschriebene positive Effekt der Antidepressiva ließ sich jedoch in plazebokontrollierten Studien häufig nicht nachweisen. *Siris* et al. (1978) stellten die diesbezügliche Literatur zusammen. Von 5 Studien an chronisch schizophrenen Patienten mit Anergie fand sich nur in der Untersuchung von *Pishkin* (1972) eine im Vergleich zu Plazebo deutliche Besserung unter Imipramin bis zu 200 mg/die. *Simpson* et al. (1972) beobachteten bei chronisch anergen Schizophrenen eine allgemeine Verschlechterung unter Imipramin, allerdings eine

Tabelle 7.29 Therapie primärer Minussymptomatik. (Nach *Müller-Spahn* 1991)

	1. Schritt	2. Schritt
Clozapin	100 −200 mg/die	− 600 mg/die
Flupentixol	2 − 4 mg/die	− 12 mg/die
Fluphenazin	2,5− 10 mg/die	− 25 mg/die
Perazin	150 −300 mg/die	− 600 mg/die
Pimozid	2 − 4 mg/die	− 10 mg/die
Sulpirid	100 −300 mg/die	−1000 mg/die
Zotepin	100 −200 mg/die	− 300 mg/die

leichte Besserung der Symptome emotionale Zurückgezogenheit und motorische Verlangsamung. Auch in den von *Siris* et al. (1978) zusammengefaßten Studien über MAO-Hemmer zeigte sich, daß zwar in offenen Studien bei ca. 50 % der Patienten eine deutliche Besserung der Symptomatik beobachtet wurde, daß aber in den plazebokontrollierten Studien der Vorteil des Verums überwiegend nicht bestätigt werden konnte.

Literatur

Abrams, R., Taylor, M.A.: Catatonia. A prospective clinical study. Arch. gen. Psychiat. 33 (1976) 579–581

Abrams, R., Taylor, M.A.: Catatonia: Prediction of response to somatic treatment. Amer. J. Psychiat. 134 (1977) 78–80

Abrams, R., Braff, D., Janowsky, D., Hall, S., Segal, D.: Unresponsiveness of catatonic symptoms to naloxone. Pharmakopsychiat. Neuro-Psychopharmakol. 11 (1978) 177–179

Andreasen, N.C.: Negative symptoms in schizophrenia: definition and reliability. Arch. gen. Psychiat. 39 (1982) 784–788

Angst, J., Stassen, H.H., Woggon, B.: Effect of neuroleptics on positive and negative symptoms and the deficit state. Psychopharmacology 99 (1989) 41–46

Boyer, P.: Evaluation of the desinhibitory effect of some neuroleptics at low doses in controlled trials. Comm. VIIth World Congress of Psychiatry, Vienna 1983

Breier, A., Wolkowitz, O.M., Doran, A.R., Roy, A., Boronow, J., Hommer, D.W., Pickar, D.: Neuroleptic responsivity of negative and positive symptoms in schizophrenia. Amer. J. Psychiat. 144 (1987) 1549–1556

Brenner, J., Rheuban, W.J.: The catatonic dilemma. Amer. J. Psychiat. 125 (1978) 1242–1243

Carmen, J.S., Wyatt, R.J.: Calcium und malignant catatonia. Lancet II (1977) 1124–1125

Caroff, S.N.: The neuroleptic malignant syndrome. J. clin. Psychiat. 41 (1980) 79–83

Carpenter, W.T., Heinrichs, D.W., Alphs, L.D.: Treatment of negative symptoms. Schizophr. Bull. 11 (1985) 440–452

Claghorn, J., Honigfeld, G., Abuzzahab, P., Wang, R., Steinbook, R., Tuason, V., Klerman, G.: The risks and benefits of clozapine versus chlorpromazine. J. clin. Psychopharmacol. 7 (1987) 377–384

Cole, J.O., Goldberg, S.C., Davis, J.M.: Drugs in the treatment of psychosis: controlled studies. In: *P. Solomon* (ed.): Psychiatric drugs. Grune & Stratton, New York 1966, pp. 153–180

Dorevitch, A., Gabbay, F.: Neuroleptic-associated catatonic reaction. Clin. Pharmacol. 2 (1983) 581–582

Dysken, M.W., Davis, J.M.: Naloxone in amylobarbitone-responsive catatonia. Brit. J. Psychiat. 133 (1978) 476

Eufe, R., Wegener, G.: Doppelblindvergleich von zwei Depotneuroleptika (Perphenazin-önanthat und Flupentixol-decanoat) bei chronischer Schizophrenie. Nervenarzt 50 (1979) 534–539

Falloon, F., Watt, D.C., Shepherd, M.: The social outcome of patients in a trial of long-term continuation therapy im schizophrenia: pimozide vs fluphenazine. Psychol. Med. 8 (1978) 265–274

Feinberg, S., Kay, S., Elijovich, L., Fiszbein, A., Opler, L.: Pimozide treatment of the negative schizophrenic syndrome: an open trial. J. clin. Psychiat. 49 (1988) 235–241

Gaertner, H.J., Hörner, W., Bartels, M.: Katatoniforme Symptome als Nebenwirkung neuroleptischer Behandlung. Nervenarzt 54 (1983) 250–254

Glatzel, J.: Die akute Katatonie, unter besonderer Berücksichtigung der akuten tödlichen Katatonie. Acta psychiat. scand. 46 (1970) 151–179

Glatzel, J., Seyfeddinipur, N.: Die sogenannte Symptomprovokation bei schizophrenen Psychosen. In: *G. Huber* (Hrsg.): Die Bedeutung der Neuroleptika für die Behandlung schizophrener Erkrankungen. Das ärztliche Gespräch, 31. Tropon, Köln 1981, S. 70–79

Goldberg, S.C.: Negative and deficit symptoms in schizophrenia do respond to neuroleptics. Schizophr. Bull. 11 (1985) 453–456

Gould, R.J., Murray, K.M.M., Reynolds, J.J., Snyder, S.H.: Antischizophrenic drugs of the diphenylbutylpiperidine type act as calcium channel antagonists. Proc. nat. Acad. Sci. 80 (1983) 5122–5125

Gross, H., Kaltenbäck, E.: Die sogenannte bedrohliche Katatonie und ihre Behandlung. In: *K. Kryspin-Exner, H. Hinterhuber, H. Schubert* (Hrsg.): Therapie akuter psychiatrischer Syndrome. Schattauer, Stuttgart, New York 1980, S. 215–220

Häfner, H., Kasper, S.: Akute lebensbedrohliche Katatonie. Epidemiologische und klinische Befunde. Nervenarzt 53 (1982) 385–394

Häfner, H., Kasper, S.: Akute lebensbedrohliche Katatonie. Allgemeinmed. 11 (1983) 665–666

Heinrich, K.: Die gezielte Symptomprovokation mit monoaminooxydasehemmenden Substanzen in Diagnostik und Therapie schizophrener Psychosen. Nervenarzt 31 (1960) 507–572

Helmchen, H., Hippius, H.: Depressive Syndrome im Verlauf neuroleptischer Therapie. Nervenarzt 38 (1967) 455–458

Johnstone, E.C., Frith, C.D., Crow, T.J., Carney, M.W.P., Price, J.S.: Mechanism of the antipsychotic effect in the treatment of acute schizophrenia. Lancet I (1978) 848–851

Kane, J.M., Mayerhoff, D.: Do negative symptoms respond to pharmacological treatment? Brit. J. Psychiat. 155 (Suppl. 7) (1989) 115–118

Kane, J.M., Honigfeld, G., Singer, J., Meltzer, H.Y.: Clozapine for the treatment-resistant schizophrenic. Arch. gen. Psychiat. 45 (1988) 789—796

Kick, H.: Die katatone Hyperthermie. Nervenarzt 52 (1981) 51—55

Klein, D.F., Fink, M.: Psychiatric reaction patterns to imipramine. Amer. J. Psychiat. 119 (1962) 432—438

Klein, H.E., Rüther, E.: Klinisch bedeutsame Wechselwirkungen der Psychopharmaka. In: *G. Langer, H. Heimann* (Hrsg.): Psychopharmaka. Grundlagen und Therapie. Springer, Wien, New York 1983, S. 617—635

Klieser, E.: Experimentelle Untersuchung zur Differentialindikation von Neuroleptika und Thymoleptika. Habilitationsschrift, Universität Düsseldorf 1988

Kolakowska, T., Williams, A., Ardern, M., Reveley, M., Jambor, K., Gelder, M., Mandelbrote, B.: Schizophrenia with good and poor outcome. I. Early clinical features, response to neuroleptics and signs of organic dysfunction. Brit. J. Psychiat. 146 (1985) 229—246

Lauter, H., Sauer, H.: Zur Elektrokrampftherapie bei Katatonie. In: *H. Hippius, E. Rüther, M. Schmauß* (Hrsg.): Katatone und dyskinetische Syndrome. Springer, Berlin, Heidelberg, New York 1989, S. 165—170

McEvoy, J.P., Lohr, J.B.: Diazepam for catatonia. Amer. J. Psychiat. 141 (1984) 284—285

Meltzer, H.Y., Zureick, J.: Negative symptoms in schizophrenia: a target for new drug development. In: *S.G. Dahl, L.F. Gram* (eds.): Clinical pharmacology in psychiatry. Springer, Berlin, Heidelberg, New York 1989, pp. 68—77

Möller, H.J.: Medikamentöse Therapie der katatonen Schizophrenie. In: *H. Hippius, E. Rüther, M. Schmauß* (Hrsg.): Katatone und dyskinetische Syndrome. Springer, Berlin, Heidelberg, New York 1989, S. 157—163

Möller, H.J.: Typical neuroleptics in the treatment of positive and negative symptoms. In: *A. Marneros, N.C. Andreasen, M.T. Tsuang* (eds.): Negative versus positive schizophrenia. Springer, Berlin, Heidelberg, New York 1991, pp. 341—364

Möller, H.J., von Zerssen, D.: Depressive Symptomatik im stationären Behandlungsverlauf von 280 schizophrenen Patienten. Pharmacopsychiatria 14 (1981) 172—179

Möller, H.J., von Zerssen, D.: Der Verlauf schizophrener Psychosen unter den gegenwärtigen Behandlungsbedingungen. Springer, Berlin, Heidelberg, New York 1986

Morrison, J.R.: Catatonia. Retarded and excited types. Arch. gen. Psychiat. 28 (1973) 39—41

Morrison, J.R.: Catatonia. Prediction of outcome. Compr. Psychiat. 15 (1974) 317—324

Müller-Spahn, F.: Die Bedeutung von Neuroleptika der neueren Generation in der Therapie schizophrener Patienten mit Minussymptomatik. In: *H.J. Möller, E. Pelzer* (Hrsg.): Neuere Ansätze zur Diagnostik und Therapie schizophrener Minussymptomatik. Springer, Berlin, Heidelberg, New York 1990, S. 207—215

Müller-Spahn, F.: Diagnostik und Therapie schizophrener Minus-Symptomatik. Schnetztor, Konstanz 1991

Niemegeers, C.J.E.: Pharmakologie und Biochemie niedrig dosierter Neuroleptika. In: *H. Hippius, G. Laakmann* (Hrsg.): Therapie mit Neuroleptika — Niedrigdosierung. Perimed, Erlangen 1988, S. 10—18

Niemegeers, C.J.E., Awouters, F., Janssen, P.A.J.: Pharmakologie der Neuroleptika und relevante Mechanismen zur Behandlung von Minussymptomatik. In: *H.J. Möller, E. Pelzer* (Hrsg.): Neuere Ansätze zur Diagnostik und Therapie schizophrener Minussymptomatik. Springer, Berlin, Heidelberg, New York 1990, S. 185—197

O'Toole, J.K., Dyck, G.: Report of psychogenic fever in catatonia responding to electroconvulsive therapy. Dis. nerv. Syst. 38 (1977) 852—853

Petit, M., Zann, M., Lesieur, P., Colonna, L.: The effect of sulpiride on negative symptoms of schizophrenia. Brit. J. Psychiat. 150 (1987) 270—271

Pinder, R.M., Brogden, R.N., Sawyer, P.R., Speight, T., Spencer, R., Avery, G.S.: Pimozide, a review of its pharmacological properties and therapeutic uses in psychiatry. Drugs 12 (1976) 1—40

Pishkin, V.: Concept identification and psychophysiological parameters in depressed schizophrenics as functions of imipramine and nialamide. J. clin. Psychol. 28 (1972) 335—339

Prusoff, B.A., Williams, D.H., Weisman, M.M., Astrachan, B.A.: Treatment of secondary depression in schizophrenia. Arch. gen. Psychiat. 36 (1979) 569—575

Regestein, Q.R., Alpert, J.S., Reich, P.: Sudden catatonic stupor with disastrous outcome. JAMA 238 (1977) 618—620

Renfordt, E., Wardin, B.: Elektrokrampf- und Dantrolen-Behandlung einer akuten febrilen Katatonie. Ein kasuistischer Beitrag. Nervenarzt 56 (1985) 153—156

Saß, H.: Probleme der Katatonieforschung. Nervenarzt 52 (1981) 373—382

Sauer, H., Koehler, K.G., Fünfgeld, E.W.: Folgen unterlassener Elektrokrampftherapie. Ein kasuistischer Beitrag. Nervenarzt 56 (1985) 150—152

Schenk, G.K.: Application of the morphine antagonist naloxone in psychic disorders. Arzneimittelforsch. 28 (1978) 274—277

Schied, H.W.: Psychiatrische Indikationen der Therapie mit Neuroleptika. In: *G. Langer, H. Heimann* (Hrsg.): Psychopharmaka. Grundlagen und Therapie. Springer, Wien 1983, S. 259—278

Schulte-Sasse, U., Komar, K., Eberlein, H.J.: Dantrolen in der Behandlung lebensbedrohlicher psychiatrischer Krankheitsbilder. Ein Beitrag zur Therapie des malignen neuroleptischen Syndroms und der akuten febrilen Katatonie. Dtsch. med. Wschr. 110 (1985) 457—461

Simpson, G.M., Amin, M., Angus, J.W.S.: Role of antidepressants and neuroleptics in the treatment of depression. Arch. gen. Psychiat. 27 (1972) 337—347

Siris, S.G., van Kammen, D.P., Docherty, J.P.: Use of antidepressant drugs in schizophrenia. Arch. gen. Psychiat. 35 (1978) 1368—1377

Spieß-Kiefer, C.: Malignes neuroleptisches Syndrom. In: *H. Hippius, E. Rüther, M. Schmauß* (Hrsg.): Katatone und dyskinetische Syndrome. Springer, Berlin, Heidelberg, New York 1989, S. 171–195

Tegeler, J.: Empirische Befunde zum Einsatz von Antidepressiva zur Therapie von Minussymptomen. In: *H.J. Möller, E. Pelzer* (Hrsg.): Neuere Ansätze zur Diagnostik und Therapie schizophrener Minussymptomatik. Springer, Berlin, Heidelberg, New York 1990, S. 241–252

Tegeler, J., Floru, L.: Eine vergleichende Untersuchung der Depot-Neuroleptika Perphenazin-önanthat und Fluspirilen. Pharmakopsychiat. 12 (1979) 357–365

van Kammen, D.P., Hommer, D.W., Malas, K.L.: Effect of pimozide on positive and negative symptoms in schizophrenic patients: are negative symptoms state dependent? Neuropsychobiology 18 (1987) 113–117

von Bardeleben, U., Benkert, O., Holsboer, F.: Clinical and neuroendocrine effects of zotepine: a new neuroleptic drug. Pharmacopsychiat. 20 (1987) 28–34

Wald, D., Lerner, J.: Lithium in the treatment of periodic catatonia: A case report. Amer. J. Psychiat. 135 (1978) 751–762

Weinberger, D.R., Kelly, M.J.: Catatonia and malignant syndrome: a possible complication of neuroleptic administration. J. nerv. ment. Dis. 165 (1977) 263–269

Weinberger, D.R., Bigelow, L.B., Kleinman, J.E.: Cerebral ventricular enlargement and poor response to treatment. Arch. gen. Psychiat. 37 (1980) 11–13

Weizsäcker, M., Wöller, W., Tegeler, J.: Lithium-treatment of recurrent catatonic excitement in schizophrenia. Nervenarzt 55 (1984) 382–384

Wiesel, F., Alfredsson, G., Bjerkenstedt, L., Härnryd, C., Oxenstierna, G., Sedvall, G.: Le dogmatil dans le traitement des symptomes negatifs chez des patients schizophrènes. Sem. Hóp. (Paris) 61 (1985) 1317–1321

Wilson, L.G., Roberts, R.W., Gerber, C.J., Johnson, M.H.: Pimozide versus chlorpromazine in chronic schizophrenia: a 52 week double-blind study of maintenance therapy. J. clin. Psychiat 43 (1982) 62–65

7.8 Differentialdiagnostik depressiv-apathischer Zustände im Rahmen schizophrener Erkrankungen und ihre Behandlung

W. Hartmann

Der Begriff Apathie bezeichnet im Rahmen des schizophrenen Defizienzsyndroms eine Einbuße an Vitalität, bei der sich Stimmung und Antrieb verändern. Für die veränderte Grundstimmung ist die Affektverflachung das herausragende Symptom, jene „krankhafte Gleichgültigkeit gegen sich oder die Umgebung", die der Kranke als Abgeklärtheit begrüßen oder als quälendes „Gefühl der Gefühllosigkeit" erleiden kann. Die Antriebsstörung zeigt sich im Ermatten und Erlahmen von Initiative, spontaner Regsamkeit und Interessen. Apathie gilt als häufigstes negatives oder Minussymptom und ist so typisch für schizophrene Erkrankungen, daß ihre Symptomatik in DSM-III-R mit zur Operationalisierung der Diagnose herangezogen wird. Sie kann zu allen Zeiten im Verlauf einer schizophrenen Erkrankung auftreten: noch bevor die Diagnose aus weiteren, meist produktiven Symptomen sichergestellt werden kann oder während einer akuten Psychose, vor allem aber kann sie danach zurückbleiben. In neuerer Zeit hat die Apathie unter anderem wegen der von *Crow* (1985) aufgestellten Hypothese von 2 verschiedenen Schizophrenieformen wieder besondere Aufmerksamkeit gefunden.

Auch *Depressionen* zählen zum klassischen Schizophreniebild. *Kraepelin* unterschied z.B. 1913 8 verschiedene Typen von Melancholie bei Schizophrenien und *E. Bleuler* schrieb 1911 (s. 1988): „Die melancholische Symptomentrias mit depressivem Affekt und Hemmung des Denkens und Handelns ist eine der häufigsten Formen akuter Störungen in der Schizophrenie". In den letzten 15 Jahren wurde über diese Depressionen lebhaft und teilweise kontrovers diskutiert; es tauchten neue Begriffe auf, wie postpsychotische, sekundäre, pharmakogene oder akinetische Depression. Mitunter belastet ein nicht exakt definierter Depressionsbegriff einige Studien und könnte manchmal hinter widersprüchlichen Ergebnissen stecken. Grundsätzlich sollten depressive Einzelsymptome, Depression und Melancholie unterschieden und z.B. im Sinne des DSM-III-R operationalisiert werden. Wir werden im folgenden die Begriffe so verstehen, auch wenn sie in der Literatur nicht immer so gebraucht wurden.

7.8.1 Die depressiven Zustände in ihrer Zeitgestalt

Eine 1. Ordnung in die vielfältigen depressiven Bilder bei den schizophrenen Erkrankungen bringt ihre zeitliche Beziehung zu Episoden mit eindeutig schizophrener Symptomatik. Bereits *vor der 1. Erkrankung* mit eindeutig schizophrenen Symptomen können Depressionen auftreten. *Gross* u. *Huber* (1980) unterscheiden in ihrer großen Bonner Katamnese Vorpostensyndrome und Prodrome.

Vorpostensyndrome sind phasenhaft abgegrenzte, Wochen bis Monate dauernde Verstimmungen, die zeitlich abgesetzt vor den Prodromen oder der Erstmanifestation der Psychose ablaufen. *Prodrome* gehen dagegen kontinuierlich in die 1. schizophrene Psychose über. Sowohl depressive Vorpostensyndrome als auch endomorph-endogen anmutende Prodrome wurden in der Vergangenheit bei etwa jeweils 8 % des nachuntersuchten Klientels gefunden.

Während der 1. schizophrenen Psychose fanden die gleichen Autoren bei rund 10 % *endogen-depressive Syndrome* in den Krankengeschichten der später nachuntersuchten Patienten. Nach neueren Untersuchungen leidet jeder 2. Kranke, der akute produktive Symptome zeigt, gleichzeitig an einer Depression; einzelne depressive Symptome hat fast jeder (Übersichten z.B. *Becker* et al. 1985 b, *Hartmann* 1987, *Möller* u. *von Zerssen* 1986). Die depressiven Symptome und Syndrome sind nur scheinbar häufiger geworden: In der akuten Psychose beschäftigen den Psychiater — und den Patienten — die produktiven Symptome; die depressiven werden nur entdeckt, wenn man gezielt nach ihnen sucht oder die Kranken mit einem standardisierten Verfahren untersucht; dann findet man regelmäßig depressive Symptome oder eine Depression.

Der in der neueren Literatur oft gebrauchte Begriff *postpsychotische Depression* ist nicht genau definiert; fest steht nur, daß er *nach* Abklingen einer produktiven Symptomatik auftritt. Ursprünglich haben ihn *McGlashan* u. *Carpenter* (1976) verwendet, wenn eine Depression andauert, nachdem die psychotischen Symptome remittiert sind. Die meisten Autoren verwenden den Ausdruck jedoch für Depressionen, die bis zu 1 Jahr nach Abklingen der produktiven Symptome auftreten (*Leff* 1990). Wir folgen diesem Sprachgebrauch. Die Häufigkeit von postpsychotischen Depressionen wird wiederum mit etwa 50 % nach akuten, stationär behandelten Schizophrenien angegeben (Literatur s.o.). Auch im weiteren, späteren Verlauf können Depressionen vorkommen; nachdem akute produktive und begleitende depressive Symptome weitgehend oder völlig verschwunden waren, erkrankten bis zu 2/3 in den nächsten 2 bis 3 Jahren an einer Depression, davon die Hälfte allerdings im 1. Jahr (*Johnson* 1988); die Depression kann dabei das 1. Zeichen eines Rückfalles sein, vor allem bei prophylaktisch mit Neuroleptika behandelten Kranken (*Becker* et al. 1985 b, *Johnson* 1988).

Nochmals sei darauf hingewiesen, daß es ebenso schwierig wie wichtig ist, eine Depression im Verlauf von schizophrenen Erkrankungen zu diagnostizieren. Schwierig ist es nicht nur, weil die Aufmerksamkeit des Psychiaters mehr den produktiven Symptomen oder dem Residualsyndrom gilt, sondern auch deshalb, weil der Kranke selbst seine Gefühle schlecht wahrnimmt oder ungern über sie spricht. Wichtig ist die Diagnose vor allem wegen der Suizidalität, die auch bei Schizophrenen häufig während einer depressiven Verstimmung auftritt. Dabei gilt das gleiche wie für die Depressivität: Der Kranke spricht nur ausnahmsweise von sich aus darüber.

7.8.2 Zur Ätiologie der postpsychotischen Depression

Nach heutigem Wissen können postpsychotische Depressionen nicht einfach mit Antidepressiva behandelt werden; die Therapie muß sich vielmehr nach den Ursachen richten, auf die kurz eingegangen werden soll. Die Diagnose einer Schizophrenie muß sorgfältig gestellt und die Differentialdiagnose zu einer schizoaffektiven oder gar bipolaren Psychose abgeklärt sein. Die Meinung einzelner amerikanischer Autoren, die in allen Depressionen vor, während oder nach einer schizophrenen Symptomatik nur fehldiagnostizierte bipolare Psychosen sehen, ist aber sicher zu extrem: *Martin* et al. (1985) fanden Depressionen auch dann bei jedem 2. Schizophrenen, wenn sie enge Schizophreniekriterien anwandten und Mischzustände, affektiv beginnende Psychosen, negative Symptome und neuroleptische Nebenwirkungen ausschlossen. Bei einer so engen Schizophreniediagnose zeigten die depressiv erkrankenden Schizophrenen — im Gegensatz zu den Ergebnissen anderer Autoren — keine erhöhte familiäre Belastung mit unipolaren Depressionen. Die gleichzeitig mit der produktiven schizophrenen Symptomatik nachzuweisende Depression zeigt klinisch 2 wichtige Besonderheiten: 1. klingt sie — zumindest unter neuroleptischer Behandlung — langsamer und damit später ab als die produktiven schizophrenen Symptome, 2. bessert sie sich unter weiterer Gabe von Neuroleptika. Diese postpsychotische Depression entsteht demnach nicht neu, sondern sie tritt nur klinisch in den Vordergrund, wenn die schizophrene Symptomatik verschwindet. Begriffe wie „*Abzugsschach*" oder „*demaskierte Depression*" wurden dafür geprägt. Es liegt auf der Hand, diese Depression ursächlich mit dem schizophrenen Prozeß in Zusammenhang zu bringen. *Becker* et al. (1985a) sprechen von „*sekundärer Depression*" und schreiben ihr bestimmte psychopathologische

Kriterien zu: Die Kranken seien hölzern und leer und zeigten nicht den tiefen Affekt eines Depressiven; sie äußerten eher Selbstzweifel als Selbstunwertgefühle oder Selbstanklagen; der Patient selbst leite seine Symptome nicht von der veränderten Stimmung ab. Für eine Diagnose seien neben der depressiven Verstimmung eine bestimmte Zahl von zusätzlichen Symptomen und eine Mindestdauer etwa entsprechend den DSM-III-R-Kriterien für Depressionen zu fordern. Die „sekundäre Depression" steht der klassischen Apathie nahe – die wie alle negativen Symptome bei einem Teil der Kranken gleichfalls mit Neuroleptika erfolgreich angegangen werden kann.

Nachdem Neuroleptika regelmäßig eingesetzt wurden, fiel bald auf, daß damit behandelte Kranke häufiger depressiv wurden. Man beschrieb einen Gestaltwandel der Schizophrenien von produktiven zu uncharakteristisch matten Bildern. Depressionen wurden aber auch bei Kranken beobachtet, die nicht wegen einer Schizophrenie mit Neuroleptika behandelt wurden, oder bei Präparaten wie Flunarizin oder Cinnarizin, die primär nicht als Neuroleptika eingesetzt werden. Absetzen der Neuroleptika bessert in der Regel diese depressive Symptomatik. Man spricht deshalb von „pharmakogener Depression". Neuroleptika sind allerdings *nicht* für die Mehrzahl der demaskierten Depressionen verantwortlich, aber es gibt einige akut schizophrene Patienten, die unter der neuroleptischen Behandlung stärker depressiv werden und deren Depression sich bessert, wenn man die Neuroleptika absetzt – im Gegensatz zur demaskierten Depression (*Möller* u. *von Zerssen* 1986, *Kuhs* u. *Eikelmann* 1988). Für Depressionen, die später auftreten, ist eine pharmakogene Ursache durch Neuroleptika besser gesichert: In einigen Doppelblindstudien zur Rezidivprophylaxe traten Depressionen bei den Kranken, die Neuroleptika erhielten, häufiger auf als bei denen, die unter Plazebo standen. Der depressiogene Effekt hängt wahrscheinlich von der Dosis ab und möglicherweise zusätzlich von der Dauer der neuroleptischen Behandlung. Bei Krankenhausaufnahmen wegen Nebenwirkungen von Neuroleptika waren stets hochpotente Mittel die Ursache, immer lag ein Parkinsonsyndrom vor, und rund die Hälfte der Kranken war depressiv (*Schmidt* 1988).

Die Frage, ob *alle* Neuroleptika Depressionen auslösen können, kann noch nicht endgültig beantwortet werden. Sie wird durch Probleme einer bioäquivalenten Dosierung, der Compliance bei oraler Gabe und – fast gar nicht beachtet – der Länge der Dosierung kompliziert. Die meisten Kliniker gehen freilich davon aus, daß Depressionen unter den meisten niederpotenten Neuroleptika seltener sind. Es bleibt dabei freilich offen, ob es sich nicht um eine Frage der Dosis handelt: Niederpotente Neuroleptika werden – gemessen in Chlorpromazineinheiten – in aller Regel deutlich niedriger dosiert als hochpotente. Für das hochpotente Flupentixol gibt es deutliche Hinweise darauf, daß es in niedriger Dosierung antidepressiv wirken kann (*Pöldinger* u. *Sieberns* 1983). Andererseits ließe sich ein für einzelne Präparate spezifisch geringerer depressiogener Effekt mit unterschiedlichen Wirkungen auf nicht dopaminerge Transmittersysteme erklären.

Die meisten Autoren bringen die pharmakogene Depression in Zusammenhang mit dem medikamentösen Parkinsonsyndrom. *Van Putten* u. *May* (1978) prägten dafür den Ausdruck „akinetische Depression". Die akinetischen Patienten seien nicht alle im engeren Sinne depressiv verstimmt, ihre Stimmung sei eher dysphorisch, sie fühlten sich müde, interesselos und ohne Schwung; besonders schwer falle das Sprechen, so daß die Patienten nicht spontan ihre Verstimmung oder Suizidideen berichteten. Depression, Akinese und extrapyramidalmotorisches Syndrom könnten miteinander kombiniert, aber auch einzeln und getrennt voneinander auftreten. Ähnliche psychopathologische Befunde haben in neuerer Zeit *Brown* et al. (1988) als typisch für Depressionen bei der Parkinsonschen Krankheit beschrieben: Dysphorie, Pessimismus und körperliche Beschwerden seien typisch, während Schuld- und Selbstunwertgefühle selten und atypisch seien.

Andere Autoren fassen die pharmakogene Depression als reines extrapyramidales Antriebsmangelsyndrom auf, etwa im Sinne des neuroleptischen apathischen Syndroms (*Heinrich* u. *Tegeler* 1983). Insgesamt scheint uns die pharmakogene Depression gesichert zu sein. Sie kann am leichtesten erkannt werden, wenn sie in deutlichem Abstand zu der produktiven psychotischen Episode unter einer Langzeitbehandlung mit Neuroleptika auftritt und mit extrapyramidalmotorischen und den geschilderten psychopathologischen Symptomen einhergeht.

Postpsychotische Depressionen werden aber auch als eine Reaktion auf das Erleben der schizophrenen Psychose, auf die realen sozialen Behinderungen und den Verlust der Sinnkontinuität interpretiert. Dabei wird nicht immer zwischen einer reaktiven Depression und verständlichen seelischen Reaktionen unterschieden. Letztere meinte *Mayer-Gross* (1920), als er die „rettungslose Verzweiflung" als eine Reaktion junger Schizophrener mit gut erhaltener Persönlichkeit beschrieb. Von der neueren amerikanischen Literatur wurde vor allem die Arbeit von *McGlashan* u. *Carpenter* (1976) beachtet; die Autoren wiesen unter anderem auf die Bedeutung der vor der Psychose bestehenden Hauptkonflikte hin. Im ganzen steht ihre Interpretation dem postremissiven Erschöpfungssyndrom von *Heinrich* (1967) nahe, der verständliche Reaktionen auf die Psychose, morbogene Faktoren und (Neben-)Wirkung der Neuroleptika sich dabei mit von Fall zu Fall unterschiedlichem Schwerpunkt vermischen sah. Nur selten werden die Parallelen zu anderen chronischen Krankheiten gesehen, etwa Depressionen bei der Parkinsonschen Krankheit oder nach apoplektischen Insulten, aber auch bei der nicht das zentrale Nervensystem betreffenden chronischen Polyarthritis.

Besonders schwer ist es, eine „postpsychotische" Depression von einer *Apathie* im Rahmen eines schizophrenen Residualsyndroms abzugrenzen. Im klinischen Alltag haben viele akut und subakut schizophren Kranke gleichzeitig Symptome von Depression *und* von Apathie. Obwohl es in neuerer Zeit eine Reihe von Studien zu dieser Frage gibt, bleibt es weiter offen, ob man die beiden Syndrome mit den heutigen Skalen verläßlich trennen kann (*Barnes* et al. 1990, *Tegeler* 1990). Einzelne Symptome wie etwa Anhedonie oder Sprachverarmung kommen bei beiden Syndromen vor; die Skalen für Minussymptomatik, einschließlich Apathie, überlappen daher mit denen für Depression (*Mundt* u. *Kasper* 1990). Andererseits fanden mehrere Studien *keine* Korrelation zwischen negativen und depressiven Symptomen; die eigenständige Bedeutung der Affektverflachung wird besonders betont (*Barnes* et al. 1990). Einige Autoren glauben deshalb, Depression und Apathie psychopathologisch im Querschnitt unterscheiden zu können und schreiben sie verschiedenen Krankheitsprozessen zu (*Siris* et al. 1988, *Kulhara* et al. 1989).

Nach unserer Auffassung lassen sich die depressiv-apathischen Bilder im Querschnitt nicht regelmäßig eindeutig als Depression oder als Residualsyndrom klassifizieren.

Unbeantwortet ist die grundsätzliche Frage, ob eine stilreine Melancholie im Verlauf einer schizophrenen Erkrankung eine eigenständige Zweiterkrankung ist (*Tölle* 1987) oder ob umgekehrt depressive Symptome mit zum Krankheitsbild der Schizophrenie gehören, also Folge des schizophrenen Prozesses sind.

7.8.3 Zur Behandlung

Nach unserem heutigen Wissen muß bei Depressionen im Verlauf von Schizophrenien von der Regel der Zielsymptome abgewichen und nach ätiologischen Gesichtspunkten behandelt werden. Die *demaskierte Depression* bessert sich, wenn man neuroleptisch weiterbehandelt. Aus pharmakologischen Gründen wären niederpotente Neuroleptika vorzuziehen, die weniger stark extrapyramidalmotorisch und damit vielleicht weniger depressiogen wirken, wie z.B. Levomepromazin, Thioridazin, Chlorprothixen, Dixyrazin, Sulpirid, Perazin und Clozapin. Dies läuft aber der Tendenz zuwider, durch ein Depot-Präparat die oft unzuverlässige Tabletteneinnahme des Kranken zu umgehen. Der Kliniker muß hier individuell nach den Möglichkeiten der Weiterbetreuung entscheiden; daß unter oraler Medikation bei entsprechender Nachsorge und „Anbindung" eine gute medikamentöse Langzeitbehandlung möglich ist, zeigt die Berliner Perazinstudie. Auf jeden Fall macht der Kranke um so besser mit, je weniger störende Nebenwirkungen er erlebt — und hier stehen die extrapyramidalmotorischen Syndrome neben Depression und Antriebsschwäche an 1. Stelle.

Die bevorzugte Behandlung der *pharmakogenen* oder *akinetischen Depression* ist es, die Dosis der Neuroleptika zu reduzieren oder sie vorübergehend ganz abzusetzen. *Siris* (1990) empfiehlt bei jedem schizophrenen Kranken, der zurückgezogen, unmotiviert oder „depressiv" ist und der keine produktiven Symptome hat, die neuroleptische Dosis drastisch zu reduzieren. Voraussetzung ist freilich eine genaue, mehrmalige Exploration, um das Ausgangsniveau des Kranken festzuhalten, und die dauernde Kontrolle des Befundes während der Dosisreduktion. Der Erfolg kann — besonders unter Depot-Neuroleptika — mehrere Wochen bis einige Monate auf sich warten lassen. Schneller wirken anticholinerge Antiparkinsonmittel. Einige Autoren werten es als diagnostischen Hinweis auf eine pharmakogene Depression, wenn die Symptomatik unter einer intravenösen Biperideninjektion sofort abklingt; diese Interpretation ist wegen der euphorisierenden Wirkung des Biperiden allerdings kritisch zu hinterfragen. Auf eine orale Medikation mit anticholinergen Antiparkinsonmitteln spricht die Akinese innerhalb einiger Tage an; allerdings ist wegen der großen interindividuellen Unterschiede in der Vorstoffwechslung die Dosisfindung manchmal schwer (*Siris* 1990). Eine prophylaktische Gabe von anticholinergen Antiparkinsonmitteln kann nicht empfohlen werden, weil darunter vermehrt Spätdyskinesien zu befürchten sind. In diesem Zusammenhang sei darauf hingewiesen, daß Clozapin, das günstig auf die Minussymptomatik wirkt (s.u.), auch eine starke anticholinerge Wirkungskomponente hat. Eine andere

Möglichkeit, pharmakogene Depressionen zu vermeiden oder zu behandeln, könnte sich eröffnen, wenn sich bestätigt, daß mit Carbamazepin wesentlich niedriger neuroleptisch dosiert werden kann (*Dose* 1990).

In der klinischen Praxis scheinen Neuroleptika und Antidepressiva häufig miteinander kombiniert zu werden; in der Literatur sind entsprechende prospektive Doppelblindstudien die Ausnahme (*Siris* et al. 1987). *Siris* et al. (1987, 1988) favorisieren diese Kombinationsbehandlung bei *postpsychotischen Depressionen;* unter ihren Patienten waren viele als schizoaffektiv diagnostiziert worden, und die sog. postpsychotischen Depressionen traten überwiegend unter Langzeitbehandlung mit Neuroleptika auf. Einer pharmakogenen Depression glaubten die Autoren durch eine gleichzeitige Gabe von anticholinerg wirkenden Parkinsonmitteln vorgebeugt zu haben. Ein solches Vorgehen entspricht, wie wir annehmen, zwar einer häufigen Praxis, wird aber von den meisten Psychopharmakologen abgelehnt. Wir empfehlen eine Kombinationsbehandlung oder die alleinige Behandlung mit Antidepressiva nur, wenn bei dem Kranken eine typisch melancholische Symptomatik einschließlich Vitalsymptomen vorliegt und wenn eine demaskierte oder pharmakogene Depression ausgeschlossen wurde.

Ein besonderes therapeutisches Problem ist die schizophrene Apathie. Hier ist — sofern keine produktiven Symptome vorliegen — ebenfalls zunächst an eine Dosisreduktion der Neuroleptika zu denken. Gesichert scheint heute eine gute Wirkung von Clozapin auf alle Minussymptome; es wirkt aber auch gegen noch vorhandene produktive Symptome (*Kane* et al. 1988). Ein Versuch mit Clozapin ist daher unter den bekannten Vorsichtsmaßnahmen bei jeder Apathie, die den Kranken wesentlich behindert, gerechtfertigt. Die gute Wirkung des Clozapins auf das Minussyndrom wird von manchen Autoren darauf zurückgeführt, daß es neben seinem ausgeprägten Dopaminantagonismus auch einen starken Antagonismus auf Serotoninrezeptoren zeigt. Eine Reihe von neu entwickelten Substanzen wirkt auf die zentralen Rezeptoren ähnlich wie das Clozapin ohne die oben erwähnte Wirkung, z.B. Zotepin, Risperidon, Amperozid (*Müller-Spahn* 1990). Es bleibt abzuwarten, ob diese Substanzen bei breiter klinischer Anwendung wirklich so günstig auf die Apathie wirken wie Clozapin und wie es in ersten Studien erschien. Keine breite Wirkung auf die Apathie scheinen Antidepressiva alleine oder in Kombination mit Neuroleptika zu haben (*Tegeler* 1990); sie sollten demnach nur fallweise, etwa bei ausgeprägter Zwangssymptomatik, eingesetzt werden.

Literatur

Barnes, Th.R.E. et al.: Evidence for the validity of negative symtoms. In: *N.C. Andreasen* (ed.): Schizophrenia: Positive and negative symptoms and syndromes. Karger, Basel 1990

Becker, R.E. et al.: Diagnosis of secondary depression in schizophrenia. J. clin. Psychiat. 46 (1985 a) 4—8

Becker, R.E. et al.: Clinical significance of secondary depression in schizophrenia. J. clin. Psychiat. 46 (1985 b) 26—32

Bleuler, E.: Dementia praecox. Nachdruck. Ed. diskord, Tübingen 1988

Brown, R.G. et al.: Depression and disability in Parkinson's disease. Psychol. Med. 18 (1988) 49—55

Crow, T.J.: The two syndrome concept: origin and current status. Schizophr. Bull. 11 (1985) 471—486

Dose, M.: Medikamentöse Kombinationsbehandlung bei schizophrener Minussymptomatik. In: *H.-J. Möller, E. Pelzer* (Hrsg.): Neuere Ansätze zur Diagnostik und Therapie schizophrener Minussymptomatik. Springer, Berlin 1990

Gross, G., Huber, G.: Depressive Syndrome im Verlauf von Schizophrenien. Fortschr. Neurol. Psychiat. 48 (1980) 438—446

Hartmann, W.: Neuroleptikabedingte pharmakogene Depressionen. In: *P. Pichot, H.-J. Möller* (Hrsg.): Neuroleptika. Springer, Berlin 1987

Heinrich, K.: Zur Bedeutung des postremissiven Erschöpfungssyndroms für die Rehabilitation Schizophrener. Nervenarzt 38 (1967) 487—491

Heinrich, K., Tegeler, J.: Dyskognitive, apathische und extrapyramidale Syndrome bei Langzeit-Neurolepsie. In: *H. Hippius, H.E. Klein* (Hrsg.): Therapie mit Neuroleptika. Perimed, Erlangen 1983

Johnson, D.A.W.: The significance of depression in the prediction of relapse in chronic schizophrenia. Brit. J. Psychiat. 152 (1988) 320—323

Kane, J. et al.: Collaborative Study Group: Clozapine for the treatment-resistant schizophrenia. Arch. gen. Psychiat. 45 (1988) 789—796

Kraepelin, E.: Psychiatrie. 8. Aufl. Barth, Leipzig 1913

Kuhs, H., Eikelmann, B.: Suspension of neuroleptic therapy in acute schizophrenia. Pharmacopsychiatry 21 (1988) 197—202

Kulhara, R. et al.: Negative and depressive symptoms in schizophrenia. Brit. J. Psychiat. 154 (1989) 207—211

Leff, J.: Depressive symptoms in the course of schizophrenia. In: *L.E. DeLisi:* Depression in schizophrenia. American Psychiatric Press, Washington 1990

Martin, R.L. et al.: Frequency and differential diagnosis of depressive syndromes in schizophrenia. J. clin. Psychiat. 46 (1985) 9—13

Mayer-Gross, W.: Über die Stellungnahme zur abgelaufenen akuten Psychose. Z. ges. Neurol. Psychiat. 60 (1920) 160—212

McGlashan, T.H., Carpenter, W.T.: An investigation of the postpsychotic depressive syndrome. Amer. J. Psychiat. 133 (1976) 14—20

Möller, H.J., v. Zerssen, D.: Depression in schizophrenia. In: *G.D. Burrows, T.R. Norman, S. Rubinstein* (eds.): Handbook of studies on schizophrenia. Part 1. Elsevier, Amsterdam 1986.

Müller, P.: Depressive Syndrome im Verlauf schizophrener Psychosen. Enke, Stuttgart 1981

Müller-Spahn, F.: Die Bedeutung der Neuroleptika der neueren Generation in der Therapie schizophrener Patienten mit Minus-Symptomatik. In: *H.J. Möller, E. Pelzer* (Hrsg.): Neuere Ansätze zur Diagnostik und Therapie schizophrener Minussymptomatik. Springer, Berlin 1990

Mundt, C., Kasper, S.: Skalen zur Erfassung schizophrener Minussymptomatik im Vergleich. In: *H.-J. Möller, E. Pelzer* (Hrsg.): Neuere Ansätze zur Diagnostik und Therapie schizophrener Minussymptomatik. Springer, Berlin 1990

Pöldinger, W., Sieberns, S.: Depression-inducing and antidepressive effects of neuroleptics. Neuropsychobiology 10 (1983) 131—136

Putten, T. van, May, P.R.A.: Akinetic depression in schizophrenia. Arch. gen. Psychiat. 35 (1978) 1101—1107

Schmidt, L.G.: Typologie und Häufigkeit neuroleptikabedingter Aufnahmen in einer psychiatrischen Universitätsklinik. In: *H. Helmchen, H. Hippius, R. Tölle* (Hrsg.): Therapie mit Neuroleptika — Perazin. Thieme, Stuttgart, New York 1988

Siris, S.G.: Pharmacological treatment of depression in schizophrenia. In: *L.E. DeLisi:* Depression in schizophrenia. American Psychiatric Press, Washington 1990

Siris, S.G. et al.: Adjunctive imipramine in the treatment of postpsychotic depression. Arch. gen. Psychiat. 44 (1987) 533—539

Siris, S.G. et al.: Postpsychotic depression and negative symptoms: An investigation of syndromal overlap. Amer. J. Psychiat. 145 (1988) 1532—1537

Tegeler, J.: Empirische Befunde zum Einsatz von Antidepressiva zur Therapie von Minussymptomen. In: *H.-J. Möller, E. Pelzer* (Hrsg.): Neuere Ansätze zur Diagnostik und Therapie schizophrener Minussymptomatik. Springer, Berlin 1990

Tölle, R.: Melancholie als Zweitkrankheit. Fortschr. Neurol. Psychiat. 55 (1987) 335—342

7.9 Vorgehen bei Neuroleptika-Nonrespondern

J. Tegeler

Über die generelle Wirksamkeit der Neuroleptika in der Akut- und Langzeittherapie schizophrener Erkrankungen kann heute kein Zweifel mehr bestehen. Dennoch spricht eine wesentliche Anzahl von Patienten nicht günstig auf die Medikation an oder verschlechtert sich sogar. Viele dieser Patienten erleben auch unter unterschiedlichen soziotherapeutischen Maßnahmen nur eine geringe Besserung ihres Befindens. Die Mehrzahl der Patienten weist sowohl positive und negative psychopathologische Symptome als auch funktionelle Defizite und Verhaltensauffälligkeiten auf.

7.9.1 Definition und Häufigkeit der Neuroleptika-Nonresponse

Eine Neuroleptika-Nonresponse bzw. eine Therapieresistenz werden sehr unterschiedlich definiert vor allem hinsichtlich der zeitlichen Dimension und der neuroleptischen Dosierung. Von einer Therapieresistenz sollte erst dann gesprochen werden, wenn mehr als 2 Neuroleptika verschiedener chemischer Klassen in einer Dosierung von mindestens 1500 mg Chlorpromazineinheiten über 6 bis 8 Wochen verabreicht worden sind, wenn die Compliance über eine parenterale Applikation des Neuroleptikums gesichert ist und wenn verschiedene soziotherapeutische Maßnahmen zu keiner Besserung des Krankheitsbildes geführt haben. *May* et al. (1988) haben 6 Grade für das Ansprechen bzw. das Nicht-Ansprechen auf eine Psychopharmako- und Soziotherapie unterschieden:

1. exzellentes Ansprechen mit vollständiger Remission innerhalb 1 Woche,
2. sehr gutes Ansprechen mit Remission der Krankheitssymptomatik innerhalb von 4 Wochen,
3. gutes Ansprechen mit sozialer Remission innerhalb von 4 Wochen, aber geringen Restsymptomen,
4. mäßiges Ansprechen mit partieller sozialer Remission noch längerem stationären Aufenthalt und weiterem Bedarf an rehabilitativen Maßnahmen,
5. schlechtes Ansprechen bei fehlender klinischer und sozialer Remission nach mindestens 6monatiger Behandlung mit medikamentösen und nicht-medikamentösen Therapiemethoden, so daß eine längerfristige Behandlung in stationären oder teilstationären Einrichtungen notwendig ist,
6. schwere Therapieresistenz trotz neuroleptischer Hochdosierung und intensiver soziotherapeutischer Maßnahmen.

Je nach Definition einer Nonresponse differieren deren Häufigkeiten. Entsprechend der Übersicht von *Davis* et al. (1980) kommt es im Laufe einer 6wöchigen neuroleptischen Behandlung bei 22 % der Patienten zu einer nur geringen Besserung, bei 5 % zu keiner Änderung und bei 3 % zu einer Verschlechterung des psychopathologischen Befundes.

Nach *May* et al. (1988) sprechen 20 % der Schizophrenen schlecht auf die Behandlung an (Grad 5), eine schwere Therapieresistenz (Grad 6) liegt bei ca. 5 % der Patienten vor.

7.9.2 Prädiktoren für das Nicht- Ansprechen auf Neuroleptika

Die Entwicklung einer Nonresponse ist auf vielfältige, sich gegenseitig beeinflussende Einflußfaktoren, wie die Krankheitssymptomatik, Belastungen in der Familie und im sozialen Umfeld sowie medikamentöse und nicht-medikamentöse Behandlungsparameter, zurückzuführen. Im einzelnen sind vor allem Prädiktoren einer Nonresponse in der Akutbehandlung, Prädiktoren einer ungünstigen Krankheitsprognose sowie Aspekte der Pharmakokinetik und der neuroleptischen Dosierung von Bedeutung.

Im allgemeinen werden anamnestische und psychopathologische Prädiktoren von biologischen und interventionsbezogenen Prädiktoren einer Nonresponse unterschieden. Dabei handelt es sich um gruppenstatistisch gewonnene Ergebnisse, die für den einzelnen Patienten nur eine geringe prädiktive Bedeutung besitzen.

Von verschiedenen Autoren wurden folgende anamnestische und psychopathologische Prädiktoren eine Nonresponse genannt: männliches Geschlecht, schlechte prämorbide soziale Anpassung, früher Krankheitsbeginn und Fehlen paranoider Symptome. In den letzten Jahren wird eine Unterscheidung der Schizophrenien nach dem Typ I und II diskutiert. Der Schizophrenietyp I ist durch positive Symptome in Form von Wahnideen und Halluzinationen gekennzeichnet, während beim Typ II negative Symptome als Antriebsminderung, Sprachverarmung und affektive Verflachung dominieren. Darüber hinaus werden primäre und sekundäre negative Symptome unterschieden. Während die primären negativen Symptome den eigentlichen Defizienzsymptomen entsprechen, sind die sekundären Negativsymptome entweder als Reaktion des Patienten auf die floride Psychose, als soziale Unterstimulation im Sinne des Hospitalismus oder als unerwünschte Wirkungen der Neuroleptika in Form einer Akinese bzw. eines depressiv-

dysphorischen Syndroms aufzufassen. Inwieweit Patienten mit einer ausgeprägten Negativsymptomatik auf Neuroleptika ansprechen, ist umstritten. Während in früheren Studien, z.B. von *Johnstone* et al. (1978), Patienten mit negativen Symptomen nicht auf Neuroleptika ansprachen, stellten neuere Studien, z.B. von *Carpenter* et al. (1985) und *Meltzer* u. *Zureick* (1989), fest, daß sich Störungen des Antriebs, der Affektivität und der Kontaktfähigkeit im Sinne sekundärer Negativsymptome durchaus unter Neuroleptika bessern können. In diesem Zusammenhang sollte bedacht werden, daß viele therapieresistente Patienten persistierende positive Symptome aufweisen, die mit negativen Symptomen kombiniert sein können.

Einzelne Autoren berichteten über einen positiven Zusammenhang zwischen hirnmorphologischen Veränderungen im CT und einem geringen Ansprechen auf Neuroleptika, was von anderen Arbeitsgruppen aber nicht bestätigt werden konnte. Inwieweit eine Verminderung der Homovanillinsäurekonzentration im Liquor und der MHPG-Ausscheidung im Urin ein Prädiktor für das Nicht-Ansprechen auf Neuroleptika ist, wird kontrovers beurteilt. Neuroendokrinologische Prädiktoren, wie der Wachstumshormonanstieg und die Prolaktinsuppression nach Stimulation mit Apomorphin sind keine validen Prädiktoren einer akuten Response (*Rüther* u. *Müller-Spahn* 1987).

Befunde aus EEG-Untersuchungen und psychophysiologischen Studien erlauben zum gegenwärtigen Zeitpunkt keine eindeutige Aussage hinsichtlich einer prädiktiven Validität.

Nach *May* u. *Goldberg* (1978) und *Woggon* (1983) haben diese anamnestisch-psychopathologischen und biologischen Prädiktoren einer Nonresponse in der Akutbehandlung nur eine geringe Validität, weil die erklärten Varianzanteile sehr gering sind. Z.T. handelt es sich eher um allgemeine Verlaufsprädiktoren schizophrener Erkrankungen als um neuroleptikaspezifische Prädiktoren.

Von größerer praktischer Bedeutung sind interventionsbezogene Prädiktoren. Mehrere Autoren, u.a. *Woggon* (1980) und *Möller* et al. (1983), stellten übereinstimmend fest, daß ein geringes Ansprechen auf eine neuroleptische Testdosis in den ersten 5 Behandlungstagen eine spätere Nonresponse zuverlässig prädizierte. Daraus läßt sich für die Praxis die Empfehlung ableiten, daß mit der Umstellung auf ein anderes Neuroleptikum nicht zu lange gewartet werden sollte, wenn sich in den ersten 3 Behandlungswochen gar kein Effekt zeigt. Einzelne Autoren sahen auch einen engen Zusammenhang zwischen einer dysphorischen Reaktion auf eine Testdosis eines starkpotenten Neuroleptikums mit einer Akathisie und einem negativen Therapieerfolg nach 28 Tagen. Diese Autoren empfahlen, entweder die Dosis des starkpotenten Neuroleptikums zu reduzieren oder eine Umstellung auf ein schwächer potentes Präparat vorzunehmen.

7.9.3 Pharmakokinetik der Neuroleptika und Nonresponse

Nach *Breyer-Pfaff* (1987) und *Garver* (1989) könnten folgende pharmakokinetische Faktoren der Neuroleptika eine Nonresponse mitbedingen: geringe orale Bioverfügbarkeit, gesteigerter Metabolismus (Enzyminduktion), Interaktionen mit anderen Medikamenten (Neuroleptika, Antiparkinsonmittel, Betablocker, Antikonvulsiva) und anderen Substanzen (Coffein, Nikotin). Inwieweit eine Beziehung der Konzentration des Neuroleptikums im Plasma bzw. in den Erythrozyten mit dem Therapieerfolg besteht, wird kontrovers diskutiert. Es besteht aber weitgehend Übereinstimmung darüber, daß eine bestimmte Schwellenkonzentration überschritten sein muß, um einen therapeutischen Effekt zu erzielen. Wiederholt wurde darüber berichtet, daß therapieresistente Patienten aufgrund der oben genannten pharmakokinetischen Besonderheiten sehr niedrige Plasmaspiegel aufwiesen. *Bolvig-Hansen* u. *Larsen* (1985) zeigten, daß sich Patienten, die ursprünglich nicht auf Perphenazin angesprochen hatten und besonders niedrige Plasmaspiegel aufwiesen, deutlich besserten, nachdem die Plasmaspiegel über eine Dosiserhöhung innerhalb des optimalen Bereichs lagen.

Plasmaspiegelbestimmungen der Neuroleptika sind bei einer Nonresponse indiziert, um eine Noncompliance auszuschließen und um Besonderheiten der Pharmakokinetik aufzuklären. So ist bei einer höheren Metabolisierungsrate eine Dosissteigerung und bei Patienten mit einem hohen Firstpass-Effekt eine Umstellung der Medikation von der oralen zur parenteralen Applikation sinnvoll.

7.9.4 Differentielle Dosierungen der Neuroleptika und Nonresponse

Eine Hochdosierung ist bei nicht therapieresistenten Patienten in der Regel nicht indiziert, sie kann aber bei Patienten, die nicht befriedigend auf eine Standarddosierung angesprochen haben, zu einem günstigen Therapieeffekt führen. Eine Hochdosierung wird im allgemeinen als das 10- bis 20fache einer Standarddosierung definiert. Es sind dafür nur starkpotente Neuroleptika geeignet, weil bei schwachpotenten Substanzen die Sedierung und vegetative Begleitwirkungen zu sehr ausgeprägt wären. Angewendet werden vor allem Haloperidol (60–200 mg), Fluphenazindihydrochlorid (200–600 mg) und Benperidol (40–100 mg) sowie die Depot-Neuroleptika Fluphenazindecanoat (125–250 mg/Woche) und Flupentixoldecanoat (100–300 mg/Woche). Aufgrund zahlreicher noch offener Fragen bezüglich der Langzeitverträglichkeit sollte eine Hochdosierung bei therapieresistenten Patienten möglichst nicht länger als 6 bis 12 Monate durchgeführt werden. Eine Dosisreduktion sollte nur in kleinen Schritten erfolgen, da nach dem abrupten Absetzen der Medikation mit schweren extrapyramidalen Begleitwirkungen gerechnet werden muß.

Ein Literaturüberblick über Wirksamkeit und Verträglichkeit einer Hochdosierung findet sich bei *Aubree* u. *Lader* (1980) und *Tegeler* (1983). Nach *Aubree* u. *Lader* (1980) war hinsichtlich der globalen Wirksamkeit die Hochdosierung einer Standarddosierung in 7 Doppelblindstudien überlegen, zu einem gleichen Ergebnis kamen 6 Studien und nur in einer Untersuchung fand sich eine Unterlegenheit der Hochdosierung. Extrapyramidale Begleitwirkungen waren dagegen unter Hochdosierung häufiger als unter Standarddosierung.

Die Düsseldorfer Arbeitsgruppe um *Lehmann* et al. (1980) hat in einer Doppelblindstudie bei bisher therapieresistenten chronisch Schizophrenen signifikante Wirkungsdifferenzen zwischen der Hochdosierung (im Mittel 225 mg Fluphenazindecanoat alle 14 Tage) und der Standarddosierung (25 mg Fluphenazindecanoat alle 14 Tage) nachgewiesen. Die initialen Ausprägungen im Hostilitätssyndrom und im katatonen Syndrom des AMDP-Systems erwiesen sich als psychopathologische Prädiktoren einer Differentialdosierung. Während sich die Patienten mit einem niedrigen Ausgangswert in den beiden genannten Syndromen nach Dosisreduktion besserten, kam es umgekehrt bei jenen Kranken mit höheren Ausgangs-Scores im Hostilitätssyndrom und im katatonen Syndrom nach Dosisreduktion zu einer Verschlechterung des psychopathologischen Befundes.

7.9.5 Differentielle Wirksamkeit der Neuroleptika

Inwieweit sich einzelne Neuroleptika bei äquivalenter Dosierung wesentlich hinsichtlich ihrer therapeutischen Wirksamkeit unterscheiden, bleibt beim gegenwärtigen Kenntnisstand fraglich. Geringfügige Differenzen in einigen Untersuchungen ließen sich in späteren Studien meistens nicht replizieren (*Davis* et al. 1980). In der Praxis zeigt sich jedoch immer wieder, daß einzelne Patienten auf bestimmte Neuroleptika besonders gut ansprechen.

Bei mangelndem Therapieerfolg wird häufig eine Neuroleptikakombinationsbehandlung durchgeführt. Eindeutige Vorteile einer Kombinationstherapie im Vergleich zu einer Monotherapie wurden in kontrollierten Studien meistens nicht nachgewiesen (*Müller-Spahn* et al. 1990). Deshalb sollte eine Kombinationsbehandlung von Neuroleptika mit ähnlichem Wirkprofil vermieden werden, da die antipsychotische Wirkung einer Kombinationstherapie ein additiver Effekt ist, der sich auch durch Erhöhung der Dosis einer einzelnen Substanz erzielen läßt, und unter der Kombinationstherapie nicht vorhersehbare Begleitwirkungen zu erwarten sind.

Mehrere Arbeitsgruppen berichteten übereinstimmend, daß 30 % bis 50 % der bisher therapieresistenten Patienten von Clozapin profitieren (*Kane* et al. 1988). Diphenylbutylpiperidine (Pimozid, Fluspirilen, Penfluridol) sollen bei einzelnen Patienten mit Negativsymptomen therapeutisch wirksam sein. Es wurde auch berichtet, daß die Benzamide Sulpirid und Amisulprid besonders zur Behandlung einer Negativsymptomatik geeignet sind. Entsprechend den Literaturübersichten von *Tamminga* u. *Gerlach* (1987) und *Tegeler* u. *Klieser* (1988) sollen die neu entwickelten Substanzen Zotepin, Risperidon und Remoxiprid bei einzelnen Patienten Minussymptome bessern. Ein eindeutiges Urteil über die Bedeutung dieser Substanzen kann z.Z. aber noch nicht abgegeben werden.

Nach *Goodnick* u. *Meltzer* (1984) sollen einige chronisch Schizophrene mit ausgeprägten maniformen und aggressiven Verhaltensweisen von Lithium profitieren. Inwieweit eine Verabreichung von Betablockern oder Benzodiazepinen bei therapieresistenten Patienten von Vorteil ist, gilt als umstritten (*Eccleston* et al. 1985, *Nestoros* 1980). Nach *Sauer* u. *Lauter* (1987) wurden bei einzelnen therapieresistenten Schizophrenen unter einer Elektrokrampftherapie in Kombination mit einer neuroleptischen Medikation günstige Wirkungen beobachtet.

7.9.6 Praktisches Vorgehen bei unzureichendem Therapieerfolg

Wenn nach 4 bis 6 Wochen neuroleptischer Behandlung in üblicher Dosierung noch kein zufriedenstellender Therapieerfolg eingetreten ist, empfiehlt sich das nachfolgend beschriebene Vorgehen:

1. Verdoppelung der initialen Dosierungen auf z.B. 20—40 mg Haloperidol oder 30—60 mg Fluphenazindihydrochlorid oral p.d.
2. Nach 1 bis 2 Wochen Umsetzen auf eine der initialen Dosierung äquivalente parenterale Applikation, z.B. 10—20 mg Haloperidol oder 20—30 mg Fluphenazindihydrochlorid i.v. p.d.
3. Nach weiteren 1 bis 2 Wochen Verordnung eines Neuroleptikums aus einer anderen Substanzklasse, z.B. Fluphenazindihydrochlorid 10—20 mg oral p.d. anstelle von Haloperidol.
4. Falls nach insgesamt 4 bis 6 Wochen kein ausreichender Therapieerfolg: vergleichbares Vorgehen wie oben unter Punkt 1 und Punkt 2 beschrieben.
5. Bei unzureichendem Therapieerfolg 3. Neuroleptikum einer anderen Substanzklasse, z.B. Clozapin 300—500 mg p.d.
6. Bei unzureichendem Therapieerfolg nach weiteren 4 bis 6 Wochen Applikation eines Depot-Neuroleptikums, z.B. Fluphenazindecanoat 50—75 mg/14 Tage oder Flupentixoldecanoat 40—80 mg/14 Tage oder Haloperidoldecanoat 200—300 mg/28 Tage.
7. Nach 2 bis 3 Monaten ohne ausreichendem Therapieerfolg Versuch einer Hochdosierung mit Haloperidol 60—120 mg oder Fluphenazindihydrochlorid 200—300 mg oral p.d. oder einem Depot-Neuroleptikum, z.B. Fluphenazindecanoat 125—200 mg/7 Tage oder Flupentixoldecanoat 100—200 mg/7 Tage oder Haloperidoldecanoat 400—600 mg/14 Tage.
8. Nach weiteren 2 bis 4 Monaten Behandlungsversuch entweder mit Lithium, Propranolol oder mit Benzodiazepinen in Kombination mit einem der genannten Kurzzeit- oder Depot-Neuroleptika.
9. Elektrokrampftherapie in Kombination mit einem der genannten Neuroleptika.

Literatur

Aubree, J.C., Lader M.H.: High and very high dosage antipsychotics: A critical revue. J. clin. Psychiat. 41 (1980) 341—350

Breyer-Pfaff, U.: Klinische Pharmakokinetik der Neuroleptika: Ergebnisse und Probleme. In: *P. Pichot, H.J. Möller* (Hrsg.): Neuroleptika Rückschau 1952—1986. Künftige Entwicklungen. Springer, Berlin 1987

Bolvig-Hansen, L., Larsen, N.E.: Therapeutic advantages of monitoring plasma concentrations of perphenazine in clinical practice. Psychopharmacology 87 (1985) 16—19

Carpenter, W.T., Heinrichs, D.W., Alphs, L.D.: Treatment of negative symptoms. Schizophr. Bull. 11 (1985) 440–452

Davis, J.M., Schaffer, C.B., Killian, G.A., Kinard, C., Chan, C.: Important issues in the drug treatment of schizophrenia. Schizophr. Bull. 6 (1980) 70–87

Eccleston, D., Fairbairn, A.F., Hassanyeh, F., McClelland, H.A., Stephens, D.A.: The effect of propranolol and thioridazine on positive and negative symptoms of schizophrenia. Brit. J. Psychiat. 147 (1985) 623–630

Garver, D.L.: Neuroleptic drug levels in erythrocytes and in plasma. Implications for therapeutic drug monitoring. In: *S.G. Dahl, L.F. Gram* (eds.): Clinical pharmacology in psychiatry. Springer, Berlin 1989

Goodnick, P.J., Meltzer, H.Y.: Treatment of schizoaffective disorders. Schizophr. Bull. 10 (1984) 30–46

Johnstone, E.C., Frith, C.D., Crow, T.J., Carney, M.W.P., Price, S.: Mechanism of the antipsychotic effect in the treatment of acute schizophrenia. Lancet 1 (1978) 848–851

Kane, J.M., Honigfeld, G., Singer, J., Meltzer, H.Y.: Clozaril collaborative study group: Clozapine for the treatment-resistant schizophrenic: A double-blind comparison with chlorpromazine. Arch. gen. Psychiat. 45 (1988) 789–796

Lehmann, E., Quadbeck, H., Tegeler, J., Fararuni, M., Heinrich, K.: Wirkungsdifferenzen bei Hoch- und Standarddosierung von Fluphenazin-Dekanoat in Abhängigkeit von Patientenmerkmalen. Pharmacopsychiatria 13 (1980) 117–120

May, P.R.A., Goldberg, S.C.: Prediction of schizophrenic patients response to pharmacotherapy. In: *M.A. Lipton, A. DiMascio, K.F. Killan* (eds.): Psychopharmacology: A generation of progress. Raven Press, New York 1978

May, P.R.A., Dencker, S.J., Hubbard, J.W., Midha, K.K., Libermann, R.P.: Ein systematischer Ansatz zur Therapieresistenz schizophrener Erkrankungen. In: *W. Bender, S.J. Dencker, F. Kulhanek* (Hrsg.): Schizophrene Erkrankungen. Therapie, Therapieresistenz, eine Standortbestimmung. Vieweg, Braunschweig 1988

Meltzer, H.Y., Zureick, J.: Negative symptoms in schizophrenia: A target for new drug development. In: *S.G. Dahl, L.F. Gram* (eds.): Clinical pharmacology in psychiatry. Psychopharmacol. Series 7. Springer, Berlin 1989

Möller, H.J., Kissling, W., von Zerssen, D.: Die prognostische Bedeutung des frühen Ansprechens schizophrener Patienten auf Neuroleptika für den weiteren stationären Behandlungsverlauf. Pharmacopsychiatria 16 (1983) 46–49

Müller-Spahn, F., Grohmann, R., Rüther, E., Hippius, H.: Vor- und Nachteile einer Kombinationstherapie mit verschiedenen Neuroleptika. In: *H. Hinterhuber, F. Kulhanek, W.W. Fleischhacker* (Hrsg.): Kombination therapeutischer Strategien bei schizophrenen Erkrankungen. Vieweg, Braunschweig, Wiesbaden 1990

Nestoros, I.N.: Benzodiazepines in schizophrenia: A need for reassessment. Int. Pharmacopsychiat. 15 (1980) 171–179

Rüther, E., Müller-Spahn, F.: Neurobiochemische Untersuchungen bei Akut- und Langzeitbehandlung mit Neuroleptika. In: *P. Pichot, H.J. Möller* (Hrsg.): Neuroleptika. Rückschau 1952–1986. Künftige Entwicklungen. Springer, Berlin 1987

Sauer, H., Lauter, H.: Elektrokrampftherapie. In: *K.A. Flügel* (Hrsg.): Neurologische und psychiatrische Therapie. Perimed, Erlangen 1987

Tamminga, C.A., Gerlach, J.: New neuroleptics and experimental antipsychotics in schizophrenia. In: *H.Y. Meltzer* (ed.): Psychopharmacology. The third generation of progress. Raven Press, New York 1987

Tegeler, J.: Dosierung und Verträglichkeit der Depot- und Langzeitneuroleptika. In: *W. Pöldinger* (Hrsg.): Erfahrungsaustausch über die Anwendung von Depot-Neuroleptika – unter besonderer Berücksichtigung der Thioxanthen-Depot-Neuroleptika. Das Ärztliche Gespräch. Tropon, Köln 1983

Tegeler, J., Klieser, E.: Neue Neuroleptika zur Behandlung schizophrener Erkrankungen. Münch. med. Wschr. 130 (1988) 567–570

Woggon, B.: Veränderungen der psychopathologischen Symptomatik während 20tägiger antidepressiver oder neuroleptischer Behandlung. Psychiat. clin. 13 (1980) 150–164

Woggon, B.: Prognose der Psychopharmakotherapie. Enke, Stuttgart 1983

7.10 Medikamentöse Rezidivprophylaxe schizophrener Erkrankungen

H.-J. Möller

Die schizophrenen Psychosen zeigen in einem hohen Prozentsatz der Fälle einen Krankheitsverlauf mit rezidivierenden Schüben. Die Rezidivgefahr liegt bei bis zu 80 % im 1. Jahr nach Erstmanifestation der Erkrankung. Aus zahlreichen kontrollierten Studien ist bekannt, daß diese Rezidive durch eine prophylaktische Langzeitbehandlung mit niedrigdosierten Neuroleptika weitgehend verhindert werden können. Eine solche medikamentöse Rezidivprophylaxe ist bei einem Großteil der Patienten mit schizophrenen Psychosen indiziert.

7.10.1 Ergebnisse von Untersuchungen zur Wirksamkeit und Prädiktoranalyse

Der rezidivprophylaktische Effekt einer relativ niedrigdosierten Neuroleptikamedikation ist gut belegt, wie aus einer Übersichtsarbeit von *Davis*

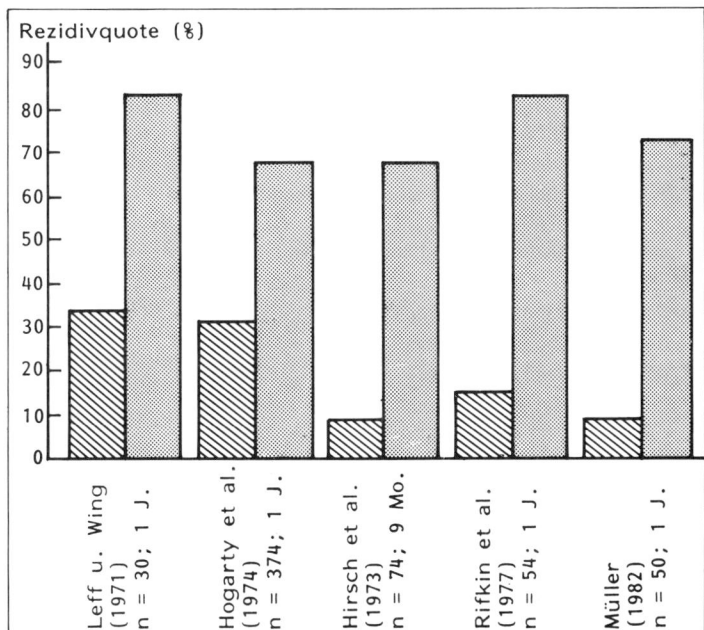

Abb. 7.17 Rezidivprophylaxe mit oralen Neuroleptika. Neuroleptikum (▨) vs. Plazebo (☐). (Nach *Möller* 1990)

et al. (1980) hervorgeht. Angesichts der großen Zahl von Studien kann die neuroleptische Rezidivprophylaxe schizophrener Psychosen als ein empirisch gesichertes Therapieprinzip angesehen werden (*Leff* u. *Wing* 1971, *Hogarty* et al. 1974, *Hirsch* et al. 1973, *Rifkin* et al. 1977, *Müller* 1982 — s. Abb. 7.17). Die meisten plazebokontrollierten Studien zur neuroleptischen Rezidivprophylaxe beziehen sich auf einen Zeitraum von maximal 2 Jahren, da eine darüber hinausgehende Behandlungsdauer aus praktischen Gründen schwer zu verwirklichen ist.

Aus mehreren einfachen oder plazebokontrollierten Absetzstudien (*Hirsch* et al. 1973, *Hogarty* et al. 1976, *Leff* u. *Wing* 1971, *Rifkin* et al. 1975, *Schooler* et al. 1980a) ergibt sich, daß nach einer neuroleptischen Langzeitmedikation von bis zu 2, in einer Studie sogar 3 Jahren ein erhebliches Rezidivrisiko weiterbesteht. Wegen des langen Untersuchungszeitraumes sei hier die Untersuchung von *Cheung* (1981) erwähnt. Er fand bei Patienten, die 3 bis 5 Jahre lang erfolgreich neuroleptisch rezidivprophylaktisch behandelt wurden, nach Absetzen auf Plazebo bei 62 % in den darauf folgenden 1 1/2 Jahren Rezidive, während die weiterhin mit Neuroleptika behandelten Patienten nur in 13 % der Fälle Rezidive aufwiesen. Aus diesen Untersuchungen läßt sich ableiten, daß die neuroleptische Rezidivprophylaxe in der Regel wenigstens über einen Zeitraum von mindestens 5 Jahren fortgesetzt werden

sollte, sofern die Medikation bei optimaler Behandlungsstrategie gut vertragen wird.

Aber auch über noch längere Zeiträume können Patienten mit entsprechender Indikation von der neuroleptischen Rezidivprophylaxe profitieren. Wegen erheblicher organisatorischer Schwierigkeiten und auch aus ethischen Gründen sind plazebokontrollierte Studien über so lange Zeiträume nicht durchführbar. Über den rezidivprophylaktischen Wert einer langjährigen Neuroleptikatherapie können deshalb nur Untersuchungen nach der sog. „Spiegel-Methode" eine Aussage machen, in denen intraindividuell identische Zeiträume eines Patienten unter 2 verschiedenen medikamentösen Bedingungen verglichen werden. Insgesamt weisen diese Studien darauf hin, daß auch eine langjährige Neuroleptikatherapie einen deutlichen rezidivprophylaktischen Effekt hat (*Tegeler* et al. 1980, *Gottfries* 1978, *Freeman* 1984, *Pietzcker* et al. 1981). So haben z.B. *Pietzcker* et al. (1981) bei 33 Schizophrenen, die durchschnittlich 18 Jahre kontinuierlich mit Perazin behandelt worden waren, eine Reduktion der jährlichen Rehospitalisierungsrate von 0,58 vor auf 0,07 während der Behandlung festgestellt.

Eine Reihe von Patienten- und Krankheitsmerkmalen wurde ermittelt, die für den weiteren Verlauf unter Neuroleptikarezidivprophylaxe — z.B. Zeitdauer bis zum Auftreten von Rezidiven — prognostisch relevant sind (Tab. 7.30). Die erklärten Va-

Tabelle 7.30 Prädiktoren für Nicht-Rezidiv. (Nach *Goldberg* et al. 1977)

A. *Allgemeine Prädiktoren*

Gute prämorbide Anpassung

Kürzere Dauer früherer Hospitalisation

Weniger ambulante psychiatrische Behandlungen in der Vorgeschichte

Geringes Ausmaß an Symptomatik bei Eintritt in die Studie

B. *Neuroleptikaspezifische Prädiktoren*

Bei Eltern/Ehepartner lebend

Weibliches Geschlecht

Zufriedenheit mit der eigenen Rolle

Compliance für Neuroleptika

rianzanteile sind aber so gering, daß auf der Basis dieser Prädiktoren keinesfalls eine Einzelfallprognose möglich ist. Obendrein sind die Prädiktoren, die in mehreren Untersuchungen repliziert werden konnten, nicht neuroleptikaspezifisch, sondern entsprechen eher allgemeinen Verlaufsprädiktoren schizophrener Erkrankungen (*Goldberg* et al. 1977, *Schooler* et al. 1980b). So wurde z.B. in der Münchener Follow-up-Studie schizophrener Patienten (*Möller* u. *von Zerssen* 1986) festgestellt,

daß die folgenden Merkmale mit einer Rehospitalisierung im 1. Jahr nach stationärer Behandlung verknüpft sind: männlich, jüngeres Alter, Dauer beruflicher Desintegration vor Indexaufnahme, Ausmaß psychopathologischer Symptomatik bei Entlassung. Diese allgemeinen Verlaufsprädiktoren, die sich auch für längere Beobachtungszeiträume bestätigen ließen, können dazu beitragen, eine Subgruppe ungünstig verlaufender schizophrener Erkrankungen zu definieren, bei denen, sofern sie nicht Therapie-Nonresponder sind, die Indikation zu einer konsequenten neuroleptischen Langzeitmedikation in besonderem Maße gegeben ist. Die Tatsache, daß die Patienten mit diesen, für einen ungünstigen Verlauf sprechenden Prädiktoren auch unter Neuroleptika ungünstiger abschneiden als die anderen, sollte keinesfalls von vornherein mißinterpretiert werden in die Richtung, daß sie alle Therapie-Nonresponder sind, sondern weist darauf hin, daß auch unter der Neuroleptikalangzeitmedikation die relative Bedeutung dieser Prädiktoren noch sichtbar wird.

Daß auch die Kenntnis psychosozialer Umgebungsfaktoren von Bedeutung für die Indikation zur Neuroleptikalangzeittherapie ist, wurde in exemplarischer Weise durch die Untersuchungen zur „high expressed emotion" gezeigt (*Leff* u. *Vaughn* 1981, *Vaughn* et al. 1982, *Hogarty* 1984).

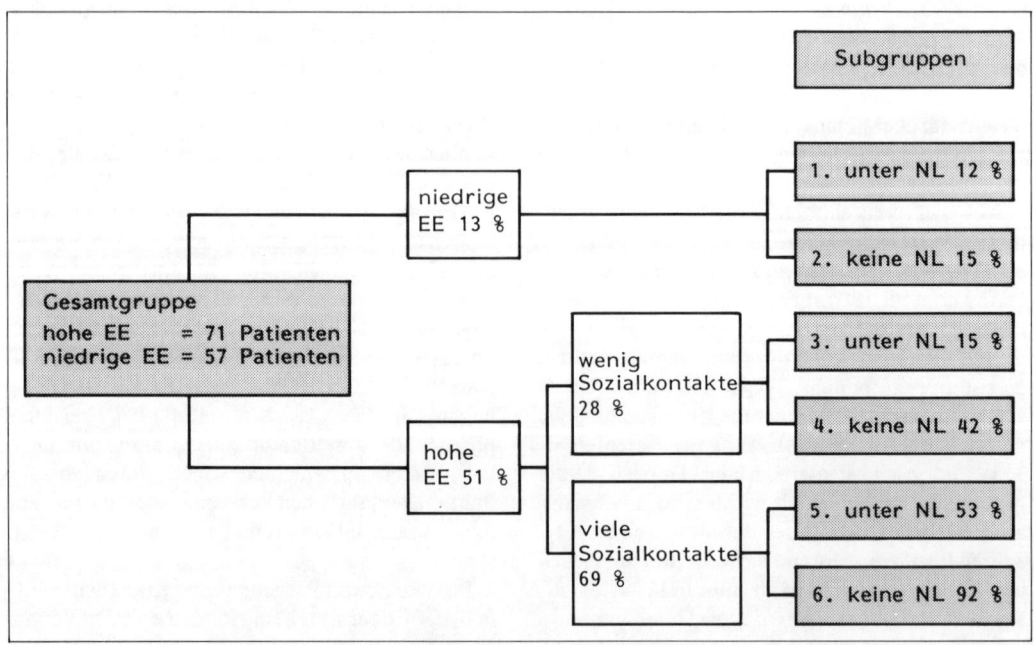

Abb. 7.18 9-Monats-Rezidivrate einer Gesamtgruppe von 128 schizophrenen Patienten. (Nach *Vaughn* u. *Leff* 1976). EE: expressed emotion, NL: Neuroleptika

Ein langdauernder Kontakt mit überkritischen oder überprotektiven Bezugspersonen stellt demnach einen besonders hohen Risikofaktor für ein Rezidiv innerhalb von 9 Monaten nach Indexerkrankung dar, und gerade die Patienten, die diesem Risikofaktor ausgesetzt sind, profitieren in besonderer Weise von der Neuroleptikamedikation (Abb. 7.18). Wahrscheinlich lassen sich diese Ergebnisse auch auf andere relevante Streßfaktoren des Umgebungsmilieus übertragen, z.B. chronische Überforderung am Arbeitsplatz.

7.10.2 Indikationsprobleme für die neuroleptische Rezidivprophylaxe

Die verfügbaren Daten zur neuroleptischen Rezidivprophylaxe machen ein Grundproblem der Indikation (*Möller* 1987) für die rezidivprophylaktische Langzeitmedikation mit Neuroleptika deutlich, das sich, wenn man nur Studien mit einer Studiendauer bis zu 2 Jahren in die Überlegungen einbezieht, folgendermaßen formulieren läßt: Etwa 30 % der Patienten haben auch unter Plazebo kein Rezidiv, etwa 20 % der Patienten haben trotz Neuroleptika ein Rezidiv, nur etwa 50 % der Patienten sind Verum-Responder. Eine sehr breit angelegte Indikation der neuroleptischen Rezidivprophylaxe nach dem Prinzip, jeder Patient mit einer schizophrenen Psychose sollte auf diese Weise behandelt werden, würde demnach bedeuten, daß ein Großteil der Patienten eine medikamentöse Langzeitmedikation mit für den Einzelnen unterschiedlich starken Nebenwirkungen erhalten würde, ohne daß diese von der Medikation profitieren, da sie entweder ohnehin ohne Rezidiv bleiben oder aber trotz Medikation ein Rezidiv erleiden würden. Eine derartige Indikationsstellung scheint deswegen zu weitgehend und nicht ausreichend Vorteile und Nachteile der Therapie in eine sinnvolle Relation zu setzen. Zwar dürfen die Nebenwirkungen der neuroleptischen Langzeitmedikation keinesfalls überbewertet werden, trotzdem weiß jeder Kliniker, daß bereits diskrete Nebenwirkungen im Sinne von Sedierung, depressiver Verstimmung, Akinese etc. den Patienten oft erheblich beeinträchtigen können. Derartige Nebenwirkungen können zwar durch Reduktion der Dosis oft minimiert werden, sind aber nicht immer bei Beibehaltung der für eine effiziente Rezidivprophylaxe erforderlichen Dosis vermeidbar. Das Indikationsproblem stellt sich mit besonderer Schärfe, seitdem in den letzten Jahren wiederholt auf die Spätdyskinesien als gravierendste Nebenwirkungen der neuroleptischen Langzeitmedikation hingewiesen worden ist, Nebenwirkungen, die nur in etwa zur Hälfte irreversibel sind. Ein Spätdyskinesierisiko von zwischen 10 bis 20 % bei mehrjähriger Neuroleptikabehandlung erscheint als realistische Einschätzung (*Kane* u. *Smith* 1982).

Die an sich zu fordernde Eingrenzung des Indikationsbereiches ist beim gegenwärtigen Wissensstand nur bedingt möglich. Nachfolgend sollen die wichtigsten Gesichtspunkte kurz erörtert werden (Abb. 7.19). Eine gewisse Tradition der Neuroleptikalangzeittherapie geht in die Richtung, für die Rezidivprophylaxe nur schizophrene Patienten eines gewissen Chronizitätsgrades (*Woggon* et al. 1975), z.B. Vorliegen mindestens eines Rezidivs der Erkrankung, vorzusehen. Eine Studie von *Kane* et al. (1982), die plazebokontrolliert den Effekt der Neuroleptikarezidivprophylaxe bei Patienten mit Erstmanifestation einer schizophrenen Erkrankung geprüft hat, macht — bei einer allerdings relativ kleinen Fallzahl — deutlich (n = 28), daß die mit Neuroleptika behandelten Patienten im 1. Jahr nach der Erkrankung keine Rezidive erlebten, während in der Plazebogruppe bei 41 % der Patienten Rezidive auftraten. Auch *Crow* et al. (1986) wiesen auf die ungünstige Prognose von Patienten mit schizophrenen Erstmanifestationen hin. Diese Studien sollten Anlaß geben, die bisherige Indikationspraxis zu überdenken, zumindest wenn an der Diagnose der Schizophrenie im konkreten Fall kein Zweifel besteht. Eine mindestens 1jährige neuroleptische Rezidivprophylaxe für Patienten mit Erstmanifestation einer schizophrenen Psychose wurde bereits 1979 von *Helmchen* empfohlen, allerdings nur bei Patienten mit postpsychotischen Reintegrationsschwierigkeiten.

Unter diagnostischen Aspekten wurden in jüngster Zeit die schizoaffektiven Psychosen als eine Sondergruppe dargestellt, bei der die rezidivprophylaktische Behandlung mit Lithium einen guten Effekt bringt (*Goodnick* u. *Meltzer* 1984) und wegen der im allgemeinen besseren Verträglichkeit von Lithium deswegen den Neuroleptika vorzuziehen ist. Dies gilt aber nur bei deutlich affektiv geprägten Psychosen. Überwiegt hingegen die schizophrene Symptomatik, so scheint die Rezidivprophylaxe mit Neuroleptika besser wirksam zu sein (*Mattes* u. *Nayak* 1984). Im übrigen fehlen leider weitgehend Vergleichsstudien gegenüber Neuroleptika, so daß schwer abzuschätzen ist, ob Neuroleptika oder Lithium effektiver in der Rezidivprophylaxe bei Patienten mit schizoaffektiven Psychosen sind.

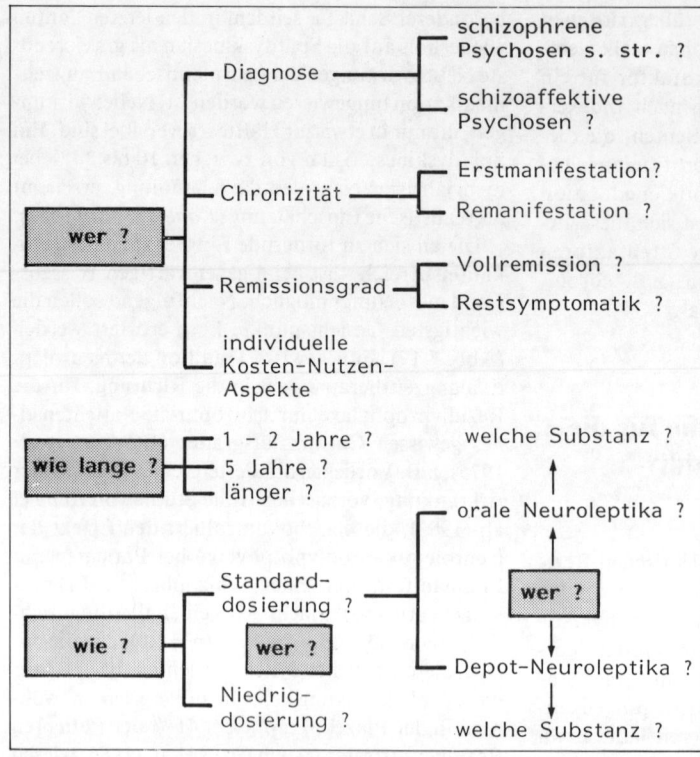

Abb. 7.19 Allgemeine Indikationsprobleme bei neuroleptischer Langzeitmedikation. (Nach *Möller* 1987)

Über diese Gesichtspunkte hinausgehende Details für die allgemeine Indikation zur Neuroleptikarezidivprophylaxe lassen sich kaum angeben, wie aus der Darstellung der Ergebnisse von Prädiktoruntersuchungen (s.o.) abzuleiten ist. Zusammengefaßt sprechen die Ergebnisse der Prädiktor-

Tabelle 7.31 Indikation und Dauer der neuroleptischen Rezidivprophylaxe bei schizophrenen Psychosen. (Nach *Möller* et al. 1989)

a) Bei Erstmanifestation oder langen symptomfreien Intervallen sollte eine 1- bis 2jährige Rezidivprophylaxe erfolgen.

b) Wenn bereits insgesamt 2 bis 3 Manifestationen vorlagen oder wenn ein Rezidiv innerhalb eines Jahres aufgetreten ist, mindestens 2- bis 5jährige Rezidivprophylaxe.

c) Bei besonders häufig rezidivierenden Psychosen oder Fremd- und/oder Selbstgefährdung sollte die zeitlich unbegrenzte Rezidivprophylaxe erwogen werden.

d) Neben diesen allgemeinen Regeln sollten individuelle Nutzen-Risiko-Erwägungen bestimmend sein, u.a. Konsequenzen eines möglichen Rezidivs? Beeinträchtigung durch Nebenwirkungen?

studien dafür, daß insbesondere Patienten mit schlechter prämorbider Anpassung, Vorliegen einer chronischen Erkrankung mit rezidivierenden Schüben und bestehender Restsymptomatik nach Abklingen der letzten akuten Erkrankungsmanifestation eine langdauernde Rezidivprophylaxe brauchen. Auch eine überkritische Haltung der engen Bezugspersonen oder sonstige emotionale Streßfaktoren sollten Anlaß für eine langzeitige neuroleptische Rezidivprophylaxe sein (Tab. 7.31).

Dies leitet über zur individuellen Nutzen-Risiko-Abwägung für die neuroleptische Langzeitmedikation. Der individuelle Nutzen kann besonders groß sein, u.a. wenn:

a) frühere Manifestationen verbunden waren mit starker Selbstgefährdung/Fremdgefährdung oder erheblicher sozialer Desintegration,

b) im bisherigen Verlauf häufige Rezidive aufgetreten sind oder chronische Symptomatik vorliegt.

Die individuellen Risiken müssen als besonders groß angesehen werden, wenn trotz optimaler Dosierung:

a) objektiv relevante oder subjektiv stark beeinträchtigende Nebenwirkungen auftreten,

b) insbesondere aber, wenn chronisch persistierende Nebenwirkungen auftreten, z.B. Spätdyskinesien, oder ein besonderes diesbezügliches Risiko vorliegt.

7.10.3 Auswahl und Dosierung des Neuroleptikums

Die rezidivprophylaktische Langzeitmedikation wird entweder mit oralen Neuroleptika oder parenteral mit Depot-Präparaten durchgeführt. Letzteres Vorgehen ist im Regelfall wegen der Compliance-Probleme bei Patienten mit schizophrenen Psychosen vorzuziehen und wurde extra unter diesem Aspekt entwickelt. Zwar zeigen längst nicht alle Untersuchungen eine rezidivprophylaktische Überlegenheit der Langzeitmedikation mit Depot-Neuroleptika gegenüber der oralen Langzeitmedikation mit Neuroleptika (*Hogarty* et al. 1979, *Schooler* et al. 1980 a). Man sollte aber trotzdem in der alltäglichen Routineversorgung, die nicht durch die besonderen Konditionen von wissenschaftlichen Studien im Sinne erhöhten personellen Aufwandes und Engagements etc. gekennzeichnet sind, prinzipiell davon ausgehen, daß die Behandlung mit Depot-Präparaten schon aus Compliance-Gründen vorzuziehen ist. Außerdem bestehen pharmakokinetische Vorteile: im Vergleich zur oralen Applikation bessere Bioverfügbarkeit und stabilere Plasmaspiegel (*Kapfhammer* u. *Rüther* 1987).

Das über die Wirkprofile der oralen Neuroleptika Gesagte gilt in analoger Weise auch für die Depot- bzw. Langzeitneuroleptika. Die in der Literatur beschriebenen Unterschiede in den Wirkprofilen der einzelnen Präparate sind also kritisch zu bewerten. U.a. wurden folgende Wirkungs-Nebenwirkungs-Profile (*Tegeler* 1981, *Sieberns* 1986) angegeben:

1. Fluphenazindecanoat besitzt einen ausgeprägten antipsychotischen Effekt und kann vor allem in höheren Dosierungen leicht sedieren.
2. Flupentixoldecanoat kann vor allem in niedriger Dosierung leicht antriebssteigernd und stimmungsaufhellend wirken.
3. Perphenazinenantat und Clopenthixoldecanoat besitzen einen deutlich dämpfenden Effekt.
4. Fluspirilen und Penfluridol haben, ebenso wie das Haloperidoldecanoat, eine sehr gering dämpfende Wirkung.

Wegen der Unsicherheit über unterschiedliche Wirkprofile der Neuroleptika reduziert sich die Wahl bestimmter Neuroleptika in der Akutbehandlung und noch mehr in der Langzeitbehandlung, wo wegen der geringeren Dosierung die möglichen Unterschiede sich wahrscheinlich noch mehr verwischen, vorwiegend auf die Begleitwirkungen hinsichtlich Sedierung und extrapyramidalmotorischen Störungen sowie nach den diesbezüglichen individuellen Prädispositionen des Patienten. Außerdem spielt das jeweils erwünschte Applikationsintervall eines Depot-Präparates, je nach Präparat 1 bis 4 Wochen, eine Rolle. Ein weiterer Gesichtspunkt kann sein, das Präparat als Langzeitmedikation zu geben, das bereits in der Akutbehandlung verordnet wurde, weil so die Umstellung auf äquivalente Dosen leichter möglich ist. Hinsichtlich des rezidivprophylaktischen Effektes zeigen die verschiedenen oralen und Depot-Präparate bei adäquater Dosierung wahrscheinlich keine Unterschiede.

Die Dosierung der rezidivprophylaktischen Langzeitmedikation mit Neuroleptika im Einzelfall stellt ein besonderes Problem dar, denn die zur Rezidivprophylaxe erforderliche Dosierung kann bei verschiedenen Patienten sehr unterschiedlich sein. Auch das Auftreten von unerwünschten Begleitwirkungen ist bei verschiedenen Patienten an unterschiedliche Dosierung gekoppelt. Insofern nützt die aus gruppenstatistischen Untersuchungen über neuroleptische Langzeitmedikation bekannte mittlere Dosis von 200—400 mg Chlorpromazinäquivalenten (Tab. 7.32) als durchschnittliche tägliche Dosierung für die rezidivprophylaktische Langzeitmedikation wenig, zumal bei diesen Studien nicht ausreichend zwischen rezidivprophylaktischer Langzeitbehandlung und symptomsuppressiver Langzeitbehandlung unterschieden wurde. Gerade für die Rezidivprophylaxe dürfte die Richtgröße eher im unteren Bereich liegen, also etwa bei 200 mg, wobei von großen individuellen Unterschieden auszugehen ist (Tab. 7.33). Im Einzelfall wird die adäquate Dosis im klinischen Alltag, orientiert an dieser Richtgröße, vorsichtig austitriert unter den beiden Gesichtspunkten, daß einerseits Nebenwirkungen so gering wie möglich gehalten werden, andererseits noch ein ausreichender rezidivprophylaktischer Schutz gewährleistet ist (*Möller* et al. 1989). Die für die rezidivprophylaktische Langzeitmedikation erforderliche Dosierung ist in der Regel geringer als die Dosierung, die noch gegen Ende der Akutbehandlung gegeben wird. Insbesondere störende, unerwünschte Begleitwirkungen sollten unbedingt langfristig eine vorsichtige Dosisreduktion nach sich ziehen. Das genaue

Tabelle 7.32 *Annähernde* „Äquivalenzdosierungen" von oralen Neuroleptika und Depot-Neuroleptika (nach Angaben aus der Literatur und der Hersteller). Bei Anwendung höherer Dosen gilt die gleiche Relation. (Nach *Möller* et al. 1989)

Äquivalente Tages-dosierungen oraler Neuroleptika	Äquivalente Injektionsintervall-Dosierung von Depot-Neuroleptika		1 ml = ... mg	ml-Dosierung pro Intervall entsprechend	
				200 mg	400 mg
				Chlorpromazin äquivalente Tagesdosis	
100 mg Chlorpromazin					
50 mg Clopenthixol	50	mg Zuclopenthixoldecanoat (2–3 Wochen)	200 mg	0,5 ml	1 ml
6 mg Perphenazin	25	mg Perphenazinenantat (2–3 Wochen)	100 mg	0,5 ml	1 ml
2 mg Flupentixol	10	mg Flupentixoldecanoat (2–3 Wochen)	20 mg	1 ml	2 ml
2 mg Fluphenazin	6	mg Fluphenazindecanoat (2–3 Wochen)	25 mg	0,5 ml	1 ml
2 mg Haloperidol	30	mg Haloperidoldecanoat (4 Wochen)	50 mg	1 ml	2 ml
		1,5 mg Fluspirilen (1 Woche)	2 mg	1,5 ml	3 ml

Austitrieren der adäquaten Dosierung ist in der Regel ein Prozeß, der sich über viele Monate hinziehen kann. Im Verlauf des 1. Jahres der Langzeitmedikation kann meistens die bei Entlassung des Patienten verwendete Dosierung allmählich auf etwa die Hälfte reduziert werden und im folgenden Jahr um weitere 25 % (*Johnson* 1975).

Plasmaspiegelbestimmungen im Rahmen der neuroleptischen Langzeitmedikation haben bisher kaum praktische Bedeutung. Wegen lange vorhanden gewesener Schwierigkeiten der Analytik, die im Rahmen der Rezidivprophylaxe sehr niedrigen Neuroleptikaserumspiegel zu messen, und wegen anderer Probleme sind Plasmaspiegel-Wirkungs-

Tabelle 7.33 Richtlinien für die Langzeitrezidivprophylaxe bei schizophrenen Patienten. (Nach *Möller* et al. 1989)

1. *Indikation:*
   Schon bei der Erstmanifestation einer schizophrenen Psychose an die Rezidivprophylaxe denken.

2. *Dosierung:*
   So niedrig wie möglich, größenordnungsmäßig etwa 200 mg Chlorpromazin-Äquivalent p.d., je nach Verträglichkeit und rezidivprophylaktischem Effekt anpassend dosieren. Keine Dauergabe von Anticholinergika!

3. *Applikationsweise:*
   Depot-Neuroleptikum garantiert insbesondere bei problematischen Patienten größere Compliance.

4. *Wahl des Präparates:*
   Vor allem abhängig vom Nebenwirkungsspektrum und bei Depot-Präparaten vom Applikationsintervall. Bei schizoaffektiven Psychosen Rezidivprophylaxe mit Lithium den Neuroleptika vorzuziehen.

Korrelationen insgesamt relativ wenig untersucht worden und zeigten keine eindeutigen Zusammenhänge zwischen Plasmakonzentration und rezidivprophylaktischem Effekt. Im allgemeinen werden unter der Depot-Neuroleptikabehandlung stabile Plasmaspiegel erreicht, so daß auch am Ende des Injektionsintervalls allenfalls ein geringfügiges Absinken des Spiegels erfolgt. Problematisch können allerdings erhöhte Plasmaspiegel in den ersten Tagen des Injektionsintervalls sein, da sie bei einem gewissen Prozentsatz der Patienten zu erhöhten Nebenwirkungen führen (*Kapfhammer* u. *Rüther* 1987). Dieses „Early peak"-Phänomen hängt u.a. ab von der Schnelligkeit der hydrolytischen Aufspaltung des Depot-Präparates durch die körpereigenen aliphatischen Esterasen sowie von dem Anteil der Substanz, der bei der Herstellung als freie Base unverestert im Präparat bleibt. Es ist offenbar unterschiedlich bei den einzelnen Depot-Präparaten. Die Frage, auf welchen Plasmaspiegel (Tab. 7.34) ein Patient im Rahmen der rezidivprophylaktischen Langzeitbehandlung einzustellen ist, läßt sich bisher wegen ungenügender Daten und zahlreicher methodischer Probleme bei der klinischen Planung der entsprechenden Studien kaum beantworten (*Möller* 1990).

Selbst die einfache Frage der Konversionsformel bei der Umstellung von oraler Medikation auf Depot-Medikation ist aus verschiedenen methodischen Gründen noch nicht ausreichend beantwortet (*Jann* et al. 1985). Die Kalkulation adäquater Dosierungen bei der Umstellung von oral auf Depot ist insbesondere dann schwierig, wenn im Rahmen dieser Umstellung auch das Neuroleptikum gewechselt wird. Gegenüber den vorgeschlagenen Dosis-Umrechnungsfaktoren (Tab. 7.35) und Umstellungsstrategien sollte klinisch eher eine kriti-

Tabelle 7.34 Therapeutisch wirksame mittlere Plasmakonzentrationen der Depot-Neuroleptika. (Nach *Kapfhammer* 1990)

Neuroleptikum	Mittlere Plasma-konzentration	Autoren*
Fluphenazindecanoat	0,20–2,80 ng/ml	*Dysken* et al. (1981)
	0,40–0,80 ng/ml	*Tune* et al. (1981)
	1,00–3,00 ng/ml	*Dudley* et al. (1983)
	–4,00 ng/ml	*Escobar* et al. (1983)
	0,13–0,70 ng/ml	*Mavroidis* et al. (1984 a)
	0,50–3,00 ng/ml	*Ereshefsky* et al. (1984)
Perphenazinenantat Perphenazindecanoat	2 –6 nmol/l	*Knudsen* et al. (1985)
Pipothiazinpalmitat Pipothiazinundecylenat	–	–
Flupentixoldecanoat	2 –15 ng/ml	*Mavroidis* et al. (1984 b)
	kein Zusammenhang	*Jørgensen* et al. (1982)
Zuclopenthixoldecanoat	kein Zusammenhang	*Dencker* et al. (1980)
		Aaes-Jørgensen et al. (1983)
		Szukalski et al. (1986)
Fluspirilen	–	–
Penfluridol	2 –12 ng/ml	*Heykants* (1978)
Haloperidoldecanoat	3 –10 ng/ml	*Forsman* u. *Öhman* (1977)
	8 –17,7 ng/ml	*Magliozzi* et al. (1981)
	–50 ng/ml	*Hollister* u. *Kim* (1982)
	4,2 –11 mg/ml	*Mavroidis* et al. (1983)
	15 –40 ng/ml	*Miller* et al. (1984)
Bromperidoldecanoat	–	–

* Literatur s. *Kapfhammer* 1990

sche Einstellung eingenommen werden, zumal die in der Literatur zitierten Konversionsfaktoren erheblich divergieren. Mit Hilfe sorgfältig protokollierter klinischer Verlaufsbefundung, Bewertung der Nebenwirkungen und sensitiver pharmakokinetischer Analyseverfahren kamen *Ereshefsky* et al. (1984) für Fluphenazindecanoat z.B. zu einem Konversionsfaktor von 1,6fach die orale Tagesdosis von Fluphenazinhydrochlorid für die wöchentlich zu applizierende Depot-Dosis nach 4 bis 6 Wochen bei einer Reduktion der initialen Dosis auf 50% oder aber einer Streckung des 1-Wochen-Intervalls auf 2 Wochen. Diese Strategie erlaubt einerseits eine harmonische Umstellungsphase von oralen Kurzzeit-Neuroleptika auf die Depot-Medikation, vermeidet andererseits ein unnötiges Ansteigen der Plasmaspiegel im weiteren Verlauf bis zum Erreichen von Steady-state-Bedingungen. Ein kompliziertes, auf differenzierte pharmakokinetische Überlegungen gestütztes Umstellungsregime wurde von *Yadalam* u. *Simpson* (1988) beschrieben.

Die empfohlenen Mehrjahreszeiträume (s. Tab. 7.31) für die prophylaktische Langzeitmedikation mit Neuroleptika sind leider oft mehr von theoretischer als von praktischer Bedeutung. In der Routineversorgung gelingt es offensichtlich nur bei einem geringen Teil der Patienten, sie über mehrere Jahre durchgehend rezidivprophylaktisch mit Neuroleptika zu behandeln. Ein Großteil bricht irgendwann wegen nicht mehr fortbestehender Motivation, häufig verbunden mit zunehmender Sensibilität gegenüber den Nebenwirkungen, die Behandlung ab (*Möller* u. *von Zerssen* 1986). Allerdings hängt die Compliance sicherlich davon ab, mit welchem Nachdruck der behandelnde Arzt die Notwendigkeit der langdauernden neuroleptischen Rezidivprophylaxe vertritt, was angesichts der gravierenden Konsequenzen der Erkrankung unbedingt erforderlich ist.

Wegen der Gefahr von „Rebound"-Psychosen (*Chouinard* u. *Jones* 1980), also Psychosen, die infolge einer durch die Blockade dopaminerger Rezeptoren induzierten Hypersensibilität dieser Re-

Tabelle 7.35 Pharmakokinetische Grunddaten der Depot-Neuroleptika. (Nach *Jann* et al. 1985, *Jørgensen* 1986; modifiziert von *Kapfhammer* 1990 – Literaturangaben s. dort)

Substanz	Empfohlene Konversionsformel bei Umstellung oral – Depot	Freisetzungshalbwertszeit nach mehrmaliger Applikation	Steady-state-Bedingungen (bezogen auf Intervall)	Max.-Min.-Verhältnis (bezogen auf Intervall)
Fluphenazin-decanoat	1,6mal orale Tagesdosis für 4–6 Wochen, dann Reduktion um 50%	14 Tage	2 Monate (i.m./1 Woche)	2–10 (i.m./ 1–4 Wochen)
Perphenazin-enantat	24–36 mg p.o./die = 100 mg i.m./2 Wochen	14 Tage		4
Perphenazin-decanoat			1–2 Monate[d] (i.m./2 Wochen)	1,5[d] (i.m./ 2 Wochen)
Pipothiazin-palmitat	2mal orale Tagesdosis i.m./ 4 Wochen	14 Tage[a]	2–3 Monate[a]	
Flupentixol-decanoat	10 mg p.o./die = 40 mg i.m./2 Wochen	17 Tage	2–3 Monate (i.m./2 Wochen)	2,5–3,7 (i.m./ 2 Wochen)
Zuclopenthixol-decanoat	100–400 mg/2–3 Wochen	19 Tage	2–3 Monate (i.m./2 Wochen)	1,6 (i.m./ 2 Wochen)
Penfluridol	30–50 mg durchschn. Wochendosis	7 Tage		
Fluspirilen	2–8 mg durchschn. Wochendosis	2–8 Tage[b]	1–4 Wochen[b]	4–5
Haloperidol-decanoat	15–20mal orale Tagesdosis i.m./4 Wochen	21 Tage[e]	3 Monate	2
Bromperidol-decanoat	15–20mal orale Tagesdosis i.m./4 Wochen	24 Tage[c]	3 Monate[c]	2

[a] Nach *Girard* et al. 1984. [b] Nach *Dahl* 1988. [c] Nach *El-Assra* et al. 1983. [d] Nach *Knudsen* et al. 1985.
[e] Nach *Kissling* et al. 1985.

zeptoren bei plötzlichem Absetzen der Neuroleptika auftreten können, sollte jede Beendigung einer längerdauernden Neuroleptikabehandlung ausschleichend über mehrere Monate erfolgen. Auch nach völligem Absetzen der Medikation sollte der Patient noch mehrere Monate regelmäßig untersucht werden, um Frührezidive möglichst schnell zu erfassen.

7.10.4 Niedrigdosierungsstrategie und neuroleptische Frühintervention

Wegen des Compliance-Problems und insbesondere auch wegen der in jüngerer Zeit stärker beachteten Gefahr tardiver Dyskinesien wurden in den letzten Jahren statt der kontinuierlichen Langzeitbehandlung mit der „Standarddosierung" alternative Behandlungsstrategien erprobt.

Eine davon ist die Niedrigdosierungsstrategie, also eine rezidivprophylaktische Langzeitbehand-

lung mit extrem geringen Neuroleptikadosierungen. Die Ergebnisse der bisherigen empirischen Untersuchungen zu dieser Niedrigdosierungsstrategie wurden an anderer Stelle detailliert dargestellt (*Möller* 1988). Hier können nur die wesentlichen Befunde zusammenfassend dargestellt werden. Niedrigdosierungsstrategien, die rezidivprophylaktische Neuroleptikalangzeitmedikation mit Dosierungen durchführen, die eine 10er Potenz niedriger liegen als die Standarddosierung (z.B. zwischen 1,25 bis 5 mg Fluphenazindecanoat 2wöchentlich), waren nicht erfolgreich (*Kane* et al. 1983) und weisen darauf hin, daß eine zu stark reduzierte Dosis nicht mehr ausreichenden rezidivprophylaktischen Schutz bietet. In einer anderen Untersuchung wurde allerdings gezeigt, daß mit einer Dosis von 5 mg Fluphenazindecanoat 2wöchentlich eine im Vergleich zu 25 mg Fluphenazindecanoat gleichwertige 1-Jahres-Rezidivprophylaxe erreicht werden kann (*Marder* et al. 1984). Diese so günstig erscheinenden Ergebnisse bezüglich der 1-Jahres-Rezidivrate mußten jedoch revidiert werden nach Vorliegen der 2-Jahres-Rezidivquoten (*Marder* et al.

1987). Dabei zeigte sich, daß die Patienten der Standarddosierung mit nur 36% Rezidiven deutlich besser abschnitten als die Patienten der Niedrigdosierungsgruppe, in der zu 69% Rezidive auftraten. Grundsätzlich sollte berücksichtigt werden, daß in solche Studien zum Teil sehr selektierte Patienten eingingen, so z.B. in der Studie von *Marder* Patienten, die unter 25 mg Fluphenazindecanoat und weniger langfristig stabilisiert waren. Insgesamt ist die Niedrigdosierungsstrategie beim heutigen Wissensstand noch eher zurückhaltend zu bewerten und kommt als Alternative zur Standarddosierung vor allem in Betracht bei Patienten, die unter starken Nebenwirkungen leiden oder eine Fortsetzung der bisherigen Therapie grundsätzlich ablehnen. Bei Entscheidung für eine Niedrigdosierungsstrategie sollte die Dosis nicht zu weit abgesenkt werden. Deutlich zeigte sich in den meisten Untersuchungen zur Niedrigdosierungsstrategie eine bessere Verträglichkeit, insbesondere eine bessere Verträglichkeit hinsichtlich extrapyramidalmotorischer Nebenwirkungen. Gerade deswegen sollte versucht werden, dieses Therapieprinzip in weiteren Studien genauer zu evaluieren, um ggf. das Verfahren entgegen den obengenannten, sehr restriktiven Indikationseinschränkungen breiter bei einem „entsprechenden Patiententypus" anwenden zu können.

Als weitere Alternativstrategie zur kontinuierlichen Langzeitmedikation mit Neuroleptika ist die Frühinterventionsstrategie zu nennen. Dabei wird nach Abklingen der akuten Psychose die Neuroleptikatherapie sehr langsam ausschleichend abgesetzt. Erst bei Auftreten sog. Frühwarnsymptome (*Herz* et al. 1982) für ein Rezidiv — wie z.B. Nervosität, Unruhe, Schlafstörungen, diskrete Realitätsverkennung u.a. — wird eine neuroleptische Medikation wieder angesetzt. In den bisher vorliegenden Studien, die allerdings alle durch eine sehr kleine Fallzahl in ihrer Aussagekraft gemindert werden, wird insgesamt der bessere rezidivprophylaktische Schutz durch die Langzeitmedikation deutlich (*Carpenter* et al. 1982, 1987, *Pietzcker* et al. 1986, *Hirsch* et al. 1986). Die 2-Jahres-Studienergebnisse von *Carpenter* et al. (1987) lassen aber im Vergleich zu den 1-Jahres-Studienergebnissen die Hypothese zu, daß sich ggf. der große Vorteil der rezidivprophylaktischen Langzeitmedikation auf Zeiträume bis zu 1 Jahr erstreckt und dann abnimmt, eine Hypothese, die weiter zu prüfen wäre. Bei der kritischen Würdigung der Studien muß man bedenken, daß die in die Studien aufgenommenen Patienten eher eine Positivselektion darstellen und somit die Studienergebnisse nicht generalisierbar sind. Obendrein muß man berücksichtigen, daß auch noch während des Studienverlaufs zum Teil ein weiterer Selektionsprozeß eintrat. Nur um das zu illustrieren, sei erwähnt, daß in der Studie von *Carpenter* et al. (1982) etwa 1/3 der Patienten der Ausgangsstichprobe wegen eines Frührezidivs nach langsamem Absetzen der Neuroleptika von der weiteren Studie ausgeschlossen wurde. Sicher kann man zum gegenwärtigen Zeitpunkt noch keine endgültigen Schlußfolgerungen ziehen. Bereits jetzt muß aber darauf hingewiesen werden, daß die Frühinterventionsstrategie wahrscheinlich nur für eine eher kleine Gruppe von schizophrenen Patienten geeignet ist, bei denen nur eine geringe Rezidivgefahr besteht, die einen ausreichend engen Kontakt zu ihrem Arzt halten und die ausreichend kooperativ für ein derartiges therapeutisches Vorgehen sind, das erhebliche Eigeninitiative vom Patienten verlangt (*Carpenter* et al. 1987, *Hirsch* et al. 1986, *Pietzcker* et al. 1986). Unter Verträglichkeitsaspekten hat diese Alternativstrategie sicherlich ihre Vorteile.

Wenn auch beide dargestellten Alternativen zur rezidivprophylaktischen Langzeitbehandlung mit Neuroleptika in Standarddosierung sicherlich nur bei einer selektierten Gruppe von Patienten in Betracht kommen, scheinen sie eine sinnvolle Bereicherung unserer therapeutischen Strategien für schizophrene Patienten darzustellen. Insbesondere Patienten, die sich sehr stark durch Nebenwirkungen unter einer Standarddosierungsstrategie beeinträchtigt fühlen oder die eine Fortsetzung einer solchen Therapie grundsätzlich ablehnen, sollte man eine dieser neuen Behandlungsstrategien anbieten.

Literatur

Carpenter, W.T., Stephens, J.H., Rey, A.C., Hanlon, T.E., Heinrichs, D.W.: Early intervention vs continuous pharmacotherapy of schizophrenia. Psychopharmacol. Bull. 18 (1982) 21—23

Carpenter, W.T., Heinrichs, D.W., Hanlon, T.E.: A comparative trial of pharmacologic strategies in schizophrenia. Amer. J. Psychiat. 144 (1987) 1466—1470

Cheung, H.K.: Schizophrenics fully remitted on neuroleptics for 3—5 years — to stop or continue drugs. Brit. J. Psychiat. 138 (1981) 490—494

Chouinard, G., Jones, B.D.: Neuroleptic-induced supersensitivity psychosis: clinical and pharmacology characteristics. Amer. J. Psychiat. 137 (1980) 16—21

Crow, T.J., MacMillan, J.F., Johnson, A.L., Johnstone, E.C.: The Northwick Park study of first episodes of schizophrenia. II. A randomized controlled trial of prophylactic neuroleptic treatment. Brit. J. Psychiat. 148 (1986) 120—127

Davis, J.M., Schaffer, C.B., Killian, G.A., Kinnard, C., Chan, C.: Important issues in the drug treatment of schizophrenia. Schizophr. Bull. 6 (1980) 70—87

Ereshefsky, L., Saklad, S.R., Jann, M.W., Davis, C.M., Richards, A., Seidel, D.R.: Future of depot neuroleptic therapy: Pharmacokinetic and pharmacodynamic approaches. J. clin. Psychiat. (Sect. 2) 45 (1984) 50—59

Freeman, H.: Eine epidemiologische Studie über die Langzeitbehandlung mit Depot-Neuroleptika. In: K. Kryspin-Exner, H. Hinterhuber, H. Schubert (Hrsg.): Langzeittherapie psychiatrischer Erkrankungen. Schattauer, Stuttgart, New York 1984, S. 165—174

Goldberg, S.C., Schooler, N.R., Hogarty, G.E., Roper, M.: Prediction of relapse in schizophrenic outpatients treated by drug and sociotherapy. Arch. gen. Psychiat. 34 (1977) 171—184

Goodnick, P.J., Meltzer, H.Y.: Treatment of schizoaffective disorders. Schizophr. Bull. 10 (1984) 30—48

Gottfries, C.G.: Flupenthixoldekanoat — Pharmakokinetik und klinische Anwendung. In: K. Heinrich, J. Tegeler (Hrsg.): Die Praxis der Depotneurolepsie. Das ärztliche Gespräch, 25. Tropon, Köln 1978, S. 26—39

Helmchen, H.: Neuroleptische Langzeitmedikation in der Praxis. Kurse ärztl. Fortbild. 29 (1979) 800—801

Herz, M.J., Szymanski, H., Simon, J.C. v.: Intermittent medication for stable schizophrenic outpatients: An alternative to maintenance medication. Amer. J. Psychiat. 139 (1982) 918—922

Hirsch, S.R., Gaind, R., Rohde, P.D., Stevens, B.C., Wing, J.K.: Outpatient maintenance of chronic schizophrenic patients with long-acting fluphenazine: double-blind placebo trial. Brit. med. J. I (1973) 633—637

Hirsch, S.R., Jolley, A.G., Manchanda, R., McRink, A.: Frühzeitige medikamentöse Intervention als Alternative zur Depot-Dauermedikation in der Schizophreniebehandlung: Ein vorläufiger Bericht. In: W. Böker, H.D. Brenner (Hrsg.): Bewältigung der Schizophrenie. Huber, Bern, Stuttgart, Toronto 1986, S. 62—71

Hogarty, G.E.: Depot-neuroleptics: the relevance of psychosocial factors — a United States perspective. J. clin. Psychiat. 45 (Sect. 2) (1984) 36—42

Hogarty, G.E., Goldberg, S., Schooler, N., Ulrich, R.: Drug and sociotherapy in the aftercare of schizophrenic patients. II. Two-years relapse rates. Arch. gen. Psychiat. 31 (1974) 603—608

Hogarty, G.E., Ulrich, R.F., Mussare, F., Aristigueta, N.: Drug discontinuation among long-term, successfully maintained schizophrenic outpatients. Dis. nerv. Syst. 37 (1976) 494—500

Hogarty, G.E., Schooler, N.R., Ulrich, R., Mussare, F., Ferro, P., Herron, E.: Fluphenazine and social therapy in the aftercare of schizophrenic patients. Relapse analyses of a two-year controlled study. Arch. gen. Psychiat. 36 (1979) 1283—1294

Jann, M.W., Ereshefsky, L., Saklad, S.R.: Clinical pharmacokinetics of the depot antipsychotics. Clin. Pharmacokin. 10 (1985) 315—333

Johnson, D.A.W.: Observations on the dose regimes of fluphenazine decanoate in maintenance therapy of schizophrenia. Brit. J. Psychiat. 126 (1975) 457—461

Kane, J.M., Smith, J.M.: Tardive dyskinesia: prevalence and risk factors. Arch. gen. Psychiat. 39 (1982) 473—481

Kane, J.M., Rifkin, A., Quitkin, F., Nayak, D., Ramos-Lorenzi, J.: Fluphenazine vs placebo in patients with remitted, acute first-episode schizophrenia. Arch. gen. Psychiat. 39 (1982) 70—73

Kane, J.M., Rifkin, A., Woerner, M., Reardon, G., Stavros, S., Schiebel, D., Ramos-Lorenz, J.: Low-dose neuroleptic treatment of outpatient schizophrenics: I. Preliminary results for relapse rates. Arch. gen. Psychiat. 40 (1983) 893—896

Kapfhammer, H.-P.: Umstellungsregime von Kurzzeit- auf Depot-Neuroleptika. In: B. Müller-Oerlinghausen, H.J. Möller, E. Rüther (Hrsg.): Thioxanthene in der neuroleptischen Behandlung. Springer, Berlin, Heidelberg, New York 1990, S. 173—196

Kapfhammer, H.-P., Rüther, E.: Depot-Neuroleptika. Springer, Berlin, Heidelberg, New York 1987

Leff, J., Vaughn, C.: The role of maintenance therapy and relatives, expressed emotion in relapse of schizophrenia. A 2-year follwo-up. Brit. J. Psychiat. 139 (1981) 102—104

Leff, J., Wing, J.K.: Trial of maintenance therapy in schizophrenia. Brit. med. J. III (1971) 599—604

Marder, S.R., van Putten, T., Mintz, J., McKenzie, J., Lebell, M., Faltico, G., May, P.R.A.: Costs and benefits of two doses of fluphenazine. Arch. gen. Psychiat. 41 (1984) 1025—1029

Marder, S.R., van Putten, T., Mintz, J., Lebell, M., McKenzie, J., May, P.R.A.: Low- and conventional-dose maintenance therapy with fluphenazine decanoate. Arch. gen. Psychiat. 44 (1987) 518—521

Mattes, J.A., Nayak, D.: Lithium vs fluphenazine for prophylaxis in mainly schizophrenic schizoaffectives. Biol. Psychiat. 19 (1984) 445—449

Möller, H.J.: Indikation und Differentialindikation der neuroleptischen Langzeitmedikation. In: P. Pichot, H.J. Möller (Hrsg.): Neuroleptika. Rückschau 1952—1986. Künftige Entwicklungen. Springer, Berlin, Heidelberg, New York 1987, S. 63—79

Möller, H.J.: Kontinuierliche Langzeitbehandlung von schizophrenen Patienten mit niedrig dosierten Neuroleptika. In: H. Hippius, G. Laakmann (Hrsg.): Therapie mit Neuroleptika — Niedrigdosierung. Perimed, Erlangen 1988, S. 30—37

Möller, H.J.: Neuroleptische Langzeittherapie schizophrener Erkrankungen. In: K. Heinrich (Hrsg.): Leitlinien neuroleptischer Therapie. Springer, Berlin, Heidelberg, New York 1990, S. 97—115

Möller, H.J., von Zerssen, D.: Der Verlauf schizophrener Psychosen unter den gegenwärtigen Behandlungsbedingungen. Springer, Berlin, Heidelberg, New York 1986

Möller, H.J., Kissling, W., Stoll, K.-D., Wendt, G.: Psychopharmakotherapie. Ein Leitfaden für Klinik und Praxis. Kohlhammer, Stuttgart 1989

Müller, P.: Die Patienten und das Ergebnis der Rezidivprophylaxe. In: *P. Müller* (Hrsg.): Zur Rezidivprophylaxe schizophrener Psychosen. Enke, Stuttgart 1982, S. 15–23

Pietzcker, A., Poppenberg, A., Schley, J., Müller-Oerlinghausen, B.: Outcome and risks of ultra-long-term treatment with an oral neuroleptic drug. Relationship between perazine serum levels and clinical variables in schizophrenic outpatients. Arch. Psychiat. Nervenkr. 229 (1981) 315–329

Pietzcker, A., Gaebel, W., Köpcke, W., Linden, M., Müller, P., Müller-Spahn, F., Tegeler, J.: A German multicenter study on the neuroleptic long-term therapy of schizophrenic patients. Preliminary report. Pharmacopsychiatry 19 (1986) 161–166

Rifkin, A., Quitkin, F., Klein, D.F.: Akinesia: A poorly recognized drug induced extrapyramidal disorder. Arch. gen. Psychiat. 32 (1975) 672–674

Rifkin, A., Quitkin, F., Rabiner, C.J., Klein, D.F.: Fluphenazine decanoate, fluphenazine hydrochloride given orally, and placebo in remitted schizophrenics. Relapse rate after one year. Arch. gen. Psychiat. 34 (1977) 43–47

Schooler, N.R., Levine, J., Severe, J.B., Brauzer, B., DiMascio, A., Klerman, G.L., Tuason, V.B.: Prevention of relapse in schizophrenia. An evaluation of fluphenazine decanoate. Arch. gen. Psychiat. 37 (1980 a) 16–24

Schooler, N.R., Severe, J., Levine, J., Escobar, J., Gelenberg, A., Mandel, M., Sovner, R., Steinbook, R.: Der Abbruch der neuroleptischen Behandlung bei schizophrenen Patienten und sein Einfluß auf Rückfälle und auf Symptome der Spätdyskinesie. In: *K. Kryspin-Exner, H. Hinterhuber, H. Schubert* (Hrsg.): Ergebnisse der psychiatrischen Therapieforschung. Schattauer, Stuttgart, New York 1980 b, S. 217–234

Sieberns, S.: Darstellung der Depotneuroleptika. In: *K. Heinrich, S. Sieberns* (Hrsg.): Internationales Fluanxol-Depot-Kolloquium. Das ärztliche Gespräch, 40. Tropon, Köln 1986, S. 7–18

Tegeler, J.: Dosierung und Verträglichkeit der Depot- und Langzeitneuroleptika. In: Erfahrungsaustausch über die Anwendung von Depotneuroleptika – unter besonderer Berücksichtigung der Thioxanthen-Depotneuroleptika. Das ärztliche Gespräch, 35. Tropon, Köln 1981, S. 52–63

Tegeler, J., Lehmann, E., Stockschläder, M.: Zur Wirksamkeit der langfristigen ambulanten Behandlung Schizophrener mit Depot- und Langzeit-Neuroleptika. Nervenarzt 51 (1980) 654–661

Vaughn, C.E., Leff, J.: The influence of family and social factors in the course of psychiatric illness. Brit. J. Psychiat. 129 (1976) 125–137

Vaughn, C.E., Snyder, K.S., Freeman, W.: Family factors in schizophrenic relapse: a replication. Schizophr. Bull. 8 (1982) 425–426

Woggon, B., Angst, J., Margoses, N.: Gegenwärtiger Stand der neuroleptischen Langzeitbehandlung der Schizophrenie. Nervenarzt 46 (1975) 611–616

Yadalam, K.G., Simpson, G.M.: Changing from oral to depot fluphenazine. J. clin. Psychiat. 49 (1988) 346–348

7.11 Medikamentöse Langzeittherapie zur Symptomsuppression bei chronisch Schizophrenen

J. Tegeler

Die Akutbehandlung mit Neuroleptika führt dazu, daß es bei ca. 70 % der neuaufgenommenen schizophrenen Patienten innerhalb von 6 Wochen zu einer weitgehenden Remission der Psychose kommt. Nach der Entlassung aus stationärer Behandlung ist aber noch bei 30 % bis 50 % der Kranken eine Restsymptomatik festzustellen. Das Persistieren der Symptomatik, der rezidivierende Verlauf der Psychose, die verminderte Belastbarkeit der Kranken nach der Rückkehr in die Familie und den Beruf sowie die Unregelmäßigkeit bei der Einnahme der verordneten Medikamente tragen im wesentlichen dazu bei, daß 70 % bis 80 % der Patienten innerhalb eines Jahres psychotisch reexazerbieren und dann erneut stationär aufgenommen werden müssen. Damit kommt der neuroleptischen Langzeitmedikation eine große Bedeutung für die Prognose schizophrener Erkrankungen zu. Die zunehmende Verbreitung der Neuroleptika und neuere Erkenntnisse über potentielle unerwünschte Wirkungen machen es notwendig, Nutzen und Risiken der Langzeitmedikation kritisch gegeneinander abzuwägen.

7.11.1 Wirksamkeit der neuroleptischen Langzeitmedikation

Aus theoretischen und praktischen Gründen ist es wichtig, eine symptomsuppressive Langzeittherapie von einer Rezidivprophylaxe zu unterscheiden. Eine symptomsuppressive Behandlung ist bei chronisch produktiven Krankheitsbildern indiziert. Ziel dieser Behandlungsstrategie ist es, eine möglichst weitgehende Rückbildung der schizophrenen Symptomatik zu erreichen und eine frühe Chronifizierung der Erkrankung zu vermeiden, ohne daß die Rehabilitation durch erhebliche unerwünschte Wirkungen der Neuroleptika eingeschränkt wird. Eine Rezidivprophylaxe sollte erst nach möglichst vollständiger und stabiler Remission der Erkrankung erfolgen. Diese Behandlungsstrategie ist vor allem dann indiziert, wenn mit hoher Wahrscheinlichkeit ein Rückfall zu erwarten ist und wenn mit ernsten Konsequenzen eines Rezidivs gerechnet werden muß. In der Praxis kann nur entschieden werden, ob eine Langzeitmedikation symptom-suppressiv oder rezidivprophylaktisch war, wenn die Neuroleptika nach Kompensation der akuten Symptomatik allmählich abgesetzt wurden. Im Falle einer symptomsuppressiven Therapie kommt es dann häufig innerhalb weniger Tage bis Wochen, bei einer Rezidivprophylaxe dagegen meistens erst nach 3 bis 6 Monaten oder auch gar nicht · zu einer Exazerbation der Psychose.

Im Rahmen der Nutzen-Risiko-Abwägung einer symptomsuppressiven Langzeitmedikation sollte nicht nur die weitgehende Kompensation der psychotischen Symptomatik und die Verträglichkeit der Neuroleptika, sondern auch die berufliche und soziale Integration wie auch die subjektive Zufriedenheit des einzelnen Patienten berücksichtigt werden.

Die Wirksamkeit einer rezidivprophylaktischen Langzeitmedikation wurde in zahlreichen prospektiven Studien eindeutig empirisch belegt (*Davis* et al. 1980, *Möller* 1987, *Tegeler* 1990). Zur Symptomsuppression chronisch schizophrener Verläufe liegen in erster Linie Ergebnisse aus klinischen Erfahrungsberichten und Katamnesen vor, aber nur wenige Daten aus plazebokontrollierten Studien. Zwar wurden in mehreren Studien, u.a. von *Hirsch* et al. (1973) und *Hogarty* et al. (1974), auch nicht remittierte Patienten mit einem chronischen Krankheitsverlauf aufgenommen, die Autoren führten aber keine getrennte statistische Analyse sowohl für remittierte als auch für nicht remittierte Kranke durch. Nach *Hogarty* et al. (1974) betrug die Rezidivrate unter Chlorpromazin nach 1 Jahr 31%, nach 2 Jahren 48% im Vergleich zu 67% nach 1 Jahr und 80% nach 2 Jahren unter Plazebo. Die Kombination von Langzeitneurolepsie und Soziotherapie verbesserte eher die soziale Integration der Kranken als eine Monotherapie. Die Langzeitmedikation war die Voraussetzung, um eine erfolgreiche Soziotherapie durchführen zu können.

In Katamnesen über 5 und mehr Jahre, u.a. von *Curson* et al. (1985), *Möller* u. *von Zerssen* (1986), *Müller* et al. (1986) und *Schubart* et al. (1987), führte eine Langzeitneurolepsie nicht nur zur Reduktion stationärer Wiederaufnahmeraten, sondern auch zu einer größeren Stabilität des Krankheitsverlaufs und zu einer allmählichen Besserung der sozialen Funktionsfähigkeit. Andererseits konnten schwerwiegende Defizite der prämorbiden Persönlichkeitsentwicklung sowie deren negative Konsequenzen für die Prognose der Erkrankung nur begrenzt medikamentös kompensiert werden. Alle Autoren sind sich darin einig, daß

die therapeutischen Möglichkeiten meistens nicht ausgeschöpft wurden, da 30% bis 50% der Patienten die verordnete Medikation vorzeitig absetzten und die Dosierung der Neuroleptika häufig zu schematisch und bei Kranken mit initial hoher symptomsuppressiver Dosis langfristig zu niedrig war.

Bei der Entscheidung für eine orale Neuroleptikabehandlung oder für eine parenterale Applikation von Depot-Präparaten sollten sowohl die Wünsche und bisherigen Erfahrungen der Patienten als auch die Erfahrungen der Therapeuten berücksichtigt werden. Unter oraler Medikation beträgt die Noncompliance-Rate 30% bis 50% pro Jahr, während eine parenterale Behandlung von 10% bis 20% der Kranken vorzeitig abgebrochen wird. Die gesicherte Applikation, die höhere Bioverfügbarkeit, die stabileren Plasmaspiegel und die bessere Strukturierung des Therapieablaufs tragen wesentlich dazu bei, daß Depot-Neuroleptika zunehmend häufiger eingesetzt werden (*Heinrich* 1987, *Tegeler* 1987, *Kapfhammer* u. *Rüther* 1988). Als Nachteile der Depot-Neuroleptika werden häufiger die geringere Steuerbarkeit der Dosierung mit einem evtl. höheren Risiko von unerwünschten Wirkungen und eine mögliche Einschränkung des individuellen Entscheidungsspielraums über die Medikation genannt.

In den meisten prospektiven Untersuchungen wurde keine wesentliche Überlegenheit der Depot-Neuroleptika im Vergleich zu Kurzzeitneuroleptika festgestellt, wobei in allen Studien die Rezidivprophylaxe, aber keine symptomsuppressive Therapie geprüft wurde. Es ist auch zu bedenken, daß die meisten Untersuchungen mit Ausnahme der Studie von *Hogarty* et al. (1979) nur über 1 Jahr angelegt waren, besonders selektierte Stichproben untersucht wurden, Patienten mit einem Rezidiv als „drop-out" gewertet und dann nicht mehr nachuntersucht wurden und die Dosierung des Depot-Neuroleptikums in einzelnen Untersuchungen über der des Kurzzeitneuroleptikums lag.

Wegen erheblicher organisatorischer Schwierigkeiten und aus ethischen Gründen sind plazebokontrollierte prospektive Studien über 5 und mehr Jahre kaum durchzuführen. In dieser Situation können retrospektive Untersuchungen, in denen intraindividuell identische Zeiträume unter 2 verschiedenen medikamentösen Bedingungen verglichen werden, von Bedeutung sein. Mehrere Autoren, u.a. *Tegeler* et al. (1980) und *Freeman* (1984), kamen übereinstimmend zu dem Ergebnis, daß eine kontinuierliche Behandlung mit Depot-Neuroleptika im Vergleich zu Kurzzeitneuroleptika eine größere symptomsuppressive und rezidivprophylaktische Wirksamkeit aufwies. Auch unter Berücksichtigung zahlreicher methodologischer Vorbehalte gibt dieser retrospektive Untersuchungsansatz am ehesten den langfristigen Therapieverlauf unter realen Versorgungsbedingungen wieder. Unter Berücksichtigung mehrjähriger Behandlungszeiten, den Bedingungen der Routineversorgung und der hohen Noncompliance-Rate unter oraler Medikation sind Depot-Neuroleptika vorzuziehen. Eine Langzeitmedikation mit einem oralen Kurzzeitneuroleptikum ist nur dann effektiv, wenn die Medikamenteneinnahme, möglicherweise auch durch Plasmaspiegelbestimmungen, kontrolliert wird (*Pietzcker* et al. 1981). Neben der gesicherten Medikation der Medikamente hat die personelle Konstanz der Betreuung, eine vertrauensvolle Arzt-Patient-Beziehung und eine ausführliche Information der Patienten und Angehörigen über die Erkrankung und über die Wirksamkeit und Verträglichkeit der Neurolepsie einen wesentlichen Einfluß auf die Compliance und damit auch auf den Behandlungserfolg.

Hinsichtlich der Dauer einer symptomsuppressiven Behandlung schizophrener Erkrankungen liegen keine eindeutig gesicherten Befunde vor. Aus mehreren prospektiven Studien mit chronisch Schizophrenen, die unter einer Langzeitmedikation bis zu 5 Jahren weitgehend remittiert waren, ergibt sich, daß 60 % bis 90 % der Kranken innerhalb 1 Jahres nach Absetzen der Neuroleptika ein Rezidiv erleiden. *Johnson* et al. (1983) zeigten, daß es nach dem Absetzen der Depot-Neuroleptika gehäuft zu selbst- und fremdaggressiven Verhaltensweisen kam und daß die meisten Patienten mehr als 1 Jahr benötigten, um das frühere Niveau ihres psychopathologischen Status und ihrer Arbeitsfähigkeit und sozialen Integration wieder zu erreichen. Aufgrund dieser Befunde ist davon auszugehen, daß chronisch Schizophrene mit mehreren kurz aufeinanderfolgenden Rezidiven mindestens 5 Jahre, häufig aber auch über Jahrzehnte, eine symptomsuppressive Langzeitbehandlung benötigen. Da der Verlauf der Erkrankung im Einzelfall nicht sicher vorhergesagt werden kann, ist die generelle Empfehlung, im Laufe der Behandlung die Neuroleptika abzusetzen, als sehr riskant anzusehen.

7.11.2 Differentielle Dosierungen der Neuroleptika

Im Rahmen einer Nutzen-Risiko-Abwägung im Sinne einer „nebenwirkungsgeleiteten Pharmakotherapie" (*Heinrich* 1988) sollte die maximale Symptomsuppression nicht das wichtigste Ziel der Behandlung sein, wenn dieses nur um den Preis von erheblichen Begleitwirkungen und Einschränkungen der Lebensqualität durch die Medikation erreicht werden kann. Deshalb sollte die Dosierung der Neuroleptika auch bei einer symptomsuppressiven Langzeitmedikation so niedrig wie möglich sein. Als Richtwert für eine symptomsuppressive Therapie kann eine mittlere Dosis von 500 bis 1000 Chlorpromazinäquivalenten angegeben werden, wobei aber von erheblichen interindividuellen Unterschieden auszugehen ist. Um eventuelle Kumulationen der Wirksubstanzen von Depot-Neuroleptika zu vermeiden, kann es sinnvoll sein, die Dosis dieser Präparate in kleinen Schritten zu reduzieren.

Ca. 5 % bis 20 % der chronisch Schizophrenen sind als Neuroleptika-Nonresponder anzusehen (Kap. 7.9). Nach *Kane* et al. (1988) profitierten 30 % bis 50 % der bisher therapieresistenten Kranken von einer langfristigen Behandlung mit Clozapin. Im weiteren ist ein zeitlich befristeter Behandlungsversuch mit einer Hochdosierung starkpotenter Neuroleptika zu erwägen (*Aubree* u. *Lader* 1980, *Tegeler* 1987). Als nächstes kann ein Behandlungsversuch mit Lithium oder eine Elektrokrampftherapie indiziert sein.

7.11.3 Unerwünschte Wirkungen unter symptomsuppressiver Langzeittherapie

Unter einer Langzeitmedikation können in erster Linie extrapyramidale Begleitwirkungen, depressiv-apathische Syndrome, Sedierung, dyskognitive Störungen, Gewichtszunahme und Störungen der Libido und Potenz auftreten, die alle einen negativen Einfluß auf die subjektive Befindlichkeit haben und häufig zu einem vorzeitigen Abbruch der Medikation führen. Parkinsonsyndrome und Akathisien sind bei 10 % bis 50 % der Kranken zu beobachten. Diese Begleitwirkungen können, vor allem unter höherer Dosierung, über Wochen bis Monate persistieren. Die Reduktion der Dosis des Neuroleptikums sowie eine zeitlich befristete Verabreichung eines Antiparkinsonmittels bzw. eines Benzodiazepins oder eines Betablockers bei Akathisien sind sinnvoll. Dagegen ist eine routinemäßige bzw. langfristige Gabe von Antiparkinsonmitteln über Monate oder Jahre abzulehnen, da diese meistens nicht notwendig ist und ihrerseits unerwünschte Wirkungen, wie kognitive Störungen, Verwirrtheitszustände und psychische Abhängigkeit, provozieren kann. Spätdyskinesien gelten als eine besonders schwerwiegende unerwünschte

Wirkung der Neuroleptika, da sie relativ häufig sind und irreversibel sein können. Die Prävalenzraten unter einer Langzeitmedikation liegen im Mittel bei 20 % bis 25 % (*Rüther* et al. 1987, *Tegeler* 1989). Als Risikofaktoren gelten höheres Lebensalter, möglicherweise weibliches Geschlecht, vor allem im höheren Lebensalter, und möglicherweise eine hirnorganische Vorschädigung. Der Zusammenhang zwischen kumulativer Neuroleptikadosis bzw. Behandlungsdauer und Prävalenzrate ist nicht eindeutig. Die therapeutischen Möglichkeiten sind insgesamt wenig befriedigend (*Tegeler* u. *Wöller* 1983, *Jeste* et al. 1988). Allgemein wird empfohlen, Neuroleptika und Antiparkinsonmittel sehr langsam zu reduzieren. Kommt es zu einer Exazerbation der Psychose, ist die Verordnung von Clozapin, Thioridazin oder Tiaprid sinnvoll. Die Kombination mit einem Benzodiazepinpräparat kann erwogen werden. Auch unter einer fortgesetzten niedrigdosierten Langzeittherapie wurde bei 30 % bis 50 % der Patienten nach 7 Jahren eine Besserung der Bewegungsstörungen beobachtet (*Casey* et al. 1986).

Depressiv-apathische Syndrome sind unter einer symptomsuppressiven Therapie bei ca. 10 % bis 60 % der Kranken festzustellen. Die erhebliche Variabilität der Prävalenzraten ist auf die Komplexität dieser Syndrome hinsichtlich ihrer Phänomenologie, ihrer Entstehung und ihrer klinischen Bedeutung zurückzuführen (*Müller* 1981, *Möller* u. *von Zerssen* 1986, *Heinrich* u. *Tegeler* 1990). Die schizophrene Psychose, die Reaktion auf die Erkrankung und deren negative soziale Folgen sowie das Pharmakon spielen pathogenetisch eine Rolle. Im weiteren besteht ein Zusammenhang zwischen depressiv-apathischen Syndromen einerseits und negativen Symtomen bzw. Parkinsonsyndromen andererseits. Therapeutisch wird im allgemeinen empfohlen, die Dosis des Neuroleptikums langsam zu reduzieren oder ein „Neurothymoleptikum" wie Flupentixol oder Thioridazin zu verordnen. Im weiteren sollte ein zeitlich befristeter Therapieversuch mit einem Antiparkinsonmittel durchgeführt werden. In der klinischen Praxis werden häufig bei depressiv-apathischen Syndromen Antidepressiva verabreicht, deren Wirksamkeit in kontrollierten Studien umstritten ist (*Siris* et al. 1978, *Tegeler* 1991). Sedierung und dyskognitive Störungen (*Heinrich* u. *Tegeler* 1983) bessern sich häufig nach langsamer Reduktion der Neuroleptika.

Literatur

Aubree, J.C., Lader, M.H.: High and very high dosage antipsychotics: A critical revue. J. clin. Psychiat. 41 (1980) 341—350

Casey, D.E., Povesen, U.J., Meidahl, B., Gerlach, J.: Neuroleptic-induced tardive dyskinesia and parkinsonism: Changes during several years of continuing treatment. Psychopharmacol. Bull. 22 (1986) 250—253

Curson, D.A., Barnes, T.R.E., Bamber, R.W., Platt, S.D., Hirsch, S.R., Duffy, J.C.: Long-term depot maintenance of chronic schizophrenic out-patients: The seven year follow-up of the Medical Research Council fluphenazine/placebo trial. Brit. J. Psychiat. 146 (1985) 464—480

Davis, J.M.., Schaffer, C.B., Killian, G.A., Kinnard, C., Chan, C.: Important issues in the treatment of schizophrenia. Schizophr. Bull. 6 (1980) 70—87

Freeman, H.: Eine epidemiologische Studie über die Langzeitbehandlung mit Depotneuroleptika. In: *K. Kryspin-Exner, H. Hinterhuber, H. Schubert* (Hrsg.): Langzeittherapie psychiatrischer Erkrankungen. Schattauer, Stuttgart 1984

Heinrich, K.: Depotneuroleptika – Ein Fortschritt? In: *P. Pichot, H.J. Möller* (Hrsg.): Neuroleptika. Rückschau 1952—1986. Künftige Entwicklungen. Springer, Berlin, Heidelberg, New York 1987

Heinrich, K.: Nebenwirkungsgeleitete Pharmakotherapie in der Psychiatrie. Münch. med. Wschr. (1988) 699—700

Heinrich, H., Tegeler, H.: Dyskognitive, apathische und extrapyramidale Syndrome bei Langzeit-Neurolepsie. In: *H. Hippius, H.E. Klein* (Hrsg.): Therapie mit Neuroleptika. Perimed, Erlangen 1983

Heinrich, K., Tegeler, J.: Neuroleptic-induced and postremissive depression in schizophrenics. In: *A. Marneros, M.T. Tsuang* (eds.): Affective and schizoaffective disorders. Springer, Berlin, Heidelberg 1990

Hirsch, S.R., Gaind, R., Rohde, P.D., Stevens, B.C., Wing, J.K.: Outpatient maintenance of chronic schizophrenic patients with longacting fluphenazine: Double-blind placebo trial. Brit. med. J. 1 (1973) 633—637

Hogarty, G.E., Goldberg, S.C., Schooler, N.R., Ulrich, F.: Drug and sociotherapy in the after-care of schizophrenic patients: Two year relapse rates. Arch. gen. Psychiat. 31 (1974) 603—608

Hogarty, G.E., Schooler, N.R., Ulrich, R., Mussare, F., Ferro, P., Herron, E.: Fluphenazine and socialtherapy in the aftercare of schizophrenic patients. Arch. gen. Psychiat. 36 (1979) 1283—1294

Jeste, D.V., Lohr, J.B., Clark, K., Wyatt, R.J.: Pharmacological treatments of tardive dyskinesia. J. clin. Psychopharmacol. 8 (1988) 38—48

Johnson, D.A.W., Pasterski, G., Ludlow, J.M., Street, K., Taylor, R.D.W.: The discontinuance of maintenance therapy in chronic schizophrenic patients: drug and social consequences. Acta psychiat. scand. 67 (1983) 339—352

Kane, J.M., Honigfeld, G., Singer, J., Meltzer, H.Y.: Clozapine for the treatment-resistant schizoprenic: A double-blind comparison with chlorpromazine. Arch. gen. Psychiat. 45 (1988) 789—796

Kapfhammer, H.P., Rüther, E.: Depot-Neuroleptika. Springer, Berlin, Heidelberg, New York 1988

Möller, H.J.: Indikation und Differentialindikation der neuroleptischen Langzeitmedikation. In: *P. Pichot, H.J. Möller* (Hrsg.): Neuroleptika. Rückschau 1952–1986. Künftige Entwicklungen. Springer, Berlin, Heidelberg, New York 1987

Möller, H.J., von Zerssen, D.: Der Verlauf schizophrener Psychosen unter den gegenwärtigen Behandlungsbedingungen. Springer, Heidelberg, Berlin, New York 1986

Müller, P.: Depressive Syndrome im Verlauf schizophrener Psychosen. Enke, Stuttgart 1981

Müller, P., Günther, U., Lohmeyer, J.: Behandlung und Verlauf schizophrener Psychosen über ein Jahrzehnt. Nervenarzt 57 (1986) 332–341

Pietzcker, A., Poppenberg, A., Schley, J., Müller-Oerlinghausen, B.: Outcome and risks of ultra-long-term treatment with an oral drug. Relationship between perazine serum levels and clinical variables in schizophrenic outpatients. Arch. Psychiat. Nervenkr. 229 (1981) 315–329

Rüther, E., Haag, M., von Oeffele, K., Keppler, E., Haag, H.: Späte extrapyramidale Hyperkinesen (Spätdyskinesien): Risiko der Neurolepsie? In: *P. Pichot, H.J. Möller* (Hrsg.): Neuroleptika. Rückschau 1952–1986. Künftige Entwicklungen. Springer, Berlin, Heidelberg, New York 1987

Schubart, C., Krumm, B., Biehl, H., Maurer, K., Jung, E.: Factors influencing the course and outcome of symptomatology and social adjustment in first-onset schizophrenics. In: *H. Häfner, W.F. Gattaz, W. Janzarik* (eds.): Search for the causes of schizophrenia. Springer, Berlin, Heidelberg, New York 1987

Siris, S.G., van Kammen, D.P., Docherty, J.P.: Use of antidepressant drugs in schizophrenia. Arch. gen. Psychiat. 35 (1978) 1368–1377

Tegeler, J.: Differentielle Dosierung von Depot-Neuroleptika. Wirkungsprofile und Begleitwirkungen. In: *K. Heinrich, E. Klieser* (Hrsg.): Probleme der neuroleptischen Dosierung. Schattauer, Stuttgart 1987

Tegeler, J.: Klinik der Spätdyskinesien. In: *H. Hippius, E. Rüther, M. Schmauß* (Hrsg.): Katatone und dyskinetische Syndrome. Springer, Berlin, Heidelberg, New York 1989

Tegeler, J.: Wann ist eine neuroleptische Langzeit-(Depot-)Therapie indiziert? In: *B. Müller-Oerlinghausen, H.J. Möller, E. Rüther* (Hrsg.): Thioxanthene in der neuroleptischen Behandlung. Springer, Berlin, Heidelberg, New York 1990

Tegeler, J.: Empirische Befunde zum Einsatz von Antidepressiva zur Therapie von Minussymptomen. in: *H.J. Möller, E. Pelzer* (Hrsg.): Neuere Ansätze zur Diagnostik und Therapie schizophrener Minussymptomatik. Springer, Berlin, Heidelberg, New York 1991

Tegeler, J., Wöller, W.: Therapeutische Maßnahmen bei späten extrapyramidalen Hyperkinesen. Fortschr. Neurol. Psychiat. 51 (1983) 203–226

Tegeler, J., Lehmann, E., Stockschläder, M.: Zur Wirksamkeit der langfristigen ambulanten Behandlung Schizophrener mit Depot- und Langzeitneuroleptika. Nervenarzt 51 (1980) 654–661

7.12 Supportive Stützung, psychosoziale und rehabilitative Maßnahmen bei schizophrenen Erkrankungen

A. Deister

Einer multifaktoriellen Pathogenese schizophrener Psychosen im Spannungsfeld zwischen biologischen Faktoren, Umwelt und Interaktion steht die Notwendigkeit zu einem mehrdimensionalen therapeutischen Ansatz gegenüber. Den einzelnen Komponenten kommt dabei zu unterschiedlichen Zeitpunkten die jeweils größte Bedeutung zu. Während medikamentöse Therapieverfahren insbesondere bei akuten Episoden schizophrener Erkrankungen den entscheidenden therapeutischen Faktor darstellen, kommt psychosozialen Therapiemaßnahmen insbesondere bei chronischen Verläufen und im Rahmen von Langzeitbehandlung und Rezidivprophylaxe schizophrener Psychosen eine besondere Bedeutung zu.

Im Zusammenhang mit systemischen Modellen zur Pathogenese der Schizophrenie ist in den letzten beiden Jahrzehnten die Einsicht in Ursachen und Auswirkungen „sozialer Behinderung" schizophrener Menschen gewachsen und einhergehend damit auch die Einsicht in die Notwendigkeit und die Wirksamkeit soziotherapeutischer und rehabilitativer Maßnahmen. Allgemeine Faktoren psychosozialer Therapie (wie Milieugestaltung, supportives ärztliches Gespräch, Information und Beratung zu sozialen Fragen, Einbeziehung der familiären und beruflichen Umgebung etc.) verbinden sich dabei mit speziellen Ansätzen der sozialen und beruflichen Rehabilitation.

7.12.1 Soziale Behinderung bei Schizophrenen

Soziale Behinderung meint ein Niveau sozialen Fungierens, das niedriger liegt, als es vom jeweiligen Individuum in der jeweiligen normgebenden Gruppe erwartet werden kann, und das nicht auf einer freien Wahl des Individuums beruht (*Wing* 1987, vgl. Kap. 5). Basierend auf Konzepten von *Wing* (1976) ist zwischen primärer und sekundärer Behinderung zu unterscheiden.

Primäre Behinderung meint dabei direkte krankheitsbedingte Einschränkungen, also etwa die Störung des Realitätsbezuges durch Wahn oder Halluzinationen oder die Störung des kommunikativen Verhaltens durch Denkstörungen bzw. gravierende Störungen der Affektivität. *Sekundäre Behinderungen* entstehen als individuelle und soziale Reaktionen auf die Umstände des Krankseins. Gravierendstes Beispiel sekundärer Behinderung ist der Hospitalismus langfristig in stationärer Behandlung befindlicher schizophrener Patienten. Aber auch und gerade in einer Zeit, wo diese dauerhospitalisierten Patienten einen geringeren Anteil schizophrener Patienten ausmachen, entstehen andere sekundäre Behinderungen in Form sozialer Benachteiligungen schizophrener Menschen. Eine solche tritt nicht nur als Folge der manifesten Erkrankung, sondern gerade bei schizophrenen Patienten bereits im Vorfeld und im Rahmen prodromaler Auffälligkeiten ein („prämorbide Behinderung"). Alle diese Faktoren sind nicht als isoliert zu betrachten, sondern stehen in einer Wechselwirkung untereinander und bedingen sich evtl. gegenseitig. Hinzu kommen evtl. bestehende ungünstige personale Reaktionsweisen, die die Auswirkungen krankheitsbedingter und sozialer Behinderungen und Benachteiligungen verstärken können. Dies deckt sich auch mit Erkenntnissen über „soziale Netzwerke" bei schizophrenen Patienten (*Hirschberg* 1988). Aus verschiedenen Studien ist zu entnehmen, daß über 2/3 der Patienten in ihrer Umgebung zu Hause nur wenig Antrieb zeigen, schlafen oder alleine spazierengehen und nur wenige Kontakte außerhalb der Familie haben (vgl. *Hoffmann* u. *Hubschmid* 1989).

Der Aspekt der sozialen Adaptation bzw. der sozialen Behinderung wurde in den letzten Jahren zunehmend auch zum Gegenstand der Verlaufsforschung bei schizophrenen Patienten. Auf der Grundlage einer engen Definition schizophrener Psychosen zeigte es sich, daß relevante negative soziale Konsequenzen nach einem jahrzehntelangen Verlauf der Erkrankung auch heute noch häufig sind. Mehr als 3/4 der Patienten zeigten relevante Störungen der sozialen Adaption, mehr als die Hälfte der Patienten war in ihrer Autarkie bzw. in ihrer Selbstversorgungsfähigkeit eingeschränkt (*Marneros* et al. 1991, *Möller* u. *von Zerssen* 1986).

Das Konzept der Unterteilung der bei schizophrenen Psychosen auftretenden Symptome in positive (bzw. Plus-) Symptome einerseits und negative (bzw. Minus-) Symptome andererseits hat — ungeachtet aller noch ungeklärten Fragen, die dieses Konzept betreffen — wesentlich zum Verständnis von Behinderung bei schizophrenen Patienten beigetragen. Negative Symptome (im wesentlichen Affektverarmung, Sprachverarmung, Apathie,

Anhedonie und Aufmerksamkeitsstörungen) treten auf als direkter Krankheitsausdruck *(primäre Negativsymptomatik)*, aber auch als direkte oder indirekte Folge fehlender oder inadäquater therapeutischer Maßnahmen *(sekundäre Negativsymptome* im Rahmen von Unterstimulation oder als verstärktes Rückzugsverhalten als Antwort auf therapeutische Überstimulation). Gerade der negativen Symptomatik, deren Ansprechen auf psychopharmakologische Maßnahmen bisher nicht zufriedenstellen kann, gilt zunehmend die therapeutische Aufmerksamkeit (*Uchtenhagen* 1990, Übersichten in *Möller* u. *Pelzer* 1990, *Marneros* et al. 1991).

7.12.2 Allgemeines zu soziotherapeutischen Maßnahmen bei Schizophrenen

Das wesentliche Ziel soziotherapeutischer Maßnahmen bei schizophrenen Patienten besteht darin, soziale Behinderung zu vermeiden bzw. deren Ausmaß auf einem minimalen Niveau zu halten, um einerseits für den erkrankten Menschen ein Höchstmaß an befriedigender Lebensqualität zu erreichen und andererseits das Risiko eines weiteren Rezidivs zu vermindern.

Die Grundregeln aller soziotherapeutischen Maßnahmen bei psychischen Erkrankungen (vgl. Kap. 5) gelten für die psychosozialen Therapiemaßnahmen bei schizophrenen Patienten in ganz besonderer Weise.

In einer berühmt gewordenen Studie konnten *Wing* u. *Brown* (1970) zeigen, daß unter einer erlebnis- und anregungsarmen Kliniksatmosphäre bei langfristig stationär behandelten schizophrenen Patienten das Auftreten von „negativen Symptomen" gefördert wird *(Institutionalismus)*, ein Effekt, der aber in gleicher Weise auch in sozial deprivierter familiärer Umgebung auftreten kann (*Wing* 1976, *Möller* 1983). Auf der anderen Seite kann jedoch auch eine *soziale Überstimulation* schädigend wirken und u.U. zu einem erneuten Krankheitsrezidiv führen. Dies kann auch bei einer als positiv erlebten Förderung der Fall sein, die den schizophren Erkrankten jedoch gleichwohl überfordert (*Brown* u. *Birley* 1970, *Wing* 1982). Insofern gleicht die psychosoziale Therapie schizophrener Patienten einer Gratwanderung, bei der auf beiden Seiten die Gefahr der Dekompensation besteht (*Wing* 1982). Der Maßstab für die eingesetzten Therapiemaßnahmen ebenso wie für deren Intensität besteht in den Erfordernissen des jeweiligen Einzelfalls. Starre Therapieschemata sind daher auch bei den psychosozialen Maßnahmen nicht sinnvoll.

In jedem Fall ist ein *„Prinzip der kleinen Schritte"* zu beachten. Dadurch kann eine Überstimulation vermieden werden, andererseits kann durch eine sukzessiv gesteigerte Belastung ein individuell möglichst optimales Therapieniveau erreicht werden. Vorübergehende Veränderungen im Beschwerdebild lassen sich häufig durch geringfügige Veränderungen der therapeutischen Stimulation kompensieren.

Psychosoziale Maßnahmen bei schizophrenen Patienten müssen *supportiven Charakter* haben. Der Begriff „supportiv" soll hier in einem weiten Sinne verstanden werden. Er bedeutet nicht nur ein eher passives „Unterstützen", sondern auch Beraten, Üben, Fördern und Stärken, bezogen auf alle relevanten Lebensbereiche.

Sämtliche eingesetzten Maßnahmen müssen aufeinander abgestimmt sein und in einer sinnvollen zeitlichen und inhaltlichen Abfolge stehen. Im idealen Fall entsteht somit eine *Behandlungskette*, die Maßnahmen im Rahmen der stationären Behandlung, teilstationäre und ambulante Maßnahmen und präventive Maßnahmen miteinander verbindet (vgl. Kap. 5).

Eine Fülle von methodischen Problemen erschwert die Evaluaton der Wirksamkeit psychosozialer Therapiemaßnahmen (vgl. Kap. 5). Für schizophrene Patienten liegen einige Kontrollgruppenstudien vor, die zeigen konnten, daß die Kombination zu einem besseren „Ausgang" führte als reine Plazebobehandlung, nicht jedoch Sozialarbeit alleine (*Hogarty* et al. 1974, *Goldberg* et al. 1977, vgl. *Möller* 1983).

7.12.3 Spezielle Ansätze psychosozialer Therapie bei Schizophrenen

7.12.3.1 Milieugestaltung als Basis psychosozialer Maßnahmen

Psychosoziale Therapiemaßnahmen bei schizophrenen Patienten sollten so früh wie möglich beginnen. Bereits im stationären Bereich kann die Grundlage für eine effektive psychosoziale Unterstützung gelegt werden. Dabei ist eine entsprechende *Milieugestaltung* die Grundlage der meisten psychosozialen Therapiemaßnahmen bei schizophrenen Patienten, die sowohl die Besonderheiten der Erkrankung als auch die Notwendigkeiten anderer parallel eingesetzter Therapiemaßnahmen unterstützt und dazu beiträgt, zusätzliche Hospitalis-

musschäden zu vermeiden. Das Ziel der Milieugestaltung bei schizophrenen Patienten ist eine Annäherung an die gewohnten Lebensbedingungen, wobei Initiative gefördert und Inaktivität vermieden werden soll. Neben äußeren Faktoren ist ein klar strukturierter Tagesablauf hilfreich, der den Patienten jedoch auch ausreichend Zeit für eigene Aktivitäten und Freizeitgestaltung einräumt.

Zu berücksichtigen ist, daß bei schizophrenen Patienten bereits die soziale Situation vor der 1. Manifestation der Erkrankung ungünstige Züge zeigt, die eher Rückzugstendenzen des Patienten verursachen und zu sozialer Isolierung beitragen. Bei diesen Patienten soll die Milieugestaltung im Rahmen der anderen Therapiemaßnahmen den Grundstein zu günstigeren sozialen Bedingungen nach einer Entlassung legen. Für akut erkrankte Patienten in einer Notfall- oder Krisensituation stehen eher strukturierende Maßnahmen im Vordergrund, bei akut erregten Patienten sollen eher ausgleichende *(äquilibrierende)*, bei subakut bis chronisch erkrankten Patienten mit geringem Aktivitätsniveau eher animierende und bei Patienten, die anderen Therapiemaßnahmen nur wenig zugänglich sind, eher betreuende Aspekte zum Tragen kommen (*Heim* 1988).

Eine methodisch zuverlässige Evaluation milieutherapeutischer Ansätze stößt auf Schwierigkeiten, da das als therapeutisch günstig angesehene Milieu ein sehr weites Spektrum erfaßt. Es kann jedoch als gesichert gelten, daß Verbesserungen des Milieus zu günstigeren Behandlungsergebnissen führen (vgl. *Häfner* 1976, *Möller* 1983).

Im Zusammenhang mit der Bedeutung von Milieufaktoren ist auch der Einfluß der Länge des Krankenhausaufenthaltes zu berücksichtigen. Die dazu vorliegenden Untersuchungen sind in ihren Ergebnissen unterschiedlich, zeigen aber durchweg keine Überlegenheit einer Hospitalisierung schizophrener Patienten über 2 Monate. Dabei zeigten sich trendmäßig bessere Ergebnisse bei eher kurzfristiger Hospitalisierung und kontinuierlicher Nachbetreuung (*Caffey* et al. 1971, *Hargraeves* et al. 1977, *Möller* 1983).

7.12.3.2 Das ärztliche Gespräch mit dem schizophrenen Patienten

Das ärztliche Gespräch mit dem an einer schizophrenen Psychose erkrankten Menschen stellt eine der wichtigsten und langfristig auch tragfähigsten therapeutischen Maßnahmen dar. Es hat sowohl diagnostischen, immer aber auch therapeutischen Charakter. Eine verbindliche Methodik gibt es dabei nicht, der jeweils eingeschlagene Weg ist von den individuellen Besonderheiten des jeweiligen Patienten, den im Vordergrund stehenden Symptomen und nicht zuletzt von der Persönlichkeit des Arztes abhängig.

Immer aber kommt es in erster Linie darauf an, einen tragfähigen Kontakt zum Patienten herzustellen und zu halten. Es gilt, den Patienten in seiner gesamten Persönlichkeit anzunehmen. Die gesunden Anteile des Patienten müssen erkannt und gestärkt werden. Selbsthilfevorgänge müssen angestoßen, unterhalten und evtl. korrigiert werden. Der supportive Charakter des Gespräches besteht in einem stützenden, führenden, beratenden und fördernden Kontakt.

Auf längere Sicht baut das ärztliche Gespräch auf einer solchen tragfähigen Beziehung auf und ermöglicht durch konsequente, evtl. auch kurzfristige Kontakte die Überwindung aktueller Konflikte, das Vermeiden sozialer Isolierung und evtl. auch das Erkennen beginnender oder drohender Exazerbationen mit der Möglichkeit zu einer frühen therapeutischen Intervention.

7.12.3.3 Beschäftigungs- und Arbeitstherapie

Die *Beschäftigungstherapie* kann bereits in der Akutphase der Erkrankung dem schizophrenen Patienten eine Möglichkeit geben, aus dem krankheitsbedingten autistischen Rückzug und der sozialen Isolierung herauszutreten. Leistungsmäßige Vorbedingungen bestehen dann kaum, wenn das Vorgehen individuell abgestimmt ist und stufenweise aufeinander aufbaut. Evtl. kann der Beginn der Beschäftigungstherapie als Einzeltherapie erfolgen. In der Regel erfolgt die Therapie bei schizophrenen Patienten jedoch in der Gruppe (8 bis 15 Patienten). Die wesentlichsten Ziele der Beschäftigungstherapie bei schizophrenen Patienten bestehen in einer Übung kognitiver Fähigkeiten, Verbesserung der Kommunikationsfähigkeit, Antriebsförderung, Stärkung des Selbstvertrauens und Training von Ausdauer und Durchhaltevermögen. Insofern stellt die Beschäftigungstherapie einen sehr komplexen therapeutischen Prozeß dar, der auch eine gezielte Indikationsstellung erfordert. Ganz unterschiedliche Techniken und Materialien dienen dabei diesen gemeinsamen Zielsetzungen, spezielle Maßnahmen können bei bestimmten psychopathologischen Konstellationen (wie z.B. Minussymptomatik) im Vordergrund stehen (vgl. *Fecke* 1981, *Linden* et al. 1989). Beschäftigungstherapie reicht über den Rahmen voll- und teilstationärer Behandlung hinaus in den ambulanten Bereich und kann auch sinnvoll als ein Baustein zur Rückfallprophylaxe eingesetzt werden.

Arbeitstherapie bei schizophrenen Patienten verbindet den stationären oder teilstationären Bereich mit psychosozialen Maßnahmen des ambulanten Bereiches, wie z.B. Maßnahmen zu beruflicher Wiedereingliederung oder Rehabilitation. Nicht nur die Fähigkeit, nach Abklingen der akuten Erkrankung einer geregelten und effektiven Beschäftigung nachzugehen, sondern auch die mittel- und langfristige soziale Anpassung können damit positiv beeinflußt werden. Es konnte gezeigt werden, daß eine klar strukturierte, dem normalen Arbeitsleben angepaßte, evtl. industriell gestaltete und entlohnte Arbeitstherapie hierbei die besten langfristigen Erfolge erbringt (*Häfner* 1976, *Huhn* 1975, *Möller* 1983).

7.12.3.4 Teilstationäre Behandlungsmöglichkeiten

Die Entlassung eines schizophrenen Patienten aus der vollstationären Behandlung sollte in der Regel nicht abrupt erfolgen. Ein System gestufter Belastung durch wiederholte Beurlaubungen nach Hause hat sich als hilfreich bei der Wiedereingliederung erwiesen. Einige Patienten benötigen darüber hinaus jedoch aufgrund ihrer Beschwerdesymptomatik oder auch besonderer sozialer Umstände eine längere Übergangsphase zwischen dem Krankenhausaufenthalt und einer ambulanten Weiterbehandlung. Für diese Patienten stellen Tagkliniken bzw. Nachtkliniken einen wichtigen Faktor in der Behandlungskette dar. In der *Tagklinik* halten sich die Patienten meist an 5 Wochentagen für eine begrenzte Zeit auf, während sie den Abend und die Nacht in der gewohnten häuslichen Umgebung verbringen. Die *Nachtklinik* ist eine halbstationäre Einrichtung, in der Patienten für eine begrenzte Zeit wohnen und behandelt werden, wobei sie tagsüber einer regelmäßigen beruflichen Beschäftigung oder einer Ausbildung nachgehen (vgl. Kap. 5). Bezogen auf die Therapie schizophrener Patienten handelt es sich in der Regel bei beiden Einrichtungen um Institutionen des Überganges zwischen (akuter) vollstationärer und (langfristiger) ambulanter Behandlung. Für einen Zeitraum, der meistens etwa 3 Monate beträgt, kann in einer solchen Einrichtung eine strukturierte Behandlung verbunden werden mit Maßnahmen, die die Wiedereingliederung in die alltäglichen Lebensbedingungen einüben.

In einer Studie von *Linn* et al. (1979), in der verschiedene Tagkliniken in den USA miteinander verglichen wurden, zeigte es sich, daß es dort gute

Behandlungserfolge gab, wo längere Behandlungszeiten und Beschäftigungs- und Arbeitstherapie im Vordergrund standen, schlechtere Ergebnisse bei Tagkliniken mit hohem Patientendurchgang und intensiven Beratungs- und Behandlungsangeboten einzeln und in der Gruppe.

Auch bezogen auf diese Institutionen ist die Gefahr einer Überforderung des Patienten gegeben, die durch eine gestufte und auf den Einzelfall bezogene Vorgehensweise kontrolliert werden muß.

7.12.3.5 Angehörigenarbeit

Der größte Teil der schizophrenen Patienten, die in eine psychiatrische Klinik aufgenommen werden, kehrt nach der Entlassung wieder zu Eltern oder Ehepartner zurück. In einer Langzeitstudie über durchschnittlich 23 Jahre (*Marneros* et al. 1991) zeigte es sich, daß nach dieser Zeit (durchschnittliches Alter: 51 Jahre) 25 % der Patienten alleine lebten, 28 % mit einem festen Partner, 15 % noch bzw. wieder bei den Eltern und die übrigen Patienten in verschiedenen Institutionen (24 % in einer psychiatrischen Behandlungseinrichtung, 9 % aus Altersgründen in einer pflegenden Einrichtung). Die Beratung und Betreuung der nächsten Angehörigen, die den Patienten über Jahrzehnte begleiten, stellt oft einen entscheidenden, häufig aber auch unterschätzten Aspekt psychosozialer Betreuung dar. Durch Angehörigenarbeit können Angehörige aus ihrer Isolation und Hilflosigkeit herausfinden (*Schulze-Mönking* et al. 1989). Die Angehörigenarbeit geschieht im individuellen ärztlichen Gespräch mit den Angehörigen, in der Einrichtung von Angehörigengruppen, durch Beratung von Selbsthilfevereinigungen der Angehörigen schizophrener Patienten, durch therapeutische Maßnahmen in den Familien selbst und durch eine Vielzahl anderer Maßnahmen.

Die Angehörigen sollten Informationen über das Wesen, die Diagnose und die Therapie schizophrener Psychosen sowie über prophylaktische Möglichkeiten und das frühzeitige Erkennen drohender Rezidive erhalten. Möglichkeiten, die dabei vorwiegend in den Händen der Angehörigen liegen, sind (nach *Wing* 1987):

— eine nicht-kritische, bejahende Umgebung zu schaffen,
— ein günstiges Maß sozialer Anregung zu geben,
— realistische Ziele einzuhalten,
— zu lernen, wie auf wechselnde Einsicht einzugehen ist,
— zu lernen, wie Wahn und bizarres Verhalten zu beantworten sind,

— jede verfügbare soziale oder medizinische Hilfe in Anspruch zu nehmen,
— aus der Gegenwart des Patienten Gewinn zu ziehen,
— dem Patienten in seiner Einstellung zu sich selbst, zu Verwandten, zur Medikation und zur Arbeit zu helfen.

7.12.3.6 Langfristige Betreuung

Die Maßnahmen zur langfristigen Betreuung müssen die Kenntnisse über den Langzeitverlauf schizophrener Psychosen berücksichtigen. Dabei steht insbesondere eine sehr große Variabilität der individuellen Verläufe im Vordergrund. Es existieren zwar Hinweise für prognostisch relevante Faktoren, die aber eine sichere Voraussage des weiteren Krankheitsverlaufes im jeweiligen Einzelfall zur Zeit nicht zulassen.

Neben der Durchführung einer medikamentösen Prophylaxe besteht die Notwendigkeit zu einer langfristig den Patienten begleitenden psychosozialen Betreuung und Beratung. Diese muß regelmäßig erfolgen, eine weitgehende Konstanz der Bezugspersonen bieten und auf konkrete Bewältigung der im Alltag auftretenden Probleme fokussiert sein. Das Ziel ist die Stärkung der intakten Persönlichkeitsanteile und der gemeinsam mit dem Patienten unternommene Versuch, krankheitsbedingte Einschränkungen zu kompensieren. Durch einen regelmäßigen Kontakt mit dem Patienten können drohende psychotische Exazerbationen frühzeitig erkannt und behandelt werden. Parallel zu der ärztlichen Behandlung durch den niedergelassenen Nervenarzt oder in der Institutsambulanz kann hierbei auf das gesamte Spektrum der sozialpsychiatrischen Angebote zurückgegriffen werden (sozialpsychiatrischer Dienst, Einrichtungen mit Kontaktstellenfunktion, Tagesstätten u.ä., vgl. Kap. 5), wobei jedoch eine gegenseitige Kenntnis und ein regelmäßiger Informationsaustausch eine notwendige Vorbedingung darstellen.

Bei krankheitsbedingt stärker gestörten Patienten stehen betreuende Maßnahmen im Bereich des Wohnens (und der Arbeit) im Vordergrund. Je nach der Situation des einzelnen Patienten kommen im Bereich des Wohnens *betreutes Einzelwohnen, Wohngruppen* bzw. *betreute Wohngemeinschaften, Übergangswohnheime* oder *Langzeitwohnheime* in Betracht (vgl. dazu Kap. 5).

Die bisher vorliegenden Untersuchungen zur Wirksamkeit ambulanter Versorgung bei schizophrenen Patienten sind nicht ganz einheitlich, es überwiegen jedoch diejenigen Studien, die zumindest eine Verminderung der Wiederaufnahmewahr-scheinlichkeit in stationäre Behandlung bei konsequenter ambulanter Betreuung belegen (*an der Heiden* et al. 1989). Bei schizophrenen Patienten zeigte sich auch, daß die Auswirkungen ambulanter ärztlicher Versorgung nicht bei allen Patienten gleich sind. In einer umfassenden und methodisch gut fundierten Untersuchung über 148 schizophrene Patienten belegten *an der Heiden* et al. (1989) am Beispiel der Versorgungsstrukturen in Mannheim, daß mit der Zunahme extramuraler ärztlicher Versorgung die Nachfrage nach stationärer Behandlung abnahm. Sie konnten dabei auch zeigen, daß die Wirksamkeit ärztlicher Versorgung bei Schizophrenen, die im Heim oder in einer therapeutischen Wohngemeinschaft lebten, am stärksten, bei den in der Familien lebenden Patienten schwächer und bei den alleine lebenden Patienten am wenigsten deutlich ausgeprägt war. Dieser Befund wurde insbesondere auf ein unterschiedliches Ausmaß an sozialer Kontrolle über die für eine wirksame Behandlung notwendigen Maßnahmen (etwa Medikamenteneinnahme) zurückgeführt.

7.12.4 Ansätze zur beruflichen Rehabilitation bei Schizophrenen

7.12.4.1 Allgemeine Maßnahmen

Die Tatsache, daß der mittel- und langfristige Krankheitsverlauf im Einzelfall nicht sicher vorherzusehen ist, bringt es mit sich, daß gerade Maßnahmen der beruflichen Rehabilitation bei schizophrenen Patienten häufig auf besondere Schwierigkeiten stoßen. Berufliche Rehabilitationsmaßnahmen sind dabei nicht nur abhängig von medizinischen Gegebenheiten, sondern ganz besonders auch von den Bedingungen, die durch die jeweilige Arbeitsmarktsituation vorgegeben werden. Die angebotenen rehabilitativen Möglichkeiten werden aber bisher bei weitem nicht ausgenutzt (*Häfner* 1989).

Die berufliche Rehabilitation schizophrener Patienten sollte einerseits schon frühzeitig in die Therapieplanung mit einbezogen werden, andererseits können spezielle Maßnahmen meistens erst dann eingesetzt werden, wenn abzusehen ist, ob nach Abklingen der akuten Symptomatik eine Behinderung zurückbleibt und wie diese beschaffen ist.

Je nach der unterschiedlichen Verlaufsweise wird das Spektrum der einzusetzenden Therapiemaßnahmen enger oder breiter sein. Während einige Patienten keine speziellen Maßnahmen der beruflichen Rehabilitation benötigen, wird bei anderen ein vorsichtiges und gestuftes Rehabilitationsprogramm am wirksamsten sein. Es darf jedoch nicht übersehen werden, daß Patienten, bei denen auf längere Zeit relevante Einbußen zu erwarten sind, auch evtl. dahingehend beraten werden müssen, daß der bisherige Beruf sinnvollerweise nicht mehr in Betracht kommt oder daß das angestrebte Berufsziel nicht erreicht werden kann (*Huhn* 1975). Ein Teil der Patienten wird vorübergehend oder auf Dauer auf schützende Einrichtungen (wie z.B. Werkstätten für Behinderte) angewiesen sein. Die vollständige (Re-)Integration auf dem freien Arbeitsmarkt sollte daher nicht das entscheidende Erfolgskriterium sein. Auch das Erreichen von Teilzielen stellt eine hilfreiche Maßnahme dar, die meist nicht ohne Einfluß auf das psychopathologische Beschwerdebild und die allgemeine soziale Anpassung bleibt. Arbeit vermittelt dabei auch ein Training eigener Fertigkeiten, finanzielle Unabhängigkeit und sozialen Status (*Häfner* 1989).

Wie bereits früh gezeigt wurde, können durch ein geeignetes und gestuftes Vorgehen selbst langfristig hospitalisierte schizophrene Patienten mit deutlicher Negativsymptomatik in etwa der Hälfte der Fälle mindestens auf die Stufe geschützter Arbeitssituationen rehabilitiert werden (*Wing* et al. 1964, *Häfner* 1976).

Als prognostisch relevanten Faktoren für den Erfolg der beruflichen Rehabilitation kommt — neben psychopathologischen Merkmalen — den Parametern der „prämorbiden" sozialen und beruflichen Integration (bzw. Desintegration) eine besonders große Bedeutung zu (*Weis* 1990).

7.12.4.2 Spezielle Maßnahmen

Bei schizophrenen Patienten können je nach Notwendigkeit sämtliche zur Verfügung stehenden Möglichkeiten der beruflichen Rehabilitation zum Einsatz kommen (vgl. Kap. 5). Ein bestimmter institutioneller Rahmen ist dabei nicht vorgegeben. Die wesentlichsten Maßnahmen sind folgende:

— ergotherapeutische Maßnahmen (Beschäftigungstherapie, Arbeitstherapie),
— Belastungserprobung,
— Arbeitstraining, Arbeitsversuch,
— stufenweise Wiederaufnahme der Erwerbstätigkeit,
— Berufsfindung und Arbeitserprobung,
— Maßnahmen zur beruflichen Anpassung, Fortbildung, Ausbildung oder Umschulung,

— befristete Probebeschäftigung,
— Beschäftigung in besonderer Abteilung für psychisch Behinderte,
— Tätigkeit in einer Firma für psychisch Behinderte,
— Tätigkeit in einer beschützten Werkstätte.

Literatur

Brown, G.W., Birley, J.L.T.: Social precipitants of severe psychiatric disorders. In: *E.H. Hare, J.K. Wing* (Hrsg.): Psychiatric epidemiology. Oxford University Press, London 1970

Caffey, E.M., Galbrecht, C.R., Klett, J., Point, P.: Brief hospitalization and aftercare in the treatment of schizophrenia. Arch. gen. Psychiat. 24 (1971) 81–86

Fecke, M.: Beschäftigungs- und Arbeitstherapie. In: *H.J. Möller* (Hrsg.): Kritische Stichwörter zur Psychotherapie. Fink, München 1981

Goldberg, S.C., Schooler, N.R., Hogarty, G.E., Roper, M.: Prediction of relapse in schizophrenic outpatients by drug and sociotherapy. Arch. gen. Psychiat. 34 (1977) 171–184

Häfner, H.: Rehabilitation Schizophrener. Wissensstand, Folgerungen für die Praxis und für eine Theorie der Schizophrenie. In: *G. Huber* (Hrsg.): Therapie, Rehabilitation und Prävention schizophrener Erkrankungen. Schattauer, Stuttgart New York 1976

Häfner, H.: Rehabilitation zwischen Anspruch und Wirklichkeit. In: *H. Hippius, H. Lauter, D. Ploog, H. Bieber, L. van Hout* (Hrsg.): Rehabilitation in der Psychiatrie. Springer, Berlin, Heidelberg, New York 1989

Hargreaves, W.A., Glick, I.D., Drues, J., Showstack, J.A., Feigenbaum, E.: Short vs long hospitalization: A prospective controlled study. VI. Two-year follow-up results for schizophrenics. Arch. gen. Psychiat. 34 (1977) 305–311

an der Heiden, W., Krumm, B., Häfner, H.: Die Wirksamkeit ambulanter psychiatrischer Versorgung. Ein Modell zur Evaluation extramuraler Dienste. Springer, Berlin, Heidelberg, New York 1989

Heim, E.: Milieutherapie — Auf Gedeih oder Verderb. In: *W. Bender, S.J. Dencker, F. Kulhanek* (Hrsg.): Schizophrene Erkrankungen. Therapie, Therapieresistenz — eine Standortbestimmung. Vieweg, Braunschweig, Stuttgart 1988

Hirschberg, W.: Soziale Netzwerke bei schizophrenen Störungen — eine Übersicht. Psychiat. Prax. 15 (1988) 84–89

Hoffmann, H., Hubschmid, T.: Die soziale Abhängigkeit des Langzeitpatienten — Eine Untersuchung im sozialpsychiatrischen Ambulatorium. Psychiat. Prax. 16 (1989) 1–7

Hogarty, G.E., Goldberg, S.C., Schooler, N.R., Ulrich, R.F.: Drug and sociotherapy in the aftercare of schizophrenic patients. Arch. gen. Psychiat. 31 (1974) 603–608

Huhn, A.: Rehabilitation von Psychosekranken. In: *K.-A. Jocheim, J.F. Scholz* (Hrsg.): Rehabilitation. Bd. 3. Thieme, Stuttgart 1975

Linden, M., Saupe, R., Etter, J.: Psychopathologieorientierte Ergotherapie. Psychiat. Prax. 16 (1989) 141–147

Linn, M.W., Klett, C.J., Hogarty, G.E., Lamb, H.R.: Day treatment and psychotropic drugs in the aftercare of schizophrenic patients. Arch. gen. Psychiat. 36 (1979) 1055–1066

Marneros, A., Deister, A., Rohde, A.: Affektive, schizoaffektive und schizophrene Psychosen. Eine vergleichende Langzeitstudie. Springer, Berlin, Heidelberg, New York 1991

Möller, H.J.: Psychologische und soziale Aspekte in der klinisch-psychiatrischen Forschung. Forschungsaktivitäten in der BRD in ihrer Beziehung zur internationalen Forschung. In: *H. Häfner* (Hrsg.): Forschung für die seelische Gesundheit. Springer, Berlin, Heidelberg, New York 1983

Möller, H.J., Pelzer, E. (Hrsg.): Neuere Ansätze zur Diagnostik und Therapie schizophrener Minussymptomatik. Springer, Berlin, Heidelberg, New York 1990

Möller, H.J., von Zerssen, D.: Der Verlauf schizophrener Psychosen unter den gegenwärtigen Behandlungsbedingungen. Springer, Berlin, Heidelberg, New York 1986

Schulze-Mönking, H., Stricker, K., Rook, A., Buchkremer, G.: Angehörigengruppen und Angehörigen-Selbsthilfegruppen bei schizophrenen Patienten. Konzepte, Etablierung, Probleme bei der Durchführung. Psychiat. Prax. 16 (1989) 28–35

Uchtenhagen, A.: Zur Bedeutung psychosozialer Maßnahmen bei Apathiesyndrom und Minussymptomatik. In: *H.J. Möller, E. Pelzer* (Hrsg.): Neuere Ansätze zur Diagnostik und Therapie schizophrener Minussymptomatik. Springer, Berlin, Heidelberg, New York 1990

Weis, J.: Die berufliche Wiedereingliederung psychisch Kranker — ein Literaturüberblick zur Erforschung und Evaluation der beruflichen Rehabilitation. Psychiat. Prax. 17 (1990) 59–65

Wing, J.K.: Eine praktische Grundlage für die Soziotherapie bei Schizophrenie. In: *G. Huber* (Hrsg.): Therapie, Rehabilitation und Prävention schizophrener Erkrankungen. Schattauer, Stuttgart, New York 1976

Wing, J.K.: Sozialpsychiatrie. (übersetzt, bearbeitet u. ergänzt von *P. Hartwich*). Springer, Berlin, Heidelberg, New York 1982

Wing, J.K.: Rehabilitation, Soziotherapie und Prävention. In: *K.P. Kisker, H. Lauter, J.-E. Meyer, C. Müller, E. Strömgren* (Hrsg.): Psychiatrie der Gegenwart. Bd. 4: Schizophrenien. Springer, Berlin, Heidelberg, New York 1987

Wing, J.K., Brown, G.W.: Institutionalism and schizophrenia. Cambridge University Press, London 1970

Wing, J.K., Bennett, D.H., Denham, J.: Industrial rehabilitation of long-stay schizophrenic patients. Medical Research Council Memo 42, London 1964

7.13 Verhaltenstherapeutische Verfahren bei schizophrenen Erkrankungen

H.D. Brenner, V. Roder, M.C.G. Merlo

Verhaltenstherapeutische Behandlungsverfahren basieren hauptsächlich auf Lerntheorien und ihrer empirischen Absicherung. Lerntheoretische Überlegungen bilden auch einen wichtigen Bestandteil des heute zunehmend akzeptierten Vulnerabilitäts-Streß-Bewältigungs-Modells schizophrener Krankheitsbilder. Verhaltenstherapeutische Methoden gehören mit der Psychopharmakotherapie zu den empirisch am besten begründeten Behandlungsmethoden der Schizophrenie. Wie unter *„Indikationsstellung"* (Kap. 7.13.6) noch ausführlicher dargestellt wird, gelten als Hauptziele dieser Interventionen zum einen die Besserung kognitiver Leistungen, zum anderen die Einübung sozialer Fertigkeiten des Alltags- und Berufslebens. Durch die Arbeit an konkreten Zielen und an Problemen des Hier-und-Jetzt beeinflussen sie direkter und rascher als einsichtsorientierte Verfahren das schwere Leiden schizophrener Patienten. Obwohl der empirisch fundierte Vergleich zwischen Verhaltenstherapie und analytischen Verfahren noch aussteht, hat sich die Verhaltenstherapie in den letzten Jahren immer mehr durchgesetzt, da für die analytisch orientierten Therapieformen nur bei wenigen Patienten eine Symptomminderung und eine deutliche Verbesserung der Lebensqualität nachgewiesen werden konnten. Nach der Darstellung von Verstärkerprogrammen, Trainingsprogrammen zu sozialen Fertigkeiten, integrierten kognitiven und sozialen Therapieinterventionen sowie von familientherapeutischen Verfahren und Angehörigenarbeit wird auf die Indikationsstellung eingegangen. Zuvor werden einige allgemeine Prinzipien in der verhaltenstherapeutischen Arbeit mit schizophrenen Patienten dargestellt.

7.13.1 Allgemeine Prinzipien

Definitionsgemäß geht die Verhaltenstherapie von dysfunktionalem Verhalten, Erleben und Empfinden („Problemverhalten") aus, das zu behandeln ist. Sie unterscheidet dabei 2 Arten von Ursachen, die ein Problemverhalten bedingen: sog. historisch-genetische Bedingungen und Bedingungen, die das derzeitige Problemverhalten aufrechterhal-

ten (*Schulte* 1986). Im Gegensatz zu dem traditionell-psychiatrischen, symptomorientierten eindimensionalen Therapieansatz (Erhebung der Psychopathologie) beschreibt die Verhaltenstherapie ihre Behandlungsziele über eine Mehrebenenanalyse (z.B. Beschreibung des Problemverhaltens, der Problemsituation, der damit verbundenen Kognitionen und Affekte, der interpersonalen Beziehungen, vgl. dazu *Lazarus* 1978). Diese Vorgehensweise wird allgemein als „Verhaltensanalyse" (*Lutz* 1978) bezeichnet. Auf diesem Hintergrund entwickelten wir ein für schizophrene Patienten geeignetes Analysemodell (s. Tab. 7.36). Unter Berücksichtigung des Krankheitsverlaufs und bisheriger therapeutischer Maßnahmen wird eine Verhaltensanalyse durchgeführt, um kurz- und längerfristige Therapieziele festlegen zu können. Dabei gilt es, die momentane Akuität der schizophrenen Symptomatik im Zusammenhang mit der Wirkung und den Nebenwirkungen der neuroleptischen Medikation zu beachten. Sowohl Über- als auch Unterdosierung können die kognitiven Funktionen so weit beeinträchtigen, daß die Auffassungs-, Konzentrations- und Lernfähigkeit des Patienten für das Erreichen auch nur geringer Ziele ungenügend sind. Wegen des negativen Selbstbildes, das der schizophrene Patient von sich hat, ist eines der grundlegenden Prinzipien der Verhaltenstherapie bei diesen Kranken, die Therapieziele so zu wählen, daß eine Enttäuschung oder gar Kränkung unbedingt vermieden werden sollte. Der starken Verunsicherung des Kranken kommt die Verhaltenstherapie besonders darin entgegen, daß sie dem Patienten ermöglicht, in eigenen Handlungen konkrete neue positive Erfahrungen zu machen. Diese Erfahrungen haben stärkere Wirkung auf das gestörte Selbstbild als der Zugewinn an Einsicht über ein Gespräch. Dieses 2. allgemeine Prinzip wird ergänzt durch das Bestreben in der modernen Verhaltenstherapie, daß der Patient das gelernte Verhalten in natürlicher Umgebung durchführen soll. Bezüglich des Schweregrades sollten aus den gleichen Gründen immer erst kleine Veränderungen vor großen angestrebt werden. Wie jedes andere Therapieverfahren setzt auch die Verhaltenstherapie eine gute Patient-Therapeuten-Beziehung und eine ausreichende Dauer der Therapie voraus (vgl. *Wong* et al. 1986). Die Verhaltensanalyse kann durch Rating-Verfahren und durch psychodiagnostische Testverfahren (vgl. Überblick bei *Roder* et al. 1988) ergänzt werden. Diese Verfahren sind gleichzeitig zur begleitenden Therapieverlaufskontrolle geeignet. Die regelmäßige Beurteilung der erreichten Ziele ist ein wichtiger Bestandteil verhaltenstherapeutischer Arbeit, da so Über- und Unter-

Tabelle 7.36 Therapieverlaufsgutachten

1. Chronologisch allgemeiner Krankheitsverlauf bis 5 Jahre vor Beginn der Verhaltenstherapie (stichwortartig).

2. Therapieverlauf innerhalb der letzten 5 Jahre vor Beginn der Verhaltenstherapie (Zeitraum, Therapien, Grund der Intervention, Verhalten des Patienten).

2.1. Psycho- und soziotherapeutische Maßnahmen.

2.2. Medikamentöse Behandlung.

3. Verhaltensanalyse.

3.1. Ausgangslage der Problemsituation(en) Beschreibung des Verhaltens nach: Überschuß-Exzeß; Mangel-Defizit; unproblematisches Verhalten-Aktiva.

3.2. Analyse der Bedingungen, die das problematische Verhalten aufrechterhalten: Antezedenzen und Konsequenzen.

3.3. Vergleich von Selbst- und Fremdbeschreibung der Problemsituation(en).

3.4. Motivationsanalyse (Selbst- und Fremdeinschätzung; LEV).

3.5. Soziokultureller Hintergrund
 – Entwicklungsanalyse (z.B. Kindheit, Adoleszenz, Familie)
 – kürzliche Veränderungen in der Lebensumwelt.

3.6. Momentane soziale Beziehungen (innerhalb und außerhalb der Klinik).

3.7. Psychologischer und psychiatrischer Befund (Psychodiagnostik, Psychopathologie).

3.8. Somatischer Befund.

4. Therapieplanung.

4.1. Kurzfristige Ziele: (anhand eines speziellen

4.2. Längerfristige Ziele: Rating-Systems)

5. Beurteilung der Realisationsmöglichkeiten der Therapieziele durch eine verhaltenstherapeutische Intervention.

6. Kriseninterventionsmöglichkeiten (bisherige Erfahrungen: Art der Krise, Maßnahmen, Folgen).

7. Therapieverlauf seit dem Beginn der Verhaltenstherapie (zusätzlich: Therapieverlaufskurven).

forderungen des Patienten frühzeitig erkannt werden können. Die Schädlichkeit beider Zustände für schizophrene Patienten wurde von *Wing* u. *Brown* (1970) beschrieben. Unter Einsatz dieser diagnostischen Mittel und der Berücksichtigung der allgemeinen Prinzipien lassen sich spezielle, individuell für den einzelnen Patienten abgestimmte verhaltenstherapeutische Techniken auswählen, die eine theoretisch und empirisch begründete Therapie gewährleisten.

7.13.2 Frühe lerntheoretisch fundierte Interventionen und Verstärkerprogramme zum sozialen Lernen

Erste Erfolge lerntheoretisch orientierter Interventionen in der Behandlung schizophrener Patienten wurden bereits 1959 von *Ayllon* u. *Michael* berichtet. Psychotische Dysfunktionen wurden als Verhaltensexzesse bzw. Verhaltensdefizite beschrieben. Das Problemverhalten sollte dann durch gezielte Einflußnahme auf vorgehende bzw. nachfolgende Stimulusbedingungen in Richtung auf ein erwünschtes Zielverhalten modifiziert werden. Man ging davon aus, daß das schizophrene Problemverhalten denselben Lerngesetzmäßigkeiten folgt, denen auch jedes „normale" Verhalten unterliegt (*Ullmann* u. *Krasner* 1969). Die Grenzen bei dieser Vorgehensweise, die vor allem in einer zu begrenzten und einseitigen Sichtweise menschlichen Verhaltens liegen (beispielsweise vernachlässigte man kognitive und emotionale Faktoren), wurden während dieser Pionierarbeit der Entwicklung der Verhaltenstherapie zunächst verkannt.

Zusammenfassend lassen sich nach *Wong* et al. (1986) frühe lerntheoretisch fundierte Einflußnahmen auf schizophrene Verhaltensauffälligkeiten 3 verschiedenen verhaltenstherapeutischen Vorgehensweisen zuordnen:

Positive Verstärkung nicht-symptomatischer Verhaltensweisen:
Hierzu sind vor allem Versuche der Beeinflussung dysfunktionaler verbaler Äußerungen schizophrener Patienten zu nennen. Inadäquates Sprechverhalten sollte vermindert und die Auftretenswahrscheinlichkeit adäquaten Sprechverhaltens erhöht werden. Verschiedene Autoren (*Ayllon* u. *Haughton* 1964, *Moss* u. *Liberman* 1975) berichteten auch über begrenzte diesbezügliche Erfolge. Darüber hinaus wurden bereits zu dieser Zeit wichtige Erkenntnisse für spätere operante Behandlungspläne gewonnen. So konnte beispielsweise nachgewiesen werden, daß materielle Verstärker bei schizophrenen Patienten sprachlichen und sozialen Verstärkern häufig überlegen sind (*Meichenbaum* 1969).

Schwierigkeiten zeigten sich bei der Aufrechterhaltung des Therapieerfolges über die Therapiedauer hinaus. Zusätzlich generalisierten die Therapieeffekte nur mangelhaft auf andere Verhaltensbereiche. Diese heute noch bestehenden Probleme gelten besonders auch für die beiden nachfolgend zu beschreibenden Methoden. Diese Erfahrungen trugen wesentlich dazu bei, in spätere verhaltenstherapeutische Behandlungspläne ein breiteres Spektrum menschlichen Verhaltens und Erlebens (Kognitionen, Emotionen) miteinzubeziehen und spezifische Charakteristika schizophrener Erkrankungen (z.B. biologische Parameter) in ihrer Bedeutung für den Behandlungsverlauf stärker zu beachten.

Reaktionsverhinderung durch Stimulusinterferenzen:

Unter der Bezeichnung „Stimulusinterferenz" sind verhaltenstherapeutische Versuche bekannt geworden, die auf eine Verhinderung von Krankheitssymptomen durch symptom-inkompatibles Verhalten abzielen. Ablenkende Gespräche erwiesen sich in verschiedenen Studien als effizient, zumindest zur temporären Unterdrückung halluzinatorischer Symptomatik (*Alford* et al. 1982). *Wong* et al. (1986) konnten zeigen, daß Freizeitaktivitäten Selbstgespräche und bizarre Verhaltensweisen schizophrener Patienten in ihrem Auftreten vermindern konnten.

Bestrafung problematischer Verhaltensweisen:

Mit „Bestrafung" werden aversionstherapeutische Vorgehensweisen bezeichnet, die durch reaktionskontingentes Setzen negativer Verhaltenskonsequenzen versuchen, die Auftretenswahrscheinlichkeit problematischer Verhaltensweisen zu vermindern. Vor allem aus ethischen Erwägungen wurden zu diesem Thema nur wenig methodisch differenzierte Studien vorgelegt. Die vorliegenden Befunde sind uneinheitlich. Wo Erfolge berichtet werden, unterliegen diese denselben Einschränkungen, die auch für die vorgenannten Interventionen geltend gemacht werden (*Turner* et al. 1977, *Flanagan* u. *Liberman* 1982).

Die Arbeitsgruppen um *Paul* u. *Lentz* (1977) und *Ayllon* u. *Azrin* (1968) führten als erste umfangreiche Untersuchungen mit schwer chronifizierten psychiatrischen Langzeitpatienten durch, in denen gut ausgearbeitete, sorgfältig geplante und kontrollierte Therapieverfahren bezüglich Effizienz verglichen wurden. Im Gegensatz zu den oben besprochenen Studien wurde nicht mehr versucht, isolierte Verhaltensweisen zu beeinflussen, sondern durch Erfassung von Verhaltenszusammenhängen gleichzeitig in mehreren Bereichen zu intervenieren. Besonders *Paul* u. *Lentz* (1977) leiteten mit ihrer Untersuchung die Entwicklung modernerer verhaltenstherapeutischer Ansätze ein. Aufgrund der Bedeutung für das Verständnis nachfolgender verhaltenstherapeutischer Methoden wird diese Untersuchung hier kurz dargestellt.

In ihr wurden 3 Behandlungsprogramme miteinander verglichen: die traditionelle psychiatrische Standardversorgung, ein kommunikationstheoretisch fundiertes milieutherapeutisches Programm und ein nach den Prinzipien des sozialen Lernens zusammengestelltes „Münzverstärkerprogramm". Letzteres berücksichtigte lerntheoretische und verhaltenstherapeutische Prinzipien des Problemlösens, des Modell-Lernens, des assoziativen Lernens, des Shaping, des gezielten Verstärkens sowie Methoden zur Minderung dysfunktionalen Verhaltens. Beide psychosoziale Behandlungsverfahren zielten speziell auf die Rehabilitation von Langzeitpatienten ab, indem sie versuchten, deren Grad an Selbstversorgung sowie deren interpersonelle und kommunikative Fertigkeiten zu verbessern. Dagegen sollten bizarre und unangemessene Verhaltensweisen in ihrer Auftretenswahrscheinlichkeit vermindert werden. Außerstationäre, nachsorgende Überlegungen wurden bereits berücksichtigt.

Zusammenfassend erwies sich das milieutherapeutische Programm in jeder Hinsicht erfolgreicher als die traditionelle psychiatrische Standardbehandlung. Das Münzverstärkerprogramm zum sozialen Lernen erzielte aber noch signifikant bessere Resultate als die Milieutherapie. Die Ergebnisse beziehen sich im einzelnen auf Verbesserungen des adaptiven Funktionsniveaus, Minderung psychotischer und bizarrer Verhaltensweisen, Reduktion der Dosis verordneter Psychopharmaka, gesamthaftes Ausmaß des Rehabilitationserfolges sowie Verweildauer in der Gemeinde.

Kritisch muß jedoch darauf hingewiesen werden, daß aufgrund der bisher durchgeführten Studien zu Münzverstärkerprogrammen noch nicht definitiv entschieden werden kann, ob die signifikanten Effekte nur befristet wirksame Verhaltensveränderungen darstellen, oder ob sie in dauerhafte, sich auch über die unmittelbaren Therapieziele hinaus entwickelnde Erweiterungen individueller Verhaltensrepertoires münden.

7.13.3 Trainingsprogramme zu sozialen Fertigkeiten

In vielen empirischen Studien konnte nachgewiesen werden, daß das prämorbide soziale Funktionsniveau Verlauf und Prognose einer schizophrenen Erkrankung maßgebend mitbestimmt. Weiterhin wurden in zahlreichen Untersuchungen immer wieder erhebliche Defizite im Sozialverhalten von schizophrenen Patienten belegt (vgl. Überblicke bei *Wallace* et al. 1980, *Brady* 1984 a, b). Aus diesen Gründen versuchten verschiedene Forschungsgruppen, zunächst hauptsächlich in den USA, das allgemeine soziale Funktionsniveau schizophrener Patienten über verhaltenstherapeutische Methoden gezielt zu verbessern. Unter dem Training sozialer Fertigkeiten sollen deshalb Interventionen verstanden werden, die auf lerntheoretischen Gesetzmäßigkeiten beruhen. Patienten üben in entsprechenden Therapieprogrammen Verhaltensweisen, die sie in interpersonellen Situationen zur erfolgreichen Bewältigung benötigen. Beispiele für solche standardisierten Übungssituationen sind: Fahrpläne lesen, Einkaufen gehen, im Restaurant essen gehen, nach dem Weg fragen, sich bedanken, Kritik vorbringen, eine Verabredung treffen. Um die bereits genannten Schwierigkeiten bezüglich Generalisierbarkeit und Aufrechterhaltung der Therapieeffekte über die Zeit zu vermindern, werden bestimmte Prinzipien, wie Überlernen, Bezug der Übungssituation zur realen Lebenssituation, „In-vivo-Übungen" etc. berücksichtigt (*Liberman* et al. 1976). Aufgrund der attentional/ perzeptiven Störungen bei schizophrenen Patienten (*Nuechterlein* u. *Dawson* 1984) muß zudem die Vorgehensweise der Therapeuten hochstrukturiert und direktiv (nicht autoritär) sein. Als verhaltenstherapeutische Methode wird vor allem das pädagogische Rollenspiel mit positiver und informativer Rückmeldung und eventuell erneuter Rollenübung eingesetzt (vgl. z.B. *Fliegel* et al. 1981, *Hinsch* u. *Pfingsten* 1983). Dem Rollenspiel kann das sog. Modeling vorausgehen. Damit ist gemeint, daß der Therapeut, meistens zusammen mit einem Ko-Therapeuten, eine bestimmte Situation vorspielt und den Patienten so die Möglichkeit gegeben wird, durch Lernen am Modell das gewünschte Verhalten anzueignen. Als flankierende Maßnahmen werden wiederholt das „Prompting" und das „Rehearsal" angewandt. Bei ersterem unterstützt der Therapeut aktiv das zu erlernende Verhalten, sei es durch positives Zureden als auch durch eigene Handlungen. Beim Rehearsal wird die gewünschte Handlung mehrmals, z.T. in verschiedenen Situationen wiederholt, damit sie sich gut einprägt und leichter auf Alltagssituationen übertragen werden kann. Dabei sind auch „Hausaufgaben" von großer Bedeutung, da mit ihnen die gewünschten Handlungen im Alltag eingeübt werden (vgl. *Baade* et al. 1981).

In den meisten empirischen Untersuchungen (vgl. Überblick bei *Brady* 1984 a, b) konnte die Effizienz solcher Trainingsverfahren zur sozialen

Kompetenz bei schizophrenen Patienten belegt werden. Allerdings sind die Ergebnisse bezüglich Generalisierbarkeit und Aufrechterhaltung der Therapieeffekte über die Zeit noch nicht zufriedenstellend, obwohl diese Problematik bei der methodischen und inhaltlichen therapeutischen Vorgehensweise ausdrücklich berücksichtigt wurde. *Liberman* et al. (1986) wiesen in diesem Zusammenhang nach, daß Patienten mit ausgeprägten Störungen in der Informationsverarbeitung (speziell im attentionalen Bereich) die geringsten Therapieerfolge zeigten. Diese Ergebnisse lassen den Schluß zu, daß die bekannten spezifischen kognitiven Dysfunktionen sowie – damit verbunden – defiziente Problemlösefertigkeiten (*Platt* u. *Spivack* 1972) bei schizophrenen Patienten für häufig nur geringe oder gar ausbleibende Verhaltensveränderungen während und nach der Therapie verantwortlich gemacht werden können (*Brenner* 1986, *Spaulding* et al. 1986). Aufgrund der Störungen im informationsverarbeitenden Bereich ist es vielen Patienten einerseits nicht möglich, neue Verhaltensweisen zu lernen oder diese andererseits – bei geringer ausgeprägtem Störungsgrad – nach der Therapiesitzung anzuwenden und auch auf andere Verhaltensklassen zu übertragen.

Die Arbeitsgruppe um *Liberman* et al. (1986) versuchte, diesen Überlegungen Rechnung zu tragen, indem sie hochstandardisierte „Trainingspakete" (Module) zu sozialen Fertigkeiten entwickelte. In diesen Modulen werden sowohl kognitive Funktionen indirekt als auch Problemlösefertigkeiten direkt zu einem bestimmten Themenbereich (z.B. Umgang mit Medikamenten, Umgang mit Symptomen, Freizeitaktivitäten) geübt. Den Patienten wird der Lernstoff eines Moduls (z.B. Umgang mit Medikamenten) durch die oben bereits erwähnten verhaltenstherapeutischen Verfahren vermittelt (Modell-Lernen über Videofilme, Rollenspielübungen, Vermittlung von Problemlösetechniken, Hausaufgaben etc.). Jedes Modul ist 7stufig ausgebaut, wobei die Stufen 1 bis 4 im Behandlungssetting und die Stufen 5 bis 7 außerhalb desselben (in vivo, d.h. in der natürlichen Umgebung des Patienten) durchgeführt werden (vgl. Abb. 7.20).

Eine umfangreiche empirische Effizienzprüfung der Module steht bis heute noch aus. Erste Ergebnisse scheinen jedoch vielversprechend (*Liberman* et al. 1986). An europäische Verhältnisse adaptierte deutschsprachige Versionen sind in Bearbeitung (*Brenner* et al. 1988).

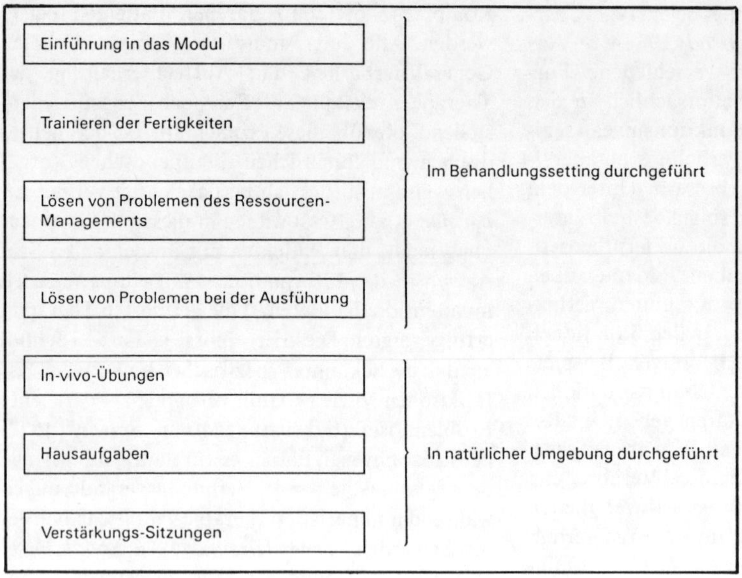

Einführung in das Modul	
Trainieren der Fertigkeiten	
Lösen von Problemen des Ressourcen-Managements	Im Behandlungssetting durchgeführt
Lösen von Problemen bei der Ausführung	
In-vivo-Übungen	
Hausaufgaben	In natürlicher Umgebung durchgeführt
Verstärkungs-Sitzungen	

Abb. 7.20 Trainingskomponenten eines Moduls sozialer Fertigkeiten. (Nach *Liberman* et al. 1986)

7.13.4 Kognitive und soziale Therapieinterventionen

Nach Erfahrungen unserer eigenen Arbeitsgruppe ist die direkte Umsetzung experimentalpsychologischer Erkenntnisse über Defizite der Informationsaufnahme und -verarbeitung in entsprechende, quasi-experimentelle Therapieverfahren aufgrund der Abstraktheit des Materials für die praktische Therapie wenig geeignet. Auch müssen bereits im Bereich einzelner, eng umschriebener kognitiver Störungen von Beginn an nicht nur die zahlreichen, gleichzeitig bestehenden anderen kognitiven Defizite, sondern auch die sozialen Dimensionen der Störung mitberücksichtigt werden (vgl. auch *Spaulding* et al. 1986). Nach dem von uns formulierten Pervasivitätsmodell (*Brenner* 1986) haben Störungen elementarer oder molekularer Prozesse, welche eine Interface-Position zu biologischen Normabweichungen einnehmen, einen pervasiven Einfluß auf das gesamte mikrosoziale und makrosoziale Funktionsniveau. Wir entwickelten daher ein Therapieprogramm zur integrierten Therapie kognitiver, kommunikativer und sozialer Störungen der Patienten (*Roder* et al. 1988, vgl. Abb. 7.21). Unter der Bezeichnung: *„Integriertes Psychologisches Therapieprogramm" (IPT)* hat es in den letzten Jahren einige Verbreitung gefunden.

Dieses Therapieprogramm besteht aus 5 Unterprogrammen, wobei in Gruppen von 5 bis 7 Patienten zunächst mehr attentional/perzeptive und kognitive, später mehr soziale und Problemlösefer-

tigkeiten geübt werden. Die 5 Unterprogramme sind: Kognitive Differenzierung, Soziale Wahrnehmung, Verbale Kommunikation, Soziale Fertigkeiten und Interpersonelles Problemlösen. Im Therapieverlauf erfolgt außerdem eine schrittweise Intensivierung der Gruppeninteraktionen wie auch eine allmähliche Zunahme der Beschäftigung mit emotional belastenden Therapieinhalten.

Im speziellen geht es beim 1. Unterprogramm „Kognitive Differenzierung" um Funktionen wie Aufmerksamkeit und Konzentration, Abstraktionsfähigkeit, Konzeptbildung und Konzeptmodulation, Merkfähigkeit, Bildung und Bewertung von assoziativ verknüpften Begriffshierarchien. Bei diesem und bei allen anderen Unterprogrammen wird die therapeutische Vorgehensweise so gewählt, daß ein unmittelbarer Bezug zur täglichen Lebensumwelt der Patienten besteht. Das 2. Unterprogramm „Soziale Wahrnehmung" zielt vor allem auf Störungen im Ablauf des Prozesses der Reizerkennung und der Reizinterpretation bei der Wahrnehmung und Einschätzung sozialer Interaktionen ab. Die „Verbale Kommunikation" ist an den zahlreichen Befunden über die Belastung der Kommunikation in Familien schizophrener Patienten, insbesondere bei einer affektiven Aufladung der Gesprächssituation, orientiert. Im Mittelpunkt stehen somit hauptsächlich das Achten auf Beiträge anderer Gruppenmitglieder, das Erfassen der Gedankengänge anderer unter Absehen von den eigenen, das Herstellen von Verbindungen zwischen eigenen und fremden Gedankengängen. Daneben finden aber auch assoziative semantische

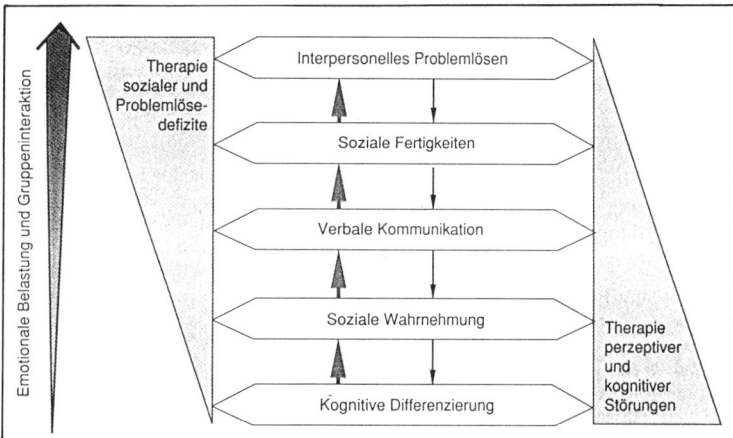

Abb. 7.21 Schematische Darstellung des IPT

Prozesse der Sprachproduktion Beachtung. Im 4. Unterprogramm „Soziale Fertigkeiten" wird zunächst eine bestimmte typische Alltagssituation (z.B. einen Wunsch vortragen) kognitiv aufgearbeitet und danach im Rollenspiel und in Hausaufgaben aktiv geübt. Folgende Therapieschritte werden in diesem Unterprogramm unterschieden:

Stufe 1: *Kognitive Aufarbeitung:*
— Vorgabe der zu übenden Situation,
— Zieldefinition,
— Dialogerarbeitung,
— Finden einer Überschrift,
— Antizipation der Schwierigkeiten,
— Vergabe von Beobachtungsfunktionen,
— Einschränkung der Schwierigkeit.

Stufe 2: *Durchführung:*
— Demonstration der Modelle,
— Rückmeldung,
— Rollenspiel,
— Rückmeldung,
— In-vivo-Transfer.

Ziel des letzten Unterprogrammes „Interpersonelles Problemlösen" schließlich ist es, effektivere Möglichkeiten der Bewältigung von potentiellen Stressoren zu vermitteln, wobei sich die therapeutischen Einzelschritte eng an der kognitiven Analyse des Erwerbs von Problemlösungsstrategien orientieren. Das therapeutische Vorgehen beinhaltet im einzelnen:

— Identifikation und Analyse des Problems,
— kognitive Problemaufbereitung,
— Erarbeiten von Lösungsalternativen,
— Diskussion der Lösungsalternativen,
— Entscheidung für eine Lösungsalternative,

— Umsetzung in die Praxis,
— Feedback über Erfolg bzw. Mißerfolg in der nächsten Therapiesitzung.

Alle oben bereits beschriebenen verhaltenstherapeutischen Techniken und Methoden können zusätzlich zum Einsatz gelangen. Unter dem Gesichtspunkt einer differentiellen Indikationsstellung für einzelne Unterprogramme erscheint bei hospitalisierten Langzeitpatienten die Durchführung des gesamten Therapieprogramms (sukzessive Vorgabe aller 5 Unterprogramme) sinnvoll und auch notwendig. Bei weniger chronifizierten schizophrenen Patienten sowie auch in der ambulanten Therapie kann die schwerpunktmäßige Vorgabe des 2. Teils des Therapieprogrammes („Soziale Fertigkeiten", „Interpersonelles Problemlösen") unter Einbezug einzelner Übungen auch des kognitiven Teils ausreichend sein (vgl. Tab. 7.37).

Verschiedene empirische Untersuchungen belegen die Effizienz — auch bezüglich der Realisierbarkeit und Aufrechterhaltung der Therapieeffekte über die Zeit — des Therapieprogramms (vgl. zusammenfassende Darstellung bei *Roder* 1988, *Brenner* et al. 1987). Weitere Untersuchungen müssen jedoch noch genauere Aufschlüsse über den Indikationsbereich einzelner Unterprogramme und insbesondere auch über den jeweiligen Anteil und das Zusammenwirken kognitiver und sozialer Therapieanteile beim angestrebten Therapieerfolg geben. Des weiteren legen die bisherigen Untersuchungsergebnisse und Therapieerfahrungen nahe, vermehrt emotionale Komponenten des Informationsverarbeitungsprozesses sowie Besonderheiten der Modulation des psychophysiologischen Erregungsniveaus zu beachten (vgl. *Brenner* 1989).

Tabelle 7.37 Indikationsstellung zur Durchführung des IPT

1. *Kognitive Therapie*
   (Kognitive Differenzierung,
   Soziale Wahrnehmung,
   Verbale Kommunikation [Teil 1])
   - ausgeprägte kognitive Störungen,
   - große Sozialängste,
   - Langzeitpatienten (oft langjährig hospitalisiert),
   - eher Minussymptomatik,
   - geringe Therapiemotivation.

2. *Therapie sozialer Kompetenz*
   (Verbale Kommunikation [Teil 2],
   Soziale Fertigkeiten,
   Interpersonelles Problemlösen)
   - unzureichende Coping-Fertigkeiten in sozialen Situationen,
   - „Drehtür"-Patienten (z.B. postakut),
   - häufig jünger,
   - therapiemotiviert,
   - Langzeitpatienten, die 1. (kognitive) Therapie erfolgreich abgeschlossen haben.

Einschätzung und Zuweisung über:
   - Verhaltensanalysen,
   - Tests, Ratings.

7.13.5 Familientherapeutische Verfahren und Angehörigenarbeit

Spezifische Besonderheiten der Interaktionen in Familien, in denen ein Mitglied an einer Schizophrenie erkrankt, wurden über das Konzept *„Expressed Emotion"* (EE) (*Leff* u. *Vaughn* (1985) und den *„Communication Deviance"* (CD)-Index (*Goldstein* 1985) wissenschaftlich gut abgesichert. Besonders das EE-Konzept fand in der Grundlagen- und Therapieforschung der letzten Jahre eine große Beachtung. Es besagt, daß Rückfälle bei schizophrenen Patienten signifikant häufiger auftreten, wenn nahe Angehörige (z.B. Eltern) einen Interaktionsstil zeigen, der von Kritik, Feindseligkeit und/oder Überfürsorglichkeit geprägt ist.

Auf dem Hintergrund dieser Forschungsergebnisse wurde eine große Zahl unterschiedlicher Interventionsansätze entwickelt, die von mehr pädagogisch orientierten Vorgehensweisen bis hin zu systemisch oder analytisch ausgerichteten Familientherapien reichen. Pädagogisch orientierte Verfahren lassen sich dadurch kennzeichnen, daß sie von Experten meist in Angehörigengruppen ohne Patienten durchgeführt werden. Den Angehöri-

gen werden dabei Informationen zur Krankheit gegeben. Parallel besprechen die Experten Nöte und Sorgen der Angehörigen und arbeiten diese über verhaltenstherapeutische Verfahren (z.B. Problemlösen, Rollenspiel) gezielt auf (vgl. z.B. *Angermeyer* u. *Finzen* 1984, *Fiedler* et al. 1986). In der Praxis scheint sich eine Kombination von pädagogischen Interventionen und systemisch orientierten Verfahren immer mehr durchzusetzen. So schlägt *Leff* (1986) ein aus 3 Teilen bestehendes Behandlungsprogramm vor: 1. „Erziehung": Die Angehörigen einer Familie erhalten in 2 Sitzungen Informationen zur Schizophrenie, zu Ätiologie, Symptomatik, Verlauf und Behandlung. Dies geschieht in der Familie zuhause (ohne Patient/in). 2. „Problemlösung": Eine Gruppe, bestehend aus Angehörigen (ohne Patienten), trifft sich alle 2 Wochen regelmäßig und bringt ihre Nöte und Sorgen ein. Gleichzeitig können die Angehörigen in dieser Gruppe Beziehungen knüpfen und so ihr Kontaktnetz vergrößern. 3. „Individuelle Familientherapie": Die vollständige Familie trifft sich mit 1 oder 2 Therapeuten in der familiären Umgebung. Die therapeutische Vorgehensweise ist problemzentriert und systemisch. Ähnliche Behandlungsprogramme schlagen beispielsweise *Anderson* et al. (1986) vor.

Bisher durchgeführte empirische Untersuchungen zu diesem Behandlungsprogramm belegen damit gute Erfolge. Unter anderen zeigte *Leff* (1986, *Leff* u. *Vaughn* 1985), daß die Reduktion von Kritik, Feindseligkeit und/oder Überengagement zu einer signifikanten Verminderung der Rückfallhäufigkeit während eines Katamnesezeitraums von 9 Monaten bzw. 2 Jahren führt.

Da die wissenschaftlich begleitete Familientherapie erst in den Anfängen steckt, können befriedigende Aussagen zur Wirksamkeit der einzelnen therapeutischen Komponenten noch nicht gemacht werden. Zukünftige Untersuchungen müssen darüber Klarheit schaffen.

7.13.6 Indikationsstellung

Unter den allgemeinen Prinzipien und bei der Beschreibung des Integrierten Psychologischen Therapieprogramms (s.a. Tab. 7.37) wurden schon Kriterien für die Durchführung einer Verhaltenstherapie bei schizophrenen Patienten erwähnt. Wegen ihrer großen Bedeutung sollen sie nochmals zusammengefaßt werden. Die Trainingsverfahren für kognitive Funktionen sind bei ausgeprägten kognitiven Störungen indiziert, soweit keine Über- oder Unterdosierung der Medikation vorliegt (s.o.) oder die akut-produktive Symptomatik noch vorherrschend ist. In Abhängigkeit von den Sozialängsten und der Gruppenfähigkeit des Patienten werden diese Therapien in kleinen Gruppen (5 bis 7) oder einzeln durchgeführt. Besonders Langzeitpatienten mit Hospitalismusschäden, ausgeprägter Minussymptomatik oder geringer Motivation lassen sich durch diese Übungen, besonders wenn sie in einer spielerischen Atmosphäre durchgeführt werden, zu ersten zaghaften Meinungsäußerungen und Kontakten bewegen. Wahrscheinlich handelt es sich bei diesen Patienten vor allem um diejenigen, die auch hirnmorphologische Veränderungen aufweisen. Wenn die kognitiven Funktionen nicht so weit beeinträchtigt sind, daß die Lernfähigkeit gestört ist, und wenn bereits eine ausreichende Beziehungsfähigkeit vorhanden ist, können Therapien zur Verbesserung der sozialen Kompetenz, wie das Training der sozialen Fertigkeiten, eingesetzt werden. In Abhängigkeit von der Reflexionsfähigkeit und dem Abstraktionsvermögen des Patienten können auch direkt Problemlösestrategien erarbeitet werden. Immer ist jedoch der praktischen Umsetzung in das Alltagsleben besondere Aufmerksamkeit zu widmen.

Da es trotz guter Compliance mit der verordneten Neuroleptikamedikation und tragendem sozialen Beziehungsnetz zu Rückfällen kommen kann, sollte die Indikation einer psychotherapeutischen Nachbehandlung jeder schizophrenen Krankheitsepisode sehr weit gestellt werden. Meist zeigen sich die kognitiven und sozialen Defizite und Schwierigkeiten eines schizophrenen Patienten erst nach längerem, regelmäßigem therapeutischen Kontakt. Die Unfähigkeit, Probleme zu erkennen und zu beschreiben, gehört zu den Hauptschwierigkeiten im therapeutischen Umgang mit diesen Kranken. Durch seine Handlungsorientiertheit ist das verhaltenstherapeutische Vorgehen hier besonders gut geeignet.

Die dargestellten verhaltenstherapeutischen Methoden müssen in ein multimodales Behandlungskonzept integriert werden, um eine optimale therapeutische Wirkung zu erzielen. Hierzu gehören Pharmako- und Soziotherapie sowie bei stationären Patienten die Milieutherapie. Dies erfordert häufig die Koordination eines interdisziplinären Teams und die Integration von Forschungsergebnissen aus den verschiedensten Bereichen.

Literatur

Alford, G.S., Fleece, L., Rothblum, E.: Hallucinatory-delusional verbalizations: modification in a chronic schizophrenic by self-control and cognitive restructuring. Behav. Modif. 6 (1982) 421–435

Anderson, C.M., Reiss, D.J., Hogarty, G.E.: Schizophrenia and the familiy. Guilford Press, New York 1986

Angermeyer, M.C., Finzen, A. (Hrsg.): Die Angehörigengruppe. Enke, Stuttgart 1984

Ayllon, T., Azrin, N.: The token economy – A motivational system for therapy and rehabilitation. Appleton-Century-Crofts, New York 1968

Ayllon, T., Haughton, E.: Modification of symptomatic verbal behavior of mental patients. Behav. Res. Ther. 2 (1964) 87–97

Ayllon, T., Michael, J.: The psychiatric nurse as behavioral engineer. J. exp. Anal. Behav. 2 (1959) 323

Baade, F.W., Borck, J., Koebe, S., Zumvenne, G.: Theorien und Methoden der Verhaltenstherapie. Steinbauer & Rau, München 1981

Brady, J.P.: Social skills training for psychiatric patients. I: Concepts, methods and clinical results. Amer. J. Psychiat. 141 (1984a) 333–340

Brady, J.P.: Social skills training for psychiatric patients. II: Clinical outcome studies. Amer. J. Psychiat. 141 (1984b) 491–498

Brenner, H.D.: Zur Bedeutung von Basisstörungen für Behandlung und Rehabilitation. In: *W. Böker, H.D. Brenner* (Hrsg.): Bewältigung der Schizophrenie. Huber, Bern, Stuttgart, Toronto 1986

Brenner, H.D.: Die Therapie basaler psychischer Dysfunktionen aus systemischer Sicht. In: *W. Böker, H.D. Brenner* (Hrsg.): Schizophrenie als systemische Störung. Huber, Bern, Stuttgart, Toronto 1989

Brenner, H.D., Hodel, B., Kube, G., Roder, V.: Kognitive Therapie bei Schizophrenen: Problemanalyse und empirische Ergebnisse. Nervenarzt 58 (1987) 72–83

Brenner, H.D., Waldvogel, D., Wäber, M., Ambühl, B.: Therapieprogramm zum eigenverantwortlichen Umgang mit Medikamenten bei chronisch psychisch Kranken. Schweiz. Z. Med. u. med. Tech. 10/11 a (1988) 15–20

Fiedler, P., Niedermeier, T., Mundt, Ch.: Gruppenarbeit mit Angehörigen schizophrener Patienten. PVU, München, Weinheim 1986

Flanagan, S., Liberman, R.P.: Ethical issues in the practice of behavior therapy. In: *M. Rosenbaum* (ed.): Ethics and values in psychotherapy. Free Press, New York 1982

Fliegel, S., Groeger, W.M., Künzel, R., Schulte, D., Sorgatz, H.: Verhaltenstherapeutische Standardmethoden. Urban & Schwarzenberg, München, Wien, Baltimore 1981

Goldstein, M.J.: Familieninteraktionen: Muster, die Entstehung und Verlauf einer Schizophrenie vorhersagen lassen. In: *H. Stierlin, L.C. Wynne, M. Wirsching* (Hrsg.): Psychotherapie und Sozialtherapie der Schizophrenie. Springer, Heidelberg 1985

Hinsch, R., Pfingsten, U.: Gruppentraining sozialer Kompetenz. Urban & Schwarzenberg, München 1983

Lazarus, A.A.: Multimodale Verhaltenstherapie. Fachbuchhandlung für Psychologie, Frankfurt/M. 1978

Leff, J.: Die therapeutische Beeinflussung der familiären Umgebung schizophrener Patienten. In: *W. Böker, H.D. Brenner* (Hrsg.): Bewältigung der Schizophrenie. Huber, Bern, Stuttgart, Toronto 1986

Leff, J., Vaughn, Ch.: Expressed emotion in families – its significance for mental illness. Guilford Press, New York 1985

Liberman, R.P., McCann, M.J., Wallace, C.J.: Generalization of behaviour therapy with psychotics. Brit. J. Psychiat. 129 (1976) 490–496

Liberman, R.P., Jacobs, H.E., Boone, S.E., Foy, D.W., Donahoe, C.P., Falloon, I.R.H., Blackwell, G., Wallace, C.J.: Fertigkeitentraining zur Anpassung Schizophrener an die Gemeinschaft. In: *W. Böker, H.D. Brenner* (Hrsg.): Bewältigung der Schizophrenie. Huber, Bern, Stuttgart, Toronto 1986

Lutz, R.: Das verhaltensdiagnostische Interview. Kohlhammer, Stuttgart 1978

Meichenbaum, D.: The effects of instructions and reinforcement on thinking and language behavior of schizophrenics. Behav. Res. Ther. 7 (1969) 101–114

Moss, G.R., Liberman, R.P.: Empiricism in psychotherapy: Behavioural specification and measurement. Brit. J. Psychiat. 126 (1975) 73–80

Nuechterlein, K.H., Dawson, M.E.: Information processing and attentional functioning in the development course of schizophrenic disorders. Schizophr. Bull. 10 (1984) 160–203

Paul, G.L., Lentz, R.J.: Psychosocial treatment of chronic mental patients: Milieu versus social-learning programs. Harvard University Press, Cambridge MA 1977

Platt, J.J., Spivack, G.: Social competence and effective problem solving thinking in psychiatric patients. J. clin. Psychol. 28 (1972) 3–5

Roder, V.: Untersuchungen zur Effektivität kognitiver Therapieinterventionen mit schizophrenen Patienten. Inauguraldissertation an der Universität Bern 1988

Roder, V., Brenner, H.D., Kienzle, N., Hodel, B.: Integriertes Psychologisches Therapieprogramm (IPT) für schizophrene Patienten. PVU, München, Weinheim 1988

Schulte, D.: Verhaltenstherapeutische Diagnostik: In: *Deutsche Gesellschaft für Verhaltenstherapie* (Hrsg.): Verhaltenstherapie. Tübingen 1986

Spaulding, W.D., Storms, L., Goodrich, V., Sullivan, M.: Applications of experimental psychopathology in rehabilitation. Schizophr. Bull. 12/4 (1986) 560–577

Turner, S.M., Hersen, M., Bellack, A.S.: Effects of social disruption, stimulus interference and aversive conditioning on auditory hallucinations. Behav. Modif. 1 (1977) 249–258

Ullmann, L.P., Krasner, L.: A psychological approach to abnormal behavior. Englewood Cliffs Prentice-Hall, Inc., New York 1969

Wallace, C.J., Nelson, C.J., Liberman, R.P., Altchison, R.A., Lukoff, D., Elder, J.P., Ferris, C.: A review and critique of social skills training with schizophrenic patients. Schizophr. Bull. 6 (1980) 42–63

Wing, J.K., Brown, G.W.: Institutionalism and Schizophrenia. Cambridge University Press, London 1970

Wong, S.E., Massel, H.K., Mosk, M.D., Liberman, R.P.: Behavioral approaches to the treatment of schizophrenia. In: *G.D. Burrows, T.R. Norman, G. Rubinstein* (eds.): Handbook of studies on schizophrenia. Part 2. Elsevier, Amsterdam, New York, Oxford 1986

7.14 Psychoanalytische Verfahren bei schizophrenen Erkrankungen

F. Schwarz

Die analytische Psychotherapie bei schizophrenen Psychosen reicht bis in die Anfänge der Psychoanalyse zurück. Übersichten über ihre Entwicklung und den gegenwärtigen Stand finden sich bei *Benedetti* (1987a), *Pao* (1979) und *Schwarz* (1987). Aktuelle Überblicke liefern auch immer wieder die Internationalen Symposien über die Psychotherapie der Schizophrenie, zuletzt in Stockholm im August 1991.

Dieser Behandlungsansatz ist nach wie vor umstritten und noch nicht ausreichend in die Psychoanalyse und in die Psychiatrie integriert, obwohl sich gerade in diesem Bereich beide Gebiete fruchtbar verbinden lassen. Es ist auch deshalb eine Verbindung erforderlich, weil ein analytisch orientierter Psychosentherapeut sowohl in der Psychiatrie als auch in der analytischen Psychotherapie gründlich ausgebildet sein muß. Darüber hinaus sollte er mit den psychodynamischen Voraussetzungen vertraut sein, welche hier zuerst dargestellt werden.

7.14.1 Psychodynamische Konzepte der schizophrenen Psychosen

Die derzeit vorliegenden psychodynamischen Schizophreniekonzepte können noch nicht zu einer einheitlichen und übergreifenden psychodynamischen Theorie zusammengefaßt werden. Deshalb ist es nötig, auf Einzelaspekte einzugehen, wobei eine Beschränkung auf das Wichtigste erfolgen soll und interessante Fragen der Psychogenese, der lebensgeschichtlichen Entwicklung zur Psychose, der Anlässe und der psychodynamischen Hypothesen zur Symptombildung unberücksichtigt bleiben.

Wesentliche psychodynamische Überlegungen zur Schizophrenie stammen von *Freud* (1894, 1896, 1911, 1912, 1940). Seine Hypothesen mußten aber z.T. erheblichen Revisionen unterzogen werden. Er entwickelte im Laufe seiner langen Beschäftigung mit diesem Thema 3 Schizophreniekonzepte. Zunächst betrachtete er die Schizophrenie analog der Neurose als Abwehr gegen die Wiederkehr des Verdrängten mit dem speziellen Abwehrmechanismus der Projektion. Dann bediente er sich des metapsychologischen Konstrukts der libidinösen Besetzung, die bei Schizophrenen infolge Frustration von der Außenwelt bzw. von den Objekten abgezogen werden könne. Dadurch komme es zu einer libidinösen Überbesetzung des Ichs. Damit versuchte *Freud* Phänomene des Weltuntergangs, des Größenwahns und der Hypochondrie zu erklären. Halluzinationen und Wahn betrachtete er in diesem Modell als Restitutionsversuche im Sinne einer Wiederbesetzung der Außenwelt. Aufgrund des postulierten Mangels an libidinöser Besetzung der Objekte nahm *Freud* an, daß Schizophrene keine Übertragung entwickeln und daß eine analytische Therapie mit ihnen deshalb nicht möglich sei. Diese Auffassung mußte aber verlassen werden. Schon *Freuds* Schüler und Vertrauter *P. Federn* (1956) konnte mit Recht die gegenteilige Meinung vertreten, obwohl er auch erkannte, daß die Übertragung Schizophrener instabil und leicht störbar ist. Eine stabile positive Übertragung muß sozusagen erst „hergestellt" werden. Dies haben neben *Fenichel* (1975) auch gegenwärtige Autoren wie *Benedetti* (1987a) und *Matussek* (1985) wiederholt betont.

Der von *Freud* konzipierte Objektverlust bei Schizophrenen ist dagegen nach wie vor Gegenstand der wissenschaftlichen Diskussion. So wird z.B. von *Freeman* (1985) die Prognose schizophrener Psychosen nach dem Ausmaß des Objektverlustes einzuschätzen versucht.

Im Unterschied zu den beiden ersten Konzepten wandte sich *Freud* in seinem 3. psychodynamischen Schizophreniemodell der Störung des Ichs zu. Er beschrieb jetzt einen Konflikt zwischen Ich und Außenwelt bzw. Realität. Dabei nahm er eine Ich-Spaltung in 2 Ich-Zustände an, von denen einer einem Wunsch, der andere der Realität entspreche. *Federns* (1956) Schizophreniehypothese bediente sich ebenfalls der Terminologie der psychoanalytischen Ich-Psychologie. Sein Beitrag ist vor allem wegen seines klinisch-therapeutischen Gewichts von Bedeutung, weniger wegen der von *Pao* (1979) kritisierten theoretischen Formulierungen,

die eher deskriptiven und weniger metapsychologischen Charakter haben. *Federn* sprach von einer Störung des Ich-Gefühls infolge der mangelhaften libidinösen Besetzung des Ichs, speziell der Ich-Grenzen, worauf er sämtliche psychopathologischen Phänomene der Schizophrenie zurückführte. Sein Ansatz unterschied sich also stark von dem *Freuds*.

Ein großer Einfluß auf die psychodynamischen Schizophreniekonzepte kommt der Objektbeziehungstheorie zu. Die ersten Ansätze in dieser Richtung stammen von *M. Klein* (1960/61). Sie hat vor allem das für Schizophrene relevante Spaltungskonzept weiterentwickelt und mit Introjektions- und Projektionsvorgängen schizophrene Phänomene zu erklären versucht. Sie sah in der schizophrenen Psychose eine Regression auf die von ihr beschriebene paranoid-schizoide Position frühkindlicher Entwicklung.

Besonders hervorzuheben ist der objektbeziehungstheoretische Beitrag *M. Mahlers* (1972), denn auf aktuelle Schizophreniekonzepte hat er deutlich sichtbaren Einfluß ausgeübt. Während *Pao* (1979) vor allem die psychotische Panik aus ihrer Entwicklungslehre ableitet, hebt *Mentzos* (1988) die symbiotische Phase ihres Modells, in der die Selbst- und Objektrepräsentanzen noch nicht getrennt sind, hervor. Er nimmt bei der Schizophrenie einen Fixierungspunkt in dieser Phase an, woraus er einen Konflikt zwischen Verschmelzungs- und Individuationstendenzen ableitet. Zahlreiche andere Autoren haben, z.T. unabhängig vom Konzept *Mahlers*, ähnliche Formulierungen über einen Konflikt zwischen Wünschen nach Nähe und der Angst vor Abhängigkeit gebraucht (Übersicht bei *Schwarz* 1984).

Das psychodynamische Verständnis für schizophrene Psychosen wurde in den letzten 2 Jahrzehnten auch durch psychoanalytische Narzißmuskonzepte erweitert. Sie befassen sich im wesentlichen mit Problemen der Selbstwertregulation, die bei Schizophrenen genauso labil und störbar wie ihre unsichere Identität ist. In diesen Konzepten geht es weniger um libidotheoretische Gesichtspunkte als um das von der Selbstwertregulation abhängige Sicherheitsgefühl. Die Formulierungen von *Kohut* (1973) über die Fragmentierung des Selbst und die damit verbundene Desintegrationsangst lassen sich gut auf die Schizophrenie anwenden.

Schließlich sei noch der Einfluß psychoanalytischer Vorstellungen über eine Störung der Affektentwicklung auf das psychodynamische Verständnis der Schizophrenie erwähnt. Sie wird von *Grotstein* (1977) für die Entstehung der von ihm beschriebenen schizophrenen Persönlichkeit und auch für die Symptombildung verantwortlich gemacht. *Benedetti* (1987 a) bedient sich ebenfalls dieses Ansatzes, wenn er auf unerträgliche Affekte bei Schizophrenen hinweist. Sie müssen insbesondere aggressive Affekte abwehren, und zwar mittels Verneinung, Identifikation (mit dem Aggressor) und Projektion. Die Psychose gilt danach als ein Zustand, bei dem gefährliche Affekte äußeren Gefahren gleichgesetzt werden.

7.14.2 Modifizierte analytische Psychotherapie bei Schizophrenen

Zunächst sind einige grundsätzliche Fragen dieser Behandlungsmöglichkeit zu besprechen. Sie betreffen die spezielle Problematik eines Patienten und die Schwere seiner Erkrankung. So ist es nicht gleichgültig, ob ein Patient alleine lebt, Schwierigkeiten mit seinem Partner hat oder ob er sich in einem Abhängigkeitskonflikt mit seiner Primärfamilie befindet. Je nachdem sollte er im Sinne von *Alanen* et al. (1986) ein spezifisches Therapieangebot erhalten (*,,need-specific treatment''*).

Bei der Schwere der Erkrankung eines Patienten ist nicht nur an die Unterformen schizophrener Verläufe, sondern auch an schizoaffektive Psychosen zu denken, bei denen wahrscheinlich psychodynamische Unterschiede gegenüber schizophrenen Psychosen vorliegen mit entsprechenden Konsequenzen für die Psychotherapie.

Im Zusammenhang mit der Schwere der Erkrankung und dem Verlauf ist in erster Linie die Frage der ambulanten oder stationären Behandlung aufzuwerfen. Neben den bekannten zwingenden Indikationen für die stationäre Behandlung wie akute Suizidalität oder schwere psychotische Exazerbation sollte die Psychotherapie auch dann stationär durchgeführt werden, wenn das Ausmaß der Störung und der Gefährdung eines Patienten noch nicht eindeutig einzuschätzen ist, da er durch die Psychotherapie eventuell aus seinem prekären bisherigen Gleichgewicht geraten kann. Ein weiterer Grund dafür ist die notwendige vorübergehende Trennung eines Patienten von seiner Familie, wenn besonders konfliktreiche Verhältnisse vorliegen. Dies bedeutet aber nicht ohne weiteres, daß der Patient unabhängig von seiner Familie behandelt werden könnte. Falls es vielmehr nicht gelingt, seine wesentlichen Beziehungspersonen zu einer positiven Einstellung gegenüber der Psychotherapie zu

bringen, ist die Aussicht auf Erfolg geschmälert. Eine stationäre Psychotherapie kann auch dann empfehlenswert sein, wenn ein Patient besonders isoliert ist. Solche Kranke sieht man manchmal im Rahmen stationärer Beziehungs- und Aktivitätsmöglichkeiten geradezu aufblühen. Vergleichbare Überlegungen sind für teilstationäre Behandlungsbedingungen und Übergangseinrichtungen wie therapeutische Wohngemeinschaften anzustellen.

Die Frage der Medikation während der Psychotherapie bedarf einer differenzierten Diskussion, die durch Polarisierungen erschwert wird. Zum einen trägt die Medikation eventuell dazu bei, daß eine psychotherapeutische Behandlung überhaupt erst begonnen oder z.B. ambulant fortgesetzt werden kann. Andererseits kann gegebenenfalls wegen der relativ häufigen Kontakte während der Psychotherapie eher eine Reduktion oder ein Absetzen der Medikamente gewagt werden. Zu warnen ist allerdings davor, bei zu großem psychotherapeutischen Enthusiasmus und zu geringer Erfahrung die Medikation vorzeitig abzusetzen und so vermeidbare Rückfälle zu provozieren. Genauso problematisch ist eine allzu schematisch verordnete Medikation mit ihrer Einschränkung der psychotherapeutischen Möglichkeiten. Auf diese Gefahr hat *R. Lidz* (1992) hingewiesen. Sie gab insbesondere zu bedenken, daß infolge der Medikation das affektive Erleben eingeschränkt werden kann.

Für die stationäre Psychotherapie wurden in den letzten 2 1/2 Jahrzehnten in der Bundesrepublik von zahlreichen Autoren Konzepte entworfen, die aber fast ausschließlich aus der Arbeit mit neurotischen, psychosomatischen und sog. frühgestörten Patienten hervorgingen. Dabei haben sich 2 Modelle ergeben, ein ,,integratives'' (*Janssen* 1987) und ein ,,bipolares'' (*Enke* 1965). Von *Pao* (1979) wird über positive Erfahrungen mit einem bipolaren Modell bei der stationären Behandlung Schizophrener berichtet, bei dem die therapeutischen und administrativen Funktionen weitgehend getrennt sind. Nach eigenen Erfahrungen (*Klug* u. *Schwarz* 1984) eignet sich aber für psychotische Patienten ein integrativer Ansatz besser. Die enge Kooperation von Therapeut, Stationsarzt und anderen an der Therapie beteiligten Teammitgliedern hat den Vorteil, den Spaltungstendenzen schizophrener Patienten auf der Station entgegenzuwirken. Sie neigen nämlich leicht dazu, unter den Teammitgliedern aufzuspalten. Dann ist z.B. der Therapeut nur gut und der Stationsarzt nur schlecht oder umgekehrt, was die Behandlung erschwert, wenn nicht darüber reflektiert wird.

Damit diese Behandlungskonzeption verwirklicht werden kann, ist es unumgänglich, daß alle Teammitglieder mit ihr vertraut sind. Dieses Ziel ist nur durch ein aufwendiges Training aller Beteiligten zu erreichen. Von den Ärzten oder Psychologen kann ein Teil dieses Trainings im Rahmen einer analytischen Weiterbildung erfolgen, beim Pflegepersonal durch spezielle fachliche Weiterbildung. Wichtig ist aber darüber hinaus, daß innerhalb der Stationsarbeit intensive Trainingsmöglichkeiten entwickelt werden, um vor allem das Pflegepersonal zu befähigen, in Teilbereichen selbständig therapeutisch tätig werden zu können. Eine große Hilfe stellt eine externe Supervision der therapeutischen Arbeit und der Teamprobleme dar.

7.14.3 Einzeltherapie

Nach diesen Vorbemerkungen wird jetzt auf die Behandlungstechnik bei der modifizierten analytischen Einzeltherapie Schizophrener eingegangen. Diese Darstellung konzentriert sich im wesentlichen auf Patienten, welche sich nicht in akuten psychotischen Zuständen befinden. Über Behandlungsversuche während akuter Krankheitsmanifestationen ist zwar immer wieder berichtet worden (z.B. von *Pao* 1979 oder *Rosenfeld* 1981), vor allem aus der Zeit vor Einführung der Neuroleptika. Diese überaus aufwendigen Behandlungen sind aber nicht mehr allgemein zu empfehlen. Ungeachtet dessen ist es wichtig, während akuter Krankheitsperioden den psychotherapeutischen Kontakt nicht abreißen zu lassen, der nicht in regulären Sitzungen besteht, sondern in der Regel in häufigeren kurzen Gesprächen. Unterbleiben diese, können sich die Patienten, wie sie manchmal später berichten, in dieser besonders schwierigen Situation allein und im Stich gelassen fühlen. Eine tragfähige psychotherapeutische Beziehung kann sich im übrigen gerade in akuten Krankheitsperioden günstig auf die Motivation des Patienten, sich stationär oder medikamentös behandeln zu lassen, auswirken.

Es muß heutzutage nicht mehr besonders betont werden, daß man bei schizophrenen Patienten keine Psychoanalyse im klassischen Sinne oder keine analytische Psychotherapie wie bei neurotischen Patienten mit stabiler Abwehrstruktur und intakten Ich-Funktionen durchführt. Von Interesse ist hingegen, wie die erforderlichen Modifikationen im einzelnen aussehen. Zunächst zum *Setting*. Trotz vieler anderer Berichte herrscht inzwischen ein Konsens darüber, diese Therapie nicht auf der Couch, sondern im Gegenübersitzen durchzuführen. Dieses Setting ist deshalb indiziert, weil schizophrene Patienten zur regressiven psychotischen Dekompensation neigen. Während die regressionsfördernde Behandlungssituation auf der Couch bei neurotischen Patienten mit ihren teilweise starren Abwehrstrukturen Vorteile mit sich bringt, können Schizophrene auf sehr frühe Entwicklungsstufen regredieren, die therapeutisch schwer zu handhaben sind. Die Vermeidung eines regressionsfördernden Settings bedeutet aber nicht, daß regressive Vorgänge in der Therapie generell verhindert werden sollen. Es ist vielmehr im Rahmen einer längerdauernden Psychotherapie möglich, regressive Perioden mit dem Patienten durchzustehen und für eine progressive therapeutische Entwicklung zu nutzen. Solche regressiven Phasen sind vor allem der Behandlung von schizophrenen Patienten mit rigiden Affektabspaltungen dienlich, die danach einen besseren Zugang zu ihrem emotionalen Erleben bekommen können.

Was die *Sitzungsfrequenz* betrifft, bestehen bei den verschiedenen Autoren recht unterschiedliche Auffassungen. Sie sind z.T. durch die jeweilige Behandlungssituation (z.B. ambulant oder stationär) und die Klientel bedingt, z.T. auch konzeptuell. Während *Pao* (1979) aus der Klinik Chestnut Lodge von chronischen stationären Patienten berichtet, die fast tägliche Sitzungen erhalten, haben sich für die ambulante Psychotherapie mit teils weniger schwer erkrankten Schizophrenen Sitzungsfrequenzen von 1 bis 3 pro Woche als günstig erwiesen. Hierbei steht der ökonomische Gesichtspunkt nicht unbedingt im Vordergrund. Die Nähe-Distanz-Problematik schizophrener Patienten ist für die Sitzungsfrequenz ebenfalls von Bedeutung. Die zeitliche Limitierung einzelner Sitzungen auf die üblichen 50 Minuten analytischer Psychotherapie hat einen durchaus günstigen strukturierenden Einfluß. Sie muß nur dann variiert werden, wenn es besondere Umstände wie präpsychotische oder psychotische Krisen erfordern, die zur Verkürzung oder Verlängerung einer Stunde zwingen.

Über *Deutungen* in der modifizierten analytischen Psychosentherapie ist viel diskutiert worden, und die Meinungen der zahlreichen Autoren divergieren erheblich. Stellvertretend für diejenigen Therapeuten, die einen aktiven Gebrauch von tiefgreifenden Deutungen ziemlich unabhängig vom Niveau der Ich-Funktionen des Patienten befürworten, sei *Rosenfeld* (1981) genannt. Aber schon *Fenichel* (1975) wies 1945 darauf hin, daß Deutungen erst gegeben werden sollten, wenn ein „Real-Ich" vorhanden ist. Inzwischen herrscht über den viel vorsichtigeren Gebrauch von Deutungen bei

Schizophrenen im Vergleich zu Neurotikern weitgehende Übereinstimmung. So spricht *Pao* (1979) in zutreffender Weise von nichtinterpretierenden Kommentaren bei Schizophrenen, die oft anstelle von Deutungen erfolgen, vor allem um belastende Schweigepausen zu unterbrechen. Bevor man sich bei Schizophrenen zu Deutungen entschließt, muß erst eine Phase der Auseinandersetzung mit der anfänglichen Ambivalenz und der Stabilisierung des Arbeitsbündnisses vorausgehen.

Diese Bemerkungen gelten auch für das Deuten von *Träumen*. Während bei neurotischen Patienten Träume typischerweise gedeutet werden, beschränkt man sich bei Schizophrenen häufig darauf, sich lediglich von den Traumbildern beeindrucken zu lassen oder mit einem Verständnis von der „Oberfläche" zu beginnen. Das *freie Assoziieren* kann ebenfalls oft nicht als Hilfe zum Traumverständnis herangezogen werden, da es bei jeglicher Form aufgelockerten Denkens kontraindiziert ist.

Das *Deuten psychotischer Inhalte* hat damit zu tun, in welchem Umfang die Kranken mit der Realität konfrontiert werden sollen oder dürfen. *Benedetti* (1987 b) unterscheidet deshalb die sog. wahnexterne von der wahninternen Deutung. Bei der wahnexternen Deutung wird der Patient mit der psychodynamischen Bedeutung seiner psychotischen Inhalte, also mit der Realität konfrontiert. Bei diesem Vorgehen muß man aber die Belastbarkeit des Patienten genau abschätzen können, damit er z.B. nicht in eine suizidale Krise gerät. Bei der wahninternen Deutung wird dieses Risiko bewußt vermieden, da sich der Therapeut zunächst einmal in das Wahngeschehen hineinbegibt, ohne es in Frage zu stellen. Allmählich kann sich aber auch dabei im Sinne der „progressiven Psychopathologie" *Benedettis* (1987 a) eine therapeutische Veränderung ergeben.

Übertragung und *Gegenübertragung* sind ebenfalls ein zentrales Thema in der modifizierten analytischen Psychotherapie von Schizophrenen. Von vielen Autoren wurden die großen Unterschiede zur Neurosentherapie betont (*Benedetti* 1987 a, *Fenichel* 1975, *Fromm-Reichmann* 1978, *Matussek* 1985, *Pao* 1979). Das zentrale Dilemma Schizophrener um Nähe und Distanz mit der damit verbundenen Ambivalenz, die Gefahr des Auftauchens abgespaltener destruktiver Tendenzen, die narzißtische Vulnerabilität und die emotionale Irritierbarkeit gestalten die Übertragungsbeziehung im allgemeinen wesentlich schwieriger als bei neurotischen Patienten. Vor allem in der Anfangsphase der Behandlung kommt es darauf an, diese gefährlichen Klippen zu umschiffen und die äußerst

labile positive Übertragung nicht abreißen zu lassen. Darauf, daß sich wie bei Neurosen von selbst eine intensive Übertragungsbeziehung entwickelt, kann man sich bei der Psychosentherapie nicht verlassen. Die Entwicklung einer positiven Übertragung muß gefördert werden.

Was die Gegenübertragung betrifft, wird man bei der Psychosentherapie vor besondere Probleme gestellt. *Fromm-Reichmann* (1978) spricht von der Schwierigkeit, die intensiven feindseligen Gefühle schizophrener Patienten nicht nur auszuhalten, sondern auch zu verstehen und therapeutisch fruchtbar zu machen. Dem ist hinzuzufügen, daß Gefühle der Hoffnungslosigkeit und Ohnmacht ebenso schwer zu ertragen sind und daß grandios abwertendes Verhalten von Patienten den Therapeuten mit eigenen narzißtischen Problemen konfrontiert. Gegenübertragungsprobleme gibt es auch in regressiv symbiotischen Therapieabschnitten, in denen der Therapeut der Gefahr einer übermäßigen Identifikation mit dem Patienten oder einer unempathischen Distanzierung ausgesetzt ist. *Fromm-Reichmann* (1978) und *Pao* (1979) betonen mit anderen Autoren die allgemeine Erfahrung, daß man bei der Psychotherapie von Psychotikern mit intensiveren Affekten und heftigeren Gegenübertragungsgefühlen als bei Neurosen zu tun hat. Diesen Schwierigkeiten kann mit einer gründlichen analytischen Weiterbildung und einer längerdauernden Supervision begegnet werden.

Die modifizierte analytische Einzeltherapie bei Schizophrenen ist nicht nur konzeptuell als Langzeitbehandlung angelegt. Auch die Erfahrungen sprechen dafür, daß bei längeren Behandlungszeiten günstigere Ergebnisse erzielt werden (*Benedetti* 1987 a, *Matussek* u. *Triebel* 1974). *Benedetti* sieht Behandlungszeiten von 4 bis 5 Jahren als günstig an. Vergleichbare Erfahrungen wurden auch in der Forschungsstelle für Psychopathologie und Psychotherapie in der Max-Planck-Gesellschaft gemacht (*Matussek* u. *Triebel* 1974). Neuere Ergebnisse aus diesem Institut (*Schwarz* u. *De Rijke* 1992) weisen ebenfalls in diese Richtung. So zeigt sich frühestens 2 Jahre nach Behandlungsbeginn eine Abnahme der Anzahl akuter psychotischer Krankheitsmanifestationen pro Jahr. An dieser Stelle sei allgemein zur Effizienzkontrolle der Psychotherapie Schizophrener ausgeführt, daß sich bei einer Zusammenstellung (*Schwarz* 1985) etwa 60 Arbeiten finden ließen, in denen Einzel-, Gruppen- und Familientherapien miteinbezogen waren. Es handelt sich dabei vorwiegend um psychoanalytisch orientierte oder eklektische Psychotherapie. Bei vielen Arbeiten ist eine genaue Beurteilung der psychotherapeutischen Methode nur bedingt möglich. Etwa 3/4 sind kontrollierte Studien. Wie bei den unkontrollierten Studien sind die Ergebnisse vorwiegend positiv. Wegen der überwiegend sehr kurzen Behandlungszeiten von wenigen Monaten bis zu 1 Jahr und sehr kurzen Katamnesenzeiten von oft nur 1 bis 2 Jahren sind sie jedoch mit Vorsicht zu beurteilen. *Benedetti* (1987a) nimmt überdies kritisch Stellung zu den in der Regel ausschließlich verwandten Kriterien der Symptomreduktion und sozialen Anpassung. Seiner Erfahrung nach fördert die Psychotherapie darüber hinaus die affektive Entwicklung der Persönlichkeit und die Intensität neuer zwischenmenschlicher Beziehungen. Eine eigene Untersuchung (*Schwarz* u. *Matussek* 1990) über die Beurteilung der Psychosenpsychotherapie aus der Sicht der Patienten ergab aufgrund ihrer Spontanangaben insbesondere die Zunahme einer Dimension, welche sich als Initiative, emotionale Lebendigkeit und Lebensfreude charakterisieren läßt.

7.14.4 Gruppenpsychotherapie

Die analytische Gruppenpsychotherapie ist für die Behandlung Schizophrener ebenfalls von erheblicher Bedeutung. Einen repräsentativen Überblick über den aktuellen Stand im deutschen Sprachraum gibt eine Zusammenstellung von *Sandner* (1986). In diesem Sammelband sind auch Beiträge von Mitarbeitern aus der Forschungsstelle für Psychopathologie und Psychotherapie in der Max-Planck-Gesellschaft enthalten (*Klug, Sandner, Schwarz*), die über die dort gemachten Erfahrungen berichten. In den folgenden Ausführungen wird im wesentlichen darauf Bezug genommen. In Arbeiten dieses Sammelbandes wird auch die historische Entwicklung der Gruppentherapie mit Schizophrenen aufgezeigt.

Die analytische Gruppenpsychotherapie mit Schizophrenen kann grundsätzlich in homogenen oder in heterogenen Gruppen durchgeführt werden. In homogenen Gruppen behandelt man gezielt Patienten der gleichen Diagnose und mit vergleichbarer Schwere der Erkrankung. Über eine solche Behandlung berichten *Battegay* u. *von Marschall* (1982). In die von ihnen beschriebene, langjährig bestehende Gruppe wurden ausschließlich Schizophrene aufgenommen. Die einzelnen Patienten nahmen im Durchschnitt 4 bis 5 Jahre an der Gruppe teil. Ausgeschiedene Patienten wurden jeweils wieder durch neue Gruppenmitglieder ersetzt. Der Darstellung dieser Autoren ist zu entnehmen, daß

in solchen homogenen Gruppen auch sehr schwer gestörte Schizophrene behandelt werden können, die z.B. lange Zeit nur schweigsam teilnehmen.

Die Erfahrungen an der oben erwähnten Forschungsstelle stützen sich auf die Behandlung Schizophrener in heterogenen Gruppen, in denen auch Kranke mit anderen Diagnosen (Neurosen, Borderline-Störungen, psychosomatische Krankheiten, affektive Psychosen) therapiert wurden. Diese heterogenen Gruppen besitzen gegenüber homogenen Gruppen Vor- und Nachteile. In heterogenen Gruppen herrscht ein höherer Spannungspegel. Die Gruppen sind lebhafter und entwickeln eine intensivere Dynamik. Dadurch treten aber auch intensivere Ängste auf. Heterogene Gruppen erfordern außerdem größere integrative Fähigkeiten des Therapeuten, der über viel Geschick und Erfahrung verfügen sollte.

An diesen heterogenen Gruppen nehmen jeweils 8 bis 9 Patienten teil. Die Sitzungen sind während der stationären Behandlung häufiger, d.h. mehrmals wöchentlich. Bei der ambulanten Behandlung findet in der Regel eine Doppelstunde pro Woche statt. Der Therapeut sollte über genügend Zeit verfügen, falls schizophrene Patienten zusätzlicher Einzelsitzungen bedürfen. Im stationären Rahmen können diese eventuell auch von speziell geschultem Pflegepersonal durchgeführt werden. Die Dauer der Gruppentherapie sollte ausreichend, wenn möglich mehrere Jahre, sein.

In diesen heterogenen Gruppen kann mit einem gruppenanalytischen Konzept gearbeitet werden. Dieses geht davon aus, daß sich die verschiedenen Äußerungen der Gruppenmitglieder auf eine unbewußte Gruppenphantasie beziehen lassen, und die schwierige Aufgabe des Therapeuten besteht darin, sie herausfinden und der Gruppe bewußt zu machen. Wie in der Einzeltherapie dauert es auch in der Gruppe recht lange, bis sich stabile Übertragungsbeziehungen schizophrener Patienten zum Therapeuten entwickelt haben. Ist aber einmal eine stabile Übertragungs- und Arbeitsbeziehung hergestellt, sind Schizophrene regelmäßige und aktive Gruppenteilnehmer, die großen therapeutischen Nutzen aus der Gruppe ziehen können, wie *Battegay* u. *von Marschall* (1982) zeigen konnten.

7.14.5 Familientherapie

Die psychoanalytische Familientherapie stellt ein weiteres wichtiges Therapieangebot für Schizophrene dar. Die Familientherapie kann als Behandlung des schizophrenen Index-Patienten zusammen mit seiner Primärfamilie erfolgen, außerdem mit seiner Sekundärfamilie. Dann resultiert oft eine Paartherapie daraus.

In den vergangenen 4 Jahrzehnten hat die Familienforschung und die Familientherapie einen bedeutsamen Beitrag zum Verständnis der Psychodynamik schizophrener Psychosen geleistet. Vor allem ist der pathogene Einfluß der Familie über die frühe Kindheit hinaus bis ins Erwachsenenalter deutlich geworden. Auf die differenzierten Forschungsergebnisse über die Störungen der Kommunikation, des affektiven Klimas und die pathologischen Bindungen in Familien mit einem schizophrenen Mitglied kann hier nur hingewiesen werden.

Die von uns praktizierte psychoanalytische Familientherapie (*Schwarz* 1983) unterscheidet sich von anderen Formen der Familientherapie wie der systemischen oder der strukturalen dadurch, daß sie auf analytischen Krankheitsmodellen basiert und analytische Behandlungsprinzipien anwendet.

Diese betreffen die Konzepte von Übertragung und Gegenübertragung sowie des Widerstandes, und zwar nicht nur des Index-Patienten, sondern auch der übrigen Familienmitglieder, die ebenfalls mit ihren Symptomen und Konflikten in die Behandlung miteinbezogen werden müssen. Vor allem unterscheidet sich die psychoanalytische Familientherapie von den anderen Therapien durch das Vermeiden manipulativer Techniken.

Die hier beschriebene psychoanalytische Familientherapie ist nicht als Behandlung für sich alleine konzipiert worden. Sie wird auf 1 bis 2 Jahre limitiert, um dann z.B. von der Einzeltherapie abgelöst werden zu können. Indiziert ist sie bei denjenigen Patienten, die durch eine besonders intensive Bindung an ihre Primärfamilie an der erfolgreichen Teilnahme an anderen Therapien gehindert werden. Deshalb geht es in diesen Therapien hauptsächlich um die Bearbeitung z.T. unbewußter Abhängigkeitsbeziehungen in der Familie. Die Familientherapie stößt dort an ihre Grenzen, wo Fragen der Intimität des Patienten und die Entwicklung seiner Partnerfähigkeit anstehen. Wie bei der Einzel- und Gruppenpsychotherapie liegen über Familientherapien mit Schizophrenen zahlreiche, meist kontrollierte Studien vor, die ermutigende Resultate ergeben.

7.14.6 Indikation und Therapieziele

Hat die Familientherapie die am engsten umschriebene Indikation, so gewährt die Einzeltherapie den breitesten Rahmen. Was die Schwere der Erkrankung dabei betrifft, erweitert eine stationäre Behandlungsmöglichkeit das Indikationsspektrum. Teilweise unabhängig vom Ausprägungsgrad der Störung ist die Motivation zur Psychotherapie und die Bereitschaft, sich in eine therapeutische Beziehung einzulassen, von entscheidender Bedeutung.

Neben den gängigen Behandlungszielen wie der Vermeidung von Rückfällen und von Rehospitalisierungen, der Senkung der stationären Aufenthaltsdauer und der Symptomreduktion strebt die Psychotherapie eine Verbesserung der Erlebnisfähigkeit, der Kontaktfähigkeit und der Fähigkeit, eine Partnerschaft einzugehen, an. Voraussetzung dafür ist, psychoanalytisch formuliert, die dauerhafte Differenzierung der Selbst- und Objektrepräsentanzen, damit Verschmelzungsängste in Partnerschaften und anderen engen Kontakten reduziert werden. Eine weitere Zielsetzung gilt der Wiederherstellung des abgerissenen Sinnzusammenhangs in der lebensgeschichtlichen Kontinuität. Einige dieser Ziele lassen sich auch tatsächlich erreichen (*Battegay* u. *von Marschall* 1982, *Schwarz* et al. 1987).

Die analytischen Behandlungsverfahren können so innerhalb der breiten Palette psychiatrischer Behandlungs- und Rehabilitationsmaßnahmen ihren Platz einnehmen, weil sie auf dauerhafte intrapsychische Veränderungen abzielen, die nicht mit organisatorischen Mitteln oder Medikamenten zu erreichen sind.

Literatur

Alanen, Y.O., Räkköläinen, V., Kaakso, J., Rasismus, R., Kaljonen, A.: Towards need-specific treatment of schizophrenic psychoses. Springer, Berlin, Heidelberg, New York, London, Paris, Tokyo 1986

Battegay, R., von Marschall, R.: Trends in long-term group psychotherapy with schizophrenics. Group analysis 15 (1982) 17–21

Benedetti, G.: Psychotherapeutische Behandlungsmethoden. In: *K.P. Kisker, H. Lauter, J.E. Meyer, E. Strömgren* (Hrsg.): Psychiatrie der Gegenwart. 4: Schizophrenien. Springer, Berlin, Heidelberg, New York, London, Paris, Tokyo 1987a, S. 285–323.

Benedetti, G.: Wahn und Halluzination in psychotherapeutischer Sicht. In: *H.M. Olbrich* (Hrsg.): Halluzination und Wahn. Springer, Berlin, Heidelberg, New York, London, Paris, Tokyo 1987b, S. 150–156

Enke, H.: Bipolare Gruppenpsychotherapie als Möglichkeit psychoanalytischer Arbeit in der stationären Psychotherapie. Z. Psychother. med. Psychol. 15 (1965) 116–121

Federn, P.: Ich-Psychologie und die Psychosen. Huber, Bern 1956

Fenichel, O.: Psychoanalytische Neurosenlehre. Bd. II. Olten, Freiburg 1975

Freeman, T.: Nosography and Theory of the Schizophrenics. Int. J. Psycho-Anal. 66 (1985) 237—243

Freud, S.: Die Abwehr-Neuropsychosen. GW I. Imago, London 1894, S. 57

Freud, S.: Weitere Bemerkungen über die Abwehr-Neuropsychosen. GW I. Imago, London 1896, S. 377

Freud, S.: Psychoanalytische Bemerkungen über einen autobiographisch beschriebenen Fall von Paranoia (Dementia paranoides). GW VIII. Imago. London 1911, S. 239

Freud, S.: Nachtrag zu dem autobiographisch beschriebenen Fall von Paranoia (Dementia paranoides). GW VIII. Imago, London 1912, S. 432

Freud, S.: Die Ichspaltung im Abwehrvorgang. GW XVII. Imago, London 1940, S. 57

Fromm-Reichmann, F.: Psychoanalyse und Psychotherapie. Klett-Cotta, Stuttgart 1978

Grotstein, J. S.: The Psychoanalytic concept of schizophrenia: II. Reconciliation. Int. J. Psycho-Anal. 58, (1977) 427—452

Jacobson, E.: Depression. Suhrkamp, Frankfurt 1977

Janssen, P. L.: Psychoanalytische Therapie in der Klinik. Klett-Cotta, Stuttgart 1987

Klein, M.: Über das Seelenleben des Kleinkindes. Psyche 14 (1960/61) 284—316

Klug, G., Schwarz, F.: Gruppenpsychotherapie innerhalb einer Institution. Gruppenther. Gruppengyn. 20 (1984) 40—56

Kohut, H.: Narzißmus. Suhrkamp, Frankfurt 1973

Lidz, R. W.: The effect of neuroleptic drugs on the psychotherapy of schizophrenic patients. In: *G. Benedetti, P.M. Furlan* (eds.): Approaches to psychosis. Huber, Göttingen 1992, im Druck

Mahler, M.: Symbiose und Individuation. Klett, Stuttgart 1972

Matussek, P.: Herstellung von Übertragung in der Psychoanalyse von Schizophrenen. In: *H. Stierlin, L.C. Wynne, M. Wirsching* (Hrsg.): Psychotherapie und Sozialtherapie der Schizophrenie. Springer, Berlin, Heidelberg, New York, Tokyo 1985, S. 185—193

Matussek, P., Triebel, A.: Die Wirksamkeit der Psychotherapie bei 44 Schizophrenen. Nervenarzt 45 (1974) 569—575

Mentzos, S.: Die präpsychotische Struktur unter psychoanalytischen Gesichtspunkten. In: *W. Janzarik* (Hrsg.): Psychose und Persönlichkeit. Enke, Stuttgart 1988, S. 18—28

Pao, P.—N.: Schizophrenic disorders. Theory and treatment from a psychodynamic point of view. Int. Univ. Press, Inc., New York 1979

Rosenfeld, H.: Zur Psychoanalyse psychotischer Zustände. Suhrkamp, Frankfurt 1981

Sandner, D.: Analytische Gruppentherapie mit Schizophrenen. Vandenhoeck & Ruprecht, Göttingen 1986

Schwarz, F.: Psychoanalytische Familientherapie bei schizophrenen Psychosen. Prax. Psychother. Psychosom. 28 (1983) 73—79

Schwarz, F.: Angst und Übertragung in der Psychotherapie psychotischer Patienten: In: *U. Rüger* (Hrsg.): Neurotische und reale Angst. Vandenhoeck & Ruprecht, Göttingen 1984, S. 162—172

Schwarz, F.: Effizienz psychotherapeutischer Behandlungen — derzeitiger Forschungsstand. In: Psychologische Hilfen für Behinderte. Weissenhof-Verlag Dr. Jens Kunow, Weinsberg 1985, S. 51—61

Schwarz, F.: Entwicklung und aktueller Stand der Psychotherapie bei Psychosen. In: *G. Rudolf, U. Rüger, H. Studt* (Hrsg.): Psychoanalyse der Gegenwart. Vandenhoeck & Ruprecht, Göttingen 1987, S. 210—222

Schwarz, F., De Rijke, J.: Course and outcome after individual and group psychotherapy with schizophrenic and schizo-affective patients. In: *G. Benedetti, P.M. Furlan* (eds.): Approaches to psychosis. Huber, Göttingen 1992, im Druck

Schwarz, F., Matussek, P.: Die Beurteilung der Psychosen-Psychotherapie aus der Sicht der Patienten. In: *P. Matussek* (Hrsg.): Beiträge zur Psychodynamik endogener Psychosen. Springer, Berlin, Heidelberg, New York, London, Paris, Tokyo, Hong Kong 1990, S. 190—237

Schwarz, F., Bösselmann, H., Hoschka, A.: Symptom changes in schizophrenics and schizo-affective patients after psychotherapy. In: *W. Huber* (ed.): Progress in psychotherapy research. Presses Universitaires de Louvain, Louvain-la-Neuve 1987, pp. 135—149

7.15 Zur Durchführung von Angehörigengruppen in der Therapie schizophrener Patienten*

H. Schulze Mönking,
G. Buchkremer

Die Verlagerung des Behandlungsschwerpunktes schizophrener Patienten auf den ambulanten Bereich hat dazu geführt, daß Angehörige, Patienten und Therapeuten mehr als früher zur Zusammenarbeit gezwungen sind, denn alle Beteiligten sind aufeinander angewiesen. Der klinisch Tätige ist

---

* Weitere Informationen über Angehörigengruppen können angefordert werden beim *Dachverband Psychosozialer Hilfsvereinigungen*, Thomas-Mann-Str. 49 a, 5300 Bonn 1.

darum besorgt, das in mühevoller Arbeit mit dem Patienten erzielte Behandlungsergebnis aufrechtzuerhalten. Angehörige benötigen in Krisensituationen die Unterstützung des Krankenhauses. Auch im komplementären Bereich wird eine intensive Zusammenarbeit zwischen Angehörigen und sog. Professionellen gefordert. Unrealistische Erwartungen, falsche Vorstellungen sowie Vorurteile können jedoch ein konstruktives Miteinander behindern. Angehörigengruppen haben sich in dieser Situation als Möglichkeit erwiesen, Unterstützungsmöglichkeiten seitens der Angehörigen zu nutzen und zu intensivieren.

Erfahrungen mit Gruppen von Angehörigen psychisch Kranker zeigen, daß hinsichtlich inhaltlicher Aspekte zwar eine gewisse Vergleichbarkeit zwischen vielen Gruppen besteht, daß jedoch das Vorgehen in den Gruppen oft recht unterschiedlich ist. Die Unterschiede hängen ab von der Verschiedenheit der Leiter, der Teilnehmer und der Diagnosen. Zudem zeigt sich, daß jede Gruppe ihre eigene Dynamik entwickelt, die therapeutisch wichtig, jedoch im einzelnen nicht planbar ist.

Bei dieser Vielfalt haben sich 2 Ordnungsprinzipien durchgesetzt: Hinsichtlich der Leiterpräsenz ist zwischen (geleiteten) therapeutischen Angehörigengruppen und Angehörigen-Selbsthilfegruppen zu unterscheiden, hinsichtlich der Thematik zwischen angehörigenzentrierten (i.S. einer Selbsterfahrungsgruppe) und patientenzentrierten Gruppen (vgl. *Buchkremer* u. *Lewandowski* 1987, *Katschnig* u. *Konieczna* 1984, *Fiedler* et al. 1986).

Angehörigengruppen haben mittlerweile eine recht weite Verbreitung gefunden (in der BRD gab es Anfang 1989 ca. 600 registrierte Gruppen). Zugleich hat nur ein geringer Teil der psychiatrisch Tätigen Angehörigengruppen selbst geleitet. Wir möchten deshalb anhand konkreter eigener Erfahrungen Aufbau, Durchführung und wissenschaftliche Ergebnisse von Angehörigengruppen darstellen. Praktische Erfahrungen konnten wir gewinnen im Rahmen einer durch das BMFT geförderten Studie (*Buchkremer* 1984) zur Evaluation der Wirksamkeit von Angehörigenarbeit bei chronisch schizophrenen Patienten.

7.15.1 Planung und Durchführung der Gruppen

Unser im folgenden beschriebenes Modell zur Durchführung von Angehörigengruppen wurde entwickelt nach Erfahrungen und Berichten über Angehörigenarbeit sowie Erkenntnissen aus Forschungsprojekten mit Familien und Angehörigen. Es wurde entwickelt für das BMFT-geförderte Forschungsprojekt: Therapeutische Angehörigenarbeit bei rückfallgefährdeten schizophrenen Patienten (*Buchkremer* 1984) und umfaßte mehrere Phasen. In der Anfangszeit standen psycho-edukative Strategien im Vordergrund. Später wurden neben regelmäßig betreuten therapeutischen Angehörigengruppen auch sog. „initiierte Selbsthilfegruppen" gebildet, die bei insgesamt eingeschränkter Expertendominanz eine gesonderte Konzeption erforderten. Während therapeutische Angehörigengruppen im Sinne einer themenzentrierten Interaktion geführt wurden, basierte das Vorgehen für die initiierten Selbsthilfegruppen auf dem Ziel der Förderung der Selbsthilfepotentiale der Gruppenmitglieder.

Die therapeutische Grundhaltung der Gruppenleiter war gekennzeichnet durch Zurückhaltung und Empathie auf dem Boden von Akzeptanz und Wertschätzung der Angehörigen. Das Krankheitsmodell basierte auf dem Schizophreniekonzept der im deutschsprachigen Raum am meisten verbreiteten Lehrbücher von *Tölle* (1988) und *Bleuler* (1972). Zusätzlich wurden Vorstellungen aus dem Vulnerabilitätskonzept von *Zubin* u. *Spring* (1977) und dem Diathese-Streß-Modell (*Nuechterlein* u. *Dawson* 1984) einbezogen, da sie sich durch ihre relativ überschaubare Struktur gut für die Veranschaulichung von Problemen im Umgang mit den Schizophrenen eignen.

Die Angehörigengruppen fanden 14tägig für jeweils 1 1/2 Stunden statt. Häufigere Treffen werden wegen des damit verbundenen Zeitaufwandes (Angehörige haben oft weite Wege zurückzulegen) oft nicht wahrgenommen, Treffen in monatlichen Abständen lassen gerade in der Anfangsphase einer Gruppe oft nicht die für den Gruppenprozeß förderliche Vertrautheit entstehen. Anders ist dies in längerfristig arbeitenden Angehörigen-Selbsthilfevereinen, die in der Regel monatliche Treffen vereinbaren.

Die Gruppen wurden geleitet durch einen Psychiater und eine/n Psychologe/in. In der Praxis ist eine Gruppenleitung durch 2 hochqualifizierte Personen oft nicht durchführbar. Jedoch können solche Gruppen auch von geschulten Angehörigen anderer Berufsgruppen (z.B. Sozialpädagoge, Psychiatrie-Fachschwester) geleitet werden, wenn sie Erfahrungen als Gruppenleiter haben und die Krankheiten kennen.

In der Aufbauphase der Gruppen wurden die Familien durch uns persönlich angesprochen und auf die Möglichkeit der Teilnahme an Angehörigengruppen hingewiesen. Etwa aus einem Drittel der Familien war zumindest ein Angehöriger an einer Gruppenteilnahme interessiert. Wir haben jeweils Gruppen von etwa 15 Angehörigen gebildet. Diese Anzahl hat sich nach unseren Erfahrungen bewährt, könnte sogar noch etwas überschritten werden, da mit einer gewissen Drop-out-Rate zu rechnen ist und auch die anderen Angehörigen nicht an jeder Sitzung teilnehmen können. An unseren Gruppen nahmen durchschnittlich 6 bis 8 Personen teil. Es zeigte sich, daß überwiegend Eltern, seltener Ehepartner, an Angehörigengruppen teilnehmen wollten. Im Verlauf blieben Väter, besonders wenn sie berufstätig waren, häufig den Gruppen fern, Mütter und Ehepartner kamen regelmäßiger. Während Angehörige von leichter Kranken recht konstant an den Treffen teilnahmen, schied ein Teil der Angehörigen der schwerer Kranken früh aus den Gruppen aus, ein anderer Teil wurde langfristig aktiv, auch später in der Selbsthilfe.

7.15.2 Zur inhaltlichen Arbeit in den Gruppen

Unser Vorgehen in den Gruppen war durch 4 Phasen bestimmt, die fließend ineinander übergingen und insgesamt eher als Schwerpunktsetzungen zu sehen sind. Der Phasenaufbau entsprach den Bedürfnissen und Möglichkeiten der Angehörigen und hat sich als methodisches Gerüst für die Praxis sehr bewährt.

Die 1. Phase, die *Kontaktphase,* hatte das Ziel, die Angehörigen untereinander bekannt zu machen und ihnen Gelegenheit zu geben, von sich bzw. der Erkrankung ihres Familienmitgliedes zu reden. Die Erkenntnis, daß viele ein ähnliches Schicksal teilen, sollte der Überwindung ihrer Isolation dienen und Entlastung, insbesondere von Scham- und Schuldgefühlen, schaffen. Die Therapeuten sollten unterstützend und klientenzentriert arbeiten und sich für diese Aussprache hinreichend Zeit lassen, um eine vertrauensvolle Atmosphäre zu schaffen und zugleich als Modell zu dienen für die Verwirklichung von Gruppeninteraktionsregeln. Für die Kontaktphase waren 1 bis 2 Treffen geplant.

Anfangs hatten viele Angehörige zunächst den Wunsch, sich ausgiebig mitzuteilen, was aus Zeitgründen oft nur z.T. möglich war. Viele Fragen mußten zurückgestellt werden, um alle zu Wort kommen zu lassen. Wenn sich auch die Angehörigen schnell miteinander vertraut machten und sich

eine lebhafte und zugleich verständnisvolle Atmosphäre entwickelte, war bei einigen Angehörigen eine sehr starke Betroffenheit zu bemerken, die aus Zeitgründen nicht immer hinreichend bearbeitet werden konnte. Nach den ersten beiden Sitzungen blieben etwa 10% bis 15% der Angehörigen den Gruppen endgültig fern, etwa 10% der Angehörigen erschienen trotz vorheriger Zusagen und Teilnahme an den Eingangsuntersuchungen zu keinem Treffen.

Nach unserem Eindruck schien manchen Angehörigen, die sich offenbar bereits in der 1. Stunde konkrete Ratschläge und Handlungsanweisungen erhofft hatten, unser Vorgehen nicht effizient und strukturiert genug, andere wirkten emotional durch die Berichte anderer Angehöriger belastet. Teilweise wurden bei den Schilderungen der anderen Erinnerungen an eigene Erlebnisse mit der Erkrankung reaktiviert, einigen schienen Berichte über lange, manchmal sehr schwierige Krankheitsverläufe anderer Patienten erhebliche Ängste zu bereiten, daß sie das gleiche Schicksal erwarte.

Nach unserer Erfahrung hat es sich bewährt, Angehörigen zwar ausreichend Zeit für die Darstellung der Probleme einzuräumen, jedoch ein Ausufern der Schilderungen zu verhindern. Für die Gruppenmitglieder war es in der Regel schwer, länger als 15 Minuten der Erzählung einer anderen Person zuzuhören.

In der *Informationsphase* stand die Vermittlung von Informationen über einzelne Aspekte der Erkrankung, wie Ätiologie, Symptomatik, medikamentöse und andere Therapie, Rückfallprophylaxe, Prognose u.a., im Vordergrund. Besonderer Schwerpunkt wurde gelegt auf die Bedeutung der neuroleptischen Behandlung, die Erkennung von Frühsymptomen und die krankheitsbedingten Einschränkungen der Belastbarkeit.

Die Informationsvermittlung erfolgte in kleinen Einheiten. Nacheinander wurden die oben genannten Themen bearbeitet, jedoch auch auf Vorschläge der Angehörigen eingegangen. Soweit wie möglich wurde versucht, Berichte von Angehörigen in den theoretischen Hintergrund einzuordnen. So wurden beispielsweise auf Fragen nach den Nebenwirkungen der Medikamente die Angehörigen gefragt, was sie selbst beobachtet hätten. Das Gesagte wurde von den Leitern zusammengefaßt und ggf. noch durch weitere Informationen ergänzt. Auf diese Weise sollte den Angehörigen das Gefühl vermittelt werden, daß sie selbst schon in vieler Hinsicht Experten geworden seien. Oft ergab sich der Eindruck, daß die Fragen über bestimmte Informationsinhalte eher dem Wunsch nach Rat, Hilfe und Unterstützung entsprachen als einem tatsächlichen Nichtwissen. Das Vertrauen in die eigene Kompetenz wuchs dementsprechend nur langsam, wobei große Unterschiede zwischen den Gruppenmitgliedern festzustellen waren. Von den Gruppenleitern wurden insbesondere in der Anfangszeit Fragen in der Regel direkt beantwortet. Auf psychodynamische Hintergründe der Fragenden konnte erst gegen Ende der Betreuungsphase und nur bei dafür geeignet erscheinenden Gruppenmitgliedern eingegangen werden.

Das Bedürfnis der Angehörigen nach Informationen über die Erkrankung war ein für viele bedeutender, wenn nicht der wichtigste Grund zur Teilnahme an den Gruppen. So kam es auch im weiteren Verlauf immer wieder zu Fragen über bereits besprochene Themen. Nicht selten fiel es Angehörigen schwer, auch ausführliche Informationen auf die eigene Situation zu übertragen. Trotz gründlicher Besprechung der rezidivprophylaktischen Wirkung der Neuroleptika kam es wiederholt vor, daß Angehörige nach dem Absetzen einer Dauermedikation (durch Patient oder behandelnden Arzt) erleichtert waren über die Verminderung der Minussymptomatik und sich kaum sorgten über die erhöhte Rückfallgefährdung. Der verbal geäußerte Wunsch nach Information kontrastierte deutlich mit den Bedürfnissen der Angehörigen, sich mitzuteilen. Die Auswertung von Protokollen über die Gruppensitzungen ergab, daß etwa ein Viertel der Zeit für Fragen über die Krankheit und deren Behandlung verwendet wurde.

In der *Phase des Problemlösetrainings* bestand das Ziel, den Angehörigen Vorgehensweisen zur Lösung von Alltagsproblemen im Zusammenhang mit der Erkrankung zu vermitteln. Das Vorgehen orientierte sich dabei an den für das Problemlösetraining beschriebenen Schritten von *D'Zurilla* u. *Goldfried* (1971). Über genaues Befragen erfolgte zunächst eine Analyse der Situation und die exakte Problemdefinition. Nach der Bewertung der verschiedenen Möglichkeiten wurde ein konkreter Entschluß mit Handlungsvorschlag erörtert. Dieser mußte für die Angehörigen überschaubar und eindeutig sein. Ambivalenzen sollten ausreichend geklärt und überwunden werden, um sie nicht auf den Patienten zu übertragen. In der nächsten oder einer der folgenden Stunden wurden die Erfahrungen mit dem Vorgehen berichtet, ggf. Änderungen diskutiert oder neu entstandene Problembereiche bearbeitet.

Problemanalyse und Lösungssuche waren nicht einfach. Oft unterbrachen Angehörige die Berichte von anderen, um über ihre Situation eigene Erfahrungen und Erlebnisse zu erzählen, wodurch wiederholt das Thema gewechselt wurde und die Leiter auch gelegentlich strukturierend eingreifen mußten, um den Prozeß der Problemlösung transparent und nachvollziehbar zu gestalten.

Schwierigkeiten entstanden nicht selten dadurch, daß die Angehörigen Problemlösungen suchten, welche die Möglichkeiten der Patienten weit überforderten (z.B. Überwindung apathischen Verhaltens, Aufnahme einer bezahlten Arbeit o.ä.). In oft mühsamen Schritten mußte in gemeinsamer Arbeit ein realisierbares Vorgehen geplant werden. Dabei zeigte sich, daß es für Angehörige häufig besonders schwer war, Leistungsgrenzen der eigenen Familienmitglieder zu erkennen, während sie sich gleichzeitig bei anderen als einfühlsame, ideenreiche und kompetente Problemlöser für Schwierigkeiten erwiesen. Dies wurde von den Gruppenleitern so weit wie möglich verdeutlicht, um damit eine Basis zu schaffen für spätere Selbsthilfe.

Oft mußten insbesondere überbesorgte Angehörige darauf hingewiesen werden, daß ein gewisses Maß an Eigenständigkeit und Unabhängigkeit für die erkrankten Familienmitglieder sehr wichtig sei. Ausgeprägte Schuldgefühle, teilweise genährt von Vorwürfen von Verwandten oder Nachbarn, schienen eine wichtige Quelle für emotionales Überengagement.

Eine klare, einfache, eindeutige und auf das Wesentliche beschränkte Sprache der Gruppenleiter hat sich als hilfreich erwiesen. In der nächsten oder einer der folgenden Stunden wurde über die Erfahrungen mit dem neuen Vorgehen berichtet, ggf. Änderungen diskutiert oder neu entstandene Problembereiche bearbeitet.

Die wichtigsten Themenbereiche waren: der Umgang mit Rückzug und Apathie, mit sozial auffälligem Verhalten, mit Unregelmäßigkeiten bei der Medikamenteneinnahme, mit Problemen der Tagesstrukturierung, Arbeitsbeschaffung sowie mit Frühsymptomen. Immer wieder war es nötig, Wünsche und Erwartungen in ein realistisches und zugleich nicht hoffnungsloses Maß zu bringen. Oft war es ein schmerzhafter, durch die Gruppe allerdings erleichterter Prozeß, störende Verhaltensweisen, eingeschränkte Leistungsfähigkeit, erschwerte Berufsplanung und Arbeitsfindung, kurz: das Anderssein des Patienten zum Wohl aller zu akzeptieren. Dies führte einerseits zur Enttäuschung von übergroßen Erwartungen, trug aber dazu bei, eine realistischere Sichtweise für die Möglichkeiten und Grenzen des Umgangs mit den Problemen zu entwickeln und die häufige Suche nach der nie zu findenden Ideallösung durch praktische Handlungsfähigkeit zu ersetzen. Eine Hauptschwierigkeit für die Leiter ergab sich dadurch, daß durch notwendiges strukturierendes Eingreifen die Leiterfunktion betont wurde, während gleichzeitig die Eigenaktivitäten der Teilnehmer unterstützt werden sollten.

Der Umgang mit krankheitsbedingten Problemen blieb auch in den weiteren Sitzungen wichtigstes Thema, etwa die Hälfte der gesamten Zeit wurde für diesen Bereich aufgewendet.

Während dieser Phase war das Leiterverhalten in den initiierten Selbsthilfegruppen zurückhaltender und weniger strukturierend als in den therapeutischen Angehörigengruppen. So sollten Angehörige langsam auf eigenverantwortliches Handeln in der Selbsthilfegruppe hingeführt werden. In der therapeutischen Angehörigengruppe wurden Fragen zwar auch nicht immer direkt beantwortet, jedoch hatten die Leiter mehr strukturierende Funktion.

Für die *therapeutischen Angehörigengruppen* erfolgte ab etwa der 8. bis 10. Gruppensitzung ein langsamer Übergang in die 4. Phase, die schwerpunktmäßig neben der Fortführung der Informationsvermittlung und Problemlösung das Ziel einer *themenzentrierten Selbsterfahrung* für die Angehörigen anstrebte. Dabei kam es immer wieder zu Informationsfragen und zur Erörterung von Problemen. Von den Gruppenleitern wurde versucht, die Angehörigen zu unterstützen und eigene Persönlichkeitsanteile im Umgang mit der Krankheit wahrzunehmen. Allerdings war zu berücksichtigen, daß unter den Angehörigen nur ein bestimmter Teil zur Selbsterfahrung bereit und in der Lage war. Die Analyse der Protokolle ergab, daß die eigenen Probleme der Angehörigen insgesamt nur etwa 20 % der Zeit beansprucht haben. Nach Beendigung der Therapiephase wurden alle Gruppenmitglieder zu einem gemeinsamen Treffen eingeladen, auf welchem die Gründung von autonomen Selbsthilfegruppen erörtert und unterstützt werden sollte.

In den *initiierten Selbsthilfegruppen* folgte die *Phase der Selbsthilfe*. Den Gruppen wurden die bis dahin benutzten Räume weiter zur Verfügung gestellt, um sich dort wie bislang treffen zu können. Ihnen wurde mitgeteilt, daß die Leiter in gewissen Abständen zu den Treffen kommen würden, ansonsten jedoch müsse die Gruppe allein weiterarbeiten. Bei diesen Treffen hatten die Gruppen Gelegenheit, zwischenzeitlich entstandene Fragen und Probleme, die sie allein nicht lösen konnten, mit einem Experten zu diskutieren. Die Zahl dieser Treffen wurde bis zum Ende des Therapiezeitraumes auf 3 begrenzt.

Dies intermittierende Vorgehen wurde deshalb gewählt, weil es sich um eine unselektierte Gruppe von Angehörigen handelte, die in überwiegender Zahl nicht mit dem primären Ziel, eine Selbsthilfegruppe zu bilden, an den Gruppen teilnahmen, sondern in erster Linie die Leitungskompetenz eines Fachmanns suchten. Beim abrupten Übergang in eine Selbsthilfegruppe wäre zu befürchten gewesen, daß die Gruppen nicht weiterbestehen würden; denn:

„Im Kontakt zwischen Experten und Selbsthilfegruppen wiederholt sich in gewisser Weise das Thema, das auch der Grundtenor der Beziehung zwischen Patienten und ihren Angehörigen ist: die richtige Distanz zu finden, Autonomie zu geben, aber auch zur Stelle zu sein, wenn Hilfe benötigt wird. Selbsthilfeaktivitäten von Angehörigen müssen „wachsen" können, so wie auch ein junger schizophrener Patient einen Raum bekommen muß, um wachsen zu können" (*Katschnig* u. *Konieczna* 1984).

Ähnliches empfehlen *Rave-Schwank* u. *Köhler-Offierski* (1986), die sich aus ihren Langzeitgruppen jeweils nur langsam zurückziehen.

Das Ansprechen der Selbsthilfethematik löste zunächst lebhafte Emotionen aus. Viele Gruppenmitglieder sahen in einer leiterlosen Gruppe keinen Sinn für sich und glaubten, nur wegen der Expertenpräsenz von der Gruppe profitieren zu können. Andere dagegen äußerten sich optimistischer hinsichtlich ihrer Fähigkeiten zu gemeinsamer eigenverantwortlicher Arbeit und betonten darüber hinaus die eigene psychische Entlastung durch das Kennenlernen von Menschen mit ähnlichen Schwierigkeiten und Problemen. Die Diskussionen waren oft recht lebhaft, manchmal mußten sie abgebrochen werden, da sie die Besprechung anderer wichtiger Probleme verhinderten. Nach dem Abschluß der Betreuungsphase zeigte sich, daß die Angehörigen aus den initiierten Selbsthilfegruppen zu einem deutlich höheren Anteil in einem der Selbsthilfevereine aktiv wurden. Das Vorgehen in Form der initiierten Selbsthilfegruppen hat sich somit bewährt, weil es eine geringere Leiterpräsenz erforderte und zu einer größeren längerfristigen Beteiligung von Angehörigen an Selbsthilfegruppen führte.

7.15.3 Zusammenfassung

Angehörigengruppen werden zwar nicht von allen Angehörigen angenommen (manche sind durch die Gruppen psychisch zu sehr belastet oder können sich von anderen Gruppenmitgliedern nur schwer innerlich abgrenzen), jedoch haben sich Gruppen bei vielen Angehörigen bewährt (s. u. a. *Buchkremer* u. *Schulze Mönking* 1990). Es hat sich gezeigt, daß sowohl die Angehörigen von der

Gruppenarbeit profitieren als auch die Krankheit einen günstigeren Verlauf nimmt.

Die Motivation der Angehörigen für die Gruppenarbeit gelingt am besten über persönliche Ansprache. Bei 14tägigen Gruppentreffen sind anfänglich Gruppengrößen von 15 bis 20 Teilnehmern zu empfehlen, da ein Teil der Angehörigen im Verlauf der Gruppen ausscheidet.

Nach unseren Erfahrungen scheinen besonders diejenigen Patienten von der Angehörigenarbeit zu profitieren, die zuvor einen günstigeren Krankheitsverlauf hatten. Angehörige dieser Patienten nahmen an den Gruppen recht regelmäßig teil, wurden jedoch nur selten in der Selbsthilfe aktiv.

Unter den Angehörigen von schwerer Kranken bildeten sich 2 Gruppen: Ein Teil schied frühzeitig aus der Gruppenarbeit aus, die Angehörigen waren offenbar überlastet. Andere wurden in der Selbsthilfe aktiv. Es zeigte sich, daß in dieser Gruppe insbesondere die Angehörigen von der Gruppenarbeit profitierten. Sie wiesen eine bessere Befindlichkeit auf und hatten mehr Sozialkontakte. Der Krankheitsverlauf der Patienten konnte demgegenüber während des Katamnesezeitraums (2 Jahre) nur leicht gebessert werden. Hier sind weitere katamnestische Untersuchungen geplant.

Hinsichtlich der Gruppenleitung empfehlen sich in der Anfangsphase psycho-edukative Strategien, später können die Gruppen — je nach Intention der Leiter und der Angehörigen — in langfristig geleitete Gruppen, z.B. i.S. einer themenzentrierten Interaktion, übergehen oder sich zu Angehörigen-Selbsthilfegruppen entwickeln. Für diese hat sich eine spezielle Vorbereitung bewährt.

Angehörigengruppen sind allerdings kein Allheilmittel, sondern zeigen besonders dann ihre Wirksamkeit, wenn sie eingebettet sind in einen Therapieansatz, welcher neben der medizinischen Versorgung auch notwendige andere therapeutische Vorgehensweisen, wie Klärung des Wohnverhältnisses, Unterstützung in der Arbeitssituation und Gestaltung von Freizeitmöglichkeiten, umfaßt.

Literatur

Bleuler, E.: Lehrbuch der Psychiatrie, 12. Aufl. Umgearbeitet von *M. Bleuler.* Springer, Berlin 1972

Buchkremer, G.: Therapeutische Angehörigenarbeit bei rückfallgefährdeten schizophrenen Patienten. Projektantrag beim BMFT (Förderungsnummer 01 ZX 024/7). 1984

Buchkremer, G., Lewandowski, L.: Therapeutische Angehörigenarbeit bei schizophrenen Patienten: Rationales, Konzept und praktische Anleitung. Psychiat. Prax. 14 (1987) 73—77

Buchkremer, G., Schulze Mönking, H.: Therapeutische Angehörigenarbeit bei rückfallgefährdeten schizophrenen Patienten. Abschlußbericht des Forschungsprojektes. 1990

D'Zurilla, T.J., Goldfried, M.R.: Problem solving and behavior modification. J. abnorm. Psychol. 78 (1971) 107—126

Fiedler, P., Niedermeyer, T., Mundt, C.: Gruppenarbeit mit Angehörigen schizophrener Patienten. Psychologie Verlags-Union, München, Weinheim 1986

Katschnig, H., Konieczna, T.: Typen der Angehörigenarbeit in der Psychiatrie. Psychiat. Prax. 11 (1984) 137—142

Nuechterlein, K.H., Dawson, M.E.: A heuristic vulnerabilitiy/stress model of schizophrenic episodes. Schizophr. Bull. 10 (1984) 300—312

Rave-Schwank, M., Köhler-Offierski, A.: Wie können wir den Angehörigen schizophrener Patienten besser helfen? Psychiat. Prax. 13 (1986) 166—171

Tölle, R.: Psychiatrie. 8. Aufl. Springer, Berlin 1988

Zubin, J., Spring, B.: Vulnerability — A new view of schizophrenia. J. abnorm. Psychol. 86 (1977) 103—126

8 Behandlung affektiver Psychosen

8.1 Wesentliches zur Erkrankung und Diagnostik

E. Fähndrich

Wenn heute von „affektiven Psychosen" gesprochen wird, so sind damit die endogenen Depressionen (Melancholie) bei den monopolaren und, zusätzlich zu den Depressionen, die Manie bei den bipolaren Verlaufsformen gemeint. Bei derartigen Klassifikationen muß man sich immer wieder vergegenwärtigen, daß es eine natürliche — quasi naturgegebene Einteilung psychischer Erkrankungen nicht gibt. In der neueren amerikanischen Psychiatrie sind die Begriffe „Psychose", „endogen", „Neurose" mit der Begründung, sie enthalten unbewiesene Hypothesen (z.B. in DSM-III-R), fallengelassen und durch den Begriff „Störung" (disorder) ersetzt worden.

Für die affektiven Psychosen war die „Folie circulair" von *Falret* (1851) (am ehesten unseren heutigen bipolaren affektiven Erkrankungen vergleichbar) der entscheidende Ausgangspunkt. *Kraepelin* faßte diese mit den Depressionen zum „manisch-depressiven Irresein" (*Kraepelin* 1898) zusammen (s. *Angst* 1986). Trotz zahlloser anderer Klassifikationen hat sich diese Sicht *Kraepelins* im klinischen Alltag bewährt und deshalb auch allgemein durchgesetzt, obwohl heute klar ist, daß es sich nicht um eine Krankheitseinheit handelt. Im deutschsprachigen Raum haben zur Begriffsbestimmung der Termini „Melancholie" und „endogene Depression" entscheidend *Schmidt-Degenhard* (1983) und *Tellenbach* (1976) beigetragen. Der Begriff „Psychose" in diesem Zusammenhang geht auf *Feuchtersleben* (1845) (zitiert nach *Angst* 1986) zurück und ist eher als problematisch anzusehen, da *Kraepelin* selbst explizit auch nicht-psychotische Manifestationen in die Definition des manisch-depressiven Irreseins miteinschloß (*Kraepelin* 1913).

Grundsätzlich wird in der Psychiatrie in 3 Schritten diagnostiziert: Wir beobachten Symptome (Symptomebene), fassen diese zu Syndromen zusammen (Syndromebene) und machen daraus unter Zuhilfenahme anderer Informationen (Krankheitsvorgeschichte, Familienanamnese, Krankheitsverlauf) die nosologische Diagnose.

Am klarsten bleiben wir im diagnostischen Prozeß, wenn wir stets angeben — oder uns selbst klarmachen —, auf welcher Abstraktionsebene wir uns befinden:

a) Symptomebene: „*depressive* bzw. *manische Symptome*",
b) syndromale Ebene: „*depressives Syndrom, manisches Syndrom*",
c) nosologische Ebene: „*Melancholie, endogene Depression* usw.".

Man könnte den problematischen Begriff „Psychose" durchaus vermeiden, suggeriert er doch immer eine besondere Schwere der Erkrankung, was ja nicht richtig ist. Schließlich gibt es leichtere Formen von Melancholie oder endogener Depression und sehr schwere neurotische Depressionen. Im deutschsprachigen Raum ist der Begriff „*affektive Psychose*" jedoch noch immer aktuell. Für den 5. Band der Reihe „Psychiatrie der Gegenwart" wurde dieser Terminus sogar als Buchtitel gewählt (*Kisker* et al. 1987).

Im folgenden verstehen wir also unter *affektiven Psychosen* die klassischen endogenen Depressionen mit monopolarem (nur depressive Phasen) und bipolarem (depressive und manische Phasen) Verlauf.

8.1.1 Diagnostik

Affektive Psychosen sind charakterisiert:

a) *durch ihre Symptomatik*, d.h. abnorme Veränderungen der Stimmungs- und Antriebslage, die sich in 2 entgegengesetzte Richtungen äußern können,
b) *einen typischen Verlauf* mit jeweils abgesetztem Beginn und Ende der Erkrankung,
c) *eine in der Regel vollständige Remission* nach jeder Erkrankung, d.h. wesentliche Persönlichkeitsveränderungen bleiben nicht zurück.

8.1.1.1 Die Symptomatik der endogenen Depression

Die Symptomatik der endogenen Depression kann man als eine Trias betrachten:

1. *Psychische Symptome*
Verstimmung: Im Sinne von schwermütig, traurig, unglücklich, niedergeschlagen, hilflos, ängstlich, reizbar, mürrisch.
Formale Denkstörungen: Wie verlangsamt, gehemmt (wie gegen einen Widerstand), Einfallsarmut, Gedankenkreisen, Grübeln.
Inhaltliche Denkstörungen: Krankheits-, Verarmungs-, Schuldgefühle oder -wahn.
Unwertgefühl: Wie Hoffnungslosigkeit, allgemeine negative Einstellung bis zu Suizidgedanken und -wünschen.
Gefühlsstörungen im Sinne einer „Herabstimmung", wie dem Gefühl der Gefühllosigkeit, nicht trauern können, unfähig sein, etwas zu empfinden, nicht weinen können usw.
Affektive Störungen: Einengung bis Erstarrung emotionaler Äußerungsmöglichkeiten.
Innere Unruhe.
Verlust des Interesses an den üblichen Dingen des Lebens wie den Liebhabereien, Beruf, Sexualität usw., Apathie und Entschlußunfähigkeit.

2. *Psychomotorische und Antriebssymptome*
Hemmung, die sich hauptsächlich in Bewegungsarmut bis Amimie äußert und vom Patienten als quälend erlebt wird („alles braucht mehr Anstrengung, mehr Kraft …").
Agitiertheit wie Unruhe, Getriebenheit, Leere, Beschäftigungsdrang ohne eigentliches Ziel, ständiges Klagen und Jammern, was vom Patienten als quälend erlebt wird.

3. *Körperliche (somatisch-vegetative) Symptome*
Kraftlosigkeit (fehlende Frische, Energiemangel, „Vitalstörungen").
Appetitlosigkeit, Gewichtsverlust, Obstipation, Magen-Darm-Beschwerden.
Herzrhythmusstörungen, „Herzklopfen", „Herzbeklemmungen", Schwindelgefühle.
Atembeschwerden, „Atemkorsett", Mundtrockenheit, Engegefühl im Hals, Globusgefühl, Völlegefühl.
Zirkadiane Störungen wie Tagesschwankungen der Stimmung mit Morgentief und Abendhoch (Abendtyp) und sehr seltener inverser Tagesschwankungen mit deutlicher abendlicher Verschlechterung (Morgentyp).
Schlafstörungen, insbesondere mit Früherwachen.
Libidoverlust, Frigidität, Impotenz.
Menstruationsstörungen.

8.1.1.2 Die Syndromebene der endogenen Depression

Syndrome orientieren sich an bestimmten „Leitsymptomen". Klinisch bewährt hat sich die Einteilung in:

a) agitiert-ängstliches Syndrom,
b) gehemmt-apathisches Syndrom,
c) psychosomatisch-vegetatives Syndrom.

Beim agitiert-ängstlichen Syndrom ist der gesteigerte Antrieb das Leitsymptom, beim gehemmt-apathischen Syndrom führt die Antriebs- und Denkhemmung und beim psychosomatisch-vegetativen Syndrom steht die körperlich-vegetative Symptomatik im Vordergrund des Geschehens. Die Syndromebene dient deshalb u.a. auch der Auswahl des „richtigen" Antidepressivums (s. Kap. 8.6).

8.1.1.3 Die Symptomatik der Manien

Die Stimmung ist deutlich gehoben-heiter, fröhlich-mitreißend, seltener nörgelnd bis gereizt-aggressiv.
Selbstwertgefühl ist überhöht bis zu ausgeprägten Größenideen (nur selten und zeitlich instabil auch Größenwahn).
Logorrhoe, die oft kaum zu durchbrechen ist.
Ideenflucht mit dem subjektiven Gefühl des Gedankenjagens, unter dem jedoch nicht gelitten wird.
Konzentrationsstörungen mit ausgeprägter Ablenkbarkeit durch unwichtige Außenreize.
Antriebssteigerung, charakterisiert durch zielgerichtete Steigerung sozialer, beruflicher und oft auch sexueller Aktivitäten, die oft negative Folgen finanzieller und sozialer Art haben.
Schlafstörungen im Sinne von vermindertem Schlafbedürfnis, d.h. der Patient schläft sehr wenig, fühlt sich jedoch erfrischt und ausgeruht und ist auch leistungsstark.

Obligat für die Diagnose ist die gehobene (selten gereizte) Stimmung, von den übrigen Symptomen sind meist nur einige vorhanden (nach DSM-III-R mindestens 3 davon).

8.1.1.4 Manische Syndrome

Leitsymptom ist hier die Stimmungsqualität. Wir unterscheiden deshalb allenfalls die heitere und die gereizte Manie.

8.1.2 Die nosologische Zuordnung

Für die nosologische Zuordnung zur Gruppe der endogenen Depressionen bzw. Melancholien sind neben den sog. „Achsensymptomen" wie Hemmung des Antriebs und des Denkens, Tagesschwankungen der Stimmung mit Abendhoch und Mor-

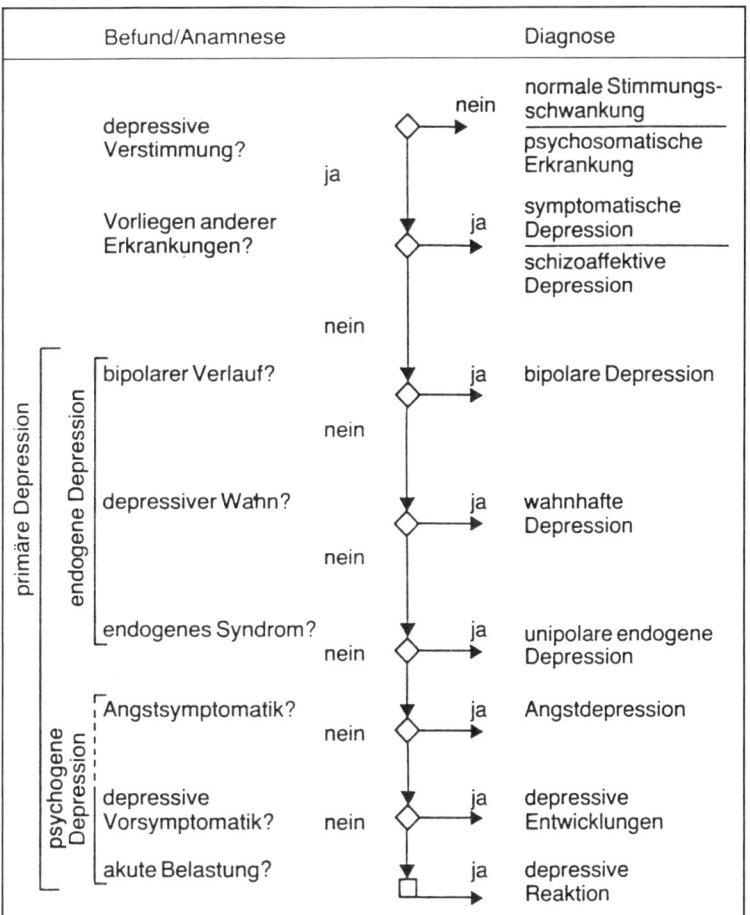

Abb. 8.1 Differentialdiagnostische Entschei-
dungsschritte.
(Nach *Helmchen* 1984)

gentief, Früherwachen, Gefühl der Gefühllosigkeit, Wahn (Schuld-, Verarmungs-, Krankheits-
wahn) zusätzlich zu berücksichtigen:

— andere „akzessorische" Symptome (s.o.),
— die Krankheitsvorgeschichte (z.B. schon abge-
laufene manische Phasen oder depressive Phasen mit freiem Intervall),
— die Familienanamnese mit evtl. gleichsinniger
Erkrankung eines Angehörigen,
— der Verlauf der jetzigen Erkrankung mit plötzlichem Beginn und Ende der Erkrankung,
— die aktuelle Lebenssituation des Patienten als
evtl. Auslöser der jetzigen Phase.

Wird die Diagnose *„endogene Depression"* auf
der Symptomebene gestellt, finden wir 1 oder 2
sog. „Achsensymptome" und einige „akzessorische" Symptome (verbindliche Regeln gibt es
nicht). Da immer einige *„Achsensymptome"* mit
einigen „akzessorischen" Symptomen zum depressiven Syndrom kombiniert werden können, wird

klar, wie vielfältig die Pathoplastik affektiver Psychosen sein kann.

Die einzelnen diagnostischen Schritte vom
Symptom zur nosologischen Diagnose hat *Helmchen* (1984) sehr anschaulich beschrieben (Abb.
8.1). Diese dargestellte diagnostische Prozedur
entspricht dem allgemein üblichen klinischen Vorgehen bei all seinen Problemen der Reliabilität und
Validität. Um diese Probleme weiter zu minimieren, wurden vor allem unter Forschungsaspekten
seit Ende der 50er Jahre Instrumente für eine operationalisierte Diagnostik entwickelt. Es begann
mit der Gruppe um *Mandel-Cohen* in Boston (*Cassidy* et al. 1957). Die bekanntesten sind die *„St.
Louis-Criteria"* (*Feighner* et al. 1972), die *„Research Diagnostic Criteria"* (*Spitzer* et al. 1978)
und das *„Diagnostic and Statistical Manual of
Mental Disorders"* — DSM-III und DSM-III-R —
(*APA* 1980, 1987).

Aus dem europäischen Raum ist besonders die
von der Arbeitsgruppe um Sir *M. Roth* zur Diffe-

renzierung von neurotischen und endogenen Depressionen entwickelte *Newcastle-Scale* in diesem Zusammenhang zu nennen (*Carney* 1986). Die *ICD-9* der WHO (*Degkwitz* et al. 1980) stellt zwar keine Operationalisierung dar, hat aber dennoch sehr zur Vereinheitlichung der Diagnosen beigetragen. Im Gegensatz zu *DSM-III* werden hier explizit die affektiven Psychosen genannt. Ihre Weiterentwicklung – *ICD-10* –, die sich eng an *DSM-III-R* anlehnt, beschreibt Operationalisierungskriterien (*Dilling* u. *Dittmann* 1990). Im Zuge all dieser Operationalisierungsversuche hat sich eine Vielzahl von Begriffen eingebürgert, die oft eher verwirren, als daß sie zur Klärung beigetragen haben. So ist die *„Major Depression"* nicht unserer endogenen Depression gleichzusetzen, folglich auch nicht die *„Minor Depression"* unserer neurotischen Depression. Unsere endogenen Depressionen entsprechen in DSM-III am ehesten dem „Melancholic Subtype" der „Major Depression" und unsere neurotischen Depressionen den dysthymen Störungen („Dysthymic Disorders"). Es gibt noch eine Reihe anderer diagnostischer Instrumente – was schon die Schwierigkeit einer operationalisierten Diagnostik deutlich macht –, die hier aus Platzgründen nicht vorgestellt werden können. Einen guten Überblick dazu haben *Angst* (1986) sowie *Sartorius* u. *Ban* (1986) gegeben.

8.1.3 Verlauf affektiver Psychosen

Kenntnisse über den Verlauf einer depressiven Erkrankung sind vor allem für die therapeutische Entscheidung und Beurteilung des Therapieerfolges wichtig. Unipolar endogene Depressionen haben seltenere, aber längerdauernde Phasen (durchschnittlich ca. 6 Monate) als bipolare Depressionen, die dafür häufigere und kürzere Phasendauern aufweisen (*Angst* 1986). Die Rückfallneigung ist bei bipolaren Erkrankungen wohl größer. Die Suizidrate im Krankheitsverlauf liegt bei ca. 10 % (*Angst* 1980). Offenbar ist es für den weiteren Verlauf der Erkrankung dann irrelevant, ob eine bipolare Depression mit einer Manie oder einer Depression beginnt. Eine besondere Gruppe stellen die sog. *„Rapid Cyclers"* (*Dunner* et al. 1976) dar. „Rapid Cycler" sind definiert durch mindestens 4 Phasen (manisch oder depressiv) pro Jahr oder 2 bipolare Episoden pro Jahr. Die beobachtete Phasenzahl über das ganze Leben ist bei ihnen doppelt so groß wie bei unipolaren Depressionen. Der Median der Phasendauer lag früher bei medika-

mentös unbehandelten Depressionen zwischen 4 und 6 Monaten (*Angst* 1986, *Matussek* 1969). Bis heute hat sich die Phasendauer trotz intensiver Therapie nicht entscheidend verändert.

Die Prognose affektiver Erkrankungen ist offenbar doch schlechter als ursprünglich angenommen wurde und gemeinhin in den Lehrbüchern steht. Es kann heute nicht mehr als richtig angesehen werden, wenn von einer regelmäßigen „Heilung" affektiver Psychosen im Gegensatz zu den schizophrenen Erkrankungen gesprochen wird. Einschlägige Untersuchungen zeigen eine Chronifizierungsrate von 20 bis 40 % (*Angst* 1986, *Fähndrich* u. *Wirtz* 1987). Allerdings ist die Literatur zu diesem Thema nur schwer vergleichbar, da unter „Remission" von den verschiedenen Autoren ganz Unterschiedliches verstanden wird wie „symptomfrei", „anhaltende Heilung", „komplette Remission", „soziale Heilung", „gute soziale Anpassung", „nicht behindert" usw.

8.1.4 Ätiologie und Pathogenese

Untersuchungen zur Ätiologie und Pathogenese können von der *„klinischen Verwirrung"* (*Zerbin-Rüdin* 1987) hinsichtlich der Klassifikation affektiver Erkrankungen nicht unberührt bleiben. Widersprüche, unterschiedliche Konkordanzraten bei Zwillingsstudien usw. überraschen deshalb nicht.

„Endogen" beinhaltet eine nicht bewiesene ätiopathogenetische Aussage im Sinne einer biologischen Verursachung, obwohl wir heute wissen, daß auch *„exogene"* Faktoren beteiligt sind (z.B. bestimmte Lebensereignisse wie Verlust des Partners) – andererseits spielen auch bei den *neurotischen* Depressionen endogene Faktoren sicher eine Rolle (*Schepank* 1974). Nur am Rande sei bemerkt, daß die Skandinavier außerdem noch den Begriff der *„psychogenen Psychose"* kennen, den wir im deutschsprachigen Raum kaum benutzen, obwohl er in ICD-9 und auch in ICD-10 (als dazugehöriger Begriff) enthalten ist. Einen Überblick zu diesem Problem gibt *Zerbin-Rüdin* (1987).

Die Forschung auf diesem Gebiet gestaltet sich u.a. deswegen so schwierig, weil die Differentialdiagnose zwischen endogener und neurotischer Depression aufgrund allein klinischer Daten unscharf ist und deshalb immer eine erhebliche Überschneidungsmenge beinhaltet. Dem abzuhelfen, d.h. um „reine Gruppen" zu Forschungszwecken zu erreichen, dienen gerade klassifikatorische Systeme wie die *RDC,* das *DSM-III-R,* die *Feighner*-Kriterien usw.

Aber nicht nur die unipolaren Depressionen sind eine heterogene Gruppe, auch die bipolaren affektiven Psychosen, die durch das Auftreten manischer Phasen ja viel leichter zu klassifizieren sind, stellen keine einheitliche Krankheitsgruppe dar. *Angst* et al. (1980) unterteilen deshalb nicht ohne Grund bipolar affektive Erkrankung in eine a) vorwiegend depressive Erkrankung — hier überwiegen depressive Phasen, nur selten treten Manien auf —, b) eine klassische Form mit gleich schweren und gleich häufigen manischen und depressiven Phasen und c) eine vorwiegend manische Form — hier überwiegen die manischen Phasen, nur selten treten dann auch abgeschwächt depressive Phasen auf. Auch die Befunde von *Coryell* et al. (1984) bestätigen die Heterogenität der Gruppe der bipolaren Depression. Danach scheint es so zu sein, daß Patienten mit einer Bipolar-II-Depression klinisch den Patienten mit einer unipolaren Depression ähnlich sind, genetisch und therapeutisch jedoch den Patienten mit einer Bipolar-I-Depression gleichen. In diesem Zusammenhang soll das sog. „*Schwellenmodell*" von *Gershon* (*Gershon* et al. 1982) erwähnt werden. Es beinhaltet einerseits die heute allgemein akzeptierten Vorstellungen der multifaktoriellen Genese psychotischen Krankseins, geht andererseits aber darüber hinaus, indem es eine bestimmte Rangfolge postuliert. Nach *Gershon* tritt bei Überschreiten einer 1. Schwelle eine unipolare Depression auf, kommen weitere Faktoren hinzu (wird die 2. Schwelle überschritten), kommt es zu einer bipolaren affektiven Psychose, bei Überschreiten einer 3. Schwelle entsteht nach diesem Modell eine schizoaffektive Erkrankung (*Gershon* et al. 1982). Die hier zitierten Befunde sollen vor allem zeigen, daß trotz aller Bemühungen wir immer noch am Anfang stehen, sauber zu klassifizieren, daß auch unsere ätiopathogenetischen Vorstellungen noch wenig fundiert und mehr hypothetisch sind.

Eine für die Diagnostik notwendige Verbesserung der Befund(Symptom)-Erhebung ist letztlich nur durch eine Vereinheitlichung der Befunderhebung möglich. Diesem Ziel dient u.a. auch das *AMDP*-System (*AMDP* 1981). Als Ergänzung dazu existiert neuerdings auch ein Leitfaden zur gezielten Exploration des psychopathologischen (*AMDP-*)Befundes im Sinne eines semistandardisierten Interviews, so daß hier die Befunderhebung weiter vereinheitlicht wird (*Fähndrich* u. *Stieglitz* 1989). Die Interraterübereinstimmung kann mit Hilfe derartiger Systeme durch ein gezieltes Training auf ein Niveau von ca. 80% angehoben werden und ist damit als verläßlich anzusehen. Ist also eine hinreichende verläßliche Befunderhebung gewährleistet, bieten explizite diagnostische Kriterien, wie sie in den o.g. klassifikatorischen Systemen enthalten sind, durchaus einen Fortschritt, um zu reliablen und validen Diagnosen zu gelangen.

Literatur

AMDP: Das AMDP-System. Manual zur Dokumentation psychiatrischer Befunde. 4. Aufl. Springer, Berlin, Heidelberg, New York 1981

American Psychiatric Association (APA). Commitee on Nomenclature and Statistics: Diagnostic and statistical manual of mental disorders. 3. ed. rev. APA, Washington 1980, 1987

Angst, J.: The course of major depression, atypical bipolar disorder, and bipolar disorder. In: *H. Hippius, G.L. Klerman, N. Matussek* (eds.): New results in depression research. Springer, Berlin, Heidelberg, New York, London, Paris, Tokyo 1986, pp. 26–35

Angst, J., Frey, R., Lohmeyer, N.: Bipolar manic-depressive psychoses: results of a genetic investigation. Hum. Genet. 55 (1980) 237–254

Carney, M.W.P.: The Newcastle Scale. In: *N. Sartorius, T.A. Ban* (eds.): Assessment of depression. Springer, Berlin, Heidelberg, New York, Tokyo 1986

Cassidy, W., Flanagan, N.B., Spellmann, M., Cohen, M.E.: Clinical observations in manic-depressive disease. JAMA 164 (1957) 1535–1546

Coryell, W., Winokur, G.: Course and outcome. In: *E.S. Paykel* (ed.): Handbook of affective disorders. Churchill Livingstone, Edinburgh, London, Melbourne, New York 1982, pp. 93–106

Coryell, W., Endicott, J., Reich, T., Andreasen, N.C., Keller, M.B.: A family study of bipolar II disorder. Brit. J. Psychiat. 145 (1984) 49–54

Degkwitz, R., Helmchen, H., Kockott, G., Mombour, W. (Hrsg.): Diagnosenschlüssel und Glossar psychiatrischer Krankheiten — ICD, 9. Rev. Springer, Berlin, Heidelberg, New York 1980

Dilling, H., Dittmann, V.: Die psychiatrische Diagnostik nach der 10. Revision der internationalen Klassifikation der Krankheiten (ICD-10). Nervenarzt 61 (1990) 259–270

Dunner, D.L., Fleiss, J.L., Fieve, R.R.: The course of development of mania in patients with recurrent depression. Amer. J. Psychiat. 133 (1976) 905–908

Fähndrich, E., Stieglitz, R.-D.: Leitfaden zur Erfassung des psychopathologischen Befundes. Halbstrukturiertes Interview anhand des AMDP-Systems. Springer, Berlin, Heidelberg, New York, London, Paris, Tokyo, Hongkong 1989

Fähndrich, E., Wirtz, W.: Verlaufsprädiktoren affektiver Psychosen. Schweiz. Arch. Neurol. Psychiat. 138 (1987) 17–30

Feighner, J.P., Robins, E., Guze, S.B., Woodruff, R.A., Winokur, G., Monoz, R.: Diagnostic criteria for use in psychiatric research. Arch. gen. Psychiat. 26 (1972) 57–63

Gershon, E.S., Hamovit, J., Goroff, J., Dibble, E., Leckman, J.F., Scerry, W., Tagum, D., Nurnberger, J.I., Golding, L.R., Bunney, W.E.: A family study of schizoaffective, bipolar I, bipolar II, unipolar and normal control probands. Arch. gen. Psychiat. 39 (1982) 1157–1167

Helmchen, H.: Schwierigkeiten in der Differentialdiagnose depressiver Zustände. In: P. Kielholz, C. Adams (Hrsg.): Vermeidbare Fehler in der Diagnostik und Therapie der Depression. Deutscher Ärzteverlag, Köln 1984, S. 11–20

Kisker, K.P., Lauter, H., Meyer, J.-E., Müller, C., Strömgren, E. (Hrsg.): Psychiatrie der Gegenwart. Bd. 5: Affektive Psychosen. Springer, Berlin, Heidelberg, New York, London, Tokyo 1987

Kraepelin, E.: Das manisch-depressive Irresein. In: E. Kraepelin: Psychiatrie. Ein Lehrbuch für Studierende und Ärzte. 8. Aufl. Barth, Leipzig 1913

Matussek, P.: Phasendauer bei unbehandelten Fällen endogener Depression. In: H. Hippius, H. Selbach (Hrsg.): Das depressive Syndrom. Urban & Schwarzenberg, München, Berlin, Wien 1969

Sartorius, N., Ban, T.A. (eds.): Assessment of depression. Springer, Berlin, Heidelberg, New York, Tokyo 1986

Schepank, H.: Erb- und Umweltfaktoren bei Neurosen. Tiefenpsychologische Untersuchung an 50 Zwillingspaaren. Springer, Berlin, Heidelberg, New York 1974

Schmidt-Degenhard, M.: Melancholie und Depression. Zur Problemgeschichte der depressiven Erkrankungen seit Beginn des 19. Jahrhunderts. Kohlhammer, Stuttgart, Berlin, Köln, Mainz 1983

Spitzer, R.L., Endicott, J., Robins, E.: Research diagnostic criteria: Rationale and reliability. Arch. gen. Psychiat. 35 (1978) 773–782

Tellenbach, H.: Melancholie. Problemgeschichte, Endogenität, Typologie, Pathogenese, Klinik. 3. Aufl. Springer, Berlin, Heidelberg, New York 1976

Zerbin-Rüdin, E.: Genetik. In: K.P. Kisker, H. Lauter, J.-E. Meyer, C. Müller, E. Strömgren (Hrsg.): Psychiatrie der Gegenwart. Bd. 5. Springer, Berlin, Heidelberg, New York, London, Paris, Tokyo 1987, S. 137–164

8.2 Grundsätzliches zur Therapie

E. Fähndrich

Die Therapie affektiver Erkrankungen ist eine mehrdimensionale — entsprechend ihrer heute allgemein angenommenen multifaktoriellen Genese. Im sog. Gesamtbehandlungsplan haben deshalb somatische Therapieverfahren (Antidepressiva, Elektrokrampftherapie, Schlafentzugsbehandlung, Lichttherapie) wie auch verschiedene Formen von Psychotherapie und soziotherapeutische Maßnahmen ihren festen Platz. Der jeweilige Anteil eines therapeutischen Verfahrens ist von Erkrankung zu Erkrankung unterschiedlich, ändert sich aber auch bei ein und derselben Erkrankung im Zeitverlauf. In der Regel spielt im akuten Stadium einer Depression die medikamentöse Behandlung mit Antidepressiva, unabhängig von der nosologischen Zuordnung, zunächst die entscheidende therapeutische Rolle. Nach Abklingen der akuten Symptomatik gewinnen Psychotherapie und ggf. soziotherapeutische Maßnahmen an Bedeutung. Besonders bei reaktiven Depressionen hat Psychotherapie (nicht identisch mit Psychoanalyse!) eine zentrale Stellung. Psychopharmaka sind allerdings auch bei diesen Depressionsformen, z.B. zur Überwindung zeitweiliger krisenhafter Zuspitzungen, indiziert. In der (phasenprophylaktischen) Langzeitbehandlung affektiver Psychosen spielt Psychotherapie ebenfalls eine Rolle, wenngleich sie in aller Regel die somatischen Behandlungsverfahren zur Rezidivprophylaxe, wie z.B. Lithium, Carbamazepin und auch niedrig dosierte Antidepressiva, nicht zu ersetzen vermag und meist nur zusätzlich eingesetzt wird. Psychotherapie ist zur Verbesserung der Medikamenten-Compliance notwendig, führt zur frühzeitigen Erkennung von wieder auftretender Suizidalität und damit zur Suizidverhütung und dient der Entwicklung bestimmter Verhaltensweisen, um sog. Auslösesituationen rechtzeitig zu erkennen und damit zu verhindern („Coping-Strategien").

Unstrittig ist, daß Manien von einem bestimmten Ausmaß an behandlungsbedürftig sind und daß hier als gezielte Therapie ausschließlich somatische Therapieverfahren — in der Regel Psychopharmaka — in Frage kommen. Der manische Patient ist psycho- und soziotherapeutischen Interventionen nicht ausreichend zugänglich. Kontrollierte Studien zur antimanischen Wirksamkeit verschiedener Psychopharmaka (Neuroleptika, Lithium, Carbamazepin) sind, im Gegensatz zum großen Feld der Depressionsbehandlung, aus leicht einsehbaren Gründen rar (Lusznat et al. 1988). Neuroleptika sind hier die Medikamente der ersten Wahl. Nicht unerwähnt soll jedoch bleiben, daß bei Manien auch EKT ein hochwirksames Verfahren ist, wie erst kürzlich wieder eine „naturalistische Studie" an 438 Patienten zeigte (Black et al. 1987). Aus den bekannten Gründen wird in Deutschland die EKT bei manischen Patienten praktisch nicht angewandt.

Im folgenden werden allgemeine Grundsätze für die jeweiligen therapeutischen Verfahren dargestellt, deren ausführliche Beschreibung in den Kap. 8.3 bis 8.14 erfolgt.

8.2.1 Pharmakotherapie

Antidepressiva (sowohl trizyklische als auch MAO-Hemmer) gibt es seit mehr als 30 Jahren (*Kuhn* 1957). Es besteht somit ein großer Erfahrungsschatz hinsichtlich Wirksamkeit, Nebenwirkungen und Gefahren. Dies gilt inzwischen auch für die „neue Generation der Antidepressiva", die tetrazyklischen und nicht klassifizierbaren Antidepressiva. Die Pharmakotherapie mit Antidepressiva ist nicht an diagnostische Gruppen (nosologische Einheiten) gebunden, sie ist vielmehr syndromorientiert. Dagegen ist zur Rückfallverhütung die nosologische Zuordnung eines Krankheitsbildes von entscheidender Wichtigkeit, würde man doch Lithium nur zur Rezidivprophylaxe der verschiedenen Formen der manisch-depressiven Krankheit einsetzen, nicht jedoch bei einer neurotischen Depression. Auf biochemische Eigenschaften von Antidepressiva, ihre Pharmakokinetik und -dynamik soll hier nicht weiter eingegangen werden (s. dazu *Woggon* 1987).

In einer ausführlichen Übersichtsarbeit zur Pharmakotherapie der Depression referiert *Paykel* (1989) fast 100 methodisch saubere plazebokontrollierte Studien und kommt zu dem eindeutigen Urteil, daß Antidepressiva wirksamer sind als Plazebo. Ihr Effekt ist bei neurotischen Depressionen, entgegen einer häufig vertretenen traditionellen Lehrmeinung, nur unwesentlich schlechter als bei endogenen Depressionen. Bei wahnhaften Depressionen ist ihre Wirkung meist unbefriedigend. Hier stellen EKT und Neuroleptika die Behandlung der Wahl dar (*Paykel* 1989).

Bei Manikern ist die Therapie mit Neuroleptika die Behandlung der Wahl. Steht Antriebssteigerung ganz im Vordergrund, wird man eher Neuroleptika vom Phenothiazintyp benutzen, stehen Größenideen und daraus resultierende Fehlhandlungen im Vordergrund, ist eher an Neuroleptika aus der Butyrophenongruppe zu denken.

Immer wieder wird Lithium auch als Antimanikum empfohlen. Da seine Wirkung jedoch erst nach ca. 10 Tagen eintritt (*Woggon* 1987), hat Lithium sich bei Manien vom Bipolar-I-Typ letztlich nicht durchgesetzt. *Woggon* (1987) und auch *Schou* (1987) empfehlen die Kombination von Neuroleptika und Lithium als antimanische Therapie und betonen dabei ausdrücklich, daß diese Kombinationsbehandlung kein größeres Risiko beinhaltet als die Neuroleptika- oder Lithiummonotherapie.

Bei milderen Formen der Manie bzw. bei Hypomanie (Bipolar-II-Typ) ist Lithium allerdings als Medikation der Wahl anzusehen, weil es vom Patienten angenehmer, „weniger fesselnd" (*Schou* 1987) erlebt wird.

In den letzten Jahren wird auch Carbamazepin als Antimanikum propagiert, als Monotherapie jedoch ebenfalls mit wenig überzeugender Wirkung. Bei Lithiumunverträglichkeit kann jedoch die Kombination von Carbamazepin mit Neuroleptika hilfreich sein (*Woggon* 1987). Eine der wenigen kontrollierten Studien zu dieser Frage (*Lusznat* et al. 1988) erbrachte keinen therapeutischen Unterschied in der antimanischen Wirkung zwischen Carbamazepin und Lithium. Außerdem zeigt auch diese Studie wieder, daß beide Medikamente lediglich als Adjuvanzien zur Neuroleptikabehandlung einzusetzen sind.

Die Hospitalisierung eines manischen Patienten wird meist dann notwendig, wenn aufgrund des kritiklosen Tatendranges wirtschaftliche, soziale oder auch weitere gesundheitliche Schäden drohen und nur mit der Klinikeinweisung abgewendet werden können. Die Notwendigkeit einer Klinikeinweisung führte letztlich auch zu der Unterscheidung in Bipolar-I (Klinikbehandlung notwendig) und Bipolar-II (keine Klinikbehandlung notwendig) (*Dunner* et al. 1976).

8.2.2 Schlafentzugsbehandlung

Der Entzug des Schlafes für 1 Nacht (totaler Schlafentzug) bzw. für die 2. Nachthälfte (partieller Schlafentzug) wirkt unbestreitbar antidepressiv (*Kuhs* u. *Tölle* 1986). Bei ca. 60 % der Anwendungen kommt es zu einer deutlichen Besserung. In der Regel hält diese Wirkung nicht an, sondern sie verschwindet in den nächsten Tagen teilweise wieder. Deshalb ist Schlafentzugsbehandlung als alleinige Therapie meist nicht ausreichend. Wegen des sofortigen Wirkungseintrittes ist Schlafentzug jedoch sehr hilfreich bei akuter Suizidalität und zur Überbrückung der sog. Latenzzeit. Schlafentzug kann mehrfach pro Woche (2 bis 3 mal) angewandt werden. Die Reaktion ein und desselben Patienten auf Schlafentzug kann durchaus unterschiedlich ausfallen (*Fähndrich* 1988, *Kuhs* u. *Tölle* 1986, *Telger* et al. 1990). Deshalb sollte dieses einfache und nebenwirkungsarme Therapieverfahren weiter angewandt werden, auch wenn ein Patient einmal keine Besserung nach Schlafentzugsbehandlung verspürt hat.

8.2.3 Lichttherapie

Unter der chronobiologischen Vorstellung, daß Störungen der zirkadianen Rhythmik etwas mit Depression zu tun haben, und daß Licht und Dunkelheit eine wichtige Schrittmacherrolle bei der

Synchronisation zirkadianer Rhythmen spielen, wurde die Lichttherapie zunächst bei jahreszeitlich bedingten Depressionen („Seasonal Affective Disorders" — SAD) angewandt. Die antidepressive Wirkung wird für diese sehr umschriebene Patientengruppe mit ca. 88 % angegeben (*Wirz-Justice* et al. 1986). Lichttherapie ist wahrscheinlich nicht nur bei jahreszeitlich bedingten Depressionen wirksam, sondern kann möglicherweise auch erfolgreich bei anderen Depressionsarten eingesetzt werden (*Fleischhauer* 1987). Ein abschließendes Urteil über diese Therapieform ist z.Z. jedoch noch nicht möglich. Im Gegensatz zu Schlafentzug erfordert Lichttherapie jedoch einigen technischen Aufwand.

8.2.4 Elektrokrampftherapie

Trotz der Emotionen, die in aller Regel auch heute noch bei dem Thema Elektrokrampftherapie (EKT) aufkommen, muß gesagt werden, daß EKT für bestimmte Formen affektiver Psychosen nachweislich die wirksamste Form der Akutbehandlung darstellt. Bei der bipolaren Verlaufsform, der involutiven Depression und bei wahnhaften Depressionen sind die Erfolgsraten in kontrollierten Studien jeweils deutlich höher als bei der Behandlung mit Antidepressiva (*Ottosson* 1987, *Paykel* 1989). Von den sog. therapieresistenten Depressionen (s. Kap. 8.9) sprechen ebenfalls noch 50 bis 70 % der Patienten schließlich auf EKT an. Wenn also trotz nachgewiesener guter Wirksamkeit der EKT diese heute recht selten angewandt wird, muß dies seine (irrationalen) Gründe haben. Ein Hauptargument gegen die EKT ist, daß mit der EKT irreversible strukturelle Gehirnschäden gesetzt würden und daß EKT zu erheblichen mnestischen Störungen führe. Beide Einwände sind — lege artis durchgeführte Narkose und EKT vorausgesetzt — nicht haltbar (*Sauer* u. *Lauter* 1987).

8.2.5 Psychotherapie

Affektive Psychosen in der akuten Phase ausschließlich psychotherapeutisch zu behandeln, ist heutzutage beim Wissen um die Wirksamkeit somatischer Therapieverfahren problematisch — wenn nicht ein Kunstfehler: Psychotherapeutische Maßnahmen gewinnen in Kombination mit Antidepressiva im Laufe der Behandlung bei Abklingen der Symptomatik immer mehr an Gewicht.

Nicht umsonst haben alle kontrollierten Studien zur Frage der Wirksamkeit von Psychotherapie bei Depressionen die bipolaren Verlaufsformen und wahnhafte Depressionen von vornherein ausgeschlossen, was ihren Aussagewert gerade für den Bereich affektiver Psychosen erheblich relativiert.

Von den lerntheoretisch orientierten Therapieformen hat vor allem die kognitive Verhaltenstherapie eine klinische Bedeutung für die Behandlung von Depressionen erlangt. Dabei hat sich gezeigt, daß kognitive Verhaltenstherapie eine den Antidepressiva vergleichbare therapeutische Wirksamkeit besitzt — allerdings gilt dies nur bei weniger schweren Formen. In 2 Einjahreskatamnesen zeigte sich darüber hinaus sogar in den mit kognitiver Therapie behandelten Patientengruppen (*Kovacs* et al. 1981, *Simons* et al. 1985) eine geringe Rückfallquote. Quasi eine Zwischenstellung zwischen lerntheoretischen Verfahren und tiefenpsychologisch orientierter Psychotherapie nimmt die sog. interpersonale Therapie nach *Klerman* et al. (1984) ein. Bei ambulant behandelbaren (also leichter depressiven) Patienten war die Wirksamkeit der Psychotherapie einer Behandlung mit Antidepressiva vergleichbar. Wenn also bei bestimmten, eher leichten Formen der Depression psychotherapeutische Verfahren der medikamentösen Therapie ebenbürtig sind, sind der zeitliche und finanzielle Aufwand beider Therapieverfahren zu bedenken.

Die Vertreter der psychodynamischen Kurzzeittherapie haben im Gegensatz zu den Vertretern lerntheoretischer Verfahren keine kontrollierten Studien vorgelegt. Eine fundierte Aussage über die Wirksamkeit dieser Psychotherapieform bei affektiven Psychosen ist deshalb kaum möglich.

Psychotherapie findet also auch bei affektiven Psychosen statt, in aller Regel jedoch in Kombination mit somatischen Therapieverfahren, insbesondere in Kombination mit Antidepressiva. Psychotherapie trägt sicherlich zur Verbesserung der Compliance bei; ob sie bei schweren depressiven Zuständen im Rahmen der affektiven Psychosen einen eigenen antidepressiven Effekt hat, der dem der Antidepressiva vergleichbar ist, muß dahingestellt bleiben.

Bemerkenswert an der Entwicklung der letzten Jahre ist immerhin, daß die Auffassung, Psychotherapie vertrage sich grundsätzlich nicht mit gleichzeitiger medikamentöser Therapie, fallengelassen wurde. Heute ist dies in aller Regel kein Problem mehr, haben doch kontrollierte Studien gezeigt, daß gerade mit der Kombination beider Therapieverfahren die Erfolgsrate verbessert werden kann (*Linden* 1987).

Literatur

Black, D.W., Winokur, G., Nasrallah, A.: Treatment of mania: A naturalistic study of electroconvulsive therapy versus lithium in 438 patients. J. clin. Psychiat. 48 (1987) 132—139

Dunner, D.L., Fleiß, J.L., Fieve, R.R.: The course of development of mania in patients with recurrent depression. Amer. J. Psychiat. 133 (1976) 905—908

Fähndrich, E.: Chronobiologie der Depression: Therapeutische und theoretische Aspekte des Schlafentzuges. In: *M. Wolfersdorf, W. Kopittke, G. Hole* (Hrsg.): Klinik, Diagnostik und Therapie der Depression. Roderer, Regensburg 1988, S. 126—141

Fleischhauer, J., Hofstetter, P., Glauser, G.: Der Einfluß von hellem Licht (Lichttherapie) auf Depressive. 15. AGNP-Symposium, Nürnberg 1987. Abstract-B., S. 49

Klerman, G.L., Weissmann, M.M., Rounsaville, B.J., Cherron, E.S.: Interpersonal psychotherapy of depression. Basic Books, New York 1984

Kovacs, M., Rush, A.J., Beck, A.T., Hallon, S.D.: Depressed outpatients with cognitive therapy or pharmacotherapy: A one-year follow-up. Arch. gen. Psychiat. 38 (1981) 33—39

Kuhn, R.: Über die Behandlung depressiver Zustände mit einem Iminodibenzylderivat (G 22355). Schweiz. Ärzteztg. 62 (1957) 2202—2206

Kuhs, H., Tölle, R.: Schlafentzug (Wachtherapie) als Antidepressivum. Fortschr. Neurol. Psychiat. 54 (1986) 341—355

Linden, M.: Psychotherapie bei depressiven Erkrankungen, speziell endogenen Depressionen. In: *K.P. Kisker, H. Lauter, J.-E. Meyer, C. Müller, E. Strömgren* (Hrsg.): Psychiatrie der Gegenwart. Bd. 5. Springer, Berlin, Heidelberg, New York, London, Paris, Tokyo 1987, S. 387—402

Lusznat, R.M., Murphy, D.T., Nunn, C.M.H.: Carbamacepine vs. lithium in the treatment and prophylaxis of mania. Brit. J. Psychiat. 153 (1988) 198—204

Ottosson, J.-O.: Elektrokrampftherapie. In: *K.P. Kisker, H. Lauter, J.-E. Meyer, C. Müller, E. Strömgren* (Hrsg.): Psychiatrie der Gegenwart. Bd. 5. Springer, Berlin, Heidelberg, New York, London, Paris, Tokyo 1987, S. 343—367

Paykel, E.S.: Treatment of depression. The relevance of research for clinical practice. Brit. J. Psychiat. 155 (1989) 754—763

Sauer, H., Lauter, H.: Elektrokrampftherapie. I. Wirksamkeit und Nebenwirkungen der Elektrokrampftherapie. Nervenarzt 58 (1987) 201—209

Schou, M.: Lithium. In: *K.P. Kisker, H. Lauter, J.-E. Meyer, C. Müller, E. Strömgren* (Hrsg.): Psychiatrie der Gegenwart. Bd. 5. Springer, Berlin, Heidelberg, New York, London, Paris, Tokyo 1987, S. 327—341

Simons, A.D., Lustman, P.J., Wetzel, R.D., Murphy, G.E.: Predicting response to cognitive therapy of depression: the role of learned resourcefulness. Cogn. Therap. Res. 9 (1985) 79—89

Telger, K., Tölle, R., Fischer, H.: Zur Wiederholbarkeit der antidepressiven Wachtherapie (partieller Schlafentzug). Psychiat. Prax. 17 (1990) 121—125

Wirz-Justice, A., Schmidt, A.C., Graw, P., Kielholz, P., Pöldinger, W., Fischer, H.U., Buddeberg, C.: Neue Resultate der Behandlung saisonaler Depressionen mit Licht. Schweiz. Ärzteztg. 57 (1986) 1994—1996

Woggon, B.: Pharmakotherapie affektiver Psychosen. In: *K.P. Kisker, H. Lauter, J.-E. Meyer, C. Müller, E. Strömgren* (Hrsg.): Psychiatrie der Gegenwart. Bd. 5. Springer, Berlin, Heidelberg, New York, London, Paris, Tokyo 1987, S. 273—325

8.3 Medikamentöse Therapie der Manie

M. Dose, H.M. Emrich

Bei keinem psychiatrischen Krankheitsbild bestehen von seiten der Patienten derartig viele Vorbehalte gegen eine medikamentöse Behandlung wie bei der Manie. Dies beruht zum einen (wie auch bei anderen psychiatrischen Erkrankungen) auf der mangelnden Krankheits- und Behandlungseinsicht; darüber hinaus haben aber insbesondere manische Patienten subjektiv das Empfinden, es werde ihnen durch die medikamentöse Therapie etwas als positiv Erlebtes „weggenommen". Häufig wird auch die einer manischen Phase folgende depressive Verstimmung nicht als zur Krankheit gehörend angesehen, sondern sie wird als Folge der medikamentösen Behandlung gedeutet, die darum nur um so heftiger abgelehnt wird. Allerdings wird die manische Erregung und Getriebenheit subjektiv nicht immer als nur angenehm empfunden, so daß — neben der aus objektiven Gründen (insbesondere der sozialen Gefährdung der Patienten und ihres Umfeldes) gegebenen Behandlungsnotwendigkeit — auch beim Patienten selbst der Wunsch nach einer medikamentösen Behandlung entstehen kann. Ausgehend von den Hauptsymptomen einer manischen Episode soll eine wirkungsvolle medikamentöse Therapie psychomotorische Aktivität dämpfen, das gelockerte Assoziationsgefüge festigen, Ideenflucht bremsen, sedieren und ausreichenden Schlaf gewährleisten. Diese Forderungen werden gegenwärtig von sehr unterschiedlichen Medikamenten des pharmakotherapeutischen Repertoires erfüllt. Ihre Darstellung in den folgenden Abschnitten stellt die Anwendung zur Akutbehandlung manischer Syndrome in der praktischen Arbeit des niedergelassenen und klinisch tätigen Arztes in den Mittelpunkt. Der Darstellung der einzelnen Medikamentengruppen folgt am Ende eine Zusammenfassung praktischer Behandlungsvorschläge für verschiedene Stufen der manischen Erregung.

8.3.1 Neuroleptika

Schon die Entdecker der klinischen Wirkung der Neuroleptika (*Delay* u. *Deniker* 1952) hatten als therapeutische Wirkung auf manische Psychosen die psychomotorische Dämpfung, emotionale Stabilisierung und Entwicklung einer affektiven Indifferenz nach Injektion von Chlorpromazin beschrieben. Diese Wirkungen, vor allem aber auch ihre im Vergleich zu anderen antimanisch wirksamen Medikamenten rasche Wirksamkeit nach Applikation, haben dazu geführt, daß Neuroleptika zur Akutbehandlung manischer Syndrome im therapeutischen Alltag an erster Stelle stehen. Dabei lassen die wenigen vorliegenden kontrollierten Studien keinen signifikanten Unterschied der globalen therapeutischen Wirkung zwischen den verschiedenen Präparaten und Applikationsformen erkennen (*Coffman* et al. 1987, *Woggon* 1988), so daß man sich zur Therapie auf einige wenige Medikamente stützen sollte, die man hinsichtlich ihrer erwünschten und unerwünschten Wirkungen aufgrund breiter Erfahrungsbasis am besten kennt. Steht ausgesprochene psychomotorische Erregtheit im Vordergrund, so empfehlen sich — bei Beachtung der für diese Medikamente ausgeprägteren vegetativen Begleiterscheinungen — nieder- bis mittelpotente Neuroleptika (z.B. Chlorprothixen — Truxal®; Thioridazin — Melleril®), während bei wahnhaft „überkochenden" Manien oder schizomanischen Zuständen hochpotente Neuroleptika (z.B. Haloperidol — Haldol®; Benperidol — Glianimon®) vorzuziehen sind. Erfahrungen aus der Behandlung akuter schizophrener Psychosen zeigen, daß die parenterale Gabe von Neuroleptika keinen wesentlichen Vorteil erbringt, so daß bei behandlungswilligen Patienten eine orale Medikation vorgezogen werden kann (*Möller* et al. 1980, *Coffman* et al. 1987). Hinsichtlich der Dosierung der Neuroleptika haben „Megadosierungen" in kontrollierten Studien keine größere Effizienz gezeigt. So ergab eine Übersicht über 19 kontrollierte Untersuchungen an über 700 psychotischen (überwiegend schizophrenen) Patienten, daß Dosierungen über 500 bis 600 mg Chlorpromazinäquivalent (das entspricht etwa 10 mg Haldol®) keinen zusätzlichen klinischen Vorteil erbringen (*Baldessarini* et al. 1988). Eine früher erschienene Übersicht (*Davis* et al. 1980) empfiehlt eine Neuroleptikadosis von 1000 mg Chlorpromazinäquivalent, was ca. 15 mg Haldol® entspricht. Außerdem gehört die hohe Dosierung neuroleptischer Medikamente neben der Zeitdauer ihrer Verabreichung zu den Risikofaktoren für die Entwicklung einer tardiven Dyskinesie. Dosierungen über 800 mg Chlorpromazinäquivalent sollten daher und auch wegen der erhöhten Anfälligkeit manischer Patienten für neuroleptisch induzierte Dystonien (*Nasrallah* et al. 1988) im allgemeinen vermieden werden. Unerwünschte Wirkungen der Neuroleptika, besonders die bereits 1 bis 3 Tage nach Beginn einer neuroleptischen

Therapie auftretenden Frühdyskinesien (Zungen-Schlundkrämpfe, Blickkrämpfe etc.) können durch Gabe von Anticholinergika (z.B. 1 Ampulle Akineton® langsam i.v.) innerhalb von 5 bis 10 Min. kupiert werden. Häufig nehmen durch diese Frühdyskinesien Anspannung, Angst, psychomotorische Unruhe und halluzinatorisches Erleben mancher Patienten bis zu katatoner Erregung oder katatonem Stupor zu, was häufig eine Erhöhung der neuroleptischen Dosis zur Folge hat, die durch rechtzeitige Gabe von Akineton® vermieden werden könnte. Deshalb sollte stets bei einem gegenüber der Aufnahme verschlechterten psychopathologischen Befund unter neuroleptischer Behandlung vor einer Dosiserhöhung an das Vorliegen unerwünschter Neuroleptikawirkungen gedacht werden. Klinisch sind sie erkennbar am scheinbaren „Einfrieren" von Bewegungsabläufen, bizarren Haltungen, einer zunehmend „kloßigen" Sprache und den Versuchen der Patienten, das Spannungs- und Druckgefühl durch Reiben und Massieren an Augen, Mund und Nacken loszuwerden. Eine Übersicht über 330 Patienten, die hochpotente Neuroleptika (hauptsächlich Haloperidol) erhielten, zeigte, daß das Risiko neuroleptisch induzierter akuter Dystonien durch Anticholinergika um das 5fache reduziert werden kann (*Arana* et al. 1988). Es ist jedoch ausreichend, Anticholinergika vorübergehend (bis zu 1 Woche — „Auslaßversuch") beim Auftreten von Nebenwirkungen einzusetzen, wenn deren rechtzeitiges Erkennen gewährleistet ist. Weder die prophylaktische noch die häufig anzutreffende unüberprüfte Dauergabe von Akineton sind psychopharmakologisch zu rechtfertigen. Neben der Aufhebung unerwünschter Begleiterscheinungen schwächen sie nämlich auch die erwünschten, antipsychotischen Wirkungen der Neuroleptika ab, was unter Umständen wieder höhere Dosierungen notwendig macht.

8.3.2 Lithiumsalze

Therapeutische Wirkungen von Lithiumsalzen bei manischen Erregungszuständen wurden bereits 1949 von *Cade* beschriebenen und in der Folgezeit in zahlreichen kontrollierten Studien bestätigt. So faßt eine Übersichtsarbeit (*Goodwin* u. *Zis* 1979) offene und plazebokontrollierte Studien an über 500 Patienten dahingehend zusammen, daß unter einer Lithiumbehandlung 76 bis 81 % der manischen Patienten das in den Studien zugrundegelegte Kriterium für „Besserung" erfüllten. Sieben doppelblind durchgeführte Studien, bei denen 228 manische Patienten zufallsverteilt mit Lithium,

216 mit Neuroleptika (zumeist Chlorpromazin) behandelt wurden, ergaben nach 3 Behandlungswochen bei 70 % der Patienten unter Lithium gegenüber 30 % der Patienten unter Neuroleptika eine Besserung. Dieses ausgesprochen überlegene Abschneiden der Lithiumbehandlung ist wahrscheinlich auf die höhere subjektive Zufriedenheit der Patienten zurückzuführen, die das verhältnismäßig nebenwirkungsarme, langsame Nachlassen des manischen Hochgefühls unter Lithium (Wirkungseintritt 5 bis 8 Tage nach Behandlungsbeginn) der mit unerwünschten Begleiterscheinungen verbundenen neuroleptischen „Vollbremsung" vorziehen. Umgekehrt erzeugen die Bedürfnisse eines geordneten Stationsablaufes, Personalmangel und die begrenzte Belastbarkeit von Patienten und Personal den Wunsch nach raschem Eintritt der Wirkung einer antimanischen Behandlung, so daß in der Regel doch Neuroleptika und nicht Lithium als Mittel erster Wahl eingesetzt werden. Dieser offensichtliche Nachteil von Lithium bei der Akuttherapie manischer Syndrome kann allerdings durch initiale Kombination mit sedierenden Medikamenten (z.B. niederpotenten Neuroleptika oder Benzodiazepinen) ausgeglichen werden. Im Unterschied zu den zahlreichen unerwünschten Wirkungen der Neuroleptika sind die Nebenwirkungen einer Akutbehandlung mit Lithium (z.B. Übelkeit, Fingertremor, das Gefühl muskulärer Schwäche) für manische Patienten in der Regel eine weniger starke Beeinträchtigung.

Für die Praxis empfiehlt es sich, den Lithiumspiegel zur Akutbehandlung vorübergehend auf bis zu 1 mmol/l anzuheben, um ihn nach Abklingen der manischen Phase wieder auf die zur Prophylaxe wirksamen Werte (0,6–0,8 mmol/l) einzustellen. Dies ist in der Regel durch die zusätzliche Gabe von 1/2 bis 1 Tablette der gängigen Retardpräparate (die 10,8 bis 12,2 mmol Lithium pro Tablette enthalten) pro Tag zu erreichen. Bei nicht mit Lithium vorbehandelten, akut manischen Patienten kann eine rasche Einstellung innerhalb von 4 Tagen auf die gewünschte Dosis vorgenommen werden: Am 1. Tag wird abends eine Tablette, am folgenden morgens zusätzlich 1/2 usw. bis zum Erreichen der gewünschten Dosis gegeben. Aus der Behandlung thyreotoxischer Krisen in der Inneren Medizin ist die rasche Aufsättigung mit Lithiumchlorid-haltigen Lösungen per Infusion bekannt, über deren Anwendung in der Psychiatrie jedoch keine Erfahrungen vorliegen.

Die Kombination von Lithiumpräparaten mit anderen Psychopharmaka (Neuroleptika, Antidepressiva, Benzodiazepine, Carbamazepin) ist in der Regel unproblematisch. Neurotoxische Wirkungen der Kombination von Lithium und Neuroleptika sind vereinzelt bei allerdings sehr hohen Lithiumspiegeln (> 1 mmol/l) beschrieben worden.

8.3.3 Antikonvulsiva

Psychotrope Wirkungen der antikonvulsiven Substanz Diphenylhydantoin wurden — in deutlichem Unterschied zu den antiepileptisch wirksamen Bromiden und Phenobarbital — bereits vor mehr als 50 Jahren beobachtet (Übersicht: *Dose* u. *Emrich* 1989). Neben der Besserung von Verhaltensstörungen (Patienten wurden als „weniger streitsüchtig und querulatorisch ... leichter führbar" geschildert) wurden vor allem auch therapeutische Effekte auf manische Erregungszustände beschrieben. Wahrscheinlich bedingt durch die Einführung der Neuroleptika in die psychiatrische Therapie erlosch in der Folgezeit das Interesse an den psychotropen Effekten antikonvulsiver Substanzen, so daß 20 Jahre vergingen, bis die Medikamentengruppe erneut Aufmerksamkeit fand.

8.3.3.1 Valproinsäure und ihre Derivate

Die bereits 1881 entdeckte Valproinsäure wurde lange Zeit ausschließlich dazu verwendet, therapeutisch anwendbare Wismutsalzpräparate herzustellen. Ihre Anwendung als Lösungsmittel führte 1963 zur Zufallsentdeckung ihrer antikonvulsiven Wirkungen, die in der Folgezeit auch beim Menschen bestätigt werden konnten: 1964 erschien die 1. Arbeit über die erfolgreiche Anwendung des Natriumsalzes der Valproinsäure als Antiepileptikum (*Carraz* et al. 1964). Nach der Einführung in die antikonvulsive Standardtherapie wurden, insbesondere in Frankreich, bald auch die psychotropen Wirkungen der Valproinsäure und ihrer Derivate entdeckt, was schließlich zu deren Anwendung in der Akut- und Langzeitbehandlung affektiver Erkrankungen führte (Übersicht: *Emrich* et al. 1984). Während jedoch in Frankreich das Säureamid der Valproinsäure (Dipropylacetamid) häufiger zur Akut- und Langzeittherapie manisch-depressiver Erkrankungen eingesetzt wird, besteht andernorts trotz positiver klinischer Erfahrungen mit Valproinsäurederivaten zur Akuttherapie der Manie (*Emrich* et al. 1984) eher Zurückhaltung. Seit 1978 sind nämlich mehrere, auch tödliche Fälle von Leberschädigung (insbesondere bei Säuglingen und Kleinkindern) unter einer Behandlung mit

Valproinsäurederivaten bekannt geworden, die in der Mehrzahl zwischen der 2. und 12. Behandlungswoche und meist bei gleichzeitiger Anwendung anderer Antiepileptika auftraten. Bei Erwachsenen sind derartige Komplikationen bei sonst guter klinischer Verträglichkeit nicht zu erwarten; bei graviden Frauen muß allerdings auf das Risiko teratogener Schäden hingewiesen werden. Zur Akuttherapie manischer Syndrome wird eine initiale Tagesdosis von 300 mg täglich um 300 mg auf Dosierungen von 900–1800 mg/Tag zur Erreichung von Serumspiegeln von 60–100 μg/ml erhöht. Blutbild, Thrombozyten, Gerinnungs-, Leberstatus, Bilirubin und (falls möglich) Ammoniak im Serum sollten anfangs wöchentlich kontrolliert werden. Auf klinische Zeichen hämatologischer (Blutungen) oder lebertoxischer Komplikationen wie Appetitlosigkeit, Übelkeit, Oberbauchbeschwerden, Erbrechen, Lethargie und Schläfrigkeit ist besonders zu achten und bei ihrem Auftreten die Medikation sofort abzusetzen. Aus einigen Kasuistiken geht nämlich hervor, daß sich die z.T. fulminant entwickelnden Komplikationen nicht durch veränderte Laborparameter, wohl aber durch die genannten klinischen Zeichen ankündigten.

8.3.3.2 Carbamazepin

Unabhängig von der Entwicklung in Frankreich wurde 1973 erstmals in Japan über akut antimanische und prophylaktische Wirkungen des Antikonvulsivums Carbamazepin bei manisch-depressiver Erkrankung berichtet (Übersicht: *Emrich* et al. 1984), die später auch von amerikanischen und deutschen Gruppen bestätigt werden konnten. Eine Übersichtsarbeit aus dem Jahre 1984 (*Müller* u. *Stoll* 1984) faßt insgesamt 7 Studien zur akut-antimanischen Wirkung von Carbamazepin und dem Ketoderivat Oxcarbazepin dahingehend zusammen, daß die therapeutische Wirksamkeit bei insgesamt besserer subjektiver Verträglichkeit derjenigen der Neuroleptika gleichwertig bis überlegen ist. Zur Akuttherapie manischer Syndrome wird eine Initialdosis von 200–400 mg Carbamazepin um täglich 200 mg auf 600–1200 mg/Tag zur Erreichung therapeutisch relevanter Serumspiegel (8–10 μg/ml) gesteigert. Wöchentliche Kontrolle des Blutbildes (besonders der Leukozyten und Thrombozyten) sowie der Leberwerte und des Gerinnungsstatus sind wegen der Gefahr von Leuko-, Thrombopenien und Leberschäden in den ersten 2 Behandlungsmonaten vom Hersteller vorge-

schrieben und sollten in der Folgezeit mindestens 1mal monatlich, verbunden mit einer Kontrolle des Serumspiegels, durchgeführt werden. Bei Auftreten allergischer Reaktionen (oft primär allergisches Exanthem an lichtexponierten Hautpartien wie Gesicht und Händen) soll Carbamazepin sofort abgesetzt werden.

Die klinische Anwendbarkeit der Akuttherapie manischer Syndrome mit Carbamazepin, die durch den Zeitverlust bei der langsamen Aufsättigung bei hochgradig erregten Patienten eingeschränkt ist, kann durch die Anwendung von Carbamazepin in Suspensionsform verbessert werden: Bereits nach Gabe von 10 ml Carbamazepin-Suspension per os (das entspricht 200 mg Carbamazepin) wird nach 2 bis 3 Stunden ein Carbamazepinspiegel von 6–10 μg/ml erreicht. Da Carbamazepin von manischen Patienten subjektiv sehr gut vertragen wird, können initial 10–20 ml Suspension (entsprechend 200–400 mg) gegeben werden. Die Behandlung kann dann bereits am nächsten Tag mit 3–5 x 10 ml der Suspension fortgesetzt werden (*Dose* et al. 1989).

Valproinsäurederivate und Carbamazepin können klinisch problemlos – je nach Erfordernis – mit Neuroleptika, Lithiumsalzen und Benzodiazepinen kombiniert werden, wobei jedoch eine wechselseitige Verstärkung ihrer psychotropen (und z. T. auch unerwünschten) Wirkungen durch Interaktionen zu beachten sind.

Im Gegensatz zu den Empfehlungen in anderen europäischen Ländern gehören manische Syndrome in der Bundesrepublik Deutschland noch nicht zu dem vom Hersteller empfohlenen und vom Gesetzgeber zugelassenen Indikationsspektrum der genannten Antikonvulsiva. Ihre Anwendung ist daher nur im Rahmen der ärztlichen Kurierfreiheit möglich. Dieser Umstand muß in der Aufklärung der Patienten berücksichtigt werden. Neben den Herstellerhinweisen zu Kontraindikationen, unerwünschten Wirkungen und Kontrolluntersuchungen sind bei Frauen im gebärfähigen Alter mögliche teratogene Wirkungen bei Einnahme im 1. Trimenon einer Schwangerschaft und die Unsicherheit einer hormonellen Antikonzeption aufgrund der Enzyminduktion durch Antikonvulsiva zu beachten.

8.3.3.3 Benzodiazepine

Zu den antikonvulsiv wirksamen Substanzen, die aufgrund ihrer angst- und erregungslösenden sowie sedierenden Eigenschaften bei guter klinischer

Verträglichkeit besonders zur initialen Sedierung und Schlafförderung und damit antimanischen Therapie geeignet sind, gehören auch die Benzodiazepinpräparate. Besonders Clonazepam und Lorazepam wurden hinsichtlich ihrer therapeutischen Wirkung bei akuten Manien untersucht (*Chouinard* 1988). Bei 11 Patienten, die zufallsverteilt im Rahmen einer doppelblind durchgeführten Cross-over-Studie jeweils 10 Tage mit Lithium oder Clonazepam behandelt wurden, erwies sich Clonazepam gegenüber Lithium geringfügig (statistisch nicht signifikant) überlegen.

Benzodiazepine können bei sinnvollem Einsatz insbesondere dazu verhelfen, hohe Dosierungen von Neuroleptika zu vermeiden, weil sie die Zeitspanne von 3 bis 4 Tagen bis zum Eintritt der Wirkung niedriger Dosierungen (unter denen weniger unerwünschte Nebenwirkungen auftreten) zu überbrücken gestatten. Ebenso können Benzodiazepine mit Lithium oder Antikonvulsiva zur Behandlung akuter manischer Zustände kombiniert werden. Bei erkennbarem Wirkungseintritt der Neuroleptika, von Lithium oder Antikonvulsiva sollten die Benzodiazepine schrittweise innerhalb weniger Tage wieder abgesetzt werden, so daß von ihrer Anwendung bei manischen Patienten kein Abhängigkeitsrisiko zu erwarten ist. Dies wird durch eine Untersuchung der diagnosenbezogenen Häufigkeit primärer Benzodiazepinabhängigkeit in 2 deutschen psychiatrischen Universitätskliniken (*Schmidt* u. *Grohmann* 1988) bestätigt, die unter manischen Patienten lediglich 0,3 % Benzodiazepinabhängige im Gegensatz zu 3,7 % bei depressiven Neurosen und 11,8 % bei Angstneurosen fanden.

8.3.4 Forschungsansätze

Ausgehend von verschiedenen Hypothesen zur Ätiologie manischer Syndrome sind in klinischen Untersuchungen β-Blocker (Propranolol), GABA-erge (Progabide), cholinerge (Physostigmin und RS86, ein Spiropiperidylderivat) und kalziumantagonistische Substanzen (Verapamil) hinsichtlich ihrer antimanischen Wirkung geprüft worden. So warf die antimanische Wirksamkeit hoher Dosen von Propranolol (bis 1200 mg/Tag) die Frage auf, ob dies — im Sinne einer Katecholaminhypothese der affektiven Störungen — mit einer Blockade zentraler β-Rezeptoren zusammenhängen könnte. Nachdem jedoch auch das D-Stereoisomer von Propranolol, das keine β-Rezeptorblockade hervorruft, ebenso antimanische Effekte zeigte, muß-

te diese Hypothese zugunsten eines eher „membranstabilisierenden" Effektes der β-Blocker verworfen werden. Ein solcher Membraneffekt, der möglicherweise den psychotropen Wirkungen kalziumantagonistischer Substanzen und auch bei den Antikonvulsiva zugrunde liegen könnte, wird in letzter Zeit ebenfalls verstärkt für Lithiumsalze diskutiert.

Die Anwendung cholinerger Substanzen folgt der von *Janowsky* formulierten Ungleichgewichtshypothese des noradrenerg-cholinergen Systems bei manisch-depressiven Störungen, wird aber gegenwärtig — genauso wie die Anwendung GABAerger Substanzen — klinisch aufgrund erheblicher Nebenwirkungen nicht weiter verfolgt.

Insgesamt lassen sich aufgrund der noch geringen Patientenzahlen und der z.T. fehlenden Zulassung für die Anwendung der genannten Pharmaka in der klinischen Praxis aus diesen Forschungsansätzen gegenwärtig noch keine verbindlichen Schlußfolgerungen ziehen. (Übersicht: *Clinical Neuropharmacology* 1986).

8.3.5 Konkrete Behandlungsvorschläge

Deutet sich bei einem ambulant behandelten Patienten die Entwicklung eines manischen Syndroms unter einer Prophylaxe mit Lithium und/oder Antikonvulsiva an, so sollte im Falle der Lithiumprophylaxe vorübergehend der Serumspiegel auf Werte um 1,0 mmol/l angehoben und auch bei Antikonvulsiva bis zur Obergrenze der für die Epilepsiebehandlung empfohlenen Serumspiegel dosiert werden. Da die therapeutische Wirkung einer solchen Maßnahme mit einer zeitlichen Verzögerung eintritt, sollten zu deren Überbrückung und zur Schlafförderung niederpotente Neuroleptika (z.B. Truxal®, Melleril®) oder Benzodiazepine (z.B. Valium®, Tavor®) verwendet werden. Kommt es bei den Patienten erfahrungsgemäß zu einem sehr raschen Umschlag in eine hochgradige Manie, so kann auch von Beginn an mit Neuroleptika (z.B. 5—10 mg Haloperidol am Abend) behandelt werden, wobei der Patient auf mögliche extrapyramidalmotorische Nebenwirkungen und deren Vermeidung durch anticholinerge Zusatzmedikation aufmerksam gemacht werden muß (Tab. 8.1).

Unter stationären Bedingungen kann bei kooperativen Patienten eine rasche Aufsättigung mit Carbamazepin-Suspension (initial 10—20 ml, das entspricht 200—400 mg), ab dem 2. Behandlungs-

Tabelle 8.1 Pharmakotherapie der Manie

I. Ambulant

1. Patient bislang unbehandelt:

a) *beginnende (Hypo-)Manie:*
   - rasche Einstellung auf Lithium (s. Text)
   - Carbamazepin (evtl. Suspension) initial 200 mg; tägliche Steigerung um 200 mg, bis 600–800 mg/Tag erreicht sind
   - niederpotente Neuroleptika (Truxal®, Melleril® 100–200 mg/Tag) *oder*
   - Benzodiazepine (Valium® 10–20 mg, Tavor® 2,5–4 mg) zum Sedieren
   - bei rascher Zunahme der Symptomatik: Haldol® 5–10 mg/Tag
   - bei Noncompliance: Imap® 3 ml / 7 Tage oder Fluanxol® 2 ml / 14 Tage als Depot-Neuroleptikum i.m. applizieren

b) *hochmanische Zustände:*
   sofort Klinikeinweisung

c) *abklingende Manie:*
   - Benzodiazepine und Neuroleptika in kleinen Schritten reduzieren
   - Carbamazepin schrittweise (200 mg alle 3–5 Tage) abbauen
   - Ausnahme: Kombinationsprophylaxe mit Lithium geplant
   - Lithium: alle 7–14 Tage um 1/2 Tabl. reduzieren
   - Ausnahme: weitere Lithiumprophylaxe geplant; dann: Lithiumspiegel auf 0,6–0,8 mmol/l einstellen

2. Patienten unter Lithium- oder Carbamazepinprophylaxe:

a) *bei Lithiumprophylaxe:*
   - aktuellen Lithiumserumspiegel messen
   - durch Dosiserhöhung auf ca. 1,0 mmol/l anheben
   - Sedierung durch Benzodiazepine oder niederpotente Neuroleptika (s.o.), evtl. Depot-Neuroleptikum

b) *bei Lithium-Carbamazepin-Doppelprophylaxe:*
   - Lithiumserumspiegel auf 0,5–0,8 mmol/l einstellen
   - Carbamazepinserumspiegel auf 6–8 μg/ml einstellen
   - Sedierung: Benzodiazepine, Neuroleptika

II. Stationär

1. *kooperative Patienten:*
   - rasche Carbamazepineinstellung (auf 800–1000 mg/Tag); mit Suspension innerhalb von 2 Tagen
   - Sedierung mit Benzodiazepinen / niederpotenten Neuroleptika
   - bei unzureichendem therapeutischen Effekt zusätzlich Haldol® oder Glianimon® (5–10 mg/Tag)

2. *unkooperative Patienten:*
   - initial Benzodiazepine (z.B. 10 mg Valium®, 2 mg Tavor®) i.m. *oder*
   - 1 Amp. Haldol® + 1 Amp. Atosil® oder Neurocil® i.m.
   - gleichzeitig initial Depot-Neuroleptikum (z.B. 3 ml Imap®, 2 ml Fluanxol®) i.m. applizieren

3. *bei Therapieresistenz:*
   - Neuroleptikadosis verdoppeln
   - Präparat wechseln (z.B. Haldol® → Glianimon®)
   - Dosis erneut verdoppeln
   - sämtliche Zusatzmedikation absetzen; nur ein sedierendes Neuroleptikum anwenden
   - Compliance und Diagnose überprüfen
   - Barbiturate (Wachsaal!) zur Schlaferzwingung parenteral
   - Elektrokrampftherapie erwägen
   - alles absetzen
   - von vorn anfangen

tag 3 x 10 ml (600 ml/Tag) vorgenommen werden, wobei eine bestehende Lithiumprophylaxe fortgesetzt werden kann und zur Sedierung und zum Schlafen Benzodiazepine oder niederpotente Neuroleptika verabreicht werden können. Nur bei schwerster manischer Erregung und unkooperativen Patienten ist die initiale intramuskuläre Applikation von entweder Benzodiazepinen (z.B. 10 mg Diazepam) oder Neuroleptika (z.B. 1 Ampulle Haloperidol + 1 Ampulle Promethazin oder Levomepromazin) nach Schaffung entsprechender Rechtsgrundlagen indiziert. Kommt es unter der Behandlung mit Carbamazepin und Benzodiazepinen innerhalb von 5 Tagen nicht zu einer zufriedenstellenden Besserung oder treten möglicherweise wahnhafte Symptome bei abklingender manischer Erregung mehr in den Vordergrund, so empfiehlt sich die zusätzliche Gabe eines höherpotenten Neuroleptikums (z.B. Haloperidol – Haldol®; Benperidol – Glianimon®), wobei häufig Dosierungen von 5–10 mg/Tag völlig ausreichend sind.

Nach Abklingen der Akutsymptome ist dann jeweils zu überlegen, ob die Behandlung mit Lithium und/oder Antikonvulsiva prophylaktisch fortgesetzt werden soll. Eine Lithiumprophylaxe ist dann indiziert, wenn entweder innerhalb eines Jahres mehrere manische und/oder depressive Phasen gravierenden Ausmaßes oder aber 2 bis 3 eindeutige manische und/oder depressive Phasen innerhalb von 2 bis 3 Jahren aufgetreten sind. Die prophylaktische Gabe von Carbamazepin ist indiziert, wenn gegen eine Lithiumbehandlung schwerwiegende medizinische Einwände bestehen (s. Kap. 8.12) oder sie sich (in diesem Fall Kombination mit Lithium) innerhalb eines längeren Zeitraumes als nur ungenügend oder nicht wirksam erwiesen hat. Im Falle von Carbamazepin sollte dabei von der Suspensionsform auf die Tablettenform (u.U. Retard-Präparate) übergegangen werden.

Erweist sich die manische Symptomatik auch nach mindestens 1wöchiger Therapie mit hochpotenten Neuroleptika als therapieresistent, so sollte zunächst für einige Tage deren Dosis verdoppelt, dann das Präparat (z.B. von Haldol® zu Glianimon®) bei beibehaltener Dosierung gewechselt werden. Führt diese Maßnahme, einschließlich einer weiteren Dosisverdoppelung, nicht zum gewünschten Therapieerfolg, so stehen als Alternativen die parenterale Applikation von Barbituraten zur Schlaferzwingung unter Wachsaalbedingungen oder die Elektrokrampftherapie zur Verfügung. Vorher sollte allerdings sämtliche Zusatzmedikation bis auf *1* sedierendes Neuroleptikum (wegen der Möglichkeit paradoxer Wirkungen und deliranter Symptome) abgesetzt sowie die Com-

pliance der Patienten und ihre Diagnose (Ausschluß organischer Psychosen!) überprüft werden. Als letzter Schritt sollten schlagartig sämtliche Medikamente abgesetzt und nach ca. 3tägigem medikamentenfreien Intervall die gesamte Therapie neu aufgebaut werden.

Häufig kommt es im Rahmen des Abklingens der manischen Symptomatik unter einer medikamentösen Therapie (besonders unter Neuroleptika) zu einem jähen Umschlag in eine depressive Symptomatik. Dabei kann es sich entweder um den tatsächlichen Übergang einer manischen in eine depressive Phase ohne symptomfreies Intervall handeln; es besteht jedoch auch die Möglichkeit, daß sich bei untergründigem Fortbestehen der zumindest hypomanischen Symptomatik das Bild einer „pharmakogenen Depression" entwickelt. Da eine eindeutige Abgrenzung der Ätiologie der depressiven Symptomatik häufig nicht möglich ist, sollte die antimanische Behandlung auch beim Auftreten depressiver Symptome niemals durch abruptes Absetzen beendet werden, da dadurch die Gefahr des akuten Wiederauftretens der manischen Symptomatik besteht. Vielmehr sollte, selbst wenn bereits eine antidepressive Behandlung eingeleitet wird, die antimanische Therapie mit langsamen Reduktionsschritten ausgeschlichen werden.

Eine stützende Psychotherapie und evtl. Einbindung in Patientengruppen (vor allem auch Selbsthilfegruppen von Betroffenen) ist, insbesondere im Rahmen des Abklingens der manischen Symptomatik, angesichts aufkommender Scham- und Schuldgefühle für vieles, was sich während der manischen Phase ereignet hat, besonders wichtig.

Literatur

Arana, G.W., Goff, D.C., Baldessarini, R.J., Keepers, G.A.: Efficacy of anticholinergic prophylaxis for neuroleptic-induced acute dystonia. Amer. J. Psychiat. 145 (1988) 993–996

Baldessarini, R.J., Cohen, B.M., Teicher, M.H.: Significance of neuroleptic dose and plasma level in the pharmacological treatment of psychoses. Arch. gen. Psychiat. 45 (1988) 79–91

Carraz, G., Lebreton, D.S.: Proprietes pharmacodynamiques de l'acide n-dipropyl acetique et de ses derives. Quatrieme memoire: le n-dipropyl acetamide. Thérapie 19 (1964) 468–475

Chouinard, G.: The use of benzodiazepines in the treatment of manic-depressive illness. J. clin. Psychiat. 49/11 Suppl. (1988) 15–19

Clinical Neuropharmacology. Proceedings of the 15th Collegium Internationale Neuro-Psychopharmacologicum Congress. Vol. 9, Suppl. 4. Raven Press, New York 1986

Coffman, J.A., Nasrallah, H.A., Lyskowski, J., McCalleywhitters, M., Dunner, F.J.: Clinical effectiveness of oral and parenteral rapid neuroleptization. J. clin. Psychiat. 48 (1987) 20—24

Davis, J.M., Schaffer, C.B., Killian, G.A., Kinnard, C., Chan, C.: Important issues in the drug treatment of schizophrenia. National Institute of Mental Health: Special Report Schizophrenia 1980. Schizophr. Bull. 6 (1980) 70—87

Delay, J., Deniker, P.: 38 cas de psychoses traites par la cure prolongée et continue de 4560 R.P. Ann. méd. psychol. 110 (1952) 364—396

Dose, M., Emrich, H.M.: Carbamazepin als Adjuvans der neuroleptischem Behandlung schizophrener Psychosen. In: B. Müller-Oerlinghausen, S. Haas, K.D. Stoll (Hrsg.): Carbamazepin in der Psychiatrie. Thieme, Stuttgart 1989

Dose, M., Weber, M., Bremer, D.E., Raptis, C., Emrich, H.M.: Action of carbamazepine-suspension in acute manic syndromes. In: B. Lerer, S. Gershon (eds.): New directions in affective disorders. Springer, New York 1989

Emrich, H.M., Okuma, T., Müller, A.A. (eds.): Anticonvulsants in affective disorders. Excerpta Medica, Amsterdam 1984

Goodwin, F.K., Zis, A.P.: Lithium in the treatment of mania. Arch. gen. Psychiat. 36 (1979) 840—844

Möller, H.J., Kissling, W., Doerr, P., Pirke, K.M., von Zerssen, D.: Study on effects and side-effects of haloperidol after i.v. and p.o. administration. Arzneimittel-Forsch. (Drug. Res.) 30/II (1980) 1201—1202

Müller, A.A., Stoll, K.D.: Carbamazepin and oxcarbazepine in the treatment of manic syndromes: studies in Germany. In: H.M. Emrich, T. Okuma, A.A. Müller (eds.): Anticonvulsants in affective disorders. Excerpta Medica, Amsterdam 1984

Nasrallah, H.A., Churchill, C.M., Hamdan-Allan, G.A.: Higher frequency of neuroleptic-induced dystonia in mania than in schizophrenia. Amer. J. Psychiat. 145 (1988) 1455—1456

Schmidt, L.G., Grohmann, R.: Zur Häufigkeit primärer Benzodiazepin-Abhängigkeit. Dtsch. Ärztebl. 85/38 (1988) 1809—1810

Woggon, B.: Psychopharmakologische Akutbehandlung. In: D. von Zerssen, H.J. Möller (Hrsg.): Affektive Störungen. Springer, Berlin 1988

8.4 Grundlegendes zur Antidepressivatherapie

A. Delini-Stula

Der Beginn einer modernen Pharmakotherapie der affektiven Erkrankungen mit Antidepressiva geht auf die zufällige Entdeckung der antidepressiven Eigenschaften des Imipramins Mitte der 50er Jahre zurück. Die darauf folgende und bis heute andauernde intensive Forschung auf diesem Gebiet hat zur Synthese und Einführung von zahlreichen, vorwiegend dem Impiramin ähnlichen Antidepressiva geführt. Wenn noch 1966 im Kompendium der Psychopharmakotherapie ca. 16 Antidepressiva — darunter auch die nicht eingeführten — aufgelistet waren, so erwähnt *Pöldinger* in seiner Ausgabe von 1982 über 30 solcher Präparate (*Pöldinger* 1982). Im Jahre 1988 waren 48 neue Antidepressiva in verschiedenen Phasen der klinischen Entwicklung.

Die erste mögliche Erklärung der Wirkungsweise des Imipramins und ähnlicher trizyklischer Antidepressiva bot die Entdeckung der die Noradrenalin- und Serotoninwiederaufnahme hemmenden Eigenschaften dieser Präparate. Die Annahme, daß sie für ihre therapeutische Effizienz unerläßlich sind, stand auch im Einklang mit der von *Schildkraut* (1965), *Coppen* (1972) sowie *Lapin* u. *Oxenkrug* (1969) postulierten Hypothese über den kausalen Zusammenhang zwischen der Entstehung der Depression und einer Verminderung der Konzentration biogener Monoamine, wie Noradrenalin und Serotonin, im zentralen Nervensystem.

Randrup et al. (1975) ergänzten diese Hypothese, indem sie einen Dopaminmangel bei Depressionen postulierten.

Im Laufe der Zeit wurde diese klassische „Monoaminmangel"-Hypothese mehrmals umformuliert (zur Übersicht s. *Maj* et al. 1984). Es wurde anerkannt, daß die Monoaminwiederaufnahmehemmung nicht eine unbedingte Voraussetzung für einen antidepressiven Effekt ist. Auch der Rolle des Noradrenalin- oder Serotonindefizits wurde unterschiedliche Bedeutung zugeschrieben. Dennoch: Das Grundsatzkonzept der Hypothese, die Depression sei eine Folge der verminderten *Funktionstüchtigkeit* der monoaminergen Übertragungssysteme, sei es vorwiegend der noradrenergen oder serotonergen und/oder dopaminergen, ist bis heute nicht verworfen. Es ist auch für die bisherige Entwicklung der Antidepressiva ausschlaggebend gewesen.

Fast alle herkömmlichen Antidepressiva greifen auf die eine oder andere Weise in Vorgänge, die

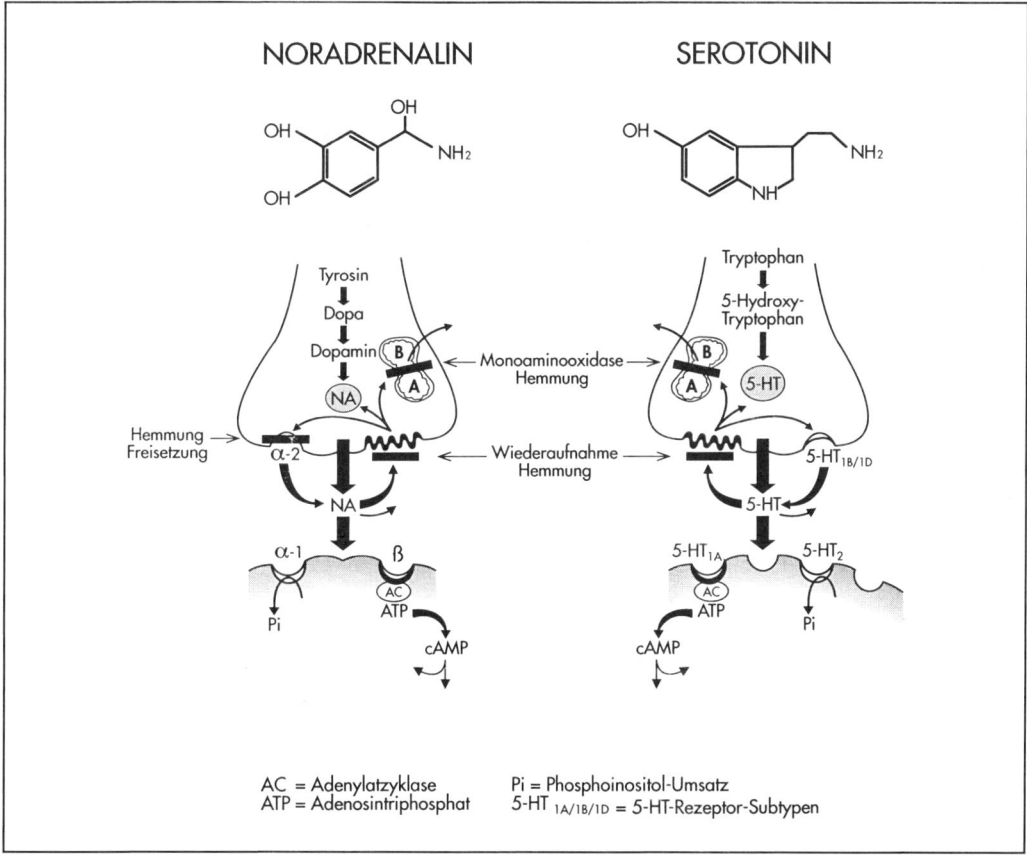

Abb. 8.2 Noradrenerge und serotonerge Synapse und die Angriffspunkte (■) der herkömmlichen Antidepressiva: Hemmung der Wiederaufnahme von Monoaminen in die neuronalen Nervenendigungen, Blockade der präsynaptischen α_2-Rezeptoren, welche die Freisetzung von Noradrenalin regulieren, und Hemmung der intraneuronalen, enzymatischen Abbauprozesse (Desaminierung), d.h. MAO-Hemmung. Durch diese Mechanismen wird eine Erhöhung der intrasynaptischen Konzentration der Monoamine bewirkt

eine kompensatorische Erhöhung der Konzentration von Monoaminen im synaptischen Spalt bewirken. Die Angriffspunkte der Antidepressiva sind in Abb. 8.2 am Beispiel einer Synapse schematisch dargestellt.

Die Vielfalt der antidepressiv wirkenden Präparate bedarf heute einer Systematisierung und Klassifizierung aufgrund ihrer chemischen und spezifisch biochemisch-pharmakologischen Eigenschaften.

8.4.1 Chemische Klassifizierung der Antidepressiva

Bezüglich der chemisch-strukturellen Eigenschaften können 3 Gruppen von die Wiederaufnahme hemmenden Antidepressiva unterschieden werden:

a) die trizyklischen Verbindungen,
b) die tetrazyklischen Verbindungen und
c) die heterogene Gruppe der nicht tri- oder tetrazyklischen Präparate (*Paioni* 1983). Aus historischer Perspektive können trizyklische Verbindungen als „klassische" und alle anderen als „zweite Generation" der Antidepressiva betrachtet werden. Repräsentative Präparate aus jeder Gruppe sind in der Abb. 8.3 dargestellt.

Trizyklika, die an dem terminalen N-Atom der Seitenkette eine Dimethylgruppe tragen, wie z.B. Imipramin oder Amitriptylin, sind tertiäre Amine. Die monomethylsubstituierten Verbindungen, wie z.B. Desipramin oder Nortriptylin, sind sekundäre Amine. Die Untersuchungen über die Struktur-Wirkungs-Beziehung deuten darauf hin, daß die sekundären Amine in der Regel eher stimulierende Eigenschaften besitzen.

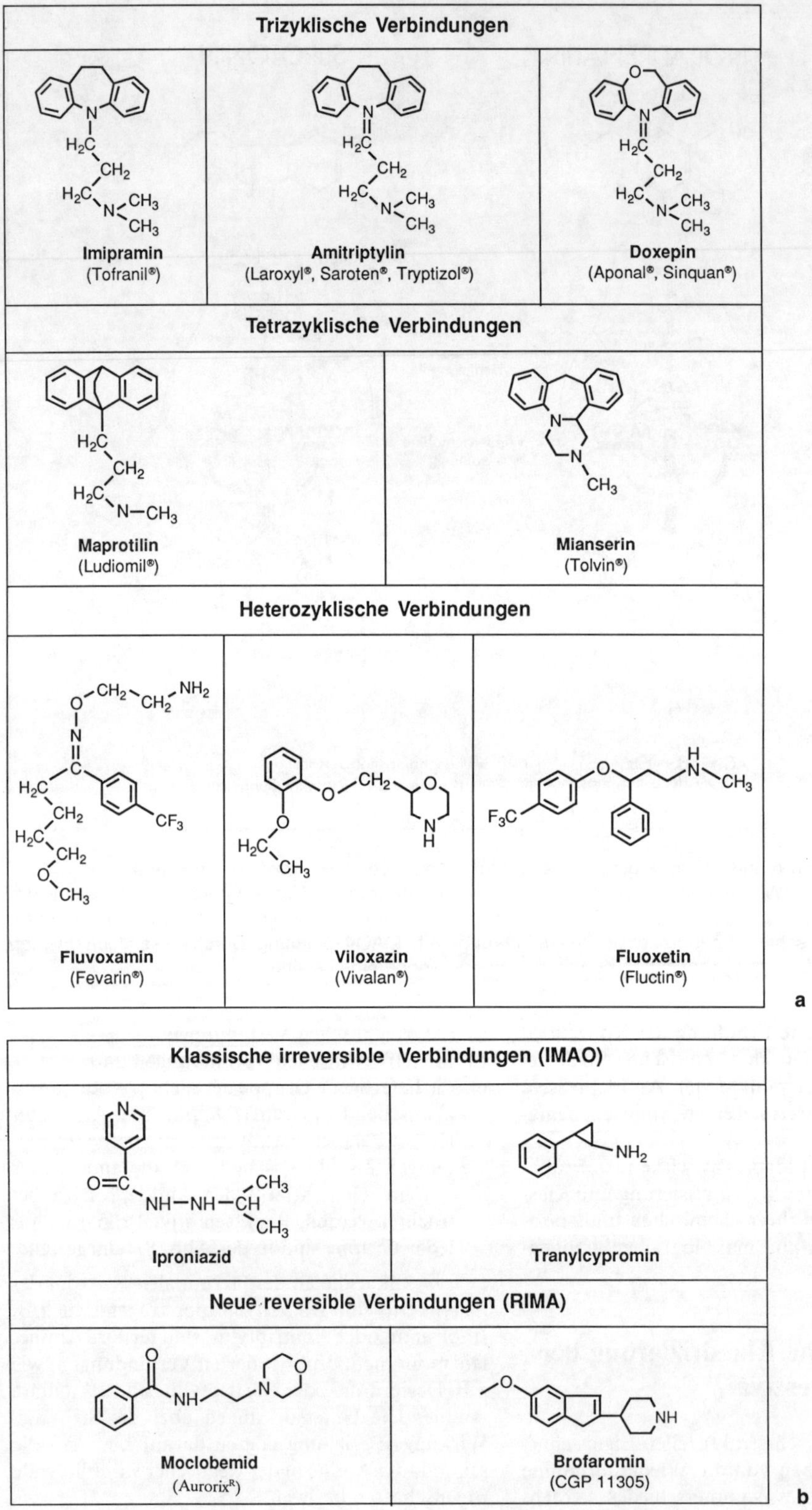

Trizyklische Verbindungen

Imipramin
(Tofranil®)

Amitriptylin
(Laroxyl®, Saroten®, Tryptizol®)

Doxepin
(Aponal®, Sinquan®)

Tetrazyklische Verbindungen

Maprotilin
(Ludiomil®)

Mianserin
(Tolvin®)

Heterozyklische Verbindungen

Fluvoxamin
(Fevarin®)

Viloxazin
(Vivalan®)

Fluoxetin
(Fluctin®)

a

Klassische irreversible Verbindungen (IMAO)

Iproniazid

Tranylcypromin

Neue reversible Verbindungen (RIMA)

Moclobemid
(Aurorix^R)

Brofaromin
(CGP 11305)

Abb. 8.3 a,b
Chemische
Strukturen der
repräsentativen
Monoaminwieder-
aufnahme- und
b MAO-Hemmer

Den trizyklischen Verbindungen strukturell ähnlich sind tetrazyklische Verbindungen. Die Dibenzocyclooctadienstruktur von Maprotilin hat eine Imipramin-ähnlich gewickelte, sterische Struktur. Die tetrazyklische Struktur des Mianserin ist charakterisiert durch einen anellierten Piperazinring, welcher an das trizyklische Gerüst fixiert ist. Andere Antidepressiva der ,,2. Generation" (oft auch ,,atypische" genannt) sind chemisch heterogen. So z.B. ist die Phenoxypropylstruktur von Vivalan mit der Struktur von β-Rezeptorantagonisten verwandt. Die Struktur von Fluvoxamin ist aus einer Serie von basischen Oxim-Aethern abgeleitet. Trazodon ist ein Triazolopyridinderivat. Das Produkt der Abspaltung der Seitenkette des Trazadon ist der pharmakologisch aktive Metabolit m-Chlor-Phenyl-Piperazin.

Für die herkömmlichen, klassischen Monoaminoxidasehemmer sind einfache Benzol- oder Pyridinstrukturen charakteristisch, die entweder eine Hydrazingruppe (Iproniazid, Phenelzin) oder ein Amin in der Kombination mit einem Zyklopropylring (Tranylcypromin) in der Seitenkette tragen. Eine neue ,,2. Generation" von MAO-Hemmern, die sich z.T. noch in der Entwicklung befindet, zeichnet sich wiederum durch eine chemische Heterogenität aus. Moclobemid (Aurorix®, Ro 11-1163) ist ein Morpholinobenzamidderivat, während Brofaromin (CGP 11305 A) aus einer Reihe von Benzofuranylpiperidinderivaten stammt.

8.4.2 Neurobiochemie und Pharmakologie der Antidepressiva

8.4.2.1 Hemmung der Monoaminwiederaufnahme

Antidepressiva können bezüglich der die Monoaminwiederaufnahme hemmenden Eigenschaften in verschiedene Gruppen unterteilt werden (Tab. 8.2). Das Kriterium für die Unterteilung ist die relative Wirkungsstärke (Selektivität der Wirkung) auf die neuronale Wiederaufnahme des einen oder anderen Monoamins (*Maitre* et al. 1980, 1982).

Mit Ausnahme von Trimipramin hemmen alle Trizyklika in vitro und in vivo den aktiven Rücktransport von, im synaptischen Spalt freigesetztem, Noradrenalin (NA) und Serotonin (5-HT). Damit erhöht sich die aktuelle intrasynaptische Konzentration dieser Transmitter. Unter In-vitro-

Tabelle 8.2 Klassifizierung der Antidepressiva aufgrund der biochemischen Eigenschaften. Als ,,selektiv" wurden solche Antidepressiva bezeichnet, bei welchen das Verhältnis zwischen mittleren effektiven Dosen (ED_{50} in mg/kg) für die Hemmung der Noradrenalin/Serotoninaufnahme oder MAO-A-/MAO-B-Aktivität größer als 100 ist. (Nach *Delini-Stula* 1987)

A. Biochemische Klassifizierung der Wiederaufnahmehemmer

Transmitter	Wirkung auf die Wiederaufnahme-hemmung	Prototyp
Noradrenalin	selektiv	Maprotilin
	überwiegend	Desipramin Nortriptylin Viloxazin
Noradrenalin und Serotonin	nicht selektiv	Imipramin Amitriptylin Doxepin
Serotonin	überwiegend	Clomipramin
	selektiv	Fluvoxamin Fluoxetin

B. Biochemische Klassifizierung der MAO-Hemmer

Charakterisierung der Hemmung	Ausmaß der Selektivität	Prototypen
irreversibel	nicht selektiv	Iproniazid Phenelzin
irreversibel	überwiegend MAO-A	Clorgylin
	überwiegend MAO-B	Selegelin* Pargylin
teilweise reversibel	nicht selektiv	Tranylcypromin
reversibel	selektiv MAO-A	Moclobemid Brofaromin Toloxaton
	selektiv MAO-B	Ro 19-6327 MD 780 236

* Deprenyl

Bedingungen zeigen klassische Antidepressiva auch die Dopaminwiederaufnahme hemmende Eigenschaften, jedoch nur in hohen Konzentrationen. Mit den meisten Trizyklika konnten in In-vivo-Versuchen in therapeutischen Dosisbereichen keine ausgeprägten Effekte auf die Dopaminwie-

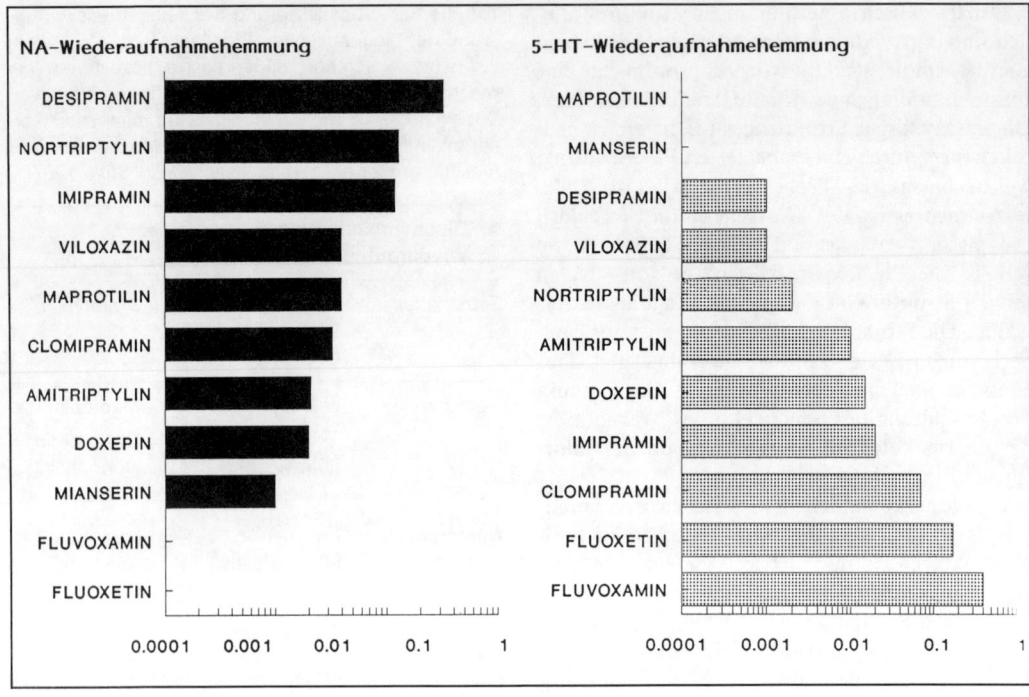

Abb. 8.4 Jede Säule stellt die relative Wirkungsstärke (Quotient $1/ED_{50}$) der Hemmung der Noradrenalin- oder Serotoninwiederaufnahme im Rattenhirn dar, die aufgrund der mittleren effektiven Dosen (Hemmung der Aufnahme um 50 %; ED_{50}) berechnet wurde. Skala logarithmisch. (Nach Befunden von *Maitre* et al. 1980, *Waldmeier* (unveröff.) und *Hyttel* 1984)

deraufnahme oder den Dopaminmetabolismus nachgewiesen werden (*Waldmeier* 1982, 1983). Eine schwache Erhöhung des Dopaminumsatzes wurde lediglich bei Amitriptylin und Clomipramin beobachtet.

Antidepressiva der „zweiten Generation" zeichnen sich durch unterschiedliche neurobiochemische Eigenschaften aus. Maprotilin ist durch eine selektive Hemmung der NA-Wiederaufnahme und durch eine fehlende Wirkung auf den Metabolismus von Serotonin oder Dopamin charakterisiert. Mianserin zeigt erst in hohen Dosen eine schwache, die NA-Wiederaufnahme hemmende Wirkung. Seine Hauptwirkung ist die Blockade von präsynaptischen α_2-Rezeptoren und damit eine Erhöhung der Freisetzung von Noradrenalin im synaptischen Spalt. Trazodon ist ein relativ schwacher Hemmer der Serotoninwiederaufnahme (*Hyttel* 1984) und Vivalan ist sowohl ein Noradrenalin- als auch ein Serotoninwiederaufnahmehemmer.

Eine ausgesprochene Selektivität und Potenz charakterisieren die Hemmwirkung von Fluvoxamin und Fluoxetin auf die Wiederaufnahme von Serotonin. Die relative Noradrenalin- und Seroto-

ninwiederaufnahme hemmende Wirkungsstärke von verschiedenen Antidepressiva ist in der Abb. 8.4 dargestellt.

Im Gegensatz zu den MAO-Hemmern verändern die die Wiederaufnahme hemmenden Antidepressiva die Konzentration von Monoaminen im Gehirn nicht. Die Biosynthese von Monoaminen wird auch nicht direkt beeinflußt. Einige Antidepressiva können allerdings durch die Aktivierung von Rückkoppelungsvorgängen eine Veränderung des Umsatzes bewirken. Die Veränderungen sind nicht einheitlich und können sowohl nach einmaliger als auch nach wiederholter Einnahme bei verschiedenen Antidepressiva gegensätzlich sein.

8.4.2.2 Hemmung der Monoaminoxidase

Die Hemmung des enzymatischen Abbaus von Monoaminen durch Monoaminoxidase (MAO-Hemmung) ist ebenfalls als ein klassisches Wirkungsprinzip der Antidepressiva zu betrachten. Untersuchungen neueren Datums zeigten allerdings, daß das in den Mitochondrien lokalisierte MAO-Enzym in 2 Formen, dem sog. MAO-A und MAO-B, vorkommt. Das MAO-A-Enzym desaminiert selektiv Serotonin und Noradrenalin und bei einigen Tierarten auch Dopamin. Die Desaminierung von exogenen Aminen erfolgt hingegen fast ausschließlich durch das MAO-B-Enzym. Von Bedeutung ist, daß das sympathikomimetisch wirkende Tyramin von MAO-A als auch von MAO-B abgebaut wird.

Klassische MAO-Hemmer (z.B. Iproniazid, Tranylcypromin) blockieren irreversibel beide Enzymformen. Beispiele von eher selektiven, aber irreversiblen MAO-A- bzw. MAO-B-Hemmern stellen Clorgylin und Selegilin (Deprenyl) dar. Im Gegensatz zu diesen Präparaten zeichnet sich eine neue Generation von MAO-hemmenden Antidepressiva durch eine sowohl reversible als auch selektive Hemmung von MAO-A oder MAO-B aus.

Eine irreversible, kovalente Bindung an die MAO-Enzyme und fehlende Selektivität sind für die lange, über Wochen und Monate andauernde Wirkung und die tyraminpotenzierenden Effekte („Käse-Effekt") der klassischen MAO-Hemmer verantwortlich. Es sind gerade die tyraminpotenzierenden Effekte, welche gelegentlich auch fatale, hypertensive Krisen nach Genuß von tyraminreichen Nahrungsmitteln (z.B. überreife Käsesorten) verursachen und damit den Gebrauch von klassischen MAO-Hemmern wesentlich einschränken.

Eine Selektivität und Reversibilität der MAO-A-Hemmung hat diesbezüglich wichtige klinische Vorteile. Bei MAO-A-reversiblen Hemmern (RIMA), wie z.B. bei Toloxaton, Moclobemid und Brofaromin, bedeutet dies eine wesentlich geringere tyraminpotenzierende Wirkung (*Bieck* et al. 1984), fehlende Kumulation und eine schnelle Normalisierung der MAO-Aktivität. Im Gegensatz zu klassischen irreversiblen MAO-Hemmern (IMAO) scheinen diese Präparate grundsätzlich besser verträglich zu sein (Übersicht: *Delini-Stula* 1986, *Youdim* et al. 1988).

MAO-Hemmer können aufgrund ihrer Präferenzen für die eine oder andere MAO-Form sowie Irreversibilität oder Reversibilität der Wirkung in verschiedene Gruppen klassifiziert werden (s. Tab. 8.2).

8.4.2.3 Bindung an die Rezeptoren

Trizyklische Antidepressiva zeigen relativ hohe Affinitäten für α_1-adrenerge, cholinerge (muskarinische), histaminerge und serotonerge, als 5-HT$_2$ bezeichnete Rezeptoren im Gehirn (s. Tab. 8.3). An die α_2-Rezeptoren, die die Freisetzung von Noradrenalin regulieren, binden sich die her-

Tabelle 8.3 Relative α_1-, Acetylcholin (Ach)- und Histamin (H$_1$)-rezeptorblockierende Wirkungsstärke der Antidepressiva. Die Werte zeigen, um welchen Faktor die genannten rezeptorblockierenden Wirkungen der aufgelisteten Antidepressiva stärker ($>$1) oder schwächer ($<$1) sind als die Wirkungsstärke des Imipramin. Diese ist arbiträr als 1 festgelegt. Die effektive Wirkungsstärke des Imipramin ergibt sich aus Konzentrationen, die die Bindung von spezifischen radiomarkierten Liganden (^{3}H-Prazosin, ^{3}H-QNB und ^{3}H-Doxepin) an entsprechenden Rezeptoren im Rattenhirn um 50 % blockieren (IC$_{50}$ μmol). Die IC$_{50}$ von Imipramin sind in angegebenen Rezeptorbindungsversuchen wie folgt: 0,26 μmol, 0,32 μmol und 0,06 μmol. (Befunde nach *Wong* et al. 1983, *Hauser* et al. (in Vorb.); Übersicht s. *Waldmeier* 1983)

Präparat	Relative Wirkungsstärke (Imipramin = 1)		
	α_1	Ach	H$_1$
Trizyklika			
Amitriptylin	3	7.5	3
Doxepin	4	2	20
Clomipramin	1.5	1.5	0.3
Imipramin	(1)	(1)	(1)
Desipramin	1.5	0.5	0.5
Tetrazyklika			
Maprotilin	1.5	1	20
Mianserin	1.5	0.2	10
Andere			
Fluoxetin	0.02	0.1	$<$0.01
Fluvoxamin	0.03	$<$0.04	$<$0.01
Trazodon	4.5	0.04	—

kömmlichen Antidepressiva, mit Ausnahme von Mianserin, nur schwach oder gar nicht.

Die rezeptorblockierenden Wirkungen der Antidepressiva sind für ihre polyvalenten pharmakologischen Wirkungen (noradrenolytischen, anticholinergen, antihistaminergen u.a.) verantwortlich. Mit ihren die Monoaminwiederaufnahme hemmenden Eigenschaften verglichen, stehen diese Wirkungen bei mehreren Trizyklika sogar im Vordergrund (Abb. 8.5).

Im Vergleich zu tri- und tetrazyklischen Verbindungen zeigen Antidepressiva der „zweiten Generation" deutlich abgeschwächte Affinitäten für α_1- und muskarinische Rezeptoren, die bei selektiven Serotoninwiederaufnahmehemmern, wie z.B. Fluvoxamin und Fluoxetin, sogar weitgehend feh-

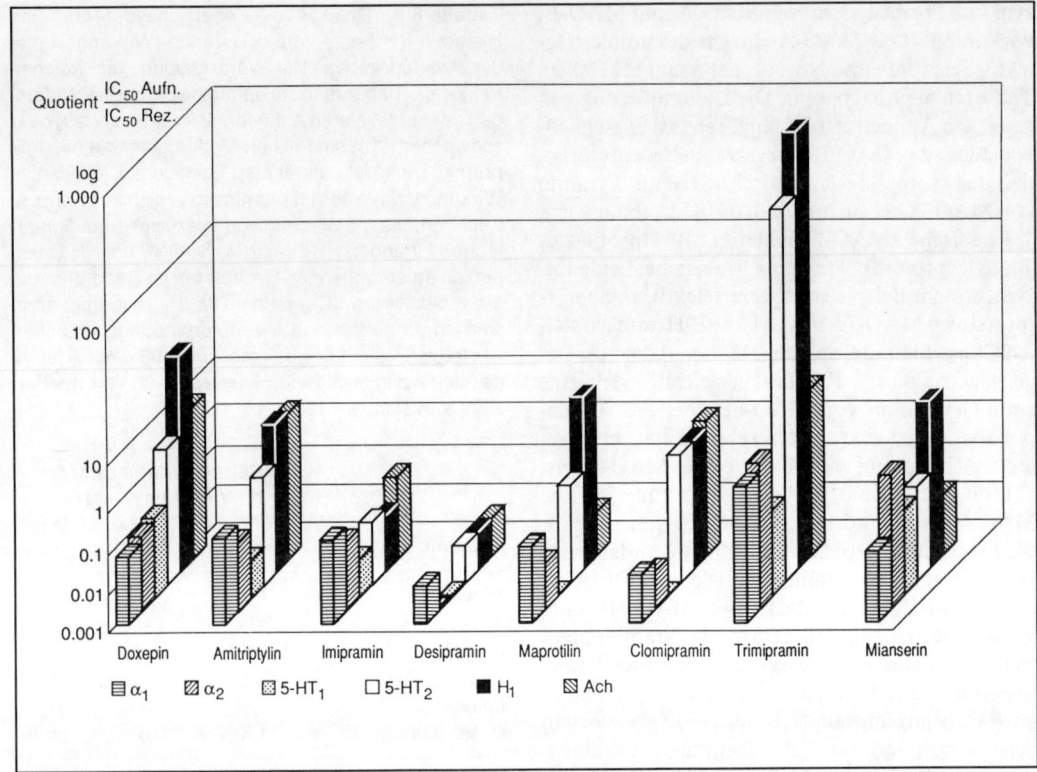

Abb. 8.5 Relative Stärke der rezeptorblockierenden Wirkungen der Antidepressiva, vergleichend mit der relativen wiederaufnahmehemmenden Wirkungsstärke. Jede Säule stellt das Verhältnis (IC_{50} / IC_{50}) zwischen denjenigen Konzentrationen dar, die eine 50%ige Hemmung der Wiederaufnahme (IC_{50} μmol) und eine 50%ige Rezeptorblockade (IC_{50} μmol) in In-vitro-Versuchsanordnungen bewirken. (Nach Befunden von *Waldmeier* et al. (in Vorb.), *Hyttel* 1984)

len. Diese Antidepressiva zeigen auch weitgehend fehlende Affinitäten für histaminerge (H_1- oder H_2-) und serotoninerge (5-HT_2) Rezeptoren.

Außer Trazadon und Trimipramin zeigen andere Antidepressiva keine nennenswerte Affinität für Dopaminrezeptoren (*Waldmeier* 1983). Die Dopamin-rezeptorblockierende Wirkung von Trazadon und Trimipramin korreliert mit ihren — zwar schwachen — „neuroleptischen" Eigenschaften.

Sowohl klassische als auch neue MAO-Hemmer zeigen in physiologischen Konzentrationen keine Affinität für irgendwelche Rezeptorsysteme.

Die therapeutische Bedeutung der direkten rezeptorblockierenden Effekte der Antidepressiva ist letztlich unklar. Kaum umstritten ist dagegen der Zusammenhang zwischen rezeptorantagonistischen Effekten und Nebenwirkungsprofilen der Antidepressiva (s. 8.4.2.5 und 8.4.2.6).

8.4.2.4 Langzeiteffekte der Antidepressiva

Langzeitbehandlungen mit Antidepressiva führen zu Veränderungen der Empfindlichkeit verschiedener Rezeptorsysteme. Diese Veränderungen sind allerdings nicht einheitlich, weder global für alle Antidepressiva noch für Antidepressiva aus einer chemischen Klasse. Eine Mehrzahl der Antidepressiva führt jedoch zur Abnahme der Dichte von β-adrenergen Rezeptoren (sog. „down-regulation") im Gehirn und gleichzeitig zur Abnahme der Bildung von β-Rezeptor-gekoppeltem, NA-stimulierbarem, zyklischem Adenosin-Monophosphat („second messenger", cAMP). Es sei erwähnt, daß „Second-messenger"-Systeme die intrazelluläre Verbreitung der neuronalen Reizsignale sicherstellen und damit auch die physiologische Antwort der Zelle regulieren. Die funktionelle Bedeutung des β-„down-regulation"-Phänomens ist allerdings nicht geklärt. Ein Zusammenhang mit dem Wirkungsmechanismus der Antidepressiva wurde postuliert (*Sulser* 1978), aber nicht bestätigt.

Trizyklische und tetrazyklische Antidepressiva, nicht aber selektive 5-HT-Wiederaufnahmehemmer, erhöhen die Dichte und die funktionellen Konsequenzen einer zentralen α_1-Stimulierung. Unterschiedliche Effekte mit Antidepressiva, sogar aus einer chemischen Klasse, wurden in bezug auf Veränderungen der α_2-Rezeptoren beobachtet. Während z.B. Imipramin die Dichte der α_2-Rezeptoren nach mehrmaliger Gabe vermindert, findet unter Desipraminbehandlung eher eine Steigerung statt. Die funktionelle Clonidin-antagonistische Wirkung von Imipramin korreliert mit der Abnahme der Dichte der α_2-Rezeptoren, nicht aber im Falle von Desipramin.

Neuere Befunde deuten darauf hin, daß die wiederholte Gabe der meisten Antidepressiva die Empfindlichkeit des Dopaminsystems steigert (*Maj* et al. 1984). In Tierversuchen führt dieser Effekt zu psychomotorischer Aktivierung und Verstärkung der Amphetaminerregung.

Die Langzeitveränderungen in irgendeinem einzelnen Rezeptorsystem geben keine Erklärung für einen gemeinsamen Wirkungsmechanismus der Antidepressiva. Dennoch erlauben sie global betrachtet die Schlußfolgerung, daß fast alle Antidepressiva im Laufe der Behandlung eine Kette von funktionellen Veränderungen in neuronalen Systemen verursachen. Am konsistentesten scheinen diejenigen Veränderungen zu sein, die zu einer globalen Steigerung der adrenerg-gesteuerten physiologischen Funktionen führen. Es kann angenommen werden, daß sie letztlich für die therapeutische Wirkung der Antidepressiva von Bedeutung sind.

8.4.2.5 Effekte der Antidepressiva auf das Verhalten

Spontanes Verhalten von Versuchstieren wird durch Antidepressiva weder einheitlich noch auf typische Weise beeinflußt. Allgemein sedierende Wirkungen entfalten Trimipramin, Doxepin, Amitriptylin und Dibenzepin; innerhalb der „zweiten Generation" der Antidepressiva entfalten Mianserin und Trazodon am stärksten allgemein dämpfende Wirkungen (*Delini-Stula* 1983, *Breyer-Pfaff* u. *Gaertner* 1987). Eine dämpfende Wirkung der Antidepressiva scheint mit ihren zentralen α_1-Rezeptor-blockierenden und antihistaminischen Effekten zu korrelieren. Trotz sedierenden Eigenschaften zeigen diese, wie auch andere Antidepressiva, keine Wirkungen auf das Verhalten, die auf eine echte anxiolytische Komponente hindeuten würden.

Eine engere Korrelation besteht zwischen der die Noradrenalinwiederaufnahme hemmenden Wirkung der Antidepressiva und ihrer Fähigkeit, die Zeichen sympathischer und psychomotorischer Hypofunktion (Hypothermie, Ptosis und Katalepsie), die bei Versuchstieren nach Behandlung mit z.B. Reserpin auftreten, zu antagonisieren (*Delini-Stula* 1980). Die Potenzierung von L-Tryptophan- oder L-5-Hydroxytryptophan (L-5-HTP)-induzierten Erregungssymptomen geht andererseits mit die 5-HT-Wiederaufnahme hemmenden oder die MAO-A hemmenden Eigenschaften der Antidepressiva einher.

Eine Unterdrückung des Alkohol- und Kokainkonsums bei Ratten, die trainiert wurden, sich diese Stoffe selbst zu applizieren („self-stimulation"), scheint ein besonderer Verhaltenseffekt der selektiven Serotoninwiederaufnahmehemmer zu sein. Diese Präparate haben auch anorektische Wirkung. Grundsätzlich widerspiegeln die Verhaltenseffekte der Antidepressiva funktionelle Konsequenzen ihrer neurobiochemischen und pharmakologischen Wirkungen auf die neuronalen Systeme.

Hohe und toxische Dosen von Antidepressiva verursachen erhöhte Erregbarkeit, Tremor und Krämpfe.

8.4.2.6 Wirkungen von Antidepressiva auf die physiologischen Systeme

Die polyvalenten pharmakologischen Eigenschaften von dem Imipramin ähnlichen Antidepressiva sowie von Maprotilin und Mianserin widerspiegeln sich auch in der Beeinflussung von verschiedenen physiologischen Systemen. In Abhängigkeit ihrer α-adrenolytischen Eigenschaften vermindern sie nach akuter Behandlung Körpertemperatur und Blutdruck. Die Blutdrucksenkung tritt teils sofort, teils erst nach initialem Anstieg auf. Selektive Serotoninwiederaufnahmehemmer — in Übereinstimmung mit ihrer fehlenden Affinität für α_1-Rezeptoren — zeigen auch weitgehend fehlende sympathikolytische Effekte an wachen oder narkotisierten Versuchstieren.

Trizyklische Antidepressiva beeinflussen die Herzaktivität sowohl durch ihre adrenerge und anticholinerge als auch durch ihre primäre Wirkungen auf die Kontraktilität des Herzmuskels, die Erregungsbildung und -leitung sowie den Gefäßwiderstand. In mittleren und hohen Dosen sind negativ inotrope Effekte, Repolarisationsstörungen und Leitungsverzögerungen typisch. Am Ganztier treten Brady- und Tachykardie auf, die teilweise kompensatorischen Charakter haben. Dem Imipramin ähnliche Antidepressiva zeigen auch chinidinartige, antiarrhythmische Wirkungskomponenten: Verminderung des Ruhe- und Aktionspotentials, Verlangsamung der Depolarisation und Leitung und Erhöhung der Erregungswelle. Antidepressiva der „zweiten Generation" zeigen in der Regel weniger ausgeprägte oder sogar weitgehend fehlende Wirkungen auf Kreislauf, Herzaktivität und im EKG. Klassische MAO-Hemmer besitzen blutdrucksenkende Eigenschaften. In Kombination mit Tyramin und nach tyraminhaltiger Nahrung („Käse-Effekt") oder in Kombination mit Sympathikomimetika potenzieren sie allerdings ihre blutdrucksteigernde Wirkung. Die selektive und reversible MAO-A-Hemmung mit neuen MAO-A-Hemmern stellt diesbezüglich einen protektiven Mechanismus dar, da diese Stoffe alternativ durch MAO-B desaminiert werden. Demzufolge ist die Empfindlichkeit auf blutdrucksteigernde Tyramineffekte während der Behandlung mit selektiven und reversiblen MAO-A-Hemmern am Tier und beim Menschen deutlich abgeschwächt (s. Delini-Stula et al. 1988, Youdim et al. 1988).

Die parasympathikolytischen Wirkungen der Antidepressiva sind Ausdruck einer direkten Blockade von cholinergen, muskarinischen Rezeptoren, welche zu Nebenerscheinungen führen, die für die klassischen Antidepressiva typisch sind: Verminderung des Speichelflußes, Erhöhung der Herzfrequenz, Akkomodations- und Miktionsstörungen. Tierexperimentelle und klinische Untersuchungen deuten auf eine direkte Korrelation von anticholinerger Potenz mit der Häufigkeit und dem Ausprägungsgrad der atropinähnlichen Nebenwirkungen der Antidepressiva hin.

8.4.3 Stoffwechsel und Pharmakokinetik der Antidepressiva

Alle herkömmlichen Antidepressiva sind ausgesprochen lipophile Wirkstoffe, die einige gemeinsame Eigenschaften bezüglich Stoffwechsel, Verteilung und Pharmakokinetik besitzen. Nach oraler Gabe werden sie gut aus dem Magen-Darm-Trakt resorbiert. Die orale Bioverfügbarkeit ist allerdings durch den „First-pass"-Metabolismus in der Leber eingeschränkt. Die Metaboliten haben lipophilen Charakter und sind vorwiegend auch pharmakologisch aktiv. Im Plasma binden sich Antidepressiva zu 80 bis 90 % an die Proteine, wobei die Bindung an Gewebeproteine noch stärker ausgeprägt ist. Dadurch erklären sich die relativ geringen Plasmaspiegel der freien Fraktionen, die im Durchschnitt zwischen ca. 2 bis 15 % liegen. Die maximalen Plasmaspiegel werden meist schnell erreicht (1 bis 6 Stunden). Die Halbwertszeiten sind bei Trizyklika sowie bei Maprotilin und Mianserin lang (im Mittel zwischen 20 und 45 Stunden), was zu einer Kumulation mit Ausbildung von Gleichgewichtsspiegeln („steady state") bei fortgesetzter Behandlung führt. Viloxazin und Trazodon haben eine Halbwertszeit von ca. 3,5 Stunden und Fluvoxamin von ca. 15 Stunden (Übersicht: s. Breyer-Pfaff u. Gaertner 1987). Antidepressiva werden überwiegend durch Metabolisierung eliminiert und fast ausschließlich in Form von Metaboliten durch die Niere ausgeschieden.

8.4.4 Wechselwirkungen der Antidepressiva

Die Wechselwirkungen der Antidepressiva mit anderen Arzneimitteln und das Ausmaß der Kombinationseffekte sind in der Regel von ihren pharmakologischen Eigenschaften abhängig. So z.B. verstärken Antidepressiva die Wirkungen von direkten und indirekten Sympathikomimetika, Anticholinergika, Antihistaminika und L-DOPA, vorausgesetzt, daß sie ausgeprägte, die Noradrenalinwiederaufnahme hemmende bzw. die MAO hemmende, anticholinerge und antihistaminische Eigenschaften besitzen. Eine additive Wirkungsverstärkung von Chinidin und analogen Antiarrhythmika kann von klassischen Antidepressiva erwartet werden. Eine Kombination von MAO-Hemmern mit überwiegend oder selektiven Hemmern der Serotoninwiederaufnahme kann zu schwerwiegenden und sogar lebensbedrohlichen Nebenerscheinungen (z.B. Erregung, Delir, Koma) führen. Eine Verstärkung der Wirkung von Alkohol und Neuroleptika ist eher auf eine pharmakokinetische Wechselwirkung der trizyklischen Antidepressiva mit diesen Mitteln zurückzuführen. Durch die Hemmung der Metabolisierung, und damit Steigerung der Blutkonzentrationen, potenziert Fluoxetin die Wirkungen und Nebenwirkungen von Desipramin.

8.4.5 Beziehung zwischen den pharmakologischen und klinischen Wirkungsprofilen der Antidepressiva

Aus klinischer Sicht wurde mehrmals versucht, Antidepressiva nach ihren Wirkungsprofilen zu klassifizieren. *Kielholz* unterschied sie nach den Wirkungskomponenten: Antriebssteigerung, Stimmungsaufhellung und Anxiolyse (*Kielholz* 1972). *Langer* u. *Schönbeck* (1983) ordnen sie in bezug auf dominante Effekte, wie z.B. Aktivierung, Hemmung, Stimmungsaufhellung und Anxiolyse.

Vielfältige Unterschiede in den tierexperimentell erarbeiteten Wirkungsprofilen der Antidepressiva (Abb. 8.6) lassen eine solche Differenzierung von ihren klinischen Wirkungsspektren erwarten. Dennoch zeigt die klinische Erfahrung, daß sich Anti-

depressiva in bezug auf ihren therapeutischen Effekt auf spezifische Symptome der Depression voneinander kaum unterscheiden lassen (s. *Möller* 1987). Die Vermutung, daß z.B. die Selektivität der Wirkung auf Noradrenalin oder Serotonin eine vorwiegende Wirkung auf Antrieb bzw. Stimmung bedingt, konnte bisher wissenschaftlich nicht nachgewiesen werden.

Vorderhand erlauben die pharmakologischen Profile der Antidepressiva nur Schlußfolgerungen über ihren globalen antidepressiven Effekt und ihre globalen sedativ-aktivierenden Eigenschaften. Besonders die letzteren sind weitgehend durch das Verhältnis zwischen den stimulierenden und/oder blockierenden Effekten auf noradrenerge, serotonerge, cholinerge, dopaminerge und histaminerge neuronale Systeme bestimmt. Auf Grund der pharmakologischen und tierexperimentellen Verhaltensprofile können diesbezüglich 5 Grup-

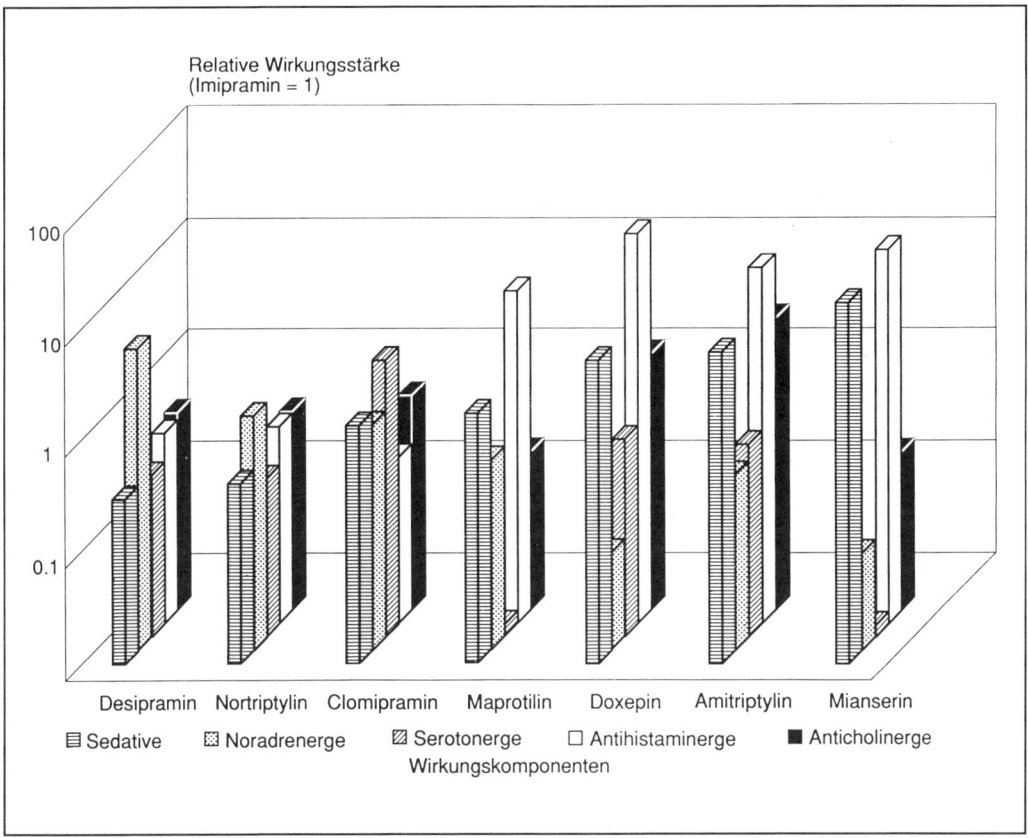

Abb. 8.6 Pharmakologische Wirkungsprofile der Antidepressiva. Jede Säule stellt die relative Wirkungsstärke der entsprechenden pharmakologischen Effekte der Antidepressiva im Verhältnis zu Imipramin dar. Die Wirkungsstärke des Imipramins ist arbiträr mit 1 festgelegt. Die Verhältnisse wurden aufgrund der in vivo bestimmten mittleren effektiven Dosen (ED$_{50}$ mg/kg) in maßgebenden Versuchen berechnet. (Nach *Delini-Stula* 1983)

Tabelle 8.4 Typen von Antidepressiva nach ihrem sedativ-aktivierenden Profil

Typ	Präparat
überwiegend sedativ	Amitriptylin
	Trimipramin
	Doxepin
	Mianserin
mit sedativer Komponente	Maprotilin
	Clomipramin
	Trazodon
mit ausgewogener Wirkung	Imipramin
mit aktivierender Komponente	Nortriptylin
	Desipramin
	Fluvoxamin
überwiegend stimulierend	Tranylcypromin

pen von Antidepressiva unterschieden werden (Tab. 8.4).

Im Gegensatz zur fehlenden Differenzierung der therapeutischen antidepressiven Profile bestimmen die pharmakologische Eigenschaften der Antidepressiva oft ihre zusätzlichen klinischen Wirkungen oder ihre Nebenwirkungen. So z.B lassen klinische Untersuchungen neueren Datums einen Zusammenhang zwischen dem therapeutischen Effekt der Antidepressiva bei Panikattacken, Phobien und Zwangsneurosen und ihren vorwiegend die Noradrenalin- bzw. Serotoninwiederaufnahme hemmenden Eigenschaften vermuten (*Charney* et al. 1987, *Modigh* 1987). Die tierexperimentell beobachtete Unterdrückung der Futteraufnahme und Alkoholselbstzufuhr kann auf dominante serotonerge Wirkungskomponenten der selektiven Serotoninwiederaufnahmehemmer zurückgeführt werden. Dies scheint auch mit den positiven klinischen Effekten dieser Präparate auf Gewicht und Alkoholkonsum zu korrelieren. Unumstritten ist der Zusammenhang zwischen anticholinergen und α_1-antagonistischen Eigenschaften mit klinischen atropinähnlichen (Mundtrockenheit, Miktionsstörungen, Sehstörungen) und adrenolytischen Wirkungen (Hypotension, Herzfrequenzstörungen). Häufige gastrointestinale Störungen bei der Anwendung von selektiven Serotoninwiederaufnahmehemmern scheinen gerade mit dieser Wirkung zusammenzuhängen.

Literatur

Bieck, P.R., Antonin, K.H., Cremer, G., Gleiter, C.: Tyramin pressure effects of CGP 11 305 A in comparison to tranylcypromine after prolonged treatment of human volunteers. In: *K.F. Tipton, R. Dostert, M. Strolin-Benedetti* (eds.): Monoamine oxidase and disease. Academic Press, London 1984, pp. 503—513

Breyer-Pfaff, U., Gaertner, J.: Antidepressiva. Pharmakologie, therapeutischer Einsatz und Klinik der Depression. Wissenschaftliche Verlagsgesellschaft, Stuttgart 1987

Charney, D.S., Woods, S.W., Goodman, W.K., Heniger, G.R.: Neurobiological mechanisms of panic anxiety: biochemical and behavioral correlates of yohimbine-induced panic attacks. Amer. J. Psychiat. 144 (1987) 1030—1036

Coppen, A.: Indoleamines and affective disorders. J. psychiat. Res. 9 (1972) 163—171

Delini-Stula, A.: Drug-induced alterations in animal behavior as a tool for the evaluation of antidepressants: correlation with biochemical effects. In: *F. Hoffmeister, G. Stille* (eds.): Handbook of experimental pharmacology. Vol. 55/I: Psychotropic agents. Part I: Antipsychotics and antidepressants. Springer, Berlin 1980, pp. 505—526

Delini-Stula, A.: Pharmakologie der Antidepressiva. In: *G. Langer, H. Heimann* (Hrsg.): Psychopharmaka. Grundlagen und Therapie. Springer, Berlin 1983, S. 81—95

Delini-Stula, A.: Progress in the psychopharmacology of antidepressants: selective uptake and MAO-inhibitors. Arch. Suisse Neurol. Psychiat. 137 (1986) 121—133

Delini-Stula, A.: Biochemische Klassifizierung der Antidepressiva und deren klinische Validierung. In: *C.H. Simhandl, P. Berner, H. Luccioni, C. Alf* (Hrsg.): Moderne Psychiatrie. Klassifizierungsprobleme in der Psychiatrie. MVP, Purkersdorf 1987, S. 131—148

Delini-Stula, A., Radeke, E., Waldmeier, P.C.: Basic and clinical aspects of the activity of the new monoamine oxidase inhibitors. In: *D.E. Casey, A.V. Christensen* (eds.): Psychopharmacology: current trends. Springer, Berlin 1988, pp. 147—158

Hyttel, J.: Experimental pharmacology of selective 5-HT reuptake inhibitors: differences and similarities. Clin. Neuropharmacol. 7, Suppl. 1 (1984) 866—867

Kielholz, P.: Depressive illness: diagnosis, assessment, treatment. In: *P. Kielholz* (ed.): Intern. Symp. St. Moritz 1972. Huber, Bern 1972

Langer, G., Schönbeck, G.: Klinische Pharmakologie der Antidepressiva. In: *G. Langer, H. Heimann* (Hrsg.): Psychopharmaka. Grundlagen und Therapie. Springer, Wien 1983, S. 96—111

Lapin, I.P., Oxenkrug, G.F.: Intensification of central serotonergic processes as a possible determinant of the thymoleptic effect. Lancet 1 (1969) 132—136

Maitre, L., Moser, P., Baumann, P.A., Waldmeier, P.C.: Amine uptake inhibitors: criteria of selectivity. Acta psychiat. scand. 62 (1980) 97—110

Maitre, L., Baumann, P., Jaekel, J., Waldmeier, P.C.: 5-HT-uptake inhibitors: psychopharmacological and neurobiological criteria of selectivity. In: *B.T. Ho, J.C. Scholar, E. Usdin* (eds.): Advances in biochemical psychopharmacology. Vol.. 34: Serotonin in biological psychiatry. Raven Press, New York 1982, pp. 229—246

Maj, J., Przegalinski, E., Mogilnicka, E.: Hypotheses concerning the mechanisms of action of antidepressant drugs. Rev. Physiol. Biochem. Pharmacol. 100 (1984) 1–74

Modigh, K.: Antidepressant drugs in anxiety disorders. Acta psychiat. scand. 76 (1987) 57–63

Möller, J.: Konsequenzen aus der klinischen Psychopharmakologie für die nosologische und syndromatologische Klassifikation funktioneller psychischer Störungen. In: *C.H. Simhandl, P. Berner, H. Luccioni, C. Alf* (Hrsg.): Moderne Psychiatrie. Klassifikationsprobleme in der Psychiatrie. MPV, Purkersdorf 1987, S. 163–188

Paioni, R.: Chemie der Antidepressiva. In: *G. Langer, H. Heimann* (Hrsg.): Psychopharmaka. Grundlagen und Therapie. Springer, Wien 1983, S. 59–63

Pöldinger, W.: Kompendium der Psychopharmakotherapie. Roche, Basel 1982

Randrup, A., Munkvad, I., Fog, R., Gerlach, J., Molander, L., Kjellberg, B., Scheel-Krüger, J.: Mania, depression and brain dopamine. In: *E.B. Essmann, L. Valzelli* (eds.): Current developments in psychopharmacology. Vol. 2. Spectrum, New York 1975, pp. 205–248

Schildkraut, J.J.: The catecholamine hypothesis of affective disorders: A review of supporting evidence. Amer. J. Psychiat. 122 (1965) 509–522

Sulser, F.: Functional aspects of the norepinephrine coupled adenylate cyclase in the limbic forebrain and its modification by drugs which precipitate or alleviate depression: molecular approaches to an understanding of affective disorders. Pharmacopsychiatry 11 (1978) 43–52

Waldmeier, P.C.: Effects of antidepressant drugs on dopamine uptake and metabolism. J. Pharm. Pharmacol. 34 (1982) 391–394

Waldmeier, P.C.: Neurobiochemische Wirkungen antidepressiver Substanzen. In: *G. Langer, H. Heimann* (Hrsg.): Psychopharmaka. Grundlagen und Therapie. Springer, Wien 1983, S. 65–81

Wong, D., Bymaster, F., Reid, L., Threlked, P.: Fluoxetine and two other serotonin uptake inhibitors without affinity for neuronal receptors. Biochem. Pharmacol. 32 (1983) 1287–1293

Youdim, M.B.H., Da Prada, M., Amrein, R. (eds.): The cheese-effect and new reversible MAO-A inhibitors. J. neurol. Transmiss. Suppl. 26 (1988)

8.5 Spezielles zu den einzelnen Antidepressiva

G. Laux

Die in der Bundesrepublik Deutschland im Handel befindlichen Antidepressiva sind, gegliedert nach ihrer chemischen Strukturzugehörigkeit, zusammengefaßt in Tabelle 8.5 dargestellt:

Tabelle 8.5 In Deutschland im Handel befindliche Antidepressiva

1. *Trizyklische Antidepressiva*

Amitriptylin	Doxepin
Amitriptylinoxid*	Imipramin
Clomipramin	Lofepramin*
Desipramin	Nortriptylin
Dibenzepin	Trimipramin
Dosulepin*	

2. *Tetrazyklische Antidepressiva*
   Maprotilin
   Mianserin

3. *Chemisch neuartige Antidepressiva*
   Fluoxetin
   Fluvoxamin
   Paroxetin
   Trazodon
   Viloxazin

4. *Monoaminoxidasehemmer (MAOH)*
   Moclobemid
   Tranylcypromin

5. *Atypische Antidepressiva*
   Alprazolam
   Sulpirid
   Trimipramin

6. *Sonderstellung*
   (fragliche Wirksamkeit)
   Schwachpotente bzw. niedrigdosierte Neuroleptika (Chlorprothixen, Flupentixol, Thioridazin, Fluspirilen)
   Pflanzliche Präparate (Hypericin)

* modifizierte trizyklische Antidepressiva

Üblicherweise werden die als Standard- und Referenzsubstanzen eingesetzten „klassischen" trizyklischen Antidepressiva den chemisch neuartigen Antidepressiva einerseits sowie den Monoaminoxidasehemmern (*MAOH*) andererseits gegenübergestellt. Eine Übersicht über Antidepressiva muß noch durch Neuroleptika und Tranquilizer mit „*antidepressiver*" Wirkung ergänzt werden. Diese in der Tabelle 8.5 als „*atypische Antidepressiva*" bzw. unter „*Sonderstellung*" eingruppierten Substanzen können ebenso wie die Aminpräkursoren nicht für die Routinetherapie empfohlen werden, da bislang nicht geklärt ist, inwieweit diesen Präparaten (über unspezifische sedierende Wirkungen hinausgehende) spezifische antidepressive Wirkeffekte eigen sind.

Wie oben dargestellt (s. Kap. 8.4), basieren Einteilungen von Antidepressiva auf Unterschieden in pharmakologisch-biochemischen Wirkeigenschaften (noradrenerg, serotonerg, anticholinerg, dopaminerg) oder auf klinisch-therapeutischen Wirkprofilen (psychomotorisch aktivierend versus sedierend) (*Beckmann* 1981). Ergänzend kann für die Praxis aufgrund der Möglichkeit zusätzlicher Applikationsformen folgende Zusammenstellung erfolgen:

– *Parenteral (Tropfinfusion, i.m.)* verfügbare Antidepressiva: Amitriptylin, Clomipramin, Dibenzepin, Doxepin, Imipramin (nur i.m.), Maprotilin, Trazodon, Trimipramin und Viloxazin.
– *Oral flüssig (Tropfen)* verfügbar: Trimipramin.

Eine Übersicht zur Infusionstherapie mit Antidepressiva haben *Laux* u. *König* (1992) vorgelegt.

8.5.1 Trizyklische Antidepressiva

8.5.1.1 Amitriptylin (z.B. Saroten®), Kombinationspräparate (z.B. Limbatril®)

Bewährtes Standardantidepressivum mit angstlösend-dämpfender und schlafanstoßender Wirkung. Hemmt die Wiederaufnahme von Noradrenalin und Serotonin, starke anticholinerge und antihistaminerge Wirkkomponente. Die mittleren Eliminationshalbwertszeiten von Amitriptylin liegen zwischen 10 und 47 Stunden, die des Hauptmetaboliten Nortriptylin um 30 Stunden. Therapeutischer Plasmaspiegel (einschließlich aktiver Metabolit): 80–250 ng/ml.

Darreichungsformen:
Dragees bzw. Tabletten 10, 25 mg
Retard-Kapseln 25, 50, 75 mg
Ampullen 50 mg / 2ml

Dosierung:
stationär: 100–225 mg
ambulant[1]:   50–150 mg
Tropfinfusion: 2–4 Ampullen (100–200 mg) abendliche Einmaldosierung möglich.

Besonderheiten:
Auch bei Enuresis sowie in der Behandlung pathologischer Wein- und Lachanfälle wirksam.

---

[1] In der ambulanten (Langzeit-)Behandlung mit Antidepressiva sind fast immer niedrigere Dosen ausreichend (s. *Linden* u. *Schüssler* 1985, *Schüssler* et al. 1984).

Typische Nebenwirkungen:
Mundtrockenheit, Müdigkeit; in höherer Dosierung Delirien.

Literaturübersicht:
Beckmann u. *Sieberns* (1985).

8.5.1.2 Amitriptylinoxid (Equilibrin®)

Modifiziertes Amitriptylin, welches vermutlich den eigentlichen Wirkstoff darstellt. Im Vergleich zur Gabe von Amitriptylin werden gleich hohe zentrale Amitriptylinkonzentrationen bei um mehr als die Hälfte niedrigeren Amitriptylinplasmaspiegeln erreicht.

Darreichungsformen:
Tabletten 30, 60, 90, 120 mg

Dosierung:
stationär: 120–300 mg
ambulant: 60–180 mg
(abendliche) Einmaldosierung möglich.

Typische Nebenwirkungen:
Wie unter Amitriptylin, peripher-anticholinerge und kardiale Nebenwirkungen aber geringer und seltener.

Literaturübersicht:
Borbe u. *Müller* (1984).

8.5.1.3 Clomipramin (Anafranil®)

Chloriertes Imipramin mit bevorzugter Hemmung der Serotoninwiederaufnahme. Potentes Standardantidepressivum mit leicht antriebssteigender Wirkkomponente. Die Halbwertszeit von Clomipramin beträgt etwa 16 bis 36 Stunden, der noradrenerge Hauptmetabolit Desmethylclomipramin weist eine etwas längere Halbwertszeit auf. Therapeutischer Plasmaspiegel: 150–250 ng/ml.

Darreichungsformen:
Dragees 10, 25 mg
Retard-Tabletten 75 mg
Ampullen 25 mg / 2 ml

Dosierung:
stationär: 100–225 mg
ambulant: 50–150 mg
Tropfinfusion: 50–175 mg

Besonderheiten:
Medikament der Wahl bei der Behandlung von Zwangssyndromen (Übersicht: *Ananth* 1986)

Typische Nebenwirkungen:
  Händetremor, innere Unruhe.
  Cave: Kombination mit *MAOH*.
Literaturübersicht:
  Beaumont u. *Dakowski* (1979).

8.5.1.4 Desipramin (Pertofran®)

Hauptmetabolit von Imipramin, relativ spezifisch noradrenerg. Im klinischen Wirkprofil deutlich antriebssteigernd. Die Halbwertszeit beträgt ca. 15 bis 18 Stunden. Therapeutischer Plasmaspiegel: 100–300 ng/ml.

Darreichungsformen:
  Dragees 25 mg
Dosierung:
  stationär: 100–250 mg
  ambulant: 50–150 mg
              morgendliche Hauptdosis,
              nicht nach 16 Uhr.
Typische Nebenwirkungen:
  Unruhe, Schlafstörungen.

8.5.1.5 Dibenzepin (Noveril®)

Wirkspektrum wie Imipramin, Wirkpräferenz für das noradrenerge System. Die Halbwertszeit des retardierten Dibenzepins liegt bei ca. 14 Stunden. Therapeutischer Plasmaspiegel: 110–250 ng/ml.

Darreichungsformen:
  Dragees 40, 80 mg
  Retard-Tabletten 240 mg
  Ampullen 20 mg / 1 ml
Dosierung:
  stationär: 360–720 mg
  ambulant: 120–240 mg
  Tropfinfusion: 120–360 mg
Typische Nebenwirkungen:
  Leichte Unruhe, Miktionsstörungen.
Literatur:
  Angst u. *Kind* (1964).

8.5.1.6 Dosulepin (Idom®)

Modifiziertes Amitriptylin (Synonym: Dothiepin, Prothiaden). Die Eliminationshalbwertszeit beträgt ca. 20 bis 45 Stunden. Therapeutische Plasmaspiegel: 40–90 ng/ml.

Darreichungsformen:
  Dragees 75 mg
  Kapseln 25 mg

Dosierung:
  stationär: 100–225 mg
  ambulant: 75–150 mg
              (abendliche) Einmaldosierung
              möglich
Typische Nebenwirkungen:
  Mundtrockenheit, Schwindel.
Literaturübersicht:
  Stille (1986).

8.5.1.7 Doxepin (z.B. Aponal®)

Neben Amitriptylin der Hauptvertreter der Antidepressiva mit sedierender Wirkkomponente. Geeignet zur Akuttherapie bei erregt-agitierten und suizidalen Depressiven. Neurobiochemisch wirkt Doxepin stärker noradrenerg als serotonerg; es besitzt eine starke histaminantagonistische Wirkung. Die Halbwertszeit von Doxepin liegt bei ca. 12 Stunden, die des aktiven Metaboliten Desmethyldoxepin bei 28 bis 51 Stunden. Therapeutische Plasmaspiegel: 100–250 ng/ml.

Darreichungsformen:
  Dragees 5, 10, 25 mg
  Tabletten 50 mg
  Kapseln 10, 25, 50 mg
  Ampullen 25 mg / 2 ml
Dosierung:
  stationär: 150–300 mg
  ambulant: 50–150 mg
  parenteral: 50–150 mg
               (abendliche) Einmaldosierung
               möglich
Besonderheiten:
  Auch als Ulkustherapeutikum sowie zur Behandlung von chronischen Schmerzzuständen und Entzugssyndromen zugelassen. Von einer Verordnung an Abhängige wird abgeraten.
Typische Nebenwirkungen:
  Müdigkeit, Dysarthrie.
Literaturübersicht:
  Pinder et al. (1977a).

8.5.1.8 Imipramin (Tofranil®)

Erstes Antidepressivum (1957), Referenzsubstanz in der Therapieforschung bei der Untersuchung der Wirksamkeit neuer Antidepressiva. Psychomotorisch leicht aktivierend, hemmt die Noradrenalinwiederaufnahme etwas stärker als die von Serotonin. Die Eliminationshalbwertszeit liegt bei 7 bis 26 Stunden. Therapeutische Plasmaspiegel: 150–250 ng/ml.

Darreichungsformen:
  Dragees 10, 25, 50 mg
  Ampullen 25 mg / 2 ml

Dosierung:
  stationär: 150–300 mg
  ambulant: 75–150 mg

Besonderheiten:
  Spezielle Indikationen stellen Enuresis, Kataplexie (Narkolepsie), hyperkinetische Syndrome sowie Panikattacken und Eßstörungen (Anorexie, Bulimie) dar.

Typische Nebenwirkungen:
  Miktionsstörung, Tachykardie.

Literaturübersicht:
  Angst u. *Theobald* (1970).

8.5.1.9 Lofepramin (Gamonil®)

Modifiziertes Imipramin, wird zu Desipramin umgewandelt. Lofepramin selbst besitzt eine Halbwertszeit von 4 bis 7 Stunden, der aktive Metabolit Desipramin 15 bis 18 Stunden. Stark variierende Bioverfügbarkeit.

Darreichungsformen:
  Tabletten 35, 70 mg

Dosierung:
  stationär: 140–280 mg
  ambulant: 70–140 mg

Besonderheiten:
  Im Vergleich zu anderen trizyklischen Antidepressiva sehr geringe Toxizität.

Typische Nebenwirkungen:
  Mundtrockenheit; insgesamt geringere anticholinerge Nebenwirkungen.

Literaturübersicht:
  Hippius u. *Rickels* (1985).

8.5.1.10 Nortriptylin (Nortrilen®)

Leicht antriebssteigerndes Antidepressivum mit überwiegend noradrenerger Wirkung. Die Eliminationshalbwertszeit beträgt ca. 30 Stunden. Therapeutische Plasmaspiegel: 50–150 ng/ml.

Darreichungsformen:
  Dragees 10, 25 mg

Dosierung:
  stationär: 100–300 mg
  ambulant: 75–150 mg

Typische Nebenwirkungen:
  Unruhe.

8.5.1.11 Trimipramin (Stangyl®)

Stark sedierendes Antidepressivum; der trizyklische Kern gleicht dem von Imipramin, die Seitenkette stammt von dem niederpotenten Neuroleptikum Levomepromazin. Neurobiochemisch wirkt Trimipramin als präsynaptischer Dopaminantagonist, es hat histaminblockierende Eigenschaften und beeinflußt nicht das serotonerge oder noradrenerge System. Kann somit den sog. atypischen Antidepressiva zugeordnet werden. Die Halbwertszeit beträgt ca. 23 Stunden.

Darreichungsformen:
  Tabletten 25, 100 mg
  Tropfen 1 = 1 mg
  Ampullen 25 mg / 2 ml

Dosierung:
  stationär: 200–400 mg
  ambulant: 100–200 mg
  Tropfinfusion: 2–6 Ampullen
                    abendliche Einmalgabe
                    möglich.

Besonderheiten:
  Aufgrund fehlender REM-Schlafunterdrückung auch als Hypnotikum einsetzbar.

Typische Nebenwirkungen:
  Müdigkeit.

Literaturübersicht:
  Gastpar u. *Baumann* (1987).

8.5.2 Tetrazyklische Antidepressiva

8.5.2.1 Maprotilin (z.B. Ludiomil®)

Erste tetrazyklische Verbindung mit sehr enger Verwandtschaft zu den trizyklischen Antidepressiva. Neurobiochemisch weist Maprotilin von den derzeit verfügbaren Antidepressiva die selektivste noradrenerge Wirkung auf. Die Eliminationshalbwertszeit beträgt 20 bis 58 Stunden.

Darreichungsformen:
  Tabletten 10, 25, 50, 75 mg
  Ampullen 25 mg / 5 ml

Dosierung:
  stationär: 100—225 mg
  ambulant: 50—150 mg
  parenteral: 50—150 mg
            (abendliche) Einmaldosierung
            möglich.

Besonderheiten:
  Mehrere Studien weisen auf besonders günstige Therapieresultate bei larvierten, somatisierten Depressionen hin.

Typische Nebenwirkungen:
  Allergische Hautreaktionen, erhöhte zerebrale Krampfbereitschaft, Dysarthrie, ,,Kohlenhydrathunger'', Müdigkeit.

Literaturübersicht:
  Grüter u. *Pöldinger* (1982).

8.5.2.2 Mianserin (z.B. Tolvin®)

Antidepressivum mit pharmakologischer Sonderstellung: präsynaptische alpharezeptor-, postsynaptische serotoninrezeptor- und histaminrezeptorblockierende Wirkung. Infolge fehlender anticholinerger Wirkkomponente auch bei Risikopatienten (Glaukom, Prostatahypertrophie) sowie in Anbetracht deutlich sedierender Wirkeigenschaften bei ängstlich agitierten Depressionen einsetzbar.
Die Eliminationshalbwertszeit beträgt ca. 17 Stunden.

Darreichungsformen:
  Tabletten 10, 30 mg

Dosierung:
  stationär: 90—180 mg
  ambulant: 30—120 mg
            (abendliche) Einmalgabe möglich.

Besonderheiten:
  Nicht in allen kontrollierten Studien wirkungsäquivalent mit trizyklischen Antidepressiva, auch Berichte über Wirkverlust (*Blackwell* 1987). Günstig bei Alterspatienten und Herzkranken in Anbetracht fehlender anticholinerger und kardiotoxischer Wirkungen. Wegen (in seltenen Fällen) aufgetretener Leukopenie und Agranulozytose wöchentliche Blutbildkontrollen erforderlich!

Typische Nebenwirkungen:
  Arthralgie, Müdigkeit.

Literaturübersicht:
  Pinder u. *Fink* (1982).

8.5.3 Chemisch neuartige Antidepressiva

8.5.3.1 Fluoxetin (Fluctin®)

Chemisch neuartiger selektiver Hemmer der Wiederaufnahme von Serotonin ohne wesentliche Wirkung auf andere Neurotransmitter oder Rezeptoren. Serumhalbwertszeit ca. 2 bis 3 Tage, vom aktiven Metaboliten 7 bis 9 Tage.

Darreichungsformen:
  Kapseln 20 mg

Dosierung:
  stationär: 20—60 mg
  ambulant: 20 mg

Besonderheiten:
  Anticholinerge und kardiovaskuläre Nebenwirkungen treten seltener auf als unter trizyklischen Antidepressiva. Substanz führt eher zu Gewichtsabnahme (anorektische Wirkung).

Typische Nebenwirkungen:
  Übelkeit, Angstzustände, Schlaflosigkeit. Kombination mit MAOH kontraindiziert.

Literaturübersicht:
  Freeman (1988).

8.5.3.2 Fluvoxamin (Fevarin®)

Selektiv serotonerges Antidepressivum ohne wesentliche anticholinerge Eigenschaften mit leicht aktivierendem Wirkprofil. Die Halbwertszeit der Substanz beträgt ca. 15 Stunden.

Darreichungsformen:
  Tabletten 50, 100 mg

Dosierung:
  stationär: 150—300 mg
  ambulant: 50—200 mg

Besonderheiten:
  Anticholinerge und kardiovaskuläre Nebenwirkungen treten in der Regel nicht auf. Bei agitierten und suizidalen Patienten kontraindiziert.

Typische Nebenwirkungen:
  Nausea, Erbrechen, Unruhe, Schlafstörungen. Kombination mit MAOH kontraindiziert.

Literaturübersicht:
  Benfield u. *Ward* (1986).

8.5.3.3 Trazodon (Thombran®)

Neuentwickeltes Antidepressivum mit anxiolytisch-sedierendem Wirkprofil. Neurobiochemisch wirkt

Trazodon serotonerg und α-adrenerg, wahrscheinlich auch dopaminantagonistisch. Die Eliminationshalbwertszeit liegt bei ca. 4 bis 12 Stunden.

Darreichungsformen:
Kapseln 25, 50 mg
Tabletten 100 mg
Ampullen 50 mg / 5 ml

Dosierung:
stationär: 300—600 mg
Einnahme nach den Mahlzeiten
ambulant: 100—300 mg
parenteral: 2—6 Ampullen

Besonderheiten:
Schmerzdistanzierende Wirkung. Deutlich geringere anticholinerge Nebenwirkungen. Nicht in allen Vergleichsstudien wirkungsäquivalent mit trizyklischen Antidepressiva (*Moises* et al. 1981).

Typische Nebenwirkungen:
Priapismus, Libidosteigerung, ventrikuläre Extrasystolen.

Literaturübersicht zur antidepressiven Wirksamkeit:
Schatzberg (1987).

8.5.3.4 Viloxazin (Vivalan®)

Stimulierend-aktivierendes, chemisch von den Betarezeptorenblockern abgeleitetes Antidepressivum. Neurobiochemisch wirkt Viloxazin leicht noradrenerg und besitzt wahrscheinlich betamimetische und *MAO*-hemmende Wirkeigenschaften. Die Halbwertszeit von Viloxazin ist kurz und beträgt ca. 3 bis 4 Stunden.

Darreichungsformen:
Tabletten 100 mg
Ampullen 100 mg / 5 ml

Dosierung:
stationär: 200—500 mg
ambulant: 100—300 mg
Tropfinfusion: 2—4 Ampullen
morgendliche Hauptdosis, nicht nach 16 Uhr.

Besonderheiten:
Bewirkt keine Senkung der zerebralen Krampfschwelle, keine anticholinergen Wirkeigenschaften, keine Vigilanzbeeinträchtigung. Deshalb können Verstimmungszustände bei Epileptikern und Alkoholkranken sowie somatogene Depressionen mit Delirgefahr spezielle Indikationen darstellen. Eine verläßliche Aussage über die antidepressive Wirksamkeit läßt sich anhand der vorliegenden Studien bislang noch nicht vornehmen.

Typische Nebenwirkungen:
Nausea, Erbrechen, migräneartige Kopfschmerzen, Unruhe.

Literaturübersicht:
Pinder et al. (1977b).

8.5.4 Monoaminoxidasehemmer

8.5.4.1 Moclobemid (Aurorix®)

Neuer reversibler MAOH mit Präferenz für MAO-A (RIMA). Eliminationshalbwertszeit 1 bis 2 Stunden. Aktivierendes Wirkprofil.

Darreichungsformen:
Tabletten 150 mg

Dosierung:
150—600 mg in 2 Tagesdosen.

Besonderheiten:
Einnahme nach den Mahlzeiten. Keine Dosisanpassung bei Älteren und Nierenkranken erforderlich. Direktumstellung von und auf trizyklische Antidepressiva möglich.

Typische Nebenwirkungen:
Unruhe, Schlafstörung.
Cave: Kombination mit Serotoninwiederaufnahmehemmern.

Literaturübersicht:
Wetzel u. *Benkert* (1991).

8.5.4.2 Tranylcypromin (Parnate®, Jatrosom N®)

MAOH mit enger chemischer Verwandtschaft zu Amphetamin. Deutlich antriebssteigernde, aber auch anxiolytische Wirkeigenschaften. Neurobiochemisch bewirkt Tranylcypromin eine nicht-selektive, irreversible MAO-Hemmung. Die Halbwertszeit beträgt ca. 1 bis 3 Stunden, in Anbetracht der irreversiblen *MAO*-Inhibition ist die biologische Wirkdauer jedoch erheblich länger.

Darreichungsformen:
Tabletten 5 mg
Dragees 10 mg

Dosierung:
stationär: 20—60 mg
ambulant: 10—40 mg
letzte Verordnung nicht nach 16 Uhr.

Besonderheiten:
   Therapeutikum der Wahl bei sog. atypischen und therapieresistenten Depressionen (Trizyklika-Nonresponder). Kann auch bei Angstneurosen und Panikattacken eingesetzt werden. Tyraminfreie *Diät* erforderlich wegen Gefahr der Provokation hypertensiver Krisen (Notfalltherapie der hypertensiven Krise mit Phentolamin oder Nifedipin). Medikationspause von mindestens 7 Tagen bei Umstellung auf andere Antidepressiva erforderlich. Kombination von trizyklischen Antidepressiva mit diesem *MAOH* nur in Ausnahmefällen unter klinischen Bedingungen. Keine Kombination mit Clomipramin, Fluoxetin und Fluvoxamin.

Typische Nebenwirkungen:
   Unruhe, Hypotonie, Schwindel;
   selten: hypertone Blutdruckkrisen.

Literaturübersicht:
   Atkinson u. *Ditman* (1965).

8.5.5 Aminpräkursoren

Nach (seltenem) Auftreten von Eosinophilie-Myalgie-Syndromen ruht derzeit die Zulassung von L-Tryptophan und 5-L-Hydroxytryptophan (Oxitriptan).
   Eine Übersicht zu Serotoninvorstufen als Antidepressiva findet sich bei *Beckmann* u. *Kasper* (1983).

8.5.6 Atypische Antidepressiva

8.5.6.1 Alprazolam (Tafil®)

Neuentwickeltes Triazolo-Benzodiazepin mit hoher Bindungsaffinität zum Benzodiazepinrezeptor. Aufgrund US-amerikanischer Untersuchungen an ambulanten Patienten auch bei reaktivneurotischen Depressionen zugelassen. Die Halbwertszeit von Alprazolam liegt bei ca. 12 bis 15 Stunden.

Darreichungsformen:
   Tabletten 0,5, 1 mg
Dosierung:
   0,75–4 mg in 2–3 Tagesdosen.
Besonderheiten:
   Der Nachweis für eine antidepressive Wirkung von Tranquilizern ist nach strengen Prüfungskriterien bislang nicht erbracht. Bei schwereren bzw. endogenen Depressionen sollte die Substanz nicht eingesetzt werden. In Anbetracht des Abhängigkeitsrisikos sollen Benzodiazepinderi-

vate nicht länger als 3 Monate eingenommen werden. Einige Studien berichten über den erfolgreichen Einsatz von Alprazolam zur Akuttherapie von Panikattacken. Das Präparat muß ausschleichend abgesetzt werden.

Typische Nebenwirkungen:
   Müdigkeit, Schwindel, paradoxe Reaktionen.

Literaturübersicht:
   Laux u. *König* (1985).

8.5.6.2 Sulpirid (z.B. Dogmatil®)

Atypisches, schwachpotentes Neuroleptikum vom Benzamidtyp, das in niedriger Dosis aufgrund dopaminerger Wirkung antriebssteigernd und antidepressiv wirkt. Die Halbwertszeit von Sulpirid beträgt ca. 8 Stunden.

Darreichungsformen:
   Kapseln 50 mg
   Tabletten 200 mg
   Saft 1 ml = 5 mg
   Ampullen 100 mg / 2 ml
Dosierung:
   100–250 mg (erst ab ca. 600 mg Tagesdosis neuroleptisch wirksam), Hauptdosis morgens, nicht nach 16 Uhr.
Besonderheiten:
   Antivertiginöse und antiemetische Wirkungen. Die antidepressive Wirksamkeit ist noch nicht als ausreichend gesichert anzusehen.
Typische Nebenwirkungen:
   Unruhe, Galaktorrhoe, Amenorrhoe (infolge Prolaktinanstieg).
Literatur:
   Rama Rao et al. (1981).

8.5.7 Schwachpotente bzw. niedrigdosierte Neuroleptika

Für sie wurden neben sedierenden auch gewisse antidepressive Wirkeigenschaften beschrieben (Übersicht: *Robertson* u. *Trimble* 1982). Hierzu gehören die Substanzen Chlorprothixen (Truxal®), Levomepromazin (Neurocil®), Fluspirilen (Imap® 1,5), Flupentixol (Fluanxol®), Thioridazin (Melleril®) sowie Opipramol (Insidon®) und evtl. auch Trimipramin (Stangyl®). Diese schwachpotenten bzw. niedrigdosierten Neuroleptika wirken hauptsächlich auf das dopaminerge System. Aufgrund nicht eindeutig nachgewiesener bzw. nicht immer ausreichender antidepressiver Wirksamkeit können sie ebenso wie Aminpräkursoren und die als atypische Antidepressiva eingeordneten Substanzen nicht als

Routine-Antidepressiva angesehen werden. Gleiches gilt für *Phytotherapeutika* (Hypericin), wenngleich neuere, kontrollierte Studien Hinweise für eine Wirksamkeit bei (leichteren) depressiven Verstimmungszuständen ergeben haben (*Harrer* 1991).

8.5.8 Ausblick

Folgende Substanzen befinden sich derzeit im letzten Stadium der klinischen Prüfungen bzw. stehen vor der Zulassung:

Adinazolam:
Triazolo-Benzodiazepin

Brofaromin:
Reversibler, relativ selektiver *MAO-A*-Hemmer

Bupropion:
Relativ selektives dopaminerges Antidepressivum mit mild stimulierender Wirkung

Citalopram:
Selektiver Serotoninwiederaufnahmehemmer

Femoxetin:
Relativ selektiver Serotoninwiederaufnahmehemmer

Rolipram:
Phosphodiesterasehemmer

Sertralin:
Selektiver Serotoninwiederaufnahmehemmer

Von den neuentwickelten Antidepressiva dürften die *MAOH* Moclobemid (bereits im Handel) und Brofaromin die größte Bedeutung besitzen. Aufgrund ihrer Reversibilität und der relativ selektiven Wirkung auf *MAO-A* scheinen sie im Vergleich zu den herkömmlichen *MAOH* den Verzicht auf diätetische Einschränkungen sowie die Kombination mit und die Direktumstellung auf trizyklische Antidepressiva zu ermöglichen (Übersicht: *Laux* u. *Riederer* 1989).

Literatur

Ananth, J.: Clomipramine: an antiobsessive drug. Canad. J. Psychiat. 31 (1986) 253–259

Angst, J., Kind, H.: Poliklinische und klinische Erfahrungen mit einem Dibenzodiazepinderivat bei depressiven Zustandsbildern. Schweiz. med. Wschr. 94 (1964) 749–759

Angst, J., Theobald, W.: Tofranil® (Imipramin). Stämpfli, Bern 1970

Atkinson, R.M., Ditman, K.S.: Tranylcypromine: a review. Clin. Pharmacol. Ther. 6 (1965) 631–655

Beaumont, G., Dakowski, B.: Anafranil in depression. Brit. J. clin. Pract. 3 (1979) 76–81

Beckmann, H.: Die medikamentöse Therapie der Depressionen. Nervenarzt 52 (1981) 135–146

Beckmann, H., Kasper, S.: Serotonin-Vorstufen als Antidepressiva: Eine Übersicht. Fortschr. Neurol. Psychiat. 51 (1983) 176–182

Beckmann, H., Sieberns, S. (Hrsg.): Wie aktuell ist Amitriptylin für die Therapie der Depression? Das ärztliche Gespräch, 38. pmi, Frankfurt 1985

Benfield, P., Ward, A.: Fluvoxamine: A review of its pharmacodynamic and pharmacokinetic properties, and therapeutic efficacy in depressive illness. Drugs 32 (1986) 313–334

Benkert, O., Hippius, H. (Hrsg.): Psychiatrische Pharmakotherapie. Springer, Berlin, Heidelberg, New York, Tokyo 1986

Blackwell, B.: Newer antidepressant drugs. In: *H.Y. Meltzer* (ed.): Psychopharmacology: The third generation of progress. Raven, New York 1987

Borbe, H.O., Müller, W.E.: Amitriptylinoxid. Ein Fortschritt in der Therapie mit trizyklischen Antidepressiva? Med. Welt 35 (1984) 1438–1442

Freeman, H. (ed.): Progress in antidepressant therapy. Fluoxetine: a comprehensive overview. Brit. J. Psychiat. 153 (Suppl. 3) (1988) 1–112

Gastpar, M., Baumann, P.A.: Klinische und neurobiologische Untersuchungen mit Trimipramin. In: *J. Angst, M. Gastpar* (Hrsg.): Depression – Schlaf – Traum. Neue Ergebnisse aus Forschung und Praxis. Panciencia, Hedingen, Zürich 1987

Grüter, W., Pöldinger, W.: Maprotiline. Mod. Prob. Pharmacopsychiat. 18 (1982) 1–30

Harrer, G. (Hrsg.): Therapie mit Hypericum-Extrakt. Nervenheilkunde 10 (1991) 305–320

Hippius, H., Rickels, K. (Hrsg.): Lofepramin. Dokumentation der Entwicklung eines Antidepressivums. Urban u. Schwarzenberg, München, Wien, Baltimore 1985

Laux, G.: Pharmakopsychiatrie. Fischer, Stuttgart 1992

Laux, G., König, W.: Neues Anxiolytikum. Alprazolam – ein Triazolo-Benzodiazepin. Münch. med. Wschr. 127 (1985) 142–145

Laux, G., König, W.: Infusionstherapie bei Depressionen. 3. Aufl. Hippokrates, Stuttgart 1992

Laux, G., Riederer, P. (Hrsg.): Neue selektive Monoaminoxidase-Hemmer in der Therapie depressiver Erkrankungen. Psychiat. Prax. 16 (Suppl.) (1989) 1–50

Linden, M., Schüssler, G.: Low dosage antidepressant treatment in private psychiatric practice. Pharmacopsychiatry 18 (1985) 44–45

Moises, H.W., Kasper, S., Beckmann, H.: Trazodone and amitriptyline in treatment of depressed inpatients. A double-blind study. Pharmacopsychiatry 14 (1981) 167–171

Pinder, R.M., Fink, M.: Mianserin. Mod. Probl. Pharmacopsychiatry 18 (1982) 70–101

Pinder, R.M., Brogden, R.N., Speight, T.M., Avery, G.S.: Doxepin up-to-date: A review of its pharmacological properties and therapeutic efficacy with particular reference of depression. Drugs 13 (1977a) 161–218

Pinder, R.M., Brogden, R.N., Speight, T.M., Avery, G.S.: Viloxazine: A review of its pharmacological properties and therapeutic efficacy in depressive illness. Drugs 13 (1977b) 401–421

Rama Rao, V.A., Bailey, J., Bishop, M., Coppen, A.: A clinical and pharmacodynamic evaluation of sulpiride. Psychopharmacology 73 (1981) 77–80

Robertson, M.M., Trimble, M.R.: Major tranquilizers used as antidepressants. J. affect. Disord. 4 (1982) 173–193

Schatzberg, A.F.: Trazodone: A 5-year review of antidepressant efficacy. Psychopathology 20 (Suppl. 1) (1987) 48–56

Schmidt, L.G., Schüssler, G., Linden, M., Müller-Oerlinghausen, B.: Zur Häufigkeit und Therapierelevanz unerwünschter Wirkungen von Antidepressiva im Rahmen der ambulanten nervenärztlichen Behandlung. Fortschr. Neurol. Psychiat. 56 (1988) 111–118

Schüssler, G., Linden, M., Müller-Oerlinghausen, B.: Langfristige Behandlung von Patienten in nervenärztlichen Praxen mit Antidepressiva. Nervenarzt 55 (1984) 137–142

Stille, G. (Hrsg.): Dosulepin. Zuckschwerdt, München 1986

Wetzel, H., Benkert, O.: Moclobemid, ein reversibler Inhibitor der Monoaminoxidase A (RIMA). Fundam. psychiat. 5 (1991) 91–100

8.6 Antidepressivabehandlung depressiver Erkrankungen

M. Schmauß

8.6.1 Indikation

Die vorrangige Indikation für eine Therapie mit Antidepressiva stellen depressive Syndrome unterschiedlichster Ätiologie dar. Während es sich jedoch für neuroleptische Behandlungen als sinnvoll erwiesen hat, klinische Indikationen an Zielsym-

ptomen oder -syndromen anstatt an nosologischen Klassifikationen auszurichten, wird diese Vorgehensweise für den klinischen Gebrauch der Antidepressiva kontrovers diskutiert. So charakterisiert *Kielholz* (1972) zwar aufgrund klinischer Erfahrung die Antidepressiva nach ihrer bevorzugten Wirkung auf bestimmte Zielsymptome wie „psychomotorische Hemmung", „vital-depressive Verstimmung" oder „psychomotorische Erregung", kontrollierte klinische Studien können unterschiedliche therapeutische Profile der Antidepressiva bisher jedoch kaum bestätigen (*Bielski* u. *Friedel* 1976, *Morris* u. *Beck* 1974). Dabei ist jedoch durchaus in Betracht zu ziehen, daß die derzeitige klinisch-psychiatrische Methodologie und die bisher vorliegenden Studien vielleicht an sich vorhandene Unterschiede im Wirkprofil einzelner Antidepressiva nicht ausreichend darstellen können.

Auch nach Entwicklung der Antidepressiva der 2. Generation (Mianserin, Maprotilin, Trazodon, Viloxazin, Fluvoxamin, Fluoxetin und 5-Hydroxytryptophan) bleibt festzuhalten, daß es bisher keine Substanz gibt, die den ursprünglichen trizyklischen Antidepressiva in ihrer therapeutischen Wirksamkeit überlegen ist (*Beckmann* 1983, *Shopsin* et al. 1981). Die Wirksamkeit der neueren Antidepressiva ist im Vergleich zu den Trizyklika weniger gut untersucht, insbesondere mangelt es an plazebokontrollierten Studien. Da es in letzter Zeit immer problematischer geworden ist, plazebokontrollierte Studien durchzuführen, wurden die neueren Antidepressiva fast ausschließlich mit trizyklischen Referenzsubstanzen verglichen. Die Aussagekraft solcher Vergleichsstudien ist aber aus verschiedenen methodischen Gründen (*Möller* 1985) begrenzt. Antidepressiva der 2. Generation werden häufig wegen ihrer meist besseren Verträglichkeit in der ambulanten Therapie depressiver Syndrome eingesetzt. Bei einigen dieser Substanzen erscheint jedoch eine ausreichende antidepressive Wirksamkeit bei schweren Depressionen, wie sie z.T. bei stationär behandelten Patienten vorliegen, noch nicht völlig geklärt.

8.6.2 Auswahl des Antidepressivums

Da die Prädiktorforschung trotz großer Anstrengung bisher keine zuverlässige Voraussage ermöglicht hat, welches Antidepressivum im Einzelfall die höchste Erfolgschance hat, muß die Auswahl des ersten Antidepressivums häufig der individuellen Erfahrung des behandelnden Arztes überlassen

Tabelle 8.6 Checkliste bei Behandlungsbeginn. (Nach *Möller* et al. 1989)

1 a)	Welches Präparat hat dem Patienten *früher* geholfen?		früher erfolgreiches Präparat jetzt zuerst versuchen
1 b)	*Jetziger* Querschnittsbefund?	ängstlich-agitiert oder suizidal	Amitriptylin-Typ[1]
		vital-depressiv verstimmt oder psychomotorisch gehemmt	Imipramin-Typ[2]
1 c)	*Kontraindikationen* für Trizyklika? (Voruntersuchungen!)		Antidepressiva der 2. Generation[3], partieller Schlafentzug, EKT

[1] z.B. Amitriptylin (Saroten®), Doxepin (Aponal®)
[2] z.B. Imipramin (Tofranil®), Dibenzepin (Noveril®), Clomipramin (Anafranil®), Maprotilin (Ludiomil®)
[3] z.B. Mianserin (Tolvin®), Trazodon (Thombran®)

bleiben. Um die Auswahl dennoch nicht völlig zufällig treffen zu müssen, sind in Tabelle 8.6 einige Auswahlkriterien genannt, die eine Orientierungshilfe darstellen können.

So hat ein Antidepressivum, mit dem der Patient in früheren depressiven Phasen erfolgreich behandelt wurde, auch bei einer erneuten Phase in der gleichen Dosierung und Applikationsart eine erhöhte Erfolgswahrscheinlichkeit und sollte deshalb zunächst als das Medikament der 1. Wahl eingesetzt werden.

Neben der Behandlungsvorgeschichte ist auch der psychopathologische Querschnittsbefund der aktuellen Phase ausschlaggebend für die Auswahl des Antidepressivums, da trizyklische Antidepressiva — bei weitgehend identischer antidepressiver Wirksamkeit — gewisse Unterschiede hinsichtlich ihrer sedierenden Eigenschaften aufweisen. So richtet sich die Wahl des zu verordnenden Antidepressivums in der Praxis nach der Ausprägung von Schlafstörungen, psychomotorischer Erregung, Angst und vor allem nach dem Grad der Suizidalität. Sind diese Symptome ausgeprägt, sind in erster Linie die initial stärker sedierend und anxiolytisch wirkenden Antidepressiva vom Amitriptylintyp in Betracht zu ziehen. Sind die beschriebenen Symptome leichter oder nicht vorhanden, können auch weniger sedierende Antidepressiva wie Nortriptylin oder Dibenzepin eingesetzt werden. Die initiale Sedierungspotenz und Anxiolyse von Imipramin, Clomipramin, Lofepramin oder Maprotilin nehmen hierzu eine Mittelstellung ein (*Beckmann* 1981). Bei Suizidalität sind antriebssteigernde Antidepressiva in der Regel kontraindiziert, da sie durch ihre Antriebssteigerung Suizidhandlungen möglicherweise eher noch erleichtern können.

Das Prinzip, Trizyklika als Antidepressiva der 1. Wahl zu verwenden, muß bei Vorliegen von Kontraindikationen für Trizyklika relativiert werden. *Woggon* (1987) führt an, daß das wichtigste Kriterium für die Auswahl eines Antidepressivums sein Nebenwirkungsprofil darstelle. So sind anticholinerg wirkende Antidepressiva bei Patienten mit bestehenden Überleitungsstörungen im EKG, Glaukom, Pylorusstenose, Prostatahypertrophie und Harnverhalten zu vermeiden. Gleiches gilt auch für Patienten, von denen anamnestisch eine starke Empfindlichkeit gegenüber der anticholinergen Wirkkomponente bekannt ist. Hier sind dann die besser verträglichen neueren Antidepressiva (Maprotilin, Mianserin, Trazodon, Viloxazin, Fluvoxamin, Fluoxetin und 5-Hydroxytryptophan) in Betracht zu ziehen. Diese Antidepressiva der 2. Generation werden auch häufig bei der ambulanten Behandlung leichterer Depressionen als Mittel der 1. Wahl eingesetzt. Daher darf allerdings nicht übersehen werden, daß die Antidepressiva der 2. Generation zwar keine anticholinergen, z.T. aber schwerwiegende andere Nebenwirkungen haben, die in wenigen Fällen bereits zur Rücknahme des Präparats vom Markt geführt haben.

Prien (1988) betont, daß es nicht zu rechtfertigen sei, ein trizyklisches Antidepressivum einem anderen hinsichtlich seiner klinischen Wirksamkeit vorzuziehen. Ausschlaggebend für die Wahl eines Antidepressivums sei die Medikamentenanamnese des Patienten, das Nebenwirkungsprofil der Substanz und die Vertrautheit des Arztes mit einzelnen Antidepressiva. *Möller* et al. (1989) führen an, daß es insbesondere für den in der klinischen Psychopharmakologie weniger Erfahrenen empfehlenswert sei, bei der praktischen Depressionsbehandlung sich auf 2 bis 3 Trizyklika zu beschränken, mit ihnen ausreichend klinische Erfahrungen zu sammeln und sie — je nach syndromatologischer Ausgestaltung der Depression – als Antidepressiva der 1. Wahl einzusetzen. Erst bei Therapieresistenz bzw. bei Vorliegen besonderer Umstände (Nebenwirkungen, Alter, Kontraindikationen für Trizyklika) sollten darüber hinaus die noch weniger gut untersuchten Antidepressiva der 2. Generation oder die MAO-Hemmer eingesetzt werden.

Abgesehen von der Behandlungsvorgeschichte und dem syndromatologischen Querschnittsbefund konnten bisher keine weiteren Prädiktoren gefunden werden, die bei der spezifischen Auswahl eines Antidepressivums hilfreich sind. Die bisher durchgeführten Prädiktoruntersuchungen (*Bielski* u. *Friedel* 1976, *Woggon* 1983, *Möller* et al. 1987) ergaben lediglich, daß vor allem die Diagnose einer endogenen Depression einen Prädiktor für das Ansprechen auf trizyklische Antidepressiva darstellt und daß die Erfolgswahrscheinlichkeit einer Antidepressivabehandlung mit der Zahl bereits durchgemachter depressiver Phasen abnimmt. Biochemische Prädiktoren wie der MHPG-Spiegel im Urin (*Maas* 1975), der 5-HIAA-Spiegel im Liquor (*Asberg* et al. 1981), der Dexamethason-Suppressions-Test (DST) (*Arana* et al. 1985), elektrophysiologische Prädiktoren wie z.B. EEG-Veränderungen nach der 1. Infusion eines Antidepressivums (*Fähndrich* 1983) oder klinische Prädiktoren wie das Ansprechen auf eine Schlafentzugsbehandlung (*Fähndrich* 1986) sind noch nicht ausreichend untersucht, um für die tägliche Praxis Relevanz erlangen zu können.

8.6.3 Akuttherapie

Die miteinander in Verbindung stehenden Konzepte der Akut- und Erhaltungstherapie mit Antidepressiva gehen auf die frühen 60er Jahre zurück. Durch das hohe Rückfallrisiko depressiver Erkrankungen nach plötzlichem Absetzen der Antidepressiva alarmiert, betonten verschiedene Kliniker die Wichtigkeit einer Erhaltungstherapie mit Antidepressiva über mehrere Monate nach völligem Abklingen eines depressiven Syndroms (*Oltman* u. *Friedman* 1964, *Seager* u. *Bird* 1962). Der Begriff „Akuttherapie" wurde für die initiale Beeinflussung depressiver Symptome verwandt, der Terminus *„Erhaltungstherapie"* wurde herangezogen, um die Fortsetzung der antidepressiven Behandlung nach völligem Abklingen der depressiven Symptome zu beschreiben.

Im folgenden soll zunächst zur Akuttherapie mit Antidepressiva Stellung genommen werden, wobei sich die Darstellung dieser Therapie an den im DSM-III-R aufgeführten Depressionsformen orientiert:

1. Die endogene Depression – „major depression with melancholic features" (DSM-III-R).
2. Die Episode einer „major depression" – „major depression without melancholic features" (DSM-III-R).
3. Die psychotische (wahnhafte) Depression – „major depression with psychotic features" (DSM-III-R).
4. Die atypische Depression – „atypical depression" (DSM-III-R).
5. Die dysthyme Störung (depressive Neurose) – „dysthymic disorder" (DSM-III-R).

8.6.3.1 Therapie der endogenen Depression

Trizyklische Antidepressiva sind die Mittel der 1. Wahl bei endogenen Depressionen. Aufgrund zahlreicher plazebokontrollierter Doppelblindstudien erscheint die Wirksamkeit trizyklischer Antidepressiva für die endogene Depression bewiesen. So haben *Klein* et al. (1981) methodisch einwandfrei durchgeführte Doppelblindstudien von Imipramin versus Plazebo zusammengefaßt und festgestellt, daß 70 bis 80 % der mit Imipramin und nur 20 bis 40 % der mit Plazebo behandelten Patienten eine klinische Besserung zeigten. Zu einem ähnlichen Ergebnis kamen *Klerman* u. *Cole* (1965), die bei 65 % der mit Imipramin und 32 % der mit Plazebo behandelten Patienten ein befriedigendes Therapieergebnis sahen. *Morris* u. *Beck* (1974) haben alle bis einschließlich 1972 veröffentlichten kontrollierten Studien zusammengefaßt, in denen trizyklische Antidepressiva mit Plazebo verglichen wurden. Sie konnten zeigen, daß Imipramin, Desipramin, Protriptylin, Amitriptylin und Doxepin bei 65 bis 70 % aller Patienten gegenüber Plazebo überlegen waren, sich zwischen den einzelnen trizyklischen Antidepressiva jedoch keine Differenz in der globalen antidepressiven Wirksamkeit feststellen ließ. *Bielski* u. *Friedel* (1976) stellten bei der Durchsicht einer Reihe kontrollierter Studien fest, daß sich vor allem die Diagnose einer endogenen Depression als ein Prädiktor auf ein günstiges Ansprechen auf trizyklische Antidepressiva erwies. *Avery* et al. (1983) und *Nelson* u. *Charney* (1981) betonen ebenfalls, daß typische endogene Symptome wie psychomotorische Gehemmtheit, Anhedonie, Appetit- und Gewichtsverlust und frühmorgendliches Erwachen einen positiven Prädiktor für ein günstiges Ansprechen auf trizyklische Antidepressiva darstellen.

Die Verordnung von Monoaminoxidasehemmern (MAO-Hemmern) hat seit ihrer Einführung in die Therapie depressiver Symptome unterschiedliche Phasen durchlaufen. Obwohl generell als wirksame Antidepressiva anerkannt, wurden sie bei der Behandlung endogener Depressionen als schwächer wirksam im Vergleich zu trizyklischen Antidepressiva angesehen (*Pare* 1985, *Paykel* 1979, *Tollefson* 1983). Neuere Untersuchungen weisen jedoch darauf hin, daß MAO-Hemmer in genügend hoher Dosierung in der Behandlung endogener Depressionen eine den trizyklischen Antidepressiva vergleichbare Wirksamkeit besitzen (*Robinson* et al. 1985, *McGrath* et al. 1986). *Robinson* et al. (1985) betonen sogar, daß endogendepressive Patienten mit Panikattacken besser auf MAO-Hemmer ansprechen als auf trizyklische Antidepressiva.

Die Wirksamkeit von Antidepressiva der 2. Generation bei der Behandlung endogener Depressionen ist in einer Reihe von Doppelblindstudien gegen trizyklische Antidepressiva untersucht worden (Übersicht: *Beckmann* 1983). Die Aussagekraft dieser Vergleichsstudien ist aber, wie bereits dargestellt, aus verschiedenen methodischen Gründen begrenzt (*Möller* 1985). Insgesamt ist die Wirksamkeit der Antidepressiva der 2. Generation weniger gut untersucht, insbesondere mangelt es an plazebokontrollierten Studien. Insgesamt erscheint es bei einigen Antidepressiva der 2. Generation immer noch unklar, ob sie auch bei schweren depressiven Syndromen, wie sie z.T. bei stationär behandelten Patienten vorliegen, ausreichend wirksam sind. Antidepressiva der 2. Generation werden vor allem wegen ihrer besseren Verträglichkeit in der ambulanten Therapie depressiver Syndrome eingesetzt und tragen dort auch aufgrund ihrer geringeren Nebenwirkungen zu einer verbesserten Compliance der Patienten bei.

8.6.3.2 Therapie einer Episode einer „major depression"

Episoden einer „major depression", die nicht dem klassischen Konzept der engogenen Depression entsprechen, sind sinnvoll mit Antidepressiva behandelbar. Für die Therapie mit Trizyklika, MAO-Hemmern und Antidepressiva der 2. Generation gelten die gleichen Gesichtspunkte, die in Abschnitt 8.6.3.1 bei der Therapie der endogenen Depression dargestellt wurden.

8.6.3.3 Therapie der psychotischen (wahnhaften) Depression

Die ätiologische Zuordnung psychotischer Depressionen wird seit langem kontrovers diskutiert. So sehen u.a. *Guze* et al. (1975) und *Quitkin* et al. (1978) die psychotische Depression als eine besonders schwere Form der endogenen Depression, während *Glassman* u. *Roose* (1981) sie als eigenständige klinische Entität betrachten. *Spiker* et al. (1985) haben 16 bisher veröffentlichte Studien zur Wirksamkeit trizyklischer Antidepressiva bei der Behandlung psychotischer Depressionen zusammengefaßt. Sie stellten fest, daß nur 32 % der insgesamt 377 Patienten mit wahnhaften Depressionen auf eine Behandlung mit trizyklischen Antidepressiva — vornehmlich Imipramin oder Amitriptylin — ansprachen. Es gibt verschiedene offene und auch eine kontrollierte Studie, die darauf hinweisen, daß die Kombination eines trizyklischen Antidepressivums mit einem Neuroleptikum bei der Behandlung wahnhafter Depressionen wirksamer ist als eine Monotherapie mit einem trizyklischen Antidepressivum alleine. Eine detaillierte Darstellung der entsprechenden Studien findet sich in Kap. 8.8.

8.6.3.4 Therapie der atypischen Depression

Während der vergangenen 30 Jahre wurde der Begriff atypische Depression verwandt, um verschiedenste psychopathologische Zustandsbilder zu beschreiben. Während das DSM-III-R die atypische Depression lediglich als Ausschlußdiagnose für Personen mit depressiven Syndromen beschreibt, die nicht als eine typische oder eine andere spezifische affektive Störung oder Anpassungsstörung diagnostiziert werden können, so wurde von *Liebowitz* et al. (1984) ein interessanter und verheißungsvoller Ansatz zur Definition dieser Depressionsform entwickelt. Sie faßten die Konzepte von *West* u. *Dally* (1959), *Ravaris* et al. (1980) und *Klein* et al. (1981) zusammen und entwickelten operationalisierte Kriterien für die Diagnose einer atypischen Depression. Die Hauptcharakteristika dieser Störung stellen dabei die Auslenkbarkeit der Stimmung während der depressiven Episode, das Gefühl, ständig mißverstanden und abgelehnt zu werden, sowie ein vermehrter Appetit und eine verlängerte Schlafdauer dar. *West* u. *Dally* (1959) berichteten erstmals, daß MAO-Hemmer bei der Behandlung atypischer Depressionen einen größeren therapeutischen Erfolg zeigen als bei der Behandlung endogener Depressionen. Diese Befunde wurden von verschiedenen anderen Autoren bestätigt (*Davidson* et al. 1982, *Liebowitz* et al. 1984, *Ravaris* et al. 1976). Andere Untersuchungen konnten jedoch keine Vorteile der MAO-Hemmer in der Behandlung atypischer Depressionen aufzeigen (*Giller* et al. 1982, *Zisook* et al. 1985). *McGrath* et al. (1986) und *Ravaris* et al. (1980) stellten fest, daß bei der Behandlung atypischer Depressionen Amitriptylin und Phenelzin gleich wirksam und beide Substanzen Plazebo überlegen waren. In beiden Studien zeigten Patienten mit zusätzlichen Angst- und Paniksymptomen jedoch eher eine Besserung auf MAO-Hemmer.

Weitere Hinweise über die Behandlung atypischer Depressionen finden sich in Kap. 8.8.

Zusammenfassend kann festgestellt werden, daß Patienten, die unter einer atypischen Depression leiden, entweder mit MAO-Hemmer oder mit trizyklischen Antidepressiva behandelt werden sollten. Patienten, die im Rahmen ihrer atypischen Depression zusätzlich unter Angst oder Panikattacken leiden, scheinen besonders gut auf eine Behandlung mit MAO-Hemmern anzusprechen (*Pare* 1985, *Tollefson* 1983, *Schmauß* u. *Erfurth* 1989).

8.6.3.5 Therapie von dysthymen Störungen (depressiven Neurosen)

Zur Psychopharmakotherapie neurotischer und psychovegetativer Störungen s. Kap. 13.3.

8.6.4 Erhaltungstherapie

Eine antidepressive Therapie ist zunächst auf jeden Fall bis zum völligen Abklingen eines depressiven Syndroms durchzuführen. Nach erfolgreicher Therapie sollte das Antidepressivum jedoch nur sehr langsam über Wochen abgesetzt werden, wenn es sich um eine Ersterkrankung handelt (*Schmauß* 1985). Bei bekannten wiederholten Phasen ist eine Erhaltungstherapie von 6 bis 12 Monaten angezeigt. *Klerman* (1978) weist darauf hin, daß durchschnittlich 65 % aller Patienten innerhalb von 12 Monaten nach Abklingen einer depressiven Phase ohne antidepressive Medikation einen Rück-

fall erleiden. Die Wahrscheinlichkeit eines Rückfalls hängt im wesentlichen mit der Anzahl der vorausgegangenen depressiven Phasen und der Schwere der gegenwärtigen Phase zusammen. Über den Effekt einer Erhaltungstherapie mit trizyklischen Antidepressiva gibt es eine Reihe von Studien, die von durchweg positiven Resultaten berichten (Übersicht: *Prien* u. *Kupfer* 1986). In den von den Autoren zusammengefaßten Untersuchungen wurden remittierte depressive Patienten entweder mit Amitriptylin, Imipramin, Lithium, Phenelzin oder der Kombination von Amitriptylin und Lithium einerseits oder Plazebo andererseits behandelt. In allen Studien war eine Wiedererkrankungsrate für Patienten unter Plazebo signifikant höher als für Patienten, die trizyklische Antidepressiva, MAO-Hemmer oder Lithium erhalten hatten. Zusammengefaßt erlitten in der Plazebogruppe etwa 50 % und in der aktiven Behandlungsgruppe nur 20 % der Patienten einen Rückfall. In der Plazebogruppe waren die meisten depressiven Syndrome relativ schnell nach Absetzen der Antidepressiva wieder aufgetreten, meist innerhalb 1 Woche bis zu 3 Monaten nach Absetzen dieser Substanzen. *Davis* (1976) und *Quitkin* et al. (1976) betonen, daß durch eine Erhaltungstherapie mit Antidepressiva das Rückfallrisiko depressiver Erkrankungen um 20 bis 50 % gesenkt werden kann. Eine solche Erhaltungstherapie ist auch dann indiziert, wenn eine Lithiumprophylaxe eingeleitet werden soll, weil der volle prophylaktische Effekt des Lithium frühestens nach 6 Monaten einsetzt. Bei Patienten mit fehlender Restitutio ad integrum, bei denen also Restsymptome zurückbleiben, ist eine Fortführung der antidepressiven Therapie zur Symptomsuppression auf jeden Fall indiziert.

8.6.5 Grundsätzliches zur Therapie mit Antidepressiva

Eine ausreichende antidepressive Wirkung tritt gelegentlich bereits nach 1 Woche, oft aber erst nach 3 bis 4 Wochen ein, so daß ein Umsetzen der antidepressiven Medikation wegen Wirkungslosigkeit frühestens in der 4. Behandlungswoche erfolgen sollte. Über den üblicherweise verzögerten antidepressiven Wirkungseintritt müssen die Patienten vor Behandlungsbeginn ausführlich aufgeklärt werden, damit sie nicht vorzeitig wegen auftretender Nebenwirkungen und ausbleibender Wirkung eine Antidepressivabehandlung abbrechen.

Tabelle 8.7 Empfehlung der Routineuntersuchungen unter Antidepressiva. X = Anzahl der Kontrollen. (Nach *Benkert* u. *Hippius* 1986)

| | vorher | Monate | | | | | | | viertel-jährlich |
		I	II	III	IV	V	VI	
Blutbild	X	XX	XX	XX	X	X	X	X
RR/Puls	X	XX	XX	XX	X	X	X	X
Harnstoff, Kreatinin	X			X			X	X
GOT, GPT, γ-GT	X	X	X	X			X	X
EKG	X			X[a]			X[a]	X[a]
EEG	X			X[b]			X[b]	X[b]

[a] Bei Patienten über 50 Jahren und bei kardiovaskulären Störungen.
[b] Bei Patienten mit hirnorganischen Störungen.

Während der antidepressive Wirkungseintritt unter ausreichend hochdosierter Behandlung mit Trizyklika von vielen Autoren (*Angst* et al. 1970, *Langer* u. *Schönbeck* 1983) innerhalb der ersten 2 bis 3 Wochen erwartet wird, sehen andere (*Quitkin* et al. 1984) Besserungen in diesem Behandlungszeitraum eher als Resultat unspezifischer Plazebo- und Milieueffekte und erwarten den Eintritt der spezifischen antidepressiven Wirkungen der Trizyklika erst zwischen der 4. und 6. Behandlungswoche. So fanden *Quitkin* et al. (1984) bei der Analyse von 3 6wöchigen, plazebokontrollierten Antidepressivastudien erst in der 5. und 6. Woche einen signifikanten Vorteil der Verum-Behandlung. *Angst* et al. (1970) erwarten die antidepressive Wirkung in aller Regel in den ersten 2 Behandlungswochen und ordnen spätere Besserungen eher der Spontanremission zu. *Overall* et al. (1962) empfehlen spätestens nach 3 erfolglosen Behandlungswochen ein Umsetzen der Medikation.

In der Regel sollte eine antidepressive Therapie als Monotherapie durchgeführt werden. Kombinationsbehandlungen mit Neuroleptika oder Tranquilizern sollten nur bei spezieller Indikation in Betracht gezogen werden. Dazu sind wahnhaft-depressive Syndrome, depressiv-suizidale Syndrome und schwer agitiert-depressive Syndrome zu zählen. Die Vorteile einer Kombinationsbehandlung 2er Antidepressiva sind bisher noch nicht ausreichend empirisch gesichert worden. Eine Schlafentzugsbehandlung sollte bei der Therapie depressiver Syndrome jedoch häufiger in Betracht gezogen werden. Sie verbessert das Ansprechen auf Antidepressiva und kann auch die Dauer der Depression

abkürzen. Aus Gründen der Arzneimittelsicherheit sollten die in Tabelle 8.7 aufgelisteten Kontrolluntersuchungen durchgeführt werden.

8.6.6 Applikationsform

Antidepressiva werden in der Regel oral verabreicht und gut resorbiert. Die parenterale Applikation ist speziellen Situationen vorbehalten. Die intramuskuläre Applikation kann zwar zur initialen Beruhigung bei ängstlich-depressiven Patienten oder bei hochgradiger Suizidalität gegeben werden; diese Applikationsform sollte aber auf Grund gelegentlich beobachteter lokaler Unverträglichkeitsphänomene nur dann über längere Zeit angewandt werden, wenn der Patient eine orale Einnahme verweigert, z.B. bei wahnhaften Depressionen oder depressivem Stupor (*Kalinowsky* et al. 1982).

Therapieresistente Depressionen stellen die Hauptindikation für eine antidepressive Infusionsbehandlung dar. Eine derartige Infusionsbehandlung kann in der Klinik über ca. 10 Tage durchgeführt werden. Ob es durch die parenterale Applikation (teilweise Umgehung des First-pass-Effekts in der Leber) zu einem schnelleren Anfluten des Medikaments im zentralen Nervensystem kommt, ist bisher nicht gesichert. Die Frage einer generellen und globalen überlegenen Wirksamkeit der antidepressiven Infusionstherapie gegenüber den üblichen oralen Behandlungen wird kontrovers diskutiert. Zahlreiche offene klinische Studien sprechen für eine intensivere Wirkung, in mehreren kontrollierten Untersuchungen konnte jedoch gezeigt wer-

Tabelle 8.8 Derzeit zur Verfügung stehende infundierbare Antidepressiva

Amitriptylin	Maprotilin
Clomipramin	Trazodon
Dibenzepin	Trimipramin
Doxepin	Viloxazin

den, daß eine Infusionstherapie oralen Behandlungen in ihrer Wirksamkeit nicht überlegen ist (Übersicht: *Laux* u. *König* 1987). Die intensivere Zuwendung des Pflegepersonals spielt evtl. eine wichtige psychologische Rolle bei dem vermuteten schnelleren Wirkungseintritt durch Infusionsbehandlung. Als weitere Vorteile einer Infusionsbehandlung werden die Verbesserung der Compliance und eine geringere Nebenwirkungsrate diskutiert. Einen Überblick über die derzeit für eine Infusion zur Verfügung stehenden Antidepressiva gibt Tabelle 8.8.

8.6.7 Dosierung

Antidepressiva werden im allgemeinen einschleichend dosiert. Vor allem bei ambulanten Patienten ist es zu empfehlen, die Therapie in den ersten 3 Tagen mit einer niedrigen Dosis zu beginnen. Die mittlere Tagesdosierung sollte dann zwischen dem 4. und 7. Behandlungstag erreicht werden. Falls sedierende Nebenwirkungen erwünscht sind, können entsprechend wirksame Antidepressiva auch schneller höher dosiert werden. Trizyklische Antidepressiva werden üblicherweise bei körperlich gesunden Patienten in einer Dosis von 75−150 mg/die verordnet. In den USA werden häufig doppelt so hohe Dosierungen (z.B. Imipramin 300 mg/die) gegeben. So zeigte sich in 2 kontrollierten Vergleichsstudien mit Imipramin (*Simpson* et al. 1976) bzw. Desipramin (*Watt* et al. 1972), daß Patienten, die mit einer Tagesdosis von 300 mg behandelt wurden, sich deutlicher besserten und weniger

Tabelle 8.9 Übersicht über Initial-, Standard-Tagesdosis sowie Maximaldosis der z.Z. im Handel befindlichen Antidepressiva

Generic name	Initial-dosis mg/Tag	Standard-Tagesdosis mg/Tag	Maximal-dosis mg/Tag	Therapeutische Breite der Plasmakonzentration ng/ml
1. *Trizyklische Antidepressiva*				
Amitriptylin	50	150	300	125−250
Amitriptylinoxid	60	150	300	30−100
Clomipramin	50	150	300	70−500
Desipramin	50	150	300	50−150
Dibenzepin	120	480	720	−
Dosulepin	50	150	300	−
Doxepin	50	150	300	−
Imipramin	50	150	300	100−300
Lofepramin	70	210	210	−
Nortriptylin	50	150	300	50−150
Trimipramin	50	150	300	−
2. *Tetrazyklische Antidepressiva*				
Maprotilin	50	150	225	100−250
Mianserin	30	60	120	−
3. *Nicht klassifizierte Antidepressiva*				
Fluoxetin	20	20	40	−
Fluvoxamin	100	200	300	−
L-5 Hydroxytryptophan	100	300	500	−
Paroxetin	20	20	40	−
Trazodon	75	300	600	−
Viloxazin	100	300	500	−
4. *Monoaminoxidasehemmer*				
Tranylcypromin	10	20	40	−
Moclobemid	150	300	600	−

Nonresponder aufwiesen als die mit 150 mg behandelte Kontrollgruppe. Einen Überblick über Initialdosis, Standard-Tagesdosis sowie Maximaldosis der z. Zt. bei uns im Handel befindlichen Antidepressiva gibt Tabelle 8.9.

Bei Alterspatienten oder Vorliegen somatischer Erkrankungen liegt die Initial- sowie Standard-Tagesdosis bei 30 bis 50 % der üblichen Dosis. Die Standard-Tagesdosis sollte wenigstens 3 Wochen beibehalten werden und kann dann, falls nicht Nebenwirkungen dagegen sprechen und ein sichtbarer Therapieerfolg ausbleibt, vorsichtig erhöht werden. Therapieresistenz ist häufig auf eine Unterdosierung, seltener auf eine Überdosierung zurückzuführen. So haben Untersuchungen an Patientenstichproben mit sog. therapieresistenten Depressionen ergeben, daß 30 bis 80 % aller Nonresponder eine inadäquate Dosierung erhalten hatten. Wurden solche Patienten anschließend mit adäquaten Dosierungen behandelt, so zeigten 50 % einen positiven Behandlungserfolg (*Quitkin* 1985).

Meist werden Antidepressiva über den Tag verteilt 3 mal gegeben. Aufgrund der langen Halbwertszeit der Antidepressiva und/oder ihrer Metaboliten ist aber eine Dosisverteilung auf 2 mal oder nur 1 mal täglich zu rechtfertigen. Dabei ist die Einnahme direkt vor dem Schlafengehen zu bevorzugen. Dadurch werden Schlafstörungen günstig beeinflußt und Nebenwirkungen vom Patienten in geringerem Ausmaß wahrgenommen. Untersuchungen zur Compliance zeigen, daß die Einnahmezuverlässigkeit deutlich zunimmt, wenn die Gesamt-Tagesdosis auf 2 oder sogar nur 1 Einzeldosis verteilt wird. Psychomotorisch aktivierende Antidepressiva vom Desipramintyp sollten wegen der Gefahr der Verschlechterung der Schlafqualität nicht nach 16 Uhr verordnet werden.

8.6.8 Antidepressivaplasmaspiegel

Der Nutzen einer routinemäßigen Kontrolle der Antidepressivaplasmaspiegel ist in den letzten Jahren intensiv diskutiert worden (*Amsterdam* et al. 1980). Die Untersuchungen über die Beziehung zwischen Plasmakonzentration und therapeutischer Wirkung gingen dabei von der Beobachtung aus, daß Antidepressiva nicht bei allen depressiven Patienten wirksam sind. Es konnte gezeigt werden, daß bei Verabreichung der gleichen Dosis eines trizyklischen Antidepressivums bei verschiedenen Patienten die Plasmaspiegel um den Faktor 10 bis 20 variieren können (*Beckmann* 1981). Aus den meisten Untersuchungen mit dem trizyklischen Antidepressivum Nortriptylin ließ sich eine kurvenlineare Beziehung zwischen der Plasmakonzentration und der antidepressiven Wirkung aufstellen, d. h., in einem mittleren Dosisbereich wird eine optimale Wirkung erzielt, während bei sehr niedrigen und sehr hohen Plasmakonzentrationen die antidepressive Wirkung geringer ist. Für Imipramin scheint — im Gegensatz zu Nortriptylin — zwischen der Plasmakonzentration und der klinischen Wirksamkeit eine lineare Beziehung zu bestehen, d.h., mit zunehmender Plasmakonzentration nimmt auch die antidepressive Wirkung zu. Für alle weiteren Antidepressiva konnte bisher jedoch kein eindeutiger Zusammenhang zwischen Plasmaspiegel und klinischer Wirkung festgestellt werden. Obwohl die Zusammenhänge zwischen Plasmaspiegel und klinischer Wirkung noch nicht ausreichend untersucht sind, erscheint zumindest die Empfehlung gerechtfertigt, bei Therapieresistenz die Patienten auf einen Mindest-Serumspiegel einzustellen (*van Brunt* 1983). Aus Serumspiegeluntersuchungen ist ebenfalls bekannt, daß bei einigen Patienten ausreichende Serumspiegel erst bei einer Tagesdosis von 200—300 mg eines trizyklischen Antidepressivums erreicht werden (*Glassman* et al. 1977). Eine positive Korrelation besteht für die meisten Antidepressiva zwischen der Plasmakonzentration und der Häufigkeit bzw. Stärke der Nebenwirkungen (*Modestin* u. *Petrin* 1976).

Der *Task Force Report* der *American Psychiatric Association* (*APA* 1985) empfiehlt Plasmaspiegelbestimmungen für Nortriptylin und Imipramin nur bei Problempatienten, die auf die üblichen Dosierungen dieser Substanzen keine klinische Besserung zeigen, oder für Risikopatienten, die mit der geringstmöglichen wirksamen Dosis dieser Antidepressiva behandelt werden müssen.

Eine routinemäßige Kontrolle der Antidepressivaplasmaspiegel wird vom *Task Force Report* (*APA* 1985) nicht befürwortet. Es wird darauf hingewiesen, daß selbst bei den bestuntersuchten Antidepressiva — Imipramin und Nortriptylin — die Daten hauptsächlich bei hospitalisierten endogendepressiven Patienten erhoben worden sind, während es kaum Datenmaterial über ambulante Patienten mit nicht-endogener oder nur mäßig ausgeprägter Depression gibt.

Nach Sichtung der zur Verfügung stehenden Literatur kann man sich den aus den Plasmakonzentrationsbestimmungen der Antidepressiva gezogenen praktischen Konsequenzen von *Benkert* u. *Hippius* (1986) anschließen:

1. Die Compliance der Patienten kann durch Plasmaspiegelbestimmungen verbessert werden. Das ist bei manchen depressiven Patienten, die nur widerwillig Medikamente einnehmen, wichtig.
2. Bei Nichtansprechen auf ein Antidepressivum nach einem Zeitraum von 2 bis 4 Wochen kann anhand der Plasmakonzentration die Richtigkeit der gewählten Dosis überprüft werden. Liegt der Plasmaspiegel eines trizyklischen Antidepressivums inklusive seines aktiven Metaboliten unter einem Mindestwert, sollte die Dosis unter wöchentlicher Kontrolle des Plasmaspiegels erhöht werden.
3. Bei starken Nebenwirkungen unter Einnahme eines Antidepressivums kann durch die Messung des Plasmaspiegels eine mögliche Ursache in einer erhöhten Medikamentenkonzentration gefunden werden. Bei guter Wirksamkeit des Antidepressivums erscheint dann eine vorsichtige Dosisreduktion angezeigt.

Zum praktischen Vorgehen ist anzumerken, daß die Blutabnahme zur Plasmakonzentrationsbestimmung in speziellen Röhrchen ca. 12 Stunden nach der letzten Antidepressivaeinnahme erfolgen sollte. Das Fließgleichgewicht ist nach gut 1wöchiger Antidepressivaeinnahme erreicht. Die in der Psychiatrischen Klinik der Universität München empfohlene therapeutische Breite der Plasmakonzentration einiger tri- und tetrazyklischer Antidepressiva ist in Tabelle 8.9 dargestellt.

Literatur

Amsterdam, J., Brunswick, D., Mendels, J.: The clinical application of tricyclic antidepressant pharmacokinetics and plasma levels. Amer. J. Psychiat. 137 (1980) 653–662

Angst J., Theobald, W., Bleuler, M., Kuhn, R.: Tofranil (Imipramine). Stämpfli, Bern 1970

APA (Task Force Report): Tricyclic antidepressants – Blood level measurements and clinical outcome. Amer. J. Psychiat. 142 (1985) 155–162

Arana, G.W., Baldessarini, R.J., Ornsteen, M.: The dexamethasone suppression test for diagnosis and prognosis in psychiatry. Arch. gen. Psychiat. 42 (1985) 1193–1204

Asberg, M., Bertillson, L., Rydin, E. et al.: Monoamine metabolites in cerebrospinal fluid in relation to depressive illness, suicidal behaviour and personality. In: *B. Angrist, G. Burrows, M. Lader, O. Lingjaerde, G. Sedvall, D. Wheatley* (eds.): Recent advances in neuropharmacology. Pergamon Press, Oxford 1981, pp. 257–271

Avery, D.H., Wilson, L.G., Dunner D.L.: Diagnostic subtypes of depression as predictors of therapeutic response. In: *P.J. Clayton, J.E. Barrett* (eds.): Treatment of depression: Old controversies and new approaches. Raven Press, New York 1983

Beckmann, H.: Die medikamentöse Therapie der Depressionen. Nervenarzt 52 (1981) 135–146

Beckmann, H.: Therapie mit nicht-trizyklischen Antidepressiva. In: *G. Langer, H. Heimann* (Hrsg.): Psychopharmaka – Grundlagen und Therapie. Springer, Wien, New York 1983, S. 140–145

Benkert, O., Hippius H.: Psychiatrische Pharmakotherapie. 4. Aufl. Springer, Berlin, Heidelberg, New York 1986

Bielski, R.J., Friedel, R.O.: Prediction of tricyclic antidepressant response. Arch. gen. Psychiat. 33 (1976) 1479–1489

Brotman, A.W., Falk W.E., Gelenberg, A.J.: Pharmacologic treatment of acute depressive subtypes. In: *H.Y. Meltzer* (ed.): Psychopharmacology: The third generation of progress. Raven Press, New York 1987

van Brunt, N.: A clinical utility of tricyclic antidepressant blood levels: A review of the literature. Ther. Drug Monit. 5 (1983) 1–10

Davidson, J.T., Miller R.D., Turnbull, G.D. et al.: Atypical depression. Arch. gen. Psychiat. 39 (1982) 527–534

Davis, J.M.: Maintenance therapy in psychiatry: II. Affective disorders. Amer. J. Psychiat. 133 (1976) 1–13

Fähndrich, E.: Effect of sleep deprivation as a predictor of treatment response to antidepressant medication. Acta psychiat. scand. 68 (1983) 341–382

Fähndrich, E.: Do the response of sleep deprivation and EEG parameters have a predictive value for the differential therapy of depression. Advances in pharmacotherapy. Vol. 2. Karger, Basel 1986, pp. 121–131

Giller, E., Bialos, D., Riddle, M. et al.: Monoamine oxidase inhibitor-responsive depression. Psychiat. Res. 6 (1982) 41–48

Glassman, A.H., Perel, J.M., Shostak, M. et al.: Clinical implications of imipramine plasma levels for depressive illness. Arch. gen. Psychiat. 34 (1977) 197–204

Glassman, A.H., Roose, S.P.: Delusional depression: a distinct clinical entity? Arch. gen. Psychiat. 38 (1981) 424–427

Guze, S.B., Woodruff, R.A., Clayton, P.J.: The significance of psychotic affective disorders. Arch. gen. Psychiat. 31 (1975) 1147–1150

Kalinowsky, L., Hippius, H., Klein, H.E.: Biological treatments in psychiatry. Grune & Stratton, New York 1982

Kielholz, P.: Depressive illness: Diagnosis, assessment, treatment. Huber, Bern 1972

Klein, D.F., Gittelman, R., Quitkin, R., Rifkin, A.: Diagnosis and drug treatment of psychiatric disorders. Williams and Wilkins, Baltimore, London 1981

Klerman, G.L., Cole, J.O.: Clinical pharmacology of imipramine and related antidepressant compounds. Pharmacol. Rev. 16 (1965) 101–141

Klerman, G.L.: Long-term treatment of affective disorders. In: *M. Lipton, A. Di Mascio, K.F. Killam* (eds.): Psychopharmacology: A generation of progress. Raven Press, New York 1978

Langer, G., Schönbeck, G.: Klinische Pharmakologie der Antidepressiva. In: *G. Langer, H. Heimann* (Hrsg.): Psychopharmaka. Grundlagen und Therapie. Springer, Wien, New York 1983, S. 96–110

Laux, G., König, W.: Infusionstherapie bei Depressionen. 2. Aufl. Hippokrates, Stuttgart 1987

Liebowitz, M.R., Quitkin, F.M., Stewart, J.W. et al.: Phenelzine versus imipramine in atypical depression. Arch. gen. Psychiat. 41 (1984) 669–677

Maas, J.W.: Biogenic amines and depression. Arch. gen. Psychiat. 32 (1975) 1357–1361

McGrath, P.J., Stewart, J.W., Harrison, W. et al.: Phenelzine treatment of melancholia. J. clin. Psychiat. (1986) 420–422

Mindham, R.H.S., Howland, C., Shepherd, M.: An evaluation of continuation therapy with tricyclic antidepressants in depressive illness. Psychol. Med. 3 (1973) 5–17

Modestin, J., Petrin, A.: Beziehung zwischen Plasmakonzentration und klinischer Wirkung von Neuroleptika und Antidepressiva. Int. J. clin. Pharmacol. 13 (1976) 11–21

Möller, H.J.: Kontrollierte Untersuchungen zum Wirkungsnachweis von Amitriptylin unter Berücksichtigung des Stellenwertes von Amitriptylin gegenüber den neuen Antidepressiva. Literaturübersicht und Analyse methodischer Probleme. In: *H. Beckmann, S. Sieberns* (Hrsg.): Wie aktuell ist Amitriptylin für die Therapie der Depression? Das ärztliche Gespräch, 38. Troponwerke, Köln 1985, S. 135–147

Möller, H.J., Fischer, G., von Zerssen, D.: Prediction of therapeutic response in acute treatment with antidepressants. Results of an empirical study involving 159 endogenous depressive inpatients. Eur. Arch. Psychiat. neurol. Sci. 236 (1987) 349–357

Möller, H.J., Kissling, W., Stoll, K.D., Wendt, G.: Psychopharmakotherapie. Kohlhammer, Stuttgart 1989

Morris, J.B., Beck, A.T.: The efficacy of antidepressant drugs. A review of research (1958–1972). Arch. gen. Psychiat. 30 (1974) 667–674

Nelson, J.C., Charney, D.S.: The symptoms of major depressive illness. Amer. J. Psychiat. 138 (1981) 1–13

Oltman, J.E., Friedman, S.: Relapses following treatment with antidepressant drugs. Dis. nerv. Syst. 25 (1964) 699–701

Overall, J.E., Hollister, L.E., Pokorny, A.D. et al.: Drug therapy in depressions. Controlled evaluation of imipramine, isocarboxidase, dextroamphetamine-amobarbital, and plazebo. Clin. Pharmacol. Ther. 3 (1962) 16–22

Pare C.M.B: The present status of monoamine oxidase inhibitors. Brit. J. Psychiat. 146 (1985) 576–584

Paykel, E.S.: Predictors of treatment response. In: *E.S. Paykel, A. Coppen* (eds.): Psychopharmacology of affective disorders. Oxford University Press, New York 1979

Prien, R.F.: Somatic treatment of unipolar depressive disorder. In: *A.J. Frances, R.E. Hales* (eds.): Review of psychiatry. Amer. Psychiat. Press, Washington 1988, pp. 213–234

Prien, R.E., Caffey, E.M.: Long-term maintenance drug therapy in recurrent affective illness: current status and issues. Dis. nerv. Syst. 38 (1977) 981–992

Prien, R.F., Kupfer, D.J.: Continuation drug therapy for major depressive episodes: how long should it be maintained? Amer. J. Psychiat. 143 (1986) 18–23

Quitkin, F.: The importance of dosage in prescribing drugs. Brit. J. Psychiat. 147 (1985) 593–597

Quitkin, F., Rifkin, A., Klein, D.F.: Prophylaxis of affective disorders. Arch. gen. Psychiat. 33 (1976) 337–341

Quitkin, F.M., Rifkin, A., Klein, D.F.: Imipramine response in deluded depressive patients. Amer. J. Psychiat. 135 (1978) 806–811

Quitkin, F., Rifkin, A., Klein, D.F.: Monoamine oxidase inhibitors. Arch. gen. Psychiat. 36 (1979) 749–776

Quitkin, F.M., Rabkin, J.G., Ross, D., McGrath, P.J.: Duration of antidepressant drug treatment. Arch. gen. Psychiat. 41 (1984) 238–245

Ravaris, C.L., Nies, A., Robinson, D.S. et al.: A multiple-dose controlled study of phenelzine in depression-anxiety states. Arch. gen. Psychiat. 33 (1976) 347–350

Ravaris, C.L., Robinson, D.S., Ives, J.O. et al.: Phenelzine and amitriptyline in the treatment of depression. Arch. gen. Psychiat. 37 (1980) 1075–1080

Robinson, D.S., Kayser, A., Corcella, J. et al.: Panic attacks in outpatients with depression: Response to antidepressant treatment. Psychopharmacol. Bull. 21 (1985) 562–567

Schmauß, M.: Wie lange soll man Psychopharmaka geben. Münch. med. Wschr. 127 (1985) 535–538

Schmauß, M., Erfurth, A.: Indikationen für eine Therapie mit Monoaminoxidase-Hemmern. Psychiat. Praxis 16 (1989) 2–6 (Sonderheft)

Seager, C.P., Bird, R.: Imipramine with electrical treatment in depression – a controlled trial. J. ment. Sci. 108 (1962) 704–707

Shopsin, B., Cassano, G.B., Conti, L.: An overview of new „second generation" antidepressant compounds: Research and treatment implications. In: *S.J. Enna, J.B. Malick, E. Richelson* (eds.): Antidepressants: Neurochemical, behavioral and clinical perspectives. Raven Press, New York 1981

Simpson, G.M., Lee, J.H., Cuculic, Z., Kellner, R.: Two dosages of imipramine in hospitalized endogenous and neurotic depressives. Arch. gen. Psychiat. 33 (1976) 1093–1102

Spiker, D.G., Cofsky Weiss, J., Dealy, R.S. et al.: The pharmacological treatment of delusional depression. Am. J. Psychiat. 142 (1985) 430–436

Tollefson, G.D.: Monoamine oxidase inhibitors: a review. J. clin. Psychiat. 44 (1983) 280–288

Watt, D.C., Crammer, J.L., Elkes, A.: Metabolism, anticholinergic effects, and therapeutic outcome of desmethylimipramine in depressive illness. Psychol. Med. 2 (1972) 397–405

West, E.D., Dally, P.J.: Effects of iproniazid on depressed syndromes. Brit. med. J. 1 (1959) 1491–1497

Woggon, B.: Prognose der Psychopharmakotherapie. Klinische Untersuchungen zur Voraussagbarkeit des Kurzzeittherapieerfolgs von Neuroleptika und Antidepressiva. Enke, Stuttgart 1983

Woggon, B.: Pharmakotherapie affektiver Psychosen. In: *K.P. Kisker, H. Lauter, J.E. Meyer, C. Müller, E. Strömgren* (Hrsg.): Psychiatrie der Gegenwart. Bd. 5: Affektive Psychosen. Springer, Berlin, Heidelberg, New York 1987, S. 273–325

Zisook, S., Braff, D.L., Click, M.A. et al.: Monoamine oxidase inhibitors in the treatment of atypical-depression. J. clin. Psychopharmacol. 5 (1985) 131–140

8.7 Unerwünschte Begleitwirkungen der Antidepressiva und ihre Behandlung

J. Fritze

Unerwünschte Begleitwirkungen von Antidepressiva sind zu differenzieren in *pharmakodynamisch* bedingte Effekte, *Entzugsphänomene* aufgrund pharmakodynamischer Adaptationen („Toleranz"), sowie idiosynkratische, *pseudoallergische* und *allergische* Reaktionen, schließlich *teratogene* Effekte. *Neoplastische* Effekte wurden nicht beobachtet.

Haupt- und Nebenwirkungen von Antidepressiva hängen nicht nur von der Substanz selbst, sondern auch von Eigenschaften des Individuums wie Diagnose (endogene / „neurotische" / somatogene Depression), Alter, Geschlecht, Ernährungszustand, Begleiterkrankungen, Interaktionen mit Begleitmedikationen, genetischen Faktoren der metabolisierenden Enzyme (Pharmakokinetik), Sensitivität der Rezeptoren (Pharmakodynamik) ab. Gesunde (fehlende Indikation) reagieren anders als Kranke, werden z.B. stärker kognitiv beeinträchtigt. Bestimmte *Nebenwirkungen*, wie die Sedierung bei suizidal Kranken oder anticholinerge Effekte bei Morbus Parkinson oder Ulkusleiden, können im Einzelfall sehr wohl *erwünscht* sein, im anderen Fall wie bei der Teilnahme am Straßenverkehr aber *unerwünschte* Wirkungen darstellen.

8.7.1 Das Problem der Häufigkeit unerwünschter Wirkungen

Dem Antrag auf Zulassung eines Arzneimittels liegen in der Regel die Befunde von nur 1000–3000 Patienten zugrunde. Dies birgt das Risiko, daß seltene Nebenwirkungen der Beobachtung entgehen. Die Häufigkeit der Nennung unerwünschter Wirkungen hängt auch von der *Erfassungsmethode* ab. Sie werden in kontrollierten Studien möglichst (aber nicht immer) mit Hilfe von *Checklisten* dokumentiert. Die Inzidenzen lassen sich aber wegen der Heterogenität der Gruppen, Dosierungen, Plasmaspiegel (meist nicht gemessen) und Erfassungsmethode nicht verallgemeinern. Infolge ihrer Suggestivwirkung haben Checklisten den Nachteil, die Frequenz besonders subjektiver Nebenwirkungen scheinbar zu erhöhen. Die Bewertung wird dadurch kompliziert, daß subjektive Nebenwirkungen häufig schon primär Teil des depressiven Syndroms sind und auch unter Plazebo beobachtet werden (Abb. 8.7).

Die Registrierung seltener unerwünschter Wirkungen ist Aufgabe jedes Arztes in der *Nachzulassungsperiode*. Dazu dienen *Spontanerfassungssysteme* („Yellow Card System" in Großbritannien; Arzneimittelkommission der deutschen Ärzteschaft = *AMK*). Sie werden in der Regel durch *kasuistische* Einzelbeobachtungen entdeckt. So wurde die hypertensive Krise („Cheese Effect") erst 5 Jahre nach Einführung der irreversiblen Inhibitoren der Monoaminoxidase (MAO) erkannt. Diese Spontanmeldungen erlauben aber keine Klärung von ursächlichem Zusammenhang (häufig Begleitmedikationen!) und Inzidenz. Erfahrungsgemäß werden unerwünschte Wirkungen in der 1. Nachzulassungsperiode aufmerksamer beachtet, was zu einer Häufung von Meldungen führt, die auch durch gleichartige Vorbeobachtungen stimuliert werden. Beides steigert scheinbar die Inzidenz. Die Klärung von Inzidenz und Zusammenhang obliegt der systematischen Erfassung. Dazu dienen im stationären Bereich die *organisierte Spontanerfassung* durch wöchentliches Befragen der behandelnden Ärzte nach den Gründen von Absetzereignissen, z.B. im AMÜP-Projekt (Arzneimittelüberwachung in der Psychiatrie), und die *Intensivüberwachung* zufällig ausgewählter, neu aufgenommener Patienten, bei denen unerwünschte Wirkungen während des ganzen stationären Aufenthaltes gezielt erfaßt werden (*Dölle* et al. 1986).

Die Häufigkeit *toxischer*, pharmakodynamisch erklärbarer Wirkungen hängt von *Dosis* und *the-*

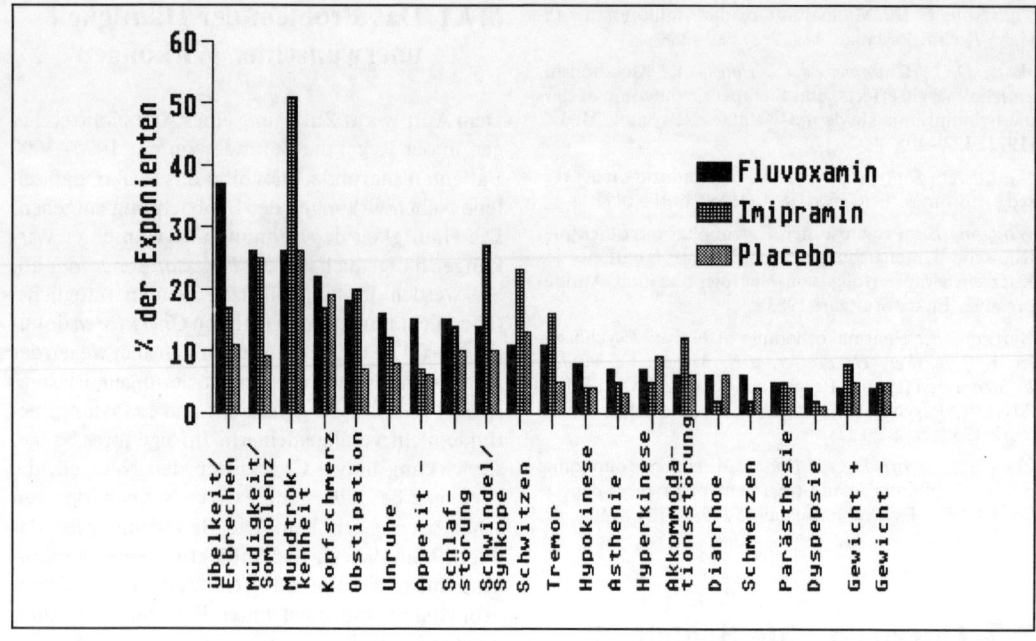

Abb. 8.7 Inzidenz unerwünschter Wirkungen (UAW) der beiden Antidepressiva Imipramin und Fluvoxamin zu Plazebo in 10 kontrollierten Studien mit insgesamt n = 635 Kranken (Nach *Benfield* u. *Ward* 1986)

rapeutischer Breite der Substanz ab, zusätzlich von der *Pharmakokinetik*. Entscheidend ist die Plasmakonzentration als Indikator für die Konzentration am Wirkort (Rezeptor). Zwischen Dosis und Plasmakonzentration bestehen nur lockere Beziehungen, bei derselben Dosis schwanken die gemessenen Konzentrationen interindividuell um den Faktor 10 bis 20. Die interindividuelle und substanzabhängige *Variabilität* des Metabolismus bedingt, daß die Substanzen mit unterschiedlichen Latenzen bis zu womöglich toxischen Konzentrationen kumulieren. Interindividuell variabel und abhängig von der Applikationsart (oral/parenteral) entstehen *aktive Metaboliten* (Demethylierungsprodukte der trizyklischen Antidepressiva) mit eigenständigem Nebenwirkungsprofil. Das Ausbleiben des Therapieerfolges infolge relativer Unterdosierung bei schnellem Metabolismus (Hydroxylierung, Glukuronidierung) wäre ebenso als unerwünschte Wirkung aufzufassen wie der vorzeitige Therapieabbruch wegen toxischer Effekte bei relativer Überdosierung. Beide Phänomene geben eine Indikation zur Messung der Plasmaspiegel.

Toxische Effekte leichter Ausprägung sind häufig und reversibel. Inwiefern sie vom Arzt einerseits und vom Kranken andererseits toleriert werden können, hängt auch von peristatischen Faktoren ab. So sind sie in der ambulanten Therapie weniger akzeptabel und häufiger Absetzgrund als in der stationären Behandlung (Abb. 8.8 im Vergleich zu Abb. 8.9).

Organische Vorschädigungen begünstigen toxische Effekte, z.B. Auslösung eines Anfalls bei Epilepsie. Frauen und alte Menschen reagieren empfindlicher, weisen also eine größere Häufigkeit und Ausprägung toxischer Nebenwirkungen auf.

In Anbetracht dieser multiplen Faktoren können keine pauschalen Angaben zu Häufigkeiten unerwünschter Wirkungen gemacht werden. Insofern können die in den Abbildungen und Tabellen angegebenen Zahlen nur als Anhaltspunkte dienen.

8.7.2 Entstehungsmechanismen der Nebenwirkungen

Die Pathogenese nur von dosisabhängig-toxischen Effekten wird pharmakodynamisch verstanden. Dabei überschneiden sich die Mechanismen der unerwünschten Wirkungen mit denen der erwünschten therapeutischen Wirkung, so daß sie zumindest in einem gewissen Ausmaß in Kauf genommen werden müssen.

Aufgrund ihrer *Pharmakodynamik* sind die Antidepressiva in 3 Gruppen aufzuteilen. Die vom Imipramin abgeleiteten *trizyklischen* Antidepressiva und das tetrazyklische Maprotilin unterscheiden sich in ihren Nebenwirkungsprofilen (Tab. 8.10)

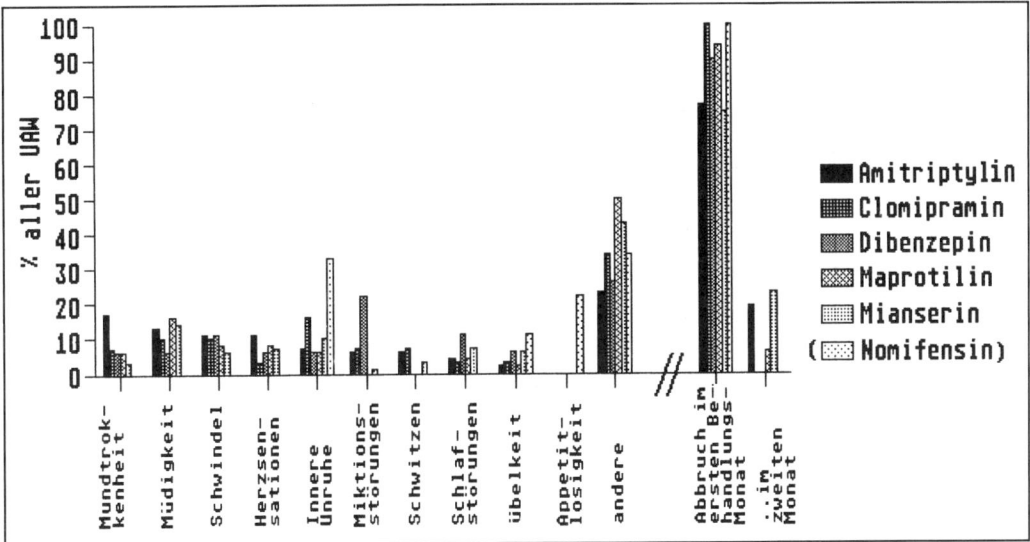

Abb. 8.8 Unerwünschte, zum Absetzen führende Wirkungen (UAW) und Zeitpunkt der Absetzereignisse von 6 verschiedenen Antidepressiva bei der stimulierten Spontanerfassung ambulanter Patienten in der nervenärztlichen Praxis. (Nach *Schmidt* et al. 1988)

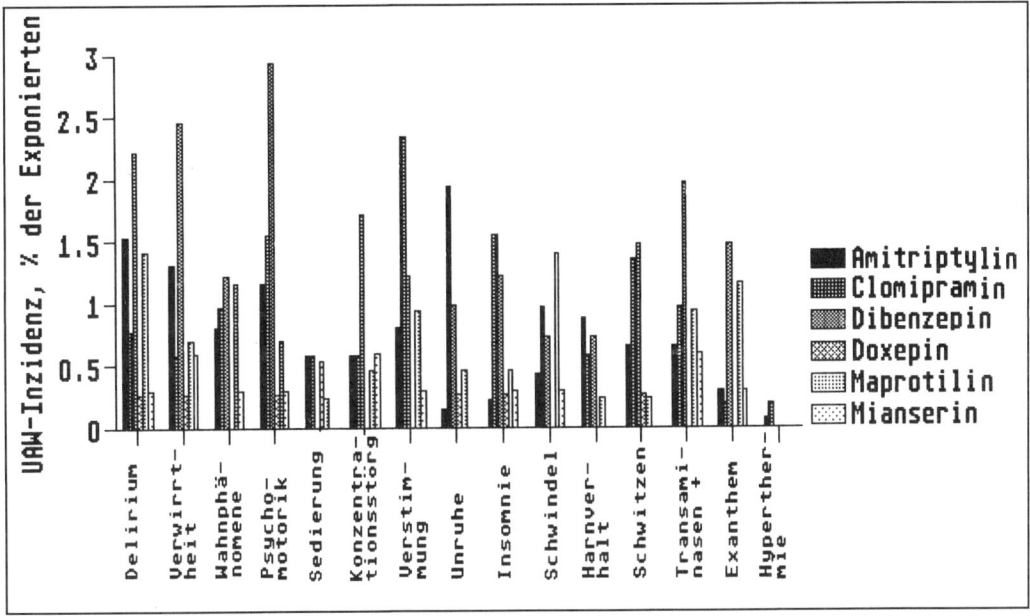

Abb. 8.9 Inzidenz zum Absetzen führender unerwünschter Wirkungen (UAW) von 6 verschiedenen Antidepressiva in der organisierten Spontanerfassung eines Gesamtkollektivs von n = 3427 stationären Patienten (*AMÜP, Schmidt* et al. 1986)

nur quantitativ. Sie werden auf die biochemische Hauptwirkung der präsynaptischen Wiederaufnahmehemmung biogener Amine (Sympathikuspotenzierung), auf den Antagonismus an muskarinerg-cholinergen Rezeptoren, α_1-/α_2-adrenergen, H_1-/H_2-histaminergen (Abb. 8.10) sowie S_1-/S_2-serotonergen Rezeptoren und schließlich auf die Blockierung von ATPasen („Ionenpumpen") und Natriumkanälen („Kardiotoxizität") zurückgeführt. Die 2. Gruppe bilden die unselektiven,

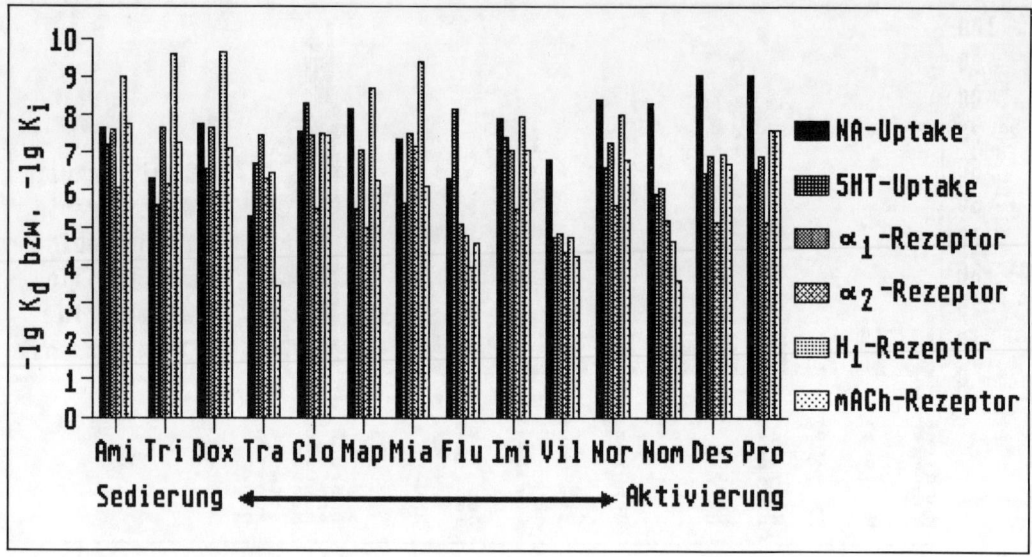

Abb. 8.10 Inhibitionskonstanten (K_i) an den Wiederaufnahmeorten (Uptake) für Noradrenalin (NA) und Serotonin (5HT) von Synaptosomen der Ratte (*Richelson* u. *Pfenning* 1984) sowie Affinitäten zu α_1-, α_2-adrenergen, H_1-histaminergen und muskarinerg-cholinergen (mACh) Rezeptoren einiger Antidepressiva an Hirnhomogenaten des Menschen (*Richelson* u. *Nelson* 1984). Die Antidepressiva wurden nach ihrer sedierenden Potenz sortiert. Ami = Amitriptylin, Tri = Trimipramin, Dox = Doxepin, Tra = Trazodon, Clo = Clomipramin, Map = Maprotilin, Mia = Mianserin, Flu = Fluvoxamin, Imi = Imipramin, Vil = Viloxazin, Nor = Nortriptylin, Nom = Nomifensin, Des = Desipramin, Pro = Protriptylin

irreversiblen Inhibitoren der *Monoaminoxidase* (MAO) mit besonderer Empfindlichkeit gegen indirekte Sympathomimetika (Tyramin: hypertensive Krise, „Cheese Effect"). In der Bundesrepublik ist nur Tranylcypromin verfügbar. Die Nebenwirkungsspektren der neu entwickelten reversiblen und selektiven MAO-A-Inhibitoren wie Moclobemid und Brofaromin können noch nicht schlüssig beurteilt werden; die Tyraminsensitivität scheint aber erheblich geringer zu sein. Die 3. Gruppe

Tabelle 8.10 Rezeptorblockade und unerwünschte Wirkungen

Präsynaptische Noradrenalinwiederaufnahmehemmung:
– (innere) Unruhe
– Tremor

Präsynaptische Serotoninwiederaufnahmehemmung:
– Appetitverlust → Gewichtsverlust
– Aspontaneität (?)

Muskarinerge Azetylcholinrezeptoren:
– (Sedierung) → kognitive Störungen (Merkfähigkeit) → Halluzinose (Arthropodopsie) → Delir
– Akkommodationsstörung → Augeninnendruckerhöhung → Glaukomanfall
– Mundtrockenheit → Obstipation → Ileus
– Polakisurie → Harnverhalt → Hydronephrose → Urosepsis
– Sinustachykardie (→ Unruhe → Angst)
– Dysarthrie (?; Blockierungen)
– REM-Schlaf-Suppression (→ Entzug: lebhafte (Alp-)Träume)
– Libidoverlust (?)

Chinidinartig:
– Herzschenkelblock → AV-Block → Bradykardie → Asystolie
– großer zerebraler Anfall (?)
– Tremor
– Muskelzuckungen

H_1-Histaminrezeptoren:
– Sedierung → Aufmerksamkeitsminderung → Unfall → Trauma

α_1-/α_2-adrenerge Rezeptoren:
– orthostatische Hypotonie → Sturz → Trauma
– Sedierung
– Impotentia eregendi und ejaculationis
– Priapismus (?; Trazodon)

S_2-Serotoninrezeptoren:
– Appetitsteigerung (?) → Übergewicht → Arteriosklerose

Tabelle 8.11 Therapeutischer Umgang mit unerwünschten Wirkungen

Sedierung → Abwarten → ggf. Dosisreduktion → vorsichtigeres Einschleichen

Somnolenz → Pause → Überwachung, Thrombose- und Pneumonieprophylaxe → Dosisreduktion → vorsichtigeres Einschleichen

Sopor/Koma → an suizidale Intoxikation denken → Diagnostik

Unruhe → schwach potentes Neuroleptikum wie Pipamperon, Levomepromazin, Promethazin, Promazin (cave: anticholinerg, antiadrenerg) oder Benzodiazepin wie Diazepam, Lorazepam

Halluzinose → Dosisreduktion → vorsichtigeres Einschleichen → ggf. Antidepressivum wechseln

Delir → Antidepressivum absetzen, Überwachung → ggf. 2 mg Physostigmin i.v.

Zerebraler Anfall → Antidepressivum absetzen, Überwachung → wenn >3 min → z.B. 10–30 mg Diazepam i.v. oder Diazepam-Rectiole → Diagnostik

Manie → „rapid cycling" → Antidepressivum absetzen → Lithium oder/und Carbamazepin

Antidepressiva-Entzugssyndrom → Antidepressivum wieder ansetzen → vorsichtigeres Ausschleichen

Glaukomanfall → Pilocarpin-Augentropfen → ophthalmologischer Notfall

Übelkeit/Erbrechen → z.B. Bromoprid i.v. oder Domperidon oral → Dosisreduktion → vorsichtigeres Einschleichen → ggf. Antidepressivum wechseln

Mundtrockenheit → Glandosane® → ggf. Antidepressivum wechseln

Obstipation → Flüssigkeitszufuhr → z.B. Sauerkraut → Lactulose → Mikroklist → Einlauf

Ileus → 3 mg Neostigmin + 3000 mg Dexpanthenol in 1000 ml pro 24 h → chirurgischer Notfall → Diagnostik

Pollakisurie → Restharn → Carbachol: 3 x 1 Tabl. Doryl® oder Distigminbromid: 1–3 x 1 Tabl. Ubretid® → Antidepressivum wechseln → urologische Diagnostik

Harnverhalt → 1 Amp Doryl® oder Ubretid® i.m. → suprapubische Blasenpunktion/Blasenkatheterismus → urologischer Notfall

Priapismus (Trazodon) → chirurgischer Notfall

Impotenz → Abwarten → Antidepressivum wechseln

Orthostatische Hypotonie → Stützstrümpfe → Dihydroergotamin: z.B. 2–3 x 1 Drg. Dihydergot® ret. → Antidepressivum wechseln

Hypertensive Krise → Nifedipin: Adalat® Kps. 5–20 mg zerbeißen und schlucken → Phentolamin: Regitin® 5–10 mg = 1/2–1 Amp. i.v. (cave: RR-Abfall) → Diagnostik (Subarachnoidalblutung?)

AV-Block → internistischer Notfall → Überwachung → Schrittmacher

Tachykardie → β-Blocker (cave: Hypotonie), z.B. Atenolol: 1 x 25–100 mg Tenormin® Tabl.; Metoprolol: 1 x 50–100 mg Beloc®

Tremor → β-Blocker → ggf. Antidepressivum wechseln

Gewichtszunahme (erheblich, progredient) → Antidepressivum wechseln

Gewichtsverlust bei (nicht nosogener) Inappetenz → Antidepressivum wechseln

---

bilden die *„Antidepressiva der 2. Generation"* mit chemisch heterogenen Strukturen (Mianserin, Trazodon, Fluvoxamin, Fluoxetin, Viloxazin) und abweichenden Nebenwirkungsprofilen. Hier fehlen nämlich weitgehend anticholinerge (Abb. 8.10) sowie „kardiotoxische" Effekte. Tabelle 8.10 gibt einen Überblick, welche Nebenwirkung auf welchen pharmakodynamischen Mechanismus zurückgeführt wird, Tabelle 8.11 gibt eine Synopsis zum Umgang mit den unerwünschten Wirkungen.

8.7.3 Art der Nebenwirkungen

8.7.3.1 Zentralnervöse Nebenwirkungen

Sedierung: Müdigkeit bis zur Somnolenz tritt häufig bei Therapiebeginn mit hohen Dosen auf, kann aber erwünscht sein. Sedierung ist besonders bei den tertiären Aminen Amitriptylin, Trimipramin, Imipramin, Doxepin, Clomipramin und weniger bei den sekundären Aminen Desipramin, Nortriptylin, Protriptylin zu erwarten (s. Abb. 8.10). Viloxazin, Fluvoxamin, Fluoxetin und die MAO-Inhibitoren sedieren nicht. Die Sedierung wurde auf die Blockade von α_1-Rezeptoren zurückgeführt (*Snyder* u. *Peroutka* 1985), jedoch bestehen bei Annahme einer Rangfolge wie in Abb. 8.10 positive Korrelationen neben dem α_1-Antagonismus auch zum α_2- und H_1-Antagonismus sowie inverse zur Noradrenalin-Aufnahmehemmung, jedoch keine zur anticholinergen Potenz. Andererseits wirken aber auch „reine" Anticholinergika sedierend (Scopolamin), wie auch „reine" Antagonisten an den anderen Rezeptoren, so daß vermutlich die Summe der Effekte verantwortlich ist. Die Rolle des Serotoninantagonismus ist noch offen, nachdem die

Tabelle 8.12 Inzidenz unerwünschter Wirkungen (UAW) pro 10^6 Verschreibungen neuerer Antidepressiva (CSM: *Committee on Safety of Medicines*, U.K., 1985)

Art der UAW	Maprotilin	Mianserin	Nomifensin
Konvulsion	56	10	5
Kardiovaskulär	9	15	29
Leber	2	9	53
Hämolytische Anämie	0	<1	28
A-/hypoplastische Anämie	<1	2	1
Agranulozytose	<1	7	0
Granulozytopenie	0	8	0
Thrombozytopenie	2	1	7

zahlreichen Rezeptorsubtypen z.T. inversen physiologischen Effekten zugeordnet werden. Bei Plasmakonzentrationen oberhalb von 1000 μg/l ist mit Koma (u.a. Intoxikationszeichen) zu rechnen.

Die Sedierung läßt sich durch *einschleichende* Dosissteigerung und Dosisschwerpunkt/Einmalgabe am Abend mildern. Allerdings kann abendliche *Einmalgabe* besonders bei alten Menschen zu Verletzungsgefahr durch Schwindel, Ataxie, Verwirrtheit und orthostatische Hypotonie bei nächtlichem Aufstehen führen. Andererseits entwickelt sich innerhalb weniger Tage weitgehende Toleranz. Sofern Sedierung erwünscht ist, muß Thrombose- und Pneumonieprophylaxe (s. Tab. 8.11) erfolgen. Das Thromboserisiko ist bei familiärem Mangel an Antithrombin-III besonders hoch.

REM-Schlaf: Inwiefern die anticholinerge Unterdrückung des REM-Schlafs eine unerwünschte und klinisch bedeutsame Nebenwirkung oder notwendiger Teil der Hauptwirkung ist, bleibt abzuwarten.

Kognitive Störungen: Auch unabhängig von der Sedierung verursachen Antidepressiva Störungen von Aufmerksamkeit, Konzentration und Merkfähigkeit. Diese werden den anticholinergen Effekten (s. Abb. 8.10) zugeschrieben (*Curran* et al. 1988). Dazu könnte passen, daß Amitriptylin bei an Verkehrsunfällen Schuldigen im Vergleich zu anderen Antidepressiva überrepräsentiert sein soll (*Linnoila* in: *Bergener* u. *Friedel* 1987). Bei Depressiven aber verbessern Antidepressiva die depressionsbedingten kognitiven Störungen, während gesunde und alte Menschen empfindlicher reagieren. Ggf. muß ein weniger anticholinerges Antidepressivum gewählt werden.

Die fehlende Korrelation zwischen antidepressiver Wirkung und Affinität zu muskarinerg-cholinergen Rezeptoren (s. Abb. 8.10) wurde dahingehend interpretiert (*Snyder* u. *Peroutka* 1985), daß die anticholinerge Wirkung verzichtbar und unerwünscht wäre. Gravierende Befunde weisen aber

auf eine cholinerge Supersensitivität bei affektiven Psychosen hin (*Dilsaver* 1986), so daß antimuskarinerge Aktivität doch therapeutisch erwünscht sein könnte.

Unruhe und Schlafstörungen: Aktivierende Antidepressiva (s. Abb. 8.10) und MAO-Inhibitoren können Schlafstörungen induzieren, weshalb die letzte Gabe vor 17 Uhr erfolgen sollte. Aus der Aktivierung leitet sich die relative Kontraindikation Suizidalität ab. Innere Unruhe kann auch Teil der Hauptwirkung sein, nämlich Antriebssteigerung noch vor Stimmungsaufhellung mit erhöhtem Suizidrisiko.

Delirium: Alle Antidepressiva können besonders bei organischer Vorschädigung, alten Menschen und Kindern optische *Halluzinosen* (typisch: Arthropodopsie), *Verwirrtheit* und *Delirien* induzieren. Das Risiko nimmt bei Plasmakonzentrationen von Trizyklika > 300–500 μg/l drastisch zu. Diese Komplikationen werden auf die *anticholinerge* Wirkung zurückgeführt, wofür die geringere Inzidenz bei Antidepressiva der 2. Generation und der kurative Effekt von Physostigmin spricht (2 mg in z.B. 20 ml 0,9 % NaCl über 5 Min. i.v., ggf. nach 30 Min. wiederholen, ggf. Tropfinfusion unter Überwachung). Andererseits weisen aber die delirogenen Wirkungen von „reinen" H_1- (und H_2-?) Antihistaminika auf die Bedeutung auch antihistaminerger Eigenschaften hin.

Symptomprovokation: Dysphorische Verstimmung soll anticholinergen Effekten anzulasten sein. Sie kann mit zunehmender ängstlicher Unruhe ein Intoxikationsdelir ankündigen und darf dann nicht zur weiteren Dosissteigerung verführen. Die Induktion einer *Manie*, womöglich mit schnellem Phasenwechsel („rapid cycling"), oder produktiv-psychotischer, „schizophrener" Symptome ist wohl eher einer Disposition des Kranken als der Substanz anzulasten. Der Mechanismus der *Artikulationsstörungen* (Blockierungen) ist unklar.

Tabelle 8.13 Geschätzte Inzidenz unerwünschter Wirkungen (UAW) mit Absetzkonsequenz pro 10^6 Verschreibungen (CSM 1985). ( ) = zurückgezogen, * = extrapoliert von 136 000 Verschreibungen

Medikament	Einführungsjahr	UAW total	UAW letal
Imipramin	1959	15–20	1–2
Amitriptylin	1961	10–15	< 1
Nortriptylin	1963	20–30	1–2
Protriptylin	1966	80–100	< 1
Trimipramin	1966	10–15	< 1
Dothiepin (Dosulepin)	1969	20–30	< 1
Doxepin	1969	20–30	< 1
Clomipramin	1970	60–80	5
Maprotilin	1975	400	< 1
Mianserin	1976	200	2–3
(Nomifensin	1977	500	(7)
(Zimelidin	1982	3500*	(50)*

Tabelle 8.14 Antidepressiva und zerebrale Anfälle: Meldungen in Großbritannien bis Februar 1984 (CSM wiedergegeben bei *Edwards* et al. 1986). ( ) = in der BRD nicht verfügbar

Medikament	Konvulsionen bei n = ... Patienten Männer	Frauen	% Total	Einführungsjahr
Maprotilin	33	83	35,4	1975
Zimelidin	9	13	6,4	1982
Mianserin	15	46	18,0	1976
Clomipramin	7	15	7,0	1972
Lofepramin	1	1	0,6	1983
Trazodon	2	6	2,3	1980
Amitriptylin	8	19	7,8	1961
Dothiepin	6	11	4,9	1969
Imipramin	3	12	4,3	1959
Nomifensin	0	5	1,4	1977
Viloxazin	1	4	1,4	1974
Doxepin	2	3	1,4	1969
Nortriptylin	3	5	2,3	1963
Lithium	2	3	1,4	1965
Trimipramin	1	3	1,2	1970
Desipramin	1	2	0,9	1963
L-Tryptophan	0	2	0,6	1971
(Phenelzin	2	2	1,2	(1959)
(Butriptylin	0	1	0,3	(1975)
(Iprindol	0	1	0,3	(1967)
Protriptylin	1	0	0,3	1966
Tranylcypromin	0	2	0,6	1960

Epilepsie: Antidepressiva können *zerebrale Anfälle* (*Edwards* et al. 1986) auslösen, in der Regel als Grand-mal-Anfall, denen als Vorboten Myoklonien vorausgehen können. Letztere sind durch EEG-Diagnostik von myogenen, zwar lästigen, aber harmlosen, durch Antidepressiva induzierten Muskelzuckungen abzugrenzen. Viloxazin besitzt eine geringere konvulsive Potenz. Die anfänglich häufigen Meldungen von Konvulsionen unter Maprotilin (Tab. 8.12, 8.14) sind nach Korrektur der maximalen Dosisempfehlungen zurückgegangen. Die Mechanismen der Anfallsauslösung sind nicht eindeutig geklärt. Tierexperimentell variieren die Wirkungen von Modell zu Modell mit z.T. auch antikonvulsiven Effekten in unteren Konzentrationen. Möglicherweise sind weniger die Einflüsse auf Transmittersysteme als die auf Natriumkanäle und Ionenpumpen verantwortlich.

Meist haben die Patienten vorbestehende organische Hirnläsionen oder epileptische Anfälle in der Anamnese. Besonders ein fokaler Anfall muß erneute Diagnostik zum Ausschluß einer behandlungsbedürftigen organischen Hirnaffektion veranlassen. Kontrollen der Plasmaspiegel müssen eine toxische Dosierung, nach Dosisredukton EEG-Kontrollen soweit möglich ein Anfallsrezidiv ausschließen. Ggf. ist das Antidepressivum zu wechseln (s. Tab. 8.11).

Appetit: Appetit*steigerung*, besonders der Kohlenhydrathunger z.B. unter Mianserin, mit *Gewichtszunahme* (*Gottfries* 1981) kann mit antiserotonergen Effekten zusammenhängen. Für die bei affektiven Erkrankungen erhöhte kardiovaskuläre Mortalität kommt zwar Übergewicht als besonderer Risikofaktor in Frage, sie kann aber nicht den Antidepressiva angelastet werden (*Weeke* et al. 1987). *Appetitlosigkeit* ist eine Nebenwirkung gerade der hochselektiven Serotoninwiederaufnahmehemmer der 2. Generation (verfügbar: Fluvoxamin, Fluoxetin), der begleitende Gewichtsverlust ist meist unbedenklich.

Sexuelle Funktionsstörungen sind bei psychisch Kranken häufig (*Strauß* u. *Gross* 1984), *pharmakogene* Faktoren schwerlich von *nosogenen* zu differenzieren, ihre Inzidenz kaum zu ermessen, individuell jedoch sehr bedeutsam. Die Mechanismen pharmakogener Beeinträchtigungen der *Libido* sind unklar, solche der *Impotentia* eregendi/ ejaculationis/Anorgasmie am ehesten auf autonome (anticholinerg, antiadrenerg) Effekte zurückzuführen. Besonders irreversible MAO-Inhibitoren

sollen die Ejakulation verzögern. Wegen der differentialdiagnostischen Unsicherheit sollte therapeutisch zunächst abgewartet werden, ggf. ist das Antidepressivum zu wechseln. Eine seltene, aber typische Nebenwirkung stellt der *Priapismus* unter Trazodon dar (chirurgischer Notfall).

8.7.3.2 Unerwünschte Wirkungen auf das autonome Nervensystem

Im Gegensatz zu zentralnervösen Nebenwirkungen zeigen die peripheren, *anticholinergen* und *adrenolytischen* Effekte (s. Abb. 8.7–8.11; Tab. 8.10) nur in sehr großen Kollektiven (*Rhoades* u. *Overall* 1984) Zusammenhänge zu Dosis/Plasmaspiegeln und Rezeptoraffinität. Hier bestimmen vornehmlich individuelle Faktoren die Empfindlichkeit. Wieder entwickelt sich allmählich Toleranz. Die peripher anticholinergen Effekte sind ungeeignet, daran die therapeutisch notwendige Dosis zu titrieren. Sie betreffen den gesamten Organismus (s. Tab. 8.10): Verschwommensehen durch Akkomodationsstörung, Glaukomprovokation (→ Kontraindikation: Engwinkel-Glaukom), Mundtrockenheit, Darmatonie mit Obstipation bis zum Ileus, Blasenatonie mit Harnverhalt (Prostataadenom!), Tachykardie, Hyperhidrosis, sexuelle Funktionsstörungen. Mundtrockenheit läßt sich mit künstlichem Speichel (Glandosane®-Spray) lindern (s. Tab. 8.11). Bei Harnverhalt z.B. Carba-

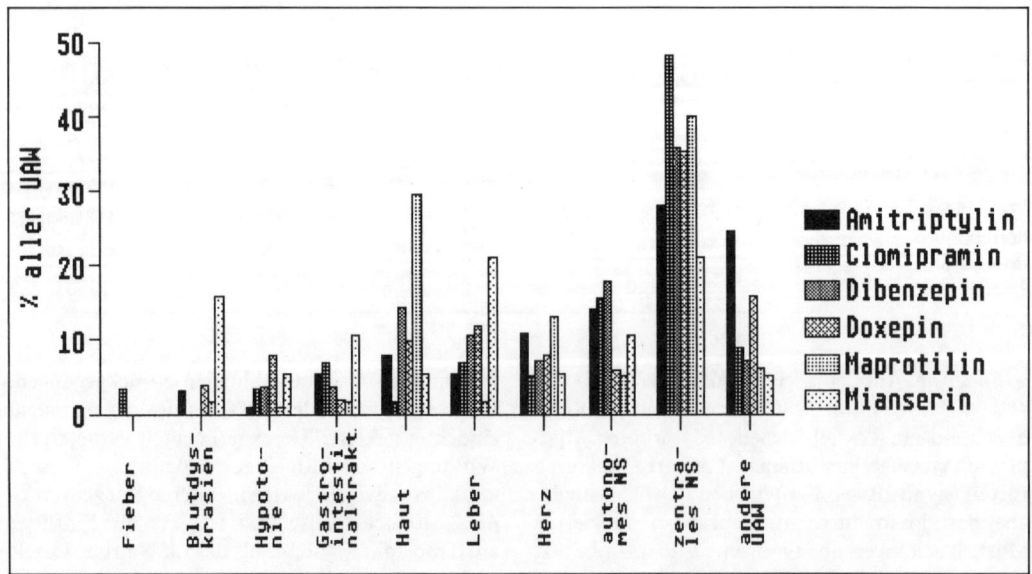

Abb. 8.11 Unerwünschte Wirkungen einiger Antidepressiva entsprechend der Spontanerfassung durch die *Arzneimittelkommission der deutschen Ärzteschaft (AMK)*, Stand März 1984. (Nach *Schmidt* et al. 1986)

chol, bei Obstipation Lactulose (dadurch induzierter Meteorismus verliert sich meist nach einigen Tagen). Tremor und Tachykardie reagieren auf β-Blocker (Kontraindikationen beachten). Bei der Auswahl des β-Blockers ist zu bedenken, daß lipophile, hirngängige Substanzen (Propranolol) potentiell depressiogen wirken (bei ca. 5 %). Weniger hirngängig wären z.B. Atenolol und Metoprolol (s. Tab. 8.11). Lofepramin und Amitriptylinoxid wirken im wesentlichen als Vorstufen (Pro-Drug) von Desipramin bzw. Amitriptylin. Die langsamere Anflutung dieser „aktiven Metaboliten" mit einer Halbwertszeit von t 1/2 ≈ 2 h erklärt eine etwas geringere Inzidenz peripher-anticholinerger Effekte.

8.7.3.3 Kardiovaskuläre Nebenwirkungen

Chronotropie und Dromotropie: Die „*Kardiotoxizität*" trizyklischer Antidepressiva war Gegenstand langer Debatten und stimulierte die Entwicklung von Antidepressiva der 2. Generation (*Blackwell* 1981, *Glassman* 1984, *Jackson* et al. 1987). Zugrunde liegen einerseits *anticholinerge* Effekte mit klinisch allerdings meist bedeutungsloser Pulsbeschleunigung, bei jungen Menschen ausgeprägter als bei alten. Wesentlicher ist jedoch eine verlangsamte *Erregungsleitung* im His-Purkinje-System als Folge einer Hemmung schneller Natriumkanäle. Diese Effekte erwiesen sich bei Mensch und Tier als dosisabhängig (Plasmaspiegel!). Sie manifestieren sich im EKG als verlängerte PR- und QRS-Intervalle und T-Abflachung. Dieser *chinidinartige* Effekt erklärt die große antiarrhythmische Wirksamkeit trizyklischer Antidepressiva (am besten untersucht: Imipramin) in therapeutischen Dosen bei ventrikulären Extrasystolen. Bedenklich wird der Effekt einerseits bei schon *vorbestehenden* Leitungsstörungen (verschiedene Schenkelblockbilder) mit dann drohendem kompletten Leitungsblock, Kammerautomatie, Asystolie; andererseits bei *toxischen* Plasmaspiegeln mit dann polytoper Extrasystolie. Gefahr besteht nicht bei Kranken mit Schrittmachern. Erst unter Therapie entstehende Leitungsverzögerungen sind bis zum inkompletten Schenkelblock unbedenklich. Maprotilin und Doxepin, die mit dem Argument geringerer Kardiotoxizität beworben wurden, unterscheiden sich nicht qualitativ von anderen trizyklischen Antidepressiva. Besonders gefährdet sind also Kranke mit vorbestehendem Schenkelblock, der eine relative Kontraindikation für Trizyklika darstellt und unter der Therapie zumindest der

EKG-Kontrolle zum Ausschluß eines Fortschreitens zum kompletten AV-Block bedarf. Hier sollten aber MAO-Inhibitoren, Antidepressiva der 2. Generation wie Mianserin oder Elektrokonvulsionstherapie bevorzugt werden. Ob dies auch für Trazodon gilt, wo bei Herzkranken ventrikuläre Arrhythmien beschrieben wurden, bedarf weiterer Klärung. Bei *Intoxikationen* mit Trizyklika muß, verständlicherweise, vor der Gabe von Antiarrhythmika und Digitalisglykosiden gewarnt werden. Hier sollte wie bei Chinidinüberdosierungen mit Laktatinfusionen und Schrittmacherimplantation behandelt werden.

Inotropie: Weil zunächst nur das systolische Zeitintervall als Kriterium für die linksventrikuläre Funktion zur Verfügung stand, wurde auch die Frage eines Einflusses von Trizyklika auf die myokardiale *Kontraktilität* vielfältig diskutiert. Erst die Radionuklidtechnologie und invasive Herzkatheteruntersuchungen erlaubten, nachteilige Effekte auf die Kontraktilität *auszuschließen*.

Hypotonie: Die recht häufige (≈ 10 %) *orthostatische* Hypotonie wird auf die Blockade α-adrenerger Rezeptoren (s. Abb. 8.10) zurückgeführt. Sie ist besonders bei alten Menschen bedrohlich wegen Verletzungsgefahr (Schenkelhalsfraktur!). Nachdem Myokardinfarkte beobachtet wurden, gelten koronare Herzkrankheit und zerebrovaskuläre Insuffizienz als Kontraindikationen für Trizyklika. Inwiefern sich bei längerfristiger Gabe Toleranz entwickelt, bleibt umstritten (*Jackson* et al. 1987). Der beste Prädiktor ist das Ausmaß des orthostatischen Blutdruckabfalls vor Therapiebeginn. Vorbestehende Kreislaufregulationsstörungen tragen also wesentlich zu dieser Nebenwirkung bei. Am stärksten betroffen sind Kranke mit schon vorbestehender Vasokonstriktion, z.B. bei Herzinsuffizienz. Aus demselben Grunde scheinen auch Depressive empfindlicher zu reagieren. Trizyklika und Maprotilin unterscheiden sich nicht qualitativ. Nortriptylin schneidet als Ausnahme günstiger ab. Letzteres gilt auch für Antidepressiva der 2. Generation. Bei Trazodon soll die Orthostase bei Einnahme auf nüchternen Magen ausgeprägter sein und — im Unterschied zu anderen Antidepressiva — nach 4 bis 6 Stunden sistieren. Therapeutisch/prophylaktisch kommen Stützstrümpfe sowie Dihydroergotaminpräparate in Frage (s. Tab. 8.11). Indirekte Sympathomimetika, deren Wirkung durch Aufnahmehemmer u.U. blockiert wird, und vor allem direkte, unselektive Sympathomimetika sollten vermieden werden (Sympathikuspotenzierung; Adrenalinumkehr). Letzteres gilt erst recht bei irrevesiblen MAO-Inhibitoren (→ Kontraindikation: Phäochromozytom). Hier ist der Mechanismus der Blutdrucksenkung (Pargylin wird in den USA als Antihypertensivum gehandelt!) und Orthostasereaktion nicht geklärt. Sie erfolgt möglicherweise über „falsche" Transmitter: Physiologisch nur in Spuren vorhandene „Trace Amines" steigen unter MAO-Inhibitoren am stärksten an.

Migräne: Während sich trizyklische Antidepressiva wie Amitriptylin zur Migräneprophylaxe bewährt haben, soll Viloxazin mit unbekanntem Mechanismus migräneartige Kopfschmerzen induzieren.

8.7.3.4 Hypertensive Krisen unter MAO-Inhibitoren

Die Monoaminoxidase in Darmmukosa und Leber dient u.a. der Entgiftung exogener biogener Amine. Irreversible, unselektive MAO-Inhibitoren (Tranylcypromin) und selektive MAO-A-Inhibitoren (Clorgylin) sowie MAO-B-Inhibitoren (Deprenyl = Selegelin) in unselektiv hoher Dosis behindern die Entgiftung, so daß biogene Amine aus der Nahrung in die Zirkulation gelangen. Am bedeutsamsten ist das dann als indirektes Sympathomimetikum wirkende *Tyramin* (in Käse enthalten, deshalb „Cheese Effect"; Tab. 8.15), in Schokolade *Phenäthylamin*, in Pferdebohnen DOPA (3,4-Dihydroxyphenylalanin), in Bienengift *Histamin*. Die Konzentration der Amine schwankt mit einem Faktor um 100 in vergleichbaren Nahrungsmitteln (Tab. 8.15), weshalb Kranke sich nach komplikationslos verlaufendem Verstoß gegen die *Diätvorschriften* fälschlich in Sicherheit wiegen. Mit einer Latenz von 30 bis 60 Min. entwickeln sich hypertensive Krisen mit massiven Kopfschmerzen und auch (Subarachnoidal-)Blutungen. Innerhalb von weiteren 1 bis 2 Stunden sinkt der Blutdruck spontan wieder ab. Die Inzidenz ist nicht beurteilbar, die *Letalität* wird für Tranylcypromin auf 1:100 000 Behandlungsfälle geschätzt. Die hypertensive Krise bedarf der unmittelbaren Behandlung z.B. durch den α-Blocker *Phentolamin* oder auch Chlorpromazin (s. Tab. 8.11.). Wegen der zu erwartenden Latenz bis zum Eintreffen/Aufsuchen des Arztes kann empfohlen werden, der Kranke möge ständig einige Kapseln *Nifedipin* à 5 mg mit sich führen. Diese kann er bei erheblichen, pulsierenden Kopfschmerzen gefahrlos zerbeißen und dann den Inhalt schlucken, um anschließend den Arzt aufzusuchen. Verständlicherweise liegen aber keine kontrollierten Untersuchungen zur Wirksamkeit von Nifedipin bei dieser Indikation vor.

Tabelle 8.15 Bei Therapie mit dem MAO-Inhibitor Tranylcypromin zu meidende Nahrungsmittel (AMK 1986). Generell alle eiweißhaltigen Nahrungsmittel, die zur Geschmacksverbesserung einem Alterungs- oder Fermentierungsprozeß unterworfen wurden, auch länger zubereitete Speisen, die nicht tiefgekühlt aufbewahrt wurden.

– Bananen, Avocados, Papayafrüchte
– Hefeextrakte
– Heringe, eingelegte
– Käsesorten, fermentierte (wie Gorgonzola, Camembert, Stilton)
– Leber (insbesondere Geflügelleber)
– Kaviar
– Pferdebohnen
– Sahne, saure
– Schokolade
– Soya-Sauce (u.a. asiatische Würzsaucen)
– Trockenfrüchte (wie Rosinen, Feigen)
– Wein (insbesondere Chianti), Bier
– Yoghurt

Der Kranke sollte auch ständig einen *Medikamentenpaß* mit sich führen, damit im Falle der Bewußtlosigkeit (z.B. Verkehrsunfall) die Einnahme des Inhibitors festgestellt werden kann. Bei geplanten operativen Eingriffen in Allgemeinnarkose (auch Elektrokonvulsionstherapie!) ist der Inhibitor 14 Tage zuvor abzusetzen, da mit der Notwendigkeit einer Schocktherapie mit Katecholaminen gerechnet werden muß. Bei Lokalanästhesien ist auf Katecholaminzusatz zu verzichten. Schließlich sind weitere Medikamenteninteraktionen zu beachten. Diese spezifische Komplikationsmöglichkeit begründet, warum Tranylcypromin nur einsichts- und kooperationsfähigen Kranken verordnet werden darf. Sie müssen sich jeglicher „Selbstmedikation" enthalten. Frühere Hirninsulte und Subarachnoidalblutungen, bekannte Aneurysmen, Angiome, Phäochromozytom, Karzinoid und schwere Hypertonie sind Kontraindikationen. Für die neuen, reversiblen und selektiven MAO-A-Inhibitoren (Moclobemid, Brofaromin) spielt diese pharmakodynamische Komplikation wohl keine Rolle.

8.7.3.5 Gastrointestinale Nebenwirkungen

Übelkeit und auch Erbrechen treten häufiger unter Viloxazin und als typische Wirkung von Serotoninwiederaufnahmehemmern (z.Z. verfügbar: Fluvoxamin, Fluoxetin) auf. Im Interesse der Compliance ist es wichtig, diese Wirkungen durch vorsichtiges Einschleichen zu vermeiden (s. Tab. 8.11.). Übelkeit, Erbrechen und Diarrhoe stellen auch seltene Nebenwirkungen von 5-Hydroxytryptophan (Oxitriptan) dar. Weitere gastrointestinale Wirkungen anderer Antidepressiva sind auf anticholinerge Effekte (s. autonomes Nervensystem, Kap. 8.7.3.2) zurückzuführen.

8.7.3.6 (Pseudo-)Allergische Effekte

Die Mechanismen (pseudo-)allergischer Reaktionen auf Antidepressiva sind nicht geklärt. Derartige unerwünschte Wirkungen begründeten den Rückzug von Nomifensin (Hyperpyrexie, Hämolyse, Alveolitis), Zimelidin (Guillan-Barré-Syndrom) und Tryptophan (Eosinophilie-Myalgie-Syndrom; *Eidson* et al. 1990; *Medsger* 1990) vom Markt.

Blutbildung: Störungen der Blutbildung können sich therapeutischen Interventionen entziehen und damit fatal enden (s. Tab. 8.12., Tab. 8.13). Sie sind nur reversibel, wenn sie frühzeitig erkannt und die ursächlichen Substanzen unmittelbar (der Verdacht reicht aus) abgesetzt werden. Bei Fieber und/oder Pharyngitis (grippeähnlichen Zuständen) ist zum Ausschluß einer *Agranulozytose* unmittelbar das *Blutbild* inklusive Differenzierung zu kontrollieren. Keinesfalls darf der Kranke unkontrolliert freiverkäufliche, potentiell myelotoxische Antipyretika einnehmen. Die Therapie kann hier nur symptomatisch sein (Antibiotikaschutz bei Agranulozytose). Solche Nebenwirkungen sind nicht akzeptabel und müssen deshalb Raritäten darstellen.

In Neuseeland wurden unter *Mianserin* seit Markteinführung 1980 bis Dezember 1987 44 Fälle von Blutbildungsstörungen gemeldet. Dem Hersteller wurden in der Bundesrepublik von 1976 bis April 1988 20 Fälle bei ca. 1.5 Millionen exponierten Kranken gemeldet (s.a. Tab. 8.12.). Diese Nebenwirkung tritt meist innerhalb der ersten 4 bis 6 Behandlungswochen auf. Bei den meisten Fällen (Dokumentation vom Autor eingesehen) lagen Kombinationen mit anderen Medikamenten vor, wobei es sich in ca. 50 % um potentiell myelotoxische Substanzen handelt. In den ersten Behandlungsmonaten unter Mianserin sind wöchentliche Blutbildkontrollen vorgesehen.

Auch alle anderen Antidepressiva können zu Thrombozytopenie, Leukopenie und Agranulozytose führen. Frauen und alte Menschen scheinen eher betroffen zu sein. Dem Hersteller wurden aus der Bundesrepublik seit Einführung bis April 1988 Blutbildschäden mit variabler Wahrscheinlichkeit eines Zusammenhanges für Maprotilin in 5 Fällen,

Clomipramin in 3 Fällen und Imipramin in 6 Fällen gemeldet. Es muß betont werden, daß keine Aussage zum *relativen Risiko* einzelner Medikamente getroffen werden kann.

Arthritis: Eine seltene, aber typische Wirkung von *Mianserin* besteht in reversiblen Schmerzen und Schwellungen kleiner *Gelenke.*

Leber: Leichte Anstiege der Transaminasen und alkalischen Phosphatase werden unter Trizyklika recht häufig beobachtet und sind reversibel und meist harmlos (s. Abb. 8.9). Cholestatischer Ikterus wurde nur in der Anfangszeit berichtet. Raritäten sind allergische, nekrotisierende Hepatitiden. Während der 1. MAO-Inhibitor Iproniazid wegen Leberzellnekrosen aus dem Handel gezogen wurde, spielt dieses Problem für Tranylcypromin keine Rolle.

Haut: Exantheme treten schon spontan häufig auf mit entsprechend großer Wahrscheinlichkeit zufälliger Koinzidenz mit Medikamenteneinnahme. Neben phototoxischen Effekten (Sonnenbrand: Lichtschutz!) können unter Antidepressiva auch Photosensibilisierungen entstehen. Maprotilin und Protriptylin sollen die höchste Inzidenz von Hautreaktionen aufweisen, gefolgt von Amitriptylin und dann Imipramin. Das mutmaßlich verantwortliche Antidepressivum muß abgesetzt und ggf. durch eines aus anderer Substanzgruppe ersetzt werden. Eine Reexposition kann durch Anaphylaxie gefährlich sein, deshalb besser dermatologische Allergietestung.

8.7.3.7 Entzugsphänomene

Der *MAO-Inhibitor* Tranylcypromin (TCP) kann zumindest theoretisch zu Amphetamin metabolisiert werden. Amphetamin konnte in Plasma und Harn jedoch nur bei Intoxikationen, nicht unter therapeutischen Dosen identifiziert werden. Dennoch wurden Einzelfälle einer *Abhängigkeit* vom Psychostimulanzientyp beschrieben. Verantwortlich könnte die zusätzliche Aufnahmehemmung von Noradrenalin besonders durch das (−)Isomer sein. Das Wiederauftreten depressiver Symptome nach Absetzen eines Antidepressivums kann nicht als Entzugsphänomen aufgefaßt werden, sondern als Hinweis darauf, daß die depressive Phase noch nicht abgeklungen war. Dennoch wurden Einzelfälle echter, agitiert-paranoider und deliranter Entzugssyndrome wenige Tage nach abruptem Absetzen von Phenelzin oder TCP beobachtet, möglicherweise als Ausdruck einer noradrenergen Überaktivität infolge Enthemmung dieser Neuronen durch Herabregulation präsynptischer α_2-Autorezeptoren (*Dilsaver* 1988).

Auch nach langfristigen, hochdosierten *Trizyklika* können sich Entzugsphänomene mit Appetitmangel, Abgeschlagenheit, Übelkeit, Erbrechen, Muskel- und Kopfschmerzen („Grippegefühl"), Darmkoliken, Hyperhidrosis, Insomnie, Angst bis zur Panik entwickeln (*Dilsaver* u. *Greden* 1984). Retrospektiv ermittelte Inzidenzen werden für Imipramin mit 20 bis 50 % angegeben. Ursächlich wird die Heraufregulation muskarinerg-cholinerger Rezeptoren verantwortlich gemacht. Tatsächlich ließen sich die Symptome mit Atropin kupieren. Klinisch wird man eher das verantwortliche Antidepressivum wieder ansetzen. Selten kann abruptes Absetzen auch − paradox − Manien induzieren.

Deshalb gilt als *Grundregel,* Antidepressiva nicht nur einschleichend zu dosieren, sondern ebenso *ausschleichend* (über ca. 3 Monate) abzusetzen. Dies erlaubt auch bessere Kontrolle, ob die symptomsuppressiv behandelte Phase tatsächlich abgeklungen ist.

Für Antidepressiva der 2. Generation liegen noch keine hinreichenden Erfahrungen über Absetzphänomene vor.

8.7.3.8 Schwangerschaft und Wochenbett

Antidepressiva besitzen tierexperimentell geringe, beim Menschen umstrittene *teratogene* Eigenschaften (*Blackwell* 1981, *Thomann* u. *Hess* 1981), weshalb das Risiko angesichts einer notwendigen (!) Therapie bei schweren (!) mütterlichen Erkrankungen akzeptabel sein kann (*Schneider* 1985). Da zumindest trizyklische Antidepressiva in die *Muttermilch* übertreten und beim Säugling Harnverhalt, Herzinsuffizenz, Tachykardie, Atemnotsyndrom und Myoklonien beobachtet wurden (*Blackwell* 1981), sollte abgestillt werden.

8.7.3.9 Interaktionen mit anderen Medikamenten

Medikamente können die Haupt- und Nebenwirkungen von Antidepressiva auf *pharmakodynamischer* oder *pharmakokinetischer* Basis abschwächen oder verstärken (*Blackwell* 1981, *Ragheb* 1981). Als häufigste Interaktion verstärken Äthanol, Analgetika, Hypnotika (Benzodiazepine!) über andere Wirkprinzipien/Rezeptoren die Sedierung. Einige *Spezialitäten* enthalten Kombinationen von Antidepressiva mit *Neuroleptika,* so daß sich das seltene, aber mit einer Letalität von ca. 20 % belastete *maligne neuroleptische Syndrom*

und andere unerwünschte Wirkungen der Neuroleptika (s. Kap. 7.6) entwickeln können. Verstärkungen unerwünschter Wirkungen sind von allen Substanzen mit denselben pharmakodynamischen Eigenschaften wie Antidepressiva (s. Abb. 8.10) zu erwarten (Tab. 8.16), z.B. von schwachpotenten Neuroleptika. Umgekehrt kann die Wirkung bestimmter Antihypertensiva blockiert werden (s. Tab. 8.16). Die Blutdrucksenkung wird durch Diuretika additiv verstärkt. Die antidepressive Wirkung von Trizyklika kann durch Reserpin, hirngängige β-Blocker und α-Methyldopa aufgehoben werden. Durch Enzyminduktoren wird der Metabolismus von Trizyklika beschleunigt, durch Konkurrenten am Enzym (Neuroleptika) vermindert (s. Tab. 8.16). Möglicherweise labilisieren Trizyklika die Einstellung auf Vitamin-K-Antagonisten (Marcumar). Trazodon scheint die Plasmaspiegel von Digoxin und Phenytoin zu erhöhen (*Robinson* 1984).

Unter dem Serotoninwiederaufnahmehemmer Fluoxetin kam es zu toxischen Reaktionen auf L-Tryptophan (Serotonin-Syndrom: Hyperthermie) (*Graham* u. *Ilett* 1988). Hiermit muß auch bei Kombination mit Oxitriptan sowie unter dem Serotoninwiederaufnahmehemmer Fluvoxamin gerechnet werden. An diesem Syndrom starben einige Kranke nach Umstellung auf Tranylcypromin. Der Mechanismus entspricht wahrscheinlich dem der vereinzelten Todesfälle unter *Kombinationstherapie* mit MAO-Inhibitoren und Trizyklika, einer bei therapierefraktären Depression zunehmend versuchten Behandlungsform. Hier erwies sich vor allem die zusätzliche Gabe von Trizyklika, vor allem Clomipramin (Serotoninwiederaufnahmehemmer), auf bestehende irreversible MAO-Inhibition als fatal. Kombination in umgekehrter Reihenfolge scheint für Amitriptylin, Doxepin und Mianserin eher akzeptabel, wenn auch diese Kombinationen unverändert als kontraindiziert ausgewiesen werden. Andererseits können Trizyklika wie Amitriptylin durch die Blockierung der präsynaptischen Aufnahme indirekter Sympathomimetika (Tyramin) vor dem „Cheese Effect" (s.o.) schützen.

Auch die Gabe von Meperidin unter MAO-Inhibition hat sich vereinzelt als fatal erwiesen (Hyperthermie, Erregung, Tremor, Muskelkloni, Hyperreflexie, Koma). Irreversible MAO-Inhibitoren hemmen den Metabolismus zahlreicher Medikamente. Sie verlängern/verstärken die Wirkung von Narkotika, Hypnotika, Antihistaminika, Alkohol, Opiaten und verstärken Anticholinergika, Antidiabetika (Sulfonylharnstoffe, Biguanide und Insulin), Diuretika, Hydralazin, Atropin, Acetylsalicylsäure. Die Erregung, Hyperthermie und

Tabelle 8.16 Unerwünschte Wirkungen (UAW) durch Interaktionen von Medikamenten mit trizyklischen Antidepressiva (TCA). (Erweitert nach *Blackwell* 1981)

Substanz	Effekt
MAO-Inhibitoren	Gewichtszunahme häufiger. Vermehrt autonome UAW. Hyperthermie, Hyperreflexie, Konvulsionen → Tod (s. Text)
Sympathomimetika	verstärkte hypertensive Effekte von Phenylephrin, Noradrenalin, Methylphenidat
Äthanol u.a. Hypnotika	verstärkte Sedierung
Aktivkohle	Resorption behindert
Phenothiazine	Konkurrenz beim Metabolismus → erhöhte Plasmaspiegel der TCA → alle pharmakodynamischen UAW verstärkt verstärkte Kardiotoxizität (auch direkt additive Kardiotoxizität: Thioridazin)
Zentrale/periphere Anticholinergika	verstärkt anticholinerge UAW → Delirium; Harnverhalt, Ileus, u.a.m.
Antihistaminika	verstärkte Sedierung
Barbiturate, orale Kontrazeptiva, Glutethimid, Methaqualon, Chloralhydrat, Diphenhydramin, Rauchen	Enzyminduktion → beschleunigter Metabolismus → verminderte Plasmaspiegel
Dilsulfiram, Cimetidin	Hemmung des Metabolismus → TCA-Plasmaspiegel steigen
Methylphenidat	TCA Plasmaspiegel steigen, Katecholamin-Freisetzung (?) → Hypertension, Thymolepsie + ?
L-DOPA	Resorptionsstörung
Thyroxin, Trijodthyronin	Zunahme der Sensität von β-Adrenozeptoren → vermehrte Katecholamin-Empfindlichkeit (Herz!)
Methyltestosteron	paranoides Erleben (Männer)
Antihypertensiva	Aufhebung der Wirkung von Clonidin, Reserpin, α-Methyldopa, Guanethidin
Diuretika	Blutdrucksenkung verstärkt
Membranstabilisatoren (chinidinartige)	dosisabhängiger Synergismus → Herzleitungs-, -rhythmusstörungen
Vasodilatanzien (Hydralazin; Nitrate)	erhöhte Neigung zu orthostatischer Dysregulation, Tachykardie

Hyperkinesen nach Kombination mit Theophyllin werden pathophysiologisch nicht verstanden.

8.7.4 Kontrolluntersuchungen

Die Registrierung *organbezogener* unerwünschter Wirkungen bedarf klinischer (Blutdruck!, ggf. orthostatische Kreislaufbelastung nach *Schellong*), apparativer und labortechnischer Diagnostik: EKG, EEG, Blutbild inklusive Differentialblutbild und Thrombozyten, Transaminasen, Nierenwerte. Wenn auch die Begriffe unscharf definiert sind, so wird doch bei einer Absolutzahl der neutrophilen Granulozyten von $< 1500/\text{mm}^3$ eine Leukopenie angenommen, bei $< 500/\text{mm}^3$ eine Agranulozytose. Diese Untersuchungen sollten vor Therapiebeginn stehen, die labortechnischen Untersuchungen in den ersten 12 Wochen 14tägig, für weitere 12 Wochen monatlich, danach $^1/_4$ jährlich kontrolliert werden. Für Mianserin sind in den ersten 4 Behandlungsmonaten wöchentliche Blutbildkontrollen vorgeschrieben, anschließend 4wöchige. Bei Fieber und/oder Pharyngitis ist immer unmittelbar das Blutbild zu kontrollieren.

8.7.5 Intoxikationen

Schwerwiegende Intoxikationen ereignen sich bei Überdosierung *akzidenteller* Art (Kinder!) oder in *suizidaler* Absicht. Wegen der der Depressivität inhärenten Suizidgefahr muß hohe Überdosierungssicherheit gefordert werden, die aber bei trizyklischen Antidepressiva nur bedingt gewährleistet ist. Die geringste bzw. mittlere letale Dosis von Trizyklika wird mit 8 mg/kg bzw. 30 mg/kg angegeben, für Maprotilin 1,75 bis 6 g. Während das klinische Bild von allen o.g. unerwünschten, dosisabhängig-toxischen Wirkungen geprägt sein kann, geht die *Letalität* zu Lasten der kardiotoxischen Wirkungen und sekundärer Komplikationen des Komas. Trazodon- und Mianserinintoxikationen scheinen mit geringerer Letalität belastet zu sein (*Blackwell* 1981, *Robinson* 1984). Das wesentlichste Therapieprinzip ist die Magenaushebung gefolgt von wiederholter Gabe von Aktivkohle über eine Magensonde, um dadurch Antidepressiva aus dem enterohepatischen Kreislauf zu eliminieren. Andere Eliminationsversuche (forcierte Diurese, Hämodialyse, Hämoperfusion über Aktivkohle) sind weitgehend wirkungslos. Herzrhythmusstörungen bedürfen der Schrittmacherversorgung. Bei irreversiblen MAO-Inhibitoren entwickeln sich Intoxikationszeichen nur allmählich und scheinbar harmlos mit Unruhe, Erregung, Tremor, schreiten dann aber über ca. 24 Stunden fort zu Blutdruckschwankungen, Muskelspasmen, Hyperthermie und zerebralen Krampfanfällen. Spezifische Interventionen, z.B. im Sinne beschleunigter Elimination, sind nicht möglich. Die Restitution hängt hier von der De-novo-Synthese der Monoaminoxidase ab.

Literatur

Benfield, P., Ward, A.: Fluvoxamine. A review of its pharmacodynamic and pharmacokinetic properties, and therapeutic efficacy in depressive illness. Drugs 32 (1986) 313–334

Bergener, M., Friedel, B. (Hrsg.): Unfall- und Sicherheitsforschung Straßenverkehr. Psychopharmaka und Verkehrssicherheit. Verlag für neue Wissenschaft, Bremerhaven 1987

Blackwell, B.: Adverse effects of antidepressant drugs. Part 1: Monoamine oxidase inhibitors and tricyclics. Part 2: Second generation antidepressants and rational decision making in antidepressant therapy. Drugs 21 (1981) 201–219 und 273–282

Committee on Safety of Medicines: Adverse reactions to antidepressants. Brit. med. J. 291 (1985) 1638

Curran, H.V., Sakulskriprong, M., Lader, M.: Antidepressants and human memory: an investigation of four drugs with different sedative and anticholinergic profiles. Psychopharmacol. 95 (1988) 520–527

Dilsaver, S.C.: Cholinergic mechanisms in depression. Brain Res. Rev. 11 (1986) 285–316

Dilsaver, S.C.: Monoamine oxidase inhibitor withdrawal phenomena: symptoms and pathophysiology. Acta psychiat. scand. 78 (1988) 1–7

Dilsaver, S.C., Greden, J.F.: Antidepressant withdrawal phenomena. Biol. Psychiat. 19 (1984) 237–256

Dölle, W., Müller-Oerlinghausen, B., Schwabe, K. (Hrsg.): Grundlagen der Arzneimitteltherapie. Wissenschaftsverlag, Mannheim, Wien, Zürich 1986

Edwards, J.G., Long, S.K., Sedgwick, E.M., Wheal, H.V.: Antidepressants and convulsive seizures: clinical, electroencephalographic, and pharmacological aspects. Clin. Neuropharmacol. 9 (1986) 329–360

Eidson, M., Philen, R.M., Sewell, C.M., Voorhees, R., Kilbourne, E.M.: L-tryptophan and eosinophilia-myalgia syndrome in New Mexico. Lancet 335 (1990) 645–648

Glassman, A.H.: The newer antidepressant drugs and their cardiovascular effects. Psychopharmacol. Bull. 20 (1984) 272–279

Gottfries, C.G.: Influence of depression and antidepressants on weight. Acta psychiat. scand 63 (1981) 353–360

Graham, P.M., Ilett, K.F.: Danger of MAO-I therapy after fluoxetine withdrawal. Lancet II (1988) 1255–1256

Jackson, W.K., Roose, S.P., Glassman, A.H.: Cardiovascular toxicity and tricyclic antidepressants. Biomed. and Pharmacother. 41 (1987) 377–382

Medsger, T.A. jr.: Tryptophan-induced eosinophilia-myalgia syndrome. New Engl. J. Med. 322 (1990) 926–928

Ragheb, M.: Drug interactions in psychiatric practice. Int. Pharmacopsychiat. 16 (1981) 92–118

Rhoades, H.M., Overall, J.E.: Side effect potentials of different antipsychotic and antidepressant drugs. Psychopharmacol. Bull. 20 (1984) 83–88

Richelson, E., Nelson, A.: Antagonism of antidepressants of neurotransmitter receptors of normal human brain *in vitro.* J. Pharmacol. exp. Ther. 230 (1984) 94–112

Richelson, E., Pfenning, M.: Blockade of antidepressants and related compounds of biogenic amine uptake into rat brain synaptosomes. Europ. J. Pharmacol. 104 (1984) 277–286

Robinson, D.S.: Adverse reactions, toxicities, and drug interactions of newer antidepressants: anticholinergic, sedative, and other side effects. Psychopharmacol. Bull. 20 (1984) 280–290

Schmidt, L.G., Grohmann, R., Müller-Oerlinghausen, B., Ochsenfarth, H., Schönhöfer, P.S.: Adverse drugs reactions to first- and second-generation antidepressants: a critical evaluation of drug surveillance data. Brit. J. Psychiat. 148 (1986) 38–43

Schmidt, L.G., Schüssler, G., Linden, M., Müller-Oerlinghausen, B.: Zur Häufigkeit und Therapierelevanz unerwünschter Wirkungen von Antidepressiva im Rahmen der ambulanten nervenärztlichen Behandlung. Fortschr. Neurol. Psychiat. 56 (1988) 111–118

Schneider, H.: Medikamente in der Schwangerschaft. Therapiewoche 35 (1985) 645–654

Snyder, S.H., Peroutka, S.J.: Antidepressants and neurotransmitter receptors In: *R.M. Post, J.C. Ballenger.* Neurobiology of mood disorders. Williams and Wilkins, Baltimore, London 1985, p. 686

Strauß, B., Gross, J.: Auswirkungen psychopharmakologischer Behandlung auf die sexuellen Funktionen. Fortschr. Neurol. Psychiat. 52 (1984) 293–301

Thomann, P., Hess, R.: Toxicology of antidepressant drugs. In: *F. Hoffmeister, G. Stille* (eds.): Psychotropic agents. Part 1: Antipsychotics and antidepressants. Springer, Berlin, Heidelberg, New York 1981, p. 527

Weeke, A., Juel, K., Vaeth, M.: Cardiovacular death and manicdepressive psychosis. J. affect. Disord. 13 (1987) 287–292

8.8 Besonderheiten bei bestimmten Subtypen der endogenen Depressionen

G. Jungkunz

Weniger der Verlauf endogener depressiver Erkrankungen (monopolar-phasisch, bipolar-phasisch, saisonal auftretend, chronisch), sondern die Symptomausprägung während einer depressiven Verstimmung können unterschiedliche Strategien der Akutbehandlung erfordern (*Charney* u. *Nelson* 1981).

Faßt man die bisherigen Bemühungen zusammen, Prognosekriterien für die Wirksamkeit einzelner Antidepressiva zu finden, so muß man feststellen, daß *krankheitsunabhängige* Merkmale zwar oft und mit unterschiedlichen Ergebnissen auf ihren Wert hin untersucht wurden, aber alles in allem zur Prädiktion der Wirkung eines bestimmten Antidepressivums nicht taugen. *Krankheitsabhängige* Variablen sind zur Vorhersage eines Behandlungserfolges mit einem bestimmten Medikament oft auch nur von begrenztem Wert (*Fähndrich* 1983, *Möller* et al. 1987).

Eine Unterteilung der endogenen Depressionen in bestimmte Subtypen, wie z.B. entsprechend der syndromalen Beschreibung des psychopathologischen Bildes in *gehemmt-depressive* oder *agitiert-depressive* Syndrome oder in *paranoid-depressive* und nicht wahnhaft-depressive Syndrome, kann jedoch durchaus geeignet sein, eine gezieltere Therapiestrategie zu entwickeln (*Kupfer* u. *Spiker* 1981).

Stehen die körperlichen Beschwerden im Vordergrund, so spricht man von einem *somatisiert-depressiven* Syndrom bzw. von einer *larvierten* Depression, da die somatischen Beschwerden die affektiven Symptome in den Hintergrund treten lassen (*Walcher* 1969).

Auf der Symptomebene können Depressionen mit „typischen" Depressionssymptomen von denen mit „atypischen" Depressionssymptomen abgegrenzt werden.

8.8.1 Wahnhafte Depression

Klassische depressive Wahnformen sind der Verarmungswahn, der Schuldwahn, der hypochondrische Wahn, der nihilistische Wahn und der Beziehungswahn, sofern dessen Inhalte zu der depressiven Verstimmtheit und den depressiven Befürchtungen passen (synthymer Wahn).

Die syndromalen Zuordnungen depressiver Verstimmungen zu speziellen Syndromen unterliegen einer Hierarchie, da die meisten Untersuchungen belegen können, daß daraus therapeutische Konsequenzen zu ziehen sind.

Sind bei depressiven Erkrankungen entsprechende typische Wahnformen vorhanden, so erfolgt die Zuordnung dieses Bildes zum paranoid-depressiven Syndrom, unabhängig davon, ob die Psychomotorik der Patienten agitiert oder gehemmt ist, ob körperliche Beschwerden im Vordergrund stehen oder ob die sonstigen Depressionssymptome „typisch" oder „untypisch" sind.

In einer Vielzahl von Untersuchungen konnte nachgewiesen werden, daß bei wahnhaft-depressiven Patienten, unabhängig davon, ob Agitiertheit oder Hemmung vorhanden ist, die sonst anzustrebende Monotherapie mit Antidepressiva der Kombinationsbehandlung von Antidepressiva mit Neuroleptika in der Regel unterlegen ist (*Glassman* et al. 1975, *Davidson* et al. 1977, *Minter* u. *Mandel* 1979, *Spiker* et al. 1985, *Kocsis* et al. 1990, *Wolfersdorf* et al. 1991).

Während zur Vermeidung unnötiger Nebenwirkungen in der Regel versucht werden sollte, monotherapeutisch Antidepressiva einzusetzen, ist bei den wahnhaften Depressionen von Anfang an die Kombination von Neuroleptika mit Antidepressiva angezeigt (*Friedman* et al. 1961, *Hordern* et al. 1963, *Glassman* et al. 1975, *Davidson* et al. 1977, *Avery* u. *Silverman* 1984, *Kaskey* et al. 1980).

Trizyklische Antidepressiva wie *Amitriptylin, Imipramin, Clomipramin* u.a. werden also von

Anfang an mit hochpotenten Neuroleptika, wie *Haloperidol* (5–10 mg/die) oder *Trifluoperazin* (6–10 mg/die), kombiniert. In Frage kommen zur Kombinationsbehandlung noch allerhöchstens mittelpotente Neuroleptika, wie Perazin (100–200 mg/die), aber nicht niederpotente Neuroleptika, da deren Nebenwirkungen die der trizyklischen Antidepressiva wesentlich verstärken können.

Die Dosierung der Antidepressiva sollte bei der Kombinationsbehandlung mit Neuroleptika etwa um 30 % niedriger gewählt werden als bei einer Monotherapie.

Nur die Elektrokrampftherapie (EKT) ist bei wahnhaften Depressionen der Kombinationsbehandlung von Antidepressiva mit Neuroleptika überlegen (*Friedman* et al. 1961, *Hordern* et al. 1963, *Glassman* et al. 1975, *Davidson* et al. 1977, *Perry* et al. 1982).

8.8.2 Gehemmt-depressives Syndrom

Hemmung oder auch Agitiertheit beschreiben Veränderungen der Psychomotorik, d.h. das Ausdrucksvermögen und die Gestik des Patienten. Psychomotorische Hemmung drückt sich aus in Hypo- und Animie, Bewegungsarmut (Substupor) bis hin zur Bewegungslosigkeit verbunden mit der Unfähigkeit der Kontaktaufnahme (Stupor). Psychomotorische Hemmung scheint bei Patienten mit depressiven Wahnideen (paranoid-depressive Syndrome) häufiger vorzukommen (*Coryell* et al. 1984).

Patienten mit psychomotorischer Hemmung sprechen auf trizyklische Antidepressiva befriedigend an, sofern nicht Wahnsymptome vorhanden sind (s. Kap. 8.8.1) (*Paykel* 1972, *Paykel* et al. 1973, *Hordern* et al. 1963).

Das von *Kielholz* (1971) propagierte Schema, in dem stimmungsaufhellende Potenzen, sedierende Wirkung und motorisch aktivierende Wirkung jedes einzelnen Medikamentes gradmäßig aufgelistet sind, eignet sich als Orientierungshilfe und ist von didaktischem Wert. Sog. sedierende oder „dämpfende" trizyklische Antidepressiva, wie *Amitriptylin* (75–150 mg/die) oder *Doxepin* (50–150 mg/die), können jedoch bei gehemmt-depressiven Syndromen mit dem gleichen Erfolg eingesetzt werden wie die weniger sedierenden Antidepressiva *Imipramin* (75–150 mg/die), *Clomipramin* (75–150 mg/die) und *Amitriptylinoxid* (60–180 mg/die) und die „aktivierenden" trizyklischen Antidepressiva *Desipramin* (75–150 mg/die) und *Nortriptylin* (75–150 mg/die).

Die ausgeprägteste Form psychomotorischer Hemmung stellt der *depressive Stupor* dar. Da es nicht immer leicht sein kann, den depressiven Stupor von anderen Stupores (katatone Schizophrenie!) zu unterscheiden, ist es hilfreich, mittels parenteraler Gabe von Benzodiazepinen (z.B.: 5–10 mg Diazepam über 5 bis 10 Minuten i.v. appliziert) für begrenzte Zeit den Stupor zu durchbrechen, um differentialdiagnostische Hinweise zu erhalten.

Bei stuporösen depressiven Patienten, die keine depressiven Wahninhalte aufweisen, bietet sich die Behandlung mit parenteral (per infusionem) applizierbaren Antidepressiva an, z.B. in aufsteigender Dosierung: 50–75 mg *Amitriptylin* in 500 ml NaCl 0,9 % oder 50–70 mg *Clomipramin* in 500 ml NaCl 0,9 %, da gleichzeitig für eine ausreichende Flüssigkeits- und Nährstoffzufuhr gesorgt und der Patient zusätzlich für eine gewisse Zeit parenteral ernährt werden muß.

Auf die Notwendigkeit einer entsprechenden Bilanzierung und grundpflegerischen Versorgung bei diesen schwerkranken Patienten muß ebenso hingewiesen werden wie auch auf die Notwendigkeit, spätestens nach 2 Wochen bei vollkommen frustranen Behandlungsversuchen intensivere therapeutische Mittel einzusetzen, wie die Elektrokrampftherapie.

8.8.3 Agitiert-depressives Syndrom

Psychomotorische Agitiertheit ist gekennzeichnet durch rastlose Unruhe, Getriebenheit und leeren Beschäftigungsdrang, wobei insbesondere eine fahrige Gestik mit Händeringen, Kratzen, Haareraufen bis hin zu Selbstbeschädigungen auffallen kann.

Diese psychomotorisch agitierten Patienten, bei denen laut „*Kielholz*-Schema" eher dämpfende Antidepressiva sinnvoll sein sollen, sprechen besser auf Monoaminoxidasehemmer an, welche in der Regel stark psychomotorisch aktivieren (*Glassman* et al. 1975, *Bielski* u. *Friedel* 1976, *Davidson* et al. 1977).

Zum Einsatz kommen kann *Tranylcypromin*, wobei mit einer Dosis von 5–10 mg in Monotherapie oder 10 mg in der festen Kombination mit Trifluoperazin (1 mg) begonnen werden sollte. Eine Tagesgabe von 30 mg Tranylcypromin sollte nicht überschritten werden.

Mit der Einführung von *Moclobemid*, einem selektiven und reversiblen Monoaminoxidasehemmer konnte das Risiko der gefürchteten hypertensiven Krisen bei Diätfehlern wesentlich verringert werden.

Zumindest zu Beginn der Behandlung empfiehlt sich bei erheblich agitierten Patienten zur Sedierung eine zeitlich befristete (bis zu 3 Wochen) zusätzliche Gabe von Benzodiazepinen (z.B. bis zu 4,5 mg/die *Lorazepam* oder bis zu 20 mg/die *Diazepam*) oder von Neuroleptika, wobei mindestens mittelpotente Neuroleptika zum Einsatz kommen sollten (z.B. 100—200 mg/die *Perazin*) oder hochpotente Neuroleptika, wie *Haloperidol* (5—10 mg/die) oder *Trifluoperazin* (6—15 mg/die), und nicht niederpotente Neuroleptika, wie *Thioridazin* oder *Levomepromazin*, da in Kombination mit den Antidepressiva die anticholinergen Nebenwirkungen der niederpotenten Neuroleptika vermieden werden müssen.

8.8.4 Somatisiert-depressives Syndrom

Bei den somatisiert-depressiven Syndromen stehen die Klagen über diffuse körperliche Beschwerden im Vordergrund, wobei jedoch bei genauerem Nachfragen auch typisch depressive Symptome eruiert werden können, wie Insuffizienzgefühle, Schuldgefühle, Niedergeschlagenheit, Appetit- und Schlafveränderungen.

Somatisiert-depressive Syndrome bei endogenen Depressionen sind mit Antidepressiva genauso behandelbar wie z.B. gehemmt-depressive Syndrome im Rahmen endogener Depressionen (*Schmauß* u. *Jungkunz* 1986). Eine spezielle, symptomorientierte Behandlung einzelner körperlicher Beschwerden wie Kopfdruck, Magenbeschwerden usw. ist meistens unnötig bzw. eher von Nachteil, da neben unkalkulierbaren Interaktionen der verschiedenen medikamentösen Behandlungen die hypochondrische Selbstbeobachtung verstärkt wird.

8.8.5 Atypische Depression

Während bei depressiven Verstimmungszuständen als typische Symptome beispielsweise Schlafstörungen, Appetitverlust und Gewichtsabnahme angesehen werden, sind sog. atypische Symptome Erscheinungen wie Gewichtszunahme und Hypersomnie (*Pollit* 1965). Verschlechterung der Stimmung am Abend, gesteigerte Libido werden ebenfalls als mögliche Depressionssymptome aufgezählt und als „atypisch" bezeichnet (*Pollit* u. *Young* 1971).

Vermehrtes Schlafbedürfnis wird bei Depression in einer Häufigkeit zwischen 17 und 67 % angegeben (*Detre* et al. 1972, *Garvey* et al. 1984). Dieses Symptom scheint oft mit Gewichtszunahme einherzugehen und möglicherweise bei bipolaren Verläufen häufiger vorzukommen (*Garvey* et al. 1984).

Somit entsprechen die Patienten in manchen Erscheinungsformen denjenigen, die *Klein* et al. (1980) als Patienten mit „hysteroider Dysphorie" beschrieben haben.

Entsprechend der Beschreibung von *Klein* et al. (1980) handelt es sich dabei eher um Frauen mit demonstrativer Primärstruktur, bei denen in der depressiven Phase ein vermehrtes Schlafbedürfnis auftritt. Diese Patienten bleiben länger im Bett, beginnen generell mehr zu essen oder unkontrolliert Süßigkeiten zu verkonsumieren, fühlen sich wie gelähmt, sind affektlabil, wobei sich die Stimmung bessert, wenn ihnen mehr Aufmerksamkeit zugewendet wird.

Klagsames Verhalten, besonders wenn Ängstlichkeit deutlich demonstriert wird, wird sowohl mit der Bezeichnung „atypische Depression" in Verbindung gebracht, aber auch mit dem Begriff *hysteroide Depression*, so daß im Hinblick auf Behandlungskonsequenzen diese beiden Begriffe synonym verwendet werden können.

Weitere Symptome, die bei „atypischen" Depressionen und gleichermaßen bei hysteroiden Depressionen hervorgehoben werden, sind Irritierbarkeit, gesteigerte Reagibilität, Affektlabilität, aber auch Appetitsteigerung, Hypersomnie und generell hysterische Verhaltensweisen (*Sargant* 1960, *Davidson* et al. 1982, *Pollit* u. *Young* 1971).

Es wurde wiederholt beschrieben, daß bei dieser Form der Depression Monominoxidasehemmer besser wirken als trizyklische Antidepressiva (*Sargant* 1960, *Pollit* u. *Young* 1971, *Quitkin* et al. 1979, 1981, *Klein* et al. 1980, *Kayser* et al. 1985).

Hinsichtlich der medikamentösen Behandlungsstrategie sind diese Patienten mit atypischen Depressionssymptomen oder mit hysteroiden Verstimmungszuständen oder mit pseudohysterischen Verhaltensweisen mit den Patienten gleichzusetzen, bei denen psychomotorische Agitiertheit im Vordergrund steht.

Wegen eher schlechter Resonanz dieser Patienten auf die „Standardtherapie" mit trizyklischen Antidepressiva und wegen der häufig imponierenden theatralischen Ausgestaltung der Depression wird häufig an der Diagnose gezweifelt. Die diagnostische Zuordnung wird ständig geändert, ohne daß auf die möglicherweise hilfreichen Monoaminoxidasehemmer zurückgegriffen worden wäre, obwohl „pseudohysterische Verhaltensweisen bei endogenen Depressionen" nicht erst 1983 eindrücklich beschrieben worden sind (*Garcia* u. *Sandner*

1983), sondern bereits von *Griesinger* im letzten Jahrhundert als *„Melancholia agitans"* erwähnt wurden (*Griesinger* 1867) und immer wieder in der psychiatrischen Literatur auftauchen (*Specht* 1906).

Literatur

Avery, D., Silverman, J.: Psychomotor retardation and agitation in depression. Relationship to age, sex and response to treatment. J. affect. Disord. 7 (1984) 67–76

Bielski, R.J., Friedel, R.O.: Prediction of tricyclic antidepressant response: A critical review. Arch. gen. Psychiat. 33 (1976) 1479–1489

Charney, D.S., Nelson, J.C.: Delusional and nondelusional unipolar depression – further evidence for distinct subtypes. Amer. J. Psychiat. 138 (1981) 328–333

Coryell, W., Pfohl, B., Zimmermann, B.A.: The clinical and neuroendocrine features of psychotic depression. J. nerv. ment. Dis. 172 (1984) 521–528

Davidson, J.R., McLeod, M.N., Kurland, A.A., White, H.L.: Antidepressant drug therapy in psychotic depression. Brit. J. Psychiat. 131 (1977) 493–496

Davidson, J.R., Miller, R.D., Turnbull, C.D., Sullivan, J.L.: Atypical depression. Arch. gen. Psychiat. 39 (1982) 527–534

Detre, T., Himmelhoch, J., Swartzburg, M., Anderson, C.M., Byck, R., Kupfer, D.J.: Hypersomnia and manic-depressive disease. Amer. J. Psychiat. 128 (1972) 1303–1305

Fähndrich, E.: Clinical and biological parameters as predictors for antidepressant drug responses in depressed patients. Pharmacopsychiatry 16 (1983) 179–185

Friedman, C., DeMowbray, M.S., Hamilton, M.: Imipramine in depressive states: A controlled trial with inpatients. J. ment. Sci. 107 (1961) 948–953

Garcia, C., Sandner, H.J.: Pseudohysterische Verhaltensweisen bei endogenen Depressionen. Nervenarzt 54 (1983) 354–362

Garvey, M.J., Mungas, D., Tollefson, G.D.: Hypersomnia in major depressive disorders. J. affect. Disord. 6 (1984) 283–286

Glassman, A.H., Kantor, S.J., Shostak, M.: Depression, delusions and drug response. Amer. J. Psychiat. 132 (1975) 716–719

Griesinger, W.: Die Pathologie und Therapie der psychischen Erkrankungen für Ärzte und Studierende. Krabbe, Stuttgart 1867

Hordern, A., Holt, N.F., Burt, C.G. et al.: Amitriptyline in depressive states. Brit. J. Psychiat. 109 (1963) 815–825

Kaskey, G.B., Nasr, S., Meltzer, H.Y.: Drug treatment in delusional depression. Psychiat. Res. 1 (1980) 267–277

Kayser, A., Robinson, D.S., Nies, A., Howard, D.: Response to phenelzine among depressed patients with features of hysteroid dysphoria. Amer. J. Psychiat. 142 (1985) 486–488

Kielholz, P.: Diagnose und Therapie der Depressionen für den Praktiker. 3. Aufl. Lehmann, München 1971

Klein, D.F., Gittelman, R., Quitkin, F., Rifkin, A.: Diagnosis and drug treatment of psychiatric disorders. Adults and children. William & Wilkins, Baltimore 1980, pp. 243–246

Kocsis, J.H., Croughan, J.L., Katz, M.M., Butler, T.B., Secunda, S., Bowden, C.L., Davis, J.M.: Response to treatment with antidepressants of patients with severe or moderate nonpsychotic depression and of patients with psychotic depression. Amer. J. Psychiat. 147 (1990) 621–624

Kupfer, D.J., Spiker, D.G.: Refractory depression: Prediction of non-response by clinical indicators. J. clin. Psychiat. 42 (1981) 307–311

Minter, R.E., Mandel, M.R.: A prospective study of the treatment of psychotic depression. Amer. J. Psychiat. 136 (1979) 1470–1472

Möller, H.J., Fischer, G., von Zerssen, D.: Prediction of therapeutic response in acute treatment with antidepressants. Europ. Arch. Psychiat. neurol. Sci. 236 (1987) 349–357

Paykel, E.S.: Depressive typologies and response to amitriptyline. Brit. J. Psychiat. 120 (1972) 147–156

Paykel, E.S., Prusoff, B.A., Klerman, G.L. et al.: Clinical response to amitriptyline among depressed women. J. nerv. ment. Dis. 156 (1973) 149–165

Perry, P.J., Morgan, D.E., Smith, R.E., Tsuang, M.T.: Treatment of unipolar depression accompanied by delusions. ECT versus tricyclic antidepressant-antipsychotic combinations. J. affect. Disord. 4 (1982) 195–200

Pollit, J.D.: Suggestions for a physiological classification of depression. Brit. J. Psychiat. 111 (1965) 489–495

Pollit, J., Young, J.: Anxiety or masked depression? A study based on the action of monoamine oxidase inhibitors. Brit. J. Psychiat. 119 (1971) 143–149

Quitkin, F., Rifkin, A., Klein, D.F.: Monoamine oxidase inhibitors: A review of antidepressant effectiveness. Arch. gen. Psychiat. 36 (1979) 749–760

Quitkin, F., McGrath, P., Liebowitz, M.R. et al.: Monoamine oxidase inhibitors in bipolar endogenous depressives. J. clin. Psychopharmacol. 1 (1981) 70–74

Sargant, W.: Some newer drugs in the treatment of depression and their relation to other somatic treatments. Psychosomatics 1 (1960) 14–17

Schmauß, M., Jungkunz, G.: Depressive Syndrome unter besonderer Berücksichtigung der larvierten Depression. Internist 27 (1986) 201–205

Specht, G.: Über Hysteromelancholie. Zbl. Nervenheilk. Psychiat. 29 (1906) 545–557

Spiker, D.G., Weiss, J.C., Dealy, R.S., Griffin, S.J., Hanin, J., Neil, J.F., Perel, J.M., Rossi, A.J., Soloff, P.H.: The pharmacological treatment of delusional depression. Amer. J. Psychiat. 142 (1985) 430–436

Walcher, W.: Die larvierte Depression. Hollinek, Wien 1969

Wolfersdorf, M., Roth, W., Steiner, B., Keller, F., Straub, R., Hole, G.: Psychopathologie und Therapie der wahnhaften Depression. In: Ch. Mundt, R. Fiedler, H. Laug, A. Kraus (Hrsg.): Psychopathologie oder Pathopsychologie. Springer, Berlin, Heidelberg, New York 1991, S. 115–132

8.9 Vorgehen bei Antidepressiva-„Nonrespondern"

W. Kissling

Nachdem 60 bis 70 % der psychopharmakologisch behandelbaren Depressionen relativ rasch und problemlos auf die zuerst gegebenen Antidepressiva ansprechen, sind es die verbleibenden ca. 30 % Antidepressiva-Nonresponder, die das eigentliche Problem bei der Depressionsbehandlung darstellen. Besonders im stationären Bereich tritt die Behandlung dieser Patientengruppe immer mehr in den Vordergrund, da fast nur noch solche Patienten stationär eingewiesen werden, die sich auf einen oder mehrere ambulante Behandlungsversuche mit Standardantidepressiva als therapieresistent erwiesen haben.

Ab wann eine ausbleibende Besserung als Therapieresistenz bezeichnet werden soll, wird unterschiedlich und z.T. etwas willkürlich definiert (*Langer* u. *Schönbeck* 1983, *Helmchen* 1974, *Kielholz* 1986). Für die praktische Behandlung ist es wichtiger, genau anzugeben, gegenüber welchen Behandlungsversuchen ein depressiver Patient sich bisher als therapieresistent erwiesen hat, wobei insbesondere Dauer und Dosierung dieser Behandlung genau angegeben werden sollten (*Hippius* u. *Jungkunz* 1986). Nicht wenige der wegen „Therapieresistenz" ins Krankenhaus eingewiesenen Patienten sind ambulant nur zu kurz oder zu niederdosiert behandelt worden (*Kotin* et al. 1973, *Keller* et al. 1982). Als weitere Ursache für eine derartige Pseudotherapieresistenz kommt die oft übersehene Noncompliance der Patienten in Frage, die unter ambulanten Behandlungsbedingungen häufig bis zu 50 % beträgt. Gelegentlich wird im langwierigen Behandlungsverlauf der therapieresistenten Depressionen eine erfolglose Behandlung auch zu

lange fortgeführt oder erfolgversprechende Behandlungsalternativen zu spät oder gar nicht eingesetzt.

Das im folgenden dargestellte, stufenweise vorgehende Behandlungsschema (Abb. 8.12) versucht, die vielfältigen Behandlungsmöglichkeiten bei Therapieresistenz so zu kombinieren, daß eine möglichst nachhaltige und rasche Besserung erzielt wird. Durch ein derartiges Behandlungsschema soll die therapeutische Freiheit oder klinische Intuition in keiner Weise eingeengt werden. Es soll lediglich dazu beitragen, die oft sehr langwierige und komplexe Behandlung einer therapieresistenten Depression übersichtlicher zu machen. Es soll helfen, unnötige Behandlungsverzögerungen, z.B. durch Wiederholung eines bereits erfolglos absolvierten Behandlungsschrittes, Unterdosierung oder verspäteten Einsatz von antidepressiven Zusatzbehandlungsmaßnahmen etc. zu vermeiden. Bei Patienten, die bereits mehrere erfolglose Behandlungsversuche hinter sich haben, kann dieses Behandlungsschema auch als Checkliste verwendet werden, auf der die erfolglos absolvierten Behandlungsschritte abgehakt werden können und durch die die Auswahl der nächsten, noch nicht eingesetzten Behandlungsmöglichkeiten erleichtert wird.

Die Wirksamkeit der Einzelelemente dieses Stufenplans ist — wie unten im einzelnen dargestellt — jeweils in mehreren empirischen Studien belegt worden und auch ihre Reihenfolge ist entweder empirisch fundiert oder zumindest theoretisch begründet. Da die Wirksamkeit des Gesamtschemas aber bis jetzt noch nicht in einer kontrollierten Untersuchung nachgewiesen wurde und manche Einzelelemente auch durchaus austauschbar sind, sollte der Stufenplan nicht als starre Handlungsanweisung, sondern als anschauliche Orientierungshilfe bei der Suche nach weiteren therapeutischen Möglichkeiten im Fall einer Therapieresistenz verstanden werden.

8.9.1 Dosisanpassung

Der 1. Schritt zur Behebung einer Therapieresistenz sollte — wenn die oben aufgeführten Gründe für eine Pseudotherapieresistenz ausgeschlossen sind — eine Dosisanpassung sein. Meist wird es sich hierbei um eine *Dosiserhöhung* handeln: Wenn keine besonderen Gründe wie z.B. hohes Lebensalter oder Nebenwirkungen bestehen, sollte bei Nonresponse die Standarddosis des jeweiligen Antidepressivums um ca. ein Drittel erhöht werden. In 2 kontrollierten Studien mit Imipramin (*Simpson*

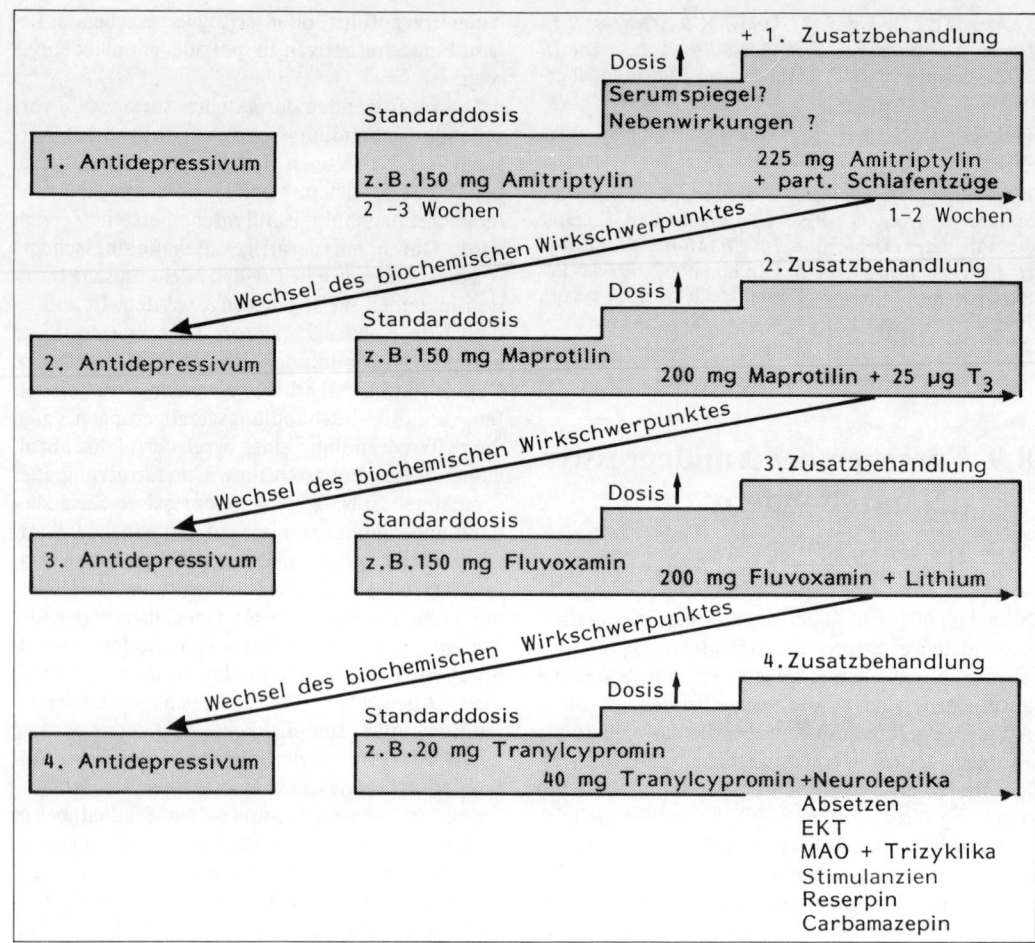

Abb. 8.12 Stufenplan für die medikamentöse Depressionsbehandlung

et al. 1976) bzw. Desipramin (*Watt* et al. 1972) zeigte sich, daß Patienten, die mit einer Tagesdosis von 300 mg behandelt wurden, sich signifikant deutlicher besserten und weniger Nonresponder aufwiesen als die mit 150 mg behandelte Kontrollgruppe.

Wenn die Möglichkeit hierzu besteht, sollte vor einer Dosisanpassung der Serumspiegel des Antidepressivums bestimmt werden. Obwohl die Zusammenhänge zwischen Serumspiegel und Wirkung noch nicht ausreichend untersucht sind, spricht vieles für einen Zusammenhang zwischen diesen beiden Variablen, und zumindest bei Therapieresistenz sollte versucht werden, die Patienten auf einen *Mindestserumspiegel* einzustellen (s. Tab. 8.17). Bei den Antidepressiva, bei denen Hinweise für die Existenz eines „therapeutischen Fensters", d.h. auch für eine Obergrenze des optima-

len Serumspiegelbereichs, gefunden wurden (z.B. Amitriptylin 80 bis 200 ng/ml, Nortriptylin 50 bis 150 ng/ml; Übersicht s. *Breyer-Pfaff* u. *Gaertner* 1987), kann bei Therapieresistenz dann auch einmal eine Dosissenkung erforderlich sein.

Eine *Antidepressiva-Infusionsbehandlung* wird ebenfalls bei Nonresponse auf oral gegebene Antidepressiva empfohlen (*Kielholz* u. *Adams* 1982). Die Überlegenheit der intravenösen Applikation konnte allerdings in 9 bis jetzt durchgeführten Doppelblindstudien nicht nachgewiesen werden (*Kissling* et al. 1985). Eine Infusionstherapie erscheint vor allem dann indiziert, wenn Zweifel an der Compliance bestehen, wenn ein hoher Anteil der Trizyklika-Muttersubstanz angestrebt wird oder wenn der „psychotherapeutische" Effekt des Infusionssettings ausgenützt werden soll.

Tabelle 8.17 Anzustrebende Mindestserumspiegel bei Therapieresistenz. (Nach *Möller* et al. 1989)

Amitriptylin + Nortriptylin (z.B. Saroten®)	> 100 ng/ml
Doxepin + Desmethyldoxepin (Aponal®)	> 100 ng/ml
Imipramin + Desimipramin (Tofranil®)	> 150 ng/ml
Clomipramin + Desmethylclomi-pramin (Anafranil®)	> 250 ng/ml
Maprotilin + Desmethylmaprotilin (z.B. Ludiomil®)	> 100 ng/ml (?)
Desmethylimipramin (Pertofran®)	> 50 ng/ml (?)

(?) = unzureichend untersucht bzw. Zusammenhang zwischen Serumspiegel und Wirkung nicht gesichert

8.9.2 Wechsel des Antidepressivums

Wenn nach 2- bis 3wöchiger Behandlung im Standarddosisbereich und 2 weiteren Wochen unter erhöhter Dosis keine ausreichende Besserung eintritt, sollte das Antidepressivum gewechselt werden. Theoretische Überlegungen und z.T. auch empirische Befunde sprechen dafür, bei einem derartigen Präparatewechsel auf ein Antidepressivum mit einem anderen biochemischen Wirkungsschwerpunkt umzusetzen. Dieser Strategie liegt die Hypothese zugrunde, daß in der Gruppe der Depressiven möglicherweise verschiedene Patientensubgruppen enthalten sind, die unterschiedlich auf Antidepressiva mit unterschiedlichem Wirkungsschwerpunkt ansprechen. In mehreren kontrollierten Studien konnte gezeigt werden, daß z.B. Nonresponder auf einen selektiven Noradrenalinwiederaufnahmehemmer (z.B. Maprotilin) in bis zu 80% der Fälle gut auf ein Umsetzen auf einen selektiven Serotoninwiederaufnahmehemmer (z.B. Fluvoxamin) ansprachen (*Nyström* u. *Hällström* 1987, *Asberg-Wistedt* 1982, *Lingjaerde* et al. 1983). Die Wirksamkeit eines derartigen *Wechsels des biochemischen Wirkungsschwerpunkts* bedarf zwar noch weiterer empirischer Belege, es erscheint jedoch auch theoretisch prinzipiell sinnvoll, bei Non-response auf ein Präparat mit einem anderen biochemischen Wirkungsschwerpunkt umzustellen. Um bei einem längeren Behandlungsverlauf nicht die Übersicht über die bereits erfolglos eingesetzten Antidepressiva zu verlieren, kann es hilfreich sein, auf einer nach den verschiedenen Wirkschwerpunkten geordneten Checkliste die erfolglosen bisherigen Behandlungen festzuhalten und für die weitere Behandlung ein Antidepressivum auszuwählen, für das sich der jeweilige Patient noch nicht als resistent erwiesen hat (s. Tab. 8.18).

8.9.3 Zusatzbehandlungsmaßnahmen

Als weitere Strategie zur Behandlung einer therapieresistenten Depression kommt der frühzeitige Einsatz von antidepressiv wirksamen *Zusatzbehandlungsmaßnahmen* in Frage. Im folgenden soll deshalb auf diejenigen Behandlungsmaßnahmen

Tabelle 8.18 Checkliste zum Umsetzen bei Therapieresistenz

Biochemischer Wirkungsschwerpunkt:	Präparat:	bereits erfolglos behandelt mit:
noradrenerg und serotonerg:	Amitriptylin, Doxepin, Imipramin, Nortriptylin	✓
selektiv noradrenerg:	Maprotilin	
selektiv serotonerg:	Fluvoxamin	
MAO-Hemmer:	Tranylcypromin	
eher noradrenerg:	Desipramin, Dibenzepin, Protriptylin, Lofepramin, Viloxazin	✓
eher serotonerg:	Clomipramin	
α-Rezeptorenblocker:	Mianserin	✓
Dopaminantagonisten:	Opipramol, Trazodon, Trimipramin	

näher eingegangen werden, deren antidepressive Wirksamkeit bereits so gut belegt ist, daß sie für eine Routinebehandlung empfohlen werden können.

8.9.3.1 Partieller Schlafentzug

Die partielle Schlafentzugsbehandlung, die ausführlich in Kap. 8.11 beschrieben wird, ist ein weitgehend nebenwirkungsfreies, relativ einfach durchzuführendes und bei ca. 50 % der Patienten gut antidepressiv wirksames Behandlungsverfahren, das immer noch viel zu selten Anwendung findet. In Kombination mit einer Antidepressivabehandlung kann sie die Besserung beschleunigen bzw. bei bis dahin therapieresistenten Patienten eine Rückbildung der depressiven Symptomatik anstoßen (*Kuhs* u. *Tölle* 1986). Das nach der nächsten durchschlafenen Nacht häufig auftretende depressive Rezidiv kann z.T. verhindert werden, wenn die Schlafentzugsbehandlung mit einer Lithiummedikation (s. 8.9.3.3) kombiniert wird (*Baxter* 1985).

8.9.3.2 Kombination mit Schilddrüsenhormonen

Schilddrüsenhormone in kleinen Dosen (25–50 µg T_3) als Zusatzmedikation zu einer Trizyklikabehandlung können ebenfalls deren Wirkungseintritt beschleunigen oder aber bei ca. 65 % der Trizyklika-Nonresponder noch eine Besserung bewirken. Diese antidepressive Wirkung ist inzwischen in ca. 20 — zur Hälfte kontrollierten — klinischen Studien, meist in Kombination mit Imipramin oder Amitriptylin, nachgewiesen worden (*Prange* et al. 1984). Nennenswerte endokrine Nebenwirkungen sind bei derart niedrigen Dosierungen bis jetzt nicht beobachtet worden, zumal der antidepressive Effekt sehr rasch, spätestens innerhalb von 2 bis 3 Wochen beobachtet werden kann und die Schilddrüsenhormone bei Wirkungslosigkeit genauso rasch wieder abgesetzt werden können. Diese antidepressive Wirkung der Schilddrüsenhormone ist bei euthyreoten depressiven Patienten untersucht worden; bei hyperthyreoter Stoffwechsellage ist die Gabe von Schilddrüsenhormonen selbstverständlich nicht indiziert.

8.9.3.3 Kombination mit Lithium

Lithium kann ebenfalls gut als antidepressive Zusatzbehandlung eingesetzt werden, da es außer der bekannten phasenprophylaktischen und antimani-

schen Wirkung auch eine akute antidepressive Wirksamkeit besitzt, die inzwischen durch ca. 60 — zur Hälfte kontrollierte — klinische Studien ausreichend gut belegt ist (*Kissling* 1986). Diese immer noch zu wenig bekannte Wirkkomponente zeigt sich auch bei der Behandlung therapieresistenter Patienten, wo durch eine Zusatzmedikation mit Lithium bei ca. 50 % der Patienten noch eine deutliche Besserung der depressiven Symptomatik erreicht werden kann (*Schöpf* 1989). Die Lithiumserumspiegel sollten bei dieser Akutbehandlung mit 0,8–1,0 mmol/l etwas höher als bei der Phasenprophylaxe liegen. Da die akute antidepressive Wirkung von Lithium häufig bereits in der 1. Woche, spätestens aber nach 2 bis 3 Wochen beobachtet wird, kann die Lithiummedikation relativ rasch wieder beendet werden, wenn die erhoffte Wirkung nicht eintritt und der Patient nicht sowieso zur Phasenprophylaxe auf Lithium eingestellt werden soll. Besonders sinnvoll erscheint die Lithiumzusatzbehandlung bei Patienten, bei denen aus der Vorgeschichte unter Trizyklika das Umschlagen in eine manische Symptomatik bekannt ist (*Bunney* 1978).

8.9.3.4 Kombination mit Neuroleptika

Neuroleptika, insbesondere niederpotente trizyklische Substanzen wie Chlorprothixen oder Thioridazin, haben in niederer Dosierung ebenfalls eine gewisse antidepressive Wirksamkeit, auf die bei einer therapieresistenten Depression zurückgegriffen werden kann (*Robertson* u. *Trimble* 1982, *Pöldinger* u. *Sieberns* 1983).

Bei wahnhaften Depressionen ist eine Kombinationsbehandlung mit Trizyklika und Neuroleptika von Anfang an indiziert, da eine Trizyklikamonotherapie deutlich geringere Responseraten erreicht (80 % Responder bei Trizyklika-Neuroleptika-Kombination vs. 35 % bei Monotherapie; Übersicht s. *Spiker* et al. 1985).

Eine von *Corsini* et al. 1978 berichtete Steigerung der Wirksamkeit einiger Antidepressiva durch eine wenige Tage dauernde, initiale Neuroleptikazusatzmedikation konnte bisher nicht repliziert werden (*Möller* et al. 1984, 1986).

8.9.3.5 Kombinationsbehandlung eines trizyklischen Antidepressivums mit einem MAO-Hemmer

Eine solche Kombination kann häufig bei Trizyklika-Nonrespondern noch eine Besserung herbeiführen (*Pare* 1979, *White* u. *Simpson* 1981). Diese

— bei atypischen Depressionen besonders indizierte Kombinationsbehandlung — galt früher wegen ihrer Nebenwirkungsrate als absolut kontraindiziert, erscheint aber nach mehreren neuen Übersichtsarbeiten (*Ananth* u. *Luchins* 1977, *v. Oefele* et al. 1988) ohne besonderes Risiko durchführbar, wenn die folgenden Vorsichtsmaßnahmen beachtet werden:

a) MAO-Hemmer nie zuerst, sondern stets nach oder gleichzeitig mit dem trizyklischen Antidepressivum verabreichen.

b) Vorsichtig einschleichende Dosierung, z.B. bis zu 20 mg Tranylcypromin und 150 mg Amitriptylin täglich, keine parenterale Applikation.

c) Keine Kombination eines MAO-Hemmers mit Clomipramin oder Imipramin, weil hierbei häufigere und gravierendere Nebenwirkungen beobachtet wurden.

d) Um Nebenwirkungen — insbesondere Blutdruckdysregulationen — besser erkennen und behandeln zu können, sollte die Kombinationsbehandlung möglichst nur unter stationären Bedingungen durchgeführt werden.

Die absehbare Einführung neuerer, selektiver und reversibler und damit nebenwirkungsärmerer MAO-A-Hemmer (z.B. Brofaromin, Moclobemid) wird diese Kombinationsbehandlung in Zukunft möglicherweise noch unproblematischer erscheinen lassen.

8.9.4 Die Elektrokrampftherapie

Die Elektrokrampftherapie (EKT) ist nach wie vor die wirksamste Methode bei der Behandlung von Antidepressiva-Nonrespondern. Bei 50 bis 70% dieser therapieresistenten Depressionen kann unter EKT noch eine Remission erzielt werden (*Sauer* u. *Lauter* 1987). Noch eindeutiger ist die Überlegenheit der EKT bei wahnhaften Depressionen. Daß diese Behandlungsmethode trotz ihrer großen Wirksamkeit oft sehr spät oder überhaupt nicht zur Behandlung therapieresistenter Depressionen eingesetzt wird, dürfte hauptsächlich mit nichtmedizinischen Faktoren zusammenhängen (*Lauter* u. *Sauer* 1987). Einzelheiten zu Indikation und Durchführung der Elektrokrampftherapie s. Kap. 8.10.

8.9.5 Weitere Behandlungsmöglichkeiten

Wenn sich eine Depression auf alle bisher genannten Behandlungsversuche als therapieresistent erweist, müssen eventuell auch Behandlungsverfahren versucht werden, deren Wirksamkeit noch nicht ausreichend durch kontrollierte Studien nachgewiesen ist. Obwohl bei diesen Behandlungsstrategien die antidepressive Wirksamkeit meist nur aus offenen Studien bzw. Einzelfalldarstellungen abgeleitet wird (s. Tab. 8.19), erscheint ihr Einsatz gerechtfertigt, wenn alle besser belegten Standardverfahren sich als wirkungslos erwiesen haben und die therapeutische Alternative nur darin bestünde, die meist schwer leidenden Patienten ohne Behandlung sich selbst zu überlassen. Die in Tabelle 8.19 empfohlene Behandlungsdauer bei Therapieresponse orientiert sich an der Dauer der Wirksamkeitsstudien, bei Nonresponse wird man den Behandlungsversuch in der Regel bereits nach

Tabelle 8.19 Sonstige Behandlungsmöglichkeiten bei Therapieresistenz

	Tagesdosis (Behandlungsdauer)	Wirkungsnachweis (Gegenanzeigen)
Stimulanzien (Methylphenidat)	10–40 mg (Monate)	ca. 20 Studien (s. Text) (u.a. Hypertonie, Angina pectoris)
Reserpin	10 mg (2 Tage!)	in 12 Studien 75% Responder (u.a. Hypotonie, Asthma, Magenulzera)
Antidepressiva-infusionen	50–150 mg (2 Wochen)	9 kontrollierte Studien: oral = i.v.
Carbamazepin	800–1200 mg (Monate)	3 kontrollierte Studien; ca. 50% Responder (u.a. AV-Block, Leberschaden)
Östrogene	0,06 mg Östradiol (1 Monat)	Wirkung fraglich (u.a. Schwangerschaft, Leberschaden, Thrombosen)
Salbutamol	0,02–0,1 mg (1 Monat)	in Einzelfällen wirksam (u.a. Herzerkrankungen, Hypertonie)

2 bis 3 Wochen beenden (mit Ausnahme der nur 2tägigen, initialen Reserpinbehandlung).

8.9.5.1 Psychostimulanzien

Metamphetamin (Pervitin) oder Methylphenidat (Ritalin) haben eine gewisse antidepressive Wirksamkeit, die in ca. 20 Studien, die Hälfte davon kontrolliert, untersucht wurde. Die Ergebnisse dieser überwiegend in den 60er Jahren an insgesamt ca. 700 Patienten mit reaktiven, neurotischen und endogenen Depressionen durchgeführten Studien sind aus methodischen Gründen schwer zu interpretieren. In etwa der Hälfte der kontrollierten Studien konnte eine antidepressive Wirkung der Psychostimulanzien nachgewiesen werden, in den offenen Studien besserten sich ca. 60 % der Patienten. Die Behandlung z.B. mit Methylphenidat wurde in einer Dosierung von 10–40 mg täglich einen bis mehrere Monate lang durchgeführt, ohne daß angeblich eine Toleranzentwicklung oder Abhängigkeitserscheinungen beobachtet wurden. Die Verträglichkeit wird als gut beschrieben, als Nebenwirkungen sind Tachykardie, Blutdruckerhöhung, Schlaflosigkeit, Diarrhoe und Gewichtsabnahme zu erwarten. Bei langfristiger und höher dosierter Einnahme können paranoid-halluzinatorische Syndrome auftreten. Die Wirksamkeit bei Trizyklika-Nonrespondern ist lediglich in offenen Studien bzw. Einzelfallberichten nachgewiesen, wobei in 2 Studien Methylphenidat bzw. Dextroamphetamin auch zusätzlich zu einer fortgeführten Trizyklikamedikation gegeben wurde (*Chiarello* u. *Cole* 1987). Da die antidepressive Wirkung der Psychostimulanzien sehr rasch eintritt, sollte ein Behandlungsversuch mit diesen Substanzen bei Nonresponse spätestens nach 2 bis 3 Wochen wieder beendet werden. Als Wirkmechanismus wird für Metamphetamin eine präsynaptische Dopaminfreisetzung, für Methylphenidat eine präsynaptische Dopaminwiederaufnahmehemmung angegeben (*McMillen* 1983).

8.9.5.2 Reserpin

Reserpin hat als *kurzzeitige* (!) Zusatzmedikation bei Trizyklika-Nonrespondern ebenfalls eine gewisse antidepressive Wirksamkeit, die bisher in 9 offenen und 3 kontrollierten Studien (*Price* et al. 1987) an insgesamt weniger als 100 depressiven Patienten untersucht wurde. Bei 75 % der Patienten wurde eine positive Response beobachtet, die meist innerhalb von 1 bis 2 Tagen auftrat. Reserpin wur-

Tabelle 8.20 Möglichkeiten zur Vermeidung einer Therapieresistenz

- Pharmakogene und somatogene Depressionen erkennen und behandeln

- Noncompliance erkennen (evtl. Serumspiegel) und vermeiden (ausführliche Aufklärung!)

- Vorbehandlung berücksichtigen (in früheren Phasen erfolgreiches Präparat erneut versuchen; in jetziger Phase erfolglos eingesetzte Substanzgruppe vermeiden)

- Ausreichend lange (mindestens 3 bis 4 Wochen) und ausreichend hochdosiert (Serumspiegel?) behandeln

- Bei Therapieresistenz auf Präparat mit anderem biochemischen Wirkungsschwerpunkt umsetzen

- Frühzeitiger Einsatz von antidepressiven Zusatzbehandlungsmaßnahmen (z.B. partieller Schlafentzug, Schilddrüsenhormon, Lithium)

de meist *über 2 Tage* als intramuskuläre Injektion verabreicht (täglich 2 x 5 mg i.m.); nennenswerte Nebenwirkungen sind nicht aufgetreten.

8.9.5.3 Carbamazepin

Carbamazepin hat außer seiner bekannten antiepileptischen auch eine antimanische und phasenprophylaktische Wirksamkeit (*Emrich* 1987). Einige wenige Studien mit bis jetzt noch sehr geringen Fallzahlen deuten darauf hin, daß Carbamazepin auch eine gewisse antidepressive Wirkung hat, die sich in Einzelfällen auch bei Trizyklika-Nonrespondern zeigen ließ (*Prasad* 1985, *Ballenger* 1988). Dosierung, therapeutischer Blutspiegelbereich und Nebenwirkungen sind die geichen wie bei der antiepileptischen Behandlung.

Die antidepressive Wirksamkeit der übrigen in Tab. 8.19 aufgeführten Behandlungsverfahren ist jeweils nur in einigen Einzelfällen belegt, weshalb diese Behandlungsverfahren nur beim Versagen aller geschilderten Standardbehandlungen in Frage kommen.

Abschließend muß darauf hingewiesen werden, daß in Einzelfällen bei chronischer Therapieresistenz immer mal wieder auch ein völliges Absetzen aller Psychopharmaka zum Erfolg führen kann.

Der dargestellte Stufenplan soll dazu beitragen, die oft langwierige Behandlung einer therapieresistenten Depression übersichtlicher und möglichst auch effizienter zu gestalten. Die Aufzählung der zahlreichen Behandlungsmöglichkeiten soll es dem behandelnden Arzt erleichtern, auch bei Nichtansprechen auf eine Standardbehandlung noch weitere Therapiemöglichkeiten auszuwählen. Nicht selten läßt sich jedoch die Ausbildung einer chronischen Therapieresistenz schon durch die Beachtung einiger weniger therapeutischer Grundregeln vermeiden (Tab. 8.20), so daß auf die weniger gut untersuchten Behandlungsmöglichkeiten oft gar nicht zurückgegriffen werden muß.

Literatur

Ananth, J., Luchins, D.: A review of combined tricyclic and MAOI therapy. Comprehens. Psychiat. 18 (1977) 221–230

Asberg-Wistedt, A.: A comparison between zimelidine and desipramine in endogenous depression. Acta psychiat. scand. 66 (1982) 129–138

Ballenger, J.C.: The clinical use of carbamazepine in affective disorders. J. clin. Psychiat. 49/4 (Suppl.) (1988) 13–19

Baxter, L.R.: Can Lithium carbonate prolong the antidepressant effect of sleep deprivation? Arch. gen. Psychiat. 42 (1985) 635

Breyer-Pfaff, U., Gaertner, H.J.: Antidepressiva. Pharmakologie, therapeutischer Einsatz und Klinik der Depression. Medizinisch-pharmakologisches Kompendium. Bd. 5. Wissenschaftliche Verlagsgesellschaft, Stuttgart 1987

Bunney, W.E.: Psychopharmacology of the switch process in affective illness. In: *M.A. Lipton, A.D. Mascio, K.E. Killam* (eds.): Psychopharmacology. A generation of progress. Raven Press, New York 1978, pp. 1249–1259

Chiarello, R.J., Cole, J.O.: The use of psychostimulants in general psychiatry. Arch. gen. Psychiat. 44 (1987) 286–295

Corsini, G.U., Masala, C., des Zompo, M., Magoni, A.: Antidepressant effect of haloperidol withdrawal during chlorimipramine therapy. Vortrag beim Weltkongreß für Biologische Psychiatrie. Barcelona 1978

Emrich, H.M.: Die Wirkung von Carbamazepin bei affektiven und schizoaffektiven Psychosen. In: *J.M. Burchard* (Hrsg.): Behandlung mit Carbamazepin in Psychiatrie und Neurologie. Münchner Wissenschaftliche Publikationen, München 1987, S. 79–88

Helmchen, H.: Symptomatology of therapy-resistant depressions. Pharmakopsychiat. 7 (1974) 145–155

Hippius, H., Jungkunz, G.: Some general remarks of the problem of therapy-resistant depressions. In: *P. Pichot, P. Berner, R. Wolf, K. Thau* (eds.): Psychiatry. The state of the art. Plenum Press, New York, London 1986

Keller, M.B., Klerman, G.L., Lavori, P.W., Fawcett, J.A., Coryell, W., Endicott, J.: Treatment received by depressed patients. JAMA 248 (1982) 1848–1855

Kielholz, P.: Treatment for therapy-resistant depression. Psychopathology 19 (Suppl. 2) (1986) 194–200

Kielholz, P., Adams, C. (Hrsg.): Antidepressive Infusionstherapie. Eine Standortbestimmung. Internationaler Workshop, Neu-Isenburg 1980. Thieme, Stuttgart, New York 1982

Kissling, W.: Lithium as an antidepressant. J. Neurosci. 31 (1986) 120

Kissling, W., Möller, H.J., Lauter, H., Binz, U., Wendt, G.: Double-blind comparison of intravenous versus oral maprotiline. Antidepressant activity, plasma levels, side-effects. Pharmacopsychiat. 15 (1985) 96–97

Kotin, J., Post, R.M., Goodwin, F.K.: Drug treatment of depressed patients referred for hospitalization. Amer. J. Psychiat. 130 (1973) 1139–1141

Kuhs, H., Tölle, R.: Schlafentzug (Wachtherapie) als Antidepressivum. Fortschr. Neurol. Psychiat. 54 (1986) 341–355

Langer, G., Schönbeck, G.: Psychiatrische Indikationen der Therapie mit Antidepressiva. In: *G. Langer, H. Heimann* (Hrsg.): Psychopharmaka. Grundlagen und Therapie. Springer, Wien, New York 1983, S. 118–136

Lingjaerde, O., Bratfos, O., Bratlid, T., Haug, J.O.: A double-blind comparison of zimelidine and desipramine in endogenous depression. Acta psychiat. scand. 68 (1983) 22–30

Lauter, H., Sauer, H.: Electroconvulsive therapy: A German perspective. Convuls. Therap. 3 (1987) 204–209

McMillen, B.A.: CNS stimulants: two distinct mechanisms of action for amphetamine-like drugs. Trends Pharmacol. Sci. 4 (1983) 429–432

Möller, H.J., Kissling, W., Herberger, B., Kuss, H.J.: Kontrollierte Studie über die möglichen Vorteile einer Kombinationstherapie mit Chlorimipramin und Haloperidol bei endogen Depressiven. Pharmacopsychiat. 17 (1984) 29–33

Möller, H.J., Kissling, W., Herberger, B., Binz, U., Wendt, G., Spahn, H.: Controlled trial on the possible advantages of a combined therapy with maprotiline and haloperidol in endogenous depression. Pharmacopsychiat. 19 (1986) 362–364

Möller, H.J., Kissling, W., Stoll, K.-D., Wendt, G.: Psychopharmakotherapie. Ein Leitfaden für Klinik und Praxis. Kohlhammer, Stuttgart 1989

Nyström, C., Hällström, T.: Comparison between a serotonin and a noradrenaline reuptake blocker in the treatment of depressed outpatients. A cross-over study. Acta psychiat. scand. 75 (1987) 377–383

v. Oefele, K., Grohmann, R., Hippius, H., Rüther, E.: Unerwünschte Arzneimittelwirkungen bei der Kombinationsbehandlung mit trizyklischen Antidepressiva und Monoaminoxidasehemmern. Nervenarzt 59 (1988) 118–123

Pare, C.M.B.: Monoamine oxidase inhibitors in resistant depression. Int. Pharmacopsychiat. 14 (1979) 101–109

Pöldinger, W., Sieberns, S.: Depression-inducing and antidepressive effects of neuroleptics. Neuropsychobiology 10 (1983) 131–136

Prange, A.J., Loosen, P.T., Wilkson, I.A., Lipton, M.A.: The therapeutic use of hormones of the thyroid axis in depression. In: *R.M. Post, J.C. Ballenger* (eds.): Neurobiology of mood disorders. Williams & Wilkins, Baltimore, London 1984, pp. 311–322

Prasad, A.J.: Efficacy of carbamazepine as an antidepressant in chronic resistant depressives. J. Indian med. Ass. (Kalkutta) (1985) 235–237

Price, L.H., Charney, D.S., Heninger, G.R.: Reserpine augmentation of desipramine in refractory depression: clinical and neurobiological effects. Psychopharmacology 92 (1987) 431–437

Robertson, M.M., Trimble, M.R.: Major tranquillisers used as anti-depressants. A review. J. affect. Disord. 4 (1982) 173–193

Sauer, H., Lauter, H.: Elektrokrampftherapie. I. Wirksamkeit und Nebenwirkungen der Elektrokrampftherapie. Nervenarzt 58 (1987) 201–209

Schöpf, J.: Lithiumzugabe zu Thymoleptika als Behandlung therapieresistenter Depressionen. Nervenarzt 60 (1989) 200–205

Simpson, G.M., Lee, J.H., Cuculic, Z., Kellner, R.: Two dosages of imipramine in hospitalized endogenous and neurotic depressives. Arch. gen. Psychiat. 33 (1976) 1093–1102

Spiker, D.G., Weiss, J.C., Dealy, R.S., Griffin, S.J., Hanin, I., Neil, J.F., Perel, J.M., Rossi, A.J., Soloff, P.H.: The pharmacological treatment of delusional depression. Amer. J. Psychiat. 142 (1985) 430–436

Watt, D.C., Crammer, J.L., Elkes, A.: Metabolism, anticholinergic effects, and therapeutic outcome of desmethylimipramine in depressive illness. Psychol. Med. 2 (1972) 397–405

White, K., Simpson, G.: Combined MAOI-tricyclic antidepressant treatment: a reevaluation. J.clin. Psychopharmacol. 1 (1981) 264–282

8.10 Indikation und Durchführung der Elektrokrampftherapie

W. Kissling, H. Lauter

Seit Einführung der Psychopharmaka kommt die Elektrokrampftherapie (EKT) zunehmend weniger zur Anwendung. Derzeit werden in der Bundesrepublik pro Jahr nur noch ca. 500 Patienten mit EKT behandelt (*Lauter* u. *Sauer* 1987). Diese niedrige Anwendungsfrequenz hängt auch mit nicht-medizinischen Faktoren zusammen. Dies wird da-

durch unterstrichen, daß die EKT in anderen europäischen Ländern z.T. sehr viel häufiger eingesetzt wird und auch deutsche Klinikpsychiater in einer Umfrage äußerten, daß sie eine häufigere Anwendung der EKT medizinisch für indiziert halten (*Lauter* u. *Sauer* 1987).

Vor diesem Hintergrund erscheint eine zusammenfassende Darstellung der Indikationsstellung und der Durchführung der EKT im Rahmen dieses Therapiebuchs aus 2 Gründen besonders sinnvoll: Zum einen kam es parallel zum drastischen Rückgang der Anwendungshäufigkeit auch zwangsläufig zu einer Abnahme an Erfahrung in der Indikationsstellung und praktischen Durchführung dieser Behandlungsform. Zum andern besteht angesichts der Tatsache, daß 10 bis 30 % der depressiven Patienten nicht ausreichend auf eine Antidepressivabehandlung ansprechen, nach wie vor ein Bedarf an derartigen alternativen Behandlungsverfahren. Im folgenden soll deshalb zusammenfassend auf Indikationsstellung, Wirksamkeit, Nebenwirkungen und praktische Durchführung der EKT eingegangen werden. Der an einer ausführlicheren Darstellung interessierte Leser sei auf die Übersichtsarbeit von *Sauer* u. *Lauter* (1987) sowie auf die Monographie von *Fink* (1979) verwiesen.

8.10.1 Wirksamkeit

Bei *endogenen Depressionen,* der Hauptindikation für EKT, ist die Elektrokrampfbehandlung nach wie vor die wirksamste Behandlungsmethode. Vor allem bei wahnhaften Depressionen, wo die Responserate bei einer Trizyklika- oder Neuroleptikamonotherapie nur zwischen 30 und 50 % und bei einer Kombination aus beiden zwischen 45 und 80 % liegt, erreicht die EKT Responseraten von 85 bis 90 % (*Kroessler* 1985, *Perry* et al. 1982). Aber auch bei nicht wahnhaften endogenen Depressionen erwies sich die EKT in zahlreichen kontrollierten Studien häufig einer Antidepressivabehandlung überlegen (*Medical Research Council* 1965) oder zumindest als gleichwertig. Vor allem war ein rascherer Wirkungseintritt und eine bessere Wirksamkeit bei schweren depressiven Syndromen festzustellen. Auch Antidepressiva-Nonresponder zeigen unter EKT in ca. 50 bis 70 % der Fälle noch eine ausreichende Besserung (*Avery* u. *Lubrano* 1979).

Daß die beobachtete Wirksamkeit tatsächlich auf die elektrisch induzierte, zerebrale Krampfentladung und nicht auf unspezifische Effekte zurückzuführen ist, wurde mittlerweile in zahlreichen kontrollierten Studien eindeutig belegt (Zusammenfassung s. *Sauer* u. *Lauter* 1987).

Zur Wirksamkeit der EKT bei anderen Indikationen liegen deutlich weniger Untersuchungen vor. *Schizophrene Psychosen* — vor allem chronischere Verlaufsformen — sprechen auf eine Neuroleptikabehandlung besser an als auf EKT. Akute Schizophrenien, vor allem die Katatonie, zeigen allerdings in offenen und einigen wenigen kontrollierten Studien unter einer Kombination von Neuroleptika und EKT ein besseres Ansprechen als unter Neuroleptikamonotherapie, so daß vor allem bei lebensbedrohlicher Katatonie eine Elektrokrampfbehandlung indiziert ist. Zur Wirksamkeit der EKT bei *Manien* liegen nur wenige offene Studien vor, in denen die EKT — besonders bei akuten Verlaufsformen — eine gewisse Wirksamkeit zeigte. Bei anderen Krankheitsbildern ist die Wirksamkeit der EKT nicht ausreichend untersucht.

Der *Wirkmechanismus* der EKT (s. auch Kap. 3.2) ist — wie bei den meisten anderen psychiatrischen Therapien — immer noch weitgehend ungeklärt. Die zur Erzielung des antidepressiven Effekts nötigen generalisierten Krampfentladungen haben vielfältige Auswirkungen auf das Zentralnervensystem. So wird durch EKT die dopaminerge Aktivität gesteigert, Ausschüttung und Umsatz an Noradrenalin und Dopamin erhöht sowie die postsynaptische Rezeptorsensibilität für Serotonin, Dopamin und Noradrenalin gesteigert. Welcher dieser Effekte letztlich für die antidepressive Wirksamkeit ausschlaggebend ist, läßt sich derzeit noch nicht feststellen.

8.10.2 Indikationen

Aus den im vorigen Absatz dargestellten Vergleichsuntersuchungen zu medikamentösen Standardbehandlungen ergeben sich die in Tabelle 8.21 dargestellten Indikationen der EKT. Daß in der klinischen Praxis dennoch häufig von diesem Indikationskatalog abgewichen wird und die EKT oft wesentlich später oder überhaupt nicht zum Einsatz kommt, dürfte vor allem mit nichtmedizinischen Gründen zusammenhängen (*Lauter* u. *Sauer* 1987).

Absolute oder *relative Kontraindikationen* bestehen hauptsächlich im Zusammenhang mit dem im Rahmen einer EKT auftretenden Blutdruckanstieg. Die in Tabelle 8.22 aufgeführten absoluten

Tabelle 8.21 Indikationen der Elektrokrampftherapie (EKT)

1. Als Therapie der 1. Wahl
   a) bei wahnhaften Depressionen, depressivem Stupor und schizoaffektiven Psychosen mit depressiver Verstimmung
   b) bei endogenen Depressionen, die mit hoher Suizidalität, Nahrungsverweigerung, körperlicher Erschöpfung oder außerordentlichem Leidensdruck einhergehen
   c) bei akuter lebensbedrohlicher Katatonie
2. Als Therapie der 2. oder 3. Wahl
   a) bei therapieresistenten Depressionen – nach ineffizienter Behandlung mit zumindest 2 Antidepressiva über einen ausreichenden Zeitraum bzw. nach wirkungsloser Schlafentzugstherapie
   b) bei therapieresistenten, nicht lebensbedrohlichen Katatonien und anderen akuten schizophrenen Psychosen – nach ausreichend dosierter, aber erfolgloser Neuroleptikabehandlung
   c) bei therapieresistenten Manien – nach wirkungsloser Gabe von Neuroleptika, Lithium, Carbamazepin

Tabelle 8.22 Kontraindikationen der Elektrokrampftherapie (EKT). (Nach *Sauer* u. *Lauter* 1987)

1. Absolute Kontraindikationen
   a) kürzlich überstandener Herzinfarkt
   b) zerebrales oder aortales Aneurysma, zerebrales Angiom
   c) erhöhter Hirndruck
2. Relative Kontraindikationen
   a) koronare Herzkrankheit
   b) schwere arterielle Hypertonie
   c) Zustand nach zerebralem Insult
   d) pulmonale Erkrankungen

Keine Kontraindikationen: höheres Alter, Schwangerschaft, Schrittmacher

und relativen Kontraindikationen sind deshalb durchwegs Erkrankungen, bei denen dieser Blutdruckanstieg möglicherweise mit Gefahren für den Patienten verbunden ist. Bei den relativen Kontraindikationen müssen dabei in die Nutzen-Risiko-Abwägung auch die Risiken einer Psychopharmakotherapie einbezogen werden. Bei Patienten mit Hypertonie kann die prophylaktische Gabe von Nitroglyzerin oder Propranolol vor der Krampfbehandlung den möglicherweise riskanten Blutdruckanstieg begrenzen (*Fink* 1987). Ältere

Patienten können durchaus mit EKT behandelt werden, da sie besonders gut auf diese Behandlung ansprechen und häufig eine höher dosierte Antidepressivabehandlung z.B. wegen anticholinerger Nebenwirkungen schlechter vertragen.

8.10.3 Nebenwirkungen

Da es hauptsächlich die Angst vor schweren — möglicherweise irreversiblen — Nebenwirkungen der EKT war, die zum drastischen Rückgang in der Anwendungshäufigkeit dieser Behandlungsmethode geführt hat, soll im folgenden etwas ausführlicher auf die Untersuchungsergebnisse über Nebenwirkungen einer EKT eingegangen werden. Die Ablehnung der EKT beruht z.T. auf irrationalen, einer sachlichen Argumentation nicht zugänglichen Ängsten, zum anderen auch auf Berichten aus den frühen Jahren der EKT, wo diese Behandlung ohne Kurznarkose und Muskelrelaxation und teilweise mit sehr breiter Indikation und hoher Behandlungsfrequenz eingesetzt wurde. Unter den heutigen modernen Behandlungsbedingungen (unilaterale Elektrodenplazierung, Muskelrelaxation in Kurznarkose, Sauerstoffbeatmung etc.) gibt es aber sehr viel seltener Komplikationen oder irreversible Nebenwirkungen. Frakturen, Luxationen und apnoische Zustände treten unter diesen modernen Behandlungsbedingungen praktisch nicht mehr auf, die Letalität liegt mit ca. 4 pro 100000 Behandlungen noch unter dem Mortalitätsrisiko einer in Narkose vorgenommenen zahnchirurgischen Behandlung (*Tomlin* 1974), und irreversible kognitive oder gar morphologische Veränderungen sind nicht belegt (*Sauer* u. *Lauter* 1987).

8.10.3.1 Gedächtnisstörungen

Im Rahmen einer EKT kommen sowohl kurzzeitige anterograde wie auch retrograde Gedächtnisstörungen vor. Dabei sind vor allem Gedächtnisinhalte direkt vor und nach der Elektrokrampfbehandlung betroffen. Die Gedächtnisstörungen dauern in der Regel Stunden bis wenige Tage und sind fast immer voll reversibel. In Einzelfällen kann es allerdings zu andauernden, punktuellen Erinnerungslücken für länger zurückliegende Ereignisse kommen (*Squire* et al. 1981, *Frith* et al. 1983, *Weeks* et al. 1980), die von den Betroffenen zwar als unangenehm, nicht aber als quälend erlebt werden. Bei der Beurteilung derartiger Gedächtnisstörungen darf nicht übersehen werden, daß auch im Rahmen der Depression eine Beeinträchtigung der Gedächtnisleistung beobachtet wird und Symptomatik und Nebenwirkungen nicht immer sicher getrennt werden können. Durch eine geeignete Behandlungstechnik (Sauerstoffbeatmung, unilaterale Pulsströme, mindestens 2tägige Behandlungsintervalle) kann das Auftreten von Gedächtnisstörungen noch weiter reduziert werden.

8.10.3.2 Sonstige Nebenwirkungen

Kurzdauernde, reversible *organische Psychosen* mit Verwirrtheit und Orientierungsstörungen sind in Einzelfällen im Anschluß an eine EKT beschrieben worden. *Fink* (1979) gibt ihre Häufigkeit mit $<0,5\%$ der behandelten Patienten an und vermerkt, daß sie unter modernen Behandlungsbedingungen mit unilateraler Elektrodenplazierung und Sauerstoffbeatmung meist vermieden werden könnten.

Spontane epileptische Anfälle treten nach EKT in 0,2% der Patienten auf und sind damit nicht häufiger als in der Gesamtbevölkerung (*Blackwood* et al. 1980). Möglicherweise kommt es im Rahmen einer EKT sogar zu einer Anhebung der Krampfschwelle (*Post* et al. 1986). Die im Rahmen einer EKT regelmäßig auftretenden EEG-Veränderungen (Allgemeinveränderungen und Delta- und Theta-Herde) sind spätestens 2 Monate nach EKT nicht mehr nachweisbar (*Klotz* 1955).

Histologische Veränderungen, die auf eine irreversible Hirnschädigung hinweisen, sind weder im Tierversuch noch bei Patienten festgestellt worden, wenn die moderne Behandlungstechnik angewandt wurde. Gegenteilige Befunde beziehen sich auf unmodifizierte Krampfbehandlungen bzw. auf Tierversuche, bei denen die Krämpfe in sehr kurzen Intervallen induziert wurden, die Tiere nicht ausreichend beatmet waren bzw. überstarke Stromstärken verwendet wurden (*Sauer* u. *Lauter* 1987).

Die Auswirkungen einer EKT auf eine bestehende Schwangerschaft sind nur unzureichend untersucht. Die wenigen hierzu vorliegenden Untersuchungen deuten darauf hin, daß bei schwangeren Patientinnen durch EKT weder eine Schädigung des Fötus noch eine vorzeitige Geburt ausgelöst wird (Zusammenfassung s. *Fink* 1979).

8.10.4 Praktische Durchführung der EKT

Ziel einer optimalen Behandlungstechnik ist es, die für eine rasche antidepressive Wirkung erforderliche ausreichend lange, generalisierte Krampfentladung bei möglichst geringen Nebenwirkungen hervorzurufen. Da angesichts der niederen Behandlungsfrequenz diese Behandlungstechnik nicht mehr überall ausreichend beherrscht wird (*Pippard* u. *Ellam* 1981), soll sie im folgenden etwas eingehender dargestellt werden.

8.10.4.1 Vorbereitung

Soweit irgend möglich sollten vor einer EKT alle Psychopharmaka abgesetzt werden, da durch eine Kombinationsbehandlung kein zusätzlicher antidepressiver Effekt zu erzielen ist und die meisten Psychopharmaka unerwünschte Wechselwirkungen mit der EKT zeigen. Dabei ist besonders auf das rechtzeitige Absetzen der antikonvulsiv wirksamen Tranquilizer zu achten. Auch auf Lithium und Antidepressiva sollte möglichst verzichtet werden, da unter dieser Begleitmedikation ein verzögerter Abbau des Muskelrelaxans (Hemmung der Pseudocholinesterase) sowie gelegentlich Verwirrtheitszustände beobachtet wurden. Lediglich niedrigpotente Neuroleptika können bei anders nicht beherrschbaren Angst- und Erregungzuständen oder bei massiven Schlafstörungen verordnet werden. Nach ausreichender Aufklärung und Zustimmung des Patienten zur EKT erfolgt die Anmeldung beim Anästhesisten, wobei dieser — wenn er keine Erfahrung mit EKT hat — auf einige Besonderheiten (Sauerstoffbeatmung, Mundkeil etc., s.u.) hingewiesen werden sollte. In Zusammenarbeit mit dem Anästhesisten werden Kontraindikationen ausgeschlossen und Risikofaktoren abgewogen. Alle nötigen *Voruntersuchungen* (übliches Labor inkl. Cholinesterase, Thorax-Röntgen, EKG, EEG, Ausschluß eines gesteigerten Hirndrucks) sind selbstverständlich rechtzeitig durchzuführen.

8.10.4.2 EKT-Geräte, Stromform, Stromstärke, Stromdurchflußzeit

Mit dem in der Bundesrepublik üblichen Siemens-Konvulsator können unidirektionale, jeweils 5 ms dauernde elektrische Impulse verabreicht werden. Neuere amerikanische EKT-Geräte (z.B. Thymatron), die seit 1989 auch in der Bundesrepublik zugelassen sind, liefern dagegen „Pulse" von nur 1 ms Dauer, was in mehrfacher Hinsicht vorteilhaft erscheint: Zum einen ist aus neurophysiologischer Sicht die Reizerzeugung mit einem Kurzpuls zweckmäßiger, da bei längerer Dauer der elektrischen Einzelimpulse ein Teil der elektrischen Energie-

menge wegen der Refraktärzeit der Nervenzellen nicht zur neuronalen Entladung genutzt werden kann (*Sauer* u. *Lauter* 1987). Zum anderen scheinen die im Zusammenhang mit einer EKT auftretenden Gedächtnisstörungen bei Verwendung derartiger Kurzpulsströme deutlich geringer zu sein (*Weiner* et al. 1986).

Stromstärke und Stromdurchflußzeiten müssen so gewählt werden, daß eine generalisierte Krampfentladung von mehr als 25 Sek. Dauer erreicht wird. Die hierzu erforderliche elektrische Reizintensität hängt u.a. von der Kalottendicke und der Krampfschwelle ab und ist interindividuell unterschiedlich. In der Praxis wird man so vorgehen, daß man bei der Erstbehandlung eine mittlere Stromstärke (z.B. 600 Milli-Ampere) und Reizdauer (z.B. 4 bis 6 Sek.) wählt und sich im Verlauf der weiteren Behandlungen an die individuelle Krampfschwelle herantastet. Untersuchungsergebnisse von *Malitz* et al. (1986) deuten darauf hin, daß diese individuelle Krampfschwelle nicht zu knapp überschritten werden sollte, weil sich sonst möglicherweise die antidepressive Wirksamkeit vermindert.

8.10.4.3 Anästhesie

Bei der seit vielen Jahren üblichen modifizierten EKT mit Muskelrelaxation in Kurznarkose sind die früher häufigeren Frakturen praktisch ausgeschlossen, und auch kardio-pulmonale Komplikationen können durch die Zusammenarbeit mit dem Anästhesisten meist sicher beherrscht werden. Seitens der Anästhesie sind folgende Maßnahmen erforderlich:

1. *Prämedikation mit 0,5—1 mg Atropin* (direkt vor EKT i.v. oder 30 Min. vorher i.m. bzw. s.c.). Hierdurch werden Vagusreaktionen und Hypersekretion im Bereich des Mundes und der Atemwege vermindert.
2. Einleitung einer *Kurznarkose* z.B. mit Methohexital (ca. 0,7 mg pro kg Körpergewicht). Zu tiefe Narkosen oder die Verwendung von Barbituraten sollten vermieden werden, weil sie die Auslösung eines generalisierten Krampfanfalles erschweren.
3. *Muskelrelaxierung* mit Suxamethoniumchlorid (0,5—0,75 mg/kg), Stromapplikation erst bei vollständiger Relaxierung.
4. *Sauerstoffbeatmung* fördert das Auftreten ausreichend langer, generalisierter Krampfanfälle und verringert das Risiko postkonvulsiver Ge-

dächtnisstörungen. Sie kann bereits vor Einleitung der Kurznarkose, forciert direkt nach der Muskelrelaxation und sofort wieder nach der EKT durchgeführt werden.

5. Selbstverständlich müssen die Patienten für die Behandlung nüchtern sein. Zahnprothesen und metallhaltige Schmuckstücke sind abzulegen, vor Stromapplikation muß ein Mundkeil eingeführt werden. Wie nach jeder Kurznarkose sollten die Patienten über 1 bis 2 Stunden nach der Behandlung noch intensiv überwacht werden, bei postkonvulsiven Verwirrtheitszuständen entsprechend länger.

8.10.4.4 Plazierung der Elektroden

In der Regel sollte eine EKT heute mit unilateraler Elektrodenplazierung über der nicht dominanten Gehirnhemisphäre durchgeführt werden. Wie in zahlreichen kontrollierten Studien gezeigt wurde (*Daniel* u. *Crovitz* 1983), ist die unilaterale Stimulation genauso wirksam wie die bilaterale, hat aber wesentlich weniger kognitive Nebenwirkungen.

Die 2 heute am häufigsten verwendeten Elektrodenplazierungen nach *Lancaster* (1958) und *d'Elia* (1975) sind in Abb. 8.13 dargestellt. Die von *d'Elia* vorgeschlagene Position für die 2. Elektrode hat möglicherweise den Vorteil, daß wegen des größeren Abstands zur 1., frontotemporalen Elektrode weniger elektrische Energie im Unterhautfettgewebe zwischen beiden Elektroden kurzgeschlossen wird. Bei bilateraler Stimulation werden die Elektroden rechts und links an der in Abb. 8.13 dargestellten frontotemporalen Position angesetzt. Zur Verbesserung der elektrischen Leitfähigkeit emp-

fiehlt es sich, die Haare unter den Elektroden wegzukämmen, die Haut mit Alkohol zu entfetten sowie Elektrodenpaste bzw. mit Leitungswasser angefeuchtete Stoffstreifen auf die Elektroden zu geben.

8.10.4.5 Anfallsdauer, Zahl der Einzelbehandlungen

Die Gesamtbehandlungsdauer richtet sich hauptsächlich nach dem klinischen Bild. In der Regel sind 6 bis 10 Behandlungen erforderlich, bis eine ausreichende Remission erzielt wird. Nach Eintritt einer ausreichenden Besserung wird die EKT beendet und der Patient auf eine antidepressive Erhaltungsmedikation und — falls indiziert — anschließend auf eine prophylaktische Behandlung mit Lithium bzw. trizyklischen Antidepressiva eingestellt, da nach Abbruch der EKT — ähnlich wie nach einer medikamentösen Behandlung — ein hohes Rückfallrisiko besteht.

Klinische Erfahrungswerte zeigen, daß zur Erzielung eines ausreichenden antidepressiven Effekts generalisierte Krampfanfälle von mindestens 25 Sek. Dauer erforderlich sind. Um bei unilateraler Elektrodenplazierung trotz der Muskelrelaxation das Auftreten eines generalisierten Krampfanfalles zuverlässig beurteilen zu können, empfiehlt sich die *Blutdruckmanschettenmethode:* Hierbei wird an dem auf der Seite der Elektrodenplazierung gelegenen Unterarm eine Blutdruckmanschette soweit aufgepumpt, daß der arterielle Zufluß blockiert ist und das Krampfgeschehen deshalb an der nicht relaxierten, distalen Extremität sicher beurteilt werden kann. Hierbei müssen sowohl

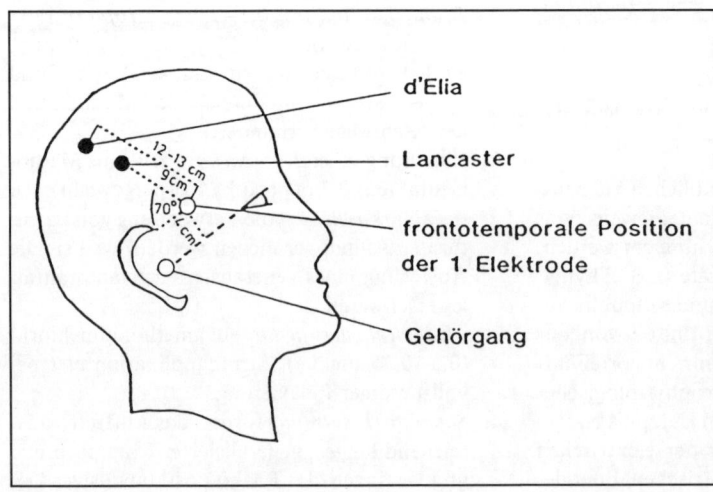

Abb. 8.13 Elektrodenposition bei unilateraler EKT. (Nach *Sauer* u. *Lauter* 1987)

tonische wie auch klonische Krampfstadien an der zum Reizort kontralateral gelegenen Extremität als Beweis für eine Generalisierung des Krampfgeschehens auftreten.

Falls bei einmaliger Stimulation kein ausreichend langer und generalisierter Kampfanfall ausgelöst werden kann, sollte unter Sauerstoffzwischenbeatmung noch in der gleichen Narkose eine 2. und möglicherweise auch eine 3. Stimulation mit erhöhter Stromstärke versucht werden. Mögliche Ursachen für eine unzureichende Stimulation sind:

1. zu niedrige Stromstärke bzw. Stromdurchflußzeit,
2. mangelnde elektrische Leitfähigkeit (Haare wegkämmen, Elektrodenpaste oder ausreichend angefeuchtete Stoffstreifen verwenden),
3. medikamentöse Erhöhung der Krampfschwelle (z.B. durch Benzodiazepine),
4. fehlende oder zu kurze Sauerstoffbeatmung.

In der Regel werden bei einem Patienten 2 bis 3 Behandlungen pro Woche durchgeführt, wobei sich zur Reduktion der Nebenwirkungen ein behandlungsfreies Intervall von jeweils 2 Tagen empfiehlt. Im Sinne eines „therapeutischen Fensters" beschreibt *Maletzky* (1978) optimale Therapieergebnisse bei Gesamtkrampfentladungszeiten zwischen 210 und 600 Sek. Auch bei ausbleibendem Therapieerfolg wird die EKT spätestens nach 15 bis 20 Behandlungen abgebrochen.

Bei sorgfältiger Indikationsstellung und fachgerechter Durchführung ist die EKT eine hochwirksame Behandlung, deren Nebenwirkungsrisiko nicht größer ist als bei einer Behandlung mit Psychopharmaka. Angesichts des Suizidrisikos und des großen Leidensdruckes sollte mit dem Einsatz dieser Behandlungsmethode bei therapieresistenten Depressionen und Katatonien nicht zu lange gezögert werden. Bei schweren endogenen Depressionen mit akuter Suizidalität sowie bei akuter lebensbedrohlicher Katatonie stellt die EKT nach wie vor die Therapie 1. Wahl dar.

Literatur

Avery, D., Lubrano, A.: Depression treated with imipramine and ECT: the DeCarolis study reconsidered. Amer. J. Psychiat. 136 (1979) 559–562

Blackwood, D.H.R., Cull, R.E., Freeman, C.P.L., Evans, J.L., Mawdsley, C.: A study of the incidence of epilepsy following ECT. J. Neurol. Neurosurg. Psychiat. 43 (1980) 1098–1102

Daniel, W.F., Crovitz, H.F.: Acute memory impairment following electroconvulsive therapy: a review of the literature. 2. The effects of electrode placement. Acta psychiat. scand. 67 (1983) 57–68

D'Elia, G., Raotma, H.: Is unilateral ECT less effective than bilateral ECT? Brit. J. Psychiat. 126 (1975) 83–89

Fink, M.: Convulsive therapy: Theory and practice. Raven, New York 1979

Fink, M.: Convulsive therapy in affective disorders: A decade of understanding and acceptance. In: *H. Y. Meltzer* (ed.): Psychopharmacology: The third generation of progress. Raven Press, New York 1987, pp. 1071–1076

Frith, C.D., Stevens, M., Johnstone, E.C., Deakin, J.F.W., Lawler, P., Crow, T.J.: Effects of ECT and depression on various aspects of memory. Brit. J. Psychiat. 142 (1983) 610–617

Klotz, M.: Serial electroencephalographic changes due to electrotherapy. Dis. nerv. Syst. 16 (1955) 120–121

Kroessler, D.: Relative efficacy rates for therapies of delusional depression. Convulsive Therapy 1 (1985) 173–182

Lancaster, N.P., Steinert, R.R., Frost, I.: Unilateral electroconvulsive therapy. J. ment. Sci. 104 (1958) 221–227

Lauter, H., Sauer, H.: Electroconvulsive therapy: A German perspective. Convulsive Therapy 3 (1987) 204–209

Maletzky, B.M.: Seizure duration and clinical effect in electroconvulsive therapy. Comprehens. Psychiat. 19 (1978) 541–550

Malitz, S., Sackeim, H.A., Decina, P., Kanzler, M., Kerr, B.: The efficacy of electroconvulsive therapy – dose response interactions with modality. In: *S. Malitz, H.A. Sackeim* (eds.): Electroconvulsive therapy: clinical and basic research issues. The New York Academy Sciences, New York 1986, pp. 56–64

Medical Research Council, Clinical Psychiatry Committee: Clinical trial of the treatment of depressive illness. Brit. med. J. I (1965) 881–886

Perry, P.J., Morgan, D.E., Smith, R.E., Tsuang, M.T.: Treatment of unipolar depression accompanied by delusions. J. affect. Disord 4 (1982) 195–200

Pippard, J., Ellam, L.: Electroconvulsive treatment in Great Britain – a report to the Royal College of Psychiatrists. Gaskell, London 1981

Post, R.M., Putnam, F., Uhde, T.W., Weiss, S.R.B.: Electroconvulsant therapy as an anticonvulsant – implication for its mechanism of action in affective illness. In: *S. Malitz, H.A. Sackeim* (eds.): Electroconvulsive therapy: clinical and basic research issues. The New York Academy of Sciences, New York 1986, pp. 376–388

Sauer, H., Lauter, H.: Elektrokrampftherapie. I: Wirksamkeit und Nebenwirkungen der Elektrokrampftherapie. Nervenarzt 58 (1987) 201–209

Squire, L.R., Slater, P.C., Miller, P.L.: Retrograde amnesia and bilateral electroconvulsive therapy. Arch. gen. Psychiat. 38 (1981) 89—95

Tomlin, P.J.: Death in outpatient dental-anaesthetic practice. Anaesthesia 29 (1974) 551—570

Weeks, D., Freeman, C.P.L., Kendell, R.E.: ECT: enduring cognitive deficits? Brit. J. Psychiat. 137 (1980) 26—37

Weiner, R.D., Rogers, H.J., Davidson, J.R.T., Squire, L.R.: Effects of stimulus parameters on cognitive side effects. In: *S. Malitz, H.A. Sackeim* (eds.): Electroconvulsive therapy: clinical and basic research issues. The New York Academy of Sciences, New York 1986, pp. 315—325

8.11 Indikation und Praxis des therapeutischen Schlafentzugs und der Lichttherapie

S. Kasper

Neben den psychopharmakologischen Behandlungen können auch nichtpharmakologische Methoden, wie der therapeutische Schlafentzug (SE) oder die Lichttherapie, bei der Behandlung depressiver Syndrome eingesetzt werden. Für beide Behandlungsverfahren wird ein biologischer Wirkmechanismus angenommen, so daß diese Verfahren nicht als Gegensatz zu psychopharmakologischen Methoden, sondern als zusätzliche Behandlungsmöglichkeit verstanden werden sollten. Zumindest für den SE konnte darüber hinaus auch gezeigt werden, daß eine Kombination mit Psychopharmaka einen additiven Effekt erkennen läßt (*Dessauer* et al. 1985), während dies für die Lichttherapie noch nicht eindeutig belegt ist.

8.11.1 Der therapeutische Schlafentzug

Obwohl nicht alle Patienten mit einer depressiven Erkrankung Schlafstörungen aufweisen, zeigt sich doch bei einem Großteil dieser Patienten, daß Veränderungen des Schlaf-Wach-Rhythmus einen gewichtigen Faktor in der Erkrankung darstellen. Unglücklicherweise ist jedoch das Verhältnis zwischen Schlaf und depressiver Erkrankung schwierig aufzudecken, da der Schlaf-Wach-Rhythmus auch auf Umgebungsvariablen, wie soziale oder sonstige Faktoren, die ebenfalls eine depressive Erkrankung beeinflussen können, sensibel reagiert. Trotz dieser Schwierigkeiten konnten jedoch die Untersuchungen eindeutig belegen, daß der therapeutische SE bei Patienten mit einem depressiven Syndrom unterschiedlicher Genese einen akuten antidepressiven Effekt bewirkt (*Kuhs* u. *Tölle* 1986). Im Gegensatz dazu fühlen sich gesunde Menschen nach einer durchwachten Nacht eher dysphorisch (*Kasper* et al. 1989 c).

Erste systematische Untersuchungen über die therapeutische Wirksamkeit des SE wurden von der Arbeitsgruppe um *Pflug* u. *Tölle* (1971) durchgeführt. Aus den Erfahrungen dieser und nachfolgender Untersuchungen kann man entnehmen, daß ein depressives Syndrom unterschiedlicher Genese auf den SE anspricht. Das Indikationsspektrum schließt daher sowohl uni- als auch bipolare (endogene) Depressionen in der akuten Phase der Erkrankung und auch in einem chronifizierten oder therapieresistenten Verlaufsstadium mit ein. Vereinzelte Untersuchungen haben auch günstige Effekte bei den sog. „neurotischen Depressionen" erkennen lassen, wenn dabei Vitalstörungen auftraten. Nach der neueren psychiatrischen Nomenklatur (DSM-III-R) sind diese Formen wahrscheinlich einer milden Ausprägung einer „Major Depression" zuzuordnen. Die Gruppe um *Fähndrich* (1982) konnte darstellen, daß depressive Syndrome bei schizophrener Grunderkrankung günstig auf SE ansprechen, ohne daß es zu einem Wiederauftreten einer produktiven Symptomatik kommt.

In Tabelle 8.23 sind die möglichen Arten der klinischen Behandlung durch SE zusammengefaßt. Während der totale SE und der partielle SE (der 2. Nachthälfte) sowohl unter stationären als auch unter ambulanten Bedingungen gut durchgeführt werden kann, sind die „Phase-Advance"-Therapie und der REM-Schlafentzug wegen des hohen Personalaufwandes bzw. der Notwendigkeit einer apparativen Ausstattung wahrscheinlich vorwiegend den Forschungsabteilungen vorbehalten. Beim totalen SE beginnt die Behandlung am Morgen vor der zu durchwachenden Nacht und reicht bis zum Abend nach der durchwachten Nacht, am besten bis zu einem für den Patienten gewohnten Zeitpunkt des Zubettgehens. Dabei ist es wichtig, daß der Patient über diesen gesamten Zeitraum (meist 40 Stunden) nicht schläft, d.h. weder vor- noch nachschläft. Insbesondere ein Schlaf oder auch nur ein Einnicken (engl.: nap) nach durchwachter Nacht sollte aufgrund der neueren „Nap"-Unter-

Tabelle 8.23   Arten der Schlafentzugsbehandlung

1. Praktisch gut durchführbar:	
Totaler Schlafentzug	beginnend am Morgen vor der SE-Behandlung bis zum Abend nach SE (max. 40 Stunden).
Partieller Schlafentzug *der zweiten Nachthälfte*	beginnend ab 1 bzw. 2 Uhr morgens bis zum Abend dieses Tages (d.h. SE der 2. Hälfte der Nacht). *Cave:* Der partielle Schlafentzug der 1. Hälfte der Nacht ist nicht antidepressiv wirksam.
2. Mehr für Forschungsabteilungen geeignet:	
„Phase-Advance"-Therapie	Vorverschiebung des Schlaf-Wach-Rhythmus um etwa 6 Stunden, d.h.: fortgesetzter partieller SE der 2. Nachthälfte über die Dauer von z.B. 14 Tagen. Personal- und organisationsintensiv.
REM-Schlafentzug	Selektiver Entzug des REM-Schlafes. Nur im Schlaflabor möglich.

suchungen vermieden werden, da gezeigt werden konnte, daß sich dadurch die depressive Verstimmung rasch wieder einstellt (*Wiegand* et al. 1987). Vielleicht etwas weniger belastend für den Patienten und therapeutisch gleich effektiv ist der partielle SE der 2. Nachthälfte (*Schilgen* u. *Tölle* 1980), bei dem die Patienten angehalten werden, ab 1 bzw. 2 Uhr morgens bis zum Abend dieses Tages wachzubleiben. Es ist dabei nicht nur von theoretischer, sondern auch von praktischer Bedeutung, daß sich ein partieller SE in der 1. Hälfte der Nacht als antidepressiv unwirksam dargestellt hat. (*Goetze* u. *Tölle* 1981, *Sack* et al. 1988). Die „Phase-Advance"-Therapie (*Wehr* et al. 1979), die praktisch einen fortgesetzten partiellen SE der 2. Nachthälfte (z.B. für die Dauer von 14 Tagen) darstellt, wurde bis jetzt nur an Forschungseinrichtungen untersucht, wobei auch therapieresistente Patienten noch günstig ansprachen. Die antidepressive Wirkung des REM-Schlafentzugs wurde dahingegen bis jetzt nur von der Gruppe um *Vogel* (1968) untersucht und bedarf weiterer praktischer und theoretischer Absicherung.

Obwohl bis jetzt keine größer angelegten Prädiktionsstudien vorliegen, um vorauszusagen, ob ein Patient überhaupt und zu welchem Zeitpunkt der Erkrankung auf den SE anspricht, lassen klinische Erfahrungen einen positiven Behandlungseffekt bei Vorliegen von depressiven Vitalstörungen sowie bei typischen Tagesschwankungen mit einer Befindlichkeitsverschlechterung am Morgen und einer Besserung in den Nachmittags-/Abendstunden erkennen. Darüber hinaus zeigte sich, daß der Schlafentzugseffekt offenbar von anderen Faktoren, wie vom aktuellen Lebensalter oder vom Geschlecht des Kranken, unabhängig ist. Dies hat auch praktische Bedeutungen, da daraus geschlossen werden kann, daß das höhere Lebensalter keine Kontraindikation für die Durchführung der

Schlafentzugstherapie darstellt. Ohne Bedeutung für den Effekt der Schlafentzugsbehandlung scheint auch der Schweregrad der Erkrankung zu sein. Naturgemäß können jedoch bei stärker — im Vergleich zu geringer — ausgeprägten Depressionen relativ größere therapeutische Effekte erzielt werden.

Bei der Beurteilung der Effektivität des SE ist es wichtig, den Zeitverlauf zu berücksichtigen. In Abb. 8.14 ist ein typischer Verlauf von SE-Respondern und Nonrespondern dargestellt. Es zeigt sich dabei, daß etwa 50 bis 60 % der Patienten einen eindeutigen antidepressiven Effekt am 1. Tag nach SE (Tag-1-Response) aufweisen. Ähnliche Zahlen kann man auch aus einer Zusammenstellung der zwischen 1971 und 1987 publizierten SE-Studien entnehmen (*Kasper* 1990). Wie aus Abb. 8.14 ebenso hervorgeht, ist jedoch der Verlauf am 2. Tag nach SE unterschiedlich (Tag-2-Response). Etwa die Hälfte der Patienten, die am 1. Tag nach SE gut angesprochen haben, zeigen eine Rückfall. Etwa der gleiche Prozentsatz der Patienten, die am 1. Tag nicht angesprochen haben, verbessert sich. Aus den publizierten Studien kann man ebenfalls entnehmen, daß in den Tagen nach dem SE bei gleichzeitig gegebener antidepressiver Medikation nicht das Ausmaß der depressiven Verstimmung erreicht wird, das zum Zeitpunkt vor der Schlafentzugsnacht bestand. Eine vollständige und andauernde Besserung nach einem einmaligen SE kann dahingegen nur bei einem geringen Prozentsatz der Patienten (etwa 5 %) erwartet werden.

Die möglichen Nebenwirkungen, Risiken oder Komplikationen während der Schlafentzugsbehandlung sind insgesamt gering und weitgehend unbedenklich. Häufig finden sich bei den Patienten in den frühen Morgenstunden der durchwachten Nacht vegetative Befindlichkeitsstörungen, die wahrscheinlich damit zusammenhängen, daß in

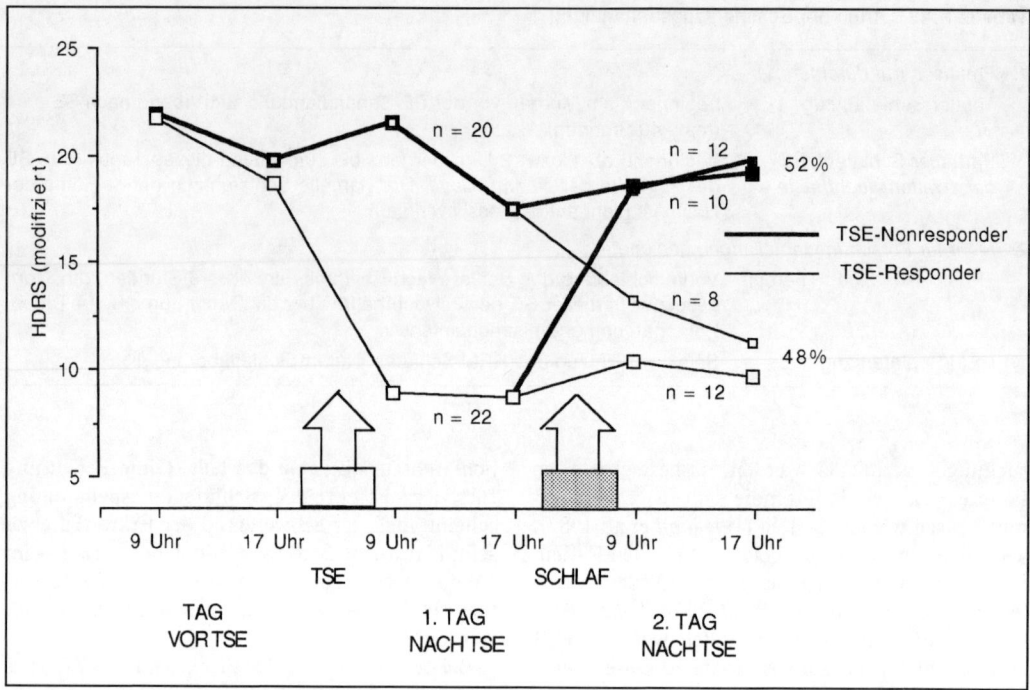

Abb. 8.14 Verlauf von Depressionsratings unter totalem Schlafentzug (TSE) bei 42 Patienten mit der Diagnose einer endogenen Depression (ICD-9). Am 1. Tag nach SE können 52% und am 2. Tag nach SE noch 48% als Responder klassifiziert werden. Bemerkenswert ist, daß sich die Responder am 2. Tag nach SE aus der Gruppe der Tag-1-Responder und Nonresponder konstituieren und nur etwa die Hälfte der Patienten den Response-Status des 1. Tages nach SE beibehält. (Nach *Kasper* et al. 1990) HDRS: Summenscore der Hamilton-Rating-Skala für Depressionen

dieser Zeit auch die Körpertemperatur physiologischerweise abfällt. Sehr selten kommt es zum Auftreten von manischen Erscheinungen, während hypomanische Zustände relativ häufig beobachtet werden können (*Wehr* 1990). Eine Provokation psychotischer Zustände bei der Schlafentzugsbehandlung von depressiv-anergischen Zuständen im Rahmen schizophrener Grunderkrankungen wurde ebenfalls sehr selten beobachtet (*Fähndrich* 1982). Bei einer erhöhten Krampfbereitschaft, z.B. nach Suchtmittelentzug oder bei einer zuvor nicht bekannten Epilepsie, wurden in seltenen Fällen auch Krampfanfälle berichtet. Bei der Kombination von SE mit Antidepressiva sollten bei einer erhöhten Krampfbereitschaft Antidepressiva, die zusätzlich die Krampfschwelle senken, vermieden werden (*Kasper* et al. 1990).

In Tabelle 8.24 sind einige Vorschläge zum praktischen Vorgehen beim SE zusammengefaßt. Häufig lernt der Patient den SE erstmals im Rahmen der stationären Behandlung kennen. Im Anschluß daran kann der SE im ambulanten Bereich dann z.B. derart erfolgen, daß der Patient gerade für die Schlafentzugsnacht in die Klinik kommt oder gemeinsam mit einem Angehörigen die Nacht durchwacht. Für die Schlafentzugsbehandlung ist eine Aufklärung des Patienten von großer Bedeutung, da diese Maßnahme sonst eventuell zu Mißverständnissen führt und z.B. als Bestrafung erlebt werden kann. Bei diesem Gespräch sollte vermieden werden, beim Patienten zu große Erwartungen zu wecken. Der Patient sollte vielmehr ein Verständnis dafür bekommen, daß es sich dabei um eine physiologische Maßnahme handelt, von der der Arzt erhofft, daß dadurch biologische Prozesse der Genese günstig beeinflußt werden können. Mit dem Patienten sollte insbesondere am 2. Tag nach SE gesprochen werden, da dabei meist ein, wenngleich nur partieller, Rückfall auftritt. Häufig kann eine, auch nur kurzfristig sich einstellende positive Erfahrung der Besserung auch für den Arzt psychotherapeutisch verwendet werden.

Die psychopharmakologische Behandlung sollte während der Schlafentzugsbehandlung möglichst weiter fortgesetzt werden. Eine Ausnahme stellen jedoch sedierende Psychopharmaka dar, die am Abend vor der zu durchwachenden Nacht (Schlafentzugsnacht) abgesetzt werden sollten, um dem

Tabelle 8.24 Vorschläge zum praktischen Vorgehen bei der Schlafentzugsbehandlung

Stationär oder ambulant?	Patient sollte den SE nicht alleine durchführen. Am besten sollte der Effekt stationär im Beisein einer Nachtwache kennengelernt werden. Kann dann später evtl. zu Hause, z.B. gemeinsam mit einem Angehörigen, durchgeführt werden.
Aufklärung des Patienten	Sollte als „physiologische" Maßnahme neben anderen Therapien dargestellt werden. Keine zu großen Erwartungen wecken.
Tätigkeit während des SE	Patient kann allen ihm möglichen und sinnvollen Tätigkeiten nachgehen. Auch körperliche Betätigung, wie z.B. Gymnastik oder ein Spaziergang, ist möglich.
Einschlafen während des SE	Der Patient sollte genau aufgeklärt werden, daß er am Tag nach der durchwachten Nacht nicht schlafen soll.
Schlafen am Tag vor und nach SE	Den Tag vor und nach SE soll der Patient in üblicher Weise verbringen. Kein „Vor- oder Nachschlafen". Der Patient soll am Tag nach SE zu einer für ihn üblichen Zeit schlafengehen.
Wiederholung des SE	Der SE kann bei noch nicht ausreichend behandelter depressiver Symptomatik 1- bis 2mal pro Woche wiederholt werden.
Verschlechterung am 2. Tag nach SE	Darüber muß mit dem Patienten am besten an diesem Tag gesprochen werden. Häufig kann eine auch nur kurzfristig sich eingestellte positive Erfahrung der Besserung für den Arzt psychotherapeutisch nutzvoll sein.
Psychopharmaka während SE	Der Patient kann die Medikamente wie gewohnt weiternehmen. Ein sedierendes Psychopharmakon am Abend des SE sollte jedoch weggelassen werden, um dem Patienten das Wachbleiben nicht unnötig zu erschweren.

SE: therapeutischer Schlafentzug

Patienten das Wachbleiben nicht unnötig zu erschweren. Für den therapeutischen Effekt des SE am Tage unmittelbar nach durchwachter Nacht (Tag-1-Response) ist es nicht von Bedeutung, ob und welche Medikation der Patient in der Zeit vor oder während des aktuellen SE erhalten hat (*Kasper* 1990). Die gegebene antidepressive Medikation scheint jedoch für die Tage nach SE von Bedeutung zu sein, da in einer Reihe von Untersuchungen gezeigt werden konnte, daß bei Patienten unter einer gleichzeitigen antidepressiven Therapie kein so deutlicher Rückfall auftrat als bei Patienten, bei denen der SE unter medikamentenfreien Bedingungen angewandt wurde. Darüber hinaus lassen neuere Forschungsergebnisse vermuten, daß gerade Antidepresssiva mit einem serotonergen Wirkmechanismus den antidepressiven Effekt des SE auch über den 1. Tag hinaus wirkungsvoll verlängern können (*Kasper* et al. 1990).

8.11.2 Der therapeutische Effekt der Lichttherapie

Obwohl die Sonne immer als lebensspendende Kraft angesehen wurde, ist die Bedeutung des Sonnenlichts zur Heilung von Krankheiten erst mit dem Eintreten in das Industriezeitalter beobachtet worden. Parallel mit der Industrialisierung veränderten die Menschen ihre Lebensgewohnheiten, zogen in Städte und ein Großteil der Bevölkerung arbeitete und lebte, im Vergleich zu der zuvor gewohnten, nun in einer meist dunkleren Umgebung. Vorwiegend als eine allgemein roborierende Maßnahme, aber auch mit einer speziellen Indikation für verschiedene Erkrankungen, vor allem der Tuberkulose und Rachitis, war die Lichtexposition (damals Heliotherapie genannt) in Europa am Anfang des 20. Jahrhunderts ein viel beachtetes Therapieprinzip. Aus dem Schrifttum dieser Zeit kann man entnehmen, daß eine ganze Reihe von Erkrankungen damit behandelt wurde, und es mag vielleicht erstaunen, daß sich dabei die Depression nicht findet. Bei genauerem Studium zeigt sich jedoch, daß diesen Patienten wegen der schädigenden Wirkung des dabei verwendeten ultravioletten Anteils des Lichtes die Augen verdeckt wurden. Neuere Untersuchungen haben jedoch ergeben, daß die für die Depressionsbehandlung notwendige Wirkung des Lichtes (die den ultravioletten Anteil nicht zu enthalten braucht) wahrscheinlich ausschließlich über das Auge vermittelt wird (*Wehr* et al. 1987).

In den vergangenen Jahren wurde nun die weiter unten beschriebene Form der Lichttherapie in die Medizin eingeführt, die die Behandlung saisonal abhängiger Depressionen (*SAD, Rosenthal* et al. 1984) und deren subsyndromale Form (*S-SAD,*

Tabelle 8.25 Charakteristika der saisonal abhängigen Depression (SAD) und deren subsyndromalen Form

Auftreten	Regelmäßige, mit jeweils unterschiedlicher Intensität auftretende Symptomatologie im Herbst/Winter
Remission	Im Frühjahr/Sommer
Dauer	Etwa 5 bis 6 Monate, d.h. Dauer des Herbstes und Winters
Symptomatologie	Verminderte Energie im Vordergrund, nicht so sehr die ebenso auftretende Verstimmung. Meist: vermehrter Appetit mit Kohlenhydratheißhunger, Gewichtszunahme, Hypersomnie mit vermehrter Müdigkeit am Tage, insbesondere in den Nachmittags- und Abendstunden.
Subsyndromale SAD	Quantitativ zur SAD geringer ausgeprägte Symptomatologie
Behandlung	Lichttherapie mit hellem, weißem Licht (s. Tab. 8.26)

Kasper et al. 1989a) möglich machte. Seit der 1. publizierten Fallstudie (*Lewy* et al. 1982) hat sich das Wissen um diese Therapieform eindrucksvoll vermehrt und aufgrund der bis jetzt vorliegenden Untersuchungen, die z.T. auch in Europa durchgeführt wurden, kann die Lichttherapie bei SAD-Patienten als wirksame Therapieform angesehen werden (*Kasper* et al. 1988b). In ersten epidemiologischen Untersuchungen, die in den USA durchgeführt wurden, konnte gezeigt werden, daß die SAD und deren subsyndromale Form keineswegs selten ist, sondern im Laufe eines Lebens bei etwa 4 bis 13 % der Menschen in der Allgemeinbevölkerung beobachtet werden kann (*Kasper* et al. 1989b). Obwohl bereits eine Reihe von Untersuchungen zum Wirkmechanismus der Lichttherapie vorliegen (*Skwerer* et al. 1988), müssen deren Ergebnisse noch als vorläufig angesehen werden, da sie z.T. widersprüchlich und noch nicht repliziert sind.

Eindeutige Erfolge der Lichttherapie konnten nur bei SAD-Patienten und deren subsyndromalen Form gefunden werden. Die Charakteristika dieser Gruppe sind in Tabelle 8.25 zusammengefaßt und an anderer Stelle (*Kasper* et al. 1988a) ausführlicher dargestellt. Neben der SAD werden in der Literatur noch weitere Indikationen für die erfolgreiche Anwendung der Lichttherapie genannt, die jedoch nicht in demselben Ausmaß systematisch studiert wurden. Es handelt sich dabei um das sog. Delayed-Sleep-Phase-Syndrom (d.h.: Menschen mit der Angewohnheit, erst in den frühen Morgenstunden schlafen zu gehen), das Jetlag-Syndrom, gesundheitliche Folgen der Schichtarbeit sowie das prämenstruelle Syndrom. Ein positiver Effekt der Lichttherapie bei endogenen Depressionen ohne ein saisonales Auftretensmuster konnte bis jetzt nicht eindeutig belegt werden. Es kann jedoch möglich sein, daß bei dieser Gruppe erst eine längere Anwendungsdauer als die üblicherweise gewählte 1wöchige, evtl. auch unterstützt durch spezifisch wirkende Antidepressiva, von Erfolg ist.

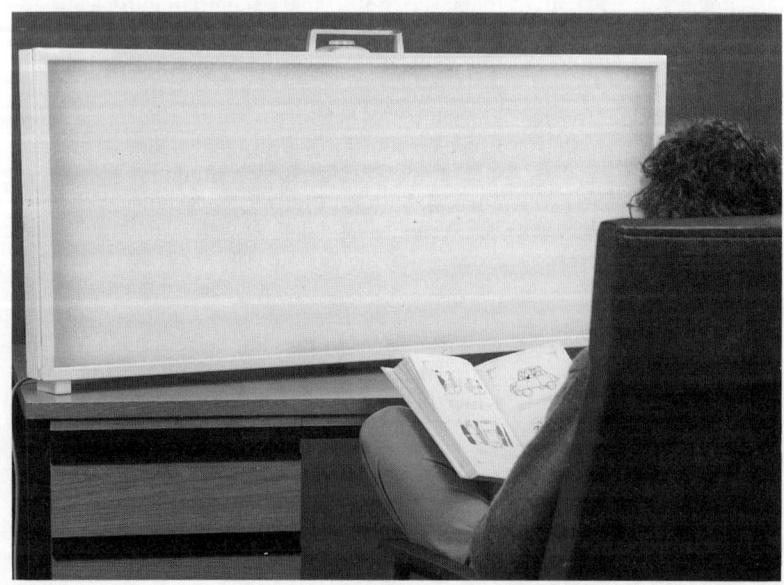

Abb. 8.15 Praktische Anordnung der Lichttherapie

Die im folgenden beschriebene Technik ist nicht die einzig mögliche, aber sie wurde mit einer nur geringen Abänderung in den meisten publizierten Studien angewandt und als effektiv und sicher in etwa 80 % der SAD-Patienten und deren subsyndromalen Form beurteilt. Meistens wird als Lichtquelle ein fluoreszierendes Licht verwendet, das das gesamte Spektrum beinhaltet und von 6 bis 8 40-Watt-Leuchtstoffröhren stammt (s. Abb. 8.15), die in einem etwa 120 x 60 cm großen und 8 cm tiefen, rechtwinkeligen Metallgehäuse untergebracht sind (mit einem elektronischen Vorschaltgerät zur Vermeidung von Flimmerlicht). Hinter den Leuchtstoffröhren befindet sich eine reflektierende Oberfläche und das Licht wird durch einen Plastikschirm abgegeben, der das Licht zerstreut, um eine Blendung zu vermeiden. Diese Lichtquelle wird im angloamerikanischen Sprachraum als „fullspectrum fluorescent bright light" (helles, weißes fluoreszierendes Licht mit vollem Spektrum) bezeichnet. Es wird empfohlen, daß die Patienten die Lichtfixierung in Augenhöhe, evtl. horizontal auf einem Tisch oder vertikal am Boden aufstellen. Der Beleuchtungskörper soll etwa 90 cm von den Augen entfernt sein und die Patienten werden an-

gehalten, jede Minute ein paar Sekunden lang in das Licht zu schauen. In der Therapiezeit können die Patienten lesen, schreiben bzw. sonstigen Tätigkeiten nachgehen, die ihnen jedoch erlauben, mit dem Kopf (d.h. mit den Augen) in dem oben angegebenen Abstand vor dem Beleuchtungskörper zu bleiben (s. Abb. 8.15). Die Lichtintensität, die bei dieser Anordnung auf das Auge auftrifft, ist dabei etwa 2500 Lux. Dies entspricht ungefähr der Lichtmenge, die man registrieren kann, wenn man an einem Frühlingstag aus dem Fenster schaut, und ist etwa 5mal so groß wie eine normale Raumbeleuchtung. In letzter Zeit werden von verschiedenen Herstellern auch deutlich kleinere Lichtfixierungen angeboten, die den Vorteil der leichteren Handhabung haben. Eine Zusammenstellung der praktischen Richtlinien findet sich in Tab. 8.26.

Meist kann der antidepressive Effekt der Lichttherapie bereits nach 3 bis 4 Tagen erreicht werden (Abb. 8.16). Diese Erfahrungen beziehen sich jedoch auf die Behandlung mit SAD-Patienten und es ist möglich, daß bei depressiven Syndromen anderer Genese bzw. in Kombination mit Antidepressiva eine längere Exposition notwendig ist. Weiterhin besteht bei der Lichttherapie wahrscheinlich

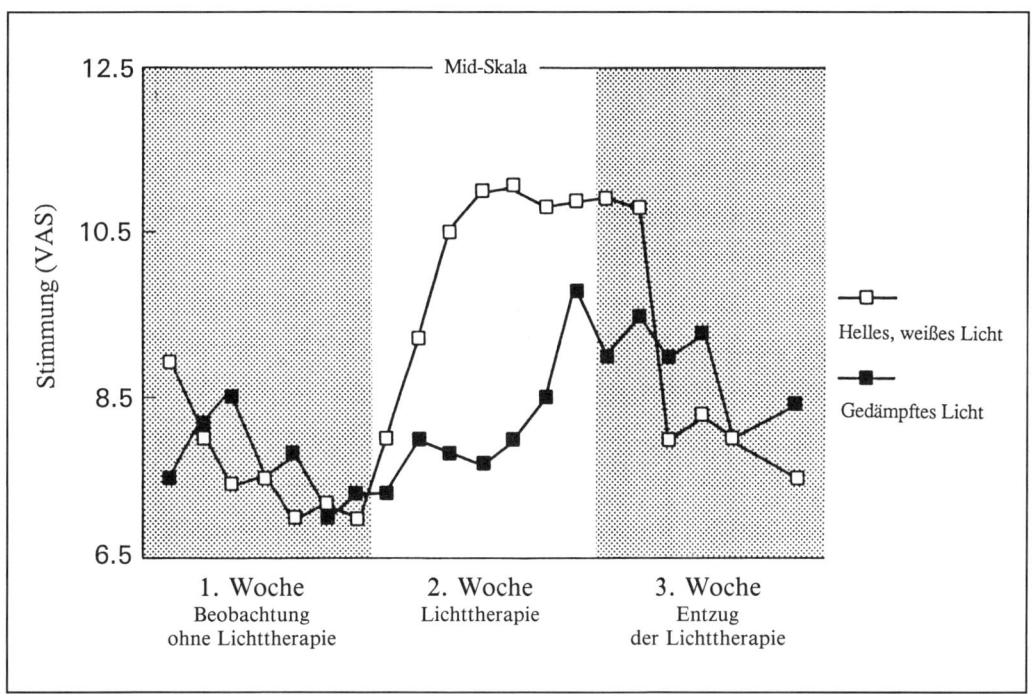

Abb. 8.16 Charakteristischer Verlauf unter Lichttherapie mit hellem, weißem Licht (2500 Lux) und der Kontrollsituation mit gedämpftem Licht (<300 Lux) bei 15 Patienten mit einer saisonal abhängigen Depression (SAD). VAS: visuelle Analogskala

Tabelle 8.26 Praktische Richtlinien zur Lichttherapie

Wirkmechanismus	Der antidepressive Effekt wird über das Auge vermittelt.
Lichtquelle	Die Augen des Patienten sollen etwa 90 cm von der Lichtquelle entfernt sein, der Patient soll etwa 1mal pro Minute direkt in die Lichtquelle schauen.
Lichtintensität	2500 Lux (gemessen an den Augen)
Wellenlänge	Volles Spektrum
Dauer	2 bis 3 Stunden pro Tag, vom Herbst bis Frühjahr
Tageszeit	Unabhängig vom therapeutischen Erfolg, wenn es für den Patienten günstig ist.
Latenz bis zum Auftreten des antidepressiven Effekts	3 bis 7 Tage
Nonresponder	Sprechen auf antidepressive Medikation an
Teilweises Ansprechen	Lichttherapie und antidepressive Medikation empfehlenswert
Nebenwirkungen	Gering, wenn überhaupt, dann Kopfschmerzen, Augenbrennen, Irritabilität, evtl. Hypomanie. Bei Kombination mit trizyklischen Psychopharmaka sowie Lithium augenärztliche Kontrolle empfehlenswert

SAD: saisonal abhängige Depression

eine Dauer (Dosis)-Wirkungsbeziehung, was bedeutet, daß Patienten, die nicht auf die 1. Behandlung ansprechen, evtl. einen anderen antidepressiven Effekt zeigen, wenn beim 2. Versuch die Dauer der täglichen Behandlung verlängert wird. Darüber hinaus besteht auch die Erfahrung, daß umgekehrt der therapeutische Effekt zurückgeht, wenn die Dauer der täglichen Behandlung reduziert wird. Es ist aus praktischer Sicht empfehlenswert mit 2 Stunden Lichttherapie, entweder morgens oder abends, zu beginnen und, wenn nach 3 bis 4 Tagen kein eindeutiger antidepressiver Effekt erreicht werden kann, zusätzlich dieselbe Dauer morgens oder abends hinzuzufügen. Dies mag jedoch nur als eine allgemeine Richtlinie gelten und im Einzelfall kann die notwendige Dauer der täglichen Therapie an der Effektivität abgelesen werden.

In der Literatur findet sich kein eindeutiger Beweis dafür, daß sich die Wirksamkeit der Lichttherapie auf deren Anwendung zu einer speziellen Tageszeit beschränkt. Da jedoch die Sensitivität des Auges für den antidepressiven Effekt der Lichttherapie über den Tag verteilt wechseln kann, ist es möglich, daß eine längere Anwendungsdauer in den Abendstunden notwendig ist, um den gleichen antidepressiven Effekt wie am Morgen zu erreichen.

Obwohl bis jetzt keine systematischen Studien über die Nebenwirkungen der Lichttherapie vorliegen, kann aufgrund der Literaturergebnisse zusammengefaßt werden, daß während der Lichttherapie keine ernsthaften Nebenwirkungen auftreten. Wenn überhaupt, klagen Patienten über Spannungen in den Augen, Kopfschmerzen und Gereiztheit. In seltenen Fällen kann es auch zu hypomanischen Verstimmungen kommen. Die Nebenwirkungen treten jedoch meistens in den ersten Tagen der Behandlung auf und gehen wieder zurück, wenn die anfänglich ausgewählte (tägliche) Therapiedauer entweder verkürzt oder wenn die Lichttherapie ganz abgesetzt wird. Aus praktischen Überlegungen ist es beim Auftreten von Nebenwirkungen empfehlenswert, die tägliche Dauer der Lichttherapie zu reduzieren und dann bei einer besseren Verträglichkeit wieder weiter zu steigern. Bei der Kombination der Lichttherapie mit Psychopharmaka sollte aufgrund neuerer Ergebnisse bei trizyklischen Antidepresssiva und trizyklischen Neuroleptika sowie bei Lithium eine begleitende augenärztliche Untersuchung und Verlaufskontrolle erfolgen, um evtl. auftretende retinale Schäden frühzeitig zu erkennen und auszuschließen.

Literatur

Dessauer, M., Goetze, U., Tölle, R.: Periodic sleep deprivation in drug-refractory depression. Neuropsychobiology 13 (1985) 111–116

Fähndrich, E.: Schlafentzugsbehandlung depressiver Syndrome bei schizophrener Grunderkrankung. Nervenarzt 53 (1982) 279–285

Goetze, U., Tölle, R.: Antidepressive Wirkung des partiellen Schlafentzuges während der 1. Hälfte der Nacht. Psychiat. clin. 14 (1981) 129–149

Kasper, S.: Schlafentzugstherapie – eine Chance bei Antidepressiva-Nonresponse? In: *H.J. Möller* (Hrsg.): Therapieresistenz unter Antidepressivabehandlung. Springer, Berlin, Heidelberg, New York 1990, S. 149–165

Kasper, S., Wehr, T.A., Rosenthal, N.E.: Saisonal abhängige Depressionsformen (SAD). I. Grundlagen und klinische Beschreibung des Syndroms. Nervenarzt 59 (1988a) 191–199

Kasper, S., Wehr, T.A., Rosenthal, N.E.: Saisonal abhängige Depressionsformen (SAD). II. Beeinflussung durch Phototherapie und biologische Ergebnisse. Nervenarzt 59 (1988b) 200–214

Kasper, S., Rogers, L.B.S., Yancey, A., Schulz, P.M., Skwerer, R.G., Rosenthal, N.E.: Phototherapy in individuals with and without subsyndromal seasonal affective disorder. Arch. gen. Psychiat. 46 (1989 a) 837—844

Kasper, S., Wehr, T.A., Bartko, J.J., Gaist, P.A., Rosenthal, N.E.: Epidemiological findings of seasonal changes in mood and behavior. A telephone survey of Montgomery County, Maryland, USA. Arch. gen. Psychiat. 46 (1989 b) 823—833

Kasper, S., Wehr, T.A., Sack, D.A.: Therapeutischer Schlafentzug und Energiehaushalt. In: *B. Pflug, B. Lemmer* (Hrsg.): Chronopharmakologie und Chronobiologie. Antidepressiva, Schlafentzug, Licht. G. Fischer, Stuttgart, New York 1989 c, S. 53—79

Kasper, S., Voll, G., Vieira, A., Kick, H.: Response to total sleep deprivation before and during treatment with fluvoxamine or maprotiline in patients with major depression — Results of a double blind study. Pharmacopsychiatry 23 (1990) 135—142

Kuhs, H., Tölle, R.: Schlafentzug (Wachtherapie) als Antidepressivum. Fortschr. Neurol. Psychiat. 54 (1986) 341—355

Lewy, A.J., Kern, H.A., Rosenthal, N.E., Wehr, T.A.: Bright artificial light treatment of a manic-depressive patient with a seasonal mood cycle. Amer. J. Psychiat. 139 (1982) 1496—1498

Pflug, B., Tölle, R.: Therapie endogener Depressionen durch Schlafentzug — Praktische und theoretische Konsequenzen. Nervenarzt 42 (1971) 117—124

Rosenthal, N.E., Sack, D.A., Gillin, J.C., Lewy, A.J., Goodwin, F.K., Davenport, Y., Mueller, P.S., Wehr, T.A.: Seasonal affective disorder: a description of the syndrome and preliminary findings with light therapy. Arch. gen. Psychiat. 41 (1984) 72—80

Sack, D.A., Duncan, W., Rosenthal, N.E., Mendelson, W.E., Wehr, T.A.: The timing and duration of sleep in partial sleep deprivation therapy of depression. Acta psychiat. scand. 77 (1988) 219—224

Schilgen, B., Tölle, R.: Partial sleep deprivation as therapy for depression. Arch. gen. Psychiat. 37 (1980) 267—271

Skwerer, R.G., Jacobsen, F.M., Duncan, C.C., Kelly, K.A., Sack, D.A., Tamarkin, L., Gaist, P.A., Kasper, S., Wehr, T.A., Rosenthal, N.E.: Neurobiology of seasonal affective disorder and phototherapy. J. biol. Rhythms 3 (1988) 135—154

Vogel, G.W., Traub, A.C., Ben-Horin, P. et al.: REM deprivation II. The effects on depressed patients. Arch. gen. Psychiat. 18 (1968) 301—311

Wehr, T.A.: Effects of wakefulness and sleep on depression and mania. In: *J. Montplaisir, R. Godbout* (eds.): Sleep and biological rhythms. Oxford Press, London 1990, pp. 42—86

Wehr, T.A., Wirz-Justice, A., Goodwin, F.K., Duncan, W., Gillin, J.C.: Phase advance of the circadian sleepwake cycle as an antidepressant. Science 206 (1979) 710—713

Wehr, T.A., Skwerer, R.M., Jacobsen, F.M., Sack, D.A., Rosenthal, N.E.: Eye- versus skin-phototherapy of seasonal affective disorder. Amer. J. Psychiat. 144 (1987) 753—757

Wiegand, M., Berger, M., Zulley, J., Lauer, C., von Zerssen, D.: The influence of daytime naps on the therapeutic effect of sleep deprivation. Biol. Psychiat. 22 (1987) 386—389

8.12 Medikamentöse Rezidivprophylaxe affektiver Psychosen

W. Greil

Wegen des hohen Rezidivrisikos affektiver Psychosen ist bei diesen Erkrankungen zusätzlich zur Akutbehandlung in den einzelnen Krankheitsphasen auch eine Langzeittherapie zur Verhütung zukünftiger Krankheitsphasen indiziert.

Eine medikamentöse Rezidivprophylaxe affektiver Psychosen verhindert in vielen Fällen weitere Krankheitsphasen, befreit den Patienten von der Angst vor Rezidiven und ermöglicht ihm eine stabile Lebensführung. Auf der anderen Seite bedeutet eine solche Behandlung für den Patienten, über Jahre — evtl. sogar lebenslang — Medikamente auch in den beschwerdefreien Intervallen einzunehmen, zur Therapieüberwachung regelmäßig einen Arzt aufzusuchen und die möglicherweise auftretenden unerwünschten Begleitwirkungen und Risiken einer Dauermedikation in Kauf zu nehmen.

Es ist Aufgabe des Arztes, den Patienten über Wesen und Verlauf seiner Erkrankung und über Vor- und Nachteile einer Dauermedikation aufzuklären, ihn bezüglich der Notwendigkeit einer Rezidivprophylaxe zu beraten, eine medizinisch kunstgerechte Behandlung sicherzustellen und den Patienten psychisch zu führen. Es wird letztlich Entscheidung des Patienten sein, ob eine solche Behandlung begonnen werden soll und wie lange sie fortgesetzt wird. Nur in vertrauensvoller Zusammenarbeit zwischen Arzt und Patient wird eine medikamentöse Langzeitbehandlung affektiver Psychosen erfolgreich sein.

Es sei an dieser Stelle auf Übersichtsarbeiten des Autors zur medikamentösen Rezidivprophylaxe hingewiesen (*Greil* u. *van Calker* 1983, *Greil* u. *Schölderle* 1986, *Müller-Oerlinghausen* u. *Greil*

1986, *Schmidt* u. *Greil* 1987, *Greil* u. *Schmidt* 1988 a, b) sowie auf Übersichten anderer Autoren (*Schou* 1986, 1989, *Goodwin* u. *Roy-Byrne* 1987, *Jefferson* et al. 1987, *Johnson* 1988, *Prien* 1988, *Prien* u. *Gelenberg* 1989, *Post* 1990).

Wenn unter einer medikamentösen (antidepressiven oder antimanischen) Behandlung die akuten Krankheitssymptome abgeklungen sind, ist die Krankheitsphase (entsprechend dem natürlichen, unbehandelten Krankheitsverlauf) in der Regel noch nicht vollständig remittiert. Bei Absetzen der Medikation zu diesem Zeitpunkt muß daher das Wiederauftreten der Symptomatik befürchtet werden (Rückfall), wie es sich auch aus einer Reihe von Studien eindeutig ergibt. (Übersichten: *Greil* u. *Schölderle* 1986, *Prien* 1988). Abklingen der Symptomatik bedeutet nicht Ende der Phase! Daher ist eine Fortsetzung der Medikation für einige weitere Monate indiziert. Es wird hierbei von der Vorstellung ausgegangen, daß die Medikation lediglich die Symptomatik unterdrückt, den zugrundeliegenden Krankheitsprozeß dagegen unbeeinflußt läßt. Deshalb sollte die medikamentöse Behandlung so lange fortgesetzt werden, bis die Phase auch unbehandelt abgeklungen wäre (symptomsuppressive Erhaltungstherapie, „continuation treatment").

Während die Erhaltungstherapie dazu dient, einen erneuten Ausbruch der gegenwärtigen Krankheitsphase (Rückfall) zu verhindern, soll die rezidivverhütende Behandlung das Auftreten zukünftiger Krankheitsphasen (Rezidive) verhüten (präventive Therapie, *Rezidivprophylaxe).*

Bei der Behandlung von Patienten mit affektiven Psychosen läßt sich der Zeitpunkt, wann die Phase (entsprechend dem natürlichen, unbehandelten Krankheitsverlauf) abgelaufen ist, nicht oder jedenfalls nicht eindeutig bestimmen. Es wird daher allgemein empfohlen, die antidepressive oder antimanische Medikation für 4 bis 6 Monate nach Abklingen der Akutsymptomatik fortzusetzen (*Prien* u. *Kupfer* 1986, *Prien* 1988). Unabhängig davon muß geklärt werden, ob eine Indikation für eine langfristige Dauermedikation zur Rezidivverhütung besteht.

8.12.1 Indikationskriterien für eine medikamentöse Rezidivprophylaxe

Bei der Indikationsstellung zu einer präventiven Dauermedikation muß der zu erwartende *Spontanverlauf* der affektiven Erkrankung in Erwägung

gezogen werden. Eine Indikation zu einer medikamentösen Rezidivprophylaxe ergibt sich, wenn eine hohe Rezidivfrequenz zu erwarten ist. Diese kann aufgrund des bisherigen Krankheitsverlaufs aber nur abgeschätzt werden.

Bei den bipolaren affektiven Psychosen (mit manischen und depressiven Phasen) besteht eine höhere Rezidivfrequenz als bei unipolaren Depressionen (mit ausschließlich depressiven Phasen). Weiterhin ist die Rezidivfrequenz um so höher, je mehr Krankheitsphasen bereits abgelaufen sind, je kürzer der Abstand zwischen den beiden letzten Phasen ist und je älter die Patienten bei der Erstmanifestation der Erkrankung waren (Übersichten: *Greil* u. *Schölderle* 1986, *Prien* 1988). Mit zunehmender Phasenzahl kann auch das Risiko ansteigen, daß keine vollständige Remission mehr eintritt (Störungen zwischen den Krankheitsphasen werden in 15 bis 35 % der Patienten beobachtet). Weiterhin sollte bei der Indikationsstellung mitberücksichtigt werden, daß 15 % der Patienten mit affektiven Psychosen durch Suizid versterben (*Prien* 1988).

Obwohl bereits nach einmaliger Erkrankung angenommen werden kann, daß 80 % der Patienten mit initialer Manie (und 50 % derjenigen mit initialer Depression) Rezidive erleiden werden (*Prien* 1987, 1988), wird in der Regel nach Ersterkrankung noch keine medikamentöse Prävention eingeleitet.

Eine *medikamentöse Rezidivprophylaxe* sollte nur begonnen werden, wenn mit hoher Wahrscheinlichkeit baldige weitere Krankheitsphasen zu erwarten sind, deren Schweregrad und deren soziale Auswirkungen eine Langzeitmedikation rechtfertigen. Im individuellen Fall die Rückfallwahrscheinlichkeit abzuschätzen sowie Nutzen und Risiko der Dauermedikation abzuwägen, ist oft schwierig.

Als Selektionskriterium für eine prophylaktische Dauermedikation wird häufig empfohlen, daß zumindest bereits 3 Krankheitsphasen aufgetreten sein sollten: die letzten 3 in einem Zeitraum von 5 Jahren oder die letzten beiden im Abstand von höchstens 2 bis 3 Jahren. Nach diesen strengen Indikationskriterien werden zwar sicher nur wenige Patienten unnötig behandelt, es werden aber zu viele Patienten ausgeschlossen, die von einer präventiven Therapie großen Nutzen ziehen würden.

Aus einer Untersuchung über den Verlauf von affektiven und schizoaffektiven Psychosen wurden empirische *Selektionskriterien* abgeleitet (*Angst* 1981):

Außer der gegenwärtigen Krankheitsphase muß innerhalb eines gewissen Zeitraums nur mindestens *1* frühere Krankheitsphase abgelaufen sein, und zwar

– bei unipolaren Depressionen innerhalb von 5 Jahren,
– bei bipolaren Psychosen innerhalb von 4 Jahren,
– bei schizoaffektiven Psychosen innerhalb von 3 Jahren.

Nach diesen Indikationskriterien werden 70 % der Patienten mit unipolaren und bipolaren Erkrankungen richtig erkannt, bei denen in den nächsten 5 Jahren mindestens 2 weitere Erkrankungsphasen auftreten würden (für die schizoaffektiven Psychosen liegt nach diesen Kriterien die zutreffende Einschätzung bei 58 %) (*Angst* 1981, Übersicht: *Greil* u. *Schölderle* 1986).

Diese Selektionskriterien können jedoch nur einen wahrscheinlichkeitsstatistischen Hintergrund für die Entscheidung einer Rezidivprophylaxe darstellen. Für eine differenzierte Nutzen-Risiko-Abwägung einer medikamentösen Rezidivprophylaxe müssen zusätzlich berücksichtigt werden:
– Schweregrad der bisherigen Krankheitsphasen,
– besondere Risiken und Kontraindikationen für die vorgesehene Behandlung,
– die innere Einstellung des Patienten zu einer medikamentösen Langzeitbehandlung.

Kriterien, die bei der Auswahl von Patienten für eine Rezidivprophylaxe besonders deutliche *Hinweise für eine klare Indikation* darstellen, sind:
– 3 oder mehr Krankheitsphasen einer affektiven Psychose,
– letzte Phase nicht länger als 3 bis 5 Jahre zurückliegend,
– bipolare (oder schizoaffektive) Psychose (eher als unipolare Depression),
– späte Erstmanifestation der Erkrankung,
– abruptes Einsetzen der Symptomatik, die eine frühzeitige Behandlung unmöglich macht,
– schwere und schlecht behandelbare Phasen,
– Suizidalität in der Vorgeschichte oder Suizide in der Familie,
– Wunsch des Patienten nach einer wirksamen Prävention und gute Kooperation des Patienten und seiner Angehörigen.

8.12.2 Auswahl des Medikamentes (Tab. 8.27)

Bei *unipolaren Depressionen* können zur Rezidivprophylaxe *Lithium* oder *Antidepressiva* eingesetzt werden (Übersichten: *Greil* u. *Schölderle* 1986, *Greil* u. *Schmidt* 1988, *Prien* 1987, 1988, *Montgomery* 1989). Eindeutige Indikationskriterien für die eine oder die andere Behandlung sind noch nicht erarbeitet worden.

Tabelle 8.27 Medikamentöse Rückfallprophylaxe bei affektiven und schizoaffektiven Psychosen

	Mittel der Wahl	Mögliche Alternativen
unipolare Depressionen	Lithium Antidepressiva	
bipolare affektive Psychosen	Lithium	Carbamazepin (+ Lithium)
schizoaffektive Psychosen	Lithium	Neuroleptika Carbamezepin (+ Lithium)

Möglicherweise ist *Lithium* bei den Patienten zu bevorzugen, bei denen Prädiktoren für ein gutes Ansprechen einer Lithiumbehandlung vorliegen: eindeutige Diagnose einer rezidivierenden endogenen Depression, vollständige Remission mit Symptomfreiheit im krankheitsfreien Intervall, nicht zu häufige Krankheitsphasen (nicht mehr als 2 bis 3 im Jahr) und familiäre Belastung mit affektiven Störungen. Da durch Lithium (im Gegensatz zu Antidepressiva) auch manische und hypomane Rezidive verhindert werden, ist Lithium vor allem bei den Patienten günstiger, bei denen der Verdacht besteht, es könnte sich um eine (noch unerkannte) bipolare Verlaufsform handeln, bei der bisher nur depressive Phasen aufgetreten sind (familiäre Belastung an manisch-depressiver Erkrankung, hypomane Nachschwankung nach einer depressiven Phase).

Patienten mit chronifizierendem Verlauf, d.h. mit depressiven Restsymptomen im Intervall, benötigen ständig eine symptomsuppressive Therapie und sprechen vielleicht besser auf eine *Dauerbehandlung mit Antidepressiva* an. Dies soll nach Befunden von *Prien* et al. (1984) auch für Patienten mit sehr schweren Depressionen zutreffen. Ein Vorteil der Antidepressivadauerbehandlung liegt darin, daß dasjenige Medikament weitergegeben werden kann, welches sich bereits bei der Akutbehandlung der Depression als wirksam und gut verträglich erwiesen hat, und daß ein Umsetzen auf Lithium entfällt. Allerdings liegen bisher Befunde zur rezidivprophylaktischen Wirksamkeit nur für die trizyklischen Antidepressiva Amitriptylin und Imipramin vor.

Für die Rezidivprophylaxe bei *bipolaren affektiven Psychosen* gilt bislang noch *Lithium* als Mittel der 1. Wahl. Wenn sich Lithium als nicht ausreichend wirksam erwiesen hat, oder wenn gravierende unerwünschte Wirkungen unter Lithium auftreten bzw. wenn Kontraindikationen gegen die

Anwendung von Lithium bestehen, kann alternativ auch das Antikonvulsivum Carbamazepin — entweder allein oder auch in Kombination mit Lithium — eingesetzt werden. Die präventive Wirkung von Carbamazepin und anderen Antikonvulsiva, z.B. Natriumvalproat, muß jedoch noch in weiteren Studien bestätigt werden (Übersichten: Emrich et al. 1984, 1990, Emrich 1986, Prien 1988, Prien u. Gelenberg 1989, Schmidt u. Greil 1987, Post 1990).

Bei schizoaffektiven Psychosen können zur Rezidivprophylaxe Lithium oder Carbamazepin bzw. Natriumvalproat eingesetzt werden. Aus den wenigen, bisher durchgeführten Studien können keine klaren Therapieempfehlungen abgeleitet werden, teilweise weisen die Studien auf eine relativ gute Wirkung von Carbamazepin gerade bei dieser Indikation hin (Übersichten: Schmidt u. Greil 1987, Prien 1988, Prien u. Gelenberg 1989, Post 1990). In der Praxis werden bei dieser Diagnosegruppe häufig auch langfristig Neuroleptika verordnet (Risiko der Spätdyskinesie beachten!), teils als ausschließliche Neuroleptikadauerbehandlung, teils als Zusatzmedikation zu Lithium oder zu Carbamazepin.

8.12.3 Dauer einer Rezidivprophylaxe

Kriterien für die Beendigung einer präventiven Medikation: Entsprechend dem spontanen Krankheitsverlauf nimmt mit zunehmender Krankheitsdauer die Phasenfrequenz sowohl beim unipolaren wie beim bipolaren Verlaufstyp affektiver Psychosen und bei den schizoaffektiven Psychosen zu, d.h., der Abstand zwischen den Phasen nimmt ab. Im Prinzip ist deshalb ein prophylaktischer Schutz durch Lithium oder ein anderes Medikament im Verlauf der Krankheit immer dringender notwendig. Ein spontanes Sistieren im höheren Lebensalter (über 65 Jahre) ist am ehesten bei den unipolaren Depressionen zu erwarten (bei 1/3 der Fälle, Prien 1988).

Nach Absetzen von Lithium oder einem anderen zur Rezidivverhütung eingesetzten Medikament entfällt der prophylaktische Schutz, und die Erkrankung zeigt wieder ihren natürlichen Verlauf.

Untersuchungen zum Absetzen einer Rezidivprophylaxe liegen bisher nur für Lithium vor. Nach einer eigenen Untersuchung kann das abrupte Absetzen einer Lithiumlangzeitbehandlung innerhalb von 2 Wochen manische, depressive und schizoaffektive Rezidive auslösen. Dies scheint vor allem für solche Patienten zuzutreffen, die während der Lithiumtherapie psychisch nicht vollständig stabilisiert waren und wegen ihrer verbleibenden Symptome eine zusätzliche Behandlung mit Antidepressiva oder Neuroleptika benötigten. Wiederansetzen von Lithium führte zu einer raschen Besserung oder sogar zu einer schnellen vollständigen Remission der psychotischen Symptomatik. Als leichtere Störungen nach abruptem Absetzen von Lithium wurden Stimmungsschwankungen, Reizbarkeit, Ängstlichkeit und Schlafstörungen beobachtet. Diese Symptome verschwanden spontan nach wenigen Tagen (Greil et al. 1982; Übersichten: Greil u. Schmidt 1988, Goodnick 1988, Post 1990).

Bei einem Absetzversuch nach mehrjähriger Lithiumtherapie sollte deshalb die Dosis über Wochen, am besten über Monate schrittweise reduziert werden. Wenn unter der reduzierten Dosis der psychische Zustand weiterhin über Wochen oder Monate stabil bleibt, kann ein Absetzen von Lithium gewagt werden.

Medizinische Gründe wie schwerwiegende Nebenwirkungen, Schwangerschaft oder gravierende interkurrente Erkrankungen können selbstverständlich ein abruptes Absetzen von Lithium erforderlich machen.

Bei den bipolaren und schizoaffektiven Psychosen kommt wegen des hohen Rezidivrisikos ein Abbruch einer bislang zumindest teilweise erfolgreichen medikamentösen Prophylaxe nur selten in Frage. Dagegen ist dies bei Patienten mit unipolarem Verlaufstyp eher gerechtfertigt. Wenn unter der Lithiumtherapie noch Krankheitsphasen geringerer Intensität auftreten, spricht dies im allgemeinen gegen einen Absetzversuch.

8.12.4 Zur Durchführung einer Therapie mit Lithium

8.12.4.1 Kontraindikationen

Die Kontraindikationen (Tabelle 8.28) ergeben sich aus den unerwünschten Wirkungen von Lithium.

Absolute Kontraindikationen für Lithium stellen das akute Nierenversagen und der akute Myokardinfarkt dar. Wegen des Risikos teratogener Schädigung soll Lithium auch im 1. Schwangerschaftsdrittel nicht gegeben werden.

Relative Kontraindikationen sind renale Störungen, die mit einer verminderten glomerulären Fil-

Tabelle 8.28 Kontraindikationen von Lithium

	Absolut	Relativ	Besondere Vorsicht bei
Renal	Akutes Nierenversagen	Störungen mit verminderter glomulärer Filtration Tubuläre Störungen	
Kardiovaskulär	Akuter Myokardinfarkt	Herzrhythmusstörungen Arterielle Hypertonie	
Neurologisch		Zerebellare Störungen Myasthenia gravis	Zerebralsklerose Demenz Epilepsie Morbus Parkinson
Dermatologisch		Psoriasis	
Endokrin		Hypothyreose Morbus Addison	
Gynäkologisch	Schwangerschaft, 1. Trimenon		Schwangerschaft, 2. und 3. Trimenon Entbindung Stillen
Hämatologisch		Myeloische Leukämie	
Allgemein		Natriumarme Diät Narkose/Operation	Diarrhoe Erbrechen Fieber
Medikamente		Diuretika	Indomethazin, Phenylbutazolidin Muskelrelaxierende Anästhesie Antikonvulsiva Tetracycline, Spectinomycin Methyldopa Digitalis Neuroleptika

trationsrate einhergehen, z.B. Glomerulonephritis. Verminderte glomeruläre Filtration führt zur Lithiumretention und dadurch zu einer Erhöhung des Lithiumserumspiegels. Vorbestehende tubuläre Störungen können durch Lithium verstärkt werden.

Da Lithium selbst zu Ataxie und zu Muskelschwäche führen kann, sollte eine Lithiumtherapie bei zerebellären Störungen und bei Myasthenia gravis vermieden werden.

Relativ kontraindiziert ist Lithium auch bei der Psoriasis, da die Symptomatik sich unter Lithium verstärken kann. In seltenen Fällen kann Lithium auch eine Psoriasis induzieren. Eine klinisch manifeste Hypothyreose wird durch Lithium verstärkt. (Nach entsprechender hormoneller Substitution ist eine Lithiumbehandlung möglich.) Lithium sollte auch bei Patienten mit Morbus Addison nicht eingesetzt werden, da diese Krankheit zu einem Natriumverlust führt.

Bei Kombination von Lithium mit natriumarmer Diät oder mit Diuretika kann durch eine vermehrte Lithiumrückresorption der Niere der Lithiumserumspiegel in toxische Bereiche gelangen: Auch im Falle einer Narkose und Operation sollte Lithium präoperativ ca. 48 Stunden vorher abgesetzt werden, um zu vermeiden, daß es durch Interaktion von Lithium und Muskelrelaxanzien oder durch operationsbedingte Elektrolytverschiebungen zu einer Lithiumintoxikation kommt. Kritische Situationen können vor allem dann entstehen, wenn präoperativ die Flüssigkeitszufuhr erheblich eingeschränkt wird. Normale Flüssigkeits- und Kochsalzzufuhr vorausgesetzt, kann postoperativ Lithium meist wieder in der bisherigen Dosierung gegeben werden.

Eine weitere Kontraindikation für Lithium stellt die myeloische Leukämie dar, da Lithium selbst zu einer leichten Leukozytose führt.

Gewisse Erkrankungen erfordern *besondere Vorsicht* bei der Durchführung der Lithiumtherapie wie möglichst niedrige Lithiumserumspiegel, häufige Serumkontrollen und sorgfältige Überwachung der Grundkrankheit. Hierher gehören z.B. Herzrhythmusstörungen, die Anlaß für regelmäßige EKG-Kontrollen sein sollten. Eine Bradyarrhythmie, insbesondere ein Sick-Sinus-Syndrom, stellt sogar eine relative Kontraindikation dar. Bei Patienten mit arterieller Hypertonie (keine kochsalzarme Diät, Vorsicht bei Gabe von Diuretika!) und bei Diabetes mellitus sind die renalen Spätfolgen der Erkrankungen zu beachten. Bei *zerebrovaskulären Erkrankungen, Demenz* und anderen psychoorganischen Störungen kann Lithium zu Verwirrtheitszuständen und anderen neurotoxischen Symptomen führen, weshalb auf möglichst niedrige Lithiumserumspiegel eingestellt werden sollte. Dies gilt generell für *ältere Menschen*. Die Symptome eines *Morbus Parkinson* werden möglicherweise unter Lithium verstärkt.

8.12.4.2 Schwangerschaft, Entbindung, Stillen

Ein internationales Register von „Lithium-Babies", d.h. von Kindern, deren Mütter im 1. Trimenon der Schwangerschaft mit Lithium behandelt wurden, ergab 25 Mißbildungen bei 225 gemeldeten Fällen; das entspricht einer Mißbildungsrate von 11% (durchschnittliche Mißbildungsraten beim Menschen liegen zwischen 1 und 7%). Da vermutlich vorwiegend mißgebildete Fälle in das Register von „Lithium-Babies" gemeldet wurden, kann hieraus nicht geschlossen werden, daß eine Lithiumtherapie der Mutter in der Schwangerschaft generell zu erhöhter Mißbildungsrate führt. 18 der 25 mißgebildeten „Lithium-Babies" zeigten kardiovaskuläre Mißbildungen. Diese auffällige, relative Häufung von Mißbildungen von Herz und Kreislauf dagegen weist darauf hin, daß es sich hierbei um einen spezifischen Effekt von Lithium handelt (*Weinstein* 1980).

Kardiovaskuläre Mißbildungen fanden sich bei mißgebildeten Kindern im Lithium-Register ca. 6mal häufiger als bei mißgebildeten Kindern im allgemeinen, sogar die sehr seltene Ebstein-Anomalie trat mehrmals auf. Die weitere Entwicklung von „Lithium-Babies", die nicht mißgebildet sind, ist unauffällig (*Schou* 1986).

Während einer Lithiumtherapie von Frauen im gebärfähigen Alter sollte ein Kontrazeptionsschutz gesichert sein. Bei eingetretener Schwangerschaft unter Lithiumtherapie sollte Lithium, zumindest für das 1. Trimenon, abgesetzt werden. Die Indikationsstellung zu einer Interruptio sollte, außer von der möglichen Teratogenität von Lithium, auch von anderen Indikationskriterien (weitere Mißbildungsrisiken, psychiatrische Grundkrankheit, soziale Situation) abhängig gemacht werden.

Im 1. Trimenon der Schwangerschaft sollte kein Lithium gegeben werden. Im weiteren Verlauf der Schwangerschaft soll die Lithiumgabe nur bei strenger Indikation erfolgen. Wegen schwankender Lithium-Clearance in der Schwangerschaft (zunächst erhöht) sind häufige Serumkontrollen und Anpassung der Dosis erforderlich, insbesondere in der Zeit unmittelbar vor der Entbindung (Abfall der Lithium-Clearance! Unterbrechung der Lithiumbehandlung vor oder bei Einsetzen der Wehen). Toxische Lithiumserumspiegel müssen unbedingt vermieden werden, denn die Lithiumkonzentrationen im fötalen Kreislauf entsprechen denjenigen im Blut der Mutter. Da Lithium auch in der Muttermilch nachgewiesen werden kann (30 bis 100% der Serumkonzentrationen) werden beim Stillen durch lithiumbehandelte Frauen auch die gestillten Babies einer Lithiumbehandlung ausgesetzt (Lithiumserumkonzentrationen des Kindes ca. 10 bis 50% der Serumkonzentrationen der Mutter). Es wird i.a. empfohlen, daß mit Lithium behandelte Mütter ihre Kinder nicht stillen (*Weinstein* 1980, *Schou* 1986).

8.12.4.3 Dosierung/Plasmaspiegel

Zur Vermeidung von initialen Nebenwirkungen sollte die Behandlung mit Lithium zur Langzeitprophylaxe mit niedriger Dosis (z.B. zwischen 10 mmol/Tag) begonnen werden. Da sich nach ca. 1 Woche das „steady state" der Serumkonzentration einstellt, sollte zu diesem Zeitpunkt eine 1. Lithiumserumkontrolle erfolgen (Blutentnahme: 12 Stunden nach letzter Tabletteneinnahme). Die Dosis sollte nun korrigiert werden. Da eine direkte Proportionalität zwischen Dosis und Lithiumserumspiegel besteht, führt beispielsweise eine Verdoppelung der Dosis ungefähr zu einer Verdoppelung des Spiegels. Nach jeweils 1 weiterer Woche, wenn sich das neue „steady state" einstellt, sollten weitere Lithiumserumkontrollen folgen, so lange bis ein therapeutischer Lithiumserumspiegel (mindestens 0,6 mmol/l) erreicht ist. Die erforderliche Dosis liegt meist bei 20 bis 50 mmol Lithium/Tag. Die Vorhersage der notwendigen Tagesdosis (durch Bestimmung des Lithiumspiegels 24 Stunden nach Gabe einer Testdosis) ist möglich, aber nicht erforderlich.

Bei der Rezidivprophylaxe mit Lithium sollte der Lithiumserumspiegel — 12 Stunden nach letzter Tabletteneinnahme — *zwischen 0,6 mmol/l und 1,0 mmol/l* liegen, wobei Werte *zwischen 0,6 mmol/l und 0,8 mmol/l* anscheinend in vielen Fällen ausreichend sind. Da bereits geringfügige Verminderungen der Dosis und damit der Serumspiegel von Lithium einen positiven Einfluß auf das Wohlbefinden der Patienten haben können, sollte versucht werden, jeden Patienten auf den für ihn niedrigsten Wirkspiegel einzustellen; bei älteren Patienten über 65 Jahre auch auf Werte unter 0,6 mmol/l. Ursachen für häufig auftretende Schwankungen des Lithiumserumspiegels sind in Tabelle 8.29 zusammengestellt. (Zur Bedeutung des Lithiumserumspiegels s. *Gelenberg* et al. 1989.)

Tabelle 8.29 Ursachen für Schwankungen des Lithiumserumspiegels

---

1. Unzuverlässige Tabletteneinnahme

2. Veränderungen des zeitlichen Abstandes zwischen letzter Tabletteneinnahme und Blutentnahme

3. Veränderung der Lithiumresorption, z.B. durch Diarrhoe

4. Veränderung der renalen Lithiumausscheidung, z.B. durch Diuretika
   natriumarme Diät
   Dehydratation
   interkurrente renale Erkrankung

8.12.4.4 Untersuchungen vor und während einer Lithiumbehandlung (Tab. 8.30)

Während einer Lithiumbehandlung ist vor allem die regelmäßige Kontrolle des Lithiumserumspiegels in Abständen von 1 bis 3 Monaten, ausnahmsweise auch von 6 Monaten, entscheidend. Die Schilddrüsenfunktion wird laborchemisch durch

Tabelle 8.30 Untersuchungen bei Lithiumtherapie. (Nach *Greil* u. *van Calker* 1983)

Vor der Therapie:

Psychiatrische und somatische Anamnese

Internistisch-neurologische Untersuchung

Labor:
– Kreatinin im Serum
– Urinstatus
– T_3, T_4, TSH
– Elektrolyte: Natrium, Kalium i. Serum
– Blutbild

EKG
EEG

Während der Therapie *:

Fragen nach unerwünschten Wirkungen (Tremor, Polyurie, Polydisie, Gewichtszunahme)

Prüfen, ob *Struma* besteht

Labor:
– *Lithiumserumkontrollen*
  bei Einstellung   wöchentlich
  später   im Abstand von 1–3 Monaten
– Kreatinin im Serum im Abstand von 6–12 Monaten
– T_3, T_4, TSH   jährlich
– Blutbild   jährlich

EKG   jährlich
EEG   gelegentlich

---

* Bei Auftreten von relevanten *interkurrenten Erkrankungen* und von *gravierenden Nebenwirkungen:* häufigere Lithiumserumkontrollen, geeignete Zusatzuntersuchungen

Hormonbestimmungen kontrolliert. Außerdem soll klinisch geprüft werden, ob sich eine Struma entwickelt (ggf. Sonographie). Die Überwachung der Nierenfunktion erfolgt mit Hilfe der Bestimmung von Kreatinin im Serum, außerdem durch Überwachung des Lithiumserumspiegels (Vorsicht, wenn bei unveränderter Dosis der Lithiumserumspiegel ansteigt!). Intensivere Untersuchungen der Nierenfunktion durch Prüfung der glomerulären Filtrationsrate (Kreatinin-Clearance) oder der renalen Konzentrationsrate (Durstversuch, DDAVP, Vasopressin, ADH-Test) sind ohne Hinweise auf eine Störung der Nierenfunktion nicht erforderlich. Die Prüfung der Herzfunktion mit Hilfe von EKG sollte vor und während der Therapie erfolgen. Bei Auftreten gravierender Nebenwirkungen oder relevanter interkurrenter Erkrankungen sind häufigere Lithiumserumkontrollen und geeignete medizinische Zusatzuntersuchungen erforderlich.

8.12.4.5 Therapie mit speziellen Präparaten von Lithium

Die Lithiumpräparate enthalten verschiedene Lithiumsalze: Lithiumacetat, Lithiumcarbonat und Lithiumsulfat. Da das Lithiumion das therapeutisch wirksame Agens ist, spielt es für die Behandlung keine wesentliche Rolle, welches Lithiumsalz verwendet wird. Für die Dosierung ist es entscheidend, welche Menge von Lithium — angegeben in mmol — eine Lithiumtablette enthält, nicht dagegen die mg-Menge des Lithiumsalzes.

Von Lithium-DL-aspartat und Lithiumorotat wurde angenommen, daß nach ihrer Gabe Lithium in besonderem Maße intrazellulär angereichert wird, weshalb niedrigere Lithiumserumspiegel als bei anderen Lithiumsalzen ausreichend seien. In pharmakokinetischen Untersuchungen konnte diese Annahme nicht bestätigt werden.

Auf Grund unterschiedlicher galenischer Zubereitung sind einige Präparate „kurzwirksame Präparate" (Normaltabletten) — d.h. bei ihnen wird der Wirkstoff rasch aus der Tablette freigesetzt —, die anderen stellen Retard-Präparate mit verzögerter oder verlangsamter Lithiumfreisetzung dar. Bislang wird empfohlen, Retard-Präparate von Lithium vorzuziehen und diese 2mal pro Tag zu applizieren (morgens und abends, evtl. höhere Dosis abends); bei Normaltabletten wird auch Gabe 3mal/Tag vorgeschlagen. Auf diese Weise wird ein weitgehend kontinuierlicher Lithiumserumspiegel über 24 Stunden aufrechterhalten ohne wesentliche Lithiumserumspitzen.

Unerwünschte Wirkungen, wie Tremor und Übelkeit, kommen — nach allerdings nicht einheitlich erhobenen Befunden — bei Gabe von Normaltabletten häufiger vor, da das Auftreten dieser Nebenwirkungen mit der Anstiegssteilheit und mit den Maximalwerten der Lithiumserumkonzentrationen korrelieren soll. Bei Retard-Tabletten scheinen gastrointestinale Beschwerden (weicher Stuhl, Diarrhoe) häufiger zu bestehen (*Johnson* 1980, *Jefferson* 1987).

Neuerdings wird auch die Gabe der Gesamtdosis abends als Einmalgabe pro Tag vorgeschlagen (*Plenge* et al. 1982). Renale Nebenwirkungen von Lithium (Polyurie, histologische Nierenveränderungen) sollen dabei geringer sein als bei mehrmaliger Applikation pro Tag. Bei der 1maligen Gabe werden zwar wenige Stunden nach Applikation sehr hohe Lithiumserumspiegel erreicht, andererseits aber fällt der Lithiumserumspiegel bis zur nächsten Applikation auf sehr niedrige Werte ab, wodurch an der Niere hypothetische Regenerationsprozesse wirksam werden könnten. Da diese Ergebnisse sich nicht einheitlich bestätigen ließen

(*Greil* et al. 1985, *Muir* et al. 1989), kann derzeit das vorgeschlagene Dosierungsschema (Gabe der gesamten Tagesdosis von Lithium mit Normaltabletten abends) nicht allgemein empfohlen werden. Über *Intervallbehandlungen* (Lithium jeden 2. Tag oder „drug holidays") liegen keine ausreichenden klinischen Erfahrungen vor.

8.12.4.6 Wechselwirkungen mit anderen Medikamenten (Tab. 8.31; s.a. Tab. 8.28)

Einige *Diuretika* können zu einem Abfall der Lithium-Clearance und dadurch zu einem — möglicherweise gefährlichen — Anstieg des Lithiumserumspiegels führen (insbesondere thiazidhaltige Diuretika!). Ähnliches gilt für einige nicht-steroidale *Analgetika*.

Ein vermehrtes Auftreten von Nebenwirkungen (auch von neurotoxischen Symptomen) wurde für die *Kombination* von Lithium *mit Antikonvulsiva* und *mit Neuroleptika* beschrieben. Eine Kombination *mit trizyklischen Antidepressiva* scheint weitgehend unproblematisch. Möglicherweise aber ist es eine Folge der Zusatzbehandlung mit Antidepressiva bei sog. „*Durchbruchs*"-*Depressionen* (und mit Neuroleptika bei „Durchbruchs"-Manien), daß es während längerer Lithiumbehandlung zu einer Verschlechterung des Krankheitsverlaufs kommen kann, wobei die Entwicklung eines „*rapid cycling*" mit abwechselnd depressiven und manischen Zuständen ohne freie Intervalle beobachtet wird. (In solchen Fällen sollte dem Patienten vorgeschlagen werden, die depressiven Zustände ohne antidepressive Zusatzbehandlung durchzustehen. Wenn dadurch keine Besserung des Krankheitsverlaufs: Behandlungsversuch mit Carbamazepin.)

8.12.4.7 Unerwünschte Wirkungen von Lithium

Die klinisch relevanten Nebenwirkungen von Lithium sind in Tab. 8.32 (einschließlich Therapievorschlägen) zusammengestellt (nach *Greil* u. *van Calker* 1983; dort auch Literaturhinweise; Übersichten außerdem: *Müller-Oerlinghausen* u. *Greil* 1986, *Jefferson* et al. 1987, *Johnson* 1988).

Neurologische und psychiatrische Störungen: Insbesondere zu Beginn der Behandlung kann (in ca. 20 % der Fälle) ein feinschlägiger Fingertremor auftreten (v.a. bei zusätzlicher Behandlung mit Antidepressiva oder Neuroleptika). Neben Dosisreduktion kann eine Lithiumgabe nur abends sowie eine Zusatzbehandlung mit Propranolol (z.B. 40—80 mg/Tag) günstig sein. Auch Müdigkeit und Muskelschwäche treten vorwiegend initial auf.

Tabelle 8.31 Ursachen für Veränderungen der Lithium-Clearance

	Abfall	Kein Einfluß	Anstieg
Natriuretische Medikamente	*Hemmung der Natriumreabsorption im distalen Tubulus*	*Hemmung der Natriumreabsorption in der Henleschen Schleife*	*Hemmung der Natriumreabsorption im proximalen Tubulus*
Diuretika	Thiazide Spironolacton (Triamteren) (Amilorid)	Furosemid Etacrynsäure (?) Quecksilber-Diuretika (?)	Acetazolamid
Andere	Indometacin Lithiumintoxikation		Aminophyllin
Natrium und Wasser	*Verminderte Natriumzufuhr* Natriumarme Diät *Extrarenaler Natrium- und Wasserverlust* Andauerndes Erbrechen Starkes Schwitzen Fieber		*Steigerung der Natriumaufnahme* Natriumchlorid Natriumbicarbonat
Urinfluß		*Steigerung des Urinflusses* Lithiuminduzierte Polyurie Extrem hohe Flüssigkeitszufuhr	
Glomeruläre Filtrationsrate (GFR)	*Verminderung der GFR* Pyelonephritis Glomerulonephritis Hohes Lebensalter Dehydratation Lithiumintoxikation		

Die übrigen in der Tabelle angegebenen neurologischen Störungen sind Hinweise auf Überdosierung.

Gastrointestinale Störungen: Insbesondere zu Beginn der Behandlung kann es zu Bauchschmerzen, Diarrhoe, Übelkeit und — seltener — zu Erbrechen kommen (meist spontanes Abklingen). Weicher Stuhl und Diarrhoen können aber auch erst nach längerer Behandlung auftreten und, wenn sie persistieren, sehr beeinträchtigend wirken (Wechsel von Retard- auf Normaltabletten, Einnahme der Tabletten nach den Mahlzeiten, geeignete Zusatzbehandlung, z.B. Loperamid).

Kardiovaskuläre Störungen: Häufig bestehende EKG-Veränderungen mit T-Wellen-Abflachung oder negativen T-Wellen sind reversibel und klinisch ohne Belang. Bei vorbestehender Herzerkrankung sind (allerdings sehr selten) Arrhythmien möglich (s. Tab. 8.32).

Renale Störungen: Häufig sind Polyurie und Polydipsie, die (insbesondere das vermehrte Durstgefühl) sehr störend sein können. Die Polyurie ist Ausdruck einer (reversiblen) verminderten renalen Konzentrationsleistung (Veränderung der tubulären Funktion) und i.a. ungefährlich (zur Therapie, s. Tab. 8.32). Eine Verminderung der glomerulären Funktion wird durch Lithium i.a. nicht induziert.

Störungen des Elektrolyt- und Wasserhaushaltes: Eine der meist geklagten, gravierenden Beeinträchtigungen unter Lithium ist die Gewichtszunahme (mehr als 5 kg bei ca. 10 bis 20 % der Patienten), die häufiger bei Patienten mit bereits vorbestehendem Übergewicht und bei zusätzlicher Behandlung mit Antidepressiva und Neuroleptika auftritt. Neben Stoffwechseleffekten von Lithium scheinen vermehrte Kalorienzufuhr (z.B. kalorienreiche Getränke bei Polydipsie und kohlenhydrat-

Tabelle 8.32 Unerwünschte (Neben-)Wirkungen von Lithium

Organsysteme	(Neben-)Wirkungen	Bemerkungen / *Therapie*
Neurologisch/ psychiatrisch	Feinschlägiger Tremor der Finger	Häufig. / *Dosisreduktion. Änderung des Dosierungsschemas. Evtl. β-Rezeptorenblocker*
	Müdigkeit Muskelschwäche	Eher bei Beginn der Lithiumtherapie
	Mnestische Störungen (?) Rigor (?)	
	Koordinationsstörungen Muskuläre Zuckungen Dysarthrie Zerebrale Anfälle Verwirrtheit Desorientiertheit Delir Bewußtseinstrübung	Hinweis auf oder Ausdruck einer drohenden oder manifesten **Lithiumintoxikation** Lithiumserumkontrollen! / *Dosisreduktion oder Absetzen von Lithium. Evtl. Therapie der Intoxikation.*
Gastrointestinal	Übelkeit Erbrechen Bauchschmerzen Diarrhoe	Oft bei Beginn der Lithiumtherapie. Diarrhoen häufiger bei Lithium-Retard-Tabletten. Diarrhoen und Erbrechen können Ausdruck einer Lithiumintoxikation sein.
Kardiovaskulär	*EKG-Veränderungen:* T-Wellen-Abflachung T-Wellen-Umkehr.	Reversibel, ungefährlich
	Arrhythmien: Sinusknoten-Syndrom Ventrikuläre Extrasystolen AV-, Schenkelblock	Sehr selten. Folge von Störungen der Reizbildung oder der Erregungsleitung. Eher bei vorbestehenden Herzerkrankungen. / *Absetzen von Lithium. Antiarrhythmika. Schrittmacherimplantation.*
Renal	*Funktionell:* Polyurie, Polydipsie, Verminderte Konzentrationsleistung (Durstversuch, DDAVP-Test)	Reversibel, ungefährlich, evtl. *Dosisreduktion* Vorsicht bei *Diuretikabehandlung* (cave: Lithiumüberdosis)
	Histologisch: Interstitielle Fibrose Nephronatrophie, Glomerulosklerose	Unspezifische Veränderungen
Elektrolyt- und Wasserhaushalt	Gewichtszunahme	Häufig. / *Kalorienarme Diät bei normaler Kochsalzzufuhr*
	Ödeme	Selten. Vorsicht bei Gabe von *Diuretika!*
Endokrin	Struma TSH-Anstieg im TRH-Test Hypothyreose (?) Potenz-, Libidostörung (?) Hyperparathyreoidismus mit Hyperkalzämie	Häufig. / *Hormonsubstitution* Strumigen! / Evtl. *Hormonsubstitution* Selten Vereinzelt beschrieben
Hämatologisch	Leukozytose	Häufig. Reversibel, ungefährlich
Dermatologisch	Akne Haarausfall (?) Psoriasis	Exazerbation einer Psoriasis möglich. Psoriasis: relative Kontraindikation.

reiche Nahrung) eine wichtige Rolle zu spielen (kalorienarme Diät bei ausreichender Flüssigkeits- und Kochsalzzufuhr!; bei unkontrollierten [natriumarmen] Abmagerungskuren Risiko einer Lithiumintoxikation).

Endokrine Störungen: Eine Therapie mit Lithium beeinflußt die Schilddrüsenfunktion und führt häufig zu einem Ansteigen des TSH (insbesondere zu einem TSH-Anstieg nach TRH-Stimulation), während sich die peripheren Schilddrüsenhormone nur unwesentlich ändern. Durch eine frühzeitige Substitution mit Thyroxin kann die (in Jodmangelgebieten) recht häufige Entwicklung einer *Struma* vermieden werden. (Eine Therapie mit Jodtabletten dagegen sollte wegen des Risikos einer lithiumbedingten Jodretention vermieden werden!)

Hämatologische Veränderungen: Eine regelmäßig unter Lithium auftretende Leukozytose ist harmlos.

Dermatologische Veränderungen: Häufig treten Akne oder akneiforme Eruptionen auf.

8.12.4.8 Überdosierung, Intoxikation

Wegen der geringen therapeutischen Breite ist während einer Therapie mit Lithium vor allem das Risiko einer Intoxikation zu beachten (Tab. 8.33).

Als Ursache für Lithiumintoxikationen kommen in Frage:
— Überdosierungen durch zu seltene Lithiumserumkontrollen und Einnahme hoher Dosen von Lithium in suizidaler Absicht,

— Verminderung der Lithiumausscheidung, vor allem bei interkurrenten Erkrankungen, die mit einer Störung der Nierenfunktion verbunden sind. Weitere Gründe für Verminderung der Lithium-Clearance: natriumarme Diät, Verabreichung von Diuretika, anhaltendes Erbrechen (vgl. Tab. 8.31).

Während einer Lithiumbehandlung ist auf Warn- und Initialsymptome einer Lithiumvergiftung zu achten: starker Tremor, Koordinationsstörungen, undeutliche Sprache, evtl. Übelkeit und Erbrechen, oder auch psychische Symptome wie Apathie und Konzentrationsstörungen. Die übrigen in Tab. 8.33 angegebenen Symptome sind bereits Zeichen des Vollbildes einer Intoxikation.

Toxische Symptome von Lithium treten bei Lithiumserumspiegel über 1,5 mmol/l und insbesondere über 2,0 mmol/l auf. Zur Therapie der Intoxikation s. Tab. 8.33.

8.12.5 Zur Durchführung einer Behandlung mit Carbamazepin

(Übersichten: *Krämer* u. *Hopf* 1987, *Schmidt* u. *Greil* 1987, *Schmidt* u. *Greil* 1989, *Müller-Oerlinghausen* et al. 1989)

8.12.5.1 Kontraindikationen

Die Anwendung von Carbamazepin ist kontraindiziert bei Patienten mit höhergradigen AV-Blockierungen (wegen des möglichen Einflusses auf das

Tabelle 8.33 Lithiumintoxikation: Symptomatik und Therapie

Organsysteme	Symptome	Therapie
Gastrointestinal	Übelkeit Erbrechen Diarrhoe	Lithiumserumkontrollen
Neuromuskulär	Händetremor (grobschlägig) Muskuläre Zuckungen Muskelschwäche	EEG-, EKG-Kontrolle Überwachung der Nierenfunktion

Zentralnervös	Dysarthrie
	Ataxie
	Verwirrtheit
	Desorientiertheit
	Zerebrale Anfälle
	Delir
	Bewußtseinstrübung
		Infektionsprophylaxe
		Symptomatische Behandlung wie bei anderen Intoxikationen
		   Flüssigkeits- und Elektrolytzufuhr
		   (Natriuminfusionen)
		   Vorsicht bei Gabe von
		   natriuretischen Diuretika

Kardiovaskulär	Herzrhythmusstörungen Kreislaufkollaps	Evtl. Peritoneal- oder Hämodialyse
Renal	Lithiumretention Akutes Nierenversagen	

kardiale Reizleitungssystem) oder mit schweren Leberfunktionsstörungen (wegen der möglichen Auslösung oder Verstärkung von Leberfunktionsstörungen durch Carbamazepin). Weiterhin sollte Carbamazepin wegen seiner strukturchemischen Ähnlichkeit zu Imipramin möglichst nicht bei Patienten verabreicht werden, bei denen unter trizyklischen Antidepressiva allergische Reaktionen aufgetreten sind.

Vorsicht ist geboten bei Patienten mit vorbestehenden Blutbildveränderungen (Leukopenien, Thrombopenien) sowie bei Patienten, die zusätzlich zu Carbamazepin mit anderen Medikamenten behandelt werden müssen, mit denen Interaktionen bekannt sind (z.B. einige Antibiotika, Cimetidin, Verapamil, MAO-Inhibitoren).

8.12.5.2 Dosierung/Plasmaspiegel

Dosierung: Die übliche Carbamazepindosis für die Langzeitbehandlung affektiver Psychosen liegt im Bereich von 600—1000 mg/Tag. Bei einzelnen Patienten können auch niedrigere Dosen prophylaktisch wirksam sein.

Um die vor allem bei Beginn der Behandlung auftretenden Nebenwirkungen möglichst gering zu halten, ist es empfehlenswert, die Dosis — wenn möglich — langsam einschleichend zu geben, also z.B. mit 100—200 mg/Tag zu beginnen und jeweils nach 2 Tagen oder im Wochenabstand die Dosis um z.B. weitere 200 mg/Tag zu steigern.

Die Dosis sollte regelmäßig über den Tag verteilt eingenommen werden (bis auf 3 bis 4 Einnahmen täglich). Auf diese Weise können starke Schwankungen des Carbamazepinplasmaspiegels vermieden werden, die für das Auftreten von Nebenwirkungen verantwortlich sein können. Durch die Verwendung von Retard-Präparaten kann ebenfalls eine Reduktion von Plasmaspiegelschwankungen erzielt werden, wobei die Tagesdosis auf 1 bis 2 Portionen verteilt werden kann.

Plasmaspiegel: Therapeutische Plasmaspiegel (gemessen vor der morgendlichen Tabletteneinnahme) liegen üblicherweise zwischen 4 und 10 μg/ml (auch 7 bis 10 μg/ml werden angegeben). Mit toxischen Reaktionen ist ab etwa 12 μg/ml (vor der Morgeneinnahme) zu rechnen. Dabei scheinen erhebliche interindividuelle Unterschiede zu bestehen.

Für die Beurteilung der Plasmaspiegel ist es wichtig, daß der Abstand zwischen der Dosiseinnahme und der Blutabnahme möglichst konstant ist (z.B. 12 Stunden nach letzter Tabletteneinnahme), um vergleichbare Werte zu erhalten.

Bei längerer Behandlung ist aufgrund einer Autoenzyminduktion mit einem — meist allerdings nur geringfügigen — Absinken des Plasmaspiegels zu rechnen. Die Eliminationshalbwertszeit liegt bei gesunden Probanden zwischen 32 bis 38 Stunden, in der Langzeitbehandlung aber bei 16 bis 23 Stunden. Die Dosis muß daher nach mehrwöchiger Behandlung evtl. noch einmal gesteigert werden, um einen wirksamen Plasmaspiegel zu erhalten.

8.12.5.3 Wechselwirkungen mit anderen Medikamenten

Carbamazepin kann den Metabolismus *anderer Antikonvulsiva* (z.B. Valproinsäure, Phenytoin) beschleunigen und damit zu einer Abnahme der Serumkonzentrationen dieser Substanzen führen. Phenytoin, Valproinsäure u.a. fördern ihrerseits den Abbau von Carbamazepin. Umgekehrt können z.B. *Erythromycin, Isoniazid* (INH), *Cimetidin* und *Verapamil* den Carbamazepinabbau inhibieren und damit möglicherweise unerwünscht hohe Serumkonzentrationen induzieren (möglicherweise begleitet mit einer Zunahme von Nebenwirkungen).

Die Kombination von Carbamazepin mit *Lithium* führte in einigen Fällen zu zentralnervösen Störungen mit Ataxie, Hyperreflexie, Nystagmus und Verwirrtheitszuständen. Bei Kombination von Lithium und Carbamazepin sollten daher Dosis und Plasmaspiegel beider Substanzen eher niedriger sein als bei einer Monotherapie. Weiterhin wird empfohlen, bei bereits bestehender Lithiumbehandlung eine zusätzliche Behandlung mit Carbamazepin nur sehr langsam, einschleichend zu beginnen.

Unklar sind bisher die möglichen unerwünschten Wirkungen einer Kombination von Carbamazepin mit *MAO-Inhibitoren*. Es kann zu einem Anstieg der Herzfrequenz, zu Überleitungs- und Repolarisationsstörungen und zu Extrasystolie kommen. Da Carbamazepin seiner chemischen Struktur nach eine trizyklische Substanz ist und dem Antidepressivum Imipramin ähnelt, sollte (wie bei trizyklischen Antidepressiva) eine zusätzliche Behandlung mit MAO-Inhibitoren nur mit großer Vorsicht durchgeführt werden.

Bei Kombination von Carbamazepin mit *Neuroleptika* sind in Einzelfällen Verstärkung der psychotischen Symptomatik sowie auch delirante Syndrome beobachtet worden. (Andererseits wird Carbamazepin aber auch als Zusatzbehandlung zur neuroleptischen Therapie empfohlen, da sowohl eine Verbesserung der antipsychotischen

Wirkung als auch eine Verminderung der unerwünschten Wirkungen von Neuroleptika nachgewiesen werden konnte.)

Carbamazepin kann über eine Enzyminduktion die Wirkung *oraler Kontrazeptiva* abschwächen. Patientinnen unter Carbamazepin sollte empfohlen werden, kein orales Kontrazeptivum mit niedriger Hormondosis („Minipille") einzunehmen, sondern Präparate mit normalem Östrogengehalt, ggf. in Verbindung mit anderen empfängnisverhütenden Methoden.

8.12.5.4 Unerwünschte Arzneimittelwirkungen von Carbamazepin

Im allgemeinen wird Carbamazepin gut vertragen und führt nur sehr selten zu einer stärkeren Beeinträchtigung der Patienten. Etwa bei einem Drittel der Patienten kommt es bei Beginn der Behandlung zu unerwünschten Wirkungen, die oft spontan remittieren.

Gastrointestinale Störungen: Vor allem in den ersten Wochen der Behandlung treten bei 20 bis 30 % der Patienten vegetative Störungen mit Übelkeit, Erbrechen und Appetitstörungen auf, die in den meisten Fällen auch bei unveränderter Dosis spontan abklingen. Einer genauen Beobachtung bedürfen solche vegetativen Störungen vor allem dann, wenn sie während einer bereits seit längerem durchgeführten Behandlung auftreten: In ihnen kann sich eine beginnende Intoxikation äußern, so daß in diesen Fällen eine sofortige Bestimmung der Serumkonzentration und ggf. eine Dosisreduktion erfolgen sollte.

Neurologische Nebenwirkungen: Ebenfalls vor allem bei Beginn der Behandlung kommt es bei bis zu 30 % der Patienten (meist vorübergehend) zu Schwindel, seltener zu Gangunsicherheit (Ataxie), Sehstörungen (Doppelbilder), Kopfschmerzen und Tremor. Treten solche Störungen unter einer langfristigen Behandlung mit Carbamazepin auf, so können sie auf eine beginnende Überdosierung hinweisen.

Im EEG zeigen sich unter Carbamazepin geringgradige Veränderungen (Verlangsamung der Hintergrundaktivität mit Zunahme von β- und ϑ-Wellen), die weitgehend den Veränderungen während einer Behandlung mit trizyklischen Antidepressiva entsprechen.

Psychische Nebenwirkungen: Bei langfristig mit Carbamazepin behandelten Patienten wurden meist keine Beeinträchtigungen kognitiver Funktionen gefunden. Andererseits gehören Müdigkeit, Schwäche und Verminderung der psychischen Aktivität zu den am häufigsten genannten Nebenwirkungen. Sie können vor allem bei Beginn der Behandlung auftreten und scheinen meist auch ohne Dosisreduktion spontan zu remittieren. Unklar ist, ob die unter einer Langzeitbehandlung mit Carbamazepin beobachteten Depressionen als Nebenwirkungen dieses Medikamentes oder als Symptome der psychiatrischen Erkrankung anzusehen sind. In Einzelfällen wurden unter einer Behandlung mit Carbamazepin − ähnlich wie bei dem strukturchemisch verwandten Imipramin − psychotische Syndrome beobachtet.

Hämatologische Nebenwirkungen: Ähnlich wie bei anderen trizyklischen Psychopharmaka können auch unter einer Behandlung mit Carbamazepin Blutbildveränderungen auftreten. Diese sind in der Regel nur leicht und vorübergehend, müssen aber wegen der in Einzelfällen möglichen schwerwiegenden Konsequenzen sorgfältig beachtet werden.

Leichtere Veränderungen bestehen in vorübergehender Leukopenie, Anämie, Lymphozytose, Eosinophilie u. a. Bei etwa 10 % der Patienten kommt es bei Beginn der Carbamazepinbehandlung zu einem deutlichen Absinken der Leukozytenzahl (v. a. der neutrophilen Granulozyten und der Lymphozyten). In den meisten Fällen ist die Leukopenie auch bei Fortsetzung der Behandlung reversibel, bei etwa 2 % der Patienten persistiert sie jedoch. Die Leukopenie muß nur selten zu einem Absetzen des Medikamentes führen.

Als *schwere Nebenwirkungen* sind aplastische Anämien, Agranulozytosen und isolierte Thrombozytopenien beschrieben worden, in einzelnen Fällen mit letalem Ausgang.

Als Richtlinie für *Kontrolluntersuchungen* wird empfohlen, bei Beginn der Behandlung monatlich, später vierteljährlich Blutbild und Differentialblutbild zu kontrollieren. Auch strengere Kriterien wurden vorgeschlagen (zunächst für einige Monate wöchentliche Kontrollen, dann für mehrere Monate 1- bis 2wöchentliche und später monatliche Kontrollen des Blutbildes).

Haut: Das unter Carbamazepin gelegentlich auftretende Exanthem stellt eine der häufigsten Ursachen für ein Absetzen dieses Medikamentes dar. Die Hautveränderungen sind in den meisten Fällen nur leicht, sie bestehen in makulopapulären, urtikariellen, vesikulären oder erythematösen Exanthemen und können vor allem bei Beginn der Behandlung auftreten.

In der Literatur wird aber auch von einigen Patienten berichtet, die unter einer Carbamazepinbehandlung eine exfoliative Dermatitis (36 Fälle), eine Erythrodermie (20 Fälle) oder auch ein Lyell-Syndrom (6 Fälle) entwickelten, also schwere, möglicherweise tödlich verlaufende Hautveränderungen, die ein sofortiges Absetzen des Medikamentes notwendig machen (*Sillanpää* 1981).

Wasser- und Elektrolythaushalt: Aufgrund eines vasopressinagonistischen Effektes führt Carbamazepin relativ häufig zu einer Abnahme des *Natriumspiegels im Serum* (bis auf ca. 135 mval/l, in Einzelfällen auch bis auf 120 mval/l). Klinische Konsequenzen im Sinne einer Wasserintoxikation scheinen sehr selten zu sein.

Carbamazepin kann weiterhin den *Kalziumspiegel im Serum* senken, führt aber offenbar nicht zu einer Osteomalazie, wie sie während der Behandlung mit anderen Antiepileptika auftreten kann („anticonvulsant osteomalacia").

Leberfunktionsstörungen: Sehr häufig ist (v.a. bei Beginn der Behandlung) ein deutlicher, klinisch meist aber nicht relevanter *Anstieg der Gamma-GT* (als Ausdruck einer Enzyminduktion), seltener auch der AP zu verzeichnen. Transaminasen und GLDH zeigen meist keine Veränderung. Im Rahmen von Überempfindlichkeitsreaktionen mit Fieber, Exanthem und Lymphknotenschwellungen können in den ersten Wochen einer Carbamazepinbehandlung reversible Hepatitiden auftreten. Nach jahrelanger Einnahme von Carbamazepin sind in einzelnen Fällen granulomatöse Hepatitiden beobachtet worden.

Kardiovaskuläre Nebenwirkungen: Kardiovaskuläre Nebenwirkungen einer Behandlung mit Carbamazepin sind offenbar selten. Neben hypo- wie auch hypertonen Blutdruckregulationsstörungen sind, vorwiegend bei älteren Patienten mit vorbestehender koronarer Herzerkrankung, eine Verlangsamung der Herzfrequenz sowie Reizleitungsstörungen beobachtet worden.

Schilddrüsenfunktion: Carbamazepin kann die Konzentration der peripheren Schilddrüsenhormone senken, ohne — im Unterschied zu Lithium — die basale TSH-Konzentration im Serum zu beeinflussen. Die Wirkung einer Schilddrüsenstimulation mit TRH wird durch Carbamazepin vermindert. Carbamazepin führt aber nur sehr selten zu einer klinischen Hypothyreose.

Teratogene Wirkung: Nach bislang vorliegenden Befunden scheint eine Monotherapie mit Carbamazepin zwar nur selten zu einer gravierenden Schädigung des Foetus zu führen. Es wurde aber von einem durch Carbamazepin induzierten Syndrom mit geringfügigen Mißbildungen und mit Entwicklungsverzögerungen des Kindes berichtet (*Jones* et al. 1989). Die Anwendung von Carbamazepin v.a. im 1. Drittel der Schwangerschaft sollte nur bei strengster Indikation erfolgen.

8.12.5.5 Überdosierung, Intoxikation

Aufgrund seiner relativ großen therapeutischen Breite führt Carbamazepin meist erst in sehr hohen Dosen (4–20 g) zu Intoxikationen, die Plasmaspiegel liegen bei den schweren Intoxikationen immer über 20 μg/ml. In den meisten vorliegenden Berichten von Carbamazepinintoxikationen handelt es sich um Überdosierungen im Rahmen von Suizidversuchen.

Die Symptomatik besteht aus Unruhe, Tremor, Ataxie, tonisch-klonischen Krämpfen sowie respiratorischen und kardiovaskulären Störungen mit meist hypotonen Blutdruckwerten, Tachykardie und AV-Blockierungen bis zum Atem- und Herzstillstand. Die Therapie sollte in einer toxikologischen Spezialabteilung erfolgen. Nach gründlicher gastrointestinaler Giftelimination (induziertes Erbrechen, Magenspülung etc.) und evtl. wiederholter Gabe von Aktivkohle (z.B. 50 g alle 6 Stunden) kann eine kontinuierliche Hämoperfusion den Verlauf günstig beeinflussen. Forcierte Diurese sowie Hämo- und Peritonealdialyse sind wegen des hohen proteingebundenen Anteiles wenig erfolgversprechend.

Häufiger sind *Überdosierungserscheinungen* mit charakteristischer Symptomatik: Wenn mit Carbamazepin behandelte Patienten über Gangunsicherheit, Doppelbilder, Übelkeit, Erbrechen oder depressive Verstimmtheit klagen, so sollte immer auch eine Überdosierung ausgeschlossen werden.

Literatur

Angst, J.: Ungelöste Probleme bei der Indikationsstellung zur Lithiumprophylaxe affektiver und schizoaffektiver Erkrankungen. In: *P. Berner et al.* (ed.): Current perspectives in lithium prophylaxis. Bibliotheca psychiat. Vol. 161. Karger, Basel 1981, pp. 32–44

Emrich, H.M.: Alternativen zur Lithiumprophylaxe. In: *B. Müller-Oerlinghausen, W. Greil* (Hrsg.): Die Lithiumtherapie. Nutzen, Risiken, Alternativen. Springer, Berlin 1986, S. 356–368

Emrich, H.M., Okuma, T., Müller, A.A. (eds.): Anticonvulsants in affective disorders. Excerpta Medica, Amsterdam 1984

Emrich, H., Schiwy, W., Silverstone T. (eds.): Carbamazepine and oxcarbazepine in psychiatry. Int. clin. Psychopharmacol. 5 (Suppl. 1) (1990)

Gelenberg, A.J., Carroll, J.A., Baudhuin, M.G., Jefferson, J.W., Greist, J.H.: The meaning of lithium serum levels in maintenance therapy of mood disorders: A review of the literature. J. clin. Psychiat. 50 (Suppl.) (1989) 17–22

Goodnick, P.J.: Terminating treatment. In: *F.N. Johnson* (ed.): Depression and mania. Modern lithium therapy. IRL Press, Oxford 1988

Goodwin, F.K., Roy-Byrne, P.: Treatment of bipolar disorder. APA Annual Review. Vol. 6. American Psychiatric Press, Washington D.C. 1987, pp. 81–107

Greil, W., van Calker, D.: Lithium: Grundlagen und Therapie. In: *G. Langer, H. Heimann* (Hrsg.): Psychopharmaka: Grundlagen und Therapie. Springer, Wien 1983, S. 161–202

Greil, W., Schmidt, St.: Rezidivprophylaxe affektiver Psychosen. Lithium und Alternativen. Neurol. Psychiat. 12 (1988a) 98–109

Greil, W., Schmidt, St.: Terminating lithium long-term treatment. In: Lithium: Inorganic pharmacology and psychiatric use. IRL Press. Oxford 1988b, pp. 149–153

Greil, W., Schölderle, M.: Rezidivprophylaxe affektiver Psychosen mit Lithium. In: *B. Müller-Oerlinghausen, W. Greil* (Hrsg.): Die Lithiumtherapie. Nutzen, Risiken, Alternativen. Springer Berlin 1986, S. 138–163

Greil, W., Broucek, B., Klein, H.E., Engel-Sittenfeld, P.: Discontinuation of lithium maintenance therapy: reversibility of clinical, psychological and neuroendocrinological changes. In: *H.M. Emrich* et al. (eds.): Basic mechanisms in the action of lithium. Excerpta Medica, Amsterdam 1982, pp. 235–248

Greil, W., Bauer, J., Breit, J. et al.: Single daily dose schedule in lithium long-term treatment: effects on pharmacokinetics and on renal and cardiac functions. Pharmacopsychiatry 18 (1985) 106–107

Jefferson, J.W., Greist, J., Ackermann, D.L., Carroll, J.A.: Lithium encyclopedia for clinical practice. 2. ed. American Psychiatric Press, Washington DC 1987

Johnson, F.N.: Handbook of lithium therapy. MTP Press, Lancaster 1980

Johnson, F.N. (ed.): Depression and mania. Modern lithium therapy. IRL Press, Oxford 1988

Jones, K.L., Lacro, R.V., Johnson, K.A., Adams, J.: Patterns of malformations in the children of women treated with carbamazepine during pregnancy. New Engl. J. Med. 320 (1989) 1661–1666

Krämer, G., Hopf, H.C. (Hrsg.): Carbamazepin in der Neurologie. Thieme, Stuttgart 1987

Montgomery, S.A.: Prophylaxis in recurrent unipolar depression: a new indication for treatment studies. J. Psychopharmacol. 3 (1989) 47–53

Müller-Oerlinghausen, B., Greil, W. (Hrsg.): Die Lithiumtherapie. Nutzen, Risiken, Alternativen. Springer, Berlin 1986

Müller-Oerlinghausen, B., Haas, S., Stoll, K.D. (Hrsg.): Carbamazepin in der Psychiatrie. Thieme, Stuttgart 1989

Muir, A., Davidson, R., Siverstone, T. et al.: Two regimes of lithium prophylaxis and renal function. Acta psychiat. scand. 80 (1989) 579–583

Plenge, P., Mellerup, E.T., Bolwig, T. et al.: Lithium treatment: Does the kidney prefer one daily dose instead of two? Acta psychiat. scand. 66 (1982) 121–128

Post, R.M.: Alternatives to lithium for bipolar affective illness. In: APA Annual Review. Vol 9. American Psychiatric Press, Washinton D.C. 1990, pp. 270–300

Prien, R.F.: Long-term treatment of affective disorders. In: *H.Y. Meltzer* (ed.): Psychopharmacology. The third generation of progress. Raven, New York 1987, pp. 1051–1058

Prien, R.F.: Maintenance treatment of depressive and manic states. In: *A. Georgotas, R. Cancro* (eds.): Depression and mania. Elsevier, New York 1988

Prien, R.F., Gelenberg, A.J.: Alternatives to lithium for prevention treatment of bipolar disorder. Amer. J. Psychiat. 146 (1989) 840–848

Prien, R.F., Kupfer, D.J.: Continuation drug therapy for major depressive episodes: How long should it be maintained? Amer. J. Psychiat. 143 (1986) 18–43

Prien, R.F., Kupfer, D.J., Mansky, P.A. et al.: Drug therapy in the prevention of recurrences in unipolar and bipolar affective disorders. Arch. gen. Psychiat. 41 (1984) 1096–1104

Schmidt, St., Greil, W.: Carbamazepin in der Behandlung psychiatrischer Erkrankungen. Nervenarzt 58 (1987) 719–736

Schmidt, St., Greil, W.: Hinweise zur praktischen Durchführung einer Behandlung mit Carbamazepin. In: *B. Müller-Oerlinghausen, S. Haas, K.D. Stoll* (Hrsg.): Carbamazepin in der Psychiatrie. Thieme, Stuttgart 1989

Schou, M.: Lithium-Behandlung der manisch-depressiven Krankheit. Information für Arzt und Patienten. Thieme, Stuttgart 1986

Schou, M.: Lithium prophylaxis: Myths and realities. Amer. J. Psychiat. 146 (1989) 573–576

Sillanpäa, M.: Carbamazepine. Pharmacology and clinic uses. Acta neurol. scand. 64, Suppl. 88 (1991) 1–202

Weinstein, M.R.: Lithium treatment of women during pregnancy and in post-delivery period. In: *F.N. Johnson* (ed.): Handbook of lithium therapy. MTP Press, Lancaster 1980, pp. 421–429

8.13 Verhaltenstherapie bei endogener Depression

S.K.D. Sulz

Die Ergebnisse der bisherigen empirischen Forschung zeigen, daß bei mittelschweren ambulanten endogenen Depressionen Verhaltenstherapie wirksam sein kann (Tab. 8.34).

Berücksichtigt man zusätzlich die z.T. beobachteten additiven Effekte bei der Kombination von Pharmakotherapie und Verhaltenstherapie sowie

Tabelle 8.34 Wirksamkeit der Verhaltenstherapie bei endogener Depression

Autoren	Stichprobe	Therapie	Vergleichsgruppen	Ergebnis	Follow-up
Steinmetz et al. (1983)	N = 75, ambulant mittlerer BDI = 23	Verstärkeraufbau, Sozialtraining, 12 Gruppensitzungen	—	endogene Depression hatte gleich gute Erfolge	6 Monate
Hersen et al. (1984)	N = 118, ambulant jung, intelligent, eher chronisch 55 % wahrscheinlich oder sicher endogen	Sozialtraining 12 Gruppensitzungen (wöchentlich), danach 6 monatliche Sitzungen	1. Amitriptylin 2. Amitriptylin und Sozialtraining 3. Plazebo und Sozialtraining 4. Plazebo und psychodynamische Kurztherapie	endogene Depression hatte gleich gute Erfolge	6 Monate mit Erhaltungsbehandlung
Gallagher u. Thompson (1983)	N = 30, ambulant über 55 Jahre alt, 15 endogene Depressionen mittl. HRSD = 18,5	Sozialtraining versus kognitive Therapie 16 Doppelstunden	psychodynamische Kurztherapie	endogene Depression signifikant gebessert, aber signifikant schlechter als nicht-endogene	1 Jahr
Zeiss u. Jones (1983)	N = 66, ambulant	Sozialtraining, 12 Einzelsitzungen	1. Verstärkeraufbau 2. kognitive Umstrukturierung	endogene Depression hatte gleich gute Erfolge	—
Kovacs et al. (1981)	N = 44, ambulant	kognitive Therapie nach Beck bis zu 20 Sitzungen	Imipramin	endogene Depression hatte gleich gute Erfolge	1 Jahr
Blackburn et al. (1981)	N = 88, ambulant 42 % definitiv endogen mittl. HRSD 18 mittl. BDI 24	kognitive Therapie	1. Antidepressivum freier Wahl 2. Antidepressivum u. kognitive Therapie	endogene Depression hatte gleich gute Erfolge	1 Jahr
Teasdale et al. (1984)	N = 34, ambulant 91 % wahrscheinlich oder sicher endogen mittl. HRSD 18,5 mittl. BDI 29,5	kognitive Therapie	1. freie Besuche bei Psychiatern 2. zusätzliche kognitive Therapie	endogene Depression hatte rasche Besserung durch kognitive Therapie (2 Monate)	3 Monate
Prusoff et al. (1980)	N = 81, ambulant 32 % definitiv endogen 48 % situativ endogen mittl. HRSD 25	interpersonelle Psychotherapie (IPT)	1. Amtriptylin 2. Amtriptylin und IPT 3. bedarfsweise stützende Gespräche	endogene Depression hatte nicht so guten Erfolg bei der IPT, aber guten Erfolg bei der Kombination von Pharmakotherapie und interpersoneller Psychotherapie. Situative Depressive reagierten auf alle aktiven Behandlungen gut	1 Jahr

In diese Übersicht wurden diejenigen Studien aufgenommen, bei denen Befund und Diagnose durch unabhängige Psychiater durch standardisierte Interviews ermittelt wurden, die Therapieerfolge mindestens durch ein professionelles Rating (z.B. HRSD) gemessen wurden, Zufallszuteilung zu den Therapiegruppen erfolgte, ausreichende Stichprobengröße hatten und Antidepressiva in klinisch relevanter Dosierung gegeben wurden die geringe Rate an Therapieabbrüchen, die Vergrößerung der Compliance bezüglich Antidepressivaeinnahmen und die Möglichkeit der Behandlung von Antidepressiva-Nonrespondern bzw. von Patienten mit Unverträglichkeit der Nebenwirkungen von Antidepressiva, so spricht bereits beim jetzigen Stand der Therapieforschung einiges dafür, Verhaltenstherapie (durch gut ausgebildete Therapeuten mit fortgeschrittener psychiatrischer Erfahrung bei endogener Depression) zusätzlich zur Pharmakotherapie einzusetzen.

Um die fast ausschließlich amerikanischen und englischen Berichte über Wirksamkeitsnachweise würdigen zu können, muß der Begriff der endogenen Depression kritisch dargestellt werden. *Von Cranach* u. *Strauss* (1978) fanden in einer vergleichenden Untersuchung gerade bei der Diagnose affektiver Erkrankungen größere internationale Unterschiede. Wir sind gezwungen, Vergleiche anzustellen zwischen der bei uns gültigen ICD und den bei den wissenschaftlichen Untersuchungen leider sehr unterschiedlich verwendeten Diagnosekriterien (*Research Diagnostic Criteria — RDC, Spitzer* u. *Endicott* 1978; *Diagnostic and Statistical Manual — DSM-III der American Psychiatric Association; Newcastle Diagnosis Scale — NADS; Hamilton Endogenomorphy Subscale — HES; Grinker Endogenity Scale*).

Zunächst sollen die diagnostischen Fragestellungen geklärt werden. Insbesondere sind die beiden depressiven Subgruppen „endogenous" und „situational" der Research Diagnostic Criteria wichtig, die dort so definiert sind, daß ein Patient sowohl eine endogene als auch eine situative Depression haben kann. „Wahrscheinlich situativ" bedeutet, unabhängig vom klinischen Syndrom, daß die depressive Episode („major depressive disorder") ohne die streßvollen Lebensereignisse der vorausgegangenen 12 Monate wahrscheinlich nicht aufgetreten wäre. „Sicher situativ" ist eine Depression nach RDC, wenn die depressive Episode ohne die streßvollen Lebensereignisse in den vorausgegangenen 12 Monaten zu diesem Zeitpunkt nicht aufgetreten wäre. Die alte Dichotomie endogen — neurotisch ist eine die Forschung hemmende Versimplifizierung, die sehr heterogene Subgruppen schafft und es unmöglich macht, wichtige Zusammenhänge aufzufinden. DSM-III wird dieser Forderung durch seine multiaxiale Diagnose eher gerecht. Für unsere Fragestellung genügt eine dreidimensionale Diagnostik, die durch Abb. 8.17 veranschaulicht werden soll.

Stabile Persönlichkeit meint das Fehlen einer Persönlichkeitsstörung nach DSM-III bzw. der fehlende Nachweis persönlichkeitsbedingter Verursachung der situativen Auslöser der Depression. In-

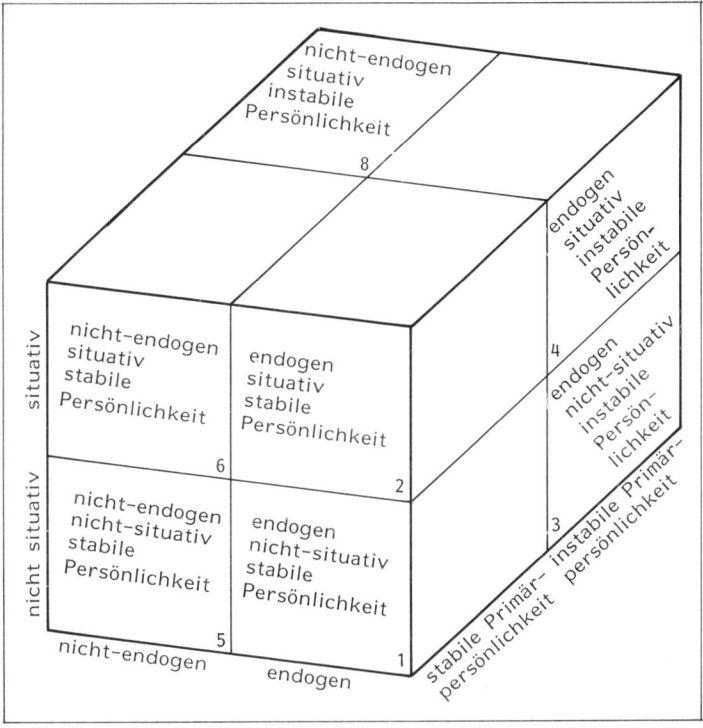

Abb. 8.17 Dreidimensionale Diagnostik der *Major Depressive Disorder*. (Nach RDC und DSM-III)

stabile Persönlichkeit meint das Vorliegen einer Persönlichkeitsstörung nach DSM-III oder ICD. *Rehm* u. *Kaslow* (1984) nennen als die wesentlichsten verhaltenstherapeutischen Ansätze zur Behandlung der Depression:

1. Aufbau verstärkender Aktivitäten
2. a) Erwerb von Fertigkeiten, um soziale Beziehungen befriedigend gestalten zu können
   b) Aufbau der Fähigkeiten zu planerischem Lösen von Problemen
   c) Paartherapie
3. Kognitive Therapie nach *Beck*
4. Selbstkontrolltherapie nach *Rehm*.

Hier sollen nur die für die Behandlung endogener Depressionen bedeutsamen Ansätze kurz skizziert werden, die nicht in dem Beitrag von *de Jong-Meyer* (Kap. 13.7) beschrieben sind. Obige Liste soll durch 2 weitere Verfahren vervollständigt werden:

5. Entspannungstraining
6. Interpersonelle Psychotherapie.

Dabei sollte berücksichtigt werden, daß zwar alle diese Ansätze von einem Störungsmodell abgeleitet wurden, das eine psychoreaktive Genese postuliert (*Blöschl* 1986). Das verhaltenstherapeutische Vorgehen ist aber, unabhängig von der Ursache der Stö-

	stabile Persönlichkeit	instabile Persönlichkeit
situativ	symptomatisch, situationsklärend	symptomatisch, Wechselwirkung von Situation und Persönlichkeit klärend, Persönlichkeit stabilisierend
nicht situativ	symptomatisch	symptomatisch, Persönlichkeit stabilisierend

Abb. 8.18 a Aufgabe der Verhaltenstherapie bei endogener Depression (zusätzlich zur medikamentösen Therapie)

	stabile Persönlichkeit	instabile Persönlichkeit
situativ	IPT Problemlösen	Sozialtraining Paartherapie IPT
nicht situativ	Aktivitätenaufbau Entspannung Kognitive Therapie	Aktivitätenaufbau Selbstkontrolltherapie Sozialtraining Kognitive Therapie Entspannung

Abb. 8.18 b Indikationsstellung bei endogener Depression (jeweils zusätzlich zur antidepressiven Medikation). (IPT = Interpersonelle Psychotherapie)

rung, als symptomatische Therapie bei der endogenen Depression sinnvoll und effektiv. Es ist in gewissem Sinne mit der Krankengymnastik bei Muskelatrophien durch Nervenläsionen vergleichbar.

Krankengymnastik ist in diesen Fällen ebenso sinnvoll wie bei Inaktivitätsatrophien, bei denen sie weniger symptomatischen Stellenwert hat (Abb. 8.18 a,b).

8.13.1 Aufbau verstärkender Aktivitäten

Übereinstimmend mit anderen Kliniken machten wir die Erfahrung, daß gerade bei schweren endogenen Depressionen in der stationären Behandlung bei oft zögerlichem oder ausbleibendem Wirken der Antidepressiva der behutsame Aufbau angenehmer Aktivitäten die 1. mögliche wirksame Therapiemaßnahme ist (*Sulz* u. *Lauter* 1983). Das genaue Vorgehen des Therapeuten ist in Kap. 13.7 dargestellt. Die zu erwartenden Schwierigkeiten und deren Bewältigung bei endogenen Depressionen ist ausführlich bei *Sulz* (1987) beschrieben. Natürlich kann man Patienten, die wegen ihrer schweren depressiven Verstimmung keine Energie aufbringen, etwas zu tun, nicht ein psychogenes Modell der einseitigen Wirkung von Aktivitäten auf ihre Stimmung anbieten. Sie erleben ja sehr intensiv die gegenteilige Wirkung: je niedergedrückter die Stimmung, um so weniger können sie unternehmen. Hier hilft es, daß es eine gegenseitige Beeinflussung gibt und wir die eine Seite der Wechselwirkung therapeutisch nutzen können, indem wir durch allmählichen Aktivitätenaufbau eine Stimmungsbesserung einleiten.

8.13.2 Aufbau sozialer Fertigkeiten

Auch bei der Betrachtung der sozialen Kompetenz vor Ausbruch der Erkrankung werden wir bei endogenen Depressionen oft feststellen, daß keine Defizite vorhanden waren, keine sozialen Hemmungen und Ängste, sondern gute Kontaktfähigkeit und ein ausreichender Freundeskreis besteht. Selbst in diesen Fällen ist ein Training sozialer Kompetenz symptomatisch antidepressiv wirksam (*Ullrich de Muynck* et al. 1980), wobei nicht sicher ist, inwiefern das Zusammentreffen des Gruppensettings mit der starken Strukturierung der Interaktionen der Gruppe und im Rollenspiel besonders hilfreich ist. In der Depression ist, unabhängig von früherer sozialer Kompetenz, das Sozialverhalten in dem Sinne ineffektiv, als es für andere Menschen sehr anstrengend und unattraktiv ist, mit einem depressiven Menschen ein halbstündiges Gespräch zu führen oder gar mit ihm eine gemeinsame Unternehmung am Abend zu planen. Der Gesprächspartner erhält wenig Blickkontakt, sehr verzögerte Antworten, keine Aufmerksamkeit für seine eigenen Belange, hat oft das Gefühl, nicht rücksichtsvoll genug im Gespräch zu sein, nicht genug Verständnis aufzubringen, und vor allem das, was der Patient eigentlich möchte, überhaupt nicht geben zu können. Zurück bleiben ein schlechtes Gewissen und Hilflosigkeit gegenüber der übermächtigen Depression des anderen. So entstehen durch die Depression ständig aufs neue Erfahrungen, die die Depression des Patienten vertiefen. Dieser Teufelskreis kann durch allmählichen Abbau der depressiven Kommunikationsmuster durchbrochen werden, indem schrittweise kleine Verhaltensänderungen im Rollenspiel geübt und auch auf der Station oder mit der Familie praktiziert werden. Die rasch eintretenden kleinen Erfolge (positive Zuwendung, die Erfahrung, selbst etwas im Umgang mit anderen bewirken zu können) können erste Hoffnungsfunken entstehen lassen und so zur weiteren aktiven Mitarbeit an der Therapie motivieren. Während beim Aufbau verstärkender Aktivitäten überhaupt erst einmal die depressive Passivität vermindert wird, eröffnet das Training sozialer Fertigkeiten wieder den Zugang zu anderen Menschen, weg von der sozialen Isolation, die ja ebenfalls die Depression vertiefte. Das Sozialverhalten steht dann immer noch unter dem Primat, alles zu unterlassen, wofür mir der andere böse sein könnte. Erst wenn eine endogene Depression am Ausklingen ist, kann das Training assertive Verhaltensweisen aufbauen, die beim Gegenüber feindselige Gefühle hervorrufen, weil der Patient sich z.B. nicht mehr wie früher ausnutzen läßt und statt dessen eigene Wünsche formuliert. Obwohl dies individuell verschieden ist, muß gerade bei Gruppentherapien berücksichtigt werden, daß einzelne Patienten leicht überfordert werden und rasch große Angst und psychovegetative Streßsymptome auftreten, nachfolgend eine Vertiefung der Depression. Die praktische Durchführung ist u.a. bei *Sulz* (1987) beschrieben.

8.13.3 Planerisches Problemlösen

Die Vermittlung von planerischen Problemlösefähigkeiten ist am spezifischsten gegen den Aspekt der Hilflosigkeit (*Seligman* 1975) in der Depres-

sion gerichtet. Dabei wird zunächst an kleinen, überschaubaren Alltagsproblemen, die keine zwischenmenschlichen Konflikte tangieren, gezeigt, wie eine systematische Abfolge gedanklicher Planungsschritte ein Problem konkretisieren kann, Ziele festgelegt und die geeignetsten Wege gefunden werden können. Vor allem bei situativen Depressionen ist dies eine Vorgehensweise, die vom Patienten akzeptiert wird und zu einer Lösung bzw. Bewältigung der auslösenden Lebenssituation hinführen kann. Eigene Erfolge bei der Lösung von zunächst kleinen Alltagsproblemen vermitteln dem Patienten das Gefühl, selbst Veränderungen in seiner Umwelt bewältigen zu können (,,self-efficacy" nach *Bandura* 1979), d.h., das Gefühl der Hilflosigkeit läßt nach.

Die Vorgehensweise ist detailliert bei *Sulz* (1987, S. 32 ff.) dargestellt. Dort wird auch auf Probleme des Therapeutenverhaltens und schwierige Situationen der Therapie eingegangen. Sicher kann das Vermitteln von Problemlösestrategien bei endogenen Depressionen nicht am Anfang der Therapie stehen, sondern sollte Bestandteil der 2. Hälfte des stationären Aufenthalts bzw. der ambulanten Behandlung sein. Die meist erhebliche Angst vor der Zeit nach der Entlassung bzw. dem Therapieende kann stark reduziert werden, wenn mit Hilfe der Problemlösestrategie die wichtigsten Problemsituationen nach der Entlassung vorstrukturiert werden (z.B. Nachbarn, die vom Klinikaufenthalt wissen; die Frage der beruflichen Belastbarkeit, Freizeitgestaltung, finanzielle oder Wohnungsprobleme). Es ist ein großer Unterschied, ob ein umsichtiger Therapeut den Weg nach der Entlassung geebnet hat (,,was hätte ich ohne ihn getan") oder der Patient anhand seiner neuen Planungsstrategien selbst Wege gefunden und eigene Entscheidungen getroffen hat. Erst diese dem Prinzip des Problemlösens inhärente Zurückhaltung vermittelt dem Patienten das Gefühl, es selbst zu können. Auch hier kann die Durchführung der Therapie in Gruppen einen weiteren wesentlichen Therapieeffekt haben. Das Zusammenhelfen, gegenseitiges Mutmachen, die positiven Rückmeldungen auf den Erfolgsbericht einer Problemlösung oder Teilzielerreichung werden von den Patienten immer wieder als sehr hilfreich angegeben.

8.13.4 Paartherapie

Auch die Paartherapie wird im Rahmen einer Verhaltenstherapie bei situativen Depressionen eingesetzt. Wenn massive Streßereignisse in der Partnerschaft die Depression auslösen und weiterhin die Partnerschaftsprobleme so groß sind, daß sie offentlichtlich eine Barriere für den Gesundungsprozeß darstellen, kehrt der Patient selbst bei fortgeschrittener Besserung nach jedem Wochenendurlaub in erheblich verschlechterter Verfassung in die Klinik zurück. Ohne eine Veränderung der pathogenen Lebensumstände müßte dann mit einer baldigen Verschlimmerung der Symptomatik gerechnet werden. Eine Paartherapie muß zunächst keine neuen Therapieelemente enthalten, außer dem oben besprochenen Aufbau der verstärkenden Aktivitäten, der Fähigkeit zu sozialen Verhaltensweisen, die die Zuwendung und Wertschätzung anderer sichern, der Fähigkeit, Probleme des täglichen Lebens lösen zu können und dem resultierenden Selbstbewußtsein, in der Lage zu sein, dies alles selbst bewirken und steuern zu können. In der Paartherapie wird dies unter dem Aspekt der Gegenseitigkeit, des Austauschs und Aufeinanderbezogenseins erarbeitet, so daß beide Partner gleich verantwortlich und fähig sind, eine ausgeglichene Bilanz des Gebens und Nehmens herzustellen. Wenn keine vollständige Paartherapie durchgeführt werden soll, sondern nur durch einzelne gemeinsame Paarsitzungen der Transfer der neuen Verhaltensweisen auf die partnerschaftlichen Interaktionen hergestellt werden soll, können neben den von *Sulz* (1987, S. 105) vorgeschlagenen Interventionen in der Therapiesitzung vom Paar gemeinsam Aktivitätsplanungen und Rollenspiele schwieriger Ehesituationen durchgeführt und gemeinsame Problemlösungspläne erstellt werden. Eine eigenständige Paartherapie wird von *Schindler* et al. (1980) beschrieben.

8.13.5 Kognitive Therapie nach *Beck*

Wie *Wright* u. *Beck* (1986) darstellen, geht die kognitive Therapie von der zentralen Schlüsselfunktion depressiven Denkens und Grübelns im Prozeß der Depressionsentstehung und Aufrechterhaltung aus. Bei endogenen Depressionen stimmt diese Wirkrichtung nicht. Statt dessen werden die Gedanken durch den depressiven Affekt determiniert und die Grundannahmen sind die Bilanz, die sich aus der Depression ergibt. Allerdings sind die depressiven Gedanken und Einstellungen nur bei sehr schweren Depressionen nicht durch kognitive Therapiemaßnahmen beeinflußbar. Bei mittelschweren Depressionen bzw. bei schweren

Depressionen können kognitive Techniken in der 2. Therapiehälfte sehr hilfreich sein.

Bei *Sulz* (1987, S. 110 ff.) sind die konkreten Vorgehensweisen im Gespräch sowie schwierige Situationen beschrieben. *Wright* u. *Beck* (1986) veranschaulichen das Vorgehen durch eine ausführliche Falldarstellung.

8.13.6 Selbstkontrolltherapie nach *Rehm*

Wie bereits an anderer Stelle (*Sulz* 1986) dargelegt, kann das Selbstkontrollmodell von *Rehm* (1977) als integrativer Therapierahmen der verhaltenstherapeutischen und kognitiven Therapieansätze der Depression betrachtet werden. Die manifeste Depression wird beschrieben durch:

Störungen der Selbstbeobachtung:
a) es wird selektiv auf negative Ereignisse geachtet,
b) es werden selektiv sofortige Auswirkungen des eigenen Verhaltens (die meist negativ sind) beachtet und langfristige Folgen vernachlässigt.

Störungen der Selbstbewertung:
a) Mißerfolge werden internal attribuiert (eigenes Verschulden),
b) Erfolge werden external attribuiert (nicht wiederholbare Zufallstreffer),
c) es werden zu strenge Kriterien der Sollerfüllung erstellt (so daß stets ein Versagen konstatiert wird).

Störungen der Selbstverstärkung:
a) zu seltene Selbstbelohnung,
b) fast ständige Selbstbestrafung (Selbstabwertung, Selbstvorwürfe).

Das Gruppentherapieprogramm wird von *Roth* u. *Rehm* (1986) als ausführliches Therapiemanual dargestellt. Es kann durch 9 Therapiestrategien charakterisiert werden (*Sulz* 1986), die in Kap. 4.1 ausgeführt werden.

Wir haben die Selbstkontrolltherapie in Gruppen auf einer Verhaltenstherapiestation längere Zeit angewandt (*Sulz* u. *Lauter* 1983). Auf dieser offenen psychiatrischen Station waren unausgelesene Patienten mit schweren Depressionen (entsprechend RDC „major depressive disorder"). Wir ergänzten den Selbstkontrollansatz allerdings im Einzelfall durch ein Training sozialer Kompetenz und Entspannungstraining sowie bei sehr schweren Depressionen durch weitestgehende Einzelbetreuung durch das Pflegepersonal im Rahmen des Aktivitätenaufbaus (s. Kap. 13.16, Tab. 13.38). Die Kombination einer kurzfristigen stationären Behandlung mit einer anschließenden ambulanten Behandlung nach dem Selbstkontrollansatz wird von *Sulz* (1987, S. 114 ff.) am Beispiel einer Patientin mit einer endogenen Depression in einer ausführlichen Falldarstellung beschrieben.

8.13.7 Entspannungstraining

Vor allem die gut kontrollierte Studie von *Mc Lean* u. *Hakstian* (1979) zeigte, daß das Entspannungstraining mit Hilfe der progressiven Muskelrelaxation nach *Jacobson* ebenso wirksam in der Depressionsbehandlung sein kann wie Verhaltenstherapie. In der Klinik wird man trotzdem nicht auf den Gedanken kommen, Entspannung als einziges Therapieverfahren anzuwenden. Darauf zu verzichten, ist allerdings wegen der leichten Anwendbarkeit sowohl in der stationären als auch in der ambulanten Behandlung vielleicht nicht die ökonomischste Entscheidung. *Sulz* (1987, S. 62 ff.) beschreibt vollständig die Vorgehensweise, *Sulz* u. *Carl* (1984) gehen auf die Besonderheiten bei Depressionen ein. Die progressive Muskelrelaxation kann einzeln oder in Gruppen — auch sitzend — durchgeführt werden. Dabei werden alle wichtigen Muskelpartien des Körpers der Reihe nach je 2 mal 5 Sek. lang angespannt, die Spannung wahrgenommen und anschließend 10 Sek. lang entspannt, wobei beachtet wird, daß der Muskel sich in der Entspannungsphase auf eine angenehme Weise von selbst wieder entspannt. Bei 2 mal täglich 20minütigem Üben während eines Zeitraums von 4 Wochen wird so die Fähigkeit erworben, sich körperlich und zunehmend auch psychisch in einen angenehm entspannten Zustand zu versetzen. Bei depressiven Patienten ist es wichtig, die Entspannungsphasen nicht schweigend vergehen zu lassen, da sonst der Patient wieder ins depressive Grübeln kommt und seine Depression sehr intensiv wahrnimmt. Statt dessen ist durch Instruktionen die Aufmerksamkeit auch während der Entspannung an die Muskelvorgänge zu binden.

8.13.8 Die interpersonelle Psychotherapie (IPT)

Klerman et al. (1984) entwickelten eine Depressionsbehandlung, die sich von *Sullivans* (1953) psychoanalytischer Theorie ableitet. Interpersonelle Probleme werden als Ursache oder Auslöser der Depression fokussiert (Verlust einer Bezugsperson, ständige Auseinandersetzungen in der Partnerschaft oder in anderen wichtigen Beziehungen, Rollenveränderungen durch erhebliche Veränderungen der Lebenssituation oder überhaupt fehlende Beziehungen). Anders als die Psychoanalyse arbeitet die IPT aber nicht mit dem Übertragungsgeschehen in der Therapeut-Patient-Beziehung. Statt dessen wird problemzentriert vorgegangen und Lösungswege werden aktiv erarbeitet. Der Ablauf einer Therapiesitzung ist bei dieser Kurztherapie (12 Sitzungen) nicht ganz so stark strukturiert wie bei der kognitiven Therapie nach *Beck*. Die Interventionen richten sich weit seltener auf die Symptome und bearbeiten mehr die individuellen Probleme der depressogenen Lebenssituationen. Die Gesamtstrategie der Behandlung ist beispielhaft aufgebaut. Zunächst wird mit dem Patienten seine Erkrankung durchgesprochen, dann werden die Zusammenhänge zwischen seiner jetzigen Depression und seinen interpersonellen Beziehungen analysiert. Daraus werden seine zwischenmenschlichen Hauptprobleme identifiziert und schließlich das Konzept der Behandlung erklärt. Nach dieser diagnostischen Phase der ersten 4 Sitzungen beginnt die Bearbeitung der Problembereiche. Zunächst werden eventuelle Verluste bearbeitet und eine Trauer ermöglicht (Depression als Trauervermeidung). Hierzu werden zunächst Ziele gemeinsam mit dem Patienten formuliert und je nach Erfordernis bis zu 6 spezifische Therapietechniken zur Erleichterung von Trauer angewandt.

Falls interpersonelle Konflikte ein Hauptproblem waren, werden diese als nächstes bearbeitet. Zuerst werden gemeinsam Ziele formuliert und dann wird wiederum mit Hilfe spezifischer Therapietechniken versucht, diese Probleme zu lösen. Falls erhebliche Veränderungen der Lebenssituation dazu führten, daß alte Rollen aufgegeben werden mußten und neue Rollen übernommen werden sollen (beruflicher Wechsel, Auszug von zu Hause in eine Wohngemeinschaft, Pensionierung) wird wiederum mit speziell auf diese Probleme zugeschnittenen therapeutischen Strategien und Techniken vorgegangen. Ähnliches gilt bei fehlenden zwischenmenschlichen Beziehungen. In den letzten 3 Sitzungen wird der Übergang zur selbständigen Lebensbewältigung nach Therapieende erarbeitet. In dieser Therapie werden sehr viele kognitive und verhaltenstherapeutische Techniken explizit oder implizit angewandt. Die übergeordneten Therapiestrategien entsprechen ebenfalls verhaltenstherapeutischen Zielsetzungen.

Tabelle 8.35 Indikationen verhaltenstherapeutischer Strategien

Therapie	bei
Aktivitätenaufbau (angenehme Aktivitäten fördern)	Passivität, Interessenverlust, Rückzugstendenzen, aber auch bei überaktiver Pflichterfüllung.
Training sozialer Fertigkeiten	sozialem Rückzug, Kontaktschwierigkeiten, sozialen Ängsten, Unfähigkeit, eigene Wünsche auszudrücken etc.
Planerisches Problemlösen	Entscheidungsunfähigkeit, wenn anstehende Aufgaben als unbewältigbarer Berg gesehen werden, wenn konkrete Probleme des Alltagslebens die Depressionen auslösten und noch vorhanden sind.
Paartherapie	wenn Konflikte in der Ehe die Depression auslösen, z.B. wenn der Partner auf Kosten des Patienten seine Interessen zu sehr ausgebreitet hat, wenn die Partner aneinander vorbei leben.
Kognitive Therapiestrategien nach *Beck*	wenn quälende Gedanken und Grübeleien im Vordergrund stehen, bei rigiden Überzeugungen.
Selbstkontrolltherapie	bei allen zuvor genannten Indikationen, Selbstwertproblematik, Selbstabwertung, Selbstvorwürfen, gelernter Hilflosigkeit, Übergang zur Selbsthilfe nach der Therapie.
Entspannung nach *Jacobson*	Angst, innerer Unruhe, Schweißbildung, Verspannung, Kopfschmerzen.
Interpersonelle Psychotherapie	bei massiven, situativen Auslösern der Depression, insbesondere zwischenmenschliche Konflikte.
Gruppentherapie	bei mangelhafter Unterstützung durch Bezugspersonen, bei zu starker Konzentration auf eine Bezugsperson.
Sport/Bewegung	adjuvant bei allen Depressionen.

8.13.9 Vorschläge für die Klinik

Je schwerer eine Depression und je stärker somatische Beschwerden im Vordergrund sind, um so eher sollten handlungsorientierte Verfahren wie Aktivitätenaufbau, Training von Sozialverhalten sowie Entspannungstraining und Sport eingesetzt werden (*Sulz* u. *Lauter* 1983). Dies sehr behutsam und graduell, eventuell in kleinsten Schritten, um Überforderungen zu vermeiden. Bei mittelschweren Depressionen, wo quälende Gedanken im Vordergrund stehen, kann mit kognitiven Therapieverfahren nach *Beck* und dem Selbstkontrollansatz nach *Rehm* gearbeitet werden (s. Abb. 8.18a,b).

Je mehr situative Probleme der Lebenssituation vor Ausbruch der Erkrankung den Patienten quälten — und diese auch zur Erkrankung wesentlich beigetragen haben —, um so eher ist an die interpersonelle Psychotherapie (IPT) oder an Problemlösestrategien zu denken. Depressive Entwicklungen, Persönlichkeitsstörungen und massive Defizite im Sozialverhalten erfordern eine längere Verhaltenstherapie (40 bis 60 Std.) mit Schwerpunkt auf der Selbstkontrolle und dem Erlernen sozialer Interaktions- und Beziehungsmuster. Gerade bei diesen Fällen ist an eine Intervallbehandlung zu denken, die zwischenzeitlich Raum gibt, das Erlernte fest im Alltagsleben zu verankern, was im Rahmen des Selbstkontrollansatzes sehr gut realisierbar ist (s. Abb. 8.18a,b, Tab. 8.35).

Literatur

Bandura, A.: Sozial-kognitive Lerntheorie. Klett-Cotta, Stuttgart 1979

Blackburn, I.M., Bishop, S., Glen, A.I.M., Whalley, L.I., Christie, I.E.: The efficacy of cognitive therapy and pharmacotherapy, each alone and in combination. Brit. J. Psychiat. 139 (1981) 181—189

Blöschl, L.: Verhaltenstherapie der Depression. In: *S.K.D. Sulz* (Hrsg.): Verständnis und Therapie der Depression. Ernst Reinhardt, München 1986, S. 105—121

von Cranach, M., Strauss, A.: Die internationale Vergleichbarkeit psychiatrischer Diagnostik. Psychiat. Universitätsklinik München, unveröffentl. Manuskript 1978

Gallagher, D.E., Thompson, L.W.: Effectiveness of psychotherapy for both endogenous and nonendogenous depression in older adult outpatients. J. Gerontol. 38 (1983) 707—712

Hersen, M., Bellack, A.S., Himmelhoch, I.M., Thase, M.E.: Effects of social skill training, amitriptyline, and psychotherapy in unipolar depressed women. Behavior Therapy 15 (1984) 21—40

Klerman, G.L., Weissman, M.M., Rounsaville, B., Chevron, E.S.: Interpersonal psychotherapy of depression. Basic Books, New York 1984

Kovacs, M., Rush, A.J., Beck, A.T., Hollon, S.D.: Depressed outpatients treated with cognitive therapy or pharmacotherapy. A one year follow-up. Arch. gen. Psychiat. 39 (1981) 33—39

McLean, P.D., Hakstian, A.R.: Clinical depression: Comparative efficacy of out-patient treatments. J. consul. clin. Psychol. 47 (1979) 818–836

Prusoff, B.A., Weissman, M.M., Klerman, G.L., Rounsaville, B.J.: Research Diagnostic Criteria subtypes of depression. Their role as predictors of differential response to psychotherapy and drug treatment. Arch. gen. Psychiat. 37 (1980) 796–801

Rehm, L.P.: A self-control model of depression. Behavior Therapy 8 (1977) 787–804

Rehm, L.P., Kaslow, N.J.: Behavioral approaches to depression: research results and clinical recommendations. In: *C. Franks* (ed.): New developments in behavior therapy: from research to clinical application. Haworth Press, New York 1984, pp. 155–227

Roth, D., Rehm, L.P.: Selbstkontrolltherapie der Depression in Gruppen – Therapiemanual. In: *S.K.D. Sulz* (Hrsg.): Verständnis und Therapie der Depression. Ernst Reinhardt, München 1986, S. 165–202

Schindler, L., Hahlweg, K., Revenstorf, D.: Partnerschaftsprobleme: Möglichkeiten zur Bewältigung. Springer, Berlin 1980

Seligman, M.E.P.: Helplessness. Freeman, San Francisco 1975

Steinmetz, J.L., Lewinsohn, P.M., Antonuccio, D.O.: Prediction of individual outcome in a group intervention for depression. J. consult. clin. Psychol. 51 (1983) 331–337

Sullivan, H.S.: The Interpersonal theory of psychiatry. Norton, New York 1953

Sulz, S.K.D.: Selbstkontrolltherapie der Depression. In: *S.K.D. Sulz* (Hrsg.): Verständnis und Therapie der Depression. Ernst Reinhardt, München 1986, S. 150–164

Sulz, S.K.D.: Psychotherapie in der klinischen Psychiatrie. Thieme, Stuttgart 1987

Sulz, S.K.D., Carl, D.: Progressive Muskelrelaxation und Bewegungstherapie in der Therapie der Depression. In: *M.G. Wolfersdorf, R. Straub, G. Hole:* Depressiv Kranke in der Psychiatrischen Klinik. Roderer, Regensburg 1984

Sulz, S.K.D., Lauter, H.: Stationäre Verhaltenstherapie der Depression – Ein multimodaler Ansatz in der klinischen Praxis. Psychiat. Prax. 10 (1983) 33–40

Teasdale, I.D., Fennell, M.I.V., Hibbert, G.A., Amies, P.L.: Cognitive therapy for major depressive disorder in primary care. Brit. J. Psychiat. 144 (1984) 400–406

Ullrich de Muynck, R., Ullrich, R., Grawe, K., Zimmer, D.: Soziale Kompetenz. Experimentelle Ergebnisse zum Assertiveness Training Programm ATP. Pfeiffer, München 1980

Wright, J.H., Beck, A.T.: Kognitive Therapie der Depression. In: *S.K.D. Sulz* (Hrsg.): Verständnis und Therapie der Depression. Ernst Reinhardt, München 1986, S. 124–148

Zeiss, A.M., Jones, S.L.: Behavioral treatment of depression: Examining treatment failures. In: *E.B. Foa, P.M.G. Emmelkamp* (eds.): Failures in behavior therapy. Wiley Interscience, New York 1983, pp. 197–216

8.14 Psychoanalytische Therapieansätze bei endogener Depression

C. Reimer

8.14.1 Zur Psychodynamik affektiver Psychosen

Erste psychoanalytische Ansätze zum Verständnis und zur Behandlung affektiver Psychosen finden sich bei *Abraham* (1912). Er unterschied zwischen Melancholie und Trauer und wies auf den Zusammenhang zwischen Depression und verdrängter Aggression hin. Diese unbewußte Aggression bilde den Boden für die Schuldgefühle des Melancholikers. Weiterhin fand *Abraham* bei den melancholischen Patienten eine zwanghafte Charakterstruktur, wie sie später differenzierter von *Tellenbach* (1976) im Typus melancholicus beschrieben wurde.

1917 veröffentlichte *Freud* seine Arbeit über „Trauer und Melancholie". Er beschrieb 3 grundlegende Mechanismen, die zur Depression führen können: Objektverlust, Ambivalenz und Rückzug der Libido ins Ich (gemeint ist mit dem letzteren ein Rückzug der in die Beziehung zu anderen investierten Gefühle auf das eigene Selbst). *Freud* fand in der Kindheit späterer Depressiver eine intensive Bindung an ein Liebesobjekt, die durch Enttäuschung bedroht wird und verloren geht. Die Folge ist ein Rückzug der objektbezogenen Libidobesetzung in das Ich bzw. diejenigen Ich-Anteile, die sich mit dem verlorenen Liebesobjekt identifizierten. Für *Freud* ist insbesondere dieser Mechanismus spezifisch für die Melancholie.

Nach diesen beiden Ansätzen der klassischen Psychoanalyse gab es im Verlauf der Weiterentwicklung der psychoanalytischen Theorie weitere Erklärungsmodelle, so z.B. den ich-psychologischen Ansatz, in dem die Ich-Hilflosigkeit und die geringe Selbstachtung des Depressiven betont werden.

Aus den verschiedenen historischen und neueren Theoriebildungen lassen sich nach *Benedetti* (1987) *3 psychodynamische Hauptfaktoren der affektiven Psychosen* herleiten:

a) Die Folgen der symbiotischen Abhängigkeit (orale Fixierung; Identifizierung mit dem verlorenen Liebesobjekt; Unfähigkeit der manisch-depressiv Kranken, ihre Partner als separate andere wahrzunehmen; Überanpassung an den dominanten anderen; Fusionierung mit dem anderen).

b) Die Folgen der Negativität (anal-sadistische Fixierung; Selbstaggression als Aggression gegen das introjizierte Liebesobjekt; Destruktivität des Über-Ichs; Angst des depressiven Ichs, das gute/böse mütterliche Objekt und somit sich selber zu zerstören; Entwertung der frustrierenden Partner; Erschöpfung der libidinösen Reserven).

c) Die Folgen der narzißtischen Lücke als eine Ich-Insuffizienz im Erreichen des überbesetzten Ich-Ideales.

Eine differenzierende Nosologie hat *Benedetti* (1983) vorgenommen, indem er die Depressionen aus psychoanalytischer Sicht in 3 Formen eingeteilt hat:

a) Die *Es-Depressionen,* gekennzeichnet durch übermäßige und chronisch frustrierte Triebspannungen, symbiotische Bindung an beschützende Eltern, Defizite an Autonomie und Lebenskompetenz und Ambivalenz, hilflose Abhängigkeit und ohnmächtige Aggressivität.

b) *Ich-Depressionen,* vor allem gekennzeichnet durch das Erleben von Ich-Insuffizienz.

c) *Über-Ich-Depressionen,* gekennzeichnet vor allem durch Schulderleben. Dieser Patiententyp neigt zu Unterwerfung, unbewußte Aggressionen zwingen den Patienten zu neuen kompensatorischen Opfern.

Auch die *Familiendynamik* scheint einen Einfluß auf die Entwicklung depressiv Erkrankter zu haben. Entsprechende Untersuchungen haben gezeigt, daß z.B. Drohungen mit Verlust an Zuwendung bei Nichtanpassung des Kindes an familiäre Normen eine besondere Bedeutung zukommt. *Benedetti* (1981) beschrieb folgende *Hauptkonflikte in der Kindheit späterer Depressiver:*
Depressive Mütter, die ihre Kinder symbiotisch an sich gebunden und dadurch überfordert haben; beim Kind mit der Konsequenz einer Identifizierung mit der depressiven Hilflosigkeit der Mutter. Die Söhne depressiver Mütter scheinen besonders gefährdet zu sein.
Depressive Väter, die ihre Kinder durch mangelnde Durchsetzungsfähigkeit und Rückzugstendenzen enttäuschen und prägen. Hier scheinen Töchter besonders gefährdet zu sein. Ferner spannungsreiche, streiterfüllte Ehen der Eltern, durch die die Selbstidentität der Kinder bedroht wird (wechselnde Identifizierung mit den Elternparteien).
Weiterhin Väter und Mütter mit starkem Ehrgeiz, die hohe Ideale vorgaben, die nur schwer zu erreichen waren, sowie elterliche Grausamkeiten,

z.B. durch übertriebene Strafen im Sinne von Über-Ich-Strafen (Folge: Selbstaggression und Triebversagung bzw. Askeseneigung).

Über die Psychodynamik und Psychotherapie von manischen Phasen gibt es kaum psychoanalytische Literatur (*Elia* 1983, *Lewin* 1982).

Die Frage der *Auslösung affektiver Psychosen,* insbesondere der Depressionen, wird oft vernachlässigt, obwohl auslösende Ereignisse, wie z.B. Trennungs- und Verlusterlebnisse, bekannt sind. Abgesehen davon, daß sich Auslöser nicht immer finden lassen, scheitert die Suche danach oft auch an einer unzureichenden biographischen Anamneseerhebung, die die Konfiguration und Qualität der frühen Objektbeziehungen berücksichtigen muß, und an der Vernachlässigung bestimmter Details, die Aufschluß über die Frage der Auslösung geben könnten. Zu diesen Details gehören z.B. die „anniversary reactions", die Jahrestagsreaktionen. Diese Jahrestagsreaktionen, die meist unbewußt sind, können zu depressiven und suizidalen Krisen führen, und zwar dergestalt, daß um den Jahrestag eines Verlustes eines geliebten und nahestehenden Menschen herum für die Betreffenden scheinbar aus heiterem Himmel eine depressive Verstimmung einsetzt. Man versteht unter „anniversary reactions", daß und wie „regressive Phänomene verschiedenster Art zeitlich gesehen nicht zufällig in Erscheinung treten, sondern in einem sinnhaften Zeit- und Datumsbezug zu Geschehnissen und Erlebnissen der Vergangenheit zu stehen scheinen" (*Haesler* 1985, S. 211). Dabei kann der Eindruck entstehen, als habe eine „innere Uhr den Zeitpunkt im Leben eines Menschen bestimmt, an dem eine bis dahin stabile Abwehrstruktur zusammenbricht und den Weg in psychoneurotische, psychosomatische oder auch psychotische Symptombildung öffnet" (S. 211).

Auf die verschiedenen Erscheinungsformen und Bedingungen für das Auftreten von „anniversary reactions" kann hier nicht eingegangen werden. Es ist aber empfehlenswert, in der Biographie depressiver Patienten sehr genau nach Konstellationen zu suchen, die zu Anniversary-Phänomenen und daraus folgenden unterschiedlichen, vor allem aber auch depressiven Symptombildungen führen können. Dabei kommt traumatischen Erfahrungen von Objektverlust durch Trennung oder Tod und den sich daraus ergebenden Störungen der Trauerprozesse für das Entstehen von „anniversary reactions" eine besondere Bedeutung zu. Manche Therapeuten geben die Suche auf, wenn sie keinen realen Verlust explorieren konnten. Der Fehler dabei ist, die ganze Bandbreite symbolischer oder auch atmosphärischer Trennungs- und Verlusterlebnisse, die traumatischer wirken können als ein einmaliger Verlust, damit zu übersehen. Erinnert sei nur an die Wirkung von langjährigen Konflikten zwischen Eltern, die viel streiten und sich dabei wechselseitig in Anwesenheit ihrer Kinder mit Trennung bzw. Scheidung drohen. Im späteren Leben solcher Kinder kann ein scheinbar banaler, geringfügiger Anlaß auf einem solchen Erlebnishintergrund in eine depressive Psychose hineinführen. Dem behandelnden Arzt kann der manifeste Auslöser so nichtssagend erscheinen, daß er ihn mit der Erkrankung nicht in Zusammenhang bringen kann.

8.14.2 Konsequenzen für die analytische Psychotherapie

Analytische Psychotherapie wurde vor allem bei Patienten mit unipolaren Depressionen beschrieben (*Benedetti* 1987). Während manischer Phasen ist diese Therapieform kaum durchführbar. Die Indikation zur analytischen Psychotherapie hängt von bestimmten Voraussetzungen auf seiten des Patienten, aber auch auf seiten des Psychotherapeuten ab. Beim Patienten sind es: Motivation zur Introspektion und Hinterfragung der Erkrankung sowie Vorhandensein einer gewachsenen wichtigen Lebensproblematik. Beim Therapeuten sind es neben der analytischen Ausbildung fundierte Kenntnisse über Psychosen und deren Verlauf sowie die Bereitschaft, das klassische analytische Setting zu modifizieren, den speziellen (psychotischen) Übertragungsmustern Raum zu geben und sie aushalten zu können.

Benedetti (1987) unterschied 5 Phasen in analytisch-psychotherapeutischen Behandlungen affektiver Psychosen:

a) Die Phase der Abwehr, der Negativität, der Ablehnung von Hilfe — die Phase der eigentlichen depressiven Psychose, die nicht analytisch, sondern partizipativ zu behandeln sei. In dieser Phase geht es häufig um die verläßliche Anwesenheit des Therapeuten und um eine eher abwartende Haltung.

b) Die Phase der beginnenden Psychoanalyse, in der die Suche nach dem grundlegenden Konflikt beginnt. Dieser Konflikt stellt sich häufig als spezifische Objektbeziehungskonstellation heraus, etwa in dem Sinne, wie *Arieti* u. *Bemporad* (1983) ihn als Abhängigkeit des Depressiven von einer dominanten Beziehungsperson beschrieben haben.

c) Die 3. Phase, die *Benedetti* für die wesentlichste der Therapie hält, besteht darin, daß dem Patienten allmählich bewußt gemacht werde, wie er selber am Entstehen seiner Depression beteiligt ist.

d) Die Phase der Projektion bzw. der projektiven Triangulierung des Dominanzverhältnisses. In dieser Phase spielt eine zumindest vorübergehende psychotische Übertragung durch Projektion auf den Therapeuten die entscheidende Rolle.

e) Ein möglicher Umschlag in eine Manie, wenn die Depression noch nicht abgeklungen ist.

Eine psychoanalytische Arbeit mit endogenen Depressiven sollte nur von Kollegen durchgeführt werden, die entsprechend weitergebildet und erfahren sind und die sich darüber hinaus zutrauen, während einer endogenen Phase neben der pharmakopsychiatrischen Behandlung analytisch mit dem depressiven Patienten zu arbeiten. Für eine größere Zahl von Therapeuten wird das vermutlich nicht in Frage kommen. Hier wäre das Abklingen der depressiven Phase abzuwarten, um danach gemeinsam mit dem Patienten einen Versuch der Aufarbeitung zu unternehmen. Eine solche Aufarbeitung könnte sich z.B. auf die Analyse möglicher Auslöser, wie sie in diesem Beitrag beschrieben worden sind, beziehen. Dabei wird der Analyse der Beziehungsstrukturen des Patienten zu einem für ihn wichtigen anderen, z.B. dem Lebenspartner als der dominanten Bezugsperson im Sinne von *Arieti* u. *Bemporad* (1983), eine besondere Bedeutung zukommen.

Literatur

Abraham, K.: Ansätze zur psychoanalytischen Erforschung und Behandlung des manisch-depressiven Irreseins und verwandter Zustände. Zbl. Psychoanal. 2 (1912) 302—315

Arieti, S., Bemporad, J.: Depression. Klett-Cotta, Stuttgart 1983

Benedetti, G.: Zur Psychodynamik der Depression. Nervenarzt 52 (1981) 621—628

Benedetti, G., Corsi Piacentini, T., d'Alfonso, L., Elia, C., Medri, G., Saviotti, M.: Psychosentherapie. Hippokrates, Stuttgart 1983

Benedetti, G.: Analytische Psychotherapie der affektiven Psychosen. In: *K.P. Kisker, H. Lauter, J.-E. Meyer, C. Müller, E. Strömgren* (Hrsg.): Psychiatrie der Gegenwart. 3. Aufl. Bd. 5. Springer, Berlin, Heidelberg, New York, London, Paris, Tokyo 1987, S. 369—385

Elia, C.: Der psychodynamische Zugang zum manischen Patienten. In: *G. Benedetti, T. Corsi Piacentini, L. d'Alfonso, C. Elia, G. Medri, M. Saviotti:* Psychosentherapie. Hippokrates, Stuttgart 1983

Freud, S.: Trauer und Melancholie (1917). In: Gesammelte Werke Bd. 10. Imago Publ., London 1946

Haesler, L.: Zur Psychodynamik der Anniversary Reactions. Jb. Psychoanal. 17 (1985) 211–266

Lewin, B.D.: Das Hochgefühl. Suhrkamp, Frankfurt a. M. 1982

Tellenbach, H.: Melancholie. Springer, Berlin, Heidelberg, New York 1976

9 Behandlung schizoaffektiver Psychosen

A. Marneros

9.1 Wesentliches zur Erkran- kung und Diagnostik

Schizoaffektive Psychosen stellen einerseits eine klinische Realität, andererseits ein diagnostisches und nosologisches Ärgernis dar (s. Übersichten in *Marneros* 1989, *Marneros* u. *Tsuang* 1986, 1990). Es ist noch nicht geklärt, ob sie eine getrennte noso- logische Entität, eine Subgruppe der affektiven oder eine Subgruppe der schizophrenen Psychosen oder Bestandteil eines psychotischen Kontinuums sind. Die schizoaffektiven Psychosen oder schizo- affektiven Störungen werden uneinheitlich defi- niert. Die in den verschiedenen diagnostischen Sy- stemen vorhandenen Definitionen der schizoaffek- tiven Psychosen sind sehr unbefriedigend und ha- ben sicherlich noch einen vorläufigen Charakter. Das DSM-III-R z.B. definiert die schizoaffektive Psychose als eine Störung, bei der zu einem be- stimmten Zeitpunkt neben dem Syndrom einer „Major Depression" oder Manie zugleich Sympto- me auftreten, die bei der Schizophrenie auftreten (*APA* 1989). Während das gleichzeitige Vorhan- densein von schizophrenen und affektiven Syndro- men nachvollziehbar ist, bereiten andere hinzuge- fügte Kriterien größere Schwierigkeiten: so etwa die Forderung, daß während einer Episode der Stö- rung Wahn oder Halluzinationen mindestens 2 Wo- chen lang vorhanden sein müssen, ohne daß auf- fallende affektive Symptome auftreten. Ebenfalls bereitet die Voraussetzung Unbehagen, daß die Dauer aller Episoden des affektiven Syndroms im Vergleich zur Gesamtstörung nicht kurz gewesen sein soll.

Die ICD-10 (*Dilling* et al. 1991) definiert schi- zomanische und schizodepressive Episoden. Die ICD-10-Kriterien sind für den Kliniker viel eher nachvollziehbar als die von DSM-III-R. Es wird die gleichzeitige Erfüllung der Kriterien einer mani- schen bzw. einer depressiven Episode und das Vor- handensein von mindestens 1 schizophrenen Sym- ptom, wie etwa Kontrollwahn, Gedankenausbrei- tung, Gedankeneingebung oder Gedankenentzug, Halluzinationen jeder Art, bizarre Wahngedanken und beträchtlich formal gestörte und zerfahrene Sprache gefordert. Problematisch jedoch erscheint

dabei das Ausschlußkriterium: Vorhandensein der schizophrenen Episode in der Vorgeschichte. Dies widerspricht den Befunden von Langzeitstudien, die einen polymorphen Verlauf bei der Mehrzahl der schizoaffektiven Psychosen belegen. *Polymor- pher Verlauf* bedeutet, daß die schiozaffektiven Psychosen in ihrem Verlauf sowohl schizoaffekti- ve als auch reine schizophrene und/oder affektive Episoden zeigen können. Neuere Untersuchungen belegen, daß auch Psychosen mit einem *sequentiel- len* Auftreten von reinen melancholischen und/ oder manischen Krankheitsepisoden und reinen schizophrenen Episoden zu der Gruppe der schizo- affektiven Psychosen gehören (*Angst* 1986, *Maj* u. *Perris* 1990, *Marneros* et al. 1991).

Bezüglich der *Häufigkeit* der schizoaffektiven Psychosen gibt es keine exakten Untersuchungen. Man schätzt, daß 10 bis 25 % der Psychosen, die nach traditionellen Kriterien als Schizophrenien oder affektive Psychosen diagnostiziert worden sind, den schizoaffektiven Psychosen zuzurechnen sind (*Angst* 1986). *Frauen* erkranken häufiger an schizoaffektiven Psychosen als *Männer,* vor allem an der monopolaren Form. Schizoaffektive Psy- chosen können in jedem *Lebensalter* auftreten, gruppenstatistisch gesehen belegen sie jedoch dies- bezüglich eine Position zwischen schizophrenen und affektiven Psychosen. Die *prämorbide psy- chosoziale Adaptation,* gemessen an schulischem und beruflichem Erfolg, Fähigkeit zur heterose- xuellen Dauerbindung und Persönlichkeitsmerk- malen, ist signifikant besser als die der schizophre- nen Patienten und ähnelt sehr der der affektiven Patienten. Die schizoaffektiven Psychosen sind re- kurrente Erkrankungen mit in der Regel polyphasi- schen *Verläufen,* also mehr als 3 Krankheitsepiso- den (*Angst* 1986, *Marneros* et al. 1991). Bipolare schizoaffektive Psychosen haben signifikant mehr Rezidive als unipolare (die Polarität des Verlaufes wird nach dem gleichen Prinzip definiert wie bei den affektiven Psychosen).

Der *Langzeitausgang* der schizoaffektiven Psy- chosen ist signifikant günstiger als der der Schi- zophrenien, aber nicht so günstig wie der Ausgang der reinen affektiven Psychosen. Etwa die Hälfte der schizoaffektiven Patienten haben auch nach jahrzehntelangem Krankheitsverlauf keine persi- stierenden Alterationen (*Marneros* et al. 1991).

9.2 Therapie und Prophylaxe

9.2.1 Behandlung akuter schizo-affektiver Krankheitsepisoden

9.2.1.1 Behandlung akuter schizomanischer Krankheitsepisoden

Die schizomanische Krankheitsepisode wird durch das gleichzeitige Vorhandensein von manischen und schizophrenen Symptomen definiert. Schizomanische Episoden treten im Verlauf schizoaffektiver Psychosen viel seltener auf als schizodepressive Episoden (*Marneros* et al. 1991).

Patienten mit schizomanischen Episoden müssen in der Regel stationär behandelt werden, weil durch die Kombination der manischen Exazerbation mit der psychotischen Produktivität und fehlender Krankheitseinsicht des Patienten die Compliance sehr eingeschränkt wird. Darüber hinaus bewirkt die stationäre Behandlung einen Schutz der Patienten vor sozial schädigendem Verhalten (Selbst- und Fremdgefährdung). Schizomanische Krankheitsepisoden dürfen nur in leichteren Formen ambulant behandelt werden.

Es bestehen 4 grundsätzliche Möglichkeiten zur Behandlung der akuten schizomanischen Krankheitsepisode:

a) Neuroleptika als Monotherapie,
b) Lithium als Monotherapie,
c) Neuroleptika und Lithium als Kombinationstherapie,
d) Antikonvulsiva, vor allem Carbamazepin, in Kombination mit Neuroleptika oder auch Lithium.

a) Neuroleptika als Monotherapie

Sowohl die klinische Erfahrung als auch kontrollierte Studien sprechen für einen Einsatz von Neuroleptika bei schizomanischen Krankheitsepisoden als Mittel der Wahl (*Bandelow* u. *Rüther* 1989, *Möller* et al. 1989). Bei hochgradig motorisch erregten schizomanischen Patienten sind neben den hochpotenten Neuroleptika zusätzlich niedrigpotente Neuroleptika wegen der sedierenden Wirkung indiziert. Bei hocherregten Patienten wird eine parenterale Applikation der Neuroleptika empfohlen. Bei einer *Schizodominanz* (d.h. wenn die schizophrene Komponente stärker ausgeprägt ist als die manische Komponente) reicht die Anwendung von hochpotenten Neuroleptika. Das genaue therapeutische Vorgehen, der Dosierungs- und

Applikationsweise entspricht den in Kap. 7 u. 8 über schizophrene und manische Psychosen dargestellten Leitlinien.

Bei affektdominanten schizomanischen Krankheitsepisoden (d.h., daß die manische Symptomatik viel ausgeprägter ist als die schizophrene Symptomatik) sollte eine Lithiumtherapie bzw. eine Kombination von Lithium und Neuroleptika – s. c) dieses Kapitels – bevorzugt werden (wie bei manischen Episoden, s. Kap. 8). Dies ist vor allem deshalb empfehlenswert, weil die Einschränkungen in Motorik und Erleben der Patienten durch hochdosierte Gabe von Neuroleptika negativ erlebt werden und sich dadurch auf die Compliance inhibierend auswirken.

b) Lithium als Monotherapie von schizomanischen Krankheitsepisoden

Die Wirksamkeit von Lithium als Monotherapie bei schizomanischen Krankheitsepisoden ist wissenschaftlich nicht gesichert. Allenfalls kann Lithium als Monotherapeutikum verwendet werden bei leichten affektdominanten schizomanischen Krankheitsepisoden, d.h. bei Episoden, bei denen die affektive Symptomatik im Vergleich zur schizophrenen Symptomatik im Vordergrund steht. Aber auch bei einer ausgeprägten Affektdominanz sollte Lithium nur als Monotherapeutikum gegeben werden, wenn Agitiertheit und Explosivität das psychopathologische Bild beherrschen. Affektdominante schizomanische Krankheitsepisoden jedoch, die durch Euphorie, Steigerung der Selbstwertgefühle und leichte Überaktivität bei nur diskret im Hintergrund stehender schizophrener Symptomatik in Erscheinung treten, können durch die alleinige Gabe von Lithium behandelt werden. Die Behandlung erfolgt dann nach den Richtlinien des Einsatzes von Lithium als Monotherapeutikum bei Manien, die in Kap. 8 bereits dargestellt wurden.

Die Frage jedoch, welche der beiden Monotherapien (Neuroleptika- oder Lithiummonotherapie) bei schizomanischen Krankheitsepisoden vorzuziehen ist, ist noch offen. Es gibt nur wenige Untersuchungen, die die Wirkung von Lithium bei schizomanischen Patienten im Vergleich zu Neuroleptika untersucht haben. Und auch diese wenigen Studien sind durch verschiedene definitorische und methodische Schwierigkeiten gekennzeichnet: unscharfe Definition der schizoaffektiven Psychosen, sehr kleine Populationen, kurze Beobachtungszeit etc. 4 Doppelblinduntersuchungen zeigten eine Überlegenheit von Chlorpromazin im Vergleich zu Lithium (*Johnson* et al. 1968, 1971, *Prien* et al.

1972, *Braden* et al. 1982). Bei einer Doppelblindstudie (*Brockington* et al. 1978) fand sich kein Unterschied zwischen Chlorpromazin und Lithium.
Eine offene Studie von *Goodnick* u. *Meltzer* (1983)
zeigte ebenfalls keine Überlegenheit von verschiedenen Neuroleptika im Vergleich zu Lithium. 2 der
Doppelblindstudien (*Braden* et al. 1982, *Prien* et
al. 1972) zeigten, daß die Überlegenheit von Chlorpromazin gegenüber Lithium nur die agitierten
Formen der schizomanischen Krankheitsepisoden
betraf, bei anderen Formen dagegen zeigte sich
kein Unterschied. Aus diesen Studien kann der
Schluß gezogen werden, daß eine Neuroleptikamonotherapie bei *agitierten* schizomanischen Krankheitsepisoden einer Lithiummonotherapie überlegen ist.

c) Neuroleptika und Lithium als Kombinations-
therapie

In der klinischen Praxis wird bei schizomanischen
Krankheitsepisoden häufig eine Kombination von
Lithium und Neuroleptikum angewendet. Intention dieser Kombination ist es, die Zeit bis zur vollen antimanischen Wirkung von Lithium (ca. 8 bis
14 Tage) durch die Neuroleptikagabe zu überbrücken, um dann nach Eintreten der antimanischen Wirkung von Lithium die Dosis der Neuroleptika reduzieren zu können. Wissenschaftliche
Studien, die die Effektivität dieses klinischen Vorgehens bestätigen sollen, sind noch sehr vage und
bestehen in der Regel aus sehr kleinen Populationen. 3 Doppelblindstudien (*Small* et al. 1975, *Biedermann* et al. 1979, *Carman* et al. 1981) kamen zu
dem Ergebnis, daß die Kombination von Lithium
und Neuroleptikum wirksamer ist als die Monotherapie mit Neuroleptika. In der schon erwähnten offenen Studie von *Goodnick* u. *Meltzer* (1983) fand
sich kein Unterschied zwischen Neuroleptikamonotherapie und Kombination von Neuroleptika
und Lithium bei schizomanischen Patienten.

Bei einer Kombinationstherapie von Lithium
und Neuroleptikum soll man relativ hohe Dosen
von Lithium und Neuroleptikum vermeiden, da
neurotoxische Wirkungen beschrieben worden
sind. Eine Erhöhung des Lithiumplasmaspiegels
durch Neuroleptika bzw. die Erhöhung des Neuro-
leptikaspiegels nach Lithiumgabe ist zwar in der
Literatur beschrieben, scheint aber klinisch nicht
relevant zu sein (*Bandelow* u. *Rüther* 1989). Nebenwirkungen von Lithium und Neuroleptika, wie
Tremor, Mundtrockenheit, Müdigkeit und extrapyramidalmotorische Störungen, können sich bei
einer Kombinationstherapie additiv verstärken
(*Klein* u. *Rüther* 1983).

d) Behandlung akuter Schizomanien mit
antikonvulsiven Substanzen

Die antimanische Wirkung von Carbamazepin
darf inzwischen als gesichert gelten (*Emrich* 1989,
1990, *Stoll* u. *Haas* 1989). Der Einsatz von Carbamazepin jedoch als Therapeutikum in der akuten
schizomanischen Krankheitsepisode ist vorwiegend als Kombinationstherapie mit Neuroleptika
empfehlenswert. Die antimanische Wirkung von
Carbamazepin, insbesondere als Suspension verabreicht bei Tagesdosen von 600—800 mg, ist rasch
und könnte an die von den Neuroleptika gewohnten Wirkungsgeschwindigkeiten herankommen
(*Stoll* u. *Haas* 1989). Die Gabe von Carbamazepin
soll auf das Erreichen eines Plasmaspiegels von 6
bis 12 μg/ml ausgerichtet sein. Das Carbamazepin
in Kombination mit Neuroleptika ist der Lithium-
Neuroleptika-Kombinationstherapie vorzuziehen,
wenn eine rasche antimanische Wirkung angestrebt wird und wenn additive Nebenwirkungen
von Lithium vermieden werden sollen (s. Kap.
9.2.2). Andere Antikonvulsiva, wie etwa Valproat,
werden vorwiegend bei der chronischen schizomanischen Symptomatik gegeben (s. Kap. 9.2.2).

9.2.1.2 Behandlung akuter schizodepressiver
Episoden

Schwere schizodepressive Krankheitsepisoden sollen wegen der hohen Suizidgefährdung der Patienten möglichst unter geschützten Bedingungen behandelt werden. Nur wenn Suizidalität ausgeschlossen ist, kann eine leichte schizodepressive
Episode ambulant behandelt werden.

a) Behandlung mit Neuroleptika bzw.
Thymoleptika

Eine schizodepressive Episode ist durch das gleichzeitige Vorhandensein von schizophrenen und melancholischen Symptomen charakterisiert. Schizodepressive Episoden sind ungleich häufiger als
schizomanische Episoden (*Marneros* et al. 1991).
Die Behandlung von schizodepressiven Krankheitsepisoden wirft viel mehr Probleme auf als die
Behandlung schizomanischer Episoden. Vor allem
die Frage, ob eine Monotherapie mit Neuroleptika
oder mit Antidepressiva ausreicht oder ob die
Kombination von Neuroleptika und Antidepressiva überlegen ist, ist noch nicht endgültig beantwortet (*Möller* et al. 1989).

Obwohl kaum systematische Vergleichsuntersuchungen der Wirksamkeit von Neuroleptika im
Vergleich zu Antidepressiva bei der Behandlung
von schizodepressiven Krankheitsepisoden vorhanden sind, scheint eine Monotherapie mit Neu-

roleptika einer Therapie ausschließlich mit Antidepressiva überlegen zu sein (*Bandelow* u. *Rüther* 1989, *Möller* u. *Morin* 1989). Die Angaben in der Literatur bezüglich des Vergleiches einer Kombinationstherapie von Neuroleptika und Antidepressiva gegenüber Neuroleptika- bzw. Antidepressivamonotherapie lassen keine endgültigen Schlußfolgerungen zu. Es kann jedoch schon gesagt werden, daß eine Kombinationstherapie von Neuroleptika und Antidepressiva günstiger zu sein scheint als eine Monotherapie mit Neuroleptika und eindeutig günstiger als eine Monotherapie mit Antidepressiva. U.E. ist eine Kombinationstherapie von Neuroleptika und Antidepressiva aus folgenden Gründen zu bevorzugen:

1. Sie ist kompatibel mit der klinischen Evidenz, die erfahrene Kliniker vermitteln können. Diese praktischen Erfahrungen müssen jedoch wissenschaftlich noch belegt werden (*Marneros* et al. 1991).
2. Die Monotherapie von schizodepressiven Krankheitsepisoden mit Antidepressiva kann kaum die schizophrene Symptomatik positiv beeinflussen, vor allem wenn diese ausgeprägt ist. Die Möglichkeit der Exazerbation und Verstärkung des schizophrenen Anteils durch eine Trizyklikatherapie besteht.
3. Bei einer Monotherapie mit Neuroleptika ist zu befürchten, daß bei einer ausgeprägten melancholischen Symptomatik im Rahmen der schizodepressiven Episode die therapeutische Effizienz gering ist. Außerdem wird die Möglichkeit einer Verstärkung der depressiven Elemente durch Neuroleptika in der Literatur diskutiert (*Möller* u. *Morin* 1989).

Der Einsatz von sog. *Hybriden-Neuroleptika,* also Substanzen, die sowohl eine neuroleptische als auch eine antidepressive Wirkung haben (wie etwa Thioridazin, Sulpirid, Flupentixol etc.), wird zwar empfohlen, ihre Wirksamkeit als Monotherapeutika bei schizoaffektiven Episoden ist jedoch wissenschaftlich noch nicht gesichert (*Benkert* u. *Hippius* 1986).

Dosis und Dauer der Antidepressivatherapie orientieren sich an den Richtlinien der Behandlung von endogen-depressiven Syndromen (s. Kap. 8), der Neuroleptika im großen und ganzen an den Richtlinien der Therapie der Schizophrenien (s. Kap. 7).

Die therapeutische Wirkung von Lithium bei schizodepressiven Episoden scheint sehr bescheiden zu sein. Lithium scheint allenfalls in Kombination mit Neuroleptika und Thymoleptika im Rahmen der Behandlung einer *therapieresistenten* Symptomatik indiziert (*Möller* et al. 1989).

b) Elektrokrampftherapie von schizodepressiven Krankheitsepisoden

Die Elektrokrampftherapie (EKT) bei schizodepressiven Krankheitsepisoden scheint genauso effektiv zu sein wie bei der *Major Depression*, u.U. kann die EKT einer Antidepressivatherapie sogar überlegen sein (*Goodnick* u. *Meltzer* 1984). Insofern kann die EKT eine wertvolle therapeutische Ergänzung bei schizodepressiven Krankheitsepisoden darstellen, vor allem bei therapieresistenten Formen oder wenn akute Suizidgefahr vorhanden ist. Die Suizidalität bei schizodepressiven Episoden ist sehr hoch, wahrscheinlich sogar höher als bei reinen melancholischen Episoden (*Rohde* u. *Marneros* 1990, *Marneros* et al. 1991). Zur Konsolidierung der Erfolge einer EKT-Behandlung soll eine konsekutive Pharmakotherapie nach den oben dargestellten Leitlinien bzw. eine Prophylaxe (s. Kap. 9.2.2) erfolgen.

c) Schlafentzug bei schizodepressiven Krankheitsepisoden

Schlafentzug scheint bei schizodepressiven Krankheitsepisoden mit einigen Einschränkungen wirksam zu sein. Es gilt offenbar die Regel, daß je *schizodominanter* die schizodepressive Symptomatik ist und je stärker ein ängstlich-agitiertes Verhalten ausgeprägt ist, desto geringer der therapeutische Effekt des Schlafentzugs ist; es muß sogar mit der Gefahr einer Verstärkung der schizophrenen Symptomatik gerechnet werden (*Pflug* 1989). Gehemmte schizodepressive Krankheitsepisoden dagegen sprechen auf therapeutischen Schlafentzug gut an. Der Effekt sei mit dem bei der Depression vergleichbar (*Pflug* 1989). Bei affektdominanten schizodepressiven Krankheitsepisoden wird Schlafentzug empfohlen, der in ähnlicher Weise wie bei der endogenen Depression durchzuführen ist (s. Kap. 8).

9.2.2 Rezidivprophylaxe schizoaffektiver Psychosen

Schizoaffektive Psychosen sind rekurrente Erkrankungen. Sie bieten vor allem in ihren bipolaren Formen viel häufiger Rezidive als reine affektive und reine schizophrene Psychosen (*Marneros* et al. 1991). Damit ist die Notwendigkeit einer Rezidivprophylaxe dringend geboten. Am effektivsten scheint die *Lithiumprophylaxe* zu sein. Die Angaben in der Literatur über die Effektivität von Lithium bei schizoaffektiven Psychosen schwanken jedoch sehr. Einige Studien berichten über Erfolgsquoten, die denen bei affektiven Psychosen gleichen, andere sind jedoch niedriger (*Lenz* et al. 1989). Eine objektive Evaluierung der Effektivität einer Lithiumprophylaxe bei Patienten mit schizoaffektiven Psychosen wird durch die uneinheitlichen diagnostischen Kriterien, die häufig kleine Zahl von untersuchten Patienten und durch die Heterogenität der schizoaffektiven Psychosen erschwert. So viel scheint jedoch gesichert zu sein: Bei *affektdominanten* schizoaffektiven Psychosen scheint die Lithiumprophylaxe annähernd gleich effektiv zu sein wie bei den affektiven Psychosen (*Müller-Oerlinghausen* et al. 1989). Bipolare Formen schizoaffektiver Psychosen scheinen besser auf Lithium zu reagieren als die unipolaren Formen. Bei *schizodominanten* Formen schizoaffektiver Psychosen scheint eine Prophylaxe nur mit Lithium nicht suffizient genug zu sein (*Lenz* et al. 1989). Der Einsatz von Neuroleptika als alleiniges Prophylaktikum bei schizoaffektiven Psychosen ist umstritten. Die Ergebnisse einer Untersuchung, die eine Überlegenheit einer Neuroleptikaprophylaxe gegenüber einer Lithiumprophylaxe bei schizodominanten schizoaffektiven Psychosen fand (*Mattes* u. *Nayak* 1984), sind wegen der sehr kurzen Beobachtungsdauer und der sehr kleinen Zahl von Patienten kritisch zu betrachten. Da auch sog. schizodominante schizoaffektive Psychosen polymorph verlaufen (d.h. im Langzeitverlauf treten verschiedene Episodentypen auf), ist eine kombinierte Prophylaxe mit Neuroleptika und Lithium zu empfehlen. Dies entspricht auch Beobachtungen, die bei Langzeitverlaufsstudien gemacht worden sind (*Marneros* et al. 1991). Der Lithiumspiegel, der für die Prophylaxe effizient ist, gleicht dem bei affektiven Psychosen (also um die 0,8 mmol/ml). Durchführung und Dosierung der prophylaktischen Gabe von Neuroleptika entsprechen dem Vorgehen bei schizophrenen Psychosen (s. Kap. 7).

Bei Lithium-Nonrespondern bzw. bei Unverträglichkeit von Lithium gewinnt in zunehmender Weise eine *Carbamazepinprophylaxe* als Alternative zur Lithiumprophylaxe an Bedeutung. Neuere Untersuchungen bestätigen die prophylaktische Wirkung von Carbamazepin auch bei schizoaffektiven Psychosen, und sie nennen Erfolgsraten, die denen bei affektiven Psychosen sehr ähnlich sind (*Emrich* 1989, 1990). Einen interessanten Aspekt stellt der kombinierte prophylaktische Einsatz von Lithium und Carbamazepin bei schizoaffektiven Patienten dar, die primär Responder auf Lithium sind, bei denen jedoch Nebenwirkungen zu einer Reduzierung der Lithiumdosis zwingen. Es gibt allerdings noch keine wissenschaftlich gesicherten Erkenntnisse bezüglich der Effektivität der Kombinationsprophylaxe von Lithium und Carbamazepin bei schizoaffektiven Psychosen. Es handelt sich noch um klinische, wissenschaftlich noch nicht ausreichend geprüfte Impressionen (*Emrich* 1989, 1990).

Bei Durchführung einer Carbamazepinprophylaxe wird ein Plasmaspiegel von 6 bis 12 $\mu g/ml$ empfohlen. Es müssen jedoch die besonderen Risiken der Carbamazepinbehandlung berücksichtigt werden. Zu Beginn der Behandlung treten bei etwa 20 % der Patienten allergische Hautreaktionen auf, die in vielen Fällen zum Absetzen zwingen. Auch die Leukopenie (bzw. Granulozytopenie) ist eine häufige Nebenwirkung der Carbamazepinbehandlung, deshalb werden Kontrollen von Blutbild und Differentialblutbild in regelmäßigen Abständen (besonders zu Beginn der Behandlung) empfohlen. Eine Erhöhung der Gamma-GT, die ebenfalls häufig bei Carbamazepingabe zu beobachten ist, wird als Enzyminduktion interpretiert und zwingt in der Regel nicht zum Absetzen.

Bei Problemfällen, bei denen weder Lithium noch Carbamazepin oder Neuroleptika prophylaktisch eingesetzt werden können, wird von einigen Autoren *Valproat* in einer Tagesdosis von ca. 900 mg empfohlen. Die rezidivprophylaktische Wirkung von Valproat bei schizoaffektiven Psychosen ist nicht gesichert. Angesichts der Risiken einer Valproatdauertherapie (gastrointestinale Nebenwirkungen, hepatische Veränderungen, insbesondere toxische Hepatopathie, teratogene Nebenwirkungen etc.) sollte sie bis zum Vorliegen gesicherter Erkenntnisse nur in den erwähnten Ausnahmefällen angewendet werden.

Literatur

American Psychiatric Association (APA): Diagnostic and statistical manual of mental disorders. 3. ed., rev. American Psychiatric Press, Washington, D.C. 1989 (Deutsche Bearbeitung von *H.U. Wittchen, H. Saß, M. Zaudig, K. Koehler:* Diagnostisches und Statistisches Manual Psychischer Störungen. Beltz, Weinheim, Basel 1989)

Angst, J.: The course of schizoaffective disorders. In: *A. Marneros, M.T. Tsuang* (eds.): Schizoaffective psychoses. Springer, Berlin, Heidelberg, New York 1986

Bandelow, B., Rüther, E.: Neuroleptika in der Behandlung schizoaffektiver Psychosen. In: *A. Marneros* (Hrsg.): Schizoaffektive Psychosen: Diagnose, Therapie und Prophylaxe. Springer, Berlin, Heidelberg, New York 1989

Benkert, O., Hippius, H.: Psychiatrische Pharmakotherapie. Springer, Berlin, Heidelberg, New York 1986

Biedermann, J., Lerner, Y., Belmaker, R.H.: Combination of lithium carbonate and haloperidol in schizoaffective disorder: A controlled study. Arch. gen. Psychiat. 6 (1979) 327—333

Braden, W., Fink, E.B., Qualls, B., Ho, C.K., Samuels W.O.: Lithium and chlorpromazine in psychotic inpatients. Psychiat. Res. 7 (1982) 69—71

Brockington, I.F., Kendell, R.E., Kellett, J.M., Curry, S.H., Wainwright, S.: Trials of lithium, chlorpromazine and amitryptiline in schizoaffective patients. Brit. J. Psychiat. 133 (1978) 162—168

Carman, J.S., Bigelow, L.B., Wyatt, R.J.: Lithium combined with neuroleptics in chronic schizophrenic and schizoaffective patients. J. clin. Psychiat. 42 (1981) 124—128

Dilling, H., Mombour, W., Schmidt, M.H. (Hrsg.): Internationale Klassifikation psychischer Krankheiten. ICD-10, Kap. V (F): Klinisch-diagnostische Leitlinien. Huber, Bern, Göttingen, Toronto 1991

Emrich, H.M.: Alternativen zur Lithiumprophylaxe schizoaffektiver Psychosen. In: A. Marneros (Hrsg.): Diagnose, Therapie und Prophylaxe der schizoaffektiven Psychosen. Springer, Berlin, Heidelberg, New York 1989

Emrich, H.M.: Alternatives to Lithium prophylaxis for affective and schizoaffective disorders. In: A. Marneros, M.T. Tsuang (eds.): Affective and schizoaffective disorders: similarities and differences. Springer, Berlin, Heidelberg, New York 1990

Goodnick, P.J., Meltzer, H.Y.: Lithium treatment of schizomania and mania. Paper presented at the Annual Meeting of the American Psychiatric Association. New York 1983, May 1—6

Goodnick, P.J., Meltzer H.Y.: Treatment of schizoaffective disorders. Schizophr. Bull. 10 (1984) 30—48

Johnson, G., Gershon, S., Hekiman, L.: Controlled evaluation of lithium and chlorpromazine in the treatment of manic states. An interim report. Comprehens. Psychiat. 9 (1968) 563—573

Johnson, G., Gershon, S., Burdock, E.L., Floyd, A., Hekiman, L.: Comparative effects of lithium and chlorpromazine in the treatment of acute manic states. Brit. J. Psychiat. 119 (1971) 267—276

Klein, H.E., Rüther, E.: Klinisch bedeutsame Wechselwirkungen der Psychopharmaka. In: G. Langer, H. Heimann (Hrsg.): Psychopharmaka. Grundlagen und Therapie. Springer, Wien, New York 1983

Lenz, G., Wolf, R., Simhandl, C., Topitze, A., Berner, P.: Langzeitprognose und Rückfallprophylaxe der schizoaffektiven Psychosen. In: A. Marneros (Hrsg.): Schizoaffektive Psychosen: Diagnose, Therapie und Prophylaxe. Springer, Berlin, Heidelberg, New York 1989

Maj, M., Perris, C.: Definition and classification of schizoaffective disorders based on long-term course. In: A. Marneros, M.T. Tsuang (eds.): Affective and schizoaffective disorders: similarities and differences. Springer, Berlin, Heidelberg, New York 1990

Marneros, A.: Schizoaffektive Psychosen: Diagnose, Therapie und Prophylaxe. Springer, Berlin, Heidelberg, New York 1989

Marneros, A., Tsuang, M.T.: Schizoaffective psychoses. Springer, Berlin, Heidelberg, New York 1986

Marneros, A., Tsuang, M.T.: Schizoaffective and affective disorders: similarities and differences. Springer, Berlin, Heidelberg, New York 1990

Marneros, A., Deister, A., Rohde, A.: Affektive, schizoaffektive and schizophrene Psychosen: Eine vergleichende Langzeitstudie. Springer, Berlin, Heidelberg, New York 1991

Mattes, J.A., Nayak, D.: Lithium versus fluphenazine for prophylaxis in mainly schizophrenic schizoaffectives. Biol. Psychiat. 19/3 (1984) 445—448

Möller, H.J., Morin, C.: Behandlung schizodepressiver Syndrome mit Antidepressiva. In: A. Marneros (Hrsg.): Schizoaffektive Psychosen: Diagnose, Therapie und Prophylaxe. Springer, Berlin, Heidelberg, New York 1989

Möller, H.J., Kissling, W., Stoll, K.D., Wendt, G.: Psychopharmakotherapie. Ein Leitfaden für Klinik und Praxis. Kohlhammer, Stuttgart, Berlin, Köln 1989

Müller-Oerlinghausen, B., Thies, K., Volk, J.: Lithium in der Prophylaxe schizoaffektiver Psychosen. Erste Ergebnisse der Berliner Lithium-Katamnese. In: A. Marneros (Hrsg.): Schizoaffektive Psychosen: Diagnose, Therapie und Prophylaxe. Springer, Berlin, Heidelberg, New York 1989

Pflug, B.: Schlafentzug bei schizoaffektiven Psychosen. In: A. Marneros (Hrsg.): Schizoaffektive Psychosen: Diagnose, Therapie und Prophylaxe. Springer, Berlin, Heidelberg, New York 1989

Prien, R.J., Caffey, E.M., Klett, C.J.: A comparison of lithium carbonate and chlorpromazine in the treatment of excited schizoaffectives. Arch. gen. Psychiat. 27 (1972) 182—189

Rohde, A., Marneros, A.: Suizidale Symptomatik im Langzeitverlauf schizoaffektiver Psychosen. Symptomkonstellation und soziale Faktoren. Nervenarzt 61 (1990) 164—169

Small, J.H., Kellams, J.J., Milstein, V., Moore, J.: A placebo-controlled study of lithium combined with neuroleptics in chronic schizophrenic patients. Amer. J. Psychiat. 132 (1975) 1315—1317

Stoll, K.D., Haas, S.: Der antimanische Effekt des Carbamazepins: Evaluation unter Bezug auf methodische Aspekte. In: B. Müller-Oerlinghausen (Hrsg.): Carbamazepin in der Psychiatrie. Thieme, Stuttgart, New York 1989

World Health Organisation (WHO): Diagnoseschlüssel und Glossar psychiatrischer Krankheiten. 5. Aufl., korr. nach 9. Rev. der ICD. Springer, Berlin, Heidelberg, New York 1979

10 Behandlung von Wahnsyndromen

A. Marneros

Als *Wahnsyndrome* oder *paranoide Syndrome* werden psychopathologische Syndrome definiert, die sich mit vorwiegend gut-systematisierten Wahnvorstellungen äußern. Obwohl diese Störungen im Vergleich zu anderen psychiatrischen Syndromen relativ selten auftreten (*Retterstöl* 1987), stellen sie eine sehr wichtige Gruppe von Störungen dar. Ihre Bedeutung beschränkt sich nicht nur auf die Rolle, die sie in der Geschichte der Psychiatrie gespielt haben, sondern besteht u.a. auch in ihrer großen theoretischen Bedeutung für psychopathologische und nosologische Grundfragen der Psychiatrie (*Berner* 1965, 1972).

Der Begriff *Wahnsyndrome* soll den mißverständlichen Begriff *paranoide Syndrome* ablösen. *Winokur* (1977) hat diese Ablösung vorgeschlagen, weil bei vielen Autoren der Begriff *paranoid* unrichtigerweise mit Verfolgungsideen oder Verfolgungswahn gleichgesetzt wurde. Die neue amerikanische Nomenklatur (im DSM-III-R, *APA* 1989) übernahm diese Empfehlungen. An dieser Stelle muß betont werden, daß Wahnsyndrome, die außerhalb der klassischen endogenen und organischen Psychosen anzusiedeln sind, unscharfe Grenzen zu diesen haben. Es kann praktisch jede Form paranoider Störungen im Rahmen der sog. endogenen Psychosen, aber auch organischen Psychosen auftreten. Es sei betont, daß zuerst alle diagnostischen Maßnahmen zum Ausschluß einer organischen oder einer schizophrenen, schizoaffektiven oder affektiven Psychose ausgeschöpft werden müssen, bevor man die Diagnose eines eigenständigen Wahnsyndroms stellt.

10.1 Häufigkeit

Die Häufigkeit der Wahnsyndrome ist nicht genau bekannt. Gründe dafür sind zum einen die unterschiedlichen Definitionen, zum anderen, daß viele der Wahnsyndrome als Bestandteil anderer psychiatrischer Diagnosengruppen erfaßt werden (*Walker* et al. 1984, *Black* et al. 1988). Eine der großen Schwierigkeiten bei der exakten Schätzung der Häufigkeit von Wahnsyndromen ist die Tatsache, daß Patienten mit einem reinen Wahnsyndrom nur selten von sich aus zum Psychiater gehen. Auch die

Angaben bezüglich der Geschlechtsverteilung und des Alters bei Erstmanifestation sind kontrovers: *Kendler* (1982) fand eine Überrepräsentation von Frauen mit einer Häufung der 1. stationären Aufnahme zwischen dem 35. und 55. Lebensjahr. *Winokur* (1977) fand dagegen eine Überrepräsentation von Männern und eine Häufung der Ersthospitalisierung zwischen dem 20. und 49. Lebensjahr. Versucht man, einen Mittelwert aus den verschiedenen Angaben in der Literatur festzulegen, dann kommt man zu der Schätzung, daß die Prävalenz der Wahnsyndrome in der Bevölkerung bei 0,03 % bis 0,1 % liegt. *Winokur* (1977) fand, daß 0,14 % der stationären Aufnahmen eines psychiatrischen Krankenhauses als Wahnsyndrome diagnostiziert wurden. *Kendler* (1982) fand dagegen höhere Zahlen (1 bis 4 % der psychiatrischen Aufnahmen).

10.2 Ätiologie

Zur *Ätiologie* der Wahnsyndrome wurden genetische, soziokulturelle und psychodynamische Überlegungen herangezogen; trotzdem gibt es darüber wenig gesicherte Kenntnisse. Viele Untersuchungen konnten zeigen, daß es in den Familien von Patienten mit Wahnsyndromen keine Häufung von schizophrenen und anderen Psychosen gibt (*Black* et al. 1988). Mehr Gewicht für die Entstehung von Wahnsyndromen haben offensichtlich psychosoziale Faktoren: Eine auffällige Persönlichkeitsstruktur — mit vorwiegend schwacher Kontaktfähigkeit — im Zusammenhang mit sozialer Isolation, Milieuwechsel und schweren Konflikten im interaktionalen Bereich werden als häufige auslösende Faktoren betrachtet (*Retterstöl* 1987).

10.3 Verlauf und Ausgang

Der Verlauf von Wahnsyndromen ist recht unterschiedlich. Bei akuten psychogen ausgelösten Wahnstörungen ist der Verlauf kurz, der Ausgang günstig, sogar ohne intensive therapeutische Maßnahmen. Bei anhaltenden Wahnsyndromen findet sich ein Verlauf mit Zu- und Abnahmen von Aktualtität, Dynamik und Innovation des Wahns mit einer Tendenz jedoch zur Chronifizierung (*Retterstöl* 1987, *Walker* et al. 1984).

10.4 Diagnose und Differential-diagnose

Diagnose nach DSM-III-R

Die Diagnose eines Wahnsyndroms nach DSM-III-R wird gestellt, wenn das psychopathologische Bild von einer oder mehreren nicht bizarren Wahnideen beherrscht wird, während Halluzinationen nicht vorhanden sind (oder im Hintergrund stehen). Das Verhalten der Patienten ist dabei unauffällig (abgesehen von dem wahnhaft determinierten). Manische oder depressive Symptomatik tritt dabei nicht auf oder ist von kurzer Dauer.

Dauern die Wahnideen weniger als 1 Monat und sind sie durch ein Psychotrauma ausgelöst, dann spricht man nach DSM-III-R von einer *kurzen reaktiven Psychose*. Fehlt jedoch das Psychotrauma als auslösender Faktor, bezeichnet man die Erkrankung als *nicht näher bezeichnete psychotische Störung*.

Diagnose nach ICD-10

ICD-10 bezeichnet als *„wahnhafte Störung“* (F20.0) eine Gruppe von Störungen, charakterisiert durch die Entwicklung einer einzelnen Wahnidee oder mehrerer aufeinander bezogener Wahninhalte, die im allgemeinen lange andauern und manchmal lebenslang bestehen. Die Wahnvorstellungen sind dabei das auffälligste oder einzige Charakteristikum. Der Wahn oder das Wahnsystem muß mindestens seit 3 Monaten bestehen, eindeutig auf die Person bezogen und nicht subkulturell bedingt sein. Eine affektive, organische oder schizophrene Psychose muß ausgeschlossen sein.

Als eine *„akute, vorwiegend wahnhafte psychotische Störung“* (F23.3) definiert ICD-10 eine akute psychotische Störung, in der verhältnismäßig stabile Wahnphänomene oder Halluzinationen auftreten, die hauptsächlich die klinischen Zeichen darstellen, nicht aber die Kriterien der Schizophrenie erfüllen. Verfolgungs- oder Beziehungswahn sind die häufigsten Wahnphänomene, und wenn Halluzinationen vorhanden sind, handelt es sich in der Regel um akustische Halluzinationen, also Stimmen, die direkt zu den Patienten sprechen.

Für eine eindeutige Diagnose wird verlangt:
1. Der Beginn der psychotischen Symptome muß akut sein: Übergang von einem nicht-psycho-

tischen in einen eindeutigen psychotischen Zustand innerhalb von 2 Wochen oder weniger.
2. Wahnphänomene oder Halluzinationen müssen in der überwiegenden Zeit seit Auftreten des psychotischen Zustandsbildes vorhanden sein.
3. Weder die Kriterien für eine Schizophrenie noch für eine akute polymorphe psychotische Störung sind erfüllt.

Differentialdiagnose

Die differentialdiagnostisch reinen Wahnsyndrome müssen von organischen Psychosen, schizophrenen, affektiven und schizoaffektiven Psychosen sowie paranoiden Persönlichkeitsstörungen abgegrenzt werden. Da paranoide Syndrome auch im Initialstadium von Demenzen und anderen körperlich begründbaren Psychosen auftreten können, muß bei jeder Wahnstörung zuerst die somatologische Abklärung stattfinden. Von der paranoiden Form der Schizophrenie unterscheiden sich die Wahnsyndrome vorwiegend durch das Fehlen von bizarren Wahnphänomenen, Halluzinationen, Ich-Erlebnisstörungen, kognitiven Störungen oder groben Auffälligkeiten des Verhaltens. Die Differentialdiagnose von der wahnhaften affektiven Psychose ist dadurch erleichtert, daß bei reinen Wahnsyndromen die affektive Symptomatik nur von sehr kurzer Dauer ist. Paranoide Persönlichkeiten zeigen ein pathologisches Mißtrauen gegenüber anderen Menschen, das langjährig und anhaltend ist, aber nie die Kriterien des Wahns erfüllt (das sind absolute Gewißheit, Unkorrigierbarkeit und Unmöglichkeit des Inhalts).

10.5 Klinisch-relevante Wahnsyndrome

10.5.1 Eifersuchtswahn (Synonym: Othello-Syndrom)

Obwohl der Eifersuchtswahn zu den am häufigsten beschriebenen Erscheinungsformen von Wahnsyndromen zählt, ist sein tatsächliches Vorkommen selten. *Retterstöl* konnte zeigen (1966), daß eindeutige Eifersuchtswahnsyndrome, die nicht im Rahmen von organischen Störungen bzw. endogenen Psychosen auftreten, selten sind. Unter 3441 Patienten konnte nur bei 18 Patienten ein Eifersuchtswahn diagnostiziert werden, das bedeutet nur bei etwa 0,5 %. Ende des vorigen bis Mitte dieses Jahrhunderts wurde der Eifersuchtswahn unter dem Einfluß von *Krafft-Ebing* (1892) in Verbindung mit Alkoholmißbrauch gebracht. Spätere Autoren konnten jedoch zeigen, daß die Bedeutung des Alkoholismus bei der Entstehung des Eifersuchtswahns stark überschätzt worden war.

Der Patient, der an einem isolierten Eifersuchtswahnsyndrom leidet, ist in der Regel in seinen übrigen sozialen Aktivitäten unauffällig. Eine bestehende Ehe leidet jedoch regelmäßig sehr darunter und geht, wie *Retterstöl* fand, häufig in die Brüche.

10.5.2 Hypochondrisches Wahnsyndrom (Paranoia hypochondrica)

Als ein eigenständiges Wahnsyndrom spielt der hypochondrische Wahn in der heutigen Psychiatrie nicht mehr so eine wichtige Rolle wie früher. Hypochondrischer Wahn wird entweder im Rahmen von schizophrenen und melancholischen oder von organischen Psychosen beobachtet (*Ladée* 1966). Ein hypochondrischer Wahn wird zu leicht diagnostiziert, wenn man ihn nicht von den pathologischen abnormen Körpersensationen (Coenästhesien, *Huber* 1957), die sowohl melancholische Psychosen als auch schizophrene Psychosen begleiten können, abgrenzt.

10.5.3 Querulantenwahn (Paranoia querulatoria)

Ein echter Querulantenwahn, der die Kriterien des Wahns voll erfüllt, ist einerseits sehr selten, andererseits schwer von querulatorischen Persönlichkeiten, also von nicht-psychotischen Störungen, zu unterscheiden. *Retterstöl* (1966) fand unter 3441 Aufnahmen in die Psychiatrische Universitätsklinik Oslo nur bei 2 Patienten einen Querulantenwahn (d.h. 0,6%). *Winokur* (1977) berichtet von nur 5 Patienten mit Querulantenwahn bei 21 000 Einweisungen in die Psychiatrische Klinik der Universität Iowa.

Außer dem klassischen Querulantenwahn in Rechtsfragen werden noch Karriere-Querulanten, die sich am Arbeitsplatz diskriminiert und zurückgestellt fühlen, Renten-Querulanten, Ehe-Querulanten, Haft-Querulanten usw. beschrieben (*Dietrich* 1973).

10.5.4 Liebeswahn (Erotomanie, de Clérambault-Syndrom)

Für den Liebeswahn bzw. die Erotomanie gilt genauso wie bei anderen Wahnsyndromen, daß sie im Rahmen anderer Psychosen, vor allem Schizophrenien, Manien oder organischen Psychosen, auftreten können. Ein reines paranoides erotomanes Syndrom ist selten. (*Ennoch* u. *Trethowan* 1979, *Retterstöl* 1987). Den Liebeswahn als paranoides Syndrom findet man in erster Linie bei ledigen Frauen mittleren Alters. Es werden in der Regel psychodynamische Gründe angegeben, vor allem die Verzweiflung dieser Frauen darüber, ohne irgendeine erotische Beziehung älter zu werden und zum Ende ihres Lebens zu kommen. Die Prognose wird als gut angegeben (*Ennoch* u. *Trethowan* 1979, *Retterstöl* 1987).

10.5.5 Capgras-Syndrom (Illusion des sosies)

Da dieses Syndrom selten als reines paranoides Syndrom auftritt, sondern meist im Rahmen von anderen endogenen und organischen Psychosen, wird es in Kap. 15: *Seltene Syndrome*, beschrieben.

10.6 Behandlung von Wahnsyndromen

Die Therapie der Wahnsyndrome ist eines der schwierigsten Probleme der Psychiatrie. Die Wahnkranken sind mit einer mißtrauischen Haltung und bei in der Regel fehlender Krankheitseinsicht oft nicht motiviert, sich in Behandlung zu begeben. Der Wahnkranke wird meist gegen seinen Willen, vor allem durch Druck aus der engeren Umgebung zur Behandlung gebracht. Dies erschwert sowohl die Arzt-Patient-Beziehung als auch die langfristige Compliance. Der Therapeut muß von Beginn der Behandlung an alles einsetzen, um die gewöhnlich hinter der Feindseligkeit und dem Mißtrauen stehende Angst zu verstehen, Wärme und Sympathie zu vermitteln.

Eine wichtige Frage, die von Anfang an zu beantworten ist, lautet: Stationäre oder ambulante Behandlung? Die Beantwortung dieser Frage bereitet in der Regel viele Schwierigkeiten wegen der oft geringen Motivation des Patienten und der fehlenden Krankheitseinsicht. Im allgemeinen wird empfohlen, die ambulante Behandlung vorzuziehen, solange der Patient keine Bedrohung für sich selber oder andere darstellt und eine einigermaßen funktionierende Arzt-Patient-Beziehung hergestellt werden kann. Vor Beginn der Therapie soll auch durch Einbeziehung von fremdanamnestischen Informationen abgeklärt werden, wie groß die Wahrscheinlichkeit ist, daß der Patient sich trotz seiner Wahnideen unter Kontrolle halten kann und seine Umgebung nicht überfordert. Fremd- oder selbstaggressives Verhalten unter dem Einfluß von Wahninhalten in der Vorgeschichte spricht generell gegen eine ambulante Therapie. Wird die Entscheidung getroffen, den Patienten stationär zu behandeln, soll zunächst versucht werden, die Aufnahme auf freiwilliger Basis zu erreichen. Zwangsmaßnahmen belasten in der Regel die Therapie durch Verstärkung der ablehnenden und mißtrauischen Haltung des Patienten.

Nachdem die Frage ambulante oder stationäre Therapie geklärt worden ist, stellt sich die Frage der Form der Behandlung: Pharmakotherapie oder Psychotherapie oder Kombination der beiden? Die Beantwortung dieser Frage ist zuerst abhängig von der *Akuität* des Syndroms. Steht der Psychiater vor einem Wahnsyndrom, das plötzlich angefangen hat — häufig „wie ein Blitz aus heiterem Himmel" —, das gekennzeichnet ist durch polymorphe Wahninhalte, die fluktuieren und sich auf rasch wechselnde Themen beziehen mit starken Gefühlen der Angst oder des Glücks und der Ekstase, dann kann man davon ausgehen, daß es sich mit großer Wahrscheinlichkeit um eine akute wahnhafte Episode handelt (Beschreibung nach den Entwürfen von ICD-10, *WHO* 1988). Obwohl alle Autoren sich darüber einig sind, daß ein solches akutes Wahnsyndrom eine Indikation für eine Pharmakotherapie ist, basieren ihre Empfehlungen vorwiegend auf klinischer Evidenz und kasuistischen Mitteilungen. Systematische Untersuchungen gibt es darüber nicht (*Black* et al. 1988, *Walker* et al. 1984). *Walker* et al. empfehlen folgendes Vorgehen: Erstes Ziel ist, die akute Erregung, die Angst und den Wahn zu lindern. Dies erreicht man am besten durch Neuroleptika (wie Chlorpromazin, Thioridazin, Trifluoperazin oder Haloperidol). Hilfreich für die Auswahl des geeigneten Neuroleptikums ist ein früher einmal gezeigtes Ansprechen auf bestimmte Medikamente. Gelten Schlaflosigkeit oder Erregung als vorherrschende Symptome, dann gibt man sedierende Neuroleptika; steht psychotischer Wahn im Vordergrund, dann verabreicht man antipsychotisch wirkende Substanzen wie etwa Haloperidol. Da bei den Patienten in

der Regel eine schlechte Compliance besteht, empfehlen die Autoren einen schnellen Übergang zur Behandlung mit Depot-Neuroleptika. In den akuten paranoiden Notsituationen kann das Neuroleptikum parenteral verabreicht werden; wenn die Erregung und die Angst abgenommen haben, kann das Neuroleptikum dann auf eine orale Medikation umgestellt werden, wobei sich die Dosis nach der Intensität der psychotischen Symptome richten sollte. Es wird nach 4- bis 6wöchiger Therapie eine Reduktion der Medikation auf die Hälfte der Initialdosis empfohlen. Im Verlauf eines weiteren Monats kann nochmals auf die Hälfte reduziert werden. Diese Reduktion sollte so lange fortgesetzt werden, bis die Medikation entweder vollständig abgesetzt oder auf einer minimalen Erhaltungsdosis gehalten werden kann. Eine akute paranoide Episode bietet häufig eine Ähnlichkeit mit den zykloiden Psychosen — wie aus der obigen Darstellung hervorgeht. In diesem Fall kann den von der Gruppe um *Perris* empfohlenen Richtlinien gefolgt werden (*Perris* 1986, *Perris* u. *Eisemann* 1989). Obwohl auch diesbezüglich keine kontrollierten Studien über die Akutbehandlung veröffentlicht worden sind, legen einzelne Berichte nahe, daß die Elektrokrampftherapie (EKT) durchgehend schon nach einigen Anwendungen zu einer dramatischen Verbesserung führt. Eine erneute Exazerbation der Symptomatik ist jedoch wahrscheinlich, falls die Behandlung nicht mindestens 6 bis 8 Anwendungen umfaßt (*Perris* 1986, *Perris* u. *Eisemann* 1989). Die Gruppe um *Perris* berichtet auch über gute Erfahrungen mit einer Neuroleptikatherapie, wie sie oben dargestellt worden ist, oder auch eine kombinierte Neuroleptika-Lithium-Behandlung. Bei rezidivierenden Formen wird eine Lithiumprophylaxe nach ähnlichem Muster wie bei den affektiven Psychosen empfohlen. Eine Ähnlichkeit von akuten rezidivierenden wahnhaften Episoden mit zykloiden Psychosen vorausgesetzt, liegt die Übernahme der prophylaktischen Richtlinien von *Perris* nahe: Lithium alleine oder ausnahmsweise in Kombination mit oralen Neuroleptika soll generell als Prophylaktikum bei rezidivierenden Formen angewendet werden. Ein morbiditätsreduzierender Effekt wurde bei Patienten, die ausschließlich eine Langzeitbehandlung mit Depot-Neuroleptika erhielten, nicht beobachtet (*Perris* u. *Eisemann* 1989).

Viel problematischer ist die Behandlung von *chronifizierten* bzw. *chronischen* Wahnsyndromen. Die schon erwähnten Schwierigkeiten, die die Arzt-Patient-Beziehung determinieren, wie die häufig vorhandene Feindseligkeit und das Mißtrauen von seiten des Patienten, die fehlende Einsicht und die dadurch schwer beeinträchtigte Compliance etc., stellen große Hindernisse für die Langzeitbehandlung dar. Die anfangs erwähnten Determinanten der therapeutischen Interaktion (Verstehen, Wärme und Sympathie von seiten des Therapeuten) müssen besonders gekonnt angewendet werden. Wünschenswert ist die Kontinuität der Behandlung möglichst durch ein und denselben Therapeuten. Steht auch bei chronischen Wahnsyndromen die Angst und Unruhe im Vordergrund, ist eine Langzeitbehandlung mit anxiolytisch und sedierend wirkenden Neuroleptika (wie etwa Fluspirilen) empfehlenswert. Steht die Wahndynamik im Vordergrund, ist eine Depot-Neurolepsie mit stark antipsychotisch wirkenden Substanzen (wie etwa Haloperidoldecanoat oder Flupentixoldecanoat) vorzuziehen. Obwohl kontrollierte Daten fast vollständig fehlen, kann man aus den klinischen Berichten entnehmen, daß der Erfolg vorwiegend die Entdynamisierung des Wahns, die Linderung der Angst des Patienten, die Beendigung eines innovativen Wahnprozesses — also der Ausbreitung und Vertiefung der Wahninhalte — sowie das Erreichen einer sozialen Integration des Patienten betrifft (*Black* et al. 1988, *Ennoch* u. *Trethowan* 1979). Zum Erreichen dieser Ziele werden bei chronischen Wahnsyndromen psychotherapeutische und sozialpsychiatrische Maßnahmen entweder in Kombination mit der Pharmakotherapie oder als alleiniges therapeutisches Vorgehen angewendet. Auch für diese Therapieansätze fehlen systematische Studien, und die Kenntnisse basieren vorwiegend auf klinischen Berichten (*Black* et al. 1988).

Ziel der Psychotherapie bei Wahnsyndromen ist, dem Patienten das Gefühl zu geben, sicher und beschützt, ermutigt und gestärkt, weniger ängstlich und allein zu sein (*Retterstöl* 1987). *Walker* et al. (1984) geben folgende Richtlinien für die Psychotherapie der Wahnsyndrome: Das entscheidende Element einer wirksamen Psychotherapie ist die Errichtung einer tragfähigen vertrauensvollen Beziehung. Wahninhalte des Patienten sollen zu Beginn der Therapie weder bestätigt noch in Frage gestellt werden. Zuerst wäre es sinnvoll, daß der Therapeut einige Nebenaspekte anspricht, die für den Patienten von Bedeutung sind (z.B. die Behandlung der Schlafstörungen, der Angst, der Reizbarkeit), ohne dabei den Realitätsgehalt der Wahninhalte in Frage zu stellen und ohne zunächst seine Intention erkennen zu lassen, daß er den Wahn behandeln will. Auf Zuverlässigkeit des Therapeuten, insbesondere bezüglich Pünktlichkeit, Regelmäßigkeit, Einhaltung der vereinbarten Dauer der Sitzungen, Vermeidung von unplanmäßigen Gesprächen etc. ist zu achten. In bezug auf die Wahninhalte sollte sich der Therapeut jeden Widerspruchs enthalten. Er sollte vielmehr betonen, daß er durchaus verstehen könne, daß das, was der Patient annehme, für ihn eine große Belastung sei und ihn tatsächlich daran hinderte, sein Leben konstruktiv zu gestalten. Erst wenn der Patient beginnt, sein Wahnerleben in Frage zu stellen, ist der Zeitpunkt gekommen, die Realitätsprüfung des Patienten dadurch zu stärken, daß man ihn immer wieder auffordert, seine Zweifel zu verbalisieren. Eines der wichtigsten Ziele der Therapie sollte die Neutralisierung der aggressiven Strebungen des Wahnkranken sein. Eine der Aufgaben des Therapeuten ist es, in gewisser Weise beschwichtigend zu wirken, um dem Patienten zu helfen, seine primitiven Aggressionen zu neutralisieren. Wenn sich erst einmal eine Vertrauensbeziehung entwickelt hat, wird der Patient allmählich dazu gelangen, seine eigenen Grundprobleme anzugehen. Der Arzt kann dann versuchen, Alternativinterpretationen der Wahninhalte anzubieten. Eine Gruppentherapie wird nicht empfohlen (*Walker* et al. 1984). *Retterstöl* (1987) empfiehlt dagegen, die Familie des Kranken als Ganzes in die Behandlung einzubeziehen, da die Interaktion zwischen Patient und Familienangehörigen in der Regel gestört ist. Manche Angehörigen reagieren äußerst ambivalent auf das Familienmitglied, das ihnen so viel Ärger und Sorgen bereitet hat. Aufgabe des Therapeuten ist es dann, ihnen klarzumachen, daß Aggressivität, störrisches und unwirsches Verhalten und Wahnvorstellungen des Patienten auf ausgeprägte Angstgefühle und Unsicherheit zurückzuführen sind. *Retterstöl* meint, je ermutigender, je freundlicher die Angehörigen sich verhalten, desto rascher schwinden die paranoiden Symptome. Auch im Gegensatz zu *Walker* et al. empfiehlt *Retterstöl* bei den stationären Patienten eine Gruppentherapie mit dem Ziel, den Patienten in die Welt der realen Wahrnehmungen zurückzuführen. Aufgrund unserer eigenen klinischen Erfahrungen tendieren wir jedoch dazu, die oben erwähnten Empfehlungen von *Walker* et al. zu unterstützen. Natürlich sind, wie *Black* et al. (1988) betonen, alle psychosozialen Therapieempfehlungen mehr oder weniger Resultate von klinischen Beobachtungen als Ergebnisse kontrollierter Studien.

Bezüglich der Therapieerfolge bei Wahnsyndromen kann gesagt werden, daß akute Wahnsyndrome gut auf eine Pharmakotherapie oder kombinierte Pharmako- und Psychotherapie ansprechen (den klinischen Berichten zufolge mehr als 2/3, *Retterstöl* 1987, *Walker* et al. 1984). Chronische paranoide Syndrome sind dagegen meist therapieresistent. Aber auch dann, wenn die Wahninhalte unbeeinflußbar bleiben, können Dynamik und Innovation des Wahns, Ängstlichkeit, Gefährdung und Gefährlichkeit beeinflußt werden. Ein gutes Therapieergebnis hängt von der Fähigkeit des Therapeuten ab, mit dem Mißtrauen des Patienten gegenüber anderen Personen umzugehen. Es ist *Walker* et al. (1984) zuzustimmen, daß der Therapieerfolg sich in erster Linie an einer befriedigenden sozialen Wiedereingliederung mißt und nicht so sehr daran, ob die Wahninhalte verschwinden.

Die Frage, ob bestimmte Wahninhalte (wie etwa querulatorische, erotomanische, Eifersuchtswahninhalte) therapieresistenter sind als andere, ist aufgrund der vorhandenen Literaturangaben und klinischen Erfahrungen nicht zu beantworten. Die Angaben variieren sehr und basieren vorwiegend auf kasuistischen Beobachtungen (*Ennoch* u. *Trethowan* 1979).

Literatur

American Psychiatric Association (APA): Diagnostic and statistical manual of mental disorders. 3. rev. ed. American Psychiatric Press, Washington, D.C. 1989 (Deutsche Bearbeitung: *H.U. Wittchen, H. Saß, M. Zaudig, K. Koehler:* Diagnostisches und Statistisches Manual Psychischer Störungen. Beltz, Weinheim Basel 1989)

Berner, P.: Das paranoische Syndrom. Springer, Berlin, Heidelberg, New York 1965

Berner, P.: Paranoide Syndrome. In: *K.P. Kisker, J.E. Meyer, C. Müller, E. Strömgren* (Hrsg.): Klinische Psychiatrie 1. 2. Aufl. Springer, Berlin, Heidelberg, New York 1972

Black, D.W., Yates, W.R., Andreasen, N.C.: Schizophrenia, schizophreniform disorders and delusional disorders. In: *J.A. Talbot* et al. (eds.): Textbook of psychiatry. APP, Washington 1988

Dietrich, H.: Querulanten. Enke, Stuttgart 1973

Dilling, H., Mombour, W., Schmidt, M.H. (Hrsg.): Internationale Klassifikation psychischer Störungen. ICD-10, Kapitel V (F): Klinisch-diagnostische Leitlinien. Huber, Bern, Göttingen, Toronto 1991.

Ennoch, M.D., Trethowan, W.H.: Uncommon Psychiatric syndromes. John Wright, Bristol 1979

Huber, G.: Die coenästhetische Schizophrenie. Fortschr. Neurol. Psychiat. 25 (1957) 491–520

Kendler, K.S.: Demography of paranoid psychosis (delusional disorders). Arch. gen. Psychiat. 39 (1982) 890–892

Krafft-Ebing, R.V.: Über Eifersuchtswahn beim Manne. Jb. Psychiat. 10 (1892) 212–231

Ladée, G.A.: Hypochondriacal syndromes. Elsevier, Amsterdam, London, New York 1966

Perris, C.: The case for the independence of cycloid psychotic disorder from the schizoaffective disorders. In: *A. Marneros, M.T. Tsuang* (eds.): Schizoaffective psychoses. Springer, Berlin, Heidelberg, New York 1986

Perris, C., Eisemann, M.: Zykloide psychotische Störungen: Ihre Beziehung zu den schizoaffektiven Psychosen. In: *A. Marneros* (Hrsg.): Schizoaffektive Psychosen. Diagnose, Therapie und Prophylaxe. Springer, Berlin, Heidelberg, New York 1989

Retterstöl, N.: Paranoid and Paroniac Psychoses. Thomas, Springfield, Ill. 1966

Retterstöl, N.: Prognosis in paranoid psychoses. Thomas, Springfield, Ill. 1970

Retterstöl, N.: Nicht-schizophrene paranoide Entwicklungen und Paranoia. In: *K.P. Kisker, H. Lauter, J.E. Meyer, C. Müller, E. Strömgren* (Hrsg.): Schizophrenien. Psychiatrie der Gegenwart. 4. Bd., 3. Aufl. Springer, Berlin, Heidelberg, New York 1987

Walker, J.I., Keith, H., Brodie, K.H.: Paranoide Erkrankungen. In: *A.M. Freedman, H.J. Kaplan, B.J. Sandock, U.H. Peters* (Hrsg.): Psychiatrie in Klinik und Praxis. Vol. I. Thieme, Stuttgart 1984

Winokur, G.: Delusional disorder (paranoia). Comprehens. Psychiat. 18 (1977) 511–521

World Health Organisation (WHO): Psychiatric classification in an international perspective. Brit. J. Psychiat. 152 (Suppl. 1) (1988)

11 Behandlung exogener Psychosen

11.1 Akute exogene Psychosen

S. Kasper

11.1.1 Wesentliches zur Erkrankung und Diagnostik

Man spricht von einer akuten exogenen Psychose oder einer symptomatischen Psychose, wenn die psychische Störung das Begleitsymptom einer akuten körperlichen Erkrankung ist. Die körperliche Schädigung des Gehirns kann indirekt (extrazerebral), z.B. über den Stoffwechsel oder die periphere Durchblutung, oder direkt erfolgen, z.B. Enzephalitis, Tumor. Die möglichen Ursachen sind in Tabelle 11.1 zusammengefaßt.

Als diagnostisches Leitsymptom der akuten exogenen Psychose gilt die Bewußtseinsstörung. Dabei kann man verschiedene Grade der Bewußtseinsverminderung (von Benommenheit über Somnolenz und Sopor zu Präkoma und Koma) wie auch sonstige Formen der Bewußtseinsstörungen, wie z.B. mangelnde Klarheit des Bewußtseins (Bewußtseinseinengung) oder eine traumwandlerische Bewußtseinsverschiebung, beschreiben. Im Vollbild der Erkrankung ist der Patient plötzlich verwirrt oder benommen, spricht unzusammenhängend, ist erregt oder apathisch. Weiterhin kann es zum Auftreten von Wahnideen oder Halluzinationen kommen. Rein manische oder depressive Bilder oder schizophrenieartige Zustände, ohne gleichzeitig auftretende Bewußtseinsstörungen, sind dahingegen eher selten.

Psychopathologisch bestehen Abgrenzungsversuche verschiedener Syndromgruppen, die durch das Fehlen bzw. die Ausprägung einzelner Symptome gekennzeichnet sind (*Lauter* 1988). Diese Syndrome sind jedoch auf psychopathologischer Ebene z.T. schwer zu differenzieren. Im einzelnen handelt es sich um:

Verwirrtheitszustand (amentielles Syndrom): Im Vordergrund stehen formale Denkstörungen im Sinne von unklarem, zusammenhanglosem, ver-

Tabelle 11.1 Ursachen exogener Psychosen. (Nach *Lauter* 1980)

1. Störungen der Hirndurchblutung:	zerebrovaskuläre Erkrankungen, Multiinfarktdemenz
2. Primär degenerative kortikale Erkrankungen mit Gewebsveränderungen:	senile und präsenile Demenz (Morbus Alzheimer) vom Alzheimer-Typ
3. Subkortikale Dystrophie:	präsenile argyrophile subkortikale Dystrophie *(Seitelberger)*, „progressive nuclear palsy" *(Steele)*
4. Systematrophien:	Picksche Krankheit, Morbus Parkinson, Chorea Huntington u.a.
5. Hirntraumen:	Hirnkontusion, subdurales Hämatom
6. Infektionen:	Enzephalitis, progressive Paralyse, Creutzfeldt-Jakobsche Krankheit u.a.
7. Intoxikationen:	Alkohol, Medikamente, CO, Schwermetalle, organische Lösungsmittel
8. Störung bei Liquorzirkulation:	kommunizierender Hydrozephalus
9. Intrakraniale Neoplasmen:	Hirntumoren, Schädelbasistumoren
10. Extrazerebrale Tumoren:	karzinomatöse Meningitis, paraneoplastisches Syndrom
11. Vitaminmangelzustände:	Vitamin B_{12}-Mangel (Perniziosa), Nikotinsäuremangel (Pellagra), Folsäuremangel, Vitamin-B_1-Mangel
12. Metabolische/endokrinologische Enzephalopathien:	Eiweißmangel, Hypoglykämie, Leberinsuffizienz, Niereninsuffizienz, Hyperlipidämie, Morbus Addison, Schilddrüsenerkrankungen, Hypo- und Hyperparathyreoidismus

Tabelle 11.2 Mögliche Ursachen verschiedener deliranter Syndrome

ZNS-Erkrankungen	Stoffwechsel-störungen	Kardiopulmonale Erkrankungen	Verschiedene Ursachen
Infektion	Urämie	Myokardinfarkt	Alkohol
Trauma	Hepat. Störung	Kongestive Kardiomyopathie	Medikamente
Krampfanfall	Anämie	Kardiale Arrhythmie	Drogen
Neoplasma	Hypoglykämie	Schock	Toxine
Gefäßerkrankung	Thiaminmangel	Ateminsuffizienz	Sepsis
Degenerative	Endokrinopathie		Sensorische Deprivation
Erkrankungen	Elektrolytstörungen		Temperaturdysregulation
			Zustand nach Operation

worrenem Denken (Inkohärenz). Weiterhin bestehen Konzentrations- und Orientierungsstörungen, Perseverationstendenzen, Ratlosigkeit sowie die Einbuße der kritischen Einschätzung. Zusätzlich erschweren Auffassungsstörungen das Situationsverständnis und das sich Zurechtfinden. Im Gegensatz zum Delir fehlt beim amentiellen Syndrom eine ausgeprägtere Bewußtseinstrübung. Die Vigilanz ist meist nur im Sinne der Benommenheit vermindert. Es besteht jedoch eine qualitative Bewußtseinsstörung im Sinne einer mangelnden Klarheit der Vergegenwärtigung des Erlebens im eigenen Bereich oder in der Umwelt. Häufig tritt eine ängstliche Gestimmtheit, eine Dysphorie oder Euphorie auf, die auch mit einer Erregung oder einer motorischen Unruhe verbunden sein können. Nach Abklingen der Symptomatik besteht Amnesie für das Erlebte. Das amentielle Syndrom kann bei akuten Erkrankungen des Gehirns, wie z.B. zerebralen Durchblutungsstörungen oder bei Hirntraumata, auftreten.

Delirantes Syndrom: Im Vordergrund stehen dabei Orientierungsstörungen und wie beim Verwirrtheitszustand finden sich ein inkohärenter Gedankengang sowie Auffassungs- und Konzentrationsstörungen. Häufig liegen eine stark ausgeprägte ängstliche Erregung sowie eine motorische Unruhe vor, die von charakteristischen Nestelbewegungen bis zu einem Bewegungssturm ausgestaltet sein können. Wie beim amentiellen Syndrom besteht nur eine geringe Vigilanzstörung, meist im Sinne mangelnder Klarheit oder Vergegenwärtigung des Erlebens. Häufig kommt es zu vegetativen Zeichen einer sympathikotonen Übererregung wie Pulsbeschleunigung, Schwitzen und Tremor. Psychopathologisch können neben illusionären Verkennungen auch Halluzinationen und rasch wechselnde Wahneinfälle auftreten. Die Halluzinationen sind meist optischer Art (Mikropsie) und auf kleinere bewegliche Objekte oder auf szenische Abläufe gerichtet. Das delirante Syndrom kann bei akuten körperlichen Schädigungen auftreten (s.

auch Tab. 11.2), wobei neben der chronischen Alkoholintoxikation (Delirium tremens) auch arteriosklerotische Delirien (Fieberdelirien) sowie Intoxikationen mit anticholinergen Psychopharmaka in Frage kommen.

Dämmerzustand: Charakteristisch ist die qualitative Bewußtseinsstörung im Sinne einer Bewußtseinsverschiebung. Dies bedeutet eine traumhafte Einengung und Veränderung des Bewußtseins mit fehlender Besinnung im Sinne der Selbstvergegenwärtigung eigener Erlebnisse. Dabei wirkt der Patient jedoch nicht schläfrig oder benommen, sondern wie in einer anderen Welt entrückt. Die Kommunikation und Interaktion mit der Umwelt kann unterschiedliche Grade, von einer leichten Einschränkung bis zu einer Aufhebung, erreichen. Die Orientierung kann sowohl vorhanden sein als auch fehlen, meist ist sie jedoch partiell eingeschränkt, so daß der Patient Ort, Zeit und Personen seiner Umgebung zumindest teilweise verkennt. Häufig können Halluzinationen und Illusionen auftreten. Bei dem Patienten ist die Fähigkeit zu einem planvollen Handeln insgesamt aufgehoben, obwohl z.T. Handlungsabläufe durchgeführt werden können. Beim Dämmerzustand kann eine Gefahr für den Patienten und für seine Umgebung insofern entstehen, da aufgrund mangelnder Planung und Steuerung des Verhaltens dranghaft-impulsive Antriebs- und Situationsverkennungen zu aggressiven Handlungen führen können. Der Beginn und das Ende des Dämmerzustandes sind meist abrupt, wobei die Dauer Stunden bis Tage betragen kann. Manchmal kann man am Ende eines Dämmerzustandes einen Übergang in einen Schlaf beobachten. Für den Dämmerzustand besteht eine Amnesie. Neben einem epileptischen Grundleiden kann ein Dämmerzustand auch bei pathologischen Rauschzuständen vorkommen.

Da die Ätiologie dieser akuten exogenen Psychosen vielfältig sein kann, kommen neben der exakten psychopathologischen Beschreibung der Anamneseerhebung und der weiterführenden Diagnostik vorrangige Rollen zu. Dadurch können bereits frühzeitig wichtige Weichen für die Therapie gestellt werden.

Die Differentialdiagnosen der akuten exogenen Psychosen ergeben sich in erster Linie aus den Ursachen der verschiedenen möglichen Syndrome (s. Tab. 11.1). Gegenüber den endogenen Psychosen kann neben der Anamnese und dem psychopathologischen Bild vorwiegend die entsprechende laborchemische und apprative Diagnostik Sicherheit bieten. Aus der Gruppe der neurotischen Erkrankungen stellt sich dahingegen selten die Frage der Differentialdiagnose, allenfalls kann ein hysterischer Ausnahmezustand eine akute exogene Psychose vortäuschen. Auch hier kann neben der Anamnese letztlich nur die negative Organdiagnostik weiterhelfen.

Definitionsgemäß können alle körperlichen Schädigungen des Gehirns eine akute exogene Psychose verursachen, so daß ätiologisch u.a. sowohl Intoxikationen, Traumen, Entzündungen sowie Durchblutungsstörungen in Frage kommen. Die einzelnen Ursachen exogener Psychosen sind in Tabelle 11.1 zusammengefaßt. Aus den verschiedenen angegebenen Erkrankungen kann man auch erkennen, daß akute exogene Psychosen — bei entsprechender Schädigung des Gehirns — in jedem Lebensalter auftreten können. Einige Erkrankungen jedoch, wie z.B. Durchblutungsstörungen, sind in der Auftretenswahrscheinlichkeit auf ein gewisses Lebensalter beschränkt, so daß auch das Lebensalter gewisse ätiologische Hinweise geben kann.

Wenn die zur Psychose führende Schädigung keine bleibenden Hirnveränderungen hinterläßt, kommt es beim Patienten zu einer vollständigen Remission der Symptomatik. Meist besteht dann eine Amnesie für das in der exogenen Psychose Erlebte.

11.1.2 Grundsätzliches zur Behandlung akuter exogener Psychosen

Akute exogene Psychosen erfordern ein rasches therapeutisches Eingreifen, damit keine Gefährdung des Erkrankten bzw. seiner Umgebung auftritt. Neben einer psychopharmakologischen Therapie muß auf eine fachgerechte psychiatrische Führung der Patienten, die auf der psychopathologischen Kenntnis der Syndrome fundiert ist, geachtet werden. Beim Vorliegen von Bewußtseinsstörungen sollten die Einweisung in ein Krankenhaus

erfolgen und Psychopharmaka nur zurückhaltend verordnet werden, um weitere diagnostische Schritte nicht zu verstellen. Um den Status des Patienten auch im Verlauf zuverlässig beurteilen zu können, sollten möglichst vor massiveren psychopharmakologischen Interventionen eine ausführliche neurologische und körperliche Untersuchung erfolgen. Wenn möglich, sind fremdanamnestische Erhebungen nach früheren Erkrankungen, Mißbrauch von Alkohol bzw. Drogen oder Medikamenten durchzuführen. Bei einer unübersichtlichen Situation empfiehlt es sich auch, Blut- bzw. Urinproben auf Drogen bzw. Psychopharmaka untersuchen zu lassen.

Die Grundprinzipien der Behandlung akuter exogener Psychosen sind in Tabelle 11.3 zusammengefaßt. Dabei steht die Beseitigung der Ursachen, die zum Auftreten der exogenen Psychose ge-

Tabelle 11.3 Grundprinzipien der Behandlung akuter exogener Psychosen. (Modifiziert nach *Möller* et al. 1989)

1. Abklärung ursächlicher Faktoren mit nachfolgender kausaler Therapie. Ggf. zusätzliche symptomatische Therapie.

2. Internistische Basistherapie bei Psychosen auf vaskulärer Grundlage (Arteriosklerose). Besondere Beachtung der Herz-Kreislauf-Funktionen. Stärkederivate (z.B. HAES-steril®). Ggf. zusätzliche symptomatische Therapie.

3. Bei durch anticholinerge Medikamente bedingten Psychosen 2 mg Physostigmin i.m., Applikation von jeweils 1 mg Physostigmin in 20minütigen Abständen bei Bedarf.

4. Beispiele einer symptomatischen Therapie bei Erregung:
   a) Clomethiazol:
      Einzeldosis 0,5–1 g oral, kann bei Bedarf mehrfach wiederholt werden (kurze Halbwertszeit!), bei arteriosklerotischer Verwirrtheit Tagesdosis bis zu 3–4 g, bei Alkoholdelir bis 10 g. Parenterale Gabe nur unter Intensivbedingungen.
   b) Kombinationsbehandlung:
      Haloperidol + Diazepam

      Haloperidol:
      5–10 mg oral oder i.m., kann bei Bedarf mehrfach wiederholt werden, Tagesdosis bis 50 mg. In der Gerontopsychiatrie wesentlich niedriger dosiert (Tagesdosis bis 3 mg).

      Diazepam:
      10–20 mg oral oder i.m., kann bei Bedarf mehrfach wiederholt werden, Tagesdosis bis 60 mg. Falls in der Gerontologie angewandt, erheblich niedriger dosieren.

führt haben, therapeutisch im Vordergrund. Falls dies nicht möglich ist bzw. eine alleinige Beseitigung der Ursachen nicht ausreicht, können zusätzlich symptomatisch wirkende Psychopharmaka erforderlich sein. Bei der Auswahl der für die Therapie geeigneten Psychopharmaka (*Benkert* u. *Hippius* 1986) ist es günstig, sich auf eine möglichst übersichtliche Zahl von Präparaten zu beschränken und damit eigene Erfahrungen über Wirkung und Begleiteffekte in verschiedenen Dosierungshöhen zu gewinnen. Falls es nicht gelingt, den Patienten durch Psychopharmakagabe zu sedieren, kann es in manchen Fällen besser sein, den Patienten zu fixieren, als die Dosis der angewandten Psychopharmaka drastisch zu erhöhen.

Außer bei arteriosklerotisch bedingten Psychosen bzw. bei Psychosen, die durch anticholinerge Medikamente bedingt sind, kann bei allen Fällen akuter exogener Psychosen neben der kausalen Therapie auch eine syndromorientierte Therapie mit dem Ziel der Sedierung bzw. Symptomrückbildung durchgeführt werden. An 1. Stelle steht dabei die Behandlung mit Clomethiazol, wobei als Einzeldosis 0,5–1 g oral verabreicht und beim Alkoholdelir bis zu 10 g/die gesteigert werden kann. Bei der arteriosklerotischen Verwirrtheit sollte eine Clomethiazol-Tagesdosis von 3–4 g möglichst nicht überschritten werden. Für die parenterale Therapie mit Clomethiazol ist es wegen der Gefahr der Atemdepression ratsam, diese nur unter Intensivbedingungen durchzuführen. Als günstig hat sich auch die neuroleptische Therapie mit Butyrophenonen erwiesen. Dabei kann Haloperidol in der Dosierung von 5–10 mg oral oder i.m. bzw. im Bedarf bis zu einer Tagesdosis von etwa 50 mg gegeben werden. In der Gerontopsychiatrie sollte jedoch wesentlich niedriger dosiert werden und eine Tagesdosis bis 3 mg nicht überschritten werden. Für die Kombination von Haloperidol mit anderen Psychopharmaka hat sich auch die Gabe von Benzodiazepinen (z.B. Diazepam) in der Dosierung von 10–20 mg oral oder i.m. bewährt. Diese Dosis kann bei Bedarf mehrfach wiederholt werden bis zu einer Tagesdosis von etwa 60 mg. In der Gerontopsychiatrie sollte auch bei dieser Stoffklasse erheblich niedriger dosiert werden.

Bei arteriosklerotisch bedingten Psychosen bzw. bei Psychosen, die durch anticholinerge Medikamente bedingt sind, ergeben sich besondere Richtlinien, die über eine rein syndromorientierte Therapie hinausgehen. Bei arteriosklerotischen Psychosen sollte, wie in Kap. 11.1.5 näher aufgeführt, eine internistische Basistherapie mit Herz-Kreislauf-Stützung durchgeführt werden und ergänzend, zur Verbesserung der Fließeigenschaften des Blutes, ein wenigstens 1wöchiger Versuch mit Stärkederivaten (z.B. HAES-steril®) gemacht werden. Gegebenenfalls ist dann noch an eine zusätzliche symptomatische Therapie zu denken, wobei insbesondere Clomethiazol (Distraneurin®) in der Dosierung von 1–3 g/die sowie auch Haloperidol in der Dosierung von 0,5–3 mg/die gegeben werden können. Bei Psychosen, die durch anticholinerge Medikamente bedingt sind, sollten 2 ml Physostigmin i.m. oder sehr langsam i.v. gegeben werden (nähere Beschreibung s. Kap. 11.1.6).

In Tabelle 11.4 sind die verschiedenen Ursachen deliranter Syndrome sowie deren Notfalltherapie und die weiteren Behandlungsschritte skizziert. Es zeigt sich dabei, daß sowohl für die Notfallbehandlung als auch für die weitere Therapie Clomethiazol und Haloperidol am günstigsten eingesetzt werden können. Während sich für delirante Syndrome aufgrund von Hypnotika- bzw. Clomethiazoleinnahme ein sukzessiver Entzug mit gleichzeitigem Beginn der oben beschriebenen spezifischen Therapie bewährt hat, empfiehlt sich bei Delirien anderer Ursachen (z.B. Alkohol, Opiate, andere Medikamente, Rauschmittel und Psychopharmaka) ein sofortiger Entzug.

Die Indikation zur Intensivüberwachung besteht bei schwer einstellbarer Herz-Kreislauf-Situation sowie dann, wenn eine sorgsame Überwachung des Flüssigkeits- und Elektrolythaushaltes notwendig wird. Sie ist auch dann angezeigt, wenn mit den oben beschriebenen Dosen von Clomethiazol bzw. Haloperidol und Diazepam nicht ausreichend therapiert werden kann und deswegen z.B. höhere Clomethiazoldosen in parenteraler Gabe notwendig sind.

11.1.3 Spezielles Vorgehen beim Alkoholdelir

Neben verschiedenen anderen Ursachen (s. Tab. 11.2 und 11.4) überwiegen ätiopathogenetisch die durch Alkohol und Medikamente (Hypnotika, Tranquilizer, Drogen, Clomethiazol) ausgelösten deliranten Syndrome. Die Symptomatik des Alkoholdelirs umfaßt sowohl psychopathologische als auch somatische Symptome. Psychopathologisch besteht neben einer graduell unterschiedlich ausgeprägten Bewußtseinsverminderung eine Desorientiertheit zu Zeit, Ort und eigenen Person. Weiterhin können auch optische sowie seltener akustische Halluzinationen auftreten, wobei diese oft den Charakter des Szenischen haben. Darüber hinaus

Tabelle 11.4 Ursachen verschiedener deliranter Syndrome und deren Behandlung

Ursachen	Behandlung*
Alkohol	Sofortiger Entzug, Clomethiazol per os, in schweren Fällen als Infusion
Drogen	
Opiate	Sofortiger Entzug, Clomethiazol oder Haloperidol
Rauschmittel	Evtl. gestuftes Absetzen im Rahmen eines Methadonprogrammes
Medikamente	
Hypnotika	Sukzessiver Entzug, Clomethiazol bzw. Haloperidol
Clomethiazol	Sukzessiver Entzug, Haloperidol
Andere Medikamente (z.B. Analgetika)	Sofortiger Entzug, Clomethiazol oder Haloperidol
Psychopharmaka und Anticholinergika	Sofortiges Absetzen oder starke Dosisreduktion
Primäre Erkrankungen des Gehirns z.b. arteriosklerotisches Delirium	Behandlung der Grundkrankheit bzw. symptomatische Therapie mit Haloperidol, Clomethiazol. Bei arteriosklerotischem Delirium auch Pipamperon, Melperon, Coffein
Sekundäre Erkrankungen des Gehirns z.b. Infektionskrankheiten, Stoffwechselkrankheiten, Kreislaufstörungen, Vergiftung	Behandlung der Grundkrankheiten, evtl. zusätzlich Clomethiazol

Dosierung für die Notfalltherapie deliranter Syndrome
Dosierung für Clomethiazol: 1,5–2 g (3–4 Tbl.)
Dosierung für Haloperidol: 5 mg (= 1 Amp.) i.m. oder i.v., in Gerontopsychiatrie: 0,5–3 mg/die

* Dosierung nach Art und Schweregrad des Delirs (s. Text)

bestehen häufig eine erhöhte Suggestibilität und eine Neigung zur Konfabulation. An vegetativen Symptomen liegen neben einem Tremor der Extremitäten und der Gesichtsmuskulatur auch eine Kreislaufinstabilität mit Tachykardie vor. Die Diagnostik eines Delirs wurde im amerikanischen Diagnosemanual (DSM-III-R, *American Psychiatric Association* 1987) operationalisiert erfaßt, wobei die 5 (a—e) der in Tabelle 11.5 zusammengefaßten Kriterien erfüllt sein müssen.

Nach einer eingehenden diagnostischen Abklärung, wenn möglich unter Einschluß der Fremdanamnese, sollte die Psychopharmakotherapie erfolgen. Unter sorgfältiger Herz-/Kreislaufkontrolle und einer Überwachung des Flüssigkeits- und Elektrolythaushaltes sollten insbesondere die meist vorhandene Hypokaliämie und Hypochloridämie ausgeglichen werden. Therapeutisch hat sich beim Alkoholdelir Clomethiazol in der Dosierung von 3 bis maximal 10 g pro 24 Stunden p.o. als Mittel der 1. Wahl erwiesen (*Beckmann* u. *Athen* 1978, *Benkert* u. *Hippius* 1986). Dadurch konnte die Letalität des Alkoholdelirs auf fast 0 % gesenkt werden. Da Clomethiazol eine sehr kurze Halbwertszeit hat, ist beim Alkoholdelir eine orale Applika-

tion in 2stündigen Abständen indiziert, wobei eine Einzeldosis von 0,5—1 g gegeben werden sollte. Falls diese Applikationsweise nicht ausreicht, muß eine Infusionsbehandlung unter intensivmedizinischen Bedingungen durchgeführt werden, die neben einem Atemfühler auch einen Infusiomaten mit einem Tropfenzähler beinhalten sollten, um Überdosierungen zu vermeiden. Als allgemeine Richtlinie kann gelten, daß Clomethiazol nicht länger als 10 bis 14 Tage eingesetzt werden sollte, da es bei entsprechend disponierten Personen zur Abhängigkeit führen kann.

Insbesondere bei der obstruktiven Bronchialerkrankung kann eine Clomethiazolbehandlung als nicht indiziert angesehen werden. Das gleiche gilt für eine zuvor bestehende Clomethiazolsucht. In diesen Fällen kann als Mittel der Wahl ein Neuroleptikum aus der Butyrophenonreihe, z.B. Haloperidol in einer Dosierung von 5—20 mg (i.v. oder i.m.) bis maximal 50 mg/die, oder Paraldehyd empfohlen werden. Bei der Behandlung mit Haloperidol kann, falls erforderlich bzw. auch zur Prophylaxe von zerebralen Anfällen, Diazepam in einer Dosierung von 10—20 mg i.v. bis maximal 50 mg/die zusätzlich angewandt werden.

Tabelle 11.5 Diagnostische Kriterien des Delirs (DSM-III-R)

a) Reduzierte Fähigkeit, die Aufmerksamkeit gegenüber äußeren Reizen aufrechtzuerhalten (z.B. Fragen müssen wiederholt werden, weil die Aufmerksamkeit fluktuiert) und auf neue äußere Reize zu verlagern (z.B. perseveriert Antworten auf eine frühere Frage).

b) Denkstörungen, wie z.B. Weitschweifigkeit, irrelevante oder inkohärente Sprache.

c) Mindestens 2 der folgenden Merkmale:

1. Bewußtseinstrübung, z.B. Schwierigkeiten, während einer Untersuchung wach zu bleiben,

2. Wahrnehmungsstörungen: Wahnwahrnehmungen, Illusionen oder Halluzinationen,

3. Störungen des Schlaf-Wach-Rhythmus mit Schlaflosigkeit oder Schläfrigkeit bei Tage,

4. gesteigerte oder verminderte psychomotorische Aktivität,

5. Desorientiertheit zu Zeit, Ort oder Person,

6. Gedächtnisstörungen, z.B. Unfähigkeit, sich neue Informationen einzuprägen, die Namen verschiedener unzusammenhängender Objekte nach 5 Minuten zu reproduzieren oder sich an frühere Ereignisse zu erinnern, wie z.B. an die Vorgeschichte der derzeitigen Krankheitsepisode.

d) Die klinischen Merkmale entwickeln sich innerhalb einer kurzen Zeitspanne (gewöhnlich innerhalb von Stunden oder Tagen) und fluktuieren gewöhnlich im Laufe des Tages.

e) Entweder 1. oder 2.

1. Hinweise aufgrund von Anamnese, körperlichem Befund oder dem Ergebnis zusätzlicher technischer Untersuchungen auf einen spezifischen organischen Faktor (oder Faktoren), die einen ätiologischen Zusammenhang mit der Veränderung nahelegen.

2. Bei Fehlen derartiger Hinweise kann ein ätiologischer organischer Faktor angenommen werden, wenn eine nicht organisch bedingte psychische Störung, z.B. manische Episode mit Unruhe- und Schlafstörungen, ausgeschlossen werden kann.

Weitere Untersuchungen zur Behandlung des Delirs (s. Tab. 11.6) liegen u.a. für Piracetam sowie Clonidin vor. Ob es sich dabei jedoch um eine alternative Therapie handelt, ist noch nicht ausreichend geklärt. Im angloamerikanischen Raum konnten auch günstige Erfolge mit Droperidol (5–20 mg), vereinzelt sogar bis 100 mg, i.m. oder i.v. gemacht werden, das bei unzureichender klinischer Wirksamkeit auch wiederholt verabreicht werden kann

Tabelle 11.6 Untersuchungen beim Delir

Basisuntersuchungen

– Blutbild
– Urinuntersuchung einschließlich Glukose und Azeton
– Klinisch-chemische Untersuchung: Elektrolyte, Kreatinin, Glukose, Leberenzyme, Schilddrüsenhormone
– Thorax-Röntgen
– EKG
– EEG

Weitere Untersuchungen

– CT des Schädels
– Nuklear-Magnetik-Resonanz-Tomographie (NMR)
– Serum auf B_{12} und Folsäure
– Toxikologische Untersuchung: Blut und Urin auf Drogen, Alkohol, Toxine, Schwermetalle
– Blutspiegel von: Digoxin, Lithium
– Blutgase
– Blut- und Urinkulturen
– Lumbalpunktion

(*Resnick* u. *Burton* 1984). Der Zusatz von Carbamazepin bzw. die alleinige Gabe dieses Medikamentes sollte auf solche Patienten beschränkt bleiben, die bei früheren Alkoholentzügen Krampfanfälle zeigten. Bei schwerer Agitation und Resistenz auf die medikamentöse Therapie konnte noch ein Ansprechen auf die Elektrokrampftherapie registriert werden (*Lipowski* 1980, *Taylor* 1982).

Beim Prädelir sowie Alkoholentzugssyndrom kann, ebenso wie beim Delir, Clomethiazol erfolgreich eingesetzt werden. Dabei gilt jedoch im ambulanten Bereich, insbesondere wegen der Mißbrauchsgefahr, eine besonders strenge Überwachung. Es sollte nie länger als 14 Tage verordnet werden. Bei entsprechend disponierten Patienten, bei denen eine berechtigte Annahme einer Clomethiazolabhängigkeit besteht, kann auf Doxepin in der Dosierung von 3x25–2x50 mg/die ausgewichen werden.

11.1.4 Spezielles Vorgehen beim Drogenentzugssyndrom

Beim Opiatentzugssyndrom können sedierende Neuroleptika, Tranquilizer, sedierende Antidepressiva, Clonidin und auch Methadon mit Erfolg eingesetzt werden. Von der Gruppe der Neuroleptika kann Chlorprothixen (50—150 mg/die, maximal 600 mg/die) oder Levomepromazin (50—200 mg/die, maximal 600 mg/die) bzw. Haloperidol (5—20 mg/die, maximal 50 mg/die) empfohlen werden. Aus der Gruppe der sedierenden Antidepressiva kann z.B. Doxepin in der Dosierung von 50—100 mg/die gegeben werden. In den vergangenen Jahren wurden beim Opiatentzugssyndrom auch gute Erfolge mit Clonidin, das die α-adrenergen Rezeptoren stimuliert, erzielt (*Gold* et al. 1978, *Keup* 1982). Bei diesem Verfahren, das jedoch nur selten praktiziert wird, kommt die Dosis von 0,3—1,2 mg/die zur Anwendung. Der Wirkmechanismus, der dieser Therapie zugrunde liegt, besteht wahrscheinlich darin, daß das während des Entzugs freigesetzte Noradrenalin — insbesondere aus dem Locus coeruleus — blockiert wird. Durch die Clonidinbehandlung des Opiatentzugssyndroms kann es zur Blutdrucksenkung kommen, die durch eine gleichzeitige Medikation von trizyklischen Antidepressiva abgeschwächt werden kann. Es hat sich allerdings in der Praxis gezeigt, daß die Hypotonie keine so große Rolle spielt, wie man theoretisch annehmen könnte.

Der Opiatentzug kann auch durch eine stufenweise Reduktion von Levomethadon (L-Polamidon®) erfolgreich durchgeführt werden, wobei die initial gegebene Levomethadondosis einer zuvor festgesetzten Äquivalenzdosis der zuletzt eingenommenen Heroinmenge entsprechen soll. Die eingenommene Heroinmenge hängt stark von der regionalen „Verdünnung" ab, so daß eine Kenntnis der lokalen Drogenszene notwendig ist. Wenn zum Beispiel ein Abhängiger 0,5 mg eines am deutschen „Markt" (1992) käuflichen Heroins konsumiert, kann er auf 4 ml (= 20 mg) Levomethadon (L-Polamidon®) umgestellt werden. Wenn darunter keine Entzugserscheinungen auftreten, kann dies als Ausgangsdosis gelten. Falls innerhalb von 12 Stunden Entzugserscheinungen auftreten, können nochmals 2 ml (= 10 mg) Levomethadon bzw. gegebenenfalls sogar noch höhere Dosen dazugegeben werden. Die Ausgangsdosis kann dann in täglichen Schritten von 0,5 ml reduziert werden. Wenn zusätzlich eine Polytoxikomanie mit der Einnahme von zahlreichen Tranquilizern bzw. Hypnotika besteht, kann unterstützend zur Levomethadongabe die Therapie mit Dikaliumclorazepat (Tranxilium® 100—200 mg/die, einige Patienten können jedoch höhere Tagesdosen benötigen) begonnen werden, das dann ebenso wie Levomethadon stufenweise reduziert werden sollte. Bei der Anamnese eines Krampfanfalles während des Entzugs empfiehlt sich die gleichzeitige Gabe von Carbamazepin, das auf Plasmaspiegel zwischen 6 und 12 μg/ml eingestellt werden sollte.

Ähnlich wie beim Opiatentzug können beim Barbiturat- oder Tranquilizerentzugssyndrom sedierende Neuroleptika (Haloperidol 5—20 mg/die) oder sedierende Antidepressiva (Doxepin 50—100 mg/die) erfolgreich angewandt werden. Bei schweren Verlaufsformen kann ggf. auch der Einsatz von Clomethiazol (3 bis max. 10 g/die) erforderlich werden.

11.1.5 Spezielles Vorgehen bei akuten Psychosen im Alter

Meist sind die Ursachen von akuten Psychosen im Alter alterskorrelierende Hirnabbauprozesse, insbesondere eine akute Verschlechterung der zerebralen Durchblutung. Auch im Rahmen einer zu forcierten Therapie mit Hypnotika oder Sedativa bzw. bei einer Überdosierung mit psychotropen Substanzen treten exogene Psychosen bei älteren Menschen häufiger auf (*Danielczyk* 1979). Schließlich ist an alle anderen Möglichkeiten (s. Tab. 11.1) zu denken, wobei insbesondere metabolischen Störungen, z.B. bei Leber- oder Nierenversagen, sowie kardiovaskulären Störungen in dieser Altersklasse Bedeutung zukommt.

Die Behandlung akuter exogener Psychosen, die auf dem Boden einer Hirnarteriosklerose oder einer allgemeinen kardiovaskulären Insuffizienz auftreten, besteht vorrangig in einer Herz-Kreislauf-Regulierung, die eventuell eine Digitalisierung als sog. internistische Basistherapie notwendig macht. Weiterhin sollte zur Verbesserung der Fließeigenschaften des Blutes ein wenigstens 1wöchiger Versuch mit Stärkederivaten (z.B.: HAES-steril®) gemacht werden. Bei erregten sowie ängstlichen und verwirrten Patienten kann zusätzlich Clomethiazol (Distraneurin®) in der Dosierung von 1—3 g/die sowie auch Haloperidol in der Dosierung von 0,5—3 mg/die eingesetzt werden (*Barclay* 1985). In Einzelfällen kann es jedoch unter der Gabe von sedierenden Medikamenten zu paradoxen Effekten im Sinne einer verstärkten Erregung und Verwirrtheit kommen. Dies wird dadurch erklärt, daß es unter den zuvor beschriebenen Medikamenten zu einer Blutdrucksenkung kommt.

Wenn diese oben genannten Medikamente therapeutisch nicht ansprechen sollten, kann auch ein Versuch mit Coffein, in einer Dosierung von 50—100 mg, gemacht werden. Medikamente, die eine starke blutdrucksenkende Wirkung auf den Kreislauf haben, wie z.B. Hypnotika vom Barbiturattyp sowie niederpotente Neuroleptika vom Phenothiazintyp, sind bei der Behandlung dieser Syndrome nicht zu empfehlen. Ebenso nicht Medikamente mit anticholinergen Nebenwirkungen. Auch Tranquilizer scheinen bei den arteriosklerotisch bedingten exogenen Psychosen nicht sehr gut verträglich zu sein, weil es zu einer Herabsetzung des Muskeltonus und dadurch zu einer Blutdrucksenkung kommen kann. Gute Erfahrungen liegen dahingegen mit dem niederpotenten Butyrophenon Pipamperon (Dipiperon®) vor, das wegen der kurzen Halbwertszeit (3 bis 4 Stunden) entsprechend häufig (z.B. in der Dosierung von 3 x 40 mg) verordnet werden sollte (*Rudolf* 1987). Günstige Erfolge wurden auch mit dem wegen seiner relativ kurzen Halbwertszeit ebenso gut steuerbaren Butyrophenon Melperon (25–150 mg/die) erzielt (*Preissner* 1981). Weiterhin liegen auch günstige Erfahrungen mit Paraldehyd (5–10 ml) vor, das entweder i.m. oder als Klysma verabreicht werden kann.

11.1.6 Therapie weiterer spezieller Erscheinungsbilder

11.1.6.1 Vergiftung durch anticholinerge Substanzen

Medikamente mit *anticholinergen Eigenschaften*, die entweder absichtlich oder versehentlich überdosiert wurden, können eine Psychose auslösen, die – je nach Dosierung – auch in ein Koma übergehen kann. Zu dieser Medikamentengruppe zählen sowohl frei verkäufliche Medikamente, die Belladonnaalkaloide beinhalten, bestimmte Antihistaminika, Antiparkinsonmittel, gastrointestinale Antispastika, trizyklische Antidepressiva und Phenothiazine. Die Klinik des anticholinergen Syndroms schließt neben dem delirant-psychotischen Zustandsbild auch folgende Symptome mit ein: Mydriasis, Fieber, gerötetes Gesicht, Anhidrose, verminderte Peristaltik, Tachykardie, erhöhter Blutdruck und Tachypnoe. Zur Therapie des anticholinergen Syndroms sollten 2 mg Physostigmin i.m. oder sehr langsam i.v. gegeben werden. Eine weitere Applikation von jeweils 1–4 mg Physostigmin (auch als Infusion) kann in 20minütigen Abständen bei Bedarf erfolgen (*Granacher* u. *Baldessarini* 1975). Der Wirkmechanismus dieser Therapie besteht darin, daß Physostigmin die Cholinesterase reversibel hemmt und somit die Wirkung anticholinerger Pharmaka antagonisiert. Physo-

stigmin stellt somit ein Antidot dar, das bei der Therapie von akuten Vergiftungen durch die oben angegebenen Medikamente verwendet werden kann.

Eine Kontraindikation für die Gabe von Physostigmin besteht unter anderem bei Asthma bronchiale, Diabetes mellitus, Gangrän, mechanischer Obstruktion des Darmes bzw. Urintraktes sowie bei kardiovaskulärer Erkrankung. Bei Patienten mit dieser Grundkrankheit können Sedativa, mit Ausnahme von Phenothiazinen bzw. Medikamenten mit anticholinergen Eigenschaften, gegeben werden.

Eine zu rasche Gabe bzw. eine Überdosierung von Physostigmin kann eine cholinerge Krise bewirken, die mit Bradykardie, Sialorrhoe, Übelkeit und Erbrechen einhergehen kann. Diese Krise kann durch die Gabe von 0,5–1 mg Atropin i.v. beherrscht werden (*Berger* u. *Dunn* 1982).

11.1.6.2 Dämmerzustände

Bei *Dämmerzuständen* herrscht psychopathologisch ein traumartig verändertes, eingeengtes Bewußtsein vor, wobei auch Angst, Mißstimmung und z.T. eine wahnhafte Verkennung der Umwelt auftreten können. Dies kann zu persönlichkeitsfremden Handlungen und zeitweise auch zu gefährlichen, unberechenbaren Aggressionszuständen führen. Diese Dämmerzustände können nach Grand-mal-Anfällen sowie auch nach gehäuft auftretenden psychomotorischen Anfällen bzw. nach Hirntraumen sowie Hypoxien des Gehirns auftreten. Kann nach entsprechender Anamnese bzw. charakteristischer Klinik ein Dämmerzustand angenommen werden, so empfiehlt sich die parenterale Gabe von Diazepam in der Dosierung von 10–20 mg (möglichst langsam i.v.). Diese Dosierung kann mehrmals wiederholt werden, wobei von Bedeutung ist, daß ein Dämmerzustand durch Intoxikation ausgeschlossen worden ist. Die Gabe weiterer Antiepileptika sollte erst nach umfassender neurophysiologisch-neurologischer Diagnostik erfolgen. Da Antidepressiva und insbesondere niederpotente Neuroleptika eine die Krampfschwelle senkende Eigenschaft aufweisen, sind sie bei diesem Zustandsbild kontraindiziert.

Beim *pathologischen Rausch* bestehen psychopathologisch eine Desorientiertheit, Personenverkennungen sowie eine meist ausgeprägte motorische Erregung und eine Neigung zu persönlichkeitsfremden Gewalttaten. Meist liegt später für diese Zustände eine vollständige Amnesie vor. Ein pathologischer Rausch kann bei Alkoholunverträglichkeit bzw. bei chronischem Alkoholmißbrauch auftreten; begünstigend sind auch ungünstige Dispositionen (z.B. Epilepsie, Hirnschädigung) bzw. eine Übermüdung. Die Pharmakotherapie dieses Syndroms besteht in der Gabe von Diazepam (10—20 mg i.v.) oder Haloperidol (10—20 mg i.v. bzw. i.m.). Wenn es das Zustandsbild des Patienten zuläßt, kann auch Clomethiazol in der Dosierung von 2—4 Kapseln peroral verabreicht werden.

11.1.6.3 Drogenintoxikation

Bei *Erregungszuständen*, die durch *Intoxikationen von Drogen* hervorgerufen wurden, können vielfältige psychopathologische Syndrome auftreten, die sowohl wahnhafte Verkennungen als auch als Leitsymptom eine psychomotorische Erregung mit einer z.T. alternierenden Bewußtseinslage umfassen. Pharmakotherapeutisch hat sich bei einem ängstlich gefärbten Zustandsbild (z.B. ,,Horrortrip'') Diazepam in der Dosierung von 10—20 mg i.v. oder per os als Mittel der Wahl erwiesen. Sollten zusätzlich produktiv-psychotische Symptome bestehen, ist der Einsatz von hochpotenten Neuroleptika indiziert (z.B. Haloperidol in der Dosierung von 15—20 mg i.v. bzw. p.o.). Wegen der Unübersichtlichkeit des Krankheitsbildes bei einer Intoxikation durch Drogen und wegen der Gefahr des Auftretens von internistischen Komplikationen sollte dabei immer eine stationäre Therapie in Erwägung gezogen werden (*Lauter* 1980).

Ein durch *Phencyclidin (PCP)* ausgelöstes Delir geht häufig mit wahnhaften Verkennungen sowie mit einem aggressiven, selbst- und fremdgefährdenden Verhalten einher. Auffallend sind weiterhin ein vertikaler und horizontaler Nystagmus, erhöhte Muskeleigenreflexe, Myoklonus, Tremor, Schwindel, Dysarthrie, Ataxie, Analgesie, fehlende Korneafreflexe, Tachykardie, Blutdruckerhöhung, Übelkeit und Erbrechen sowie gelegentlich zerebrale Krampfanfälle (*Berger* u. *Dunn* 1982). Obwohl PCP durch die Leber rasch detoxifiziert wird, können manifest psychotische Erscheinungen wochenlang persistieren. Es gibt keinen spezifischen PCP-Antagonisten. Zur Therapie empfiehlt sich, den Patienten in einen ruhigen Raum mit gedämpftem Licht zu bringen. Für die Behandlung bzw. Vorbeugung der Myokloni und Krampfanfälle kann Diazepam (10—30 mg i.v.) gegeben werden. Die erregte sowie psychotische Symptomatik kann mit Haloperidol (5 mg/Std. bis ein adäquater Effekt erreicht ist) behandelt werden. Wegen der

anticholinergen Eigenschaften von PCP kann auch Physostigmin (1—4 mg i.m. oder sehr langsam i.v.) gegeben werden (*Castellani* et al. 1982). Es liegen auch Beobachtungen vor, daß Patienten, die auf die oben angegebene Medikation nicht gut angesprochen haben, noch durch die Elektrokrampftherapie günstig beeinflußt werden konnten (*Rosen* et al. 1984).

11.1.6.4 Exogene Psychosen im Rahmen der Behandlung eines Morbus Parkinson

Akute Verwirrtheitszustände, die im Rahmen des *Morbus Parkinson* auftreten, sind häufig an die dabei gegebene Antiparkinsonmedikation gebunden (*Danielczyk* u. *Fischer* 1990). Besonders häufig werden diese Episoden im Zusammenhang mit anticholinergen Medikamenten (*Agid* et al. 1984) diskutiert, da diese die bereits beeinträchtigte cholinerge Funktion dieser Patienten zusätzlich beeinträchtigen. Die Verwirrtheitszustände bei Morbus Parkinson sind häufig mit starker Angst und Agitiertheit verbunden und können auch Halluzinationen und Wahnphänomene miteinschließen (*Serby* 1980). Sie werden z.B. bei Medikamentenveränderungen oder im Zusammenhang mit anderen plötzlich eintretenden Erkrankungen beobachtet. Die Therapie der akuten Verwirrtheitszustände kann durch Dosisreduktion bzw. Absetzen der Medikation erfolgreich behandelt werden. Dabei sollte in erster Linie an die Anticholinergika und an Amantadine gedacht werden. Erst in einem zweiten Schritt sollte Levodopa reduziert werden (*Klawans* 1978). Wenn Halluzinationen und Wahnphänomene dadurch nicht zu behandeln sind, können auch niedrige Dosen von Haloperidol, Phenothiazinen oder Thioxanthenen eingesetzt werden (*Rondot* et al. 1984). Unterstützend können auch Benzodiazepine zur Behandlung der Agitiertheit herangezogen werden.

11.1.6.5 Exogene Psychosen im Rahmen körperlicher Grunderkrankungen

Bei einer schweren Niereninsuffizienz wie auch bei einer schweren Leberinsuffizienz können akute exogene Psychosen auftreten, die neben einem Verwirrtheitszustand eventuell auch wahnhafte Phänomene und Halluzinationen miteinschließen. Die Behandlung richtet sich selbstverständlich nach der internistischen Grundkrankheit. Zur Behandlung der hepatischen Enzephalopathie wurden sowohl L-Dopa als auch Bromocriptin diskutiert (*Lunzer* et al. 1974, *Morgan* et al. 1977), wenngleich darüber noch keine abschließenden Ergebnisse vorliegen. Da die Leber die meisten Psychopharmaka metabolisiert, besteht die Gefahr, durch Gabe von Psychopharmaka nur zu einer Verschlechterung der hepatischen Enzephalopathie beizutragen. Wenn überhaupt Medikamente gegeben werden sollen, besteht Übereinkunft, daß Lorazepam und Oxazepam in niedrigen Dosen gegeben werden können (*Kraus* et al. 1978).

Die Behandlung einer *Psychose* bei Patienten mit einer *schweren Erkrankung der Atmungsorgane* stellt den Kliniker vor ein schwieriges Problem, da Neuroleptika zwar die Psychose behandeln, aber die Atmungssituation sowohl peripher als auch zentral über einen möglichen Angriffsort am Hirnstamm verschlechtern können. Insgesamt sollten bei einer produktiv-psychotischen Symptomatik und dieser internistischen Grunderkrankung nur Neuroleptika mit einer gering sedierenden Komponente (z.B. Haloperidol) zur Anwendung kommen (*Dudley* u. *Sitzman* 1979). Wenn sich unter einer neuroleptischen Therapie die Atmungssituation verschlechtert, kann neben der Dosisreduktion eine anticholinerge Medikation gegeben werden. In jedem Fall ist jedoch bei der Psychopharmakotherapie im Rahmen einer Erkrankung der Atmungsorgane ein sorgfältiges Monitoring der Atemfunktion angezeigt (*Young* u. *Patel* 1984).

Literatur

Agid, Y., Ruberg, M., Dubois, B. et al.: Biochemical substrates of mental disturbances in Parkinson's disease. In: *R.G. Hassler, J.F. Christ* (eds.): Advances in neurology. Vol. 40. Raven Press, New York 1984

American Psychiatric Association (APA): DSM-III-R. Diagnostic and Statistical Manual of Mental Disorders, 3. ed. rev. American Psychiatric Association, Washington D.C. 1987. Deutsche Übersetzung: *H.U. Wittchen, H. Saß, M. Zaudig, K. Koehler.* Beltz-Verlag, Weinheim, Basel 1989

Barclay, A.M.: Psychotropic drugs in the elderly. Postgrad. Med. 77 (1985) 153–157

Beckmann, H., Athen, D.: Die Therapie des Delirium tremens. Dtsch. med. Wschr. 103 (1978) 1427–1428

Benkert, O., Hippius, H.: Psychiatrische Pharmakotherapie. Springer, Berlin, Heidelberg, New York, Tokyo 1986

Berger, P.A., Dunn, M.J.: Substance induced and substance use disorders. In: *J.H. Greist, J.W. Jefferson, R.L. Spitzer* (eds.): Treatment of mental disorders. University Press, New York, Oxford 1982

Castellani, S., Giannini, A.J., Adams, P.M.: Physostigmine and haloperidol treatment of acute phencyclidine intoxication. Amer. J. Psychiat. 139 (1982) 508–510

Danielczyk, W.: Akute pharmakotoxische Psychosen bei chronischen zerebralen Erkrankungen. Med. Wschr. 55 (Suppl.) Wien (1979) 2–15

Danielczyk, W., Fischer, P.: Neuroleptische Therapie bei Morbus Parkinson. In: *B. Müller-Oerlinghausen, H.J. Möller, E. Rüther* (Hrsg.): Thioxantene in der neuroleptischen Behandlung. Springer, Berlin, Heidelberg, New York, London, Paris, Tokyo, Hongkong 1990

Dudley, D.L., Sitzmann, J.: Psychosocial and psychophysiologic approach to the patient. Semin. resp. Med. 1 (1979) 59–83

Gold, M.S., Redmond, D.E., Kleber, H.D.: Clonidine blocks acute opiate withdrawal symptoms. Lancet 16 (1978) 699–701

Granacher, R.P., Baldessarini, R.J.: Physostigmine. Its use in acute anticholinergic syndromes with antidepressant and antiparkinson drugs. Arch. gen. Psychiat. 32 (1975) 375–380

Keup, W.: Clonidin im Opiatentzug. Münch. med. Wschr. 124 (1982) 148–158

Klawans, H.L.: Levodopa-induced psychosis. Psychiat. Ann. 8 (1978) 447–451

Kraus, J.M., Desmond, P.V., Marshall, J.P. et al.: Effects of aging and liver disease on disposition of lorazepam. Clin. Pharmacol. Ther. 24 (1978) 411–419

Lauter, H.: Akute psychiatrische Notfälle. Internist 21 (1980) 40–49

Lauter, H.: Die organischen Psychosyndrome. In: *K.P. Kisker, H. Lauter, J.-E. Meyer, C. Müller, E. Strömgren* (Hrsg.): Organische Psychosen. Psychiatrie der Gegenwart. Bd. 6, Springer, Berlin, Heidelberg, New York, London, Paris, Tokyo, 1988, S. 3–56

Lipowski, Z.J.: Delirium: Acute brain failure in man. Charles C. Thomas, Springfield, Ill. 1980

Lunzer, M., James, I.M., Weinmann, J.J. et al.: Treatment of chronic hepatic encephalopathy with levodopa. Gut 15 (1974) 555–561

Möller, H.J., Kissling, W., Stoll, K.D., Wendt, G.: Psychopharmakotherapie. Ein Leitfaden für Klinik und Praxis. Kohlhammer, Stuttgart, Berlin, Köln 1989

Morgan, M.Y., Jakobovits, A., Elthorn, A. et al.: Successful use of bromocriptine in the treatment of a patient with chronic portal-systemic encephalopathy. New Engl. J. Med. 296 (1977) 793–794

Preissner, K., Kinzler, K., Lehmann, E.: Neuroleptische Komedikation in der Gerontopsychiatrie. Therapiewoche 31 (1981) 8461–8466

Resnick, M., Burton, B.T.: Droperidol vs. haloperodol in the initial management of acutely agitated patients. J. clin. Psychiatr. 45 (1984) 298–299

Rondot, P., de Recondo, J., Coignet, A. et al.: Mental disorders in Parkinson's disease after treatment with L-dopa. In: *R.G. Hassler, J.F. Christ* (eds.): Advances in Neurology. Vol. 40. Raven Press, New York 1984

Rosen, A.M., Mukherjee, S., Shinbach, K.: The efficacy of ECT in phencyclidine-induced psychosis. J. clin. Psychiatr. 45 (1984) 220–222

Rudolf, G.A.E.: Neuroleptika in der Gerontopsychiatrie. In: *P. Pichot, H.J. Möller* (Hrsg.): Neuroleptika. Springer, Berlin, Heidelberg, New York, Paris, Tokyo, Hongkong 1987, S. 119–129

Serby, M.: Psychiatric issues in Parkinson's disease. Comprehens. Psychiat. 21 (1980) 317–322

Taylor, M.A.: Indication for electroconvulsive treatment. In: *R. Abrams, W.B. Essman* (eds.): Biological foundation and clinical applications. Spectrum Publications, New York 1982

Young, I.D., Patel, M.M.: Respiratory complication of antipsychotic drugs in medically ill patiens. Resident and Staff Physician 30 (1984) 73–80

11.2 Dementielle Erkrankungen

11.2.1 Klinisches Bild der Demenz

H. Lauter, M. Haupt

Innerhalb weniger Jahrzehnte haben sich Demenzprozesse zu einer Krankheitskategorie entwickelt, deren Bedeutung ein großes Ausmaß angenommen hat. Dies hängt sicherlich in erster Linie damit zusammen, daß Verbesserungen auf dem Gebiet der allgemeinen Hygiene, Erfolge bei der kurativen und vorbeugenden Behandlung von Infektionskrankheiten sowie Fortschritte in der Intensivmedizin in allen Ländern der westlichen Welt zu einem beträchtlichen Anstieg der mittleren Lebenserwartung geführt und in Verbindung mit dem Rückgang der Fertilitätsraten eine Überalterung der Bevölkerung mit sich gebracht haben. Eine immer größer werdende absolute Zahl und ein erheblich höherer Anteil der Bevölkerung erreicht jenes Lebensalter, in dem sich die meisten chronischen Hirnkrankheiten manifestieren. Als Folge davon haben Demenzprozesse innerhalb der Gesamtpopulation dramatisch zugenommen und werden in den nächsten Jahren weiter ansteigen. Dies bedeutet allerdings nicht, daß Demenzerkankungen ausnahmslos auf das höhere Lebensalter beschränkt sind. Sie kommen durchaus auch in früheren Lebensabschnitten vor.

11.2.1.1 Prinzipien der Diagnostik

In der Geschichte der Medizin war die Diagnostik von jeher von 2 verschiedenartigen Zielrichtungen bestimmt. Die Erstellung einer Diagnose dient vor allem der Zuordnung von Krankheitssymptomen zu einer bestimmten Gruppe von syndromalen Merkmalskombinationen und der Zurückführung solcher Syndrome auf die ihnen zugrundeliegenden pathologischen Organveränderungen und der hierfür verantwortlichen ursächlichen Bedingungen. Das Ziel dieses Vorgehens besteht in der Bildung erklärender und prädiktiver Gesetzesaussagen, die sich aus der jeweiligen nosologischen Klassenzugehörigkeit ergeben. Die hierbei zustandekommenden diagnostischen Begriffe sind notwendige Grundlagen für die Erkennung und Behandlung einer Krankheit.

Diesem Denkansatz des *Realismus*, der die Krankheiten an und für sich — gewissermaßen losgelöst von ihren Opfern — in den Mittelpunkt der Betrachtung rückt, steht der Standpunkt des *Nominalismus* gegenüber, der die *Universalien* von Krankheiten lediglich als gedankliche Abstraktionen ansieht und sich für die vielen individuellen Krankheitssignale einzelner Patienten interessiert. Der ärztliche Umgang mit Demenzkranken zeigt besonders deutlich, daß sich beide Betrachtungsweisen nicht gegenseitig ausschließen. Die *nomothetische* — auf die Aufstellung von Gesetzesaussagen gerichtete — abstrahierende und typisierende Krankheitsdiagnose bedarf vielmehr der Ergänzung durch die *idiographische* Diagnose, die auf eine individualisierende Betrachtung des einzelnen Patienten ausgerichtet ist. Eine nomothetische Diagnose ist für die Behandlung von größter Relevanz, reicht aber als Grundlage der Therapie nicht aus. Sie kann durchaus *richtig* sein und dennoch nicht die *richtige Diagnose* darstellen. Denn wenn mit der Diagnose die ärztliche Kunst des Durchschauens und Unterscheidens gemeint ist, so verlangt sie auch die Beachtung zahlreicher idiographischer Individualfaktoren, die für die Beurteilung der Krankheit und die Erstellung von Prognose und Therapieplan bedeutsam sind. Die Diagnose ist somit kein einmaliger Vorgang, sondern ein kontinuierlicher Prozeß, der so lange fortgesetzt werden muß, wie bei einem Patienten Entscheidungen über das richtige ärztliche Tun und Lassen zu treffen sind.

Aus diesen allgemeinen Überlegungen läßt sich ein mehrstufiger Entscheidungsprozeß ableiten, der bei der Diagnose einer Demenz vollzogen werden muß. Ausgangspunkt des diagnostischen Prozesses ist der Verdacht auf das Vorliegen des Demenzsyndroms (Abb. 11.1). Die 1. diagnostische Frage besteht darin, ob die Kriterien für das Vorliegen eines Demenzsyndroms bei dem betreffenden Patienten erfüllt sind. Ist dies nicht der Fall, so muß nach einer anderen Erklärung für die Be-

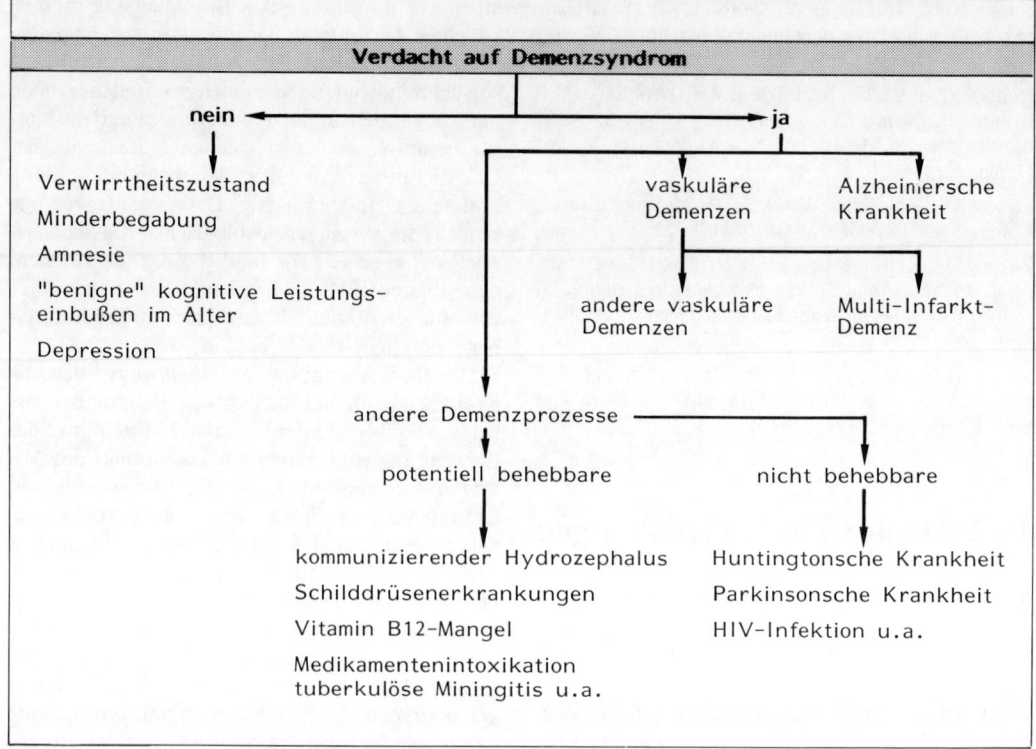

Abb. 11.1 Diagnose von Demenzprozessen

schwerden oder die Krankheitssymptome gesucht werden. Bestätigt sich dagegen der Verdacht auf ein Demenzsyndrom, so ist als 2. diagnostischer Schritt der Schweregrad der Demenz festzustellen. Die Wahl einer erfolgversprechenden Therapie und der erforderlichen psychologischen und sozialen Hilfen hängt nämlich in erheblichem Maß vom Umfang der beeinträchtigten kognitiven Leistungen und der noch verbliebenen Fähigkeit zur selbständigen Lebensbewältigung ab.

Bei den nun folgenden diagnostischen Entscheidungsschritten geht es um die Erkennung der zugrundeliegenden Hirnschädigung. Hierbei ist zunächst zu fragen, ob sich aus Vorgeschichte, körperlicher Untersuchung oder aus laborchemischen, neurophysiologischen oder bildgebenden Zusatzverfahren konkrete Hinweise auf Art und Ursache einer spezifischen Erkrankung ergeben, welche die Hirnfunktionen direkt oder indirekt in Mitleidenschaft zieht. Damit lassen sich bereits einige spezifische Demenzerkrankungen erkennen, beispielsweise Demenzprozesse bei Hirntumoren, subduralem Hämatom, infektiösen und toxischen Hirnerkrankungen oder bei einigen primär degenerativen Hirnerkrankungen, die mit deutlichen neurologischen Symptomen verbunden sind.

Gerade bei Patienten im höheren Lebensalter bleibt aber eine große Gruppe von Demenzsyndromen übrig, bei denen sich die zugrundeliegende Krankheitsdiagnose zunächst weder auf Grund von Anamnese und körperlicher Untersuchung noch mit Hilfe technisch-apparativer Zusatzbefunde feststellen läßt. Zu dieser Gruppe gehören vor allem die Alzheimersche Krankheit und der Morbus Pick. Die Entscheidung, welcher der beiden Erkrankungen die anamnestischen und klinischen Merkmale des betreffenden Patienten zuzuordnen sind, wird auf der Grundlage von klinischen Kriterien getroffen, die für Erscheinungsbild und Verlauf der beiden Krankheiten charakteristisch sind.

Nach Abschluß der bisher beschriebenen diagnostischen Entscheidungsschritte steht die Krankheitsdiagnose meist mit einem ausreichenden Grad an Sicherheit fest. Die nächste diagnostische Entscheidung bezieht sich auf die Krankheitsätiologie. Diese Frage erübrigt sich bei denjenigen Demenzprozessen, bei denen die Krankheitsursache bereits eindeutig aus der Diagnose erschlossen werden kann. Dies gilt beispielsweise für Hirnerkrankungen, die auf infektiösen, toxischen oder metabolischen Ursachen beruhen. Bei einigen Demenzerkrankungen wird aber die zugrundeliegende Hirnschädigung durch Ursachen unterschiedlicher Art hervorgerufen. So kann einer zerebrovaskulären Demenz beispielsweise eine entzündliche Gefäßerkrankung oder eine kardiogene Embolie zugrunde liegen.

Während die bisher dargestellten diagnostischen Entscheidungsprozesse der nosologischen Zuordnung des Demenzprozesses dienen, geht es bei den weiteren Überlegungen um die idiographischen Aspekte der Diagnostik. Der Blickwinkel der Untersuchung richtet sich hierbei auf Sekundärfaktoren, die das Erscheinungsbild und den Verlauf der Demenzerkrankungen beeinflussen können. Auf die Bedeutung dieser Faktoren und auf die Möglichkeit ihrer therapeutischen Beeinflussung wird im Kap. 11.2.2 eingegangen.

11.2.1.2 Das Demenzsyndrom

Der Begriff der *Demenz* hat in der Geschichte der Psychiatrie zahlreiche Wandlungen durchgemacht und ist eng mit dem Begriff des chronischen hirnorganischen Psychosyndroms verknüpft (*Lauter* 1988). Im deutschen Sprachraum wurde die Diagnose eines Demenzsyndroms früher nur bei schweren, irreversiblen und progredienten mnestischen und intellektuellen Störungen gestellt. Heute hat sich demgegenüber allgemein eine sehr viel weitere Fassung des Demenzbegriffs durchgesetzt. In neueren Klassifikationssystemen — wie in DSM-III-R und der ICD-10 — werden zur Definition des Demenzsyndroms auch für den klinischen Routinegebrauch eindeutige Begriffsbeschreibungen und ausführliche diagnostische Richtlinien herangezogen. Darüber hinaus sind für die Diagnose der Demenz operationalisierte Ein- und Ausschlußkriterien entwickelt worden, die besonders gut für Forschungszwecke geeignet sind.

Als führende Symptome der Demenz gelten Gedächtnis- und Intelligenzeinbußen. Bei diesen Leitkriterien handelt es sich nicht um kategoriale, sondern dimensionale Merkmale, die in der Gesamtbevölkerung älterer Menschen kontinuierlich verteilt sind. Es muß daher ein Schwellenkriterium angegeben werden, mit dessen Hilfe Vorhandensein oder Fehlen eines Demenzsyndroms eindeutig bestimmt werden kann. Als solches Schwellenkriterium gilt die Feststellung, daß die Einbuße von Gedächtnis und Intelligenz im Verhältnis zum früheren Leistungsniveau des betreffenden Patienten eine verminderte Kompetenz bei der Bewältigung von Alltagsaufgaben nach sich zieht. Die objektiv nachweisbaren Gedächtniseinbußen werden anfangs von dem Betroffenen selbst wahrgenommen, in späteren Stadien aber vor allem von den Angehörigen bemerkt. Neben dieser Einschränkung der Gedächtnisleistung gehören auch Störungen des Denkens und der Informationsverarbeitung sowie eine Beeinträchtigung von emotionaler Kontrolle, Motivation oder Sozialverhalten zu den typischen Kennzeichen einer Demenz. Dagegen ist eine Bewußtseinsstörung beim Demenzsyndrom nicht vorhanden. In vielen Fällen sind neben den genannten Kardinalsymptomen auch spezifische höhere kortikale Funktionen in Mitleidenschaft gezogen, vor allem Sprache, motorische Fähigkeiten und Gnosie. Ein Verlust an Spontaneität stellt ein besonders häufiges Frühsymptom im Rahmen einer Demenz dar. Der Schweregrad der Demenz wird meist als Ausmaß der Beeinträchtigung von Gedächtnisleistung oder intellektuellen Fähigkeiten bestimmt und richtet sich im Zweifelsfall danach, welcher dieser beiden Bereiche schwerer in Mitleidenschaft gezogen ist.

Unter den Untersuchungsverfahren, die zur Feststellung oder zum Ausschluß eines Demenzsyndroms geeignet sind, spielen Erhebung einer genauen psychiatrischen Fremdanamnese und Befunderhebung die wichtigste Rolle. Informationsgewinnung und Erhebung des psychopathologischen Befunds erfolgen zwar in der ärztlichen und klinischen Routinepraxis vorwiegend auf dem Wege eines erfahrungsgeleiteten und kriterienorientierten freien Interviews. Besonders für wissenschaftliche Fragestellungen bedarf dieses eher intuitive Vorgehen aber der Ergänzung durch standardisierte Erhebungsinstrumente, wie z.B. semistrukturierte Interviewverfahren, Beobachtungsskalen oder wenig aufwendige Kurztests, mit deren Hilfe einige besonders wichtige kognitive Leistungen in relativ einfacher Weise überprüft und quantitativ erfaßt werden können. Zu den letzteren Instrumenten gehört die *Mini Mental State Examination (MMSE)* von *Folstein* et al. (1975). Psychologische Testverfahren sind vor allem zur detaillierten und differenzierten Beurteilung spezifischer Leistungsdefizite in verschiedenen kognitiven Bereichen geeignet und können als Grundlage von Trainings- und Rehabilitationsprogrammen dienen. Die Aussagekraft dieser Tests bei leichten Demenzsyndromen oder bei entsprechenden Verdachtsfällen ist aber leider beschränkt. Bildgebende Verfahren wie Computertomographie des Schädels, NMR- oder PET-Scan lassen meist eine Hirnatrophie, eine Verringerung der allgemeinen oder regionalen Hirndurchblutung sowie eine Störung des Hirnstoffwechsels erkennen. Die Sensitivität und Spezifität dieser Verfahren sind aber vor allem bei Frühformen des Demenzsyndroms begrenzt, so daß es mitunter zu falsch-positiven oder falsch-negativen Befunden kommt.

Bei der Differentialdiagnose des Demenzsyndroms ist vor allem an lang anhaltende und gering ausgeprägte Verwirrtheitszustände im Rahmen körperlicher Krankheiten oder im Zusammenhang mit medikamentösen Behandlungsverfahren zu denken. Auch lebenslang bestehende soziale Anpassungsschwierigkeiten oder Bildungsmängel können mit einer leichten Demenz verwechselt werden, wenn keine ausreichenden anamnestischen Fremdinformationen zur Verfügung stehen. Deutliche amnestische Syndrome sind zwar durch das Fehlen von intellektuellen Störungen oder organischen Veränderungen der Persönlichkeit gekennzeichnet; leichtere Gedächtnisstörungen sind aber ein häufiges Merkmal der normalen Altersinvolution des Gehirns, treten im Rahmen der sog. *benignen senilen Vergeßlichkeit* (*Kral* 1962) auf und sind bei alten und höchstaltrigen Menschen oft nur schwer von einer leichten Demenz abzugrenzen. Die bei weitem häufigste Quelle für die Fehldiagnose einer Demenz ist aber sicher die Tatsache, daß auch depressive Verstimmungen bei älteren Menschen mit kognitiven Leistungseinbußen einhergehen können und mit Gedächtnisstörungen, Konzentrationsstörungen, Erschwerung und Verlangsamung des Denkens und Antriebsverarmung verbunden sind. Wenn die kognitiven Einbußen besonders deutlich ausgeprägt sind, spricht man auch von einer *depressiven Pseudodemenz* oder von dem *Demenzsyndrom der Depression*. Da auch organische Demenzprozesse mit flüchtigen oder länger anhaltenden depressiven Verstimmungen einhergehen können, kann die Differentialdiagnose zwischen Melancholie und Demenz schwierig sein. Für eine Depression spricht im allgemeinen das Vorhandensein früherer depressiver Krankheitsepisoden und vor allem das gute Ansprechen der kognitiven Störungen auf eine antidepressive Therapie.

11.2.1.3 Die Demenzerkrankungen

Ist das Vorliegen eines klinischen Demenzsyndroms durch die ärztliche Untersuchung gesichert, so folgt als nächster diagnostischer Schritt die Zuordnung dieses Syndroms zu einer bestimmten nosologischen Kategorie (Tab. 11.7).

a) Entgegen früheren Annahmen sind als weitaus häufigste Ursache für Demenzprozesse im höheren Lebensalter neuronale Stoffwechsel- und

Tabelle 11.7 Häufigkeit verschiedener Demenzformen. (Nach *Clarfield* 1988)

Demenzformen	Häufigkeit
Alzheimersche Krankheit	61 %
Vaskuläre Demenz	14,4%
Kombinationsformen	0,8%
Demenzen auf infektiöser Grundlage	0,7%
Metabolisch bedingte Demenzen	1,7%
Hirntraumen	1,6%
Kommunizierender Hydrozephalus	1,8%
Subdurales Hämatom	0,5%
Medikamentös bedingte Demenzformen	1,6%
Traumatische Demenz	0,5%
Demenz nach Anoxie	0,3%
Chorea Huntington	0,9%
Morbus Parkinson	1,3%
Demenz bei chronischem Alkoholismus	4,6%
Unterschiedliche Formen der Demenz	7,5%

Funktionsstörungen anzusehen, die aus bisher unbekannter Ursache auftreten und zu typischen Strukturveränderungen in verschiedenen Prädilektionsstellen des Gehirns führen, vor allem zu Nervenzellverlusten, sog. neuritischen Plaques und Neurofibrillenveränderungen. Früher wurden Krankheitsprozesse dieser Art im höheren Lebensalter als senile Demenz, bei jüngeren Menschen als Alzheimersche Krankheit bezeichnet. Heute sprechen wir unabhängig vom Erkrankungsalter von Demenzen vom Alzheimer-Typ (DAT) oder von präsenilen bzw. senilen Erscheinungsformen der Alzheimerschen Krankheit (*Lauter* u. *Kurz* 1989). Ob es sich hierbei um eine einzige oder um mehrere ätiologisch unterschiedliche Krankheiten handelt, läßt sich gegenwärtig wegen der bestehenden Ungewißheit über die ursächlichen Faktoren nicht sicher entscheiden. Die Diagnose kann mit letzter Sicherheit nur autoptisch oder bioptisch gestellt werden. Psychopathologische Erscheinungen, typischer Verlauf und fehlende Hinweise auf andere bekannte Demenzformen erlauben es aber meist, die Annahme einer Alzheimerschen Krankheit auch klinisch mit hinreichender Wahrscheinlichkeit zu begründen.

b) Während die Alzheimersche Krankheit für mehr als die Hälfte aller Demenzerkrankungen im höheren Lebensalter verantwortlich sein dürfte, sind Erkrankungen der Hirngefäße nur in etwa 15 % Ursache eines Demenzsyndroms. Die zerebrovaskuläre Demenz ist nicht eine unmittelbare Folge einer arteriosklerotischen Wandveränderung der Hirngefäße; in der Mehrzahl der Fälle wird sie vielmehr durch das Auftreten mehrerer größerer – oft neurologisch stummer – kortikaler und subkortikaler Erweichungsherde oder durch kleinere lakunäre Infarkte in der weißen Substanz verursacht, wobei der Schweregrad der Demenz unmittelbar von dem Gesamtvolumen dieser Infarktzonen abhängt. Man bezeichnet diese Form der Demenz daher heute meist als *Multiinfarktdemenz.*

c) Diese beiden häufigsten Formen einer Demenz lassen sich mit Hilfe von Vorgeschichte, klinischen Befunden und Computertomographie einigermaßen zuverlässig – wenn auch nicht mit letzter Sicherheit – voneinander abgrenzen. Es gibt verschiedene standardisierte Untersuchungsinstrumente, die eine solche Differentialdiagnose auf Grund des typischen klinischen Symptomprofils beider Erkrankungen erleichtern. Wenn vaskuläre und neurodegenerative Ursachen zusammenwirken, können aber Mischformen von Alzheimerscher und Multiinfarktdemenz entstehen.

d) Bei etwa 5 bis 15 % älterer Menschen beruht das Demenzsyndrom dagegen auf anderen Ursachen. Bei einigen von ihnen läuft die Erkrankung ebenso irreversibel und fortschreitend ab wie bei der Alzheimerschen Krankheit oder der Multiinfarktdemenz. Hierzu gehören beispielsweise die Chorea Huntington, die Picksche Krankheit oder jene relativ seltene Formen der Parkinsonschen Krankheit, die mit schweren kognitiven Leistungseinbußen einhergehen. Zu solchen Demenzformen gehören auch die auf einem langsamen Virus beruhende Creutzfeldt-Jakobsche Krankheit sowie die zerebralen Manifestationen des allgemeinen Immundefizienzsyndroms, also der AIDS-Krankheit.

Andere Demenzerkrankungen sind dagegen einer Behandlung zugänglich und prinzipiell reversibel. Die Häufigkeit solcher behebbaren Demenzprozesse bei den 60jährigen und älteren liegt in einer Größenordnung von etwa 5 %. Als Ursache solcher reversiblen Demenzen kommen vorwiegend Endokrinopathien, Stoffwechselerkrankungen, Vitaminmangelzustände, subdurales Hämatom, gutartige Hirntumoren und der kommunizierende Hydrozephalus in Frage. Darüber hinaus ist auch an luetische Erkrankungen des Gehirns sowie an dementielle Erscheinungsbilder zu denken, die als Folgezustand eines chronischen Alkoholismus auftreten oder toxisch und medikamentös bedingt sind. Im Einzelfall kann es von entscheidender

Tabelle 11.8 Untersuchungsverfahren zur Diagnose und Differentialdiagnose von Demenzprozessen

1. Sorgfältige Anamnese und Fremdanamnese
2. Erhebung des psychopathologischen Befundes
3. Neurologische und internistische Untersuchung
4. EEG
5. Neuroradiologische Untersuchungen:
   Röntgenbild des Schädels
   CCT, eventuell NMR
6. Laboruntersuchungen:
   Blutbild
   Leberstatus
   TPHA-Bestimmung
   Blutfette
   Serumspiegel von Vitamin B_{12} und Folsäure
   Medikamentenspiegel
   Elektrolyte
   Harnpflichtige Substanzen
   HIV
   Schilddrüsenparameter
7. Weitere spezielle Untersuchungen:
   Doppler-Sonographie
   (ggf.) Liquor

therapeutischer Bedeutung sein, solche relativ seltenen Formen der Demenz nicht zu übersehen und das Vorliegen derartiger Ursachen durch eine sorgfältige internistische und neurologische Diagnostik, durch neuroradiologische Verfahren und durch Laboruntersuchungen auszuschließen, die bei jedem Patienten mit dem Verdacht auf eine Demenz regelmäßig durchgeführt werden sollten (Tab. 11.8).

Einige Demenzprozesse, wie etwa die häufigste Form einer Demenz, die Alzheimersche Krankheit, verlaufen irreversibel fortschreitend. Andere können insgesamt oder für einen längeren Zeitraum stationär bleiben, z.B. Folgezustände von Hirntraumen oder manche Verlaufsformen der vaskulären Demenzen. Schließlich gibt es eine 3. Gruppe von potentiell behebbaren Demenzzuständen, bei denen etwa 1 Drittel der Fälle vollständig reversibel ist, ein weiteres Drittel potentielle Remissionen aufweist und ein letztes Drittel keine Verbesserungen zeigt oder sogar progredient fortschreitet.

Behebbare und *nicht behebbare* Demenzen sind demnach kein dichotomes Gegensatzpaar. Zwischen den beiden Extremen unaufhaltsam fortschreitender und völlig rückbildungsfähiger dementieller Prozesse gibt es vielmehr einen breiten Zwischenbereich potentiell beeinflußbarer kognitiver Störungen, der sich nicht ausschließlich auf das Gebiet der reversiblen Demenzen beschränkt.

Literatur

Clarfield, A.M.: The reversible dementias: do they reverse? Ann. intern. Med. 15 (1988) 476—486

Folstein, M.F., Folstein, S.E., McHugh, P.R.: „Mini Mental State": a practical method for grading the cognitive state of patients for the clinician. J. psychiat. Res. 12 (1975) 189—198

Kral, V.A.: Senescent forgetfulness: benign and malignant. J. Canad. med. Ass. 86 (1962) 257—260

Kurz, A., Lauter, H., Zimmer, R.: Die Demenz. Wien. med. Wschr. 138 (1988) 113—116

Lauter, H.: Die organischen Psychosyndrome. In: *K.P. Kisker, H. Lauter, J.E. Meyer, C. Müller, E. Strömgren* (Hrsg.): Psychiatrie der Gegenwart. Bd. 6: Organische Psychosen. 3. Aufl. Springer, Berlin, Heidelberg, New York, Tokyo 1988, S. 3—56

Lauter, H., Kurz, A.: Demenzerkrankungen im mittleren und höheren Lebensalter. In: *K.P. Kisker, H. Lauter, J.E. Meyer, C. Müller, E. Strömgren* (Hrsg.): Psychiatrie der Gegenwart. Bd. 8: Alterspsychiatrie. 3. Aufl. Springer, Berlin, Heidelberg, New York, Tokyo 1989, S. 135—200

11.2.2 Allgemeine Behandlungs- prinzipien

H. Lauter

11.2.2.1 Verhütung der Demenz

Bei der weiten Verbreitung von Demenzprozessen in der Gesamtbevölkerung vor allem älterer Menschen und der zu erwartenden Zunahme dieser Entwicklung in den nächsten Jahrzehnten stellt sich die Frage, ob sich die Demenzerkrankungen verhüten lassen. Dies kann sicher nicht generell bejaht werden. Andererseits stellen aber gerade die beiden häufigsten Demenzprozesse — Alzheimersche Krankheit und Multiinfarktdemenz — Schwellenerkrankungen dar, die sich immer dann manifestieren, wenn die zugrundeliegenden morphologischen Läsionen einen bestimmten Schweregrad überschreiten. Geht man davon aus, daß diese Manifestationsschwelle durch eine Summation verschiedenartiger zerebraler Schädigungen erreicht wird, so muß die Wahrscheinlichkeit einer Demenz im höheren Lebensalter um so geringer werden, je besser es gelingt, Noxen von dem Organismus fernzuhalten, die von der Fötalphase bis ins hohe Erwachsenenalter hinein eine Schädigung des Zentralnervensystems zur Folge haben können. Viele

Demenzprozesse werden durch Risikofaktoren begünstigt, die in niedrigen Sozialschichten gehäuft auftreten. Hierzu gehören Infektions- und parasitäre Erkrankungen, Anämie, Nierenkrankheiten, Schlaganfälle, Bluthochdruck, Fettsucht, Ernährungsmängel, Nikotinabusus, exzessiver Alkoholmißbrauch oder die Häufigkeit von Verkehrsunfällen. Verbesserte allgemeine Lebensbedingungen könnten also zu einer Verminderung der Demenzrate führen. In dieser Hinsicht sind die Untersuchungen von *Svanborg* et al. (1986) beachtenswert, wonach sich bei gleichaltrigen Greisen die Zugehörigkeit zu einer späteren Geburtskohorte positiv auf den körperlichen Gesundheitszustand und das kognitive Leistungsniveau im Alter auswirkt. Wahrscheinlich ist dies eine Folge günstigerer Umweltverhältnisse, unter denen diese Menschen aufgewachsen sind. Ob Erhöhungen des Lebensstandards aber auch zu einer niedrigeren altersspezifischen Inzidenz von Demenzprozessen beitragen, läßt sich nicht sicher beurteilen. Intensive geistige Tätigkeit bedeutet leider keinen allgemeinen Schutz vor einer Demenz; möglicherweise tragen aber Erziehung, Bildung und intellektuelle Übungseffekte dazu bei, daß dementielle Symptome längere Zeit kompensiert und überbrückt und erst bei höheren Graden der Hirnschädigung manifest werden.

Primär verhütbar sind organische Psychosyndrome und Demenzzustände, die durch nicht ausreichend kontrollierte Einnahme von Pharmaka, Medikamentenabhängigkeit bzw. langjährigen Alkoholmißbrauch zustande kommen oder durch schwerwiegende Ernährungsmängel oder Elektrolytstörungen verursacht werden.

In verschiedenen Teilen der Welt weist die Häufigkeit von Schlaganfällen in den letzten Jahrzehnten eine rückläufige Tendenz auf. Dies hängt wahrscheinlich mit den verbesserten Möglichkeiten der Hochdrucktherapie zusammen. Für Patienten, die eine transiente ischämische Attacke durchgemacht haben, gibt es neben der antihypertensiven Behandlung noch andere sekundärprophylaktisch wirksame Maßnahmen, welche die Wahrscheinlichkeit weiterer zerebraler Insulte verringern. Damit können also Risikofaktoren vermindert werden, die für die Entstehung einer Multiinfarktdemenz von großer Bedeutung sind. Hoffnungen auf einen Rückgang dieser Demenz sind daher berechtigt.

In bezug auf die Alzheimersche Krankheit ist das gegenwärtige ätiologische Wissen noch zu gering, um eine rationale Grundlage für eine Primärprophylaxe darzustellen. Mit dem raschen Fortschreiten molekulargenetischer Erkenntnisse wird es allerdings in naher Zukunft gelingen, die Anlageträger in familiären Krankheitsfällen rechtzeitig zu erkennen. Damit werden zwar die Möglichkeiten der genetischen Beratung verbessert, gleichzeitig allerdings auch ethische Fragen aufgeworfen.

Auf Grund theoretischer Überlegungen wird derzeit angenommen, daß die Amyloidablagerungen im Gehirn von Alzheimer-Kranken durch eine Funktionsstörung der Nervenzellmembranen zustande kommen. Es wurde daher empfohlen, diese Amyloidablagerungen und den hierdurch verursachten Untergang von Nervenzellen durch die prophylaktische Verabreichung von Vitamin E zu verhindern, da diese Substanz einen günstigen Einfluß auf die Stabilität von Zellmembranen ausübt. Diese theoretischen Erwägungen wurden aber bisher nicht in klinischen Langzeitstudien auf ihren praktischen Nutzen geprüft. Die Annahme, daß das Vitamin E einen vorbeugenden Effekt gegen die Alzheimersche Krankheit besitzt, ist also zur Zeit rein spekulativ.

11.2.2.2 Behebung der Grundkrankheit

Für die relativ kleine Gruppe reversibler Demenzprozesse steht ein verhältnismäßig großes Spektrum von Therapiemaßnahmen zur Verfügung, mit deren Hilfe sich die kognitiven Störungen zumindest prinzipiell beheben lassen. Beispiele hierzu sind in Tabelle 11.9 angeführt. Obwohl die behebbaren Demenzzustände einer ursächlichen Behandlung zugänglich sind, ist eine völlige Rückbildung der kognitiven Störungen nicht immer gewährleistet. Die therapeutischen Maßnahmen können zu spät einsetzen oder nicht lange und intensiv genug erfolgt sein oder sich – zum Beispiel beim Hydrocephalus communicans – nachträglich als ungeeignet oder als zu komplikationsreich erweisen. Außerdem gibt es unter den reversiblen Demenzprozessen auch Fälle, bei denen die vermutete Ursache nicht von ätiologischer Relevanz ist, sondern lediglich zu einem anderen, unbeeinflußbaren Krankheitsprozeß additiv hinzutritt.

11.2.2.3 Beeinflussung der Pathogenese

Bei vielen medizinischen Krankheiten, deren Ursache nicht oder nur ungenügend bekannt ist, gibt es dennoch Behandlungsmaßnahmen, welche in die Pathogenese oder in zusätzliche Entstehungsbedingungen des Krankheitsprozesses eingreifen und damit einen günstigen Einfluß auf Symptomatologie und Verlauf zur Folge haben. Dies gilt auch

Tabelle 11.9 Therapiemaßnahmen bei reversiblen Demenzprozessen

Demenzerkrankung	Therapiemaßnahme
Progressive Paralyse	Penizillinbehandlung
Meningiom, subdurales Hämatom	Neurochirurgische Entfernung
Kommunizierender Hydrozephalus	Shuntanlegung (z.B. ventriculo-atrial)
Perniziöse Anämie	Substitution mit Vitamin B_{12}
Hypothyreose	Schilddrüsenhormongabe
Immunologisch bedingte zerebrale Gefäßerkrankung (z.B. Lupus erythematodes disseminatus)	Behandlung mit Steroiden und Immunsuppressiva

für die häufigsten Formen der Altersdemenz. Ein Beispiel hierfür ist die Behandlung mit Antikoagulanzien, Thrombozytenaggregationshemmern oder Antihypertensiva und die Therapie kardialer Erkrankungen bei der Multiinfarktdemenz sowie die Penicillaminbehandlung der Wilsonschen Krankheit.

Eine Beeinflussung der Alzheimerschen Krankheit kann durch den Versuch unternommen werden, die bereits in den Frühstadien dieses Demenzprozesses bestehenden Neurotransmitterdefizite auszugleichen. Die cholinerge Hypothese der Alzheimerschen Krankheit besagt, daß ein Verlust cholinerger Funktionen für einen Teil der kognitiven Störungen dieser Krankheit verantwortlich ist oder zumindest zu ihrer Entstehung beiträgt. Unabhängig von ihrer Richtigkeit hat diese Hypothese in den letzten Jahren einen starken Antrieb auf die Alzheimer-Forschung ausgeübt und dem therapeutischen Nihilismus auf diesem Gebiet entgegengewirkt. Hoffnungen auf eine erfolgreiche cholinerge Substitutionstherapie nach dem Beispiel der L-Dopa-Behandlung des Morbus Parkinson haben sich jedoch nicht erfüllt. Dies gilt sowohl für die Verabreichung von Acetylcholinvorstufen als auch für die Behandlung mit Cholinesterasehemmern oder mit cholinergen Rezeptoragonisten sowie für die Kombination dieser Behandlungsstrategien miteinander oder mit einem Aktivator des Glukosestoffwechsels zur vermehrten Bereitstellung von Coenzym A. Insgesamt konnten nur in einzelnen Studien geringfügige Besserungen von

Lernfähigkeit und Gedächtnis nachgewiesen werden, wobei positive Veränderungen in speziellen Testergebnissen meist nicht mit einer alltagsrelevanten Befundbesserung einhergingen (*Kurz* et al. 1986). Als Erklärung für die geringen Therapieerfolge kommen Faktoren methodischer, allgemeiner oder pharmakologischer Art in Frage. Auf einer allgemeinen Ebene kann man die Gültigkeit des Ausgangspunkts cholinerger Behandlungsstrategien in Zweifel ziehen. Die cholinerge Übertragung ist zwar das am frühesten und am stärksten gestörte, nicht aber das einzige bei der Alzheimerschen Krankheit betroffene Neurotransmittersystem. Eine cholinerge Substitutionstherapie ändert nichts an der Funktionsfähigkeit jener überwiegenden Mehrzahl kortikaler Neurone, deren Erregungsübertragung durch andere Neurotransmitter gesteuert wird. Die bisher zur Verfügung stehenden cholinomimetischen Substanzen zeichnen sich durch schlechte Verträglichkeit und kurze Halbwertszeit aus. Pharmakologisch kommen andere, bisher nicht ausgeschöpfte Einwirkungsmöglichkeiten auf cholinerge Neurone in Frage, z.B. Erhöhung der Entladungsfrequenz, Vermehrung der Freisetzung von Acetylcholin, oder Blockierung der präsynaptischen Cholinrezeptoren. Weitere Anstrengungen werden sich mit dem Versuch beschäftigen, der Degeneration cholinerger Neuronen durch die intrazerebrale Applikation von gentechnisch hergestelltem Wachstumsfaktor, von Medikamenten, die die Produktion dieses Faktors erhöhen, oder anderen trophisch wirkenden Substanzen entgegenzuwirken. Aber bis zur eventuellen Durchführung einer solchen Therapie ist noch ein weiter Weg zurückzulegen; ob er zum Erfolg führt, ist noch völlig ungewiß.

Die Ergebnisse der Substitutionstherapie mit anderen Neurotransmittern, z.B. mit solchen aus der Gruppe der Neuropeptide, lassen sich nicht gut beurteilen, um eine breitere Anwendung von ACTH-Fragmenten, Vasopressin, vasopressinanalogen Substanzen oder anderen Neuropeptiden zu rechtfertigen. Auch über den Erfolg einer kombinierten Behandlung mit cholinergen, noradrenergen und serotonergen Substanzen liegen noch keine ausreichenden Ergebnisse vor.

Die Phospholipide sind ein wesentlicher Bestandteil der Nervenzellwand, aber auch von Strukturen innerhalb der Nervenzelle. Dem Phosphatidylserin werden eine positive Beeinflussung der Funktionstüchtigkeit von Nervenzellmembranen, eine Unterstützung der Stoffwechselleistungen von membrangebundenen Enzymen sowie eine Schutzfunktion bei kleinsten Verletzungen der Zellwand durch Aktivierung von Reparaturmecha-

nismen zugeschrieben. Im Tierversuch hat man nach Zufuhr von Phosphatidylserin Verbesserungen des Lernens und Gedächtnisses festgestellt. Vermutlich kann auch bei Alzheimer-Kranken durch die Verabreichung dieser Substanz mit leichten Verbesserungen des Gedächtnisses gerechnet werden; die bisher vorliegenden Untersuchungen stützen aber nicht die Hoffnung auf eine durchgreifende therapeutische Wirksamkeit dieses Medikaments.

11.2.2.4 Einwirkungen auf den Hirnstoffwechsel

Die sog. nootropen Psychopharmaka greifen in verschiedener Weise in den zellulären Sauerstoff- und Glukosestoffwechsel ein, fördern die Eiweißsynthese und erhöhen die neuronale Energiereserve. Ein längerer Therapieversuch mit einem bestimmten von den vielen im Handel befindlichen Nootropika ist daher bei Patienten mit einer Demenz gerechtfertigt. Die Erfolge einer solchen Therapie sind im allgemeinen nur begrenzt; dennoch lassen sich hierdurch bei einem Teil der Fälle zumindest geringfügige Verbesserungen des subjektiven Befindens sowie Zunahme bestimmter Hirnleistungen bewirken. In Kap. 11.2.3 wird auf diese Substanzen näher eingegangen.

11.2.2.5 Symptomatische Behandlung

Das klinische Erscheinungsbild einer Demenz wird meist nicht allein von den kognitiven Leistungseinbußen bestimmt; oft stehen vielmehr andere Ver-

Tabelle 11.10 Symptomatische medikamentöse Behandlungsmöglichkeiten von unspezifischen Verhaltensauffälligkeiten und Veränderungen des Erlebens bei Demenzprozessen

Zielsyndrom bzw. -symptom	Medikamentöse Behandlung
Angstzustände	z.B. Chlorprothixen, Melperon
Depressive Verstimmungen	z.B. Trazodon, Mianserin
Paranoide und halluzinatorische Phänomene	z.B. Thioridazin, Pipamperon
Schlafstörungen	z.B. Promethazin, Pipamperon, Prothipendyl
Potentiell gefährdende Verhaltensweisen (z.B. motorische Unruhe, Aggressivität)	z.B. Promethazin, Melperon, Pipamperon

änderungen des Erlebens und Verhaltens im Vordergrund, die eine gezielte Therapie dieser psychischen Störungen erforderlich machen (Tab. 11.10). Im Rahmen der symptomatischen Behandlung sollte in der Regel eine einschleichende und niedrigdosierte Gabe von antidepressiven und neuroleptischen Substanzen erfolgen.

11.2.2.6 Behandlung von Sekundärfaktoren

Das klinische Bild der Demenz wird nicht ausschließlich durch krankheitsverursachende Primärfaktoren bestimmt, sondern ist von zusätzlichen Sekundärfaktoren abhängig, auf deren Bedeutung bereits in Kap. 11.2.1 hingewiesen wurde. Zu diesen Sekundärfaktoren gehören körperliche Erkrankungen, die eine Ursache, Begleit- oder Folgeerscheinung hirnorganisch bedingter Krankheitsprozesse sein können und entweder zerebrale Funktionen in Mitleidenschaft ziehen oder auch unmittelbar das Erleben und Verhalten des Patienten beeinflussen. Das gleiche gilt für die erwünschten und unerwünschten Wirkungen von somatischen Therapieverfahren. Verschiedene Gründe können dazu führen, daß die Mobilität des Patienten eingeschränkt ist oder sein Aktivitätsniveau abnimmt. Dies hat oft negative Folgen auf die Stimmung und das kognitive Leistungsniveau. Die zugrundeliegende Hirnerkrankung selbst oder die Unterbringung in einer fremden und ungewohnten Umgebung bedingen unter Umständen eine Einschränkung der sprachlichen und sozialen Kommunikation und verändern damit die Möglichkeit zur Orientierung, Information und zur Aufrechterhaltung mitmenschlicher Kontakte. Gleichzeitig ist häufig auch die Aufnahme sensorischer Informationen eingeschränkt, z.B. infolge der Beeinträchtigung von Sinnesorganen oder durch einen milieubedingten Mangel an notwendigen sensorischen Stimuli. Die negativen Auswirkungen einer solchen sensorischen Deprivation auf das seelische Funktionsgefüge sind bekannt.

Durch die genannten Faktoren können die kognitiven Leistungen zusätzlich in Mitleidenschaft gezogen werden. Dies führt oft zu einer erheblichen Störung des subjektiven Befindens und des Selbsterlebens, auch wenn dieses psychische Krankheitsgefühl häufig nicht in der gleichen Weise zum Ausdruck gebracht wird, wie dies bei den meisten körperlichen und seelischen Erkrankungen sonst der Fall ist. Patienten mit Demenz beantworten diese Verunsicherung mit vielfältigen emotionalen Reaktionen wie z.B. Angst, Ratlosigkeit, Zorn oder

Panik. Es werden zahlreiche psychologische Bewältigungsstrategien und Abwehrmechanismen eingesetzt, um das gefährdete Ich von einer rational nicht mehr beherrschbaren Umwelt zu schützen: Rigidität, Verstärkung prämorbider Charakterzüge, Projektion, Verleugnung, Somatisierung, Selektion von Wahrnehmungs- und Gedächtnisinhalten, Identifikation mit dem vermeintlichen Aggressor. Diese und viele andere Verhaltensweisen prägen die klinischen Manifestationen von Demenzprozessen meist sehr viel stärker als die kognitiven Defizite, durchmischen sich mit psychoorganischen Störungen und bestimmen die täglich wiederkehrenden Probleme im Umgang mit solchen Patienten.

Darüber hinaus werden Erscheinungsform und Ausprägungsgrad der Demenz auch von der biologischen Konstitution, der Primärpersönlichkeit und der primären Intelligenz des betreffenden Patienten mitbestimmt. Von großer Bedeutung ist auch das Hilfspotential der Familie und der Angehörigen sowie die sozialen und ökonomischen Ressourcen, welche die Gemeinschaft zur pflegerischen Betreuung und sozialen Hilfe für Menschen mit einer Demenzerkrankung aufbieten kann und will. Sekundärfaktoren dieser Art verändern die Vulnerabilität des Patienten gegenüber den Folgeerscheinungen des Demenzprozesses.

Die Beeinflussung dieser Sekundärfaktoren stellt in jedem individuellen Fall eine lohnende therapeutische Aufgabe dar. Von besonderer Bedeutung sind hierbei soziale Maßnahmen, psychologische Interventionsprogramme sowie die Beratung, Betreuung und Entlastung der Angehörigen. Auf diese therapeutischen Aspekte wird in Kap. 11.2.4 eingegangen.

11.2.2.7 Resumé

Demenzerkrankungen lassen sich nur selten durch eine unmittelbare Behebung der zugrundeliegenden Ursache völlig beseitigen. Meist stehen eine symptomorientierte Therapie, eine Beeinflussung von Sekundärfaktoren sowie psychologische und soziale Maßnahmen im Vordergrund des Behandlungsprogramms. Wer sich auf den therapeutischen Umgang mit Demenzkranken einläßt, sollte nicht mit spektakulären Erfolgen rechnen. Trotzdem ist die Betreuung solcher Patienten eine lohnende ärztliche Aufgabe. Vielleicht hängt dies damit zusammen, daß die therapeutische Technik auf diesem Gebiet heute noch einen niedrigen Entwicklungsstand aufweist und daß daher Engagement,

Geduld, Ausdauer und Phantasie der für die Betreuung verantwortlichen Personen zum wichtigsten Instrument der Behandlung werden. Der Leitgedanke der Demenzbehandlung zielt darauf ab, dem Leben des chronisch kranken alten Menschen auch dann noch Würde zu verleihen, wenn ihm die Möglichkeit zur Persönlichkeitsverwirklichung, die Fähigkeit zur Selbstbestimmung und das Ich-Bewußtsein mehr und mehr verlorengehen. In einer Zeit, in der der Wert menschlichen Lebens erneut in den Sog humanitär verbrämter ökonomischer Nützlichkeitserwägungen gerät und der Schutz des behinderten und zugrundegehenden Lebens in Frage gestellt werden könnte, sind die bescheidenen therapeutischen Bemühungen auf dem Gebiet der Demenz von großer Bedeutung.

Literatur

Kurz, A., Rüster, P., Romero, B., Zimmer, R.: Cholinerge Behandlungsstrategien bei der Alzheimerschen Krankheit. Nervenarzt 57 (1986) 558–569

Kurz, A., Lauter, H., Zimmer, R.: Die Demenz. Wien. med. Wschr. 138 (1988) 113–116

Lauter, H., Kurz, A.: Demenzerkrankungen im mittleren und höheren Lebensalter. In: *K.P. Kisker, H. Lauter, J.E. Meyer, C. Müller, E. Strömgren* (Hrsg.): Psychiatrie der Gegenwart. Bd. 8: Alterspsychiatrie. 3. Aufl. Springer, Berlin, Heidelberg, New York 1989, S. 135–200

Svanborg, A., Berg, S., Mellström, D., Nilsson, L., Persson, G.: Possibilities of preserving physical and mental fitness and autonomy in old age. In: *H. Häfner, G. Moschel, N. Sartorius* (eds.): Mental health in the elderly. Springer, Berlin, Heidelberg, New York, Tokyo 1986, pp. 195–202

11.2.3 Behandlung mit Nootropika*

S. Kanowski, K.-P. Kühl

Der Begriff „Nootropika" wurde 1973 von *Giurgea* geprägt. Versuche, das Konzept der Nootropika schärfer zu fassen, gehen u.a. auf *Skondia* (1979, 1982) zurück. Daß die von den beiden Autoren entwickelten Vorstellungen bis heute nicht unumstritten sind, dürfte in 1. Linie auf die Ähnlichkeit des Klassenbegriffs „Nootropika" mit dem Namen eines auf dem Markt befindlichen Handelspräparates gleichen Indikationsbereiches zurück-

---

* Teile dieses Aufsatzes wurden aus früheren Publikationen (*Coper* u. *Kanowski* 1983; *Kanowski* 1986, 1989, 1990) übernommen und neu bearbeitet.

zuführen sein. Ein anderer gegen *Giurgea*s und *Skondia*s Nootropikakonzeption regelmäßig vorgetragener kritischer Einwand ist, daß diese in inhaltlicher Hinsicht zu stark von einer spezifischen Substanz, nämlich dem Piracetam geprägt ist.

Die Bemühungen um eine allgemein akzeptierte oder international konsensfähige Definition der Nootropika sind wohl derzeit noch zum Scheitern verurteilt. Wenn sich der Begriff — zumindest im deutschen Sprachraum — dennoch in einem gewissen Maße durchgesetzt zu haben scheint, dann vor allem wohl deshalb, weil er die Hauptwirkungsrichtung der in dieser Pharmakonklasse zusammengefaßten Substanzen klar erkennen läßt. Definitorische Bemühungen haben vor diesem Hintergrund von 3 Feststellungen auszugehen:

a) Unter Nootropika werden zentralnervös wirkende Arzneimittel verstanden und subsumiert, die höhere integrative noetische Funktionen wie Gedächtnis-, Lern-, Auffassungs-, Denk- und Konzentrationsfähigkeit verbessern sollen, für die jedoch ein einheitlicher Wirkungsmechanismus nicht bekannt ist (*Coper* u. *Kanowski* 1983).

b) Hauptsächliches Indikationsgebiet der Nootropika stellen unter pathologischen Bedingungen die Hirnleistungsstörungen im weiteren Sinne bzw. das hirnorganische Psychosyndrom im speziellen psychiatrischen Verständnis dar.

c) Der Wirkungsweise von Nootropika liegt allgemein die Auffassung zugrunde, daß sie noch funktionsfähige Neuronenverbände zu optimaler Leistung stimulieren können (Stabilisierung der adaptiven Kapazität) oder gegen pathologische Einflüsse (z.B. Störungen des energetischen oder Transmittermetabolismus) zu schützen vermögen (protektive Kapazität) (*Kanowski* 1986).

Nach diesem Begriffsverständnis sind Nootropika eindeutig den Psychopharmaka zuzuordnen. Theoretisch wie pharmakopolitisch bedeutsam scheint hierbei besonders ihre Abgrenzung gegenüber den Stimulanzien. Mit dieser Problematik haben sich *Coper* u. *Herrmann* (1988) in einer jüngst publizierten Arbeit ausführlich auseinandergesetzt.

11.2.3.1 Indikationsbereich und Zielsymptome

Zielsymptome des Einsatzes und des Wirkungsnachweises von Nootropika sind — folgt man der vorgegebenen Definition — hauptsächlich intellek-

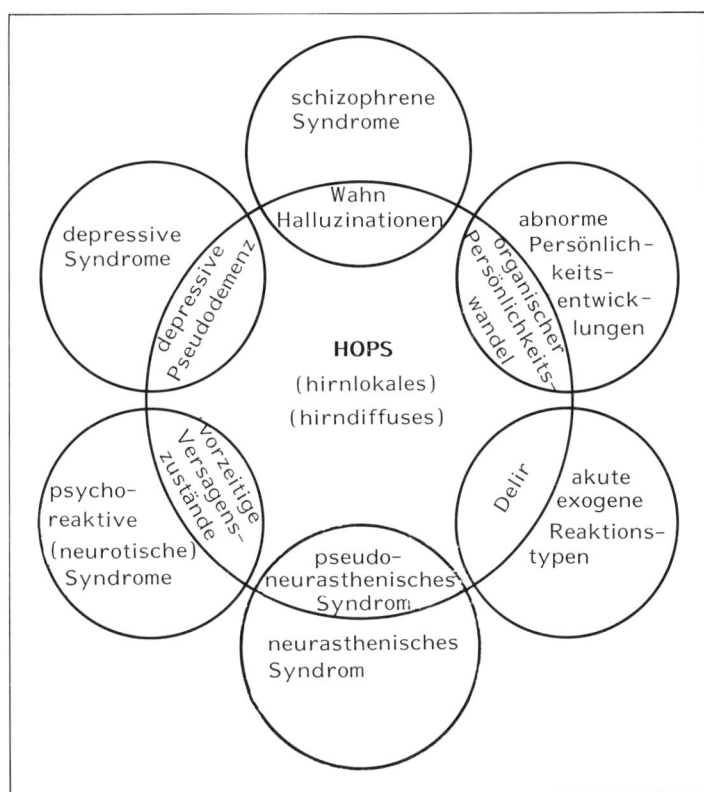

Abb. 11.2 Beziehungen des hirnorganischen Psychosyndroms zu anderen psychiatrischen Hauptsyndromen

tuell-kognitive Leistungsstörungen, wie sie insbesondere unter den Bedingungen chronisch-progredienter Hirnerkrankungen auftreten. Diese Symptome markieren die Psychopathologie des diffusen hirnorganischen Psychosyndroms (HOPS) und der Demenz. Die begriffshierarchische Zuordnung dieser beiden Syndrome zueinander und deren Abgrenzung gegenüber anderen, auf chronische Hirnschädigungen zurückzuführenden Syndrome wird auch heute noch kontrovers diskutiert (vgl. *Poeck* 1982).

Nach der hier vertretenen Auffassung ist das hirnorganische Psychosyndrom als eines unter einer Reihe von psychopathologischen Prinzipal- oder Hauptsyndromen anzusehen und typologisch gegenüber diesen abzugrenzen, wobei Überlappungszonen existieren, die besondere differential-diagnostische Schwierigkeiten bereiten können (s. Abb. 11.2). Als Leitsymptome im klassischen Sinne gelten im wesentlichen Störungen kognitiver Funktionen (Aufmerksamkeit, Konzentration, Gedächtnis, Auffassung, Orientierung und Denken). Der Tabelle 11.11 ist zu entnehmen, daß außer diesen (durch Fettdruck kenntlich gemachten) andere wesentliche Funktionen in die Betrachtung

einzubeziehen sind, die bei der klinischen Beschreibung bisher eher vernachlässigt wurden. Das Erscheinungsbild des HOPS ist unabhängig von der jeweils zugrunde liegenden spezifischen Ätiologie. Auch Reversibilität und Irreversibilität des Krankheitsbildes sind mit der Definition des HOPS nicht verknüpft. Auf dem skizzierten Hintergrund ist das HOPS als Kernsyndrom aller dementiellen Prozesse anzusehen.

Des weiteren wird davon ausgegangen, daß das Syndrom „Demenz" als ein Syndrom höheren Ordnungsgrades durch die unterschiedliche Verknüpfung verschiedener Subsyndrome individuell geprägt wird (vgl. Abb. 11.3). Die resultierenden Symptomprofile dementieller Prozesse sind von daher auch prinzipiell variabler und facettenreicher, als dies in der Symptomatik des Kernsyndroms, d.h. dem HOPS, zum Ausdruck kommt. Außerdem ist der Begriff „Demenz" stärker mit spontaner prozessualer Progressivität verknüpft. Wie das HOPS so ist auch das dementielle Syndrom an sich ätiologieunspezifisch. Ätiologische Spezifität oder — besser — hypothetisch-ätiologische Spezifität erlangt das Demenzsyndrom erst durch zusätzliche Deskriptionen bzw. durch be-

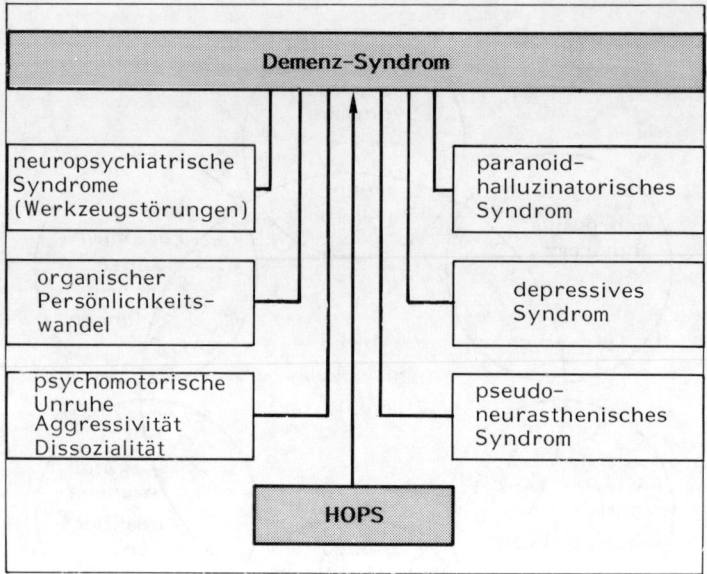

Abb. 11.3 Das Demenzsyndrom, sein Kernsyndrom und mögliche Subsyndrome

griffliche Präzisierungen (z.B. Alzheimer-Demenz, Multiinfarktdemenz, alkoholisch bedingte Demenz).

Aus der oben gegebenen Definition und der skizzierten Syndromhierarchie folgt, daß das hirnorganische Psychosyndrom den primären Indikationsbereich der Nootropika darstellt. Als weitere, klinisch-evaluativ für einzelne nootrope Substanzen in unterschiedlicher Weise belegte Indikationsgebiete kommen das Koma und das delirante Syndrom in Frage. Außerdem liegen Erfahrungen mit nootropen Substanzen auch bei der Behandlung von frühkindlichen Hirnschäden („minimal brain dysfunction") (*Benesova* et al. 1981) und beim Hypermotilitätssyndrom bei Kindern vor. Dieser Sachverhalt ist insofern von Interesse, als er darauf

Tabelle 11.11 Hirnorganisch bedingte Leistungsstörungen

Wahrnehmung	Kognitive Verarbeitung	Affektivität	Handlungskompetenz
Aufmerksamkeit	**Konzentration**	Grundstimmung	Spontaneität
Wahrnehmungs-qualitäten	**Auffassung**	**Modulations-fähigkeit**	Antrieb
Wahrnehmungs-adaptation	**Gedächtnis** – zeitlich – funktional		Reagibilität – spontan – Fremdreiz
Wahrnehmungs-organisation	**Orientierung**		Komplexe Handlungen
Signalverarbeitung	**Denken** – formal – inhaltlich		Visuomotorik
Signaldifferenzierung	Agnosien		Apraxien Aphasien
	Vigilanz		

Input-Funktionen		Output-Funktionen	
	Verarbeitung		

hinweist, daß Nootropika nicht ausschließlich unter einer geriatrisch-gerontopsychiatrischen Indikation eingesetzt werden.

Es darf in diesem Zusammenhang nicht unerwähnt bleiben, daß es sowohl von wissenschaftlich-theoretischem als auch – mit Blick auf die pharmazeutische Industrie – von marktpolitischem Interesse ist, ob Nootropika gleichermaßen zur Förderung der kognitiven Leistungen von Gesunden in allen Lebensaltern wie auch zur Behandlung von vermuteten oder belegten kognitiven Leistungsverlusten bei physiologischen Alternsprozessen eingesetzt werden können. Daß dies in der Tat der Fall zu sein scheint, läßt sich aus einzelnen Untersuchungen ablesen. Ob aus derartigen Untersuchungsbefunden jedoch gesundheits- und gesellschaftspolitisch begründete und auch zu rechtfertigende neue Anwendungsgebiete resultieren – ein sicherlich kontrovers zu diskutierendes Problemfeld – kann nicht Gegenstand der weiteren Ausführungen sein. Diese werden sich auf den pathologisch begründeten Indikationsbereich chronisch-hirnorganischer Prozesse – insbesondere im Alter – konzentrieren.

11.2.3.2 Bewertung der Wirksamkeit von Nootropika

Biochemische Aspekte

Wenngleich das Verständnis ihrer biochemischen Wirkmechanismen als theoretischer Rahmen für die Wirksamkeitsbeurteilung von Nootropika auch aus klinischer Sicht nicht unerheblich ist, so ist doch letztlich für nootrope Substanzen wie auch für andere Pharmakongruppen der klinische Wirksamkeitsnachweis von zentraler Bedeutung (*Kanowski* u. *Hedde* 1986). Ohne auf Einzelheiten an dieser Stelle eingehen zu können, bleibt festzuhalten, daß ein einheitlicher Wirkungsmechanismus für Nootropika bislang nicht identifiziert werden konnte (*Fröstl* u. *Maître* 1989, *Maître* u. *Pepeu* 1989). Ebenso wenig bekannt ist bis heute über substanzspezifische Effekte, die, soweit nachgewiesen, die klinische Wirksamkeit erklären könnten. Dieser unbefriedigende Kenntnisstand dürfte in erster Linie in der Komplexität des neuronalen Metabolismus, insbesondere des Funktionsstoffwechsels und dessen vor allem beim Menschen schwieriger Untersuchbarkeit gründen. Energiestoffwechsel (Glukoseutilisation), Transmitterstoffwechsel (vor allem cholinerger, noradrenerger, dopaminerger und serotonerger Systeme), Beeinflussung

des intrazellulären Kalziumstoffwechsels wie auch die Verbesserung der Mikrozirkulation wurden vorwiegend tierexperimentell untersucht. Für das Verständnis des gestörten Proteinstoffwechsels, z.B. bei der senilen Demenz vom Alzheimer-Typ (Amyloidablagerung, neurofibrilläre Degenerationen), scheint – jüngsten Untersuchungsergebnissen zufolge – der genetische Zugang erfolgversprechender zu sein als die Untersuchung von Nootropikaeffekten (vgl. *Crook* et al. 1986).

Neurophysiologische Aspekte

Kanowski u. *Hedde* (1986) weisen darauf hin, daß das Elektroenzephalogramm heute integraler und unverzichtbarer Bestandteil der Nootropikaforschung ist. Mit seiner Hilfe kann die zerebrale Wirkung möglicher nootroper Substanzen gesichert und vor allem der optimale Bereich von Dosis-Wirkungs-Beziehungen abgeschätzt werden. Dies ist derzeit mit keiner anderen klinisch·einsetzbaren Methode in derart zuverlässiger Weise möglich. Das Elektroenzephalogramm gestattet darüber hinaus eine Objektivierung des Nootropikaeinflusses auf die Vigilanzregulation. Nach *Coper* u. *Kanowski* (1983) scheinen Minderung der Vigilanz und Störung ihrer spontanen und umweltabhängigen Regulierbarkeit (Adaptation) eng mit dem hirnorganischen Psychosyndrom verknüpft zu sein und – auf der neurophysiologischen Betrachtungsebene – eine gemeinsame pathogenetische Endstrecke aller dementiellen Prozesse darzustellen. Die Untersuchung des Einflusses von Nootropika auf ereignisbezogene Potentiale, wobei besonders die mit der kognitiven Stimulusverarbeitung korrelierten *späten* Phasen interessieren, verspricht interessante Einblicke in die Wirkungszusammenhänge (vgl. *Heinze* et al. 1987).

Klinische Aspekte

Beim gegenwärtigen Stand unserer Kenntnisse sowohl über die Pathogenese dementieller Prozesse als auch über ätiologie- oder pathogenesespezifische Wirkungen von Nootropika muß die Behandlung mit derartigen Substanzen als symptomatische Therapie bezeichnet werden. Gleiches gilt auch für cholinerge Behandlungsansätze bei der senilen Demenz vom Alzheimer-Typ (SDAT). Zwar basieren diese Ansätze auf der gesicherten Erkenntnis, daß der cholinerge Transmitterstoffwechsel bei der SDAT besonders markant betroffen ist, doch sind Stellung und Stellenwert der cholinergen Transmitterstörung im Rahmen der

Pathogenese dieses Krankheitsbildes bis heute noch unklar.

Vor dem Hintergrund solcher Überlegungen wird deutlich, daß klinische Nootropikaprüfungen auf der Basis ätiologischer Homogenität derzeit nicht sinnvoll durchgeführt werden können. Diese Forderung wird zwar in den USA mit Blick auf die senile Demenz vom Alzheimer-Typ massiv erhoben, doch scheinen hierfür eher opportunistische, projektmittelmobilisierende Überlegungen als sachlich-wissenschaftlich fundierte Argumente eine Rolle zu spielen.

Somit bietet sich auch aus dieser Perspektive das HOPS als ausreichendes Homogenitätskriterium für die Patientenauswahl bei Nootropikaprüfungen an. Zur Beurteilung und Kontrolle des Krankheitsschweregrades können entweder mehrdimensionale Rating-Skalen wie z.B. das AGP-System (*Gutzmann* et al. 1989) oder aber eine der zahlreichen klinischen „Demenz"-Skalen herangezogen werden (*National Institute of Mental Health* 1988, *Zimmer* et al. 1986). Spezielle oder umschriebene kognitive Funktionsstörungen, wie Beeinträchtigungen von Konzentration, Gedächtnis oder Orientierung, sind mittels psychometrischer Testverfahren angehbar.

Ob neben dem Kernsyndrom weitere Subsyndrome dementieller Prozesse (s. auch Abb. 11.3) in die klinische Wirksamkeitsbeurteilung nootroper Substanzen einbezogen werden sollen, hängt wesentlich von den vermuteten Wirkungsqualitäten der jeweiligen Prüfsubstanz ab. Ist diese Frage jedoch von Interesse, so sollte bei klinischen Prüfungen auch – da andernfalls der Einfluß der untersuchten Substanz nicht adäquat zu sichern ist – die Homogenität der Patienten in bezug auf alle einbezogenen Syndrome vor Therapiebeginn kontrolliert werden. Soweit es sich hier vorwiegend um verhaltensprägende Symptome (wie psychomotorische Unruhe, Aggressivität usw.) handelt, sollte die Beurteilung in stationären Einrichtungen durch entsprechend geschultes Pflegepersonal anhand von allgemein akzeptierten Rating-Skalen erfolgen.

Für die klinische Bewertung von Nootropika lassen sich damit 3 voneinander unabhängige Beobachtungsebenen ausmachen. Die 1. dieser Ebenen stellt die *psychopathologische Befunderhebung* durch den Psychiater dar. Therapieinduzierte Veränderungen können auf dieser Ebene entweder global mit Hilfe der *Clinical Global Impression-Skala* (*CGI*; vgl. *CIPS* 1986) oder aber über die differenzierte Erfassung psychopathologischer Einzelmerkmale erfolgen. Hierfür bieten sich u.a. das bereits erwähnte *AGP-System* (*Gutzmann* et al. 1989)

und die *Sandoz Clinical Assessment-Geriatric (SCAG)* von *Shader* et al. (1974; vgl. *CIPS* 1986) an. Über die Veränderungssensibilität der CGI bei Nootropikastudien hat *Lehmann* (1984) berichtet. Ähnlich umfangreiche Erfahrungen liegen auch mit dem Einsatz der SCAG bei Nootropikastudien vor, besonders mit Co-Dergocri-mmesilat vor.

Die 2. Beobachtungsebene wird markiert durch die *testpsychologische Evaluation* von Leistungsdaten. Auf die Fülle der hierfür in Frage kommenden und vorzugsweise durch einen Psychologen anzuwendenden psychometrischen Testverfahren kann an dieser Stelle nicht näher eingegangen werden. Häufige Verwendung im Rahmen von Nootropikastudien haben bislang die im Nürnberger-Alters-Inventar (NAI) von *Oswald* u. *Fleischmann* (1986) zusammengestellten Tests oder aber der Syndrom-Kurztest (SKT) von *Erzigkeit* (1986) gefunden.

Die 3., für die klinische Bewertung von Nootropikaeffekten wesentliche Befundebene stellt die Ebene der *Verhaltensbeurteilung* durch das Pflegepersonal dar. Im stationären Milieu bietet sich für diese Zwecke u.a. die *Nurses Observation Scale for Inpatient Evaluation (NOSIE)* von *Honigfeld* et al. (1976; s. auch *CIPS* 1986) an. Die *NOSIE* umfaßt sowohl psychopathologische Merkmale als auch Verhaltensweisen, die dem Sektor der *„activities of daily living"* (ADL) zuzuordnen sind.

11.2.3.3 Wirksamkeitsbeurteilung und therapeutische Empfehlungen

In den vergangenen Jahren ist die Gruppe der Nootropika im Gesamtzusammenhang pharmako- und gesundheitspolitischer Diskussionen ins Kreuzfeuer der Kritik geraten. Regelmäßig vorgetragene Einwände betreffen die nur unzureichende wissenschaftliche Planung der meisten vorliegenden Studien, das Fehlen eines den üblichen Standards genügenden *zwingenden* Wirksamkeitsnachweises oder aber die Tatsache, daß die in den doppelblind-plazebokontrollierten Studien aufgezeigte Verum-Plazebo-Differenz zu gering sei, um den mit der Behandlung mit Nootropika verbundenen Kostenaufwand rechtfertigen zu können. In einer jüngst publizierten Arbeit machen *Kanowski* et al. (1988) indessen darauf aufmerksam, daß kritische Anwürfe gegen die Behandlungseffizienz von Nootropika in dieser Pauschalität heute nicht mehr zu halten sind.

Die B2-Kommission (alt) am Bundesgesundheitsamt hat 1986 5 Substanzen dieses Indikationsbereiches kritisch geprüft (*The Committee of Geriatric*

Tabelle 11.12 Wirkungsvergleich dreier Nootropika

Co-Dergocrin-mesilat	Pyritinol	Piracetam
Vigilanz (EEG) (↑)	Vigilanz (EEG) (↑)	Vigilanz (EEG) ↑
Kognitive Leistungen ↑ (Konzentrationsvermögen)	Kognitive Leistungen ↑ (Konzentrationsvermögen, Gedächtnis, Lernleistungen)	Kognitive Leistungen ↑ (Konzentration, Gedächtnis, Visuomotorik)
Psychomotorische Leistungen ↑		
Allgemeines Wohlbefinden ↑	Generelle Aktivierung ↑	Lernleistung ↑
Depressivität (↑)	Allgemeines Wohlbefinden ↑ (Stimmungslage)	Generelle Aktivierung ↑
Generelle Aktivierung ↑		Allgemeines Wohlbefinden ↑
	Koma ↑	Koma ↑
	Hirnschädigung Frühgeborener ↑	Verstimmungen ↑
Handelspräparat: Hydergin®	*Handelspräparat: Encephabol®*	*Handelspräparat: Nootropil®*

Anmerkung: ↑ indiziert Besserungen bei den aufgeführten Symptomen oder Merkmalen. Die in dieser Hinsicht nicht eindeutigen Untersuchungsergebnisse sind mit (↑) markiert.

Diseases and Asthenias at BGA 1986). Von diesen 5 Substanzen wurden 3 aufgrund eines nachvollziehbaren Wirksamkeitsnachweises für die Nachzulassung mit dem Indikationsgebiet *hirnorganisches Psychosyndrom* empfohlen. Es handelt sich hierbei um das Co-Dergocrin-mesilat (CDM; Handelspräparat: Hydergin®), das Pyritinol (Handelspräparat: Encephabol®) und das Piracetam (Handelspräparat: Nootropil®). Tabelle 11.12. gibt das klinische Wirkungsprofil dieser 3 Substanzen im Vergleich wieder. Die Übersicht beruht auf den Ergebnissen klinischer doppelblind-plazebokontrollierter Studien und stellt eine global zusammenfassende Wertung des Erstautors dar (vgl. *Kanowski* 1986, 1990). Detaillierter soll auf die 3 Substanzen, deren zerebrale Verfügbarkeit und Wirksamkeit aufgrund von EEG-Befunden als gesichert gelten können, im folgenden eingegangen werden. Weiterführende Darstellungen unter Einschluß von hier nicht näher behandelten nootropen Substanzen finden sich u.a. bei *Coper* u. *Kanowski* (1983) und bei *Fröstl* u. *Maître* (1989).

Co-Dergocrin-mesilat (CDM)

Gemessen an der Qualität und Quantität der durchgeführten Studien muß CDM als das bisher am besten untersuchte Nootropikum gelten. Trotzdem ist auch sein zerebraler Wirkungsmechanismus noch nicht befriedigend geklärt.

Nach einer Analyse von 26, unter doppelblind-plazebokontrollierten Bedingungen durchgeführten Studien kommt *McDonald* (1979) zu dem Schluß, daß CDM bei institutionalisierten Patienten — d.h. vorwiegend Heimbewohnern — sowohl gestörte kognitive Funktionen (Verwirrtheit, Desorientiertheit, Minderung der Gedächtnisleistun-

gen, verringerte geistige Präsenz) als auch emotionale Symptome (depressive Verstimmung, Ängstlichkeit, emotionale Labilität) günstig beeinflußt. In einer Reihe von Studien ließen sich die kognitiven Effekte mit Hilfe von testpsychologischen Untersuchungsverfahren objektivieren (vgl. *Herzfeld* et al. 1972, *Kugler* et al. 1978).

Besondere Beachtung verdient in diesem Zusammenhang die Langzeitstudie von *Kugler* et al. (1978). Wichtigstes Ergebnis dieser Untersuchung ist, daß es nach einer 15monatigen Behandlung mit CDM zu einer deutlichen Stabilisierung der intellektuellen Leistungsfähigkeit beim Vergleich Verum — Plazebo kommt. In dieser Studie konnte, mit anderen Worten, die Leistungsabnahme unter Plazebo durch CDM mehr oder weniger aufgehalten werden. Hohe Drop-out-Raten schränken allerdings die Generalisierbarkeit der *Kugler*schen Untersuchungsergebnisse ein.

Von Interesse — vor allem unter methodischen Gesichtspunkten — scheint schließlich auch die Studie von *Yesavage* et al. (1981). Ausgehend von der Tatsache, daß Medikamente die Lernleistung sowohl mindern als auch bessern können, untersuchten die Autoren den wechselseitigen Einfluß von CDM, kognitivem Training und stützender Beratung. Die Kombination von CDM mit den beiden psychologischen Behandlungsformen schlug sich hierbei in den deutlichsten Leistungssteigerungen nieder. Diese bedeutsam erscheinende Möglichkeit einer positiven Interaktion zwischen pharmakologischen und psychologischen Therapieansätzen ist — soweit bekannt — sonst bisher auf dem Sektor der Nootropika nicht systematisch untersucht worden.

Der *Indikationsbereich* von CDM erstreckt sich zusammenfassend primär auf das HOPS im Rahmen zerebrovaskulärer und primär degenerativer Demenzen. Als *Dosierung* empfehlen die meisten Untersuchungen zwischen 3—4,5 mg/die. *Nebenwirkungen* sind selten. In Einzelfällen werden Blutdrucksenkung, Übelkeit/Erbrechen und Magen-Darm-Beschwerden berichtet.

Pyritinol

Auch im Falle des Pyritinols kann die positive Beeinflussung von kognitiven Leistungen bei Patienten mit HOPS aufgrund von doppelblind-plazebokontrollierten Studien als gesichert gelten. Dies trifft am deutlichsten auf konzentrations- und tempoabhängige Leistungen zu, wie sie beispielsweise im Durchstreich- und Zahlen-Symbol-Test verlangt werden (*Gerstenbrand* et al. 1969, *Grünberger* 1969, *Misurec* et al. 1976). In 2 von 4 Studien erwies sich Pyritinol dem Plazebo auch im Hinblick auf die positive Beeinflussung von Lang- und Kurzzeitgedächtnisstörungen überlegen (*Gerstenbrand* et al. 1969, *Masarik* u. *Demel* 1974). Im emotionalen Bereich sind Wirkungen beobachtet worden, die als allgemeine Aktivierung und damit korrelierte Anhebung des allgemeinen Wohlbefindens interpretiert werden können. Der zuverlässigste Hinweis für die klinische Wirksamkeit des Pyritinols läßt sich einer Untersuchung von *Tazaki* et al. (1980) entnehmen. In dieser Studie wurden sowohl eine deutliche Besserung der klinischen Symptomatik als auch des EEG registriert. Die EEG-Veränderungen ließen sich hierbei im Sinne einer Vigilanzaktivierung interpretieren und waren mit der Besserung der klinischen Symptomatik korreliert.

In die gleiche Richtung weisen die Ergebnisse einer doppelblind-plazebokontrollierten Studie an Patienten mit neurophysiologisch definierter Vigilanzstörung und der klinischen Diagnose eines beginnenden hirnorganischen Psychosyndroms von *Herrmann* et al. (1986 a). Auf der neurophysiologischen Ebene ließen sich in dieser Untersuchung signifikant höhere Werte im Vigilanzindex bei der Pyritinolgruppe feststellen. Auch auf der Verhaltens- und Befindlichkeitsebene waren konsistente Trends zugunsten von Pyritinol auszumachen. Die Autoren führen diese im Vergleich mit der neurophysiologischen Ebene weniger durchgreifenden Besserungen in Befinden und Verhalten u.a. auf die größere Inhomogenität der Stichprobe in diesen Variablen und die relativ kurze Behandlungsdauer von 8 Wochen zurück.

In einer anderen plazebokontrollierten, randomisierten Doppelblindstudie haben *Herrmann* et al. (1986 b) die Wirkung von Pyritinol auf die klinische Symptomatik und die kognitiven Leistungen von geriatrischen Patienten mit vorwiegend mittel-

gradigem bis schwerem hirnorganischen Psychosyndrom untersucht. Als Ergebnis ließen sich in der Pyritinolgruppe sowohl eine Besserung der mit Hilfe der SCAG-Skala erfaßten klinischen Symptomatik als auch höhere Leistungen in den gedächtnisbezogenen Aufgaben des Syndrom-Kurztests nachweisen. Vergleichbare Befunde lassen sich auch einer Studie von *Oswald* et al. (1985) entnehmen. Die Wirksamkeitsbeurteilung erfolgte mit Hilfe des Nürnberger-Alters-Inventars. Als Ergebnis zeigten sich in der Pyritinolgruppe sowohl eine signifikante Steigerung beim Kurzzeitgedächtnis als auch eine statistisch bedeutsame Besserung in der Stimmung.

Den Ergebnissen einiger kontrollierter Studien zufolge hat sich Pyritinol schließlich auch bei Folgezuständen nach Schädel-Hirn-Traumen (*Kitamura* 1981) und beim posttraumatischen Koma (*Dalle Ore* 1980) als wirksam erwiesen. Dabei verdient besondere Beachtung, daß Pyritinol zu einer raschen Stabilisierung der Vigilanz während des Erwachens aus dem Koma beitrug und die Mortalitätsrate in der mit Pyritinol behandelten Patientengruppe deutlich geringer war als in der Kontrollgruppe (35,3 % vs. 54,2 %).

Mindestens ebenso wichtig erscheinen die Ergebnisse der Langzeitstudie von *Benesova* et al. (1981) im Hinblick auf die Minimierung von perinatalen Hirnschäden. Die zunächst tierexperimentell an Ratten gewonnenen Kenntnisse über die protektive Wirksamkeit von Pyritinol wurden später in einer langjährigen Untersuchung mit einer Nachbeobachtungsdauer von 1 bis 7 Jahren an 128 „Risiko-Neugeborenen" bestätigt. Die Häufigkeit neurologischer Störungen lag in der Pyritinolgruppe bei 12 % gegenüber 53 % in der Kontrollgruppe. Selbst schwerwiegende Behinderungen (zerebrale Parese, Epilepsie, geistige Behinderung) traten in der mit Pyritinol behandelten Gruppe deutlich weniger häufig als in der Kontrollgruppe auf (7,5 % vs. 38,7 %). Die Behandlung begann am 3. Lebenstag und wurde bis zum Alter von 4 bis 12 Monaten fortgeführt. Selbst bei einer Gruppe von 50 Säuglingen mit vergleichbarer perinataler Risikoanamnese, bei der die Behandlung erst im Alter von 6 Monaten — also zu einem Zeitpunkt, als sich das neuropathologische Bild schon voll entwickelt hatte — begonnen wurde, zeichnete sich noch ein positiver Einfluß des Pyritinols auf die Sprachentwicklung, nicht jedoch auf die motorischen und anderen mentalen Defekte ab.

Der *Indikationsbereich* des Pyritinols erstreckt sich zusammenfassend sowohl auf das HOPS bei zerebrovaskulären als auch auf das bei primär degenerativen Demenzen. Die Substanz ist ferner indiziert zur Behandlung akuter Zustände nach Schädel-Hirn-Trauma, insbesondere des posttraumatischen Komas. Als *Dosierung* empfehlen sich i.d.R. 600–800 mg/die, aufgeteilt in 3 bis 4 Einzeldosen. *Glatzel* (1978) empfiehlt aufgrund seiner retrospektiven Analyse von 317 mit Pyritinol behandelten geriatrischen Patienten mit hirnorganischem Psychosyndrom eine Mindestbehandlungsdauer von 1 Monat. Diese sollte bei schweren und therapieresistenten Fällen jedoch ebenso überschritten werden wie die Standarddosis von 600 mg/die. *Glatzel* fand bei Gaben von 900–1000 mg/die deutlichere Therapieerfolge als bei niedrigeren Dosierungen. *Nebenwirkungen* sind bei Pyritinol wegen der guten Verträglichkeit selten. In einzelnen Fällen wird von Hautallergien, Appetitlosigkeit, Übelkeit, Erbrechen, Durchfällen und einer Beeinträchtigung des Geschmacksempfindens berichtet.

Piracetam

Auch über das Piracetam liegt eine umfangreiche Literatur vor, die sowohl tierexperimentelle Studien als auch Untersuchungen mit Hilfe von Probandenmodellen und Studien an hirnorganisch veränderten Patienten unterschiedlicher Ätiologie umfaßt. Die relativ hohe Zahl an Untersuchungen verliert jedoch an Gewicht, wenn man die methodischen Mängel einiger vor 1980 publizierter Arbeiten berücksichtigt. Eine frühere Analyse (*Kanowski* 1975) kam deshalb zu dem Schluß, daß eine gesicherte klinische Wirksamkeit von Piracetam nicht festzustellen sei, obwohl von Anfang an interessante und das Postulat einer klinischen Wirksamkeit unterstützende experimentelle Befunde für diese Substanz vorlagen.

Mit Hilfe einer Reihe von in den letzten Jahren durchgeführten Studien konnte der klinische Wirksamkeitsnachweis für Piracetam zwischenzeitlich auch in methodisch zwingender Hinsicht erbracht werden. So prüfte z.B. *Perez* (1982) die Wirksamkeit von Piracetam in einer plazebokontrollierten Studie – Therapiedauer 8 Wochen – an 63 Altenheimbewohnern mit leichteren Hirnleistungsstörungen. Auf der Basis einer globalen klinischen Beurteilung ließ sich hierbei eine signifikante Verbesserung in der Verumgruppe nachweisen.

Chouinard et al. (1983) untersuchten die Wirksamkeit von Piracetam in einer doppelblind-plazebokontrollierten Studie an älteren und diagnostisch heterogenen Patienten mit leichten diffusen hirnorganischen Ausfallserscheinungen. Sie fanden neben einer globalen, vom Ausgangswert unabhängigen Funktionsverbesserung auch Lei-

stungssteigerungen im Bereich des Gedächtnisses. Diese Steigerungen setzten unter einer höheren Dosierung (2,4 vs. 4,8 g Piracetam) rascher ein, schienen jedoch nach 12 Wochen wieder abzunehmen, was die Autoren als Zeichen einer Überstimulation deuteten.

Schließlich untersuchten *Herrmann* u. *Kern* (1985) die Wirksamkeit von Piracetam an einer Gruppe von 118 Patienten mit hirnorganischem Psychosyndrom. Auch hier ließ sich ein statistisch zu sichernder Rückgang der Symptome des hirnorganischen Psychosyndroms mit Hilfe der SCAG-Skala nachweisen. Dieser Symptomrückgang schlug sich auch in einer globalen Verbesserung der Funktionsfähigkeit im Pfleger-Rating nieder. Darüber hinaus waren Leistungsverbesserungen auch auf der testpsychologischen Ebene mit Hilfe des Syndrom-Kurz- und des Benton-Tests auszumachen, wobei das Ausmaß der letztgenannten Veränderungen von den Autoren allerdings als klinisch nicht sehr relevant eingeschätzt wurde.

Aus einem Teil der vorliegenden Studien läßt sich auch ableiten, daß Piracetam auf gestörte Emotionalität einwirkt, indem sich unter der Behandlung die Reduktion von Angst, Verstimmung und Reizbarkeit sowie Zeichen einer allgemeinen Aktivierung abzeichnen.

Im Hinblick auf die Behandlung der SDAT sind schließlich auch Ansätze von Interesse, Piracetam in Kombination mit dem cholinergen Präkursor Lecithin oder Cholinchlorid anzuwenden. *Rudenko* et al. (1985) wiesen darauf hin, daß die Kombination von Piracetam (4,8 g/die) und Lecithin (4,8 g/die) im Vergleich zur Kombination von Lecithin und Plazebo bei langfristiger (1jähriger) Applikation zu einer statistisch bedeutsamen Verbesserung führte. Diese mit Hilfe einer Batterie bewährter neuropsychologischer Testverfahren dokumentierte Verbesserung schlug sich u.a. in einer gesteigerten Aufmerksamkeit, Wachheit und vermehrtem Interesse nieder.

Ferris et al. (1982a,b) kamen aufgrund ihrer „offenen" Pilotstudie zu vergleichbaren Ergebnissen. In dieser Studie wurden 15 sorgfältig ausgewählte Patienten mit SDAT 7 Tage mit 9 g Cholinchlorid und 4,8 g Piracetam/die behandelt. Unter den 10 ausgewerteten Patientenprotokollen fanden sich 4 Therapie-Responder mit deutlichen Verbesserungen auf der testpsychologischen Ebene (vor allem bei den Gedächtnisleistungen), die von den Autoren als bei dieser Erkrankung *dramatisch* beschrieben werden. Responder und Nonresponder unterschieden sich im Hinblick auf die gemessenen Cholinspiegel. So war bei den Respondern unter der Therapie die Cholinkonzentration in den

Erythrozyten signifikant erhöht. Keine Unterschiede zeigten sich dagegen in bezug auf den Serumspiegel, der in beiden Gruppen gegenüber dem Ausgangsspiegel anstieg. Die Untersuchungen von *Ferris* et al. eröffnen insgesamt interessante Perspektiven der bisher wenig beachteten Möglichkeit, die Wirksamkeit sinnvoller Kombinationen nootroper Substanzen zu analysieren. Allerdings lassen die bisher vorliegenden Ergebnisse noch keine endgültige Beurteilung des Nutzens einer Kombination von Piracetam mit einem cholinergen Präkursor zu.

Der *Indikationsbereich* von Piracetam erstreckt sich zusammenfassend bisher hauptsächlich auf das HOPS bei zerebrovaskulären Demenzen, bei primär degenerativen Demenzen (Alzheimer-Typ) und beim chronischen Alkoholismus. Darüber hinaus scheint Piracetam auch zur Behandlung von akuten Entziehungserscheinungen im Rahmen des Prädelirs bzw. Delirs indiziert. Als *Dosierung* empfehlen die meisten Untersuchungen die orale Gabe von 2,4–4,8 g/die. Weitere Dosiserhöhungen — im Extremfall bis zu 10 g/die oral — scheinen keine besseren Behandlungsergebnisse zu bringen. Wegen der guten klinischen Verträglichkeit sind *Nebenwirkungen* kaum beschrieben worden. In Einzelfällen werden eine Zunahme von psychomotorischer Unruhe und Aggressivität sowie sexuelle Stimulation beobachtet. Als relative *Kontraindikationen* sind agitierte Formen depressiver Syndrome sowie psychomotorische Erregtheit zu betrachten.

11.2.3.4 Grenzen der Behandlung mit Nootropika

Die Grenzen der Behandlung des HOPS mit nootropen Pharmaka sind leicht auszumachen. Auf 4 Überlegungen oder Argumente ist in diesem Zusammenhang einzugehen:

1. Die derzeit vorhandenen Nootropika sind nur von begrenzter Wirksamkeit. Dies wird an mittleren Plazebo-Verum-Differenzen von 15 bis 20 % zugunsten von Verum deutlich, und zwar relativ unabhängig von der jeweils geprüften Substanz. Nur in vereinzelten Studien konnten höhere Differenzen aufgezeigt werden. Diese relativ geringe Wirksamkeitsdifferenz wird — vor allem in Verbindung mit den hohen Gesamtkosten, die durch ihre häufige Verordnung den gesetzlichen Krankenkassen entstehen — immer wieder als Argument gegen Nootropika herangezogen. Dabei werden jedoch 2 Aspekte außer acht gelassen: Zum einen, daß auch in anderen Bereichen der Pharmakotherapie keine wesentlich überzeugenderen Plazebo-Ve-

rum-Differenzen gefunden werden konnten (z.B. Asthmatherapie und Therapie der koronaren Erkrankungen). Zum anderen bleibt bei einer derartigen Argumentation unberücksichtigt, daß dementielle Prozesse häufig einen so progressiven Verlauf zeigen, daß letztlich jegliche Therapie — auch soziale und kognitive Trainingsprogramme — ihre Effizienz völlig einbüßt.

2. Gegen die Behandlung mit Nootropika werden Argumente ins Feld geführt, die die Schwierigkeit thematisieren, ein für die jeweilige Substanz spezifisches und zuverlässiges Wirkungsprofil zu bestimmen. Hieraus resultieren naturgemäß Unsicherheiten, Zielsymptome für die Indikation und Wirksamkeitsbeurteilung der Nootropika festzulegen.

3. Die Behandlungsmöglichkeiten mit Nootropika werden begrenzt durch die Schwierigkeit, die individuelle therapeutische Wirksamkeit zu prognostizieren. Dies ist besonders deswegen von Bedeutung, weil — wie entsprechende Untersuchungen zeigen — die Zahl der Responder meist geringer ist als die der Nonresponder. Doch stellt auch dies keine für die Nootropika typische Situation dar. Es sei nur an die bislang auch nicht sehr erfolgreichen Bemühungen erinnert, Prädiktoren für die antidepressive oder neuroleptische Therapie zu identifizieren, obwohl deren Wirksamkeit im Vergleich zu den Nootropika sicher als stärker und zuverlässiger einzustufen ist.

4. Auf der Basis dieser Einschränkungen wird als weitere Begrenzung der Verwendungsmöglichkeit von Nootropika oft angeführt, daß diese aufgrund der zu erwartenden hohen Verordnungshäufigkeit zu einer extremen finanziellen Belastung der gesetzlichen Krankenversicherungen (GKV) führen könnten. Gelegentlich wird in diesem Zusammenhang sogar vorgeschlagen, Nootropika aus der Erstattungspflicht der GKV herauszunehmen, weil dadurch Beträge in Millionenhöhe eingespart werden könnten. Eine solche Argumentation scheint jedoch nicht zuletzt deshalb unvertretbar, weil sie weder den Schweregrad der dementiellen Erkrankung und ihre Folgen noch die daraus resultierenden Folgekosten adäquat in Rechnung stellt. Gegen Kosten-Nutzen-Rechnungen dieser Art sind schließlich auch unter einer ärztlich-humanen Perspektive Einwände zu erheben. Denn gerade im Falle primär degenerativer dementieller Erkrankungen gibt es derzeit noch keine pharmakotherapeutische Alternative. Hinzu kommt, daß die Möglichkeiten einer intensiven psychotherapeutischen Betreuung und angemessener sozialer Hilfen zur Entlastung von Patienten und Angehörigen im ambulanten Versorgungssektor in der Regel nur un-

zureichend sind. Dies nicht zuletzt wohl deshalb, weil personalintensive Therapie – von Extrembeispielen abgesehen – viel teurer ist als jegliche Pharmakotherapie.

11.2.3.5 Zusammenfassung und Schlußbemerkungen

Die hauptsächliche Indikation für Nootropika stellen unter pathologischen Bedingungen entstandene Hirnleistungsstörungen im weiteren Sinne dar, die im engeren psychiatrischen Verständnis als diffuses hirnorganisches Psychosyndrom begrifflich zu fassen sind. Auf dieses Indikationsgebiet ist in den vorangegangenen Ausführungen ausführlich eingegangen worden. Nur gestreift bzw. nicht erwähnt wurde dagegen, daß Nootropika auch zur Behandlung von kognitiven Leistungsstörungen ohne morphologisch faßbare Veränderungen, bei therapieresistenten Depressionen oder aber beim (pseudo-)neurasthenischen Syndrom empfohlen werden (vgl. *Coper* u. *Kanowski* 1983).

Die derzeit verfügbaren Nootropika zeichnen sich – wie dargelegt – durch gute Verträglichkeit aus. Unerwünschte Wirkungen sind selten und in der Regel harmlos. Wechselwirkungen der Nootropika mit anderen Medikamenten sind bislang in der Literatur kaum beschrieben worden.

Legt man die von der B2-Kommission des Bundesgesundheitsamtes zum Indikationsbereich und zum Wirksamkeitsnachweis von Nootropika auf der Grundlage der vorliegenden Literatur erarbeiteten Daten zugrunde, so muß 3 der analysierten 5 nootropen Substanzen klinische Wirksamkeit zugesprochen werden: dem Co-Dergocrin-mesilat, dem Piracetam und dem Pyritinol. Obwohl zahlreiche weitere Substanzen auf dem bundesdeutschen Markt sind, liegen über keine dieser Substanzen vergleichbar sorgfältige und wissenschaftlichen Standards genügende klinisch-empirische Wirksamkeitsanalysen vor. Demzufolge ist ihre Beurteilung nur schwer möglich. Vergleichbare Wirksamkeit dürfte am ehesten von Substanzen wie Centrophenoxin, Vincaminderivaten und einigen neueren Ca-Antagonisten, z.B. Flunarizin und Nimodipin, zu erwarten sein (vgl. *Hossmann* et al. 1985, *Kanowski* et al. 1988).

Für Nootropika gibt es derzeit – wie erörtert – noch keine klinisch gut belegte differentielle, auf die spezifische Ätiologie bezogene Indikation. Auch lassen sich noch keine substanzspezifischen Wirkungsspektren gegeneinander abgrenzen. Neben der Stimulierung kognitiver Leistungen bewir-

ken Nootropika eine allgemeine Aktivierung und Vigilanzsteigerung. Daneben werden leichte antidepressive Effekte berichtet.

Ähnlich wie bei den Antidepressiva und Neuroleptika ist bei den Nootropika keine Vorhersage individueller Therapie-Response oder Nonresponse möglich. Da außerdem auch die Nebenwirkungsspektren für die Substanzauswahl in dieser Arzneimittelgruppe keine große Rolle spielen, hängt die Entscheidung für ein Präparat weitgehend von der persönlichen Erfahrung ab. Diese Entscheidung sollte sich jedoch in jedem Fall auch auf eine eigenständige kritische Bewertung der substanzspezifischen Ergebnisse klinischer Prüfungen stützen. Kriterien hierfür sind im Rahmen dieses Beitrags angesprochen und an anderer Stelle ausführlich erörtert worden (z.B. *Kanowski* u. *Hedde* 1986). Von besonderer Bedeutung in diesem Zusammenhang scheint, daß fehlende Therapie-Response für eine Substanz therapeutische Wirkungen einer anderen nicht zwingend oder folgerichtig ausschließt.

Abschließend ist zu bemerken, daß die Mindestdauer der Behandlung mit nootropen Substanzen nach den bisherigen Erfahrungen 6 bis 8 Wochen betragen sollte. Vorher sind – legt man die vorliegenden Untersuchungsergebnisse zugrunde – keine sicheren Therapieeffekte zu erwarten. Zeigen sich auf der anderen Seite nach 3 Monaten der Behandlung keine bemerkenswerten, für Arzt, Patienten oder sonstige Betreuungspersonen erkennbaren Wirkungen, so sollte die Therapie beendet und ggf. mit einer anderen Substanz erneut in Angriff genommen werden.

Literatur

Benesova, O., Petova, J., Vinsova, N.: Perinatal distress and brain development. Avicenum, Czechoslovak. Med. Press, Prague 1981

Chouinard, G., Annable, L., Ross-Chouinard, A., Olivier, M., Fontaine, F.: Piracetam in elderly psychiatric patients with mild diffuse cerebral impairment. Psychopharmacology 81 (1983) 100–106

CIPS (Collegium Internationale Psychiatriae Scalarum) (Hrsg.): Internationale Skalen für Psychiatrie. Beltz, Weinheim 1986

Coper, H., Herrmann, W.M.: Psychostimulants, analeptics, nootropics: An attempt to differentiate and assess drugs designed for the treatment of impaired brain functions. Pharmacopsychiatry 21 (1988) 211–217

Coper, H., Kanowski, S.: Nootropika: Grundlagen und Therapie. In: *G. Langer, H. Heimann* (Hrsg.): Psychopharmaka. Grundlagen und Therapie. Springer, Wien 1983, S. 409–433

Crook, T., Bartus, R.T., Ferris, S., Gershon, S. (eds.): Treatment development strategies for Alzheimer's disease. Mark Powley, Madison/CT 1986

Dalle Ore, G., Bricole, A., Alexandre, A.: The influence of the administration of pyritinol on the clinical course of traumatic coma. J. neurosurg. Sci. 24 (1980) 1—8

Erzigkeit, H.: Manual zum SKT. 2. Aufl. Vless, Ebersberg 1986

Ferris, S.H., Reisberg, B., Crook, T., Friedman, E., Schneck, M.K., Mir, P., Sherman, K.A., Corwin, J., Gershon, S., Bartus, R.T.: Pharmacologic treatment of senile dementia: Choline, L-dopa, piracetam, and choline plus piracetam. In: S. Corkin et al. (eds.): Alzheimer's disease: A report of progress. (Aging Vol. 19). Raven Press, New York 1982a, pp. 475—481

Ferris, S.H., Reisberg, B., Friedman, E., Schneck, M.K., Sherman, K.A., Pervez, M., Bartus, R.T.: Combination choline/piracetam treatment of senile dementia. Psychopharmacol. Bull. 18 (1982b) 94—98

Fröstl, W., Maître, L.: The families of cognition enhancers. Pharmacopsychiatry 22 (1989) 54—100

Gerstenbrand, F., Grünberger, J., Schultes, H.: Zur medikamentösen Therapie bei der Rehabilitation Hirnverletzter (Erfahrungen mit Pyrithioxin). 2. Donau-Symposium für Neurologie. Verlag Wiener Medizinische Akademie, Wien 1969

Giurgea, C.: The „nootropic" approach to the pharmacology of the integrative activity of the brain. Condit. Reflex 8 (1973) 108—115

Glatzel, J.: Die Dosis-Wirkungs-Relation oraler Pyritinol-Gaben bei chronischem organischem Psychosyndrom. Med. Klin. 73 (1978) 1117—1121

Grünberger, J.: Pharmakopsychologische Untersuchungen an einer Studentengruppe mit Pyrithioxin. Wien. med. Wschr. 119 (1969) 821—825

Gutzmann, H., Kanowski, S., Krüger, H., Urban, R., Ciompi, L. (Hrsg.): Das AGP-System. Springer, Berlin 1989

Heinze, H.-J., Künkel, H., Münte, T.-F.: Zur Bedeutung neuerer klinisch-neurophysiologischer Verfahren für die Beurteilung zerebral wirksamer Pharmaka. In: H. Coper, H. Heimann, S. Kanowski, H. Künkel (Hrsg.): Hirnorganische Psychosyndrome im Alter, III. Springer, Berlin 1987, S. 189—202

Herrmann, W.M., Kern, U.: Nachweis der Wirkung von Piracetam auf die Funktionsdefizite bei geriatrischen Patienten mit hirnorganischem Psychosyndrom. Kontrollierte Doppelblindprüfung Piracetam vs. Placebo. Ergebnisbericht ZNS 039 PSY 207—84 AFB und KFB Berlin, Berlin 1985

Herrmann, W.M., Kern, U., Röhmel, J.: Contribution to the search for vigilance-indicative EEG variables. Results of a controlled double-blind study with pyritinol in elderly patients with symptoms of mental dysfunction. Pharmacopsychiatry 19 (1986a) 75—83

Herrmann, W.M., Kern, U., Röhmel, J.: On the effects of pyritinol on functional deficits of patients with organic mental disorders. Pharmacopsychiatry 19 (1986b) 378—385

Herzfeld, U., Christian, W., Oswald, W.D., Ronge, J., Wittgen, M.: Zur Wirkungsanalyse von Hydergin im Langzeitversuch. Eine interdisziplinäre Studie. Med. Klin. 67 (1972) 1118—1125

Honigfeld, G., Gillis, R.D., Klett, C.J.: Nurses' observation scale for inpatient evaluation. In: W. Guy (ed.): ECDEU assessment manual for psychopharmacology. Rev. Ed., Rockville 1976, pp. 265—273

Hossmann, V., Görtz, J., Schrör, K.: Kalziumantagonisten und cerebrale Erkrankungen. Springer, Berlin 1985

Kanowski, S.: Zum Wirkungsnachweis der enzephalotropen Substanzen (Pyrithioxin und Piracetam). Z. Gerontol. 5 (1975) 333—338

Kanowski, S.: Möglichkeiten und Grenzen der Therapie mit Nootropika. Hospitalis 86 (1986) 400—409

Kanowski, S.: Somatotherapie. In: K.P. Kisker, H. Lauter, J.-E. Meyer, C. Müller, E. Strömgren (Hrsg.): Psychiatrie der Gegenwart. 3. Aufl. Bd. 8: Alterspsychiatrie. Springer, Berlin 1989, S. 271—312

Kanowski, S.: Psychopharmaka im Alter: Nootropika. In: A. Herz, H. Hippius, W. Spann (Hrsg.): Psychopharmaka heute. Springer, Berlin 1990, S. 161—174

Kanowski, S., Hedde, H.P.: Arzneimittel für die Indikation „Hirnorganisch bedingte Leistungsstörungen". In: W. Dölle, B. Müller-Oerlinghausen, U. Schwabe (Hrsg.): Grundlagen der Arzneimitteltherapie. BI Wissenschaftsverlag, Mannheim 1986, S. 154—171

Kanowski, S., Fischhof, P., Hiersemenzel, R., Röhmel, J., Kern, U.: Wirksamkeitsnachweis von Nootropika am Beispiel von Nimodipin — ein Beitrag zur Entwicklung geeigneter klinischer Prüfmodelle. Z. Gerontopsychol. Gerontopsychiat. 1 (1988) 35—44

Kitamura, K.: Therapeutic effect of pyritinol on sequelae of head injuries. J. int. med. Res. 9 (1981) 215—221

Kugler, J., Oswald, W.D., Herzfeld, J., Seus, R., Pingel, J., Welzel, D.: Langzeittherapie altersbedingter Insuffizienzerscheinungen des Gehirns. Dtsch. med. Wschr. 103 (1978) 456—462

Lehmann, E.: Practicable and valid approach to evaluate the efficacy of nootropic drugs by means of rating scales. Pharmacopsychiatry 17 (1984) 71—75

Maître, L., Pepeu, G.: New drugs in memory and learning. Pharmacopsychiatry 22 (1989) 51

Masarik, J., Demel, J.: Die Wirkung von Pyritinol-HCL auf Leistung und Gedächtnis chronischer Alkoholiker mit organischem Psychosyndrom. Therapiewoche 24 (1974) 4033—4036

McDonald, R.J.: Hydergine: A review of 26 clinical studies. Pharmacopsychiatry 12 (1979) 407—422

Misurec, J., Slama, B., Nahunek, K.: Pyrithioxin/Encephabol bei der Behandlung von Patienten mit organischem Psychosyndrom in der Involution. Klinische, elektroenzephalographische und experimentell-psychologische Studie. CS. Psychiatrie 72 (1976) 14−23

National Institute of Mental Health (ed.): Psychopharmacology Bulletin. Vol. 24. No. 4. U.S. Department of Health and Human Services 1988

Oswald, W.D., Fleischmann, U.: Nürnberger-Alters-Inventar NAI. Universität Erlangen-Nürnberg 1986

Oswald, W.D., Oswald, B., Fleischmann, U.M.: New aspects in the treatment and assessment of psychoorganic syndromes. A. double-blind study with pyritinol. Paper presented at the XIII. International Congress of Gerontology, New York 1985

Perez, G.M.: Evaluation of the clinical effects of piracetam in the deterioration of the intellectual functions of a geriatric population: A double-blind study. 2. Int. Symposium on Nootropic Drugs, Mexico 1982, pp. 53−62

Poeck, K. (Hrsg.): Klinische Neuropsychologie. Thieme, Stuttgart 1982

Rudenko, A., Wagner, J., Tropper, M.S.: Combined long-term nootropic-cholinergic treatment in memory/cognitive disorders encountered in dementias. Vortrag gehalten auf dem II. Int. Congress on Psychogeriatric Medicine, Schweden 1985

Shader, R.I., Harmatz, J.S., Salzman, C.: A new scale for assessment in geriatric populations: SANDOZ Clinical Assessment-Geriatric (SCAG). J. Amer. Geriat. Soc. 22 (1974) 107−113

Skondia, V.: Criteria for clinical development and classification of nootropic drugs. An example: Piracetam. In: Int. Symposium on Nootropic Drugs. Rio de Janeiro 1979, pp. 7−20

Skondia, V.: Molecular classification of nootropic agents. In: 10. Int. Symposium on Nootropic Agents. Paris 1982, pp. 7−9

Tazaki, Y., Omae, T., Kuromaru, S., Shtomo, E., Hasegawa, K., Mori, A., Kuruhara, M., Kutsawa, N., Okada, T.: Clinical effect of encephabol (pyritinol) in the treatment of cerebrovascular disorders. J. int. med. Res. 8 (1980) 118−126

The Committee of Geriatric Diseases and Asthenias at BGA: Impaired brain function in old age. Institut für Arzneimittel des BGA, Berlin 1986

Yesavage, J.A., Westphal, J., Rush, L.: Senile dementia: Combined pharmacologic and psychologic treatment. J. Amer. Geriat. Soc. 29 (1981) 164−171

Zimmer, R., Bossert, S., Lauter, H.: Pathometrische Verfahren in der Geriatrie. In: *H. Lauter, H.-J. Möller, R. Zimmer* (Hrsg.): Untersuchungs- und Behandlungsverfahren in der Gerontopsychiatrie. Springer, Berlin 1986, S. 3−50

11.2.4 Psychologische und soziale Betreuung von Demenzkranken

A. Kurz

Die vorausgegangenen Beiträge zeigen, daß bei der weit überwiegenden Zahl von Demenzerkrankungen im mittleren und höheren Lebensalter die Möglichkeiten einer ätiologisch oder pathogenetisch fundierten Therapie heute noch sehr begrenzt sind. Im Vordergrund der Behandlung steht daher neben einer medikamentösen Beeinflussung von unspezifischen Begleitsymptomen das Bemühen, durch psychologische und sozialtherapeutische Maßnahmen ein optimales Wohlbefinden und Leistungsvermögen innerhalb der von der Hirnschädigung gesetzten Grenzen zu erreichen. Diesem Ansatz liegt die Erkenntnis der psychologischen Altersforschung zugrunde, daß eine Minderung der geistigen Leistungsfähigkeit nicht immer und nicht vollständig biologisch bedingt ist und daher durch Umweltfaktoren modifiziert werden kann (*Lehr* 1979). Um solche — im weiteren Sinne — ökologischen Behandlungsstrategien gezielt und individuell einsetzen zu können, genügt es nicht, den Demenzkranken nur aus dem Blickwinkel standardisierter Erhebungsinstrumente, psychometrischer Tests und diagnostischer Kriteriensätze wahrzunehmen, die ausschließlich auf die Erfassung von Leistungseinbußen und Verhaltensdefiziten gerichtet sind. Zusätzlich müssen die erhaltenen Fähigkeiten und Erlebensweisen, das Zusammenwirken von Gesundem und krankhaft Verändertem, die Antworten des Patienten auf seine Störungen, die Folgen der Krankheit für seine sozialen Beziehungen und deren Rückwirkung auf sein Befinden berücksichtigt werden. Diese Gesichtspunkte werden im folgenden der Erörterung von Behandlungsmaßnahmen vorangestellt. Sie stützen sich vorwiegend auf Erfahrungen bei Patienten mit Alzheimerscher Krankheit und haben für andere, weniger häufige Formen der Demenz nur eingeschränkte Geltung.

11.2.4.1 Psychologische Aspekte der Demenz

Der Zugang zur subjektiven Welt Demenzkranker ist dadurch erschwert, daß die Patienten selbst nur spärliche Auskunft darüber geben können. Von den wenigen verfügbaren Selbstzeugnissen abgesehen (*Kurz* et al. 1988), muß sie aus den Hauptsymptomen der Krankheit, aus dem Verhalten der Betroffenen und ihren gefühlsmäßigen Reaktionen erschlossen werden. Erleichtert wird die Rekonstruktion allerdings durch den Umstand, daß die Patienten trotz aller krankheitsbedingten Entstellungen dem gemeinsamen menschlichen Erfahrungshorizont als der Grundlage unseres Verstehens verbunden bleiben. Für sie gilt ganz besonders die von Karl *Jaspers* (1959) getroffene Kennzeichnung hirnorganisch Kranker als „in allem Ruin noch Natürliche". In einer von Methoden und theoriebedingten Einengungen freien Begegnung springt diese Natürlichkeit in dem weitgehend unveränderten Repertoire sozialer Umgangsformen sofort ins Auge (*Lauter* 1968). Sie kommt auch in den Gefühlsäußerungen wie Angst, Ärger, Verzweiflung und Beschämung zum Ausdruck, die zwar in ihrer Intensität verändert sein können, denen aber nichts Inadäquates oder Bizarres anhaftet. Sogar in den wahnhaften Befürchtungen vieler Patienten findet sich stets Natürliches, vor allem die Sorge um nahestehende Menschen und um das Eigentum.

Eine zunehmende Unfähigkeit, neue Gedächtnisspuren zu bilden, steht in der Regel am Beginn der Demenz und prägt auch im weiteren Verlauf ihr klinisches Bild. Nach außen hin tritt die Merkschwäche in Fehlleistungen zutage, die von den Betroffenen mit Bestürzung, oft mit Peinlichkeit wahrgenommen und nicht selten mit Ausreden überspielt werden. Sie hat aber auch zur Folge, daß die zeitliche Kontinuität der Erfahrung brüchig und schließlich ganz aufgehoben wird. Es gelingt den Patienten immer weniger, das gegenwärtig Geschehende als vorläufiges Endglied einer überschaubaren Ereignisfolge einzuordnen. Gleichzeitig wird der auf dem Bisherigen aufbauenden Vorausschau der Boden entzogen. Sichtbare Zeichen dafür sind Unsicherheit, Ratlosigkeit und das Überraschtwerden von an sich Erwartbarem. Durch den Wegfall des Vergangenheits- und Zukunftshorizontes nimmt das Erleben querschnitthaften Charakter an; die unmittelbare Gegenwart gewinnt überwertige Bedeutung. Das Brüchigwerden der Erfahrungskontinuität erstreckt sich auch auf die eigenen Gedanken, Empfindungen und Intentionen. Sie können nicht aufrechterhalten und zu Ende geführt werden. Handlungen gehen noch im Entwurf unter, bleiben in Ansätzen stecken oder wiederholen sich. Viele Patienten erleben das Schwinden ihres Aktionsvermögens sehr deutlich und versuchen, Anforderungen aus dem Weg zu gehen. Die Sinndeutung der flüchtigen Gegenwartsmomente muß in immer stärkerem Maß auf den von früher her verfügbaren Wissensvorrat zu-

rückgreifen. Dadurch verliert die Auslegung von Situationen ihre Aktualität und wird stereotyp. Bei der Interpretation von Standardsituationen kommt dies typischerweise nicht zum Ausdruck, wohl aber in ungewohnten Verhältnissen.

Schon in frühen Verlaufsstadien der Krankheit beginnt das intellektuelle Leistungsniveau abzusinken. Die Patienten haben Schwierigkeiten, mehrere Vorstellungen gleichzeitig im geistigen Blickfeld zu behalten, Zusammenhänge herzustellen, Nebensächlichkeiten von Hauptsachen zu unterscheiden und den Wissensbesitz zu aktualisieren. Zur Auflösung des Erlebenszusammenhangs in beziehungslose Situationen tritt deshalb ein Zerfall dieser Situationen hinzu. Die Sinndeutung gelingt entweder gar nicht mehr oder sie geschieht in einer vergröbernden, einstellenden und nur auf Einzelelemente ausgerichteten Weise. Dies kommt in der Unfähigkeit zur Lösung alltäglicher Probleme zum Ausdruck, kann sich aber auch in der Neigung zu Fehldeutungen, illusionären Verkennungen und wahnhafter Erlebnisverarbeitung äußern. Der Niedergang der Verstandeskräfte wird manchmal als Gefühl des Wirrseins oder der Dumpfheit im Kopf geschildert. Die Patienten können durch ein Übermaß an Sinneseindrücken oder durch nicht mehr erfüllbare Aufgaben rasch überfordert werden und reagieren darauf nicht selten mit heftigen Affektausbrüchen, den bekannten Katastrophenreaktionen. Durch die abnehmende Fähigkeit zur Lebensbewältigung geraten die Kranken in eine immer stärkere Abhängigkeit von ihren Angehörigen oder von anderen Pflegepersonen. Vielfach sind sie sich dessen bewußt und fühlen sich als wertloser Ballast. Schwere depressive Verstimmungen bis hin zu Suizidimpulsen, aber auch die Verleugnung von Fehlleistungen und die Beschuldigung anderer sind häufige Reaktionsweisen. Notwendige Hilfestellungen können das angegriffene Selbstwertgefühl verletzen und auf heftige Gegenwehr treffen, besonders wenn sie in den Intimbereich eindringen müssen.

Das unzeitgemäße und entstellte Selbst- und Weltverständnis des Patienten steht oft in einem Widerspruch zu den tatsächlichen Gegebenheiten und den Situationsauslegungen der Mitwelt. Dies ist eine weitere häufige Ursache von Panikreaktionen. Da die Übernahme des Standpunktes der anderen eine kognitive Überforderung und eine Kränkung des Selbstwerts bedeutet, können die Patienten ihre Sichtweise nicht korrigieren. Damit entfällt zum großen Teil die fortlaufende soziale Synchronisation der Erfahrung, die jedem Menschen Sicherheit und Bestätigung gibt.

Die Integration in die Gemeinschaft wird zusätzlich behindert durch die Störungen des Sprachverständnisses und der sprachlichen Ausdrucksfähigkeit, die meist in mittleren Verlaufsabschnitten der Krankheit deutlich werden. In späteren Stadien verblaßt die Erinnerung an die Vergangenheit. Die flüchtigen Gegenwartseindrücke sind immer weniger in den Restbestand des Bekannten einzuordnen und die Wurzel der personalen Identität kann verlorengehen.

11.2.4.2 Grundzüge der psychologischen und sozialen Betreuung

Im Unterschied zu den Verhältnissen bei vielen anderen psychischen Erkrankungen können Betreuungs- und Therapiekonzepte bei der Demenz nicht primär darauf abzielen, das Verhalten des Patienten an die Arbeits-, Wohn- und Freizeitbedingungen der übrigen Gesellschaft anzupassen. Dies würde ein Maß an Lernfähigkeit und Umstellungsvermögen voraussetzen, über das Demenzkranke in der Regel nicht verfügen. Es kommt vielmehr umgekehrt darauf an, die Umwelt des Patienten so zu gestalten, daß sie auf die krankheitsbedingten Veränderungen bestmöglich zugeschnitten ist. Zu diesem Lebensrahmen gehören dingliche Gegebenheiten wie Wohnraum und Tagesablauf, aber auch interaktionelle Strukturen, die durch das Verhalten der wesentlichen Bezugspersonen bestimmt sind (*Coons* 1987). Beide müssen in der Form eines permanenten, dem Fortschreiten der Krankheit jedoch stets Rechnung tragenden Arrangements (*Miller* 1977) auf den Patienten abgestimmt werden. Die oben dargestellten psychologischen Gesichtspunkte ergeben für diese Milieugestaltung einige allgemeine Leitlinien.

Die Inkongruenz der Erfahrung zwischen dem Patienten und seinem sozialen Umfeld kann überbrückt werden, wenn die Bezugspersonen die subjektive Welt des Kranken möglichst genau in Erfahrung bringen und als für ihn gültig anerkennen. Das Bemühen um einen Nachvollzug des veränderten Erlebens erlaubt es in vielen Fällen, zunächst befremdende Verhaltensweisen zu erklären und für Konflikte Lösungen wie Ablenkung oder emotionale Zuwendung zu finden, die den Verstehensmöglichkeiten des Kranken angemessen sind.

Dem fragmentierten Erlebenszusammenhang und der verzerrten oder unvollständigen Situationsdeutung läßt sich durch Orientierungshilfen begegnen. Sie bestehen in einem überschaubaren, gleichbleibenden Tagesablauf, in Hinweisschildern, in einer gut ablesbaren Uhr, in einer Tafel mit den wichtigsten Mitteilungen oder auch in einer

ausreichenden nächtlichen Beleuchtung. Es ist sinnvoll, das Zimmer des Kranken mit vertrauten Möbeln, Gegenständen, Bildern und Fotografien auszustatten. Sie erleichtern es, sich heimisch zu fühlen. Diese dinglichen Maßnahmen können durch wiederholte, einfache und verständliche Erklärungen ergänzt werden.

Eine Förderung der Kompetenz des Patienten im täglichen Leben ist auf verschiedenen Wegen möglich. Verbliebene Fähigkeiten sollten aufgespürt und genutzt werden. Dabei ist die Rückbesinnung auf die Jugend und auf das frühe Erwachsenenalter, auf ehemalige Interessen und Liebhabereien oft hilfreich. Besondere Aufmerksamkeit sollten den Formen der Beschäftigung zuteil werden, die das emotionale Erleben und das ästhetische Empfinden ansprechen. Auch einfache Tätigkeiten vermitteln dem Kranken ein Gefühl der Bestätigung und geben ihm einen Platz in der Gemeinschaft. Daher sind Ermutigung und Anerkennung auch für scheinbar geringfügige Leistungen äußerst wichtig. Hindernisse, welche die Eigenständigkeit unnötig einengen, wie beispielsweise unzweckmäßige Kleidung, können manchmal leicht aus dem Weg geräumt werden. Ein weiterer Gesichtspunkt im Hinblick auf die verminderte Alltagskompetenz ist die Ausschaltung von Gefahrenquellen, wie sie von Gas- und Elektrogeräten, schlechter Beleuchtung, unzureichenden Handgriffen in Bädern, Toiletten und an Treppen oder von einem potentiellen Weglaufrisiko ausgehen können. Zur Gestaltung des äußeren Lebensraumes kann es auch gehören, rechtzeitige Vorsorge für eine später notwendige Heimunterbringung zu treffen.

Den Einschränkungen der Kommunikation und des sozialen Kontaktes kann durch Vereinfachung der sprachlichen Verständigung, durch verstärkte Nutzung nicht-sprachlicher Kommunikationswege (*Romero* u. *Kurz* 1989), durch die möglichst weitgehende Aufrechterhaltung normaler sozialer Rollenstrukturen und durch die Einbeziehung des Patienten in das Leben der Gemeinschaft entgegengewirkt werden.

11.2.4.3 Kognitive Trainingsprogramme

Die günstigen Erfahrungen mit kognitiven Trainingsprogrammen in der Rehabilitation von Schlaganfallspatienten und anderen Hirnverletzten gaben in den 70er Jahren den Anstoß, diese Techniken auch zur Behandlung von Demenzkranken einzusetzen. Ihr Ziel ist es, bestimmte Einzelleistungen durch Übungen zu verbessern oder zu reaktivieren.

In der Regel sind sie auf eine Heim- oder Kliniksituation zugeschnitten. Am besten bekannt ist das Verfahren der Realitätsorientierung. Dabei erhalten die Patienten in zeitlich begrenzten Gruppenstunden oder auch kontinuierlich durch das Pflegepersonal Informationen über Tageszeit, Datum, Aufenthaltsort, Namen der anwesenden Personen und ähnliche Hinweise. In mehreren Untersuchungen konnte nachgewiesen werden, daß die Vermittlung und Einübung eines solchen Basiswissens die Orientierungsfähigkeit Demenzkranker in der jeweiligen Umgebung verbessert. Die Effekte sind nicht allein als Folge einer unspezifischen Aktivierung zu erklären. Sie beschränken sich aber auf die geübte Leistung, haben keinen nennenswerten Einfluß auf andere Verhaltensbereiche und klingen nach Beendigung des Trainings rasch wieder ab. Wie zu erwarten, stehen die möglichen Erfolge der Realitätsorientierung in einer umgekehrten Beziehung zum Schweregrad der kognitiven Einbußen (*Powell-Procter* u. *Miller* 1982).

Weitaus seltener sind Verfahren zur Förderung der Merkfähigkeit und der Wahrnehmung bei Demenzkranken erprobt worden. Leistungsverbesserungen waren gering ausgeprägt und hielten nur für kurze Zeit an (*Zarit* et al. 1982) oder blieben völlig aus (*Beck* et al. 1988).

Eine weitere Form des kognitiven Trainings stellt die gezielte Beschäftigung mit Lebenserinnerungen dar. Der Abruf von Gedächtnisinhalten wird durch Fotografien, Zeitungsausschnitte, Bücher, Musikstücke und durch das Gruppengespräch angeregt. Dieses Verfahren ist sehr viel natürlicher als ein Training der Orientierungs- und Merkfähigkeit, weil es der Neigung alter Menschen entgegenkommt, sich mit ihrer persönlichen Vergangenheit auseinanderzusetzen, und weil es die Patienten weniger stark mit ihren kognitiven Defiziten konfrontiert. Daher wird es auch von den Teilnehmern als wesentlich angenehmer empfunden. Eine Reihe von Untersuchungen hat den Wert einer systematischen Erinnerungsarbeit belegt. Sie führt zu einer Verbesserung der Kommunikation und des sozialen Verhaltens und steigert in manchen Fällen sogar das kognitive Leistungsvermögen. Ein wichtiger Nebeneffekt besteht darin, daß die an den Übungen beteiligten Pflegepersonen die Patienten besser kennenlernen und eine intensivere Beziehung zu ihnen aufnehmen können (*Coleman* 1988).

Die Bedeutung kognitiver Trainingsprogramme für die Behandlung von Demenzkranken sollte man nicht allein an ihren begrenzten, flüchtigen und von dem ohnehin vorhandenen Leistungsniveau abhängigen Wirkungen beurteilen. Gerade in einer meist reiz- und aktivitätsarmen Heimumgebung geben sie wichtige Anregungen, bereichern den Tagesablauf und beleben die soziale Interaktion. Darüber hinaus fördern sie das Engagement und das Verständnis der Pflegekräfte für die Patienten und gestalten ihre Arbeit interessanter und befriedigender.

11.2.4.4 Mitbetreuung der Angehörigen

Angesichts der für einen Außenstehenden oft kaum vorstellbaren Schwierigkeiten, die über einen Zeitraum von vielen Jahren täglich im Zusammenleben mit einem demenzkranken älteren Menschen entstehen, muß die Tatsache erstaunen, daß 4/5 der Patienten nicht in Heimen oder Krankenhäusern leben, sondern entweder in der eigenen Wohnung oder im Kreise ihrer Angehörigen (*Bergmann* 1985). Die Bedeutung der Familie als stützendes soziales System geht daraus hervor, daß die Häufigkeit der Unterbringung in einer Institution innerhalb eines Jahres bei ursprünglich alleinstehenden Patienten doppelt so hoch ist wie bei Demenzkranken, die in einer häuslichen Gemeinschaft leben (*Bergmann* et al. 1978). Zu den Faktoren, die typischerweise die Stabilität der häuslichen Versorgung gefährden und zu ihrem vorzeitigen Zusammenbruch führen können, zählen vor allem das Auftreten von nicht mehr beherrschbaren oder tolerierbaren Verhaltensweisen, die Erkrankung der primären Pflegeperson, intrafamiliäre Konflikte, unzureichende Unterstützung und Entlastung der Familie sowie finanzielle Engpässe. Nur durch die Mitbetreuung der pflegenden Angehörigen ist es möglich, derartige destabilisierende Faktoren rechtzeitig zu erfassen und Abhilfe dafür zu schaffen.

Allein die praktisch-pflegerischen Aufgaben, die Unzahl von Hilfestellungen und Handreichungen, die ständig notwendige Beaufsichtigung und die gestörte Nachtruhe bringen für die Angehörigen eine große physische, psychische und zeitliche Beanspruchung mit sich. Oft sind sie gezwungen, ihre eigenen Lebensinteressen weit zurückzustellen oder ganz aufzugeben. Im Unterschied zur Pflege eines chronisch körperlich Kranken kommen bei einem Demenzpatienten emotionale Belastungen dazu, die oft noch weit schwerer wiegen. Die Kranken können Verhaltensweisen zeigen, die mit den üblichen sozialen Normen kollidieren, mit dem früheren Bild des Menschen nicht mehr vereinbar sind und sich den gewohnten Lösungsstrategien widersetzen. Die zunehmende Unselbständigkeit der Patienten führt unausweichlich zu einem Wandel der sozialen Rollenbeziehungen. Die Angehörigen sind gezwungen, gegen die jahrzehntelang eingeübten Normen filialen oder partnerschaftlichen Verhaltens zu verstoßen. Aus diesem Grund ist der Rollenwandel fast ausnahmslos von heftigen Schuldgefühlen, von Unsicherheit und lähmender Entschlußlosigkeit begleitet. Das Zusammenleben mit einem Demenzkranken bedeutet aber zusätzlich ein langsames, mit tiefer Trauer verbundenes Abschiednehmen von dem geliebten Menschen. Die Belastungen führen dazu, daß pflegende Angehörige ein erhöhtes Risiko tragen, selbst psychisch zu erkranken. Depressive Störungen stehen dabei im Vordergrund (*Morris* et al. 1988).

Geht man der Frage nach, welche Einzelsymptome einer Demenz am meisten zu einer emotionalen Belastung der Angehörigen beitragen, dann ergibt sich ein überraschendes Resultat. Diejenigen Merkmale, an denen die Demenz diagnostiziert wird, spielen die geringste Rolle. Unspezifische Verhaltensänderungen, wie ängstliches Anklammern, Unruhe oder Aggressivität, sind dagegen am wichtigsten (*Gilleard* 1984). Gerade diese Begleiterscheinungen sind aber einer medikamentösen Behandlung und einer milieutherapeutischen Beeinflussung zugänglich. Damit die Angehörigen ihre schwere Aufgabe auf Dauer erfüllen und zugleich für das erkrankte Familienmitglied optimale Lebensbedingungen schaffen können, brauchen sie ausreichende Informationen über die vorliegende Krankheit, praktische Verhaltensregeln und eine Beratung über instrumentelle Hilfen, wie ambulante Dienste, Tagesstätten und Heimpflege, die zur zeitweisen Entlastung in Anspruch genommen werden können (*Kurz* et al. 1987 a). Die Mitbetreuung der Angehörigen geschieht mit Vorteil in Form von Gruppen, die einen Austausch von Erfahrungen, eine gegenseitige Stützung und Ermutigung und eine Bearbeitung emotionaler Probleme ermöglichen (*Kurz* et al. 1987 b). Ihre Wirksamkeit ist in mehreren Untersuchungen empirisch belegt worden (*Morris* et al. 1988). Auskunft über Beratungsmöglichkeiten in der Bundesrepublik und im angrenzenden Ausland gibt die Deutsche Alzheimer-Gesellschaft (Richard-Strauss-Straße 34, 8000 München 80).

Literatur

Beck, C., Heacock, P., Mercer, S., Thatcher, R., Sparkman, C.: The impact of cognitive skills remediation training on persons with Alzheimer's disease or mixed dementia. J. geriat. Psychiat. 21 (1988) 73—88

Bergmann, K.: Epidemiological aspects of dementia and considerations in planning services. Dan. med. Bull. 32 suppl 1 (1985) 84—91

Bergmann, K., Foster, E.M., Justice, A.W., Matthews, V.: Management of the demented elderly patient in the community. Brit. J. Psychiat. 132 (1978) 441—449

Coleman, P.: Issues in the therapeutic use of reminiscence with elderly people. In: *B. Gearing, M. Johnson, T. Heller* (eds.): Mental health problems in old age. Wiley & Sons, Chichester 1988, pp. 177—184

Coons, D.H.: Overcoming problems in modifying the environment. In: *H.J. Altman* (ed.): Alzheimer's disease. Problems, prospects, and perspectives. Plenum Press, New York, London 1987, pp. 321—328

Gilleard, C.J.: Living with dementia. Community care of the elderly mentally infirm. Croom Helm, London, Sydney 1984

Jaspers, K.: Allgemeine Psychopathologie. 7. Aufl. Springer, Berlin, Göttingen, Heidelberg 1959

Kurz, A., Feldmann, R., Müller-Stein, M., Romero, B.: Der demenzkranke ältere Mensch in der Familie. Grundzüge der Angehörigenberatung. Z. Gerontol. 20 (1987 a) 248—251

Kurz, A., Feldmann, R., Müller-Stein, M., Rüster, P., Lauter, H.: Angehörigengruppen bei der Alzheimerschen Krankheit. Erste Erfahrungen und Ergebnisse. Psychiat. Prax. 14 (1987 b) 203—206

Kurz, A., Feldmann, R., Lauter, H.: Leben mit der Demenz. Fundam. psychiat. 2 (1988) 3—7

Lauter, H.: Zur Klinik und Psychopathologie der Alzheimerschen Krankheit. Erhebungen an 203 pathologisch-anatomisch verifizierten Fällen. Psychiat. Clin. 1 (1968) 85—108

Lehr, U.: Interventionsgerontologie. Steinkopff, Darmstadt 1979

Miller, E.: The management of dementia. A review of some possibilities. Brit. J. soc. clin. Psychol. 16 (1977) 77—83

Morris, R.G., Morris, L.W., Britton, P.G.: Factors affecting the emotional well-being of the caregivers of dementia sufferers. Brit. J. Psychiat. 153 (1988) 147—156

Powell-Procter, L., Miller, E.: Reality orientation. A critical appraisal. Brit. J. Psychiat. 140 (1982) 457—463

Romero, B., Kurz, A.: Kommunikationswege für Alzheimer-Kranke. In: *V.M. Roth* (Hrsg.): Kommunikation trotz gestörter Sprache. Aphasie — Demenz — Schizophrenie. Narr, Tübingen 1989, S. 129—141

Zarit, S.H., Sarit, J.M., Reever, K.E.: Memory training for severe memory loss. Effects on senile dementia patients and their families. Gerontologist 22 (1982) 373—377

12 Behandlung geistiger Behinderungen

A. Warnke, H. Remschmidt

Oligophrenie oder der heute gebräuchlichere Terminus *geistige Behinderung* bezeichnen eine voraussichtlich lebenslange frühkindlich veranlagte Minderung der allgemeinen Intelligenz, die regelhaft mit sprachlichen, sozialen, emotionalen, motorischen und lebenspraktischen Beeinträchtigungen einhergehen, so daß zur alltäglichen Lebensbewältigung und sozialen Integration in besonderer Weise medizinische und andere diagnostische und therapeutische Maßnahmen sowie familiär spezifisch erzieherische und sozial-integrative Hilfen indiziert sind. Terminologisch haben die Bezeichnungen *„geistige Behinderung"* oder *„intellektuelle Behinderung"* mit den Ausprägungsgraden *„leicht", „mäßig", „schwer"* und *„schwerste"* die älteren Bezeichnungen wie Schwachsinn, Debilität, Imbezillität und Idiotie ersetzt (*Remschmidt* u. *Schmidt* 1986, *Deutscher Bildungsrat* 1973, *Grossmann* 1983). Im schulpädagogischen Bereich sind die Bezeichnungen *„Lernbehinderung"* und *„geistige Behinderung"* bzw. *„praktisch bildbar"* eingeführt und entsprechen den zugehörigen Sonderschultypen.

Die Symptomatologie bzw. die individuellen Auswirkungen geistiger Behinderung stehen in enger Wechselwirkung mit der Ätiologie, dem Schweregrad der geistigen Behinderung, dem Ausmaß zusätzlicher Behinderungen (z.B. Zerebralparese, Blindheit, Mißbildungen, Epilepsie, Herzvitien), dem Alter des geistig Behinderten (geistige Behinderung im Säuglingsalter hat eine andere Symptomatologie und Valenz als z.B. im Erwachsenenalter), der Rechtzeitigkeit, Qualität und Kontinuität der Hilfen, den Lebensanforderungen (Integration, z.B. in Familie, Kindergarten, Schule, Beruf, Wohngemeinschaft) und moralisch-ethischen Werten, die den gesellschaftlichen Umgang mit dem Behinderten bestimmen.

12.1 Klassifikation

Die international gebräuchlichen Klassifikationsschemata gründen die Einstufung geistiger Behinderung und ihrer Schweregrade auf Intelligenzquotienten.

Die Einteilungen nach IQ haben Nachteile: Im unteren Intelligenzbereich lassen sich Intelligenzgrade nicht so genau messen, wie die angegebenen Intelligenzquotienten vorgeben. Die prognostische Validität ist — besonders in Grenzbereichen — vor allem im Säuglings- und Kleinkindalter ungenügend (*Schlack* 1984, *Mc Gall* 1979). Die angegebenen IQ-Grenzen können nur eine grobe Richtschnur sein, weil die IQ-Werte testabhängig sind und vom gleichen Individuum unterschiedlich hohe Intelligenzquotienten ermittelt werden. Intelligenzleistungen sind kulturabhängig. Das Intelligenzniveau ist nicht allein entscheidend dafür, wie sich der geistig Behinderte entwickelt und integriert (*Remschmidt* 1988 a).

In der klinischen Praxis haben sich multiaxiale Klassifikationsansätze bewährt, die die IQ-Klassifikation in Zusammenhang stellen mit Variablen der Erlebnisfähigkeit und Verhaltensanpassung der Person, ihren Teilleistungsfähigkeiten, ihrer organischen Konstitution und familiären und anderen psychosozialen Gegebenheiten. Im Diagnostischen und Statistischen Manual psychischer Störungen (DSM-III-R; *Wittchen* et al. 1989) ist geistige Behinderung auf Achse II: *Entwicklungs- und Persönlichkeitsstörungen*, klassifiziert (Tab. 12.1). Zusätzlich werden klinische Syndrome (Achse I), körperliche Störungen und Zustände (Achse III) sowie Schweregrad psychosozialer Belastungsfaktoren (Achse IV) und das psychosoziale Funktionsniveau (Achse V) beurteilt.

Tabelle 12.1 Stufen der geistigen Behinderung nach dem DSM-III-R, Achse II. (Nach *Wittchen* et al. 1989)

317.00	Leichte geistige Behinderung	IQ von 50/55 bis etwa 70
318.00	Mäßige geistige Behinderung	IQ von 35/40 bis 50/55
318.10	Schwere geistige Behinderung	IQ von 20/25 bis 35/40
318.20	Schwerste geistige Behinderung	IQ unter 20/25
319.00	Unbestimmte geistige Behinderung	—

Im Multiaxialen Klassifikationsschema (MAS, *Remschmidt* u. *Schmidt* 1986) für psychische Erkrankungen werden die Stufen der Intelligenz auf Achse III festgehalten (Tab. 12.2). Die Beurteilung der Intelligenz ist eingebettet in Angaben zum Vorliegen eines klinisch-psychiatrischen Syndroms (Achse I), umschriebener Entwicklungsrückstände (Achse II), körperlicher Symptomatik (Achse IV) und abnormer psychosozialer Umstände (Achse V).

Tabelle 12.2 Stufen der Intelligenz nach dem Multiaxialen Klassifikationsschema. (MAS, Achse III; nach *Remschmidt* u. *Schmidt* 1986)

0	Durchschnittliche Intelligenz	IQ zwischen 85 und 115
1	Leichte intellektuelle Behinderung	IQ zwischen 50 und 70
2	Mäßige intellektuelle Behinderung	IQ zwischen 35 und 50
3	Schwere intellektuelle Behinderung	IQ zwischen 20 und 35
4	Schwerste intellektuelle Behinderung	IQ unter 20
5	Nicht näher bezeichnete intellektuelle Behinderung	—
6	Niedrige Intelligenz	IQ zwischen 70 und 85
7	Hohe Intelligenz	IQ zwischen 115 und 130
8	Sehr hohe Intelligenz	IQ über 130
9	Intelligenzniveau nicht bekannt	

Ebenfalls mehrdimensional ist die Klassifizierung nach dem Vorschlag der *American Association on Mental Deficiency* (Tab. 12.3).

Tabelle 12.3 Multiaxiale Klassifikation der American Association on Mental Deficiency (AAMD). (Nach *Grossmann* 1983, aus *Remschmidt* 1988 a)

1. Achse	Diagnose der geistigen Behinderung und Intelligenzniveau, z.B. leichte geistige Behinderung	317.0
2. Achse	Ätiologie, z.B. Bleivergiftung	035 (784. ICD 9)
3. Achse	Zusätzliche Probleme, z.B. Hörverlust unklarer Genese	389.10
4. Achse	Psychosoziale Belastungsfaktoren, z.B. Tod eines Elternteils	4

IQ-korrelierte Begriffe und Parameter sind in Tabelle 12.4 zusammengefaßt.

Die Altersabhängigkeit der Symptomatologie des adaptiven Verhaltens bei geistiger Behinderung ist in Tabelle 12.5 skizziert, wobei das adaptive Verhalten auf Stufe 1 am stärksten, auf Stufe 4 im geringsten Grad eingeschränkt ist. In umgekehrter Folge haben diese Stufen nur unscharfen Bezug zu den Klassifikationsstufen in Tabelle 12.4.

Die *WHO* hat eine internationale Klassifikation der Behinderungen formuliert (1980). Die Klassifikation kommt den Aufgaben klinischer Praxis in Diagnostik, Therapie und Rehabilitation entgegen, indem sie zwischen primärer Schädigung oder Behinderung (z.B. geistige Behinderung), funktioneller Beeinträchtigung des Individuums (z.B. die Unfähigkeit, Lesen und Rechtschreiben zu lernen) und sozialen Beeinträchtigungen (z.B. beeinträchtigte Erwerbsfähigkeit) unterscheidet (vgl. Tab. 12.6). Die Klassifikation beinhaltet den Aspekt der Mehrfachbehinderung.

Der Zusammenhang von Behinderung, funktioneller Einschränkung und sozialer Beeinträchtigung ist in Abb. 12.1 schematisiert dargestellt.

Geistige Behinderung ist häufiger von *Mehrfachbehinderungen* begleitet. *Rache* (1980) fand bei geistig behinderten Kindern: 69 % Sprachstörungen, 32,4 % Sehbehinderungen, 23,0 % Verhaltensstörungen, 21 % Epilepsien, 18 % Körperbehinderungen, 6,7 % Hörbehinderung (vgl. auch *Krebs* 1990). Je schwerer der Grad der geistigen Behinderung, desto häufiger bestehen zusätzliche körperliche Behinderungen (Störungen der Motorik, der Sinne, Epilepsien), Beeinträchtigungen in lebenspraktischen Fertigkeiten (Unselbständigkeit bei der Toilette, beim Baden, Ankleiden, Essen) und Verhaltensstörungen (Aggressivität, Hyperaktivität, Apathie, mangelhaftes Sexualverhalten, Kotschmieren, Weglaufen, Kleidung verweigern; vgl. *Ross* 1972, *Lendar* et al. 1984, *Fox* u. *Rotatori* 1982). In der Studie von *Neuhäuser* u. *Opitz* (1975) wiesen geistig schwer Behinderte zu etwa 30 % kleinere oder größere körperliche Mißbildungen auf. Die Diagnostik ist notwendigerweise mehrdimensional und interdisziplinär zu leisten (weiterführend s. *Neuhäuser* u. *Steinhausen* 1990, *Rush* et al. 1986).

12.2 Diagnostik

Die Diagnostik geistiger Behinderung hat zum Ziel, eine optimale medizinische Behandlung, pädagogische Förderung und soziale Integration des Behinderten zu begründen, die Prognose abzuschätzen

Tabelle 12.4 Klassifikation intellektueller Störungen nach ihrem Ausmaß und darauf beziehbare Parameter. (Nach *Schmidt* 1981)

Deutsche Klassifikationsbegriffe[1]	Bereich definiert durch Intelligenzquotienten (gemäß ICD-9)	Prävalenz	Spezifische Prävalenz[2]	Angaben zur Ätiologie	Erreichbares Entwicklungsalter[3]	Erreichbares Entwicklungsalter[4]	Förderungsmöglichkeiten
niedrige Intelligenz, unterdurchschnittliche Intelligenz (Grenzdebilität)	80–70	IQ ≤ 81 10%[7] IQ ≤ 75 5% IQ ≤ 72 3%		häufiger unklare (polygene) Erblichkeit; häufiger unklare Ätiologie;	entspricht dem Gesunden	formale Denkoperationen	Grund- und Hauptschule
leichte intellektuelle Behinderung (Debilität)	69–50	IQ 60–50 2,23% IQ < 70 2,56%[10] IQ ≤ 65 1,00%[7] IQ ≤ 60 0,76%[8] IQ ≤ 60 0,79%[9]	für IQ < 60 Jungen 0,87% Mädchen 0,64%	häufiger durch zu erwartende genetische Variationen bedingt (incl. subkultureller Einflüsse);	entspricht dem 15jähriger für Jungen und nicht ganz 15jähriger für Mädchen	konkrete Denkoperationen	Sonderschule für Lernbehinderte; Erwerb von Kulturtechniken
mäßige intellektuelle Behinderung (Imbezillität)	49–35	für IQ 49–20 0,24%[10] für IQ < 50 0,44%[8] für IQ ≤ 50 0,42%[9] für IQ ≤ 20 0,00%[7] für IQ ≤ 20 0,04%[10]	für IQ < 50 Jungen 0,54% Mädchen 0,29%	weniger körperliche Abnormitäten; häufiger durch organpathogene Faktoren bedingt;	entspricht dem 6jähriger (für Mädchen etwas jüngerer als 6jähriger)	semiotische oder symbolische Funktionen	Sonderschule für praktisch Bildbare (z.T. schon ab IQ 60); kein bzw. sehr begrenzter Erwerb von Kulturtechniken
schwere intellektuelle Behinderung (ausgeprägte Imbezillität)	34–20			häufiger exogene, monogen erbliche und chromosomale Ätiologie; →			
schwerste intellektuelle Behinderung (Idiotie)	< 20			häufiger aufklärbare Ätiologie	entspricht dem etwa 18monatiger Kinder	senso-motorische Intelligenz; keine Ökonomisierung des Lernens durch die Sprache	Lernen durch Versuch und Irrtum bzw. Imitation

[1] nach *Remschmidt* u. *Schmidt* 1977; [2] nach *Liepmann* et al. 1977; [3] z.T. nach *Mutavof* u. *Scharf*; [4] nach *Piaget* u. *Inhelder*; [7] gemäß Normalverteilung bzw. Testeichung; [8] nach *Liepmann* et al. 1977; [9] nach *Wing* 1970; [10] nach *Ziegler* 1967.

Tabelle 12.5 Adaptives Verhalten. (Aus *Spreen* 1978, S. 26; nach *Schmidt* u. *Voll* 1985)

Stufe	Vorschulalter (0–5 Jahre) Reifung und Entwicklung	Schulalter (6–21 Jahre) Erziehung und Bildung	Erwachsenenalter (über 21) Soziale und berufliche Zulänglichkeit
1	Grober Entwicklungsrückstand; minimale Fähigkeit zu Leistungen im sensorisch-motorischen Bereich; benötigt Krankenhausfürsorge.	Einige motorische Entwicklung vorhanden; Selbsthilfetraining ohne Erfolg; braucht vollständige Fürsorge.	Einige motorische und sprachliche Entwicklung; völlig unfähig zur Selbsterhaltung; braucht komplette Pflege und Aufsicht.
2	Schlechte motorische Entwicklung; Sprache minimal; im allgemeinen unfähig, Selbsthilfe zu entwickeln; geringe oder fehlende Kommunikationsfähigkeit.	Kann sprechen oder Kommunikationsfähigkeiten erlernen; kann in einfachen Gesundheitsgewohnheiten angelernt werden; kann keine funktionellen akademischen Fertigkeiten erwerben; lernt mit Hilfe von systematischer Verhaltensmodifikation („trainierbar").	Kann teilweise zum Selbstunterhalt beitragen unter ständiger Aufsicht; kann bis zu minimal nützlichem Grade Selbstverteidigungsfähigkeiten in kontrollierter Umgebung erwerben.
3	Kann sprechen und Kommunikationsfähigkeiten erlernen; schlechtes Sozialverständnis; ausreichende motorische Entwicklung; kann Selbsthilfe erlernen; kann unter mäßiger Aufsicht fertig werden.	Kann funktionelle akademische Fähigkeiten etwa bis zum Niveau der 4. Schuljahres erwerben, wenn er Zugang zur Hilfsschule hat („erziehbar").	Fähigkeit zum Selbstunterhalt in ungelernten oder gelernten Berufen; braucht Aufsicht und Hilfe, wenn er unter leichtem sozialen oder ökonomischen Streß steht.
4	Kann soziale und Kommunikationsfähigkeiten erwerben; minimaler Rückstand im sensorisch-motorischen Bereich; von normalen Kindern erst im späteren Alter unterscheidbar.	Kann akademische Fähigkeiten bis etwa zum 6. Schuljahr im späteren Reifealter erwerben. Fähigkeiten zur Oberstufe fehlen. Braucht Schulhilfe, besonders im späteren Schulalter („erziehbar").	Mit ausreichender Bildung und Lehre fähig zu sozial und beruflich adäquater Leistung; braucht häufig Aufsicht und Hilfe bei schwerem sozialen oder ökonomischen Streß.

Tabelle 12.6 Internationale Klassifikation der Behinderungen, der funktionellen Einschränkungen und der sozialen Beeinträchtigungen (*WHO* 1980). (Nach *Remschmidt* 1988 a)

Behinderungen, Schädigungen

1. Intellektuelle Behinderungen
2. Andere psychologische Behinderungen
3. Sprachbehinderungen
4. Hörbehinderungen (Hörschäden)
5. Sehbehinderungen (Sehschäden)
6. Behinderungen im Bereich der inneren Organe
7. Behinderungen des Skelettsystems und des Bewegungsapparates
8. Behinderungen durch körperliche Entstellungen
9. Generalisierte, sensorische und andere Behinderungen

Funktionelle Einschränkungen

1. Funktionelle Einschränkungen im Verhaltensbereich
2. Funktionelle Einschränkungen im Bereich der Kommunikation
3. Funktionelle Einschränkungen in der Fähigkeit sich selbst zu versorgen
4. Funktionelle Einschränkungen im Bewegungsbereich

5. Funktionelle Einschränkungen verschiedener Art im körperlichen Bereich
6. Funktionelle Einschränkungen der manuellen Geschicklichkeit
7. Funktionelle Einschränkungen des situativen Verhaltens
8. Funktionelle Einschränkungen im Bereich der Geschicklichkeit
9. Andere funktionelle Einschränkungen

Soziale Beeinträchtigungen

1. Beeinträchtigungen der Orientierung
2. Beeinträchtigungen durch Abhängigkeit
3. Beeinträchtigungen im Bewegungsbereich
4. Beeinträchtigungen im Bereich der Beschäftigung
5. Beeinträchtigungen im Bereich der sozialen Integration
6. Beeinträchtigungen in der Selbstversorgung und der persönlichen Unabhängigkeit
7. Andere soziale Beeinträchtigungen

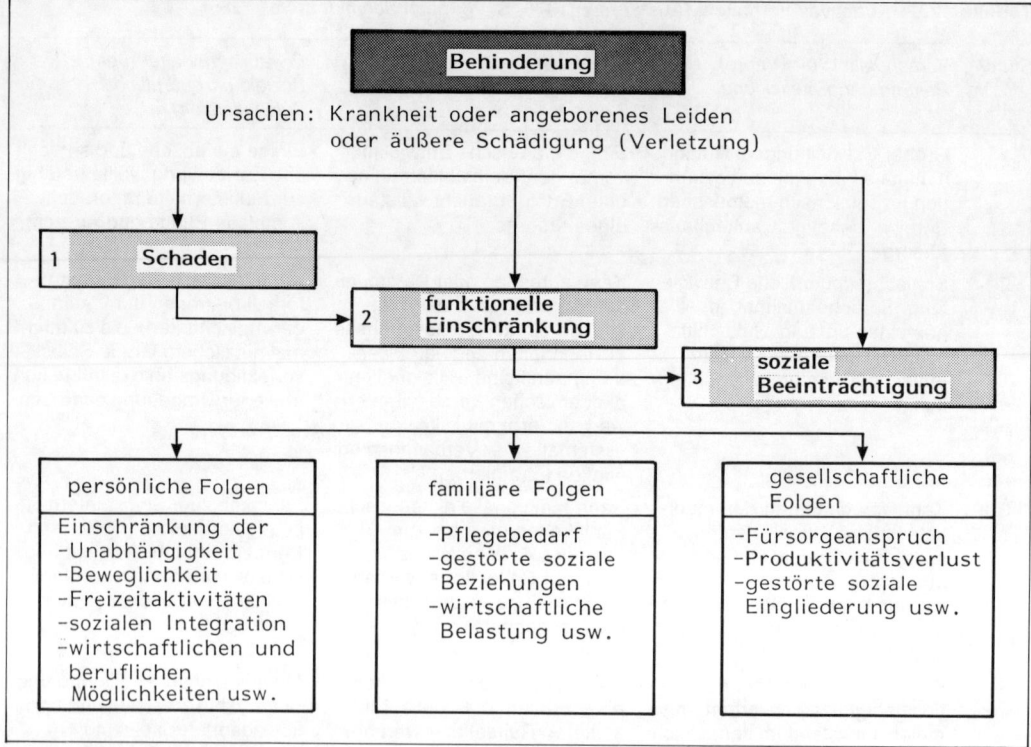

Abb. 12.1 Die 3 Ebenen bzw. Aspekte einer Behinderung entsprechend der Klassifikation der WHO (1980) und ihre persönlichen, familiären und gesellschaftlichen Folgen. (Nach *Bundesarbeitsgemeinschaft für Rehabilitation* 1984, S. 15; aus *Remschmidt 1988b*)

und den Entwicklungsverlauf zu prüfen. Die Diagnostik beinhaltet die Feststellung von Funktionsdefiziten, ebenso wie die Ermittlung der Bedürfnisse und des Begabungsreservoirs des Behinderten. Sie schließt die Erkundung der Lebensverhältnisse, die Feststellung familiärer Bedürfnisse, familiärer Tragfähigkeit und gesellschaftlicher Hilfspotentiale mit ein. Immer ist daran zu denken, daß bei Menschen mit geistiger Behinderung zusätzliche Behinderungen gehäuft anzutreffen sind. Alle Gesichtspunkte verweisen auf die Notwendigkeit einer mehrdimensionalen, fachübergreifenden Diagnostik, die wiederum der Koordination und Integration der Befunde bedarf, um den Behandlungs- bzw. Förderplan zu begründen. Die primär *ärztlichen* diagnostischen Untersuchungsverfahren sind in Tab. 12.7 zusammengefaßt.

Die *psychologische* Diagnostik ist ebenfalls vielfältig. Zur spezifischen Intelligenzdiagnostik sind eine Fülle von standardisierten Verfahren in Gebrauch, deren Indikation sich aus den Besonderheiten des Einzelfalls ergibt. Übersichten über verfügbare Testverfahren und ihre kritische Bewertung finden sich bei *Brickenkamp* (1975), *Rennen-Allhoff* u. *Allhoff* (1987), *Schmidt* u. *Voll* (1985) und *Warnke* (1988b).

Die Diagnostik beinhaltet darüber hinaus eine Feststellung z.B. der sozialen, sprachlichen, motorischen, emotionalen und lebenspraktischen Fähigkeiten des geistig Behinderten (weiterführend *Brickenkamp* 1975, *Schmidt* u. *Voll* 1985, *Warnke* 1988b). Sie ermittelt Entwicklungsmöglichkeiten und Bedürfnisse des Behinderten; sie sammelt und gewichtet Kenntnisse über den Lebenszusammenhang, die Alltagsanforderungen, das Wert- und Regelsystem seiner Lebensgemeinschaft. Materielle, strukturelle und sozialrechtliche Möglichkeiten werden festgestellt. Die Diagnostik dient einem positiven Verstehen der Behinderten, um seiner Adaptationsfähigkeit, Selbständigkeitsentwicklung und sozialen Integration im Zusammenwirken mit den Bezugspersonen bestmöglich entsprechen zu können. Die Diagnostik zur geistigen Behinderung ist notwendigerweise eine lebensbegleitende *Verlaufsdiagnostik* in bleibender Wechselwirkung mit den therapeutischen, pädagogischen und anderen

Tabelle 12.7 Ärztliche Untersuchungsverfahren bei intelligenzgeminderten Kindern. (Nach *Schmidt* u. *Voll* 1985)

Familienanamnese bezüglich des Vorkommens von Intelligenzminderungen oder anderen Erkrankungen.

Entwicklungsanamnese betreffend Besonderheiten von Schwangerschaft, Geburt, frühkindlicher Entwicklung und späteren Erkrankungen sowie des Alters beim Erkennen der Intelligenzminderung.

Somatometrie betreffend Kleinwuchs, Unter- oder Übergewicht sowie Mikro- oder Makrozephalie bzw. Entwicklung eines Hydrozephalus.

Klinische internistische Untersuchung, betreffend Besonderheiten des Körperbaus, aber auch Hinweise auf Abnormitäten der inneren Organe und auf Speicherkrankheiten.

Neurologisch-motoskopische Untersuchung bezüglich neuropathologischer Befunde, Besonderheiten der motorischen Entwicklung, insbesondere der Koordination.

Psychiatrische Untersuchungen zum Stand der emotionalen und sozialen Entwicklung als Hilfe bei der Interpretation von Testergebnissen und zur Feststellung von Verhaltensauffälligkeiten, die nicht Ausdruck einer Entwicklungsverzögerung, sondern Hinweise auf pathologische Verhaltensmuster im Sinne einer sogenannten Plussymptomatik sind, also zusätzliche psychiatrische Erkrankungen signalisieren.

Neurophysiologische Untersuchung zur Feststellung dysphathischer und dyspraktischer Störungen, auch von Störungen der räumlichen Orientierung, der Rechts-Links-Unterscheidung, des Körperschemas und der Gedächtnisfunktionen, die parallel zur Intelligenzminderung, aber auch unabhängig von ihr beeinträchtigt sein können.

Untersuchung zur Beurteilung der Hirnstrukturen zur Ermittlung von Dichteunterschieden, Hohlraumbildungen usw., die heute im wesentlichen aus Anwendungen der Ultraschalldiagnostik und der Computertomographie sowie verwandter Techniken bestehen.

Untersuchungen zur Beurteilung der Hirnfunktionen sowohl bezüglich der Grundaktivität des Gehirns unter unterschiedlichen Bedingungen wie auch bezüglich spezifischer Phänomene, vor allem zerebraler Anfallsleiden; bislang ist nur die routinemäßige Diagnostik verwendbar, evozierte Potentiale und Erwartungspotentiale sind lediglich bei Spezialfragen nutzbar (so etwa bei der objektiven Audiometrie).

Untersuchungen peripher-neurophysiologischer Funktionen als Messung der Nervenleitgeschwindigkeit bei Verdacht auf einige Demenzprozesse.

Laborchemische Untersuchungen an Blut, Liquor (auch zur Feststellung überstandener Infektionen) und an bioptischem Material, teilweise an Gewebskulturen.

Chromosomenanalyse, Nachweis numerischer und struktureller Aberrationen der Autosomen und Gonosomen sowie zur Identifizierung von Mosaikbildern.

Molekulargenetische Untersuchungen.

rehabilitativen Maßnahmen (weiterführend s. *Remschmidt* 1988 c).

Die vielfältigen sehr zahlreichen klinischen Bilder der Syndrome und Erkrankungen mit dem Korrelat geistiger Minderbegabung können hier nicht im einzelnen abgehandelt werden. Eine umfassende Übersicht zur Klinik der Differentialdiagnose von Syndromen geben *Schmidt* u. *Voll* (1985), weiterführend sind *Neuhäuser* u. *Opitz* (1975) und *Neuhäuser* u. *Steinhausen* 1990, *Neuhäuser* 1982).

12.3 Ätiologie

Wie bei der Intelligenzentwicklung selbst so ist auch bei der Ätiologie von Intelligenzstörungen ein Zusammenwirken von Anlage- und Umweltfaktoren anzunehmen. Geistige Behinderung erscheint zum einen als eine Normvariante, zum anderen als Resultat monogener, chromosomaler und exogensomatischer Krankheiten und Fehlbildungen und auch als Folge schwerer frühkindlicher Deprivation. Bei den leichteren Formen geistiger Behinderung ist eine multifaktorielle Vererbung — also Normvariante — wahrscheinlich. Intelligenzminderungen schwereren Grades haben dagegen häufiger eine prä-, peri- und postnatale Schädigung als Ursache; vermehrt sind dabei körperliche Abnormitäten. Nach wie vor ist noch bei relativ vielen Fällen geistiger Behinderung die Ursache der Intelligenzminderung auch bei sorgfältiger Diagnostik nicht zu sichern. Tab. 12.8 faßt die ätiologischen Gruppierungen zusammen.

12.4 Behandlung geistiger Behinderung und die schulische, berufliche und soziale Integration

Eine Therapie im Sinne einer Heilung der bereits manifest gewordenen geistigen Behinderung ist bislang nicht möglich. Es gibt die Prävention und die Behandlung und Förderung des geistig Behinderten, so daß Deprivation und sekundäre Beeinträchtigungen verhindert, körperliche und psychische Entwicklung sowie soziale Integration optimalisiert werden. Die Prognose ist nicht allein durch die Intelligenz und die häufigen organischen und psychischen zusätzlichen Behinderungen (Mehrfachbehinderung) definiert, sondern u.a. auch abhängig von familiärer Fürsorge, der Frühförderung, Qualität und Kontinuität indizierter Therapien sowie der Nutzung schulischer, berufli-

Tabelle 12.8 Einteilung geistiger Behinderung nach ätiologischen Gesichtspunkten

1. Untere Normvariante der multifaktoriellen Intelligenzveranlagung.

2. Pathologische organische Ursachen der Intelligenzminderung

a) hereditär – monogen
   - Dysplasien des Zentralnervensystems (Phakomatosen: z.B. Morbus Recklinghausen; tuberöse Sklerose),
   - metabolisch-genetisch: Störungen des Aminosäurenstoffwechsels (z.B. Phenylketonurie), des Kohlehydratstoffwechsels (z.B. Galaktosämie; Mucopolysaccharidose), des Lipidstoffwechsels (z.B. Morbus Gaucher, Niemann-Pick),
   - erbliche Hirn- und Schädelmißbildungen (Mißbildungs-Retardierungssyndrome: z.B. Apert-Syndrom; Lawrence-Moon-Biedl-Bardel-Syndrom),
   - erbliche endokrine Störungen (z.B. Hypothyreose);

b) chromosomal
   - Störungen der Körperchromosomen (z.B. Trisomie 21 = Langdon-Down-Syndrom),
   - Störungen der Geschlechtschromosomen (z.B. Marker-X-Syndrom; bei XO- und XXY-Syndrom liegt in der Regel Normalbegabung vor);

c) exogen
   - pränatal (z.B. Fetopathien; Embryopathie infolge von Rubeolen, Zytomegalie, Lues, Toxoplasmose, Listeriose; Alkoholembryopathie; Embryopathie durch Strahlen, Medikamente oder Mangelernährung; infolge von z.B. Plazentainsuffizienz oder Nabelschnuranomalien),
   - perinatal (z.B. Sauerstoffmangel oder traumatisch bedingte Hirnblutungen bei Geburt),
   - postnatal (z.B. durch Neugeborenen-Erythroblastose; durch entzündliche zerebrale Erkrankungen wie z.B. Masern-Enzephalitis, Keuchhusten-Enzephalopathie; postvakzinale Enzephalitis);

d) wahrscheinlich multifaktoriell (d.h. exogen und genetisch) verursachte Mißbildungs-Retardierungssyndrome (z.B. Formen von Hydrozephalus, Mikrozephalie oder Spina bifida).

3. Schwere frühkindliche Deprivation als Ursache der Intelligenzminderung.

4. Intelligenzminderung unbekannter Ätiologie.

---

cher, wohnlicher und gesellschaftlicher Integrationsmöglichkeiten. Da geistig Behinderte im hohen Prozentsatz mehrfachbehindert sind (z.B. durch Epilepsie, Fehlbildungen, Sprachstörungen, Verhaltensstörungen), ist nicht nur die der Behandlung vorangehende Diagnostik mehrdimensional konzipiert, sondern es ist auch in der Behandlung eine integrierte interdisziplinäre Vorgehensweise indiziert. Die Zusammenhänge zwischen Krankheit, Behinderung und Prävention, Therapie, Erziehung und Rehabilitation veranschaulicht Abb. 12.2.

Primäre Prävention ist Vorbeugung durch Vermeidung bzw. Beseitigung von Gesundheitsrisiken (z.B. humangenetische Beratung *vor* Schwangerschaft).

Sekundäre Prävention beinhaltet Maßnahmen, die nach ersten Krankheitszeichen oder bei bereits stattgefundenen Risikoereignissen einsetzen (z.B. Vorsorgeuntersuchungen).

Tertiäre Prävention richtet sich gegen die möglichen Folgen einer Erkrankung (z.B. Rehabilitation).

Therapie und spezielle Erziehung richten sich auf die Behinderung; Therapie zusätzlich gegen die Erkrankungen.

12.4.1 Prävention

12.4.1.1 Genetische Beratung der Eltern

Den Eltern eines geistig behinderten Kindes sollte die genetische Beratung zugänglich sein. Die Beratung kann nur dann spezifisch sein, wenn die Ursache der geistigen Behinderung des Kindes diagnostizierbar ist. Wenn es gelingt, eine genetisch bedingte Form der geistigen Behinderung festzustellen, so ist das weitere Vorgehen von der jeweiligen Grunderkrankung abhängig. In Abhängigkeit vom Befund kann Eltern das empirische Wiederholungsrisiko benannt werden. Die Eltern können über Methoden der Schwangerschaftsverhütung informiert werden.

Falls die Eltern eine pränatale Diagnostik bei weiterer Schwangerschaft wünschen, ist eine Amniozentese oder Chorionbiopsie bei bestehender Schwangerschaft möglich. Hierdurch lassen sich zytogenetisch (z.B. Down-Syndrom), biochemisch (z.B. Tay-Sachs) oder molekulargenetisch (z.B. Lesch-Nyhan-Syndrom) diagnostizierbare Erkrankungen aufdecken. Die pränatale Diagnostik setzt voraus, daß die Eltern den Befund überhaupt als eine Entscheidungshilfe nutzen wollen.

Diagnostische Methoden sind:

— Fruchtwasseruntersuchung durch Amniozentese in der 16. Schwangerschaftswoche (molekulargenetische Untersuchung, Chromosomenanalyse, α-1-Fetoprotein, biochemische Untersuchungen zu Stoffwechselanomalien),

— Fetoskopie in der 15.–18. Schwangerschaftswoche (direkte Beobachtung, Blutentnahme oder Hautbiopsie am Feten),

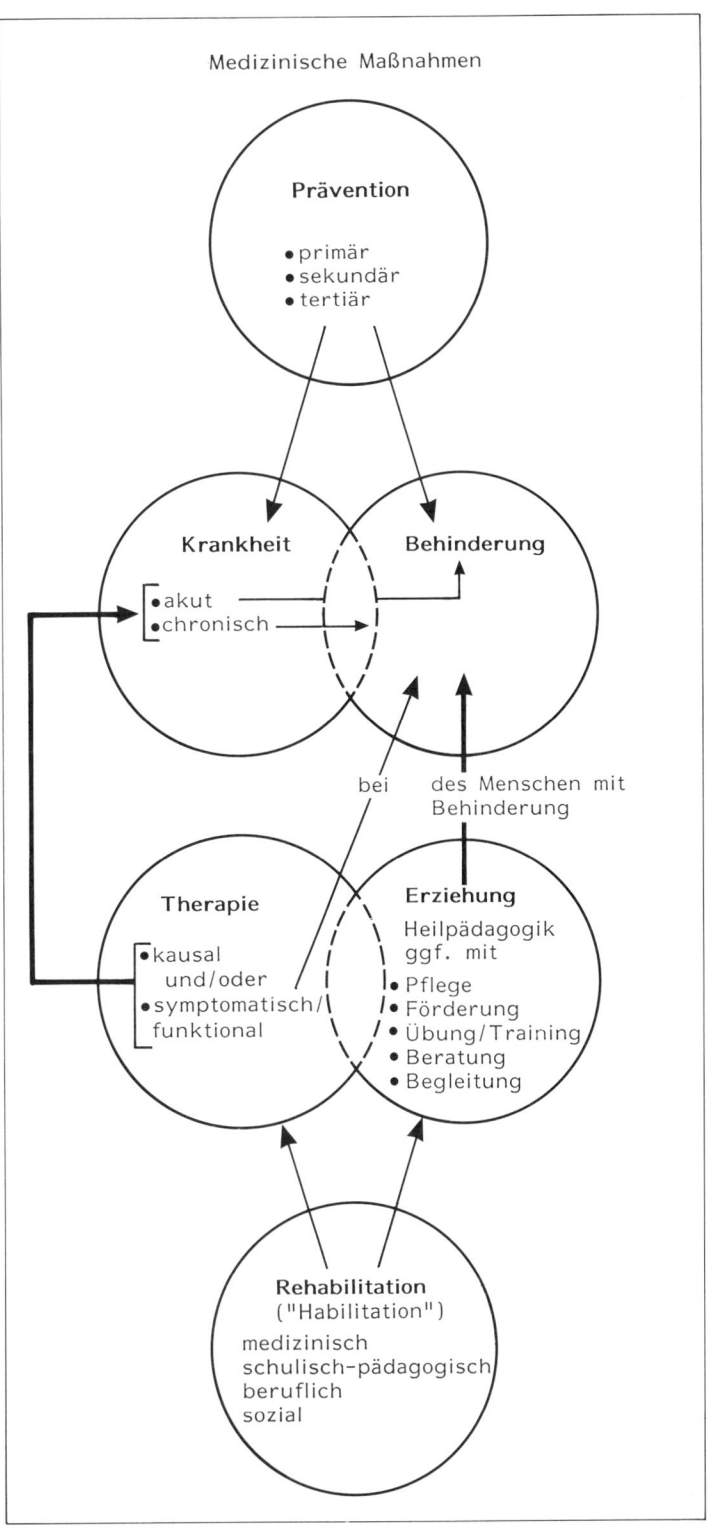

Abb. 12.2 Zusammenhänge und Unterschiede zwischen Krankheit und Behinderung, Therapie und Erziehung, Prävention und Rehabilitation. (Nach *Krebs* 1990)

- Ultraschalldiagnostik (u.a. Bestimmung von Gestationsalter, Mehrlingsschwangerschaft, Plazentalokalisation, schwerere Dysplasien).

Der Nachweis eines Erbleidens beim Fetus löst noch nicht die für Eltern und Ärzte sich ergebende Frage, ob – im Rahmen der Rechtslage – eine Schwangerschaft abgebrochen werden soll oder nicht und inwieweit der Schwangerschaftsabbruch eine prinzipielle ethische Rechtfertigung hat.

Die Beratung des geistig Behinderten bzw. die gesetzliche Vertretung geistig behinderter Menschen ist ebenso verknüpft mit der *ethischen Fragestellung*.

Durch das Betreuungsgesetz, dessen Regelungen am 1. Januar 1992 in Kraft getreten sind, werden jene Voraussetzungen festgelegt, unter denen ein Betreuer seine Zustimmung zur Sterilisation einer einwilligungsunfähigen Person geben kann.

Das Gesetz setzt nunmehr der Sterilisation enge Grenzen. Bei Entscheidungen über eine Sterilisation sind die Interessen Dritter unbeachtlich. Weder ein angebliches Interesse der Allgemeinheit (sog. fiskalische Erwägungen) noch die Interessen von Verwandten, etwa im Hinblick auf mögliche Belastungen durch die Betreuung und Erziehung eines zu erwartenden Kindes, dürfen zu einer (sog. vorsorglichen) Sterilisation führen (*Knittel* 1992).

Dies entspricht auch den Grundgedanken unserer Verfassung, denn die *körperliche Unversehrtheit* (Art. 2 GG) ist ein geschütztes Rechtsgut und eine Einschränkung kann nur vertretbar sein, wenn sie dazu dient, geistig behinderte Menschen vor dem Verlust mindestens gleichwertiger Rechtsgüter zu schützen.

Für eine Sterilisation gibt der Gesetzgeber nach § 1905 BGB klare restriktive Vorgaben.

Der Tenor des Gesetzes lautet, daß der ärztliche Eingriff nur zulässig ist, wenn (bedingt durch die konkrete Lebensführung) bei Eintritt der Schwangerschaft eine Gefahr für das Leben oder eine schwerwiegende Beeinträchtigung des körperlichen oder seelischen Gesundheitszustandes der Schwangeren zu erwarten wäre (Abs. 1, Nr. 4 u. 5).

Im einzelnen benennt das Betreuungsgesetz folgende Hauptpunkte:

- Die Sterilisation Minderjähriger ist ausdrücklich verboten. Weder die Eltern noch die Minderjährigen selbst können hierin einwilligen (§ 1631 c BGB).
- Zwangssterilisationen sind ausgeschlossen. Jede auf Abwehr und Ablehnung gerichtete Reaktion der geistig Behinderten, durch Gesten oder Gefühlsäußerungen, auch nach der vormundschaftlichen Genehmigung (*Knittel* 1992), führt dazu, daß der Eingriff unterbleibt.

- Eine Sterilisation geistig Behinderter darf nur mit Einwilligung eines besonderen Betreuers (also nicht desjenigen, der die allgemeine Betreuung führt) vorgenommen werden. Die Einwilligung des Betreuers bedarf der gerichtlichen Genehmigung.
- Im Gerichtsverfahren selbst ist der Betroffenen ein Verfahrenspfleger zu bestellen. Ferner sind mindestens zwei Sachverständigengutachten einzuholen, die sich mit den medizinischen, psychologischen, sozialen und sexualpädagogischen Fragen der Sterilisation auseinandersetzen (§ 69 d Abs. 3 Satz 2 FGG).
- Im Einzelfall muß feststehen, daß die Schwangerschaft – welche zu einer schweren gesundheitlichen Schädigung der Schwangeren führen würde – nicht durch andere zumutbare Mittel verhütet werden kann (§ 1905 BGB, Abs. 1, Nr. 5).

Hinzuweisen ist in diesem Zusammenhang auf eine Gefahr, die in der Rechtsliteratur immer wieder erwähnt wird. Auch nach dem Betreuungsgesetz kann ein Schwangerschaftsabbruch an einer einwilligungsunfähigen Frau vorgenommen werden, wenn diese durch die Geburt eines Kindes in eine dem § 218 a StGB entsprechenden Notlage geraten würde (*Finger* 1989).

Der Gesetzgeber und alle an Entscheidungsprozessen Beteiligte sollten nicht zulassen, daß sich der Schwangerschaftsabbruch zu einer „Ersatzform" für die Sterilisation entwickelt (*Lachwitz* 1989).

12.4.1.2 Schwangerschaftsvorsorge

Präventive Maßnahmen von Intelligenzstörungen *vor* eingetretener Schwangerschaft sind neben der genetischen Beratung die Rötelnschutzimpfung von Mädchen vor dem fortpflanzungsfähigen Alter bzw. bei Schwangerschaftswunsch und fehlender Immunisierung spätestens 3 Monate vor Beginn der Schwangerschaft (Prävention der Rötelnembryopathie) sowie die Prophylaxe der Rhesussensibilisierung durch „Anti-Rh-Gammaglobulin-Prophylaxe" bei Rh-negativen Frauen unmittelbar nach der Geburt eines Rh-positiven Kindes (Verhinderung des Morbus haemolyticus neonatorum).

Nach eingetretener Schwangerschaft beinhaltet Schwangerschaftsvorsorge die ärztliche Betreuung von schwangeren Müttern. Das Risiko der Geburt geistig behinderter Kinder wird reduziert durch die Behandlung mütterlicher Infektionen mit Übertragungsrisiko auf den Fetus, die Therapie der Eklampsie, sowie die Vermeidung von Frühgeburt, nicht adäquater Medikation, des Mißbrauchs illegaler Drogen, von Alkohol und Nikotin während der Schwangerschaft. Bei Rötelnexposition einer antikörpernegativen Schwangeren ist eine Passiv-immunisierung indiziert.

12.4.1.3 Vorsorge für entwicklungsgefährdete Kinder (Risikokinder)

Optimale geburtshilfliche Versorgung und die sorgsame Verlaufsbeobachtung von entwicklungs-gefährdeten und von Behinderung bedrohten Kin-dern im Rahmen der gesetzlichen Vorsorgeunter-suchung und speziellen Früherkennungsunter-suchungen, Optimalisierung der Geburtskontrolle, ihrer Einleitung und Durchführung einschließlich apparativer, konservativer oder operativer Entbin-dungsmöglichkeiten reduzieren nicht nur die Morta-lität, sondern auch das Risiko zerebraler Schädi-gung. Neugeborene mit komplizierten Schwanger-schafts- und Geburtsverläufen, Frühgeborene, Mangelgeborene und Neugeborene, die aus unter-schiedlichen Gründen einer stationären intensiv-medizinischen Versorgung bedurften, sind im 1. Lebensjahr einer neuropädiatrischen Verlaufsun-tersuchung zuzuführen (*Ohrt* 1981). Den in der Bundesrepublik gesetzlich ermöglichten Vorsor-geuntersuchungen des Kindes bis zum 4. Lebens-jahr kommt bei Risikokindern eine besondere Be-deutung zu. Die durchschnittliche Inanspruchnah-me für die Untersuchungen in der Neugeborenen-periode liegt bislang bei 90 %; im 4. Lebensjahr um 50 %.

Die Entwicklung von Kindern mit erheblichen prä-, peri- und postnatalen biologischen Risiko-faktoren (z.B. Frühgeburt, Mangelgeburt, Plazen-tainsuffizienz, schweren Asphyxien, intrakraniel-len Blutungen usw.), die ohne manifeste Behinde-rungen geboren werden, wird durch familiäre und sozioökonomische Lebenseinflüsse entscheidend bestimmt. Dies haben unabhängige prospektive Längsschnittuntersuchungen aufgezeigt (*Göllnitz* et al. 1983; weiterführend s. *Rauh* 1984, *Warnke* 1988b). Kinder mit einer anamnestischen Bela-stung durch biologische Risikofaktoren sind insbe-sondere dann vor deprivierenden Lebensumstän-den zu schützen, wenn die Eltern alleinstehend sind, ökonomisch überfordert, mit 4 und mehr Kindern in beengten Wohnverhältnissen leben und/oder wenn die Eltern wegen anhaltender gravieren-der psychiatrischer Erkrankungen oder aus ande-ren Gründen in ihrer erzieherischen und pflegeri-schen Fähigkeit erheblich eingeschränkt sind. Kön-nen deprivierende Entwicklungsumstände durch Frühfördermaßnahmen vermieden werden, so ha-ben Kinder mit perinatalen Komplikationen mit sehr hoher Wahrscheinlichkeit keine signifikanten Beeinträchtigungen im Lebenslauf (weiterführend s. *Klicpera* et al. 1985, *Langmeier* u. *Matejcek*

1977). Frühe Adoption, eine mehr oder weniger zeitlich begrenzte Betreuung des Kindes durch (in besonders schwierigen Fällen heilpädagogisch qua-lifizierte) Pflegefamilien und in besonderen Fällen die Fürsorge in heilpädagogischen Heimen sind wichtige Möglichkeiten der Prävention (weiterfüh-rend s. *Masur* 1987, *Pechstein* 1981, *Beiler* u. *Mro-zynski* 1989, *Masur* et al. 1982).

12.4.1.4 Behandlung von Krankheiten zur Vorbeugung von Intelligenzminderungen

Bei Intelligenzminderungen durch *Chromosomen-aberrationen* sind symptomatische Therapiemaß-nahmen möglich. Krankengymnastik, Beschäfti-gungstherapie und u.a. Logopädie. Heilpädagogi-sche Förderung sowie die medizinische Behand-lung somatischer Erkrankungen und zusätzlicher Behinderungen (z.B. Zerebralparese, Sehstörun-gen, Herzvitien usw.) können, wie z.B. für Perso-nen mit Down-Syndrom nachgewiesen, die Intelli-genzleistungen erheblich steigern, die Selbständig-keitsentwicklung, schulische und berufliche Inte-gration sehr verbessern und zu einer signifikant verlängerten Lebenserwartung beitragen. Beim Ullrich-Turner-Syndrom — bei welchem meistens normale Intelligenz vorliegt — lassen sich Mam-maentwicklung sowie Menstruation durch die Ga-be von Ovarialhormonen ermöglichen. Beim Kli-nefelter-Syndrom — ebenfalls meistens normale In-telligenz — ist bei Hodeninsuffizienz eine Andro-gensubstitution indiziert.

Bei *Stoffwechselerkrankungen* sind meistens nur symptomatische Hilfen möglich. Für die diäte-tisch behandelbaren Stoffwechselstörungen ist die Früherkennung und Frühbehandlung entschei-dend. Folgende Beispiele kennzeichnen die prinzi-piellen Behandlungsmöglichkeiten:

— Phenylketonurie: über die ersten 12 Lebensjah-re hinweg eine phenylalaninarme Kost (neuer-dings wird für eine lebenslange Diät plädiert; vgl. *Clemens* 1989); bei Kinderwunsch einer Frau mit maternaler Phenylketonurie ist in je-dem Fall eine Diät notwendig, um eine Schädi-gung des Fetus zu verhindern;

— Homocystinurie: bei ca. 50 % der Patienten ist eine Vitamin B_6-Medikation wirksam; bei Nicht-ansprechen u.a. methioninarme, cystinreiche Diät;

— angeborene und erworbene Hypothyreose: ora-le Substitution mit Thyroxin; bei kongenita-ler Athyreose Therapie innerhalb der ersten 3 Lebensmonate notwendig (weiterführend s. *Schmidt* u. *Voll* 1985).

Primäre *Fehlbildungen des Zentralnervensy-stems* lassen in aller Regel ebenfalls eine symptomatische Behandlung zu. Ein Hydrozephalus ohne Begleitbehinderung kann mit rechtzeitiger Shuntoperation behoben werden, so daß meistens eine Normalentwicklung des Kindes gewährleistet ist.

Bei traumatischen Schädel-Hirn-Verletzungen, Intoxikationen, raumfordernden Prozessen wie Tumor oder Zyste, Infektionen des ZNS sowie bei Epilepsie kommt es jeweils auf eine optimale medizinische Behandlung der *Primärerkrankung* an.

Infantile Zerebralparesen sind bei etwa 30 bis 50 % der Kinder mit Intelligenzbeeinträchtigungen verbunden; die Mehrzahl zerebralparetischer Kinder ist also nicht minderbegabt. Deprivationserfahrungen, die zu einer Pseudodebilität des zerebralgeschädigten Kindes führen würden, wird durch rechtzeitige Physiotherapie auf neurophysiologischer Grundlage (z.B. Methoden nach *Bobath* und *Vojta*), Beschäftigungstherapie, Logopädie, orthopädische Maßnahmen, Hilfsmittelversorgung vom frühen Säuglingsalter an und durch adäquate Beschulung, entgegengewirkt. Bei blinden und gehörlosen Kindern kann durch frühzeitige Stimulierung und Unterrichtung eine sekundäre geistige Behinderung vermieden werden.

12.4.2 Frühförderung

Frühdiagnostik, Frühbehandlung, spezielle Erziehung und soziale Integration des geistig behinderten Kindes in seinen ersten 3 Lebensjahren und ggf. bis zur Einschulung ist der Aufgabenbereich der Frühförderung. Unter dem in diesem Abschnitt bestimmten Aspekt der frühen Hilfe bzw. Frühbehandlung will Frühförderung

- die manifeste Behinderung im Schweregrad mindern,
- sekundäre Beeinträchtigungen der Entwicklung verhindern oder beseitigen,
- Integration in eine Gleichaltrigengruppe, in den (integrierten) Kindergarten ermöglichen,
- die betroffene Familie frühzeitig unterstützen,
- Pflege- oder Adoptionsfamilien bzw. Heimfürsorge vermitteln, wenn dies für das Wohl des Kindes unerläßlich ist.

Eine *Fachkraft*, in der Regel ein Arzt, Psychologe oder Pädagoge, betreut *hauptverantwortlich* das Kind und seine Familie. Der *Förderplan* definiert Ziele, Methoden, Mittel und zeitliche und organisatorische Abläufe der Frühbehandlung. Frühförderung erfolgt im wesentlichen ambulant und mobil (Hausfrühförderung). Sie ist institutionalisiert in (sozialpädiatrischen) Zentren, (sozialpädiatrischen) Abteilungen, Spezialambulanzen der Kinderkliniken und in (interdisziplinären) Frühförderstellen.

Die *Zusammenarbeit mit der Familie* ist grundlegend und beinhaltet die Mitwirkung der Eltern in der therapeutischen Förderung der Kinder (Krankengymnastik, beschäftigungstherapeutische Techniken, heilpädagogische Maßnahmen) (*Speck* u. *Warnke* 1989, *Vereinigung interdisziplinärer Frühförderung* 1991).

Familienentlastende Dienste haben um so mehr Bedeutung, je schwächer die sozioökonomischen Verhältnisse und je stärker die erzieherische, pflegerische, zeitliche, räumliche und personelle Überforderung der Familie ist (weiterführend: *Bundesvereinigung Lebenshilfe* 1982, 1983a, 1986). Die *sozialrechtliche Beratung* und die Hinführung der Eltern zu Elterngruppen und Elternverbänden können zur Bewältigung der langfristigen familiären Aufgabe der Fürsorge des behinderten Kindes beitragen (weiterführend: *Institut für Entwicklungsplanung* 1986, *Hellbrügge* 1981, *Schlack* 1981, *Speck* 1977, *Arbeitsstelle Frühförderung* 1982, *Warnke* 1988c, *Bundesvereinigung Lebenshilfe* 1975, 1988a, *Bach* 1979a, *Stegie* 1988a, *Goodman* et al. 1984, *Ohrt* 1989).

12.4.3 Kindergarten — Hilfe im Elementarbereich

In Sonderkindergärten, integrierten Kindergärten oder schulvorbereitenden Einrichtungen werden unter heilpädagogischer Betreuung, die durch spezielle therapeutische Maßnahmen und Zusammenarbeit mit der Familie ergänzt wird, die sozialen Verständigungsmöglichkeiten, die Lernmotivation und allgemeine Entwicklung lebenspraktischer Fertigkeiten angebahnt. Darüber hinaus dient die Förderung im Kindergarten der Vorbereitung des Schulbesuchs (weiterführend: *Bundesvereinigung Lebenshilfe* 1983b, *Mühl* 1990).

12.4.4 Schulische Förderung

Die schulische Förderung geistig behinderter Kinder ist in den meisten Bundesländern gesetzlich geregelt. In Vorklassen oder sog. Aufnahme- und Beobachtungsstufen kann die Entscheidungsfindung bezüglich der adäquaten Beschulung erleichtert werden. Schüler mit Lernbehinderung (IQ ca. 50 bis 70) werden in *Sonderschulen für Lernbehinderte*, geistig behinderte Kinder (IQ ca. < 50) in *Sonderschulen für geistig Behinderte* bzw. für praktisch Bildbare unterrichtet. Der Unterricht wird von Sonderpädagogen durchgeführt. Die didaktischen Prinzipien setzen eine Beschulung in Klassen mit geringer Schülerzahl voraus, so daß eine individuelle Unterrichtung des einzelnen Schülers möglich wird und Lehrinhalt, Lehrniveau, Lernmaterialien, Lernstrategien, Lerntempo sowie die zeitliche Lernbeanspruchung dem jeweils individuellen Vermögen des Kindes angepaßt werden können. In Sonderschulen für Lernbehinderte werden in der Regel die Kulturtechniken erworben, so daß ein direkter Einstieg in die Lehre und Berufsschulausbildung im Einzelfall möglich wird; einen besonderen Zugang in das Berufsleben bieten spezielle Berufsbildungswerke an. Die Schulen für praktisch Bildbare bzw. geistig Behinderte gliedern sich in Unter-, Mittel-, Ober- und Werkstufe. Ganztagsschulen oder Schulen mit angegliederten Tagesstätten ergänzen das Angebot der Halbtagsschulen. Fertigkeiten der lebenspraktischen Bewältigung (Hilfe zur Selbsthilfe) und die soziale Integration sollen in einer Schulzeit von 9 bis zu 12 Jahren gefördert und die berufliche Weiterbildung vorbereitet werden (weiterführend s. *Speck* et al. 1988, *Speck* et al. 1978, *Stegie* 1988 b, *Mühl* 1990). Geistig behinderte Jugendliche können ihre Berufsschulpflicht in Werk- oder Abschlußstufen erfüllen. Neben der Unterstützung der beruflichen Integrationsbemühungen werden auch hier Fähigkeiten zum selbständigen Wohnen und der Freizeitbeschäftigung weiterentwickelt.

12.4.5 Beruf und Arbeit — Werkstätten

Geistig Behinderte im berufsfähigen Alter finden in aller Regel Aufnahme in Werkstätten für Behinderte bzw. in einer Anlernwerkstatt bei Anstaltsbetreuung. In Eingangsstufen erhalten Behinderte die Möglichkeit, sich in das neue Lebens- und Arbeitsverhältnis einzufinden. Eine etwa 2jährige Ausbildungsstufe beinhaltet berufsbezogene Arbeitsübungen, die das Ziel verfolgen, den geistig Behinderten den Produktionsanforderungen der freien Wirtschaft anzunähern bzw. ihnen ein Tätigkeitsfeld mit verwertbaren Arbeitsergebnissen zu eröffnen. Es bestehen Förderpläne für den Arbeitstrainingsbereich, die Ausbildungsschritte in Bereichen wie z.B. Gartenpflege, Wäscherei, Holz, Keramik, Hauswirtschaft, Näherei, Metall und Druck beschreiben (vgl. Musterförderplan der *Bundesvereinigung Lebenshilfe* 1987). Ein Verzeichnis der Werkstätten für Behinderte wird von der Bundesvereinigung Lebenshilfe publiziert. Die Werkstatt für Behinderte zielt auf eine Eingliederung in den Arbeitsmarkt und nicht auf eine Berufsausbildung. Ob und inwieweit eine berufsfördernde Maßnahme möglich ist, hängt von den geistigen Fähigkeiten und Persönlichkeitsfaktoren ab (weiterführend s. *Schmitz* u. *Deutsch* 1983, *Tews* 1988, *Dieterich* 1990).

12.4.6 Wohnen

Geistig behinderte Kinder wachsen in aller Regel in ihren Familien auf. In den selteneren Fällen, in denen die Schwere der Behinderung des Kindes die familiären Kräfte übersteigt und die Möglichkeiten der ambulanten Hilfe ausgeschöpft und Pflege- bzw. Adoptionsfamilien in der Fürsorge überfordert sind, stehen Heime zur Verfügung. Geistig behinderte Erwachsene können außerfamiliär in kleineren Wohnheimen bzw. betreuten Wohngruppen sowie in Dorfgemeinschaften Wohnung finden. Allein lebende Behinderte werden heute mancherorts durch mobile Dienste betreut. Integrierte Wohngemeinschaften Behinderter und Nichtbehinderter sind eingeführt. Der Begriff „*Wohnstätte im offenen Bereich*" beinhaltet kleine, pädagogisch betreute und in normalen Wohngebieten liegende Wohneinrichtungen. Sie sind als Gruppenwohnung mit bis zu 6 Behinderten oder als Einzelwohnung für 1 oder 2 Behinderte konzipiert. In der BRD waren 1985 400 Wohnstätten mit 9000 Plätzen eingerichtet (*Krähling* 1985). In den meisten Fällen sind die Bewohner in Werkstätten für geistig Behinderte tätig. Nach wie vor haben Vollzeiteinrichtungen (Heime, Anstalten und Stationen für Behinderte in psychiatrischen Krankenhäusern) eine große Bedeutung in der wohnlichen und tätigkeitsbezogenen Versorgung geistig behinderter Erwachsener (weiterführend s. *Speck* et al. 1988, *Steiger* 1985, *Schmidt-Baumann* 1986, *Bundesvereinigung Lebenshilfe* 1988 b).

12.4.7 Spezifische therapeutische Ansätze

12.4.7.1 Nicht-medikamentöse therapeutische und spezielle pädagogische Maßnahmen

Die spezifischen therapeutischen und pädagogischen Maßnahmen sind in den verschiedenen Alters- bzw. Entwicklungsstufen geistig Behinderter unterschiedlich indiziert. Charakteristisch ist die Koordination multidimensionaler Ansätze zu einem integrierten Behandlungs- und Förderungskonzept, so daß die Möglichkeiten unterschiedlicher beruflicher Disziplinen optimal genutzt werden. Im frühen Kindesalter dominieren oft krankengymnastische, logopädische, beschäftigungstherapeutische und verhaltenstherapeutische Maßnahmen, die insbesondere bei mehrfach behinderten Kindern durch frühe Förderpläne koordiniert werden. Im einzelnen lassen sich folgende Interventionsmöglichkeiten exemplarisch differenzieren:

Die *krankengymnastische Behandlung* auf neurophysiologischer Grundlage dient der sensomotorischen Förderung und speziell der Behandlung zentraler Bewegungsstörungen. Mögliche Behandlungskonzeptionen sind die nach *Bobath* und *Vojta* (weiterführend s. *Feldkamp* u. *Danielcik* 1976, *Kalbe* 1981, *Vojta* 1981).

Logopädische Behandlung fördert u.a. Mund- und Sprachmotorik, Atmung sowie beim hörgeschädigten geistig Behinderten die Hörerziehung. Wesentlich ist die Schulung des Sprachverständnisses und der expressiven Sprache (z.B. Wortschatz-Schulung), darüber hinaus die Behandlung von Sprechstörungen (z.B. Artikulationsstörungen).

Die *Beschäftigungstherapie* und in späterem Alter arbeitstherapeutische Ansätze beinhalten die motorische, sensomotorische, geistige, soziale und emotionale Entwicklungsförderung mittels ausgesuchter Materialien, einer systematisch gestalteten Lernsituation mit Einübung gezielter Funktionen zur Wahrnehmung, Feinmotorik, zum konstruktiven Spiel und konstruktiver zweckbestimmter Beschäftigung in Einzel- und Gruppensituationen. *Musiktherapeutische Ansätze, Reittherapie*, die Einbeziehung taktil kinästhetischer Aspekte (*Affolter* 1987) sind im Einzelfall indiziert.

Die *pädagogische Betreuung* umfaßt z.B. im Bereich der Frühförderung u.a. sehr spezifische Aufgaben zur Früherziehung des hör- und sehgeschädigten geistig behinderten Kindes sowie Aufgaben der allgemeinen heilpädagogischen Förderung und Familienhilfe bei geistig Behinderten im Vorschulalter. Pädagogische Aufgaben werden in Frühförderstellen mobil und ambulant wahrgenommen. Im Rahmen pädagogischer Institutionen wie Kindergärten, Tagesstätten, Sonderschulen, im offenen Wohnstättenbereich und in Heimen sowie in klinischen Vollzeiteinrichtungen haben Heilpädagogen, Sonderschullehrer, Erzieher und Sozialpädagogen wichtige rehabilitative Funktionen. Sozialpädagogik und Sozialarbeit haben darüber hinaus Aufgaben u.a. in der sozialrechtlichen Beratung, in familienentlastenden Diensten sowie in der Pflege- und Adoptionsvermittlung (weiterführend: *Bundesvereinigung Lebenshilfe* 1978, *Speck* 1980, *Bach* 1979b, *Mühl* 1990, *Deutscher Bildungsrat 1979).*

Die *psychologischen Interventionen* konzentrieren sich 1. auf die Behandlung psychopathologischer Symptome, vorwiegend durch Methoden der Verhaltenstherapie, und 2. auf übende Verfahren zur Förderung lebenspraktischer Fertigkeiten, der Sprache, Psychomotorik und des Sozialverhaltens. Die Eltern- und Familienarbeit beim geistig behinderten Kind ist immer Bestandteil psychologischer Therapien (*Speck* u. *Warnke* 1989, *Warnke* 1988a,

1990a, b, *Schatz* 1982, *Schmitz* 1979, *Innerhofer* 1977, *Callias* 1980, *Innerhofer* u. *Warnke* 1978, 1989, *Probst* 1982). Verhaltenstherapeutische Ansätze dominieren, sie haben sich als praktikabel und effektiv erwiesen (s. *Brack* 1986, *Kane* et al. 1974, *Kane* u. *Kane* 1976; *Kane* 1979, *Gottwald* u. *Redlin* 1975; *Redlin* 1974, *Innerhofer* 1978, 1987, *Spran-Kuhlen* 1979, *Bundesvereinigung Lebenshilfe* 1979). In geringerem Maße werden andere psychotherapeutische Verfahren (z.B. Gestalttherapie, Spieltherapie) angewandt (weiterführend s. *Besems* u. *Vugjt* 1988, *Luxburg* 1984, *Probst* 1982, *Kane* u. *Kane* 1990).

Ärztliche Aufgaben liegen in der Frühdiagnostik und Koordination der Frühbehandlungsmaßnahmen (*Hellbrügge* 1981; *Wendt* 1984). Besondere Bedeutung hat bereits die Frühbetreuung im Rahmen der Neugeborenen-Intensivstationen gewonnen (*Ohrt* 1981, 1989). Spezifisch ärztlich-therapeutische Aufgaben sind – neben der allgemeinmedizinischen Betreuung und medikamentösen Behandlung zerebraler Anfallsleiden, von Stoffwechselstörungen (z.B. Hypothyreose), der bei manchen Syndromen besonders häufig vorkommenden Infektionen und Organkomplikationen (z.B. bei Down-Syndrom) – die Verordnung spezifischer Diäten (z.B. bei Phenylketonurie), konservative und chirurgische bzw. orthopädische Maßnahmen und die Behandlung von Seh- und Hörstörungen. Eine besondere Aufgabenstellung bieten die geriatrischen Probleme (*Krebs* 1990). Eine psychiatrische Aufgabe ist darüber hinaus die Behandlung spezifischer Symptome (Eßstörungen, Stereotypien, Einnässen und Einkoten), emotionaler und sozialer Verhaltensstörungen sowie anderer psychiatrischer Syndrome (Angstsyndrome, Aggressivität, Autoaggressionen, Zwänge, frühkindliche Deprivation; autistische Verhaltensweisen; sexuelle Deviation) (weiterführend s. *Neuhäuser* u. *Steinhausen* 1990).

12.4.7.2 Medikamentöse Behandlung

Eine medikamentöse Behandlung der Intelligenzminderungen gibt es nicht. Möglichkeiten präventiver Substitutionsbehandlungen haben wir in Abschnitt 12.4.1.4 ausgeführt. Fragen der Medikation bei spezifischen psychischen Problemen sind darüber hinaus dem Kap. 21 dieses Buches zu entnehmen. Grundsätzlich hat die medikamentöse Behandlung bei geistig Behinderten keine andere Indikationsbreite als bei geistig nicht behinderten Patienten, die körperlich oder psychisch erkrankt sind. An dieser Stelle beschränken wir uns auf medikamentöse Behandlungsmöglichkeiten bei Antriebsstörungen, Erregungszuständen und sexuellen Verhaltensproblemen. Die Medikation ist jeweils nur im Zusammenhang mit den zugehörigen verhaltenstherapeutischen und heilpädagogischen Maßnahmen sinnvoll (weiterführend s. *Krebs* 1990).

Störungen der Aufmerksamkeit und Ausdauer, Antriebsschwäche und psychische Verlangsamung lassen sich in Einzelfällen durch Nootropika wie Piracetam, Meclofenoxat oder Pyritinol positiv beeinflussen. Versuche mit niedrigdosierten antriebssteigernden Antidepressiva und Sulpirid können zum Erfolg führen.

Akute Unruhe- und Erregungszustände, die u.U. mit paranoid-halluzinatorischen psychotischen Erlebnissen einhergehen, lassen sich durch Neuroleptika (Levomepromazin, Haloperidol) oder sedativ mit Diazepam behandeln. Bei *chronischen Unruhe- und Erregungszuständen* kommen Neuroleptika (u.a. Thioridazin, Pipamperon) in Frage. In Einzelfällen können Methylaminoäthanol, Imipramin und Methylphenidat hilfreich sein. Bei primär hirnorganisch bedingten aggressiven Wutausbrüchen haben sich zumindest im Kindes- und Jugendalter β-Rezeptorenblocker bewährt.

Die Behandlung der Epilepsie bei geistig Behinderten unterscheidet sich grundsätzlich nicht von der allgemeinen antiepileptischen Medikation. Besondere Sorgfalt ist allerdings auf die Kontrolle der regelmäßigen Medikation und auf die Erkennung unerwünschter und vermeidbarer Nebenwirkungen zu legen.

Die *pathologische Hypersexualität* und *Sexualdeviationen* können erhebliche Probleme in der erzieherischen Führung geistig Behinderter bieten. Eine medikamentöse Behandlungsmöglichkeit besteht durch Cyproteronacetat. Die Therapie ermöglicht in der Regel eine Resozialisierung, die nach Absetzen der Medikation anhält. Nach etwa 14tägiger Behandlung mit 100—200 mg täglich per os kommt es zum Verlust von Libido, Erektions- und Orgasmusfähigkeit. Bei Reduzierung der Dosierung auf im allgemeinen 50 mg täglich per os sind sexuelle Partnerbeziehungen möglich; es besteht Infertilität, solange die Behandlung anhält. Alle Effekte sind voll reversibel. Die Behandlungsindikation ist streng zu stellen. Als Nebenwirkungen können u.a. depressive Verstimmungen auftreten (weiterführend s. *Neumann* 1988).

Alle medikamentösen Behandlungsmaßnahmen bei geistig Behinderten setzen voraus, daß die Medikation durch Angehörige bzw. verantwortliche Bezugspersonen kontrolliert wird. Aufgrund der oft nicht hinreichenden Mitteilungsmöglichkeiten der Patienten ist besondere Sorgfalt auf die Beobachtung von Nebenwirkungen und damit immer eine engmaschige ärztliche Kontrolle angezeigt.

12.4.8 Zum Sozialrecht geistig behinderter Personen

Die Angebote an Rehabilitationsleistungen wurden in den letzten Jahren erheblich erweitert und eine aus fachlicher Sicht gebotene Maßnahme scheitert im allgemeinen nicht aus finanziellen Gründen.

Allerdings sind die Zuständigkeiten im gegliederten System der Rehabilitation meist auf mehrere Kostenträger verteilt. Leistungen können gewährt werden durch

— die gesetzlichen Krankenkassen (im Bereich der medizinischen Rehabilitation),
— die Sozialhilfeverwaltung (heilpädagogische Maßnahmen, Hilfen zur schulischen, sozialen und beruflichen Eingliederung),
— die Träger des sozialen Entschädigungsrechts (z.B. beim Impfschaden),
— die gesetzliche Unfallversicherung (Unfall als Ursache der Behinderung),
— das Versorgungsamt (Ausstellung eines Schwerbehindertenausweises),
— die Hauptfürsorgestellen (Hilfen im Arbeits- und Berufsleben),
— die Bundesanstalt für Arbeit (Bereiche der beruflichen Rehabilitation).

Ist der Behinderte unter 21 Jahre alt und werden ihm heilpädagogische Maßnahmen im Vorschulalter, Hilfen zur angemessenen Schulbildung, zur Teilnahme am Leben in der Gemeinschaft oder für einen angemessenen Beruf oder eine sonstige Tätigkeit gewährt, so sind von den in § 28 BSHG genannten Personen (meist die Eltern) lediglich die *Mittel für den sogenannten Lebensunterhalt* aufzubringen.

Die wichtigsten Rechtsangelegenheiten, die den Einsatz von Einkommen und Vermögen bei über 21 Jahre alten Behinderten betreffen, sind in § 91 Abs. 3 BSHG geregelt, aber in Einzelfällen bestehen hierzu noch Rechtsunsicherheiten.

Die *Hilfe zur Pflege* nach §§ 68ff. BSHG wird Personen gewährt, die infolge Krankheit oder Behinderung so hilflos sind, daß sie für die gewöhnlichen und regelmäßig wiederkehrenden täglichen Verrichtungen in erheblichem Umfang Wartung und Pflege bedürfen. Dies gilt auch für geistig Behinderte, die *ständige Beaufsichtigung* (z.B. bei schwerem Unruhesyndrom, auto- und fremdaggressiven Verhaltensweisen) benötigen. Beantragung des Pflegegeldes über Gesundheitsamt und Sozialamt.

Eingliederungshilfe und Hilfe zur Pflege schließen einander nicht grundsätzlich aus. Die Unterscheidung zwischen Behandlungsfall, Eingliederungshilfe und Pflegefall ist aber deshalb so wichtig, da das Lebensrisiko „Pflegebedürftigkeit", verursacht durch Krankheit, Altersprozesse oder private Unfälle, nicht umfassend sozialversichert ist (die politische Diskussion hierzu ist noch nicht abgeschlossen). Die Kosten der Pflegebedürftigkeit müssen deshalb in den meisten Fällen von der Sozialhilfe getragen werden und dies bedeutet vorrangig den Einsatz des eigenen Einkommens und Vermögens. Erst wenn dieses zur Kostendeckung nicht ausreicht, leistet die Sozialhilfe gemäß dem *Nachrangigkeitsprinzip.*

Literatur

Affolter, F.: Wahrnehmung, Wirklichkeit und Sprache. Neckar, Villingen 1987

Arbeitsstelle Frühförderung, Institut für Sonderpädagogik der Universität München (Hrsg.): Pädagogische Frühförderung behinderter und von Behinderung bedrohter Kinder. Abschlußbericht der wissenschaftlichen Begleitung des Projekts der Bund-Länder-Kommission für Bildungsplanung. Institut für Sonderpädagogik, München 1982

Bach, H. (Hrsg.): Familien mit geistig behinderten Kindern. Untersuchungen zur psychischen, sozialen und ökonomischen Lage. Marhold, Berlin 1979 a

Bach, H. (Hrsg.): Pädagogik der geistig Behinderten. Handbuch der Sonderpädagogik. Bd. 5. Marhold, Berlin 1979 b

Beiler, H., Mrozynski, P.: Rechtsfragen der Frühförderung. In: *O. Speck, A. Warnke* (Hrsg.): Frühförderung mit den Eltern. 2. Aufl. Reinhardt, München 1989, S. 225–239

Besems, T., v. Vugjt, G.: Gestalttherapie mit geistig behinderten Menschen. Geist. Behind. 27 (1988) 1–24

Brack, U.B. (Hrsg.): Frühdiagnostik und Frühtherapie. Urban & Schwarzenberg, München 1986

Brickenkamp, R.: Handbuch psychologischer und pädagogischer Tests. Hogrefe, Göttingen 1975

Bundesarbeitsgemeinschaft für Rehabilitation: Die Rehabilitation Behinderter. Wegweiser für Ärzte. Deutscher Ärzte-Verlag, Köln 1984

Bundesvereinigung Lebenshilfe (Hrsg.): Frühe Hilfen – wirksame Hilfen. Bd. 1. Schriftenreihe Lebenshilfe. Bundesvereinigung Lebenshilfe, Marburg 1975

Bundesvereinigung Lebenshilfe (Hrsg.): Hilfen für schwer geistig Behinderte. Eingliederung statt Isolation. Bd. 3. Schriftenreihe Lebenshilfe, Bundesvereinigung Lebenshilfe, Marburg 1978

Bundesvereinigung Lebenshilfe (Hrsg.): Verhaltenstherapien im Rahmen der Gesamtförderung geistig Behinderter. Bundesvereinigung Lebenshilfe, Marburg 1979

Bundesvereinigung Lebenshilfe (Hrsg.): Elternselbsthilfe und Familienentlastung. Bundesvereinigung Lebenshilfe, Marburg 1982

Bundesvereinigung Lebenshilfe (Hrsg.): Familienentlastende Dienste. Bundesvereinigung Lebenshilfe, Marburg 1983 a

Bundesvereinigung Lebenshilfe (Hrsg.): Ergänzendes Handbuch „Frühförderung, Kindergarten, Schule". Bundesvereinigung Lebenshilfe, Marburg 1983 b

Bundesvereinigung Lebenshilfe (Hrsg.): Praktische Handreichungen für den Aufbau von familienentlastenden Diensten. Bundesvereinigung Lebenshilfe, Marburg 1986

Bundesvereinigung Lebenshilfe (Hrsg.): Musterförderplan für den Arbeitstrainingsbereich der Werkstatt für Behinderte. 6. Aufl. Bundesvereinigung Lebenshilfe, Marburg 1987

Bundesvereinigung Lebenshilfe (Hrsg.): Denkschrift zur Frühförderung. Bundesvereinigung Lebenshilfe, Marburg 1988 a

Bundesvereinigung Lebenshilfe (Hrsg.): Aufgabenbereiche der Mitarbeiter in Wohnstätten für geistig Behinderte. Bundesvereinigung Lebenshilfe, Marburg 1988 b

Bundesvereinigung Lebenshilfe (Hrsg.): Positionspapier zur Frage der Schwangerschaftsverhütung bei Menschen mit geistiger Behinderung. Bundesvereinigung Lebenshilfe, Marburg 1988 c

Callias, M.: Teaching parents, teachers and nurses. In: *W. Yule, J. Carr* (eds.): Behaviour modification for the mentally handicapped. Croom Hehn, London 1980

Clemens, P.C.: Phenylkentonurie – Diagnose, Therapie und Familienbetreuung. Sozialpädiatrie 11 (1989) 97–100

Deutscher Bildungsrat: Sonderpädagogik 1. Behindertenstatistik, Früherkennung, Frühförderung. Gutachten und Studien der Bildungskommission 25. Hrsg. von *J. Muth.* Klett, Stuttgart 1973

Deutscher Bildungsrat (Hrsg.): Empfehlungen zur pädagogischen Förderung behinderter und von Behinderung bedrohter Kinder und Jugendlicher. 3. Aufl. Klett-Cotta, Stuttgart 1979

Dieterich, M.: Berufliche Rehabilitation. In: *G. Neuhäuser, H.-C. Steinhausen* (Hrsg.): Geistige Behinderung. Kohlhammer, Stuttgart 1990, S. 253–268

Feldkamp, M., Danielcik, I.: Krankengymnastische Behandlung der zerebralen Bewegungsstörung im Kindesalter. Pflaum, München 1976

Finger, P.: Einwilligung des Betreuers in die Sterilisation eines geistig Behinderten nach § 1905 BGB. Nachr.-Dienst Dtsch. Verein öffentl. u. priv. Fürsorge 3 (1989) 87–91

Fox, R., Rotatori, A.F.: Prevalence of obesity among mentally retarded adults. Amer. J. ment. Defic. 37 (1982) 228–230

Göllnitz, G., Teichmann, H., Meyer-Probst, B.: The interaction between biological and psychosocial risk factors in the epidemiology of brain function-disturbances and the genesis of child-psychiatric disorders. In: *M.H. Schmidt, H. Remschmidt* (eds.): Epidemiological approaches in child psychiatry II. Thieme, Stuttgart 1983

Goodman, J.E., Cecil, H.S., Barker, W.F.: Early intervention with retarded children: some encouraging results. Develop. Med. Child Neurol. 26 (1984) 47–55

Gottwald, P., Redlin, W.: Verhaltenstherpie bei geistig behinderten Kindern. 3. Aufl. Hogrefe, Göttingen 1975

Grossmann, H.J.: Classification in mental retardation. American Association on Mental Deficiency, Washington 1983

Heinz-Grimm, R.: Gesetzliche Vertretung geistig behinderter Menschen unter besonderer Berücksichtigung der Frage der Sterilisation. In: *G. Neuhäuser, H.-C. Steinhausen* (Hrsg.): Geistige Behinderung. Kohlhammer, Stuttgart 1990, S. 307–330

Hellbrügge, T.H. (Hrsg.): Klinische Sozialpädiatrie. Springer, Berlin, Heidelberg, New York 1981

Innerhofer, P.: Das Münchner Trainingsmodell. Beobachtung, Interaktionsanalyse, Verhaltensänderung. Springer, Heidelberg 1977

Innerhofer, P.: Änderung des familiären Umfeldes. In: *L. Pongratz* (Hrsg.): Handbuch der Psychologie. Bd. VIII. 2. Hbd., Klinische Psychologie. Hogrefe, Göttingen 1978, S. 2842–2872

Innerhofer, P.: Kleine Psychologie für Eltern. 2. Aufl. Moderne Verlagsgesellschaft, Landsberg/Lech 1987

Innerhofer, P., Warnke, A.: Eltern als Co-Therapeuten. Springer, Berlin, Heidelberg, New York 1978

Innerhofer, P., Warnke, A.: Die Zusammenarbeit mit Eltern nach dem Münchner Trainingsmodell in der Praxis der Frühförderung. In: *O. Speck, A. Warnke* (Hrsg.): Frühförderung mit den Eltern. Reinhardt, München 1989. S. 151–184

Institut für Entwicklungsplanung und Strukturforschung (Hrsg.): Früherkennung und Frühförderung behinderter Kinder. Enke, Stuttgart 1986

Kalbe, U.: Die Cerebralparese im Kindesalter. Fischer, Stuttgart, New York 1981

Kane, J.F.: Behandlung schwerer Verhaltensstörungen bei geistig Behinderten. Literaturübersicht. Heilpädagog. Forsch. 2 (1979) 143–175

Kane, J.F., Kane, G.: Geist schwer Behinderte lernen lebenspraktische Fertigkeiten. Huber, Bern 1976

Kane, G., Kane, J.F.: Psychologische Maßnahmen. In: *G. Neuhäuser, H.-C. Steinhausen* (Hrsg.): Geistige Behinderung. Kohlhammer, Stuttgart 1990, S. 220–234

Kane, G., Kane, J.F., Amorosa, H., Kumpmann, S.: Einweisung von Eltern in die Verhaltenstherapie ihrer geistig behinderten Kinder. Z. Kinder- u. Jugendpsychiat. 2 (1974) 87–110

Klicpera, C., Schwarzbach, H., Warnke, A.: Deprivation und ihre Folgen. In: *H. Remschmidt, H. Schmidt* (Hrsg.): Kinder- und Jugendpsychiatrie in Klinik und Praxis. Bd. III. Thieme, Stuttgart 1985, S. 350–364

Knittel, B.: Betreuungsgesetz. Kommentar. Schulz, Starnberg 1992

Krähling, K.: Wohnstätten für geistig behinderte Erwachsene im offenen Bereich. Psychiat. Prax. 12 (1985) 154–158

Krebs, H.: Medizinische Maßnahmen. In: *G. Neuhäuser, H.-C. Steinhausen* (Hrsg.): Geistige Behinderung. Kohlhammer, Stuttgart 1990, S. 201–209

Lachwitz, K.: Auf schwieriger Gratwanderung. Lebenshilfe-Ztg. 5 (1989) 1–2

Lachwitz, K.: Hilfen zur Pflege und zur Eingliederung geistig behinderter Menschen in die Gesellschaft. In: *G. Neuhäuser, H.-C. Steinhausen* (Hrsg.): Geistige Behinderung. Kohlhammer, Stuttgart 1990, S. 289–306

Langmeier, J., Matejcek, Z.: Psychische Deprivation im Kindesalter. Kinder ohne Liebe. Urban & Schwarzenberg, München 1977

Lendar, J., Fraser, W.J., Illvess, M.A.: Behaviour disturbance and mental handicaps: typology and longitudinal trends. Psychol. Med. 14 (1984) 923–935

Luxburg, J.V.: Kindzentrierte Spiel- und Kommunikationstherapie. Geist. Behind. 23 (1984) 40–52

Masur, R.: Sozialarbeit in einer sozialpädiatrischen Institution. In: *Th. Hellbrügge* (Hrsg.): Klinische Sozialpädiatrie. Springer, Heidelberg 1981

Masur, R.: Pflegegeld für behinderte Kinder im Bundessozialhilfegesetz. Eine Zusammenfassung neuer Richtlinien. Kinderarzt 2 (1987) 170–172

Masur, R., Tiesler, J.A., Schiel, W.: Eingliederung behinderter Kinder in Pflegefamilien: Das soziale klinisch-psychologische Konzept. Reinhardt, München 1982

McGall, R.B.: The development of intellectual functioning and the prediction of later IQ. In: *J.D. Osotsky* (ed.): Handbook of infant development. Wiley, New York 1979

Mühl, H.: Sonderpädagogische Maßnahmen. In: *G. Neuhäuser, H.-C. Steinhausen* (Hrsg.): Geistige Behinderung. Kohlhammer, Stuttgart 1990, S. 235–245

Neuhäuser, G.: Genetische Aspekte der Behinderung. Marhold, Berlin 1982

Neuhäuser, G., Opitz, J.M.: Mißbildungs-Retardierungs-Syndrome. Definition und Einteilung. Z. Kinder- u. Jugendpsychiat. 3 (1975) 265–299

Neuhäuser, G., Steinhausen, H.-C. (Hrsg.): Geistige Behinderung. Kohlhammer, Stuttgart 1990

Neumann, F.: Antiandrogene. In: *H. Remschmidt, M. Schmidt* (Hrsg.): Kinder- und Jugendpsychiatrie in Klinik und Praxis. Bd. 1. Thieme, Stuttgart 1988, S. 654–657

Ohrt, B.: Entwicklungsneurologie. In: *W. Betke, U.Ch. Hecker* (Hrsg.): 10-Jahresbericht 1971–1980. Berichte aus der Universitäts-Kinderklinik im Dr. von Haunerschen Kinderspital in München. Universitäts-Kinderklinik, München 1981

Ohrt, B.: Arzt und Eltern in der Frühförderung. In: *O. Speck, A. Warnke* (Hrsg.): Frühförderung mit den Eltern. Reinhardt, München 1989

Pechstein, J.: Funktionsablauf und Organisation in Einrichtungen der klinischen Sozialpädiatrie. In: *Th. Hellbrügge* (Hrsg.): Klinische Sozialpädiatrie. Springer, Heidelberg 1981

Probst, P.: Psychotherapie bei geistiger Behinderung. In: *R. Bastine* (Hrsg.): Grundbegriffe der Psychotherapie. Chemie-Verlag, Weinheim 1982

Rache, H.: Zur sozialen Situation des geistig behinderten Kindes. In: *D. Eggert, E. Schomburg, R. Altemöller* (Hrsg.): Familie, Umwelt und Persönlichkeit geistig Behinderter. Huber, Stuttgart, Wien 1980

Rauh, H.: Frühgeborene Kinder. In: *H.-Ch. Steinhausen* (Hrsg.): Risikokinder. Kohlhammer, Stuttgart 1984, S. 11–35

Redlin, W.: Praktische und theoretische Probleme der Verhaltenstherapie bei geistig behinderten Kindern. In: *C. Kraiker* (Hrsg.): Handbuch der Verhaltenstherapie. Kindler, München 1974

Remschmidt, H.: Klassifikation und Dokumentation. In: *H. Remschmidt, M. Schmidt* (Hrsg.): Kinder- und Jugendpsychiatrie in Klinik und Praxis. Bd. 1. Thieme, Stuttgart 1988a, S. 588–606

Remschmidt, H.: Rehabilitation. In: *H. Remschmidt, M. Schmidt* (Hrsg.): Kinder- und Jugendpsychiatrie in Klinik und Praxis. Bd. 1. Thieme, Stuttgart 1988 b, S. 770–777

Remschmidt, H.: Der diagnostische Prozeß. In: *H. Remschmidt, M. Schmidt* (Hrsg.): Kinder- und Jugendpsychiatrie in Klinik und Praxis. Bd. 1. Thieme, Stuttgart 1988 c, S. 583–587

Remschmidt, H., Schmidt, M. (Hrsg.): Neuropsychologie des Kindesalters. Enke, Stuttgart 1981

Remschmidt, H., Schmidt, M.: Multiaxiales Klassifikationsschema für psychiatrische Erkrankungen im Kindes- und Jugendalter nach Rutter, Shaffer und Sturge. 2. Aufl. Huber, Bern 1986

Rennen-Allhoff, B., Allhoff, P.: Entwicklungstests für das Säuglings-, Kleinkind- und Vorschulalter. Springer, Heidelberg 1987

Ross, R. T.: Behavioral correlates of levels of intelligence. Amer. J. ment. Defic. 76 (1972) 545–549

Rush, R.G., Hall, J.C., Griffin, H.C.: Abuse-provoking characteristics of institutionalized mentally retarded individuals. Amer. J. ment. Defic. 90 (1986) 618–624

Schatz, G.: Elternarbeit bei Familien mit heranwachsenden und erwachsenen geistig Behinderten. Z. Heilpädagog. 33 (1982) 733–740

Schlack, H.-G.: Konzeption, Personalbedarf und Finanzierung Sozialpädiatrischer Institutionen. In: *H.-G. Schlack* (Hrsg.): Denkschrift der Arbeitsgemeinschaft sozialpädiatrischer Zentren und Abteilungen. Hanse-scher Verlagscontor, Lübeck 1981

Schlack, H.G.: Zur Diagnostik der gestörten geistigen Entwicklung in den ersten Lebensjahren. In: *R. Michaelis, R. Nolte, M. Buchwald-Saal, G.H. Haas* (Hrsg.): Entwicklungsneurologie. Kohlhammer, Stuttgart 1984, S. 64–74

Schmidt, M.: Neuropsychologische Befunde bei Oligophrenien und Demenzprozessen. In: *H. Remschmidt, M. Schmidt* (Hrsg.): Neuropsychologie des Kindesalters. Enke, Stuttgart 1981, S. 330–345

Schmidt, M.H., Voll, R.: Intelligenzminderungen und andere Varianten der Intelligenz. In: *H. Remschmidt, M.H. Schmidt* (Hrsg.): Kinder- und Jugendpsychiatrie in Klinik und Praxis. Bd. II. Thieme, Stuttgart 1985, S. 29–140

Schmidt-Baumann, W.: Heimverzeichnis. Wohnheime, Internate, Anstalten, Wohngruppen, Dauer- und Kurzzeitheime für Behinderte. Lebenshilfe, Lüneburg 1986

Schmitz, E.E.: Elternprogramm für behinderte Kinder. 2. Aufl. Reinhardt, München 1979

Schmitz, G., Deutsch, K.-H.: Arbeitsplatzanalysen in der Werkstatt für Behinderte. Theoretische Grundlagen und praktische Anwendungen. Geist. Behind. 22 (1983) 1–20

Speck, O. (Hrsg.): Frühförderung entwicklungsgefährdeter Kinder. Reinhardt, München 1977

Speck, O.: Geistige Behinderung und Erziehung. 4. Aufl. Reinhardt, München 1980

Speck, O., Warnke, A. (Hrsg.): Frühförderung mit den Eltern. 2. Aufl. Reinhardt, München 1989

Speck, O., Gottwald, P., Havers, N., Innerhofer, P. (Hrsg.): Schulische Integration lern- und verhaltensgestörter Kinder. Reinhardt, München 1978

Speck, O., Miessler, M., Strassmeier, W.: Geistige Behinderung. In: *U. Koch, G. Lucius-Hoene, R. Stegie* (Hrsg.): Handbuch der Rehabilitationspsychologie. Springer, Berlin 1988, S. 700–721

Spran-Kuhlen, V.: Verhaltenstherapeutische Methoden. In: *H. Bach* (Hrsg.): Pädagogik der Geistigbehinderten. Handbuch der Sonderpädagogik. Bd. 5. Marhold, Berlin 1979, S. 163–172

Spreen, O.: Geistige Behinderung. Springer, Berlin 1978

Stegie, R.: Familien mit behinderten Kindern. In: *U. Koch, G. Lucius-Hoene, R. Stegie* (Hrsg.): Handbuch der Rehabilitationspsychologie. Springer, Berlin 1988 a, S. 120–139

Stegie, R.: Schulische Rehabilitation. In: *U. Koch, G. Lucius-Hoene, R. Stegie* (Hrsg.): Handbuch der Rehabilitationspsychologie. Springer, Berlin 1988 b, S. 168–185

Steiger, E.: Integrierte Wohnformen/Wohngemeinschaften. In: *Hamburger Spastikerverein* (Hrsg.): ,,Was heißt hier wohnen?" – Wohnprobleme körperlich und geistig Behinderter. Tagungsbericht des Internationalen Symposiums vom 26.–30. April 1985 in Hamburg. Hamburger Spastikerverein, Hamburg 1985, S. 181–194

Tews, H.P.: Berufliche Rehabilitation. In: *U. Koch, G. Lucius-Hoene, R. Stegie* (Hrsg.): Handbuch der Rehabilitationspsychologie. Springer, Berlin 1988, S. 186–211

Thimm, W. (Hrsg.): Ethische Aspekte der Hilfen für Behinderte. Bundesvereinigung Lebenshilfe, Marburg 1989

Vereinigung interdisziplinäre Frühförderung (Hrsg.): Familienorientierte Frühförderung. Beiträge zur Frühförderung interdisziplinär, Bd. 1. Reinhardt, München 1991

Vojta, V.: Die zerebralen Bewegungsstörungen im Säuglingsalter. Frühdiagnose und Frühtherapie. 3. Aufl. Enke, Stuttgart 1981

Warnke, A.: Elternarbeit in der Kinder- und Jugendpsychiatrie. In: *H. Remschmidt, M. Schmidt* (Hrsg.): Kinder- und Jugendpsychiatrie in Klinik und Praxis. Bd. 1. Thieme Stuttgart 1988 a

Warnke, A.: Früherkennung. In: *H. Remschmidt, M. Schmidt* (Hrsg.): Kinder- und Jugendpsychiatrie in Klinik und Praxis. Bd. 1. Thieme, Stuttgart 1988 b, S. 562–582

Warnke, A.: Früherkennung und Frühbehandlung. In: *U. Koch, G. Lucius-Hoene, R. Stegie* (Hrsg.): Handbuch der Rehabilitationspsychologie. Springer, Berlin 1988 c, S. 479–498

Warnke, A.: Frühförderung und Zusammenarbeit mit der Familie. In: *G. Neuhäuser, H.-C. Steinhausen* (Hrsg.): Geistige Behinderung. Kohlhammer, Stuttgart 1990 a, S. 269–283

Warnke, A.: Elternarbeit. In: *O. Speck, K.-R. Martin* (Hrsg.): Handbuch der Sonderpädagogik. Sonderpädagogik und Sozialarbeit. Marhold-Spiess, Berlin 1990 b, S. 410–426

Wendt, G.G. (Hrsg.): Praxis der Vorsorge. Medizinische Verlagsgesellschaft, Marburg 1984

WHO: International classification of impairments, disabilities, and handicaps. A manual of classification relating to the consequences of disease. WHO Genf 1980

Wittchen, H.U., Saß, H., Zaudig, M., Koehler, K.: Diagnostisches und statistisches Manual psychischer Störungen: DSM-III-R. Beltz, Weinheim 1989

13 Behandlung von Neurosen, Persönlichkeits-störungen und psychosomatischen Störungen

13.1 Klinische Erscheinungs-bilder, Diagnose und Differentialdiagnose

T. Bronisch

13.1.1 Klinische Erscheinungsbilder und Klassifikation

Im Bereich dieser Störungen kam es in den neuen Diagnosesystemen DSM-III-R und ICD-10 neben gewissen Änderungen in den Benennungen und in der klassifikatorischen Systematik z.T. auch zu erheblichen Änderungen in den diagnostischen Konstrukten, insbesondere bezüglich der Angstneurosen und der depressiven Neurosen. Insgesamt besteht in diesen Diagnosesystemen die Tendenz, von tradierten psychodynamischen Ursachenhypothesen abzurücken und eine möglichst theoriefreie, deskriptive Benennung einzuführen, um für diese Störungen hinsichtlich Ursachenforschung und Therapiemöglichkeiten einen größeren Freiraum zu schaffen.

Um dem Leser den Zugang nicht zu erschweren, wird hier zunächst von der bisherigen diagnostischen Tradition ausgegangen und dann auf die wesentlichen diesbezüglichen Veränderungen in den neuen Diagnosesystemen eingegangen.

13.1.1.1 Neurosen

Tabelle 13.1 gibt die diagnostische Einteilung der Neurosen nach ICD-9 (*Degkwitz* et al. 1980) wieder.

Unter einer *Angstneurose* versteht man verschiedene Kombinationen körperlicher und psychischer Angstsymptome, die keiner realen Gefahr zuzuschreiben sind und entweder als Angstanfälle oder als Dauerzustand auftreten. Die Angst ist meistens diffus und kann sich bis zur Panik steigern.

Bei der *hysterischen Neurose* erzeugen Motive, deren sich der Patient nicht bewußt zu sein scheint, entweder eine Einengung des Bewußtseinsfeldes oder motorische bzw. sensorische Funktionsstörungen, die einen psychologischen Vorteil (Krank-

Tabelle 13.1 Diagnostische Einteilung der Neurosen nach ICD-9

300	Neurosen
300.0	Angstneurosen
300.1	Hysterische Neurose
300.2	Phobie
300.3	Zwangsneurose
300.4	Neurotische Depression
300.5	Neurasthenie
300.6	Neurotisches Depersonalisationssyndrom
300.7	Hypochondrische Neurose
300.8	Andere Neurosen
300.9	Nicht näher bezeichnete Neurosen

heitsgewinn) oder eine symbolische Bedeutung zu haben scheinen. Diese Neurose kann durch Konversionssymptome oder hysterische Dämmerzustände charakteristisch sein. In der konversionsneurotischen Form sind die Haupt- oder einzelnen Symptome psychogene Körperfunktionsstörungen, z.B. Lähmung, Tremor, Blindheit, Taubheit, Anfälle. Bei den Dämmerzuständen ist der hervorstechendste Zug eine Einengung des Bewußtseinsfeldes, die einem unbewußten Zweck zu dienen scheint, und im allgemeinen begleitet sie oder folgt ihr eine selektive Amnesie.

Phobien sind Neurosen mit abnorm starker Furcht vor bestimmten Objekten oder Situationen, die normalerweise solche Gefühle nicht hervorrufen würden. Hauptsächlich handelt es sich um Agoraphobien, Klaustrophobien, Tierphobien, soziale Phobien.

Bei der *Zwangsneurose* besteht das hervorstechende Symptom in einem Gefühl subjektiven Zwanges — gegen den der Patient sich wehrt —, bestimmte Handlungen auszuüben, über einen Gedanken nachzugrübeln, ein Erlebnis sich wieder vorzustellen oder über ein abstraktes Thema nachzusinnen. Die auftauchenden unerwünschten Gedanken, die Beharrlichkeit der Worte oder Ideen, die Grübeleien oder die Gedankenketten werden von dem Patienten als unangepaßt oder unsinnig empfunden. Die Zwangsantriebe oder Zwangsideen werden von dem Patienten als persönlichkeitsfremd erkannt, er weiß aber, daß sie aus ihm selbst kommen. Die Zwänge können quasi Ritualhandlungen sein mit dem Zweck, die Angst zu erleichtern, z.B. Händewaschen, um Ansteckung zu vermeiden.

Die *neurotische Depression* zeichnet sich durch eine übermäßig stark ausgeprägte depressive Verstimmung aus, die gewöhnlich einer erkennbaren traumatisierenden Erfahrung folgt. Der Patient beschäftigt sich meist ausschließlich mit dem vergangenen psychischen Trauma, z.B. Verlust einer geliebten Person oder Besitzes. Oftmals ist die depressive Verstimmung von vegetativen Symptomen wie Schlaf-, Appetitstörungen und auch Libidoverlust begleitet. Der Patient hat zumeist eine negative Sicht seiner Person, der Umwelt und der Zukunft. Die depressive Verstimmung und Symptomatik sind nicht selten chronisch, fluktuierend und es können alltägliche Belastungen zur Auslösung oder Verstärkung der Symptomatik führen.

In Abgrenzung zur neurotischen Depression versteht man unter *Neurasthenie* eine Neurose mit allgemeiner Schwäche, Reizbarkeit, Kopfweh, Schlaflosigkeit, Konzentrationsschwierigkeiten und Mangel der Fähigkeit, Freude zu empfinden. Eine dysphorische Verstimmtheit ist oftmals vorhanden.

Unter einem *neurotischen Depersonalisationssyndrom* wird ein Zustand gestörter Wahrnehmung verstanden, bei der äußere Objekte oder Teile des eigenen Körpers in ihrer Qualität verändert, als unwirklich fremd und ohne ihre normale Unmittelbarkeit erlebt werden. Der Patient ist sich der subjektiven Art der Veränderung, die er erlebt, bewußt.

Bei der *hypochondrischen Neurose* schließlich liegt eine exzessive Beschäftigung mit der eigenen Gesundheit im allgemeinen oder der Unversehrtheit der Funktion von einzelnen Körperorganen oder, weniger häufig, des eigenen Verstandes vor.

Besonders zu beachten ist, daß die meisten Neurosen als Mischformen auftreten und sich eher seltener als *„reine"* Neurosen manifestieren. Bei fast jeder Neurose liegt oft eine mehr oder minder stark ausgeprägte Angst und/oder depressive Symptomatik vor.

In den neueren amerikanischen Klassifikationssystemen DSM-III/DSM-III-R (APA 1980, 1987; deutsch: *Köhler* u. *Saß* 1984; *Wittchen* et al. 1989) sowie in der ICD-10 (*Dilling* et al. 1991) werden die Angststörungen aufgegliedert in Panikstörung mit und ohne Agoraphobie, die generalisierte Angststörung, sog. einfache Phobien (wie z.B. Klaustrophobie, Tierphobie) und die soziale Phobie (darunter versteht man die Angst, sich in öffentlichen Situationen dem kritischen Urteil und den kritischen Blicken anderer aussetzen zu müssen, wie z.B. sich in einer Gruppe zu äußern, in

Tabelle 13.2 Klassifikation der Persönlichkeitsstörungen. (Nach *Tölle* 1986)

K. Schneider (1923)	ICD-9 (1978)	DSM-III-R (1987)
hyperthymische (und depressive)	zyklothyme (301.1)	zyklothyme und dysthyme Störung
fanatische (Querulanten)	paranoide (301.0)	paranoide
schizoide	schizoide (301.2)	schizoide schizotypische Borderline
geltungssüchtige	hysterische (301.5)	histrionische narzißtische
selbstunsichere asthenische	asthenische (301.6)	dependente selbstunsichere passiv-aggressive
	anankastische (301.4)	zwanghafte
explosible	erregbare (301.3)	intermittierend explosible Störung
gemütlose willenlose	soziopathische (301.7)	antisoziale
stimmungslabile		

der Öffentlichkeit eine Mahlzeit einzunehmen) (s. auch *Bronisch* 1990). Ebenso wird in DSM-III/DSM-III-R und ICD-10 die Diagnosekategorie einer neurotischen Depression aufgegeben zugunsten der dysthymen Störung, welche einer leichten chronischen depressiven Verstimmung entspricht (s. *Bronisch* 1990) bzw. der „Major Depression" (DSM-III/DSM-III-R) oder „Major Depressive Episode" (ICD-10), welche auch endogene Depressionen mit einschließt (s. *Bronisch* u. *Klerman* 1988).

13.1.1.2 Persönlichkeitsstörungen

Tabelle 13.2 gibt die Klassifikation von Persönlichkeitsstörungen nach verschiedenen Diagnosesystemen wieder (nach *Tölle* 1986).

In diesem Rahmen kann nicht auf die detaillierte Beschreibung der einzelnen Persönlichkeitsstörungen eingegangen werden. Es soll jedoch auf übergeordnete Typen oder semantische Cluster verwiesen werden, die allen aufgeführten Klassifikationsschemata zugrunde liegen.

Das 1. Cluster betrifft Personen, die im affektiven Bereich übermäßige Stimmungsschwankungen aufweisen, sei es, daß sie einseitig depressiv oder hypomanisch verstimmt sind oder in ihren Stimmungen vom Depressiven zum Hypomanischen wechseln. Interessanterweise wird in DSM-III/DSM-III-R diese Persönlichkeitsstörung zugunsten einer mitigierten Form einer depressiven oder manischen Erkrankung aufgegeben (s. zur Problematik dieser Aufgabe der Diagnosekategorie einer depressiven (zyklothymen) Persönlichkeitsstörung auch *Bronisch* 1990).

Das 2. Cluster umfaßt expansive, fanatische, paranoide Persönlichkeitsstörungen, gekennzeichnet durch emotionale Rigidität, Beharrlichkeit, Streitbarkeit und Humorlosigkeit. Durchgehend herrschen Argwohn und Mißtrauen.

Das 3. Cluster beinhaltet die verschrobenen, eigenbrötlerischen, schizoiden und „*psychosenahen*" Persönlichkeitsstörungen, gekennzeichnet durch mangelnden Sozialkontakt, dem fehlenden emotionalen Beteiligtsein, dem Rückzug in die eigene Fantasiewelt und „*psychosenahen*" Symptomen wie gelockerte Assoziationen, wahnhaft anmutenden Befürchtungen etc.

Das 4. Cluster betrifft die geltungssüchtigen, hysterischen Persönlichkeiten, bei denen Extrovertiertheit, Geltungssucht, Sexualisierung der Sozialbeziehungen und verstärkte Kränkbarkeit im Vordergrund stehen.

Das 5. Cluster umfaßt die selbstunsicheren, asthenischen, inadäquaten, abhängigen, passiv-aggressiven Persönlichkeiten, die alle letztendlich sich durch ein mangelndes Durchsetzungsvermögen in sozialen Beziehungen, nicht gewünschtem Rückzug oder Verweigerungshaltung auszeichnen.

Das 6. Cluster betrifft die zwanghafte Persönlichkeitsstörung.

Das 7. Cluster die erregbaren, explosiven Persönlichkeitsstörungen, in DSM-III/DSM-III-R als klinische Syndrome beschrieben, und als 8. Cluster schließlich die antisoziale Persönlichkeitsstörung.

Noch seltener als bei den Neurosen wird man bei den Persönlichkeitsstörungen die „*reinen*" Formen finden und im klinischen Alltag auf Persönlichkeitszüge der verschiedenen Cluster bei der Beschreibung von Persönlichkeitsstörungen zurückgreifen können.

Von Persönlichkeitszügen, die pathologischen Wert haben, wird dabei nur dann ausgegangen, wenn es sich um ein tief verwurzeltes Verhalten handelt, welches unflexibel und wenig angepaßt ist, zur Zeit der Adoleszenz oder früher erkennbar wird und die meiste Zeit während des Erwachsenenalters besteht, obwohl es häufig im mittlerem und höheren Lebensalter weniger deutlich wird. Von Persönlichkeitsstörungen sollte nur dann gesprochen werden, wenn die psychosoziale Leistungsfähigkeit wesentlich eingeschränkt ist und/oder der Betroffene oder seine Umgebung darunter leiden.

13.1.1.3 Psychosomatische Störungen

Tabelle 13.3 gibt die diagnostische Einteilung von psychosomatischen Störungen nach ICD-9 wieder. ICD-9 teilt dabei die psychosomatischen Störungen in körperliche Funktionsstörungen psychischen Ursprungs und in die psychosomatischen Erkrankungen im engeren Sinne auf. Die körperlichen Funktionsstörungen psychischen Ursprungs gehen ohne Gewebsschädigung einher und werden gewöhnlich durch das autonome Nervensystem vermittelt; sie sind nach Organsystemen gegliedert. Die psychosomatischen Störungen im engeren Sinne beziehen sich auf Erkrankungen im körperlichen Bereich, bei denen psychische Faktoren eine Rolle spielen. Es handelt sich vornehmlich um die schon von *Alexander* u. *French* (1948) beschriebenen Krankheiten: Asthma bronchiale, Dermatitis, endogenes Ekzem, Magenulkus, Colitis mucosa, Colitis ulcerosa, Urticaria und dem psychosozialen Minderwuchs.

Tabelle 13.3 Diagnostische Einteilung von psychosomatischen Störungen nach ICD-9

306	**Körperliche Funktionsstörungen psychischen Ursprungs**
306.0	Muskulatur und Skelettsystem
306.1	Atmungsorgane
306.2	Herz und Kreislaufsystem
306.3	Haut
306.4	Magen-Darm-Trakt
306.5	Urogenitalsystem
306.6	Endokrines System
306.7	Sinnesorgane
306.8	Andere körperliche Funktionsstörungen psychischen Ursprungs
306.9	Nicht näher bezeichnete körperliche Funktionsstörungen psychischen Ursprungs
316	**Anderweitig klassifizierte Erkrankungen, bei denen psychische Faktoren eine Rolle spielen (psychosomatische Erkrankungen im engeren Sinne)**

Beispiele:
Psychogenes Asthma, Psychogene Dermatitis, Psychogenes Magenulcus, Psychogene Colitis mucosa, Psychogene Colitis ulcerosa, Psychogene Urticaria, Psychosozialer Minderwuchs

Nach DSM-III/DSM-III-R) werden zu den körperlichen Funktionsstörungen psychischen Ursprungs auch die Konversionsneurose ohne Dämmerzustände und die hypochondrische Neurose unter dem Begriff der „Somatoformen Störung" dazugerechnet.

13.1.2 Verläufe

Die Verläufe von allen erwähnten Neurosen als Ganzes genommen, wurden wie folgt beschrieben (*Ernst* u. *Ernst* 1968; *Ernst* 1980):

1. Die Schizophreniemorbidität ambulant behandelter Neurosen ist gegenüber der Gesamtbevölkerung nicht erhöht.
2. Neurosen gehen auffallend selten in Suchtkrankheiten über.
3. Die allgemeine Morbidität und Mortalität der Neurosekranken ist erhöht.
4. Die Selbstmordraten Neurosekranker sind erhöht.
5. Schwere psychiatrisch behandelte neurotische Störungen tendieren stark zu chronischem Verlauf.

Ergänzend muß hinzugefügt werden, daß die Verläufe von stationär behandelten Neurosen wesentlich ungünstiger sind als von ambulant behandelten (*Ernst* u. *Ernst* 1968; *Bronisch* et al. 1985; *Krieg* et al. 1987).

Hinsichtlich der Verläufe einzelner Neuroseformen läßt sich folgendes feststellen: Angstneurosen und Phobien haben einen relativ günstigen Verlauf und Ausgang, was die soziale Adaptation betrifft, jedoch eine oftmals chronische leicht- bis mittelgradig persistierende Angstsymptomatik (*Ernst* u. *Ernst* 1968; *Krieg* et al. 1987). Hysterische Neurosen beschränken ihre dramatischen Symptome meist auf wenige Lebensjahre, auf lange Sicht bleiben die Patienten mit geheilten Symptomen aber nicht gesund, sondern erkranken an weniger auffälligen, aber hartnäckigen neurotischen Syndromen und Persönlichkeitsstörungen (*Ernst* u. *Ernst* 1968). Die neurotischen Depressionen zeigen einen relativ günstigen Verlauf und Ausgang, was ambulant behandelte Formen betrifft, allerdings mit einer Neigung zu späteren Rezidiven. Die stationär behandelten neurotischen Depressionen weisen hingegen in einem hohen Prozentsatz schwer chronische Verläufe und eine hohe Suizidrate auf (*Bronisch* et al. 1985). Hypochondrische und Zwangsneurosen haben eine ausgesprochene Tendenz zur Chronizität (*Ernst* u. *Ernst* 1968, *Möller* 1989).

Neurasthenien werden in der Regel nicht von körperlichen Störungen psychischen Ursprungs abgetrennt und daher fehlen auch Verlaufsdaten. Neurotische Depersonalisationssyndrome sind eher seltene eigenständige neurotische Störungen, über deren Verlauf wenig bekannt ist.

Abschließend läßt sich sagen, je akuter eine Neurose auftritt, je emotionaler beteiligt der Patient ist, je begabter und lebenstüchtiger die prämorbide Persönlichkeit ist, desto günstiger ist die Prognose (*Ernst* u. *Ernst* 1968).

Die Verläufe von Persönlichkeitsstörungen sind weit weniger untersucht. 2 Untersuchungen in der Bundesrepublik (*Tölle* 1966) und in der Schweiz (*Müller* 1981) ergeben weitgehend übereinstimmende Befunde: Die Persönlichkeitsmerkmale bleiben qualitativ unverändert, der Ausprägungsgrad ist im Laufe der Zeit und in Abhängigkeit von den Lebensumständen unterschiedlich und mit fortschreitendem Alter rückläufig, im Senium bei einem großen Teil abgeschwächt. Neue Symptome treten in der 2. Lebenshälfte kaum noch auf. Beruflich sind bis zum 65. Lebensjahr ungefähr je 1/3 voll oder teilweise bzw. nicht mehr tätig. Suizide sind auffallend häufig. Persönlichkeitsstörungen mit ausgesprochen schlechter Prognose sind antisoziale (*Robins* 1974) und Borderline-Persönlichkeitsstörungen (*Bronisch* 1987).

Die Verläufe von körperlichen Störungen psychischen Ursprungs haben im allgemeinen eine auffallend geringe Tendenz, in entsprechende Organläsionen überzugehen (*Ernst* u. *Ernst* 1968), aber zeigen eine chronische Persistenz der Symptome in der überwiegenden Mehrzahl der Fälle (*Cloninger* et al. 1986). Die Verläufe der psychosomatischen Störungen im engeren Sinne hängen sehr von der Grunderkrankung ab und sprengen daher den Rahmen dieses Kapitels.

13.1.3 Differentialdiagnose von Neurosen, Persönlichkeitsstörungen und körperlichen Störungen psychischen Ursprungs

Die Abgrenzung von Neurosen und körperlichen Störungen psychischen Ursprungs erscheint besonders schwierig im Bereich der depressiven und Angstneurosen, weil beide Neurosen des öfteren mit vegetativen Symptomen einhergehen (s. Tab. 13.4).

Tabelle 13.4 Körperliche Symptome von Angst und Depression

Angst	Depression
Motorische Spannung	*Motorische Spannung*
1. Zittern, Zucken, Beben	1. Ruhelosigkeit
2. Muskelspannung, Schmerzen oder Empfindlichkeit	2. Gehemmtheit
3. Ruhelosigkeit	*Vegetative Beschwerden*
4. Leichte Ermüdbarkeit	1. Müdigkeit
Vegetative Übererregbarkeit	2. Verstopfung
1. Atemnot oder Beklemmungsgefühle	3. Appetitlosigkeit
2. Palpitation oder beschleunigter Herzschlag	4. Libidomangel
3. Schwitzen oder kalte, feuchte Hände	5. Übermäßiges Schlafbedürfnis
4. Mundtrockenheit	6. Schlafmangel
5. Benommenheit oder Schwindel	7. Druckgefühl im Magen
6. Übelkeit, Durchfall oder andere abdominelle Beschwerden	8. Kloßgefühl im Hals
7. Hitzewallungen oder Kälteschauer	9. Gliederschmerzen
8. Häufiges Wasserlassen	10. Kopfschmerzen
9. Schluckbeschwerden oder Kloßgefühl im Hals	11. Herzklopfen

Aus der Tabelle wird deutlich, daß nahezu alle körperlichen Störungen psychischen Ursprungs einige dieser in Tabelle 13.4 aufgelisteten Symptome aufweisen können.

Hinsichtlich der Abgrenzung von Neurosen und Persönlichkeitsstörungen werden im wesentlichen 3 Kriterien genannt (*Millon* 1981):

Persönlichkeitszüge sind ich-synton, Symptome (von Neurosen) ich-dyston. Persönlichkeitszüge sind dauerhaft und keinen Schwankungen unterworfen im Gegensatz zu Symptomen. Schließlich gehen Persönlichkeitszüge aus einer tief verwurzelten, übergreifenden und intrinsischen Matrix der Persönlichkeit hervor, während Symptome unabhängig von dem typischen Verhalten, Fühlen und Wahrnehmen der Person sind.

Alle angegebenen Kriterien sind nicht ganz unproblematisch (*Bronisch* 1990): Persönlichkeitszüge wie eine Neigung zu zwischenmenschlicher Abhängigkeit und zu geringem Selbstwertgefühl können durchaus auch als ich-fremd empfunden werden und damit dem Betroffenen bewußt sein, d.h., Persönlichkeitszüge können auch ich-dyston sein. Empirische Studien konnten auch zeigen, daß erst im Rahmen von Angst und depressiven Zuständen Persönlichkeitszüge wie etwa zwischenmenschliche Abhängigkeit oder Überempfindlichkeit gegenüber Kritik auftreten oder deutlicher in Erscheinung treten und mit Abklingen dieser Zustände wieder (weitgehend) verschwinden, d.h., Persönlichkeitszüge können wie Symptome episodisch auftreten oder fluktuieren. Schließlich besteht stets eine Interaktion zwischen Persönlichkeitszügen und Symptomen, insofern als Persönlichkeitszüge wie Überempfindlichkeit gegenüber Kritik z.B. zu einer depressiven Verstimmung prädisponieren bzw. z.B. eine depressive Verstimmung auf die Person/Persönlichkeit des Betroffenen Einfluß nehmen kann und gewisse Persönlichkeitszüge (deutlicher) hervortreten läßt.

Literatur

Alexander, F., French, F.M.: Studies in psychosomatic medicine. Norton, New York 1948

American Psychiatric Association: Diagnostic and Statistical Manual of Mental Disorders, 3. ed. DSM-III. American Psychiatric Association, Washington D.C. 1980

American Psychiatric Association: Diagnostic and Statistical Manual of Mental Disorders. Revised version (DSM-III-R). American Psychiatric Association, Washington D.C. 1987

Bronisch, T.: Was sind Boderline-Störungen? Fundamenta psychiat. 1 (1987) 142—153

Bronisch, T.: Überblick über neuere empirische Studien zur Klassifikation, Pathogenese und Therapie von Angststörungen. Fortschr. Neurol. Psychiat. 58 (1990) 98—113

Bronisch, T.: Dysthyme Störungen. Nervenarzt 61 (1990) 133—139

Bronisch, T.: Neuere Entwicklungen in der Diagnostik und Klassifikation depressiver Störungen. Fundamenta psychiat. 4 (1990) 109—118

Bronisch, T., Klerman, G.L.: The current scientific status of neurotic depression as a diagnostic category. Psychiat. Develop. 4 (1988) 245—275

Bronisch, T., Wittchen, H.-U., Krieg, C., Rupp, H.-U., von Zerssen, D.: Depressive neurosis: A long-term prospective and retrospective follow-up of former inpatients. Acta psychiat. scand. 71 (1985) 237—248

Cloninger, R.C., Martin, R.L., Guze, S.B., Clayton, P.J.: A prospective follow-up and family study of somatization in men and women. Amer. J. Psychiat. 143 (1986) 873—878

Degkwitz, R., Helmchen, H., Kockott, G., Mombour, W. (Hrsg.): Diagnosenschlüssel und Glossar psychiatrischer Krankheiten. Deutsche Ausgabe der internationalen Klassifikation der *WHO*: ICD, 9. Rev. Kap. V. 5. Aufl. Springer, Berlin, Heidelberg, New York 1980

Dilling, H., Mombour, W., Schmidt, M.H. (Hrsg.): Internationale Klassifikation psychischer Störungen: ICD-10, Kapitel V (F). Klinisch-diagnostische Leitlinien. Huber, Bern, Göttingen, Toronto 1991

Ernst, K.: Chronische Neurosen und ihre Behandlung. Schweiz. Arch. Neurol. Psychiat. 126 (1980) 255—267

Ernst, K., Ernst, C.: Ergebnisse der Verlaufsforschung bei Neurosen. Eine vergleichende Literaturübersicht. Monographien aus dem Gesamtgebiet der Neurologie und Psychiatrie. Springer, Berlin, Heidelberg, New York 1968

Koehler, K., Saß, H.: Diagnostisches und Statistisches Manual psychiatrischer Störungen. DSM-III. Deutsche Übersetzung des Diagnostic and Statistical Manual of Mental Disorders. 3. Version (DSM-III). Beltz, Weinheim, Basel 1984

Krieg, J.C., Bronisch, T., Wittchen, H.-U., von Zerssen, D.: Anxiety disorders: A long-term prospective and retrospective follow-up study of former inpatients suffering from an anxiety neurosis or phobia. Acta psychiat. scand. 76 (1987) 36—47

Millon, T.: Disorders of personality DSM-III: Axis II. John Wiley and Sons, New York, Chichester, Brisbane, Toronto 1981

Möller, H.J.: Aktueller Forschungsstand über den Verlauf neurotischer Störungen. In: *B. Saletu* (Hrsg.): Biologische Psychiatrie. Thieme, Stuttgart, New York 1989, S. 458—465

Müller, C.: Psychische Erkrankungen und ihr Verlauf sowie ihre Beeinflussung durch das Alter. Huber, Bern, Stuttgart, Wien 1981

Robins, L.: Deviant children grown up: A sociological and psychiatric study of sociopathic personality. William and Wilkins, Baltimore. Reprinted and published by R.E. Krieger Publishing Co., Huntington, New York 1974

Tölle, R.: Katamnestische Untersuchungen zur Biographie abnormer Persönlichkeiten. Springer, Berlin, Heidelberg, New York 1966

Tölle, R.: Persönlichkeitsstörungen. In: *K.P. Kisker, H. Lauter, J.-E. Meyer, C. Müller, E. Strömgren* (Hrsg.): Psychiatrie der Gegenwart. 3. Aufl. Bd. 1: Neurosen, psychosomatische Erkrankungen, Psychotherapie. Springer, Berlin, Heidelberg, New York, Tokyo 1986, S. 151—188

Wittchen, H.-U., Saß, H., Zaudig, M., Köhler, K.: Diagnostisches und Statistisches Manual psychiatrischer Störungen. Rev. DSM-III-R. Deutsche Übersetzung des Diagnostic and Statistical Manual of Mental Disorders. 3. rev. version (DSM-III-R). Beltz, Weinheim, Basel 1989

13.2 Grundsätzliches zur Therapie

T. Bronisch

Während im Bereich der organischen Psychosen (kausale Therapie, palliative medikamentöse Therapie) und der endogenen Psychosen (medikamentöse Therapie, Milieutherapie, evtl. Psychotherapie und Rehabilitation) ein weitgehend einheitliches Vorgehen nach Diagnosestellung vorliegt, bestehen verschiedene konkurrierende, alternierende oder sich kombinierende therapeutische Vorgehensweisen bei Neurosen, psychosomatischen Störungen und Persönlichkeitsstörungen. Hier kann nur auf die wesentlichen spezifischen Therapieverfahren eingegangen werden.

13.2.1 Therapiemethoden

Spezifische Therapieverfahren für Neurosen, psychosomatische Störungen und Persönlichkeitsstörungen sind Psychotherapie und Pharmakotherapie.

Psychotherapeutische Verfahren

Mehrere Übersichtsarbeiten über psychotherapeutische Verfahren rechnen heute mit 200 und mehr verschiedenen therapeutischen Methoden, während noch 1960 ca. 60 verschiedene Methoden gezählt wurden (*Garfield* u. *Bergin* 1986). Mit diesem inflationären Anwachsen psychotherapeutischer Verfahren ist ein Trend zur eklektischen Orientierung von Psychotherapeuten bzw. ein Zusammenarbeiten von Psychotherapeuten mit unterschiedlichem therapeutischen Hintergrund und Orientierung zu beobachten (*Garfield* u. *Kurtz* 1977).

Trotz der Vielfalt und der Vermischung der psychotherapeutischen Verfahren lassen sich 2 Hauptströmungen psychotherapeutischer Methoden auch heute noch ausfindig machen, die neben spezifischen Techniken einen entsprechenden theoretischen Hintergrund aufweisen: psychodynamische Verfahren und verhaltenstherapeutische Verfahren, welche auch hinsichtlich der psychotherapeutischen Behandlung verschiedener psychiatrischer Erkrankungen in diesem Buch jeweils gesondert aufgeführt werden.

Die 1. Gruppe beinhaltet *psychodynamische Verfahren* mit dem Grundgerüst der psychoanalytischen Theorie. Diese Theorie basiert auf den Annahmen von bewußtem und unbewußtem Erleben, dem Konfliktmodell, der Ableitung aus der frühen Kindheit als entscheidende Zeit für die Entstehung der Neurosen sowie der Phasenlehre. Das Wesentliche der Therapie wird im Durcharbeiten der therapeutischen Beziehung gesehen. Die therapeutische Beziehung ist dadurch gekennzeichnet, daß der Patient das Erleben der entscheidenden Bezugspersonen aus der frühen Kindheit wieder belebt und auf den Therapeuten überträgt. Im Rahmen des Therapieprozesses kommt es dann zur Auflösung der Übertragungsbeziehung und damit verbunden zum Durcharbeiten von neurotischen Fehlhaltungen und Konflikten. Zunehmend wird allerdings in den psychodynamischen Verfahren im Hier und Jetzt gearbeitet und weniger der Versuch unternommen, die frühe Kindheit des Patienten aufzuarbeiten. Zu den psychodynamisch orientierten Verfahren gehören Psychoanalyse, tiefenpsychologisch fundierte Psychotherapie, aber auch Therapien, die unter dem Begriff der *humanistischen Psychologie* zusammengefaßt werden, wie Gestalttherapie, Psychodrama und Transaktionsanalyse.

Die 2. Gruppe beinhaltet *verhaltenstherapeutische Verfahren* mit dem Grundgerüst der Lerntheorie. Diese Theorie basierte zunächst auf der experimentellen Verhaltensforschung am Tiermodell, später mehr auf experimentellen Therapiestudien an gesunden Probanden und Patienten. Eckpfeiler der Verhaltenstherapie sind klassisches Konditionieren, operantes Konditionieren und Lernen am Modell. Die Wirksamkeit der Therapie wird im Erlernen und Verlernen von Verhalten, aber auch von Kognitionen gesehen, wobei der Therapeut, im Gegensatz zu den psychodynamischen Verfahren, nicht so sehr den Schwerpunkt auf die Beziehung zwischen ihm und dem Patienten legt, sondern dem Patienten bei der Erarbeitung der Therapieziele und Durchführung der übenden Verfahren als Fachmann zur Seite steht. Den Verhaltenstherapien nahestehend sind die Kommunikations- oder Systemtherapien.

Neben diesen beiden Therapiegruppen sollten noch andere Verfahren erwähnt werden, die die Sprache nicht als das wesentliche oder ausschließliche Medium benutzen, wie etwa konzentrative Bewegungstherapie, Bioenergetik, autogenes Training und andere Entspannungsverfahren, sowie die imaginativen Verfahren (katathymes Bilderleben, Tagtraumtechnik) und die Gestaltungstherapien (Verfahren mit bildnerischen Mitteln).

Pharmakotherapie

Die Pharmakotherapie von Neurosen bedient sich nahezu aller Substanzklassen, welche auch bei der Behandlung von endogenen Psychosen angewandt werden (s. *Möller* et al. 1989): Neuroleptika (allerdings keine hochpotenten Neuroleptika und niedrigere Dosen als bei der Behandlung von endogenen Psychosen), Antidepressiva und Tranquilizer, eventuell noch β-Blocker.

13.2.2 Effizienz psychotherapeutischer Verfahren

13.2.2.1 Die Frage der globalen Effizienz

Seit *Eysencks* kritischem Artikel 1952, der die Wirksamkeit der damals verfügbaren psychotherapeutischen Verfahren — nahezu ausschließlich psychoanalytische Verfahren — grundsätzlich in Frage stellte, ist der Anteil an experimentellen Therapiestudien deutlich angestiegen. *Smith* et al. (1980) konnten in ihrer trotz methodischer Einwände auch heute noch überzeugenden Analyse über alle verfügbaren experimentellen Psychotherapiestudien (Metaanalyse) aufzeigen, daß am Ende der Behandlung psychotherapeutisch behandelte Patienten hinsichtlich Symptomatik und/oder psychosozialer Anpassung gebesserter waren als 80% der nichtbehandelten Patienten. Nachfolgende Studien, die dieselben Daten benutzten wie *Smith* et al. (*Andrews* u. *Harvey* 1981, *Landman* u. *Dawes* 1982) und unabhängige Analysen von anderen Patientenpopulationen (*Shapiro* u. *Shapiro* 1982a) zeigten vergleichbare Ergebnisse, so daß die These *Eysencks* von der Unwirksamkeit der Psychotherapie als endgültig widerlegt gelten kann.

Damit ist allerdings erst ein Bruchteil der Fragen hinsichtlich der Effizienz psychotherapeutischer Verfahren beantwortet. Einige wenige können hier nur angeschnitten werden.

Sog. Spontanremissionen sind nicht nur ein Problem der Psychotherapie, sondern auch der Pharmakotherapie psychiatrischer Erkrankungen. Daher ist trotz des Effizienznachweises *Eysencks* Behauptung, daß 2/3 der Patienten mit neurotischen

Störungen innerhalb einer Zweijahresperiode eine Spontanremission aufweisen, noch nicht aus der Welt geschafft. Neuere Analysen hinsichtlich der Besserungsrate unbehandelter Fälle berichten von 40 % Spontanremissionen (*Lambert* et al. 1986) und zeigen, daß die Besserung von Patienten, im Gegensatz zu den Kontrollgruppen, auch nach Beendigung der Therapie anhält (*Landman* u. *Dawes* 1982, *Nicholson* u. *Berman* 1983, *Andrews* u. *Harvey* 1981). Es sollte auch nicht außer acht gelassen werden, daß eine wesentliche Aufgabe psychotherapeutischer Behandlungen auch sein kann, die *„natürliche"*, aber oftmals quälende Entwicklung zu einer besseren psychosozialen Anpassung und Symptommilderung zu erleichtern und zu verkürzen. Gerade bei (schweren) Persönlichkeitsstörungen mit einer Tendenz zur Besserung in der 2. Lebenshälfte scheint diese Aufgabe besonders erstrebenswert (s. Kap. 13.1.2).

Bergin (1966) verwandte den Ausdruck *„deterioration effect"*, um die Tatsache zu beschreiben, daß ein bestimmter Anteil von psychotherapeutisch behandelten Patienten nach Behandlung sich verschlechtert hatten. Solche Effekte wurden zuerst in Studien beobachtet, in denen behandelte Gruppen im Vergleich mit den Kontrollgruppen hinsichtlich der Maße zur Beurteilung einer Besserung oder Verschlechterung eine erhöhte Schwankungsbreite aufwiesen, d.h., die behandelten Gruppen enthielten mehr Fälle, die sowohl eine Besserung als auch eine Verschlechterung aufwiesen. Die Verschlechterung muß demnach im Zusammenhang mit der Behandlung gesehen werden. *Lambert* et al. (1986) kommen nach ihrem Literaturüberblick zu dem Schluß, daß ein Zusammenhang zwischen negativer Entwicklung und therapeutischen Aktivitäten in Interaktion mit Patientenvariablen besteht und daß dieser Effekt quer durch die Therapieverfahren zu beobachten ist.

Neuere Studien versuchen die Besserungsrate durch Therapien im Vergleich zur spontanen Besserungsrate mit dem Zeitverlauf der Behandlung in Verbindung zu bringen. *Howard* et al. publizierten 1986 eine Metaanalyse von 2431 Patienten aus verschiedenen Studien der letzten 30 Jahre. Sie konnten zeigen, daß in der 8. Sitzung 50 % der Patienten nachweisbar gebessert sind und daß am Ende eines 1/2 Jahres Therapien mit 1 Stunde pro Woche eine nachweisbare Besserungsrate von 75 % der Patienten aufweisen. Leider fehlen zur Zeit noch kontrollierte Studien, die Aussagen über den Langzeiteffekt von Behandlungen mit mehr als 1 Stunde pro Woche und einer Dauer von mehr als einem 1/2 Jahr machen können.

13.2.2.2 Effizienz verschiedener Therapierichtungen

1975 veröffentlichten *Luborsky* et al. eine Übersichtsarbeit zu diesem Thema mit dem Titel „Everyone has won and all must have prizes", ein Zitat des Vogels *„Dodo"* aus *„Alice im Wunderland"*. Die Feststellung, daß eigentlich keine Wirksamkeitsunterschiede zwischen verschiedenen psychoanalytischen und verhaltenstherapeutisch orientierten Schulen bestehen, ist in den nachfolgenden Jahren mit verbesserten Forschungsmethoden überprüft worden.

Während *Smith* et al. 1980 in ihrer Metaanalyse noch den Schluß zogen, daß Unterschiede zwischen den verschiedenen Therapien kaum oder nicht existieren, kommen neuere Metaanalysen zu dem Schluß, daß kognitive und verhaltenstherapeutische Methoden einen kleinen, aber durchgehenden Vorteil gegenüber traditionellen psychodynamischen Therapien aufweisen (*Shapiro* u. *Shapiro* 1982b, *Nicholson* u. *Berman* 1983, *Dush* et al. 1983, *Miller* u. *Bermann* 1983, *Quality Assurance Project* 1983). Den Schlußfolgerungen dieser zuletzt genannten Studien ist allerdings aus folgenden Gründen mit Vorsicht zu begegnen:

a) Die meisten Übersichtsarbeiten vergleichen Verhaltenstherapie in einer Studie mit psychodynamischer Therapie in der anderen Studie, so daß viele Variablen in diesen Studien nicht miteinander übereinstimmen.

b) Wenn nur die Studien herangezogen werden, die 2 oder mehrere Behandlungsformen unter kontrollierten Bedingungen vergleichen, wird häufig übersehen, daß diese Studien oftmals nur leichte Fälle und leicht veränderbare Zielsymptome als Zielvariablen verwenden. Die Folge ist, daß die Patienten nicht repräsentativ hinsichtlich klinischer Populationen sind und daß Erfolgskriterien, welche bedeutsam für psychodynamische Therapien sind, nicht genügend berücksichtigt werden.

c) Schließlich besteht bei vielen vergleichenden Therapiestudien das Problem der Bevorzugung einer der angebotenen Therapieformen, welche dann auch einen besseren Ausgang aufweist (s. Therapeutenvariablen, Kap. 13.2.2.3): *Berman* et al. konnten 1985 in ihrer Metaanalyse nachweisen, daß die ursprünglich angenommene Überlegenheit von kognitiven Therapien gegenüber Verhaltenstherapien u.a. darauf beruhte, daß kognitive Therapien in den Studien besser abschnitten, deren Untersucher diese Therapiemethode favorisierten.

13.2.2.3 Die Bedeutung von Therapeuten-variablen

In ihrer Übersichtsarbeit über den Einfluß von Therapeutenvariablen auf Prozeß und Ausgang in der Psychotherapie üben nach *Beutler* et al. (1986) folgende Variablen am meisten Einfluß aus: Wohlbefinden des Therapeuten, generell ähnliche Einstellung wie der Patient, sozial beeinflußte Haltungen wie Expertentum, Attraktivität und Glaubwürdigkeit und Erwartungen übereinstimmend mit dem Patienten. Aus Sicht des Patienten ist folgende Haltung des Therapeuten entscheidend (*Sloane* et al. 1975): Der Therapeut hilft dem Patienten dabei, seine Probleme zu verstehen, er ermutigt den Patienten, schrittweise die Dinge, die ihn stören, in Angriff zu nehmen, besitzt die Fähigkeit, sich dem Patienten gegenüber verständlich machen zu können und ihm zu einem besseren Selbstverständnis zu verhelfen. Die hier aufgelisteten Therapeutenvariablen sind den in ihren Konzepten sich wesentlich unterscheidenden Verhaltenstherapien und psychodynamischen Therapien weitgehend gemeinsam. Allerdings ist doch die Haltung des Therapeuten, den Patienten dazu zu ermutigen, störende Dinge in Angriff zu nehmen, eindeutiger in der Verhaltenstherapie und -theorie ausgeprägt als in den psychodynamischen Therapien und Theorien.

Eine wesentliche Therapeutenvariable, welche eine große Kontroverse ebenfalls durch *Eysenck* (1952) ausgelöst hat, betrifft den Grad der Erfahrung des Therapeuten. Die meisten metaanalytischen Studien, die den Ausgang von Patienten hinsichtlich erfahrener vs. unerfahrener oder paraprofessioneller und Laientherapeuten untersuchten (*Quality Assurance Project* 1983, *Shapiro* u. *Shapiro* 1983, *Smith* et al. 1980, *Durlak* 1979, *Berman* u. *Norton* 1985, *Stein* u. *Lambert* 1984), zeigten keine großen Unterschiede zwischen erfahrenen und unerfahrenen Therapeuten bzw. Laien im Gegensatz zu den Studien von *Hattie* et al. (1984), *Strupp* u. *Hadley* (1978) und *Klerman* et al. (1984). *Lambert* et al. (1986) weisen allerdings darauf hin, daß die meisten Studien erhebliche methodische Mängel aufweisen, insbesondere was die Repräsentativität der Patientenpopulationen und die Art des therapeutischen Vorgehens sowie die Frage nach der Definition von erfahrenen, unerfahrenen Therapeuten, Laien und paraprofessionellen Therapeuten betrifft. Unterschiedliche Verläufe treten am häufigsten dann auf, wenn Ausbildungsunterschiede zwischen erfahrenen und unerfahrenen Therapeuten sehr groß sind und wenn das therapeutische Vorgehen mehr beinhaltet als nur Ratschläge zu geben oder spezifische verhaltensthera-peutische Techniken anzuwenden (*Hattie* et al. 1984, *Stein* u. *Lambert* 1984, *Klerman* et al. 1984, *Berman* u. *Norton* 1985).

13.2.2.4 Die Bedeutung von Patientenvariablen

Garfield unterscheidet in seiner Übersichtsarbeit (1986) über Patientenvariablen in der Psychotherapie zwischen der Selektion von Patienten für Psychotherapie und der Fortführung einer einmal begonnenen Psychotherapie.

Was die Selektion von Patienten für Psychotherapie betrifft, kommt *Garfield* zu dem Schluß, daß nach Durchsicht vornehmlich der nicht sehr ausführlichen angloamerikanischen Literatur eine ziemliche Selektion stattfindet, die von Klinik zu Klinik sehr unterschiedlich ist. Selektionskriterien sind oft von der sozialen Schicht bestimmt und um so restriktiver, je spezialisierter die Kliniken sind.

Was die Fortsetzung einmal begonnener Therapien betrifft, ist die Anzahl der Studien und Anzahl der untersuchten, möglicherweise relevanten Faktoren wesentlich umfangreicher, die Ergebnisse sind jedoch widersprüchlich. Mögliche Faktoren, die einen positiven Einfluß auf die Fortsetzung einer Therapie mit positivem Ausgang haben, sind folgende: Soziale Klasse (mittlere und höhere) scheint einen positiven Einfluß auf die Fortsetzung, nicht jedoch auf den Ausgang zu haben. Intelligenz, Alter und Geschlecht scheinen keinen Einfluß auf den Ausgang zu nehmen, während das Fehlen einer schweren „*Persönlichkeitsstörung*" oder einer stark ausgeprägten Symptomatik einen positiven Einfluß auf den Ausgang zu haben scheint, wenn man die Anzahl der Studien vergleicht, die diese Hypothese stützen oder verwerfen.

Letztlich ist die Frage der Bedeutung von Patientenvariablen nur sehr unbefriedigend zu beantworten, da ungenügende Forschungsmethodik, geringere Anzahl der Studien und widersprüchliche Ergebnisse keine weitergehenden Schlüsse zulassen. Schließlich ist auch zu beachten, daß Klienten und Therapeuten hinsichtlich ihrer interaktionellen Variablen (s. Therapeutenvariablen) nur gemeinsam betrachtet werden können.

13.2.3 Effizienz von Pharmako-therapien

In den letzten Jahrzehnten hat die Pharmakotherapie zunehmend Einzug gehalten in der Therapie von Neurosen, körperlichen Funktionsstörungen psychischen Ursprungs (*Klerman* 1986) und dehnt sich auch mittlerweile auf die Behandlung von Persönlichkeitsstörungen aus (*Bronisch* 1987, *Gorman* u. *Gorman* 1987). Insbesondere im Bereich der Neurosen mit depressiver Symptomatik (*Bronisch* u. *Klerman* 1988) und Angstsymptomatik (*Bronisch* 1990a), aber auch bei Zwangsstörungen (*Marks* 1987) besteht genügend wissenschaftliche Evidenz für die Wirksamkeit einer pharmakologischen Therapie. Dies trifft insbesondere auf die Akutbehandlung dieser Neurosen zu, während hinsichtlich Langzeitbehandlung die Ergebnisse empirischer Studien für die größere Effektivität psychotherapeutischer Verfahren mit oder ohne zusätzlicher pharmakotherapeutischer Behandlung bei Angstneurosen (*Bronisch* 1990a), Zwangsneurosen (*Marks* 1987) und wahrscheinlich auch bei depressiven Störungen (neurotischen Depressionen und evtl. endogenen Depressionen) (*Elkin* et al. 1989) spricht. An pharmakologischen Substanzen kommen hauptsächlich trizyklische Antidepressiva, MAO-Hemmer und Tranquilizer zum Einsatz, evtl. auch niederpotente Neuroleptika in geringer Dosierung oder auch Depot-Neuroleptika, ebenfalls in geringer Dosierung als bei einer Rezidivprophylaxe von Psychosen üblich (s. *Möller* et al. 1989).

Neben der offensichtlich spezifischen antidepressiven, anxiolytischen und sedierenden Wirkung dieser Substanzen werden auch spezifischere Effekte bei der Behandlung von Zwangsneurosen (*Marks* 1987), selbstunsicheren Persönlichkeitsstörungen (*Gorman* u. *Gorman* 1987) und Borderline-Persönlichkeitsstörungen diskutiert (*Bronisch* 1987). Darüber hinaus darf man auch nicht außer acht lassen, daß die verschiedenen psychotherapeutischen Verfahren in einem ganz anderen Maße als eine medikamentöse Therapie die Mitarbeit des Patienten erfordern, was zwangsläufig zu einer gewissen Selektion von Patienten, die für eine psychotherapeutische Behandlung geeignet sind, führt. Schließlich ist auch daran zu denken, daß in vielen Regionen der Bundesrepublik — noch — nicht genügend Psychotherapeuten zur Verfügung stehen, um alle behandlungsbedürftigen und behandlungswilligen Patienten versorgen zu können.

13.2.4 Effizienz von kombiniert pharmakologisch-psychotherapeutischen Behandlungen

Grundsätzlich läßt die Kombination von pharmakologischen und psychotherapeutischen Verfahren eine Reihe von möglichen Effekten zu: Die Kombination hat keinen therapeutischen Effekt, einen negativen oder positiven Effekt, der wiederum additiv, potenzierend, differentiell oder interaktionell sein kann (*Klerman* 1986). Dabei wurden bis heute vor allem Patienten mit Angstneurosen und depressiven Störungen (neurotischen Depressionen und evtl. endogenen Depressionen) kombinierten Behandlungen zugeführt. Die wenigen Studien im Bereich depressiver Störungen (*Elkin* et al. 1989) und Angststörungen (*Bronisch* 1990a) lassen noch keine endgültigen Schlüsse zu. Es scheint jedoch so zu sein, daß ein negativer therapeutischer Effekt nicht festzustellen ist und daß die pharmakotherapeutische Behandlung in der Akutbehandlung von Depression und Angst zumindest gleichwertig gegenüber der rein psychotherapeutischen Behandlung einzustufen ist, daß aber nach 1 bis zu 4 Jahren die Rückfallrate deutlich höher ist als für die rein psychotherapeutischen oder kombiniert pharmakologisch-psychotherapeutischen Behandlungen.

13.2.5 Unterschiedliches therapeutisches Vorgehen bei Neurosen, psychosomatischen Störungen und Persönlichkeitsstörungen

Die psychosomatischen Störungen spalten sich auf in die körperlichen Funktionsstörungen psychischen Ursprungs und in die psychosomatischen Erkrankungen im engeren Sinne. Im Vergleich zu Neurosen ist bei den körperlichen Funktionsstörungen psychischen Ursprungs eine vermehrte Einbeziehung von mit dem Körper arbeitenden psychotherapeutischen Verfahren denkbar. Studien, die unterschiedliche Behandlungsansätze bei dieser Gruppe von Patienten verglichen haben, sind jedoch bisher nicht publiziert worden. Bei den psychosomatischen Störungen im engeren Sinne steht natürlich im Vordergrund die Behandlung des körperlichen Grundleidens. Erst in einem 2. Schritt können dann psychotherapeutische Verfahren zum Zuge kommen. Während psychodynamische Therapien mehr auf die Persönlichkeit des psychosomatisch Kranken eingehen, die z.T. für die einzelnen Erkrankungen spezifische Charakteristika aufweisen soll (*Bräutigam* u. *Christian* 1981), wird in der Verhaltenstherapie mehr auf einen veränderten Umgang mit der körperlichen Erkrankung hingearbeitet (z.B. Erlernen oder Verlernen von Coping-Strategien) (*Miltner* et al. 1986).

Die Psychotherapie bei Persönlichkeitsstörungen stellt sich in den Grundzügen nicht anders dar als bei Neurosen, sowohl was die psychodynamischen als auch was die verhaltenstherapeutischen Verfahren betrifft (*Lion* 1981). Die Zielsetzungen sind pragmatischer geworden. Die Psychotherapieindikation muß mehr patienten- und zielorientiert als theorie- und methodenbezogen sein (*Tölle* 1986). Verläßliche Untersuchungen des Therapieverlaufs und der Ergebnisse liegen bisher noch nicht vor. Dabei ist aufgrund der wesentlich unschärferen und komplexeren Diagnosekriterien bei Persönlichkeitsstörungen die Therapieverlaufs- und Effizienzforschung noch größeren methodischen Schwierigkeiten ausgesetzt als bei anderen psychischen Störungen (*Tölle* 1986).

Immerhin existieren mittlerweile spezifische Behandlungsstrategien für die wichtigsten Persönlichkeitsstörungen von psychoanalytischer (*Kernberg* 1991) und kognitiver (*Beck* u. *Freeman* 1990) Seite.

Literatur

Andrews, G., Harvey, R.: Does psychotherapy benefit neurotic patients: A re-analysis of the Smith, Glass and Miller data. Arch. gen. Psychiat. 38 (1981) 1503—1508

Beck, A.T., Freeman, A.: Cognitive therapy of personality disorders. Guilford Press, New York, London 1990

Beck, A.T., Rush, B.F., Shaw, A.J., Emery, G.: Cognitive therapy of depression. Wiley, Chichester 1979

Bergin, A.E.: Some implications of psychotherapy research for therapeutic practice. J. abnorm. Psychol. 71 (1966) 235—246

Berman, J.S., Norton, N.C.: Does professional training make a therapist more effective? Psychol. Bull. 98 (1985) 401—406

Berman, J.S., Miller, R.C., Massman, P.J.: Cognitive therapy versus systematic desensitization: is one treatment superior? Psychol. Bull. 97 (1985) 451—461

Beutler, L.E., Crago, M., Arizmendi, T.G.: Research on therapist variables in psychotherapy. In: *S.L. Garfield, A.E. Bergin* (eds.): Handbook of psychotherapy and behavior change. 3. ed. Wiley, New York, Chichester, Brisbane, Toronto, Singapore 1986, pp. 257—310

Bräutigam, W., Christian, P.: Psychosomatische Medizin. 3. Aufl. Thieme, Stuttgart 1981

Bronisch, T.: Was sind Borderline-Störungen? Fundam. psychiat. 1 (1987) 142—153

Bronisch, T.: Überblick über neuere empirische Studien zur Klassifikation, Pathogenese und Therapie von Angststörungen. Fortschr. Neurol. Psychiat. 58 (1990a) 98—113

Bronisch, T.: Dysthyme Störungen. Nervenarzt 61 (1990b) 133—139

Bronisch, T., Klerman, G.L.: The current scientific status of neurotic depression as a diagnostic category. Psychiat. Develop. 4 (1988) 245—275

Durlak, J.A.: Comparative effectiveness of paraprofessional and professional helpers. Psychol. Bull. 86 (1979) 80—92

Dush, D.M., Hirt, M.L., Schroeder, H.: Selfstatement modification with adults: A meta-analysis. J. consult. clin. Psychol. 94 (1983) 408—422

Elkin, I., Shea, T., Watkins, J.T., Imber, S.D., Sotsky, S.M., Collings, J.F., Glass, D.R., Pilkonis, P.A., Leber, W.R., Docherty, J.P., Fiester, S.J., Parloff, M.B.: National institute of mental health treatment of depression colaborative research program. General effectiveness of treatments. Arch. gen. Psychiat. 46 (1989) 971—983

Eysenck, H.J.: The effects of psychotherapy: An evaluation. J. consult. clin. Psychol. 16 (1952) 319—324

Garfield, S.L.: Research on client variables in psychotherapy. In: *S.L. Garfield, A.E. Bergin* (eds.): Handbook of psychotherapy and behavior change. 3. ed. Wiley, New York, Chichester, Brisbane, Toronto, Singapore 1986, pp. 213—256

Garfield, S.L., Bergin, A.E.: Introduction and historical overview. In: *S.L. Garfield, A.E. Bergin* (eds.): Handbook of psychotherapy and behavior change. 3. ed. Wiley, New York, Chichester Brisbane, Toronto, Singapore 1986, pp. 3—22

Garfield, S.L., Kurtz, A.: A study of eclectic views. J. consult. clin. Psychol. 45 (1977) 78—83

Gorman, J.M., Gorman, L.K.: Drug treatment of social phobia. J. affect. Disord. 13 (1987) 183—192

Hattie, J.A., Sharpley, C.F., Rogers, H.J.: Comparative effectiveness of professional and paraprofessional helpers. Psychol. Bull. 95 (1984) 534—541

Howard, K.I., Kepta, S.M., Krause, M.S., Orlinsky, D.E.: The dose-effect relationship in psychotherapy. Amer. Psychol. 41 (1986) 159—164

Kernberg, O.F.: Schwere Persönlichkeitsstörungen. Theorie, Diagnose, Behandlungsstrategien. 3. Aufl. Klett-Cotta, Stuttgart 1991

Klerman, G.L.: Drugs and psychotherapy. In: *S.L. Garfield, A.E. Bergin* (eds.): Handbook of psychotherapy and behavior change. 3. ed. Wiley, New York, Chichester, Brisbane, Toronto, Singapore 1986, pp. 777—820

Klerman, G.L., Weissman, M.M., Rounsaville, B.J., Chevron, E.S.: Interpersonal psychotherapy of depression. Basic Books, New York 1984

Lambert, M.J., Shapiro, D.A., Bergin, A.E.: The effectiveness of psychotherapy. In: *S.L. Garfield, A.E. Bergin* (eds.): Handbook of psychotherapy and behavior change. 3. ed. Wiley, New York, Chichester, Brisbane, Toronto, Singapore 1986, pp. 157—211

Landman, J.T., Dawes, R.M.: Psychotherapy outcome. Smith and Glass conclusions stand up under scrutiny. Amer. Psychol. 37 (1982) 504—516

Lion, J.R. (ed.): Personality disorders. 2. ed. Williams and Wilkins, Baltimore, London 1981

Luborsky, L., Singer, B., Luborsky, L.: Comparative studies of psychotherapy. Arch. gen. Psychiat. 32 (1975) 995—1008

Marks, I.M.: Fears, phobias and rituals. Oxford University Press, New York 1987

Miller, R.C., Berman, J.S.: The efficacy of cognitive behavior therapies: A quantitative review of the research evidence. Psychol. Bull. 94 (1983) 39—53

Miltner, W., Birbaumer, N., Gerber, W.-D.: Psychosomatische Medizin. Springer, Berlin, Heidelberg, New York 1986

Möller, H.J., Kissling, W., Stoll, K.-D., Wendt, G.: Psychopharmakotherapie. Ein Leitfaden für Klinik und Praxis. Kohlhammer, Stuttgart, Berlin, Köln 1989

Nicholson, R.A., Berman, J.S.: Is follow-up necessary in evaluating psychotherapy? Psychol. Bull. 93 (1983) 261—278

Quality Assurance Project: A treatment outline for depressive disorders. Aust. N. Z. J. psychiat. Res. 17 (1983) 129—146

Shapiro, P.A., Shapiro, D.: Meta-analysis of comparative therapy outcome studies. A replication and refinement. Psychol. Bull. 92 (1982a) 581—604

Shapiro, P.A., Shapiro, D.: Meta-analysis of comparative therapy outcome research: A critical appraisal. Behav. Psychother. 10 (1982b) 4—25

Shapiro, P.A., Shapiro, D.: Comparative therapy outcome research: methodological implications of meta-analysis. J. consult. clin. Psychol. 51 (1983) 42—53

Sloane, T.B., Staples, F.R., Cristol, A.H., Yorkston, N.J., Whipple, K.: Psychotherapy versus behavior therapy. Harvard University Press, Cambridge, MA 1975

Smith, M.L., Glass, G.V., Miller, T.I.: The benefits of psychotherapy. Johns Hopkins University Press, Baltimore 1980

Stein, D.M., Lambert, M.J.: On the relationship between therapist experiences and psychotherapy outcome. Clin. Psychol. Rev. 4 (1984) 1—16

Strupp, H.H., Hadley, S.W.: Specific versus non-specific factors in psychotherapy. A controlled study of outcome. Arch. gen. Psychiat. 36 (1978) 1125—1136

Tölle, R.: Persönlichkeitsstörungen. In: *K.P. Kisker, H. Lauter, J.-E. Meyer, C. Müller, E. Strömgren* (Hrsg.): Psychiatrie der Gegenwart. 3. Aufl. Bd. 1: Neurosen, psychosomatische Erkrankungen, Psychotherapie. Springer, Berlin, Heidelberg, New York, Tokyo 1986, S. 151—188

13.3 Psychopharmakotherapie neurotischer und psychovegetativer Störungen

H.P. Kapfhammer, G. Laakmann

Rational begründete Behandlungsverfahren in der Psychiatrie setzen eine sorgfältige Beschreibung psychopathologischer Phänomene auf syndromaler Ebene, eine diagnostische Zuordnung unter Berücksichtigung von Verlaufsaspekten sowie eine multidimensionale ätiologische Gewichtung voraus. Sie haben sich auch an der epidemiologischen Häufigkeit der auf diese Weise abstrahierten nosologischen Gruppen zu orientieren; sie müssen sich in der konkreten Versorgungspraxis bewähren.

Die Therapie von Neurosen und Psychosomatosen stößt hierbei auf zahlreiche Probleme. Diese betreffen zunächst überhaupt die Identifikation von behandlungsbedürftigen Fällen, deren syndromale Akzentuierung vorrangig in so ubiquitären und damit unspezifischen Symptomen von Angst, depressiver Verstimmtheit und vegetativen Begleitreaktionen besteht (*Bräutigam* 1985). Die besonders häufige Auftretenswahrscheinlichkeit dieser emotionalen Symptome unter psychosozialen Belastungen und innerseelischen Konflikten favorisierten seit jeher psychologische Erklärungsmodelle und legten konsequent psychotherapeutische Strategien als adäquaten Behandlungsansatz nahe. Das konfliktdynamisch formulierte Neurosenkonzept der Psychoanalyse sowie das lerntheoretische Modell der Verhaltenstherapie begründeten die augenblicklich klinisch wohl bedeutsamsten Psychotherapieparadigmata (*Hoffmann* 1986, *Nemiah* 1988). Beide Verfahren besitzen aber ihre je eigenen Indikationskriterien. Selbst bei einer als großzügig unterstellten psychotherapeutischen Versorgung, wie sie allenfalls in einigen Großstädten verwirklicht ist, kann hierdurch nur ein relativ kleiner Anteil der behandlungsbedürftigen neurotischen und psychosomatischen Störungen gezielt und umfassend behandelt werden. Legt man die über epidemiologische Studien gefundenen Indexzahlen in einer durchschnittlichen ländlichen Population zugrunde, die z.T. eine Häufigkeit von 40 % psychogener Störungen erreichen (z.B. *Dilling* 1981), so wird die Kluft zwischen verfügbarem Therapieangebot und tatsächlicher Behandlungsbedürftigkeit um so offenkundiger.

Zudem beeinflussen die Krankheitskonzepte von Patienten, also deren subjektive Grundannahmen über einen Zusammenhang von Ursachen und Verständnis eines Krankseins im seelischen und körperlichen Bereich, auch maßgeblich die Erwartungen an eine Therapie (*Plaum* 1968). Eine Vielzahl von Patienten mit ängstlich-depressiven, psychovegetativen und psychosomatischen Syndromen neigt nun gerade einer eher einseitigen „*organischen*" Krankheitskonzeption zu und erwartet eine somatisch begründete, medizinische Behandlungsform, die in der Regel eine medikamentöse Intervention beinhaltet (*Lipowski* 1988). Die überwältigende Mehrheit dieser Patienten trägt zudem ihre Beschwerden zunächst ihren Allgemeinmedizinern und Internisten vor und wird auch von diesen behandelt (*Goldberg* et al. 1987, *Wilkinson* 1988). Dem Einsatz von Psychopharmaka kommt hierbei ein dominierender Stellenwert zu.

Die im Laufe der letzten Jahrzehnte in der Psychiatrie sukzessiv eingeführten diagnostischen Klassifikationssysteme dokumentieren eindrucksvoll auch einen Wandel in der Fassung des Neurosenbegriffs. Das DSM-III sowie die revidierte Version von DSM-III-R verzichten explizit auf üblicherweise den neurotischen Störungen zugrunde gelegte ätiologische Gesichtspunkte und bemühen sich um eine möglichst differenzierte Charakterisierung auf syndromaler Ebene.

Psychopharmakologische Erfahrungen in der Behandung *neurotischer Syndrome* haben hierbei maßgeblich zu einer Diversifizierung in Subgruppen beigetragen. Das Prinzip der „*pharmakologischen Auftrennung*" („pharmacological dissection", *Klein* 1964) führte zur Identifizierung bestimmter Zielsymptome innerhalb eines Syndroms (z.B. Panikattacken bei einem Angstsyndrom), die ganz besonders günstig auf eine bestimmte psychopharmakologische Intervention (z.B. Imipramin) ansprachen. Dies bedingte in praktischer Konsequenz eine Vermengung der traditionellen Indikationsbereiche (z.B. die Therapie mit Tranquilizern vom Benzodiazepintyp bei Angstsyndromen bzw. mit Antidepressiva bei depressiven Syndromen), dies weitete ferner die Sicht auf vorschnell festgelegte Wirkspektren einzelner pharmakologischer Substanzklassen. Veränderte Indikationsbereiche, die Berücksichtigung einer Interaktion zwischen den einzelnen Transmittersystemen anstelle einer Konzentration auf exklusive Wirkorte sowie die Erkenntnis eines differentiellen Einflusses unterschiedlicher Dosisbereiche bei einer bestimmten Substanzklasse haben die Vielfalt psychopharmakologischer Interventionsmöglichkeiten untermauert (*Hippius* 1989). Diese flexible psychophar-

makologische Sichtweise trägt der in der klinischen Empirie auffindbaren Überschneidung einzelner Syndrombereiche (z.B. ängstliche und depressive Syndrome (*Angst* u. *Dobler-Mikola* 1986) Rechnung; sie berücksichtigt auch die keineswegs zu unterstellende zeitliche Stabilität eines einmal diagnostizierten Syndroms im weiteren Verlauf der neurotischen Erkrankung in therapeutischer Hinsicht (*Tyrer* 1985).

13.3.1 Die pharmakologische Behandlung von Angstsyndromen

Die bedeutsamste Erneuerung des DSM-III bei den Angstsyndromen ist die Unterscheidung in akute Angstanfälle (Panikattacken) und eher chronische Angstzustände, bei denen entweder persistierende Erwartungsängste vor erneuten Angstanfällen oder überhaupt ein konstantes, generell erhöhtes Angstniveau das klinische Bild dominieren. Das diagnostische Klassifikationssystem läßt den inneren Zusammenhang, v.a. die mögliche Synchronizität oder aber auch das zeitliche Aufeinanderfolgen beider Syndrome bei einem individuellen Krankheitsverlauf offen. In einer klinischen Perspektive ist es jedoch von entscheidender Relevanz, neben der Intensität und Häufigkeit von Angstattacken auch das Ausmaß der antizipatorischen und generalisierten Angst zu ermessen, den Schweregrad und die Qualität der hiermit häufig assoziierten sozialen Beeinträchtigungen, wie sie sich in mannigfaltigen Verhaltensweisen einer phobischen Vermeidung manifestieren, zu berücksichtigen sowie auch begleitende hypochondrische und depressiv-demoralisierende Entwicklungen zu bewerten (*Cassano* et al. 1988).

13.3.1.1 Die Pharmakotherapie von Panikattacken

Die Diagnose eines Paniksyndroms beruht auf Episoden einer plötzlich einsetzenden, heftigen Furcht bzw. Angst, die rasch eine subjektiv unkontrollierbare Spitzenintensität erreicht. Typischerweise gehen hiermit zahlreiche somatische Symptome einher wie z.B. Schmerzen in der Brust, Atembeklemmung, Herzrasen, Parästhesien, Schwindelgefühle, Übelkeit, Durchfälle, Hitze- oder Kältesensationen, Schweißausbrüche, Zittern usw. Diese physiologischen Begleitreaktionen können das klinische Bild dermaßen dominieren, daß hiervon betroffene Patienten zunächst notfallmäßig in internistischen Ambulanzen erscheinen, ohne daß sich organpathologische Korrelate entdecken lassen (*Mikerji* et al. 1987). Umgekehrt muß bei einer sorgfältigen diagnostischen Abklärung eines Paniksyndroms stets die Möglichkeit eines zugrunde liegenden somatischen Krankheitsprozesses reflektiert werden (*Rosenbaum* u. *Pollack* 1987). Veränderungen in den Wahrnehmungsabläufen mit hieraus resultierenden Symptomen einer Depersonalisation und Derealisation, begleitende Kognitionen einer nahenden Katastrophe, eines umfassenden Kontrollverlusts oder eines beherrschenden Gefühls, *„den Verstand zu verlieren“*, erfordern die differentialdiagnostische Abgrenzung zu psychotischen Erlebnisweisen.

Shear u. *Frances* (1988) wiesen auf die häufige Komorbidität von Panikattacken bei Depressionen, Drogen-, Medikamenten- oder Alkoholmißbrauch, Schlaf-, Eß- und Sexualstörungen hin. Sie betonten die pathogenetische Bedeutung für phobische, hypochondrische oder depressive Entwicklungen. Wenngleich Hinweise für ein gehäuftes Auftreten von Panikattacken nach psychosozialen Traumata vorliegen (*Faravelli* 1985), können sich diese Angstanfälle durchaus auch spontan in ganz ausgeglichenen Lebenslagen ereignen (*Garvey* et al. 1987). *Cowley* u. *Roy-Byrne* (1988) unterstrichen die Bedeutsamkeit von gleichzeitig bestehenden Persönlichkeitsstörungen mit eingeschränkten problemfokussierten Lösungsstrategien und ausgeprägtem Wunschdenken in der Entstehung von Panikanfällen. Sie wiederholten die bereits früh von *Klein* (1964) festgehaltene außergewöhnliche Vulnerabilität vieler Panikkranker gegenüber Trennungs- und Verlusterlebnissen. *Roy-Byrne* u. *Cowley* (1988) hoben ferner den pathogenetischen Einfluß von Koffein, Alkohol, Nikotin, Kokain, aber auch bewußt durchgeführten Entspannungsübungen hervor.

Klein u. *Klein* (1988) betonten, daß Patienten mit Panikattacken im weiteren Krankheitsverlauf entweder nur gelegentlich erneut auftretende spontane Angstanfälle zeigen oder infolge einer furchtsamen Antizipation einer Wiederkehr dieser Angstanfälle ein chronisches Angstsyndrom entwickeln oder in unterschiedlichem Ausmaß und mit unterschiedlicher Geschwindigkeit zunehmend phobisches Vermeidungsverhalten bis hin zur sozialen oder Agoraphobie ausbilden. *Aronson* u. *Logue* (1987) zeigten, daß bei über 90 % ihrer Patienten mit phobischem Vermeidungsverhalten Panikanfälle vorausgegangen waren. *Deltito* et al. (1986) belegten, daß eine anamnestisch berichtete Trennungsangst die Fortentwicklung zur Agoraphobie

begünstige. *Buller* et al. (1986) wiesen nach, daß Patienten mit Agoraphobie zahlreichere und schwerere Angstanfälle zeigten und eine ausgeprägtere Antizipationsangst hatten.

13.3.1.1.1 Die Therapie mit Antidepressiva

*Klein*s (1964) initiale Beobachtungen eines ausgezeichneten therapeutischen Effekts von Imipramin in der Behandlung von Panikattacken wurden mittlerweile in zahlreichen offenen Prüfungen erhärtet sowie in kontrollierten Studien bestätigt. Der Nachweis der klinischen Effizienz erfolgte gegenüber Plazebo (*Klein* 1967, *Sheehan* et al. 1980, *Zitrin* et al. 1980, 1983, *Mavissakalian* et al. 1985, *Telch* et al. 1985, *Kahn* et al. 1986), gegenüber Chlordiazepoxid (*McNair* u. *Kahn* 1981, *Kahn* et al. 1986), sowie gegenüber Propranolol bzw. Clonidin (*Munjack* et al. 1985, *Ko* et al. 1983). *Marks* et al. (1983) vermochten keine statistisch signifikante Überlegenheit von Imipramin über Plazebo nachzuweisen. Auch *Evans* et al. (1986) konnten keinen Unterschied zwischen Imipramin und Plazebo feststellen, deckten jedoch eine Überlegenheit von Zimelidin auf. In praktisch allen Studien waren Patienten eingeschlossen, die neben Paniksyndromen mehr oder weniger ausgeprägte agoraphobische Symptome aufwiesen. Häufig beteiligten sich die Patienten auch an verhaltenstherapeutischen Programmen, so daß sich das absolute Ausmaß der medikamentösen Effekte nur schwer abschätzen läßt. Eine allgemeine Bewertung dieser Studien spricht jedoch für die klare Fähigkeit von Imipramin, spontan auftretende Panikattacken wirkungsvoll zu blockieren. In einer kritischen Pfadanalyse begegneten *Klein* et al. (1987) dem Argument, Imipramin könne seine antipanische Wirksamkeit nur bei einer gleichzeitig durchgeführten verhaltenstherapeutischen Maßnahme entfalten. Eine Expositionstherapie verbessere zwar das Vermeidungsverhalten, reduziere aber nicht die Häufigkeit spontaner Panikattacken.

Die Überlegung, Imipramin wirke antipanisch über seinen antidepressiven Effekt, wird durch eine Reihe von Studien, welche dieser Fragestellung nachgingen, nicht erhärtet (*Clum* u. *Pendry* 1987). Untersuchungen über die Beziehung von initialen Depressionswerten und antipanischen Resultaten nach einer Imipraminbehandlung legten keinen oder gar einen negativen Zusammenhang nahe (*Kelly* et al. 1970, *Tyrer* et al. 1973, *Sheehan* et al. 1980, *Zitrin* et al. 1980, 1983, *McNair* u. *Kahn* 1981, *Telch* et al. 1985). *Charney* et al. (1986) konnten für das Antidepressivum Trazodon im Vergleich zum Imipramin keinen antipanischen Effekt nachweisen. Ähnlich unwirksam verhielt sich das Antidepressivum Bupropion in einer kontrollierten Untersuchung (*Sheehan* et al. 1983). *Roy-Byrne* et al. (1986) zeigten, daß bei einem antidepressiv wirksamen Schlafentzug am Folgetag die Paniksymptomatik sogar noch akzentuiert sein könne.

Der klinische Wirkungsnachweis in der Behandlung von Agoraphobien mit Panikattacken liegt auch für Clomipramin in kontrollierten Studien vor (*Escobar* u. *Landbloom* 1976, *Karabanow* 1977, *Amin* et al. 1977, *Waxman* 1977, *Allsopp* et al. 1984, *Den Boer* et al. 1987, *Kahn* et al. 1987). Als mögliche Alternativen könnten sich die trizyklischen Antidepressiva Desipramin (*Rifkin* et al. 1981, *Lydiard* 1987), Doxepin, Amitriptylin (*Ballenger* 1986), Nortriptylin (*Muskin* u. *Fyer* 1981) oder Maprotilin (*Sheehan* 1982) erweisen.

Fast gleichzeitig mit den Beobachtungen über die positiven antipanischen Effekte von Imipramin wurde über eine vergleichbar günstige Beeinflußbarkeit durch MAO-Hemmer berichtet (*West* u. *Dally* 1959, *King* 1962, *Kline* 1967, *Kelly* et al. 1970). Es liegt mittlerweile eine Reihe kontrollierter Studien für Phenelzin (*Solyom* et al. 1973, *Tyrer* et al. 1973, *Mountjoy* et al. 1977, *Sheehan* et al. 1980, *Solyom* et al. 1981) und Iproniazid (*Lipsedge* et al. 1973) vor. Die Bewertung dieser Ergebnisse wird durch die relativ geringe Anzahl der Studienpatienten, die diagnostische Heterogenität sowie die vermutlich zu niedrige Dosierung der MAO-Hemmermedikation erschwert (*Ballenger* 1986). In einer sorgfältig konzipierten Studie verglichen *Sheehan* et al. (1980) die Wirksamkeit von Phenelzin (45 mg/die) und Imipramin (150 mg/die) gegenüber Plazebo bei Agoraphobikern mit Panikanfällen während einer 12wöchigen Behandlung. Alle Patienten erhielten gleichzeitig verhaltenstherapeutische Übungsprogramme und unterstützende Gruppensitzungen. Obwohl auch die Patienten mit nur psychotherapeutischer Behandlung eine deutliche Besserung zeigten, erwiesen sich die psychopharmakologisch medizierten Patienten signifikant überlegen in der Reduktion der Angstsymptomatik und psychosozialen Beeinträchtigung. Eine tendenzielle Überlegenheit von Phenelzin gegenüber Imipramin zeichnete sich ab.

13.3.1.1.2 Die Therapie mit Benzodiazepinen

Eine häufig geäußerte klinische Überzeugung besagt, daß der Einsatz von Benzodiazepinen in der Behandlung von Panikattacken nur teilweise erfolgversprechend sei. Trotzdem weisen die Daten einiger kontrollierter Studien auf eine gute therapeutische Wirksamkeit von Benzodiazepinen in der Kupierung von Angstanfällen hin, erfolgt die Medikation regelmäßig und in ausreichender Dosierung. In einer groß angelegten multizentrischen Studie zeigte sich vor allem die Effizienz von Alprazolam, einem Triazolobenzodiazepin (*Ballenger* et al. 1988). In dieser wie in anderen kontrollierten Untersuchungen (*Chouinard* et al. 1982, *Alexander* u. *Alexander* 1984, *Shehi* u. *Patterson* 1984, *Sheehan* et al. 1984) war Alprazolam einer Gabe von Plazebo oder Propranolol signifikant überlegen. Die durchschnittlich eingesetzten Tagesdosen von Alprazolam betrugen bis zu 10 mg. In Vergleichsstudien bewiesen neben Alprazolam auch Lorazepam, Clonazepam und Diazepam eine gute antipanische Effizienz (*Charney* et al. 1987, *Tesar* et al. 1987, *Dunner* et al. 1986). Von einer geringen Sedierung abgesehen, wurde Alprazolam in der Regel ausgezeichnet vertragen. Mit einer regelmäßigen Dosierung von 6–8 mg/die ergeben sich natürlich die Probleme einer möglichen körperlichen und seelischen Abhängigkeitsentwicklung, so daß die Indikationsstellung sehr sorgfältig getroffen werden muß. Dieses Problem der Entzugssymptome wird besonders bei abrupten Absetzversuchen mit einer Manifestation auch von zerebralen Krampfanfällen offenkundig, kann aber auch bei einem allmählichen Ausschleichen der Alprazolamdosis große Probleme bereiten (*Fyer* et al. 1987). Auf das Auftreten von depressiven Symptomen unter Alprazolam wurde hingewiesen (*Lydiard* et al. 1987). Infolge der relativ kurzen Halbwertszeit können vor der Gabe der nächsten Alprazolamdosis „*Durchbruchs*"-Angstsymptome auftreten und eine Umstellung auf ein länger wirksames Benzodiazepin, z.B. Clonazepam, erforderlich machen, um einen ausreichenden antipanischen Schutz aufrechterhalten zu können (*Albeck* 1987).

13.3.1.1.3 Die Therapie mit β-Blockern

Die Gabe von β-Blockern, v.a. unter der Indikationsstellung einer eher *somatischen* Angstmanifestation, erscheint bei der Behandlung von Paniksyndromen zunächst plausibel. Die vorliegenden Daten aus kontrollierten Studien lassen jedoch z.Z. noch keinen definitiven Schluß zu, legen eher einen unzureichenden antipanischen Effekt nahe (*Munjack* et al. 1985, *Noyes* et al. 1984, *Fagerström* et al. 1985). Propranolol ist nicht imstande, akute, durch Laktatinfusionen induzierte Panikattacken zu blockieren (*Gorman* et al. 1983). Eine unterstützende Adjuvansrolle von β-Blockern bei einer Benzodiazepinbehandlung bzw. antidepressiven Therapie erscheint zumindest versuchenswert (*Hallstrom* et al. 1981, *Gastpar* et al. 1980). *Shehi* u. *Patterson* (1984) erprobten erfolgreich eine Kombinationstherapie von Alprazolam und Propranolol, wobei sie die Dosierungen der beiden Medikamente entsprechend des vorliegenden Ausmaßes der kognitiven und somatischen Angstkomponenten titrierten. Als Monotherapie ist die Gabe von β-Blockern allenfalls bei situationsbezogenen Prüfungs- und Leistungsängsten angezeigt (*James* et al. 1978, *Brantigan* et al. 1982, *Hartley* et al. 1983).

13.3.1.1.4 Klinische Handlungsanweisungen für die Therapie von Paniksyndromen (Tab. 13.5)

Der Einsatz von Imipramin, Phenelzin und Alprazolam haben sich in den vorgestellten Studien als vergleichbar wirksame antipanische Substanzen herausgestellt. Die Behandlung mit Imipramin erweist sich zunächst als Medikament der 1. Wahl. Die häufige Beobachtung, daß Patienten mit Angstanfällen infolge einer selektiven Einengung ihrer Selbstwahrnehmung auf körperliche Abläufe extrem überempfindlich gegenüber anticholinergen Substanzen reagieren können (*Fogelson* et al. 1988), legt eine niedrige initiale Dosis von etwa 10 mg

Tabelle 13.5 Psychopharmakotherapie des Paniksyndroms

Indikation für Psychopharmakotherapie:
- mindestens 3 Panikanfälle ohne Zusammenhang zu einer ausgeprägten körperlichen Erschöpfung oder lebensbedrohlichen Situation während der 3 Wochen vor der psychiatrischen Konsultation.

a) Erstmanifestation:
- Versuch einer symptomatischen Kontrolle mit Benzodiazepinen zunächst gerechtfertigt: z.B. 2–3 x 5 mg Dikaliumclorazepat für 3 bis 4 Wochen,
- wenn hierunter gute symptomatische Kontrolle: vorsichtige Reduktion um 5 mg/Woche,
- weiteres Abwarten.

b) Wiederholte Manifestation oder bedeutsames Wiederauflammen der Paniksymptome nach initialem Versuch mit einem Benzodiazepin:
Medikament der 1. Wahl: Imipramin
- Einschleichen mit niedriger Dosierung: 10 mg Imipramin/die für die ersten 3 bis 4 Tage (cave: oft ausgeprägte Nebenwirkungssensibilität),
- langsame Steigerung um 10 mg nach 3 bis 4 Tagen, dann um 25 mg alle 3 bis 4 Tage,
- nicht selten: unter initialer Imipramintherapie während der ersten Woche noch Verstärkung der Angstsymptome,
- dann zusätzliche Gabe eines Benzodiazepins: z.B. Alprazolam 2–3 x 0,25–0,50 mg/die für ca. 14 Tage, dann allmähliche Reduktion von 0,25–0,50 mg/Woche bei gleichzeitiger Dosissteigerung von Imipramin,
- zunächst Versuch einer symptomatischen Kontrolle mit einer möglichst niedrigen Dosierung von Imipramin, jedoch zuweilen eine Dosissteigerung auf 200–250 mg/die nötig,
- signifikante klinische Besserung nicht vor 4 bis 6 Wochen unter ausreichender Imipramindosierung, gelegentlich erst nach 6 Monaten Behandlungserfolg bzw. -mißerfolg abschätzbar,

- nach mehreren Monaten einer guten symptomatischen Kontrolle unter etablierter Imipramindosis: vorsichtiges Reduzieren über Monate, eventuell langfristige niedrige Erhaltungsdosis von 25 mg Imipramin notwendig;
allgemein: Kontrolluntersuchungen, vgl. Therapie mit Antidepressiva.

Medikament der 2. Wahl: MAO-Hemmer, Tranylcypromin
- Umstellung, wenn unter Imipramin in ausreichender Dosierung nach ca. 3 Monaten keine befriedigende Besserung,
- nach vorsichtiger Reduktion der Imipraminreduktion innerhalb 1 bis 2 Wochen eine mindestens 1wöchige Pause empfehlenswert,
- sowohl während Reduktionsphase, Pause als auch Neueinstellung: Begleitmedikation mit 3–4 x 1 mg Alprazolam/die,
- Dosissteigerung nach 3 bis 4 Tagen auf 2 x 1 Drg. Tranylcypromin;
allgemein: cave: MAO-Diät.

Medikament der 3. Wahl: Alprazolam
- falls unter Imipramin und Tranylcypromin keine entscheidende Besserung oder schwerwiegende Nebenwirkungen,
- beachte: für gute antipanische Wirkung zuweilen eine durchschnittliche Tagesdosis von 6–8 mg/ die, gelegentlich bis zu 12 mg/die notwendig (cave: Abhängigkeit),
- wenn gute symptomatische Kontrolle nach 4 bis 6 Wochen: vorsichtige Reduktionsversuche.

c) Kombination mit psychotherapeutischen Verfahren relativ zügig anstreben, um vor allem einer sekundären Generalisierung der Angstsymptomatik entgegenzuwirken.

Imipramin/die nahe. Eine langsame Steigerung um 25 mg alle 3 bis 4 Tage wird in der Regel gut vertragen. *Zitrin* et al. (1983) sowie *Mavissakalian* u. *Michelson* (1986) weisen darauf hin, daß sich während der 1. Behandlungswoche unter Imipramin die Angstsymptome jedoch auch noch verstärken können. Eine sorgfältige Instruktion der Patienten hierüber ist deshalb eine unbedingte Voraussetzung, um vorzeitige Behandlungsabbrüche zu vermeiden und eine gute Compliance sicherzustellen. Obwohl einige Patienten offensichtlich von erstaunlich niedrigen Tagesdosen profitieren, ist bei anderen wiederum eine allmähliche Steigerung auf bis zu 300 mg und mehr notwendig (*Lydiard* 1988). Eine Kontrolle der Plasmaspiegel kann zur Anpassung der erfolgreichen Dosierung beitragen (*Lydiard* 1987). Signifikante klinische Besserungen sollten nicht vor 4 bis 6 Wochen einer ausreichend dosierten Imipraminbehandlung erwartet werden, gelegentlich ist der Zeitraum auf 6 Monate anzusetzen (*Ballenger* 1986).

Reagiert ein Patient auf eine solcherart durchgeführte Imipraminbehandlung ohne Erfolg, sollte eine Umstellung auf eine MAO-Hemmerbehandlung erfolgen. Phenelzin ist das in der Literatur am häufigsten untersuchte Präparat. *Lydiard* (1988) erwartet eine vergleichbar gute Effizienz auch für Tranylcypromin. Beachtenswert ist, daß der durchschnittliche therapeutische Dosisbereich für Phenelzin zwischen 45—90 mg/die zu liegen scheint.

Der Einsatz von Alprazolam bietet sich infolge eines raschen Wirkungseintritts gerade in der Anfangsphase einer antipanischen Behandlung an. Als Begleitmedikation vermag es die unter Imipramin auftretenden Nebenwirkungen bzw. eine initial häufige Symptomaggravation zuverlässig zu kupieren. Im Vergleich zu einer Alprazolammonotherapie sollten in der Rolle als Adjuvans zunächst niedrigere Tagesdosen als die in der Literatur berichteten Durchschnittsdosen von 6—8 mg/die versucht werden. Vor dem Hintergrund einer möglichen Abhängigkeitsentwicklung empfiehlt sich nach einer 4wöchigen Therapie ein allmähliches Ausschleichen von Alprazolam.

Die notwendige Dauer der antipanischen Therapie wird klar, wenn man berücksichtigt, daß fast alle Patienten einen Rückfall ihrer Panikerkrankung erleiden, wenn die Behandlung vor Ablauf von 6 Monaten eingestellt wird (*Zitrin* et al. 1983, *Mavissakalian* u. *Michelson* 1986). Die Rezidivrate nach einer 1/2jährigen Behandlung beträgt hingegen für die nächsten 2 Jahre ca. 50%. Hieraus ergeben sich oft Indikationen für eine Langzeittherapie. Es ist ferner zu berücksichtigen, daß die

therapeutische Beeinflussung der im Gefolge von Angstanfällen häufig auftretenden generalisierten Angstsyndrome bzw. agoraphobischen Verhaltensweisen erst nach zuverlässiger Kontrolle der pathogenetisch wohl zugrunde liegenden Panikattacken gelingt. Ein positiver Effekt auf diese sekundären Komplikationen zeichnet sich nicht selten erst nach vielen Monaten einer Therapie, beispielsweise mit Imipramin, ab (*Cassano* et al. 1988). In der Gesamtstrategie ist deshalb erst nach einem mehrmonatigen symptomfreien Intervall eine allmähliche Reduktion der Tagesdosis anzuraten. *Modigh* (1987) weist darauf hin, daß bei diesem Vorgehen zuletzt erstaunlich niedrige tägliche Erhaltungsdosen von nicht mehr als 25 mg Imipramin oder Clomipramin genügen.

13.3.1.2 Die Pharmakotherapie von generalisierten Angstsyndromen

Das generalisierte Angstsyndrom ist im Gegensatz zur Panikerkrankung, bei der jene typischen, plötzlich auftretenden Angsteffekte mit Crescendoeffekt dominieren, durch ein anhaltend erhöhtes Angstniveau gekennzeichnet. Es handelt sich um eine häufig chronisch verlaufende Angsterkrankung, in der Symptome einer muskulären Verspannung, autonom-nervöser Hyperreaktivität, besorgter Erwartungshaltung sowie verstärkter ängstlicher Aufmerksamkeit und scheuen Umweltbezugs vorherrschen. Die Angstsymptome sind nicht explizit situationsbezogen (wie bei der Agoraphobie oder sozialen Phobie) und auch nicht objektgerichtet (wie bei der einfachen Phobie), sie sind vielmehr frei flottierend. Epidemiologische Untersuchungen deckten auf, daß die Prävalenz von generalisierten Angstsyndromen größer ist als die von phobischen oder panischen Störungen und wohl mehr als 50% der behandlungsbedürftigen Angsterkrankungen ausmacht (*Weissman* u. *Merikangas* 1986).

13.3.1.2.1 Die Therapie mit Benzodiazepinen

Generalisierte Angstsyndrome stellen traditionellerweise die Hauptindikationsbereiche für den Einsatz von Benzodiazepinen dar. Obwohl eine Flut von kontrollierten Studien die statistische Überlegenheit von Benzodiazepinen gegenüber Barbituraten, Meprobamat und Plazebo in der anxiolytischen Wirksamkeit bei nicht-psychotischen Angstzuständen belegt (*Greenblatt* u. *Shader* 1974, *Rickels* 1983, *Lader* 1987), wird dieser Sachverhalt doch nicht immer so eindeutig bestätigt; nicht selten ist hierbei die anfänglich gefundene Überlegenheit der Benzodiazepine gegenüber Plazebo nach einigen Wochen nicht mehr nachzuweisen (*Meibach* et al. 1987). *Rickels* (1978) berichtete, daß nur ca. 65 bis 75 % der mit Benzodiazepinen behandelten Patienten eine mäßige bis gute Besserung erfahren. Patienten mit stark ausgeprägten kognitiven und somatischen Angstsymptomen, mit geringer depressiver Verstimmung und nur wenigen interpersonalen Problemen sprechen mit einer großen Wahrscheinlichkeit positiv auf die Gabe eines Benzodiazepins an (*Rickels* et al. 1978). Alprazolam besitzt möglicherweise mit seiner guten Einwirkung auf depressive Symptome einen gewissen Vorteil gegenüber anderen Benzodiazepinen (*Rickels* u. *Schweizer* 1987).

Der Krankheitsverlauf von generalisierten Angstsyndromen ist sehr unterschiedlich. Eine spontane Remission scheint nicht so selten zu sein. Durch die Hereinnahme des zusätzlichen Kriteriums einer mindestens über 6 Monate bestehenden allgemeinen Angstsymptomatik in DSM-III-R ist der klinische Blick deutlicher auf die eher chronischen Verläufe gerichtet. Längerfristige Therapiemaßnahmen sind hier indiziert. Die Erfahrungen mit mehrmonatigem Einsatz von Benzodiazepinen zeigen, daß ein maximaler Therapieeffekt nach ca. 6 Wochen beobachtet wird, darüber hinaus kaum mehr ein Zuwachs an positiver Wirksamkeit erwartet werden darf (*Rickels* et al. 1982 a). Im zeitlichen Verlauf überwiegt möglicherweise zunächst nur ein globaler Sedierungseffekt, während die eigentlich anxiolytische Komponente erst nach ca. 1 Woche deutlich zur Geltung kommt (*File* u. *Pellow* 1987). Auch wenn zahlreiche Studien kaum mehr einen überlegenen Benzodiazepineffekt nach einer 6monatigen Therapie nachweisen, profitiert trotzdem ein nicht unbeträchtlicher Anteil von Angstpatienten von einer sorgfältig überwachten, langfristigen Benzodiazepingabe (*Haskell* et al. 1986, *Rickels* et al. 1986).

Bei einer Benzodiazepinbehandlung sind neben der mehr oder weniger ausgeprägten Sedierung eine psychomotorische Verlangsamung, depressive Verstimmungen, Amnesie, verringertes Konzentrationsvermögen, körperliche Schwäche, beeinträchtigtes sexuelles Erleben sowie in seltenen Fällen auch Zustände von Agitation und Euphorisierung als bedeutsame akute Nebenwirkungen zu bedenken (*Sussman* u. *Chou* 1988). Eine langfristige Behandlung mit Benzodiazepinen ist stets auf dem Hintergrund einer möglichen Abhängigkeitsentwicklung kritisch abzuwägen. Ca. 40 % der über 6 Monate mit Benzodiazepinen behandelten Patienten zeigen Entzugssymptome nach Absetzen.

Etwa die Hälfte dieser Entzugssymptome ähneln mit Angst und Schlafstörungen jenen Symptomen vor der Behandlung. Vegetative Begleitreaktionen, muskuläre Verspannungen, beeinträchtigtes Konzentrieren, dysphorische Gereiztheit sind häufig (*Busto* et al. 1986). In ca. 20 % nach langfristiger Benzodiazepineinnahme kommt es zu schweren Entzugssymptomen mit Krampfanfällen, Verwirrtheiten, typischen Wahrnehmungsveränderungen wie Oszillopsien, Dysmorphopsien, Dysästhesien und multisensorische Überempfindlichkeiten, Depersonalisations- und Derealisationsphänomenen sowie auch paranoid-halluzinatorischen Syndromen (*Owen* u. *Tyrer* 1983). Über Entzugssymptome mit einem protrahierten, über Wochen hin fluktuierenden Verlauf auch bei Langzeiteinnahme von in therapeutischen Dosen applizierten Benzodiazepinen wurde berichtet (*Smith* u. *Wesson* 1983). Langfristige Therapien, hohe Dosierungen, Wahl eines Benzodiazepintyps mit relativ kurzer Halbwertszeit sowie die Abruptheit des Absetzvorgangs scheinen die Auftretenswahrscheinlichkeit und Intensität von Entzugssymptomen zu erhöhen (*Owen* u. *Tyrer* 1983).

13.3.1.2.2 Die Therapie mit Buspiron

Buspiron, ein Azaspirodecanedion, stellt ein neues Anxiolytikum dar, das sich strukturell und pharmakologisch von den Benzodiazepinen klar unterscheidet und eine praktikable Alternative darstellen könnte. Buspiron zeichnet sich durch keine ZNS-depressorische Effekte aus, beeinträchtigt psychomotorische Abläufe nicht, potenziert nicht die Alkoholwirkungen, führt nur zu einer geringen Sedierung, bewirkt keine Euphorisierung, unterbindet eine Abhängigkeitsentwicklung, behindert die Gedächtnisleistungen nicht (*Lucki* et al. 1987). Es zeichnet sich durch ein günstiges Nebenwirkungsprofil mit leichten Schwindelgefühlen, Übelkeit, Kopfweh, Nervosität, Erregtheit und Benommenheit aus (*Sussman* 1987). Durchschnittliche therapeutische Dosierungen betragen um 20 mg/die, die empfohlene maximale Tagesdosis beträgt 60 mg. In kontrollierten Vergleichen zeigte sich Buspiron als äquipotentes Anxiolytikum gegenüber Diazepam (*Goldberg* u. *Finnerty* 1979, *Rickels* et al. 1982 a, *Feighner* et al. 1982). *Rickels* et al. (1985) beschrieben eine günstigere Beeinflussung somatischer Angstsymptome durch Diazepam, während Buspiron Symptome von Ärger und Feindseligkeit besser mitigierte. Gegenüber Clorazepat fanden sich in einer prospektiven, 6monatigen Studie keine Wirkunterschiede. Unter beiden Präparaten fand sich keine Toleranzentwicklung. Nach Umstellung auf ein Plazebo kam es unter Clorazepat, nicht jedoch unter Buspiron, zu Entzugssymptomen. Umstellungsversuche von einer Benzodiazepinbehandlung auf Buspiron, die sich wegen des günstigeren Wirk- bzw. Nebenwirkungsprofils von Buspiron anbieten würden, verlaufen nicht unproblematisch. Buspiron kann v.a. die nach einer Benzodiazepinlangzeitmedikation auftretenden Entzugssymptome nicht wirksam kupieren (*Schweizer* u. *Rickels* 1986, *Jerkovich* u. *Preskorn* 1987). Ein möglicher Grund hierfür ist neben den fehlenden euphorisierenden Effekten in der sich erst im Verlauf von einigen Tagen aufbauenden klinischen Wirksamkeit zu sehen, die in der Regel erst nach 3 bis 4 Wochen ein therapeutisches Maximum erreicht (*Sussman* 1987). *Sussman* u. *Chou* (1988) empfehlen daher eine zunächst mehrwöchige begleitende Buspironmedikation bei allmählicher Reduktion des Benzodiazepins. Als möglicher Indikationsbereich für eine Buspironbehandlung könnten sich Patienten mit einem langfristig bestehenden generalisierten Angstsyndrom erweisen, die stets auf eine ungetrübte Wachsamkeit und Aufmerksamkeit angewiesen sind. Auch ängstliche Patienten mit einer Suchtgefährdung könnten von Buspiron profitieren (*Sussman* 1987).

13.3.1.2.3 Die Therapie mit Antidepressiva

Die Probleme einer langfristigen Benzodiazepinbehandlung legten auch eine Überprüfung der Wirksamkeit einer antidepressiven Therapie bei generalisierten Angstsyndromen nahe. Die bisher vorliegenden Studien betrafen durchwegs Patienten, die gemischte ängstlich-depressive Symptome aufwiesen, also nicht der enger definierten Gruppe der generalisierten Angstsyndrome angehörten (*Rickels* et al. 1974, *Shammas* 1977, *Kleber* 1979, *Johnstone* et al. 1980, *Kahn* et al. 1986). Dies mag mit der großen Schwierigkeit zu tun haben, empirisch zuverlässig diese generalisierten Angstsyndrome von typischen depressiven Störungen zu trennen (*Mullaney* 1984, *Breier* et al. 1985, *Fogelson* et al. 1988). So muß z.Z. noch offen bleiben, ob die durchwegs als günstig eingeschätzte therapeutische Wirksamkeit von Antidepressiva (Imipramin, Desipramin, Amitriptylin) unter dieser Indikationsstellung in 1. Linie einer eigentlichen anxiolytischen Wirksamkeit oder aber dem antidepressiven Mechanismus zu verdanken ist. Zweifelsohne ist der Einsatz von Antidepressiva in diesem Indikationsbereich

zunächst mit einer möglichst niedrigen Dosierung anzustreben. Ob die Empfehlung, als oberstes Limit z.B. 50 mg Amitriptylin oder Doxepin anzusetzen (*Rüther* 1988), in der Praxis tatsächlich immer die gewünschte Effizienz entfaltet, muß in kontrollierten Studien erst entschieden werden. Die Erfahrungen mit Imipramin bei Panikerkrankungen wiesen bei vielen Patienten jedenfalls auf wesentlich höhere Erforderungsdosen (s.o.).

13.3.1.2.4 Die Therapie mit Neuroleptika

Bereits 1965 wies *Janke* auf die entspannende und anxiolytische Wirkung einer niedrigdosierten Neurolepsie hin. *Rüther* u. *Hippius* (1982) berichteten über einen weit verbreiteten Einsatz niedrigdosierter Neuroleptika in der frühen Ära der Psychopharmakologie unter der Indikation nicht-psychotischer Angstzustände. *Kapfhammer* u. *Rüther* (1988) diskutierten das in den letzten Jahren zunehmend in der Behandlung von ängstlich-depressiven und psychovegetativen Syndromen aktualisierte Prinzip der niedrigdosierten Depot-Neuroleptika (s.a.u.). Eine Reihe von kontrollierten Studien belegten eine ausgezeichnete Anxiolyse z.B. von Fluspirilen gegenüber Benzodiazepinen (Diazepam, Bromazepam, Oxazepam — *Pach* u. *Waniek* 1976, *Thilmann* 1983, *Hassel* 1985, *Laakmann* et al. 1989). *Klieser* u. *Lehmann* (1989) betonten in ihrer Bewertung der Neuroleptanxiolyse die Überlegenheit von Fluspirilen bei Patienten mit ausgeprägten Symptomen einer somatischen Angst, einer depressiven und aggressiven Verstimmung, während sie günstigere Effekte von Benzodiazepinen auf die kognitiven Angstkomponenten festhielten. Die Autoren merkten an, daß sich unter Fluspirilen auch nach 6 Wochen eine immer noch zunehmende anxiolytische Wirksamkeit beobachten ließ. *Laakmann* et al. (1989) schlossen sich in der Diskussion ihres kontrollierten Vergleichs von Fluspirilen und Oxazepam dieser Einschätzung im großen und ganzen an; sie konnten jedoch keine klaren, differentiellen Unterschiede in der therapeutischen Beeinflussung von eher somatisch bzw. eher psychisch akzentuierten Angstzuständen aufdecken. Sie unterstrichen eine außergewöhnlich niedrige Rate an Nebenwirkungen bei beiden Präparaten während der 8wöchigen Untersuchungsphase. *Quadbeck* (1985) notierte gleichfalls nur schwach ausgeprägte Nebenwirkungen einer diskreten Gewichtszunahme, Müdigkeit, Mundtrockenheit sowie vegetativen Begleitreaktionen. Er hob jedoch immerhin annähernd 2 % extrapyramidaler Symptome in seiner systematischen Analyse einer niedrig dosierten Fluspirilenmedikation (1,5 mg/Woche) hervor. Wenngleich eine niedrigdosierte Neurolepsie besonders bei suchtgefährdeten Patienten eine diskussionswürdige Alternative gegenüber Benzodiazepinen in der Behandlung nicht-psychotischer Angstzustände bildet, so muß doch angesichts des unter dieser Indikation noch ungeklärten Spätdyskinesierisikos von einer längerfristigen Applikation über ca. 3 Monate hinaus abgeraten werden.

13.3.1.2.5 Klinische Handlungsanweisungen in der Therapie von generalisierten Angstsyndromen (Tab. 13.6)

Benzodiazepine, Buspiron, Antidepressiva und Neuroleptika haben sich als vergleichbar wirksame anxiolytische Substanzen herausgestellt. Das Prinzip einer möglichst niedrigen Dosierung kann für alle Wirkklassen als grundsätzliche Orientierung angenommen werden, ist aber vermutlich im Einzelfall nicht immer zu verwirklichen. Die Behandlung mit Benzodiazepinen sollte sich angesichts der

Tabelle 13.6 Psychopharmakotherapie des generalisierten Angstsyndroms

---

a) Medikament der 1. Wahl: Buspiron
 – initialer Beginn mit 2–3 x 5 mg/die,
 – Steigerung auf 3 x 10 mg/die,
 – Höchstdosis sollte nicht 60 mg/die übersteigen,
 – therapeutische Wirksamkeit nach 3 bis 4 Wochen abschätzbar.

Medikament der 2. Wahl: Benzodiazepin
 – falls unter Buspiron kein entscheidender Effekt und keine bestehende Abhängigkeitsproblematik,
 – z.B. Dikaliumclorazepat: initial 3 x 5 mg/die,
 – Höchstdosis sollte nur in Ausnahmefällen 4 x 10 mg/die überschreiten,
 – keine entscheidende Besserung noch nach 4 bis 6 Wochen zu erwarten.

Medikament der 3. Wahl: Imipramin
 – vgl. Tabelle 13.5.

Medikament der 4. Wahl: niedrigdosiertes Neuroleptikum
 – vor allem bei bestehender Suchtgefahr als Alternative zu Imipramin,
 – z.B. 0,75 ml Fluspirilen i.m./Woche,
 – maximale Behandlungsdauer: 8 bis 12 Wochen,
 – beachte: Kontrolluntersuchungen, Nebenwirkungen, vgl. Therapie mit Neuroleptika.

b) Frühzeitige Kombination mit psychotherapeutischen Verfahren anstreben.

---

diskutierten Nebenwirkungen auf wenige Wochen beschränken. Hierbei gilt es zu bedenken, daß die maximale therapeutische Wirksamkeit ohnehin nur in den ersten 4 bis 6 Wochen als gesichert angesehen werden kann. So beobachteten z.B. *Rickels* et al. (1985), daß ca. 50 % einer Gruppe von chronisch-ängstlichen Patienten nach einer 6wöchigen Behandlung mit Diazepam problemlos auf ein Plazebo umgestellt werden konnten. Da sich das Niveau der allgemeinen Angstbereitschaft im zeitlichen Verlauf sehr verändern kann, bietet sich auch ein intermittierender Behandlungsansatz an (*Rickels* u. *Schweizer* 1987). Bei älteren Patienten, die unter einer ärztlichen Indikation oft über Jahre hinweg Benzodiazepine ohne eine Dosissteigerung eingenommen haben und sich hierunter wohlfühlen, kann diese Behandlungsform unter Fortführung einer sorgfältigen Kontrolle meist problemlos beibehalten werden (*Benkert* u. *Hippius* 1986). *Kahn* et al. (1986) legten Daten vor, daß Patienten mit einer persistierenden generalisierten Angstsymptomatik eher von einer langfristigen Antidepressivabehandlung (Imipramin) profitieren. Buspiron sollte als wirkungsvolle Alternative zu einem Einsatz von Benzodiazepinen erwogen werden. Der sich erst im Verlauf der 1. Therapiewoche einstellende ausreichende anxiolytische Effekt muß aber bedacht werden. Buspiron wie auch niedrigdosierte Neuroleptika bieten sich vor allem auch bei Patienten mit einer Suchtgefährdung an.

13.3.1.3 Die Pharmakotherapie von phobischen Störungen

Die Gruppen der phobischen Störungen in DSM-III-(R) umfassen die Agoraphobie, die soziale Phobie sowie die einfachen Phobien. Ihnen gemeinsam ist die irrationale Furcht vor einer bestimmten Situation, einer Handlung, einem Objekt, so daß ein starkes Bedürfnis nach einem sicherheitsstiftenden Vermeidungsverhalten auftritt. Für ein agoraphobisches Verhalten mit der Furcht, das Haus zu verlassen, allein zu sein oder sich in eine Situation zu begeben, wo keine allseitige Unterstützung verfügbar ist, sind häufig vorausgehende Panikattacken in der Vorgeschichte recht typisch (s. Tab. 13.5). Aus einer psychopharmakologischen Sicht kann eine hierauf bezogene Therapiestrategie gewählt werden, wobei zu berücksichtigen ist, daß die erwünschten Effekte oft erst nach einer mehrwöchigen sicheren Kontrolle der spontanen Angstanfälle zu erwarten sind (*Cassano* et al. 1988). Soziale Phobien kennzeichnet die Furcht, vor einer Öffentlichkeit persönlich bloßgestellt zu werden, in einer bedeutungsvollen Leistungssituation beschämend zu versagen. Ein Behandlungsversuch mit β-Blockern kann angeraten werden. Zahlreiche, kontrollierte Analogstudien mit Musikern, Sportlern oder Studenten belegten zumindest eine gute Wirksamkeit z.B. bei Lampenfieber oder Examensängsten (*Liden* u. *Gottfries* 1974, *Gottschalk* et al. 1974, *Krishnan* 1975, *Siltonen* u. *Janne* 1976, *James* et al. 1977, *Brantigan* et al. 1982, *Krope* et al. 1982, *Neftel* et al. 1982, *Desai* et al. 1983, *Hartley* et al. 1983, *James* et al. 1983). Die durchschnittlichen Dosierungen betrugen 40 mg Propranolol. Es besteht die Überzeugung, daß einfache Phobien keine explizite Indikation für den Einsatz von Trizyklika, β-Blockern oder Benzodiazepinen darstellen (*Hollander* et al. 1988). Allenfalls eine kurzfristige Gabe von Benzodiazepinen während einer verhaltenstherapeutischen Desensibilisierung erscheint diskutabel.

13.3.1.4 Die Pharmakotherapie von posttraumatischen Belastungsreaktionen

Posttraumatische Belastungsreaktionen treten infolge eines schweren psychosozialen Traumas oder einer natürlichen Katastrophe auf. Sie artikulieren sich in einer psychischen Abstumpfung mit reduzierter affektiver Reagibilität gegenüber der sozialen Umwelt, einem schmerzlichen, bewußt kaum kontrollierbaren Wiedererleben des erlittenen Traumas in Tagträumen, intrusiven inneren Bilderfolgen oder Alpträumen sowie in exzessiven autonom-nervösen Reaktionen. Angstzustände, Panikanfälle, depressive Verstimmungen, Schuldgefühle, überlebt zu haben, Scham und intensive Wut können dominieren (*Krystal* 1968, *Eitinger* 1971). Zwischen akuten und chronischen Reaktionsmustern kann unterschieden werden (*Scrignar* 1984). Der Einfluß der Primärpersönlichkeit auf den Symptomverlauf muß diskutiert werden (*Horowitz* 1976). Die psychopharmakologische Beeinflussung dieser posttraumatischen Reaktionen erfolgt am erfolgversprechendsten syndromorientiert. Bislang sind in der Literatur keine kontrollierten Studien zu entdecken. Therapeutische Erfahrungen mit β-Blockern mit z.T. bis zu 120–160 mg Propranolol/die zeigten im Verlauf einer 1/2-jährigen Behandlung einen positiven Effekt auf Schlafstörungen, affektive Kontrolle, intrusive Kognitionen, überwachsame Alarmbereitschaft (*Kolb* et al. 1984). Günstige Wirkungen konnten in 1. Linie mit Antidepressiva, z.B. Imipramin, er-

zielt werden (*Marshall* 1975, *Burstein* 1984, *Bleich* et al. 1986). Eine Studie von *Hogben* u. *Cornfield* (1980) mit Phenelzin sprach für einen günstigen Einfluß v.a. auf die plötzlich auftretenden Angstaffekte. Eine pathophysiologische und psychopathologische Assoziation von Panikattacken und posttraumatischen Belastungsreaktionen wurde hervorgehoben. *Tyrer* (1983) wies auf die symptomatische Modifizierbarkeit dieser Streßreaktionen durch Benzodiazepine hin, gab jedoch den hierunter sehr wahrscheinlich verstärkten Verleugnungsvorgang zu bedenken, der sich im weiteren Verlauf hinderlich auf die innere Auseinandersetzung mit den vorausgegangenen Traumata auswirken könne.

13.3.2 Die pharmakologische Behandlung von Zwangssyndromen

Zwänge lassen sich formal in Zwangsgedanken, -impulse und -handlungen gruppieren. Phänomenologisch imponieren fortwährend in das Bewußtseinsfeld eindringende, in der Regel als ich-fremd erlebte Vorstellungsinhalte mit meist aggressiver oder sexueller Konnotation. Diese Kognitionen können mit als quälend und bedrohlich empfundenen Impulsen einhergehen, eine Angst vor Kontrollverlust auslösen. Die betroffene Person ist intensiv bemüht, diese ich-dystonen Gedanken und Impulse abzuwehren. Ritualisierte Handlungsmuster, z.B. Wasch- oder Kontrollzwänge, dienen dieser innerseelischen Entlastung und binden bedeutsame Angstaffekte. Kennzeichnend für diese Zwangshandlungen ist, daß sie im weiteren Verlauf zunehmend mehr Zeit und Energie des unter seinen Zwängen leidenden Individuums absorbieren und auch mit seinen übrigen sozialen Funktionsweisen negativ kollidieren. Zwänge sind zunächst nosologisch ubiquitär anzutreffen. Sie können integrierter Bestandteil einer Persönlichkeitsorganisation sein, die zentrale ich-dystone Symptomatik bei einer neurotischen Störung bilden (*Hoffmann* 1986), im Rahmen einer phasisch verlaufenden affektiven Erkrankung (*Lauter* 1962), einer Schizophrenie (*Lang* 1981) oder einer endogenen Zwangspsychose (*Insel* u. *Akiskal* 1986) auftreten. Epidemiologisch ermittelte Prävalenzen schwanken von 0,5 bis 2,5 % (*Woodruff* u. *Pitts* 1969, *Myers* et al. 1984, *Robins* et al. 1984). Etwa 1/3 der von Zwangssyndromen betroffenen Personen weist einen fluktuierenden Verlauf auf, über 10 %

zeigen einen phasischen Verlauf mit zwischenzeitlich völliger Symptomfreiheit, über die Hälfte aber neigt einer eher chronischen Entwicklung mit gelegentlicher zusätzlicher Symtomakzentuierung zu (*Black* 1974). Depressive und ängstliche Syndrome treten häufig mit Zwangszuständen auf.

13.3.2.1 Die Therapie mit serotonergen Antidepressiva

Aus psychopharmakologischer Sicht bewährt sich erneut ein syndromorientierter Ansatz, wobei als Zielsymptome jene ich-fremd erlebten, geschilderten Zwangsgedanken, -impulse und -handlungen angesehen werden müssen (*Sarwer-Foner* 1987). Bereits Mitte der 60er Jahre berichtete *Lopez-Ibor* (1966) über eine günstige Beeinflussung von zwangsneurotischen Zuständen durch Clomipramin. Seither wurden diese ermutigenden therapeutischen Erfahrungen mit Clomipramin in zahlreichen offenen klinischen Untersuchungen erhärtet. Eine Reihe von kontrollierten Studien belegte die klare Überlegenheit von Clomipramin über Plazebo, Amitriptylin, Nortriptylin, Imipramin und Clorgylin in der Therapie von Zwangssyndromen (*Thoren* et al. 1980, *Ananth* et al. 1981, *Insel* et al. 1983, *Flament* et al. 1985, *Volavka* et al. 1985, *Mavissakalian* et al. 1985). Eine Studie fand diesen günstigen antiobsessiven Effekt, konnte aber keinen signifikanten Unterschied zwischen Clomipramin und Desipramin aufdecken (*Rapoport* et al. 1980). In einer Diskussion der zur therapeutischen Wirksamkeit von Clomipramin vorliegenden Untersuchungen stellten sich *Insel* u. *Zohar* (1987) kritisch gegen das wiederholt vorgetragene Argument, der antiobsessive Effekt von Clomipramin entfalte sich nur über einen antidepressiven Wirkmechanismus (*Marks* 1983). Die für das Clomipramin aufgestellte Serotoninhypothese regte zu weiteren Vergleichsuntersuchungen mit ebenfalls über die Serotoninwiederaufnahmehemmung operierenden Wirksubstanzen an. Die erwarteten antiobsessiven Effekte wurden in kontrollierten Studien für Fluvoxamin (*Perse* et al. 1987, *Price* et al. 1987) bestätigt, für Fluoxetin teils in einer kontrollierten Studie (*Turner* et al. 1985) nachgewiesen, teils in einer offenen Untersuchung (*Fontaine* u. *Chouinard* 1986) nahegelegt. Auch mit Zimelidin (*Kahn* et al. 1984, *Prasad* 1984) sowie Trazodon (*Prasad* 1986) wurden ermutigende Resultate gefunden. *Jenike* et al. (1983) fanden auch mit einem von der Sertoninhypothese abweichenden Therapieprinzip der MAO-Hemmer günstige Erfolge bei einer Reihe von zwangsneurotischen Patienten. Bezeichnenderweise wiesen die meisten dieser von einer MAO-Hemmergabe profitierenden Zwangskranken in ihrer psychiatrischen Anamnese Angstanfälle auf.

13.3.2.2 Klinische Handlungsanweisungen für die Therapie von Zwangssyndromen (Tab. 13.7)

Mit der in zahlreichen kontrollierten Studien nachgewiesenen Tatsache, daß ca. 2/3 der unter Zwangssyndromen leidenden Patienten von einer Clomipramingabe profitieren können, wurde der in der Therapie von Zwängen sehr häufig vorherrschende Pessimismus relativiert. Die Verabreichung von Clomipramin erscheint im Augenblick zunächst stets als Therapie der 1. Wahl. Bei der Durchführung ist auf eine ausreichend hohe Dosierung mit gelegentlich bis zu 300 mg Clomipramin/die zu achten. Die Beurteilung eines Erfolgs bzw. eines Mißerfolgs sollte nicht vor Ablauf von 10 Wochen erfolgen (*Kim* u. *Dysken* 1988). In der Einschätzung des Therapieeffekts ist zu berücksichtigen, daß viele Zwangspatienten zwar nicht über ein Sistieren ihrer Zwangssymptome berichten können, aber nach ei-

Tabelle 13.7 Psychopharmakotherapie des Zwangssyndroms

---

a) Medikament der 1. Wahl: Clomipramin
  – Beginn mit 25 mg/die,
  – Steigerung um je 25 alle 3 bis 4 Tage bis auf eine Dosierung von 150 mg/die,
  – Verteilung der Einzeldosen auf Morgen- und Mittagsstunden, alternativ: abends 75 mg Retardform von Clomipramin,
  – gelegentlich Höherdosierung auf 200–250 mg/die notwendig,
  – Behandlungserfolg nicht vor Ablauf von 10 Wochen abzuschätzen,
  – eventuell: Behandlungserfolg lediglich in einer subjektiv wirkungsvoller erlebten Kontrollfähigkeit,
  – Kombination mit Haloperidol 2–3 x 5 mg/die oder Trifluoperazin 2–3 x 5 mg/die erproben.

Medikamente der 2. Wahl (jeweils in üblicher bis hoher Dosierung):
  – Fluvoxamin,
  – Fluoxetin,
  – Desipramin,
  – Trazodon.

b) Kombination mit psychotherapeutischen Verfahren anstreben.

---

ner Clomipraminbehandlung wieder eine sehr viel wirkungsvollere Kontrollfähigkeit gegenüber diesen ich-dystonen Zwängen erlangt haben (*Sarwer-Foner* 1987).

13.3.3 Die pharmakologische Behandlung von neurotisch-depressiven (dysthymen) Syndromen

Das DSM-III- sowie das ICD-10-Klassifikationssystem verzichten auf eine separate Kategorie für jene depressiven Syndrome, die im ICD-9-System noch einheitlich als depressive Neurose in der Rubrik der neurotischen Störungen zusammengefaßt sind. Dies spiegelt nicht nur die betonte Distanzierung von ätiologischen Konzepten (z.B. von unbewußter Konfliktdynamik) wider. Es unterstreicht auch eine nachvollziehbare Konsequenz, die aus der widersprüchlichen Verständnisvielfalt um die Gruppe der „*neurotischen Depressionen*" gezogen wurde. *Klerman* (1985, 1987) diskutierte die mannigfaltigen Bedeutungskonnotationen von „*milder*", „*nicht-psychotischer*", „*nicht-endogener*", „*durch Streß ausgelöster oder reaktiver*", „*charakterologischer*" oder „*durch ungelöste unbewußte Konflikte bestimmter*" Depression für eine von statistisch-epidemiologischen Prinzipien geleitete sowie an einer differenzierten psychopathologischen Syndromatik orientierten Diagnostik, die um reliable Einschluß- und Ausschlußkriterien im jeweiligen klinischen Urteil bemüht ist. Er kam zu dem Schluß, daß bedeutsame Lebensereignisse in der Auslösephase vieler Depressionsformen eine wichtige Rolle spielten, jedoch keine spezifischen Symptombilder oder diagnostischen Cluster erlaubten. Zahlreiche klinische Bilder, die früher als *neurotisch* klassifiziert worden wären, imponieren innerhalb des DSM-III-Systems als typische Depressionen ohne melancholische oder psychotische Merkmale oder als atypische Depressionen. Der Hauptanteil der früher als charakterologisch begründeten oder neurotisch bestimmten Depressionsformen ist jedoch unter die Kategorie der dysthymen Störung subsumiert. Per definitionem zielt die Dysthymie auf eher chronische Zustände einer depressiven Verstimmung, die zwar nach Qualität, Intensität und zeitlicher Ausprägung der vorherrschenden Symptome nicht die Kriterien einer typischen Depression innerhalb des für die Diagnosestellung relevanten Zeitraums erfüllen,

jedoch ein insgesamt erhöhtes Lebensrisiko für die Ausbildung solcher typisch depressiver Episoden oder aber anderer Störungen wie Alkohol- oder Drogenabhängigkeit besitzen (*Keller* et al. 1983).

13.3.3.1 Die Pharmakotherapie der chronischen dysthymen Störungen

Die Arbeitsgruppe um *Akiskal* schlug eine klinisch erfolgversprechende Aufgliederung der in DSM-III als dysthymen Störung geführten, zur Chronizität neigenden depressiven Verstimmungszustände vor. *Akiskal* (1983) unterschied 3 Subgruppen:

— Bei einer 1. Gruppe, welche Patienten mit einer primären unipolaren depressiven Störung eines späten Erkrankungsbeginns (> 50 Jahre) umfaßte, fand sich häufig nach Abklingen der akuten Krankheitsepisode eine noch deutliche depressive Restverstimmung mit beträchtlich protrahiertem Verlauf von mehreren Jahren. Während dieser *residualen* Phase imponierten Symptome eines resignierten Gefühls, einer allgemeinen Furcht, mit den Herausforderungen des täglichen Lebens nicht umgehen zu können, eine emotionale Labilität, eine gehemmte soziale Kommunikativität, also symptomatische Äußerungen, die in der psychiatrischen Praxis eher charakterologischen Kennzeichen als endogenen Krankheitsprozessen zugeschrieben werden. *Akiskal* zeigte, daß sich diese Patienten im Vergleich zu Patienten mit einer vollen Remission nach einer typischen depressiven Episode nicht in Persönlichkeitscharakteristika unterschieden, dafür aber eine deutlich höhere familiäre Belastung, häufigere psychosoziale (erkrankte Lebenspartner, zahlreiche Verluste von nahen Familienangehörigen durch Tod) und/oder biologische Beeinträchtigungen (antihypertensive Medikation, Mißbrauch von Alkohol und sedierenden Hypnotika) aufwiesen. Bei diesen Patienten bestand auch nach Abklingen der akuten depressiven Symptomatik in der Schlafpolygraphie noch eine verkürzte REM-Latenz.

— Bei einer 2. Gruppe entwickelte sich eine Dysthymie im Gefolge einer beeinträchtigenden körperlichen Erkrankung oder einer nicht-affektiven Störung. Der protrahierte Verlauf orientierte sich an der Grunderkrankung.

— Eine 3. Gruppe schloß *charakterologische* Depressionen ein, die sich zunächst in *Störungen eines depressiven Charakterspektrums* mit überwiegend abhängigen, histrionischen oder soziopathischen Persönlichkeitsmerkmalen, einer positiven Familienanamnese für Alkoholismus und fehlendem Ansprechen auf eine antidepressive Pharmakotherapie aufgliedern ließen. Daneben zeichnete sich aber in dieser 3. Gruppe auch eine andere Subgruppe ab, die einen relativ frühen Beginn affektiver Auffälligkeiten (< 21 Jahre) zeigte, einen zwischenzeitlich sehr fluktuierenden Verlauf aufwies mit typischen Merkmalen der klassischen depressiven Persönlichkeit im Schneiderschen Sinne (introvertiert, selbstverleugnend, pessimistisch, über negative Ereignisse grübelnd, masochistisch) und häufigen Symptommanifestationen einer Anhedonie, Hypersomnie, psychomotorischen Trägheit und insgesamt schlechteren vormittäglichen Gestimmtheit. Diese Subgruppe der *subaffektiven Störung* zeigte eine relativ hohe familiäre Inzidenz sowohl für unipolare als auch für bipolare Erkrankungen sowie verkürzte REM-Latenzen in der Schlafpolygraphie. Diese Patienten sprachen in der Regel gut auf eine antidepressive Behandlung mit Trizyklika an mit einer gelegentlichen, pharmakogen induzierten hypomanen Nachschwankung. Unter Lithium ließ sich die affektive Simmungslabilität gut stabilisieren.

Akiskal (1984) zeigte ferner, daß sich im Gefolge früherer affektiver Störungen sehr häufig auch dysphorische Verstimmungszustände mit prominenten ängstlich-depressiven Symptomen aufdecken ließen, daß diese affektiven Auffälligkeiten aber besser in die große Gruppe der Angsterkrankungen zu integrieren waren.

13.3.3.2 Die Pharmakotherapie der atypischen Depressionen

Möglicherweise besitzen die Untergruppe der *subaffektiven Störungen* sowie die zuletzt erwähnte Gruppe der ängstlich-depressiven Syndrome einen großen Überschneidungsbereich mit der von *Klein* (1964) herausgearbeiteten Gruppe der *hysteroiden Dysphorie*. Diese anderweitig auch mit dem diagnostischen Label einer *atypischen Depression* versehene Patientengruppe (*West* u. *Dally* 1959, *Sargant* 1960), die unglücklicherweise mit der in der DSM-III-Nomenklatur geführten Bezeichnung nicht bedeutungssynonym ist, wird durch eine Konstellation von histrionisch-verführerischen Verhaltensweisen, einer außergewöhnlichen Vulnerabilität gegenüber Zurückweisung und Ablehnung, dramatischen Stimmungseinbrüchen mit bleierner Müdigkeit, Rückzugstendenzen ins Bett,

Hypersomnie und Hyperphagie gekennzeichnet. Die Beschreibung dieser interpersonalen Kränkbarkeit (*„rejection sensitivity"*) bewährte sich als bedeutsamer Prädiktor für eine gute therapeutische Beeinflußbarkeit durch MAO-Hemmer.

13.3.3.3 Die Pharmakotherapie der neurotischen Depressionen

Aufgrund der noch sehr kontrovers geführten diagnostischen Diskussionen um die „neurotischen" depressiven Syndrome überraschen auch die äußerst heterogenen psychopharmakologischen Behandlungsergebnisse nicht. Es liegen unterschiedliche Resultate mit allen psychopharmakologischen Substanzklassen vor, die nur sehr ungefähre Behandlungsanweisungen zulassen.

13.3.3.3.1 Die Therapie mit trizyklischen Antidepressiva

Bei einer Übersicht über die Studien zur Therapie mit trizyklischen Antidepressiva fällt einhellig die insgesamt niedrigere Erfolgsquote im Vergleich zu den Resultaten bei den „endogenen" Depressionen auf (*Angst* 1970). *Akiskal* et al. (1981) fanden bei etwa 45 % ihrer dysthymen Patienten ein positives Ansprechen auf eine antidepressive Medikation, *Kocsis* et al. (1985) in einer kontrollierten Studie eine Remissionsrate von 55 % unter Trizyklika gegenüber 14 % unter Plazebo. *Akiskal* (1987) gab zu bedenken, daß der Einsatz von klassischen trizyklischen Antidepressiva bei den Patienten mit subaffektiven Störungen kritisch zu bewerten sei, die den Verdacht auf eine eher bipolare als unipolare affektive Erkrankung lenkten. Als wichtige Hinweisreize erachtete er eine etablierte Diagnose einer bipolaren Störung in der Familie oder eine gute Lithium-Response bei einem Verwandten 1. Grades, eine bereits einmal früher beobachtete hypomane Stimmungsaufhellung unter Trizyklika, spontane hypomane Episoden, ein hyper- oder zyklothymes Grundtemperament, periodische Depressionen mit plötzlichem Beginn und ebenso abruptem Ende, eine eventuell saisonale Akzentuierung sowie eine psychotische Depression im Teenager- oder jungen Erwachsenenalter. Er wies bei dieser Untergruppe auf die mögliche Gefahr einer Zyklisierung des Stimmungsverlaufs unter trizyklischen Antidepressiva hin. Er unterstrich in diesem Fall die Bedeutung einer frühen Lithiumgabe. *Himmelhoch* u. *Neil* (1980) wiesen auf einen möglichen Vorteil einer Kombination von Lithium und MAO-Hemmern gegenüber einer von Lithium und Trizyklika bei dieser Patientengruppe hin. Insgesamt dürfte jedoch die Gefahr einer durch trizyklische Antidepressiva ausgelösten Zyklisierung des Stimmungsverlaufs wohl nur in Einzelfällen von bedeutsamer klinischer Relevanz sein.

13.3.3.3.2 Die Therapie mit MAO-Hemmern

Die Behandlung mit MAO-Hemmern hat sich vor allem bei der oben herausgestellten Untergruppe der *atypischen Depressionen* oder *hysteroiden Dysphorien* bewährt (*Quitkin* et al. 1979, *Robinson* et al. 1981, *Rowan* et al. 1982). In kontrollierten Vergleichen zwischen MAO-Hemmern und trizyklischen Antidepressiva fanden *Rowan* et al. (1982) und *Paykel* et al. (1982) keine signifikanten Unterschiede für Amitriptylin und Phenelzin. *Ravaris* et al. (1980) sowie *Nies* et al. (1982) kamen in ihren Untersuchungen zu ganz ähnlichen Schlußfolgerungen, fanden aber eine tendenzielle Überlegenheit von Phenelzin bei Patienten mit Angstsymptomen, Reagibilität der depressiven Verstimmung und fehlendem Früherwachen. Mit zunehmender diagnostischer Präzisierung der Zielgruppe (depressive Verstimmung, erhaltene Reagibilität des depressiven Affekts sowie mindestens 2 der folgenden Symptome: Appetit- oder Gewichtszunahme, Hypersomnie, Lethargie und Erschöpfung während der Depression sowie als überdauerndes Persönlichkeitsmerkmal „*rejection sensitivity*" — *Quitkin* et al. 1984) ließ sich aber eine Überlegenheit von Phenelzin gegenüber Amitriptylin (*Kayser* et al. 1985) bzw. Imipramin (*Liebowitz* et al. 1984, *Klein* u. *Quitkin* 1986) sehr wahrscheinlich machen.

13.3.3.3.3 Die Therapie mit Benzodiazepinen

Die häufige Koinzidenz von depressiven und ängstlichen Symptomen gerade bei den zuletzt näher ins Auge gefaßten Patientenuntergruppierungen legt den Versuch einer therapeutischen Beeinflussung auch durch Tranquilizer vom Benzodiazepintypus als klinisch plausibel nahe. Umfangreiche Studien zum Vergleich von Benzodiazepinen und trizyklischen Antidepressiva belegten eine vergleichbare therapeutische Effizienz bei jenen diagnostisch meist nicht näher geklärten depressiv-ängstlichen Mischbildern. Während unter den Benzodiazepinen meist sehr rasch innerhalb von wenigen Tagen eine bedeutsame Verbesserung beobachtet werden konnte, zeichneten sich in mittelfristiger Perspektive immer klarere Vorteile für die Antidepressiva

sowohl in der Kontrolle der depressiven als auch der ängstlichen Symptome ab (*Henry* et al. 1971, *Lipman* et al. 1986). In den letzten Jahren wird für das Triazolobenzodiazepin Alprazolam ein besonderes antidepressives Wirkprofil gefordert, das sich klar gegenüber traditionellen Benzodiazepinen unterscheide (*Feighner* 1982). Eine äquipotente Wirksamkeit wurde im kontrollierten Vergleich mit Amitriptylin, Doxepin und Imipramin gefunden (*Fabre* u. *McLendon* 1980, *Rickels* et al. 1982 b, 1983, *Feighner* et al. 1983), vor allem aber der raschere gewünschte Wirkeintritt sowie die niedrigere Nebenwirkungsrate unter Alprazolam hervorgehoben (*Ayd* 1984). *Lenox* et al. (1983) konnten hingegen in ihrer Vergleichsstudie (Alprazolam 6 mg/die vs. Imipramin 300 mg/die) unter Alprazolam lediglich eine initiale Reduktion der vegetativen Symptome, nach dem 10. Behandlungstag aber keine weitere Besserung mehr beobachten. Unter Imipramin fand sich hingegen eine kontinuierlich sich aufbauende antidepressive Wirksamkeit. In der Beurteilung war zu berücksichtigen, daß in diese Studie Patienten mit einer mittel bis schwer ausgeprägten depressiven Symptomatik eines überwiegend *endogenen Subtypus* eingeschlossen waren. In einer doppelblind-kontrollierten Vergleichsstudie von Alprazolam vs. Amitriptylin fanden *Laakmann* et al. (1986) keine signifikanten Wirkunterschiede beider Substanzen in der Behandlung eher endogener bzw. eher neurotischer Depressionen. Sie vermochten jedoch bedeutsame Unterschiede aufzudecken, wenn die therapeutische Effizienz am Schweregrad der vorliegenden depressiven Symptomatik gemessen wurde. Bei den Patienten, die gemäß CGI („Clinical Global Impressions"-Skala) und HAMD („Hamilton-Depression"-Skala) als leicht oder mittelschwer depressiv eingestuft worden waren, ließ sich die Äquipotenz beider Präparate für die Dauer der 6wöchigen Therapie aufzeigen. In der Gruppe der schwer depressiv verstimmten Patienten hingegen wurde die initiale Überlegenheit des Alprazolam in seiner antidepressiven und anxiolytischen Wirksamkeit nach der 3. Behandlungswoche signifikant durch das Amitriptylin übertroffen.

13.3.3.3.4 Die Therapie mit niedrigdosierten Neuroleptika

Ähnlich wie für die Behandlung ängstlicher Syndrome gilt auch für depressive Zustände bei der uns interessierenden Patientengruppe, daß in einem unteren Dosierungsbereich klinisch häufig kaum Unterschiede zwischen Benzodiazepinen, Antidepressiva und Neuroleptika aufgedeckt werden können (*Rickels* 1978). Der Einsatz von niedrigdosierten Neuroleptika unter dieser Indikationsstellung wird aus einer strukturchemischen Ähnlichkeit mancher Neuroleptika und Antidepressiva (z.B. Chlorpromazin und Imipramin) sowie in diesem Dosierungsbereich nachweisbarer analoger Veränderungen in den aminergen Transmittersystemen verständlicher (*Robertson* u. *Trimble* 1981, 1982, *Richelson* u. *Pfennig* 1984, *Pöldinger* 1989). *Müller-Spahn* u. *Meller* (1989) legten eine umfangreiche Übersicht über den Einsatz niedrigdosierter Neuroleptika in der Depressionsbehandlung vor. Für die Therapie der meist diagnostisch nicht näher bestimmten ängstlich-depressiven Mischzustände mit niedrigdosierten Depot-Neuroleptika haben *Kapfhammer* u. *Rüther* (1988) ausführlich Einsatzmöglichkeiten, Grenzen und Gefahren diskutiert (s.o.).

13.3.3.3.5 Klinische Handlungsanweisungen in der Therapie neurotisch-depressiver (dysthymer) Störungen (Tab. 13.8)

Auch für diese Indikationsstellung stehen dem nervenärztlichen Praktiker im Prinzip die Fülle der psychopharmakologischen Substanzklassen als wirkungsvolle Alternativen zu Gebote. Den Antidepressiva gilt aber unter Berücksichtigung der hier erwartbaren Langzeitperspektive der klare Vorrang vor anderen Wirkprinzipien. Für die Gruppe der geschilderten „*atypischen Depressionen*" zeichnet sich möglicherweise ein primärer Einsatz von MAO-Hemmern noch vor der Gabe von konventionellen trizyklischen Antidepressiva ab. Bei der Behandlung jener in der objektiven Einschätzung manchmal als nicht so schwerwiegend imponierenden, im subjektiven Urteil der betroffenen Patienten aber meist mit einer empfindlichen Einbuße der Lebensqualität verknüpften „*subaffektiven* Störungen" ist eine besondere Aufmerksamkeit gegenüber subtilen Anzeichen einer bipolaren Grundstörung angezeigt.

Der Einsatz von klassischen Antidepressiva sollte zunächst einschleichend mit sehr niedrigen Dosierungen erfolgen, um infolge der zumeist ungewöhnlichen Nebenwirkungssensibilität dieser Patienten keine unnötig hohe Abbruchquote der pharmakologischen Behandlung zu provozieren.

Über die notwendige Dosierungshöhe der Antidepressiva in der Behandlung der übrigen „*dysthymen*" Störungen liegt kein einheitliches Meinungsbild vor. Wenngleich die ambulante nervenärztli-

Tabelle 13.8 Psychopharmakotherapie neurotisch-depressiver Störungen

a) Atypische Depression (depressive Verstimmung bei erhaltener affektiver Reagibilität, Appetitzunahme, Hypersomnie, Erschöpfbarkeit, hohe interpersonale Kränkbarkeit):
   - zunächst Versuch mit MAO-Hemmer (cave: MAO-Diät),
   - initial 1 Drg. Tranylcypromin, nach 3 Tagen 2 Drg./die,
   - Beurteilung des Behandlungserfolgs nach 2 Wochen möglich,
   - bei guter Kontrolle Fortführung der Medikation über einige Monate,
   - bei mangelhaftem Behandlungserfolg nach mindestens 10tägiger Pause Beginn mit einem trizyklischen Antidepressivum (Überbrückung: z.B. mit Lorazepam 2–3 x 1 mg/die oder 2–3 x 0,50 mg Alprazolam/die).

b) Depressives Syndrom im Rahmen einer dysthymen Störung mit Hinweisen auf Bipolarität (bekannte hypomane Nachschwankungen unter trizyklischen Antidepressiva, hypomane Episoden, Familienanamnese):
   - vorsichtiges Einschleichen mit trizyklischem Antidepressivum,
   - durchschnittliche Dosierung bis auf 150 mg/die, z.B. von Amitriptylin oder Imipramin,
   - bei Zeichen einer induzierten hypomanen Stimmungsaufhellung frühe Kombination mit Lithium für den akuten Behandlungsabschnitt diskutieren.

c) „Neurotisch"-depressive Störung:
   - gängige Behandlung mit einem trizyklischen Antidepressivum,
   - kein Wechsel des Antidepressivums, bevor nicht durchschnittliche Dosierungen (150 mg/die) über eine ausreichende Zeitdauer von 4 Wochen verabreicht,
   - eventuell Kombination mit MAO-Hemmer (vgl. Therapie mit Antidepressiva),
   - primäre Behandlung mit Benzodiazepinen (z.B. Alprazolam) oder niedrigdosierten Neuroleptika (z.B. 0,75 ml i.m. Fluspirilen/Woche) bei bekannter Unverträglichkeit von Antidepressiva (zeitlich klare Begrenzung),
   - Ausnahme: Fälle von Suizidalität.

d) Kombination mit psychotherapeutischen Verfahren vorteilhaft.

che Praxis hier mit erstaunlich niedrigen Dosierungen von trizyklischen Antidepressiva operiert (*Grohmann* 1988, *Rüther* 1988), auch die antidepressive Therapie bei Patienten einer internistischen oder chirurgischen Abteilung mit sehr viel niedrigeren als den in der psychiatrischen Klinik konventionellen Dosierungen erfolgt (*Callies* u. *Popkin* 1987), muß in der regelhaften Niedrigdosierung (unter 50 mg Amitriptylin) genauso häufig die Ursache für ein Therapieversagen wie für einen hinreichenden Behandlungserfolg erblickt werden.

Es besteht keine Indikation für eine primäre Monotherapie der „dysthymen" Störungen mit Benzodiazepinen oder niedrigdosierten Neuroleptika. Ein ausschließlicher Behandlungsversuch mit einer dieser Substanzklassen ist nur im Einzelfall durch eine exakte Medikamentenanamnese zu begründen. Eine Indikation ergibt sich beispielsweise, wenn während einer früheren Behandlungsperiode unter mehreren Antidepressiva eines unterschiedlichen Wirktypus sehr starke Nebenwirkungen beobachtet worden sind. Wegen der bereits geschilderten Nachteile einer langfristigen Applikation sollten diese Präparate aber nur für eine definierte, kurze Zeitspanne verabreicht, im Fall der Benzodiazepine auf einige Wochen, im Fall der niedrigdosierten Neuroleptika auf einige Monate beschränkt werden. Trizyklische Antidepressiva können aber in der Einstellungsphase bei all den Patienten vorteilhaft kombiniert werden, die unter starker Agitiertheit, innerer Unruhe oder ausgeprägten psychovegetativen Begleitreaktionen leiden. Selbstverständlich kann in allen Fällen von Suizidalität vorübergehend auch ein höher dosierter Einsatz von Benzodiazepinen oder Neuroleptika gerechtfertigt sein.

13.3.4 Die pharmakologische Behandlung von psychovegetativen Syndromen

Traditionelle Neurosenlehren widmen nach der Erörterung der Angstneurose und der neurotischen Depression den hysterischen Störungen stets ein besonderes Augenmerk (*Hoffmann* 1986, *Nemiah* 1988). Das DSM-III-(R) verzichtet auf den in seiner Bedeutungsvielfalt allzusehr schillernden Hysteriebegriff. Früher unter diese Diagnose subsumierte klinische Bilder finden sich innerhalb der DSM-III-Klassifikation zum einen unter den „somatoformen", zum anderen unter den „dissoziativen Störungen". Während die dissoziativen Formen der hysterischen Neurose (psychogene Amnesie, Fuguezustände, multiple Persönlichkeit und Depersonalisation) im Kontext unserer Diskussion einer Pharmakotherapie bei neurotischen Störungen, wenn überhaupt, nur eine verschwindende Rolle spielen, ziehen somatoforme Störungen in der kli-

nischen und ambulanten Praxis häufige psychopharmakologische Behandlungsversuche nach sich. Die in DSM-III vorgesehene Unterteilung in Somatisierungs-, Konversions-, psychogenes Schmerzsyndrom sowie Hypochondrie bildet hierbei aber allenfalls einen Ausgang für wichtige differentialdiagnostische Überlegungen, ohne daß sich hiermit schon empirisch gesicherte, psychopharmakologische Behandlungsstrategien verknüpfen ließen. Im Gegenteil, trotz der praktischen Relevanz liegen in der Literatur fast keine explizit zu diesem Komplex der somatoformen Störungen durchgeführte psychopharmakologische Therapiestudien vor.

Den somatoformen Störungen ist ein zentrales Kennzeichen gemeinsam. Sie präsentieren sich mit Symptomen einer gestörten körperlichen Befindlichkeit und weisen auf somatische Grunderkrankungen hin, die sich letztlich jedoch nicht weiter objektivieren lassen. Diese Diskrepanz zwischen fehlenden objektiven Krankheitsbefunden und subjektiver Beeinträchtigung stellt eine Herausforderung für die traditionelle Arzt-Patient-Beziehung dar, führt zu unnötigen invasiven diagnostischen Abklärungsversuchen, belastenden internistischen oder chirurgischen Interventionen, unkontrollierten Therapieabbrüchen und negativen emotionalen Entlastungsreaktionen auf seiten des Arztes wie des Patienten. Konzepte der „Krankenrolle" (*Parsons* 1951), des „Krankheitsverhaltens" (*Mechanic* 1961) bzw. des „abnormen Krankheitsverhaltens" (*Pilowsky* 1969) versuchen sich diesem Sachverhalt von sozialpsychologischer bzw. medizinsoziologischer Seite her anzunähern. Zahlreiche psychiatrische Monographien liegen zu diesem Thema vor (*Ford* 1983, *Kellner* 1986, *McHugh* u. *Vallies* 1986).

Nach einer vorsichtigen, eher zu niedrig angesetzten Schätzung suchen ca. 25 bis 30 % des durchschnittlichen Patientenklientels eines Internisten oder Allgemeinpraktikers wegen diffuser psychovegetativer Beschwerden um ärztliche Hilfe nach (*Linke* 1982). Eine nähere Analyse erlaubt eine Gruppierung der dargebotenen Symptome gemäß eines ängstlichen und eines depressiven Syndroms, wobei sich hier ein großer Überlappungsbereich ergibt, sich die vorrangig organbezogenen Symptome aber meist als eine Intensivierung des depressiven Symptomkomplexes darstellen lassen (*Goldberg* et al. 1987). Ganz ähnlich zeigte auch *Lipowski* (1988) in seiner Analyse des Somatisierungskonzeptes die breiten Übergänge von Somatisierungssyndromen zum Angstsyndrom einerseits, zum depressiven Syndrom andererseits auf. Entsprechende syndromorientierte psychopharmakologische Behandlungsansätze würden sich anbieten. Das Konzept der *„larvierten Depression"* (*Kielholz* 1973) zielt letztlich auf einen vergleichbaren klinischen Sachverhalt. Die Berücksichtigung eines Verlaufskriteriums reserviert diese Bezeichnung sinnvoll für phasenhafte endogene Depressionen mit prominenter vegetativer und funktioneller Symptomatik während der Krankheitsepisoden (*Philipp* u. *Benkert* 1983). Der besondere Vorteil einer niedrigdosierten Neurolepsie bei dieser Indikation stützt sich zwar auf zahlreiche empirische Beobachtungen, ist jedoch im kontrollierten Vergleich beispielsweise mit konventionellen Antidepressiva keineswegs schon abgesichert.

13.3.4.1 Die Pharmakotherapie des Somatisierungssyndroms

Als besondere therapeutische Herausforderung erweist sich in aller Regel jenes in DSM-III explizit als Subgruppe aufgeführte Somatisierungssyndrom, das in begrifflicher Einengung des Überkonzepts der somatoformen Störungen auf multiple diffuse körperbezogene Symptomkomplexe in der psychiatrischen Anamnese der betreffenden Patienten zielt. Synonym ist das Briquet-Syndrom, eine spezielle Ausgestaltung der Hysterie im traditionellen Verständnis (*Roy* 1982). Die Arbeitsgruppe um *Guze* zeigte, daß diese Patienten zu exzessiven internistischen und chirurgischen Untersuchungen und Eingriffen neigen, zahlreiche psychiatrisch relevante Symptome wie Angst, Depression, affektive Irritabilität, Menstruationsbeschwerden und sexuelle Erlebnisstörungen aufweisen. Diese Symptome beginnen meist im Jugendalter und zeigen häufig eine lebenslange Verlaufsdynamik. Hierin unterscheiden sie sich klar von Konversionsstörungen, die unter bedeutsamer psychosozialer Belastung abrupt einsetzen und meist zeitlich begrenzt sind. Während die Briquet-Syndrome in somatischen Settings meist bezüglich ihrer psychiatrischen Relevanz häufig lange Zeit verkannt bleiben, werden sie innerhalb eines psychiatrischen Therapierahmens häufig vorschnell auf eine affektive Grundstörung reduziert. *De Souza* et al. (1988) unterstrichen die besonderen differentialdiagnostischen Unterschiede der Somatisierungsstörung zu den typischen depressiven Störungen, wenn sie auf die therapeutisch relevante, erhöhte Komorbidität der Somatisierungssyndrome mit antisozialer Persönlichkeit, Zwangsstörungen, Panikattacken, Alkohol- und Medikamentenabhängigkeit sowie ausgeprägtes Suizidrisiko hinwiesen. Aus der Komple-

xität dieses Syndroms erklärt sich eine nur bescheidene Erfolgsaussicht eines ausschließlich psychopharmakologischen Behandlungsansatzes.

13.3.4.2 Die Pharmakotherapie der Hypochondrie

Dominieren beim Briquet-Syndrom die somatischen Manifestationen für sich, bilden sie in der Hypochondrie den Kristallisationspunkt für tieferliegende Ängste vor schlimmen Krankheiten. Diese kognitive Einstellung kann die Dimension einer Phobie, einer Zwangsvorstellung, einer überwertigen Idee, aber auch eines Wahns annehmen (*Freeman* 1988). In einer sorgfältigen Übersichtsarbeit kam *Kenyon* (1976) zu dem Schluß, daß hypochondrische Syndrome meist sekundärer Natur seien, meist im Gefolge schizophrener, paranoider, depressiver oder Angsterkrankungen aufträten. In einer früheren umfangreichen Untersuchung war es *Kenyon* (1964) nicht gelungen, ein klares primäres hypochondrisches Syndrom herauszuarbeiten. Aus dieser Erkenntnis ergäbe sich für eine psychopharmakologische Intervention konsequent die Orientierung am Zielsyndrom der Grunderkrankung.

13.3.4.3 Die Pharmakotherapie des psychogenen Schmerzsyndroms

Schwere und persistierend vorgetragene Schmerzsyndrome, die mit anatomischen Innervationsmustern nur mühsam in Einklang zu bringen sind, und wofür sich auch bei intensiver diagnostischer Abklärung keine organpathologischen Hinweise entdecken lassen, stellen eine weitere, im DSM-III-System eigens benannte Subgruppe der somatoformen Störungen dar. Der Zusammenhang von chronischen Schmerzsyndromen und depressiven Verstimmungen ist zwar unverkennbar, jedoch äußerst komplex (*Lipowski* 1988). Die Prävalenz depressiver Störungen beträgt bei chronischen Schmerzpatienten zwischen 30 % und 50 % (*Fishbain* et al. 1986, *Large* 1986). Der lindernde Einfluß einer antidepressiven Medikation ist empirisch gesichert, ihre Effizienz über einen antidepressiven oder einen eigenständigen analgetischen Mechanismus noch nicht vollständig geklärt (*Kocher* u. *Müller* 1987). Günstige therapeutische Erfahrungen in der Behandlung solcher Schmerzsyndrome liegen für den Einsatz von niedrigdosierten Neuroleptika, v.a. in Form einer wöchentlich applizierten Fluspirilen-Depotmedikation vor (*Kapfhammer* u. *Rüther* 1988).

13.3.4.4 Klinische Handlungsanweisungen in der Therapie von psychovegetativen Syndromen (Tab. 13.9)

Hat die im DSM-III-System vorgenommene Revision und Diversifizierung der Angstsyndrome und dysthymen Störungen relevante Orientierungen für differenzierte psychopharmakologische Strategien erbracht, so blieb die Untergruppierung der somatoformen Störungen in einzelne Subsyndrome bislang ohne eine vergleichbare psychopharmakologische Spezifizierung. Das Hauptaugenmerk bei diesen klinischen Bildern richtet sich somit zunächst auf die Überprüfung der klinischen Reliabilität der diagnostischen Vorschläge. Verbindliche therapeutische Anweisungen müssen unterbleiben. Es bewährt sich erneut ein syndromorientierter Ansatz, der jedoch unter dieser Indikationsstellung erst die führende affektive Verstimmung hinter vordergründig präsentierten somatischen Beschwerden aufdecken muß. Ob der besonderen Form dieser eher körperbezogenen Affektstörungen auch eine vorrangige psychopharmakologische Intervention, z.B. mit niedrigdosierten Neuroleptika, zukommt, muß erst in kontrollierten Untersuchungen nachgewiesen werden. Zu Dosierung und Behandlungsdauer, zu Vor- und Nachteilen bei der Entscheidung für eine bestimmte psychopharmakologische Substanzklasse kann auf vorhergehende Abschnitte verwiesen werden.

Tabelle 13.9 Psychopharmakotherapie von psychovegetativen Syndromen

---

– Jedes depressive Syndrom:
  – Behandlung mit trizyklischem Antidepressivum in gängiger Dosierung (z.B. 150 mg Imipramin/die) über einige Wochen,
  – nur in der Einstellungsphase zusätzliche Gabe eines Benzodiazepins erwägen (bei Abhängigkeitsproblematik: Kontraindikation),
  – zeitlich begrenzter Einsatz von niedrigdosierten Neuroleptika: z.B. 0,75 ml Fluspirilen i.m./Woche (maximal: 8 bis 12 Wochen),
  – beachte: Nebenwirkungen, vgl. Therapie mit Neuroleptika.

– Chronisches Schmerzsyndrom:
  – Amitriptylin: bis zu 3 x 25 mg/die,
  – eventuell initiale Kombination mit 2–3 x 1 mg Haloperidol oder 3 x 0,5 mg Flupentixol:
  – liegt kein depressives Syndrom zugrunde: analgetischer Effekt innerhalb 1 Woche abschätzbar.

13.3.5 Schlußgedanken zur Pharmakotherapie von neurotischen und psychovegetativen Störungen im Kontext eines multifaktoriellen Behandlungsansatzes

Die neuen Klassifikationssysteme DSM-III und ICD-10 erweisen sich in der Behandlung traditionell als „*neurotisch*" bezeichneter Störungen mit psychopharmakologischen Methoden als besonders nützlich. Ihr weitgehender Verzicht auf ätiologische Konzepte kommt dem einer psychopharmakologischen Intervention inhärenten syndromorientierten Ansatz sehr entgegen. Die gute Korrelierbarkeit bestimmter psychopharmakologischer Ansätze zu Zielsymptomen einer definierten Störung erwiese sich in der klinischen und ambulanten Praxis aber als eindeutig zu kurz, beschränkten sich psychiatrische Bemühungen ausschließlich auf eine Pharmakotherapie. Pharmakologische Erkenntnisse in der Therapie neurotischer und psychovegetativer Störungen helfen v.a. das inhärent „*aktual-neurotische*" (*Laplanche* u. *Pontalis* 1972), d.h. psychobiologische Fundament dieser Krankheitsbilder besser zu verstehen. Sie tragen ferner dazu bei, v.a. jenen Patienten therapeutisch gerechter zu werden, die durch psychotherapeutische Maßnahmen allein nur schwer erreichbar sind. Doch selbst unter dieser Indikationsstellung ergibt sich meist die Notwendigkeit eines kombinierten psychotherapeutischen und pharmakologischen Vorgehens. Resultate einer solchen kombinierten Strategie beweisen die Überlegenheit über ein je isoliertes Vorgehen (*Klerman* 1966, 1975). Als besonders nützlich erweisen sich kombinierte Ansätze in der Behandlung von depressiven Störungen (*Kovacs* 1983) und Angstsyndromen (*Marks* 1983). Während sich die psychotherapeutischen Methoden hier meist auf kognitionspsychologische bzw. verhaltenstherapeutische Techniken stützen, vermögen psychodynamisch orientierte Verfahren vor allem die komplexen, bewußten wie unbewußten Interaktionen in der Arzt-Patient-Beziehung wirkungsvoller zu erfassen. Sie bieten überdies den Vorteil, auch den Einsatz von Psychopharmaka vor dem jeweiligen Übertragungs-Gegenübertragungs-Geschehen innerhalb des Behandlungsrahmens kritisch zu reflektieren, die Chancen, aber auch Gefahren eines kombinierten Vorgehens therapeutisch fruchtbar zu thematisieren (*Ostow* 1979, *Goldhamer* 1983, *Sarwer-Foner* 1987).

Literatur

Akiskal, H.S.: Dysthymic disorder: Psychopathology of proposed chronic depressive subtypes. Amer. J. Psychiat. 140 (1983) 11—20

Akiskal, H.S.: The interface of chronic depression with personality and anxiety disorders. Psychopharmacol. Bull. 20 (1984) 393—398

Akiskal, H.S.: The milder spectrum of bipolar disorders: diagnostic characterologic and pharmacologic aspects. Psychiat. Ann. 17 (1987) 34—37

Akiskal, H.S., King, D., Robinson, D., Rosenthal, T.L., Scott-Strauss, A.: Chronic depressions, part. I.J. affect. Disord. 3 (1981) 297—315

Albeck, J.: Withdrawal and detoxification from benzodiazepine dependence: A potential role for clonazepam. J. clin. Psychiat. 48 (Suppl.) (1987) 43—48

Alexander, D.E., Alexander, D.D.: Alprazolam treatment for panic disorders. Presented at the 137. Annual Meeting of the American Psychiatric Association. Los Angeles, May 1984

Allsopp, L.F., Cooper, G.L., Poole, P.H.: Clomipramine and diazepam in the treatment of agoraphobia and social phobia in general practice. Curr. med. Res. Opin. 9 (1984) 64—70

Amin, M.M., Ban, T.A., Pecknold, J.C. et al.: Chlorimipramine (Anafranil) and behavior therapy in obsessive-compulsive and phobic disorders. J. int. med. Res. 5 (1977) 33—37

Ananth, J., Pecknold, J.C., Van der Steen, N. et al.: Double blind comparative study of clomipramine and amitriptyline in obsessive neuroses. Prog. Neuro-Psychopharmacol. biol. Psychiat. 5 (1981) 257—262

Angst, J.: Clinical aspects of imipramine. In: Tofranil. Stämpfli, Bern 1970

Angst, J., Dobler-Mikola, A.: Indikationsstellung bei ängstlichen und depressiven Syndromen. In: *H. Hippius, R.R. Engel, G. Laakmann* (Hrsg.): Benzodiazepine — Rückblick und Ausblick. Springer, Berlin, Heidelberg, New York, Tokyo 1986

Aronson, T.A., Logue, C.M.: On the longitudinal course of panic disorder — developmental history and predictors of phobic complications. Comprehens. Psychiat. 28 (1987) 344—355

Ayd, F.J., Jr.: Alprazolam — anxiolytic and antidepressant. Psychiat. Ann. 14 (1984) 43—45

Ballenger, J.C.: Pharmacotherapy of the panic disorders. J. clin. Psychiat. 47 (1986) 27—32

Ballenger, J.C., Burrows, G.D., Dupont, R. et al.: Alprazolam in panic disorder and agoraphobia: Results from a multicenter trial: I. Efficacy in short-term treatment. Arch. gen. Psychiat. 45 (1988) 413—422

Benkert, O., Hippius, H.: Psychiatrische Pharmakotherapie. 4. Aufl. Springer, Berlin, Heidelberg, New York, Tokyo 1986

Black, A.: The natural history of obsessional neurosis. In: *H.K. Beech* (ed.): Obsessional states. Methuen Press, London 1974

Bleich, A., Garb, R., Lerer, B., Siegel, B.: Post-traumatic stress disorder following combat exposure. Clinical features and psychopharmacological treatment. Brit. J. Psychiat. 149 (1986) 365—369

Bräutigam, W.: Reaktionen — Neurosen — Abnorme Persönlichkeiten. 5. Aufl. Thieme, Stuttgart, New York, 1985

Brantigan, C.O., Brantigan, T.A., Joseph, N.: Effect of beta blockade and beta stimulation on stage fright. Amer. J. Med. 72 (1982) 88—94

Breier, A., Charney, D.S., Heninger, G.R.: The diagnostic validity of anxiety disorders and their relationship to depressive illness. Amer. J. Psychiat. 142 (1985) 787—797

Buller, R., Benkert, O., Maier, W.: Clinical subtypes in panic disorder: their descriptive and prospective validity. J. affect. Disord. 11 (1986) 105—114

Burstein, A.: The treatment of PTSD with imipramine. Psychosomatics 25 (1984) 683—687

Busto, U., Naranjo, C.A., Sellers, E.M. et al.: Withdrawal reaction after long-term therapeutic use of benzodiazepines. N. Engl. J. Med. 315 (1986) 854—859

Callies, A.L., Popkin, M.K.: Antidepressant treatment of medical-surgical inpatients by nonpsychiatric physicians. Arch. gen. Psychiat. 44 (1987) 157—160

Cassano, G.B., McNair, D.M., Perugi, G.: Panic disorder: Review of the empirical and rational basis of pharmacological treatment. Pharmacopsychiatry 21 (1988) 157—165

Charney, D.S., Aiken, B., Goodman, W.K., Henninger, G.R., Kinch, M., Quadrino, L.M., Woods, S.W.: Drug treatment of panic disorder: the comparative efficacy of imipramine, alprazolam, and trazadone. J. clin. Psychiat. 47 (1986) 580—586

Charney, D.S., Goodman, W.K., Woods, S.W., et al.: The efficacy of lorazepam in panic disorders. Presented at the 140th Annual Meeting of the American Psychiatric Association. Chicago, Ill., May 1987

Chouinard, G., Annable, L., Fontaine, R., et al.: Alprazolam in the treatment of generalized anxiety and panic disorders: A double-blind, placebo-controlled study. Psychopharmacology 77 (1982) 229—233

Clum, G.A., Pendry, D.: Depression symptomatology as a non-requisite for successful treatment of panic with antidepressant medications. J. Anx. Disord. 1 (1987) 337—344

Cowley, D.S., Roy-Byrne, P.P.: Panic disorder. Psychosocial aspects. Psychiat. Ann. 18 (1988) 464—467

Deltito, J.A., Cassano, G.B., Maremmani, G.B., Mignani, V., Perugi, G.: The importance of separation anxiety in the differentiation of panic disorder from agoraphobia. Psychiat. Develop. 4 (1986) 227–236

Den Boer, J.A., Kamerbeck, W.O.J., Kahn, R.S., Verhoeven, W.M.A., Westenberg, H.G.M.: Effect of serotonin uptake inhibitors in anxiety disorders. A double-blind comparison of clomipramine and fluvoxamine. Int. clin. Pharmacol. 2 (1987) 21–32

Desai, N., Barnett, D.B., Taylor-Davies, A.: The effects of diazepam and oxprenolol on short term memory in individuals of high and low state anxiety. Brit. J. clin. Pharmacol. 15 (1983) 197–202

De Souza, C., Gabrielli, W., Othmer, E., Othmer, S.C.: Major depression and somatization disorder: The overlooked differential diagnosis. Psychiat. Ann. 18 (1988) 340–348

Dilling, H. (Hrsg.): Neurosen. Springer, Berlin, Heidelberg, New York 1981

Dunner, D.L., Avery, D.H., Ishiki, D. et al.: Effect of alprazolam and diazepam in patients with panic disorder. A controlled study. J. clin. Psychiat. 47 (1986) 458–460

Eitinger, I.: Organic and psychosomatic after-effects of concentration camp imprisonment. Int. Psychiat. Clin. 8 (1971) 205–215

Escobar, J.I., Landbloom, R.P.: Treatment of phobic neurosis with chlorimipramine: A controlled clinical trial. Curr. ther. Res. 20 (1976) 680–685

Evans, L., Kenardy, J., Schneider, P., Hoey, H.: Effect of a selective serotonin uptake inhibitor in agoraphobia with panic attacks. A double-blind comparison of zimelidine, imipramine and placebo. Acta psychiat. scand. 13 (1986) 49–53

Fabre, L.F., McLendon, D.M.: A double-blind study comparing the efficacy and safety of alprazolam with imipramine and placebo in primary depression. Curr. ther. Res. 27 (1980) 474–482

Fagerström, K.O., Hugdahl, K., Lundström, N.: Effect of beta-receptor blockade on anxiety with reference of the three systems model of phobic behavior. Neuropsychobiology 13 (1985) 189–193

Faravelli, C.: Life events preceding the onset of panic disorder. J. affec. Disord. 9 (1985) 103–105

Feighner, J.P.: Benzodiazepines as antidepressants. Mod. Prog. Pharmacopsychiat. 18 (1982) 196–212

Feighner, J.P., Hendrickson, G.H., Merideth, C.H.: A double-blind comparison of buspirone and diazepam in outpatients with generalized anxiety dosorder. J. clin. Psychiat. 43, Sec. 2 (1982) 103–107

Feighner, J.P., Aden, G.C., Fabre, L.F. et al.: Comparison of alprazolam, imipramine, and placebo in the treatment of depression. JAMA 249 (1983) 3057–3064

File, S.E., Pellow, S.: Behavioral pharmacology of minor tranquilizers. Pharmacol. Ther. 35 (1987) 265–290

Fishbain, D.A., Goldberg, M., Meagher, B.R. et al.: Male and female chronic pain patients categorized by DSM III psychiatric diagnostic criteria. Pain 26 (1986) 181–197

Flament, M.F., Berg, C.J., Rapoport, J.L. et al.: Clomipramine treatment of childhood obsessive-compulsive disorder. A double-blind controlled study. Arch. gen. Psychiat. 42 (1985) 977–983

Fogelson, D.L., Bystritsky, A., Sussman, N.: Interrelationship between major depression and the anxiety disorders: Clinical relevance. Psychiat. Ann. 18 (1988) 158–167

Fontaine, R., Chouinard, G.: An open clinical trial of fluoxetine in the treatment of obsessive-compulsive disorder. J. clin. Psychopharmacol. 6 (1986) 98–101

Fontaine, R., Chouinard, G.: Fluoxetine in the long-term maintenance treatment of obsessive-compulsive disorder. Psychiat. Ann. 19 (1989) 88–91

Ford, C.V.: The somatizing disorders: Illness as a way of life. Elsevier, New York 1983

Freeman, C.P.: Neurotic disorders. In: *R.E. Kendell, A.K. Zealley* (eds.): Companion to psychiatric studies. Churchill Livingstone, Edinburgh, London, Melbourne, New York 1988

Fyer, A.J., Gorman, J.M., Liebowitz, M.R. et al.: Discontinuation of alprazolam treatment in panic patients. Amer. J. Psychiat. 144 (1987) 303–308

Garvey, M., Cook, B., Noyes, R.: Does situational panic disorder represent a specific panic disorder subtype? Comprehens. Psychiat. 28 (1987) 329–333

Gastpar, M., Goldsmith, S., Hobi, V., Maly, V., Pöldinger, W., Schmidlin, P.E.: A placebo-controlled comparative study of the combined effects of oxprenolol and clomipramine in depressed patients. Int. Pharmacopsychiat. 15 (1980) 24–58

Goldberg, H.L., Finnerty, R.J.: The comparative efficacy of buspirone and diazepam in the treatment of anxiety. Amer. J. Psychiat. 136 (1979) 1184–1187

Goldberg, D.P., Bridges, K., Duncan-Jones, P., Grayson, D.: Dimensions of neuroses seen in primary care settings. Psychol. Med. 17 (1987) 461–470

Goldhamer, P.M.: Psychotherapy and pharmacotherapy: The challenge of integration. Canad. J. Psychiat. 28 (1983) 173–177

Goodman, W.K., Charney, D.S., Price, L.: Fluvoxamine in obsessive-compulsive disorder. Psychiat. Ann. 19 (1989) 92–96

Gorman, J.M., Levy, G.F., Liebowitz, M.R. et al.: Effect of acute beta-adrenergic blockade on lactate-induced panic. Arch. gen. Psychiat. 40 (1983) 1079–1083

Gottschalk, L.A., Stone, W.N., Gleser, C.G.: Peripheral vesus central mechanisms accounting for antianxiety effects of propranolol. Psychosom. Med. 36 (1974) 47–56

Greenblatt, D.J., Shader, R.J.: Benzodiazepines in clinical practice. Raven Press, New York 1974

Grohmann, R.: Diskussionsbeitrag zu: *E. Rüther* (1988).

Hallstrom, C., Guy Edwards, J., Treadsaden, J., Zader, M.: Diazepam, propranolol and their combination in the management of chronic anxiety. Brit. J. Psychiat. 139 (1981) 417—421

Hartley, L.R., Ungapen, S., Davie, I. et al.: The effect of beta adrenergic blocking drugs on speakers performance and memory. Brit. J. Psychiat. 142 (1983) 512—517

Haskell, D., Cole, J.O., Schniebolk, S. et al.: A survey of diazepam patients. Psychopharmacol. Bull. 22 (1986) 434—438

Hassel, P.: Experimental comparison of low doses of 1,5 mg fluspirilene and bromazepam in out-patients with psychovegetative disturbances. Pharmacopsychiatry 18 (1985) 297—302

Henry, B.W., Markette, J.R., Overall, J.E.: Comparison of major drug therapies for alleviation of anxiety and depression. Dis. nerv. Syst. 32 (1971) 655—667

Himmelhoch, J.M., Neil, J.F.: Lithium therapy in combination with other forms of treatment: In: *F.N. Johnson* (ed.): A handbook of lithium therapy. MTP Press, Lancaster 1980, pp. 51—67

Hippius, H.: Warum verordnet man niedrig dosierte Neuroleptika? In: *H. Hippius, G. Laakmann* (Hrsg.): Therapie mit Neuroleptika — Niedrigdosierung. Perimed, Erlangen 1989

Hoffmann, S.O.: Psychoneurosen und Charakterneurosen. In: Psychiatrie der Gegenwart. 3. Aufl. Bd. I. Springer, Berlin, Heidelberg, New York, London, Paris, Tokyo 1986

Hogben, G.L., Cornfield, R.B.: Treatment of traumatic war neurosis with phenelzine. Arch. gen. Psychiat. 37 (1980) 85—92

Hollander, E., Gorman, J.M., Liebowitz, M.R.: Anxiety disorders. In: *J.A. Talbott, R.E. Hales, S.C. Yudotsky* (eds.): Textbook of psychiatry. American Psychiatric Press, Washington 1988

Horowitz, M.: Stress-response syndromes. Aronson, New York 1976

Insel, T.R., Akiskal, H.S.: Obsessive-compulsive disorder with psychotic features: A phenomenologic analysis. Amer. J. Psychiat. 143 (1986) 1527—1533

Insel, T.R., Zohar, J.: Psychopharmacologic approaches to obsessive-compulsive disorder. In: *H.Y. Meltzer* (ed.): Psychopharmacology. The third generation of progress. Raven Press, New York 1987

Insel, T., Murphy, D.L., Cohen, R.M. et al.: Obsessive-compulsive disorder. A double-blind trial of clomipramine and clorgyline. Arch. gen. Psychiat. 40 (1983) 605—612

James, J.M., Griffith, D.N.W., Pearson, R.M. et al.: Effect of oxprenolol on stage-fright in musicians. Lancet 2 (1977) 952—954

James, J.M., Griffith, D.N.W., Newbury, P., Pearson, R.M., Taylor, S.H.: Reducing the somatic manifestations of anxiety by beta-blockade. A study of stage fright. J. psychosom. Res. 22 (1978) 327

James, J.M., Borgoyne, W., Savage, I.T.: Effect of pindolol on stress-related disturbances of musical performance: preliminary communication. J.R. Soc. Med. 76 (1983) 194—196

Janke, W.: Untersuchungen zur Frage von Wirkungsunterschieden von Fluphenazin nach erst- und mehrmaliger Applikation. Psychopharmacology 7 (1965) 349—365

Jenike, M.A., Anderson, W.H., Cassem, N.H., Surman, O.S., Zusky, P.: Monoamine oxidase inhibitors in obsessive-compulsive disorder. J. clin. Psychiat. 44 (1983) 131—132

Jerkovich, G., Preskorn, S.: Failure of buspirone to protect against lorazepam withdrawal symptoms (letter). JAMA 258 (1987) 204—205

Johnstone, E.C., Frith, C.D., Owens, D.G. et al.: Neurotic illness and its response to anxiolytic and antidepressant treatment. Psychol. Med. 10 (1980) 231—238

Kahn, R.S., Jolles, J., Westenberg, H.G.M.: Zimelidine treatment of obsessive-compulsive disorder: Biological and neuro-psychological aspects. Acta psychiat. scand. 69 (1984) 259—261

Kahn, R.J., Lipman, R.S., McNair, D.M. et al.: Imipramine and chlordiazepoxide in depressive and anxiety disorders. II. Efficacy in anxious outpatients. Arch. gen. Psychiat. 43 (1986) 79—85

Kahn, R.S., Verhoeven, W.M.A., Westenberg, H.G.M., Gispen de Wied, C.C., Kamerbeek, W.O.J.: Effect of a serotonin precursor and uptake inhibitor in anxiety disorders: A double-blind comparison of 5-hydroxytryptophan, clomipramine and placebo. Int. clin. Psychopharmacol. 2 (1987) 33—45

Kapfhammer, H.P., Rüther, E.: Depotneuroleptika. Springer, Berlin, Heidelberg, New York, Paris, London, Tokyo 1988

Karabanow, O.: Double-blind controlled study in phobias and obsessions. J. int. med. Res. 5 (1977) 42—48

Kayser, A., Howard, D., Nies, A., Robinson, D.S.: Response to phenelzine among depressed patients with features of hysteroid dysphoria. Amer. J. Psychiat. 142 (1985) 486—488

Keller, M.B., Coryell, W., Endicott, J., Klerman, G., Lavori, P.W.: „Double depression": Two-year follow-up. Amer. J. Psychiat. 140 (1983) 689—694

Kellner, R.: Somatization and hypochondriasis. Praeger-Greenwood, New York 1986

Kelly, D., Frommer, E., Guirguis, W., Mitchell-Hoggs, N., Sargant, W.: Treatment of phobic states with antidepressant: A retrospective study of 246 patients. Brit. J. Psychiat. 116 (1970) 387—398

Kenyon, F.E.: Hypochondriasis: A clinical study. Brit. J. Psychiat. 110 (1964) 478—488

Kenyon, F.E.: Hypochondriasis: A clinical study. Brit. J. Psychiat. 129 (1976) 1—14

Kielholz, P. (Hrsg.): Die larvierte Depression, Huber, Bern, Stuttgart, Wien 1973

Kim, S.W., Dysken, M.W.: A review of serotonin re-uptake inhibitors in obsessive-compulsive disorder. Psychiat. Ann. 18 (1988) 373—382

King, A.: Phenelzine treatment of Roth's calamity syndrome. Med. J. Aust. 1 (1962) 879—883

Kleber, R.J.: A double-blind comparative study of desipramine hydrochloride and diazepam in the control of mixed anxiety depression symptomatology. J. clin. Psychiat. 40 (1979) 165—170

Klein, D.F.: Delineation of two drug-responsive anxiety syndromes. Psychopharmacologia 53 (1964) 397—408

Klein, D.F.: Importance of psychiatric diagnosis in prediction of clinical drug effects. Arch. gen. Psychiat. 16 (1967) 118—126

Klein, D.F., Klein, H.M.: The status of panic disorder. Curr. Opinion Psychiat. 1 (1988) 177—183

Klein, D.F., Quitkin, F.M.: Problems with and promises of monoamine oxidase inhibitors. Psychopharmacol. Bull. 22 (1986) 7—11

Klein, D.F., Cohen, P., Ross, D.C.: Panic and avoidance in agoraphobia. Arch. gen. Psychiat. 44 (1987) 377—389

Klerman, G.L.: Psychoneurosis: Integrating pharmacotherapy and psychotherapy. In: *J.L. Claghorn* (ed.): Successful psychotherapy. Brunner Mazel, New York 1966

Klerman, G.L.: Combining drugs and psychotherapy in the treatment of depression. In: *M. Greenblatt* (ed.): Drugs in combination with other therapies. Grune and Stratton, New York 1975

Klerman, G.L.: The scientific status of neurotic depression. Psychopathology 18 (1985) 167—173

Klerman, G.L.: Introduction: Clinical psychopharmacology of affective disorders. In: *H.Y. Meltzer* (ed.): Psychopharmacology. The third generation in progress. Raven Press, New York 1987

Klieser, E., Lehmann, E.: Neuroleptanxiolyse mit Fluspirilen. In: *H. Hippius, G. Laakmann* (Hrsg.): Therapie mit Neuroleptika — Niedrigdosierung. Perimed, Erlangen 1989

Kline, N.: Drug treatment of phobic disorders. Amer. J. Psychiat. 123 (1967) 1447—1450

Ko, G.N., Elsworth, J.D., Roth, R.H. et al.: Panic-induced elevation of plasma MHPG levels in phobic-anxious patients. Arch. gen. Psychiat. 40 (1983) 425—430

Kocher, R., Müller, O.: Analgetische Wirkungen von Psychopharmaka. Eine Literaturübersicht. Geigy Pharma, Basel 1987

Kocsis, J.H., Brown, R.P., Frances, A., Mann, J.J., Mason, B., Sweeney, J.: Imipramine for treatment of chronic depression. Psychopharmacol. Bull. 21 (1985) 698—700

Kolb, L.C., Burris, B.C., Griffiths, S.: Propranolol and clonidine in treatment of the chronic post-traumatic stress disorders of war. In: *B.A. Van der Kolk* (ed.): Post-traumatic stress disorder: Psychological and biological sequelae. American Psychiatric Press, Washington 1984

Kovacs, M.: Psychotherapies for depression. In: *L. Greenspoon* (ed.): Psychiatry update, Vol. II. American Psychiatric Press, Washington 1983

Krishnan, G.: Oxprenolol in the treatment of examination nerves. Scot. Med. J. 36 (1975) 47—56

Krope, P., Kohrs, A., Ott, H. et al.: Evaluating mepindolol in a test model of examination anxiety in students. Pharmacopsychiatrica 15 (1982) 41—47

Krystal, H.: Massive psychic trauma. International Universities Press, New York 1968

Laakmann, G., Blaschke, D., Hippius, H., Messerer, D.: Alprazolam versus Amitriptyline in the treatment of depressed outpatients: A randomized double-blind trial. In: *M.H. Lader, H.C. Davies* (eds.): Drug treatment of neurotic disorders: Focus on alprazolam. Churchill Livingstone, Edinburgh 1986

Laakmann, G., Blaschke, D., Eissner, H.-J., Hippius, H.: Niedrigdosierte Neuroleptika in der Behandlung von Angstzuständen — Ergebnisse einer Ambulanzstudie. In: *H. Hippius, G. Laakmann* (Hrsg.): Therapie mit Neuroleptika — Niedrigdosierung. Perimed, Erlangen 1989

Lader, M.: Long-term anxiolytic therapy. The issue of drug withdrawal. J. clin. Psychiat. 48/12 (Suppl.) (1987) 12—16

Lang, H.: Zur Frage des Zusammenhangs zwischen Zwang und Schizophrenie. Nervenarzt 52 (1981) 643—648

Laplanche, J., Pontalis, J.-B.: Das Vokabular der Psychoanalyse. Suhrkamp, Frankfurt/M. 1972

Large, R.G.: DSM-III diagnosis in chronic pain. J. nerv. ment. Dis. 174 (1986) 295—303

Lauter, H.: Die anankastische Depression. Arch. Psychiat. Nervenkr. 203 (1962) 433—451

Lenox, R.H., Peyser, J.M., Shipley, R.H. et al.: Double-blind comparison of alprazolam vs imipramine in the inpatient treatment of major depressive illness. NCDEU Meeting, Key Biscayne, FL 1983

Liden, S., Gottfries, C.G.: Beta-blocking agents in the treatment of catecholamine-induced symptoms in musicians. Lancet 2 (1974) 529

Liebowitz, M.R., Harrison, W., Klein, D.F., McGrath, P., Markowitz, J.S., Quitkin, F.M., Rabkin, J., Stewart, J.W.: Phenelzine vs imipramine in atypical depression. Arch. gen. Psychiat. 41 (1984) 669—677

Linke, H.: Bedeutung der Tranquilizer in der inneren Medizin. In: Gegenwärtiger Wissensstand der Anwendung von Benzo- und Thienodiazepinen. Med. Abt. d. Troponwerke (Hrsg.). Pmi, Frankfurt/M. 1982.

Lipman, R.S., Covi, L., Downing, R., Faden, V., Kahn, R.J., Lassetter, V.K., McNair, D., Rickkels, K.: Imipramine and chlordiazepoxide in depressive and anxiety disorders. I. Efficacy in depressed outpatients. Arch. gen. Psychiat. 43 (1986) 68—77

Lipowski, Z.J.: Somatization: The concept and its clinical application. Amer. J. Psychiat. 145 (1988) 1358—1368

Lipsedge, M.S., Hajioff, J., Huggins, P. et al.: The management of severe agoraphobia: A comparison of iproniazid and systematic desensitization. Psychopharmacologia 32 (1973) 67—80

Lopez-Ibor, J.J.: Ensayo clinico de la monochlorimipramina. Read at the Fourth World Congress of Psychiatry. Madrid 1966

Lucki, I., Rickels, K., Giesecki, M.A. et al.: Differential effects of the anxiolytic drugs diazepam and buspirone on memory function. Brit. J. clin. Pharmacol. 23 (1987) 207—211

Lydiard, R.B.: Desipramine in agoraphobia with panic attacks: an open, fixed-dose study. J. clin. Psychopharmacol. 7 (1987) 258—260

Lydiard, R.B.: Panic disorder. Pharmacological treatment. Psychiat. Ann. 18 (1988) 468—472

Lydiard, R.B., Howell, E.F., Laraia, M.T. et al.: Emergence of depressive symptoms in patients receiving alprazolam for panic disorder. Amer. J. Psychiat. 144 (1987) 664—665

Marks, J.M.: Antidepressants in phobic and obsessive-compulsive disorders: useful or not? Integrat. Psychiat. (1983) 24—25

Marks, J.M., Cohen, D., Gray, S. et al.: Imipramine and brief therapist-aided exposure in agoraphobics having self-exposure homework. Arch. gen. Psychiat. 40 (1983) 153—162

Marshall, J.R.: The treatment of night terrors associated with PTSD. Amer. J. Psychiat. 132 (1975) 293—295

Mavissakalian, M., Michelson, I.: Two year follow-up of exposure and imipramine treatment of agoraphobia. Amer. J. Psychiat. 143 (1986) 1106—1112

Mavissakalian, M., Perel, J.: Imipramine in the treatment of agoraphobia: Dose-response relationships. Amer. J. Psychiat. 142 (1985) 1032—1036

Mavissakalian, M., Michelson, L., Turner, S.M. et al.: Tricyclic antidepressants in obsessive-compulsive disorder: Antiobsessional or antidepressant agents? II. Amer. J. Psychiat. 142 (1985) 572—576

McHugh, S., Vallies T.M. (eds.): Illness behavior, a multidisciplinary model. Plenum Press, New York 1986

McNair, D.M., Kahn, R.S.: Imipramine compared with a benzodiazepine for agoraphobia. In: D.F. Klein, J.G. Rabkin (eds.): Anxiety: New research and changing concepts. Raven Press, New York 1981

Mechanic, D.: The concept of illness behavior. J. chron. Dis. 15 (1961) 189—194

Meibach, R.C., Dunner, D., Wilson, I.G. et al.: Comparative efficacy of propranolol, chlordiazepoxide, and placebo in the treatment of anxiety. A double blind trial. J. clin. Psychiat. 48 (1987) 355—358

Mikerji, V., Allpert, M.A., Beitman, B.D. et al.: Panic disorder: A frequent occurrence in patients with chest pain and normal coronary arteries. Angiology 38 (1987) 236—240

Modigh, K.: Antidepressant drugs in anxiety disorders. Acta psychiat. scand. 76 (Suppl. 335) (1987) 57—71

Mountjoy, C.O., Garside, R.F., Roth, M. et al.: A clinical trial of phenelzine in anxiety, depressive and phobic neuroses. Brit. J. Psychiat. 131 (1977) 486—492

Müller-Spahn, F., Meller, J.: Niedrig dosierte Neuroleptika in der Depressionsbehandlung. In: H. Hippius, G. Laakmann (Hrsg.): Therapie mit Neuroleptika — Niedrigdosierung. Perimed, Erlangen 1989

Mullaney, J.A.: The relationship between anxiety and depression — A review of some principal component analytic studies. J. affect. Disord. 7 (1984) 139—148

Munjack, D.J., Braun, R., Leonhard, M., Rebal, R., Shaner, R., Staples, F.: Imipramine versus propranolol for the treatment of panic attacks: A pilot study. Comprehens. Psychiat. 26 (1985) 80—89

Muskin, P.R., Fyer, A.J.: Treatment of panic disorder. J. clin. Psychopharmacol. 1 (1981) 81—90

Myers, J.K., Tischler, G.I., Weissmann, M.M. et al.: Six month prevalence of psychiatric disorders in three communities. Arch. gen. Psychiat. 41 (1984) 949—958

Neftel, K.A., Adler, R.H., Kappell, K. et al.: Stage fright in musicians: a model illustrating the effect of beta blockers. Psychosom. Med. 44 (1982) 461—469

Nemiah, J.C.: Psychoneurotic disorders. In: A.M. Nicholi (ed.): The new Harvard giude to psychiatry. Harvard University Press, Cambridge/MA., London 1988

Nies, A., Howard, H.D., Robensin, D.S.: Antianxiety effects of MAO inhibitors. In: R.J. Mathew (ed): The Biology of anxiety. Brunner/Mazel Inc., New York 1982

Noyes, R., Anderson, D., Clancy, J.: Diazepam and propranolol in panic disorder and agoraphobia. Arch. gen. Psychiat. 41 (1984) 287—292

Ostow, W. (ed.): The psychodynamic approach to drug therapy. Psychoanalytic Research and Development Found, New York 1979

Owen, R.T., Tyrer, P.: Benzodiazepine dependence. A review of the evidence. Drugs 25 (1983) 385—398

Pach, J., Waniek, W.: Vergleichende Untersuchung zum Tranquilizereffekt von Fluspirilen und Diazepam. Pharmacopsychiatry 9 (1976) 61—66

Parsons, T.: Social structure and dynamic process: The case of modern medical practice. In: The Social System. Free Press, New York 1951, pp. 428—479

Paykel, E.S., Bhat, A.V., Parker, R.R., Rowan, P.R.: Response to phenelzine and amitriptyline in subtypes of outpatient depression. Arch. gen. Psychiat. 39 (1982) 1041–1049

Perse, T.L., Greist, J.H., Jefferson, J.W. et al.: Fluvoxamine treatment of obsessive-compulsive disorder. Amer. J. Psychiat. 144 (1988) 1543–1548

Philipp, M., Benkert, O.: Körperliche Störungen bei depressiven Patienten – zur Überstrapazierung des Begriffs „larvierte Depression". Verh. dtsch. inn. Med. 89 (1983) 1271–1273

Pilowsky, I.: Abnormal illness behavior. Brit. J. med. Psychol. 43 (1969) 347–351

Plaum, F.G.: Krankheitstheorien und Behandlungserwartungen psychosomatischer Patienten. Med. Diss. Univ. Gießen 1968

Pöldinger, W.: Einsatz niedrig dosierter Neuroleptika im Grenzbereich der Depressionsbehandlung. In: *H. Hippius, G. Laakmann* (Hrsg.): Therapie mit Neuroleptika – Niedrigdosierung. Perimed, Erlangen 1989

Prasad, A.: A double blind study of imipramine versus zimelidine in treatment of obsessive-compulsive neurosis. Pharmacopsychiatry 17 (1984) 61–62

Prasad, A.: Efficacy of trazodone as an antiobsessional agent. Neuropsychobiology 13 (1986) 19–21

Price, L.H., Charney, D.S., Goodman, W.K. et al.: Treatment of severe obsessive-compulsive disorder with fluvoxamine. Amer. J. Psychiat. 144 (1987) 1059–1061

Quadbeck, H.: Diskussionsbeitrag. In: Interdisziplinärer Workshop. Deidesheim 1985

Quitkin, F.M., Klein, D.F., Rifkin, A.E.: Monoamine oxidase inhibitors: A review of antidepressant effectiveness. Arch. gen. Psychiat. 36 (1979) 749–760

Quitkin, F.M., Harrison, W., Liebowitz, M., Markowitz, J., McGrath, P, Rabkin, J.G., Stewart, J.: Defining the boundaries of atypical depression. J. clin. Psychiat. 45 (1984) 19–21

Rapoport, J., Elkins, R., Mikkelsen, E. et al.: Clinical controlled trial of chlorimipramine in adolescents with obsessive-compulsive disorder. Psychopharmacol. Bull. 16 (1980) 61–63

Ravaris, C.L., Ives, J.O., Parlett, D., Robinson, D.S.: Phenelzine and amitriptyline in the treatment of depression. Arch. gen. Psychiat. 37 (1980) 1075–1080

Richelson, E., Pfennig, M.: Blockade by antidepressants and related compounds of biogenic amine uptake into rat brain synaptosomes: Most antidepressants selectively block norepinephrine uptake. Europ. J. Pharmacol. 104 (1984) 277

Rickels, K.: Use of antianxiety agents in anxious outpatients. Psychopharmacology 58 (1978) 1–17

Rickels, K.: Benzodiazepines in the treatment of anxiety. In: *E. Usdin, P. Skolnick, J.F. Tallman* et al. (eds.): Pharmacology of benzodiazepines. Macmillan, London 1982, pp. 37–44

Rickels, K.: Benzodiazepines in the treatment of anxiety: North American experiences. In: *E. Costa* (ed.): The benzodiazepines: From molecular biology to clinical practice. Raven Press, New York 1983, pp. 295–310

Rickels, K., Schweizer, E.E.: Current pharmacotherapy of anxiety and panic. In: *H.Y. Meltzer* (ed.): Psychopharmacology: The third generation of progress. Raven Press, New York 1987

Rickels, K., Chung, H.R., Csanalosi, J. et al.: Amitriptyline in anxious-depressed outpatients: A controlled study Amer. J. Psychiat. 131 (1974) 25–30

Rickels, K., Downing, R.W., Winokur, A.: Antianxiety drugs: Clinical use in psychiatry. In: *L.L. Iversen, S.D. Iversen, S.H. Snyder* (eds.): Handbook of psychopharmacology. Plenum Press, New York 1978, pp. 395–430

Rickels, K., Case, W.G., Downing, R.W.: Issues in long-term treatment with diazepam therapy. Psychopharmacol. Bull. 18 (1982a) 38–41

Rickels, K., Cohen, D., Csanalosi, J. et al.: Alprazolam and imipramine in depressed outpatients: A controlled study. Curr. ther. Res. 32 (1982b) 157–164

Rickels, K., Norstad, N., Weisman, K. et al.: Buspirone and diazepam in anxiety: A controlled study. J. clin. Psychiat. 43 (Sec. 2) (1982c) 81–86

Rickels, K., Feighner, J.P., Smith, W.T.: Double-blind safety and efficacy study comparing alprazolam, amitriptyline, doxepin in the treatment of neurotic depression. Upjohn Inst., Kalamazoo, MI 1983

Rickels, K., Case, W.G., Downing, R.W., Winokur, A.: Indications and contraindications for chronic anxiolytic treatment: Is there tolerance to the anxiolytic effect? In: *D. Kemali, G. Racagni* (eds.): Chronic treatments in neuropsychiatry. Raven Press, New York 1985

Rickels, K., Case, W.G., Schweizer, E.E. et al.: Low-dose dependence in chronic benzodiazepine users: A preliminary report on 119 patients. Psychopharmacol. Bull. 22 (1986) 407–415

Rifkin, A., Dillon, D., Klein, D.F. et al.: Blockade by imipramine or desipramine of panic induced by sodium lactate. Amer. J. Psychiat. 138 (1981) 676–677

Robertson, M.M., Trimble, M.R.: Neuroleptics as antidepressants. Neuropharmacology 20 (1981) 1335–1336

Robertson, M.M., Trimble, M.R.: Major tranquillisers used as antidepressants. J. affect. Disord. 4 (1982) 173–193

Robins, L.N., Helzer, Y.E., Weissman, M.M. et al.: Lifetime prevalence of psychiatric disorders in three communities. Arch. gen. Psychiat. 41 (1984) 949–967

Robinson, D.S., Cooper, T.B., Corcella, J., Nies, A.: MAO inhibitors. New biochemical and clinical findings. Psychopharmacol. Bull. 17 (1981) 154–157

Rosenbaum, J.F., Pollack, M.H., Anxiety. In: *T.P. Hackett, N.H. Cassem* (eds.): Handbook of general hospital psychiatry. 2. ed. PSG Publishing Company, Littleton, Massachusetts 1987

Rowan, P., Parker, P.R., Paykel, E.S.: Phenelzine and amitriptyline: Effects on symptoms of neurotic depression. Brit. J. Psychiat. 140 (1982) 475—483

Roy, A. (ed.): Hysteria. John Wiley, Chichester 1982

Roy-Byrne, P.P., Cowley, D.S.: Panic disorder. Biological aspects. Psychiat. Ann. 18 (1988) 457—463

Roy-Byrne, P.P., Post, R.M., Uhde, T.W.: Effects of one night's sleep deprivation on mood and behavior in panic disorder. Arch. gen. Psychiat. 43 (1986) 895—899

Rüther, E.: Niedrigdosierte Antidepressiva als Alternative zu Benzodiazepinen. In: *H. Hippius, M. Ortner, E. Rüther* (Hrsg.): Angst — Depression — Schmerz und ihre Behandlung in der ärztlichen Praxis. Springer, Berlin, Heidelberg, New York, London, Paris, Tokyo 1988

Rüther, E., Hippius, H.: Neuroleptika in niedriger Dosierung als Tranquilizer? Münch. med. Wschr. 124 (1982) 683—684

Sargant, W.: Some newer drugs in the treatment of depression and their relation to other somatic treatments. Psychosomatics 1 (1960) 14—17

Sarwer-Foner, G.J.: The use of psychopharmacology in obsessive-compulsive disorder. Psychiat. J. Univ. Ottawa 12 (1987) 197—202

Scheer, J.W., Moeller, M.L.: Krankheitskonzepte psychotherapeutischer Patienten. Med. Psychol. 1 (1976) 13—48

Schweizer, F., Rickels, F.: Failure of buspirone to manage benzodiazepine withdrawal. Amer. J. Psychiat. 143 (1986) 1590—1592

Scrignar, C.B.: Post-traumatic stress disorder: Diagnosis, treatment, and legal issues. Praeger, New York 1984

Shammas, E.: Controlled comparison of bromazepam, amitriptyline, and placebo in anxiety-depressive neurosis. Dis. nerv. Syst. 38 (1977) 201—207

Shear, M.K., Frances, A.J.: Panic disorder. Clinical presentation and evaluation. Psychiat. Ann. 18 (1988) 448—456

Sheehan, D.V.: Current views on the treatment of panic and phobic disorders. Drug. Ther. 12 (1982) 74—93

Sheehan, D.V., Ballenger, J., Jacobsen, G.: Treatment of endogenous anxiety with phobic, hysterical and hypochondriacal symptoms. Arch. gen. Psychiat. 37 (1980) 51—59

Sheehan, D.V., Davidson, J., Manschreck, T. et al.: Lack of efficacy of new antidepressant (Bupropion) in the treatment of panic disorder with phobias. J. clin. Psychopharmacol. 3 (1983) 28—31

Sheehan, D.V., Coleman, J.H., Greenblatt, D.J. et al.: Some biochemical correlates of panic attacks with agoraphobia and response to a new treatment. J. clin. Psychopharmacol. 4 (1984) 66—75

Shehi, M., Patterson, W.: Treatment of panic with alprazolam and propranolol. Amer. J. Psychiat. 141 (1984) 900—901

Siltonen, L., Janne, J.: Effect of beta-blockade during bowling competitions. Ann. clin. Res. 8 (1976) 393—398

Smith, D.E., Wesson, D.R.: Benzodiazepine dependency syndromes. J. psychoact. Drugs 15 (1983) 85—95

Solyom, C., Heseltine, G.D.F., McClure, D.J. et al.: Behavior therapy versus drug therapy in the treatment of phobic neuroses. Canad. psychiat. Ass. J. 18 (1973) 25—32

Solyom, C., Lapierre, Y., Solyom, L. et al.: Phenelzine and exposure in the treatment of phobias. Biol. Psychiat. 16 (1981) 239—247

Sussman, N.: Treatment of anxiety with buspirone. Psychiat. Ann. 17 (1987) 114—118

Sussman, N., Chou, J.C.Y.: Current issues in benzodiazepine use for anxiety disorders. Psychiat. Ann. 18 (1988) 139—145

Telch, M., Agras, W.S., Gallen, C.C., Roth, W.T., Taylor, B.: Combined pharmacological and behavioral treatment for agoraphobia. Behav. Res. Ther. 23 (1985) 325—335

Tesar, G.E., Pollack, M.H., Rosenbaum, J.F. et al.: Clonazepam versus alprazolam in the treatment of panic disorder: Interim analysis of data from a prospective, double-blind, palcebo-controlled trial. J. clin. Psychiat. 48 (Suppl.) (1987) 16—19

van Thilmann, J.: Leitsymptom Angst und Spannung und deren somatische Begleiterscheinungen. Multizentrische Prüfung Fluspirilen versus Bromazepam. Fortsch. Med. 101 (1983) 1676—1678

Thoren, P., Asberg, M., Bertilsson, L. et al.: Clomipramine treatment of obsessive compulsive disorder. II. Biochemical aspects. Arch. gen. Psychiat. 37 (1980) 1289—1294

Turner, S.M., Beidel, D.C., Jacob, R.G. et al.: Fluoxetine treatment of obsessive-compulsive disorder. J. clin. Psychopharmacol. 5 (1985) 207—212

Tyrer, P.: The place of tranquilisers in the management of stress. J. psychosom. Res. 27 (1983) 385—390

Tyrer, P.: Neurosis divisible? Lancet (1985) 685—688

Tyrer, P., Candy, J., Kelly, D.: A study of the clinical effects of phenelzine and placebo in the treatment of phobic anxiety. Psychopharmacologia 32 (1973) 237—254

Volavka, J., Neziroglu, F., Yaryura-Tobias, J.A.: Clomipramine and imipramine in obsessive-compulsive disorder. Psychiat. Res. 14 (1985) 83—91

Waxman, D.: A clinical trial of clomipramine and diazepam in the treatment of phobic and obsessional illness. J. int. med. Res. 5 (1977) 99—110

Weissman, M.M., Merikangas, K.R.: The epidemiology of anxiety and panic disorders: An update. J. clin. Psychiat. 47 (Suppl.) (1986) 11—17

West, E.D., Dally, P.J.: Effects of iproniazid in depressive syndromes. Brit. med. J. 1 (1959) 1491–1494

Wilkinson, G.: Neurosis in primary care. Curr. Opinion Psychiat. 1 (1988) 138–141

Woodruff, R., Pitts, P.: Monozygotic twins with obsessional illness. Amer. J. Psychiat. 120 (1969) 1075–1080

Zitrin, C.M., Klein, D.F., Woerner, M.G.: Treatment of agoraphobia with group exposure in vivo and imipramine. Arch. gen. Psychiat. 37 (1980) 63–72

Zitrin, C.M., Klein, D.F., Woerner, M.G.: Treatment of phobias: I. Comparison of imipramine hydrochloride and placebo. Arch. gen. Psychiat. 40 (1983) 125–138

13.4 Die Therapie mit Benzodiazepinen

H.P. Kapfhammer

Mit der Einführung von Chlordiazepoxid 1960 und Diazepam 1963 erschienen die ersten Vertreter einer neuen psychopharmakologischen Wirkklasse, der Benzodiazepine, die sich durch eine besondere angst- und spannungslösende Effizienz auswiesen, dabei aber ein relativ günstiges Nutzen-Risiko-Verhältnis zeigten. Gerade in ihrer vergleichsweise zu den Barbituraten wesentlich geringeren Toxizität, ihrer hohen therapeutischen Spanne, ihrem niedrigeren Abhängigkeitspotential wurden sie rasch zu den führenden Tranquillanzien in der Behandlung nicht-psychotischer Ängste, psychovegetativer Spannungszustände und Schlafstörungen. Die Vorrangstellung einer Benzodiazepintherapie unter diesen Indikationsstellungen manifestierte sich neben einer fast völligen Verdrängung der Barbiturate u.a. in der erfolgreichen Neueinführung von zahlreichen weiteren Benzodiazepinpräparaten. Zwischen 1974 und 1980 verdoppelte sich die Zahl ihrer Verschreibungen. Der Jahresumsatz 1986 betrug ca. 175 Millionen DM (*Laux* 1989). 1987 wurden ca. 210 Millionen Tagesdosen Benzodiazepine verordnet (*Glaeske* 1988). Damit rangierten die Benzodiazepine klar an der Spitze aller Psychopharmakamedikationen.

Trotzdem geriet die Benzodiazepintherapie in den letzten Jahren zunehmend in das Zentrum heftiger Diskussionen. Hierzu trugen fachinterne Debatten um das Ausmaß des Abhängigkeitsrisikos bei Langzeitanwendung, die Erkenntnisse um die Möglichkeit auch einer *„Niedrigdosisabhängigkeit"* bei. Der Benzodiazepineinsatz wurde aber auch durch den Nachweis wirksamer psychotherapeutischer Behandlungsverfahren gerade bei den unterschiedlichen Angstsyndromen, nicht zuletzt aber durch publizistische Kommentare zu verordnungsepidemiologischen Daten oder spektakulären tagespolitischen Ereignissen problematisiert (vgl. Diskussion im „Deutschen Ärzteblatt": *Kornhuber* 1988 a,b, *Plewe* 1988, *Müller-Oerlinghausen* 1989).

13.4.1 Grundlagendaten zur Pharmakotherapie der Benzodiazepine

In der BRD sind 24 Wirkstoffe mit mehr als 80 Präparaten als Benzodiazepine zugelassen (Rote-Liste-Stand: 1990). Ihnen allen ist ein typisches Wirkprofil gemeinsam, das nur in Einzelfällen eine spezielle Akzentuierung aufweist.

Benzodiazepine wirken:
a) anxiolytisch,
b) hypnotisch-sedativ,
c) antikonvulsiv,
d) muskelrelaxierend,
e) vegetative und hormonale Reaktionen auf emotionale Reize dämpfend.

Einige Benzodiazepine besitzen eine relativ geringe sedierende Komponente (z.B. Clobazam, Clotiazepam), die bei anderen wiederum stark ausgeprägt ist (z.B. Diazepam). Die dämpfende Wirkung ist hierbei aber auch von der Dosierung abhängig, so daß die meisten Präparate in entsprechender Höherdosierung auch schlafanstoßend sind. Einige werden vorrangig als Hypnotika eingesetzt (z.B. Lormetazepam, Temazepam Nitrazepam), andere haben sich in ihrer antikonvulsiven Wirksamkeit bewährt (z.B. Diazepam, Clonazepam), bei wiederum anderen ist die Muskelrelaxation so stark, daß sie therapeutisch genutzt werden kann (z.B. Diazepam, Tetrazepam).

13.4.1.1 Zur Pharmakologie der Benzodiazepine

Nach strukturchemischen Kriterien lassen sich die Benzodiazepine in folgende Untergruppen einteilen (Abb. 13.1, *Haefely* et al. 1983):

— 1,4-Benzodiazepine (z.B. Chlordiazepoxid, Diazepam),
— 1,5-Benzodiazepine (z.B. Clobazam),
— Thienodiazepine (z.B. Clotiazepam),
— Imidazolobenzodiazepine (z.B. Midazolam),
— Triazolobenzodiazepine (z.B. Alprazolam, Triazolam).

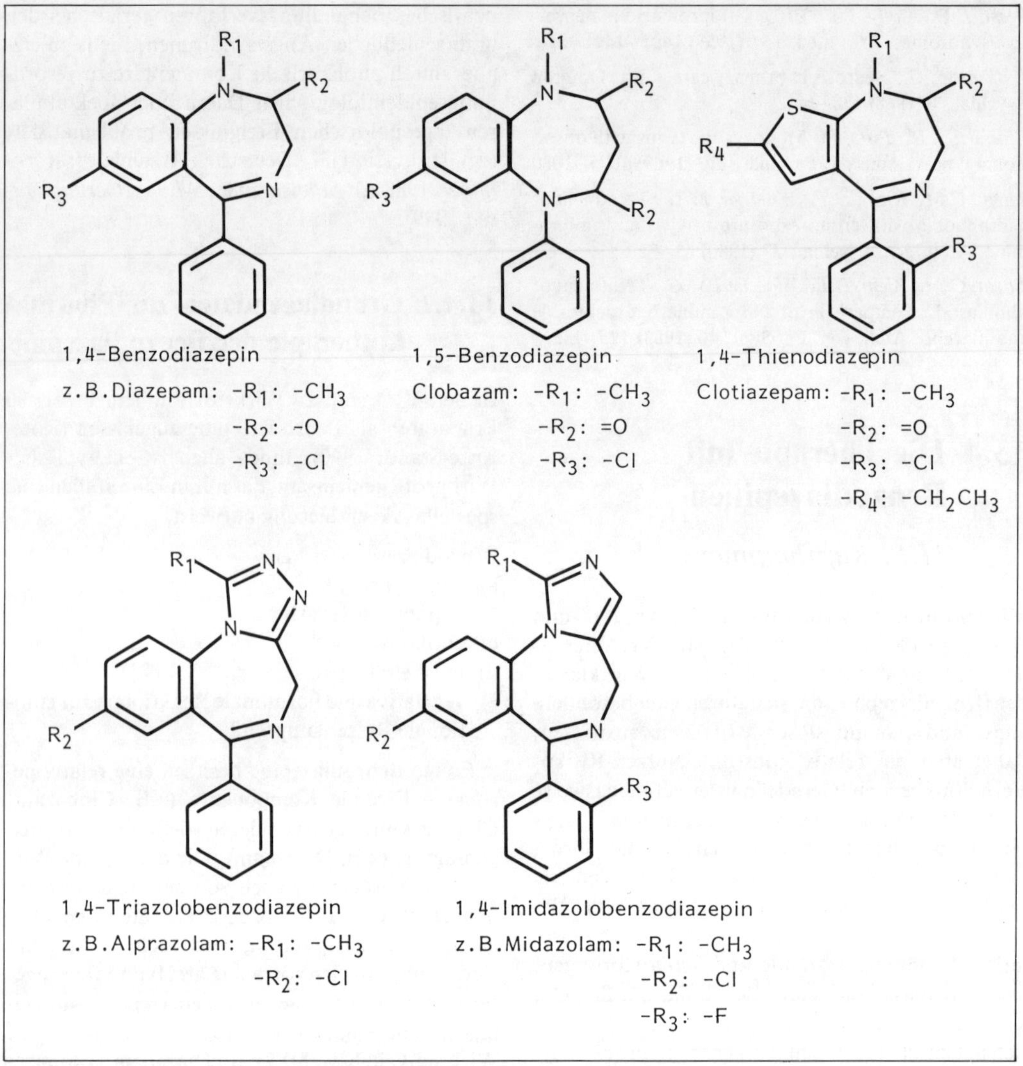

Abb. 13.1 Chemische Struktur von Benzodiazepinen

Das strukturelle Identifikationsmerkmal der Benzodiazepine ist ihre Komposition aus einem Benzolring und einem 7 gliedrigen Epinring, dessen Intaktheit eine entscheidende Voraussetzung für die Wirksamkeit ist. Unterschiede der Wirksamkeit sind eher quantitativer als qualitativer Natur, drücken sich in der relevanten Wirkdauer, gemessen in der Halbwertszeit, und in der relativen Wirkintensität, d.h. in der bei gleicher angestrebter Wirkung notwendigen mittleren Dosierung aus.

Einzelne Benzodiazepinderivate unterscheiden sich in ihrer Wirksamkeit in Abhängigkeit von Substituenten am Benzolring (7-Chlor-Derivate, z.B. Chlordiazepoxid: relativ lange Wirkdauer,

relativ geringe Wirkintensität; 7-Nitro-Derivate, z.B. Nitrazepam: mittlere Wirkdauer, relativ starke Wirkintensität; 7-Chlor-Derivate). Trizyklische Benzodiazepinederivate mit Ringstruktur am Epinring, z.B. Triazolam, besitzen eine relativ kurze Wirkdauer bei einer hohen Wirkintensität. 1,5-Benzodiazepine mit CH_3-Gruppe am Stickstoffatom des Epinrings, z.B. Clobazam, haben eine lange Wirkdauer und eine mittlere Wirkintensität.

13.4.1.2 Zur Pharmakokinetik der Benzodiazepine

Die Kinetik der Benzodiazepine wird durch chemische Strukturvarianten (s.o.), durch physikochemische Eigenschaften, wie z.B. Lipidlöslichkeit, wie auch durch Metabolisierungswege bestimmt (*Feely* u. *Pullar* 1990, *Guentert* 1984, *Ochs* 1983).

Benzodiazepine liegen in einer unretardierten galenischen Form vor. Nach einer oralen Applikation wird ihr Wirkeintritt in erster Linie durch die Absorptionsgeschwindigkeit beeinflußt. Infolge ihrer guten lipophilen Eigenschaft werden Benzodiazepine sehr rasch absorbiert. Die Zeiten mit den maximalen Serumkonzentrationen schwanken von ca. 0,7 (z.B. Midazolam, Temazepam) bis ca. 2,5 Stunden (z.B. Clonazepam, Lormetazepam). Die Bioverfügbarkeit der meisten Präparate nach oraler Einnahme ist gut, bei Midazolam z.B. aber nicht zufriedenstellend. Selbstverständlich werden sowohl Zeiten als auch Ausmaß der Verfügbarkeit durch Speisen oder andere begleitende Medikationen verändert. Auch die galenische Aufbereitung in Tabletten-, Kapsel- oder Tropfenform kann einen wichtigen Einfluß ausüben.

Bei einer i.m. Applikation muß beachtet werden, daß die Absorbtion häufig nicht schnell und nicht zuverlässig erfolgt. Dies gilt beispielsweise für Diazepam. Eine gute Ausnahme bildet Lorazepam, dem deshalb v.a. in Notfallsituationen eine besondere Bedeutung zukommen kann. Werden Benzodiazepine i.v. injiziert, muß auf eine eventuelle atemdepressive Wirksamkeit geachtet, ein entsprechend vorsichtiges und langsames Applizieren angestrebt werden. In Suppositorienform erlangen Benzodiazepine einen wichtigen Stellenwert in der akuten Kontrolle von epileptischen Anfällen bei Kindern, z.B. mit Diazepam-Rektiolen.

Benzodiazepine zeigen auch in ihrer Eiweißbindung erhebliche Unterschiede, die von 15 % (Flurazepam) bis 99 % (Medazepam) schwanken können. Die gebundene Fraktion entfaltet zunächst keine pharmakodynamische Wirksamkeit am Rezeptor, wird nicht weiter verstoffwechselt, bildet deswegen ein Depot. Diese Differenzen können sich klinisch bei relativ niedriger Bindung als Vorteil in der schlafanstoßenden Wirksamkeit, bei relativ hoher Bindung als Überlegenheit in der anxiolytischen Langzeittherapie auswirken.

Die Metabolisierung der Benzodiazepine vollzieht sich auf 2 entscheidenden Wegen:

1. über oxidative Mechanismen wie N-Demethylierung bzw. N-Dealkylierung und Hydroxilierung,
2. über nicht-oxidative Mechanismen wie N-Reduktion und Glucoronidierung.

Da nur ein verschwindender Prozentsatz unverstoffwechselt über die Niere ausgeschieden wird, entscheidet in erster Linie die Geschwindigkeit der hepatischen Metabolisierung über die Plasmaeliminationshalbwertszeit. Diese Eliminationshalbwertszeiten schwanken für die einzelnen Präparate erheblich von 1,8 Stunden, z.B. für Midazolam, bis zu 75 und mehr Stunden, z.B. für Dikaliumchlorazepat.

Durch den oxidativen Abbau können bei fast allen Benzodiazepinen (mit Ausnahme von z.B. Lorazepam und Oxazepam) wirksame Metabolite entstehen, die zu einer erheblichen Verlängerung der Eliminationshalbwertszeiten beitragen. Die klinische Bedeutsamkeit langer Eliminationszeiten besteht in der Möglichkeit einer Kumulation und damit in der Gefahr prolongierter unerwünschter Nebenwirkungen.

Alter, hepatische Funktionsstörungen, z.B. bei Leberzirrhose, oder die gleichzeitige Verabreichung von enzyminduzierenden Pharmaka verändern die hepatische Biotransformation von Benzodiazepinen bedeutsam, wobei die oxidativen Schritte hierfür am anfälligsten sind:

— Der oxidative Metabolismus z.B. von Diazepam, Clobazam oder Alprazolam nimmt im höheren Alter v.a. bei Männern deutlich ab. Wo der Metabolismus vorrangig in einer Glucoronidierung mit nachfolgender Ausscheidung über die Niere besteht, wie z.B. bei Lorazepam oder Oxazepam, ist dieser Effekt geringer ausgeprägt.
— Die Geschlechtsvariable zeigt auch schon bei jüngeren Menschen deutliche Unterschiede. So fanden *Pullar* et al. (1987) bei jungen männlichen Epileptikern signifikant höhere Steady-state-Konzentrationen für Clobazam, was durch eine raschere Elimination bei den Patientinnen erklärt werden konnte.
— Enzyminduzierende Medikamente wie Barbiturate können den Abbau von Benzodiazepinen beschleunigen, enzymhemmende Medikamente wie Disulfiram oder Cimetidin entfalten einen gegensätzlichen Effekt. Benzodiazepine wie Lorazepam oder Oxazepam, die über Glucoronidierung biotransformiert werden, unterliegen diesen Einflüssen kaum.

Mit *Greenblatt* et al. (1981) können die Benzodiazepine entsprechend der Eliminationshalbwertszeiten in folgende 3 Kategorien eingeteilt werden:

1. ultrakurz wirksam (z.B. Triazolam, Midazolam): Halbwertszeiten von weniger als 5 Stunden, praktisch keine Kumulationsneigung,
2. kurz und mittellang wirksam (z.B. Nitrazepam, Clonazepam, Lorazepam, Chlordiazepoxid,

Alprazolam, Lormetazepam, Temazepam, Oxazepam): Halbwertszeiten von 5 bis 24 Stunden, aktive Metaboliten ungewöhnlich,
3. lang wirksam (z.B. Diazepam, Dikaliumclorazepat): Halbwertszeiten von mehr als 24 Stunden, Bildung von langlebigen aktiven Metaboliten (z.B. Desmetyldiazepam), starke Kumulationsneigung bei wiederholter Anwendung.

Als pharmakokinetische Richtlinie kann gelten, daß nach ungefähr 4 Halbwertszeiten Steady-state-Bedingungen erreicht werden, wobei im weiteren Therapieverlauf der differentiellen Kumulationstendenz der einzelnen Benzodiazepinpräparate Rechnung getragen werden muß.

13.4.1.3 Zur Pharmakodynamik der Benzodiazepine

Der ähnlich wie unter Alkohol oder Barbituraten beobachtete sedative Effekt der Benzodiazepine lenkte schon früh die Aufmerksamkeit auf eine Interaktion mit inhibitorischen Transmittern im ZNS, insbesondere der Gamma-Aminobuttersäure (GABA), dem Hauptvertreter der hemmend wirksamen Neurotransmitter. Die Identifikation von bestimmten Glykoproteinen in den Membranen von Neuronen als spezifischen Hochaffinitätsbindungsstellen für Benzodiazepine führte bald zu der Erkenntnis, daß diese integrale Bestandteile der GABA-A-Rezeptoren darstellen (*Squires* u. *Braestrup* 1977, *Möhler* u. *Okada* 1987). Bei Erregung GABAerger Neurone wird Gamma-Aminobuttersäure aus den Vesikeln in den synaptischen Spalt freigesetzt, bindet an postsynaptische GABA-Rezeptoren und bewirkt dadurch die Öffnung eines nachgeschalteten Chloridionenkanals. Der Einstrom von Chloridionen senkt das Membranpotential ab und reduziert bzw. verhindert die Weiterleitung von Aktionspotentialen aus diesem Neuron. Die Benzodiazepinrezeptoren bilden zusammen mit den GABA-A-Rezeptoren, den Barbiturat-Picrotoxin-Rezeptoren eine strukturelle und funktionelle Einheit (Abb. 13.2). Benzodiazepine führen nur indirekt über eine allosterische Veränderung des Rezeptor-Kanal-Komplexes zu einer Öffnung des Chloridkanals. Sie sind also immer auf das gleichzeitige Vorhandensein von GABA angewiesen, dessen inhibitorischen Effekt, die über den Chlorideinstrom ausgelöste postsynaptische Hyperpolarisierung sie verstärken. Eine alleinige Bindung eines Benzodiazepins an den Benzodiazepin-

rezeptor führt noch zu keiner Veränderung des elektrischen Zustands an der postsynaptischen Membran. Benzodiazepine können andererseits auch die Wirkung von GABA nicht über einen maximalen Schwellenwert steigern, d.h. selbst hohe Dosen, die z.B. in suizidaler Absicht eingenommen werden, können kaum eine lebensgefährliche Hemmung der neuronalen Aktivität bewirken. Hierin unterscheiden sich Benzodiazepine klar z.B. von der Funktionsweise der Barbiturate, die auch ohne GABA zu einer Öffnung des Chloridkanals führen. Hierin liegt auch die vergleichsweise größere Toxizität der Barbiturate begründet.

Klinisch bedeutsam ist die Tatsache, daß Benzodiazepinrezeptoren in Verbindung mit GABA-Rezeptoren ausschließlich im ZNS gefunden werden, sich insbesondere in der Großhirnrinde, in Teilen des limbischen Systems und im Kleinhirn befinden. Dies belegt die klare zerebrale Organspezifität der Benzodiazepinwirkung. Die therapeutische Potenz einzelner Benzodiazepinpräparate läßt sich aus der Höhe der Affinität zu einem Benzodiazepinrezeptor abschätzen und korreliert gut mit den für eine klinische Wirkung notwendigen Tagesdosen (*Müller* 1986). Daneben bestimmt der jeweilige Grad der Lipophilie die Geschwindigkeit des Anflutens der Wirksubstanz im ZNS. Die Wirkdauer selbst wird wiederum durch pharmakokinetische Parameter bestimmt (s.o.).

Eine detaillierte Erforschung der intrinsischen Aktivität unterschiedlicher Liganden an den Benzodiazepinrezeptoren in den letzten Jahren führte zu überraschenden Erkenntnissen, deren klinische Relevanz sich allenfalls in Ansätzen abzuzeichnen beginnt (*Haefely* 1990). Ging man zunächst davon aus, daß ausschließlich Liganden mit der chemischen Grundstruktur der Benzodiazepine an Benzodiazepinrezeptoren binden, fand sich mit Zopiclon eine Substanz, die als Cyclopyrrolonderivat keine strukturelle Ähnlichkeit mit den herkömmlichen Benzodiazepinen aufweist, jedoch an Benzodiazepinrezeptoren bindet und ein Benzodiazepinaktivitätsprofil entfaltet. Andererseits vermögen β-Carboline wiederum die agonistischen Wirkungen der Benzodiazepine an den Benzodiazepinrezeptoren abzuschwächen; werden sie alleine verabreicht, so zeigen sie ein den Benzodiazepinen spiegelverkehrtes Wirkprofil, lösen Angst aus, sind konvulsiv, erhöhen die Muskelspannung, bewirken ein Arousal, statt zu sedieren. Sie werden deshalb als inverse Agonisten bezeichnet. Flumazenil (Ro 15-1788) schließlich wurde als spezifischer Antagonist der klassischen Benzodiazepine entdeckt. Kompliziert wurde dieser pharmakodynamische Sachverhalt ferner durch die Entwicklung

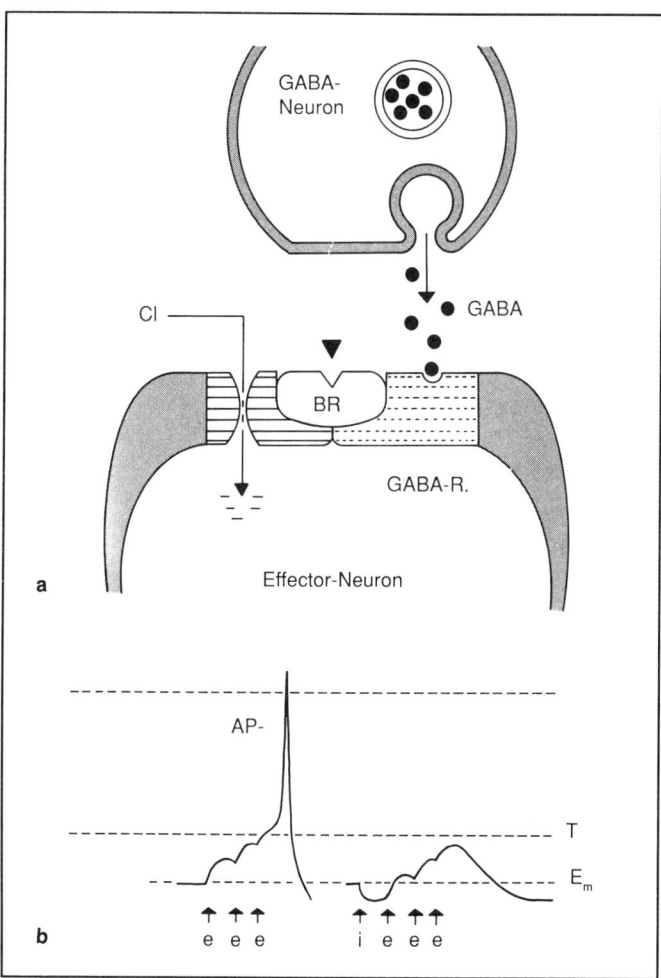

Abb. 13.2 a, b **a** Schematische Darstellung des Wirkungsmechanismus und des funktionellen Zusammenhangs zwischen GABA-BDZ-Rezeptorkomplex und Cl-Kanal, **b** elektrische Vorgänge am postsynaptischen Neuron: Rechts ist das Membranpotential (E_m) durch inhibitorischen Input (i) negativer geworden (Hyperpolarisation), so daß der Schwellenwert (T) zur Auslösung eines Aktionspotentials (AP) auch bei mehrfachem exzitatorischen Input (e) nicht erreicht wird. (Nach *Haefely* 1990)

von Substanzen, die zwar eine ähnliche anxiolytische Wirkomponente wie die Benzodiazepine, jedoch eine verringerte oder gar fehlende Sedierung und Muskelrelaxation aufweisen. Analog zu diesen als partielle Agonisten bezeichneten Benzodiazepinen fanden sich auch partielle inverse Agonisten. Abb. 13.3 faßt schematisch dieses Kontinuum von agonistischen Liganden mit voll oder partiell positiver intrinsischer Wirksamkeit über einen spezifischen Antagonisten hin zu invers agonistischen Liganden mit partiell oder voll negativer intrinsischer Wirksamkeit zusammen.

Eine klinische Bedeutsamkeit dieser Grundlagenergebnisse deutet sich erst allmählich an. So scheint eine chronische Benzodiazepinmedikation insgesamt zu einer Verschiebung der Sensitivität des Benzodiazepinrezeptorkomplexes in Richtung des invers agonistischen Intrinsitätspols zu führen (*Nutt* 1990). Es könnte sich über diese Zusammen-

hänge ein besseres Verständnis der Phänomene einer Toleranzentwicklung bei Benzodiazepinlangzeittherapie oder eines Entzugssyndroms nach Absetzen von längerfristig verabreichten Benzodiazepinen anbahnen (s.u.).

Die anxiolytischen und antikonvulsiven Effekte werden schon mit einer relativ geringen Besetzung der Benzodiazepinrezeptoren erzielt (5 bis 30 %), während eine ausgeprägte Sedierung, anterograde Amnesie und Ataxie erst bei einer höheren Rezeptorokkupanz auftreten. Mit dem Einsatz von partiellen Agonisten könnte eventuell diese Auftrennung der erwünschten und der störenden Effekte der klassischen Benzodiazepine gelingen. Da Toleranzentwicklung und körperliche Abhängigkeit u.a. auch eine Funktion von Dauer und Dosierung einer Benzodiazepintherapie sind, könnten partielle Agonisten über ihre verringerte Intensität der GABA-Potenzierung eine bessere Alternative dar-

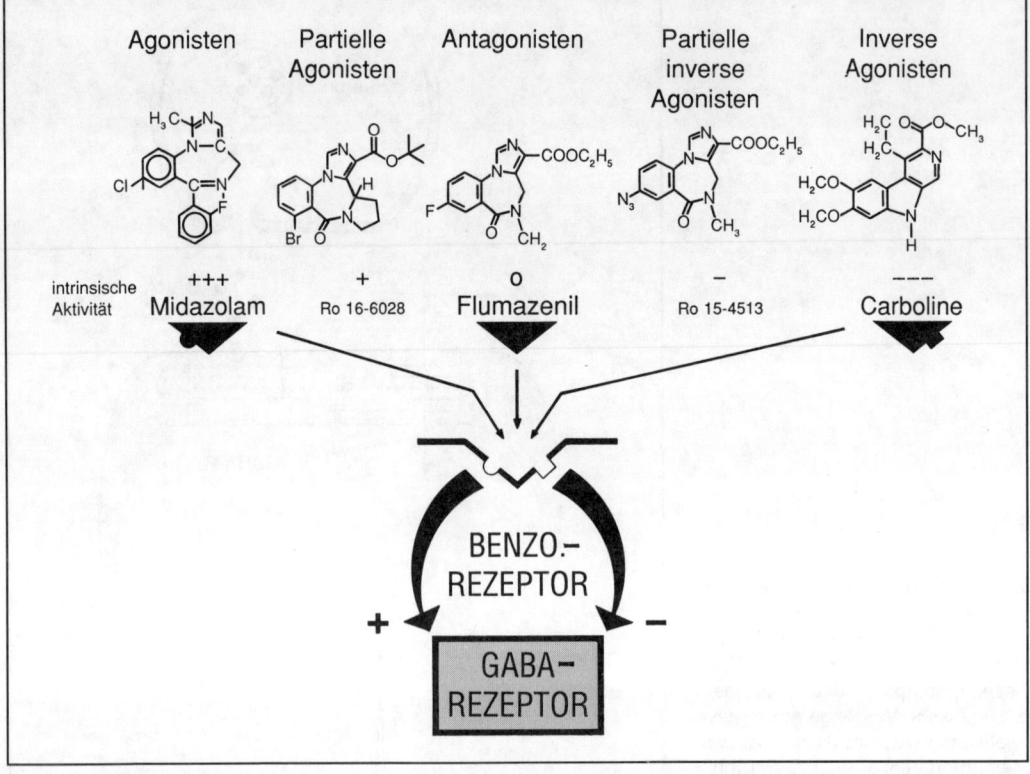

Abb. 13.3 Spektrum der Liganden mit Angriffspunkt am Benzodiazepinrezeptor. (Nach *Haefely* 1990)

stellen (*Martin* et al. 1988). Erste klinische Ergebnisse mit dem partiellen Agonisten Ro 16-6028 sprechen für eine reduzierte Toleranzentwicklung des antiepileptischen Effekts (*Haigh* u. *Feely* 1988) sowie für eine wesentlich niedrigere Gefahr einer körperlichen Abhängigkeit selbst nach hohen Dosen (*Martin* et al. 1988). Selbstverständlich müssen diese optimistisch stimmenden Anfangsergebnisse erst in weiteren umfangreichen und vor allem langfristig konzipierten Studien abgesichert werden.

13.4.2 Die Klinik der Benzodiazepintherapie

Das den Benzodiazepinen gemeinsame Wirkprofil, wie es sowohl aus tierverhaltenspharmakologischen als auch aus humanpsychopharmakologischen Studien abgeleitet werden kann, zeigt folgende erwartbare Therapieeffekte (*Sussman* u. *Chou* 1988):

a) anxiolytisch: Angstlösung, Reduktion von Konfliktspannung,

b) antipanisch: Kupierung typischer Paniksymptome,

c) antidepressiv (?): antidepressive Wirkung über Reduktion begleitender Angstsymptome, eventuell genuiner antidepressiver Effekt in höherer Dosierung,

d) streßreduzierend: Dämpfung zentral gesteuerter autonomer und hormonaler Antworten auf emotionale Reize,

e) sedativ: allgemeine Dämpfung der psychischen Reaktionsbereitschaft,

f) hypnotisch: schlafanstoßende Wirkung,

g) antikonvulsiv: Senkung der zerebralen Krampfschwelle,

h) muskelrelaxierend: zentrale Verminderung des Skelettmuskeltonus,

i) amnestisch: Verstärkung der Wirkung von zentral dämpfenden Pharmaka, anterograde Amnesie, Analgesie.

Hiermit zeichnen sich für Benzodiazepine als prinzipielle Indikationsfelder ab:

— Angstsyndrome bei generalisierten Angstzuständen, in spezieller Ausformung bei Panikattacken

und Phobien, bei ängstlichen Depressionen, aber auch speziellen angsterfüllten Zuständen in akuten schizophrenen Psychosen,
- psychosomatische und psychovegetative Störungen,
- Schlafstörungen,
- neurologische Syndrome: Epilepsien, Muskelspasmen,
- Anästhesiologie: Einleitung von Narkosen und begleitende Analgesie.

13.4.2.1 Benzodiazepine in der Behandlung von Angstsyndromen

Die meisten Überblicke über klinische Studien betonen die prinzipielle Effizienz der Benzodiazepine als Anxiolytika mit besonders positiver Beeinflussung von ängstlicher Sorge, innerer Unruhe, der Fülle an körperlichen Angstäquivalenten, speziell in Panikzuständen (*Lader* 1987). Gerade kontrollierte Untersuchungen legen aber nahe, daß die Unterschiede der Therapieeffekte von Benzodiazepinen vs. Plazebo häufig kaum eine Signifikanz am Ende der Studiendauer erreichen, wenngleich die initiale Besserung unter Benzodiazepinen bzw. die Überlegenheit gegenüber Plazebo unverkennbar war (*Meibach* et al. 1987). Klinisch bedeutsam erscheint die Tatsache, daß diese Unterschiede zu Plazebo bei Patienten mit Benzodiazepinvortherapien deutlicher sind (*Rickels* 1968).

Rickels (1978) berichtete, daß nicht mehr als 65 bis 75 % der Angstpatienten unter einer Benzodiazepinbehandlung eine mäßige oder bedeutsame Besserung erfahren, die Patienten mit mäßiger Besserung (ca. 40 %) aber keine normalen Angstniveaus erreichen. Während eine Anzahl von Angstpatienten wohl auch von einer Langzeittherapie mit Benzodiazepinen profitiert, sprechen einige Studien dafür, daß dieser günstige Therapieeffekt nicht über 1/2 Jahr nachgewiesen werden kann (*Rickels* et al. 1986, *Haskell* et al. 1986).

Der Einsatz von Alprazolam in Panikzuständen demonstrierte eine gute antipanische Wirksamkeit dieses hochpotenten Benzodiazepins (*Rickels* u. *Schweizer* 1986). Erwähnt werden muß, daß dieser Effekt unter relativ hohen Dosen (6–15 mg/die) beobachtet wurde. Ähnlich günstige antipanische Effekte konnten unter Clonazepam, einem ebenfalls hochpotenten Benzodiazepin, registriert werden (*Tesar* u. *Rosenbaum* 1986, *Pollack* et al. 1986).

Klinische Handlungsanweisungen (Tab. 13.10):

a) Trotz guter nachgewiesener Effizienz der Benzodiazepine in der Behandlung von generali-

Tabelle 13.10 Benzodiazepine in der Behandlung von Angstsyndromen. (Vgl. Kap. 13.3)

Benzodiazepine indiziert:
- bei Erstmanifestation: Beschränkung auf wenige Wochen in möglichst niedriger Dosierung (4 bis 6 Wochen),
- in der Einstellungsphase einer antidepressiven Therapie bei Panik- und generalisierten Angstsyndromen (1 bis 2 Wochen).

Paniksyndrom:
- Mittel der 1. Wahl:
  Imipramin, nach vorsichtiger initialer Dosierung 50–150 mg/die, im Einzelfall bis zu 250 mg/die,
- Mittel der 2. Wahl:
  Tranylcypromin, 2 Drg./die,
- Mittel der 3. Wahl:
  Alprazolam, 6–8 mg/die (maximal: 4 bis 6 Wochen).

Generalisiertes Angstsyndrom:
- Mittel der 1. Wahl:
  Buspiron 3 x 5 bis 3 x 10 mg/die,
- Mittel der 2. Wahl:
  z.B. Dikaliumclorazepat 3 x 5 – 3 x 10 mg/die (maximal: 4 bis 6 Wochen),
- Mittel der 3. Wahl:
  Imipramin 50–150 mg (s.o.),
- Mittel der 4. Wahl:
  Fluspirilen 0,75 ml i.m./Woche (maximal: 8 bis 12 Wochen).

Situationsbedingte Ängste (z.B. Prüfungen):
Propranolol 2–3 x 10 mg (cave: Blutdruck).

sierten Angstsyndromen und Panikzuständen sollte sich ihr Einsatz auf die Akutphase beschränken, eine zeitliche Limitierung in aller Regel auf wenige Wochen erfolgen. Eine möglichst niedrige Dosierung zur wirksamen Kontrolle der Angstsymptome ist anzustreben. Dies setzt eine wiederholte Überprüfung der weiteren Notwendigkeit der ursprünglich etablierten Dosishöhe durch vorsichtiges Reduzieren und schließlich probeweises Absetzen voraus.

b) Der zuweilen nur verschwindende Unterschied von Plazebo gegenüber Benzodiazepinverum legt nahe, die Indikationsstellung auf klinisch bedeutsame Angstsyndrome zu beziehen, jedoch immer individuell zu bestimmen und in den Kontext einer umfassenden Arzt-Patient-Beziehung zu stellen. Hierbei gilt es zu beachten, daß häufig eine initiale Benzodiazepinmedikation die Einleitung einer weiterführenden konflikt- und themenzentrierten Psychotherapie erst ermöglicht, bei krisenhaften Zuspitzungen im weiteren Behandlungsverlauf der passagere Einsatz eines Benzodiazepins die psychotherapeutische Behandlungsbereitschaft aufrechterhalten hilft, daß umgekehrt aber eine zu hohe Dosierung den Angstpatienten zu einem unrealen Harmonieerleben führen und ihn von der notwendigen Bearbeitung innerseelischer und zwischenmenschlicher Probleme abhalten kann.

c) Aus psychopharmakologischer Sicht sind nicht nur im Hinblick auf die Langzeitfolgen, z.B. das Abhängigkeitsrisiko, sondern auch auf Grund differentieller Indikationsstellungen alternative Behandlungsstrategien zur Benzodiazepinmedikation zu reflektieren. Dies betrifft den Einsatz von trizyklischen Antidepressiva, niedrigdosierten Neuroleptika oder Buspiron bei generalisierten Angstsyndromen, die Gabe von β-Rezeptorenblocker bei eher situationsbedingten Ängsten, z.B. Prüfungsangst oder präoperative Aufregung, vor allem aber Imipramin oder MAO-Hemmer in der längerfristigen Therapie von Panikerkrankungen (vgl. Kap. 13.3).

13.4.2.2 Benzodiazepine in der Kombinationsbehandlung mit Antidepressiva bei Depressionen, mit Neuroleptika bei akuten schizophrenen Psychosen

Wenngleich für bestimmte Benzodiazepine, wie z.B. Alprazolam, gelegentlich in einigen Studien ein genuiner antidepressiver Effekt postuliert worden ist, muß diese Behauptung doch in mannigfaltiger Weise relativiert werden. Einerseits können in einem unteren Dosierungsbereich klinisch häufig kaum Unterschiede zwischen Benzodiazepinen, Antidepressiva und Neuroleptika hinsichtlich einer positiven Beeinflussung ängstlich-depressiver Symptome gemacht werden (*Rickels* 1978). Andererseits wäre zu überprüfen, ob der zuweilen unter relativ hohen Dosen von Alprazolam beobachtete antidepressive Effekt nicht auch unter höheren Dosen z.B. von Diazepam analog erzielt werden könnte, hier aber häufig eine zu stark sedierende Wirkung störend erlebt würde. Zusätzlich muß ein postulierter antidepressiver Effekt, z.B. von Alprazolam, immer auch unter Bezugnahme auf die Schwere des depressiven Syndroms, eventuell auch auf eine nosologische Differenzierung in endogene vs. eher erlebnisreaktive Verstimmungen relativiert werden. Sieht man von der Gabe hoher Benzodiazepindosierungen ab, die bei akuten schizophrenen Psychosen gelegentlich auch alleine einen antipsy-

chotischen Effekt erzielen können (*Beckmann* u. *Haas* 1984), so wird der Einsatz von Benzodiazepinen unter dieser Indikationsstellung ähnlich wie bei der Behandlung von depressiven Syndromen nur in einer Kombinationstherapie mit Neuroleptika bzw. mit Antidepressiva vertretbar sein.

Klinische Handlungsanweisungen (Tab. 13.11):

a) Der Vorteil einer zusätzlichen Gabe eines Benzodiazepins zu Beginn einer antidepressiven Behandlung besteht in der wirksamen, sofortigen Kontrolle der begleitenden Angstsymptome, die allein durch gängige Antidepressiva zunächst nicht erzielt werden kann. Gerade bei drohender Suizidalität können sich Benzodiazepine neben sedierenden, niedrigpotenten Neuroleptika als sehr hilfreich erweisen.

b) Neben dem schnellen Wirkungseintritt scheinen Benzodiazepine einen euthymisierenden Effekt zu entfalten, der von Patienten als subjektiv angenehm wahrgenommen wird. Diese Erlebnisqualität wird von der Stimmungsaufhellung durch Thymoleptika klar unterschieden. Ob einzelnen Präparaten, wie z.B. Lorazepam, hier eine besondere Wirkkompontene zukommt, bedarf einer sorgfältigen Überprüfung, wird jedoch nicht selten klinisch beobachtet. In jedem Fall sollte sich die Gabe von Benzodiazepinen auf die Initialphase der Therapie beschränken, um späteren Problemen der Gewöhnung vorzubeugen.

c) Wenn Neuroleptika zur Angstdämpfung bei akuten schizophrenen Psychosen nicht ausrei-

Tabelle 13.11 Benzodiazepine in der Kombinationsbehandlung mit Antidepressiva und Neuroleptika

---

Depressionen:
– in der Einstellungsphase bei prominenter Angstsymptomatik und innerer Unruhe: z.B. 2–3 x 1 mg Lorazepam/die.

Schizophrenie:
– initial bei prominenter Angstsymptomatik und innerer Erregung: z.B. 3 x 5–10 mg Diazepam/die.

Mutistisch-stuporöses Syndrom:
– langsame i.v.-Injektion von 1 Amp. Lorazepam.

Suizidales Syndrom:
– 2,5 mg Lorazepam als Einzelgabe.

Akathisie:
– 3 x 2 mg Diazepam oder
– 2–3 x 25 mg Saroten oder
– 2–3 x 10 mg Propranolol.

---

chen, ist gleichfalls die Gabe eines schnell wirksamen Benzodiazepins, wie z.B. von Diazepam oder Dikaliumclorazepat, gerechtfertigt. Dies gilt insbesondere bei bestehender Suizidalität. Ein besonderer, Stupor und Mutismus kurzfristig durchbrechender Effekt wird für Lorazepam diskutiert (*Heuser* u. *Benkert* 1986).

d) Unruhezustände infolge einer neuroleptikainduzierten Akathisie können mit niedrigdosierten Benzodiazepinen, wie z.B. Diazepam, wirkungsvoll kupiert werden.

13.4.2.3 Benzodiazepine in der Behandlung von Streßzuständen und psychosomatischen Funktionsstörungen

Benzodiazepine bewirken auch einen Antistreßeffekt. Während sie bei nicht gestreßten Tieren kaum zu einer Veränderung des zerebralen Katecholaminmetabolismus führen, antagonisieren und reduzieren sie in typischen Untersuchungsparadigmata einen streßinduzierten Anstieg der Katecholamin- und Kortisolkonzentrationen im Plasma signifikant (*Vogel* et al. 1984, *File* u. *Pellow* 1987). Ein auf einer subjektiven Ebene verspürbarer Relaxationseffekt macht den Einsatz von Benzodiazepinen in psychosozialen Streßsituationen auch dann verlockend, wenn in einer inneren Spannungshaltung keine Angstaffekte dominieren.

Eine Hauptindikation für eine kurzfristige Verabreichung von Benzodiazepinen besteht bei verschiedenen schweren internistischen Erkrankungen, deren Verlauf durch psychosoziale Stressoren maßgeblich kompliziert werden kann. Über eine vorteilhafte Beeinflußung durch Benzodiazepine wurde berichtet in (vgl. Überblicke: *Lader* 1986, *Wheatley* 1988):

— der Prophylaxe von Myokardinfarkten bei Patienten mit einer koronaren Herzerkrankung (*Wheatley* 1984),
— der antihypertensiven Begleitmedikation (*Whitehead* et al. 1977, *Wheatley* 1981),
— der Therapie gastrointestinaler Störungen wie Duodenalulkus, Colitis ulcerosa, Colon irritabile, die durch ängstliche und aggressive Affekte exazerbieren können (*Ritchie* u. *Truelove* 1979, *Wolf* u. *Goodell* 1979),
— der akuten Beherrschung von Asthmaanfällen (*Jacobs* et al. 1970, *Knapp* 1977, *Luparello* et al. 1968), wobei bei Vorliegen chronisch obstruktiver Atemwegserkrankungen wegen des zusätzlichen atemdepressiven Effekts auf Benzodiazepine verzichtet werden sollte (*Woodcock* et al. 1981).

Klinische Handlungsanweisungen (Tab. 13.12):

a) Der Einsatz von Benzodiazepinen bei psychovegetativen und psychosomatischen Funktionsstörungen sollte sich analog der Behandlung von Angstsyndromen auf eine Akutphase beschränken, stets zeitlich limitiert sein und mit einem Gesamtbehandlungskonzept abgestimmt werden, das u.a. auch psychotherapeutische Verfahren zu integrieren versucht.

b) Als wirkungsvolle psychopharmakologische Alternative unter dieser Indikationsstellung kann der Einsatz von niedrigdosierten (Depot-) Neuroleptika diskutiert werden (*Kapfhammer* u. *Rüther* 1988). Falls ein somatisches Beschwerdebild in den Kontext eines depressiven Syndroms gestellt werden kann, sind Antidepressiva Mittel der 1. Wahl (*Fava* et al. 1988).

Tabelle 13.12 Benzodiazepine in der Behandlung von Streßsituationen und psychosomatischen Funktionsstörungen

Kurzfristige Gabe von Benzodiazepinen in Krisensituationen:
– 3 x 5 mg Dikaliumclorazepat/die.

Bei depressivem Syndrom als integralem Bestandteil des klinischen Zustandsbildes:
– 75–100 mg Amitriptylin oder
– 75–100 mg Imipramin (bevorzugt bei „*larvierter Depression*").

Zeitlich begrenzter Einsatz von niedrigdosierten Neuroleptika:
– 0,75 ml i.m. Fluspirilen/Woche (maximal: 8 bis 12 Wochen).

13.4.2.4 Benzodiazepine in der Behandlung von Schlafstörungen

Schlafstörungen können Bestandteil aller psychiatrischen und zahlreicher somatischer Erkrankungen sowie die Folgen mannigfaltiger pharmakologischer Interventionen sein. Ihre Abklärung erfordert deshalb breite differentialdiagnostische Überlegungen. Ihre Therapie richtet sich also zunächst immer auf die erfolgreiche Beeinflussung der Grunderkrankung. Trotz adäquater Primärmedikation können weiterhin quälende Schlafstörungen bestehen und eine zusätzliche Schlafmedikation notwendig machen. Dies gilt speziell für chronische Hyposomnien als eigenständiges Syndrom.

Ein prominenter sedierender Effekt macht einige Benzodiazepine auch zu bevorzugten Hypnoti-

Tabelle 13.13 Benzodiazepine in der Behandlung von Schlafstörungen

– Einschlafstörungen:	1 Tbl. Triazolam	
– Ein- und Durchschlaf-störungen:	1 Tbl. Temazepam	
– Durchschlafstörungen:	1 Tbl. Lormetazepam	
alternativ:		
1. antidepressiv:	Amitriptylin	25–50 mg
	Trimipramin	25–50 mg
	Doxepin	25–50 mg
2. neuroleptisch:	Pipamperon	40–300 mg
	Melperon	25–100 mg
	Prothipendyl	40–120 mg
3. Chloralhydrat:	1–2 g	

ka. In aufsteigender sedierender Potenz seien einige Präparate aufgeführt: Lormetazepam, Temazepam, Nitrazepam, Flurazepam, Brotizolam, Loprazolam, Triazolam, Flunitrazepam, Midazolam.

Klinische Handlungsanweisungen (Tab. 13.13):

a) Die Entscheidung für den Einsatz eines bestimmten Benzodiazepins als Hypnotikum sollte sich einerseits an der vorliegenden Phänomenologie der Schlafstörung im Sinne von eher Einschlaf- oder eher Durchschlafstörungen orientieren, andererseits den hypnotischen Effekt sicher auf die Schlafzeit beschränken, also typische *„Hang-over"*-Effekte am folgenden Tag zu vermeiden suchen.

b) Dominieren vorrangig Einschlafstörungen, so empfiehlt sich die Gabe eines ultrakurz wirksamen Benzodiazepins wie Triazolam oder Brotizolam. Ein kurz wirksames Benzodiazepin wie Temazepam bewährt sich als Hypnotikum zur Aufrechterhaltung einer durchschnittlichen Schlafdauer, ohne mit einem störenden residualen Sedierungseffekt tagsüber zu konfrontieren. Diese Nebenwirkung ist bei längerfristig wirksamen Benzodiazepinen zu berücksichtigen, kann sich vor allem durch eine Kumulationstendenz von aktiven Metaboliten bei einer längerfristigen Einnahme, z.B. von Flurazepam, zu einem bedeutsamen Problem entwickeln.

c) Neben einer Fülle von schlafhygienischen Maßnahmen, psychotherapeutischen Techniken und Phytotherapeutika wie Baldrian- und Hop-

fenpräparate müssen bei behandlungsbedürftigen Schlafstörungen psychopharmakologisch auch als wirksame Alternativen Antidepressiva mit sedierender Wirkkomponente, wie Amitriptylin, Doxepin, Trimipramin, und niederpotente Neuroleptika, wie Melperon, Pipamperon, Prothipendyl oder Promethazin, diskutiert werden. Chloralhydrat und das bis dato nicht mit der Nebenwirkung eines Eosinophilie-Myalgie-Syndroms belastete L-Tryptophan-Präparat Oxitriptan können zusätzlich bedacht werden.

d) Läßt sich nach Ausschluß einer primär zu behandelnden Grunderkrankung eine Hyposomnie von länger als 1 Jahr nachweisen, wurden in der Medikamentenanamnese keinerlei Dosissteigerungen oder Toleranzentwicklung bei Benzodiazepinen beobachtet und besteht auch nach einem Absetzversuch eine bedeutsame, möglichst auch schlafpolygraphisch nachgewiesene Schlafstörung, kann nicht selten die Indikation zu einer längerfristigen Behandlung mit Benzodiazepinhypnotika bestehen (*Rüther* 1986).

13.4.2.5 Benzodiazepine in der Behandlung von neurologischen Syndromen

Wegen eines rasch eintretenden antikonvulsiven Wirkverlusts meist schon nach wenigen Wochen bis Monaten beschränkt sich der Einsatz von Benzodiazepinen in der Behandlung von Epilepsien erwachsener Patienten meist auf die Akuttherapie. Diazepam und Clonazepam haben sich hier bewährt. Eine i.v. Applikation ist wegen der möglichen atemdepressiven Wirkung vorsichtig durchzuführen. Eine intramuskuläre Injektion v.a. von Diazepam ist wegen der ungenügenden und unzuverlässigen Resorption im Notfall wenig sinnvoll. Clobazam wird zuweilen günstig als Kombinationspräparat mit anderen Antiepileptika verabreicht (*Schmidt* 1987).

Trotz der nach wie vor häufigen Verbreitung von Benzodiazepinen als Muskelrelaxanzien, v.a. von Tetrazepam, erscheint ein längerfristiger Gebrauch unter dieser Indikationsstellung angesichts der stets korrelierten Sedierungseffekte und des Abhängigkeitsrisikos nicht mehr als gerechtfertigt. Als Alternativen bieten sich hier Baclofen, Tizanidin oder Dantrolen an. Der Einsatz sollte sich auf die akute Behandlung von schmerzhaften Muskelspasmen beschränken (*Freund* 1986).

13.4.2.6 Benzodiazepine in der Anästhesie und Notfallmedizin

Der unter höheren Dosen von Benzodiazepinen beobachtbare amnestische Effekt kann sich in der präoperativen Vorbereitung oder bei möglicherweise traumatisch erlebten chirurgischen oder endoskopischen Eingriffen durchaus als erwünscht erweisen. Als Kurzanästhetikum bewährte sich Midazolam (*Doenicke* 1986).

Der Benzodiazepinantagonist Flumazenil kann unter Umständen bei Verdacht auf eine Benzodiazepinintoxikation klinisch sinnvoll eingesetzt werden. Er ist zweifelsohne imstande, die Zeichen einer Benzodiazepinüberdosis rasch zu revidieren. Dieser Effekt ist jedoch infolge der sehr kurzen Halbwertszeit von Flumazenil (weniger als 1 Stunde) immer mit der Gefahr verbunden, daß der Patient wieder unvermittelt in einen Zustand der starken Sedierung oder des (Prä-) Komas zurückgleiten kann. Der Einsatz von Flumazenil erfordert deshalb intensivmedizinische Bedingungen (*Dundee* 1990).

13.4.3 Nebenwirkungen und Kontraindikationen einer Benzodiazepintherapie

Trotz einer allgemein guten Verträglichkeit und großen therapeutischen Breite der Benzodiazepine müssen auch bedeutsame Nebenwirkungen berücksichtigt werden. Hierbei sind unerwünschte Begleiterscheinungen in der Akuttherapie von Folgen einer Langzeitmedikation zu unterscheiden. Diese erfordern eine eigenständige Würdigung, da sie häufig die Ausgangsargumente für eine z.T. überzogene und unsachgemäße Öffentlichkeitsdiskussion liefern.

Zu den am häufigsten, vor allem in der Initialphase registrierten Nebenwirkungen zählen:

— Müdigkeit, Schläfrigkeit,
— Störungen der Konzentration und Aufmerksamkeit,
— Beeinträchtigung der Merkfähigkeit bis zur anterograden Amnesie,
— affektive Verstimmungen,
— muskuläre Schwäche,
— sexuelle Dysfunktion.

Vor allem die lang wirksamen Benzodiazepine mit der Bildung aktiver Metabolite können bei konstanter Medikation zu einer deutlichen psycho-motorischen Beeinträchtigung der Koordination, einer reduzierten Reaktionsfähigkeit und Aufmerksamkeit und damit zu einer gefährlichen und gefährdenden Einschränkung der Fahrtüchtigkeit führen.

— In der klinischen Praxis sind v.a. typische Hangover-Effekte einer Benzodiazepinschlafmedikation zu berücksichtigen. Ärztlicherseits besteht die Verpflichtung, darauf hinzuweisen, daß die reduzierte Fahrtauglichkeit zumindest für die 1. Woche besteht, jedoch wegen der Kumulationseffekte auch später noch eine Gefährdung beachtet werden muß.

— Von großer praktischer Relevanz ist der potenzierende Effekt von Alkohol, Opiaten und Barbituraten durch Benzodiazepine.

— Reduzierte Aufmerksamkeitsleistungen, beeinträchtigtes Koordinationsvermögen sowie muskuläre Relaxation können vor allem bei älteren Menschen durch eine erhöhte Sturz- und dadurch Frakturgefahr zu einem erheblichen Risiko werden. Eine erhöhte Inzidenz von Hüftfrakturen bei älteren Insassen eines Altersheims wurde vor allem bei Patienten beobachtet, die Benzodiazepine mit einer langen Eliminationshalbwertszeit eingenommen hatten. Patienten mit kürzer wirksamen Benzodiazepinen wiesen hingegen kein erhöhtes Risiko auf (*Ray* et al. 1987).

Wenngleich die Gedächtnis- und Aufmerksamkeitsleistungen beeinträchtigenden Effekte von Benzodiazepinen meist nach i.v. Applikation beobachtet werden, so konnten in verschiedenen Studien negative Auswirkungen auf diese kognitiven Funktionen auch nach einer oralen Verabreichung registriert werden (*Hindmarch* 1990). Auch hier erwiesen sich ältere Menschen als Risikopatienten (*Larson* et al. 1987).

Fälle einer transienten globalen Amnesie wurden z.B. unter Triazolam berichtet, das gegen eine Beeinträchtigung durch einen „*jet lag*" eingenommen worden war (*Morris* u. *Estes* 1987). Einer differentiellen Wirksamkeit von einzelnen, vor allem neueren Benzodiazepinpräparaten auf kognitive Leistungen wird künftig vermehrt Aufmerksamkeit gewidmet werden müssen (*Satzger* et al. 1990).

Veränderungen des Appetitvermögens, eine reduzierte Libido und Menstruationsstörungen werden als gelegentliche Nebenwirkungen einer Benzodiazepinmedikation registriert, wobei hier selten prädisponierende Faktoren, z.B. eine zugrunde liegende depressive Verstimmung, oder andere Begleitumstände wie Zusatzmedikation, Alkoholgenuß usw. berücksichtigt sind. Sie müssen ähnlich wie auch Beeinträchtigungen der Stimmungslage vor allem bei einer längerfristigen Einnahme kontrolliert werden.

Bei einer zu raschen intravenösen Applikation von Benzodiazepinen, wie z.B. Diazepam, können vorübergehend Atemdepression und Blutdruckabfall auftreten (*Prescott* 1983). In der nach wie vor in der Behandlung von Alkoholdelirien auf internistischen Stationen nicht selten praktizierten Infundierung mit Dikaliumclorazepat können sich bei körperlich geschwächten Patienten Relaxation der Atemmuskulatur und zentraler atemdepressiver Effekt u.U. gefährlich potenzieren.

Nach einer i.v. Applikation von Diazepam wurden lokale Gefäßirritationen bis hin zu Thrombophlebitiden beobachtet.

Hinweise für eine akute Überdosierung sind: Allgemeine Schläfrigkeit und Apathie, anterograde Amnesie, muskuläre Schwäche und motorische Verlangsamung, Dysarthrie, Ataxie, Bericht über Doppelbilder.

Der Benzodiazepinantagonist Flumazenil kann diesen Effekten positiv entgegenwirken, wegen seiner sehr kurzen Halbwertszeit ist sein Einsatz aber an eine intensivmedizinische Überwachungsmöglichkeit gebunden (s.o.).

Hohe Benzodiazepindosierungen können aber auch zu Paradoxphänomenen wie Erregungszuständen oder maniformen Verstimmungen führen. Diese verhaltensenthemmenden Effekte scheinen sich aber wohl vorrangig bei prädisponierten Menschen, z.B. mit dem Risiko für eine bipolare affektive Erkrankung, zu zeigen (*Binder* 1987, *Goodman* u. *Charney* 1987). Bei älteren Menschen treten nicht selten nachts Schlafstörungen auf, die mit einer gereizten Verstimmung oder mit Wutaffekten einhergehen können.

Bei einer chronischen, zu hoch dosierten Benzodiazepinmedikation können neben einer reduzierten geistigen Leistungsfähigkeit, extremen muskulären Schwäche mit z.T. sogar aufgehobenen Reflexen und einer Appetitlosigkeit vor allem auch dysphorische Verstimmungen oder eine affektive Nivellierung und Indifferenz imponieren.

Die erhöhte Anfälligkeit von älteren Patienten gegenüber Nebenwirkungen einer Benzodiazepinmedikation macht es notwendig, die besonderen Komplikationen nochmals zusammenzustellen (nach *Berezewski* 1986):

– Paradoxreaktionen:
Erregungszustände, Panikreaktionen, aggressive Durchbrüche, Umkehr des Schlaf-Wach-Rhythmus.

– Psychiatrische Syndrome:
Beeinträchtigung der Bewußtseinslage bis zur Sommnolenz, Verwirrtheitszustände und Delirien.
– Somatische Störungen:
Schwindel, Synkopen, Ataxie, Unfälle durch Sturz.

Als Kontraindikationen einer Benzodiazepinmedikation müssen gelten:

– Myasthenia gravis,
– akutes Engwinkelglaukom,
– bekannte Benzodiazepinallergie,
– neurologische Erkrankungen mit prominenter Ataxie,
– akute Alkohol-, Analgetika-, Psychopharmakaintoxikation,
– bekannte Abhängigkeitsproblematik,
– I. Schwangerschaftstrimenon (eventuell statistisch überzufälliges Risiko von Lippen-Kiefer-Gaumen-Spalten),
– unmittelbare Präpartalzeit und Stillperiode (infolge Plazentagängigkeit und Übertritts in die Muttermilch erhöhtes Risiko eines *„Floppy-infant-Syndroms"*),
– Leber- und Nierenerkrankungen erfordern eine Dosisanpassung und sorgfältige Überwachung v.a. bei Präparaten mit langen Halbwertszeiten und aktiven Metaboliten.

13.4.4 Probleme der Langzeittherapie mit Benzodiazepinen

Die möglichen Risiken einer Abhängigkeitsentwicklung unter Benzodiazepinen provozierten vor allem im Hinblick auf besorgniserregende verordnungsepidemiologische Daten eine heftige Diskussion in der Öffentlichkeit. Auch in der wissenschaftlichen Literatur wird dieses Thema kontrovers diskutiert.

In der gesamten Debatte empfiehlt es sich aber, eine feinere Differenzierung zwischen verschiedenen Sachverhalten vorzunehmen:

– in den verordnungsepidemiologischen Studien zwischen gelegentlichem Gebrauch und längerfristigem Einsatz von Benzodiazepinen zu unterscheiden,
– die Begriffe von Mißbrauch/Abhängigkeit, Suchtverhalten, Toleranzentwicklung, Entzugs- und Rebound-Phänomenen sowie dem Wiederauftreten von ursprünglich registrierten behandlungsbedürftigen Symptomen klarer zu differenzieren,

— den Modus des Absetzens und die Schwere der hierunter beobachteten Symptome näher zu charakterisieren,
— vor allem aber in einer ausgewogenen Nutzen-Risiko-Kalkulation adäquate therapeutische Alternativstrategien unter einer strengen Indikationsstellung zu reflektieren.

a) Verschiedene epidemiologische Studien schätzten das Abhängigkeitspotential von Benzodiazepinen verglichen mit dem von Barbituraten, Meprobamat, Analgetika und Stimulanzien als geringer ein (*Isbell* u. *Chrusciell* 1970, *Kielholz* 1968, *Marks* 1982). In ihren Prävalenzstudien zeigten *Balter* et al. (1974, 1984) für die USA und 9 europäische Länder, daß ca. 15 % aus der untersuchten Stichprobe sporadisch, ca. 6 % aber regelmäßig Tranquilizer über mindestens 1 Monat und länger innerhalb eines 1jährigen Beobachtungszeitraums einnahmen. Die Prävalenzzahlen für die einzelnen Länder variierten deutlich. Eine genauere Aufschlüsselung des Benzodiazepingebrauchs unter den Tranquilizern erfolgte jedoch nicht. In einer 1980/81 in München bzw. 1984 in Lübeck durchgeführten Prävalenzstudie fand sich eine 6,6%ige bzw. eine 3,9%ige allgemeine Prävalenzrate, wobei 3,2 % bzw. 1,6 % der Patienten angaben, regelmäßig Benzodiazepine in der Woche vor dem Interview eingenommen zu haben. Eine Wiederholung der Münchener Studie 1 Jahr später erbrachte, daß ca. 40 bis 50 % aus der Untergruppe der regelmäßigen Konsumenten noch immer Benzodiazepine einnahmen. Es konnte somit eine Zahl von 0,7 % möglicher Langzeitkonsumenten ermittelt werden (*Koenig* et al. 1987). In einer 4-Wochen-Prävalenzstudie deckten *Fichter* et al. (1989) eine Rate von 6,9 % auf. In einer Wiener Untersuchung berichteten 5 % über einen gelegentlichen, 2,4 % über einen häufigen Gebrauch von Benzodiazepinen (*Pakesch* et al. 1989).

— Klinisch bedeutsam erscheint, daß eine stattliche Anzahl von Probanden gelegentlich zu Benzodiazepinen greift, daß aber die Rate der Langzeitkonsumenten deutlich geringer ist.
— Das Frauen-Männer-Verhältnis im Benzodiazepinkonsum in diesen Prävalenzstudien ist relativ konsistent 2:1. Auch ältere Personen nehmen häufiger Benzodiazepine ein als jüngere.
— Unter den verordneten Präparaten rangierten Bromazepam und Oxazepam klar in Führungsposition und beanspruchten ca. 50 % aller Verschreibungen.

b) Werden „*Toleranzentwicklung*" als notwendige Dosissteigerung, um einen gewünschten Effekt bei einer Langzeitmedikation zu erzielen, „*Mißbrauch*" als mehrmalige oder regelmäßige Einnahme ohne medizinische Indikation oder in einer höheren als ärztlich verordneten Dosierung, „*psychische Abhängigkeit*" als kaum widerstehliches Verlangen nach einer periodischen oder regelmäßigen Einnahme für einen bestimmten seelischen Affektzustand, „*physische Abhängigkeit*" aber als das Auftreten von Entzugserscheinungen verstanden, lassen sich für eine Benzodiazepinlangzeitmedikation wichtige Differenzierungen vornehmen.

In dem Wirkprofil der Benzodiazepine zeigen die einzelnen Wirkkomponenten eine unterschiedlich schnelle Toleranzentwicklung. Während die sedative Komponente schon nach wenigen Tagen spürbar abnehmen kann, die muskelrelaxierende und antikonvulsive Wirkung nach Wochen bis wenigen Monaten deutlich nachläßt, ist die anxiolytische Komponente meist noch nach vielen Monaten zuverlässig nachweisbar. Doch auch sie führt allmählich zu einer Toleranzsteigerung.

— Klinisch bedeutsam ist, daß die EEG-Effekte wohl bei Langzeiteinnahme kaum oder gar nicht abnehmen, daß sie also bei einer eventuellen Dosissteigerung noch ausgeprägter werden (*Poser* 1985). Hierbei sind die in typischer Weise frontal betonten, visuell nicht blockierten β-Wellen zu beachten.
— Im Hinblick auf die Toleranzentwicklung ist es sinnlos, verschiedene Benzodiazepinpräparate zu kombinieren oder auf ein „*stärker wirksames*" Benzodiazepin umzustellen.

Ladewig (1983) gab die Inzidenzzahl von Mißbrauch als 2 auf 100000 Benzodiazepinverschreibungen an, *Marks* (1980) berichtete sogar von einer noch geringeren Zahl (5:1000000).

Wolf et al. (1989) beobachteten unter mehreren Tausenden Aufnahmen in die Münchener Psychiatrische Universitätsklinik während eines 5 1/2jährigen Zeitraums 633 Patienten mit einem Benzodiazepinmißbrauch bzw. einer -abhängigkeit gemäß der WHO-Definitionskriterien.

— Klinisch bedeutsam war, daß ca. 1/4 ausschließlich Benzodiazepine, aber 3/4 der Patienten Benzodiazepine im Rahmen einer Polytoxikomanie bzw. einer Alkoholabhängigkeit zu sich genommen hatten.
— 2 Gruppen konnten identifiziert werden: Eine Gruppe mit einer primären, zumeist Niedrigdosisabhängigkeit, die bevorzugt

Lorazepam, eine andere Gruppe mit einer sekundären, zumeist Hochdosisabhängigkeit, die hauptsächlich Diazepam eingenommen hatte.

– Lorazepam war das am häufigsten eingenommene Einzelpräparat, was mit den allgemeinen Prävalenzraten auffällig kontrastierte (s.o.).

Die gemäß DSM-III-R geforderten Definitionskriterien für Mißbrauch sind auch für eine grundlegende Einschätzung in der allgemeinen psychiatrischen Praxis bedeutsam:

– Unfähigkeit, die Dosis zu reduzieren oder abzusetzen,
– Intoxikationszeichen untertags mit einer Tagesdosis von 60 mg Diazepamäquivalenten oder mehr und resultierender Amnesie für diese Zeit der Intoxikation,
– Einschränkung der sozialen und beruflichen Anpassung oder strafrechtliche Probleme durch Substanzanwendung.

Mit *Laux* (1989) ergeben sich wichtige Hinweise auf Risikopatienten durch:

– häufigen Arztwechsel bzw. Parallelkonsultationen,
– „*Wunschverschreibungen*",
– regelmäßige Einnahme frei verkäuflicher Medikamente,
– geringe Frustrationstoleranz, Ich-Labilität,
– reduziertes Leistungsvermögen, Fehlzeiten am Arbeitsplatz, Unfälle,
– Optimierung einer gestörten Befindlichkeit,
– Dosissteigerung,
– Entzugserscheinungen.

Zu den klinisch am problematischsten Sachverhalten einer Benzodiazepinlangzeitbehandlung zählt die Erkenntnis, daß es offenkundig eine bestimmte Anzahl von Patienten gibt, die über Jahre hinweg eine niedrige Dosis nach ärztlicher Anordnung einnehmen, ohne Anzeichen einer Dosissteigerung oder eventuelles Suchtverhalten zu zeigen, aber nach Absetzen ihrer Medikation bedeutsame Entzugssymptome entwickeln (*Ladewig* 1982, *Petursson* u. *Lader* 1984, *Rickels* et al. 1986, *Schmauß* et al. 1987).

c) Eine physische Abhängigkeit ist an das Auftreten von Entzugsphänomenen nach Absetzen gebunden. Hierbei muß aber daran erinnert werden, daß jede längerfristige Medikation zu organismischen Gegenregulationen führt, d.h. daß nach einem plötzlichen Absetzen immer auch mit Symptomen zu rechnen ist, die Aus-

druck dieser Gegenregulationen sind. Dies ist bei einem abrupten Absetzen von Neuroleptika und Antidepressiva gleichermaßen wie bei Benzodiazepinen zu beobachten. Diese „*Rebound*"-Symptome sind zumeist von passagerer Natur, Angstsymptome können kurzfristig eine stärkere Intensität als vor Behandlungsbeginn annehmen. Sie dürfen nicht automatisch als Anzeichen einer bestehenden Abhängigkeit gewertet werden (*Roth* 1989). Entzugssymptome im eigentlichen Sinne schließen das Auftreten von neuen Symptomen ein, die noch keinen integralen Bestandteil des ursprünglichen Beschwerdebildes darstellten (*Tyrer* et al. 1981). Sie setzen innerhalb einiger Tage nach abruptem Abbruch der Benzodiazepinmedikation ein, sistieren aber innerhalb weniger Wochen. Bei etwa 50 bis 75 % der Patienten ist Wochen nach dem Absetzen langsam mit einem Wiederauftreten des ursprünglichen Beschwerdebildes zu rechnen (*Roy-Byrne* u. *Hommer* 1988).

Werden längerfristig eingenommene Benzodiazepine abrupt abgesetzt, so können bei etwa 50 % der Patienten leichtere Absetzsymptome beobachtet werden (*Noyes* et al. 1988):

– intensivierte Angst, verstärkte innere Unruhe,
– Schlafstörungen,
– affektive Irritabilität, Dysphorie,
– Tachykardie, Tremor, Schwitzen, Übelkeit, Erbrechen,
– Kopfschmerzen, Muskelverspannungen.

Bei ca. 20 % der Patienten kommt es zu schwereren Absetzsymptomen (*Owen* u. *Tyrer* 1983):

– epileptische Anfälle meist vom Grand-mal-Typ,
– Verwirrtheitszustände, Delire,
– Depersonalisations-, Derealisationserlebnisse,
– paranoid-halluzinatorische Psychosen, schwere depressiv-ängstliche Verstimmungen,
– Muskelzittern, -faszikulationen,
– Oszillopsien, Dysmorphopsien, Photophobie, Hyperosmie, Hyperakusis, Dysästhesien,
– kinästhetische Störungen.

Als klinische Regel beim Absetzen von Benzodiazepinen kann lediglich festgehalten werden, einen zeitlich großzügigen Spielraum von mehreren Wochen bis gelegentlich Monaten zu veranschlagen und den Entzug am besten mit einem Präparat mit einer relativ langen Halbwertszeit vorzunehmen. Für das Vorgehen selbst werden unterschiedliche Reduktionsschritte hinsichtlich Dosis und Zeitintervall vorgeschlagen (vgl. z.B. *Rickels* et al. 1990), müssen aber in der klinischen Praxis immer auf den individuellen Patienten abgestimmt werden.

Das Risiko eines „*Entzugssyndroms*" hängt offenkundig von der eingenommenen Dosis, der Dauer der Benzodiazepinmedikation, vom Typ des Präparats, vor allem bei relativ kurzer Halbwertszeit, von der Abruptheit des Absetzvorgangs, aber auch von Persönlichkeitsfaktoren (besonders Borderline-Struktur, passiv-dependente Züge) ab (*Owen* u. *Tyrer* 1983, *Tyrer* et al. 1984).

d) In einer ausgewogenen und selbstkritischen klinischen Sichtweise können die zusammengestellten Daten und Erkenntnisse über Wirkungsweise, über therapeutische Risiken und Nebenwirkungen nicht mit einer pauschalen Forderung beantwortet werden, auf den Einsatz von Benzodiazepinen generell zu verzichten. Vielmehr bedarf es bei einer strengen Indikationsstellung, die in erster Linie die Behandlung von Angstsyndromen, Schlafstörungen sowie von psychosomatischen Reaktionen betrifft, geeignete, zumindest gleich wirksame, auch im Hinblick auf die erwartbaren Nebenwirkungen zu relativierende Alternativtherapien zu erwägen. Dies schließt in psychopharmakologischer Perspektive den Einsatz von Antidepressiva, von β-Rezeptorenblockern und von Neuroleptika ein. Dies erfordert auch eine Integration psychotherapeutischer Verfahren. Während bei einem akuten und vor allem kurzfristigen Einsatz die Effizienz, die gute Verträglichkeit und Sicherheit von Benzodiazepinen unbestritten ist, muß in einer Langzeitperspektive den anderen Alternativen bei definierten klinischen Zustandsbildern eine vorrangige Beachtung geschenkt werden (s.o.). Andererseits sollte gerade bei älteren Patienten, die oft über Jahre hinweg ohne Zeichen einer Dosissteigerung relativ nebenwirkungsfrei auf ein Benzodiazepin eingestellt waren, auf unrealistische Absetz- oder Umstellversuche verzichtet, statt dessen aber eine regelmäßige Kontrolle der Einnahmepraxis unter Berücksichtigung der körperlichen und seelischen Verfassung angestrebt werden.

13.4.5 Schlußfolgerungen für eine Therapie mit Benzodiazepinen

Vor jeder Indikationsstellung mit Benzodiazepinen bedarf es zuerst einer sorgfältigen Analyse bzw. Diagnose des jeweiligen Beschwerdekomplexes eines Patienten. Eine besondere Zurückhaltung mit der Verordnung von Benzodiazepinen muß bei gesunden Personen mit lebenssituativen Belastungen geübt und statt dessen eine Unterstützung durch ärztliche oder psychotherapeutische Gespräche angeboten werden.

Eine Therapie mit Benzodiazepinen soll stets eine möglichst kurze Verordnungsdauer und möglichst niedrige Dosierung anstreben. Die Ausdehnung eines erstmals stationär angesetzten Benzodiazepins in den ambulanten Behandlungsraum fördert in aller Regel eine Gewöhnung. Die Maßgabe einer allmählichen Reduktion ist hier sehr viel schwieriger zu beachten als unter stationären Bedingungen.

Bei definierten Angstsyndromen kommt dem Einsatz von trizyklischen Antidepressiva oder MAO-Hemmern ein hervorragender Stellenwert zu. Um chronischen Entwicklungen vorzubeugen, müssen stets die Möglichkeiten psychotherapeutischer Verfahren erprobt werden. Selbst bei abgewogener Beschränkung auf eine Benzodiazepinmedikation allein ist das regelmäßige ärztliche Gespräch integraler Bestandteil der Behandlung.

Absetzversuche nach zuverlässiger Kontrolle der ursprünglichen Symptome erfolgen in vorsichtigen Schritten, um dem Auftreten bedeutsamer Entzugssymptome entgegenzusteuern.

Die Abgabe von Benzodiazepinen an Alkohol- oder Drogenabhängige ist kontraindiziert. Eine besondere Skepsis ist bei Patienten mit bestimmten Persönlichkeitsstörungen angezeigt.

Literatur

Balter, M.B., Levine, J., Manheimer, D.I.: Cross-national study of the extent of anti-anxiety/sedative drug use. New Engl. J. Med. 390 (1974) 769

Balter, M.B., Manheimer, D.I., Mellinger, G.D., Uhlenhuth, E.H.: A cross-national comparison of anti-anxiety/sedative drug use. Curr. med. Res. Opin. 8 (1984) 5–20

Beckmann, H., Haas, S.: Therapie mit Benzodiazepinen: Eine Bilanz. Nervenarzt 55 (1984) 111–121

Berezewski, H.: Risiken und Komplikationen bei der Behandlung des alten Menschen mit Benzodiazepinen. In: *H. Hippius, R.R. Engel, G. Laakmann* (Hrsg.): Benzodiazepine. Rückblick und Ausblick. Springer, Berlin, Heidelberg, New York, Tokyo 1986, S. 121–130

Binder, R.: Three case reports of behavioral disinhibition with clonazepam. Gen. Hosp. Psychiat. 9 (1987) 151–153

Doenicke, A.: Benzodiazepine in der Anästhesiologie. In: *H. Hippius, R.R. Engel, G. Laakmann* (Hrsg.): Benzodiazepine. Rückblick und Ausblick. Springer, Berlin, Heidelberg, New York, Tokyo 1986, S. 203–213

Dundee, J.W.: The application of benzodiazepines in anaesthesia. In: *I. Hindmarch, G. Beaumont, S. Brandon, B.E. Leonard* (eds.): Benzodiazepines: Current concepts. John Wiley & Sons, Chichester, New York, Brisbane, Toronto, Singapore 1990, pp. 153–168

Fava, G.A., Sonino, N., Wise T.N.: Management for depression in medical patients. Psychother. and Psychosom. 49 (1988) 81–102

Feely, M., Pullar, T.: Pharmacokinetic differences between benzodiazepines. In: *I. Hindmarch, G. Beaumont, S. Brandon, B.E. Leonhard* (eds.): Benzodiazepines: Current concepts. John Wiley & Sons, Chichester, New York, Brisbane, Toronto, Singapore 1990, pp. 61–72

Fichter, M.M., Witzke, W., Leibl, K., Hippius, H.: Psychotropic drug use in a representative community sample: The Upper Bavarian study. Acta psychiat. scand. 80 (1989) 68–77

File, S.E., Pellow, S.: Behavioral pharmacology of minor transquilizers. Pharmacol. Ther. 35 (1987) 265–290

Freund, H.J.: Benzodiazepine als Muskelrelaxantien. In: *H. Hippius, R.R. Engel, G. Laakmann* (Hrsg.): Benzodiazepine. Rückblick und Ausblick. Springer, Berlin, Heidelberg, New York, Tokyo 1986, S. 181–185

Glaeske, G.: Arzneimittelstatistik 1987. Infodienst '88 der Deutschen Hauptstelle gegen Suchtgefahren 1988, S. 28–29

Goodman, W.K., Charney, D.S.: A case of alprazolam, but not lorazepam, inducing manic symptoms. J. clin. Psychiat. 48 (1987) 117–118

Greenblatt, D.J., Shader, R.I., Divoll, M., Hermatz, J.S.: Benzodiazepines: a summary of pharmacokinetic properties. Brit. J. clin. Pharmacol. 11 (1981) 11–16

Guentert, T.W.: Pharmacokinetics of benzodiazepines and of their metabolites. Progr. Drug Metab. 8 (1984) 241–386

Haefely, W.: Benzodiazepine receptor and ligands: Structural and functional differences. In: *I. Hindmarch, G. Beaumont, S. Brandon, B.E. Leonhard* (eds.): Benzodiazepines: Current concepts. John Wiley & Sons, Chichester, New York, Brisbane, Toronto, Singapore 1990, pp. 1–18

Haefely, W., Pöldinger, W., Wider, F.: Tranquilizer und Hypnotika: Grundlagen und Therapie. In: *G. Langer, H. Heimann* (Hrsg.): Psychopharmaka, Grundlagen und Therapie. Springer, Wien, New York 1983, S. 301–346

Haigh, J.R.M., Feely, M.: Ro 16–6028, a benzodiazepine receptor partial agonist, does not exhibit anticonvulsant tolerance in mice. Europ. J. Pharmacol. 147 (1988) 283–285

Haskell, D., Cole, J.O., Schnielbolk, S. et al.: A survey of diazepam patients. Psychopharmacol. Bull. 22 (1986) 434–438

Heuser, I., Benkert, O.: Lorazepam for a short-term alleviation of mutism. J. clin. Psychopharmacol. 62 (1986) 62

Hindmarch, I.: Human psychopharmacological differences between benzodiazepines. In: *I. Hindmarch, G. Beaumont, S. Brandon, B.E. Leonard* (eds.): Benzodiazepines: Current concepts. John Wiley & Sons, Chichester New York, Brisbane, Toronto, Singapore 1990, pp. 73–94

Isbell, H., Chrusciel, T.: Dependence liability of non-narcotic drugs. Bull. WHO 43 (suppl.) 1970

Jacobs, M.A., Spilken, A.Z., Norman, M.M.: Life stress and respiratory illness. Psychosom. Med. 32 (1970) 233–242

Kapfhammer, H.P., Rüther, E.: Depotneuroleptika. Springer, Berlin, Heidelberg, New York, London, Paris, Tokyo 1988

Kielholz, P.: Gesamtschweizerische Enquete über Häufigkeit des Medikamentenmißbrauchs. Schweiz. Ärztetag 49 (1968) 1077

Knapp, P.H.: Psychotherapeutic management of bronchial asthma. In: *E.D. Wittkower, H. Warnes* (eds.): Psychosomatic medicine. Its clinical applications. Harper & Row, New York 1977, pp. 210–219

Koenig, W., Rüther, E., Remmers, H., Keil, U.: Comparison of psychotropic drug intake in two populations in West Germany. Pharmacopsychiatry 20 (1987) 111–115

Kornhuber, H.H.: Das Risiko Benzodiazepin. Dtsch. Ärztebl. 85 (1988a) B-405

Kornhuber, H.H.: Das Risiko Benzodiazepin. Dtsch. Ärztebl. 85 (1988b) A-2091

Lader, M.H.: Scope of clinical use of benzodiazepines. In: *M.H. Lader, H.C. Davies* (eds.): Drug treatment of neurotic disorders. Focus on alprazolam. Churchill Livingstone, Edingburgh, London, Melbourne, New York 1986, pp. 24–34

Lader, M.H.: Clinical pharmacology of benzodiazepines. Ann. Rev. Med. 38 (1987) 19–28

Ladewig, D.: Abusus von Benzodiazepinen und Tranquilizern. Med. Welt 33 (1982) 1306–1309

Ladewig, D.: Abuse of benzodiazepines in Western European society – incidence and prevalence, motives, drug acquisition. Pharmacopsychiatry 16 (1983) 103–106

Larson, E., Kukull, W.A., Buchner, D. et al.: Adverse drug reactions associated with global cognitive impairment in elderly persons. Ann. intern. Med. 107 (1987) 169—173

Laux, G.: Tranquilizer. Möglichkeiten — Grenzen — Gefahren. Hippokrates, Stuttgart 1989

Luparello, T., Lyons, H.A., Bleecker, E.R., McFadden, E.R. jr.: Influences of suggestion on airway reactivity in asthmatic patients. Psychosom. Med. 30 (1968) 819—825

Marks, J.: The benzodiazepines — use and abuse. Drug Res. 30 (1980) 898—901

Marks, J.: Dependence and psychoactive drugs. In: *M. Glatt, J. Marks* (eds.): The dependence phenomenon. MTP Press, Lancaster 1982, pp. 157—178

Martin, J.R., Pieri, L., Bonetti, E.P., Schaffner, R., Burkard, W.P., Cumin, R., Haefely, W.E.: Ro 16-6028: A novel anxiolytic acting as a partial agonist at the benzodiazepine receptor. Pharmacopsychiatry 21 (1988) 360—362

Meibach, R.C., Dunner, D., Wilson, L.G. et al.: Comparative efficacy of propranolol, chlordiazepoxid, and placebo in the treatment of anxiety. A double blind trial. J. clin. Psychiat. 48 (1987) 355—358

Möhler, H., Okada, T.: Benzodiazepine receptor: demonstration in the central nervous system. Science 198 (1987) 849—851

Morris, H.H., Estes, M.L.: Travellers amnesia. Transient global amnesia secondary to triazolam. JAMA 258 (1987) 945—946

Müller, W.E.: Die Wirkung der Benzodiazepine auf neuronaler Ebene. In: *H. Hippius, R.R. Engel, G. Laakmann* (Hrsg.): Benzodiazepine. Rückblick und Ausblick. Springer, Berlin, Heidelberg, New York, Tokyo 1986, S. 1—10

Müller-Oerlinghausen, B.: Nutzen-Risiko-Beurteilung von Benzodiazepinen. Dtsch. Ärztebl. 86 (1989) B-493

Noyes, R., Jr., Garvey, M.J., Cook, B.L. et al.: Benzodiazepine withdrawal: A review of the evidence. J. clin. Psychiat. 49 (1988) 382—389

Nutt, D.J.: Benzodiazepine dependence: New insights from basic research. In: *I. Hindmarch, G. Beaumont, S. Brandon, B.E. Leonard* (eds.): Benzodiazepines: Current concepts. John Wiley & Sons, Chichester, New York, Brisbane, Toronto, Singapore 1990, pp. 19—42

Ochs, H.R.: Benzodiazepine: Bedeutung der Kinetik für die Therapie. Klin. Wschr. 61 (1983) 213—224

Owen, R.T., Tyrer, P.: Benzodiazepine dependence. A review of the evidence. Drugs 25 (1983) 385—398

Pakesch, G., Loimer, N., Rasinger, E., Tusch, G., Katschnig, H.: The prevalence of psychoactive drug intake in a metropolitan population. Pharmacopsychiatry 22 (1989) 61—65

Petursson, H., Lader, M.H.: Dependence on tranquilizers. Oxford University Press, Oxfort 1984

Plewe, I.: Das Risiko Benzodiazepin. Dtsch. Ärztebl. 85 (1988) A-2091

Pollack, M.H., Tesar, G.E., Rosenbaum, J.F., et al.: Clonazepam in the treatment of panic disorder and agoraphobia: A one year follow-up. J. clin. Psychopharmacol. 6 (1986) 302—304

Poser, W.: Tranquilizer-Mißbrauch und -Abhängigkeit. In: *H. Helmchen, H. Hippius* (Hrsg.): Psychiatrie für die Praxis. MMV Medizin Verlag, München 1985, S. 132—140

Prescott, L.F.: Safety of benzodiazepines. In: *E. Costa* (ed.): The benzodiazepines: From molecular biology to clinical practice, Raven, New York 1983, pp. 253—265

Pullar, T., Haigh, J.R.M., Peaker, S., Feely, M.P.: Pharmacokinetics of N-desmethylclobazam in healthy volunteers and patients with epilepsy. Brit. J. clin. Pharmacol. 24 (1987) 793—797

Ray, W.A., Griffin, M.R., Schaffner, W. et al.: Psychotropic drug use and the risk of hip fracture. New Engl. J. Med. 316 (1987) 363—369

Rickels, K. (ed.): Non-specific factors in drug-therapy. Charles C. Thomas, Springfield 1968

Rickels, K.: Use of antianxiety agents in anxious outpatients. Psychopharmacology 58 (1978) 1—17

Rickels, K., Schweizer, E.E.: Benzodiazepines for treatment of panic attacks: A new look. Psychopharmacol. Bull. 22 (1986) 93—99

Rickels, K., Case, W.G., Schweizer, E.E., Swenson, C., Fridman, R.B.: Low-dose dependence in chronic benzodiazepine users: A preliminary report on 119 patients. Psychopharmacol. Bull. 22 (1986) 407—415

Rickels, K., Case, W.G., Schweizer, E.E.: Withdrawal from benzodiazepines. In: *I. Hindmarch, G. Beaumont, S. Brandon, B.E. Leonard* (eds.): Benzodiazepines: Current concepts. John Wiley & Sons, Chichester, New York, Brisbane, Toronto, Singapore 1990, pp. 199—210

Ritchie, J.A., Truelove, S.C.: Treatment of irritable bowel syndrome with lorazepam, hyoscine butylbromide, and ispaghula husk. Brit. med. J. I (1979) 376—378

Roth, M.: Anxiety disorders and the use and abuse of drugs. J. clin. Psychiat. 50 (suppl. 11) (1989) 30—35

Roy-Byrne, P.P., Hommer, D.: Benzodiazepine withdrawal: Overview and implications for the treatment of anxiety: Amer. J. Med. 85 (1988) 1041—1052

Rüther, E.: Benzodiazepine zur Behandlung von Schlafstörungen. In: *H. Hippius, R.R. Engel, G. Laakmann* (Hrsg.): Benzodiazepine. Rückblick und Ausblick. Springer, Berlin, Heidelberg, New York, Tokyo 1986, S. 101—110

Satzger, W., Engel, R.R., Ferguson, E., Kapfhammer, H.P., Eich, F.X., Hippius, H.: Effects of single doses of alpidem, lorazepam, and placebo on memory and attention in healthy young and elderly volunteers. Pharmacopsychiatry 23 (suppl. 3) (1990) 113—118

Schmauß, C., Apelt, S., Emrich, H.M.: Characterization of benzodiazepine withdrawal in high- and low-dose dependent inpatients. Brain Res. Bull. 19 (1987) 393–400

Schmidt, D.: Epilepsien. In: *T. Brandt, J. Dichgans, H.C. Diener* (Hrsg.): Therapie und Verlauf neurologischer Erkrankungen. Kohlhammer, Stuttgart 1987, S. 158–185

Schmidt, L.G., Grohmann, R., Müller-Oerlinghausen, B., Otto, M., Rüther, E., Wolf, B.: Prevalence of benzodiazepine abuse and dependence in psychiatric inpatients with different nosology. A hospital-based drug surveillance data. Brit. J. Psychiat. 154 (1989) 839–843

Sussman, N., Chou, J.C.Y.: Current issues in benzodiazepine use for anxiety disorders. Psychiat. Ann. 18 (1988) 139–145

Squires, R.F., Braestrup, C.: Benzodiazepine receptors in rat brain. Nature 266 (1987) 732–734

Tesar, G.E., Rosenbaum, J.F.: Successful use of clonazepam in patients with treatment resistent panic. J. nerv. ment. Dis. 174 (1986) 477–482

Tyrer, P., Huggett, T., Rutherford, D.: Benzodiazepine withdrawal symptoms and propranolol. Lancet I (1981) 520–522

Tyrer, P., Owen, R., Dawling, S.: Gradual withdrawal of diazepam after long-term therapy. Lancet I (1984) 1402–1406

Vogel, W.H., Miller, J., De Turck, K. et al.: Effects of psychoactive drugs on plasma catecholamines during stress in rats. Neuropharmacology 23 (1984) 1105–1108

Wheatley, D.: Anxiety and hypertension. In: *D. Wheatley* (ed.): Stress and the heart. 2 ed. Raven, New York 1981, pp. 273–298

Wheatley, D.: Anxiolytic drugs use in cardiovascular disease: An overview. Psychopharmacol. Bull. 20 (1984) 649–659

Wheatley, D.: Use of anti-anxiety drugs in the medically ill. Psychother. and Psychosom. 49 (1988) 63–80

Whitehead, W.E., Blackwell, B., Robinson, A.: Why physicians prescribe benzodiazepines in essential hypertension: A phase IV study. Biol. Psychiat. 12 (1977) 597–601

Wolf, B., Grohmann, R., Biber, D., Brenner, P.M., Rüther, E.: Benzodiazepine abuse and dependence in psychiatric inpatients. Pharmacopsychiatry 22 (1989) 54–60

Wolf, S., Goodell, H.: Causes and mechanisms in psychosomatic phenomena. J. hum. Stress 5 (1979) 9–18

Woodcock, A.A., Gross, E.R., Gresses, D.M.: Drug treatment of breathlessness: Contrasting effects of diazepam and promethazine in pink puffers. Brit. med. J. 283 (1981) 343–346

13.5 Spezielles zu den einzelnen (Benzodiazepin-) Tranquilizern

G. Laux

Im folgenden sollen die einzelnen im Handel befindlichen Tranquillanzien rezeptbuchartig dargestellt und charakterisiert werden, wobei entsprechend den Verordnungsgewohnheiten und der Bedeutung ihres Stellenwertes Benzodiazepine im Zentrum der Ausführungen stehen.

Neben Benzodiazepinen werden auch niedrigdosierte Neuroleptika, trizyklische und chemisch neuartige Substanzen, β-Rezeptorenblocker und Phytotherapeutika als Tranquilizer eingesetzt.

13.5.1 Benzodiazepine

Benzodiazepin-Tranquilizer nehmen aufgrund ihrer pharmakologischen Vorzüge den 1. Rang unter den Tranquillanzien ein, derzeit sind in Deutschland 25 Wirkstoffe mit mehr als 80 Präparaten als Benzodiazepine zugelassen (Rote Liste 1992). Bei der Erörterung einzelner Substanzen erhebt sich deshalb die Frage, inwieweit innerhalb der Vielzahl der Benzodiazepine tatsächlich klinisch relevante differentielle Wirkunterschiede auszumachen sind.

Die *Einteilung* der Benzodiazepine erfolgt zum einen nach *strukturchemischen* Kriterien (1,4, 1,5 sowie modifizierte Benzodiazepine; s. Kap. 13.4), zum anderen nach ihrem klinischen *Wirkprofil* sowie hinsichtlich ihrer *pharmakokinetischen Eigenschaften.*

Die *differentielle klinische Pharmakodynamik* basiert auf der je nach Dosierung und Molekülvariante unterschiedlichen Ausprägung der pharmakologischen Grundeigenschaften. So kann Diazepam als *„Breitbandtranquilizer"* bezeichnet werden, bei Tetrazepam steht die muskelrelaxierende, bei Clonazepam die antikonvulsive Wirkung im Vordergrund, während Benzodiazepine wie z.B. Triazolam als Hypnotika eingesetzt werden. Abb. 13.4 gibt ein Schema zum klinischen Wirkprofil verschiedener Benzodiazepine wieder (*Laux* 1982, 1989).

Graphische Darstellungen unterschiedlicher klinischer Wirkprofile verschiedener Benzodiazepine aufgrund von Cross-over Studien wurden auch von *Ansseau* et al. (1984) vorgestellt (analog zum sog. Lütticher Stern).

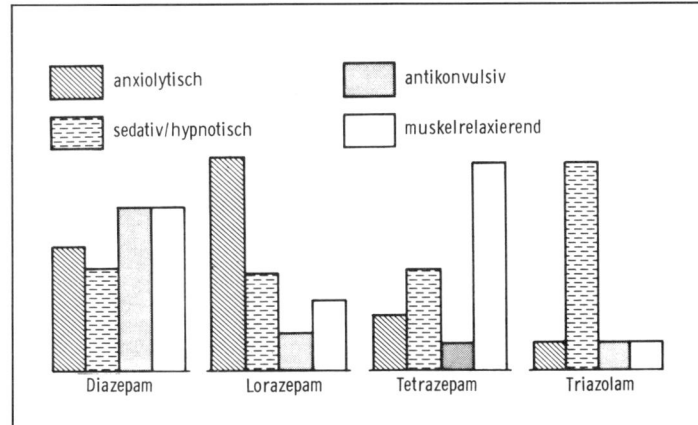

anxiolytisch   antikonvulsiv
sedativ/hypnotisch   muskelrelaxierend

Diazepam   Lorazepam   Tetrazepam   Triazolam

Abb. 13.4 Schema zum klinischen Wirkprofil verschiedener Benzodiazepine. (Nach *Laux* 1982, 1989)

In Tabelle 13.14 sind die derzeit verfügbaren Benzodiazepine, gegliedert nach ihrem primären klinischen Einsatz, wiedergegeben.

Die klinisch empfohlenen Dosierungen der primär als Hypnotika eingesetzten Benzodiazepine zeigen eine lineare Beziehung zu ihrer Rezeptoraffinität K_i (Abb. 13.5); es lassen sich Präparate mit hoher Wirkpotenz (Tagesdosis unter 1 mg) von solchen mit geringerer Wirkpotenz (Tagesdosis über 20 mg) unterscheiden (*Müller* 1982). Die Wirkpotenz verschiedener Benzodiazepine bezogen auf ihre Rezeptoraffinität ist in Tabelle 13.15 wiedergegeben.

Klinisch-experimentell lassen sich die z.T. auch pharmakokinetisch bedingten pharmakodynamischen Wirkunterschiede verschiedener Benzodiazepine vor allem durch psychometrische Verfahren und elektrophysiologische Parameter objektivie-

Tabelle 13.14   Derzeit in der Bundesrepublik Deutschland im Handel befindliche Benzodiazepine (Rote Liste 1992)

Freiname	Handelsname*	Freiname	Handelsname*
Benzodiazepin-Tranquilizer		**Benzodiazepin-Antiepileptika**	
Alprazolam	Tafil®	Clobazam	Frisium®
Bromazepam	Lexotanil®, Normoc®, durazanil®, Gityl®, neo OPT®, Bromazanil®	Clonazepam	Rivotril®
		Diazepam	Valium® u.a.
Chlordiazepoxid	Librium®, Multum®	Nitrazepam	Mogadan® u.a.
Clobazam	Frisium®		
Clotiazepam	Trecalmo®	**Benzodiazepin-Muskelrelaxanzien**	
Diazepam	Valium®, Tranquo-Tablinen®, Valiquid®, Tranquase®, Lamra®, Valaxona®, Stesolid®	Diazepam	Valium® u.a.
		Tetrazepam	Musaril®
Dikaliumclorazepat	Tranxilium®	**Benzodiazepin-Hypnotika**	
Lorazepam	Tavor®, Pro-Dorm®, Laubeel®, Punktyl®, Tolid®, duralozam®, Somagerol®	Brotizolam	Lendormin®
		Flunitrazepam	Rohypnol®, Fluninoc®
		Flurazepam	Dalmadorm®, Staurodorm® Neu
Medazepam	Rudotel®	Loprazolam	Sonin®
Metaclazepam	Talis®	Lormetazepam	Noctamid®, Ergocalm®, Loretam®
Nordazepam	Tranxilium® N		
Oxazepam	Adumbran®, Uskan®, Praxiten®, Sigacalm®, durazepam®, Noctazepam®, Azutranquil®, Oxa-Puren®	Nitrazepam	Mogadan®, imeson®, Eatan N®, Dormo-Puren®, Novanox®
		Temazepam	Planum®, Remestan®
		Triazolam	Halcion®
Oxazolam	Tranquit®	**Benzodiazepin-Narkotikum**	
Prazepam	Demetrin®, Mono Demetrin®	Midazolam	Dormicum®

* Handelspräparate, die den Freinamen enthalten, sind nicht mit aufgeführt.

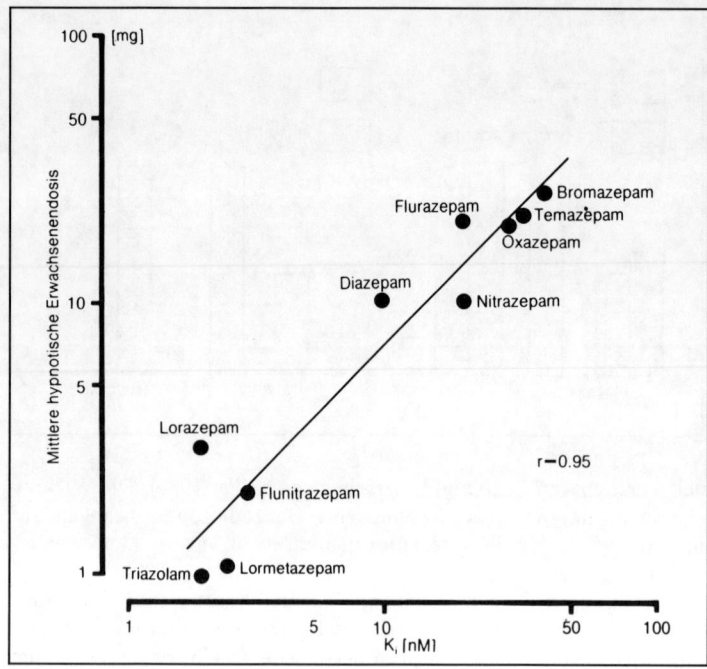

Abb. 13.5 Beziehung zwischen Rezeptoraffinität K_i und mittlerer hypnotischer Erwachsenendosis. (Nach *Müller* 1982)

ren. In psychometrischen Untersuchungen können durch Bestimmung der Vigilanz, Konzentrationsfähigkeit, Reaktionsgeschwindigkeit und der Sensomotorik zum einen Zusammenhänge zwischen der unterschiedlichen Halbwertszeit verschiedener Benzodiazepine (s.u.) und ihrer Wirkdauer, zum anderen auch Unterschiede bezüglich der amnestischen Wirkung aufgezeigt werden.

Letztere ist beispielsweise bei Lorazepam stark ausgeprägt, während sie bei Clobazam kaum auftritt (*Healey* et al. 1983, *Patat* et al. 1987). Die fehlende Beeinträchtigung des Gedächtnisses kann

Tabelle 13.15 Einteilung von Benzodiazepinen nach Wirkpotenz/Rezeptoraffinität (K_i)

	K_i
Lorazepam	1,5
Triazolam	2
Lormetazepam	2,5
Flunitrazepam	3
Alprazolam	4
Diazepam	10
Flurazepam	16
Bromazepam, Clorazepat, Temazepam, Oxazepam	30–50
Clobazam	170
Prazepam	300

in praxi vorteilhaft sein, macht andererseits aber z.B. Clobazam für die Prämedikation kaum geeignet. Untersuchungen zur motorischen Koordination zeigten, daß im Vergleich zu Lorazepam unter Diazepam deutlich häufiger Muskelschwäche auftritt; aufgrund der muskelrelaxierenden Wirkung wurde in den letzten Jahren gehäuft über Stürze mit Schenkelhalsfrakturen älterer Menschen unter langwirkenden Benzodiazepinen (Flurazepam, Diazepam) berichtet (*Ray* et al. 1987).

Im Pharmako-EEG lassen sich differentielle Wirkunterschiede zwischen verschiedenen Benzodiazepinen vor allem hinsichtlich Schlafdauer, Schlafqualität und Schlafmuster aufzeigen. So wies Flunitrazepam eine höhere Wirkpotenz auf als Temazepam, letztere Substanz scheint primär Einschlaf-, geringer Durchschlafstörungen zu beeinflussen (*Fisher* u. *Dean* 1985). Das kurz wirksame, potente Triazolam verursachte häufiger Entzugssymptome und Amnesie, Flurazepam Tagesresteffekte, während unter Nitrazepam relativ rasch Toleranz auftrat (*Bixler* et al. 1987, *Tedeschi* et al. 1985, *Wesnes* u. *Warburton* 1984). Triazolam veränderte das REM-Schlafmuster ebenso wie Flunitrazepam trotz äquivalenter Dosis im Vergleich zu Lormetazepam deutlich, unabhängig vom Plasmaspiegel (*Kubicki* et al. 1987).

In Tabelle 13.16 sind pharmakolgische und klinisch-empirische Äquivalenzdosen von Benzodiazepinen wiedergegeben, wobei darauf hinzu-

Tabelle 13.16 Pharmakologische und klinisch-empirische Äquivalenzdosen von Benzodiazepinen

Referenz: Diazepam (Valium® u.a.)	10	mg
Alprazolam (Tafil®)	1	mg
Bromazepam (Lexotanil® u.a.)	4,5	mg
Chlordiazepoxid (Librium® u.a.)	20	mg
Clobazam (Frisium®)	20	mg
Clorazepat (Tranxilium®)	15	mg
Clotiazepam (Trecalmo®)	10	mg
Lorazepam (Tavor® u.a.)	1–2	mg
Metaclazepam (Talis®)	15	mg
Nordazepam (Tranxilium® N)	10	mg
Oxazepam (Adumbran® u.a.)	30	mg
Oxazolam (Tranquit®)	40	mg
Prazepam (Demetrin®)	20	mg
Brotizolam (Lendormin®)	0,25	mg
Flunitrazepam (Rohypnol® u.a.)	1,5	mg
Flurazepam (Dalmadorm® u.a.)	30	mg
Loprazolam (Sonin®)	1,5	mg
Lormetazepam (Noctamid® u.a.)	1	mg
Temazepam (Remestan® u.a.)	20	mg
Triazolam (Halcion®)	0,25	mg

Tabelle 13.17 Einteilung der Benzodiazepine nach Halbwertszeiten ($t_{1/2}$)

kurz wirkend $t_{1/2} \approx 5$ Std.	Triazolam	Halcion®
	Clotiazepam	Trecalmo®
	Brotizolam	Lendormin®
	Midazolam	Dormicum®
mittellang wirkend $t_{1/2}$ 5–24 Std.	Alprazolam	Tafil®
	Bromazepam	Lexotanil® u.a.
	Flunitrazepam	Rohypnol® u.a.
	Loprazolam	Sonin®
	Lorazepam	Tavor® u.a.
	Lormetazepam	Noctamid® u.a.
	Metaclazepam	Talis®
	Nitrazepam	Mogadan® u.a.
	Oxazepam	Adumbran®, Praxiten® u.a.
	Temazepam	Planum®, Remestan®
lang wirkend $t_{1/2} > 24$ Std.	Chlordiazepoxid	Librium® u.a.
	Clobazam	Frisium®
	Diazepam	Valium® u.a.
	Dikaliumclorazepat	Tranxilium®
	Flurazepam	Dalmadorm® Staurodorm® Neu u.a.
	Nordazepam	Tranxilium N®
	Prazepam	Demetrin®

weisen ist, daß z.T. erhebliche interindividuelle Unterschiede in der psychotropen Reaktion – z.B. in Abhängigkeit von Persönlichkeitseigenschaften, motivationalen und situativen Faktoren – bestehen (*Janke* et al. 1979).

Differentielle klinische Pharmakokinetik

Im Vergleich zum relativ einheitlichen pharmakologischen Profil bestehen z.T. erhebliche pharmakokinetische Unterschiede zwischen einzelnen Benzodiazepinen. So werden z.B. Diazepam und Clorazepat rasch resorbiert, Oxazepam und Prazepam langsam. Hinsichtlich der Eliminationshalbwertszeit lassen sich vereinfachend kurz wirkende, mittellang wirkende und lang wirkende Benzodiazepine unterscheiden (vgl. Kap. 13.4). Tabelle 13.17 gibt die verfügbaren Benzodiazepine, gegliedert nach ihrer Eliminationshalbwertszeit, wieder, wobei anzufügen ist, daß die in der Literatur zu findenden Halbwertszeiten Mittelwerte mit z.T. erheblichen interindividuellen Streuungen darstellen (*Übersicht: Feely* u. *Pullar* 1990, *Greenblatt* u. *Shader* 1987). Ebenso besteht zwischen Halbwertszeit und klinischer Wirkdauer keine direkte Korrelation, Plasmaspiegel stellen nur indirekte Parameter dar, für die Wirkung der Substanzen ist die Konzentration am Benzodiazepinrezeptor entscheidend. So zeigte sich in einer kontrollierten Studie zwischen 2 Benzodiazepin-Hypnotika mit unter-

schiedlichen Halbwertszeiten (Temazepam vs. Flurazepam) kein Unterschied hinsichtlich Vigilanzbeeinträchtigung am folgenden Tag (*de Jonghe* et al. 1984). Wirkungen am Benzodiazepinrezeptor können nachweisbare Plasmaspiegel weit überdauern, dem Verteilungsvolumen einer Substanz kommt ebenfalls eine große Bedeutung zu.

Aus klinischer Sicht zeigt sich die Relevanz unterschiedlicher pharmakokinetischer Eigenschaften (Resorptionsgeschwindigkeit, Zeitpunkt maximaler Plasmakonzentration) vor allem im klinischen Wirkungseintritt, der auch von der Applikationsweise abhängt (*Müller-Oerlinghausen* 1984). Der Geschwindigkeit des Wirkungseintrittes kommt vor allem in der Notfallmedizin, der Anästhesie, aber auch hinsichtlich der Frage, ob ein Benzodiazepin zur Behandlung akuter Angstzustände oder von Einschlafstörungen geeignet ist, klinische Bedeutung zu.

Die unterschiedliche *Wirkdauer* verschiedener Benzodiazepine wird vor allem durch Unterschiede in der Eliminationshalbwertszeit und der Verteilung bestimmt. Abends zur Behandlung von Schlafstörungen eingesetzte Benzodiazepine mit langen Halbwertszeiten bewirken zumeist einen unerwünschten morgendlichen „hang-over" (Tages-

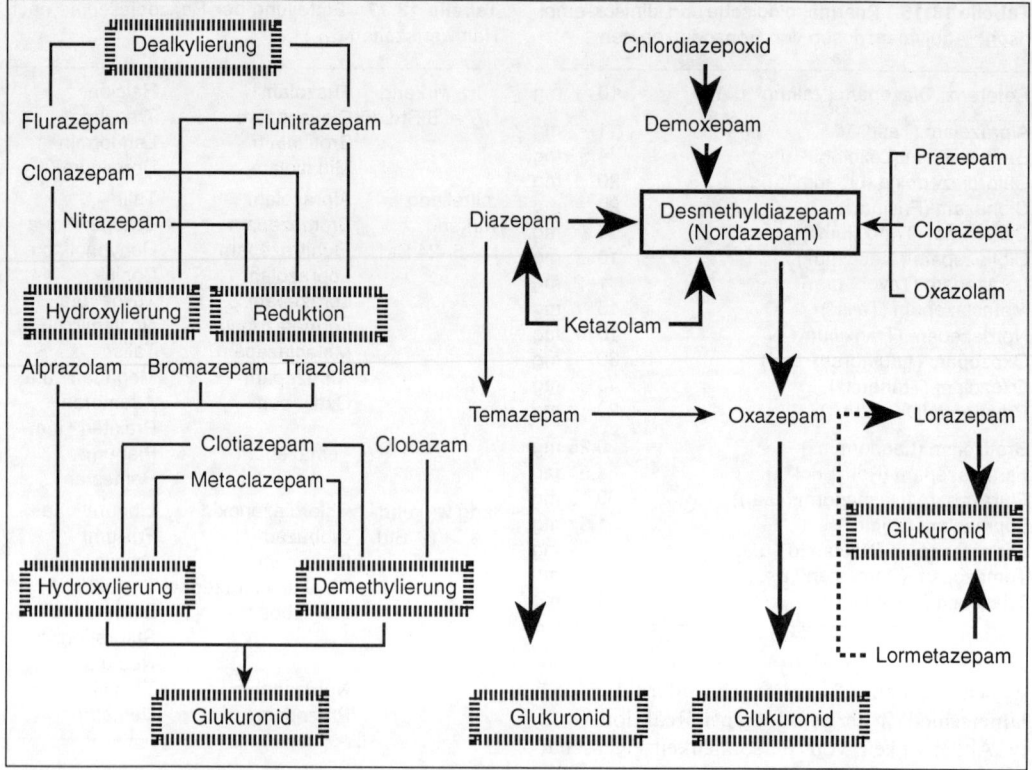

Abb. 13.6 Stoffwechselwege verschiedener Benzodiazepine

restwirkung, Residualeffekt); solche mit sehr kurzer Halbwertszeit können zu einem Rebound, u.a. in Form von Angstzuständen, führen (*Gillin* et al. 1989, *Roth* et al. 1980, *Adam* u. *Oswald* 1989). Benzodiazepine mit langen Halbwertszeiten führen bei längerer Einnahmedauer zu Tagessedierung, Kumulations- und Toleranzentwicklung mit negativen Auswirkungen auf Verkehrstauglichkeit und Reaktionsvermögen (*Ott* 1982).

Die Wirkdauer eines Benzodiazepins hängt des weiteren davon ab, inwieweit pharmakologisch aktive Metaboliten – u.U. mit langen Halbwertszeiten – entstehen. Andererseits sind einige Benzodiazepine wie Prazepam, Clorazepat oder Oxazolam sog. Präkursoren (Pro-drugs), sie werden – nach unterschiedlicher Zeit und z.T. inkonstant – erst zur wirksamen Benzodiazepinform (Desmethyldiazepam/Nordazepam) umgewandelt (Abb. 13.6).

Benzodiazepine, die einem oxidativen Abbau unterliegen (Demethylierung), werden bei Leberfunktionsstörungen sowie bei älteren Menschen langsamer metabolisiert und ausgeschieden; bei den entsprechenden Patientengruppen ist somit mit einer verlängerten Wirkdauer von Diazepam, Nordazepam oder Flurazepam zu rechnen, während dies beispielsweise für Oxazepam oder Lorazepam (Abbau durch Konjugation als Glukuronid) nicht zutrifft (*Feely* u. *Pullar* 1990, *Müller-Oerlinghausen* 1984). Aufgrund der skizzierten pharmakokinetischen und pharmakodynamischen Unterschiede läßt sich basierend auf der Eliminationshalbwertszeit einerseits und dem Ausmaß der sedierenden Wirkung andererseits folgendes orientierendes Schema zur Auswahl von Benzodiazepinen erstellen (Tab. 13.18).

In Tabelle 13.19 sind die pharmakologischen Eigenschaften der als Hypnotika eingesetzten Benzodiazepine zusammengefaßt.

Für die Praxis können schließlich aufgrund der Möglichkeit zusätzlicher *Applikationsformen* Benzodiazepine wie folgt eingeteilt werden:

Parenteral applizierbare Benzodiazepine: Clorazepat, Diazepam, Flunitrazepam, Lorazepam, Metaclazepam, Midazolam. *Oral flüssig applizierbare* Benzodiazepine: Diazepam, Nitrazepam, Nordazepam, Metaclazepam.

Als *Expidet* (lyophilisiertes Blättchen; FDDF-fast desolving drugs formulation) vorliegende Benzodiazepine: Lorazepam, Oxazepam.

Tabelle 13.18 Schema zur Auswahl von Benzodiazepinen

Eliminations-halbwertszeit	Sedative Wirkung		
	+	+ +	+ + +
Kurz 3–6 Std.	Clotiazepam	Brotizolam	Triazolam
Mittellang < 24 Std.	Alprazolam	Oxazepam Lorazepam Bromazepam	Flunitrazepam Temazepam
Lang > 24 Std.	Clobazam Prazepam	Clorazepat Chlordiazepoxid	Diazepam Flurazepam

Tabelle 13.19 Benzodiazepin-Hypnotika

Freiname	Handelsname	Dosierung/d (mg)	$t_{max.}$ (h)	$t_{1/2}$ (h)	akt. Metabol.	Besonderheiten
Brotizolam	Lendormin®	0,25	1–4	4,5–7	+	
Flunitrazepam	Rohypnol®, Fluninoc®	0,5–2	1/2	18	+	i.v., i.m.
Flurazepam	Dalmadorm®, Staurodorm® Neu	15–30	0,5–3	1,5–100	+	Kumul. Metabolit
Loprazolam	Sonin®	0,5–2	2–5	7–16	+	
Lorazepam	Tavor®, Pro Dorm®, Punktyl®, Tolid®, Somagerol®, Laubeel®, duralozam®	1–2,5	1–2 (0,5–5 min. i.v.)	13–14	—	i.m., i.v., Expidet
Lormetazepam	Noctamid®, Loretam®, Ergocalm®	0,5–2	1–2,0	10–14	—	i.v., Tabs
Midazolam	Dormicum®	1–15	0,3–1	1,5–2,5	+	Inj./Prämedik.
Nitrazepam	Mogadan®, imeson®, Eatan® N, Dormo-Puren®, Novanox®	5–10	2	18–30	—	Variable Resorption
Temazepam	Remestan®, Planum®	10–60	1	8–13	—	
Triazolam	Halcion®	0,125–0,25	1	2–4	+	Rebound

Rektal applizierbare Benzodiazepine: Diazepam, Oxazepam.

Besonders bei geriatrischen Patienten sowie in der Pädiatrie kann die Möglichkeit der oral flüssigen bzw. der Expidet-Applikation vorteilhaft sein, für den (psychiatrischen) Notfall die parenterale bzw. rektale Applikation.

Die nachfolgende Charakterisierung einzelner Benzodiazepine beschränkt sich auf eine wissenschaftlich fundierte Auswahl. So werden u.a. die Substanzen Chlordiazepoxid, Clorazepat, Desmethyldiazepam/Nordazepam, Ketazolam, Oxazolam und Prazepam nicht erwähnt, da diese Substanzen lediglich Präkursoren (Pro-drugs) darstellen.

13.5.1.1 Alprazolam (Tafil®)

Triazolo-Benzodiazepin.

Eliminationshalbwertszeit: 12 bis 15 Stunden.

Triazolo-Benzodiazepin mit angstlösenden und leicht stimmungsaufhellenden Eigenschaften (reaktive/neurotische Depressionen). Bezüglich der postulierten antidepressiven Wirksamkeit zeigen kontrollierte Studien widersprüchliche Ergebnisse (*Rickels* et al. 1985, *Hubain* et al. 1990); in höherer Dosierung hat sich die Substanz als bei Panikattacken wirksam erwiesen (*Munjack* et al. 1989). Bei generalisierter Angsterkrankung besteht Wirkungsäquivalenz mit anderen Benzodiazepinen (*Übersichten: Dawson* et al. 1984, *Laux* u. *König* 1985a).

Dosierung: 0,5—4 mg in 2 bis 3 Tagesdosen.

Außer den Benzodiazepin-typischen Nebenwirkungen wurde über häufigeres Auftreten paradoxer Reaktionen mit Exzitation berichtet (*Strahan* et al. 1985), unter Dosen bis 10 mg entwickelten Patienten depressive Syndrome bei Remission ihrer Panikerkrankung (*Lydiard* et al. 1987).

13.5.1.2 Bromazepam (Lexotanil® u.a.)

1,4-Benzodiazepin.

Eliminationshalbwertszeit: 15 bis 28 Stunden.

Stark angstlösendes Benzodiazepin ohne aktive Metaboliten, bei manchen Patienten leicht euphorisierend wirkend. In kontrollierten Studien wirksamer als Chlordiazepoxid, zumindest gleich wirksam wie Diazepam (*Kerry* et al. 1974).

Dosierung: 3—12 mg, bevorzugt am Abend.

Unter den Benzodiazepin-typischen Nebenwirkungen werden vor allem Minderung der Vigilanz und Ataxie beobachtet.

13.5.1.3 Clobazam (Frisium®)

1,5-Benzodiazepin.

Eliminationshalbwertszeit: 18 bis 42 Stunden (aktiver Metabolit 36 bis 80 Stunden).

Tranquilizer mit nur geringen sedierenden und fehlenden muskelrelaxierenden Eigenschaften (*„Tages-Tranquilizer"*). Geringe Beeinträchtigung psychomotorischer Leistungen, besitzt auch antiepileptische Eigenschaften (*Übersichten: Brogden* et al. 1980, *Hanks* et al. 1979).

Dosierung: 20—30 mg/die.

Wegen praktisch fehlender amnestischer Wirkungen nicht zur Prämedikation geeignet, erwünschte oder unerwünschte Sedierung entscheiden das Auswahlkriterium dieses Benzodiazepins.

13.5.1.4 Clotiazepam (Trecalmo®)

Thieno-Diazepin.

Eliminationshalbwertszeit: 5 bis 15 Stunden.

Relativ schneller Wirkungseintritt aufgrund rascher Resorption, relativ kurze Wirkdauer und geringgradige Sedierung (*Übersicht: Sieberns* 1979).

Dosierung: 10—30 mg/die.

Benzodiazepin-typische Nebenwirkungen.

13.5.1.5 Diazepam (Valium® u.a.)

1,4-Benzodiazepin.

Eliminationshalbwertszeit: 24 bis 48 Stunden (aktiver Metabolit 50 bis 80 Stunden).

„Breitband-Benzodiazepin" mit sedierend-anxiolytischer, muskelrelaxierender und antiepileptischer Wirkung. Schnelle Resorption, für Notfallmedizin i.v. und rektal applizierbar, auch oral flüssig verfügbar. Auch bei Katatonie wirksam (*McEvoy* u. *Lohr* 1984).

Dosierung: 5—20 mg/die, abendliche Einmalgabe möglich.

Unerwünschte Begleitwirkungen: Insbesondere bei älteren Patienten Gefahr von Stürzen, *„Floppy-infant"*-Syndrom bei prä- bzw. perinataler Einnahme.

13.5.1.6 Lorazepam (Tavor® u.a.)

1,4-Benzodiazepin.

Eliminationshalbwertszeit: 13 bis 14 Stunden.

Starkes, rasch wirksames Anxiolytikum mit altersunabhängiger, durch Lebererkrankungen kaum beeinflußter Metabolisierung (*Richards* 1978). Wirkt bei manchen Patienten euphorisierend, wies in einigen pharmakoepidemiologischen Studien das höchste Abususrisiko auf (*Laux* u. *König* 1985b, *Müller-Oerlinghausen* 1986). Besitzt ausgeprägte amnestische Wirkung (*Healey* et al. 1983, *Scharf* et al. 1984). Kann (kurzfristig) auch bei Katatonie und Stupor eingesetzt werden (*Wetzel* et al. 1988). In kontrollierten Vergleichsstudien auch bei Panikattacken und Phobien wirksam (*Charney* u. *Woods* 1989). Ebenfalls einzelne Berichte über Wirksamkeit bei Manie (*Jobling* u. *Stein* 1986).

Dosierung: 2 bis max. 7,5 mg in 2 bis 3 Tagesdosen; kann auch i.m., i.v. sowie als Expidet appliziert werden.

Unter den Benzodiazepin-typischen Nebenwirkungen vor allem Amnesie ausgeprägt, wirkt z.T. euphorisierend.

13.5.1.7 Clonazepam (Rivotril®)

1,4-Benzodiazepin.

Eliminationshalbwertszeit: 39 bis 40 Stunden.

Als Antiepileptikum eingesetztes Benzodiazepin.

In Einzelfallberichten auch bei Manie, akuten schizoaffektiven Psychosen und Katatonie sowie Akathisie wirksam (*Victor* et al. 1984). Ähnlich wie bei Alprazolam liegen Studien zur antidepressiven Wirksamkeit sowie günstiger Beeinflussung von Panikattacken vor (*Kishimoto* et al. 1988).

Dosierung: Individuell je nach Anfallsform, im allgemeinen 4–8 mg/die; bei Status epilepticus langsame intravenöse Injektion von 2 ml (1 mg).

Benzodiazepin-typische Nebenwirkungen; cave: schlagartiges Absetzen.

13.5.1.8 Oxazepam (Adumbran® u.a.)

1,4-Benzodiazepin.

Eliminationshalbwertszeit: 5 bis 15 Stunden.

Benzodiazepin ohne relevante aktive Abbauprodukte, langsame Resorption. Auch als Expidet sowie Suppositorium verfügbar.

Dosierung: 25–50 mg in 2 bis 3 Tagesdosen.

Benzodiazepin-typische Nebenwirkungen.

13.5.1.9 Brotizolam (Lendormin®)

1,4-Benzodiazepin.

Eliminationshalbwertszeit: 4 bis 7 Stunden.

Rasch resorbiertes, potentes Benzodiazepin-Hypnotikum mit relativ geringen Residualeffekten und schwacher Rebound-Insomnie (*Übersichten: Langley* u. *Clissold* 1988, *Nicholson* 1983).

Dosierung: 0,25 mg/die.

Benzodiazepin-typische Nebenwirkungen, u.a. Schwindel, leichte residuale Schläfrigkeit und Rebound-Insomnie.

13.5.1.10 Flunitrazepam (Rohypnol® u.a.)

1,4-Benzodiazepin.

Eliminationshalbwertszeit: 18 Stunden.

Potentes, auch i.v. und i.m. applizierbares Hypnotikum.

Besitzt den Vorteil einer sehr rasch einsetzenden Wirkung (*Übersicht: Ahnefeld* et al. 1978).

Dosierung: 0,5–2 mg/die.

Benzodiazepin-typische Nebenwirkungen; ein erhöhtes Abhängigkeitspotential (Mißbrauch in der Drogenszene) wird diskutiert, bei rascher parenteraler Applikation sind Veränderungen der Blutgase sowie Atemdepression möglich (*Adt* et al. 1987).

13.5.1.11 Flurazepam (Dalmadorm® u.a.)

1,4-Benzodiazepin.

Eliminationshalbwertszeit: 1,5 bis 100 Stunden (aktiver Metabolit).

Benzodiazepin mit zuverlässiger hypnotischer Wirkung (*Adam* u. *Oswald* 1984).

Dosierung: 15–60 mg/die.

Benzodiazepin-typische Nebenwirkungen; wegen aktivem Metabolit mit sehr langer Halbwertszeit Kumulationsgefahr, z.T. deutliche Tagesrestwirkungen beschrieben (*Mendelson* et al. 1982, *Wesnes* u. *Warburton* 1984).

13.5.1.12 Loprazolam (Sonin®)

1,4-Benzodiazepin.

Eliminationshalbwertszeit: 8 bis 9 Stunden.

Hypnotikum mit relativ langsam einsetzender, aber effektiver Wirkung und mittellanger Halbwertszeit (*Übersicht: Beaumont* 1983).

Dosierung: 0,5–2 mg/die.

Benzodiazepin-typische Nebenwirkungen; geringere Residualeffekte („*hang-over*") im Vergleich zu Flurazepam (*Murphy* u. *Ankier* 1984).

13.5.1.13 Lormetazepam (Noctamid® u.a.)

1,4-Benzodiazepin.

Eliminationshalbwertszeit: 10 bis 14 Stunden.

Benzodiazepin-Hypnotikum mit relativ rasch einsetzender Wirkung, mittellange Halbwertszeit, auch i.v. applizierbar und in Tabs-Form verfügbar. Relativ geringe Residualeffekte (*Übersicht: Doenicke* u. *Ott* 1980).

Dosierung: 0,5–2 mg/die.

Benzodiazepin-typische Nebenwirkungen, relativ geringe Residualeffekte.

13.5.1.14 Nitrazepam (Mogadan® u.a.)

1,4-Benzodiazepin.

Eliminationshalbwertszeit: 18 bis 30 Stunden.

Älteres Benzodiazepin-Hypnotikum mit langer Halbwertszeit und unsicherer Absorption.

Dosierung: 5–10 mg/die.

Benzodiazepin-typische Nebenwirkungen; deutliche Tagesrestwirkungen, Kumulationsgefahr (*Adam* et al. 1976).

13.5.1.15 Temazepam (Remestan® u.a.)

1,4-Benzodiazepin.

Eliminationshalbwertszeit: 5 bis 13 Stunden.

Benzodiazepin-Hypnotikum, das auf leerem Magen rasch resorbiert wird, keine aktiven Metaboliten, günstige mittellange Halbwertszeit. Da die

Substanz nicht so potent ist, ist sie primär für Einschlafstörungen indiziert und für schwere Durchschlafstörungen weniger geeignet (*Übersicht: Heel* et al. 1981).

Dosierung: 10–60 mg/die.

Benzodiazepin-typische Nebenwirkungen; keine Einnahme auf vollem Magen, da sonst mit verzögertem Wirkeintritt und verstärkten Residualsymptomen gerechnet werden muß.

13.5.1.16 Triazolam (Halcion®)

Triazolo-Benzodiazepin.

Eliminationshalbwertszeit: 2 bis 4 Stunden.

Potentestes derzeit verfügbares Benzodiazepin-Hypnotikum (*Übersicht: Pakes* et al. 1981).

Dosierung: 0,125–0,25 mg/die.

Aufgrund der sehr kurzen Halbwertszeit muß mit Rebound-Symptomen gerechnet werden. Neben anterograder Amnesie wurden – vor allem unter höheren Dosen (0,5 mg) – Agitiertheit, Halluzinationen und Panikreaktionen beobachtet (*Adam* u. *Oswald* 1989, *Bixler* et al. 1987, *Scharf* et al. 1988).

13.5.2 Niedrigdosierte Neuroleptika

In niedriger Dosierung (unterhalb der sog. neuroleptischen Schwelle) können auch *Neuroleptika* als Tranquilizer eingesetzt werden (sog. Neuroleptanxiolyse) (*Übersicht: Lehmann* et al. 1990). In klinischen Studien kam es unter einer Behandlung mit niedrigdosierten Neuroleptika zu deutlicher Reduzierung von Angst, Unruhe, depressiver Verstimmung und funktionellen Organbeschwerden. Die Substanzen weisen eine deutliche Überlegenheit gegenüber Plazebo auf, in einigen Untersuchungen zeigten niedrigdosierte Depot-Neuroleptika sogar eine leichte Überlegenheit gegenüber Benzodiazepinen, insbesondere hinsichtlich somatischer Angst (*Übersicht: Möller* 1986). Tabelle 13.20 gibt die derzeit verfügbaren Substanzen wieder.

Der Einsatz dieser Substanzen als Alternative zu Benzodiazepin-Tranquilizern erfolgt auf dem Hintergrund des Abususpotentials der Benzodiazepine sowie der Möglichkeit der parenteralen Depot-Injektion. Als weitere Indikationen sind paradoxe Reaktionen auf Benzodiazepine zu nennen, auch bei Alterspatienten und hirnorganischen Psychosyndromen ist die therapeutische Wirksamkeit von Neuroleptika nicht selten der der Benzodiazepine überlegen.

Kontrollierte Studien ergaben vor allem für Fluspirilen sowie Chlorprothixen gleiche anxiolytische

Tabelle 13.20 Niedrigdosierte Neuroleptika

Freiname	Handelsname	∅ Erwachsenen-Tagesdosis (mg)
Chlorprothixen	Truxal®, Taractan®	30–100
Dixyrazin	Esucos®	30– 75
Flupentixol	Fluanxol®	1– 2
Levomepromazin	Neurocil®	25–100
Melperon	Eunerpan®	25–150
Perazin	Taxilan®	25–100
Promazin	Protactyl®	50–300
Promethazin	Atosil®	50–300
Prothipendyl	Dominal®	50–320
Sulpirid	Dogmatil®, Meresa®, Neogama®	100–300
Thioridazin	Melleril®	30–200
Trifluoperazin	Jatroneural®	2– 4
Depot		
Fluphenazin-decanoat	Dapotum D® 2,5	1 Amp. 14tägig i.m. (2,5 mg)
Fluspirilen	Imap® 1,5 mg	1 Amp. 7tägig i.m.

Wirksamkeit im Vergleich mit Benzodiazepinen (*Lehmann* et al. 1990, *Kragh-Sorensen* et al. 1990).

Dem steht gegenüber, daß Neuroleptika im Vergleich zu Benzodiazepinen grundsätzlich eine deutlich höhere Toxizität aufweisen und deshalb unter der Behandlung in regelmäßigen Abständen Kontrollen von Blutbild, EKG und Prolaktin erforderlich sind. Als Hauptgefahr sind extrapyramidal-motorische Nebenwirkungen anzusehen; unter Fluspirilen kommen diese in einer Häufigkeit von bis zu 6% vor (*Schmidt* 1989). Neben Akathisie werden vor allem Spätdyskinesien befürchtet, so daß zur Begrenzung dieser Gefahr Neuroleptika möglichst niedrigdosiert und – wie Benzodiazepine – nur wenige Monate lang zum Einsatz kommen sollten (*Möller* 1986, *Laux* u. *Gunreben* 1991).

13.5.3 Trizyklische und chemisch neuartige Tranquilizer

Als den *trizyklischen Antidepressiva* nahestehender Tranquilizer befindet sich Opipramol (Insidon®) im Handel.

Eliminationshalbwertszeit: 6 bis 9 Stunden.

Pharmakologisch zeigt diese Substanz Eigenschaften, die sowohl für Antidepressiva als auch Neuroleptika typisch sind. Klinisch besitzt die Substanz neben sedierenden und angstlösenden Wirkeigenschaften eine leicht antidepressive Wirkung, im Vergleich zu Benzodiazepinen fehlt ein muskelrelaxierender sowie ein direkter hypnotischer Effekt (*Wendt* et al. 1985). Ähnlich wie bei Antidepressiva ist der Wirkungseintritt verzögert, wie diese scheint die Substanz auch kein Abhängigkeitspotential zu besitzen. In einigen Studien war die Wirksamkeit von Opipramol der von Benzodiazepinen unterlegen (*Arfwidsson* et al. 1971).

Die Erwachsenendosis beträgt 50–300 mg täglich in 2 bis 3 Tagesdosen. Als typisch sind anticholinerge Nebenwirkungen anzusehen.

Zu den *chemisch neuartigen Tranquilizern* gehört Buspiron (Bespar®). Diese Substanz besitzt keine antiepileptischen oder muskelrelaxierenden Wirkungen, bindet nicht an den Benzodiazepinrezeptor und hat keinen Einfluß auf das GABAerge Neurotransmittersystem. Neurobiochemisch wirkt Buspiron primär auf das dopaminerge System. Geringere Sedierung, fehlende Alkoholpotenzierung und ein bislang nicht beobachtetes Abhängigkeitspotential werden als Vorteile dieser Substanz genannt. In einigen kontrollierten Studien zeigte sich jedoch, daß die anxiolytische Wirkpotenz im Vergleich zu Benzodiazepin-Tranquilizern geringer ausgeprägt war und mit einem verzögerten Wirkungseintritt zu rechnen ist. Insbesondere mit Benzodiazepinen vorbehandelte Patienten scheinen kaum auf Buspiron zu respondieren (*Übersicht: Goa* u. *Ward* 1986).

Die übliche Dosierung beträgt 3 x 5 – 3 x 10 mg/die, die Eliminationshalbwertszeit 2 bis 3 Stunden.

Aus der Klasse der *Cyclopyrrolone* ist bislang Zopiclon (Ximovan®) als Hypnotikum verfügbar. Die pharmakologischen Wirkungen ähneln denen der Benzodiazepine, zu welchen keine chemische Verwandtschaft besteht. Die Eliminationshalbwertszeit der Substanz beträgt ca. 5 Stunden, der REM-Schlaf wird nicht supprimiert. Bei Tagesdosen von 7,5 mg scheinen nur geringe Rebound-Effekte aufzutreten. Als typische Nebenwirkung kann bitterer Mundgeschmack auftreten (*Übersichten: Nicholson* et al. 1983, *Hindmarch* u. *Musch* 1990).

Jüngst wurde Zolpidem (Stilnox®, Bikalm®) als erstes Hypnotikum aus der Klasse der *Imidazopyridine* in Deutschland zugelassen. Dieser Benzodiazepinrezeptoragonist (ω_1) weist eine Halbwertszeit von ca. 2 Stunden auf; die durchschnittliche Dosis beträgt 10 mg zur Nacht. Vorteile bezüglich Residualeffekte, Rebound, Entzugserscheinungen und Alkoholinteraktion werden postuliert; Nebenwirkungen (u.a. Schwindel)

scheinen selten und geringgradig zu sein. (*Sauvanet* et al. 1988).

13.5.4 β-Rezeptorenblocker

Der Einsatz von Betablockern als Psychopharmaka erfolgt primär bei situationsbedingten Angstzuständen (sog. Streß-Angst) sowie bei funktionellen Herz-Kreislauf-Störungen (hyperkinetisches Herzsyndrom; somatisierte Angst). Ihre direkte, zentrale anxiolytische Wirksamkeit ist umstritten. Vorteilhaft können die geringe bzw. fehlende sedierende Wirkung sowie das Fehlen eines Abususpotentials sein. Von den Kontraindikationen müssen vor allem kardiopulmonale Nebenwirkungen beachtet werden, schlagartiges Absetzen von β-Blockern ist zu vermeiden (*Übersichten: Ananth* u. *Lin* 1986, *Kelly* 1980).

13.5.5 Phytotherapeutika und ältere Tranquilizer/Hypnotika

Pflanzliche Sedativa wie Hypericin, Kavain, Baldrian und Hopfen werden in den letzten Jahren zunehmend häufiger als Tranquilizer verordnet. Die wissenschaftliche Basis der Phytotherapeutika ist bis heute noch unzureichend. Die überwiegende Zahl dieser Arzneimittel sind Kombinationspräparate mit nicht standardisierten Inhaltsstoffen, die Einzelbestandteile sind meist in Unterdosierung enthalten, bei vielen flüssigen pflanzlichen Arzneimitteln muß der Alkoholgehalt beachtet werden (*Hänsel* 1991). Andererseits zeigen neuere kontrollierte Studien, daß z.B. Kavain gegenüber Plazebo signifikant anxiolytisch wirksam ist (*Möller* u. *Heuberger* 1989).

Bei kurzfristiger Einnahme sind Phytotherapeutika praktisch nebenwirkungsfrei, Hypericin kann photosensibilisierend wirken. Die Unbedenklichkeit einer Langzeiteinnahme ist zumindest fraglich, da Prüfungen auf chronische Toxizität bisher kaum existieren und neuere Veröffentlichungen Hinweise auf potentiell kanzerogene Inhaltsstoffe geben (z.B. epoxidhaltige Valepotriate in Baldrian).

Das älteste synthetische Hypnotikum Chloralhydrat (Chloraldurat®) liegt als Einschlaf- und Durchschlafmittel (mit verzögerter Wirkstofffreisetzung) vor. Bei der klinischen Wirkungsprüfung sowie im Schlaflabor hat die Substanz günstige Ergebnisse gezeigt (*Volk* u. *Spiegelberg* 1976). Die erforderliche Dosis liegt bei 1–1,5 g. Die geringe therapeutische Breite mit einer Dosis letalis ab ca. 6 g, relativ rasche Toleranzentwicklung sowie Reizung der Magenschleimhaut und Verdacht auf Kanzerogenität sind nachteilige Daten dieses Aldehyds.

Die z.T. freiverkäuflichen *Antihistaminika* Hydroxyzin (Atarax®, Masmoran®), Diphenhydramin (z.B. Sekundal-D®) und Doxylamin (z.B. Gittalun®) sind angesichts ihrer Toxizität, rascher Toleranzentwicklung sowie anticholinerger Nebenwirkungen nur in Ausnahmefällen indiziert.

Trotz seines Abhängigkeitspotentials kann bei Alterspatienten mit organischem Psychosyndrom auch Clomethiazol (Distraneurin®) als Hypnotikum (2–4 Kapseln bzw. 10–20 ml) in Einzelfällen eingesetzt werden (*Briggs* et al. 1980).

Literatur

Adam, K., Oswald, I.: Effects of lormetazepam and of flurazepam on sleep. Brit. J. clin. Pharmacol. 17 (1984) 531–538

Adam K., Oswald, I.: Can a rapidly-eliminated hypnotic cause daytime anxiety? Pharmacopsychiatry 22 (1989) 115–119

Adam, K., Adamson, L., Brezinova, V. et al.: Nitrazepam: lastingly effective but trouble on withdrawal. Brit. med. J. 278 (1976) 1558–1560

Adt, M., Schmucker, P., Wolpert, C.: Nebenwirkungen von Flunitrazepam, Diazepam und Dikaliumclorazepat auf Hämodynamik und Blutgase. Anästhesiol. Intensivmed. 28 (1987) 265–270

Ahnefeld, F.W., Bergmann, H., Burri, C. et al. (Hrsg.): Flunitrazepam – Pharmakologische Grundlagen – klinische Anwendung. Springer, Heidelberg 1978

Ananth, J., Lin, K.M.: Propranolol in psychiatry. Neuropsychobiology 15 (1986) 20–27

Ansseau, M., Doumont, A., Diricq, S.: Methodology required to show clinical differences between benzodiazepines. Curr. med. Res. Opin. 8 (Suppl. 4) (1984) 108–114

Arfwidsson, L., Arn, L., Beskow, J. et al.: A comparison between diazepam, dixyrazine, opipramol and placebo in anxiety states. Acta psychiat. scand. 221 (Suppl.) (1971) 19–32

Beaumont, G.: Loprazolam: An intermediate acting benzodiazepine. A review article. Brit. J. clin. Pract. 37 (1983) 486–492

Bixler, E.O., Kales, A., Brubaker, B.H., Kales, J.D.: Adverse reactions to benzodiazepine hypnotics: spontaneous reporting system. Pharmacology 35 (1987) 286–300

Briggs, R.S., Castleden, C.M., Kraft, C.A.: Improved hypnotic treatment using clormethiazole and temazepam. Brit. med. J. 279 (1980) 601–604

Brogden, R.N., Heel, R.C., Speight, T.M., Avery, G.S.: Clobazam: a review of its pharmacological properties and therapeutic use in anxiety. Drugs 20 (1980) 161–178

Charney, D.D., Woods, S.W.: Benzodiazepine treatment of panic disorder: A comparison of alprazolam and lorazepam. J. clin. Psychiat. 50 (1989) 418–423

Dawson, G.W., Jue, S.G., Brogden, R.N.: Alprazolam – a review of its pharmacodynamic properties and efficacy in the treatment of anxiety and depression. Drugs 27 (1984) 132–147

Doenicke, A., Ott, H. (Hrsg.): Lormetazepam (Noctamid). Springer, Heidelberg 1980

*Feely, M., Pullar, T.:*Pharmacokinetic differences between benzodiazepines. In: *L. Hindmarch, G. Beaumont, S. Brandon, B.E. Leonard* (eds.): Benzodiazepines: Current concepts. Wiley, London 1990, pp. 61–72

Fisher, R.J.H., Dean B.C.: A multi-centre, double-blind trial in general practice comparing the hypnotic efficacy and event profiles of flunitrazepam and temazepam. Pharmacotherapeutica 4 (1985) 231–235

Gillin, J.C., Spinweber, C.L., Johnson, L.C.: Rebound insomnia: A critical review. J. clin. Psychopharmacol. 9 (1989) 161–172

Goa, K.L., Ward, A.: Buspirone – a preliminary review of its pharmacological properties and the efficacy as an anxiolytic. Drugs 32 (1986) 114–129

Greenblatt, D.J., Shader, R.I.: Pharmacokinetics of antianxiety agents. In: *H.Y. Meltzer (ed.):* Psychopharmacology: The third generation of progress. Raven, New York 1987, pp. 1377–1386

Greenblatt, D.J., Harmatz, J.S., Engelhardt, N., Shader, B.I.: Pharmacokinetic determinants of dynamic differences among three benzodiazepine hypnotics. Arch. gen. Psychiat. 46 (1989) 326–332

Hänsel, R.: Phytopharmaka. Springer, Heidelberg 1991

Hanks, G.W. Lader, M.H. Lawson, D.H. (eds.): Clobazam. Brit. J. clin. Pharmacol. 7 (1979) 1 S – 155 S

Healey, M., Pickens, R., Meisch, R., McKenna, T.: Effects of clorazepate, diazepam, lorazepam, and placebo on human memory. J. clin. Psychiat. 44 (1983) 436–439

Heel, R.C., Brogden, R.N., Speight, T.M., Avery, G.S.: Temazepam: a review of its pharmacological properties and therapeutic efficacy as an hypnotic. Drugs 21 (1981) 321–340

Hindmarch, I., Musch, B. (eds.): Zopiclone in clinical practice. Int. clin. Psychopharmacol. 5 (Suppl. 2) (1990) 1–158

Hippius, H. (Hrsg.): Buspiron-Workshop 1984. Sociomedico, Gräfelfing 1985

Hubain, P.P., Castro, P., Mesters, P. et al.: Alprazolam and amitriptyline in the treatment of major depressive disorder: a double-blind clinical and sleep EEG study. J. affect. Disord. 18 (1990) 67–73

Janke, W., Debus, G., Longo, N.: Differential psychopharmacology of tranquilizing and sedating drugs. Mod. Probl. Pharmacopsychiat. 14 (1979) 13–98

Jobling, M., Stein, G.: Lorazepam in resistant mania. Lancet I (1986) 510

de Jonghe F., Ameling, E.H., Jonkers, F. et al.: Flurazepam and temazepam in the treatment of insomnia in a general hospital population. Pharmacopsychiatry 17 (1984) 133–135

Kelly, D.: Clinical review of beta-blockers in anxiety. Pharmacopsychiatry 13 (1980) 259–266

Kerry, R.J., McDermott C.M., Orme, J.E.: Bromazepam, medazepam, chlordiazepoxide in treatment of neurotic anxiety. Brit. J. Psychiat. 124 (1974) 485–486

Kishimoto, A., Kamata, K., Sugihara, T. et al.: Treatment of depression with clonazepam. Acta psychiat. scand. 77 (1988) 81–86

Kragh-Sorensen, P., Holm, P., Fynboe, C. et al.: Bromazepam in generalized anxiety. Psychopharmacology 100 (1990) 383–386

Kubicki, St., Haag-Wüsthof, C., Röhmel, J. et al.: Der Einfluß von Lormetazepam, Triazolam und Flunitrazepam auf die schnellen Augenbewegungen, K-Komplexe und Schlafspindeln gesunder Probanden. Z. EEG EMG 18 (1987) 61–67

Langley, M.S., Clissold, S.P.: Brotizolam: A review of its pharmacodynamic and pharmacokinetic properties and therapeutic efficacy as hypnotic. Drugs 35 (1988) 104–122

Laux, G.: Einteilungs- und Differenzierungsmöglichkeiten der Benzodiazepine. Fortschr. Med. 100 (1982) 2179–2186

Laux, G.: Tranquilizer. Hippokrates, Stuttgart 1989

Laux, G., Gunreben, G.: Spätdystonie unter Fluspirilen. Dtsch. med. Wschr. 116 (1991) 977–980

Laux, G., König, W.: Neues Anxiolytikum. Alprazolam-ein Triazolo-Benzodiazepin. Münch. med. Wschr. 127 (1985a) 142–145

Laux, G., König, W.: Benzodiazepine: Langzeiteinnahme oder Abusus? Ergebnisse einer epidemiologischen Studie. Dtsch. med. Wschr. 110 (1985b) 1285–1290

Lehmann, E., Heinrich, K., Wurthmann, C.: Niedrigdosierte Neuroleptanxiolyse. In: *K. Heinrich (Hrsg.):* Leitlinien neuroleptischer Therapie. Springer, Heidelberg 1990

Lydiard, R.B., Laraia, M.T., Ballenger, J.C., Howell, E.F.: Emergence of depressive symptoms in patients receiving alprazolam for panic disorder. Amer. J. Psychiat. 144 (1987) 664–665

McEvoy, J.P., Lohr, J.B.: Diazepam for catatonia. Amer. J. Psychiat. 141 (1984) 284–285

Mendelson, W.B., Weingartner, H., Greenblatt, D.J., et al.: A clinical study of flurazepam. Sleep 5 (1982) 350–360

Möller, H.J.: Neuroleptika als Tranquilizer: Indikationen und Gefahren. Med. Klin. 81 (1986) 385–388

Möller, H.J., Heuberger, L.: Anxiolytische Potenz von D, L-Kavain. Münch. med. Wschr. 131 (1989) 656–659

Müller, W.E.: Molekularer Wirkungsmechanismus der Benzodiazepine. Münch. med. Wschr. 124 (1982) 879–884

Müller-Oerlinghausen, B.: Benzodiazepine – wo liegen die Gemeinsamkeiten, wo die Unterschiede? Psycho 10 (1984) 561–573

Müller-Oerlinghausen, B.: Prescription and misuse of benzodiazepines in the Federal Republic of Germany. Pharmacopsychiatry 19 (1986) 8–13

Munjack, D.J., Crocker, B., Cabe, D. et al.: Alprazolam, propranolol, and placebo in the treatment of panic disorder and agoraphobia with panic attacks. J. clin. Psychopharmacol. 9 (1989) 22–27

Murphy, J.E., Ankier, S.I.: A comparison of the hypnotic activity of loprazolam, flurazepam and placebo. Brit. J. clin. Pract. 38 (1984) 141–148

Nicholson, A.N.: Brotizolam: Review of clinical studies. Brit. J. clin. Pharmacol. 16 (Suppl. 2) (1983) 433–440

Nicholson, A.N., Schlosberg, A., Dreyfus, J.F. (eds.): Zopiclone. A third generation of hypnotics. Karger, Basel 1983

Ott, H.: Tages-Hangover bei lang- und kurzwirkenden Benzodiazepinen in verschiedenen psychologischen und physiologischen Testmodellen im Rahmen von Verkehrstauglichkeitsuntersuchungen. In: Arzneimittel und Verkehrssicherheit. Bericht über das 4. Symposium Verkehrsmedizin des ADAC 1982, S. 112–128

Pakes, G.E., Brogden, R.N. Heel, R.C., et al.: Triazolam: A review of its pharmacological properties and therapeutic efficacy in patients with insomnia. Drugs 22 (1981) 81–101

Patat, A., Klein, M.J., Hucher, M: Effects of single oral doses of clobazam, diazepam and lorazepam on performance tasks and memory. Europ. J. clin. Pharmacol. 32 (1987) 461–466

Ray, W.A., Griffin, M.R., Schaffner, W. et al.: Psychotropic drug use and the risk of hip fracture. New Engl. J. Med. 316 (1987) 363–369

Richards, D.J.: Clinical profile of lorazepam, a new benzodiazepine tranquilizer. J. clin. Psychiat. 39 (1978) 266–274

Rickels, K., Feighner, J.P., Smith, W.T.: Alprazolam, amitriptyline, doxepin, and placebo in the treatment of depression. Arch. gen. Psychiat. 42 (1985) 134–141

Roth, T., Hartse, K.M., Zorick, F.J., Kaffeman, M.E.: The differential effects of short- and long-acting benzodiazepines upon nocturnal sleep and daytime performance. Arzneim. Forsch. (Drug Res.) 30 (1980) 891–894

Sauvanet, J.P., Langer, S.Z., Morselli, P.L. (eds.): Imidazopyridines in sleep disorders. Raven, New York 1988

Scharf, M.B., Khosla, N., Brocker, N., Goff, P.: Differential amnestic properties of short- and long-acting benzodiazepines. J. clin. Psychiat. 45 (1984) 51–53

Scharf, M.B., Fletcher, K., Graham, J.P.: Comparative amnestic effects of benzodiazepine hypnotic agents. J. clin. Psychiat. 49 (1988) 134–137

Schmidt, L.G.: Utilization and safety of fluspirilene in nonpsychotic outpatients. Pharmacopsychiatry 22 (1989) 188–191

Sieberns, S.: Therapeutische Erfahrungen mit Clotiazepam (Trecalmo), einem neuen Anxiolytikum aus der Gruppe der Thienodiazepine. Fortschr. Med. 97 (1979) 1705–1708

Strahan, A., Rosenthal, J., Kaswan, M., Winston, A.: Three case reports of acute paroxysmal excitement associated with alprazolam treatment. Amer. J. Psychiat. 142 (1985) 859–861

Strian, F., Möller, A.: Betablocker bei situationsbedingten Angstzuständen. Dtsch. med. Wschr. 112 (1987) 1015–1018

Tedeschi, G., Griffiths, A.N., Smith, A.T., Richens, A.: The effects of repeated doses of temazepam and nitrazepam on human psychomotor performance. Brit. J. clin. Pharmacol. 20 (1985) 361–367

Victor, B.S., Link, N.A., Binder, R.L., Bell, I.R.: Use of clonazepam in manic and schizoaffective disorders. Amer. J. Psychiat. 141 (1984) 1111–1112

Volk, W., Spiegelberg, U.: Wirkungsprüfung von Chloralhydrat gegen Referenzsubstanz bei Schlafstörungen stationärer psychiatrischer Patienten. Med. Welt 27 (1976) 1587–1589

Wendt, G., Binz, U., Müller, A.A.: Opipramol bei Angst und Schlafstörungen – eine Alternative zu Tranquilizern? Med. Welt 36 (1985) 506–512

Wesnes, K., Warburton, D.M.: A comparison of temazepam and flurazepam in terms of sleep quality and residual changes in performance. Neuropsychobiology 11 (1984) 255–259

Wetzel, H., Heuser, I., Benkert, O.: Benzodiazepines for catatonic symptoms. stupor, and mutism. Pharmacopsychiatry 21 (1988) 394–395

13.6 Stützende Psychotherapie für Patienten mit Neurosen, psychosomatischen Erkrankungen und Persönlichkeitsstörungen

H. Kind, D. Mentha

Eine Erklärung des Begriffs der stützenden Psychotherapie haben wir in Kap. 2.1 gegeben, wo wir feststellten, daß die allgemeine Psychotherapie des Nervenarztes bzw. Psychiaters am häufigsten als adaptative Psychotherapie durchgeführt wird. Sie ist durch die Wahl begrenzter Behandlungsziele charakterisiert, die sie aber mit einer Vielzahl an den Einzelfall sorgfältig angepaßten Vorgehensweisen zu erreichen sucht. Ob also stützende Psychotherapie angewendet wird, hängt primär davon ab, welches Behandlungsziel anvisiert ist. Soll eine gewisse Umstrukturierung erreicht werden, ein Abbau neurotischer Abwehrvorgänge und ihr Ersatz durch reifere Formen der Konfliktbewältigung, dann sollten einsichtsorientierte Techniken einen wichtigen Platz einnehmen, vor allem psychoanalytische Vorgehensweisen. Bekanntlich hängt die Indikation für eine einsichtsorientierte Therapie mit rekonstruktiven Zielen nur wenig von der psychiatrischen Diagnose ab. Entscheidend sind jene Faktoren, die üblicherweise als Voraussetzung für eine psychoanalytische Therapie gelten. *S. Freud* (Ges. W., Bd. V, S. 21) hat sie wohl am allgemeinsten formuliert, wenn er „einen gewissen Bildungsstand und einen einigermaßen verläßlichen Charakter" forderte. Zur Psychoanalyse vorgesehene Personen sollten nach *Freud* einen Normalzustand haben, von dem aus sich das Krankhafte bearbeiten lasse. Man spricht jetzt differenzierter von der Fähigkeit zur Introspektion, die ausreichend vorhanden sein sollte, von genügendem Leidensdruck und von einem Potential zur seelischen Wandlung, die für eine erfolgreiche psychoanalytische Therapie verlangt werden müssen.

Je weniger diese Voraussetzungen gegeben sind, um so mehr muß einerseits das Behandlungsziel reduziert werden auf Symptombehandlung und Stabilisierung eines seelischen Gleichgewichts auf tieferem Niveau. Andererseits sollte aber die psychotherapeutische Technik supportive Maßnahmen enthalten. Es gibt deshalb kein Entweder-Oder – da rekonstruktive, dort stützend/adaptative Therapie –, sondern einen fließenden Übergang. Wie im konkreten Fall die Therapie geführt wird, hängt von der Persönlichkeit des Patienten, seinen aktuellen Bedürfnissen, der verfügbaren Zeit, der Ausbildung und Erfahrung des Therapeuten ab.

Adaptative Psychotherapie verfügt über ein breites Spektrum von Maßnahmen, um das anvisierte, begrenzte Behandlungsziel zu erreichen. Im Mittelpunkt steht das ärztliche Gespräch, das, ganz auf den individuellen Patienten und seine Aufnahmefähigkeit ausgerichtet, verschieden gestaltet werden muß, direktiv/persuasiv, ermutigend/tröstend, beratend/führend, einsichtsorientiert/konfliktbearbeitend etc. Das regelmäßige Gespräch kann dann durch weitere Maßnahmen ergänzt werden, z.B. durch Entspannungsübungen im Sinne des autogenen Trainings, evtl. verstärkt suggestiv im Sinne der gestuften Aktivhypnose, aber auch durch ein verhaltenstherapeutisches Training im Sinne der systematischen Desensibilisierung bei geeigneten Fällen oder durch ein schrittweises Selbstbehauptungsprogramm. Der Einfühlung und dem Einfallsreichtum des Therapeuten sind keine Grenzen gesetzt, solange er das Wohl des Patienten im Auge hat, sich laufend Rechenschaft über sein Tun gibt und seine eigenen Bedürfnisse nicht mit jenen des Patienten verwechselt.

13.6.1 Die Indikation zur stützenden bzw. adaptativen Psychotherapie

Akute Konflikt- und Streßreaktionen

In diesen Fällen hat der Patient in erster Linie das Bedürfnis, das frühere seelische Gleichgewicht wieder herzustellen. Zwar kann die einleitende Exploration durchaus Hinweise auf neurotische Konfliktabwehr geben, aber es wird rasch klar, daß der Patient sich nicht auf diese Problematik einlassen will. Er wünscht Beseitigung der ihn störenden Symptome, wenn es sich um eine bisher einigermaßen stabile, ich-starke Persönlichkeit handelt, und möchte nicht zum *Psychofall* gemacht werden. Ein Beispiel mag diese Behandlungssituation veranschaulichen:

Ein 50jähriger Angestellter in leitender Position eines großen Unternehmens wird vom Hausarzt wegen hartnäckiger Schlafstörungen bei sonst organisch unauffälligem Befund überwiesen. Seit Monaten kann er schlecht einschlafen, nicht abschalten, übliche Schlafmittel helfen nur kurze Zeit. Dazu leidet er oft unter Herzbeklemmungen, Schwitzen, starker Wetterfühligkeit, Erschöpfungsgefühl, hypochondrisch gefärbten Ängsten bezüglich allerlei körperlichen Mißempfindungen. Er ist verheiratet, hat 2 erwachsene Kinder und lebt in geordneten, wohlhabenden Verhältnissen. Vor 1 Jahr wurde er innerhalb des Unternehmens von einem Außenposten auf eine zentrale leitende Stelle berufen, wo er zahlreichen, unerwarteten Schwierigkeiten begegnete. Er sollte reorganisieren, stieß aber auf Widerstand und geriet zunehmend unter Druck. Sein Arbeitstag umfaßte oft 12 und mehr Stunden mit zusätzlichen gesellschaftlichen Verpflichtungen. Er stammte aus einfachen Verhältnissen, hatte eine strenge, rigide Erziehung genossen, sich aber im kaufmännischen Beruf nachher rasch als energisch, initiativ und einfallsreich erwiesen, so daß er schnell Karriere machte. Im explorativen Gespräch war bald deutlich geworden, daß dieser früher einigermaßen gesunde, obwohl etwas zu hypochondrischer Ängstlichkeit neigende Mann jetzt in eine schwere Streß- und Überlastungsreaktion geraten war. Die Symptome konnten als vegetative Begleiterscheinungen der seelischen Überforderung verstanden werden, wodurch der Patient seine Stellung gefährdet sah. Es ging also in 1. Linie darum, das frühere Gleichgewicht wieder zu erreichen, wozu mehrere Maßnahmen hilfreich schienen. In fortlaufenden Gesprächen erhielt der Patient die Gelegenheit zur kathartischen Ausspra-

che. Viel aufgestauter Ärger über unkooperative Mitarbeiter konnte so geäußert werden, wozu angesichts der Spitzenposition sonst keine Möglichkeit bestand. Diskutiert wurde auch das Problem seines Arbeitsstils, die Notwendigkeit von Pausen, die mögliche Delegation von Aufgaben. Als Außenstehender konnte der Arzt unbelastet Anregungen vorbringen, die den Patienten seine Situation einmal mit anderen Augen sehen ließen. Allein schon die Erklärung, daß seine Symptome weder Ausdruck eines ernsthaften körperlichen Leidens noch einer seelischen Störung seien, sondern die Folge seiner Überlastung, hatte einen beruhigenden Effekt. Parallel zu den Gesprächen wurde das autogene Training instruiert, von dessen günstiger Wirkung der Patient bald überzeugt war. Zur spezifischen Behandlung der Schlafstörung nahm er kurmäßig das schon vom Hausarzt verordnete L-Tryptophan unter gleichzeitigem schrittweisem Abbau und dann Verzicht auf das Schlafmittel. Vorübergehend erhielt er eine kleine Dosis des ß-Rezeptorenblockers Propranolol zur Dämpfung der unangenehmen Herzsensationen.

Während 2 Monaten fand wöchentlich eine 1stündige Sitzung statt, später alle 14 Tage. Die körperlichen Symptome waren bald ganz wesentlich gebessert, der Patient wünschte aber weitere Gespräche zur Klärung seiner Situation. Es war schon von Anfang an klar gewesen, daß der Patient zwar in einer stabilen, von ihm nicht in Frage gestellten Ehe lebte, die aber in mancher Hinsicht unbefriedigend war. Daraus ergab sich nun ein weiteres Gesprächsthema. Die eigentliche Therapie konnte daraufhin abgeschlossen werden. Eine jetzt 3jährige Katamnese zeigt, daß der Patient seither weitgehend ohne Beschwerden geblieben ist, und daß sich seine berufliche und familiäre Situation konsolidiert hat.

Neurotische Entwicklungen, psychosomatische Zustände

Wie bereits erwähnt, hängt die Wahl der zweckmäßigen Psychotherapiemethode nicht in erster Linie von der Diagnose ab, sondern von den Bedingungen der Persönlichkeit des Patienten, seinen Bedürfnissen und aktuellen Möglichkeiten und, es sei nochmals betont, von Ausbildung und Erfahrung des Therapeuten. Es gibt kaum eine Zuordnung von bestimmten Methoden zu einzelnen diagnostischen Kategorien. Es läßt sich deshalb nur an Beispielen zeigen, wo und wann adaptative Psychotherapie ihren Platz hat und über welche Techniken sie verfügt.

Eine 61jährige Frau, kinderlos verheiratet, Hausfrau, in einem Land des Nahen Ostens wohnhaft, erscheint — angemeldet durch eine befreundete Ärztin — in der Sprechstunde. Sie hat ein schweres Flüchtlingsschicksal hinter sich, litt während Jahren unter neurasthenischen Beschwerden, lebt jetzt aber in geordneten Verhältnissen, die ihr auch jährlich eine Reise nach Europa gestatten. Sie hält sich jetzt mit ihrem Mann für 3 Wochen in Zürich auf und wünscht in dieser Zeit eine Behandlung. Seit bald 1 Jahr leidet sie an Druck auf der Brust und im Kopf, wie ein Panzergefühl, an Magenbeschwerden, zeitweisem

Durchfall, fühle sich im ganzen elend und nervös, empfinde allgemeine Schwäche, habe deshalb ihren Haushalt entgegen ihrer sonstigen Gewohnheit vernachlässigt. Nach Mitteilung des Hausarztes ist sie organisch gesund. Tranquilizer und ein Antidepressivum haben keine Besserung gebracht, sie wurden schlecht vertragen. Ein 1. exploratives Gespräch ergab rasch einen erheblichen, chronischen Ehekonflikt. Der Mann sei cholerisch, ein Pedant, möge ihr wenig gönnen. Er lobe sie nie, nehme keinen Anteil an ihr, erwarte aber, daß man nach außen das Bild eines idealen Ehepaars biete, und daß sie eine perfekte Hausfrau sei. Eigentlich habe sie sich mit diesem Zustand abgefunden, gerät aber in Tränen auf den Hinweis, daß solche Kränkungen und Verzichte sehr wohl Kopf- und Magenweh verursachen könnten. Sie bat dringlich um ein gutes Mittel, das ihre jetzigen Beschwerden behebe. Der Arzt verwies dagegen auf die Ehesituation. Wenn Hilfe möglich sein sollte, dann müsse dort angesetzt werden. Man einigte sich zunächst auf ein Paargespräch mit dem Mann, um einen besseren Einblick zu bekommen. Dabei ergab sich, daß die Beschwerden der Patientin vor allem zu Hause auftraten und sie dort klagsam, matt, empfindlich und gereizt, unter fremden Leuten aber eher unauffällig war. Der Mann gab auch zu, daß Spannungen zwischen ihnen vorhanden seien und ließ sich ansatzweise von ihr in ein Gespräch über die gegenseitigen Erwartungen und Ressentiments verwickeln.

Angesichts des bereits festgelegten Abreisetermins stand nur eine begrenzte Zeit zur Verfügung. Es konnte nur darum gehen, der Patientin zu einer verbesserten Anpassung an ihre Lebenssituation zu verhelfen. In insgesamt 5 1stündigen Sitzungen wurde das Gespräch ganz auf die Beziehung zum Mann konzentriert. So wie die Dinge lagen, gab es nur die Möglichkeit, ihr Leben wie auch die Tatsache ihres Älterwerdens besser zu akzeptieren. Die jetzige Schwäche und die Beschwerden sollten als untauglicher Versuch verstanden werden, den Mann zu vermehrter Rücksicht zu zwingen. Allein schon die Versicherung, daß die Patientin nicht eigentlich krank sei, sondern an uneingestandenen Gefühlen leide, erleichterte sie deutlich. Jetzt erinnert sie sich auch, was dem Beginn ihrer Beschwerden vorausgegangen war, nämlich eine akute Auseinandersetzung mit dem Mann wegen Geldgeschäften, die sie nicht billigen konnte.

Im Laufe der 3 Wochen klangen die Beschwerden weitgehend ab. Die Patientin machte Pläne für neue, eigene Aktivitäten, um sich besser gegen den Mann behaupten zu können. Vor der Abreise sagte sie, sie fühle sich wie eine Rekonvaleszentin, wie jemand, der einen schweren Zustand durchgemacht habe. Seither kam die Patientin während ihren jährlichen Europareisen jeweils zu einer Konsultation. Sie leide zwar wie seit Jahren zeitweise unter vegetativen Beschwerden, sei aber guter Stimmung. Die Beziehung zu ihrem Mann sei nicht wesentlich verändert, sie habe sich aber mit seiner Art abgefunden, lasse sich weniger kränken und versuche sich bei Ärger sofort abzulenken. Nur gelegentlich nehme sie einen Tranquilizer. Über die nun vergangenen 5 Jahre hat die Patientin dieses seelische Gleichgewicht bewahren können ohne wesentliche Beschwerden und ihre schwierige Situation in günstigerer Weise gemeistert.

Epikrise: Von Anfang an war klar, daß angesichts der äußeren Umstände nur ein sehr begrenztes Therapieziel anvisiert werden konnte. Nachdem die Patientin eine gewisse Fähigkeit zur Introspektion erkennen ließ, war ein primär einsichtsorientiertes Vorgehen möglich, aber stark kombiniert mit ermutigenden und direktiven Elementen. Wäre sie längere Zeit am Ort geblieben, wäre vielleicht ein deutlicher rekonstruktives Behandlungsziel allenfalls mit Paartherapie in Betracht gekommen.

Ein weiteres Fallbeispiel soll veranschaulichen, wie oft verschiedene der z.T. in den vorher erwähnten Beispielen ausgeführten Umstände zusammenkommen und dazu beitragen, daß sich der Therapeut für ein adaptatives Vorgehen entscheidet. Im vorliegenden Fall spielten vor allem eine Rolle: die äußeren Belastungen, das Alter, die einfachen sozialen Verhältnisse, ein gewisser Mangel an Introspektionsfähigkeit und eine langjährige, letztlich nicht mehr reparierbare Leidens- und Lebensgeschichte.

Eine 70jährige Patientin wurde wegen nervöser Schluckbeschwerden im Rahmen eines chronischen Partnerschaftskonfliktes angemeldet. Das Erstgespräch zeigte eine ältere, etwas demonstrativ damenhaft wirkende Frau mit angedeuteten, beginnenden Merkfähigkeitsstörungen, welche in der Art ihrer Kontaktnahme Hinweise auf hysterische Persönlichkeitsmerkmale zeigte, daneben aber vor allem in einer sehr schwierigen, enttäuschenden ehelichen Situation lebte, an der aus äußeren Gründen nicht mehr mit rekonstruktiver Zielsetzung gearbeitet werden konnte. Neurotische Symptome verschiedenster Art sowie der langjährige, belastende Ehekonflikt prägten die Anamnese dieser in materiell einfachen Verhältnissen lebenden Patientin. Ihr Ehemann, den sie im Gespräch massiv entwertete, litt zum Zeitpunkt des Erstkontaktes an einem dementiellen Zustandsbild im Rahmen einer terminalen Parkinsonerkrankung. Seine Pflege war für die Patientin in körperlicher und psychischer Hinsicht sehr aufreibend. Bei der Patientin selbst war vor Jahren eine multiple Sklerose diagnostiziert worden, die jedoch entweder einen sehr benignen Verlauf genommen hatte oder rückwirkend als Fehldiagnose früherer konversionshysterischer Symptome interpretiert werden mußte. Im Zusammenhang mit dieser MS-Diagnose hatte vor Jahren ihr Ehemann sich der Patientin gegenüber sehr egozentrisch und gefühllos verhalten, d.h. sich offen auf ein Leben nach ihrem Tod vorbereitet. Diese schmerzliche Erinnerung — eine neben vielen — erschwerte der Patientin nun ihrerseits den Umgang mit ihrem in jeder Hinsicht hilflosen und pflegebedürftigen Mann.

Die stützende Begleitung, welche als Grundlage eine therapeutisch nicht hinterfragte, offensichtlich idealisierende Beziehung zum Therapeuten hatte, umfaßte während 1 1/2 Jahren 16 ca. 30minütige Sitzungen, in welchen Fragen der Pflege, des Zusammenlebens mit dem geizigen, tyrannischen und dementen Mann und die Möglichkeit bescheidener Außenkontakte (Frau B. betreute als freiwillige Helferin zwei schwerkranke Alterspatientinnen) thematisiert wurden. Wichtig war für die Patientin schon nur die Möglichkeit, ihre Sorgen und Nöte mit einem Arzt und gleichzeitig mit einem verständnisvollen und vernünftigen Gesprächspartner besprechen zu können. Auch ohne spezielle interpretative Bearbeitung der Zusammenhänge zwischen der Lebenssituation und den Schluckbeschwerden reduzierten sich diese bald auf ein für die Patientin erträgliches Maß. Die stützende Therapie begleitete Frau B. durch die für sie schwierige, belastende und konflikthafte Zeit während des zunehmenden Abbaus ihres Ehemannes, der schließlich hospitalisiert werden mußte und verstarb. Sie endete mit einer an der bewußten Oberfläche bleibenden Bearbeitung ihrer massiven Schuldgefühle nach Hospitalisierung und Tod des Gatten. Schließlich konnte die Patientin ihre Verzweiflung über seinen Tod überwinden und sich neu lange brachliegenden Interessen und Beziehungen zuwenden.

Chronifizierte neurotische und Persönlichkeitsstörungen

Wie jeder Psychotherapeut weiß, der seine Patienten nicht nach der Idealindikation für eine rekonstruktive Therapie auswählt, gibt es zahlreiche Menschen, die auf unabsehbare Zeit Hilfe brauchen, um ihr Leben einigermaßen befriedigend meistern zu können. Diagnostisch handelt es sich um chronifizierte Neurosen, z.B. Angst- und Zwangskranke, chronische Depressionen, abnorme Persönlichkeiten u.a., die entweder die Voraussetzungen für eine rekonstruktive Therapie nicht erfüllen oder eine oder mehrere dieser Therapien bereits erfolglos hinter sich haben. Aufgabe des Therapeuten ist dann die langfristige, stützende Begleitung zur Bewahrung und Festigung des unter den gegebenen Umständen erreichbaren seelischen Gleichgewichts. In der Regel wird sich diese Form der Therapie periodischer Gespräche bedienen, die je nach den momentanen Erfordernissen mehr empathisch-beruhigend, beratend-direktiv oder kathartisch-tröstend gestaltet werden müssen. Das Hauptgewicht liegt auf der Schaffung einer tragfähigen Arzt-Patient-Beziehung. Nicht selten werden auch äußere Eingriffe wie Kontakte mit Angehörigen, Arbeitgebern u.a. am Platze sein und ebenso die Verabreichung von Medikamenten. Die Intervalle zwischen den einzelnen therapeutischen Kontakten und deren Dauer sollen flexibel gehandhabt werden. Manchmal können Kurzkontakte von 15 bis 20 Minuten genügen, dann wieder sind übliche Sitzungen von 45 bis 60 Minuten Dauer notwendig.

Ein Hauptproblem dieser Form der stützenden Psychotherapie liegt darin, die gegenseitigen Erwartungen von Patient und Therapeut zur Deckung zu bringen. Der Therapeut muß seine hohen Erfolgserwartungen dämpfen und den realen Gegebenheiten des Patienten anpassen, ohne enttäuscht und frustriert zu sein. Auch muß er den oft drängenden Ansprüchen auf Zuwendung und Fürsorge widerstehen können, ohne das Vertrauen des Patienten aufs Spiel zu setzen. Der Patient seinerseits muß fähig sein, im Therapeuten trotz Krisen und Widerständen ein verläßliches, günstiges Beziehungsobjekt zu sehen. Auf die Dauer stellt diese Form der therapeutischen Zuwendung nicht geringe Anforderungen. Der Therapeut wird leicht enttäuscht, fühlt sich ausgenützt und in seinen Bemühungen mißachtet. Wenn er aber durchhält, wird er erfahren, daß es ihm gelingt, Kranke trotz behindernder Symptome arbeits- und funktionsfähig zu halten, Hospitalisationen zu vermeiden und allenfalls ganzen Familien ein erträgliches Leben zu sichern.

Eine 40jährige Frau meldete sich erstmals in der Sprechstunde, weil sie ein Zeugnis für eine deutsche Wiedergutmachungsbehörde brauchte. Sie hat als rassisch Verfolgte einige Jahre im KZ verbracht, gehörte am Kriegsende zu den wenigen Überlebenden und kam schließlich auf langen Umwegen in die Schweiz. Hier war sie in einem medizinischen Hilfsberuf tätig, litt aber unter neurasthenischen Beschwerden auf dem Hintergrund einer chronischen, reaktiven Depression. Sie hatte bereits einige Therapieversuche hinter sich, klammerte sich aber rasch so sehr an die Therapeuten, daß es zum Abbruch kam. Auch jetzt wurde anfänglich eine intensivere, evokative Therapie versucht, aber bald wieder aufgegeben, weil die Patientin durch die aufsteigenden Erinnerungen tiefer in die Depression geriet. Es entwickelte sich deshalb eine führende und stützende Begleitung der Patientin, die sich über mehr als 20 Jahre hinzog. Es gelang, die Patientin bis zur altersbedingten Pensionierung arbeitsfähig zu erhalten. Die Bewährung bei der Arbeit war eine sehr wichtige Stütze des Selbstgefühls dieser Frau. Enttäuschungen und Kränkungen führten aber mehrmals zu einem Wechsel des Arbeitsplatzes, wobei jeweils eine Intensivierung der Therapie und auch Erholungsaufenthalte notwendig waren.

Die großen, unrealistischen Erwartungen der Patientin an den Therapeuten blieben ein dauerndes Thema. Er sollte sie eigentlich durch seine Zuwendung für die schweren Entbehrungen und Ängste ihres früheren Lebens wenigstens notdürftig entschädigen. Mit einer gleichmäßig offenen und konstanten Zuwendung, die gleichzeitig keinen Zweifel an den Grenzen der therapeutischen Hilfe ließ, gelang es immer wieder, die Patientin zu veranlassen, realistische, naheliegende Ziele zu fassen. 58jährig verheiratete sie sich mit einem etwa gleichaltrigen, langjährigen Bekannten, der zwar nicht das gleiche Schicksal, aber ebenfalls erhebliche Persönlichkeitsprobleme aufwies. Im Sinne gegenseitiger Stützung und Sicherung der äußeren Existenz erwies sich diese Lösung im Laufe der folgenden Jahre als relativ günstig. Sporadische Kontakte zum Therapeuten wurden von der Patientin aber weiterhin gesucht.

Selbstverständlich verlaufen nicht alle supportiven und adaptativen Psychotherapie-Fälle, wie die bisher erwähnten, positiv. Wir halten es jedoch für didaktisch günstiger, in einem bezüglich Methodik und Indikationsstellung relativ unscharf definierten Feld wie dem unsrigen, positive Behandlungsfälle zur Illustration des Vorgehens vorzulegen, da bei negativen Verläufen zu Recht die Frage aufkommen müßte, ob nicht eine andere Indikationsstellung resp. Methodenwahl die richtigere gewesen wäre. Der folgende Fall mag belegen, daß adaptative Psychotherapie sich gelegentlich mit sehr begrenzten Erfolgen begnügen muß.

Auch dieser Patient gehört diagnostisch in den Bereich der chronifizierten neurotischen Störungen resp. Persönlichkeitsstörungen. Zum Zeitpunkt des Erstkontaktes befand sich der damals 57jährige Mann in einer psychischen Extremsituation. Seit mehreren Jahren von der Sozialfürsorge abhängig, wurde er vom für ihn zuständigen Sozialarbeiter als Notfall angemeldet. Kaum mehr kontrollierbare Aggressivität und Wut, welche er in Kontakten auf dem Sozialamt zeigte, dann aber auch immer bedrohlicher wirkende Suizidäußerungen, hatten den Anlaß gegeben.

Die Anamnese des Patienten zeigt Anzeichen reduzierter psychischer Belastbarkeit: So war er bis zur Pubertät Bettnässer gewesen und hatte unter Angstträumen gelitten. Zeitlebens hatte er eine erhöhte Kränkbarkeit und ein reizbares Temperament gezeigt und war vor Jahren einmal wegen psychogen verstärkter Rückenbeschwerden im Anschluß an einen Verkehrsunfall während mehreren Jahren arbeitsunfähig gewesen. Er hatte sich bereits damals in verschiedenen Einrichtungen der beruflichen Rehabilitation als kaum integrierbar erwiesen.

Leben und Schicksal hatten den Patienten allerdings auch immer wieder an die Grenze seiner Möglichkeiten geführt. Als ungelernter Hilfsarbeiter mußte er für eine Familie mit 6 Kindern aufkommen, so daß er sich gelegentlich genötigt sah, neben seiner regulären Arbeitsstelle noch zusätzliche Arbeiten zu versehen. Auch seine Ehefrau, welche ihm jahrelang den nötigen Halt zu vermitteln wußte, ging arbeiten. Zeitweise betrieb er einen erhöhten, jedoch nie klinisch dekompensierenden Äthylkonsum.

Zur Dekompensation kam es schließlich wegen eines Paarkonfliktes, ausgelöst durch eheliche Untreue seiner Frau, welcher zur Trennung und schlußendlichen Scheidung führte. Seines Haltes beraubt, wurde der Patient an seiner Arbeitsstelle allmählich untragbar, zeigte mürrisches, gekränkt-aggressives Verhalten, wies monatelange Arbeitsabsenzen auf und wurde schließlich gekündigt. Er isolierte sich zunehmend, kam seinen finanziellen Verpflichtungen nicht mehr nach und wurde so von der Sozialfürsorge abhängig. Dies neben der Tatsache, daß er wiederholt als Leistungsberechtigter seitens der Invalidenversicherung abgelehnt wurde, erlebte er als abschließende massive Kränkung, zumal er mehr und mehr verschuldete. Seine sozialen Kontakte kamen nun weitgehend zum Erliegen und er entwickelte sich zu einem vereinsamten Sonderling. Er verbrachte mehrere Jahre in diesem unbefriedigenden Gleichgewicht, bis er schließ-

lich unter dem Bilde einer chronischen, gekränkt, grüblerisch, aggressiv und gleichzeitig auch suizidal gefärbten depressiven Entwicklung zum Psychiater gebracht wurde.

Im Erstgespräch brachte er vor allem fast grenzenlose aufgestaute Wut unkritisch, distanzlos und völlig chaotisch zum Ausdruck. Die 1. und rückblickend wohl entscheidende Intervention bestand darin, ihn nach genügend langer kathartischer Entladung seiner Frustration und Wut, welche alle seine Bezugspersonen umfaßte, daraufhin anzusprechen, was er eigentlich von seinem gegenwärtigen ärztlichen Gesprächspartner halte. Daraufhin begann der Patient zäh mit den Tränen zu kämpfen und war in der Lage, ein fragiles Bündnis zuzulassen. Dieses konnte im Laufe der weiteren Therapie durch möglichst große Zuverlässigkeit und Transparenz seitens des Arztes, aber auch durch vorsichtiges, jedoch gleichzeitig systematisches Thematisieren der positiven Aspekte der therapeutischen Beziehung verstärkt werden. Letzteres erwies sich vor allem dann als wichtig, wenn äußere Ereignisse oder situative Vorkommnisse während der Behandlung, wie z.B. das Wartenmüssen, die Kränkbarkeit des Patienten mobilisiert hatten.

Die supportive Therapie dauerte 1 Jahr und erfolgte anfänglich in wöchentlichen, später in 14tägigen, ca. 3/4stündigen Sitzungen. Der Therapeut unternahm erneut den Versuch, für den Patienten bei der Invalidenversicherung Leistungsberechtigung zu erwirken. Daneben wurde der Patient immer wieder eingeladen, den regelmäßigen Besprechungen auch unabhängig von der Frage, ob er nun schließlich als Invalider anerkannt werden würde, einen therapeutischen Sinn einzuräumen. Mit der Zeit gelang es auch, seine chaotische, anfänglich von praktisch unkontrollierbaren heftigen Emotionen gesteuerte Art der Kommunikation anzusprechen, und die Gespräche wurden etwas ruhiger und strukturierter. Parallel dazu nahm sich der Patient wieder aktiver seines Alltagslebens an. Er begann seine Wohnung aufzuräumen und umzugestalten oder nahm Behördenwege wieder auf, welche schließlich dazu führten, daß er einen Telefonanschluß erhielt. Er intensivierte seine Kontakte zu Nachbarn und Kindern und berichtete schließlich auch von recht befriedigenden Besuchen bei ehemaligen Bekannten, welchen er gelegentlich bei Arbeiten aushalf.

Während verschiedener Sitzungen wurde eine Art metaphorisch indirekter Zugang zum Patienten gesucht, indem große Teile der Gespräche darauf verwendet wurden, Lebensbereiche, in denen er sich früher als kompetent erwiesen hatte und welche sich als Metaphern für Entwicklung, Veränderung und Wandlung eigneten, ausführlich mit ihm zu besprechen und zwar so, daß der Patient dem Therapeuten gegenüber als der erklärende Experte auftreten konnte. Beispiele: Die Möglichkeit, einen etwas zu klein geratenen Schuh durch geeignetes und zeitlich dosiertes Einführen eines sog. Leistens in seiner Form so weit zu verändern, daß er anschließend seinem Besitzer wieder einen befriedigenden Gebrauch versprach; die Möglichkeit, durch eine zeitlich begrenzte Phase des Haarwachstums Voraussetzungen zu schaffen, damit anschließend ein kompetenter Coiffeur einen befriedigenderen Haarschnitt vornehmen könne, oder auch Fragen der geeigneteren Pflege der verwahrlosten Zimmerpflanzen im Büro des Therapeuten.

Einen Höhepunkt im Leben des Patienten stellte eine Ferienwoche dar, welche er zusammen mit der Familie seiner Tochter in den Bergen verbringen konnte.

Vorbeugend war mit ihm immer wieder die Möglichkeit, daß die Invalidenversicherung nicht in seinem Sinne entscheiden würde, besprochen worden. Schließlich wurde er entgegen dieser Erwartung als leistungsberechtigt anerkannt. Versuche, trotz seines relativen Alters Schritte in Richtung beruflicher Rehabilitation zu unternehmen, scheiterten daran, daß der Patient zuweilen das von früher bekannte Bild bedrohlicher aggressiver und selbstdestruktiver Agitation zu zeigen begann.

Schließlich nahm der Patient Beziehung zu einer Frau auf, welche in seinen Schilderungen als selbst psychisch krank und extrem manipulativ und kontrollierend imponierte. Sie vermittelte ihm den Eindruck, als sei ihm kein Schritt mehr außerhalb ihrer Kontrolle gestattet resp. möglich. Nach verschiedenen Trennungen und Versöhnungen verlangte der Patient vom Therapeuten, dieser solle Kraft seiner Autorität die Beziehung zu dieser Frau – für ihn – beenden, indem er ihm den Beziehungsabbruch befehle. Als der Therapeut daraufhin versuchte, dem Patienten klar zu machen, daß dies seine eigene Aufgabe sei, daß er – der Therapeut – jedoch gerne bereit wäre, nach entsprechenden Schritten von seiten des Patienten allfällige Schwierigkeiten bei der Trennung in Form eines Dreiergesprächs anzugehen, reagierte der Patient enttäuscht. Er kündigte an, er werde in diesem Fall für längere Zeit einen Verwandtenbesuch in einem andern Landesteil durchführen und sich dann wieder melden. Er könne jedoch jetzt keinen Termin vereinbaren, da er die Dauer seiner Abwesenheit nicht kenne. Seither wurde der Patient nie mehr im Ambulatorium gesehen. Er hat sich auch nicht auf schriftliche Kontaktnahme gemeldet.

Der für ihn im Sozialdienst der Gemeinde zuständige Sozialarbeiter sieht ihn jedoch zu sporadischen kurzen Kontakten. Katamnestisch ließ sich so ein Jahr nach Abbruch der Therapie vernehmen, daß der ehemalige Patient eine Art prekäres Gleichgewicht gefunden habe. Von einer wirklichen Änderung könne nicht gesprochen werden. Der Patient sei nach wie vor kränkbar und isoliert. Er wirke stark auf sich und sein leidvolles Schicksal bezogen. Allerdings sei es auch stiller um ihn geworden. Er verhalte sich in den monatlichen Kontakten mit dem Sozialarbeiter eher zugeknöpft und lasse sich wenig in die Karten blicken. Zu Sorgen wie zu Zeiten vor der Therapie gebe er keinen Anlaß mehr.

Epikrise: Ein primär aufdeckendes Vorgehen schien in diesem Fall von der Persönlichkeitsstruktur des Patienten her gesehen nicht möglich, so daß ein stützender Ansatz gewählt wurde, welcher anfänglich stark den Charakter einer Krisentherapie hatte. Im Rückblick fällt auf, daß sich hinter der vordergründigen, oft lärmenden Aggressivität und Gekränktheit des Patienten große Beziehungsprobleme verbargen. Er war zur Stabilisierung seines Selbstgefühls auf Objekte, welche ihm Halt und Sicherheit versprachen, angewiesen und kämpfte gleichzeitig gegen die damit verbundene Abhängigkeit an. Ob in dieser Situation ein anderer Ausgang möglich gewesen wäre, muß offen bleiben. Man kann sich fragen, ob in der letzten Sitzung die Enttäuschung des Patienten durch den Therapeuten besser hätte aufgefangen werden können oder ob es Möglichkeiten gegeben hätte, ihm doch aktiver bei der Wahrung seiner Autonomiebedürfnisse seiner neuen Freundin gegenüber zu helfen. Möglicherweise benützte der Patient allerdings unbewußt auch dieses neue Beziehungsproblem, um der sonst zu bedrohlich werdenden Abhängigkeit vom Therapeuten entgehen zu können. Dabei mag auch mitgespielt haben, daß Therapeut und Patient sich durch hohe Erwartungen unter Druck setzten.

Solcherlei enttäuschende Therapieabbrüche werden sich in der stützenden Psychotherapie auch bei guter Ausbildung und sorgfältiger Arbeit nicht immer vermeiden lassen. Das Fallbeispiel und diese kurze Epikrise mag zusätzlich illustrieren, daß stützende Psychotherapie keineswegs immer eine leicht durchzuführende Behandlungsmethode ist.

13.6.2 Das stützende Gespräch begleitende Maßnahmen

Adaptative Psychotherapie, die zwar im wesentlichen auf dem Gespräch oder Dialog beruht, kann in vielen Fällen durch zusätzliche Maßnahmen ergänzt werden. In den kasuistischen Beispielen des vorhergehenden Abschnittes wurde das autogene Training in diesem Sinne benützt. *Stolze* (1967) hat schon in den 60er Jahren gefunden, daß ein großer Teil der psychotherapeutisch tätigen Ärzte in der Bundesrepublik das psychologisch fundierte Gespräch mit dem autogenen Training kombiniere (s. Kap. 2). Seltener werden andere Entspannungsverfahren benützt, z.B. die progressive Relaxation nach *Jacobson* (*Bernstein* u. *Borkovec* 1978) oder die aktive Tonusregulation nach *Stokvis* (*Stokvis* u. *Wiesenhütter* 1971). In neuerer Zeit haben Methoden wie die konzentrative Bewegungstherapie nach *Gindler* u. *Stolze* (*Gräff* 1983) oder integrative Bewegungstherapie nach *Petzold* (1979) Interesse gefunden. Im Gegensatz zum autogenen Training geht es bei diesen letzteren Verfahren weniger um das Erlernen von Entspannung, sondern um ein viel breiteres Sich-Erspüren und Bewegen, das zu einer Sensibilisierung der Selbstwahrnehmung führen soll, wodurch Fehleinschätzungen und Fehlhaltungen beeinflußt werden können. Auch die Hypnose hat in den letzten Jahren wieder vermehrte Aufmerksamkeit gefunden, vor allem seit auch hierzulande die Techniken von *Milton Erickson* (*Rossi* 1980) benützt werden. Alle diese Verfahren haben ihre Bedeutung kaum je als eigenständige Therapie, sondern sie sollen das ärztliche Gespräch ergänzen, allenfalls auch vorbereiten, wenn der Kontakt zum Patienten vorerst nur über die direkte Beschäftigung mit seinem Leib gefunden werden kann. Das ist nicht selten bei psychosomatischen Störungen der Fall. Es ist hier nicht der Platz, im Detail auf alle diese Verfahren einzugehen. Wir beschränken uns deshalb auf einige Hinweise zum autogenen Training und zur Hypnose.

Das autogene Training

Die konzentrative Selbstentspannung nach *Schultz* gliedert sich bekanntlich in eine Unter- und Oberstufe. Meist wird in der ärztlichen Praxis nur die Unterstufe benützt. Sie besteht neben der einleitenden Ruheformel aus Übungen, die schrittweise eine Gesamtentspannung im Sinne der Umschaltung in einen autohypnoiden Zustand anstreben. Geübt wird täglich 2 bis 3 mal, meist im Liegen, wobei sich der Patient mit Hilfe standardisierter Formeln die Realisierung der Übungen aneignet. Für eine gute Entspannung muß mit einer Übungszeit von 4 bis 6 Monaten gerechnet werden. Es kommen deshalb nur Patienten in Frage, denen der Begriff Üben vertraut ist, und die genügend Selbstdisziplin zum täglichen, regelmäßigen Üben aufbringen. Das engt die Auswahl deutlich ein. Die wichtigsten Indikationen beziehen sich auf sog. vegetative Regulationsstörungen und psychosomatische Syndrome wie Kopfschmerzen, Schlafstörungen, funktionelle Herzbeschwerden, neurasthenische Erscheinungen, Streß- und Erschöpfungsreaktionen u.a. Dazu kann das autogene Training als Hilfsmittel günstig wirken bei Asthma bronchiale, labiler Hypertonie, Magenulkus, rheumatischen Erkrankungen u.a., wenn allgemeine Entspannung zur Linderung der Beschwerden beitragen kann. Zusätzlich lassen sich in die Übungen formelhafte Vorsatzbildungen (*Thomas* 1976) einbauen. Sie müssen für den Patienten wichtige, knappe Leitsätze enthalten, die zuvor im Gespräch erarbeitet wurden. Der Patient stellt sich dann in der Entspannung gedanklich-konzentrativ darauf ein. Um das autogene Training instruieren zu können, muß man es selbst gründlich geübt haben. Wer das unterläßt, hat meist falsche Erwartungen und damit Mißerfolge. Man kann die Methode nach unserer Erfahrung auch nicht allein nach dem Buch lernen, weil dann ebenfalls falsche Erwartungen, meist zu hohe und zu rasche, zur Enttäuschung führen. Günstig ist die Instruktion in der Gruppe, weil die Teilnehmer von den gegenseitigen Erfahrungen profitieren können. Neben dem Standardwerk von *Schultz*, das seit seinem Tod verschiedentlich neu aufgelegt wurde, gibt das Taschenbuch von *Rosa* (1973) eine gute Einführung.

Hypnose

Wie bereits erwähnt, hat sie eine gewisse Renaissance erfahren, wobei die alte Methode der Fremdhypnose, die mit einer Überrumpelungstechnik arbeitete, weitgehend vermieden wird. Häufiger werden ganz der jeweiligen Situation und dem Patienten angepaßte Verfahren nach *Milton H. Erickson* (*Rossi* 1980) benützt. Diese beschränken sich allerdings nicht immer auf adaptative, stützende Zielsetzung. Meist wird auch der Patient aktiv an der Erzeugung des hypnotischen Zustands beteiligt, indem er z.B. einleitend die Grundübungen des autogenen Trainings (Ruhe — Schwere — Wärme) übt, was mehrere Wochen beansprucht. Wenn er auf diese Weise schon einen leichten autohypnoiden Zustand erreicht hat, werden spezielle Suggestionen des Therapeuten angeschlossen. *Langen* (1967) hat diese Methode als gestufte Aktivhypnose beschrieben. Hypnose kann wie das autogene Training zur allgemeinen Entspannung und Ruhigstellung benützt werden, darüber hinaus aber zur direkten Bekämpfung von Symptomen. In Betracht kommen z.B. hysterische Symptome, sofern kein besonderer sekundärer Krankheitsgewinn mehr vorhanden ist, und dem Patienten über die hypnotischen Übungen eine Brücke zur Aufgabe des Symptoms geboten werden kann. Aber auch Einstellungen lassen sich verändern. So kann die erhöhte Suggestibilität von Alkoholikern mit Hilfe entsprechender Leitsätze therapeutisch nutzbar gemacht werden. Auch Hypnosetherapie muß unter Anleitung gelernt werden. Kurse werden heute von den jeweiligen einschlägigen Gesellschaften angeboten.

Literatur

Bernstein, D.A., Borkovec, Th.D.: Entspannungstraining. Handbuch der progressiven Muskelentspannung. J. Pfeiffer, München 1978

Freud, S.: Gesammelte Werke I — XVII. 3. Aufl. S. Fischer, Frankfurt 1961

Gräff, Ch.: Konzentrative Bewegungstherapie in der Praxis. Hippokrates, Stuttgart 1983

Langen, D.: Die gestufte Aktivhypnose. Eine Anleitung zur Methodik und Klinik. 2. Aufl. Thieme, Stuttgart 1967

Leuner, H.C., Schroeter, E.: Indikationen und spezifische Applikationen der Hypnosebehandlung. Huber, Bern 1975

Petzold, H.: Integrative Bewegungstherapie. In: *H. Petzold* (Hrsg.): Psychotherapie und Körperdynamik. Junfermann, Paderborn 1979, S. 289—406

Rosa, K.R.: Das ist Autogenes Training. Kindler, Zürich 1973

Rossi, E.L. (ed.): The Collected Papers of Milton *H. Erickson* on hypnosis. Innovative hypnotherapy. Vol. 4. Irvington, New York 1980

Schultz, J.H.: Das Autogene Training (konzentrative Selbstentspannung). 16. Aufl. Thieme, Stuttgart 1979

Stokvis, B., Wiesenhütter, E.: Der Mensch in der Entspannung. Lehrbuch autosuggestiver und übender Verfahren der Psychotherapie und Psychosomatik. 3. Aufl. Hippokrates, Stuttgart 1971

Stolze, H.: Wege zur allgemeinen Psychotherapie. Untersuchungen und Vorschläge. Huber, Bern 1967

Thomas, K.: Praxis der Selbsthypnose des autogenen Trainings. 4. Aufl. Thieme, Stuttgart 1976

13.7 Verhaltenstherapie bei depressiven Neurosen

R. de Jong-Meyer

In den letzten 20 Jahren wurden auf der Basis lerntheoretischer und kognitiver Erklärungsansätze depressiver Erkrankungen eine Reihe von meist multimodalen Behandlungsansätzen entwickelt, deren Wirksamkeit mittlerweile in zahlreichen Therapieerfolgsstudien dokumentiert werden konnte (Metaanalysen bzw. Übersichten z.B. bei *Conte* et al. 1986, *de Jong-Meyer* 1988).

Tab. 13.21 enthält 10 der etwa 40 bisher publizierten Studien. Mit wenigen Ausnahmen (s. Studien *de Jong-Meyer* et al. 1986 und *Miller* et al. 1989, die bei stationären Patienten durchgeführt wurden), handelt es sich um Studien an ambulanten, unipolaren, nicht-psychotischen Depressiven, die die Kriterien einer *Major Depressive Disorder* nach DSM-III oder ähnliche operationalisierte Kriterien erfüllten. Die Ergebnisse dieser Auswahl häufig zitierter, besonders gut dokumentierter Studien sowie auch der übrigen hier nicht aufgeführten Arbeiten lassen sich folgendermaßen zusammenfassen:

Verhaltenstherapeutisch-kognitive Verfahren führten zu klinisch bedeutsamen Akutveränderungen. Sie erwiesen sich gegenüber Warte-, Placebosowie Minimalkontaktbedingungen als überlegen und erreichten gleich gute oder bessere Effekte im Vergleich zur Standardantidepressiva-Medikation, alternativen psychologischen Verfahren (z.B. *Interpersonale Therapie*, IPT, *Klerman* et al. 1978) sowie Verhaltenstherapien ohne kognitive Kompo-

nente (z.B. *McLean* u. *Hakstian* 1979). Die aktive Kombination von Medikamenten und verhaltenstherapeutisch-kognitiver Behandlung erwies sich als besser als die Anwendung der beiden Bestandteile alleine oder jeweils kombiniert mit den anderen Bestandteilen als Plazebo. Die verhaltenstherapeutisch-kognitive Behandlung senkte zuverlässig (d.h. in allen Studien mit derartigen Angaben nachgewiesen) den bei Medikamentenmonostudien beobachteten hohen Drop-out-Anteil von etwa 50% auf etwa 20%. Studien, die Katamnesen enthielten (s. Tab. 13.21), zeigten noch 1 bis 2 Jahre nach Therapie stabile Effekte. Vergleichsgruppen mit verhaltenstherapeutisch-kognitiver Behandlung schnitten in diesen Studien jeweils besser ab als die rein medikamentös behandelten Gruppen.

Im folgenden werden die Therapieprinzipien und das Vorgehen bei denjenigen Komponenten von Programmen beschrieben, die am häufigsten mit guten Erfolgen in kontrollierten Studien angewendet wurden.

Der Gliederung der Darstellung der einzelnen Therapiekomponenten liegt eine Heuristik zugrunde, nach der Verhalten — hier die beobachteten bzw. berichteten depressiven Symptome der einzelnen Patienten — immer auf mehreren Ebenen zu analysieren ist. Es werden mindestens 3 Ebenen unterschieden:

1. *subjektives Erleben* (Gedanken, Gefühle, Bewertungen, Erwartungen, Motivationen, Ziele),
2. *motorisches Verhalten* (z.B. mimischer Ausdruck, agitiertes, gehemmtes/verlangsamtes Verhalten, Vermeiden, Art der beobachtbaren sozialen Interaktionsmuster),
3. *psychophysiologisches Reagieren.*

Zwischen diesen Ebenen werden Wechselwirkungen angenommen. Verhaltenstherapeutische Verfahren wollen immer alle Ebenen beeinflussen. Eine dauerhafte Veränderung der Symptomatik wird nur dann erwartet, wenn sowohl subjektives Erleben wie motorisches und physiologisches Reagieren beeinflußt werden. Die Verfahren lassen sich jedoch u.a. nach den Annahmen darüber unterscheiden, wo der günstigste Ansatzpunkt dieser Gesamtveränderung gesehen wird. So liegt bei einem Teil der Therapiekomponenten der Schwerpunkt auf direkter Beeinflussung des beobachtbaren motorischen Verhaltens, bei anderen stehen kognitionsverändernde Maßnahmen im Vordergrund oder es wird versucht, zunächst die Gefühlsanteile des Syndroms zu beeinflussen. Eine solche Schwerpunktsetzung basiert auf der Annahme, daß erfolgreiche Veränderungen auf die jeweils anderen Anteile der depressiven Symptomatik gene-

Tabelle 13.21 Studien zur Effektivität unterschiedlicher therapeutischer Verfahren in der Behandlung depressiver Patienten (VTkog = kognitive Verhaltenstherapie, Pht = Pharmakotherapie, BDI = Becksches Depressions-Inventar, HAMD = Hamilton Depressions-Skala)

Autoren	Behandlungsarten	Dauer	Patienten n	Alter	% weibl.
Ambulant					
Rush et al. (1977) Nachkontrolle: Kovacs et al. (1981)	– VTkog – Pht (Imipramin)	12 Wo. 20 Sitz.	41	35,7	k.A.
McLean u. Hakstian (1979)	– Kurzzeittherapie – Entspannung – VT – Pht	10 Wo. 10 Sitz.	178	39,2	72%
Blackburn et al. (1981) Nachkontrolle: Blackburn et al. (1986)	– VTkog – Pht – VTkog + Pht	12 Wo. 20 Sitz.	64	k.A.	k.A.
Murphy et al. (1984) Nachkontrolle: Simons et al. (1986)	– VTkog – Pht – VTkog + Pht – VTkog + Plazebo	12 Wo.	87	33	5,8%
Teasdale et al (1984)	– VTkog – Pht	20 Sitz.	34	37,5	92,8%
Beck et al. (1985)	– VTkog – VTkog + Pht	20 Sitz.	33	34–39	72,2%
Rötzer-Zimmer et al. (1984)	– VTkog – VTkog + Pht	12 Sitz.	49	36	67,2%
Elkin et al. (1989) (NIMH)	– VTkog – Interpersonale Therapie (IPT) – Pht – Plazebo + „Clinical management"	16 Wo.	250	35	70%
Stationär					
de Jong-Meyer et al. (1986)	– Kombination aus: Aktivitätstraining, Training soz. Komp. u. VTkog – VTkog – Warteliste (WL)	10 Wo.	30	36,6	69,3%
Miller et al. (1989)	– Pht – VTkog + Pht – Training soz. Kompetenzen + Pht.	4 Wo. 28–33 Sitz.	45	36	74,8%

Tabelle 13.21 Studien zur Effektivität unterschiedlicher therapeutischer Verfahren in der Behandlung depressiver Patienten (Fortsetzung)

Ausgangszustand Diagnosekriterien (MDD/RDC)	Cut-off	Ergebnisse	Drop-out	Responder		Nachkontrolle
ja	BDI > 20 HAMD > 14	VTkog > Pht	VTkog = 5,3% Pht = 36,4%	BDI < 10 VTkog Pht	= 83% = 36%	nach 12 Monaten Erfolge gehalten
ja	BDI > 20	VT > als übrige Verfahren	KZT = 30% Entsp. = 26% VTkog = 5% Pht = 36%	BDI < 8 KZT Entsp. VTkog Pht	= 25% = 28% = 50% = 25%	nach 13 Monaten Erfolge gehalten
ja	BDI > 14	VTkog > Pht	k.A.	k.A.		Rückfälle: Pht = 78% VTkog = 23% VTkog + Pht = 21%
ja	BDI > 20 HAMD > 14	gleiche Wirksamkeit der 4 Verfahren	gesichert 15%	BDI < 9 VTkog Pht VTkog + Pht VTkog + Plazebo	= 53% = 56% = 78% = 63%	nach 12 Monaten vergleichbare Responderquoten
ja	BDI > 20	VTkog > Pht	k.A.	k.A.		nach 3 Monaten keine signifikanten Unterschiede
ja	BDI > 20 HAMD > 20	VTkog = VTkog + Pht	VTkog = 22,2% VTkog + Pht = 26,7%	k.A.		nach 6 bzw. 12 Monaten nicht signifikanter Trend zur Überlegenheit bei der Kombinationsbehandlung
ja	BDI > 20 HAMD > 20	keine signif. Unterschiede	k.A.	k.A.		nach 3, 6, 12 Monaten Stabilisierung der Ergebnisse
ja	HAMD > 14	gleiche Wirksamkeit der 4 Verfahren	32%	VTkog IPT Pht Plazebo	= 59% = 61% = 57% = 62%	stabil nach 4, 8 u. 12 Wochen sowie 6, 12 u. 18 Monaten
ja	BDI > 20	BDI: Komb. > VTkog = WL HAMD: Komb. = VTkog > WL	k.A.	Komb. VTkog WL	= 40% = 10% = 10%	
ja	BDI > 17 HAMD > 17	VTkog = Training soz. Kompetenzen > Pht	1	58% insgesamt		nach 6 bzw. 12 Monaten keine signifikanten Unterschiede mehr

ralisierende Effekte, also günstige Auswirkungen haben. Im Sinne einer innerhalb der Verhaltenstherapie heute fast ausschließlich vertretenen multimodalen Orientierung werden die Komponenten häufig von Beginn der Therapie an kombiniert und/oder nach den Ergebnissen einer individuellen Entstehungs- und Aufrechterhaltungsgeschichte der Depression auf den Einzelfall zugeschnitten ausgewählt und in Abhängigkeit des Erkrankungsverlaufs sequentiell hintereinander geschaltet.

13.7.1 Charakteristika verhaltenstherapeutischen Vorgehens

Es gibt einige übergreifende Charakteristika verhaltenstherapeutischen Vorgehens, die den einzelnen Therapiekomponenten gemeinsam sind.

Therapeutische Basisverhaltensweisen

Über einfühlendes Verstehen, positive Wertschätzung, Selbstkongruenz sowie Kompetenz und Transparenz wird die Entwicklung einer vertrauensvollen, emotional tragfähigen Arbeitsbeziehung zwischen Therapeut und Klient gefördert. Diese auch in anderen psychologischen Therapieverfahren als Basisverhaltensweisen bezeichneten Vorgehenscharakteristika werden bei depressiven Patienten u.a. deshalb am Anfang der Therapie betont, um eine positive Effekterwartung (Hoffnung des Patienten in die Therapie) aufzubauen. Eine positive Therapieerwartung wurde wiederholt als Prädiktor für das Ansprechen auf Therapien nachgewiesen.

Förderung einer bewußten Veränderungsentscheidung und der Therapie-Compliance

Neben der Vermittlung von Hoffnung und einer optimistischen Therapieerwartung wird versucht, die bewußte Veränderungsentscheidung des Patienten sowie das Akzeptieren und Durchführen der in der Therapie erarbeiteten Schritte über ausführliche motivierende Gespräche und Erklärungen der Therapieprinzipien (z.T. auch über Literatur) zu fördern. Daß dies ein wirksames Charakteristikum verhaltenstherapeutischen Vorgehens ist, zeigen zahlreiche Therapievergleichsstudien, nach denen die Ausfallraten im Vergleich zu medikamentösen Depressionstherapien um etwa 30 % niedriger liegen. Transparenz des Vorgehens und Motivierung einer expliziten Zielentscheidung des Pa-

tienten gelten sowohl für die gesamte Behandlung wie auch jeweils für einzelne Therapiekomponenten, deren Rationale immer zunächst erklärt wird.

Konzeption der Therapie als Problemlöseprozeß

Die Durchführung von Verhaltenstherapien setzt voraus, daß ein hypothetisches Entstehungsmodell des *Problems* einschließlich des derzeitigen Ist-Zustandes, eine Zielbestimmung sowie die Planung der Schritte erfolgt, mit denen die Ziele erreicht werden sollen. Eine präzise Beschreibung des Problems (entspricht der Symptomatik des Depressiven bzw. seinen Beschwerden) ist der 1. Teil der *Verhaltensanalyse* (s. *Schulte* 1974, *Reinecker* 1987 für ausführlichere Darstellungen). Es werden dazu im therapeutischen Gespräch und über Beobachtungsaufgaben die situativen Bedingungen analysiert, die vor, während und nach den Beschwerden vorhanden sind. Bedingungen in diesem Sinne sind sowohl äußere Charakteristika von Situationen (z.B. Anforderungen im Beruf, Ehepartner verläßt morgens das Haus) als auch gedankliche und emotionale Prozesse (Erwartungen, Befürchtungen oder auch Wahrnehmungen körperlicher Veränderungen). Weiterhin werden der Grad der Beeinträchtigung, der bisherige Umgang mit den Beschwerden sowie die Genese und bisherige Entwicklung des Problems erfragt. Das *hypothetische Bedingungsmodell,* das aus diesen Inhalten sowie psychologischem Grundlagenwissen erstellt wird, bildet dann eine der Grundlagen der Therapieplanung.

Eine andere Grundlage sind die Zielsetzungen, die einerseits den Wünschen des Patienten entsprechen, andererseits jedoch von den sozialen Rahmenbedingungen, motivationalen Aspekten sowie gesellschaftlichen Norm- und Wertvorstellungen mitbestimmt sind. Die Zielbestimmung wird als explizite Übereinkunft zwischen Therapeut und Klient gesehen, wobei häufig Zielhierarchien gebildet werden (s.u.). Durch eine weitergeführte *therapiebegleitende Diagnostik* wird einerseits der Hypothesencharakter der Eingangsannahmen betont und andererseits die Transparenz der Veränderungen ermöglicht. Für die standardisierte Verlaufsbeobachtung der unterschiedlichen Symptombereiche des depressiven Syndroms stehen eine Reihe gut geprüfter Verfahren zur Verfügung (s. Übersicht von *Röhrle* 1988). Abhängig von den Verlaufsbeobachtungen gestaltet sich dann die Fortführung der Therapie als sukzessives adaptives Lernsystem im Kontext eines Problemlöseansatzes (wie z.B. von *Bartling* et al. 1980 näher beschrieben).

Hierarchisierung, schrittweises Vorgehen, relative Maßstäbe

Sowohl die Zergliederung eines Therapiezieles in Unterziele als auch die Hintereinanderschaltung therapeutischer Schritte in einer Ordnung nach zunehmender Schwierigkeit oder auch Wichtigkeit bezüglich der Annäherung an ein Ziel wird als Hierarchisierung bezeichnet. Innerhalb verschiedener Therapiekomponenten wird dieses Prinzip genutzt, weil es Lernprozesse erleichtert. Vor allem die Häufigkeit von Erfolgserlebnissen und die Möglichkeit ihrer Bewußtmachung und Bekräftigung werden erhöht, was in der Depressionstherapie vorrangige Bedeutung hat. Deshalb werden kleine Schritte — jedoch immer mit deutlicher Beziehung zu der größeren Zielsetzung — empfohlen und es wird der Gedanke relativer Maßstäbe betont und begründet (Vergleich nicht mit *gesunden* Zeiten oder den Problemlösungen anderer Personen, sondern immer mit dem derzeitigen Ausgangspunkt).

Aufgaben zwischen den Sitzungen

In allen verhaltenstherapeutisch-kognitiven Verfahren haben Aufgaben außerhalb der Sitzungen einen hohen Stellenwert. Sie sind nicht einfach zusätzliche Maßnahmen, sondern die Therapeuten betonen von Anfang an, daß diese Übertragungen des in der Therapie neu Erfahrenen in die natürliche Lebenssituation die entscheidende Voraussetzung für eine dauerhafte Veränderung der Symptomatik ist.

Dem Vorbereiten der Aufgaben sowie der Besprechung der damit gemachten Erfahrungen sind wesentliche Teile der Therapiesitzungen gewidmet. Zur Vorbereitung gehören die Erarbeitung der konkreten Durchführung einer Aufgabe (Zeitpunkt, Dauer, Häufigkeit), der Art und des Umfanges von Aufzeichnungen hierzu sowie das Antizipieren und Umgehen möglicher Hindernisse. Am Anfang jeder Sitzung werden dann die Beobachtungen und Erfahrungen besprochen und mit den Zielen in Beziehung gesetzt. Gespräche zur weiteren Motivierung und Klärung und ggf. eine Modifizierung der Aufgabe sind indiziert, wenn die Aufgabe nicht gemacht oder nicht bewältigt wurde.

Differentielle Verstärkung

In der 1. Phase einer Depressionstherapie wird das verhaltenstherapeutische Prinzip der differentiellen Verstärkung (d.h. zum Beispiel Bekräftigung nicht-depressiver Verhaltensanteile, Nicht-Eingehen auf depressive Selbstabwertungen, Klagen o.ä.) bewußt nicht angewendet, da eine bedingungslose Zuwendung als für die Entwicklung der therapeutischen Beziehung entscheidend angesehen wird. Bei Eintreten einer Besserung und/oder wenn die ausgehandelten Therapieziele bewußt angestrebt werden, geht der Therapeut auf beobachtete nicht-depressive Verhaltensanteile des Patienten und auf berichtete positive Veränderungen außerhalb der Sitzung differentiell ein (z.B. zeigt Interesse, Anerkennung, Humor, Lächeln, fragt nach). Umgekehrt geht er auf depressive Verhaltensanteile oder Berichte nicht ein. Er reagiert also auf Äußerungen des Patienten bewußt unterschiedlich, wobei die Therapieziele bzw. die Zielsetzung einer Stimmungsverbesserung die Richtung seiner Gesprächsreaktionen bestimmt. Der Therapeut verstärkt auch dann, wenn der Patient diese Anerkennungen zunächst abwertet und nicht für sich übernehmen kann. Das Abwehren in der Registrierung von Erfolgserlebnissen wird als depressives Symptom gesehen, im Verlauf dann als Indikator für das Fortschreiten des Heilungsprozesses. Wichtig ist die sprachliche und nicht-sprachliche Gestalt der Verstärkung. Sie sollte konkret, lebhaft und nicht routinehaft ankommen.

13.7.2 Einzelne Therapiekomponenten

13.7.2.1 Aktivitätsaufbau

Mit dieser Komponente beginnen die meisten verhaltenstherapeutisch-kognitiven Kombinationsprogramme, da eine reduzierte Häufigkeit von angenehm erlebbaren Aktivitäten/Ereignissen bei der Mehrzahl depressiver Patienten zu beobachten ist bzw. berichtet wird. Den theoretischen Hintergrund bilden das Verstärkerverlust-Konzept der Depression und seine Erweiterung (*Lewinsohn* 1979, *Costello* 1972, *Blöschl* 1975); zusammenfassend beschrieben bei *Hautzinger* u. *de Jong-Meyer* 1990). Die folgende Beschreibung orientiert sich an den Texten von *de Jong* (1987) sowie *Hautzinger* et al. (1988).

Das Ziel für den Patienten besteht in einem angemessenen Aktivitätsniveau mit einer ausgewogenen Balance zwischen angenehmen, positiv erlebbaren Aktivitäten und „Pflichten" bzw. Aktivitäten, die als neutral oder unangenehm erlebt werden. Außerdem sollte der Patient in die Lage versetzt werden, depressionstypische Verhaltensweisen (wie z.B. Grübeln, Sich-Zurückziehen) zu reduzieren oder sie durch angenehme Aktivitäten zu ersetzen.

Zur Erfassung des Ist-Zustandes eignen sich spezielle Fragebogen (z.B. die Liste angenehmer Er-

Tabelle 13.22   Das Tagebuchformular

Selbstbeobachtungsbogen			Für die Eintragungen gilt:		
Name:		Datum:	Stimmung: 1 = völlig niedergedrückt 6 = sehr glücklich		Selbstbewertung: 1 = völlig unzufrieden 6 = sehr zufrieden
Aktivität / Dauer	Stimmung	Selbstbe-wertung	Aktivität / Dauer	Stimmung	Selbstbe-wertung
Summe bzw. Überträge für die rechte Seite des Selbstbeobachtungsbogens			Summen		

eignisse, *Hautzinger* et al. 1988, S. 61–68) sowie Tagebuchaufzeichnungen. Die Tagebuchformulare (Tab. 13.22 als Beispiel für ein Formular, wie es in eigenen Therapiestudien verwandt wurde, *de Jong* 1987) enthalten neben den Aktivitäten Stimmungs- und Selbstbewertungsangaben. Die Selbstbeobachtung dieser Aktivitäten und Stimmungen dient nicht nur der Erhebung von Ausgangsdaten für die Therapiekomponente *„Aktivitätsaufbau"*, sondern ist gleichzeitig eine ständige Rückmeldung über qualitative und quantitative Veränderungen während der Therapie. Die Selbstbeobachtungen von Aktivitäten und den sie begleitenden Stimmungen und Bewertungen sollten deshalb während des gesamten Therapieprozesses aufrechterhalten werden. In einer ausführlichen Exploration sollten darüber hinaus die Tages- und Wochenabläufe der Patienten erfragt werden. Die Exploration sollte dabei auch auf Aktivitäten gerichtet sein, die für den Patienten früher eine positive Bedeutung hatten oder die er schon immer einmal lernen wollte.

Aus diesen Erhebungen und Befragungen entsteht eine Zusammenstellung von Handlungen und/oder Ereignissen mit potentiell belohnendem Charakter sowie eine Zusammenstellung von Aktivitäten, die, wenn sie gelernt würden, die Wahrscheinlichkeit positiver Konsequenzen erhöhen würden.

Schon während dieser Erhebungsperiode, mindestens jedoch vor konkreten therapeutischen Plänen oder Empfehlungen ist es wichtig, dem Patienten das Rationale für Aktivitätspläne zu erklären und die Indikation für Aktivitätsprogramme aus seiner eigenen lebensgeschichtlichen Problematik abzuleiten (Tab. 13.23).

Als allgemeine Ziele gelten:

Schrittweise mehr tun, schrittweise mehr angenehm Erlebbares tun, schrittweise mehr Geplantes tun, schrittweise solche Aktivitäten in Angriff nehmen, deren Erlernen gestufte Erfolgserlebnisse vermittelt, schrittweise für Depression typische Aktivitäten und Verhaltensweisen reduzieren.

Tabelle 13.23 Rationale für Aktivitätspläne

1. Stimmungen sind keine eigengesetzlichen Prozesse, sondern sind über eigene Handlungen beeinflußbar.

2. Es ist ungünstig, erst dann mit Aktivitäten zu beginnen, wenn eine Stimmungslage als Voraussetzung bereits besteht (diese Annahme haben die meisten Patienten).

3. Es gibt selbst bei schwerer Depression Stimmungsschwankungen, die häufig mit Aktivitäten in Zusammenhang gebracht werden können. Hier ist es hilfreich und überzeugend, solche differentiellen Zusammenhänge aus den Tagebuchaufzeichnungen der Patienten aufzuzeigen. Nach den bisherigen Erfahrungen gelingt dies meist, da auch depressive Patienten Bewertungsunterschiede machen.

4. Soziale Aktivitäten sind besonders günstige Möglichkeiten, die Stimmung positiv zu beeinflussen, ebenso körperliche Aktivitäten.

5. Eher passive Aktivitäten wie Lesen, Musik hören, Fernsehen enthalten weniger stimmungsförderndes Potential, wenngleich ihre Bedeutung gerade am Beginn der Therapie positiv und entspannend – weil entlastend und ablenkend vom Fokus auf die eigene Person – sein kann.

Tabelle 13.24 Hilfen für Aktivitätspläne

1. Feststehende Aktivitäten eintragen (z.B. Mahlzeiten)

2. Für den Rest der Zeit versuchen, möglichst viele Aktivitäten, die aus der Liste angenehmer Aktivitäten/Ereignisse stammen bzw. die neu gelernt werden sollten, einzubauen.

3. Wenn der Tag viele „Pflichten" enthält, möglichst versuchen, jeweils nach den Pflichten etwas Angenehmeres zum Ausgleich zu tun.

4. Zeiten des Nichtstuns, Pausen vorsehen.

5. Den Tag so planen, daß die Durchführung des Plans keine Überforderung darstellt.

6. Möglichst konkrete Ziele definieren, also z.B. hinschreiben „Telefonat mit Peter" statt „telefonieren".

Was das im Falle des einzelnen Patienten bedeutet, ist konkret festzulegen, wobei der Patient unter verschiedenen Möglichkeiten seine Wahl treffen sollte. Aus diesem Grund wird angestrebt, die während der Diagnose und Erhebungsphase aufgestellten Aktivitätslisten möglichst umfangreich zu machen (in einer Größenordnung von 50 und mehr Aktivitäten).

Die nächsten therapeutischen Schritte beziehen sich dann auf die Planung der jeweils nächsten Tage. Die Patienten werden angeregt, Pläne aufzustellen. In Tab. 13.24 sind einige Regeln aufgelistet, die dem Patienten vermittelt werden.

Kanfer u. *Hagerman* (1981) folgend ist es für manche Patienten hilfreich, ihre Aufmerksamkeit (wieder) weg von der eigenen Person und hin zu der sie umgebenden Umwelt zu lenken. Innerhalb von Maßnahmen zum Aktivitätsaufbau sollte deshalb auch eine differenzierte Wahrnehmung für sinnliche Aspekte einer Situation (Aussehen, Geräusche, taktile Empfindungen, Gerüche, Geschmack) trainiert oder über Beobachtungsaufgaben gefördert werden.

Die Aufgabe des Therapeuten in dieser 1. Phase der Aktivitätsförderung liegt in einer sorgfältigen Analyse des Verhaltenspotentials, in der Hilfe bei der Zielbestimmung, in der Suche nach günstigen Durchführungsbedingungen, bei schwierigen Fäl-

len im Vormachen und Mitmachen bei Aktivitäten und in der sozialen Anerkennung, die er jedem Patienten für selbstinitiierte aktive Veränderungen vermitteln sollte. Eine Haltung gemeinsamer Problembewältigung bei sachlicher Diskussion der Schwierigkeiten ist anzustreben. Da depressive Menschen häufig dazu tendieren, bei niedergeschlagener Stimmung unrealistisch hohe Ziele für sich zu setzen, sind sie selten oder nie mit sich zufrieden und werten ihre Fähigkeiten und Bemühungen ab. Bei der Therapie ist es daher hilfreich und wichtig zu fördern, daß der Patient sich realistische, d.h. für ihn aktuell erreichbare Ziele setzt. Die Aufmerksamkeit ist immer auf kleine Schritte bzw. Unterziele zu richten, die helfen, das angestrebte Ziel zu erreichen.

Die folgenden Schwierigkeiten treten besonders häufig auf und sind bei den individuellen Therapieplänen zu berücksichtigen:

— Nicht anfangen können (Hilfen für den ersten Schritt, Stützung der Veränderungsentscheidung),

— Neigung zum Abbrechen von Aktivitäten (kleinere Einheiten wählen),

— nachträgliches Abwerten von Aktivitäten (Maßnahmen zur Kognitionsveränderung),

— negative Reaktionen von wichtigen Bezugspersonen (Einbeziehen der Personen, Maßnahmen zur Förderung sozialer Kompetenz),

— Behinderungen aus äußerem Anlaß (Änderung der Bedingungen oder Hilfen zur Anpassung an sie).

Im Anschluß an die Förderung angenehm erlebbarer Aktivitäten/Ereignisse werden — besonders anhand der kontinuierlichen Tagebuchaufzeichnungen – mit schlechter Stimmung einhergehende Aktivitäten/Ereignisse identifiziert und in die Zielplanung mit einbezogen. Handelt es sich um prinzipiell beeinflußbare Ereignisse, werden Unterziele erarbeitet, die entweder eine aktive Veränderung über Reduktion der unangenehmen Bedingungen oder über alternative Ausgestaltung der Zeit mit angenehmen Aktivitäten begünstigen. Bei prinzipiell nicht oder noch nicht vom Patienten zu beeinflussenden Ereignissen kann das Üben *palliativer* Bewältigungsstrategien (z.B. autogenes Training) oder der bewußte Einsatz von Ablenkung indiziert sein. Sind die wesentlichen Charakteristika der vom Patienten erlebten unangenehmen Ereignisse/Aktivitäten seine eigenen Gedanken oder Gefühle oder auch die Reaktionen wichtiger Bezugspersonen, werden diese Inhalte in den weiter unten beschriebenen Therapiekomponenten *kognitive Umstrukturierung* bzw. *Förderung sozialer Kompetenz* behandelt.

Hat der Patient in bezug auf sein Aktivitätsrepertoire und die Balance zwischen angenehmen und unangenehmen Anteilen Fortschritte gemacht, werden im Rahmen des Aktivitätsaufbaus längerfristige Ziele anvisiert, die die eventuelle Umgestaltung von Lebensbereichen betreffen (z.B. berufliche Perspektiven). Bei manchen Patienten ist hierzu Voraussetzung, überhaupt wieder eine längerfristige Zielperspektive aufzubauen. Als Hilfen können Vorstellungsübungen eingesetzt werden (z.B. die Visualisierung von ,,Träumen'' oder ,,Wünschen'' in der Vorstellung).

13.7.2.2 Förderung sozialer Kompetenz

Sozialer Rückzug ist ein zentrales Symptom vieler depressiver Patienten. *Lewinsohn* et al. (1980), aber auch zahlreiche andere Depressionsforscher beschreiben veränderte Interaktionsmuster von Depressiven, die die Kommunikation mit anderen Personen erschweren. In jüngster Zeit wurden zahlreiche Arbeiten zum *sozialen Netzwerk* und dessen potentiell günstigem Einfluß auf Depressionsentstehung, besonders aber auf Depressionsverlauf veröffentlicht (zusammenfassende Darstellungen bei *Blöschl* 1987). Die Vermittlung sozialer Fähigkeiten ist deshalb für viele Patienten ein wichtiger Therapiebestandteil. Unterziele typischer Programme zum Aufbau sozialer Kompetenz depressiver Patienten enthält Tab. 13.25.

Es liegen eine Reihe in ihrer Wirksamkeit überprüfte standardisierte oder teilstandardisierte Behandlungsprogramme innerhalb eines gruppentherapeutischen Rahmens vor (*Ullrich de Muynck* u.

Tabelle 13.25 Unterziele typischer Programme zum Aufbau sozialer Kompetenz

– Die Bandbreite sozialer Kontakte vergrößern.
– Die sozialen Normen für Annäherung/intensiveren Kontakt mit anderen lernen sowie selbst Signale setzen, die andere für Annäherung/intensiveren Kontakt verstärken.
– Andere durch Anerkennung für hilfreiche Worte und Taten verstärken.
– Ausmaß und Zeitpunkte von Klagen einschätzen.
– Positive, aber auch negative Gefühle offen äußern.
– Eigene Wünsche erkennen und artikulieren.
– Den Partner genauer betrachten, um auch dessen Wünsche erkennen und akzeptieren zu lernen.
– Zugewandt auf Interesse anderer reagieren und selbst Interesse an anderen zeigen.

Ullrich 1976, *Feldhege* u. *Krauthan* 1979, *Lieberman* et al. 1975).

Stehen die für eine Gruppentherapie erforderliche Rahmenbedingungen nicht zur Verfügung und/oder sind die Ziele verschiedener depressiver Patienten heterogen, können individueller zugeschnittene Übungen gewählt bzw. die Prinzipien der Gruppenprogramme auch auf Einzeltherapien übertragen werden.

Vor Beginn von Maßnahmen zur Förderung sozialer Kompetenz ist das Verhaltensrepertoire bezüglich des Umgangs mit anderen Menschen über Selbst- und Fremdbeobachtungen festzustellen.

Der Unsicherheits-Fragebogen (*Ullrich de Muynck* u. *Ullrich* 1977) gestattet eine Einschätzung der vom Patienten selbst wahrgenommenen sozialen Defizite. Die Selbstbeobachtung kann sich darüber hinaus auf konkrete Situationen während und zwischen den Therapiesitzungen beziehen. Spezielle Hausaufgaben sollten die Selbstbeobachtungen steuern und unterstützen.

Der Therapeut kann als Fremdbeobachter sowohl das Verhalten des Patienten in der sozialen Interaktionssituation ,,Therapie'' einschätzen als auch diagnostische Rollenspiele initiieren, in denen der Patient sich in typischen Situationen spielt. Hierbei sollte er neben den Inhalten des Mitgeteilten den nonverbalen und paraverbalen Aspekten der Kommunikation besondere Beachtung schenken. Wichtige Beobachtungsbereiche sind Stimmlage, Lautstärke, Sprechtempo und -flüssigkeit, Modulation, Blickkontakt, Kopf- und Körperhaltung, Mimik, Gestik. Das Zueinanderpassen der verschiedenen Ausdrucksebenen wie auch die adäquate Wahrnehmung der Aktionen des Partners und das Zuhörenkönnen sind ebenfalls zu beobachten.

Als Ergebnis der Selbst- und Fremdbeobachtungen können dann konkrete Veränderungsziele diskutiert werden.

Zentrale Methoden zum Erreichen der Ziele sind *Verhaltensübungen in natürlichen Situationen* und *Rollenspiele* als Vorbereitung solcher Übungen bzw. auch als Ersatz, wenn die eigentliche Situation nicht beliebig hergestellt werden kann.

Der folgende Ablauf ist ein Beispiel für die Kombination eines diagnostischen Rollenspiels mit einer Folge von Rollenspielen, die der Annäherung an ein therapeutisches Ziel dienen.

Zunächst wird der Patient gebeten, eine konkrete Situation, sein eigenes Verhalten sowie die Verhaltensweisen der anderen Personen kurz zu schildern. Für das unmittelbar anschließende *diagnostische Rollenspiel* sollte der Therapeut erfassen können, wie er sich als Interaktionspartner nonverbal und verbal verhalten muß, um für das typische Verhalten des Patienten Signale oder Stichworte geben zu können. Der Patient wird dann ermutigt, sich in der Situation so zu spielen, wie er sich bisher verhalten hat. Das diagnostische Rollenspiel sollte kurz sein (2 bis 3 Minuten) und ohne viel vorbereitende Diskussion ablaufen. Wenn es dem Patienten sehr schwerfällt, das Partnerverhalten vorher zu skizzieren, kann ein weiteres Rollenspiel vorgeschaltet werden, bei dem der Patient zunächst in die Rolle des Interaktionspartners schlüpft.

Im Anschluß an das diagnostische Rollenspiel gibt der Therapeut unmittelbar Rückmeldung über diejenigen Aspekte des Patientenverhaltens, die im Sinne sozialer Kompetenz schon günstig waren (z.B. „Mir wurde durch Ihre konkrete Bitte klar, was Sie in der Situation von mir erwarten"). Dann werden diejenigen Aspekte besprochen, die noch verbessert werden könnten. Diese Rückmeldungen sollten vom Therapeuten immer als konkrete positive Verhaltensziele formuliert werden (nicht: „An dieser Stelle konnte ich Sie kaum verstehen", sondern: „Gerade an dieser Stelle würde es helfen, wenn Sie Ihre Stimme etwas heben").

Diese situationsnahen Rückmeldungen werden durch Videoaufnahmen gefördert. Sie ermöglichen, daß sich der Therapeut während des Rollenspiels stärker auf seinen Part und die unmittelbaren Reaktionen auf den Patienten konzentrieren kann. Andererseits ist es gerade bei depressiven Patienten und bei einer weit verbreiteten Scheu vor Rollenspielen am Anfang hilfreich, in die Rollenspielsequenz schnell hineinzukommen. Die bei der Benutzung einer Videoanlage entstehenden technischen Pausen könnten die Scheu der Patienten noch fördern.

Wird ohne Videorückmeldung gearbeitet, muß also der Therapeut sich sowohl auf seinen Part und auf dessen Reaktionen gegenüber dem Patienten als auch auf patientenabhängige Veränderungen der Reaktionen sowie die Beobachtungen konzentrieren, die erst gute Rückmeldungen ermöglichen. Die Forderung nach kurzen Rollenspielsequenzen ist deshalb besonders wichtig. In der Realität längere und komplexere Situationen sollten schon in der Phase der diagnostischen Rollenspiele zerlegt und sequentiell bearbeitet werden.

Als nächstes geht es darum, die nach dem diagnostischen Rollenspiel besprochenen Verbesserungsvorschläge in einem *Rollenspiel mit Änderungszielsetzung* zu realisieren. Es sollten hierzu diejenigen (höchstens 2) Verbesserungsvorschläge ausgewählt werden, die dem Patienten nach seiner Einschätzung am leichtesten fallen. Meistens folgt nun ein „*Modell-Rollenspiel*", d.h. der Therapeut spielt die Situation in der Rolle des Patienten, so wie er sie vorher beim Patienten beobachtet hatte und versucht dabei, die beiden Verbesserungsvorschläge zu realisieren. Die Verbesserungsvorschläge können sowohl die Inhalte (was gesagt wurde) als auch das nonverbale und paraverbale Verhalten (wie etwas gesagt wurde) betreffen. Der Therapeut sollte kein zu perfektes Modell sein, sondern jemand, der sich bemüht, lediglich bezüglich der besprochenen 2 Veränderungen günstiger zu reagieren als vorher der Patient.

Nach dem „Modell-Rollenspiel" übernimmt der Patient dann wieder seinen eigenen Part. Die beiden Veränderungsziele werden nochmals wiederholt, bevor das eigentliche *Übungsrollenspiel* beginnt. Unmittelbar anschließend gibt der Therapeut positive Rückmeldung für gut gelungene Verhaltensanteile, speziell solche, die die Realisierung der Verbesserungsvorschläge betrafen. Es werden dann weitere noch zu ändernde Punkte konkretisiert. Übungsrollenspiele zu der gleichen Situation werden durchgeführt, bis Patient und Therapeut sich einig sind, daß die erreichten Veränderungen ermöglichen, sich in der Realität sozial kompetenter zu verhalten.

Das weitere Vorgehen hängt von der Art der Situation ab. Es kann sich ein *In-vivo-Rollenspiel* mit dem Therapeuten – diesmal in der natürlichen Situation – anschließen (z.B. wenn es darum geht, im Restaurant ein Gespräch über kulturelle Interessen länger für beide Teile interessant zu gestalten). Der Patient kann in einer natürlichen Situation üben, in die ihn der Therapeut begleitet hat (z.B. eigene Wünsche in einem Geschäft dem Verkäufer gegenüber konkret formulieren) oder mit dem Patienten wird vereinbart, die Situation allein aufzusuchen bzw. herzustellen und dann in der Therapie zu berichten.

Verhaltensübungen in der Realsituation sind eine wichtige Komponente aller verhaltenstherapeutisch-kognitiven Ansätze. Sie werden manchmal auch ohne vorherige Rollenspielübungen mit den Patienten vereinbart. Innerhalb von Maßnahmen zur Förderung sozialer Kompetenz werden zu Zielbereichen (z.B. auf Interaktionspartner mehr eingehen) Situationen ansteigender Schwierigkeiten erarbeitet, in denen sich der Patient anders verhalten könnte. Er wird ermutigt, diese Situation aufzusuchen, mit den vorher besprochenen Verhaltensweisen anders zu reagieren und auf eigene Reaktionen sowie diejenigen des Interaktionspartners zu achten. Er wird auch dazu angeleitet, problematische Aspekte der Situation zu erkennen und subjektive Anzeichen von Anspannung, Erregung oder Unwohlsein zu registrieren. Diese können für ihn Hinweischarakter gewinnen, um bewußt ein anderes Verhalten als das bisher übliche zu zeigen. Weiterhin werden mit den Patienten in der Therapie hilfreiche, ermutigende Selbstinstruktionen eingeübt, die den Fortgang der Situation günstig beeinflussen (z.B.: „Ich äußere jetzt meine Gedanken dazu, obwohl sie meinem Interaktionspartner nicht gefallen").

Es ist wichtig, zunächst nur das Aufsuchen oder Herstellen solcher Realsituationen zu fördern, die wahrscheinlich bewältigt werden und dann Erfolgserlebnisse schaffen. Um gegen Mißerfolge zu immunisieren, sollte betont werden, daß die Erweiterung der eigenen Verhaltensmöglichkeiten bei dieser Therapiekomponente wichtiger ist als das Beeinflussen oder „Gewinnen" des Interaktionspartners. Andererseits wird aufgezeigt, daß geändertes eigenes Verhalten die Wahrscheinlichkeit für angestrebte Reaktionen der Partner längerfristig erhöht.

Besteht noch Unklarheit über konkrete Ziele innerhalb einer geschilderten Situation, können Rollenspiele oder auch Verhaltensübungen in der Realsituation dazu dienen, die Wahl zwischen verschiedenen Alternativen zu erleichtern. Hierbei wird das gleiche Vorgehen empfohlen wie bei festgelegten Zielen; die Instruktion lautet jedoch, verschiedene Alternativen auszuprobieren, um diejenige herauszufinden, die der Art des Patienten und/oder der Situation und den anderen Interaktionspartnern am ehesten entspricht.

In den letzten Jahren wurde die *Bedeutung eines stabilen sozialen Netzwerkes* für den günstigen Verlauf depressiver Erkrankungen betont. Depressive haben nicht unbedingt einen Mangel an objektiver sozialer Unterstützung, sie haben häufig Hemmungen, vorhandene Unterstützungsmöglichkeiten zu nutzen oder diese in Belastungssituationen zu aktivieren; bzw. sie unterschätzen in pessimistischer Weise ihr potentielles „Hilfsnetz".

In einem dem Problemlösekonzept ähnlichen Ansatz wird in Therapien zur Förderung sozialer Kompetenz neben Rollenspielen und Verhaltensübungen in der Realsituation angestrebt, das persönliche soziale Netzwerk des Patienten zu erweitern. Eine Erweiterung stellt für viele depressive Patienten schon dar, die vorhandenen Hilfen oder Unterstützungen zu erkennen. Diese werden in einer „Matrix sozialer Unterstützung" (s. *Hautzinger* et al. 1988, S. 137) festgehalten. Es wird dann schrittweise erarbeitet, wodurch man diese Hilfe stabilisieren und/oder aktivieren kann. Meist involviert dies auch das Erarbeiten von Möglichkeiten, selbst für andere Interaktionspartner Hilfe und Unterstützung zu geben.

An den Therapeuten werden besonders im Rahmen von individualisierten Maßnahmen zur Förderung sozialer Kompetenz nicht nur Anforderungen an sein Modell und die patientengerechte Vorstellung und Durchführung der Verfahren gestellt. Es ist erforderlich, daß er das umfangreiche Grundlagenwissen zur Optimierung sozialer Interaktionen und sozialer Kommunikation kennt und auf den individuellen Fall adaptieren kann. Eine gute Voraussetzung hierfür ist eine intensive praktische Erfahrung mit standardisierten Programmen (etwa dem ATP von *Ullrich de Muynck* u. *Ullrich* 1976), da hier bei der Zielbestimmung der Übungssituationen sowie bei den zu beobachtenden Aspekten, besonders des nonverbalen und paraverbalen Ausdrucksverhaltens, dieses Grundlagenwissen bereits berücksichtigt wurde. Die neuere Forschung seither enthält jedoch ebenfalls eine Fülle therapierelevanter Anregungen (z.B. *Hahlweg* et al. 1982, *Hautzinger* u. *Hoffmann* 1980).

13.7.2.3 Maßnahmen zur Kognitionsveränderung

Die den kognitiven Therapiekomponenten zugrunde liegenden Annahmen (Theorie sowie therapeutisches Vorgehen ausführlich beschrieben bei *Beck* et al. 1979, deutsch 1986, 2. Auflage) besagen, daß Kognitionen (Gedanken, Vorstellungen, Erwartungen, Wahrnehmungsstile) einen Einfluß auf emotionales Befinden haben. Depression resultiert aus der Aktivierung von Schemata, die eine idiosynkratische Sicht der eigenen Person sowie der Interpretation gegenwärtiger und zukünftiger Erfahrungen mit der Umwelt und der Zukunft beinhalten.

Das 1. Schema dieser *kognitiven Triade*, die Sicht der eigenen Person, ist bestimmt durch eine

Tabelle 13.26 Grundannahmen und typische kognitive Interventionen (nach *Hautzinger* et al. 1988)

Grundannahme	Intervention
Übergeneralisierung: Wenn es in einem Fall stimmt, dann trifft es in jedem ähnlichen Fall auch zu.	Aufdecken der mangelhaften Logik. Suche nach Kriterien, welche Fälle „ähnlich" sind bzw. in welchem Ausmaß sie es sind.
Selektive Abstraktion: Die einzigen Ereignisse, die zählen, sind Mißerfolge, Entbehrungen usw. Man sollte sich an Irrtümern und Schwächen messen.	Den Patienten Buch führen lassen, um die von ihm/ihr unbeachteten Erfolge identifizieren zu können.
Übertriebenes Verantwortungsgefühl: Ich bin verantwortlich für jedes Mißlingen, Versagen usw.	Re-Attribuierung
Annehmen einer zeitlichen Kausalität, **Vorhersage ohne ausreichende Evidenz:** Wenn es in der Vergangenheit zutraf, wird es immer zutreffen.	Aufdecken der mangelhaften Logik. Benennen von Faktoren, die das Ergebnis ungeachtet früherer Ereignisse beeinflussen können.
Bezugnahme auf die eigene Person: Ich stehe im Mittelpunkt der allgemeinen Aufmerksamkeit.	Benennen von Kriterien, um festzustellen, wann und unter welchen Bedingungen der Patient der Mittelpunkt der Aufmerksamkeit ist.
Katastrophieren: Denke immer an das Schlimmste. Es wird dir sicher zustoßen.	Kalkulieren realistischer Wahrscheinlichkeiten. Konzentration auf Ereignisse, bei denen nicht das Schlimmste eintrat.
Dichotomes Denken: Es gibt nur extreme Beurteilungskriterien (schwarz oder weiß, gut oder schlecht)	Demonstration, daß Ereignisse anhand eines Kontinuums beurteilt werden.

in negativer Richtung verzerrte Selbstwahrnehmung. Eigene Fehler stehen im Mittelpunkt des Denkens. Der Depressive hält sich für wertlos, er hält seine Mängel für die Ursache negativer Erfahrungen und sich für unfähig, die für ihn zentralen Lebensziele zu erreichen. Seine Umwelterfahrungen interpretiert der Depressive als Quelle von Enttäuschungen und Ablehnungen. Auch neutrale Situationen werden auf die eigene Person bezogen und einseitig negativ interpretiert. Es werden selektiv jene Aspekte herausgegriffen, die es erlauben, den positiven Erfahrungsanteil zu minimieren und den negativen zu betonen. Depressive haben – als 3. Schema – eine eingeengte Sicht der Zukunft. Sie sehen die derzeit hoffnungslos erlebte Situation als dauerhaft an. Mißerfolge und ein Unterschreiten selbst gesetzter Anforderungen werden als sicher angenommen.

Diese kognitiven Schemata werden als relativ stabile Grundlagen der Reizwahrnehmung und Informationsverarbeitung angesehen. Sie können entstehen über belastende Erfahrungen während des Sozialisationsprozesses oder aktuelle Belastungen, z.B. eine Serie von persönlichen Mißerfolgen. *Beck* hält jedoch auch eine Mitbeteiligung biochemischer und physiologischer Regulationsprozesse für möglich.

Die kognitiven Schemata begünstigen situationsbezogene *„automatische" Gedanken*. Diese „automatischen" Gedanken lassen sich formal charakterisieren als unfreiwillig, reflexhaft, stereotyp, dem betreffenden Individuum plausibel erscheinend.

Die kognitiven Schemata wie auch die automatischen Gedanken enthalten typische *logische Fehler*: selektives Abstrahieren, willkürliches Schlußfolgern, Überschätzen des Ausmaßes, in dem Ereignisse mit der eigenen Person zu tun haben, Denken in Schwarz-Weiß-Kategorien, Überbetonung/*„Magnifizierung"* negativer Ereignisse, übermäßige Übernahme von Verantwortung, vorschnelles Urteil in bezug auf Risiko oder Sicherheit einer Situation, überhöhte Glücks- und Erfolgsansprüche an das Leben bei gleichzeitiger totaler personenbezogener Abwertung vor Mißerfolgen, Denken in „Pflicht"- und „Muß"-Kategorien.

Tabelle 13.27 Tagesprotokoll negativer Gedanken (nach *Hautzinger* et al. 1988)

Datum	Situations-beschreibung	Gefühl(e)	Automatische Gedanken	Rationalere Gedanken	Ergebnis
	Aktuelle Ereignisse, die zu unangenehmen Gefühlen führen.	Genau angeben (Angst, Wut usw.)	Die automatischen, negativen Gedanken angeben, die dem Gefühl vorausgingen.	Rationale Reaktion auf automatische Gedanken aufschreiben.	Gefühle nach den rationaleren Gedanken angeben und einschätzen.
	Gedanken, Tagträume usw., die zu unangenehmen Gefühlen führen.	Einschätzen von 0–100 %	Wie gültig sind diese Gedanken? Einschätzen von 0–100 %	Wie gültig sind diese rationaleren Gedanken? Einschätzen von 0–100 %	

Beispiel:

Auslöser Situation	Gefühle (Stärke der Gefühle)	Automatische Gedanken	Rationalere Gedanken, alternative Gedanken	Ergebnis, Gefühlsveränderungen

Beispiel 1:

Denke an all die Dinge, die zu tun sind (Haushalt, Tochter, Arbeit, Wohnung)	Niedergeschlagen, hoffnungslos (85)	Wie soll ich das bloß schaffen? Sicher geht alles schief. Ich weiß nicht, wie das alles geht.	Ich habe das doch früher auch gemacht. Ich war sogar froh, wenn mir niemand dreingeredet hat. Immer der Reihe nach.	Ausweglos, noch etwas verzweifelt (30)

Beispiel 2:

Anruf von H. (getrennt lebende Ehefrau)	Zum Heulen, leer, deprimiert (100)	Ich kann ohne sie nicht leben. Was soll bloß werden? So ist das Leben wertlos.	Es tut zwar weh, doch früher war ich auch glücklich ohne sie. Die Wunde ist noch zu frisch, doch ich werde es schon schaffen.	Leer, deprimiert (60)

Über diese Art von verzerrten Wahrnehmungen und Informationsverarbeitungen werden die kognitiven Schemata gestützt. Dies erklärt, warum ein Depressiver trotz widersprechender Erfahrungen an seiner Sichtweise festhält.

Der 1. Schritt der Therapie besteht in der Bewußtmachung der zu negativen Gefühlen führenden automatischen Gedanken in einzelnen konkreten Situationen. Dann werden die Gedanken auf mögliche Verzerrungen und Fehler hin untersucht (s. Tab. 13.26). Der Therapeut versucht, den Patienten durch gezielte Fragen („*sokratisches*" *Vorgehen*) dazu zu bringen, solche Gedanken selbst zu relativieren. Der Patient wird ermutigt, seine Gedanken als Hypothesen zu sehen und diese dann in der Realität zu testen.

Hausaufgaben für den Patienten (siehe Tab. 13.27) bestehen darin, kontinuierlich Aufzeichnungen zu machen, die folgende Informationen enthalten:

a) Kurzbeschreibung einer alltäglichen belastenden Situation,
b) Identifizierung der begleitenden Gefühlszustände und der dabei ablaufenden automatischen Gedanken,
c) Erarbeitung von gedanklichen Alternativen zu den „*dysfunktionalen*" Gedanken.

Um den Patienten den Schritt zu erleichtern, alternative Gedanken zu formulieren, werden sie mit verschiedenen Strategien vertraut gemacht, z.B. der Strategie, die ganze Sache einmal mit den

Tabelle 13.28 Maßnahmen zur Stabilisierung der in der Therapie erzielten Veränderungen

1. Erkennen von Warnsignalen für erneut auftretende depressive Verstimmungen (z.B. Wahrnehmung bestimmter körperlicher Beschwerden, Passivität, sozialer Rückzug, Wiedereinschleichen alter „automatischer" Gedanken).
2. Nochmaliges Bewußtmachen der persönlichen hilfreichen Aktivitäten/Ereignisse und der Wege zu ihrer Annäherung (Resümieren der Therapieerfahrungen).
3. Stabilisierung veränderter Kognitionen (über häufigere Tagesprotokolle von Gedanken).
4. Antizipieren von kritischen Lebensereignissen und ihren Auswirkungen.
5. Aktive Zukunftsgestaltung (Erarbeitung weitergehender Ziele, Lebensperspektiven).

Augen eines unbeteiligten, objektiven „*Dritten*" zu sehen; den Gedanken als der Überprüfung zugängliche Hypothese zu betrachten und nicht mehr; den persönlichen Bezug zu den Ereignissen sowie die alleinige Verantwortung für Ausgänge zu relativieren; die befürchteten Konsequenzen einmal wirklich bis zu Ende zu denken („*Was-Wäre-Wenn*"...-*Technik*, „*Katastrophieren*").

Der schwierigste Schritt innerhalb der Kognitionsveränderungen liegt dann darin, solche alternativen Gedanken zu erarbeiten, die in den belastenden alltäglichen Situationen eine Chance zur Realisierung haben und auch durch die aktuellen Erfahrungen validiert werden. Hier hängt viel vom Modell des Therapeuten ab, denn es wird eigentlich ab diesem Punkt eine Philosophie vermittelt. Um dies wirkungsvoll zu können, muß die bisherige Philosophie des Patienten bekannt sein. Deshalb werden im späteren Verlauf der Therapie nicht wie vorher nur situationsbezogene Gedanken untersucht, sondern die ihnen zugrundeliegenden Lebenseinstellungen (ähnlich wie auch in der rational-emotiven Therapie, RET, von *Ellis* u. *Grieger* 1979). Wichtige Aufgaben in dieser Phase der Therapie sind „*Realitätstests*", d.h. das Aufsuchen oder Herstellen von Situationen, in denen die neu entwickelten Einstellungen erprobt werden.

13.7.2.4 Maßnahmen zur Stabilisierung der in der Therapie erzielten Veränderungen

Um den prophylaktischen Effekt verhaltenstherapeutisch-kognitiver Maßnahmen zu erhöhen, sind vor Abschluß der Therapie mehrere (mindestens 2) Sitzungen einzuplanen, in denen die in Tabelle 13.28 genannten Ziele angestrebt werden (ausführlicher s. *Hautzinger* et al. 1988).

Wenn es die organisatorischen Rahmenbedingungen erlauben, sollten die Therapien ausschleichend beendet werden, d.h. mit der Möglichkeit von noch nachfolgenden Sitzungen — diese jedoch in zunehmend längeren Zeitintervallen.

13.7.3 Therapiesetting/ Rahmenbedingungen

Sowohl die übergreifenden Charakteristika verhaltenstherapeutisch-kognitiven Vorgehens wie auch die einzelnen Therapiekomponenten sind nach bisherigen Erfahrungen und kontrollierten Therapiestudien bei ambulanten Patienten ebenso durchführbar und indiziert wie bei stationär behandlungsbedürftigen Patienten. Die Schwere der Depression stellt keine Kontraindikation dar. Je tiefer die Depression, um so eher sind verhaltensübende Komponenten relativ zu kognitionsverändernden vorzuziehen (*de Jong* 1987). *Thompson* et al. (1987) konnten die Brauchbarkeit der Maßnahmen bei älteren Menschen nachweisen, und auch bei bisher gegenüber medikamentösen und anderen psychologischen Verfahren therapieresistenten und chronischen Patienten konnten in Einzelfällen positive Veränderungen nachgewiesen werden. Solche Problempatienten beanspruchen mehr Sitzungen. Im Durchschnitt erhielten die *Major Depressive Disorder*-Patienten (nach DSM-III-Kategorien) der Therapieerfolgsstudien 20 bis 30 Sitzungen (jeweils 45 bis 60 Minuten), die stationär behandlungsbedürftigen, meist chronisch neurotisch-depressiven Patienten der eigenen Untersuchungen erhielten etwa 40 Sitzungen.

Beck et al. empfehlen eine Modifikation der Gesamttherapiestrategie, wenn sich nach 20 Sitzungen überhaupt keine Veränderungen ergeben haben.

Eine Kombination von medikamentöser mit verhaltenstherapeutisch-kognitiver Therapie ist möglich. Da die längerfristigen Konsequenzen einer solchen Kombination denen einer rein verhaltenstherapeutisch-kognitiven Behandlung nicht überlegen sind, sollte diese Kombination bei neurotisch-depressiven Patienten nur in solchen Fällen gewählt werden, in denen wegen der Schwere der Akutsymptomatik eine schnelle Erleichterung vordringlich erscheint.

Linden (1987) kommt bezüglich des Stellenwertes verhaltenstherapeutisch-kognitiver Maßnahmen in der Depressionstherapie zu der Beurteilung, daß sie die Stufen I bis III des Wirksamkeitsnachweises (analog der Medikamentenüberprüfungen) erfolgreich durchlaufen haben.

Es bleibt zu hoffen, daß mehr in der Klinik tätige Psychotherapeuten diese Verfahren qualifiziert beherrschen, so daß eine flächendeckende Versorgung möglich wird.

Literatur

Bartling, G., Echelmeyer, L., Engberding, M., Krause, R.: Problemanalyse im therapeutischen Prozeß. Kohlhammer, Stuttgart 1980

Beck, A.T.: Cognitive therapy and the emotional disorders. International University Press, New York 1976

Beck, A.T., Ward, C.H., Mendelson, M., Mock, J., Erbaugh, J.: An inventory for measuring depression. Arch. gen. Psychiat. 4 (1961) 561–571

Beck, A.T., Hollon, D., Young, J.E., Bedrosian, R.C., Budenz, D.: Treatment of depression with cognitive therapy and amitriptyline. Arch. gen. Psychiat. 42 (1985) 142–148

Beck, A.T., Rush, A.J., Shaw, B.F.: Kognitive Therapie der Depression. 2. Aufl. Urban & Schwarzenberg, München 1986

Blackburn, I.M., Bishop, S., Glen, A.I.M., Whalley, L.J., Christie, J.E.: The efficacy of cognitive therapy in depression: a treatment trial using cognitive therapy and pharmacotherapy, each alone and in combination. Brit. J. Psychiat. 139 (1981) 181–189

Blackburn, I.M., Eunson, K.M., Bishop, S.: A two-year follow-up of depressed patients treated with cognitive therapy, pharmacotherapy and a combination of both. J. affect. Disord. 10 (1986) 67–75

Blöschl, L.: Verstärkerverlust und depressive Reaktion. Arch. Psychol. 127 (1975) 51–69

Blöschl, L.: Soziales Netzwerk/Soziale Unterstützung, Lebensbelastung und Befindlichkeit. Z. klin. Psychol. 16 (1987) 311–320

Conte, H.R., Plutchik, R., Wild, K.V., Karasu, T.B.: Combined psychotherapy and pharmacotherapy for depression. Arch. gen. Psychiat. 43 (1986) 471–479

Costello, C.G.: Depression. Loss of reinforcements or loss of reinforcements effectiveness. Behav. Ther. 3 (1972) 240–247

de Jong, R.: Neurotische Depression und psychologische Therapie. Lang, Frankfurt, Bern 1987

de Jong-Meyer, R.: Die verhaltenstherapeutisch-kognitive Beeinflussung affektiver Störungen. In: D. von Zerssen, H.J. Möller (Hrsg.): Affektive Störungen. Springer, Berlin 1988

de Jong-Meyer, R., Treiber, R., Henrich, G.: Effectiveness of two psychological treatments for inpatients with severe and chronic depressions. Cogn. Ther. Res. 10 (1986) 645–663

Elkin, I., Shea, T., Watkins, J.T., Imber, S.D., Sotsky, S.M., Collins, J.F., Glass, D.R., Pilkonis, P.A., Leber, W.R., Dockersy, J.P., Fiester, S.J., Parloff, F.B.: National Institute of Mental Health. Treatment of depression: Collaborative research program. Arch. gen. Psychiat. 46 (1989) 971–982

Ellgring, H., Hahlweg, K., Feinstein, E., Dose, M.: Facial expression of schizophrenic patients and their relatives during interview and family interaction. Vortrag gehalten auf dem Symposium „Impact of family interaction research on our understanding of psychopathology". Schloß Ringberg 1985

Ellis, A., Grieger, R.: Praxis der rational-emotiven Therapie. Urban & Schwarzenberg, München 1979

Feldhege, F., Krauthan, G.: Verhaltenstrainingsprogramm zum Aufbau sozialer Kompetenz (VTP). Springer, Berlin 1979

Hahlweg, K., Schindler, L., Revenstorf, D.: Partnerschaftsprobleme: Diagnose und Therapie. Springer, Berlin 1982

Hamilton, M.: Development of a rating scale for primary depressive illness. Brit. J. soc. clin. Psychol. 6 (1967) 276–296

Hautzinger, M., Hoffmann, N.: Verbalverhalten Depressiver und ihrer Sozialpartner. Dissertation Technische Universität Berlin, 1980

Hautzinger, M., de Jong-Meyer, R.: Depressionen. In: H. Reinecker (Hrsg.): Lehrbuch der Klinischen Psychologie. Modelle psychischer Störungen. Hogrefe, Göttingen 1990

Hautzinger, M., Stark, W., Treiber, R.: Kognitive Verhaltenstherapie bei Depressionen. PVU, München 1988

Kanfer, F.H., Hagerman, S.: The role of self-regulation. In: L.P. Rehm (ed): Behavior therapy for depression. Academic Press, New York 1981

Klerman, G.L., Rounsaville, B., Chevron, E., Neu, C., Weissman, M.: Manual for short-term interpersonal psychotherapy (IPT) of depression. Unpublished manuscript. New Haven 1978

Kovacs, M., Rush, A.J., Beck, A. T., Hollon, S.D.: Depressed outpatients treated with cognitive therapy or pharmacotherapy. Arch. gen. Psychiat. 38 (1981) 33–39

Lewinsohn, P.M., Youngren, M.A., Grosscup, S.J.: Reinforcement and depression. In: R.A. Depue (ed): The psychobiology of depressive disorders. Academic Press, New York 1979

Lewinsohn, P.M., Mischel, W., Chaplin, W., Barton, R.: Social competence and depression: the role of illusiory self-perceptions. J. abnorm. Psychol. 89 (1980) 203–212

Lieberman, R.P., King, L.W., de Risi, W.J., Mc Cann, M: Personal effectiveness: Guiding people to assert themselves and improve their social skills. Research Press, Champaign 1975

Linden, M.: Psychotherapie bei depressiven Erkrankungen, speziell endogenen Depressionen. In: K.P. Kisker, H. Lauter, J.-E. Meyer, C. Müller, E. Strömgren (Hrsg.): Psychiatrie der Gegenwart. Bd. 5: Affektive Psychosen. 3. Aufl. Springer, Berlin 1987

Mc Lean, P.D., Hakstian, A.R.: Clinical depression: Comparative efficacy of outpatient treatments. J. consult. clin. Psychol. 47 (1979) 818–836

Miller, J.W., Norman, W.H., Keitner, G.J.: Cognitive-behavioral treatment of depressed inpatients: Six and twelve month follow-up. Amer. J. Psychiat. 146 (1989) 1274—1279

Murphy, G., Simons, A.D., Wetzel, R.D., Lustman, P.J.: Cognitive therapy and pharmacotherapy. Arch. gen. Psychiat. 41 (1984) 33—41

Reinecker, H.: Grundlagen der Verhaltenstherapie. PVU, München 1987

Röhrle, B.: Fragebogen zur verhaltenstherapeutischen Diagnostik depressiver Störungen. DGVT-Materialien 20, Tübingen 1988

Rötzer-Zimmer, F.T.: Kognitive Verhaltenstherapie depressiver Patienten – Entwicklungen und Perspektiven aus der Therapieforschung. Vortrag gehalten auf der Jahrestagung der Deutschen Gesellschaft für Psychiatrie und Nervenheilkunde (DGPN)) in Tübingen (4.—8.10.1984). Unveröffentl. Manuskript

Rush, A.J., Beck, A.T., Kovacs, M., Hollon, S.D.: Comparative efficacy of cognitive therapy in the treatment of depressed outpatients. Cogn. Ther. Res. 1 (1977) 17—37

Schulte, D.: Ein Schema für Diagnose und Therapieplanung in der Verhaltenstherapie. In: *D. Schulte* (Hrsg.): Diagnostik in der Verhaltenstherapie. Urban & Schwarzenberg, München 1974

Simons, A.D., Murphy, G.E., Levine, J.L. et al.: Cognitive therapy and pharmacotherapy for depression: sustained improvement over one year. Arch. gen. Psychiat. 43 (1986) 43—48

Teasdale, J.D., Fenell, M.J.V., Hibbert, G.A., Amies, P.L.: Cognitive therapy for major depressive disorder in primary care. Brit. J. Psychiat. 144 (1984) 400—406

Thompson, L.W., Gallagher, D., Steinmetz Breckenridge, J.: Comparative effectiveness of psychotherapies for depressed elders. J. consult. clin. Psychol. 55 (1987) 385—390

Ullrich de Muynck, R., Ullrich, R.: Das Assertiveness-Trainings Programm ATP: Einübung von Selbstvertrauen und sozialer Kompetenz. Pfeiffer, München 1976

Ullrich de Muynck, R., Ullrich, R.: Der Unsicherheitsfragebogen – Testmanual. Pfeiffer, München 1977

13.8 Psychoanalytische Therapie bei depressiven Patienten

S.O. Hoffmann, M. Bassler

Der psychoanalytisch orientierte Zugang zum depressiven Patienten kennt vom theoretischen Anspruch her keine Spezifität. Immer geht es vorrangig um die Erfassung und Behandlung der Gesamtdynamik als den eigentlichen Hintergrund der jeweiligen Symptomatik. Die ganze Person ist das Zentrum psychoanalytischer Sicht und die Symptomatik ist das individuell Hinzukommende und Variierende. So schreibt *Greenson* in seinem klassischen Lehrbuch der psychoanalytischen Therapie: „Die Einschätzung des ganzen Patienten muß im Brennpunkt stehen und nicht die klinische Diagnose oder spezielle Pathologie" (1967, S. 53; Übersetzung d. Autors). Diesem Anspruch steht natürlich eine Praxis gegenüber, die technische Differenzierungen für Unterformen der Psychodynamik (die wiederum mit einer bestimmten Psychopathologie meist hoch korreliert) entwickelt hat. Nur wird man, von wenigen Ausnahmen abgesehen, diese Differenzierungen kaum systematisch unter dem Stichwort Depression finden, sondern sie in der Literatur eher beiläufig suchen müssen. So kennen die bekannten Lehrbücher der psychoanalytischen Technik (*Greenson* 1967, *Dührssen* 1972, *Langs* 1973/74, *Thomä* u. *Kächele* 1985/88) keine symptombezogenen Kapitel, aber alle enthalten unsystematisch Material über und Hinweise auf den Umgang mit *depressiven Patienten*. Hinzu kommt eine nur kleine Anzahl von Publikationen, die sich speziell mit der analytischen Psychotherapie Depressiver befaßt hat.

Dem steht, sich deutlich abhebend, die verhaltenstherapeutische Position gegenüber, welche eine symptomspezifische (verhaltensspezifische) Therapietechnik zu verwenden beansprucht. Schaut man sich hier die Praxis genauer an, so überrascht, wie sehr sich die angegebenen Techniken bei den meisten Indikationsfeldern gleichen oder identisch sind. Letztlich kommt immer der gleiche Satz bekannter Interventionsformen zum Einsatz. Seit der „kognitiven Wende" in der Verhaltenstherapie scheint sich diese Tendenz noch zu verstärken. Im Kern kann man davon ausgehen, daß das *Ausmaß der Spezifität* symptomorientierter Behandlungstechniken in Psychoanalyse und Verhaltenstherapie sich in der Praxis nur wenig unterscheidet, mit dem Unterschied, daß dieser Punkt im 1. Falle ohne Bedeutung ist, während er im 2. Falle traditionell betont wird (zur Frage der Spezifität in der Psychotherapie s. auch *Hoffmann* 1985).

13.8.1 Das Depressionsverständnis in der Psychoanalyse

Eine spezielle Psychodynamik nosologischer Unterformen der depressiven Erkrankung ist theoretisch nicht oder nur angedeutet erarbeitet worden; am ehesten finden sich noch solche Ansätze bei

Loch (1969, 1972), *Jacobson* (1977) und *Cameron* (1989). Grundlage der meisten Bearbeitungen ist das Übergreifende, die allgemeine Erfassung der intrapsychischen Abläufe beim depressiven Menschen. In der Theorie sind es Linien, deren Entwicklung sich wie folgt kurz skizzieren läßt (s. auch *Fischer* 1976, *Eicke-Spengler 1977).*

Die eine Konzeption basiert auf S. Freuds heute noch bemerkenswerter Analyse depressiver Phänomene in seiner Arbeit „Trauer und Melancholie" (1917). Dabei geht *Freud* von der Vorstellung aus, daß der Depressive intrapsychisch einen Verlust erlitten hat. Das führt *Freud* zum Vergleich von Trauer und Depression. Als charakteristischen Unterschied benennt er das bei der Depression massiv gestörte *Selbstwertgefühl*, welches bei der Trauer nur begrenzt beeinträchtigt ist. Die Leithypothese *Freuds* ist die Annahme, daß der Verlust, den der Trauernde real erlitten hat, beim Depressiven als unbewußte Phantasie verläuft. Voraussetzung der depressiven Veränderung ist eine sog. ambivalente Objektbeziehung, d.h. eine Besetzung der in der Phantasie (oder bei der pathologischen Trauerreaktion in der Realität) verlorenen Bezugsperson zugleich mit libidinösen und aggressiven Regungen. Wütende, enttäuschte und schuldhaft erlebte Impulse führen aufgrund ihrer Widersprüchlichkeit zu verschiedenen Reaktionen, die im Kern alle als mißlungene Verarbeitungsversuche zu verstehen sind. Die wichtigste dieser Reaktionen ist die Identifizierung mit dem ambivalent besetzten Objekt, wodurch es zum zentralen Vorgang der *Wendung der Aggression gegen das Selbst*

kommt. Der Kranke hat bzw. gewinnt zu sich selbst eine ambivalente Haltung, die ursprünglich der sozialen Umwelt galt. Dieser Theorienansatz befaßt sich also zentral mit dem Schicksal und den Folgen der Autoaggression.

Ein 2., im Konzept vom 1. deutlich unterschiedener Ansatz, verfolgt die Linie der *Krise des Selbstwertgefühls*, der *Freud* bereits 1917 entscheidende Bedeutung zugewiesen hatte. Die Ausarbeitung dieses Konzepts erfolgte zuerst durch *Bibring*. Als er es 1952 publizierte, war er seiner Zeit deutlich voraus, wie die zögernde Rezeption belegt. Das Erlebnis *Depression* umreißt *Bibring* als durch 3 Bedingungen beherrscht: Ich-Hemmung, Absinken der Selbstachtung und Hilflosigkeit. Dabei kommt dem Erlebnis der Hilflosigkeit, also der Ohnmacht des Individuums, seines Erachtens eine besondere Bedeutung zu. Dieses Erlebnis entsteht insbesondere beim Versagen gegenüber Ansprüchen, die eigentlich jeder Mensch in irgend einer Form in sich trägt. *Bibring* benennt diese Ansprüche folgendermaßen:

a) der Wunsch, geliebt, geachtet und vollwertig zu sein, d.h., nicht minderwertig zu sein,
b) der Wunsch, stark zu sein, d.h., nicht schwach zu sein,
c) der Wunsch, gut und liebevoll zu sein, d.h., nicht aggressiv und destruktiv zu sein.

Immer dann, so lautet die Beobachtung *Bibrings*, wenn es zu einem Klaffen zwischen diesem Anspruch und der Selbsteinschätzung kommt, immer dann erfolgt beim zur Depression Neigenden

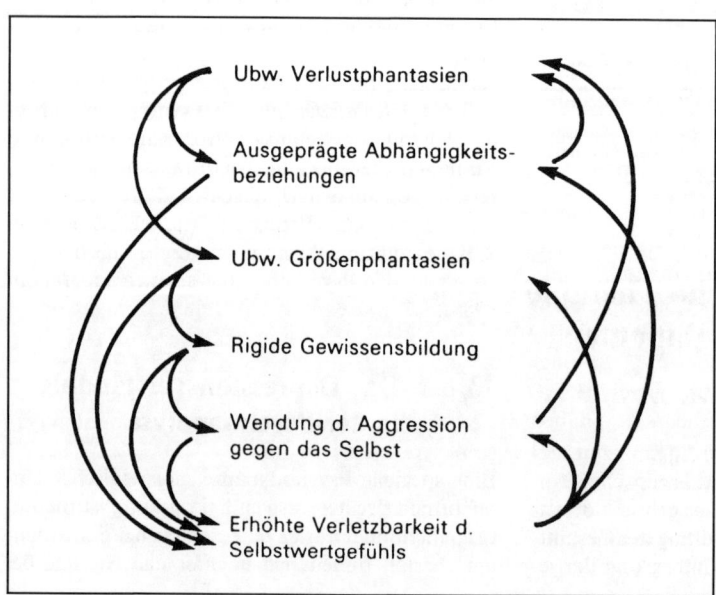

Abb. 13.7 Intrapsychische Abläufe bei depressiven Patienten. (Nach *Hoffmann* u. *Hochapfel* 1990)

Ubw. Verlustphantasien

Ausgeprägte Abhängigkeitsbeziehungen

Ubw. Größenphantasien

Rigide Gewissensbildung

Wendung d. Aggression gegen das Selbst

Erhöhte Verletzbarkeit d. Selbstwertgefühls

eine depressive Verstimmung. Wenn etwa *Kuiper* (1968) betont, daß für die Auslösung der Depression ein frustriertes, passives Liebesverlangen, Aggressionshemmung oder frustrierte Größenphantasien charakteristisch seien, dann läßt sich eben dies mit den Kategorien *Bibrings* gut fassen. Im Kern geht es um die Vorgänge, die man heute als *narzißtische Kränkungen* beschreibt. Wir möchten die genannten beiden Theorielinien, die hier extrem verkürzt dargestellt wurden, als komplementäre verstehen, auch wenn der Akzent im 1. Konzept auf Triebvorgängen (Wendung der Aggression nach innen) und im 2. auf einer Selbstwertkrise beruht. Die therapeutischen Techniken, so läßt sich leicht zeigen, akzentuieren eher die eine oder die andere theoretische Position. Pragmatisch lassen sich die Wechselbeziehungen der verschiedenen psychodynamischen Motivationselemente in einem Modell zusammenfassen (Abb. 13.7).

13.8.2 Theoretische Therapieprinzipien

Zur einleitenden Orientierung sei auf die Übersicht der Therapiekonzepte von *Luft* (1978) verwiesen, an der wir uns hier teilweise orientieren. Ausgangspunkt aller psychoanalytischen Therapien im engeren Sinne ist die Arbeit an der Übertragung. Während jedoch normalerweise die Reinszenierung des infantilen Konfliktes angestrebt wird, wird von fast allen Autoren einheitlich betont, daß im Falle der Behandlung Depressiver „die Entwicklung einer belastbaren Übertragungsbasis" (*Jacobson* 1977, S. 357 f.) von besonderer Bedeutung sei. Die besondere Qualität der Bedürfnisse nach Abhängigkeit und Anlehnung, die Ängste vor Verlust und Trennung und die strenge Gewissensstruktur erfordern offensichtlich eine stabilere Beziehungsentwicklung als sie sonst erforderlich ist. Den gleichen Zusammenhang spricht *Zetzel* an, wenn sie schreibt: „In der klinischen Praxis ist die Fähigkeit des depressiven Patienten, Hilfe zu suchen und später ein positives therapeutisches Bündnis einzugehen, prognostisch wichtig" (1974, S. 92). Die Bedeutung dieser Fähigkeit des Patienten zu einer initialen Beziehungsaufnahme und eines Therapeuten, der sensibel auf sie eingehen kann, haben denn auch fast alle Autoren betont (*Levin* 1967, *Riemann* 1976, *Luft* 1978, *Quint* 1984).

In der Übertragung muß sich naturgemäß die Ambivalenz des Depressiven widerspiegeln, d.h., er wird seinen Therapeuten gleichzeitig oder konsekutiv, offen oder versteckt idealisieren *und* kritisieren. *Jacobson* (1977) glaubt 4 Übertragungsphasen einer typischen Therapie mit ich-strukturell gestörten Depressiven ausmachen zu können: Einer positiven Übertragung am Beginn, verbunden mit symptomatischer Besserung, folgt (durch die Deutungsarbeit provoziert) eine Phase negativer Übertragung und Enttäuschung. Dem schließt sich ein narzißtischer Rückgang an, der erst nach und nach von konstruktiven Schritten abgelöst wird. Die Autorin betont wegen der ambivalenten Beziehungsstruktur die Schwierigkeit und Notwendigkeit, dennoch ständig auf ein tragfähiges Arbeitsbündnis hinzuarbeiten. Auch bei *Klauber* (1967) findet sich — 3phasig konzipiert — die anfängliche Besserung mit Idealisierung des Therapeuten, die sich anschließende Phase enttäuschten Rückzugs, wenn der Analytiker versucht, auch die aggressive Dynamik zu bearbeiten, sowie die abschließend verbesserte Realitätswahrnehmung des Therapeuten in der Übertragung, die einer Annäherung von idealisiertem und entwertetem Selbstanteil des Patienten entspricht. *Karasu* (1990a) unternahm einen konzeptionellen Vergleich von psychodynamischer, kognitiver und interpersonaler Therapie bei Depressiven. Für die psychoanalytisch orientierten Verfahren findet er als gemeinsamen Prozeß-Nenner eine Definition über die Behandlungswiderstände in 3 Schritten. Der *Eingangswiderstand* der Patienten gilt der Aufnahme der therapeutischen Beziehung überhaupt, der *Behandlungswiderstand* der Aufarbeitung von Autoaggression und Vergeltungsfurcht, der *Beendigungswiderstand* schließlich den wiederkehrenden Verlustängsten und Trennungsbefürchtungen. Die Trennungsarbeit vom Therapeuten besteht dann prinzipiell in der Überführung von Depression in Trauer, das entspricht dem Übergang von irreal unlösbaren zu real verarbeitbaren Verlusten. Bei *Lang* (1990) schließlich finden wir uns schon vertraute Prinzipien, auch wenn er seine 3 Phasen der Psychotherapie Depressiver vom Therapeuten her definiert: Der therapeutischen Beziehungsaufnahme — auch bei ihm von zentraler Bedeutung — folgt die Bearbeitung der Auslösesituationen — „*Sanierung der pathogenen Situation*" ... im Sinne *Tellenbachs* — und schließlich die biographische Aufarbeitung. Diese hat als zentrales Thema die „*Trauerarbeit*" (d.h. die Bearbeitung des Verlustthemas) und strebt im Kern eine Änderung der pathogenen Persönlichkeitsstruktur an.

Während sich bei diesen modellierten Therapieabläufen andeutet, daß es sich um *langfristige* und den Therapeuten eher in seiner klassischen Abstinenz belassende *Verfahren* handelt, setzen die

Kurz- oder *Fokaltherapien* mehr auf die Aktivität des Therapeuten. *Beck* (1974) arbeitet für die psychoanalytisch orientierte Kurztherapie Depressiver folgende Perspektiven heraus:

1. muß der Patient erleben, daß er ein Enttäuschter ist,
2. muß der Patient erleben, daß er ein Verärgerter ist, und
3. muß er seine Schuldgefühle bearbeiten.

Aber auch hier ist die zentrale Stellung der Übertragung unübersehbar. „Voraussetzung für die Kurztherapie von Depressiven ist eine tragfähige und gute Beziehung zum Arzt. Die Beziehung ist anfänglich immer ambivalent" (*Beck* 1974, S. 63). Ein mehrstufiges Vorgehen in der Fokaltherapie Depressiver einschließlich der Kombinationsbehandlung mit Psychopharmaka entwickelten *Bellak* u. *Small* (1972).

Zusammenfassend betrachtet basiert die psychoanalytisch orientierte Psychotherapie Depressiver heute vorrangig auf der *Bearbeitung der ambivalenten Übertragungsbeziehung, der Revision der Wendung der Aggression gegen das Selbst und dem Ausgleich der narzißtischen Defizite des Selbstgefühls.* Als therapeutisches Ziel ist letztlich immer die Veränderung der pathogenen Persönlichkeitsstruktur angestrebt. Dabei ist, wie *Luft* ausführt, eine charakteristische Verschiebung des Akzents im therapeutischen Anliegen nachzuweisen: „Es geht nicht mehr in erster Linie um triebdynamische Vorstellungen wie Fixierung, Triebregression und Verdrängung, sondern um Ich-Regression, Strukturen (...) und unentfaltete Ich-Funktionen, so daß neben die klassische Technik des Deutens andere Techniken und Haltungen wie Management, Eingehen auf notwendige Bedürfnisse des Patienten ..., Anerkennen dringlicher Notlagen, Wachsenlassen usw. getreten sind, mit dem Ziel, die Entfaltung von Ich-Funktionen und das Erreichen eines reiferen Funktionsniveaus, z.B. das Wiedereinsetzen der Realitätsprüfung, zu ermöglichen" (*Luft* 1978, S. 39).

Eine Übersicht modifizierter psychoanalytischer Techniken *(„psychodynamische")* bei verschiedenen Indikationsgebieten gibt *Cameron* (1989). Er unterscheidet 4 Fokussierungen des Ansatzes: intrapsychische, interpersonale, familiendynamische und soziale Stützungen. Für dynamische Kurztherapie zeichnet sich nach *Horowitz* et al. (1984) eine Differentialindikation ab. Ich-schwächere Patienten mit schlechterem Selbstkonzept profitieren mehr von stützenden Interventionen, während ich-starke und motivierte Patienten mehr

aus einer aufklärenden Arbeit am negativen Selbstkonzept Nutzen ziehen.

Am Sinn der *Kombination von Psychotherapie und Pharmakotherapie* kann grundsätzlich kein Zweifel bestehen, auch wenn das Indikationsfeld eher auf unipolare (major) affektive Störungen eingeengt zu sein scheint (*Perry* 1990). Aber auch hier ist der Kombinationseffekt nur unwesentlich besser als der von Psychotherapie und Pharmakotherapie allein, die jede für sich schon gut wirksam sind (*Conte* et al. 1986). *Karasu* (1990 b) benennt in seiner Übersicht zwar das bekannte Zögern der Psychoanalytiker, Antidepressiva einzusetzen, aber er sieht auch eine aktuelle Entwicklung. Nach dieser würden Psychopharmaka mit Bedacht besonders bei körperlichen und vegetativen Symptomen eingesetzt und ihre Wechselwirkung mit der und unbewußte Bedeutung in der Psychotherapie sorgfältig reflektiert. Unsere eigenen Beobachtungen gehen in die gleiche Richtung.

13.8.3 Praktische Therapietechniken

Die konkretesten Handlungsanweisungen im Umgang mit depressiven Patienten finden sich in der vorzüglichen Arbeit von *Levin* (1967) und in den Beiträgen von *Riemann* (1976), *Quint* (1984) und *Lang* (1990) sowie für Kurztherapie bei *Bellak* u. *Small* (1972).

a) Psychotische Depressionen (endogene Depression, Melancholie) sind mit psychoanalytischen Methoden insgesamt wenig und praktisch nur im Intervall (*Bräutigam* 1969) behandelt worden. Das *Hauptindikationsfeld* psychoanalytischer Methoden liegt im Bereich der depressiven Reaktionen, neurotischen Depressionen und depressiven (abhängigen) Persönlichkeiten. Zum Einsatz kommt die ganze Breite der klassischen und modifizierten Therapietechniken, wobei Kurztherapien sich vor allem bei depressiven Reaktionen und Gruppentherapien besonders bei depressiv-abhängigen Persönlichkeiten anbieten. Neurotische Depressionen werden überwiegend mit der psychoanalytischen Standardtechnik oder psychoanalytisch orientierten Psychotherapie behandelt. (Erste Ansätze einer noch zu entwickelnden *Differentialindikation* zu verschiedenen Psychotherapieverfahren für unterschiedliche depressive Phänomene finden sich bei *Karasu* 1990 b).

b) Die Absicht, sich mit einem depressiven Patienten therapeutisch einzulassen, setzt —angesichts von dessen Verlustängsten — eine *Bereitschaft zu langfristigem*, notfalls mehrjährigem *Engagement* sowie — angesichts möglicher kritischer, besonders suizidaler Entwicklungen — zu weitgehender persönlicher Erreichbarkeit voraus. Diese Haltung sollte auch ansatzweise nicht mit Verwöhnung verwechselt werden. „Die Beziehung muß stabil und zuverlässig und der Therapeut muß in ihr präsent sein. Er muß sich gleichsam als gutes Symbioseobjekt zur Verfügung stellen, damit der Patient über die stabile einfühlende Präsenz des Therapeuten Vertrauen zum Objekt und zu sich selbst gewinnen und eine positive Objekt- und Selbstbewertung einleiten kann" (*Quint* 1984, S. 715).

c) Je schwerer die ich-strukturelle Störung des Patienten, je insuffizienter seine Selbstorganisation und seine Ich-Funktionen, desto mehr ist insbesondere anfänglich ein empathisches Einfühlen des Therapeuten, das stark die narzißtische Verletzbarkeit und Kränkbarkeit des Patienten berücksichtigt, erforderlich. Es geht um *interpersonalen Takt* im weitesten Sinne. Dabei ist eine distanzierte Haltung, zumindest zu Beginn, von Vorteil, weil sie dem Patienten Schuldgefühle und Beschämung erspart (*Levin* 1967). Auch das Behandlungsanliegen allein kann bereits vom Patienten als beschämend erlebt werden. „Man muß solchen Patienten also ausdrücklich sagen, daß es ein Anzeichen von Vernunft und nicht von Schwäche ist, wenn sie in ihrer Situation kompetente Hilfe suchen" (*Bellak* u. *Small* 1972, S. 190).

d) *Stützende* und *bestätigende Interventionen* sind, wenn sie realistisch und faktenbezogen gegeben werden, während der ganzen Therapie von Bedeutung. Dazu gehört auch ein Interesse für die Alltagsangelegenheiten des Patienten (*Jacobson* 1977) sowie eine kontrollierte Vermittlung von Optimismus (*Levin* 1967).

e) Eine zu sehr schützende, bemutternde oder verwöhnende Haltung ist *kontratherapeutisch* (*Levin* 1967, *Quint* 1984). Sie beschämt den Patienten, hemmt seine Selbstemanzipation und erhöht aufgrund seines strengen Gewissens letztendlich seine Schuldgefühle.

f) In Konvergenz mit kognitiven und verhaltenstherapeutischen Therapiekonzepten hat *Lang* (1990) die Wichtigkeit von *antizipierenden und problemlösenden Behandlungstechniken* betont. „Es kommt also zentral darauf an, den äußeren Rahmen, in dem sich das Subjekt bewegt, so zu erweitern, daß sich dieses Leben auf einer breiteren Basis bewegen kann und somit eine Änderung an einer Stelle dieser Basis nicht mehr zur Auslösesituation für eine erneute melancholische Erkrankung wird" (*Lang* 1990, S. 323). Ähnliche Empfehlungen, die der ichpsychologischen Tradition der Psychoanalyse entstammen, finden sich bei *Levin* (1967) und *Quint* (1984).

g) Die *Übertragungsanalyse* ist durch die ausgeprägte Ambivalenz, welche vom Therapeuten oft erhebliche Toleranz erfordert, gekennzeichnet (*Jacobson* 1977). Negative Übertragungen sollten, besonders bei Kurztherapie, rasch angesprochen werden (*Bellak* u. *Small* 1972). Die anfänglich oft eintretende Idealisierung des Therapeuten kann therapeutisch genutzt werden und sollte eher geduldet als „weggedeutet" werden (*Quint* 1984). Sie bildet sich in den unvermeidbaren Enttäuschungen der späteren Konfliktbearbeitung ohnehin zurück. Alle Interventionen sind daraufhin zu prüfen, ob sie die notwendige positive Übertragungsbeziehung ausreichend „schonen" und den Patienten nicht in einen depressiven Rückzug treiben. (Ein Beispiel für eine erfolgreiche Übertragungsanalyse bei einer depressiven Patientin geben *Thomä* u. *Kächele* in Bd. 2 ihres Lehrbuchs 1988, S. 464 ff. Zahlreiche weitere Beispiele finden sich bei *Malan* 1979, S. 116—162).

h) Die Probleme der *Gegenübertragung,* d.i. der emotionalen Reaktionen des Therapeuten auf den Patienten, entsprechen naturgemäß den Übertragungsangeboten. Die Ambivalenz des Patienten, seine Unentschlossenheit und Passivität, lösen in nicht wenigen Ärzten eine unterschwellige oder offene Gereiztheit aus. Diese aggressive Spannung findet leicht eine unbewußte Abfuhr in einer besonderen Überaktivität des Therapeuten, mit der dieser die Dinge des Patienten in die Hand nimmt und ihm so demonstriert, wie ein aktiver Mensch seine Probleme löst. Der Patient gerät dadurch verstärkt in Gefühle der Überforderung mit nachfolgender Selbstabwertung. Es dürfte deutlich werden, welch wichtige Bedeutung der Reflexion und Kontrolle der Gegenübertragung bei der Psychotherapie Depressiver zukommt.

i) Der *Bearbeitung von Triebkonflikten* (vor allem aggressiven) muß die Bearbeitung des Selbstwertkonflikts vorausgehen. *Loch* (1969) bringt dies auf die Formel, daß zuerst die narzißtische Abhängigkeitsproblematik und dann die Über-Ich-Thematik bearbeitet werden müsse. Das direkte Ansprechen der aggressiven Impulse sei kaum nützlich, wenn nicht zuvor die narzißtischen Abhängigkeitsbedürfnisse, die diese Impulse eigentlich auslösen, zugänglich geworden seien. Kurztherapeutisch erfahrene Autoren erwähnen davon leicht abweichend die Notwendigkeit, den Patienten mit seinen eigenen Aggressionen in Kontakt zu bringen, „was gewöhnlich schwierig ist" (*Malan* 1979, S. 146, auch *Bellak* u. *Small* 1972). Sicher hängt natürlich alles vom „*Wie*" solcher Konfrontationen ab, worauf die genannten Autoren auch nachdrücklich hinweisen. Dabei besteht keine Frage, daß die Revision der Wendung der Aggression gegen das Selbst innerhalb der Aufarbeitung der pathogenen Psychodynamik eine zentrale Stellung hatte und hat.

j) Ein weiterer, psychodynamisch ebenfalls sehr relevanter Ansatz ist im Urteil aller Autoren die *Über-Ich-Analyse,* also die aufdeckende Deutung des Zirkels vor allem von Schuldgefühl, Strafbedürfnis, Autoaggression als Sühneleistung und kompensatorischen Größenideen, die zu erneuter Selbstverurteilung führen. Diese Über-Ich-Analyse ist identisch mit der Bearbeitung der masochistischen Tendenzen. Besonders *Cremerius* (1977) hat sich mit der Technik dieses klassischen Therapiebereichs befaßt. Dabei ist er in der Praxis von den stärker vom gestörten Selbstgefühl ausgehenden Autoren wie *Levin* und *Quint* nicht weit entfernt. Sein anscheinend so orthodoxer Hinweis, daß nur die gründliche Analyse der Übertragung in der Lage sei, die rigide Struktur des depressiven Gewissens zu beeinflussen, erweist sich in seinen technischen Beispielen als ein geduldiges, taktvolles Konfrontieren mit den Auswirkungen der Über-Ich-Dominanz, und das planvolle Hinarbeiten auf eine kognitive Umstrukturierung, d.h. Stärkung des Ichs zuungunsten des starken Gewissens. *Cremerius* gehört nebenbei zu den Autoren, die vor dem verwöhnenden Umgang mit depressiven Patienten warnen, weil dies automatisch den Gewissenskonflikt verschärfe und die Behandlung letztlich erschwere.

k) Die depressiven Rückzugstendenzen erfordern in manchem eine *aktivere Technik* (*Levin* 1967, *Jacobson* 1977). Die rasche Enttäuschungsbereitschaft des Patienten bedingt hier eine Modifikation in der therapeutischen Einstellung. Auch kann bei manifesten Suizidimpulsen von Patienten mit schlechter Ich-Kontrolle die therapeutische Abstinenz nur begrenzt gewahrt werden. Andererseits kann man von dem in vielen Psychoanalysen erhärteten Faktum ausgehen, daß ein Therapeut, der sich durch die Suizidalität seines Patienten nicht ängstigen und zu vorschneller Aktivität treiben läßt, zur Reduktion eben dieser Suizidalität entscheidend beiträgt.

l) Die *Abschlußphase* der Psychotherapie Depressiver bringt vor allem das Problem der sog. *negativen therapeutischen Reaktion,* d.h., daß die Rückbildung der Symptomatik vom Patienten nicht „*zugelassen*" werden kann und es beim Versuch, die Therapie zu beenden, auch wenn dieser langfristig vorbereitet ist, zu erneuten Verschlechterungen kommt. Ursache dieses paradoxen Phänomens können die anhaltenden Trennungsängste in der Übertragung, unbearbeitete oder unauflösbare Schuldgefühle und Strafbedürfnisse sowie weitere Faktoren sein. Inhalt der weiteren therapeutischen Arbeit müssen dann natürlich gerade diese Probleme sein, was besonders bei masochistischen Persönlichkeiten oft zu kaum auflösbaren zirkulären Bewegungen führen kann. Nach *Levin* (1967) ist auch hier eine aktivere Behandlungstechnik erforderlich, um solche Therapien überhaupt beenden zu können.

13.8.4 Schlußbemerkung

Die vorangehenden technischen Anweisungen sind primär in der ambulanten analytischen Psychotherapie entwickelt worden und haben ihre vorrangige Gültigkeit auch in diesem Anwendungsbereich. Grundsätzlich lassen sie sich natürlich auch auf die *stationäre Psychotherapie* sensu strictu oder auf die *begleitende Psychotherapie* bei stationärer Behandlung mit Psychopharmaka übertragen. Die Therapieziele können im Rahmen solcher zeitlich beschränkter Angebote naturgemäß nur begrenzt sein. Im Vordergrund werden vor allem die ichstützenden und die auf die Verbesserung des Selbstgefühls abzielenden Maßnahmen stehen. Warnen sollte man gerade in diesem Zusammenhang vor einer psychotherapeutischen Überaktivität mit hoher Sitzungsfrequenz und dem Angebot ambulanter Weiterbehandlung nach Entlassung. Die Patienten gehen angesichts ihrer Abhängigkeitsbedürfnisse zwar gern auf das therapeutische Überangebot ein, sind dann aber um so enttäuschter, wenn der Arzt z.B. aufgrund eines Stellenwechsels oder weil ihm der Therapieprozeß zu „heiß" wird, unvorhergesehen und ohne die entsprechende Bearbeitung die Therapie plötzlich abbricht. Weniger ist hier — wie so oft — eindeutig mehr.

Literatur

Beck, D.: Die Kurzpsychotherapie. Eine Einführung unter psychoanalytischen Aspekten. Huber, Stuttgart, Bern, Wien 1974

Bellak, L., Small, L.: Kurzpsychotherapie und Notfallpsychotherapie. Suhrkamp, Frankfurt 1972

Bibring, E.: Das Problem der Depression. Psyche 6 (1952/53) 81—101

Bräutigam, W.: Psychotherapie der Depression. In: *H. Hippius, H. Selbach* (Hrsg.): Das depressive Syndrom. Urban & Schwarzenberg, München, Berlin, Wien 1969, S. 519—522

Cameron, P.M.: Psychodynamic psychotherapy for the depressive syndrome. Psychiat. J. Univ. Ottawa 14 (1989) 397—402

Conte, H.R., Plutchik, R., Wild, K.V., Karasu, T.B.: Combined psychotherapy and pharmacotherapy for depression. Arch. gen. Psychiat. 43 (1986) 471—479

Cremerius, J.: Übertragung und Gegenübertragung bei Patienten mit schwerer Über-Ich-Störung. Psyche 31 (1977) 879—896

Dührssen, A.: Analytische Psychotherapie in Theorie, Praxis und Ergebnissen. Verlag Med. Psychol./Vandenhoeck & Ruprecht, Göttingen 1972

Eicke-Spengler, M.: Zur Entwicklung der psychoanalytischen Theorie der Depression. Ein Literaturbericht. Psyche 31 (1977) 1079—1125

Fischer, R.: Die klassische und die ichpsychologische Theorie der Depression. Psyche 30 (1976) 924—946

Freud, S.: Trauer und Melancholie. Gesammelte Werke. Bd. X. Fischer, Frankfurt 1917, S. 428

Greenson, R.R.: The technique and practice of psychoanalysis. Vol. 1. Int. Univ. Press, New York 1967

Hoffmann, S.O.: Unterschiede psychotherapeutischer Vorgehensweisen bei Angst und Depression. In: *H. Helmchen, M. Linden* (Hrsg.): Die Differenzierung von Angst und Depression. Springer, Berlin, Heidelberg, New York, Tokyo 1985, S. 177—185

Hoffmann, S.O., Hochapfel, G.: Einführung in die Neurosenlehre und Psychosomatische Medizin. UTB, Schattauer, Stuttgart 1990

Horowitz, M.J., Marmar, C., Weiss, D.S., Dewitt, K.N., Rosenbaum, R.: Brief psychotherapy of bereavement reactions. Arch. gen. Psychiat. 41 (1984) 438—448

Jacobson, E.: Depression. Eine vergleichende Untersuchung normaler, neurotischer und psychotisch-depressiver Zustände. Suhrkamp, Frankfurt 1977

Karasu, T.B.: Toward a clinical model of psychotherapy for depression. 1. Systematic comparison of three psychotherapies. Amer. J. Psychiat. 147 (1990a) 133—147

Karasu, T.B.: Toward a clinical model of psychotherapy for depression. 2. An integrative and selective treatment approach. Amer. J. Psychiat. 147 (1990b) 269—278

Klauber, J.: Drei typische Stadien der Übertragung in der Analyse neurotischer Depressionen. Jb. Psychoanal. 4 (1967) 202—216

Kuiper, P.C.: Die seelischen Krankheiten des Menschen. Psychoanalytische Neurosenlehre. Huber, Klett, Bern, Stuttgart 1968

Lang, H.: Wirkfaktoren bei der Psychotherapie depressiver Erkrankungen. In: *H. Lang* (Hrsg.): Wirkfaktoren der Psychotherapie. Springer, Berlin, Heidelberg, New York, Tokyo 1990, S. 310—326

Langs, R.J.: The technique of psychoanalytic psychotherapy. Jason Aronson, New York 1973 (Vol. 1), 1974 (Vol. 2)

Levin, S.: Einige Vorschläge zur Behandlung depressiver Patienten. Psyche 21 (1967) 393—418

Loch, W.: Über zwei mögliche Ansätze psychoanalytischer Therapie bei depressiven Zustandsbildern. In: *W. Schulte, W. Mende* (Hrsg.): Melancholie in Forschung, Klinik und Behandlung. Thieme, Stuttgart 1969, S. 133—137

Loch, W.: Psychoanalytische Aspekte zur Pathogenese und Struktur depressiv-psychotischer Zustandsbilder. In: *W. Loch* (Hrsg.): Zur Theorie, Technik und Therapie der Psychoanalyse. Fischer, Frankfurt 1972

Luft, H.: Wandlungen der psychoanalytischen Behandlung der Depressionen. Jb. Psychoanal. 10 (1978) 25—40

Malan, D.H.: Individual psychotherapy and the science of psychodynamics. Butterworths, London 1979

Perry, S.: Combining antidepressants and psychotherapy — rationale and strategies. J. clin. Psychiat. 51, Suppl. (1990) 16—20

Quint, H.: Wege des psychotherapeutischen Zugangs zum depressiven Patienten. Psycho 10 (1984) 715—722

Riemann, F.: Erfahrungen aus der Analyse schizoider und depressiver Persönlichkeiten. In: *F. Riemann* (Hrsg.): Grundformen helfender Partnerschaft. Pfeiffer, München 1976, S. 49—83

Thomä, H., Kächele, H.: Lehrbuch der psychoanalytischen Therapie. Springer, Berlin, Heidelberg, New York, Tokyo 1985 (Vol. 1), 1988 (Vol. 2)

Zetzel, E.R.: Die Fähigkeit zum emotionalen Wachstum. Klett, Stuttgart 1974

13.9 Verhaltenstherapie für Zwangskranke und deren Angehörige

I. Hand

Stereotypisierung und Ritualisierung im Denken und Handeln sind für die psychische und intellektuelle Entwicklung sowie für die soziale Adaptation des Menschen unerläßliche Prozesse (*Erikson* 1978). Nur so kann die Fülle der ständig auf das Individuum einwirkenden Reizsignale zu mehr oder weniger vertrauten Strukturen organisiert und soweit stereotypisiert (im Sinne von ökonomisiert) beantwortet werden, daß die Welt nicht täglich als Konglomerat völlig neuer Reize erlebt wird. Psychosoziale „Gesundheit" resultiert in diesem Prozeß u.a. aus der Entwicklung einer ausgewogenen Balance zwischen Flexibilität und Rigidität in der Stereotypisierung. Bei angeborener oder erworbener Verminderung der Fähigkeit zur Informationsverarbeitung kann daher reaktiv die adaptive Flexibilität zugunsten erhöhter Rigidität (als Kompensationsversuch) verlorengehen.

Zwanghaftigkeit im Sinne norm-angepaßter, leistungsorientierter Denk- und Handlungsstereotype ist darüber hinaus in den meisten religiösen oder industriellen Gesellschaften eine geförderte und geforderte Verhaltensweise.

Denk- und Handlungszwänge ergänzen auf der kognitiv-motorischen Ebene die funktionell-viszeralen und die emotionsspezifischen Symptombildungen im Rahmen *neurotischer* Multisymptomatik. Bei psychiatrischen Erkrankungen — über alle Diagnosegruppen zusammengenommen — stellen Zwangssymptome die am häufigsten auftretenden Symptombildungen dar (*Foulds* 1976).

Zwangsverhaltensweisen entwickeln sich also auf einem Kontinuum mit fließenden Übergängen vom „Normalen" zum „Kranken". Schon bei „normalen" Personen treten sie mit unterschiedlicher Funktion — als Lust oder Last — auf. Bei Neurosen, Psychosen und hirnorganischen Erkrankungen stellen sie überwiegend Kompensationsversuche bei den jeweils krankheitsspezifischen Defiziten dar (z.B. soziale Defizite und Ambivalenz, Konzentrationsmangel, Störung der Merkfähigkeit). Sie sind dabei auch Ausdruck einer Dekompensation bei Überforderung.

Beispiel: Ein Wachmann wird von seiner Wach- und Schließgesellschaft wegen seiner Ordentlichkeit, Pünktlichkeit und Zuverlässigkeit sehr geschätzt. Als die Gesellschaft ein neues größeres Projekt zur Überwachung erhält, wird der Betreffende befördert und mit der Aufsicht und Verantwortung für 6 weitere Wachmänner betraut. 6 Monate später ist er arbeitsunfähig, da er aufgrund exzessiver Kontrollzwänge an der eigenen Wohnungstür gar nicht mehr den Arbeitsplatz erreicht. Die Beförderung hatte ihn voll mit seinen, dem Umfeld bisher gar nicht aufgefallenen, sozialen Defiziten und seiner Selbstunsicherheit konfrontiert: Als Vorgesetzter sah er sich nicht in der Lage, eine Gruppe zu leiten, zu schlichten, sich durchzusetzen; als Verantwortlicher für die Sicherheitsleistung seiner Gruppe war er außerstande, zu delegieren und den anderen zu trauen; seine vorher sozial adaptive Zwanghaftigkeit eskalierte über eine subjektiv noch sinnvolle Ausweitung am Arbeitsplatz („Kontrolle der Mitarbeiter ist besser als Vertrauen in sie") hin zur Vermeidung des Überforderungsfeldes durch zwanghaftes „Klebenbleiben" an der eigenen Haustür.

Die Diskussion um *biologische* (hirnorganische und genetische) Basisstörungen bzw. Mitbedingungen für die Entstehung und den Verlauf der Zwangskrankheit ist seit Jahrzehnten wesentlich intensiver als bei den eigentlichen Angsterkrankungen geführt worden. In der Literatur wird deshalb oft von einer *neurobehavioralen Störung* gesprochen, „realistisch betrachtet steckt die Analyse der behavioralen Neuroanatomie und Neurophysiologie der Zwangskrankheit aber noch in ihren Kinderschuhen" (*March* et al. in: *Jenike* et al. 1990). Übersichten zu den bisherigen Studien geben *Yaryura-Tobias* u. *Neziroglu* (1983) und mehrere Beiträge in *Jenike* et al. (1990), bis hin zu neuesten Studien über Neuro-Imaging bei Zwangskrankheit (*Baxter* et al. 1992). Ein einheitliches biologisches Störungsmodell ist auch für die Zukunft kaum zu erwarten, da die Zwangskrankheit wahrscheinlich kein einheitliches Krankheitsbild darstellt, sondern ein Syndrom mit wechselnden Symptomkonfigurationen und unterschiedlichen intraindividuellen wie interaktionellen Funktionalitäten.

Genetik, hirnorganische Variablen, (elterlicher, schulischer, religiöser) Erziehungsstil sowie frühere und aktuelle belastende Lebensereignisse sind hinsichtlich ihrer anteiligen Bedeutung im Einzelfall meist nur sehr spekulativ zu trennen.

In der *Verhaltenstherapie von Zwängen* (frühe Übersichten in *Beech* 1974, *Rachmann* u. *Hodgson* 1980) hat sich in den letzten 10 Jahren eine erhebliche Diskrepanz zwischen dem Handeln von Praktikern und Klinikern einerseits und dem Inhalt der publizierten Therapieforschung andererseits entwickelt. Die „klassische" Verhaltenstherapie-Literatur vermittelt überwiegend den Eindruck, die symptombezogenen „Techniken" (vor allem die Konfrontation mit Zwänge auslösenden Reizen bei gleichzeitiger Unterlassung der Zwänge: Exposition mit Reaktionsverhinderung) seien *die* Therapie schlechthin für diese Patienten, indem sie diese als spezifische Interventionen im Vergleich zu den abwertend als „unspezifisch" bezeichneten Interventionen in anderen Problembereichen überbetont. Während diese Literatur im Hinblick auf den für die Mehrzahl der Zwangskranken erforderlichen *Gesamtbehandlungsplan* von geringerer Bedeutung ist, hat sie im Bereich der *symptomgerichteten Interventionen* zu entscheidenden Verbesserungen und zu einer Systematisierung klinisch-intuitiv abgeleiteter Interventionen geführt (*Marks* 1987, *Barlow* 1988, *Foa* 1990). Ähnlich wie die klassische Psychopathologie der Psychiatrie spiegeln diese Publikationen einen ausschließlich individualpsychologischen Ansatz wider. In der verhaltenstherapeutischen Versorgung von Zwangskranken werden jedoch *symptomzentrierte Interventionen* mit *Interventionen für andere Problembereiche* kombiniert (multimodale Verhaltenstherapie, *Lazarus* 1976). Sofern eine Zwangssymptomatik erst im Laufe partnerschaftlicher oder familiärer Beziehungen oder im Rahmen einer längerfristigen Arbeitsplatzsituation manifest geworden ist, wird in der Regel das enge soziale Umfeld in die Therapie einbezogen (systemische Verhaltenstherapie, z.B. *Haley* 1977). Inhalt und Sequenz der einzelnen Behandlungsinhalte werden aus komplexen Analysen abgeleitet (strategische Verhaltenstherapie).

Diese *strategisch-systemische, multimodale Verhaltenstherapie* (*Hand* 1988) beinhaltet:

1. die Verhaltens-, Bedingungs-, Funktions-, Motivations- und Beziehungsanalysen (*Hand* 1986) als Grundlage einer Behandlungsstrategie, die in gleicher Weise intraindividuelle und interaktionelle Funktionen von (Krankheits-)Verhalten, bis hin zu dessen „nicht gewußten Intentionen", berücksichtigt.
2. Konzepte und Verfahren systemisch orientierter Therapie-„Schulen" (z.B. *Friesen* 1985), deren einzelne Elemente in die handlungssteuernde Strategie der Verhaltenstherapie integriert werden können (s. 13.9.4).

Die *Durchführung der symptomspezifischen Expositionstherapie* erfolgt bei Handlungs- und Denkzwängen in ähnlicher Form wie bei Angsterkrankungen (s. Kap. 13.11, Anwendung bei Zwängen in: *Hand* 1982, *Klepsch* et al. 1991). In letzter Zeit werden, ähnlich wie bei Agoraphobie (*Mathews* et al. 1988), von erfahrenen Therapeuten Manuale für Zwangskranke und deren Angehörige angeboten, die u.a. zur „Selbst-Exposition" anleiten (*Marks* 1977, *Hoffmann* 1990, *Foa* 1991, *Hand* i. Vorb.).

Deren potentieller Nutzen ist bisher zwar nur für das Manual von *Marks* teilweise belegt; Kenntnis und Einsatz dieser Manuale in der allgemeinärztlichen und psychiatrischen Beratung von Zwangskranken kann deren Qualität aber vermutlich erhöhen.

In diesem Beitrag soll, neben Basisinformationen über das verhaltenstherapeutische Vorgehen, besonders ein *Verständnismodell für die intraindividuellen und interaktionellen Funktionen* (mit Fallbeispielen) von Denk- und Handlungszwängen vermittelt werden, auf dessen Grundlage der Umgang mit Zwangskranken und deren Angehörigen in der täglichen Versorgungspraxis für alle Beteiligten reibungsloser und effizienter gestaltet werden kann.

Einschränkend sei darauf hingewiesen, daß die diesbezüglichen Hypothesen bisher nicht experimentell verifiziert sind und daß die anteiligen Effekte der systemisch-orientierten Interventionen auf das Gesamttherapieergebnis in unseren eigenen Studien bisher erst ansatzweise präzisiert wurden (*Sauke* u. *Hand* 1985). Wir hoffen, daß der in unserer Arbeitsgruppe gewonnene „Eindruck" über die Realitätsangemessenheit dieses Konzeptes sowohl klinischem Urteil wie späterer Evaluation standhält.

13.9.1 Phänomenologie und Epidemiologie der Zwangskrankheit

13.9.1.1 Phänomenologie

In der psychiatrischen Literatur wird ein Verhaltensexzess (s. Kap. 13.11) in der Regel dann als Zwangssymptom klassifiziert, wenn er: in häufiger Wiederholung oder persistierend auftritt, als ich-fremd erlebt wird, subjektiv unsinnig erscheint, inneren Widerstand und Ablehnung auslöst, willentlich nicht zu kontrollieren ist und bei Unterdrückung von außen zu Angst, Unruhe oder anderen Mißempfindungen führt.

Üblich ist die Auftrennung in Denk- und Handlungszwänge. Mitunter werden zusätzlich noch Zwangsimpulse (sich aufdrängende innere Antriebe, etwas Sinnloses oder Gefährliches durchführen zu müssen) unterschieden. Schließlich ist noch eine umstrittene Sonderform, die der zwanghaften Langsamkeit („obsessional slowness"), anzuführen, die oft sehr stark hirnorganisch eingefärbt wirkt. Zumindest teilweise wird man die dabei sehr verlangsamte Motorik auch als Ausdruck besonders intensiver und repetitiver Denkzwänge interpretieren müssen.

Die hauptsächlich vorkommenden Zwänge sind nachfolgend zusammengestellt (Tab. 13.29). Da-

Tabelle 13.29 Denk- und Handlungszwänge bei Zwangskranken (Studien, I: *Rasmussen* u. *Eisen* 1990; II: *Rasmussen* u. *Tsuang* 1984)

Denkinhalte	Studien I % (N = 250)	Studien II % (N = 44)	Zwangshandlungen	Studien I % (N = 250)	Studien II % (N = 44)
Kontamination	55	45	Kontrollieren	79	63
Zweifeln	?	42	Waschen, Säubern	58	50
Körperliche Gesundheit	35	36	Zählen	21	36
Streben nach Symmetrie	37	31	Nachfragen oder Beichten	?	31
Aggressive Impulse	50	28	Symmetrie und Ordnung	?	28
Sexuelle Impulse	32	26	Horten	?	18
Andere Inhalte	13	13	Multiple Handlungszwänge	?	48
Multiple Denkzwänge	60	60			

bei wird deren relative Häufigkeit bei Patienten mit der Diagnose einer Zwangskrankheit (aus unterschiedlichen Studien) angeführt:

Denk- und Handlungszwänge treten, je nach Autor und Studie, in 50 bis 80 % der Patienten gemeinsam auf; die Varianz ist sicher auch abhängig von den sehr unterschiedlichen jeweils verwendeten Meßinstrumenten. In einer Studie von *Zaworka* u. *Hand* (1980) zeigten 2/3 der Zwangskranken eine Kombination von Denk- und Handlungszwängen – dabei war, überraschend, die Kombination von Handlungszwängen und handlungsunabhängigen Denkzwängen 3mal so häufig wie die von Handlungszwängen und direkt darauf bezogenen Denkzwängen.

Für den deutschsprachigen Raum ist das Hamburger Zwangsinventar (HZI, *Zaworka* et al. 1983) der am besten evaluierte Selbstrating-Fragebogen. Seine faktorenanalytisch gewonnene Struktur besteht aus 6 Skalen (voneinander unabhängigen Faktoren) mit insgesamt 188 dichotomen (Ja-Nein-Antworten) Items bzw. Fragen:

a) Kontrollieren, Wiederholen, Denken nach einer Handlung (36 Items),
b) Waschen, Reinigen (36 Items),
c) Ordnen (36 Items),
d) Zählen, Berühren, Sprechen (28 Items),
e) Denken von Worten, Bildern, Gedankenketten, Gedanken vor einer Handlung (36 Items),
f) Gedanken, sich selbst oder anderen ein Leid zuzufügen (16 Items).

Die einzelnen Faktoren werden also teils durch reine Handlungs- oder Denkzwänge gebildet, teils durch deren Kombination. Die Denkzwänge sind dabei operationalisiert in Denken: vor oder nach einer Handlung, in Gedankenketten, von einzelnen Worten, Sätzen oder Bildern (jeweils unabhängig vom Inhalt), und in Zwangsgedanken aggressiven,

autoaggressiven, schuldhaften oder blasphemisch-obszönen Inhaltes. In der anglo-amerikanischen Literatur werden demgegenüber inhaltliche Unterschiede von Denkzwängen betont: Zweifeln, zwanghaftes Wiederholen, Zwangsbefürchtungen, Zwangsimpulse, zwanghafte Bildvorstellungen. Inzwischen liegen sorgfältig konstruierte Kurz- (72 Items) und Ultrakurzformen (40 Items) – auch zum Selbstrating über Computerdialog – vor (*Klepsch* 1989, 1990).

Im HZI geht das „Zweifeln" (Kritik an der Fehlbenennung dieses Denkzwanges in *Zaworka* et al. 1983) in die beiden Denkzwänge „Gedanken vor einer Handlung" und „Gedanken nach einer Handlung" ein. Auch zwanghafte Bild- oder Tonvorstellungen, Einzelgedanken, „mentale Rituale" oder „Grübeln", die *Reed* (1985) als Formen von Zwangsgedanken unterscheidet, sind im HZI als Denkzwänge in den Faktoren A und E enthalten. Die bereits erwähnten *Zwangsimpulse* gehen im HZI in den Faktor F ein. Eine Lücke in den HZI-Items ist allerdings hinsichtlich religiöser bzw. blasphemischer Zwänge gegeben, die zwar formal unter Faktor E erfaßt würden, konkret inhaltlich aber im Itempool nicht enthalten sind.

Weitere, vor allem angloamerikanische Meßinstrumente für Selbstratings und Fremdratings von Zwängen sind zusammengefaßt und z.T. ausführlich diskutiert bei *Zaworka* u. *Hand* (1980), *Zaworka* et al. (1983), *Klepsch* (1989) und *Hand* (1990).

Im Gegensatz zu den meisten Lehrbuchautoren (und dem Diagnostischen und Statistischen Manual DSM-III-R der Amerikanischen Psychiatrischen Gesellschaft, 1989) vertreten wir hinsichtlich wesentlicher *Charakteristika von Zwangsverhalten* folgende Hypothesen:

– Zwischen normalen und pathologischen Zwängen besteht kein qualitativer Sprung, die Übergänge erfolgen vielmehr fließend auf einem Kontinuum. Die Trennlinie ist dabei stark von individuellen und soziokulturellen Normen abhängig.

— Zwangsverhalten resultiert nicht primär aus einem gegen den Willen und die Einsicht des Individuums laufenden unbeherrschbaren *Impuls,* es ist vielmehr durch subjektiv als positiv erlebte intraindividuelle und (oder) interaktuelle Funktionen mitbedingt und mit aufrechterhalten (Ausnahme: bestimmte Denkzwänge s.u.). Auf einer rational-normangepaßten Ebene mag der Betroffene dieses Verhalten zwar ablehnen, auf der subjektiven, emotional-kognitiven Ebene ist es für ihn aufgrund dieser Funktionen aber zugleich unverzichtbar. Dies gilt insbesondere auch für die sehr häufig anzutreffende magische Komponente der Zwänge (s. dazu bereits *Hoffmann* 1927, *Holtz* 1984).

— Zwänge sind nicht den Angsterkrankungen zuzurechnen (Ausnahme: bestimmte Wasch- und Säuberungszwänge). Sie stellen Coping-Versuche bei generalisierten vital-bedrohlich empfundenen Ängsten, Unsicherheiten und Defiziten dar. Die Funktionalität von Zwängen unterscheidet sich tiefgehend von jener phobischen Meidungsverhaltens (s. Modell einer *funktionalen Psychopathologie,* Kap. 13.11).

Als der *Zwangskrankheit sehr ähnliche oder auch identische Störungen* wurden und werden in der Literatur diskutiert: Trichotillomanie, monosymptomatische Hypochondrie, Dysmorphophobie, Globus hystericus, Überbeschäftigung mit den eigenen Verdauungs- oder Ausscheidungsorganen, zwanghaftes Nägelkauen/Gesichtspicken/Selbstbeschädigungen, AIDS-Ängste, Kleptomanie oder „Kaufsucht", Pyromanie und pathologisches Spielen (jüngster Überblick *Jenike,* in *Jenike* et al. 1990). Nahezu all diese Störungen können auch als Coping-Versuche mit bzw. Vermeidungsversuche von Depression, anderen negativen Gefühlszuständen und körperlichen Mißempfindungen interpretiert werden (s. Modell einer funktionalen Psychopathologie, Kap. 13.11, *Hand* 1991a).

13.9.1.2 Epidemiologie, Komorbidität und phänomenologische Überschneidungen mit anderen Erkrankungen

Rüdin (1953) schätzte noch ein Vorkommen der Zwangskrankheit in der Allgemeinbevölkerung bei nur 0,05 %. Aus mehreren größeren epidemiologischen Untersuchungen in den USA ergibt sich

heute eine relativ gesicherte Prävalenzrate von 1 bis 2 % (nach *Rasmussen* u. *Eisen* 1990), für Deutschland fanden *Wittchen* u. *von Zerssen* (1989) eine Lebenszeitprävalenz von 1,8 %. In anglo-amerikanischen Studien an „Normalpopulationen" wurde deutliches Zwangsverhalten (nicht mehr „normal", aber auch noch nicht krankhaft nach DSM-III-R) bei 10 bis 80 % der Probanden gefunden. In einer kleinen Stichprobe (N = 120) einer deutschen *Normalbevölkerung* lag eine klinisch relevante Zwangssymptomatik bei 8 % der Probanden vor und war damit die häufigste *neurotische Symptombildung (Hand* u. *Zaworka* 1982).

Die bisher einzige epidemiologische Untersuchung über die Häufigkeit der Zwangskrankheit bei Kindern (*Rutter* 1970, s. in *Rapoport* 1989) fand eine Prävalenz von 0,3 %; die einzige entsprechende Studie mit Jugendlichen ergab eine Prävalenz von 0,35 %, wobei die Autoren aus mehreren Gründen eine „wirkliche" Prävalenz von etwa 0,7 % vermuten (*Flamert* et al., s. in *Rapoport* 1989).

Unter psychiatrischen Patienten wird der Anteil der *Zwangskranken* in internationalen Lehrbüchern zwischen 0,5 % und 4 % angegeben, wobei es sich bei all diesen Studien überwiegend um stationäre Patienten handelt. In der jüngsten Studie aus dem deutschen Sprachraum (*Stieglitz* et al. 1989) erhielten unter etwa 3200 über einen Zeitraum von 6 Jahren stationär aufgenommenen psychiatrischen Patienten 0,8 % die Primärdiagnose einer *Zwangsneurose. Foulds* (1976) fand *Zwangssymptome* allerdings als häufigste Symptomatik bei stationären Patienten, unabhängig von den jeweiligen Grunderkrankungen. Eine neuere amerikanische Studie mit ambulanten psychiatrischen Patienten fand bei 10 % aller Patienten „signifikante" Zwangssymptome.

Für kinder- und jugendpsychiatrische Kliniken und Ambulanzen wird der Anteil Zwangskranker mit 0,2 bis 10 % angegeben, obwohl Autoren wie *Rapoport* (1989) eine wesentlich höhere Inzidenz vermuten (Zusammenfassung der jüngsten Studien in *Jenike* et al. 1990).

Die Zwangskrankheit beginnt am häufigsten im Alter von 20 Jahren. Im Gegensatz zu Phobien sind deutlich mehr Männer als Frauen betroffen. Erstgeborene scheinen eine höhere Prädisposition für die Erkrankung zu haben. 80 % der Patienten zeigen einen chronischen, 10 % einen progredienten Krankheitsverlauf. In einer experimentellen *Quasi-Längsschnittuntersuchung* ließen sich folgende Verlaufsstadien trennen: die akute multisymptomatische Dekompensation, der mittelfristige Verlauf mit relativer Eigenständigkeit der Zwangssymptomatik gegenüber anderen Beschwerden, das resigniert-depressive chronische Stadium (*Hand* u. *Zaworka* 1981, vgl. auch *Stieglitz* et al. 1989).

Die Literatur zu der Frage, ob *Zwangskrankheit* nur auf dem Boden einer *zwanghaften Persönlichkeitsstruktur* entstehen kann oder völlig unabhängig von einer solchen auftritt, ist seit *Janet* mit widersprüchlichsten Meinungen geradezu ins Uferlose gewachsen (s. *Zaworka* u. *Hand* 1981). Eine auf Daten basierende, allgemein akzeptierte Antwort gibt es bisher nicht.

Scharfetter (1976) hält „die meisten Zwangskranken ... (für) anankastische Persönlichkeiten", wobei er letzteren die folgenden Eigenschaften zuordnet: gute Intelligenz, rigide, perfektionistisch, mit hohem ethischen Anspruch, skrupellos, übergewissenhaft, äußerst ordnungsbedacht im äußeren wie auch im ethisch-moralischen Bereich; mit einer Neigung zu Neid, Geiz, Kleinmut, Mißgunst und liebloser Machtausübung und Prinzipienreiterei (weitere Einzelheiten s. *Zaworka* u. *Hand* 1981).

Von großem Forschungsinteresse ist neuerdings wieder die Frage, wieweit Persönlichkeitsstörungen (insbesondere nach Achse II des DSM-III-R) den Verlauf behandelter und unbehandelter Zwangserkrankungen beeinflußen (Übersicht in *Baer* u. *Jenike,* s. in *Jenike* et al. 1990). Die bei Zwangskranken bisher am häufigsten gefundene Achse-II-Störung ist das Cluster C (advoidant, compulsive, dependent, passive, agressive). In einer bisher nicht replizierten Studie fand *Jenike,* daß der Behandlungserfolg bei seinen Zwangskranken im Extrem durch das Vorliegen (93 % Therapiemißerfolg) oder Fehlen (90 % Erfolg) einer *„schizotypischen Persönlichkeitsstörung"* nach DSM-III-R geprägt war (in *Jenike* et al. 1990). Verbindliche Ergebnisse fehlen aber auch hierzu noch immer (s.a. Diskussion von *March* et al. in *Jenike* et al. 1990). Eine umfangreiche Untersuchung zu dieser Fragestellung wird gegenwärtig gerade in unserer Arbeitsgruppe abgeschlossen.

Eine *Lebenszeitkomorbidität* mit Achse-I-Störungen nach DSM-III-R fand sich unter 100 zwangskranken Patienten der Brown-Universität (gemittelt aus den Ergebnissen von 2 unterschiedlichen Interviewverfahren) in folgender Häufigkeit: Major Depressive Disorder (72 %), Monophobien (25 %), Soziophobie (22 %), Alkoholmißbrauch (15 %), Panikstörung (13 %), Eßstörungen (13 %). 57 % aller an der Brown-Universität gesehenen Zwangskranken hatten zumindest eine *aktuelle* zusätzliche Achse-I-Störung. Aktuelle, sekundäre Depression (als Folge der Zwangserkrankung) berichteten etwa 60 bis 70 % der Zwangskranken dieser Klinik (*Rasmussen* u. *Eisen* 1990); ähnliche

Ergebnisse fanden u.a. *Hand* u. *Zaworka* (1982), *Stieglitz* et al. (1989) und mehrere Langzeitkatamnesen mit Zwangskranken an unserer Ambulanz (Publikation in Vorbereitung).

Bereits seit *Bleuler, Janet* und *Freud* wird eine recht kontroverse Diskussion über die Kombination von oder Übergänge zwischen *Zwangskrankheit* einerseits und *Depression* oder *Schizophrenie* andererseits geführt.

Aus bisher vorliegenden Studien (einschließlich unserer eigenen, bis zu 12jährigen Katamnesen) läßt sich jedoch nur bei maximal 1 bis 3 % der Zwangskranken ein Übergang in eine spätere Schizophrenie ableiten; zumindest 10 % aller Patienten mit Schizophrenie zeigen allerdings auch Zwangssymptome (Literatur in *Jenike* et al. 1990).

Untersuchungen zur Häufigkeit von Zwangssymptomen bei primärer Depression sind bisher systematisch nicht durchgeführt worden (eine entsprechende Studie an unserer Ambulanz ist noch nicht publiziert). Bei tieferen Depressionen lassen sich bestimmte Denkzwänge und bestimmte Wahninhalte von Depressionen kaum noch voneinander trennen. Einschränkungen der Merkfähigkeit bzw. des Kurzzeitgedächtnisses durch Übersetzung mit depressiven Kognitionen können kompensatorisch mit vermehrten Zwängen beantwortet werden, während die Manie bei manchen Patienten geradezu wie eine Erlösung von zwanghaften Persönlichkeitsstrukturen imponieren kann (eine Patientin mit bis dahin mehreren Phasen einer monopolaren Depression wurde in einer solchen Phase während des mehrstündigen Ausfüllens der 188 Fragen im Hamburger Zwangsinventar, das allgemein als hohe Belastung erlebt wird, erstmalig manisch, s. *Zaworka* et al. 1983).

Unerfahrene Therapeuten haben sicher eine Tendenz, Zwangskranke viel zu früh als Schizophrene zu diagnostizieren (sobald Denk- und Handlungszwänge *„bizarr"* erscheinen). Ebenso ist es für sie schwierig, bei gleichzeitigem Vorliegen von Zwängen und Depressionen unter Berücksichtigung der biographischen Analyse zu erkennen, welche Störung als primär und welche als sekundär anzusehen ist. Dieses Problem wird dadurch erhöht, daß eingehende Explorationen oft erst nach mühsamem Kontaktaufbau möglich sind.

Zwangssymptome sind schließlich noch als häufige Begleitphänome bei folgenden psychiatrischen oder neurologischen Erkrankungen beschrieben: Gilles-de-la-Tourette-Syndrom und Tic-Erkrankungen, Epilepsie, Parkinsonerkrankung, Sydenhamsche Chorea; Trichotillomanie, Selbstverletzungen und andere *„habit disorders",* Bulimie, Anorexie, stoffgebundene Süchte. Besondere Beachtung fand in jüngster Zeit auch das Vorkommen von Zwangssymptomatik bei psychosomatischen Patienten (*Csef* 1988, s. dazu auch das verbindende Aggressionsmodell von *Hand* 1991 b).

13.9.2 Funktionalität von Zwangsverhalten

Die folgenden, überwiegend hypothetischen *intraindividuellen und interaktionellen Funktionen von Zwangsverhalten* scheinen uns für Verständnis, Behandlung und Verlauf von Zwangserkrankungen von wesentlicher Bedeutung. *Dabei ist zu berücksichtigen, daß sich bei den meisten Patienten nicht nur einzelne Zwänge, sondern auch unterschiedliche Funktionalitäten überlappen!* Diese Funktionen können natürlich nicht alleine aus dem Vorliegen eines bestimmten Zwanges geschlossen werden.

13.9.2.1 Intraindividuelle Funktionen von Zwangsverhalten

Handlungszwänge

— *Wasch- und Säuberungszwänge:*
Ähneln als einzige Zwangsformen phobischem Vermeidungsverhalten. Die phobieähnliche Erwartungsangst einer Verkeimung oder Verschmutzung durch umschriebene (bei zunehmendem Störungsgrad allerdings zunehmend generalisierte) Auslöser resultiert entweder in der Vermeidung solcher Auslöser oder in intensiven Säuberungsritualen nach unvermeidbarem Kontakt mit (überwiegend nur imaginärem!) Schmutz oder Keimen.

— *Kontroll- und Ordnungszwänge:*
Scheinen bei neurotischen Erkrankungen eher der Reduktion von Selbstunsicherheit („habe ich die Wohnungstür zu Hause wirklich abgeschlossen?") und Angst vor Ablehnung durch andere („ich mache meine Arbeit so extrem gut, daß man mich anerkennen muß, auch wenn man mich nicht mag") — als Folgen primärer und sekundärer sozialer Defizite — zu dienen. Durch Übererfüllung sozialer Normen in den Bereichen Ordentlichkeit, Genauigkeit, Gewissenhaftigkeit und Zuverlässigkeit sollen soziale Zustimmung und Belohnung gesichert werden. Tritt der gewünschte Effekt nicht ein, so wird die Intensität des betreffenden Verhaltens zwanghaft gesteigert — auch und gerade, wenn dadurch die Umwelt ablehnender reagiert. Die

intraindividuelle Funktionalität (die Erwartung, z.B. Anerkennung durch den Chef durch ein ständiges „Mehr" an zwanghaft-perfekter Pflichterfüllung schließlich doch „erzwingen" zu können) ist hier also weitaus stärker verhaltenssteuernd als die reale interaktionelle Konsequenz (zunehmende Ablehnung durch den Chef) — letztere erhöht vielmehr die Selbstunsicherheit, aus der das Zwangsverhalten dann in entsprechend steigender Intensität resultiert.

Bei hirnorganischen oder psychotischen (z.B. tiefer Depression) Erkrankungen können auch völlig andere Funktionalitäten gefunden werden: z.B. der Kontrollzwang als — anfangs adaptive, erst bei Eskalation maladaptive — Reaktion auf eine Beeinträchtigung der Merkfähigkeit.

— *Zähl-, Wiederholungs-, Berühr- und Sprechzwänge:*
Können der Bewältigung von nochmals stärker generalisierten Ängsten dienen. Sie werden häufig durch (primär depressive?) Gedanken an erwartete, aber nur sehr diffus vorgestellte Katastrophen in bezug auf die eigene Person oder nahestehende andere ausgelöst. Den Zwangshandlungen oder -gedanken, z.B. 3mal auf Holz klopfen oder „toi toi toi" sagen, wird eine magische Kraft zugeschrieben, befürchtetes Unheil abzuwenden. In diesem Beispiel eines populären Zwangsrituals sind folgende Elemente enthalten: die magische Zahl 3 als Denkzählzwang, das laute Aussprechen zur Verstärkung der Beschwörung, das 3malige auf Holz klopfen als Handlungs-Zähl-Zwang mit dem zahlengebundenen Wiederholungszwang und mit dem magischen Glauben an das Berühren von Holz (bei ähnlichen Handlungs-Zähl-Zwängen wird die „korrekte" Durchführung der Wiederholungen auch durch lautes Aussprechen von „eins, zwei, drei" kontrolliert).

Die hier vorgenommene Hierarchisierung von Handlungszwängen als Indikatoren für Schwere der Gestörtheit wird unterstützt durch frühere Befunde von *Hand* u. *Zaworka* (1982), nach denen Wasch-/Säuberungszwänge bei Zwangskranken häufig als isolierte Symptomatik vorkamen, während Kontroll-/Wiederholungszwänge fast ausnahmslos an weitere Zusatzsymptomatik gebunden waren.

Alle Handlungszwänge:
— können eine *magische Komponente* beinhalten (s. auch *Hoffmann* 1927, detaillierte Darstellung der soziokulturellen Bedeutung von Zwang,

Magie und Aberglaube in *Holtz* 1984). Bei mittelstark ausgeprägter Symptomatik nimmt der magische Anteil von der 1. bis zur 3. Gruppe der angeführten Handlungszwänge zu. Bei extremer Symptomatik ist aber auch schon bei der 1. Gruppe der magische Anteil entscheidend: Wasch- oder Säuberungszwänge mit generalisierten Auslösereizen sollen durch stundenlanges (magisches) Waschen eine rein imaginäre, aber als lebensbedrohlich erlebte *Verschmutzung und Verkeimung* beseitigen; der ursprüngliche Bezug zu äußeren, umschriebenen Auslösern und deren Beseitigung ist nahezu verlorengegangen,

— können durch die mit ihnen verbundene intensive gedankliche und motorische Aktivität eine der subjektiv effektivsten *Coping-Strategien für primäre Depression* im Sinne einer Ablenkung von negativer Befindlichkeit darstellen (wie alle *Verhaltensexzesse,* s. Kap. 13.11; ausführliche Darstellung dieses Modells von *Verhaltensexzessen* als Coping-Strategien bei Depressionen in *Hand* 1992),

— können durch ein *Streben nach hundertprozentiger Sicherheit* (z.B. der Vorhersagbarkeit zukünftiger Ereignisse) mitbedingt sein: Wenn im Rahmen eines Zwangssystems subjektiv sinnvolle Handlungen (Waschen, Kontrollen am Arbeitsplatz, Berühren von Holz) unterlassen werden und dann „etwas passiert" (z.B. eine Infektion auftritt; der Chef sich abwendet; die Schwiegermutter stirbt), wie kann der Zwangskranke sich je sicher sein, daß er dieses durch Fortsetzung seiner Rituale nicht hätte verhindern können. (Beispiel aus dem Alltagsleben: Ein Teilnehmer an der Klassenlotterie möchte aufgrund ausbleibender Gewinne mit dem Spielen aufhören, da entwickelt er den Zwangsgedanken „was ist, wenn meine Losnummer irgendwann doch gewinnt — und ich das dann auch noch erfahre?". Der ursprüngliche Vorsatz kann nun undurchführbar werden.)

Das Entscheidungskriterium des Patienten für ein „Genug" an oder gar ein Reduzieren von Zwangsverhalten ist für den Außenstehenden selten nachvollziehbar und beim Patienten — u.U. schon innerhalb von Stunden, in Abhängigkeit von der Stimmungslage — sehr instabil. Ein besonderes Phänomen stellt die Fähigkeit der meisten Zwangskranken dar, eine Zwangshandlung um Stunden oder sogar Tage „aufschieben" zu können, wenn es „die Situation erfordert". Entgegen den Lehrbuchannahmen sind *„Zwangsimpulse"* also durchaus steuerbar.

Die Entscheidung der Patienten für ein *Mehr* von Handlungszwängen erscheint für den Außenstehenden ähnlich schwer nachvollziehbar, insbesondere da es nicht zu einem *„Lernen am zunehmenden Mißerfolg"* kommt: Das Verhalten nimmt zu, obwohl die intendierte Angstreduktion (intraindividuelle Funktionalität) immer kürzer anhält und mit immer länger dauernden Zwangsritualen „bezahlt" werden muß. Vermutlich werden im Prozeß der Eskalation eben die magischen Anteile stärker handlungssteuernd und bedeutsamer (s. auch bei Glücksspielern, die an bestimmte Zahlen oder Systeme „glauben" — unabhängig von Gewinnen oder Verlusten).

Denk- oder Grübelzwänge

— *„Grübeln vor einer Handlung"* oder *„Grübeln nach einer Handlung":*
Können, ähnlich wie Ordnungs- und Kontrollzwänge, als Kompensationsversuche bei Selbstunsicherheit und sozialen Ängsten angesehen werden, insbesondere wenn sie sich auf soziale Handlungen beziehen (z.B. ständig wiederholtes gedankliches Durchspielen eines Telefonates mit einer wichtigen Bezugsperson oder entsprechendes, anhaltendes Grübeln nach einer solchen Handlung).

— *„Sich selbst oder anderen Schaden zufügen":*
Sind zwanghafte Kognitionen, die hinsichtlich ihrer Zuordnung in der Literatur eher umstritten sind. Sie scheinen eher Ausdruck einer Aggressions- oder Depressionserkrankung als einer Zwangskrankheit zu sein. Sie beinhalten ein *„Wissen"* um unmittelbar bevorstehende oder schon eingetretene Katastrophen (z.B. bei der Schuhverkäuferin, die im Zwangsgedanken sicher ist, schon viele Kinder durch falsch angepaßte Schuhe im Straßenverkehr zum Stolpern gebracht und in den Tod geschickt zu haben; oder die junge Mutter, die im Zwangsgedanken entsetzt feststellt, daß sie ihr Kind mit dem Küchenmesser irgendwann doch erstechen wird). Diese Denkzwänge induzieren negative Emotionen (Angst, Depression, Schuldgefühle, Selbstmordgedanken), statt sie — wie die vorangegangenen Zwänge — zumindest vorübergehend zu reduzieren. Ihre Inhalte ähneln wahnhaften Depressionssymptomen mit Schuld- und Versündigungsvorstellungen. Hinsichtlich ihrer interaktionellen Funktionalität können sie allerdings auch ein Ventil zum Ausdruck einer tabuisierten Aggression sein (s. *Hand* 1991 b).

– Kognitionen, die unmittelbar zur Durchführung von Handlungszwängen gehören, sind hinsichtlich ihrer Zuordnung zu Denk- oder Handlungszwängen umstritten.

Hinsichtlich der mit den unterschiedlichen Zwängen einhergehenden *kognitiven Grundannahmen* (Erwartungen) über deren Verhaltenseffektivität können folgende 4 Subgruppen gebildet werden:

– Bei Wasch- oder Säuberungszwängen dominiert die *Gewißheit der eigenen Verhaltenseffektivität:* Angstauslösende Reize können entweder vermieden oder durch Säuberung nachträglich beseitigt werden.
– Bei Kontroll- oder Ordnungszwängen, aufgrund von Unsicherheit bezüglich der eigenen Person oder der Akzeptanz durch andere, besteht einerseits zwar noch *Hoffnung auf die eigene Verhaltenseffektivität,* andererseits werden *zur Sicherheit* – und sehr viel früher als bei den vorangenannten Zwängen – magische Elemente (z.B. über Zähl-Wiederholungszwänge) eingebaut.
– Bei Zähl-, Berühr- oder Sprechzwängen überwiegt bereits der *Glaube an die magische Kraft* der Rituale, Unglück von einem selbst oder anderen fernzuhalten; er gewinnt immer wieder die Qualität einer Überzeugung bzw. Gewißheit, um dann bei neuer Verunsicherung erneuter Bestätigung durch Wiederholung der Rituale zu bedürfen (im Sinne einer „Privatreligion" der Betroffenen).
– Bei solchen Denkzwängen, die durch die Erwartung von Katastrophen oder eigener Versündigungen geprägt sind (also als Depressionssymptome imponieren), dominiert eher die *Gewißheit der eigenen Hilflosigkeit* und der Aussichtslosigkeit angesichts einer unabwendbaren oder schon eingetretenen Katastrophe.

13.9.2.2 Interaktionelle Funktionen

Neben den üblichen interaktionellen Funktionalitäten von Krankheitsverhalten (z.B. *Hand* 1986) stellt sich bei Zwangskranken häufig deren anankastischer Interaktionsstil (mit ständiger latenter Aggressionsbereitschaft) als besonderes Problem dar. Zwangskranke mit frühen sozialen Defiziten haben im Laufe ihrer Sozialisation gelernt, diese zunehmend durch pseudoassertives Verhalten zu überspielen, womit sie bei enger werdendem Kontakt kurzfristig über ihren Partner „siegen", langfristig von diesem aber, sofern es sich um psychisch gesunde Personen handelt, gemieden werden. Häufig

zwingt allein schon das Symptomverhalten andere Personen auf Distanz bzw. zur „Unterwerfung" im Sinne eines Tolerierens oder Mitmachens von Zwangshandlungen. Der latent aggressive Interaktionsstil stellt eine zusätzliche, indirekte, bewußt nicht gewollte Strategie zur Vermeidung einer gefühlsbetonteren, spontaneren und engeren Beziehung dar. Solche Beziehungen werden als bedrohlich empfunden und weitgehend gemieden, da aufgrund früher Defizite und spezifischer interaktioneller Traumata (Beispiel: der einzige frühere Versuch, sich auf eine solche Beziehung vorsichtig einzulassen, endete mit einem ebenso schmerzlichen wie unvergeßlichen Verlusterlebnis) die stereotype Erwartungshaltung geprägt wurde, daß andere Menschen grundsätzlich nicht vertrauenswürdig sind, einen nicht mögen und dominieren wollen. Als langfristiges Ergebnis dieser defizit- und erlebnisbedingten Erwartungshaltung („Menschen sind nicht vertrauenswürdig") stellt sich „eine sich selbst erfüllende Prophezeiung" mit zunehmender sozialer Isolierung ein (ausführliche Darstellung dieses Modelles, das u.a. auf früheren Arbeiten von *Dross, Belschner* et al. aufbaut, in *Hand* 1991 b). Gehen solche Menschen später überhaupt noch eine feste Beziehung ein, dann vor allem mit einem Partner, der berechenbar, unterlegen und von ihnen abhängig ist – und an dessen Langweiligkeit sie sich (unbewußt) über Zwangsverhalten „rächen".

Dieses Interaktionsmuster eines maladaptiven und repetitiven „prophylaktischen Machtspieles" (s. a. *March* et al. und *Livingston-Van Noppen* et al. in *Jenike* et al. 1990) belastet nicht nur die alltäglichen sozialen Kontakte vieler Zwangskranker, sondern auch die Beziehung zum Therapeuten bzw. – bei Gruppen- oder stationärer Therapie – zu Mitpatienten oder Stationspersonal. Darin dürfte wohl der häufigste Grund für Therapieabbrüche (durch Patienten oder Therapeuten) und Mißerfolge liegen. In der Verhaltenstherapie-Literatur über Zwänge ist diese Problematik dennoch bisher kaum berücksichtigt. Aufgrund ihrer überragenden Bedeutung in der Versorgungspraxis wird sie in der folgenden Darstellung der Therapiedurchführung immer wieder, auch an Beispielen, besonders herausgestellt.

Der Überblick über die *vielfältigen, sich oft auch noch überlappenden Funktionalitäten von Zwangsverhalten* verdeutlicht, daß Versuche, Zwangssymptomatik ähnlich wie Angstsymptome (Panik oder Meidungsverhalten) einfach zu löschen, sehr viel seltener gelingen können und gelingen. Darüber hinaus entspricht der anfangs vorgetragene Versuch nach primärer Symptombeseitigung oft keineswegs der wirklichen Motivation dieser Patienten (s.u.).

13.9.3 Grundlagen der Behandlungsstrategie bei Zwangskranken und deren Angehörigen

Bevor auf der Basis der Informationen aus den komplexen Analysen die Entscheidung für eine Symptomtherapie, eine „Therapie am Symptom vorbei" (*Ursachentherapie)*) oder eine bestimmte Sequenz beider Interventionsformen getroffen werden kann, müssen der Aufbau einer tragfähigen Therapeut-Patient Beziehung und die Motivationsklärung gelungen sein. Dieses *initiale Therapiestadium* hat bei Zwangskranken für den weiteren Therapieverlauf eine wesentlich größere Bedeutung als bei Patienten mit Angsterkrankungen, da der Therapeut aufgrund der subjektiv zumindest teilweise positiven Funktionen des Symptomverhaltens einerseits und der hohen interaktionellen Verletzbarkeit dieser Patienten andererseits mit besonderen Motivationsproblemen konfrontiert wird. Entsprechend hoch ist sein Risiko, Fehler zu begehen. Diesem Therapiestadium und seinen typischen Risikobereichen (Verheimlichung von Zwängen, aggressive Interaktion) wird im folgenden daher besonderer Raum gegeben.

13.9.3.1 Funktionalität von Zwängen und Veränderungsresistenz
(Beziehungsaufbau und Motivationsklärung)

Bei gleichzeitiger Berücksichtigung intraindividueller und interaktioneller Funktionalitäten können unterschiedliche Widerstände gegen Veränderungen herausgearbeitet werden. Weder die Angabe des Patienten, daß er seine „Zwänge wegtherapiert haben möchte", noch eine gegenteilige Angabe eines seiner Angehörigen muß dem tatsächlichen Motivationsstand des Patienten entsprechen. Die Klärung, inwieweit die geäußerte und die „wirkliche" Motivation zu einer Veränderung übereinstimmen, ergibt sich auch aus der Beurteilung, welche Veränderungen Patient, Angehöriger und Therapeut — unabhängig von ihrem verbalisierten Veränderungswunsch — aufgrund ihrer gesamten Lebenssituation überhaupt „wollen können" (s. *Hand* 1981, *Hoffmann* 1927).

Zwangskrankheit — eine heimliche Krankheit:

— Sofern Zwangskranke allein leben, besteht aufgrund der genannten, subjektiv zumindest teilweise positiven Funktionen der Zwänge oder aus Angst vor Unverständnis und einem Sich-

lächerlich-Machen, oder schließlich auch aus Angst vor Zwangsmaßnahmen gegen die berichteten Zwänge, eine hohe Verheimlichungstendenz dieser Symptomatik. Die Patienten kommen eher mit multiplen psychosomatischen, depressiv-dysphorischen oder generalisiert-ängstlichen Beschwerden in die Praxis, um für ihren allgemeinen Leidensdruck Erleichterung zu erfahren. Sogar bei bis zu 1/3 der Patienten mit primären (z.B. Agora- oder Sozio-)Phobien kann diese „heimliche Krankheit" deren Therapie erschweren und das Therapieergebnis verschlechtern. Über ihre Zwänge berichten sie erst bei gezielter Exploration durch den Therapeuten oder bei routinemäßiger Vorgabe von entsprechenden Selbstrating-Fragebögen — in letzterem Falle oft mit der überraschten Rückfrage, ob so etwas denn häufiger vorkomme und wie der Therapeut überhaupt solche Fragen stellen könne. Diese hohe Verheimlichungstendenz hat der Zwangskrankheit in der jüngeren amerikanischen Literatur den Beinamen „heimliche Krankheit" eingebracht.

— Diese *heimliche Krankheit* kann im Kontext einer Paarbeziehung für den Therapeuten zu einer besonders schwierig erkennbaren Situation führen:

Der Ehemann (Akademiker) bringt die Ehefrau (Hausfrau) zur Therapie, damit ihre immer mehr zunehmenden Säuberungs- und Waschzwänge im Küchen- und Flurbereich des Hauses behandelt werden. Die Ehefrau bestätigt ihre vom Ehemann vorgetragene Veränderungsmotivation. Erst ein Hausbesuch läßt deutlich werden, daß der Ehemann der eigentliche Zwangskranke ist. Er hat im Schlafzimmer bereits alle freien Wandteile mit Zeitschriftenteilen verdeckt und ist mit seinem Hortzwang für angeblich unverzichtbare Fachliteratur bereits in den Bereich des Wohnzimmers vorgedrungen. Erst nach vielen fruchtlosen Versuchen, den Ehemann an der weiteren Besetzung der Wohnung mit Zeitschriftenstapeln zu bremsen, hat die Patientin von der Küche her (ihrem „Regierungsbereich") begonnen, ein präventives Abwehrsystem mit Keim- und Schmutzangst und daraus resultierenden Wasch- und Säuberungszwängen aufzubauen. Die Verheimlichung des primären Zwangskranken wird hier von der Patientin auch bei den Voranalysen mitgetragen und erst bei der „Verhaltensanalyse in vivo" im realen häuslichen Problembereich entdeckt.

Zwangskrankheit — eine Aggressionskrankheit:

Die bereits mehrfach angeführten, von den Kranken selbst bewußt nicht mehr wahrgenommenen primären sozialen Defizite und die damit zusammenhängende Hilflosigkeit, Unsicherheit und auch interaktionelle Unfähigkeit (im Wahrnehmen, Verarbeiten und Aussenden sozialer Signale) kann einerseits durch den beschriebenen pseudoassertiven Kommunikationsstil, andererseits aber auch durch ein Abreagieren von Aggressionen über Zwangsverhalten, eine Art Zwangsaggression, zu kompensieren versucht werden.

Innerhalb von Paarbeziehungen und Familien können Zwangsverhaltensweisen zu interaktionellen „Waffen" werden, wenn alle Beteiligten die o.a. Defizite haben. Dies geschieht insbesondere dann, wenn zwischen den beteiligten Familienmitgliedern Machtkämpfe stattfinden und mit Zwang Dominanz angestrebt wird, aus der sich der subjektiv Unterdrückte dann mit Gegen-Zwängen zu befreien versucht („Druck erzeugt Gegendruck" oder auch *„Reaktanz"*-Prinzip nach *Brehm).* Bei weiterer Eskalation kann dann der Kampf über Zwänge in körperliche Gewalt münden.

Im folgenden werden dafür typische Beispiele aus unterschiedlichen Paar- und einer Familienkonstellation angeführt.

Tochter — Mutter:

Eine Mutter lebt bei ihrer verheirateten Tochter in deren Wohnung. Tagsüber kränkt und belästigt sie ihre Tochter mit ständigen Ermahnungen, den Haushalt ordentlicher und sauberer zu führen. Nach vergeblichen Bemühungen, sich gegen die ständige Bevormundung zu wehren, entwickelt die Tochter eine rasch eskalierende Beschäftigung mit dem Glattziehen der Bettdecken beim morgendlichen Bettenmachen. Bald zieht sich dieses über Stunden hin, der übrige Haushalt wird zunehmend vernachlässigt — mit dem Effekt, daß schließlich die Mutter versucht, der Tochter weniger Ordentlichkeit (in diesem Bereich) zu verordnen. Der Streit zwischen Mutter und Tochter eskaliert, die Mutter droht kardial zu dekompensieren.

Hier hat die ursprünglich unter den Zwängen ihrer Mutter leidende, aber in der Interaktion hilflose Tochter schließlich im Sinne einer „nicht gewußten" Paradoxie die Dinge umgekehrt und durch exzessives Zwangsverhalten in einem minimalen Verhaltensbereich die ursprünglichen Anweisungen der Mutter so ad absurdum geführt, daß diese die Tochter nunmehr zum Gegenteil erziehen möchte. Die weiteren Analysen zur Mutter-Tochter-Beziehung ergeben eine schon seit langem spannungsgeladene Situation mit lange anhaltenden Dominanzkämpfen. Die Eskalation des der Tochter verschriebenen Verhaltens einerseits und Eskalation der Herzbeschwerden der Mutter andererseits stellen einen vorläufigen Kulminationspunkt dieser Entwicklung dar. Im Erstkonflikt bestätigt die Tochter — ihre Wut aus Angst vor einem Herzanfall der Mutter mühsam unterdrückend — ihre von der Mutter vorgetragene Veränderungsmotivation hinsichtlich der Zwänge. Der der Tochter ursprünglich im Machtkampf immer wieder auferlegte Zwang, eine bessere Hausfrau zu werden, kehrte sich in der Paradoxie in

eine nunmehr gegen die Mutter gerichtete zwangssymptomatische Karikatur eines Hausfrauenklischees.

Ehefrau — Ehemann:

Vor 20 Jahren hatte die Ehefrau ihren Mann in einer schweren Eifersuchtssituation beschuldigt „fremdzugehen", was er weder bejahte noch von den übrigen Familienmitgliedern angenommen wurde. Nachdem die Patientin mehrere Monate wegen eines „pathologischen Eifersuchtswahns" in stationärer psychiatrischer Behandlung gewesen war, entwickelten sich bald nach Rückkehr in die Familie massive Säuberungszwänge mit der Konsequenz, daß etwa 80 % der Wohnung objektiv völlig verdreckten, da ein 16-Stunden-Arbeitstag nurmehr für eine besonders keimfreie Säuberung von 20 % der Wohnfläche reichte. Sobald der Ehemann von der Arbeit kam, mußte er durch Korridore in den im 1. Stock gelegenen Waschraum gehen, sich völlig entkleiden und wurde dort von der Patientin vom Kopf bis zur Fußsohle gründlich gesäubert und desinfiziert (tägliches Abreagieren einer chronifizierten Aggression mit dem Inhalt: „Da er bis heute nicht gebeichtet hat, ist er so schmutzig wie vor 20 Jahren ... wer weiß, ob er es heute nicht schon wieder getan hat ... wenn schon der innere Schmutz nicht abgeht, dann muß es zumindest immer wieder bei dem äußeren versucht werden"; weitere Einzelheiten in Kap. 13.9.3.4, Beispiel 3).

Ehemann — Ehefrau:

Der Ehemann mit einem schweren Sprechzwang, der einen einzigen einfachen Satz über mehrere Stunden wiederholt, fordert die Präsenz seiner Ehefrau, damit diese ihm sagen möge, wann der Satz richtig und mit richtigem Tonfall ausgesprochen ist. Fluchtversuche der Ehefrau aus dieser Situation werden durch Abschließen der Haustüren und schließlich durch ihr Einschließen im Badezimmer vereitelt; von außen sagt der Patient dann die Sätze durch die Badezimmertür auf. Auf ihre Versuche, ein „gut" und „richtig" zu signalisieren, wirft er ihr aggressiv „Betrug" vor, da der Satz objektiv nicht gut und richtig ausgesprochen sei. In der Eskalation der Gewalt kann die Ehefrau schließlich durch Tricks in die Autogarage flüchten und auf den Hof fahren, wo sich der Patient dann aber vor das anfahrende Auto wirft.

Ehefrau — Ehemann/Kinder:

Beispiel: Das Elternpaar ist den Kindern zuliebe in den Grüngürtel gezogen, die Frau hat aus gleichen Gründen ihre Berufstätigkeit aufgegeben und der am Beginn seiner Karriere stehende Ehemann ist wochentags überwiegend im fernen Außendienst. Aus dem Kauf des Hauses resultierten hohe Schulden, die nur bei gleichbleibendem Einkommen des Ehemannes abgetragen werden können. Nach etwa einem Jahr wird deutlich, daß die Nachbarschaft weder bei den Kindern noch bei der Ehefrau den Erwartungen entspricht. Es folgen nun zunehmend häufig Diskussionen zwischen den Ehepartnern, doch wieder in das Stadtzentrum zurückzuziehen, in der Karriereplanung des Ehemannes Abstriche zu machen (damit dieser mehr als Ehemann und Vater zur Verfügung steht) und so die (aus der Sicht der Ehefrau) begangenen Fehler in der Lebensführung zu korrigieren. Der Ehemann verweigert diese Veränderungen mit dem Hinweis auf die hohen Schulden und die Notwendigkeit seines erhöhten Einkommens im Außendienst. Die Ehefrau fühlt sich schließlich nicht mehr ernstgenommen und den genannten *Sachzwängen* ausgeliefert. Schließlich stellt sie den familienexternen Sachzwängen, die ihre eigenen Verhaltensfreiräume stark begrenzen, familieninterne Putz- und Waschzwänge (Bereiche der Haushaltsführung, in denen sie vorher vom Ehemann sehr in die Pflicht genommen worden war) entgegen, die ihrerseits nun die Verhaltensfreiräume, insbesondere des Ehemannes (wenn er am Wochenende zu Hause ist), aber auch der Kinder, zunehmend beschränken. Die Konsequenzen bei den Kindern führen bei der Patientin zu Schuldgefühlen, die vom Ehemann auch gezielt gefördert werden. Daraus resultiert schließlich ein so hoher Leidensdruck aller Familienmitglieder – mit allerdings ganz unterschiedlichen Veränderungszielen beider Partner –, daß die Patientin gemeinsam mit ihrem Mann zum Erstinterview kommt, in dem sie den Symptomabbau als ihr Haupttherapieziel angibt. Erst nach dem Aufbau einer vertrauensvollen Beziehung kann sie offen die primäre Ehekrise ansprechen und ihre ohnmächtige Wut gegenüber dem „Starrsinn" des Ehemannes Ausdruck verleihen. Das ursprünglich von dem Ehemann sehr geforderte Haushaltsverhalten war paradox zum Kontrollverhalten über ihn umfunktioniert und damit auch Ventil zum Ausdruck unterdrückter Wut und Aggression geworden. Die Patientin konnte schließlich auch noch erkennen, daß die Auswirkungen der Zwänge auf die Kinder möglicherweise auch ein indirekter Ausdruck von Aggressionen ihnen gegenüber – aufgrund ihres selbst auferlegten „Opfers" der Berufstätigkeit (den Kindern zuliebe) waren. Erst danach war eine ihrer wirklichen Problematik und Motivation angemessene Therapieplanung möglich. Initial hatte die Patientin ihr mangelndes Durchsetzungsvermögen, das Hauptproblem in der ehelichen Interaktion, nicht anzusprechen gewagt.

Patient – Therapeut:

Der Patient mit Denkzwängen verwickelt seinen Therapeuten (wie natürlich auch andere Bezugspersonen) immer wieder in Diskussionen daüber, ob er in den vergangenen Wochen im Straßenverkehr Fußgänger gestreift, auf die Fahrbahn gerissen und somit indirekt getötet habe: „Können Sie mir nachweisen, daß ich das nicht getan habe?". Jeder Versuch, diesen Nachweis zu erbringen oder die Unangemessenheit solcher Grübeleien beruhigend zu bescheinigen, ist natürlich zum Scheitern verurteilt. Mit geübter Argumentationskraft weist der Patient den Therapeuten seine intellektuellen Fehler nach und läßt durchblicken, daß „so jemand" wohl auch kein guter Therapeut sein könne. Wann immer aus der Sicht solcher Patienten der Therapeut Fehler begeht, kann aus scheinbar freundlicher Zuwendung sehr rasch eine vorwurfsvoll anklagende Haltung werden – mit entsprechenden Rückwirkungen auf Stimmung und Motivation des Therapeuten. Gelingt es, diese 1. schwierige Phase

des Beziehungsaufbaues zu überstehen, so folgt die noch schwierigere Phase, diese Patienten indirekt und so vorsichtig an ihre primären Defizite heranzuführen, daß sie sich auf deren direkte Behandlung – etwa mit einem Trainingsprogramm zum Aufbau sozialer Kompetenz – einzulassen wagen.

Sind in dieser 1. Therapiephase, trotz der beschriebenen Schwierigkeiten, der *Beziehungsaufbau und die Motivationsklärung* gelungen, so erfolgen in der nächsten Phase einer multimodalen Verhaltenstherapie in der Regel die *symptombezogenen Interventionen.* Diese können unterschiedliche Zielsetzungen haben.

13.9.3.2 Symptombezogene Interventionen

Bei Handlungszwängen:

Gilt die Exposition in vivo mit Reaktionsverhinderung (d.h. Nicht-Ausübung der Zwänge bei Konfrontation/Kontakt mit den Auslösereizen) als Verfahren der Wahl. *Die Zielsetzungen systembezogener Übungen* können, entsprechend den Ergebnissen der vorgeschalteten Analysen, sehr unterschiedlich sein:

– Sie stellen zunächst die Ergänzung der *Verhaltensanalysen in vitro* (im Sprechzimmer) als Verhaltensanalysen und -beobachtungen in vivo (von Patient und sozialem Umfeld) dar – mit gerade bei Zwangskranken immer wieder überraschenden, neuen Erkenntnissen.
– Sie können *Schwerpunkt der Gesamttherapie* bleiben. Bei akuter oder „unkomplizierter" Zwangssymptomatik (vor allem bei Waschzwängen) kann auf diese Weise ein rascher Symptomabbau (ähnlich wie bei Angsterkrankungen) erreicht werden. Die Symptomtherapie kann aber auch – mit dem Ziel einer eher moderaten Reduktion der Zwänge und ohne eine komplexere Grundstörung tangieren zu wollen – einer Re-Ökonomisierung der Kompensation von Defiziten durch Zwänge dienen, um eine adaptive „Ritualisierung des Alltagslebens" wiederherzustellen. Mit solcher Zielsetzung soll die Therapie die „Schutzfunktion" der Zwänge bei schwerer gestörten Patienten nicht bedrohen, sondern lediglich den Leidensdruck durch ihre Eskalation reduzieren (s.a. *Süllwold* 1980).
  Diese zurückhaltende Therapiezielsetzung erscheint bei chronisch verlaufenden Zwangserkrankungen oft als die einzig realistische.
– Sie können den *„Einstieg"* in eine multimodale *Therapie darstellen,* die hinsichtlich ihrer unter-

schiedlichen Therapieinhalte hierarchisiert ist. Diese Vorgehensweise stellt den einfachsten und wohl auch häufigsten Kompromiß zwischen Therapeut und Patient hinsichtlich einer Symptom- vs. einer Ursachentherapie dar, wenn diesbezüglich zu Therapiebeginn unterschiedliche „Idealzielsetzungen" bestehen. Mitunter ist eine Symptomtherapie aber auch noch nach einer Ursachentherapie indiziert, wenn nämlich die Eigendynamik der Zwänge diese, trotz erfolgreicher Ursachenbearbeitung, aufrechterhält.

— Sie können als *Alibi für eine „Ursachentherapie"* genutzt werden. Letztere erscheint oft indiziert, aber aufgrund von Widerständen nicht direkt umsetzbar. Dienen Zwänge z.B. der Vermeidung von Konfrontation mit partnerschaftlichen Kommunikationsstörungen, so kann indirekt das Einüben von kooperativen Kommunikationsmustern im Rahmen einer scheinbaren *Symptomtherapie unter Einbeziehung der Partnerin* erfolgen: die Kommunikationsübungen weden scheinbar auf den gemeinsamen, verbesserten Umgang mit der Zwangssymptomatik bezogen (und sind in diesem Rahmen für das Paar „ungefährlich" und akzeptabel), dienen den Therapeuten aber zur Bearbeitung der grundsätzlichen Kommunikationsstörung. Die Effekte dieser Therapie generalisieren hypothesenentsprechend in alle gestörten Bereiche der Beziehung (Einzelheiten in *Hand* et al. 1977).

Die *Prozesse während der Exposition* können ebenfalls recht unterschiedlich sein:

— Symptom-(Reaktions-)Bewältigungs-Training: Symptomreduktion ist die häufigste Zielsetzung von Patient und Therapeut bei der Anwendung der Exposition in vivo und anderer Symptomübungen. Dieses Ziel wird durch ein umfassendes Reaktions-Bewältigungs-Training erreicht und dadurch auch langfristig gegen Rückfälle abgesichert (s. Kap. 13.11). Dabei lernt der Patient, mit den bei Unterlassung der Zwangshandlungen oder -gedanken auftretenden negativen Gefühlen (Angst, Depression, Schuldgefühle, Wut, innere Leere) adäquat umzugehen. Die Exposition zu einem äußeren Auslösereiz (z.B. Berühren eines imaginär verkeimten Gegenstandes) löst als Reaktion einen internen, 2. Reiz (z.B. intensive Unruhe, Anspannung, negative Gefühle) aus, dem jetzt erst die Zwangshandlungen folgen würden. Entscheidend im Reaktions-Bewältigungs-Training ist das Unterlassen

der emotionsreduzierenden Zwangshandlungen und zugleich das Erlernen des Umganges mit dem internen, nicht mit dem externen Reiz.

— Erweiterung der Selbstexploration sowie der Bedingungs- und Funktionsanalyse im Zustand hoher emotionaler Erregung:
Im Zustand der Exposition erleben Zwangspatienten häufig gar nicht die erwartete Angst, sondern unerwartete Gefühle von Depressionen, Ärger usw. Sie werden dann ermutigt, diesen Zustand in aller Intensität wahrzunehmen, kontinuierlich zuzulassen und ihre kognitiven Begleitreaktionen zu verbalisieren. Auf diesem Wege erhalten Patient und Therapeut mitunter Informationen über bis dahin dem Bewußtsein nicht mehr zugängliche Erinnerungen an frühe traumatische Erlebnisse (s. früheres Katharsis-Konzept), die dann z.B. über eine Enttabuisierung von Familienkonflikten zum direkten Übergang einer Symptomexposition in eine Familientherapie führen können (s. Kap. 13.9.3.4, Beispiel 3).

— Rasche Intensivierung der Therapeut-Patient-Beziehung über die emotionsreiche Symptomarbeit:
Die Intensivierung der Therapeut-Patient-Beziehung im Rahmen der emotionsreichen Symptomübungen kann über die gelegentliche, katharsisähnliche Aufdeckung früher traumatischer Erlebnisse hinaus dazu führen, daß der Patient bis dahin noch schamvoll verheimlichte Informationen zu seiner (Krankheits-)Entwicklung nachtragen kann. Dieser Prozeß wird auch durch die In-vivo-Übungen im realen Problemfeld der Patienten (z.B. in der Wohnung) gefördert, wobei allerdings immer dritte Personen (Co-Therapeuten, Co-Patienten oder Familienmitglieder) anwesend sein sollten!

Die Durchführung von Symptomübungen in Therapeutenbegleitung — insbesondere im häuslichen Milieu der Patienten — erfordert erhebliche Detailkenntnisse über die unterschiedlichsten Zwänge und über die besondere interaktionelle Empfindlichkeit vieler Zwangskranker. Sie sollte nicht aus einem „Kochbuch" für Verhaltenstherapie abgeleitet, sondern nur nach supervidierter Weiterbildung durchgeführt werden.

Bei Denkzwängen:

Bei Denkzwängen wurden in der Verhaltenstherapie-Literatur bis vor wenigen Jahren sehr viel schlechtere Therapieergebnisse als bei Handlungszwängen beschrieben (*Rachman* 1983). Dies ist u.E. darauf zurückzuführen, daß hier die Exposition nicht bzw. nur selten angewendet wurde. Im Vordergrund standen „Gedankenstop", Aversionstechniken und unsystematische kognitive Interventionen. Demgegenüber haben wir bei Denkzwängen überwiegend mit *Exposition in sensu bzw. in der Imagination* oder aber mit gezieltem *Aufbau von Alternativverhalten* nahezu gleich gute Erfolge wie bei Patienten mit Handlungszwängen erreicht (*Hand* et al. in Vorbereitung). Ähnliche Erfolge werden für neuere, systematisierte kognitiv-behaviorale Interventionen angegeben (*Salkovskis* u. *Kirk* 1989; *Salkovskis* u. *Westbrook* 1989).

Die *Exposition in sensu* eignet sich auch gut zur Infragestellung des Strebens nach 100 % Sicherheit hinsichtlich der Erinnerung an Vergangenes und der Voraussagbarkeit der Zukunft. Ziel ist die Akzeptanz, daß Leben auch Risiko, Ungewißheit oder Tod beinhaltet — und die angstfreie Erkenntnis, daß das gegenläufige zwanghafte Sicherheitsstreben gerade das Lebendige im Menschen tötet.

„*Sypmptomverschreibungen*" können ebenfalls bei Denkzwängen hilfreich sein. Sie sollten allerdings nur bei einer tragfähigen Therapeut-Patient-Beziehung eingesetzt werden. Die Hausaufgabe, einen Denkzwang alle 30 Minuten für 3 Minuten zu denken und zugleich in ein Notizbuch einzutragen, unterbricht zwar das spontane Auftreten der Symptomatik, kann aber — bei schlechter Therapeut-Patient-Beziehung — als böswillige Quälerei interpretiert werden. Nur bei guter Patient-Therapeut-Beziehung kann der Patient aber die Erfahrung machen, daß der „verordnete" Denkzwang zu einer langweiligen Angelegenheit wird und daß in den Therapiesitzungen viel intessantere Themen gefunden werden können.

13.9.3.3 Familienbezogene Interventionen

Bevor an konkreten Beispielen die therapeutische Umsetzung der dargestellten Funktionsmodelle im systemischen Kontext verdeutlicht wird, sollen die verfügbaren Strategien familiärer Interventionen zusammengefaßt werden. Aus den unterschiedlichen familientherapeutischen Schulen können spezifische Verfahren in die Strategie der Verhaltenstherapie eingebaut werden. Wir unterscheiden dabei grundsätzlich folgende Formen familienbezogener Interventionen (s. *Hand* 1991 a):

1. *Die Familieninformation:*
   Ist ein zuerst in der Behandlung von Schizophrenen systematisierter Ansatz (*Anderson* 1986), der auf einem „medizinischen Modell" der psychischen Erkrankung (analog der Familienberatung bei Diabetes) basiert und beschränkt ist auf eingehende Informationen über die Erkrankung, ihre Ursachen und Risikofaktoren sowie über Möglichkeiten der Familienmitglieder, den Krankheitsverlauf positiv zu beeinflussen.

2. *Die systemische Intervention:*
   Erfolgt bei hoher internationeller Funktionalität des Krankheitsverhaltens. Die Angehörigen werden als Co-Patienten einbezogen und ein Paar als Dyade bzw. eine Familie als System behandelt. Die früher in der Verhaltenstherapie übliche Einbeziehung von Familienangehörigen als Co-Therapeuten sollte — aufgrund der unter systemischen Aspekten dadurch erfolgenden Festschreibung einer vorher schon erfolgten Differenzierung in krank und gesund — heute zurückhaltend vorgenommen und gegenüber der Indikation für eine Einbeziehung als Co-Patient überprüft werden.

3. *Der „Generations-Hierarchie"-Ansatz:*
   Haley (1977) verbindet systemische und verhaltenstherapeutische Therapieansätze mit dem Ziel, Familienmitglieder wieder auf die ihnen zukommende familiäre Generationsebene zu bringen. Hat z.B. ein Kind die Eltern über massive Symptomverhaltensweisen von einem Konflikt entlastet bzw. einen „schwächeren" Elternteil vor dem „stärkeren" geschützt, so wäre nach diesem Modell das Kind auf die Elternebene und zumindest ein Elternteil auf die Kinderebene gewechselt. Ziel der ersten Interventionen wäre, die „natürliche" Hierarchie wieder herzustellen und dann mit den Eltern an deren Defiziten und Konflikten zu arbeiten.

4. *Der „Judo"-Ansatz:*
   Versucht die Kraft einer nach außen geschlossenen Familie zu nutzen, sie nur vorsichtig innerhalb ihrer „Spielgrenzen" zu ändern, statt das System aufzubrechen und vollständig reorganisieren zu wollen. Er ist sinnvoll bei Familien, deren Beziehungsstruktur ebenso pathologisch wie chronisch und veränderungsresistent ist, und in denen zugleich ein deutlicher Leidensdruck besteht. Die meisten Familienmitglieder sind schwerer gestört, der „designierte Patient" muß dies keineswegs am stärksten sein. In der Therapie werden die engen Familienbande positiv benannt, das System in seiner Existenz nicht bedroht und statt dessen moderate Veränderungsziele gesetzt.

5. *Der „Dynamit"- oder „Trojanisches Pferd"-Ansatz:*
Hat die entgegengesetzte Zielsetzung und ist typisch etwa für die Mailänder Familientherapie-Schule (*Selvini-Palazzoli* et al. 1977). Hier wird mit einer Verhaltens-„Verschreibung" (im Sinne eines „Trojanischen Pferdes") „Kommunikations-Dynamit" in ein stereotypes Kommunikationsmuster einer Familie „hineingeschmuggelt", da die Familie in Befolgung der Verschreibung etwas tut, dessen Konsequenzen sie nicht überblickt und initial sicher auch nicht akzeptieren würde. Eine solche Intervention basiert also auf der Kooperation der Patienten ohne Vorinformation über die zu erwartenden Konsequenzen. Neben großen ethischen Problemen birgt dieses Vorgehen bei nicht fachgerechter Anwendung mit Abstand das größte Interventionsrisiko unter allen systemischen Interventionen. Dennoch kann es gelegentlich im Kontext einer Verhaltenstherapie indiziert erscheinen.

6. *Die systemisch-orientierte Einzeltherapie:*
Kann erfolgen, wenn eine Familientherapie indiziert erscheint, Kooperation aber nur von einem Familienmitglied erfolgt. Die Einzeltherapie erfolgt dann familienbezogen mit „Hausübungen" des designierten Patienten, die Verhaltenskonsequenzen für die dortige stereotypisierte Paar- oder Familieninteraktion haben. Eine der Konsequenzen kann auch die nachfolgende Bereitschaft weiterer Familienmitglieder zur Therapieaufnahme sein.

13.9.3.4 Die Kombination funktionsbezogener Einzel-, Paar- und Familieninterventionen
(Strategisch-systemische, multimodale Verhaltenstherapie)

Die kombinierte Anwendung funktionsbezogener einzel-, paar- und familientherapeutischer Interventionen im Rahmen einer hierarchisierten verhaltenstherapeutischen Behandlungsstrategie wird abschließend an 3 Fallbeispielen (Kind, Jugendlicher bzw. Erwachsener als Symptomträger) dargestellt.

Beispiel 1:

Am 1. Beispiel wird gezeigt, welche intraindividuelle und interaktionelle Funktionalität Zwangsverhalten bei Kindern im Rahmen einer bis dahin von den Eltern tabuisierten Paarproblematik gewinnen können. Hypothesenentsprechend wird dann ausschließlich mit den hochmotivierten, primär kaum gestörten Eltern eine erfolgreiche Kurzzeittherapie durchgeführt.

Problematik:
Der 7jährige Sohn hat seit 6 Monaten multiple Handlungs- und Denkzwänge, nachdem er bereits einmal im Alter von 3 Jahren eine diskretere Zwangssymptomatik entwickelt hatte.

An dem Erstinterview wird der Sohn nur für 10 Minuten beteiligt. Im folgenden Paargespräch erfährt der Ehemann erstmalig, daß seine Frau bereits seit einigen Jahren die Ehe verlassen möchte, sich aber handlungsunfähig fühlt. Auf symptomatischer Ebene ließ sich eine schon länger bestehende Paarstörung rekonstruieren: Bei der Ehefrau bestehen seit längerem Depressionen und völliger sexueller Rückzug; der Ehemann zeigt einen Rückzug in das häusliche Arbeitszimmer und betreibt abends einen moderaten, aber regelmäßigen Gebrauch von Alkohol; beide Ehepartner zeigten deutliche anankastische Persönlichkeitszüge.

Hypothese:
Der Sohn hatte die Depression und das Unglücklichsein der Mutter, zu der ein inniger Kontakt bestand, intuitiv zunehmend wahrgenommen und war durch ihren depressiven Rückzug und den immer seltener werdenden gemeinsamen Kontakt der Eltern mit ihm existenziell zutiefst verunsichert. Mit seinen überwiegend sehr magischen Handlungszwängen konnte er auf der Ebene der intraindividuellen Funktionalität eine Reduktion seiner Unsicherheit, Angst und seines Bedrohungsgefühls erreichen. Die interaktionelle Funktionalität der Zwänge lag darin, daß sie aufgrund ihrer Konsequenzen — sehr auffälliges Verhalten bei Spaziergängen mit den Eltern in der Öffentlichkeit; auffälliges Verhalten in der Schule mit Rückmeldung der besorgten Lehrer an die Eltern; Abbruch seiner vorher intensiven Kontakte zu Mitschülern und Nachbarschaftskindern — die Eltern zunehmend zu gemeinsamen Aktionen zwang und die Mutter durch den Appellcharakter seines Krankheitsverhaltens von ihrer Introspektion und Depressivität ablenkte. Damit hatte der Sohn indirekt für das weitere Schicksal der Mutter und der Eltern „Verantwortung" übernommen und war, nach *Haley,* auf die Erwachsenenebene geraten; die Mutter war mit ihrer zunehmenden Passivität auf die Kinderebene gerutscht und der Vater, im Arbeitszimmer „versteckt", war verschwunden.

Behandlungsplan:
Eine direkte Therapie des Sohnes ist nicht erforderlich, sofern es gelingt, zuerst ein adäquates Elternverhalten im Umgang mit dem Sohn wieder aufzubauen und in einem 2. Schritt die gestörte Paarbeziehung zu verbessern. Den Eltern wurde das Hypothesen- und Behandlungsmodell detailliert vorgestellt; hochmotiviert sagten beide ihre Mitarbeit in dieser Therapieform zu.

Therapieprozeß:
Im 1. Behandlungsschritt wurde rasch adäquates Elternverhalten wieder aufgebaut. Die Eltern erlernten im Umgang mit dem Sohn, nichtsymptomatisches Verhalten in-

tensiv zu verstärken und Symptomverhalten minimal zu beachten; sie zeigten vor dem Sohn wesentlich mehr gemeinsame Aktivitäten als vorher. Bei gemeinsamen Freizeitaktivitäten mit dem Sohn waren sie erfolgreich bemüht, ihm gegenüber Übereinstimmung und gegenseitiges Verständnis zu zeigen. Innerhalb weniger Wochen ging das Zwangsverhalten des Sohnes drastisch zurück, er nahm wieder die früheren Kontakte mit Schülern und Nachbarskindern auf — im übertragenen Sinne: er konnte es wieder riskieren, die Eltern sich selbst zu überlassen, ohne sich Sorgen machen zu müssen. Im 2. Schritt wurde dann schwerpunktmäßig an der Klärung der Paarbeziehung gearbeitet (unter weiterhin klarer Trennung der Bereiche Elternverhalten und Paarverhalten). Als Resultat dieser Intervention ging die Ehefrau schließlich in eine Einzeltherapie, um eine Problematik aus ihrer Primärfamilie zu bearbeiten, die sie als erheblichen Störfaktor in der Gestaltung der Ehebeziehung betrachtete. In der gesamten Zeit blieb der Sohn nahezu symptomfrei, mit allerdings sensiblen Symptomreaktionen, wenn die Eltern zwischenzeitlich bei Zuspitzungen im Rahmen der Paartherapie etwas überfordert waren, ihre Elternrolle untangiert weiter wahrzunehmen. Diese kleinen Rückfälle waren für die Eltern jedoch beeindruckende Bestätigungen der Ausgangshypothese und verstärkten eher ihre Kooperation.

Beispiel 2:

Am 2. Familienbeispiel wird herausgearbeitet, wie tiefgehende primäre Störungen bei den veränderungsambivalenten Eltern die Behandlung und die Langzeitprognose des jugendlichen Symptomträgers beeinträchtigen.

Problematik:

Der 15jährige Sohn leidet seit $2\,{}^1/_2$ Jahren unter teilweise bizarren Handlungs- und Denkzwängen, seit 2 Jahren hat er deshalb den Schulbesuch eingestellt. Die Eltern sind tagsüber berufstätig, in dieser Zeit nimmt der Sohn den größten Teil seines täglichen Schlafes. Nachts verbringt die Mutter viele Stunden mit ihm, um z.T. gemeinsam mit ihm Zwänge abzuwickeln, ihn mit — auf seine Aufforderung hin — sehr ausgefallenen Speisen zu versorgen oder auch ihn nach Einnässen wieder ,,trockenzulegen''. Die Symptomatik des Sohnes begann, als der Vater eine Intimbeziehung zu einer Wohnungsnachbarin aufgenommen hatte. Der Vater gab diese Beziehung schließlich auf, nachdem der Sohn ,,sehr krank'' geworden war, die Freundin zog aus dem Haus aus.

Die Paarbeziehung der Eltern bleibt weiterhin schwer gestört, der Ehemann sieht sich aufgrund der Erkrankung des Sohnes zu seinem Verbleib in der Familie genötigt, die Ehefrau ist mit dem Sohn inzwischen eine ,,Ersatzehe'' eingegangen.

Hypothese:

Die Erkrankung des Sohnes ist hinsichtlich der intraindividuellen wie der interaktionellen Funktionen als Reaktion auf den drohenden Zerfall der Familie durch die väterliche außereheliche Beziehung und als Rettungs-

versuch für die in dieser Situation tief depressiv dekompensierte Mutter zu verstehen.

Behandlungsplan:

Aufgrund der Erstgespräche war ein hohes Interesse des 15jährigen Sohnes an einer Paartherapie für die Eltern erkennbar. Er signalisierte unübersehbar, daß er den Beginn einer solchen Therapie durch massive Reduktion seiner Zwangssymptomatik und entsprechende Entlastung der Eltern im Hause ,,honorieren'' würde. Zugleich wurde aber auch deutlich, daß der Sohn mittlerweile durch den 3jährigen Rückzug in die Familie (über den Zeitraum seiner Pubertät) bereits erhebliche sekundäre soziale Defizite in der Interaktion mit Gleichaltrigen entwickelt und zugleich pathologische Kommunikationsmuster zur Kontrolle über andere in der Interaktion mit den Eltern erlernt hatte. Es wurde daher ein 3stufiges Vorgehen geplant, dem alle Familienmitglieder von vornherein zustimmen sollten: Beginn mit einer Familientherapie, in der schwerpunktmäßig neue ,,Verhaltenskontrakte'' über den Umgang miteinander und mit den Zwängen zu vereinbaren waren. Das Ausmaß des Zwangsverhaltens des Sohnes und seiner Forderungen an die Eltern um Mitausführung von Zwangshandlungen war dabei sowohl sein ,,Spielgeld'' wie auch für die Therapeuten der Gradmesser des Wirksamwerdens dieser Intervention. Im nächsten Schritt: parallele Durchführung einer Paartherapie für die Eltern und einer Einzeltherapie für das Symptomverhalten des Sohnes (letzteres eher als Alibi gegenüber den Eltern gedacht, damit der Sohn den mehrstufigen Symptomabbau als Erfolg einer spezifischen Therapie darstellen konnte, um nicht Gefahr zu laufen, bei einfachem ,,Symptomablegen'' von den Eltern nachträglich Vorwürfe wegen bösartiger Quälerei der Eltern zu erhalten).

Im 3. Schritt — falls beide Maßnahmen die vorher festzulegenden Therapieziele erreichen: Durchführung einer Gruppentherapie in einer Gleichaltrigengruppe für den Sohn, um dessen sekundäre sozialen Lerndefizite aufzuarbeiten.

Therapieprozeß:

Es dauerte etwa 1 Jahr, bis die Eltern sich auf diese hierarchisierte, multimodale Behandlung einlassen konnten. In der Zwischenzeit unternahmen sie mehrere, aufgrund des Widerstandes des Sohnes vergebliche Versuche, ihn stationär psychiatrisch unterzubringen. Ab dem Tage der Zustimmung der Eltern zu diesem Behandlungsplan reduzierte der Sohn kontinuierlich die vor allem die Eltern belastenden Zwänge; er beendete sein nächtliches Einnässen oder Einkoten, er wusch sich wieder täglich (vorher allenfalls einmal in der Woche) und seine Haare in mehrtägigen Abständen (vorher in mehrmonatigen Abständen), so daß die vorgebrachten Bedenken *(geheimer Wunsch?)* der Eltern, aufgrund seiner Symptome die ambulanten Termine gar nicht wahrnehmen zu können, gegenstandslos wurden.

Ab diesem Zeitpunkt kooperierten Eltern und Sohn über 1 Jahr. Das äußerliche Verhalten der Eltern wurde im elterlichen wie im Paarbereich weitgehend störungsfrei, die Mutter und der Sohn entflochten ihre Beziehung auf ein adäquates Maß, der Sohn ging wieder zur Schule und ließ sich sogar erstmalig auf eine kurz dauernde Beziehung zu einem Mädchen ein. Langfristig scheiterte diese Behandlung trotz ihrer fast dramatischen Anfangserfolge an 2 Bereichen: a) Von seiten des Ehemannes entwickelte sich trotz der sehr positiven äußeren Veränderungen in der Interaktion des Paares keine neue Zuneigung zu seiner Frau, sondern diese Verhaltensänderungen waren eher Pflichtübungen im Hinblick auf das Wohl des Sohnes und im Hinblick darauf, zu Hause wieder eine entspannte Atmosphäre zu haben – die emotionale Beziehung in der Ehe konnte also nicht wiederhergestellt werden, zugleich wurde aber von beiden Elternteilen klar signalisiert, daß eine geordnete Trennung, unter weiterer Wahrnehmung der elterlichen Funktionen gegenüber dem Sohn, nicht einmal diskutiert werden durfte. b) Der Sohn verweigerte hartnäckig die abschließende Beteiligung an einer Gruppentherapie mit Gleichaltrigen, da er ja schon genesen sei.

Da die beiden wesentlichen Rückfallrisiken nicht abgebaut werden konnten, stellten wir intern eine schlechte Prognose. 2 Jahre nach Therapieende begann ein zunehmender Rückfall. Auch jetzt gelang es in vielfachen Anläufen nicht, den Sohn für die genannte Gruppentherapie zu motivieren. Ein weiteres Jahr später war das Verhalten aller 3 Familienmitglieder wieder vergleichbar mit dem vor Therapiebeginn.

Beispiel 3:

Am 3. Familienbeispiel wird deutlich, wie frühe primäre Störungen der Ehepartner und eine langandauernde Problemehe die kurzfristigen Erfolgschancen einer Therapie der Zwänge der Ehefrau erheblich reduzieren. Es zeigt aber zugleich, daß dennoch Jahre später, aufgrund von Lebensereignissen, ein Therapieerfolg möglich wird.

Problematik:

Die etwa 50jährige Patientin leidet unter exzessiven Wasch- und Säuberungszwängen im Haushalt, in dem sie zusammen mit ihrem Mann und ihrer jüngsten Tochter lebt. 80 % der Wohnung sind objektiv verdreckt, die restlichen 20 % werden in mühsamer, bis zu 16stündiger täglicher Arbeit *keimfrei* gehalten). Pro Monat wurden etwa DM 1600,– für Desinfektionsmittel ausgegeben (ein ganz wesentlicher Prozentsatz des monatlich der Familie zur Verfügung stehenden Einkommens).

Hypothese:

Ein schwerwiegendes Eifersuchtserlebnis vor über 10 Jahren hatte bei der Patientin zu einer kurz dauernden, angeblich psychotischen Reaktion geführt, auf deren medikamentöse Behandlung hin sich relativ rasch die genannte Zwangssymptomatik ausbildete. Tochter und Ehemann, beide tagsüber berufstätig, waren schließlich in ihren Bewegungsfreiräumen im Hause extrem eingeengt, ihr Aufenthalt war nur noch in bestimmten Korridoren und genau festgelegten Sitzplätzen „gestattet".

Die Patientin war bis zum Therapiebeginn überzeugt, seinerzeit von ihrem Mann betrogen worden zu sein. Sie war immer noch tief gekränkt, daß die übrigen Kinder damals dem Vater bei der Verneinung dieser Tat geglaubt hatten. Gekränkt hatte sie sich nach Auszug der übrigen Kinder in der Wohnung von der Welt zurückgezogen. Sie bezeichnete lediglich die Beziehung zu ihrer jüngsten, noch im Haus lebenden Tochter als gut und vertrauensvoll. Die Zwänge wurden intrapsychisch als wirksame Absicherung gegen erneute psychoseähnliche Destrukturierung ihres Denkens und Handelns interpretiert; interaktionell wurde die Möglichkeit der täglichen Aggressionsabfuhr gegen den nie „geständigen" Ehemann interpretiert, der von seinem Umgangsstil allerdings den Eindruck eines „chronisch reuigen Büßers" erweckte.

Behandlungsplan:

Schwerpunktmäßig wurde eine Exposition in der Wohnung geplant. Die Patientin gab einen Symptomabbau als ihren vorerst einzigen Veränderungswunsch an – mit dem Hinweis, daß sie sich einen Erfolg nicht vorstellen könne. Die Symptomtherapie wurde von uns als „Einstieg" in eine multimodale Therapie konzipiert, deren Inhalte und Zielsetzungen erst aus dem Verlauf der Symptomtherapie abzuleiten sein würden.

Therapieprozeß:

Kurz vor Beginn der von der Patientin scheinbar gewollten Symptomtherapie brach der telefonische Restkontakt mit der Außenwelt zusammen, da die Patientin angab, im Rahmen ihrer Zwänge nun auch nicht mehr den Telefonhörer in die Hand nehmen zu können.

Im Rahmen der Expositionsübungen in der Wohnung war die Patientin dann mühsam zu überreden, den Telefonhörer aufzunehmen, an ihr Haar zu halten und über ihre aufkommenden Gefühle und Gedanken zu sprechen. Statt der erwarteten Angst kamen Aggressionen auf und schließlich immer stärker der Gedanke an die jüngste Tochter. Erst in diesem Augenblick konnte die Patientin angeben, daß sie auch zu dieser jüngsten Tochter eine hochgradig ambivalente Beziehung habe, da auch sie als kleines Mädchen bei dem Familiendrama eher zu dem Vater gehalten habe. Nur die Tatsache, daß diese Tochter damals ein sehr kleines Mädchen gewesen sei, habe es ihr, der Patientin, ermöglicht, im Laufe der Zeit zu „vergeben". Es stellte sich heraus, daß die Patientin den Telefonhörer ab dem Moment nicht mehr angefaßt hatte, als die im Hause lebende Tochter entgegen allen Absprachen diesen benutzt hatte. Offensichtlich waren Enttäuschung und latente Aggressionsbereitschaft auch dieser Tochter gegenüber mit der Übertretung des Telefonverbotes wieder aktuell geworden.

Aus dieser Expositionssitzung entwickelte sich dann erst eine intensive Mutter-Tochter-, daraufhin eine Paartherapie. Die Expositionsübung eröffnete also erst den Zugang zu einem wesentlichen Konfliktbereich, den die Patientin vorher entweder nicht erzählen mochte oder „vergessen" zu haben schien. Nachfolgend entwickelten sich unter der Konfliktbearbeitung mehrfache symptomatische Eskalationen von Pseudo-Arthritis über Allergien bis hin zu Alkoholabusus nach dem Krebstod des Ehemannes. Erst danach konnte mit einer mehrmonatigen stationären Behandlung völlige und nach Entlassung stabile Symptomfreiheit erreicht werden.

(Weitere Details über Hypothesenbildung, Einzelheiten der Therapiedurchführung und längerfristige Verläufe der hier angeführten Fallbeispiele in *Hand* 1988.)

13.9.3.5 Durchführung der Interventionen

Aus der bisherigen Darstellung der symptom- und familienbezogenen Interventionen ergibt sich, daß Verhaltenstherapie für Zwangskranke in der Regel ambulant – und dabei nur teilweise im Sprechzimmer des Therapeuten, zum anderen Teil aber unbedingt auch im realen Problemfeld von Patient und Angehörigen – durchgeführt werden sollte.

Im Gegensatz zu manchen anderen Erkrankungen ergibt sich aus der *„Schwere der Erkrankung"* keineswegs eine Indikation zur stationären Behandlung. Im Gegenteil, gerade eine schwere, chronifizierte und andere Familienmitglieder mitbetreffende Zwangskrankheit bedarf der ambulanten Behandlung – sei es primär als *„Therapie der Wahl"* oder im Anschluß an eine aus anderen Gründen erforderlich gewesene stationäre Behandlung.

Die multimodale, hierarchisierte Symptom- und Ursachentherapie von Zwangskranken und ihren Angehörigen kann auch *in symptom-homogenen Gruppen* durchgeführt werden (*Hand u. Tichatzki* 1979). Das von uns entwickelte Gruppentherapiemodell ist hochgradig durchstrukturiert, trennt die inhaltlich unterschiedlichen Therapiestadien klar voneinander und kommt damit dem Sicherheitsbedürfnis und den Coping-Strategien von Zwangskranken entgegen. Es führte in den 3 bei uns durchgeführten Gruppen kaum zu Therapieabbrüchen. Die Hierarchisierung der einzelnen Interventionen und die an jeweilige Interventionsschwerpunkte gebundene teilweise Einbeziehung der Partner – sowohl in Gruppensitzungen in der Klinik wie in „Hausübungen" im familiären Milieu der Patienten – ist in Abb. 13.8 im Überblick dargestellt.

Gegenwärtig bereiten wir die Modifikation dieser professionellen Gruppentherapie in – anfänglich von Experten angeleiteten – Selbsthilfegruppen für Zwangskranke vor (*Hand* et al. 1992).

Eine stationäre (Teil-)Behandlung Zwangskranker erscheint aber unter folgenden Bedingungen indiziert:

– Zur Durchführung einer Verhaltenstherapie der Zwangssymptomatik bei Fehlen regionaler ambulanter verhaltenstherapeutischer Versorgung.
– Zur Durchführung einer Verhaltenstherapie schwerer, chronifizierter sozialer Defizite und Ängste (bei der entsprechenden Untergruppe der Zwangskranken). Sofern stationär diesbezüglich täglich Einzel- und Gruppentherapie, mit Generalisierungsübungen im übrigen Therapie- und Freizeitangebot der Klinik, durchgeführt werden, sind die Defizite sehr viel rascher abzubauen als im üblichen ambulanten Setting. Noch besser wäre vermutlich eine verhaltenstherapeutische Tagesklinik mit nachfolgendem Übergang in die übliche ambulante Weiterbehandlung für die Bedürfnisse dieser Zwangskranken geeignet.
– Einleitung einer gezielten Pharmakotherapie (z.B. als Adjuvans einer nachfolgenden ambulanten Verhaltenstherapie), da Zwangskranke eine recht hohe Abbruchquote (20 bis 40%) am Beginn von ambulanten Pharmakotherapien zeigen.
– Zum (wieder) „Leben-und-Genießen"-Lernen, z.B. für Zwangskranke, die früher durchaus Verhaltensaktiva hatten, aber z.B. seit 1 bis 2 Jahrzehnten ein hoch konflikthaftes Familienmilieu nicht mehr verlassen haben. Deren Resignation hinsichtlich einer neuen Lebensplanung kann in mehrmonatiger stationärer Therapie mitunter durchbrochen werden.
– Zur akuten Entschärfung einer krisenhaft zugespitzten familiären Konfliktsituation.

Auf die Kombination von Verhaltenstherapie und Pharmakotherapie wird im folgenden Abschnitt kurz eingegangen.

13.9.4 Ergebnisse und Konsequenzen der Therapieforschung

In den zwischen 1973 und 1988 publizierten etwa 1 Dutzend Follow-up-Studien zu den Langzeiteffekten (1 bis 5 Jahre nach Therapieende) von Expositionstherapien bei Zwangskranken variieren die Erfolgsquoten zwischen 60 und 86% (*Marks* 1987, *Rasmussen u. Eisen* 1990). In unserer eigenen Katamnesestudie mit 39 Patienten (2 bis 7 Jahre nach Therapieende) lag die Erfolgsquote bei 66% (Einzelheiten in *Hand* 1992b).

Einschränkend ist jedoch anzumerken: Es wurden – mit Ausnahme unserer eigenen Studie –

Phase	Dauer (Wochen)	Inhalt	Setting
IA	2	*Patienten:* Gegenseitige Information über Symptomatik, andere Probleme und Lebensführung *Angehörige:* wie Patienten *Therapeuten:* Förderung von Gruppeninteraktion; indirekt-direktive Gruppenleitung *Gemeinsam:* Erarbeitung von Therapiezielsetzung *Vorrangig:* Gruppenkohäsion	Patienten Therapeuten Angehörige Therapeuten Patienten Angehörige Therapeuten
IB	6	*Therapeuten:* Vorübergehende Expertenrolle hinsichtlich Symptomatik und Gruppenregeln und -normen; Modeling von Hilfestellungen für Einzelne und Gruppe *Patienten:* Erlernen von Coping mit Symptomatik; Erlernen von Kotherapeuten- und Gruppenleiter-Rolle *Vorrangig:* Abbau von Umgang mit Zwangssymptomatik; Erweiterung der Verhaltensanalysen	Patienten Therapeuten — Hausbesuche (In-vivo-Training): 1 Patient 1 Mitpatient Angehörige Therapeut Video Playback von Hausübungen
IC	4	*Gemeinsam:* Nach erster Symptomreduktion Neubewertung der Zielsetzungen in Symptom- wie anderen Problembereichen; Schwerpunkt der Interventionen bei anderen Problembereichen; Aufbau von Alternativverhalten *Vorrangig:* Bearbeitung von anderen Problembereichen	Patienten Angehörige Therapeuten
II	6	„Rückzug" der Therapeuten hinter Einwegscheibe; Therapeuten intervenieren von sich aus nach Bedarf; Aufbau von Gruppenautonomie *Vorrangig:* Ausbau von Alternativverhalten, Aufbau von Selbsthilfepotential	Patienten (Therapeuten)
III	12	Gruppe arbeitet in Selbsthilfe; Therapeuten (hinter der Scheibe) intervenieren nur noch auf Wunsch der Gruppe; Übergang in Langzeit-Selbsthilfegruppe, u.U. einschließlich der Angehörigen (optional)	Patienten (Therapeuten) Patienten (Angehörige)

Abb. 13.8 Ambulante Gruppentherapie (Verhaltenstherapie) für Zwangskranke und deren Angehörige. (Nach *Hand* u. *Tichatzki* 1979)

weit überwiegend Patienten mit Handlungs- (und dabei vor allem Wasch-)Zwängen behandelt, deren Erfolgsquote als wesentlich besser als die der Denkzwänge gilt (Ausnahmen s. Kap. 13.9.3.2); nur äußerst selten werden Angaben über andere Interventionen neben der Exposition gemacht, obwohl diese vermutlich nicht so selten waren, aber wohl als unspezifisch aus den Darstellungen ausgeblendet wurden; die Operationalisierung der Zwangssymptomatik und der Erfolgskriterien variiert erheblich, so daß direkte Vergleiche nur selten möglich sind.

Andererseits sind Qualität und Vergleichbarkeit dieser Verhaltenstherapiestudien deutlich höher als bei den etwa 16 Studien über andere Therapieformen, für die *Black* (1974, s. in *Marks* 1987) metaanalytisch eine Erfolgsquote von 54 % fand, bzw. als bei jenen 9 nicht-verhaltenstherapeutischen Studien, die *Rasmussen u. Eisen* (1990) mit einer mittleren Erfolgsquote von 58,5 % (36 bis 78 %) zusammengetragen haben.

Eine Metaanalyse von 38 Therapiestudien zur Zwangskrankheit zwischen 1961 und 1984 (*Quality Insurance Project of Australia and New Zealand 1985 bis 1987*, s. *Baer* u. *Minichiello* in *Jenike* et al. 1990) fand unter den unterschiedlichen untersuchten Therapieformen die Verhaltenstherapie (gemeint auch hier in erster Linie Exposition in vivo) eindeutig als die kurz- und langfristig effektivste Behandlungsform.

Die pharmakologischen Effizienzstudien fallen gegenüber den Verhaltenstherapien erheblich ab, da es kaum Katamnesen nach Absetzen der jeweils untersuchten Medikationen gibt. Die wenigen Absetzstudien fanden überwiegend hohe Rückfallquoten um 70 %. Die Studien haben allerdings das überraschende Ergebnis gebracht, daß während der Medikamenteneinnahme (vor allem sog. Serotonin-Reuptake-Hemmer) die Responderrate zwischen 50 und 80 % lag, unter Plazebogabe aber gegen 0 abfiel (gegenwärtig umfassendster Überblick in: Psychiatric Annals 19 (1989), *Jenike* in *Jenike* et al. 1990) — während in den jüngsten Multizenterstudien zu Angst- und Depressionserkrankungen 30 bis 40 % Plazebo-Responder gefunden wurden.

Die bisherigen Therapieforschungen zu *Zwangs- und Angsterkrankungen* lassen folgende, tiefgehende *Unterschiede* zwischen beiden Störungsgruppen (Ausnahme: Zwangskranke mit isolierten Wasch- oder Säuberungszwängen) ableiten:

- Das Symptomverhalten hat eine ausgeprägte subjektiv positive Funktion.
- Die Motivation zur Veränderung (*„Therapiemotivation"*) ist deutlich niedriger.
- Das Therapieergebnis (mit allen bekannten Therapieformen) ist deutlich schlechter.
- Beziehungs-Disstress ist eine therapiehemmende Variable (bei Agoraphobie: therapiefördernd).
- Die unteraktionelle Verletzbarkeit ist der von Schizophrenen ähnlicher als der von Phobikern.
- Der Anspruch an den Therapeuten ist wesentlich höher als der an die Therapie (Beziehung vor Verfahren).
- Der Plazeboeffekt in plazebokontrollierten Medikamentenstudien geht gegen 0 (bei Angst- und Depressionserkrankungen 30 bis 40 % Responder unter Plazebo).

Es gibt fließende Übergänge von den Phobien zu den Zwängen, wobei sozial ängstlich-gehemmt-

defizitäre Patienten eine Mittelstellung einnehmen.

Die Klassifikation der Zwangskrankheit unter die Angsterkrankung (wie in DSM-III-R) erscheint also nicht sinnvoll.

Die *Kombination von Verhaltenstherapie und* — zumindest vorübergehender — *Pharmakotherapie* dürfte angesichts der Mißerfolgsquoten in beiden Therapieformen deutlich häufiger (zumindest als Versuch) indiziert sein als bei den eigentlichen Angsterkrankungen (s. dazu z.B. *Goodman* et al. 1989). Entsprechende, aber auch noch widersprüchliche Effizienzstudien liegen erst ansatzweise für Clomipramin und Verhaltenstherapie vor (z.B. *Marks* et al. 1988, *Basoglu* et al. 1988). Gegenwärtig laufen aber mehrere internationale Multizenterstudien zum Vergleich von Verhaltenstherapie und Serotonin-Reuptake-Hemmern. Weitere Studien, auch mit anderen Psychopharmaka, werden aber in absehbarer Zeit publiziert werden.

Hinsichtlich der differentiellen Indikationsstellung für die einzelnen Interventionen der dargestellten multimodalen Verhaltenstherapie sowie ihrer Kombination mit Psychopharmaka ist der Forschungsstand bei den Zwangskrankheiten noch deutlicher unter dem bei den „eigentlichen" Angsterkrankungen.

Forschung und Versorgung ist bei dieser Patientengruppe sehr viel belastender, bedarf deutlich längerer Zeitintervalle und intensiverer Betreuung — und wesentlich höherer Motivation für Langzeitarbeit mit Patienten mit Teil- oder Mißerfolgen. Hinsichtlich dieser Merkmale und ihrer hohen interaktionellen Verletzbarkeit bei gleichzeitiger latenter Aggressionsbereitschaft — die sehr häufige (sekundäre) Depression bei Zwangskranken stellt demgegenüber keine die Verhaltenstherapie erschwerende Komplikation dar! — scheinen nicht wenige Zwangskranke einer Langzeitbehandlung mit Therapieinhalten sowohl aus den eigentlichen Angsttherapien wie aus den Psychosetherapien zu bedürfen.

Um die entsprechende Indikation frühzeitig stellen zu können, sind jedoch noch erhebliche Forschungslücken sowohl hinsichtlich der Identifizierung der jeweils optimalen Interventionen bei den unterschiedlichen Formen der Zwangskrankheit (z.B. *Basoglu* et al. 1988) wie auch hinsichtlich anderer, den Langzeitverlauf dieser Erkrankungen beeinflussenden Variablen erforderlich. In diesem Rahmen sollte auch die gezielte Mißerfolgsforschung (erste Ansätze z.B. bei *Foa* et al. 1983, *Rachman* 1983, *Salkovskis* u. *Westbrook* 1989, *Münchau* et al. 1990) intensiviert werden.

Literatur

Anderson, C.: Psychoeducational family therapy. In: *M. Goldstein, I. Hand, K. Hahlweg* (eds.): Treatment of schizophrenia. Springer, Berlin 1986

Barlow, D.H.: Anxiety and its disorders: the nature and treatment of anxiety and panic. The Guilford Press, New York, London 1988

Basoglu, M., Lax, Th., Kasviskis, J., Marks, I.M.: Predictors of improvement in OCD. J. Anxiety Disord. 2 (1988) 299–317

Baxter, L.R., Schwarz, J.M., Bergman, K.S. et al.: Caudate glucose metabolic rate changes with both drug and behavior therapy for obsessive compulsive disorder. Arch. gen. Psychiat. 49 (1992) 681–689

Beech, H.: Obsessional states. Methuen & Co., London 1974

Csef, H.: Zur Psychosomatik des Zwangskranken. Springer, Berlin, Heidelberg, New York 1988

Erikson, E.: Toys and reasons: stages in the ritualization of experience. Marion Boyars, London 1978

Foa, E.: Therapist manual for exposure treatment of obsessive-compulsives. Manuskript (Publikation in Vorbereitung) 1990

Foa, E.: Self-help for obsessions and compulsions. Bantam Books, New York 1991

Foa, E., Steketee, G., Grayson, J., Doppelt, H.: Treatment of obsessive-compulsives: when do we fail. In: *E. Foa, P. Emmelkamp:* Failures in behavior therapy. John Wiley & Sons, New York 1983

Foulds, G.A.: The hierarchical nature of personal illness. Academic Press, London, New York 1976

Friesen, J.: Structural-strategic marriage and family therapy. Gardner Press, New York 1985

Goodman, W., Price, L., Rasmussen, S. et al.: Efficacy of Fluvoxamine in obsessive-compulsive disorder. Arch. gen. Psychiat. 46 (1989) 36–44

Haley, J.: Direktive Familientherapie. Reihe Leben Lernen. Bd. 27. Pfeiffer, München 1977

Hand, I.: Motivationsanalyse und Motivationsmodifikation im Erstkontakt. In: *W. Zuzan, R. Larcher, B. Crombach* (Hrsg.): Erstkontakt – prägender Beginn. Literas, Wien 1981

Hand, I.: Multimodale Verhaltenstherapie bei Zwängen. In: *H. Helmchen, M. Linden, U. Rüger* (Hrsg.): Psychotherapie in der Psychiatrie. Springer, Berlin, Heidelberg 1982

Hand, I.: Verhaltenstherapie und kognitive Therapie in der Psychiatrie. In: *K.P. Kisker, H. Lauter, J.-E. Meyer, C. Müller, E. Strömgren* (Hrsg.): Psychiatrie der Gegenwart. Bd. 1. Springer, Berlin, Heidelberg, New York 1986

Hand, I.: Obsessive-compulsive patients and their families. In: *I. Falloon* (ed.): Handbook of behavioral family therapy. Guilford Press, New York 1988

Hand, I.: Neurosen: Klassifikation und Diagnostik. In: *U. Baumann, M. Perrez* (Hrsg.): Lehrbuch Klinische Psychologie. Bd. 1. Hans Huber, Bern 1990

Hand, I.: Neurosen: Interventionen. In: *U. Baumann, M. Perrez* (Hrsg.): Lehrbuch Klinische Psychologie. Bd. 2. Hans Huber, Bern 1991 a

Hand, I.: Aggression und soziale Defizite bei psychischen Erkrankungen. In: *W. Pöldinger* (Hrsg.): Aggression und Autoaggression. Duphar. med. Script. Bd. 8. Hannover 1991 b

Hand, I.: Pathologisches Spielen und delinquentes Verhalten. In: *Th. Payk* (Hrsg.): Dissozialität – psychiatrische und forensische Aspekte. Schattauer, Stuttgart, New York 1992 a

Hand, I.: Verhaltenstherapie bei Zwangsstörungen. In: *I. Hand, W. Goodman* (Hrsg.): Zwangsstörungen – neue Forschungsergebnisse. Springer, Berlin, Heidelberg, New York 1992 b

Hand, I.: Das Buch vom Zwängeln: (Lebens-) Angst – Rituale – Magie. Kösel, München (in Vorbereitung)

Hand, I., Tichatzki, M.: Behavioral group therapy for obsessions and compulsions. In: *P.O. Sjöden, S. Bates, W.S. Dockens* (eds.): Trends in behavior therapy. Academic Press, New York 1979

Hand, I., Zaworka, W.: Entwicklung der Zwangsneurose über die Zeit: Ergebnisse einer „Quasi"-Längsschnittuntersuchung und deren Implikationen für die Neurosen-Theorie und Therapie. Experimentelle Diagnostik der Zwangsneurose III. In: *U. Baumann* (Hrsg.): Indikationen zur Psychotherapie. Urban & Schwarzenberg, München, Wien, Baltimore 1981

Hand, I., Zaworka, W.: An operationalized multisymptomatic model of neuroses (OMMON): toward a reintegration of diagnosis and treatment in behavior therapy. Arch. Psychiat. Nervenkr. 232 (1982) 359–379

Hand, I., Spoehring, B., Stanik, E.: Treatment of obsessions, compulsions and phobias as hidden couple-counseling. In: *J. Boulougouris, A. Rabavilas* (eds.): Phobic and obsessive compulsive disorders. Pergamon Press, New York 1977

Hand, I., Münchau, N., Schaible, R., Lotz, Ch., Weiss, A.: Aufbau von Selbsthilfegruppen für Zwangskranke unter verhaltenstherapeutischer Expertenanleitung. Posterpräsentation am Kongreß der Deutschen Gesellschaft für Psychiatrie und Nervenheilkunde, Köln 1992

Hoffmann, H.: Der „Gesundheitswille" der Zwangsneurotiker. Z. ges. Neurol. Psychiat. 110 (1927) 580–584

Hoffmann, N.: Wenn Zwänge das Leben einengen. PAL Verlagsgesellschaft Mannheim 1990

Holtz, G.: Die Faszination der Zwänge – Aberglaube und Okkultismus. Vandenhoek & Ruprecht, Göttingen 1984

Jenike, S., Tsuang, M.: Epidemiology and clinical features of obsessive-compulsive disorders: theory and management. Year Book Medical Publishers Inc., Chicago, London 1990

Jenike, M., Baer, L., Minichiello, W. (eds.): Obsessive-compulsive disorders: theory and management. Year Book Medical Publishers Inc., Chicago, London 1990

Klepsch, R.: Das Hamburger Zwangsinventar: Entwicklung computerdialogfähiger Kurzformen (HZI-K u. HZI-UK). Deutscher Studienverlag, Weinheim 1989

Klepsch, R.: Is computer assessment of obsession and compulsion applicable in obsessive-compulsive disorder?: Preliminary results using the Hamburg Obsession Compulsion Inventory computer short form. Comput. hum. Behav. 6 (1990) 133–139

Klepsch, R., Wlazlo, Z., Hand, I.: Zwänge. In: *R. Meermann, W. Vandereycken:* Verhaltenstherapeutische Psychosomatik in Klinik und Praxis. Schattauer, Stuttgart 1991

Lazarus, A.: Multimodal behavior therapy. Springer, New York 1976

Marks, I.: Bewältigung der Angst. Springer, Berlin, Heidelberg, New York 1977 (2. Aufl. 1992)

Marks, I.: Fears, phobias and rituals. Oxford University Press, New York, Oxford 1987

Marks, I., Lelliott, P., Basoglu, M. et al.: Clomipramine, self-exposure and therapist-aided exposure for obsessive-compulsive rituals. Brit. J. Psychiat. 152 (1988) 522–534

Mathews, A., Gelder M., Johnston, D.: Platzangst – Ein Übungsprogramm für Betroffene und Angehörige (Deutsche Bearbeitung: *I. Hand, C. Wilke)* Springer, Berlin, Heidelberg, New York, Tokyo 1988

Münchau, N., Büttner-Westphal, H., Hand, I.: Long-term follow-up of patients with social phobia or OCD who refused, dropped-out or failed in behavior therapy. Vortrag am 5. Europäischen Kongreß der Arbeitsgemeinschaft Europäischer Psychiater, Straßburg 1990

Rachman, S., Hodgson, R.: Obsessions and compulsions. Prentice-Hall, Englewood-Cliffs, N.Y. 1980

Rachman, S.: Obstacles to the successful treatment of obsessions. In: *E. Foa, P. Emmelkamp* (eds.): Failures in behavior therapy. Wiley & Sons, New York 1983

Rapoport, J.: Obsessive-compulsive disorder in children and adolescents. American Psychiatric Press, Washington DC 1989

Rasmussen, S., Eisen, J.: Epidemiology and clinical features of obsessive-compulsive disorders. In: *Jenike et al.* (eds.): Obsessive-compulsive disorders: theory and management. Year Book Medical Publishers Inc., Chicago, London 1990

Rasmussen, S., Tsuang, M.T.: Epidemiology of obsessive-compulsive disorder: a review. J. clin. Psychiatry 45 (1984) 450–457

Reed, G.: Obsessional experience and compulsive behaviour: a cognitive-structural approach. Academic Press, New York 1985

Rüdin, E.: Ein Beitrag zur Frage der Zwangskrankheit, insbesondere ihrer hereditären Beziehungen. Arch. Psychiat. Nervenkr. 191 (1953) 14–54

Salkovskis, P., Kirk, J.: Obsessional disorders. In: *K. Hawton* et al. (eds.): Cognitive behavior therapy for psychiatric problems. Oxford Medical Publications, Oxford 1989

Salkovskis, P., Westbrook, D.: Behavior therapy and obsessional ruminations: can failure be turned into success? Behav. Res. Ther. 27 (1989) 149–160

Sauke, G., Hand, I.: Exposure in-vivo versus problem solving in behavior therapy of obsessive-compulsive disorders. Presented at the 15th Annual Meeting of the European Association for Behavior Therapy 1985

Scharfetter, C.: Allgemeine Psychopathologie. Thieme, Stuttgart 1976

Selvini-Palazzoli, M., Boscolo, L., Cecchin, G., Prata, G.: Paradoxon und Gegenparadoxon. Klett, Stuttgart 1977

Stieglitz, R., Heim, G., Langer, C.: Anamnestische und psychopathologische Untersuchungen von Zwangspatienten. Fortschr. Neurol. Psychiat. 57 (1989) 132–141

Süllwold, L.: Teaching checking to compulsive checkers. Unveröffentl. Manuskript 1980

Wittchen, H.U., von Zerssen, D.: Verläufe behandelter und unbehandelter Depressionen und Angststörungen. Springer, Berlin, Heidelberg, New York, Tokyo 1989

Yaryura-Tobias, I., Neziroglu, F.A.: Obsessive-compulsive disorders: pathogenesis, diagnosis, treatment. Marcel Dekker, New York 1983

Zaworka, W., Hand, I.: Phänomenologie (Dimensionalität) der Zwangssymptomatik. Experimentelle Diagnostik der Zwangsneurose. I. Arch. Psychiat. Nervenkr. 228 (1980) 257–273

Zaworka, W., Hand I.: Die „anankastische Persönlichkeit" – Fakt oder Fiktion? Experimentelle Diagnostik der Zwangsneurose. Z. diff. diagn. Psychol. 2 (1981) 31–54

Zaworka, W., Hand, I., Jauernig, G., Lünenschloß, K.: HZI, Hamburger Zwangs-Inventar. Manual. Beltz Testgesellschaft, Weinheim 1983

13.10 Psychoanalytische Therapie von zwangsneurotischen Patienten

H. Quint

Die methodischen Prinzipien der psychoanalytischen Behandlung sind von Anfang an aus der Sicht der allgemeinen Neurosenlehre beschrieben worden. Die dabei formulierten Grundlagen der Methode beziehen sich auf die Psychodynamik, die generell für das Auftreten der Neurosen verantwortlich gemacht wird: Die in der Persönlichkeitsstruktur verankerten, abgewehrten pathogenen Regungen, die unbewußt in der Symptomatik eingebunden sind, sollen in der Psychoanalyse durch Deutung der Widerstände und der Übertragung dem Erleben zugängig werden und damit kurative Wirkung erzielen. In den einschlägigen Lehrbüchern der psychoanalytischen Technik (*Greenson* 1967, *Dührssen* 1972, *Menninger* u. *Holzmann* 1977, *Thomä* u. *Kächele* 1985/1988) findet man nur verstreut Hinweise auf symptombezogene Behandlungsprobleme. Arbeiten oder Kapitel, die sich speziell mit der psychoanalytischen Therapie der Zwangskranken beschäftigen, sind selten (*Fenichel* 1975, *Riemann* 1952, *Quint* 1987, 1988). Faßt man alle Berichte zusammen und nimmt man die veröffentlichten Falldarstellungen mit den mehr oder weniger eingehenden Diskussionen der aufgetretenen Behandlungsprobleme hinzu, zeichnet sich deutlich eine psychoanalytische Vorgehensweise in spezieller Variation ab, was bei der speziellen pathogenen Psychodynamik, die der Zwangsneurose zugrunde liegt, nicht verwundern kann.

13.10.1 Das psychodynamische Konzept der Zwangsneurose in der Psychoanalyse

Freuds erste Darstellungen der Psychodynamik der *Abwehr-Neuropsychosen* (1894, 1896) bilden den Kern der bis heute gültigen psychoanalytischen Anschauung von der Entstehung der Zwangsneurose: Tabuisierung infantiler Triebansprüche (Impulse) bedingt eine Gegeneinstellung (Gewissen, Scham), die zur Abwehr und Amnesie führt. Diese Abwehr wird in bestimmten Situationen geschwächt, und es kommt zur Wiederkehr der verdrängten Impulse im Zwangssymptom, das eine Kompromißbildung zwischen den abgewehrten und den abwehrenden psychischen Vorgängen darstellt. In der Weiterentwicklung der ersten Darstellung wurde mit Hilfe des psychoanalytischen Konzeptes der Strukturierung der Psyche in Es, Ich und Über-Ich eine differenziertere Beschreibung ermöglicht (*Freud* 1926). Nun konnte aufgezeigt werden, daß die Kompromißbildung im Zwangssymptom durch spezielle Leistungen des Ichs (Abwehrmanöver) zur Lösung eines Konfliktes zwischen bestimmten Es-Ansprüchen und charakteristischen Einstellungen des Über-Ichs (internalisierte Ge- und Verbote/Gewissen) entsteht. Die Es-Ansprüche wurden als anale antisoziale Triebregungen beschrieben, das Über-Ich als grausame, inkohärente, d.h. nur strafende bzw. verfolgende und nicht lobende und anerkennende Instanz gekennzeichnet und die Ich-Leistungen in folgenden Abwehrmechanismen gesehen: Isolierung, Reaktionsbildung, Ungeschehen-Machen, Verschiebung auf ein Kleinstes, Intellektualisierung und Rationalisierung. Außerdem wurde festgestellt, daß beim Zwangsneurotiker eine magische Einstellung und

eine ausgeprägte Ambivalenz vorherrschen, woraus ein ständiges Zweifeln und eine besondere Handlungsstörung (*Quint* 1988) resultieren. Diese Störung, die Unfähigkeit des Ichs zur freien, eigenwilligen Handlungsführung, läßt alle andrängenden Impulse als sehr gefährlich und alle Abwehrmaßnahmen als unsicher erscheinen. Das Ich konnte nicht ausreichend durch probierendes Handeln lernen, zwischen Denken und Tun zu unterscheiden, so daß Gedanken und Impulse in magischer Weise zerstören, ja töten können. Dementsprechend ist der Abwehraufwand, der alle Ich-Funktionen einbeziehen kann, außerordentlich groß, ohne daß er letztlich Sicherheit vermitteln kann. Es bleiben ständige Schuldgefühle.

Die Sicht des Trieb-Abwehr-Konfliktes ist inzwischen ergänzt worden. Die schon immer gesehene und angedeutete antisoziale Tendenz der Triebregungen wurde mehr in den Mittelpunkt der Betrachtung gestellt. Der Akzent liegt dabei auf der Entwicklung bzw. Unterdrückung des Autonomiebedürfnisses (*Erikson* 1957, s. 1965). Die Konfliktkonstellation besteht darin, daß der Zwangsneurotiker aus Autonomie-Beweisnot (*Quint* 1971, 1988) nach außen sich zwar einem strengen Über-Ich unterwirft, untergründig aber opponiert (s.a. *Lang* 1986).

Für die Entstehung der Zwangssymptomatik (Pathogenese) werden 3 psychodynamische Wege beschrieben:

a) Durch Scheitern in der ödipalen Konfliktsituation kommt es nach vorübergehender hysterischer Orientierung zu einer Regression auf die anal-sadistische Organisationsstufe. Dabei werden anal-sadistische Triebregungen und unterdrückte Autonomiestrebungen mobilisiert, aber vom strengen Über-Ich verurteilt. Das regressiv beeinflußte Ich versucht mit Hilfe von typischen Abwehrmechanismen in der Symptombildung, eine Kompromißlösung zu suchen.

b) Die 2. Möglichkeit besteht darin, daß der pathogene Konflikt sich von vornherein auf der anal-sadistischen Ebene abspielt, was eine ausgeprägte zugrundeliegende zwangsneurotische Charakterstruktur voraussetzt (*Fenichel* 1975, *Quint* 1988).

c) Das Zwangssymptom setzt bei einer drohenden Selbstauflösung bzw. Selbstfraktionierung ein. Es hat dann die Funktion der Selbsterhaltung (*Quint* 1984).

13.10.2 Theoretische Überlegungen zur Therapie

Die Unterdrückung der als antisozial erlebten analen Triebregungen und der Autonomiestrebungen, die sich in der Ambivalenz zwischen äußerlicher Fügsamkeit und innerlicher Opposition dokumentiert, wird sich in der durch verschiedene Spielregeln festgelegten psychoanalytischen Therapie darin äußern, daß der Zwangsneurotiker sich formal den Regeln unterwirft, aber gleichzeitig sich ihren Intentionen widersetzt. Auf diese Ambivalenz hat der Analytiker von Anfang an zu achten. Im Verlauf der Analyse muß die angstmachende, verborgene, antisozial erlebte anale Tendenz, die hinter und in den nach außen gezeigten hypersozialen Verhaltensweisen (Überordentlichkeit, Übersauberkeit etc.) lauert, in Erscheinung treten, um sich in Autonomie entfalten zu können (*Schwidder* 1954, *Lang* 1986, *Quint* 1971, 1987). Die therapeutische Aufarbeitung hat hier zu berücksichtigen, daß autonomes erfolgreiches Handeln der Erfahrung bedarf, daß zielgerichtete Wut- und Ärgergefühle, daß lustvolle heftige Aggressionen, ja sogar Mordimpulse auftreten können, ohne daß das Objekt dieser Impulse (die gemeinte Person) wirklich zerstört wird. D.h., der Zwangsneurotiker hat in der Analyse an und mit dem Analytiker die magischen Allmachtsvorstellungen und die grausame Über-Ich-Einstellung zu bearbeiten, was gleichzeitig bedeutet, sich mit seinen permanent schwelenden Schuldgefühlen auseinanderzusetzen. Notwendig ist, daß der Zwangsneurotiker sich dabei auf eine affektive Beziehung zum Therapeuten einläßt. Das setzt voraus, daß die dem Auftreten der Affekte entgegenwirkenden vielfachen Abwehrbemühungen, insbesondere Isolierung und Intellektualisierung, in der psychoanalytischen Behandlung als Widerstand aktualisiert und aufgearbeitet werden.

Die bisherigen theoretischen Überlegungen beziehen sich auf die Langanalyse, bei der sich die angedeuteten Probleme in der Übertragung langsam entfalten und eine gründliche Klärung erfahren können. Sie gelten aber auch für die Kurztherapie, die zeitlich begrenzt ist und ein begrenztes Therapieziel im Auge hat. Das läßt sich z.B. aus den Mitteilungen von *Beck* (1974) entnehmen, der folgende wichtige Bearbeitungsfelder für die psychoanalytische Kurztherapie der Zwangsneurotiker angibt:

a) Die heftigen Schuldgefühle, welche jede Expansivität des Patienten im Leben blockieren, sind im Auge zu behalten.

b) In der Übertragung zum Arzt ist besonders die Ambivalenz zu deuten.

c) Es ist zu bedenken, daß die Isolierung der Gefühle, die Affektsperre und die emotionelle Vermeidehaltung ein Hindernis für das Wirksamwerden von Deutungen sind.

13.10.3 Praxis der psychoanalytischen Therapie

Für das praktische Vorgehen gilt grundsätzlich folgendes Prinzip: In bestimmter räumlicher und zeitlicher Anordnung hat der Patient die Aufgabe, frei zu assoziieren, wobei dem Analytiker aufgetragen ist, alles, was er während der Sitzung wahrnimmt, in eine verständliche Deutung für den Patienten umzumünzen. Bei der Umsetzung dieses Prinzips in der Behandlung des Zwangsneurotikers entstehen jedoch spezifische Probleme, die ein spezifisches Vorgehen erfordern.

a) Vorab ist es wichtig, sich die Frage zu beantworten, ob eine psychoanalytische Behandlung überhaupt möglich ist bzw. welche Prognose gestellt werden muß. Je mehr die psychischen Vorgänge bei einem Patienten vom Zwang okkupiert sind, desto schwieriger ist die Durchführung der Behandlung, weil diese auf die kooperierenden gesunden Anteile des Kranken angewiesen ist. Zwangsneurotiker, die nur noch für ihren Zwang leben, bedürfen zur Sicherstellung ihrer lebensnotwendigen Versorgung oft den Rahmen einer stationären Einrichtung. Meist handelt es sich dabei um Patienten mit ausgeprägten Zwangshandlungen (*Müller* 1957). Bezieht man sich auf die 3 beschriebenen Wege der Entstehung der Zwangsneurose, so gilt, daß diejenigen, deren Zwangssymptomatik im Dienst der Selbsterhaltung steht, die größten Schwierigkeiten bereiten. Dagegen findet man bei jenen, deren Symptome nach Regression aus einem ödipalen Konflikt entstanden sind, noch am ehesten einen therapeutischen Zugang. Die psychoanalytische Therapie der Zwangsneurotiker wird aber allgemein als besonders schwierig beurteilt.

b) Der Zwangsneurotiker hat auf Grund seiner speziellen Abwehrmechanismen Schwierigkeiten, frei zu assoziieren. Das, was er zunächst unter Assoziieren versteht, ist mehr eine programmatische Vorgehensweise (*Fenichel* 1975), die dem Analytiker den Einblick in die unbewußten Vorgänge verwehrt. Der Analytiker hat die schwierige Aufgabe zu lösen, „einen Weg zu finden, dem Patienten beizubringen, was es bedeutet, frei zu assoziieren und zugleich theoretische Diskussionen zu vermeiden" (*Fenichel* 1975, S. 166).

c) Die Tatsache, daß es sich bei der Psychoanalyse um eine Form der Gesprächstherapie handelt, kommt bestimmten Abwehreinstellungen des Zwangskranken entgegen, vor allem der Isolierung, Intellektualisierung und Rationalisierung. Es muß deshalb besonders darauf geachtet werden, daß die Therapie nicht in eine theoretische Informierung abgleitet und nicht zu einer Stätte rationaler Erklärung wird.

d) Die spezielle Autonomieproblematik des Zwangsneurotikers zeigt sich meist sehr bald im Umgang mit den Therapieregeln, die „im Dienst des Widerstandes mißbraucht" werden (*Singeisen* 1956, S. 292). Entsprechend der vorherrschenden ausgeprägten Ambivalenz unterwirft sich der Patient einerseits der Grundregel, indem er sie formal zwanghaft-genau befolgt, andererseits boykottiert er sie, indem er Einsicht verhindert, Gefühle versteckt und durch Haarspalterei lebendigen Regungen aus dem Weg geht oder sie zerstört. Der therapeutische Umgang mit diesem Problem ist sehr schwierig. „Der Therapeut steht vor der Aufgabe, das vom Patienten selbst sehr gefürchtete, mit Schuldgefühlen erlebte und deshalb abgewiesene und vermiedene eigenständige Handeln zu fördern, ohne mit der Methode des Förderns dem Zwangsneurotiker neue Gebote zu setzen, d.h., ihn zu weiterer Unterwerfung zu zwingen" (*Quint* 1971, S. 107). Es geht darum, so zu intervenieren, daß der Patient seine Oppositionstendenzen, die in seinem sklavischen Befolgen der Grundregel verborgen sind, spürt und in ihnen seine individuellen Autonomiebestrebungen erkennt.

e) Die bisher genannten therapeutischen Probleme machen es notwendig, daß vor allem auf der Ebene der Übertragung im hic et nunc der therapeutischen Sitzung den mit Hilfe der Isolierung abgewehrten, versteckt auf den Therapeuten gerichteten Emotionen und Affekten nachgegangen wird. Die Tatsache, daß der Patient sich im Sinne des Abwehrmechanismus der „Verschiebung auf ein Kleinstes" in vielfältiger Weise an scheinbaren Nebensächlichkeiten festhält, gibt dem Therapeuten 100fache Möglichkeiten (*Thomä* 1974, S. 107), die Isolierung der aktuellen untergründigen Affekte aufzuzeigen.

Von großer Bedeutung ist dabei, wie der Analytiker vorgeht. Je mehr er sich von dem, was er spürt — beim Patienten und bei sich — leiten läßt, desto affektnäher kann er deuten, wobei die Art und Weise des Deutens — mehr distanziert oder engagiert — mitentscheidet, ob der Zwangsneurotiker emotional auftaut. Um die notwendige Intensität affektiven Erlebens im hic et nunc der therapeutischen Sitzung entstehen zu lassen, sollte — zumindest in der ersten Zeit der Behandlung — möglichst auf genetische Begründungen und Ableitungen verzichtet und auch nicht der Eindruck vermittelt werden, als gehe es in der Übertragung nicht um „echte" Gefühle.

f) In den Falldarstellungen wird immer wieder die Frage aufgegriffen: Wie aktiv soll der Therapeut auf den Patienten einwirken? Auf der einen Seite wird für ein vorsichtiges Vorgehen plädiert (*Sullivan* 1978) und die Notwendigkeit der Wahrung der Distanz zum Objekt betont (*Amitai* 1977), auf der anderen Seite ein energisch-aktives (*Barnett* 1978), ja offen pädagogisches (*Stekel* 1930, *Hoffmann* 1934) Herangehen gefordert, wobei letzteres auf grundsätzliche Ablehnung gestoßen ist (*Horney* 1930). Der Grund für die unterschiedliche Einstellung ist leicht auszumachen. Mit seinen vielfältigen, häufig systematisierten Abwehrmaßnahmen, die nichts in Bewegung kommen lassen wollen, signalisiert der Zwangsneurotiker einerseits seine innere Brüchigkeit und Instabilität, die zur Vorsicht mahnen können, andererseits aber auch eine scheinbar feste Panzerung (*Reich* 1933), die zum aktiven Vorgehen reizt. Hier benötigt der Analytiker eine detaillierte Kenntnis über die psychodynamischen Besonderheiten der Erkrankung und viel Erfahrung im Umgang mit ihnen. Der Therapeut bewegt sich hier zwischen der Scylla der zu großen Aktivität und der Charybdis der zu großen Passivität. Er darf sich nicht scheuen, Dinge beim Namen zu nennen und auch nicht, den Patienten aktiv anzuregen, z.B. wenn es darum geht, den bewußten Inhalt einer Zwangsvorstellung mitzuteilen. Er würde sonst der Angst des Patienten vor dem Magischen erliegen. Andererseits darf er nicht so bedrängen, daß ein sadomasochistischer Kampf daraus wird. Hier das richtige Maß zu finden, ist eine stets neu zu lösende Aufgabe.

g) Die notwendige therapeutische Entfaltung der unterdrückten Autonomiestrebungen vollzieht sich vor allem im Zusammenhang mit aggressiven, als antisozial verurteilten analsadistischen Regungen unmittelbar in der Übertragung auf den Therapeuten. In großer Übereinstimmung wird auf die Notwendigkeit hingewiesen, daß während der Therapie ,,die ein Leben lang unterdrückten, übersteuerten dynamischen Kräfte in einer Übergangsphase in unter- und ungesteuerten affektiven Durchbrüchen und enormen Willkürtendenzen zum Vorschein kommen" (*Schwidder* 1954, *Krebs* 1958), daß sich eine Phase negativer Übertragung einstellt, in der im Schutzraum der Therapie die vermiedene Aggression nicht mehr vermieden wird, sondern heftige Wut den Therapeuten trifft (*Lang* 1986) bzw. sich Haß auf ihn entlädt (*Singeisen* 1956, s. auch *Benedetti* 1978 und *Thomä* 1974). Diese überbordende Aggression muß vom Therapeuten ausgehalten werden, damit sie in der Zielgerichtetheit auf ihn Anschluß an Ich-Funktionen findet, d.h., die Schuldgefühle, die magischen Allmachtsvorstellungen und die Isolierung zunehmend nachlassen, und sich ein milderes Über-Ich bilden kann.

h) Der Einstieg in diese Auseinandersetzung gelingt oft erst nach Bearbeitung des Tabus der Berührung und der Bewirkung. In diesem Zusammenhang kann der Therapeut hilfreich intervenieren, indem er ohne sadistische Verfolgung alle Möglichkeiten wahrnimmt, den Patienten, der am Nichtstun festhalten möchte (*Singeisen* 1956), damit zu konfrontieren, daß er etwas mit dem Therapeuten macht, daß er, wie immer er sich gebärdet und verhält, aktiv an der Gestaltung der Beziehung zum Therapeuten mitbeteiligt ist. Damit wird im hic et nunc die Handlungsunsicherheit zur therapeutischen Disposition gestellt und die Möglichkeit, ihre Beziehung zu der hinter ihr lauernden, magisch besetzten Aggression aufzudecken, entwickelt.

i) Neben den aggressiven Affekten müssen auch die Gefühle der Hingabe und des Sich-Überlassens (*Jolowicz* 1930) in der Übertragung zur Entfaltung kommen, um sich in der therapeutischen Bearbeitung mit aggressiven Strebungen mischen und ihre Konnotation mit Ohnmacht bzw. Unterwerfung und Homosexualität auflösen zu können.

j) Eine spezielle Berücksichtigung bedarf die therapeutische Auseinandersetzung mit dem Narzißmus des Zwangsneurotikers, worüber in der Literatur bisher kaum etwas mitgeteilt worden ist (*Ohlmeier* 1974, *Quint* 1987, 1988). Es geht dabei um den analen Narzißmus, der sich auf die reaktiven Charakterbildungen wie Sparsamkeit, Ordnungssinn, Perfektionismus u.a. bezieht, mit denen der Patient ja in der Regel auf soziale Anerkennung rechnen kann. Der Versuch, durch Deutung die anale Leistung in der Reaktionsbildung in Frage zu stellen, sollte immer eine implizite Würdigung eben jener Leistung, die einstmals den Erziehern zuliebe erbracht wurde, enthalten, anderenfalls es über das Erleben einer kränkenden Entwürdigung zu einer Verstärkung der Abwehreinstellung kommen muß.

k) Der Analytiker wird, wie bereits mehrfach angedeutet wurde, notwendigerweise mit seiner Gegenübertragung in das Spiel von Unterwerfung und Opposition einbezogen. Der Zwangsneurotiker versucht, ihn zum einen zur sadistischen Machtausübung zu provozieren und zum anderen zum masochistischen Opfer zu machen. Die Methode der psychoanalytischen Behandlung kann den Analytiker leicht dazu verführen, seine Stellung als deutender Therapeut zur Machtausübung zu mißbrauchen, was sich vor allem zu einem rechthaberischen Streit auswachsen kann, bei dem dann die intrapsychische Konfliktsituation des Patienten in der Arzt-Patient-Beziehung agierend aufrechterhalten wird. Vom Analytiker muß erwartet werden, daß er ,,ein erhebliches Maß an sadistischen Übertragungsäußerungen ertragen, ,,aushalten" kann, ohne dabei eigenen masochistischen Neigungen etwa zu erliegen oder in eine offene oder latente Gegenaggression zu verfallen" (*Ohlmeier* 1974, S. 126). Wie schon erwähnt, ist es wichtig, daß die narzißtische Besetzung der Reaktionsbildungen verstanden und respektiert wird. Wenn der Analytiker hier zu schnell auf Änderung aus ist und versucht, nur das Negative der von dem Zwangsneurotiker hoch bewerteten Reaktionsbildung herauszukehren, ohne den darin wirksamen enormen Einsatz zu berücksichtigen, wird eine therapeutisch wenig fruchtbare Atmosphäre entstehen. Und wer zudem noch aus eigener narzißtischer Bedürftigkeit auf schnelle und großartige Erfolge aus ist, wird zu jener Verhärtung der Fronten beitragen, die viele psychoanalytische Behandlungen von Zwangskranken so zäh und erfolglos machen. Zum Erfolg der Therapie kann der Analytiker dann beitragen, wenn er Beständigkeit und Genauigkeit mit Spontaneität und Beweglichkeit verbinden kann, womit er dem stets ambivalenten Patienten die Möglichkeit bietet, sich derart neu zu orientieren, daß er sich im abgrenzenden sozialen Raum frei bewegen kann.

l) Da der Zwangsneurotiker mit seinen Symptomen nicht nur eine Kompromißbildung im Konflikt zwischen archaischen Impulsen und strengem Über-Ich herzustellen, sondern nachdrücklich auch Schutz und Sicherheit zu finden versucht, gilt für seine Behandlung ganz allgemein, daß eine die Symptomauflösung intendierende Konfliktdeutung immer mit Blick auf das Ausmaß von Unsicherheit, das der Patient zu ertragen vermag, gegeben werden soll. Bei der Gruppe von Zwangskranken, deren Symptomatik vorrangig im Dienst der Selbsterhaltung steht, muß gegebenenfalls die therapeutische Arbeit zunächst ganz auf die Probleme der Selbstregulierung und Selbststabilisierung zentriert werden, weil eine Konfliktdeutung die Gefahr der Selbstauflösung bzw. der Selbstfraktionierung heraufbeschwört und zum Abbruch der therapeutischen Beziehung führen kann.

Literatur

Amitai, M.: Die Zwangsneurose. Die Bedeutung der Objektdistanz für ihre Behandlung. Psyche 31 (1977) 385–398

Barnett, J.: Cognitive repair in the treatment of the obsessional neuroses. 1966. Zit. nach *Benedetti* 1978

Beck, D.: Die Kurzpsychotherapie. Huber, Bern 1974, S. 78–79

Benedetti, G.: Psychodynamik der Zwangsneurose. Wiss. Buchgesellschaft, Darmstadt 1978

Dührssen, A.: Psychotherapie bei Kinder und Jugendlichen. Verlag für Medizinische Psychologie, Göttingen 1960

Dührssen, A.: Analytische Psychotherapie in Theorie, Praxis und Ergebnissen. Vandenhoeck u. Ruprecht, Göttingen 1972

Erikson, E.H.: Kindheit und Gesellschaft. Klett, Stuttgart 1965

Fenichel, O.: Psychoanalytische Neurosenlehre. Bd. 2. Olten, Freiburg 1975, S. 165–169

Freud, S.: Die Abwehr-Neuropsychosen. G.W.I. 1894, S. 57–74

Freud, S.: Weitere Bemerkungen über die Abwehr-Neuropsychosen G.W.I. 1896, S. 377–403

Freud, S.: Bemerkungen über einen Fall von Zwangsneurose. G.W. VII 1909, S. 379–463

Freud, S.: Wege der psychoanalytischen Therapie. G.W. XII 1919, S. 181–194

Freud, S.: Hemmung, Symptom und Angst. G.W. XIV 1926, S. 111–205

Greenson, R.R.: The technique and practice of psychoanalysis. International University Press, New York 1967

Hau, T.F.: Die spezifischen Widerstände in der Behandlung einer Zwangsneurose. Z. psychosom. Med. 12 (1966) 119–128

Hoffmann, H.: Über die Zwangsneurose. Eine klinische Studie. Heine, Tübingen 1934

Horney, K.: Die spezifische Problematik der Zwangsneurose im Lichte der Psychoanalyse. In: *E. Kretschmer, W. Cimbal* (Hrsg.): Bericht über den 5. allgemeinen ärztlichen Kongress für Psychotherapie in Baden-Baden. Hirzel, Leipzig 1930, S. 99–107

Jolowicz, E.: Hingabe und Vergewaltigung. In: *E. Kretschmer, W. Cimbal* (Hrsg.): Bericht über den 5. allgemeinen ärztlichen Kongress für Psychotherapie in Baden-Baden. Hirzel, Leipzig 1930, S. 257–261

Krebs, G.: Analytische Psychotherapie eines Zwangsneurotikers. Z. psychosom. Med. 1 (1958) 36–43

Kringlen, E.: The prognosis in obsessional illness. A follow-up study. Acta psychiat. scand. 40 (Suppl. 180) (1965)

Lang, H.: Der Zwangsneurotiker als „Gehemmter Rebell". Psyche 40 (1986) 953–970

Menninger, K.A., Holzmann, Ph.S.: Theorie der psychoanalytischen Technik. Frommann-holzboog, Stuttgart 1977

Müller, Ch.: Weitere Beobachtungen zum Verlauf der Zwangskrankheit. Psychiat. et Neurol. 133 (1957) 80–94

Ohlmeier, D.: Zum psychoanalytisch-behandlungstechnischen Umgang mit spezifischen Abwehrkonstellationen bei Zwangskranken. In: *P. Hahn, H. Stolze* (Hrsg.): Zwangssyndrome und Zwangskrankheit. Lehmann, München 1974, S. 116–127

Quint, H.: Über die Zwangsneurose. Vandenhoeck u. Ruprecht, Göttingen 1971

Quint, H.: Der Zwang im Dienst der Selbsterhaltung. Psyche 38 (1984) 717–737

Quint, H.: Psychoanalytisch orientierte Psychotherapie der Zwangsneurose. Psyche 13 (1987) 32–41

Quint, H.: Die Zwangsneurose aus psychoanalytischer Sicht. Springer, Berlin, Heidelberg, New York 1988

Reich, W.: Charakteranalyse. Technik und Grundlagen. Selbstverlag, Wien 1933

Riemann, F.: Über neurosenspezifische Anwendung der psychoanalytischen Technik. Psyche 6 (1952) 335–350

Schwidder, W.: Symptombild, Grundstruktur und Therapie der Zwangsneurose. Psyche 8 (1954) 126–142

Singeisen, F.: Analyse eines Zwangskranken. Psyche 10 (1956) 277–293

Stekel, W.: Die Psychologie der Zwangskrankheit. In: *E. Kretschmer, W. Cimbal* (Hrsg.): Bericht über den 5. allgemeinen ärztlichen Kongress für Psychotherapie in Baden-Baden. Hirzel, Leipzig 1930, S. 22–49

Sullivan, H.S.: Clinical studies in psychiatry. 1956. Zit. nach *Benedetti* 1978

Thomä, H.: Über die Psychotherapie von Zwangssyndromen. In: *P. Hahn, H. Stolze* (Hrsg.): Zwangssyndrome und Zwangskrankheit. Lehmann, München 1974, S. 106–115

Thomä, H., Kächele, H.: Lehrbuch der psychoanalytischen Therapie. Springer, Berlin, Heidelberg, New York 1985 (Bd. 1), 1988 (Bd. 2)

13.11 Verhaltenstherapie bei Patienten mit Angsterkrankungen

I. Hand

13.11.1 Klassifikation und Epidemiologie

In der deutschsprachigen Psychiatrie sind die *häufigsten* psychischen Erkrankungen (Angst- und Suchterkrankungen) im Vergleich zu den „großen" psychischen Erkrankungen (Psychosen) in den letzten Jahrzehnten in *Forschung, Versorgung und Weiterbildung* stark vernachlässigt worden.

Dieses Defizit hängt nicht zuletzt damit zusammen, daß in der klinischen Psychiatrie — bedingt durch das bestehende Versorgungssystem — die intramurale gegenüber der extramuralen Arbeit weit im Vordergrund steht. Die Behandlung von Angsterkrankungen ist in der Regel aber keine Aufgabe der stationären, sondern der ambulanten Versorgung und Forschung.

Die *internationale Klassifikation* wird gegenwärtig durch DSM-III-R (1987) bestimmt. Für eine therapierelevante Diagnostik der Angsterkrankungen hat dies zu deutlichen Verschlechterungen gegenüber der DSM-III-Klassifikation (1980) geführt. DSM-III-R unterscheidet folgende Angststörungen (der Begriff der Erkrankung oder Krankheit wird nicht mehr benutzt):

Panik/Phobien
Panikstörung mit Agoraphobie .... (300.21)
Panikstörung ohne Agoraphobie .... (300.01)
Agoraphobie ohne Panikstörung .... (300.22)
Sozialphobie .... (300.23)
Einfache Phobie .... (300.29)

Andere
Zwangsstörung .... (300.30)
Posttraumatische Belastungsreaktion .... (300.89)
Generalisierte Angststörung .... (300.02)
Angststörung, nicht anderswo angegeben ... (300.00)

Die Zwangsstörung ist dabei den Angststörungen zugeordnet, obwohl sie sich in den entscheiden-

den Bereichen tiefgehend von diesen unterscheidet (s. Kap. 13.9). Die *somatoformen* Störungen werden dagegen von den Angststörungen abgegrenzt, obwohl sie deren häufigste initiale Ausdrucksform sind.

Von zentraler Bedeutung ist in DSM-III-R die *Panikstörung,* die gegenüber DSM-III die Phobie als *Leitstörung* ersetzt.

Eine Panikstörung (mit oder ohne Agoraphobie) wird diagnostiziert, wenn folgende Kriterien vorliegen:

– Plötzliche starke Angst oder Mißempfindung, die nicht direkt vor oder während der Exposition zur angstauslösenden (einschließlich sozialen) Situation auftrat.
– Entweder 4 solcher Attacken innerhalb eines Monats oder mindestens 1 Attacke, der dann über mindestens 4 Wochen ständige Erwartungsangst vor einer Wiederholung folgte.
– Mindestens 4 der folgenden Symptome während mindestens einer dieser Attacken, plötzlich einsetzend und mit innerhalb von 10 Minuten erheblich zunehmender Intensität:
  1. Kurzatmigkeit,
  2. Schwindel, Gefühle drohender Ohnmacht,
  3. Herzklopfen oder -jagen,
  4. Tremor,
  5. erhöhte Transpiration,
  6. Erstickungsgefühl,
  7. Übelkeit, intestinale Mißempfindungen,
  8. Depersonalisation, Derealisation,
  9. Parästhesien,
  10. Hitzewallungen, Kälteschauer,
  11. Mißempfindungen, Schmerzen im Thorax,
  12. Todesangst,
  13. Angst, verrückt zu werden oder unkontrolliert zu handeln.

Organische Erkrankungen (mit Ausnahme eines Mitralklappenprolapses) und chemische Wirkstoffe müssen als Ursachen ausgeschlossen sein.

Mit dieser „Checkliste" werden *Panikattacken* bei Phobien und Zwängen vermutlich regelhaft als *Panikstörungen* fehldiagnostiziert, da DSM-III keine Prüfliste enthält, um antizipatorische Panikattacken (z.B. als Reaktion auf phantasiemäßige Beschäftigung mit einem phobischen Stimulus) von einer autochthonen („endogenen") Panikstörung zu trennen.

Dieser Wandel in der Klassifikation von Angststörungen von DSM-III nach DSM-III-R ist in erster Linie das Ergebnis biologisch-pharmakologischer Forschungen in den USA — mit der impliziten Hypothese, daß es sich bei der Panikstörung um eine biologische Grundstörung (ähnlich der endogenen Depression) handelt, aus der eine klare Priorität der pharmakologischen Behandlung (mit Antidepressiva oder Tranquilizern) abzuleiten sei. Damit ist indirekt eine ätiologische, therapieanleitende Komponente in die DSM-III-R-Diagnostik eingegangen, obwohl seit DSM-III die ätiologisch orientierte durch eine symdromale Diagnostik ersetzt sein sollte. Der in DSM-II noch enthaltene spekulative analytische Neurosenbegriff wurde also durch das nicht minder spekulative biologische Paniksyndrom im Sinne einer hierarchisch übergeordneten Störung ersetzt. Diese neue ätiologische Klassifikation blendet die verhaltenstherapeutische Literatur der letzten 2 Jahrzehnte völlig aus (*Hand* u. *Wittchen* 1986). In insgesamt etwa 20 Langzeitkatamnesen bei Angst- und Zwangserkrankungen wurde eine gute, medikamentenfreie Behandelbarkeit der Mehrzahl dieser Erkrankungen nachgewiesen, wobei sich keinerlei Hinweise auf eine besondere diagnostische, therapeutische oder prognostische Bedeutung der Panikzustände ergaben (s. 13.11.6). Zudem erleben nur etwa 50 % phobischer Patienten Panikattacken im Zusammenhang mit phobischen Situationen, und nur bei deutlich unter 10 % ist ein Auftreten von Panikzuständen unabhängig von phobischen Situationen (Panikstörung im eigentlichen Sinne von DSM-III-R) feststellbar.

Für die *individuelle Therapieplanung* bei Angsterkrankungen hat die Klassifikation nach DSM-III-R also kaum eine Bedeutung, ICD-10 könnte in diesem Bereich praxisrelevanter sein. Entscheidend ist jedoch eine funktionale Psychopathologie z.B. auf der Basis von Bedingungs- und Funktionsanalysen gestörten oder krankhaften Verhaltens (*Hand* 1986, 1988, 1991). Erst aus deren Ergebnissen kann die Entscheidung für eine „Therapie am Symptom vorbei", eine alleinige Symptomtherapie (und die dafür jeweils optimale Symptomtechnik) oder eine multimodale Therapie getroffen werden.

Zur *Epidemiologie* der Angsterkrankungen haben neuere Studien in den USA und der Bundesrepublik (*Wittchen* u. *von Zerssen* 1988) folgende durchschnittliche Lebenszeitprävalenzen ergeben: einfache Phobien 7 %, Agoraphobie 4,5 %, Panikstörung 2 %. Mit einer Gesamtprävalenz von 13 bis 15 % (einschließlich 2 bis 3 % Zwangskrankheiten) sind Angsterkrankungen neben Suchterkrankungen die häufigste psychische Störung in der Bevölkerung. Die Mehrzahl dieser Patienten wird über 4 bis 10 Jahre nicht adäquat diagnostiziert und behandelt. Ärztliche Hilfe wird anfangs eher über somatoforme Störungen und Schlafstörungen beim Somatomediziner gesucht. Auch der Psychiater ist in seiner Facharztweiterbildung nur selten auf eine adäquate Behandlung dieser Klientel vorbereitet worden.

Die Nutzung verhaltenstherapeutischer Erkenntnisse und Vorgehensweisen kann in psychiatrischen und allgemeinärztlichen Praxen zwar nur begrenzt erfolgen, aber den Handlungsraum des Arztes doch deutlich erweitern. An psychiatrischen Kliniken oder Abteilungen kann sie in Spezialambulanzen mit spezifisch verhaltenstherapeutischem Einsatz des Krankenpflegepersonals optimal umgesetzt werden (*Hand* u. *Schröder-Hartwig* 1985).

13.11.2 Therapierelevante Diagnostik

Unter dem verhaltenstherapeutisch-pragmatischen Kriterium der aktiven Beteiligung des Patienten am Alltagsleben lassen sich *Angst-, Zwangs-* und *Depressions-/Suchterkrankungen* hierarchisch nach dem Ausmaß der Vermeidung von (Alltags-)Leben mit entsprechendem *Widerstand gegen Veränderung* operationalisieren als: Angsterkrankungen, Verhaltensexzesse, Resignation. In Abb. 13.9 werden die mit der jeweiligen Gestörtheitsstufe korrelierenden Variablen aus den Bereichen Veränderungsmotivation (Ausmaß der Disstreßtoleranz, relative Anteile der intraindividuellen und der interindividuellen/interaktionellen Funktionalität des Krankheitsverhaltens), soziale Defizite und neurotische Multisymptomatik zusammengefaßt (aus *Hand* 1988).

Unter dem Hauptaspekt ihrer *Verhaltenskonsequenzen im Alltagsleben* sind Angsterkrankungen, Verhaltensexzesse und Resignation über folgende Charakteristika hierarchisiert:

1. *Aktive Bewältigung* ist kennzeichnend für Angsterkrankungen (z.B. Agoraphobie, Soziophobie, Monophobien), die zwar als subjektiv sehr belastend erlebt werden, auf die Betroffene jedoch mit massiver Anstrengung zur weiteren Ausübung ihrer beruflichen und privaten Alltagsaktivitäten reagieren. Angstkranke versuchen meist jahrelang, ihre ihnen peinliche Symptomatik zu verheimlichen, oft sogar innerhalb der Familie.

   Ausgeprägtes Meidungsverhalten gegenüber phobischen Situationen tritt in der Regel erst später als Folge entweder von zu langer bzw. zu häufiger Überforderung durch die Angstreaktionen oder von zusätzlichen privaten und beruflichen Disstreßsituationen auf. Das phobische Meidungsverhalten führt dann zu einer zunehmenden Einengung der Lebensqualität.

   In diesem Stadium tritt dann typischerweise zusätzlich eine sekundäre Depression auf. Da-

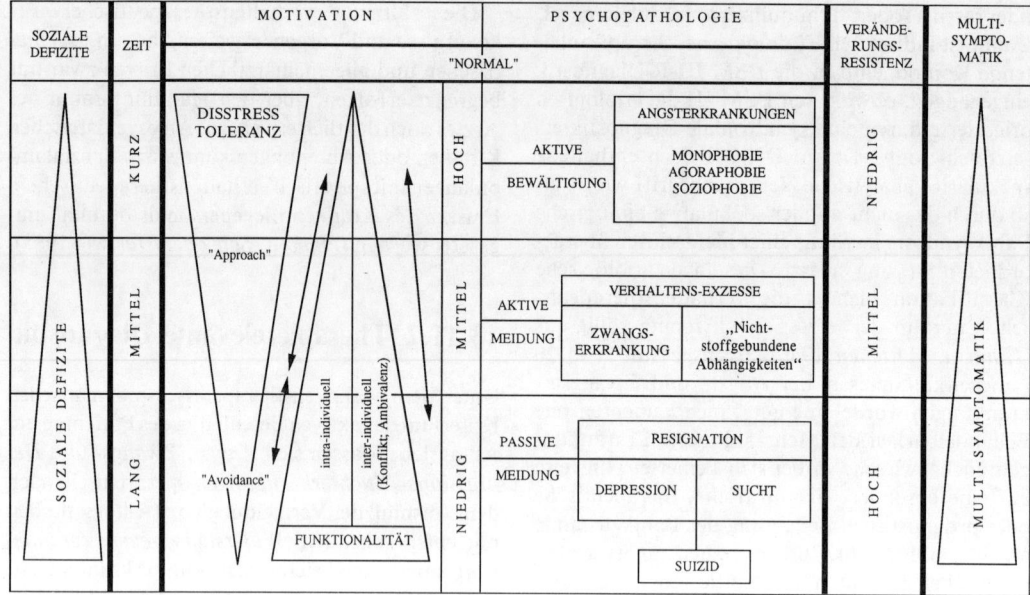

Abb. 13.9 Modell einer funktionalen Psychopathologie neurotischer Erkrankungen. (Nach *Hand* 1991)

bei können Depressionsratings gleich hoch oder höher als bei Depression im Sinne von Resignation liegen. Dennoch ergibt sich im ersteren Fall meist die Konsequenz einer Therapie der Angsterkrankung, im letzteren dagegen die einer Ursachentherapie in ganz anderen Bereichen.

Süchtiges Verhalten stellt bei primären Angsterkrankungen meist eine noch später erfolgende Komplikation im Sinne einer völligen Resignation und Aufgabe von Eigeninitiativen mit motorischer und kognitiv-emotionaler Meidung der Realität dar. Sekundäre depressive und/oder süchtige Reaktionsmuster sind nicht selten iatrogen durch bis dahin inadäquate Behandlung mitbedingt.

2. *Aktive Meidung* ist kennzeichnend für Verhaltensexzesse (z.B. Zwänge, pathologisches Spielen, Eßstörungen), bei denen das „Krankheitsverhalten" eine quantitative Eskalation von „Normalverhalten" darstellt. Im Extremfall ist nahezu jede kognitiv-motorische Aktivität zur Ausübung oder Vorbereitung dieses „Symptomverhaltens" eingesetzt. Mit hoher Aktivität in dem jeweiligen „monoman" eskalierten Verhaltensbereich wird die Beteiligung am realen Leben — das als schmerzlich, konfliktreich, überfordert erlebt wird — weitgehend vermieden.

3. *Passive Meidung* ist kennzeichnend für einen Zustand von Resignation, der über schwere Depression oder ein (stoffgebundenes) Suchtverhalten ausgedrückt wird. Mit latenter oder offener Suizidgefährdung wird die Verantwortung für die eigene körperliche Existenz an Dritte übertragen. Den persönlichen und beruflichen Lebensrealitäten wird durch Passivität ausgewichen.

Eine „Resignationserkrankung" mag sich anfänglich durchaus in einer Angstsymptomatik manifestieren; letztere zeigt dann jedoch meist schon nach kurzer Zeit die typischen Merkmale der primären Resignationserkrankung — oder u.a. auch in Form eines Wandels von Angst- in Depressionssymptomatik unter Antidepressivamedikation. Grundsätzlich bedarf es daher immer dann besonders eingehender Differentialdiagnostik, wenn eine scheinbar zuerst aufgetretene Angstsymptomatik bereits innerhalb von Wochen oder Monaten von depressiv-resignativem oder süchtigem Verhalten gefolgt wird.

Aus diesem Modell ergibt sich in Übereinstimmung mit unseren Therapie- und Katamneseergebnissen eine wesentlich bessere (verhaltenstherapeutische) Behandelbarkeit von Angsterkrankungen als bei Zwangserkrankungen oder Süchten. Diese

Krankheitsstadien sind aber nicht statisch, sondern können fließend ineinander übergehen.

Bei gleichzeitigem Vorliegen von *Angstsymptomatik, Meidung, Depression und süchtigen Verhaltensweisen* ist daher zu prüfen, ob:
— die anderen Symptomatiken sekundär zu einer Angsterkrankung, oder
— Angstsymptomatik sekundär zu einer Depression, Sucht oder anderen psychiatrischen oder auch somatischen Grundstörungen, oder
— alle Symptomatiken gleichzeitig im Sinne einer *multisymptomatischen Dekompensation* auf eine einheitliche Auslösesituation aufgetreten sind.

Bei Vorliegen einer primären Angsterkrankung bedarf eine sekundäre Depression meist keiner gesonderten, z.B. pharmakologischen oder kognitiven Therapie, wenn die Motivation zur Kooperation in einer Angsttherapie gegeben ist.

Liegt ein *Gebrauch* von Alkohol oder Tranquilizern vor mit der Intention, Angstbewältigungsstrategien zu verbessern (z.B. Einnahme nur unmittelbar vor dem Weg zur Arbeit, um diesen noch eigenständig bewältigen zu können), so kann die ambulante Angsttherapie ohne vorgeschaltete Entzugsbehandlung nach Absetzen der Stoffzufuhr begonnen werden.

Liegt dagegen ein *Mißbrauch* dieser Mittel vor mit der Intention, möglichst permanent einen veränderten (mißempfindungsfreien) Bewußtseinszustand im Sinne einer möglichst kontinuierlichen Vermeidung der Realität zu erzielen, so ist eine vorgeschaltete stationäre Entzugsbehandlung oder auch Suchttherapie meist unverzichtbar. In deren Verlauf ist abzuklären, ob ursprünglich tatsächlich eine primäre Angsterkrankung vorgelegen hat, die durch chronische Überforderung der Bewältigungsstrategien und -motivation des Betroffenen schließlich nicht nur zu sekundärer Depression, sondern zu Resignation geführt hat. Nur in diesem Falle sollte der Entzugs- oder Suchtbehandlung nahtlos die Angstbehandlung folgen.

13.11.3 Verhaltenstherapeutische (Be-)Handlungsstrategie bei Angsterkrankungen

Primäre (z.B. soziale oder Problemlöse-)Defizite, Handlungs- und/oder Wahrnehmungsblockaden, intra- oder interindividuelle Funktionalitäten des Krankheitsverhaltens, generelle Dißstreßintoleranz

Tabelle 13.30 10 Kernbereiche der Verhaltens-, Bedingungs- und Funktionsanalysen

1. Eigen- bzw. Fremdmotivation des Patienten zur Therapieaufnahme.

2. Direkt und indirekt erkennbare Problembereiche neben den primär vorgetragenen Symptomen und Beschwerden.

3. Abgrenzung der auslösenden (also oft: historischen) von den aufrechterhaltenden Bedingungen und Funktionen vorgetragener Symptome und Problembereiche.

4. Frühere und gegenwärtige Kausalzusammenhänge zwischen primär vorgetragenen Symptombeschwerden und übrigen Problembereichen.

5. Abgrenzung der intraindividuellen gegenüber den interaktionellen Funktionen der vorgetragenen Beschwerden.

6. Vermutete Konsequenzen eines Symptomabbaus aus der Sicht des Patienten und aus der Sicht des Therapeuten (vgl. auch 10).

7. Ablauf und Bedingungen des Symptomverhaltens selbst: Die Analyse des primär vorgetragenen Symptomverhaltens wird ergänzt durch eine präzise Testdiagnostik, auch im Bereich weiterer neurotischer Symptombildungen. Die daraus resultierenden unterschiedlichen Symptomkonfigurationen und deren Veränderungen über die Zeit scheinen Rückschlüsse auf Motivationsstand, „Tiefe" der Gestörtheit, Therapieverlauf und Prognose zu ermöglichen.

8. Symptombildungen oder andere besondere Reaktionsweisen auf frühere biologische, soziale und intrapsychische Entwicklungsphasen (z.B. Pubertät, Schulabschluß, Verlassen des Elternhauses etc.).

9. Soziale Kompetenz und emotionale Ausdrucksfähigkeit, insbesondere auch in Zweierbeziehungen (aktuelle Modellsituation: Patient-Therapeut-Beziehung).

10. Ausmaß und Qualität von eigeninitiiertem „Alternativverhalten" über die gesamte Persönlichkeitsentwicklung bis hin zu den aktuellen Beschwerden.

und genetische Variablen müssen abgeklärt werden, bevor der Stellenwert einer Angstsymptomtherapie beurteilt werden kann (Einzelheiten in *Hand* 1986, 1991).

Die Indikation für oder gegen eine schwerpunktmäßige Symptomtherapie bei Angsterkrankungen ergibt sich — unter Berücksichtigung der beschriebenen Symptom- und Syndromdiagnostik — u.a. aus dem Ergebnis der Verhaltens-, Bedingungs- und Funktionsanalysen zu folgenden Bereichen (Tab. 13.30).

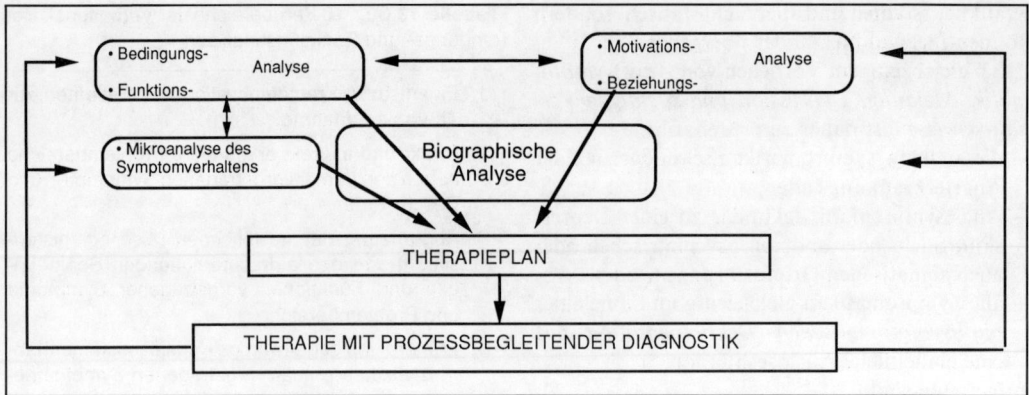

Abb. 13.10   Analysen zur Ableitung des Therapieplanes. (Nach *Hand* 1990)

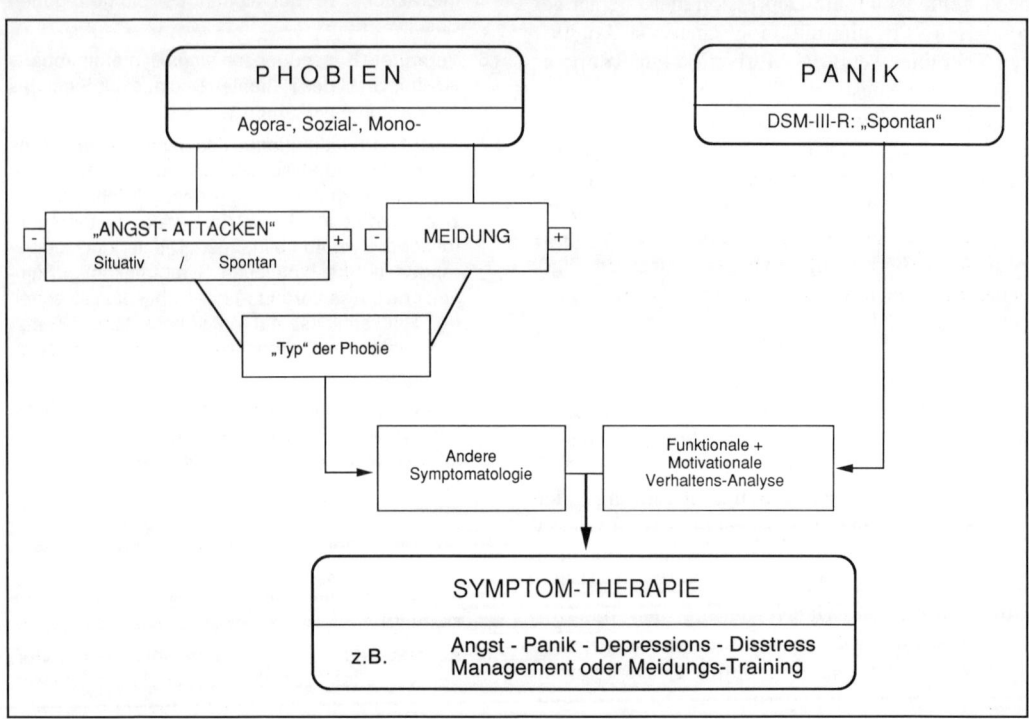

Abb. 13.11   Komponenten der Behandlung von Panik und Phobien

Dieses Schema soll der Überprüfung dienen, ob alle für die (Kontra-)Indikation relevanten Informationen erhoben wurden bzw. aus welchen Gründen (patienten- oder therapeutenbedingt) Lücken bestehen blieben (Einzelheiten in *Hand* 1986). Das Schema kann auch dazu dienen, Informationen zu ordnen. Es ist kein Leitfaden für eine bestimmte Sequenz der einzelnen Explorationsabschnitte; diese wird vor allem durch die aktuelle Patient-Therapeut-Interaktion bestimmt. Die Ge-

samtdiagnostik — nach dem Ausschluß somatischer und psychiatrischer Grunderkrankungen — ist in Abb. 13.10 zusammengefaßt.

Ist auf dieser Basis die Entscheidung für eine initiale, schwerpunktmäßige Symptomtherapie getroffen, so werden die Syndrom- und Symptomkomponenten des Krankheitsverhaltens präzisiert, wie Abb. 13.11 am Beispiel der Phobien zeigt.

Zur weiteren Präzisierung der Symptomatik können eine Reihe von Selbstrating-Fragebögen eingesetzt werden (Einzelheiten in *Hand* 1990). Art der Phobie, Ausmaß des damit verbundenen Meidungsverhaltens und die Kombination mit situativen und/oder spontanen Panikattacken werden in Abgrenzung zu „endogenen", spontanen Panikattacken (nach DSM-III-R) herausgearbeitet. Unter Berücksichtigung der Komorbidität mit anderen Symptomstörungen (Depression, Zwänge, funktionelle Organbeschwerden) und unter Berücksichtigung der Verhaltensanalysen werden dann die *Symptominterventionen* abgeleitet.

Die *Symptominterventionen* unterscheiden sich im Hinblick auf die Umgangsweise mit dem Zielsymptom „Angst" diametral:

— Die historisch vom Desensibilisierungsmodell ausgehenden Verfahren trainieren die Meidung von hoher Angst (Panik) bei gleichzeitigem vorsichtig gestuften Herangehen an phobisch gemiedene Alltagssituationen (*Angst-Meidungs-Training).* Aus generalisiertem maladaptiven Meidungsverhalten wird so spezifisches, nur noch auf das Vermeiden hoher Angst bezogenes adaptiveres Verhalten.

Diese Verfahren werden in der Regel durch eines der standardisierten Entspannungstrainings ergänzt.

— Die historisch von dem Flooding- bzw. Reizüberflutungsmodell abgeleiteten Verfahren versuchen demgegenüber, die vom Patienten gefürchteten Emotionen (Angst-Panik-Depression) möglichst rasch durch In-vivo-Konfrontation mit deren Auslösern oder durch „In-vitro"-Verfahren zu induzieren, um in diesem Zustand eigenständige, nicht-medikamentöse Bewältigungsstrategien zu vermitteln (*Angst-Management-Training).*

Beide Verfahren beinhalten eine initiale Aufklärung und Information des Patienten (und möglichst auch der Angehörigen) über das verhaltenstherapeutische Störungs- und Behandlungsmodell. In jedem Therapieschritt sollte dem Patienten darüber hinaus der Freiraum gelassen werden, entsprechend seiner Motivationslage eine Übung ab- bzw. unterbrechen zu können.

Liegt eine primäre Angsterkrankung mit eindeutiger Veränderungsmotivation vor, dann sollte eine gezielte Symptomtherapie die 1. Intervention sein — auch bei parallel vorliegender sekundärer Depression, problemreicher Partnerschaft, Störungen am Arbeitsplatz oder anderen Problembereichen. Diese Patienten sind in der Regel hoch motiviert, zumindest erst einmal ein Problem in der Lebensführung (die Angsterkrankung) weniger zu haben und durch dessen Abbau grundsätzlich wie-

der erweiterten Handlungsfreiraum in der Lebensführung herzustellen. Symptomverschiebungen treten dabei nicht auf (s. Kap. 13.11.6).

13.11.4 Inhalte verhaltenstherapeutischer Symptomtechniken

Beim *Angst-Meidungs-Training* werden über gestufte Veränderungen der physiologischen Reagibilität und des motorischen Verhaltens eine *„kognitive Umstrukturierung"* und ein Ausbau positiver Emotionen erreicht. Auf den 4 Verhaltensebenen — Physiologie, Motorik, Kognitionen und Emotionen — stehen folgende Inhalte im Mittelpunkt:

1. *Physiologisch* soll ein generell reduziertes Erregungsniveau hergestellt werden; hierzu werden bevorzugt die Verfahren der progressiven Muskelentspannung (*Jacobson,* z.B. modernisierte Form von *Bernstein* u. *Borkovec* 1973), ausgewählte Übungen des autogenen Trainings, EMG- oder Atem-Feedback-Verfahren eingesetzt. Neue Entspannungsverfahren sollen in (phobischen) Bedarfssituationen zur sekundenschnellen Induktion eines Entspannungszustandes einsetzbar sein (z.B. *„Applied Relaxation"* nach *Öst* 1988). Die konstante und die situative Reduktion des physiologischen Erregungsniveaus werden als wesentliche Voraussetzung zur Angstmeidung betrachtet. Während der Trainingsphase ist allerdings zu beachten, daß der Eintritt muskulärer Entspannung bei einigen Angstpatienten initial Angst auslösen kann!

2. Wird ein Entspannungsverfahren sicher beherrscht, so wird das *motorische Verhalten* in kleinen Schritten in Richtung auf zunehmendes „Annäherungsverhalten" an vorher gemiedene Situationen verändert (Details z.B. in *Mathews* et al. 1988). Vorsichtige Abstufung der einzelnen Übungsschritte — wobei intermittierende Rückschritte u.a. mit Entspannungsübungen aufgefangen werden — führt zur neuen angstarmen Gewöhnung an diese bisher gemiedenen Situationen. Der in diesem Prozeß schon enthaltene negative Verstärkereffekt ($\mathcal{C}-$) kann durch zusätzliche positive Verstärkungen (C+) im Sinne von Selbst- oder Fremdbelohnungen beschleunigt werden.

3. Erfolgreiche Durchführung von 1. und 2. führt über Realitätstestung zur *kognitiven Umstruk-*

Tabelle 13.31 Langzeiterfolg nach Exposition in vivo bei Agoraphobie. (Nach Daten aus *Hand* et al. 1986)

Schweregrad der Agoraphobie vor Therapie	Erfolgsquote (%) bei	
	Angst-Meidungs-Training*	Angst-Management-Training**
Leichte bis mittelschwere Symptomatik	? (Studie noch nicht abgeschlossen)	100%
Schwere Symptomatik	54%	93%
Schwere Symptomatik + schwere Zusatzsymptomatik (Depression, Zwänge, Psychosomatik)	50%	55%

* Manualgeleitet   ** Therapeutengeleitet

turierung durch Vergleich der phobisch antizipierten Katastrophen mit den realen Ereignissen.

4. Auf der *emotionalen Ebene* werden die ängstlich-phobischen Erwartungsmuster zunehmend durch positive (Erfolgs-)Gefühle ersetzt.

Der Veränderungsprozeß wird also durch ein Training zur Beherrschung physiologischer Reaktionsmuster eingeleitet.

In der Versorgungspraxis wird die zusätzliche Vorschaltung von *kognitiver Umstrukturierung* vor Beginn der In-vivo-Exposition zunehmend populär, obwohl die Effizienz dieses Vorgehens nicht belegt ist. Notwendig ist diese Ausweitung der Vorbereitung für eine Exposition nach heutigem Kenntnisstand allenfalls ausnahmsweise.

Die dann erfolgende Exposition zu (Konfrontation mit) den angstauslösenden Situationen beginnt in der *klassischen* Desensibilisierung mit *In sensu* (Vorstellungs-Imaginations)-Übungen, oft über viele Sitzungen, bevor die ersten *leichteren* realen angstauslösenden Situationen aufgesucht werden. Bei klinisch relevanten Phobien (z.B. Agoraphobie) ist dieses Vorgehen heute in der Regel obsolet, da es die Behandlungsdauer erheblich verlängert, ohne den Behandlungseffekt zu erhöhen (*Marks* 1987, *Barlow* 1988). Der Einsatz des Desensibilisierungsmodells sollte heute überwiegend auf die In-vivo-Anwendung (synonym: gestufte Exposition in vivo) beschränkt werden.

Im Kontext von Angst-Meidungs-Training kann bei Vorliegen sehr hoher initialer Depressions- oder Angstratings eine medikamentöse Behandlung zur Einleitung von In-vivo-Übungen u.U. die Fähigkeit zu deren eigenständiger Durchführung erhöhen. Dabei sind Antidepressiva zu bevorzugen – unabhängig davon, ob ihnen nur ein antidepressiver oder auch ein angstreduzierender Effekt zugesprochen wird. Nur ausnahmsweise sollte auf Benzodiazepinpräparate – und dann in niedriger Dosierung und situationsgebundener Einnahme – zurückgegriffen werden.

Unabhängig von der im Einzelfall verwendeten Medikation ist unbedingt darauf zu achten, daß diese unter noch laufender Übungsbehandlung wieder abgesetzt wird, damit der Patient Therapieerfolge auf seine erlernten Kompetenzen und nicht auf das Medikament zurückführt.

Angst-Meidungs-Trainings eignen sich sehr gut als Selbsthilfeübungen, da sie minimale Risiken bei fehlerhafter Anwendung beinhalten. Bei einer Reihe von Störungen sind sie allerdings auch deutlich weniger effektiv als die Angst-Management-Verfahren. 2 Katamnesestudien haben z.B. bei Agoraphobie vergleichend die Effekte von Angst-Meidungs- und Angst-Management-Training untersucht (*Fiegenbaum* 1986, *Hand* et al. 1986). Die Langzeitergebnisse in dem Meidungs-Training wurden in der 1. Studie als so schlecht befunden, daß dieses Training nicht weiter im Behandlungsangebot blieb. In unserer Studie, in der neben den beiden Therapieverfahren auch noch der *Schweregrad der Störung* als Variable in die Analyse einging, zeigte sich allerdings ein erheblich differenzierteres Ergebnis (Tab. 13.31): Unabhängig vom Schweregrad der Störung scheint die manualgeleitete Selbsthilfe mit dem Angst-Meidungs-Training bei etwa 50% der Agoraphobiker hinreichend hilfreich zu sein (Überprüfung mit größerer Fallzahl läuft). Bei Agoraphobie ohne schwere Zusatzstörungen in anderen Symptombereichen scheint die therapeutengeleitete, forcierte Exposition zwar wesentlich effektiver zu sein; in der ärztlichen Primärversorgung und bei langen Wartelisten der Verhaltenstherapeuten könnte die manualgeleitete Selbsthilfe jedoch die zu bevorzugende Alternative zur Medikation sein.

Das *Angst-Management-Training* beginnt an der Endstrecke des Desensibilisierungsprozesses, bei den Emotionen. Durch forcierte Exposition in vivo (gegenüber realen phobischen Reizen, d.h. durch extrazeptive Exposition oder über im Sprechzimmer einsetzbare Provokationsverfahren, wie Hyperventilation) soll möglichst rasch die Konfrontation mit der gefürchteten physiologisch-kognitiv-emotionalen Reaktion (introzeptive Exposition) erreicht werden. Ist sie gelungen, so werden direkt Bewältigungsstrategien im Umgang mit diesem Zustand — bis zu seinem Abklingen — geübt. In dieser Phase können verschiedene Varianten von Coping-Strategien, mit mehr oder weniger starker Anlehnung an kognitive Therapie (s. *in Hand* et al. 1974, *Margraf* u. *Schneider* 1989), eingesetzt werden.

Seit über 15 Jahren hat sich in unserer Ambulanz bei der Exposition in vivo bei Phobien und Panik (Exposition-Reaktions-Management) folgende Instruktion zum Umgang des Patienten mit sich selbst in der Übungssituation bewährt: „Lassen Sie alle aufkommenden Gefühle zu, beobachten und beschreiben Sie (anfangs bei therapeutenbegleiteten Übungen oft lautes Verbalisieren erforderlich, später in innerer Selbstsprache) die Realität Ihrer äußeren Umgebung und die Reaktionen Ihres Körpers; gehen Sie nicht ihren Phantasien über möglicherweise gleich eintretende schreckliche oder katastrophale Ereignisse nach — versuchen Sie aber auch nicht, Ihre Angst oder andere unangenehme Gefühle durch irgendwelche Gedanken oder Verhaltensmanöver zu unterdrücken; wenn auf diese Weise die Situation scheinbar unerträglich wird, versuchen Sie, sich weitere 10 Sekunden zu geben, um in der Situation zu bleiben und mit der Beschreibung der äußeren und inneren Realität fortzufahren; vergleichen Sie dann, ob die eingetretenen Reaktionen Ihren Erwartungen entsprechen und entscheiden Sie, ob Sie noch weitere 10 Sekunden ausharren können (usw. usw.)". Bei dieser Vorgehensweise erleben die meisten Patienten das bis dahin für unmöglich gehaltene — sie können durch einen neuen Umgang mit sich selbst während des Angst-/Panikanfalles die Erfahrung machen, daß dieser (in der Regel nach etwa 2, maximal nach 20 Minuten) „von alleine" wieder abklingt. Die meisten Patienten entwickeln daraus ihre eigene *kognitive Umstrukturierung,* d.h., sie verändern aus der neuen Erfahrung — die über verändertes Verhalten sowie Zulassen und Aushalten von intensiven Gefühlen eingeleitet wurde — ihr eigenes bisheriges kognitives Konstrukt über die phobische Situation. Für nicht wenige Patienten kann ein Merkblatt mit kurzen, klaren Grundregeln zum Umgang mit Angstattacken eine vergleichbare „magische Amulettfunktion" wie eine „Anti-Panik-Pille" in der Handtasche erlangen.

Das Angst-Management-Training vermittelt: 1. Kompetenz, mit Angstanfällen eigenständig umzugehen, und 2. eine generell höhere Toleranz- und Bewältigungskompetenz bei passageren, emotional wirksamen Disstreßsituationen. Der Aufbau kompetenter Selbsthilfestrategien bei Angst führt sowohl zum Abbau der „Angst vor der Angst" wie auch zur Aufgabe des Meidungsverhaltens. Beide Effekte gemeinsam fördern den Abbau vorher bestehender sekundärer Depressionen, zumal auch von vornherein parallel zum Angst/Panik-Management-Training ein analoges Depressions/Disstreß-Management-Training durchgeführt wird (ausführlichere Darstellung dieses Konzeptes in *Hand* et al. 1974, *Hand* 1989, *Hand* u. *Schröder* 1989).

Beim Angst-Management-Training sollten die Patienten medikamentenfrei sein. Die In-vivo-Übungssitzungen sollten unter schwierigen äußeren Bedingungen stattfinden, die den vom Patienten befürchteten „schlimmsten" Bedingungen im Alltagsleben möglichst weitgehend entsprechen. Anderenfalls bleibt trotz einer erfolgreichen Therapie im Hinblick auf die in der Therapie nicht erlebte „schlimmste" denkbare Situation eine hohe Rückfallgefährdung in späteren Disstreßsituationen.

Die Motivation des Patienten zu solchen Übungen setzt zum einen eine detaillierte Information durch den Therapeuten voraus, hängt zum anderen aber auch stark von der Therapeut-Patient-Beziehung ab.

Die *grundlegenden Unterschiede* der beiden Expositionsverfahren sind im folgenden zusammengefaßt:

Angst-Meidungs-Training (Densibilisierungs-Modell)	**Angst-Management-Training** (Flooding-Modell)
Konfrontation sehr gestuft (Prinzip „der kleinen Schritte"),	Konfrontation rasch und intensiv (Prinzip „wer wagt gewinnt"),
Meidung von Angst/Panik,	Induktion von Angst/Panik,
Entspannungstraining zur Meidung der Angst,	Managementtraining von induzierter Angst/Panik führt indirekt zur Entspannung,
Antidepressiva, Anxiolytika oder β-Blocker können Beginn von Selbsthilfeübungen erleichtern,	Anxiolytika behindern Therapieprozeß; Antidepressiva gelegentlich anfangs hilfreich, meist verzichtbar, mitunter hinderlich,
Durchführung in der Regel in angeleiteter Selbsthilfe.	Durchführung in der Regel therapeutengeleitet (bevorzugt in Gruppen).

Bei beiden Verfahren werden auf der kognitiven Ebene Fehlattributationen bzw. dysfunktionale Kognitionen (z.B. nicht realitätskonforme phobische, „katastrophierende" Antizipationen zur Bedrohlichkeit äußerer Situationen oder innerer Körpersensationen und zur Unfähigkeit der eigenen Person) identifiziert und modifiziert — und dies schon lange, bevor die heutige kognitive Therapie (z.B. *Beck* u. *Emery* 1985) dieses Vorgehen „neu" entdeckt hat (s. in *Hand* et al. 1974; *Thorpe* et al. 1984).

13.11.5 Indikation der Symptomtechniken für Angsterkrankungen

Phobien mit Angstattacken (Panik) und Meidungsverhalten (Kleintierphobien, Agoraphobie, Soziophobie) sind der klassische Indikationsbereich für die forcierte Exposition in vivo mit Angst-Management-Training.

Die Angst-Meidungs-Trainings sind hier allenfalls eine Notlösung. Da sie keine Strategien zur Bewältigung von Panikattacken vermitteln, besteht bei späterem Wiederauftreten solcher Zustände (z.B. in kritischen Lebenssituationen) ein sehr hohes Risiko rascher Progredienz in Meidungsverhalten (Phobierückfall mit Hilflosigkeitsreaktion).

Phobien mit Angstsymptomatik und Meidung, aber ohne Panik, können sowohl mit Angst-Meidungs-Training (z.B. unter Zuhilfenahme eines Selbsthilfemanuals) wie auch mit Angst-Management-Training behandelt werden. Beides führt zur Realitätstestung mit Korrektur der phobisch-antizipatorischen Kognitionen und der Angstreaktionen. Die forcierte Exposition in vivo beim Angst-Management-Training führt allerdings wesentlich schneller (1 bis 5 Übungstage innerhalb von 2 Wochen anstelle von über 6 Wochen bis 6 Monate gestuften Übungen im Angst-Meidungs-Training) zum Erfolg.

Sie hat sich als ideal erwiesen für solche Patienten, die gegenüber Situationen eine frühzeitige und weitestgehende Meidung entwickeln, obwohl sie keine konkreten Befürchtungen dazu haben, welche „Katastrophe" eintreten würde, falls sie in der Situation ausharren würden. Unter agora-, sozio- und monophobischen Patienten findet sich diese Untergruppe relativ häufig. Bei diesen Patienten ist die forcierte Exposition in vivo nicht zum Angst-

Management-Training, sondern zur zügigen Realitätstestung indiziert.

Die In-vivo-Übungen sind dabei sehr gut zur Erweiterung der Problemkenntnis, der „Selbsterkenntnis" und der Ursachenaufklärung für die Krankheitssymptomatik geeignet (s. *Hand* 1981). Mit dieser Zielsetzung kommen die Übungen dem Informationsbedürfnis vieler Patienten besonders entgegen. In dieser *Mikroanalyse des Symptomverhaltens in vivo* wird dann oft erst die endgültige Planung der weiteren Übungsschritte möglich. Bei Patienten, deren Phobie eigentlich schon abgeklungen war, die dies aufgrund persistierenden Meidungsverhaltens aber noch gar nicht wissen, reicht mitunter bereits eine Sitzung einer zügigen Realitätstestung in vivo, um die Phobie weitgehend zu beseitigen.

Ausschließlich „spontane" Panik kann mit dem gleichen Angst-Management-Training wie Phobien behandelt werden, sofern es gelingt, im Sprechzimmer den Angst-/Panikzustand zu induzieren; die vermittelte Coping-Strategie für Panik ist im Prinzip unabhängig von deren Auslöser! Im wesentlichen auf gleichen Grundprinzipien beruhen „neuere" kognitive Therapiemodelle (z.B. *Clark* 1986), die z.T. didaktisch sehr gut dargestellt sind (z.B. *Margraf* u. *Schneider* 1989). Zur Induktion psychophysiologischer Panikäquivalente setzen sie oft Hyperventilation (ein motorisches Verhalten!) ein, um dann bei eingetretener Reaktion die *kognitive Umstrukturierung* vorzunehmen.

Die nicht-medikamentöse Therapie von Panik mit diesen Vorgehensweisen gehört zu den wirksamsten Standardverfahren der Verhaltenstherapie und bietet im Langzeitverlauf eine sehr gute Rückfallprophylaxe. Dieses ist auch aus theoretischer Sicht naheliegend, da ein Patient mit Panikstörung nach DSM-III-R (selbst wenn es diese gäbe und sie biologisch bedingt wäre) nur 0,5 % seiner Wachzeit den Panikzustand erlebt, in den übrigen 99,5 % der Zeit aber dessen Wiederauftreten ängstlich antizipiert und durch Meidungsverhalten zu verhindern sucht. Der Stellenwert medikamentöser Behandlung ist bei dieser Störung, trotz seiner massiven Propagierung vor allem in der amerikanischen Psychiatrie, sehr begrenzt und im Hinblick auf Langzeiteffekte, nach Absetzen der Medikation (vor allem Tranquilizer oder Antidepressiva), noch kaum überprüft.

Bei *posttraumatischer Streßstörung* als Beispiel für Angsterkrankungen, die auf schwerwiegende, umschriebene Auslöseerlebnisse zurückgehen, kann sowohl mit dem Angst-Panik-Management-Modell (z.B. durch wiederholtes In-sensu-Durchleben und -Verarbeiten der Auslösesituation) wie auch mit Angst-Meidungs-Verfahren gearbeitet werden.

Bei generalisierter Angststörung als Beispiel für Angsterkrankungen, die durch ein chronisch erhöhtes psychophysiologisches Erregungsniveau und durch konstant erhöhte, aber selten hohe oder extreme Angstbereitschaft charakterisiert sind, erscheint eher eine Kombination von Angst-Meidungs-Verfahren mit Entspannungstraining und kognitiven Verfahren indiziert (z.B. *Mathews* et al. 1988).

Neben der Art der Symptomatik (Achse-I-Diagnostik nach DSM-III-R) kann aber vermutlich auch der Art der *„Persönlichkeitsstruktur"* (Achse II nach DSM-III-R) Bedeutung für die Indikationsstellung beider Expositionsverfahren zukommen. Für das Angst-Management-Training eher ungeeignet erscheinen Patienten mit folgenden Merkmalen: niedrige Disstreßtoleranz und Neigung zu Stoffmißbrauch (hier besondere Gefahr heimlicher Tabletten-/Alkoholeinnahme vor und während der Übungen); Selbstbild eines ewig von anderen zu Leistung angetriebenen, nie zur Ruhe kommenden Menschen; Unfähigkeit zum Zulassen stärkerer Gefühlsausbrüche; anankastisch-subaggressiver Kommunikationsstil. Die Objektivierung solcher klinischen Eindrücke über die Bedeutung von Achse-III-Diagnostik für die Prognose von Therapieerfolgen ist gegenwärtig wieder einmal Hauptthema vieler Forschungsvorhaben.

In der Versorgungspraxis besteht die Gefahr, daß im Einzelfall Elemente des Angst-Meidungs- und des Angst-Management-Trainings ohne Abklärung der spezifischen Indikation miteinander verknüpft werden. Dies kann, wie gezeigt, nicht nur nicht hilfreich, sondern eher hinderlich sein.

13.11.6 Ergebnisse der Verhaltenstherapie bei Angsterkrankungen

Die Verhaltenstherapieforschung bei Angsterkrankungen hat die in der gesamten Psychotherapieforschung umfangreichsten Langzeitkatamnesen zum Therapieerfolg erstellt. In diesen Studien wurde bei Phobien weit überwiegend Exposition in vivo als „Therapie der Wahl" eingesetzt. In den meisten Studien ist allerdings nicht hinreichend deutlich beschrieben, ob die Exposition eher nach dem Angst-Management- oder nach dem Angst-Meidungs-Modell erfolgte. Überwiegend dürfte wohl eine forcierte Exposition in vivo ohne zusätzliches Entspannungstraining, aber auch ohne ge-

zieltes Angst-Management-Training durchgeführt werden.

Die intensivsten Anwendungsformen der Exposition dürften die der Marburger Gruppe um *Fiegenbaum* (1986) und die in unserer eigenen Arbeitsgruppe angewendeten darstellen. Beide werden bevorzugt als Gruppentherapie durchgeführt. In ersterer wird in wenigen Tagen über hunderte von Kilometern ein hohes, Staatsgrenzen überschreitendes Reisepensum mit Bahn, Bus und Flugzeug mit kontinuierlicher 24-Stunden-Konfrontation mit agora-, akro-, klaustro- und soziophobischen Situationen durchgeführt, in letzterer wird in ähnlichen Situationen, aber nur im Großraum Hamburg geübt; dabei wird besonderer Wert auf Panikmanagement gelegt mit dem Ziel, den Patienten zu überzeugen, daß dieses letztlich situationsunabhängig ist (weitergehende Flüge eigenständig nach Therapie).

Die Katamneseerfolgsquoten bei Angsterkrankungen (einschließlich derjenigen mit Panikzuständen) werden in der internationalen Literatur überwiegend mit 65 bis 85 % angegeben (Zusammenfassungen in *Hand* 1989, *Marks* 1987, *Barlow* 1988, *Hand* u. *Wittchen* 1986, 1988, *Margraf* u. *Schneider* 1989, *O'Sullivan* u. *Marks* 1990).

Besonders beim Angst-Management-Training kommt es auch nach Therapieende zu kontinuierlichen weiteren Verbesserungen sowohl in unterschiedlichen Symptombereichen wie auch in der Lebensführung (z.B. in *Hand* et al. 1986). Für viele dieser Patienten ist ein erfolgreiches Angst-Management-Training im Phobiebereich eine Ermutigung, sich anderen Problemsituationen in der Lebensführung, die in der Konfrontation ebenfalls (antizipatorische) Angst auslösen, ohne Therapie zu stellen und dabei die gleichen Angstbewältigungsstrategien wie im Phobiebereich anzuwenden. Dies gelingt phobischen Patienten (mit Ausnahme einer Teilgruppe der Soziophobiker) relativ häufig, da sie im Gegensatz zu Patienten mit anderen Symptomstörungen (z.B. Zwangskrankheit) seltener schwerwiegende frühe (z.B. soziale) Defizite haben und da sie nach „Befreiung" von der Phobie häufig auf früher vorhandene Kompetenzen zurückgreifen können (ausführliche Darstellungen: am Beispiel Agoraphobie- und Partnerschaftsprobleme in *Peter* u. *Hand* 1988; am Beispiel Blutspritzenphobie *Hand* u. *Schröder* 1988; am Beispiel einer kontrollierten Vergleichsstudie von individualisierter, multimodaler Therapie einerseits und alleiniger, standardisierter Expositionstherapie andererseits in *Schulte* et al. 1990).

Bei diesen Ergebnissen muß allerdings kritisch berücksichtigt werden, daß Expositionstherapie

Tabelle 13.32 a Langzeiteffekte von Kurzzeit-Verhaltenstherapie bei Angsterkrankungen: 1. Follow-up (FU)-Studien der Verhaltenstherapie-Ambulanz, Universitätsklinik Eppendorf, Hamburg. (Aus: überwiegend noch nicht publizierte Psychologie-Diplomarbeiten an der Ambulanz)

	N Studien	N Patienten	FU Compliance (% der Therapie-Teilnehmer)	x Katamnese Zeitspanne	% Erfolg der FU-Teilnehmer
Agoraphobie	2	199	83 %	5.3	75 %
Soziophobie	2	152	64 %	7.0	69 %
Monophobien	1	49	69 %	4.0	50 % *
Summe	5	400	70 %	5.4	65 % *

* Erfolgsquote hier aufgrund von Problemen bei der Operationalisierung von Erfolg – Mißerfolg anhand der FSS-Skalen (Fear Survey Schedule) zu niedrig angegeben.

Tabelle 13.32 b Langzeiteffekte von Kurzzeit-Verhaltenstherapie bei Angsterkrankungen: 2. Internationale Follow-up-Studien. (Nach *O'Sullivan* u. *Marks* 1990)

Agoraphobie	11	474 **	85 %	4	76 %

** Einschließlich N = 75 aus den Studien der Verhaltenstherapie-Ambulanz.

Die Angaben zu einigen wenigen FU-Studien über Soziophobie, spezifische Phobien und „gemischte" Phobien sind in der Übersicht von *O'Sullivan* u. *Marks* so allgemein gehalten, daß sie hier nicht berücksichtigt wurden.

von 15 bis 25 % der Patienten mit Phobien nicht akzeptiert wird und daß 10 bis 20 % der Therapieteilnehmer nicht an den Katamnesen teilnehmen (eine im Vergleich zu Katamnesen bei anderen Erkrankungen allerdings sehr niedrige „Ausfallquote"). Im Vergleich dazu sind die Langzeiteffekte von Pharmakotherapie und analytisch orientierter Psychotherapie bei Angsterkrankungen bisher nahezu nicht erforscht. Die Tabellen 13.32a u. b zeigen die Ergebnisse der Verhaltenstherapiekatamnesen: a) aus unserer Ambulanz (1 bis 10 Jahre nach Therapieende), und b) aus einer neuesten internationalen Übersichtsarbeit. Dabei muß berücksichtigt werden, daß die zahlreichen Therapieevaluationsstudien mit bis zu 6 Monaten Follow-up-Intervallen in diese Übersicht nicht aufgenommen wurden!

13.11.7 Empfehlungen für die Praxis

Die Identifizierung und Behandlung von Angstpatienten in der ärztlichen Praxis erfordert spezifisches *Fachwissen, Zeit* und *Zuwendung* des *Therapeuten*. Sind diese Voraussetzungen nicht gegeben, darf dieses *nicht* zu einer primären *Psychopharmakadauermedikation* führen; der Patient sollte dann vielmehr Hilfestellung für den erforderlichen Therapeutenwechsel erhalten.

Die folgende Strategie wird für die Betreuung von Patienten mit Angsterkrankungen in der psychiatrischen oder allgemeinärztlichen Praxis empfohlen:

1. Bei direkt vorgetragener Angstsymptomatik Ausschluß einer somatomedizinischen oder psychiatrischen Grunderkrankung.
2. Bei primär vorgetragener Depressions- oder Somatisierungssymptomatik Überprüfung, ob diese nicht sekundär zu einer Angsterkrankung aufgetreten ist.
3. Nach Absicherung der Diagnose *Angsterkrankung* deren Spezifizierung nach den angegebenen therapierelevanten Kriterien und u.U. (zur überregionalen Vergleichbarkeit) nach DSM-III-R bzw. nach ICD-10.
4. Ausführliche Information des Patienten und – bei entsprechendem Wunsch des Patienten – auch der Angehörigen über Angsterkrankungen und deren Behandlungsmöglichkeiten. Dazu auch konkrete Literaturempfehlungen geben, die gezielt das Selbsthilfepotential ansprechen (z.B.: *Hennenhofer* u. *Heil* 1975, *Marks* 1977, *Fensterheim* u. *Baer* 1985, *Ledergerber* 1988, *Brasch* u. *Richberg* 1990).
5. Intensive Motivationsarbeit für nicht-medikamentöse Bewältigungsversuche.

6. Versuch einer manualgeleiteten Selbsthilfe des Patienten (mit oder ohne Einbeziehung vertrauter Beziehungspersonen). Bei Agoraphobie mit einer durchschnittlichen Erfolgswahrscheinlichkeit von 50 % (s. Tab. 13.32) am besten abgesichert: *Mathews* et al. 1988. Für generalisierte Angststörungen (GAS) hat die Oxforder Arbeitsgruppe ebenfalls ein (am Agoraphobie-Manual orientiertes) Selbsthilfemanual publiziert (*Butler* et al. 1987). Für das isolierte Paniksyndrom steht ein sehr detailliert ausformuliertes Therapeutenmanual zur Verfügung (*Margraf* u. *Schneider* 1989). Nach deren Studium und nach Teilnahme an einem entsprechenden Workshop zu Angsterkrankungen können Teile daraus für eine gezielte Beratung verwendet werden.

Grundsätzlich sind bei allen Angsterkrankungen die o.a. Bücher (die der Therapeut allerdings selbst gelesen haben muß!) geeignet, um — bei entsprechend intensiver Zuwendung des Arztes — Motivation und Kompetenz zur Realitätstestung aufzubauen.

7. Falls (Kurzzeit-)Medikation vorübergehend unverzichtbar ist, sind in erster Linie Antidepressiva zu wählen. Diese scheinen Patienten mit akuten Dißstreßreaktionen vom phobisch-somatisierend-depressiven Typ hinreichende Stütze zu bieten, bis sie unter Rückgriff auf primär vorhandene Kompetenzen ihre Lebensführung selbständig wieder übernehmen, und die Medikation gestuft abgesetzt werden kann (eine Beforschung der entsprechenden ärztlichen Praxis steht allerdings noch aus). Anxiolytika nur im „Angst-Notfall" und bei Fehlen von Hinweisen für eine generelle Dißstreßintoleranz in der bisherigen Lebensführung (anderenfalls Suchtgefährdung), unter Betonung der Risiken und mit nur kurz dauernder (Tage bis Wochen) oder Intervallgabe. Spezifische Indikation für Tranquilizer, wenn „Amuletteffekt" — d.h., wenn der Patient „die Pille" zwar als „magische Kraft" immer bei sich führt, aber nur äußerst selten — „in Gefahr" — auch einnimmt.

Initiale Antidepressivatherapie kann bei schwerer sekundärer Depression auch zur Einleitung einer Verhaltenstherapie indiziert sein, wenn der Patient depressionsbedingt die erforderlichen motorischen und kognitiven Aktivitäten im Rahmen einer Verhaltenstherapie nicht mehr leisten kann.

Relativ häufig scheinen β-Blocker bei Phobien, die mit stärkeren Reaktionen im Herz-Kreislauf-System einhergehen, eingesetzt zu werden; die entsprechende Verschreibungspraxis basiert eher auf klinischer Erfahrung als auf

wissenschaftlich fundierter Indikation. Ähnliches gilt für die in der Bundesrepublik weitverbreitete Langzeitgabe von niedrigdosierten Neuroleptika, deren Effektivität allenfalls für die generalisierte Angststörung belegt ist.

Dringend zu wünschen wäre eine Studie zur Häufigkeit des Einsatzes der entsprechenden Medikamente in der allgemeinärztlichen und psychiatrischen Praxis mit Evaluation von deren Effekten, da mit diesem Vorgehen erfolgreich behandelte Patienten in den auf nichtmedikamentöse Angstbehandlung spezialisierten Therapie- und Forschungszentren kaum gesehen werden und die dortige Konzeptbildung dadurch verfälscht sein könnte. Solche Daten würden im Vergleich mit denen aus der Verhaltenstherapie auch eine Kosten-Nutzen-Analyse: Kurzzeitverhaltenstherapie vs. Kurz- und Langzeitmedikation, ermöglichen.

8. Falls mit den o.a. Maßnahmen kein hinreichender Erfolg erreichbar ist oder falls von vornherein vom Patienten ein optimales Behandlungsergebnis in möglichst kurzer Zeit gewünscht wird: forcierte therapeutenbegleitete Exposition in vivo (bei Agoraphobie und Soziophobie bevorzugt in problemhomogenen Gruppen) als ambulante Behandlung bei einem ausgebildeten Verhaltenstherapeuten vermitteln. Falls regional entsprechende Therapeuten nicht vorhanden sind, besteht die Möglichkeit, eine 4- bis 8wöchige stationäre Verhaltenstherapie in entsprechend spezialisierter psychosomatischer Klinik anzubieten; die ambulante Nachbetreuung ist dabei nach den unter 4. bis 6. gegebenen Empfehlungen sicherzustellen.

9. Anwendung von *Symptomtechniken* bei Angsterkrankungen nicht *reflexartig* aufgrund einer Symptom-Syndrom-Diagnose, sondern erst nach Absicherung der Indikation über die beschriebenen mehrschichtigen Diagnoseschritte. Nach Abschluß der Symptomintervention, auch bei Erfolg, ist erneute Überprüfung, ob und in welchen Bereichen möglicherweise noch rückfallfördernde Bedingungen bzw. weitere behandlungsbedürftige Problembereiche bestehen, angezeigt.

10. Zur Rückfallprophylaxe sind feste Wiedervorstellungen 3, 6 und 12 Monate nach Therapieende zu vereinbaren. Für viele Patienten ist die Einstellung, daß die Therapie aus der Sicht des Therapeuten zu einem Abschluß gekommen, aber noch nicht zu Ende ist, eine gute Motivation zur eigenständigen Fortsetzung ihrer Selbsthilfeaktivitäten.

Literatur

American Psychiatric Association (ed.): Diagnostic and Statistical Manual of Mental Disorders. DSM-III. 3. ed. APA, Washington DC. 1980. Deutsche Bearbeitung: *K. Koehler, H. Saß* (Hrsg.): Diagnostisches und statistisches Manual psychischer Störungen. DSM-III. Beltz, Weinheim, Basel 1984

American Psychiatric Association: Diagnostic and Statistical Manual of Mental Disorders. DSM-III-R. 3. ed. rev. APA, Washington D.C. 1987. Deutsche Bearbeitung: *Wittchen, H.U., Saß, H., Zaudig, M., Koehler, K.* (Hrsg.): Diagnostisches und statistisches Manual psychiatrischer Störungen. DSM-III-R. Beltz, Weinheim, Basel 1987

Barlow, D.H.: Anxiety and its disorders: the nature and treatment of anxiety and panic. The Guilford Press, New York, London 1988

Beck, A.T., Emery, G.: Anxiety disorders and phobias: a cognitive perspective. Basic Books, New York 1985

Bernstein, D.A., Borkovec, Th.D.: Progressive Relaxation Training: a manual for the helping professions. Research Press, Champaign, Illinois 1973

Brasch, Ch., Richberg, J.M.: Die Angst aus heiterem Himmel — Panikattacken und wie man sie überwinden kann. Mosaik, München 1990

Butler, G., Gellington, A., Hibbert, G., Klimes, I., Gelder, M.: Anxiety management for persistent anxiety. Brit. J. Psychiat. 151 (1987) 535—542

Clark, D.M.: A cognitive approach to panic. Behav. Res. Ther. 24 (1986) 461—470

Fensterheim, H., Baer, J.: Leben ohne Angst — Unsicherheiten, Ängste, Phobien erkennen, verstehen, beherrschen. 3. Aufl. Goldmann, München 1985

Fiegenbaum, W.: Agoraphobie — theoretische Konzepte und Behandlungsmethoden. Westdeutscher Verlag, Opladen 1986

Fiegenbaum, W.: Long-term efficacy of ungraded versus graded massed exposure in agoraphobia. In: *I. Hand, H.-U. Wittchen* (eds.): Panic and phobias, 2. Springer, Berlin, Heidelberg, New York, Tokyo 1988

Hand, I.: Expositionsbehandlung — Implosion, Flooding, Exposure, Reizüberflutung. In: *M. Linden, M. Hautzinger* (Hrsg.): Psychotherapie-Manual. Springer, Berlin, Heidelberg, New York, Tokyo 1981

Hand I.: Verhaltenstherapie und kognitive Therapie in der Psychiatrie. In: *K.P. Kister, H. Lauter, J.-E. Meyer, C. Müller, E. Strömgren* (Hrsg.): Psychiatrie der Gegenwart. Bd. 1. Springer, Berlin, Heidelberg, New York, Tokyo 1986

Hand, I.: Verhaltenstherpaie als Kurzzeit-Psychotherapie. Prax. Psychother. Psychosom. 33 (1988) 268—277

Hand, I.: Verhaltenstherapie bei schweren Phobien und Panik — psychologische und medizinische Aspekte. In: *I. Hand, H.U. Wittchen* (Hrsg.): Verhaltenstherapie in der Medizin. Springer, Berlin, Heidelberg, New York, Tokyo 1989

Hand, I.: Klassifikation und Diagnostik der Neurosen. In: *U. Baumann, M. Perrez* (Hrsg.): Lehrbuch der klini-schen Psychologie. Bd. 1. Huber, Bern, Stuttgart, Toronto 1990

Hand, I.: Neurosen: Intervention. In: *M. Perrez, U. Baumann* (Hrsg.): Lehrbuch der klinischen Psychologie, Bd. 2. Huber, Bern, Stuttgart, Toronto 1991

Hand, I., Schröder, G.: Vagovasale Ohnmacht bei der Blut-Verletzungs-Katastrophen-(BVK) Phobie und ihre verhaltenstheraputische Behandlung. In: *I. Hand, H.U. Wittchen* (Hrsg.): Verhaltenstherapie in der Medizin. Springer, Berlin, Heidelberg, New York, Tokyo 1989

Hand, I., Schröder-Hartwig, K.: Krankenpflege und Verhaltenstherapie in Psychiatrie und Medizin. Dtsch. Krankenpf. Z. 28 (1985) 650—654

Hand, I., Wittchen, H.U. (eds.): Panic and phobias — empirical evidence of theortical models and longterm effects of behavioral treatments. Springer, Berlin, Heidelberg, New York 1986

Hand, I., Wittchen, H.U. (eds.): Panic and phobias 2 — treatment and variables affecting outcome. Springer, Berlin, Heidelberg, New York, Tokyo 1988

Hand, I., Lamontagne, Y., Marks, I.: Group exposure (flooding) in-vivo for agoraphobics. Brit. J. Psychiat. 124 (1974) 588—602

Hand, I., Angenendt, J., Fischer, M., Wilke, C.: Exposure in vivo with panic management for agoraphobia: treatment rationale and long-term outcome. In: *I. Hand, H.U. Wittchen* (eds.): Panic and phobias. Springer, Berlin, Heidelberg, New York 1986

Hennenhofer, G., Heil, K.: Angst überwinden — Selbstbefreiung durch Verhaltenstraining. Rowohlt, Reinbek 1975

Ledergerber, K.: Keine Angst vor der Angst — ihre Überwindung durch Einsicht und Vertrauen. Herder, Freiburg, Basel, Wien 1988

Margraf, J., Schneider, S.: Panik: Angstanfälle und ihre Behandlung. Springer, Berlin, Heidelberg, New York, Tokyo 1989

Marks, I.: Bewältigung der Angst. Springer, Berlin, Heidelberg, New York 1977

Marks, I.: Fears, phobias and rituals. Oxford University Press, New York, Oxford 1987

Mathews, A., Gelder, M., Johnston, D.: Platzangst — eine Anleitung zur Durchführung einer Exposition in-vivo unter Einsatz eines Selbsthilfemanuals. (Deutsche Bearbeitung: *C. Wilke, I. Hand*). Springer, Berlin, Heidelberg, New York, Tokyo 1988

Öst, L.G.: Applied relaxation vs progessive relaxation in the treatment of panic disorder. Behav. Res. Ther. 26 (1988) 13—22

O'Sullivan, G., Marks, I.: Long-term outcome of obsessive compulsive disorders after treatment. In: *R., Jr., Noyes* et al. (eds.): Handbook of anxiety disorders. Vol. 4. Elsevier, Amsterdam 1990

Peter, H., Hand, I.: Patterns of patient-spouse interaction in agoraphobics — assessment by Camberwell Family Interview and impact on outcome of self-exposure treatment. In: *I. Hand, H.U. Wittchen* (eds.): Panic and phobias, 2. Springer, Berlin, Heidelberg, New York 1988

Schulte, D., Künzel, R., Pepping, G., Schulte-Bahrenberg, Th.: Maßgeschneiderte Psychotherapie versus Standardtherapie bei der Behandlung von Phobikern. In: *D. Schulte* (Hrsg.): Therapeutische Entscheidungen. Hogrefe, Göttingen 1990

Thorpe, G., Burns, L., Smith, P., Blier, M.: Agoraphobia: research developments and clinical implications. In: *C. Franks* (ed.): New developments in behavior therapy — from research to clinical application. Haworth, New York 1984

Wittchen, H.U., von Zerssen, D.: Verläufe behandelter und unbehandelter Depressionen und Angststörungen. Springer, Berlin, Heidelberg, New York 1988

13.12 Psychoanalytische Therapie bei Patienten mit Angsterkrankungen (Angstneurosen)

M. Bassler, S.O. Hoffmann

In der Theorie und Praxis der Psychoanalyse hat Angst seit jeher eine zentrale Rolle gespielt. Sie wurde früh als ein Kernproblem für die Pathogenese der verschiedenen Neuroseformen angesehen, „dessen Lösung eine Fülle von Licht über unser ganzes Seelenleben ergießen müßte" (*Freud* 1917). Ein Grundgedanke der psychoanalytischen Neurosentheorie ist, daß praktisch alle Symptombildungen den Zweck haben, konflikthafte Strebungen bzw. Einstellungen im Individuum durch einen Kompromiß miteinander zu versöhnen und dadurch das psychische Gleichgewicht um den Preis neurotischer Konfliktlösung zu erhalten. Kann eine solche neurotische Kompromißlösung nicht erreicht werden, erlebt das Individuum manifeste Angst. Das klassische Vorgehen der psychoanalytischen Behandlung richtet sich überwiegend darauf, durch „*Widerstandsanalyse*", d.h. Analyse der Abwehrvorgänge, die den Symptomen zugrunde liegenden Konflikte bewußt zu machen; mit diesem Vorgehen wird aber neuerlich auch die Angst reaktiviert, welche ursprünglich durch die Symptome abgewehrt bzw. gebunden war. Der therapeutische Prozeß der Psychoanalyse ist in diesem Sinne immer auch ein Herantasten an die Angst: Der Patient soll befähigt werden, im Schutze der therapeutischen Beziehung sich seinen ursprünglich ängstigenden Konflikten zu stellen. Durch die wiederholte Erfahrung, daß in der Übertragungsbeziehung zum Therapeuten Angst erlebt und bewältigt werden kann, kommt es zu einer allgemeinen Stärkung bzw. Nachreifung des Ichs und damit zu mehr Flexibilität in der Lösung von Konflikten.

Im tieferen Sinn strebt die Psychoanalyse eine „Umstrukturierung der Persönlichkeit" an (*Ladisich* 1983) und ist von daher weniger an spezifischen Symptomen interessiert; Symptombildungen werden vielmehr als Ausdruck neurotischer Konfliktlösungen betrachtet, die nach erfolgreicher Behandlung durch adäquatere Bewältigungsmöglichkeiten ersetzt werden können. Speziell bei einigen Neuroseformen ist die Abwehr von Angst nicht ausreichend über Symptombildung möglich, d.h., Angst wird nun selbst manifest als Symptom erlebt: Die Angstneurose, deren klinisches Erscheinungsbild *Freud* bereits 1895 als selbständigen Symptomenkomplex vom damaligen Konzept der Neurasthenie abgrenzte, umfaßt neben diffusen ausgeprägten Angstzuständen auch das ganze Spektrum psychovegetativer Begleitsymptome, die direkt als somatische Angstäquivalente bzw. -korrelate aufzufassen sind. Bei den Phobien ist die Angst als Affekt ebenfalls vorhanden, jedoch kann sie durch Vermeiden des angstauslösenden Objektes bzw. Situation prinzipiell noch in Schach gehalten werden. Eine 3. Gruppe von Angsterkrankungen umfaßt schließlich die hypochondrischen Symptombildungen, die aber mehr den Charakter ständiger Sorge um die eigene Gesundheit bzw. wahnhaft anmutender Befürchtungen bezüglich eigener Körperfunktionen haben.

Um zu verstehen, welche praktische Vorgehensweise die Psychoanalyse und die von ihr abgeleiteten Therapieverfahren bei Angsterkrankungen empfehlen, ist es zunächst notwendig, sich mit einigen Grundüberlegungen der psychoanalytischen Angsttheorie vertraut zu machen. Tatsächlich ist die psychoanalytische Angsttheorie wenig einheitlich und widerspruchsfrei konzeptualisiert. Dies hat insbesondere damit zu tun, daß innerhalb der Psychoanalyse ein theoretischer Differenzierungsprozeß stattfand, der neben dem klassischen triebdynamischen Verständnis von Konflikten zunehmend ich-psychologische Aspekte berücksichtigte. Pointiert ausgedrückt meint dies, daß Angst nicht nur bei neurotischen Symptombildungen als Folge konflikthafter Triebstrebungen auftritt, sondern wesentlich auch bei frühkindlichen Beziehungserfahrungen und deren intrapsychischen Verarbeitung.

13.12.1 Psychoanalytische Angsttheorien

Freud grenzte in einer seiner früheren Schriften (1895; s. *Freud* 1952) die Angstneurose als eigenständige nosologische Kategorie von der Neurasthenie ab. Seine klinischen Beschreibungen dieses Krankheitsbildes haben auch heute noch ihre volle Gültigkeit; viele dieser Patienten suchen primär den Arzt nicht wegen ihrer Ängste auf, sondern wegen ihrer körperlichen Beschwerden, die physiologischerweise als somatische Angstäquivalente bzw. -korrelate aufzufassen sind. Zahlreiche funktionelle Störungen lassen sich im engeren Sinn als solche somatischen Angstäquivalente interpretieren (z.B. Störungen des Herz-Kreislauf-Systems, Dysregulation der Atmung, gastrointestinale Beschwerden, unspezifischer Schwindel). *Freud* hatte damals im Zusammenhang mit seinem *„hydraulischen"* Triebmodell die Vorstellung, daß die Stauung libidinöser Triebenergie sich mangels adäquater somatischer Abfuhr im psychischen Erleben als Angst umsetzt, wobei es zusätzlich zu somatischen Begleiterscheinungen kommt. Zusammen mit der Neurasthenie und der Hypochondrie faßte er die Angstneurose zur Gruppe der sog. *„Aktualneurosen"* zusammen – die er in Gegensatz zu den *„Psychoneurosen"* stellte, bei denen überwiegend psychische Symptombildungen auftreten (Hysterie und Zwangsneurose). Diese *„1. Angsttheorie"*, die im Prinzip ja eine biologische Erklärung der Angst vornimmt, hat sich in der weiteren Entwicklung der Psychoanalyse jedoch nicht durchgesetzt, obgleich einige klinische Phänomene wie z.B. *„Angstlust"* dadurch gut plausibel werden. *Freud* entwarf 1926 (s. *Freud* 1975 b) in seinem Aufsatz „Hemmung, Symptom und Angst" eine Angsttheorie, die die Entstehung der Angst nunmehr wesentlich als psychologisches Geschehen beschreibt. Hier interpretierte er Angst hauptsächlich als Warnsignal, das sekundär im Ich bei Gefahrensituationen entsteht und dort wahrgenommen wird. Immer dann, wenn sich das Ich einer Gefahrsituation ausgesetzt sieht, die letztlich eine traumatische Überwältigung durch Reizüberflutung zur Folge haben könnte, setzt das Ich das Angstsignal ein. In einer abgeschwächten Form wiederholt sich dabei die ursprünglich in einer traumatischen Situation erlebte Angstreaktion, die im Normalfall die weitere Mobilisierung von intrapsychischen Abwehrvorgängen bzw. direkte handlungsorientierte Maßnahmen (Kampf oder Flucht) initiiert. Der entscheidende Unterschied zur früheren Angstkonzeption besteht jedoch darin, daß jetzt die Intensität der Signalangst ganz allein durch das Ich gesteuert wird und nicht mehr Folge irgendwelcher triebenergetischer Stauungsphänomene ist. Je mehr sich das Ich bedroht fühlt, um so heftiger wird seine antizipierende Angstreaktion ausfallen. Diese Hypothese spielt später für das Verständnis der Ängste bei ich-schwachen (ich-strukturell gestörten) Patienten eine große Rolle.

Ein weiterer und zentraler Gesichtspunkt dieser 2. Angsttheorie ist, daß *Freud* phasenspezifische Konflikte und ihnen entspringende phasentypische Ängste annahm, denen jeder Mensch im Verlauf seiner Kindheit ausgesetzt ist: „Die Gefahr der psychischen Hilflosigkeit paßt zur Lebenszeit der Unreife des Ichs, wie die Gefahr des Objektverlustes zur Unselbständigkeit der ersten Kinderjahre, die Kastrationsgefahr zur phallischen Phase, die Über-Ich-Angst zur Latenzzeit" (*Freud* 1926; s. 1965 b).

In der Folge wurde das Konzept phasentypischer Ängste (und den damit verbundenen Gefahrsituationen für das Ich) von verschiedenen Autoren weiterentwickelt. Insbesondere *Bowlby* (1976), *Mahler* (1972) und *Spitz* (1959) haben wichtige psychoanalytische Hypothesen zur Entwicklungspsychologie durch empirische Beobachtungen an Säuglingen bzw. Kleinkindern zu validieren versucht. Einige psychoanalytische Grundgedanken zu den phasenspezifischen Konflikten bzw. korrespondierenden Ängsten möchten wir etwas näher ausführen:

Zunächst ist der Säugling entscheidend auf die Fürsorge und Schutz der Mutter angewiesen, ohne sie gerät er in einen existentiell gefährdeten Zustand von Hilflosigkeit, da er keinerlei Möglichkeit hat, bei Anwachsen von Bedürfnisspannung von sich aus Abhilfe zu schaffen (z.B. bei Hunger und Durst). Im Sinne des von *Gedo* u. *Goldberg* (1973) vorgeschlagenen genetischen Stufenmodells verbindet sich mit dieser anwachsenden Bedürfnisspannung die Gefahrsituation der traumatischen Überstimulierung. Durch die mit der weiteren Reifung der Ich-Funktionen gegebenen zunehmenden Differenzierung zwischen dem Selbst des Kindes und seinen nächsten Bezugspersonen ergibt sich die Angst vor Trennung (zunächst als Angst vor unmittelbarem Objektverlust, dann mit fortschreitender kognitiver und affektiver Entwicklung als Angst vor dem Verlust der Liebe des Objektes). In dieser Zeit lernt das Kind, daß das gleiche Objekt liebevoll zugewandt, manchmal aber auch böse abweisend sein kann — in der Sprache der Objektbeziehungstheorie: Das Kind muß lernen, „gute" und „böse" Erfahrungen mit dem Objekt intrapsychisch zu einer einheitlichen und zeitlich konstanten Objektrepräsentanz zu integrieren, die beide polaren Aspekte umfaßt (*Kernberg* 1979). Wesentlich ist, daß diese affektiv-kognitiven Erfahrungen mit den nahen Bezugspersonen immer auch ihren Niederschlag im Selbstbild des Kindes finden: Ein Kind, das sich wenig geliebt fühlt, wird sich später wahrscheinlich selbst für wenig liebenswert halten. Oder: Eine ängstliche Mutter, die ihrem Kind wenig an selbständigen Erfahrungen zutraut, wird im Selbsterleben des Kindes früh Angst und Unsicherheit auslösen und damit den Grundstein für eine lebenslange ängstliche Grundhaltung des späteren Erwachsenen legen. Mit weiterer Differenzierung von Selbst- und Objektwahrnehmung akzentuiert sich die Angst vor Strafe, da insbesondere im Zusammenhang mit der ödipalen Phase rivalisierende Einstellungen zum gleichgeschlechtlichen Elternteil die Phantasie mobilisieren, dieser könnte seinerseits mit Vergeltungsmaßnahmen reagieren (Kastrationsangst als Angst um die Unversehrtheit des eigenen Körpers). In der ödipalen Phase konturiert sich zunehmend ein autonomes Gewissen, das letztlich seine Wurzeln in der Verinnerlichung der Verbote bzw. Gebote der Eltern hat. Entscheidend ist hier, daß die frühere Angst vor konkreter elterlicher Strafe nun intrapsychisch ihren Niederschlag findet in der Angst vor dem Gewissen. Wie hier nur angemerkt werden kann, ist im Rahmen dieser Überlegungen naheliegend, daß Eltern, die bei ihrem Kind bei Ungehorsam rasch mit der Drohung von Liebesverlust oder gar Trennung reagieren, entsprechend im Kind eine besonders strenge Gewissensinstanz etablieren. Im späteren Leben wird dieses Kind in der Gefahr stehen, bei auch nur geringfügigen Verstößen gegen sein Gewissen heftige Strafangst zu entwickeln. Bei einer günstigen weiteren Entwicklung wird das eigene Gewissen jedoch zunehmend in das Ich integriert und damit eine von außen unabhängige Orientierung an intrapsychischen Wertmaßstäben ermöglicht. Die vorherrschende Gewissensangst wird zunehmend ersetzt durch eine Angst vor realistischen Gefahren (*Mertens* 1986).

Die frühen Phasen der Säuglingsentwicklung lassen sich vielleicht noch am besten mit dem einfachen Modell des *,,Reflexbogens"* erklären — gleichwohl wahrscheinlich ist, daß das Repertoire angeborener Reaktionsmuster, die sich autochthon ausdifferenzieren, erheblich größer ist, als von vielen psychoanalytischen Autoren angenommen wird (*Izard* 1977, *Leventhal* 1979, 1980). Insbesondere möchten wir in diesem Zusammenhang auf *Bowlby* (1976) verweisen, der anhand von empirischen Beobachtungen schlußfolgerte, daß unabhängig von den klassischen Triebbedürfnissen dem Bedürfnis nach emotionaler Bindung bei Mensch und Säugetier wesentliche Bedeutung zu-

kommt. Dieses *Bindungsverhalten* könnte auch maßgeblich den Anstoß dafür geben, daß der Differenzierungsprozeß affektiver bzw. emotionaler Reaktionen wesentlich über soziale Interaktionen gesteuert wird (*Lewis* u. *Brooks* 1978). Bei drohendem Verlust der Bindung wird Angst als Affekt frei. Unserer Auffassung nach lassen sich die Vorstellungen *Bowlbys* ohne größere konzeptuelle Widersprüche in die gegenwärtig akzeptierte psychoanalytische Entwicklungspsychologie integrieren und bietet insbesondere für das Verständnis des pathologischen Bindungsverhaltens angstneurotischer Patienten eine tragfähige theoretische Grundlage.

Einiges spricht dafür, daß neben dem Angstaffekt auch Schmerz und vielleicht Aggression angeborene Reaktionsmuster sind, die sich in der frühen Kindheit eigengesetzlich in Interaktionserfahrungen mit der sozialen Umwelt ausdifferenzieren. Aus neurophysiologischen Untersuchungen ist bekannt, daß Angst durch eine umschriebene abnorme Aktivität in limbischen Strukturen (z.B. in Mandelkern und Hippokampus) ausgelöst werden kann (*Strian* 1986). Mandelkern und Hippokampus verfügen über ausgedehnte, meist bilaterale Nervenbahnen zu Hirnrinde wie auch Hirnstamm und stellen ,,also gewissermaßen eine Schnittstelle zwischen umweltexternen und organismusinternen Informationen dar, werden aber auch von der ,handlungsbestimmenden' Präfrontalhirnrinde beeinflußt" (*Strian* 1986). Worauf es uns dabei ankommt, ist die Tatsache, daß sowohl bei der Angst wie vermutlich bei allen übrigen Affekten auch eine kognitiv-bewertende Komponente wesentlich beteiligt ist. Pathologische Angst ist in diesem neurophysiologischen Verständnis die Fehleinschätzung an sich ,,neutraler Nachrichten" aus dem Körperinnern bzw. beruht auf Fehleinschätzung an sich harmloser äußerer Bedrohungssituationen. Primäre wahrnehmungsfreie Angst läßt sich als abnorme Entladungen im limbischen System interpretieren, die ihrerseits durch pathologische organische Prozesse oder auch konstitutionell-hereditär bedingt sind. Wir haben, *Strian* folgend, damit praktisch die ursprünglichen Ansätze der beiden klassischen Angsttheorien *Freuds* auf neurophysiologischer Ebene reformuliert.

Soweit die Skizzierung des psychoanalytischen Verständnis von normaler Angst. Im weiteren nun möchten wir die Psychodynamik der wesentlichen Angsterkrankungen im engeren Sinne beschreiben, da gerade die konkreteren praktischen Therapieempfehlungen maßgeblich auf dem psychodynamischen Verständnis der jeweiligen Angsterkrankung beruhen.

13.12.2 Psychoanalytische Konzepte der Angsterkrankungen

Wesentlich zum psychoanalytischen Verständnis von pathologischen Angstformen ist die Annahme, daß wir zwar alle den phasentypischen Ängsten unserer Kindheit mehr oder weniger ausgesetzt sind, diese aber unter normal günstigen Umständen ausreichend bewältigen und diese sogar selbst zum Motor für die weitere Entwicklung von Ich-Fähigkeiten werden können (*Zetzel* 1974). Werden aber die diesen Ängsten entsprechenden phasenspezifischen Konflikte nicht ausreichend gelöst, kommt es zu einer latenten *Fixierung* (bzw. *Vulnerabilität*), die beim Erwachsenen dazu führen kann, daß er bei ähnlich gelagerten Konfliktsituationen auf die infantile Erlebensweise regrediert: Im Zuge seiner Regression beurteilt er den real bestehenden Konflikt als ihn überfordernd und reaktiviert infantile Ängste, wobei er sich unter dem Druck dieser Ängste zunehmend hilflos fühlt. Besteht prämorbid ohnehin eine allgemeine Ich-Schwäche, werden die auftretenden manifesten Ängste eher an Heftigkeit zunehmen und hinsichtlich ihres Differenzierungsgrads eher diffus (frei flottierend) und körpernah ausfallen. Gelingt es nun, diese manifeste Signalangst (unabhängig von ihrem Differenzierungsgrad) durch Abwehrmechanismen bzw. Symptombildungen zu binden, wird der Patient um den Preis neurotischer Einschränkungen angstfrei bleiben, d.h., die Angst ist unbewußt bzw. latent geworden. Hierbei ist wichtig zu erwähnen, daß die Wirkweise der Abwehrmechanismen selbst ebenfalls unbewußt bleibt, d.h., der Patient bemerkt nicht, in welcher spezifischen Weise er seine latenten Ängste abwehrt.

Die verschiedenen neurotischen Symptombildungen und die an ihrer Entstehung beteiligten Abwehrmechanismen lassen sich bezüglich ihrer Angstbindungskapazität in eine hierarchische Rangordnung bringen. Um dies etwas näher zu verdeutlichen: Beim reifen Abwehrmechanismus der Verdrängung ist völlige Angstfreiheit möglich, weil sowohl Affekt- wie Vorstellungsanteil eines bedrohlichen Triebimpulses aus dem Bewußtsein ausgeschlossen werden, bei Zwangssymptomen bleibt in der Regel der Affektanteil unbewußt, nicht aber der Vorstellungsanteil. Droht der abgewehrte Affektanteil sich direkt im Bewußtsein umzusetzen (weil z.B. ritualisierte Ersatzhandlungen nicht mehr ausreichen bzw. aktiv unterbunden werden — wie z.B. in einigen Techniken der Verhaltenstherapie), kommt es rasch zu einer intensiven Unlustspannung bzw. Angst. Die Angst ist in diesem Fall eine Art „Notbremse" des Ichs, weil ohne Hilfe des Zwangsrituals der verpönte Triebimpuls nun direkt ins Bewußtsein einzubrechen droht. Bei Phobien schließlich ist das bedrohliche Objekt bzw. die Situation selbst schon angsterregend, weswegen nur über Vermeidung Angstfreiheit erreicht werden kann. Der bei der Phobie wesentliche psychische Abwehrvorgang besteht in der Verschiebung bzw. Projektion: Eine ursprünglich intrapsychische Gefahrquelle (z.B. unbewußte verpönte Phantasie) wird nach außen verlagert und steht damit in symbolischer Beziehung zur eigentlichen inneren Bedrohung. Gefürchtet wird nicht so sehr das reale angstauslösende Objekt, sondern die unbewußten Phantasien, die sich mit diesem Objekt assoziativ verbinden. Durch weitergehende assoziative Verknüpfungen kann sich eine zunächst einfache Phobie immer mehr ausweiten, d.h., immer mehr verschiedene Objekte oder Situationen müssen vermieden werden (Generalisierung). Dies mag insbesondere dann der Fall sein, wenn der die phobische Symptombildung bewirkende Triebimpuls einen sehr drängenden Charakter hat bzw. umgekehrt eine deutliche Ich-Schwäche besteht (d.h., die einfache Projektion auf eine spezifische Situation bzw. Objekt keine ausreichende Entlastung zu schaffen vermag). Seitens der Verhaltens- bzw. Lerntheorie wurde auch auf den selbstverstärkenden Circulus vitiosus zunehmender phobischer Vermeidung und mangelhafter Angsttoleranz hingewiesen: Je mehr man die gefürchtete Situation meidet, um so weniger traut man sich zu, in der direkten Konfrontation die Angst zu ertragen.

War bei den triebtheoretisch orientierten Autoren überwiegend die Auffassung üblich, daß bei den Phobien ausschließlich abgewehrte libidinöse bzw. aggressive Impulse eine Rolle spielen, ist mit Blick auf die *„Bindungstheorie"* von *Bowlby* (1976) bei wenigstens einigen Phobien eine anders gelagerte Psychodynamik zu unterstellen: Entscheidend ist hier, daß die gefürchtete Situation gerade deswesen so bedrohlich wird, weil in ihr der Schutz einer sicherheitsgebenden Bezugsperson vermißt wird. *Bowlby* vermutet diesen Zusammenhang insbesondere bei der Agoraphobie und bezeichnet diese konsequenterweise als *Pseudophobie*. Die Angst des Agoraphoben, auf offener Straße umzufallen und hilflos auf dem Boden zu liegen, kann in diesem Sinn als die konkrete Gefahr interpretiert werden, ohne begleitenden Schutz durch eine Bezugsperson sich nicht ausreichend selbst steuern zu können und hilflos zu werden. In diesem Zusammenhang ist auch erwähnenswert, daß nicht wenige Phobien vielleicht allein dadurch entstehen, daß in einer bestimmten Situation ein diffuser Angstzustand auftrat, der dann fälschlich in kausale Beziehung zu dieser Situation gebracht wird. Die Situation, bei der zum 1. Mal ein solcher Angstanfall auftrat, wird dann entsprechend phobisch vermieden (*Greenson* 1959).

Soweit nun diese skizzierten Abwehroperationen des Ichs versagen bzw. als solche gar nicht zur Verfügung stehen (z.B. wegen ich-struktureller Schwäche), tritt manifeste Angst auf, d.h., der Patient leidet an verschiedenen Formen mehr oder weniger differenzierter Angst. Da gerade die frühen Angstformen meist als diffuse, körpernahe panikartige Angstzustände erlebt werden, ist besonders bei den davon betroffenen Patienten die Vermeidungshaltung ausgeprägt und meist stellt sich nach kurzer Zeit eine ständig vorhandene „*Angst vor der Angst*" ein — was noch weiter die Vermeidungstendenzen fördert und das Vertrauen in die Bewältigung von Angst weiter herabsetzt. Gerade bei Angstneurosen beobachtet man häufig sekundäre Depressionen, die als Folge der chronischen Vermeidung und der damit verbundenen zunehmenden Resignation bzw. Verlust der Selbstachtung auftreten (*Häfner* u. *Veiel* 1986).

Bei anstneurotischen Patienten ist zu vermuten, daß diese keine ausreichend stabilen Ich-Fähigkeiten ausbilden konnten, um bei äußeren oder inneren Gefahrsituationen adäquate Signalangst zu entwickeln; wie auch schon von verschiedenen Vertretern der kognitiven Verhaltenstherapie hervorgehoben, schätzt sich das Ich von vornherein als zu schwach ein, der wahrgenommenen Gefahr zu begegnen — es wird ein Zustand von Hilflosigkeit antizipiert (*Beck* 1981, *Seligman* 1983). In dem Maße, wie das Ich sich nicht in der Lage sieht, die alltäglichen Konflikte ausreichend zu bewältigen, wird es schon bei vergleichsweise geringen Belastungen inadäquate Angst entwickeln, wobei gerade bei ich-strukturell schwerer gestörten Patienten ausgeprägte Angstzustände auftreten. Solche Patienten haben praktisch vor allem und jedem Angst, insbesondere die eigenen Triebregungen werden oft als überwältigend bedrohlich erlebt (insbesondere aggressive Triebimpulse — *Vogel* 1984). Man kann annehmen, daß hier nicht nur eine mangelhafte Differenzierung verschiedener Ich-Funktionen wie Wahrnehmung, Interesse, Gedächtnis und formales Denkvermögen (*Greenson* 1959) stattgefunden hat, sondern auch die Differenzierung des Angstaffektes von körpernaher und diffusen Unlustspannungen bis hin zu reiferen Angstformen (Signalangst) unzureichend blieb (*Mentzos* 1984). Ein wesentlicher Grund für diese mangelhafte Ich-

Organisation scheint darin zu bestehen, daß das Kind in seinen Beziehungserfahrungen mit der Mutter entweder traumatisch überfordert wurde (z.b. längere Trennungen — *Bowlby* 1976) oder umgekehrt eine überfürsorgliche Mutter dem Kind wesentliche Erfahrungen mit seinen eigenen Affekten und deren Auswirkungen auf die soziale Umwelt verunmöglichte (*Rohde-Dachser* 1984, *Schoenhals* 1984). In Gefahrsituationen kann es bei solchen ich-strukturell gestörten Menschen prinzipiell zu zweierlei Regressionen kommen: Zum einen die Ich-Regression und damit verbunden Einschränkung von Ich-Funktionen, zum anderen die Regression bzw. Entdifferenzierung reiferer Angstformen zugunsten früher Ängste.

Ein weiterer Grund für die Auslösung akuter Ängste bei angstneurotischen Patienten ist, wenn äußere, das Ich stützende Mechanismen in Frage gestellt werden — z.B. drohender Verlust einer nahestehenden Bezugsperson oder Verlust von sozialer Anerkennung (*Markert* 1984, *Roether* 1984). Der ich-strukturell gestörte Patient gerät dann in die Gefahr, daß er rasch in einen Zustand von Hilflosigkeit gerät — die sonst über Vermittlung der Bezugsperson gewährleistete Selbststeuerung droht akut zu versagen. *König* (1981) hat dies als „die nicht genügende Steuerungsfunktion stabiler verinnerlichter Objekte" beschrieben. Für diese Patienten ist der Partner oft in der Rolle eines „Hilfs-Ich", der maßgebliche stützende Ich-Funktionen übernehmen muß und so die fehlende stabile Innensteuerung ausgleicht. Klinisch ist oft beeindruckend, in welchem Maß gerade angstneurotische Patienten ein soziales Arrangement herzustellen wissen, das ihnen diese „Außensteuerung" gewährleistet.

Diagnostisch kommt es häufiger zu Unsicherheiten, in welchem Umfang der hypochondrische Patient ätiologisch der Angstneurose zuzuordnen ist. *Mentzos* (1984) weist darauf hin, daß der hypochondrische Patient ständig und übermäßig um seine Gesundheit besorgt ist — er leidet an Befürchtungen und Überzeugungen, die oft wahnhaft und unkorrigierbar sind, jedoch erlebt er keine ihn überflutende, körpernahe Angst wie der Angstneurotiker. In diesem Sinn erinnert er mehr an den Wahnpatienten. Wesentlich ist, daß seine Befürchtungen nicht durch die Anwesenheit von Vertrauenspersonen gemildert werden können. Nach *Mentzos* dient die hypochondrische Symptombildung der Abwehr narzißtischer und aggressiver Konflikte, die projektiv auf den Körper gewendet werden (der eigene Körper wird anstelle eines ursprünglich äußeren Objektes benutzt, mit dem die eigentlichen Konflikte bestehen). Manche Patienten verraten klinisch etwas von dieser „objektalen Abkunft" ihrer hypochondrischen Beschwerden, wenn sie von ihren Körperorganen bzw. -funktionen wie von einer dritten Person sprechen, die ohne ihren Einfluß gegen sie bedrohlich handeln könnte.

13.12.3 Therapeutische Prinzipien in der Behandlung von Angstkrankheiten

Entscheidende Voraussetzung zur Indikation von psychoanalytisch orientierter Psychotherapie (bzw. Psychoanalyse) bei Angsterkrankungen ist zunächst, sich bei dem Patienten über den zugrundeliegenden Konflikt klarzuwerden und den Charakter der vorherrschenden Ängste näher zu bestimmen (diffuse oder mehr differenzierte Ängste?). *Waelder* (1963) hat die psychoanalytische Vorgehensweise anhand einiger Fragen beschrieben, die sich der Analytiker bei jedem Patienten stellt: Was sind die Wünsche des Patienten? Was will er unbewußt? Und in engem Zusammenhang damit: Und wovor hat er Angst? (z.B. wenn er den Wünschen nachgeben würde?). Schließlich mit Blick auf die Organisation der unbewußten Abwehr- und Widerstandsprozesse: Und wenn er Angst hat, was tut er dann?

Die bei Angstpatienten einzuschlagende Behandlungsstrategie bzw. überhaupt die Indikation zu einer der Formen psychoanalytisch orientierter Verfahren wird wesentlich davon abhängen, in welchem Umfang eine allgemeine Ich-Schwäche besteht. Gerade ich-strukturell schwerer gestörte Patienten geraten durch das klassische Setting der Psychoanalyse in eine für sie bedrohliche Regression und werden in ihrer ohnehin fragilen Ich-Struktur noch zusätzlich erschüttert. Bei solchen Patienten ist in ungünstigen Therapieverläufen nicht auszuschließen, daß schwere psychische Dekompensationen (z.B. psychotische Einbrüche) auftreten. In diesem Zusammenhang möchten wir aber darauf hinweisen, daß der Differenzierungsgrad der Angst nicht per se ein Hinweis auf das Ausmaß der ich-strukturellen Störung ist. So können beispielsweise Patienten mit hysterischer Neurose (bei reifem ödipalen Konfliktniveau) sehr wohl mit heftigen Angstzuständen reagieren (insbesondere dann, wenn sie diese Angstzustände selbst als Symptom mit sekundärem Krankheitsgewinn einsetzen können), ohne deswegen eine weitergehende Ich-Schwäche zu haben.

Die meisten psychoanalytischen Autoren, die über ihre Erfahrungen in der Behandlung von Angsterkrankungen konkreter geschrieben haben, sind sich darin einig, daß bei angstneurotischen Patienten die Stärkung bzw. Nachreifung ihrer ich-strukturellen Störung im Vordergrund des technischen Vorgehens steht (*Bellak* u. *Small* 1972, *Hoffmann* 1984, 1986, *Mentzos* 1984, *Thomä* u. *Kächele* 1988, *Zetzel* 1974). In diesem Sinn also ist die Grundhaltung, daß das Primat der Behandlung von Angstneurosen nicht im raschen Aufdecken von Konflikten und den dabei beteiligten Triebstrebungen besteht, sondern zunächst eine Verbesserung der Angstbewältigungsmöglichkeiten angestrebt wird.

Freud hatte bereits 1919 (s. *Freud* 1975a) für die psychoanalytische Behandlung der Phobie gefordert, daß man den Patienten aktiv dazu auffordern muß, sich der angstauslösenden Situation zu stellen, andernfalls die freie Assoziation kein konfliktrelevantes Material zutage fördert. Bis heute hat dieser Behandlungsvorschlag nichts an Aktualität eingebüßt; wie wir in diesem Zusammenhang nur erwähnen können, hat dieser Ratschlag auch wesentliche verhaltenstherapeutische Techniken ideell mitgeprägt (*Hoffmann* 1986).

Da bei den Patienten mit phobischen oder zwangsneurotischen Symptomen in der Regel eine stabilere Ich-Struktur besteht, kann die klassische psychoanalytische Behandlung praktisch ohne weitergehende technische Einschränkung durchgeführt werden. Bei hypochondrischen Symptombildungen wird man sich letztlich am vermuteten intrapsychischen Konflikt orientieren und bei ausreichender Ich-Stärke (bzw. Flexibilität) kann auch hier eine aufdeckende Psychotherapie indiziert sein, welche erfahrungsgemäß aber eher niederfrequent (1 Stunde wöchentlich) und im Sitzen erfolgt.

Bei Patienten mit Borderline-Störungen bzw. ausgeprägten narzißtischen Konflikten kann es ebenfalls zu heftiger manifester Angst kommen (*Kohut* 1973, *Kernberg* 1979), jedoch richtet sich der psychotherapeutische Zugang hier weniger nach dem manifesten Angstsymptom, sondern nach dem zugrundeliegenden Konflikt. In der klinischen Praxis wird es hier sicherlich fließende Übergänge zu den im engeren Sinn angstneurotischen Patienten geben, da allen eine mehr oder weniger ausgeprägte ich-strukturelle Störung gemeinsam ist. Für die psychotherapeutische Behandlung von angstneurotischen Patienten mit der Leitsymptomatik diffuser körpernaher Angst bzw. häufigen akuten Angstzuständen ergeben sich folgende praktischen Gesichtspunkte:

a) Wenn die angstneurotischen Patienten primär ihre Ängste in Beziehung zu ihren begleitenden psychovegetativen körperlichen Beschwerden sehen, werden diese zunächst den somatisch orientierten Arzt aufsuchen. Der herzneurotische Patient, der akute Todesangst bei seinen „Herzanfällen" hat, wird diese Angst häufig zunächst nur als Folge seiner Herzanfälle sehen. Wenn der Hausarzt und später der kardiologische Spezialist keine eindeutigen Befunde finden können, liegt es schließlich am Hausarzt, ob es gelingt, einen solchen Patienten zu einem Konsil bei einem psychotherapeutischen bzw. psychiatrischen Kollegen zu überweisen. Nicht selten wird von dieser Patientengruppe jeder Bagatellbefund zur Quelle neuer Besorgnis und zur neuen vermeintlichen Erklärung der Beschwerden begierig herangezogen. Hier ist es wichtig, einen entschiedenen Standpunkt einzunehmen und weitere medizinisch-diagnostische Untersuchungen usw. abzulehnen. Ein Nachgeben auf Drängen des Patienten ist unter psychotherapeutischen Gesichtspunkten sogar kontraindiziert, weil es die ohnehin bestehende Tendenz zu Chronifizierung und Fixierung auf körperliche Beschwerden weiter festigt. Bei zahlreichen psychovegetativen Beschwerden, die im engeren Sinn als somatische Angstäquivalente anzusehen sind, kann sich der Patient aufgrund des fehlenden Angstaffektes zunächst nur schwer vorstellen, wegen solcher somatischen Beschwerden einen Psychotherapeuten aufzusuchen. Eine große Gefahr besteht dann sicherlich darin, daß der Patient von seinem Hausarzt den Eindruck gewinnt, dieser stufe seine Beschwerden als „eingebildet" ein und nehme ihn von daher nicht weiter ernst. Solche Patienten haben dann nur eine schlechte Motivation, sich tatsächlich auf eine Psychotherapie einzulassen.

b) Überwiegen dagegen die verschiedenen Formen manifester Angst (akute Angstzustände bis hin zu diffuser körpernaher Angst), sind die Patienten naturgemäß zugänglicher für eine psychotherapeutische Behandlung, da sie unter starkem inneren Leidensdruck stehen. Ein Charakteristikum vieler angstneurotischer Patienten besteht aber nun darin, daß sie weniger eine innere Veränderung anstreben als vielmehr die rasche Entlastung von Angst. Aufgrund ihrer mangelhaften Angsttoleranz neigen sie oft frühzeitig zu mehr oder weniger starkem Medikamentenabusus (üblicherweise Tranquilizer, da-

neben aber auch Sedativa bzw. manche auch Alkohol), wobei aufgrund der ich-strukturellen Schwäche dieser Patienten häufiger mit Suchttendenzen zu rechnen ist. Wenn ausgeprägter Medikamentenabusus besteht, ist es sicherlich sinnvoll, eine stationäre Psychotherapie einer langfristigen ambulanten Psychotherapie vorzuschalten, um soweit wie möglich die akut bestehende Medikamentenabhängigkeit in den Griff zu bekommen.

Aus unserer klinischen Erfahrung heraus halten wir es gerade bei ich-strukturell schwerer gestörten Patienten für eine Überforderung, wenn diese als Eingangsbedingung für eine ambulante Psychotherapie ihre Medikamente forciert absetzen sollen. Ähnlich wie auch bei chronischen Schmerzpatienten empfiehlt sich eine konsequente schrittweise Dosisreduktion, nicht aber eine Verordnung „nach Bedarf", da dies zur Konsequenz hat, daß gerade die Äußerung von Angst durch die Verordnung von Medikamenten quasi belohnt wird. Grundsätzlich gilt sicher, daß der Patient mit so wenig Medikamenten wie möglich auskommen sollte, aber nicht immer Medikamentenfreiheit erreichbar ist. In einzelnen Fällen ist der Patient sogar nur unter Abschirmung mit Psychopharmaka in der Lage, sich einer Psychotherapie zu unterziehen.

Für die praktische Durchführung der ambulanten Psychotherapie bei angstneurotischen Patienten haben wir bei Durchsicht der gängigen psychoanalytischen Technik-Lehrbücher nur wenige systematische Überlegungen hierzu gefunden. Die meisten Empfehlungen gehen dahin, die mangelhaft entwickelten Ich-Funktionen in der therapeutischen Beziehung nachreifen zu lassen (*Mentzos* 1984, *Rohde-Dachser* 1984, *Thomä* u. *Kächele* 1985, 1988). Das Primat der psychoanalytischen Behandlung ist also weniger die klassische Widerstandsanalyse, sondern der langwierige Prozeß, im Hier und Jetzt der therapeutischen Beziehung die in der frühen Kindheit nicht ausreichend erlebten affektiv-kognitiven Erfahrungen (insbesondere mit der Mutter) nachzuholen.

Unserem Eindruck nach vermittelt eine von *Mentzos* 1984 herausgebrachte Aufsatzsammlung einen guten Eindruck von den behandlungstechnischen Schwierigkeiten, die man bei der Psychotherapie von angstneurotischen Patienten zu gewärtigen hat. Von 25 durchgeführten Langzeitbehandlungen wurde von den am Projekt beteiligten 8 Analytikern nur in 2 Fällen die psychoanalytische Standardmethode (beim liegenden Patienten und mit 4 Sitzungen in der

Woche) versucht; jedoch auch hier konnte das Standard-Setting nicht durchgehalten werden. Überwiegend hatte man sonst ein abgewandeltes Setting von 1 bis 2 Sitzungen wöchentlich im Sitzen bevorzugt. In der psychoanalytischen Literatur werden jedoch auch vereinzelt erfolgreich verlaufende Behandlungen mit dem psychoanalytischen Standard-Setting berichtet (z.B. bei *Thomä* u. *Kächele* 1988).

c) In der praktischen Durchführung der ambulanten Psychotherapie wird bei schwerer ängstlichen Patienten zunächst im Vordergrund stehen, daß diese eine vertrauensvolle Beziehung zum Therapeuten aufbauen können. *Roether* (1984) weist darauf hin, daß schon in der Initialphase der Psychotherapie die Rolle des Partners bzw. naher Bezugspersonen des Patienten sorgfältig berücksichtigt werden muß. Nicht selten ist auch der Partner unbewußt daran interessiert, das angstneurotische Arrangement aufrechtzuerhalten, z.B. weil er Gewinn daraus zieht, für den Patienten die Rolle der versorgenden Mutter spielen zu können. Gesundet der Patient, kann dadurch der Partner dekompensieren. Da gerade psychoanalytische Einzel- bzw. Gruppentherapie in der Regel den Partner nicht miteinbezieht, ist hier von Anbeginn ein Spannungsverhältnis gegeben, das in ungünstigen Fällen den therapeutischen Prozeß empfindlich stören kann.

d) *Roether* (1984) betont, grundsätzlich das psychoanalytische Setting ,,straff, aber nicht starr" zu handhaben: ,,Die Kunst ist, diese Maßnahme nicht aus der Position der versagenden Mutter, der es zu viel wird, zu setzen, sondern dem Patienten das Gefühl dafür zu vermitteln, daß hier ein elastischer Rahmen vorgegeben ist, der letztlich einen Neubeginn möglich macht... ." Ein Grundproblem der Psychotherapie von Angstneurosen faßt *Mentzos* (1984) wie folgt zusammen: So sehr der angstneurotische Patient unter seinen intensiven Ängsten bzw. Angstzuständen leidet, so möchte er doch überwiegend ,,beruhigt und immer wieder von neuem beruhigt werden. Er läßt sich jedoch nicht gerne an die Quelle seiner Angst führen." Mit Blick auf die therapeutische Beziehung ist es ähnlich: Der Patient klammert sich fest an den Therapeuten, verlangt seine räumliche Nähe und ständige Verfügbarkeit, ist aber innerhalb der therapeutischen Beziehung nur sehr widerwillig bereit, über Art und Grund dieser Anklammerung nachzudenken. In diesem Sinn bleiben die meisten diesbezüglichen Deutungen des Therapeuten zunächst wirkungslos — er

wird wie die Partner oder nahen Bezugspersonen zu einer *mechanisch stützenden Einrichtung* degradiert, die immer wieder aufs Neue den Patienten zu beruhigen hat. *Schoenhals* (1984) und *Mentzos* (1984) kommen zum Schluß, daß trotz dieser massiven Widerstände der Therapeut frühzeitig deuten bzw. beschreiben sollte, welcher Art die Objektbeziehung ist, die der Patient zu ihm herstellt. Dies meint insbesondere, daß er das Verhalten des Patienten als ein auf äußere Hilfe abgestelltes Sich-Anklammern beschreibt sowie auch den jeweiligen Grund, warum er es tut. Er sollte ihn konsequent mit der Vermeidung von alternativen psychisch reiferen Interaktionsformen konfrontieren und damit auf seine realen Ich-Einschränkungen aufmerksam machen.

Insgesamt muß man bei den schwerer gestörten angstneurotischen Patienten davon ausgehen, daß sie eine längerfristige ambulante Psychotherapie benötigen, die wahrscheinlich gerade in der Initialphase eher häufiger 2 Stunden pro Woche im Sitzen umfaßt. Der Schwerpunkt dieser Behandlung besteht im Nachreifungsprozeß mangelhaft ausgebildeter Ich-Funktionen und entsprechend mangelhafter Angsttoleranz. Für das klassische Standard-Setting im Liegen mit hoher Sitzungsfrequenz sind die meisten dieser Patienten ich-strukturell zu labil. Dennoch belegen unsere eigenen klinischen Erfahrungen (wie auch immer wieder einzelne Kasuistiken), daß die Prognose oft günstiger als ursprünglich angenommen ist. Auch für den erfahrenen Therapeuten ist es oft sehr schwer, die Veränderungspotentiale des Patienten, wie sie sich aus der Nachreifung in der therapeutischen Beziehung ergeben, prognostisch abzuschätzen. Auf jeden Fall aber erscheint eine sorgfältige differentielle Diagnostik und Indikationsstellung erforderlich, da nicht adäquat behandelte Patienten mit einem langwierigen chronischen Krankheitsverlauf rechnen müssen, der zunehmend therapierefraktär werden kann.

Literatur

Beck, A.T.: Kognitive Therapie bei Angst und Phobien. DGVT, Tübingen 1981

Bellak, L., Small, L.: Endogene und exogene Panikzustände. In: *L. Bellak, L. Small:* Kurzpsychotherapie und Notfallpsychotherapie. Suhrkamp, Frankfurt 1972

Bowlby, J.: Trennung. Psychische Schäden als Folge der Trennung von Mutter und Kind. Kindler, München 1976

Freud, S.: Über die Berechtigung, von der Neurasthenie einen bestimmten Symptomenkomplex als ,,Angstneurose" abzutrennen (1895). Gesammelte Werke, Bd. I. Fischer, Frankfurt 1952

Freud, S.: Vorlesungen zur Einführung in die Psycho-analyse (1917). Gesammelte Werke, Bd. XI. Fischer, Frankfurt 1975

Freud, S.: Wege der Psychoanalytischen Therapie (1919). Gesammelte Werke, Bd. XII. Fischer, Frankfurt 1975 a

Freud, S.: Hemmung, Symptom, Angst (1926). Gesammelte Werke, Bd. XIV. Fischer, Frankfurt 1975 b

Gedo, J.E., Goldberg, A.: Models of the mind: A psychoanalytical theory. Univ. Chicago Press, Chicago 1973

Greenson, R.: Phobia, anxiety and depression. J. Amer. psychoanal. Ass. 7 (1959) 663–678

Häfner, H., Veiel, H.: Epidemiologische Untersuchungen zu Angst und Depression. In: *H. Helmchen, M. Linden* (Hrsg.): Die Differenzierung von Angst und Depression. Springer, Berlin, Heidelberg, New York 1986

Hoffmann, S.O.: Psychoanalytische Konzeptionen von Angstkrankheiten. In: *P. Götze* (Hrsg.): Leitsymptom Angst. Springer, Berlin, Heidelberg, New York 1984

Hoffmann, S.O.: Unterschiedliche psychotherapeutische Vorgehensweisen bei Angst und Depressionen. In: *H. Helmchen, M. Linden* (Hrsg.): Die Differenzierung von Angst und Depression. Springer, Berlin, Heidelberg, New York 1986

Izard, C.E.: Human emotions. Plenum Press, New York 1977

Kernberg, O.: Borderline-Störungen und pathologischer Narzißmus. Suhrkamp, Frankfurt 1979

König, K.: Angst und Persönlichkeit. Vandenhoeck & Ruprecht, Göttingen 1981

Kohut, H.: Narzißmus. Eine Theorie der psychoanalytischen Behandlung narzißtischer Persönlichkeitsstörungen. Suhrkamp, Frankfurt 1973

Ladisich, W.: Analytisch orientierte Psychotherapien bei Angst. In: *F. Strian* (Hrsg.): Angst. Grundlagen und Klinik. Springer, Berlin, Heidelberg, New York 1983

Leventhal, H.: A perceptual-motor processing model of emotion. In: *P. Pliner, K. Blankenstein, J. Spigel* (eds.): Perception of emotion in self and others. Plenum Press, New York 1979

Leventhal, H.: Toward a comprehensive theory of emotion. In: *L. Berkowitz* (ed.): Advances in experimental social psychology. Vol. 13. Academic Press, New York 1980

Lewis, M., Brooks, J.: Self-knowledge and emotional development. In: *M. Lewis, L. Rosenblum* (eds.): The development of affect. Plenum Press, New York 1978

Mahler, M.S.: Symbiose und Individuation. Klett, Stuttgart 1972

Markert, F.: Ein Beitrag zur Psychogenese, zur Übertragung und Gegenübertragung bei der Behandlung von Patienten mit angstneurotischer Symptombildung. In: *S. Mentzos* (Hrsg.): Angstneurose. Psychodynamische und psychotherapeutische Aspekte. Fischer, Frankfurt 1984

Mentzos, S.: Deskriptive und psychodynamische Definition sowie Differentialdiagnostik manifester Angstzustände. In: *S. Mentzos:* Angstneurose. Psychodynamische und psychotherapeutische Aspekte. Fischer, Frankfurt 1984

Mertens, W.: Psychoanalyse. 2. Aufl. Kohlhammer, Stuttgart 1986

Roether, J.: Die aktuellen Beziehungen der Angstneurotiker. Dynamik und Scheitern der Reparationsversuche und klinische Implikationen. In: *S. Mentzos* (Hrsg.): Angstneurose. Psychodynamische und psychotherapeutische Aspekte. Fischer, Frankfurt 1984

Rohde-Dachser, C.: Angst und Angstbewältigung im psychotherapeutischen Prozeß. In: *P. Götze* (Hrsg.): Leitsymptom Angst. Springer, Berlin, Heidelberg, New York 1984

Schoenhals, H.: Zur Repräsentanzenwelt des Angstneurotikers. In: *S. Mentzos* (Hrsg.): Angstneurose. Psychodynamische und psychotherapeutische Aspekte. Fischer, Frankfurt 1984

Seligman, M.: Erlernte Hilflosigkeit. 2. Aufl. Urban & Schwarzenberg, München 1983

Spitz, R.A.: Nein und Ja. Ursprünge der menschlichen Kommunikation. Klett, Stuttgart 1959

Strian, F.: Psychophysiologische Differenzierung von Angst und Depression. In: *H. Helmchen, M. Linden* (Hrsg.): Die Differenzierung von Angst und Depression. Springer, Berlin, Heidelberg, New York 1986

Thomä, H., Kächele, H.: Lehrbuch der psychoanalytischen Therapie. 1: Grundlagen. Springer, Berlin, Heidelberg, New York 1985

Thomä, H., Kächele, H.: Lehrbuch der psychoanalytischen Therapie. 2: Praxis. Springer, Berlin, Heidelberg, New York 1988

Vogel, R.: Die Bedeutung der Aggressivität für das klinische Bild und Psychodynamik der Angstneurose. In: *S. Mentzos* (Hrsg.): Angstneurose. Psychodynamische und psychotherapeutische Aspekte. Fischer, Frankfurt 1984

Waelder, R.: Die Grundlagen der Psychoanalyse. Huber, Bern; Klett, Stuttgart 1963

Zetzel, E.: Angst und die Fähigkeit, sie zu ertragen. In: *E. Zetzel:* Die Fähigkeit zum emotionalen Wachstum. Klett, Stuttgart 1974

13.13 Verhaltenstherapie psychosomatischer Erkrankungen

M.M. Fichter

Von ihrem wissenschaftstheoretischen Standort ist die psychosomatische Medizin vergleichsweise wenig präzise festgelegt. Forschung, Lehre und Therapie innerhalb der psychosomatischen Medizin betrifft nach *Vogt* (1983, s. 4 f.) vorwiegend die Wissensbereiche: 1. naturwissenschaftlich-somatisch orientierte Medizin (Diagnostik und Therapie objektivierbarer somatischer Prozesse); 2. psychologische Medizin (Diagnostik und Therapie als le-

Tabelle 13.33 Somatische und psychische Erkrankungen, für die verhaltenstherapeutische Behandlungskonzepte und -ansätze bestehen

---

Herz, Kreislauf und Gefäßsystem
- funktionelles kardiovaskuläres Syndrom
- koronare Herzerkrankung, Herzinfarkt
- Apoplex
- essentielle Hypertonie
- Herzrhythmusstörungen

Atmungsorgane
- Asthma bronchiale

Gastrointestinales System
- Ulcus ventriculi/duodeni
- Pankreatitis
- Colitis ulcerosa
- Morbus Crohn

Stoffwechselerkrankungen
- Diabetes mellitus

Gynäkologische Erkrankungen

Infektionserkrankungen

Dermatologische Erkrankungen (Urticaria, Hyperhidrosis, Akne, Psoriasis, atopische Dermatitis)

Urologische Erkrankungen (Prostatitis, Reizblase)

HNO-Erkrankungen (Tinnitus, Schwindel, vasomotorische Rhinopathie, Hörsturz)

Zahnerkrankungen (z.B. Bruxismus)

Neurologische Erkrankungen (Apoplex, Morbus Parkinson, Tortikollis spasticus, Tic)

Chronische Schmerzsyndrome (Kopfschmerz, Polyarthritis, Weichteilrheumatismus, Lumbago-Ischias-Syndrom, Phantomschmerz)

Psychosomatik unheilbarer Krankheiten (Karzinom, terminale Niereninsuffizienz, AIDS)

Psychiatrische Erkrankungen (Angsterkrankungen, Zwangserkrankungen, Depressionen)

Eßstörungen (Magersucht, Adipositas, Bulimia nervosa)

Psychosomatik spezieller Altersgruppen (Kinder und Jugendliche, Gerontopsychosomatik)

---

bensgeschichtlich-konfliktorientierter, differentiell-persönlichkeitsorientierter und lerntheoretischer Zugang); 3. soziologisch-epidemiologische Medizin (Analyse historischer und aktueller gesellschaftlicher Bindungen für die Ausbildung somatischer und psychosomatischer Erkrankungen als leibhafte Konkretisierung pathogener Weisen des Überlebens und der sozialen Anpassung). Tabelle 13.33 gibt ohne Anspruch auf Vollständigkeit eine Übersicht über Einzelbereiche der psychosomatischen Medizin. Daraus wird die Breite dieses Faches und ihre interdisziplinäre Verquickung mit

anderen Fachgebieten deutlich. Neuere Übersichtsarbeiten zur psychosomatischen Medizin finden sich in dem ursprünglich von *Uexküll* herausgegebenen Band über *Psychosomatische Medizin* (s. *Adler* et al. 1986), in den von *Hahn* (1983) herausgegebenen beiden Bänden über Psychosomatik („Kindlers Psychologie des 20. Jahrhunderts"), im 1. Band der „Psychiatrie der Gegenwart" (Neurosen, Psychosomatische Erkrankungen, Psychotherapie; s. *Kisker* et al. 1986), in Band 4 des von *Freedman* et al. (1988) herausgegebenen Werkes „Psychiatrie in Praxis und Klinik" sowie auf etwas anderer theoretischer Grundlage bei *Miltner* et al. (1986). Die Psychotherapie bei einem 63jährigen Versicherungskaufmann mit koronarer Herzerkrankung muß sich in vielen Aspekten von der Psychotherapie bei einer 17jährigen Schülerin mit einer Magersucht unterscheiden. Die wesentlichen therapeutischen Interventionen bei einem Hochschulprofessor kurz vor der Emeritierung mit einem chronischen Lumbago-Ischias-Syndrom wird andere Akzente haben müssen als bei einer jungen Hausfrau mit Bruxismus oder einem Kind mit atopischer Dermatitis. Auch die Therapieziele werden bei der Behandlung eines Patienten mit terminaler Niereninsuffizienz anders sein müssen als bei einem Patienten mit Ulcus duodeni im Rahmen eines Trennungskonfliktes. Die Verhaltenstherapie von Depressionen, Angsterkrankungen und Zwangsneurosen wurden bereits in anderen Kapiteln des Bandes abgehandelt (s. Kap. 13.7, 13.9, 13.11). Eine umfassende Darstellung der Therapie aller denkbaren psychosomatischen Erkrankungen wäre im Rahmen eines kurzen Beitrages allenfalls auf einer sehr abstrakten Ebene möglich. Zur besseren Veranschaulichung sollen im folgenden statt dessen 2 verschiedenartige Bereiche *exemplarisch* herausgegriffen werden: 1. die Behandlung chronischer Schmerzsyndrome sowie 2. die Behandlung bulimischer und anorektischer Eßstörungen. Am Ende des Kapitels werden allgemeine Aspekte für eine multimodale Verhaltenstherapie herausgearbeitet.

13.13.1 Therapie psychosomatischer Erkrankungen am Beispiel chronischer Schmerzsyndrome

Die moderne Pharmakologie hat es ermöglicht, Schmerzen auf der sensorischen Dimension kurzfristig sehr effektiv durch Medikamente zu beeinflussen. Diese medikamentöse Behandlungsstrategie ist allerdings bei der Behandlung chronischer Schmerzsyndrome problematisch. Für das Verständnis der Verhaltenstherapie chronischer Schmerzsyndrome ist die affektiv-emotional-motivationale Bewältigung von Schmerz besonders wesentlich. Untersuchungen der Arbeitsgruppe um *Neal Miller* an der Rockefeller-Universität in New York haben gezeigt, daß Schmerzreaktionen nach entsprechender *klassischer Konditionierung* auch auf neutrale Reize hin entstehen können und daß höhere Zentren im ZNS zwischen nozizeptiven Reizen unterschiedlicher Ursache nicht unterscheiden können. Auf diesem Hintergrund wird die traditionelle Dichotomie von psychogenem vs. somatogenem Schmerz hinfällig.

Auch *operante Konditionierungen*, d.h. die Wirkung von positiven und negativen Verstärkern, können das Verhalten auf einen Schmerzreiz beeinflussen. Das Verhalten, das durch einen realen Schmerzreiz ursprünglich hervorgerufen war (Schonhaltung, Passivität, Rückzug, klagende Haltung), kann bewußt oder unbewußt zu einem sekundären Krankheitsgewinn führen. Der Patient hat es dann gelernt, unangenehme Tätigkeiten und Situationen durch seine Reaktion auf vermeintliche Schmerzen zu vermeiden, vermehrte Zuwendung von anderen zu erhalten oder finanzielle Vorteile zu erlangen (Rentenansprüche). Auf diese Weise kann ein Schmerzverhalten persistieren, selbst wenn die ursprüngliche Ursache (Schmerzreiz) gar nicht mehr oder nicht mehr in dem Ausmaße wie früher vorliegt. Dieses kann auch *am Modell* (z.B. Eltern) *gelernt* werden. Die Gesetzmäßigkeiten der klassischen und operanten Konditionierung sind wirksam, gleichgültig ob der Betroffene sich der Zusammenhänge bewußt ist oder nicht.

Im folgenden sind wesentliche Bestandteile eines integrativen, multimodalen Behandlungskonzeptes für chronische Schmerzsyndrome dargestellt: Ziel dieses Behandlungsansatzes ist die Erhöhung der Kontrollkompetenz über aversive Ereignisse bzw. Zustände. Als wesentliche Bereiche sind hier zu nennen: 1. Im Rahmen der Therapie lernt der Patient, aversive Ereignisse und ihre Folgen auf die Befindlichkeit frühzeitig zu identifizieren. 2. In einem systematischen Training werden eigene Fertigkeiten zur Schmerzbewältigung auf- und ausgebaut. 3. Zur Generalisierung des Behandlungserfolgs in den Alltag wendet der Patient diese Fertigkeiten zur Schmerzbewältigung in Form von Übungen und Hausaufgaben in seiner realen persönlichen und beruflichen Umwelt an. Die psychologische Beeinflußbarkeit von Schmerzzuständen geht u.a. aus der kurzfristigen Wirkung von Hypnose hervor. Sie erlaubt es z.B., bei erhaltener Wahrnehmung des realen Schmerzreizes die affektiv-emotionale Komponente des Schmerzes drastisch zu verändern. Aufgrund der nur sehr kurzfristigen Wirkung von Hypnose ist es erforderlich, den Patienten Verfahren an die Hand geben zu können, welche sie selbst über längere Zeit auch im Alltag einsetzen können. Derartige Verfahren dienen der muskulären Entspannung, der körperlichen Aktivierung und der kognitiv-affektiv-emotionalen Beeinflussung der Schmerzwahrnehmung und -bewältigung. In Tabelle 13.34 und im folgenden Text sind dazu stichwortartig die wichtigsten Modalitäten aufgeführt:

1. *Informationsvermittlung (schriftlich und mündlich) zur Beeinflußbarkeit des subjektiv wahrgenommenen Schmerzes durch Denken, Fühlen und Verhalten.* Dabei werden Informationen vermittelt über:
   — Akzeptieren des Schmerzes als derzeit gegebene Tatsache,
   — Beeinflußbarkeit durch Veränderung der Tagesstrukturierung,
   — Veränderung von Einstellungen und Erwartungen und
   — Stärkung bereits vorhandenen konstruktiven Bewältigungsverhaltens.
   — Als sehr hilfreich zur Informationsvermittlung hat sich die „*Sternbach-Broschüre*" gezeigt (*Sternbach* 1989).

2. *Funktionelle Analyse der Zusammenhänge* (z.B. ein Telefonanruf der Mutter führt dazu, daß sich der Patient bedrängt und überfordert fühlt, ohne es artikulieren zu können. Seine Ohnmacht drückt sich in Form von Kopfschmerzen aus). Derartige Zusammenhänge werden im Rahmen der Verhaltensanalyse herausgearbeitet.

3. *Teilnahme an einer „Schmerzinformationsgruppe":* In einer solchen Gruppe werden theoretische Modelle zur Schmerzwahrnehmung besprochen, Videofilme zur Schmerzbewältigung, z.B. in anderen Kulturen, vorgeführt, Funktionen körpereigener „*Antischmerzsysteme*" und ihre Beeinflußbarkeit aufgezeigt und Zusammenhänge zwischen seelischer Spannung, Streß, muskulärer Verspannung und Schmerzempfinden vermittelt. Die Teilnahme an der „*Schmerzinformationsgruppe*" erleichtert es dem Patienten, funktionelle Zusammenhänge zwischen Auslösesituationen und Schmerzreaktionen in seinem individuellen Fall zu erkennen.

4. *Praktisches Training in Verfahren zur Schmerzbewältigung.* Stichpunktartig sind hier folgende Verfahren zu nennen:

Tabelle 13.34 Multimodale Therapie chronischer Schmerzsyndrome

Gestörte Funktion bzw. Grund für Maßnahme	Therapeutischer Bereich	Spezifische Maßnahmen
1. Informationsdefizite	Informationsvermittlung	– Schmerzinformationsgruppe – Bibliotherapie (Sternbach-Broschüre)
2. Körperliche Verspannung	Entspannung des Körpers	– Entspannungstraining (autogenes Training) oder progressive Muskelentspannung – Biofeedback zur gezielten Entspannung einzelner Muskelgruppen – Physikalisch-therapeutische Maßnahmen – Körperliche Aktivierung, Bewegungstherapie z.B. nach *Feldenkrais*
3. Wahrnehmung	Wahrnehmungstraining	– Führen und therapeutische Bearbeitung eines *Schmerzprotokolls* – Erfassung funktionaler Zusammenhänge zwischen Antezedenzen und Schmerz
4. Ausdruck eigener Emotionen (konträr zu dem Motto „*Ein Indianer kennt keinen Schmerz*")	Training des emotionalen Ausdrucks, Kommunikation und Interaktion	– Erkennen und Ausdruck eigener *Schwäche* (statt Härte) – Lernen, nicht *vom Kopf gesteuert*, sondern auf Signale des Körpers hörend, zu reagieren
5. Externe Belastungen und eigener Anspruch	Reduktion der Belastungen und perfektionistischer Leistungsansprüche	– Training sozialer Fertigkeiten – Relativierung und Infragestellung bisheriger dysfunktionaler Werthaltungen
6. Organische schmerzerzeugende Läsion	Somatische Therapie	– Zeitkontingente (nicht schmerzkontingente) Medikation mit Antidepressiva und Schmerzmittel – Schrittweise Reduktion der Schmerzmittel bei Mißbrauch – Transkutane Nervenstimulation (TNS)

– Führen eines „*Schmerztagebuchs*" zur Erfassung zeitlicher und funktionaler Zusammenhänge (Verhaltensanalyse).

– Bearbeitung des Schmerztagebuches in einer „*Schmerztagebuch-Gruppe*". In dieser Gruppe wird eine Differenzierung zwischen verschiedenen Modalitäten des Schmerzes (Stärke, Dauer, Unannehmlichkeit, Qualität etc.) und Stimmungen im Tagesverlauf bei psychischen und körperlichen Belastungen gelernt. Der Patient erlernt den Umgang mit Schmerz als „persönliche Wissenschaft"; er lernt, daß Schmerz keine unabänderliche Schicksalsgröße ist, sondern daß er selbst ihn, zumindest teilweise, beeinflussen kann. In der Gruppe können gegenseitige positive Verstärkungen bei Erreichen von Zwischenzielen erfolgen. Der Patient lernt, Schmerzempfinden im Rahmen des sozialen und kommunikativen Kontextes differenzierter zu sehen. Nach unseren klinischen Erfahrungen tritt dabei bei sachgerechtem Vorgehen eine *Hypochondrisierung* kaum auf. Der Patient

lernt vielmehr, spezifische Schmerzbewältigungsverfahren, basierend auf einer differenzierten Wahrnehmung, einzusetzen.

– *Einübung in Verfahren zur körperlichen, muskulären Entspannung* (Entspannungstraining nach *Jacobson*, autogenes Training oder Biofeedback) zur Beeinflussung somato-sensorischer Komponenten der Schmerzerfahrung. Diese Entspannungsverfahren können zu einer Senkung des *Arousals* und einer *Tonisierung* des autonomen Nervensystems führen; sie können damit zur Hebung der Schwelle zur Aktivierung konditionierter Schmerzreaktionen beitragen. Biofeedback-Geräte können dabei helfen, die Kontrolle über bestimmte Muskeln schneller zu erlangen (z.B. über die Gefäßmuskulatur der A. temporalis bei Migräne oder über den M. frontalis bei Spannungskopfschmerz).

5. *Kommunikation und Interaktion:* In diesem Zusammenhang kann die Bearbeitung dysfunktionalen Interaktionsverhaltens (z.B. un-

angebrachte Verhaltensmuster der „Härte, Strenge und Stärke" bei Depression, Verzweiflung oder dem Bedürfnis nach Geborgenheit) wichtig sein; Übungen im *Rollenspiel* können zur Verbesserung von Wahrnehmung und Ausdruck eigener Emotionen (Wut, Trauer, Ärger) beitragen. Affektiv-emotionale Schmerzanteile können durch nonverbale Verfahren, z.B. durch die Anfertigung und Verwendung einer Gesichtsmaske in der Gestaltungstherapie oder im Rahmen der Übung *Familienskulptur,* in der Gruppe evoziert und bearbeitet werden.

6. *Körperliche Aktivierung und Bewegungstherapie:* Nicht Schonung und Rückzug, sondern mäßiggradiges Körpertraining in Form von Gymnastik, Ergometertraining, Jogging, Schwimmen verbessern sowohl die Kondition als auch das Wohlbefinden. Eine körperliche Aktivierung kann aus einem Teufelskreis der Passivität und Schmerzzentriertheit herausführen und dem Patienten neue Inhalte geben. Für die Behandlung chronischer Schmerzzustände hat sich die Anwendung der *Feldenkrais-Methode* klinisch bewährt: Sie ist eine körperorientierte Therapie, in der die Wahrnehmung für den eigenen Körper und die Körperhaltung im Raum ohne Anstrengung und ohne Kraftaufwand geschult wird. Sie kann als ein Verfahren der neuromuskulären Umstrukturierung gesehen werden. Dysfunktionale Haltungen und Bewegungsabläufe können erlebt und geändert werden.

Je nach Art der Störung können u.a. folgende zusätzliche Maßnahmen sinnvoll zum Einsatz kommen: physikalische Therapie, berufliche Rehabilitation, Einbeziehung von Familienangehörigen, transkutane Nervenstimulation (TNS) und Medikation (z.B. Antidepressiva, Neuroleptika).

Kasuistik: Eine 49jährige Hausfrau, Mutter von Kindern (12, 18 und 23 Jahre), litt seit über 20 Jahren mit Akzentuierung in den letzten 3 Jahren an Migräne. Sie war dadurch erheblich beeinträchtigt, und es bestand ein beträchtlicher Schmerzmittelabusus (Ergotaminpräparate, Paracetamol). Durch eine Verhaltensanalyse und das Führen eines Schmerztagebuches lernte sie funktionale Zusammenhänge zwischen äußeren Ereignissen und ihrer Lebensführung einerseits und den Kopfschmerzen andererseits zu erkennen. Sie war in hohem Maße leistungsorientiert und perfektionistisch und übernahm allzu bereitwillig Verantwortungen auch in Dingen, die sie nicht selbst betrafen. Dadurch kam sie — die eigene Überanstrengung, Anspannung und Erschöpfung mißachtend — in ein Überforderungssyndrom. Die Migräneattacken erzwangen schließlich die für sie erforderlichen Unterbrechungen. In der Behandlung lernte sie, ihre körperli-

chen Signale früher wahrzunehmen. Es gelang ihr unter therapeutischer Anleitung, ihre leistungsorientierte, allzu verantwortungsbereite Grundhaltung wesentlich zu ändern, und sie verbesserte ihre sozialen Fertigkeiten in Kommunikationsübungen im Rollenspiel. Sie lernte, „nein zu sagen", sie lernte, die Übernahme von Verantwortung auch ablehnen zu können, und sie lernte, sich einen begrenzten Freiraum für Muße und „genießen können" zu nehmen. Nachdem sie dies zielstrebig und entschlossen auch im Alltag begonnen hatte umzusetzen, traten ihre Migräneattacken nicht mehr auf.

Eine wissenschaftliche Evaluation verhaltenstherapeutischer Komponenten zur Behandlung chronischer Schmerzsyndrome findet sich bei *Kremer* et al. (1979), *Birbaumer* u. *Haag* (1982), *Turk* et al. (1983), *Holzmann* u. *Turk* (1986); bei *Burrows* (1987) für Sozialtraining, Selbstkontrolle und Biofeedback; bei *Turner* u. *Chapman* (1982) für Entspannungsverfahren; bei *Fordyce* et al. (1981) für Bewegungstherapie mit Erhöhung der körperlichen Aktivität; bei *Fichter* u. *Goebel* (1989) und *Goebel* et al. (1989) für das oben skizzierte multimodale Behandlungsprogramm.

13.13.2 Therapie psychosomatischer Erkrankungen am Beispiel der Behandlung bulimischer und anorektischer Eßstörungen

Bruch (1973) hatte folgende 3 kardinale Symptombereiche für Magersucht, Bulimia (thin-fat people) und Adipositas formuliert: 1. Körperschemastörungen, 2. Störungen der intero-, proprioceptiven und emotionalen Wahrnehmung und 3. ein alles durchdringendes Gefühl eigener Insuffizienz. Für die Therapieplanung ist es wichtig zu beachten, daß die Patientin[1] bei allen genannten Eßstörungen etwas bisher Wichtiges aufgeben muß, was ihr einst half, das emotionale Gleichgewicht temporär zu erlangen, um gesund werden zu können. Die Magersüchtige erhält Verstärkung und erhält Genugtuung, wenn es ihr gelungen ist, trotz ihres Appetits weiter an Körpergewicht abzunehmen. Die bulimische und hyperphagisch adipöse Patientin findet vorübergehende emotionale Stabilisierung durch die Zufuhr von Nahrung. Auch kann das pathologische Eßverhalten übergeordne-

---

[1] Da die meisten Patienten mit bulimischen und anorektischen Eßstörungen weiblichen Geschlechts sind, wird im folgenden die weibliche Form verwendet.

te Funktionen, z.B. in der Partnerschaft oder Familie, haben. So kann die seit langem kriselnde Partnerschaft der Eltern durch die gemeinsame Sorge um die magersüchtige Tochter aufrechterhalten werden. Der Eßstörung kann aber auch Vermeidung altersangemessener Verantwortungsübernahme durch Untergewicht und die damit jedem ins Auge springende Botschaft („Ich bin krank und zu schwach zur Übernahme von Verantwortung und der damit verbundenen Risiken") zugrunde liegen. Den Krankheitsgewinn durch die Eßstörung und eventuell vorliegende übergeordnete Funktionen der Eßstörung für das Leben der Patientin außer acht zu lassen, würde eine Stagnation der Therapie oder spätere Rückfälle wahrscheinlich machen. Für die Therapieplanung ist es deshalb wichtig, die motivationale und kontextuelle Situation einzubeziehen und zu bearbeiten, bevor Interventionen zur Beseitigung des Symptoms (pathologisches Eßverhalten) eingeleitet werden. Nur bei oberflächlicher Betrachtung handelt es sich bei Magersucht und Bulimia nervosa um *Eß*störungen.

Im Rahmen einer Verhaltenstherapie bulimischer und anorektischer Eßstörungen ist eine Aktivierung der Patientin zur tatkräftigen Mitarbeit sehr wichtig. Als Grundlage dafür sollten der Patientin detaillierte Informationen über Eßstörungen und ihre Behandlung vermittelt werden. Eine wirklich aktive Mitarbeit setzt Transparenz der Therapie und Vermittlung von Art und Sinn einzelner Therapieschritte voraus. Therapeut und Patient müssen wissen, daß kognitive und emotionale Veränderungsprozesse Zeit erfordern. Um irrealen Leistungserwartungen gegenzusteuern, sollten Ziele in realistischen kleinen Schritten verwirklicht werden. Wenn bei entsprechender Bereitschaft von seiten der Patientin die bisherigen pathologischen Verhaltensmuster mit ihren protektiven Funktionen abgebaut werden, sollte nicht übersehen werden, daß die Patientin parallel dazu alternative Bewältigungsstrategien erlernen muß. Für die Therapie empfehlen sich definierte kleine Schritte, konkrete therapeutische Empfehlungen und klare Instruktionen. In Tabelle 13.35 findet sich eine zusammenfassende Auflistung gestörter Funktionen und verschiedener spezieller Maßnahmen für die Behandlung der gestörten Funktionen bei anorektischen und bulimischen Eßstörungen.

Ein wesentlicher Schwerpunkt in der Behandlung anorektischer, bulimischer und psychogen übergewichtiger Patientinnen ist das Training proprio-, interozeptiver und emotionaler Wahrnehmung und das Training des emotionalen Ausdrucks im sozialen Kontext. Wahrnehmungsdefizite können in Therapiesitzungen bearbeitet werden, welche die Wahrnehmung von Hunger, Sättigung und von Gefühlen schärfen. Bewegungs- und tanztherapeutische Elemente, Video-Feedback der eigenen Haltung und Bewegung, Berührungsübungen und die therapeutische Auslösung von Gefühlen wie Ärger, Wut und Freude mit nachfolgender Bearbeitung können die proprio-, interozeptive und emotionale Wahrnehmung verbessern (vgl. *Vandereycken* 1989). Magersüchtige und bulimische Patienten haben es in der Regel gelernt, Körpersensationen zu ignorieren und Gefühle zu unterdrücken. Die Folgen „heruntergeschluckter" Emotionen und die damit verbundenen Befindlichkeitsstörungen und Selbstwertprobleme werden von magersüchtigen und bulimischen Patientinnen durch eine Zentrierung auf den Essensbereich, die Ausblendung anderer Lebensbereiche und die Kontrollbestrebungen über den Essensbereich abzufangen versucht. Wenn die Wahrnehmung therapeutisch verbessert wurde, können Defizite im emotionalen Ausdruck in verhaltenstherapeutischen Rollenspielsitzungen bearbeitet werden. Vorstrukturierte Übungen tragen dazu bei, die sozialen Fertigkeiten und die Gewandtheit im Umgang mit anderen zu erhöhen. In Einzel- oder Gruppensitzungen können aber auch Gefühle, wenn sie nicht ohnehin schon sichtbar sind, therapeutisch evoziert werden. Der Patientin können dann in Rollenspielsitzungen verschieden Wege aufgezeigt werden, die Emotion in direkter Weise zum Ausdruck zu bringen. Üblicherweise wird dabei von einfachen zu schwierigen Situationen, von weniger bedrohlichen und sehr starken Emotionen und vom kathartischen Ausdruck „primitiver" Gefühle zum differenzierten, sozial angemessenen Ausdruck von Gefühlen in spezifischen Situationen fortgeschritten. Die (trainierbare) therapeutische Kunst ist es, während der Therapiesitzung und im Therapieverlauf für das Leben der Patientin wesentliche Problembereiche schnell zu erkennen, individualisierte Rollenspielsitzungen maßgeschneidert und konkret zu gestalten und die wesentlichen Inhalte der Übung durch Hilfestellungen, Modellvorgaben und positive Verstärkung von Fortschritten zu vermitteln.

Bei Patientinnen mit anorektischen und bulimischen Eßstörungen findet sich häufig ein niedriges Selbstwertgefühl und eine Tendenz zu selbsterniedrigenden Gedanken und Aussagen. Verfahren der kognitiven Verhaltenstherapie (s.a. Kap. 4.1, 13.7, 13.9 und 13.11) wie kognitive Umstrukturierung, Self-Monitoring, Reframing, Verhaltensaufbau nach dem Prinzip der kleinen Schritte können hier sinnvoll zur Anwendung kommen.

Tabelle 13.35 Multimodale Therapie bulimischer und anorektischer Eßstörungen

Gestörte Funktionen bzw. Grund für Maßnahmen	Therapeutischer Bereich	Spezielle Maßnahmen
1. Informationsdefizite	Vermittlung von Informationen über:	– Streßreaktionen – Nutrition – Therapiemöglichkeiten und -grenzen – Selbsthilfe – Rückfallprophylaxe – Folgen bulimischen/anorektischen Verhaltens
2. Störung der interozeptiven und emotionalen Wahrnehmung	Wahrnehmungstraining	– Körperorientierte Übungen – Schulung der interozeptiven Wahrnehmung – Schulung der emotionalen Wahrnehmung
3. Störung des emotionalen Ausdrucks	Training des emotionalen Ausdrucks	– Adäquater Ausdruck von Emotionen – Katharsisübungen – Training der sozialen Kompetenz im Rollenspiel
4. Dysfunktionale, irrationale Gedanken, Überzeugungen und Werthaltungen	Kognitive Therapie	– Aufdeckung in Infragestellung – *Reframing*
5. Pathologisches Ernährungsverhalten	Ernährungsberatung	– Antidiätkurs – Geordneter Plan für Mahlzeiten – Zusammenhang Streß und pathologisches Eßverhalten
6. Untergewicht	Auseinandersetzung mit Gewichtsphobie und Verantwortungsübernahme	– Operantes verhaltenstherapeutisches Gewichtsprogramm
7. Chronische Belastungen im sozialen Umfeld und ineffiziente Interaktionen	Einbeziehung des sozialen Umfeldes	– Partnertherapie – Familientherapie
8. Passivität und Mangel an Übernahme von Verantwortung und unzureichendes Vertrauen in eigene Fähigkeiten	Aktivierung eigener Initiative und Verantwortung	– Aktive Teilnahme an Selbsthilfegruppen – Selbstregulation
9. Angst vor Rückfall	„Maintenance-Training"	– Antizipation von Problemen – Exponieren von relevanten Belastungen – Planung weiterer Behandlungen und Teilnahme an Selbsthilfegruppen – Umgang mit Medikamenten

Es hat beträchtliche Vorteile, die Therapie eßgestörter Patientinnen zumindest teilweise in diagnostisch homogenen Gruppen durchzuführen, da in diesem Kontext mehr Problembereiche bearbeitet werden, die für alle Patienten wichtig sind. Im Verlauf der Therapie sollten magersüchtige und bulimische Patientinnen zunehmend mehr Verantwortung für sich selbst und ihre Zukunftsplanung übernehmen; bei Schritten in diese Richtung sollte der Therapeut Hilfestellungen („prompts") und positive Rückmeldungen geben. Magersüchtige und

bulimische Patientinnen sind zwar in der Regel „Experten" im Kalorienzählen, sie wissen allerdings oft wenig über die Bedeutung einzelner Nährstoffe, Mineralien und Spurenelemente sowie über die Physiologie von Hunger und Sättigung. Aus diesem Grunde wurde in den vergangenen Jahren in verschiedenen Behandlungszentren zunehmend dazu übergegangen, gezielte *Ernährungsberatung* in ein multimodales Therapieprogramm bulimischer und anorektischer Eßstörungen mit aufzunehmen. Im Rahmen der Ernährungsberatung lernen die Patientinnen, bisher vermiedene (meist höherkalorische) Nahrungsmittel wieder zu essen, das zeitliche Muster der Nahrungszufuhr über den Tag zu normalisieren und das Spektrum und die Verschiedenartigkeit zugeführter Nahrungsmittel zu erhöhen. Sehr wichtig ist die *Verhaltensanalyse funkionaler Zusammenhänge* zwischen äußeren Ereignissen, inneren Zuständen und dem Eßverhalten. Es hat sich dabei bewährt, den Patientinnen strukturiert dazu über Tage und Wochen hinweg Protokoll führen zu lassen. Diese Protokolle sind Grundlage für das Auffinden funktionaler Zusammenhänge, die dann in der Therapieplanung berücksichtigt werden können. Beispielsweise kann eine Patientin, die nach einem Telefonat mit der Mutter, die ihr kritisch vorhielt, daß sie ihr (ungeliebtes) Studium wieder aufnehmen müsse, weil die Familie dafür bezahlt habe, in einer Rollenspielsitzung vermittelt bekommen, sich besser in direkter, adäquater (und dennoch in einer für die Mutter annehmbaren) Weise abzugrenzen. Sie kann lernen, der Mutter mitzuteilen, daß sie sich durch Schuldgefühle und Pflichtaufrufe in wichtigen eigenen persönlichen Zielen bedrängt sieht.

Therapie sollte nicht nur während der Therapiesitzungen stattfinden. Die Patientin sollte vielmehr konkrete Anregungen und „Hausaufgaben" erhalten und zunehmend aus eigenen Stücken Dinge initiieren, welche ihr in relevanten Bereichen, auch in Alltagssituationen, Übung bringen. Dies ist wichtig für die *Generalisierung des Therapieerfolges* von der therapeutischen Situation in den realen Alltagskontext. *Fairburn* (1985), *Freeman* (1988), *Garner* (1987) und *Nutzinger* (1989) haben die Wirksamkeit der Verhaltenstherapie bei (bulimischen) Eßstörungen zusammenfassend aufgezeigt. *Fichter* et al. (1992) belegten die Wirksamkeit der oben skizzierten multimodalen verhaltensorientierten Psychotherapie bei Bulimia nervosa und evaluierten den Verlauf über 2 Jahre nach Beendigung der stationären Therapie.

13.13.3 Folgerungen

Auf die diagnostische Vielfalt und die daraus resultierende Komplexität und die Unterschiedlichkeit therapeutischer Ziele wurde eingangs bereits hingewiesen. Einige gemeinsame Nenner für die Behandlung verschiedener psychosomatischer Erkrankungen sollen im folgenden hervorgehoben werden. Ein sehr häufig bei psychosomatischen Erkrankungen zu findendes Defizit liegt in der intero-

und propriozeptiven sowie der emotionalen Wahrnehmung. Ein weiteres Defizit liegt im adäquaten Ausdruck von Emotionen. Dies trifft für magersüchtige und bulimische Patienten ebenso zu wie für Patienten mit Ulcus duodeni, Morbus Crohn, für viele Patienten mit Hypertonie, Herzrhythmusstörungen, atopischer Dermatitis, Asthma, Kopfschmerz oder Bruxismus. Bei Patienten, die ihre Körpersensationen und Gefühle durch hektische Betriebsamkeit (die durchaus zielgerichtet und sehr effizient sein kann) überspielen, ist das Defizit in Wahrnehmung und Ausdruck von Emotionen auf den ersten Blick oft nicht gleich sichtbar. Störungen in Wahrnehmung und Ausdruck von Emotionen sind bei psychosomatischen Patienten so weit verbreitet, daß man mit Erstaunen feststellen muß, wie wenig hier *präventiv*, z.B. im Rahmen der Schulerziehung, unternommen wird.

Im folgenden sind mehrere therapeutische Bereiche einer multimodalen Verhaltenstherapie psychosomatischer Störungen aufgelistet, die für verschiedene psychosomatische Erkrankungen mit unterschiedlicher Gewichtung zutreffend sind:

1. Die *Vermittlung von konkreten Informationen* über die Erkankung verbessert das Verständnis der Zusammenhänge, erhöht die Therapietransparenz, verbessert die Motivation des Patienten, selbst etwas aktiv zu ändern, erhöht das Maß an Eigeninitiative und Selbstverantwortung und zeigt Wege für mögliche und sinnvolle Veränderungen auf.

2. *Therapeutische Kontrakte* können im Einvernehmen mit dem Patienten dort helfen, wo er selbst ein sinnvolles Ziel (Gewichtszunahme bei Magersucht) zwar will, es doch alleine aufgrund einer ausgeprägten Ambivalenz nicht erreicht.

3. Ein wichtiger Nährboden für die Entwicklung psychosomatischer Erkrankungen liegt in der unzureichenden Sensibilität, eigene innere Signale rechtzeitig wahrzunehmen (z.B. Herzrhythmusstörungen in einer beruflichen Streßsituation). Ein Überpielen oder Ausgrenzen dieser körpereigenen Signale verhindert auf Dauer eine angemessene Problemlösung und geht zu Lasten des Körpers. Je nach Art des Wahrnehmungsdefizits können *spezielle Wahrnehmungsübungen* und körperorientierte Therapien (z.B. die Bewegungstherapie nach *Feldenkrais* oder tanz- und gestaltungstherapeutische Elemente) die Fähigkeit für die Wahrnehmung eigener Körpersignale erhöhen.

4. Die *funktionale Analyse* von Zusammenhängen zwischen externen Ereignissen oder Bela-

stungen, körperlichen Signalen und seelischen Reaktionen ist ein wichtiger, die gesamte Therapie durchziehender Prozeß, aus dem sich Ziele und spezielle Interventionen herausarbeiten lassen.

5. Eine wichtige Quelle von Befindlichkeitsstörungen, welche psychosomatische Erkrankungen nach sich ziehen können, ist ein Mangel an situationsangemessenen sozialen Fertigkeiten. In Gruppen zum *Training sozialer Fertigkeiten* können in mehr oder weniger strukturierten Rollenspielübungen verschiedene, relevante Bereiche durch aktives Handeln und Üben bearbeitet werden. Wichtige Bereiche können hierbei sein: aktives Zuhören (,,attentive listening"), sozial angemessene Durchsetzung eigener Bedürfnisse und ein der Situation angemessener, möglichst direkter Ausdruck der eigenen Emotionen. Häufiges Üben von neu erlernten sozialen Fertigkeiten kann helfen, alte Gewohnheiten auf Dauer zu durchbrechen.

6. Bei Bestehen irrationaler Gedanken und dysfunktionaler Überzeugungen und Werthaltungen können Verfahren der *kognitiven Verhaltenstherapie* zum Einsatz kommen (s.a. Kap. 13.7).

7. In jenen Fällen, in denen die Erkrankung eng mit der Partnerschaft oder Familie verquickt sind, kann es wichtig sein, das relevante *soziale Umfeld* zumindest für einige Sitzungen in die Therapie mit einzubeziehen.

8. Die Zeit der Therapiesitzungen macht nur einen geringen Anteil der gesamten Zeit eines Patienten aus. Die Verschreibung von Übungen zur Durchführung außerhalb der Therapiesitzungen hat 2 Vorteile: 1. Es wird dadurch die aktive Therapiezeit erweitert (zeitliche Extension), und 2. wird der Patient dazu veranlaßt, die in der Therapiesitzung bearbeiteten Inhalte in konkrete, strukturierte Übungen in seinem beruflichen und privaten Alltag umzusetzen (räumliche Extension). Die therapeutische Verschreibung von ,,Hausaufgaben" und die Bearbeitung der Übungsergebnisse in der nächsten Therapiesitzung kann entscheidend zur *Förderung der Generalisation* der Therapieeffekte beitragen.

Zur Vertiefung der Thematik dieses Beitrages ist dem interessierten Leser die Lektüre des von *Miltner* et al. (1986) herausgegebenen Bandes über Verhaltensmedizin zu empfehlen.

Literatur

Adler, R., Herrmann, J.M., Köhle, K., Schonecke, O.W., von Uexküll, Th., Wesiak, W. (Hrsg.): Psychosomatische Medizin. 3. Aufl. Urban & Schwarzenberg, München, Wien, Baltimore 1986

Birbaumer, N., Haag, G.: Behavioral treatment of migraine. In: *R. Surwit, R.B. Williams, A. Steptoe, B. Biersner* (eds.): Behavioral treatment of disease. Plenum Press, New York 1982

Bruch, H.: Eating disorders: obesity, anorexia nervosa and the person within. Basic Books, New York 1973

Burrows, G.H., Elton, D., Stanley, G.V. (eds.): Handbook of chronic pain management. Elsevier, Amsterdam, New York, Oxford 1987

Fairburn, C.G.: Cognitive-behavioral treatment for bulimia. In: *D. Garner, P.E. Garfinkel* (eds.): Handbook of psychotherapy for anorexia nervosa and bulimia. Guilford Press, New York 1985

Fichter, M.M., Goebel, G.: Konzeption einer verhaltensmedizinischen Behandlung chronischer Schmerzsyndrome. Prax. Psychother. Psychosom. 34 (1989) 205−213

Fichter, M.M., Quadflieg, N., Rief, W.: The course of bulimia nervosa: results of the German longitudinal bulimina nervosa study I. In: *W. Herzog, H.C. Deter, W. Vandereycken* (eds.): The course of eating disorders: Long-time follow-up studies of anorexia and bulimia nervosa. Springer, Berlin, Heidelberg, New York 1992, pp. 133−149

Fordyce, W.E., McMaron, R., Rainwater, G., Jackings, S., Questad, K., Murphy, T., Delateur, B.: Pain complaint-exercise performance in relationship with chronic pain. Pain 10 (1981) 311−313

Freedman, A.M., Kaplan, H.I., Sadock, B.E., Peters, U.H. (Hrsg.): Psychiatrie in Praxis und Klinik. Bd. 4: Psychosomatische Störungen. Thieme, Stuttgart 1988

Freeman, C.P.I., Barry, E., Dunkeld-Turnbull, J., Henderson, S.: Controlled trial of psychotherapy for bulimia nervosa. Brit. Med. J. 296 (1988) 521−525

Garner, D.M.: Psychotherapy outcome research with bulimia nervosa. Psychother. Psychosom. 48 (1987) 129−140

Goebel, G., Keeser, W., Wildgruber, Ch., Faust, B., Fichter, M.: Die stationäre verhaltensmedizinische Behandlung chronischer Schmerzen. In: *A. Laireiter, H. Mackinger* (Hrsg.): Verhaltensmedizin und Gesundheitspsychologie. Mackinger, A-Bergheim 1989, S. 1−19

Hahn, P. (Hrsg.): Psychosomatik. Bd. 1 u. 2 (Kindlers ,,Psychologie des 20. Jahrhunderts"). Beltz, Weinheim 1983

Holzmann, A.D., Turk, D.C. (eds.): Pain management. A handbook of psychological treatment approaches. Pergamon Press, New York, Oxford, Toronto 1986

Kisker, K.P., Lauter, H., Meyer, J.E., Müller, C., Strömgren, E. (Hrsg.): Psychiatrie der Gegenwart. Bd. 1: Neurosen, Psychosomatische Erkrankungen, Psychotherapie. Springer, Berlin, Heidelberg, New York 1986

Kremer, E., Block, A., Morgan, C., Gaylor, M.: Behavioral approaches to pain management: social communication skills and pain relief. In: *D.J. Osborne, M.M. Gruneberg, J.R. Eiser* (eds.): Research in psychology and medicine. Vol. 1. Academic Press, London 1979

Miltner, W., Birbaumer, N., Gerber, W.-D.: Verhaltensmedizin. Springer, Berlin, Heidelberg, New York 1986

Nutzinger, D.O., de Zwaan, M.: Verhaltenstherapie bei Bulimia: Rückblick und Ausblick anhand der bisherigen Forschung. In: *M.M. Fichter* (Hrsg.): Bulimia nervosa. Grundlagen und Behandlung. Enke, Stuttgart 1989, S. 248–261

Sternbach, R.A.: Wie kann ich lernen, mit dem Schmerz zu leben, obwohl es so weh tut? (Deutsche Überarbeitung: *W. Keeser, M. Zimmermann*). Springer, Berlin, Heidelberg, New York 1989

Turk, D.C., Meichenbaum, D.H., Genest, M.: Pain and behavioral medicine: a cognitive-behavioral perspective. Guilford Press, New York 1983

Turner, J.A., Chapman, C.R.: Psychological interventions for chronic pain: a critical review. Part I, II. Pain 12 (1982) 1–46

Vandereycken, W.: Körperschemastörungen und ihre Relevanz für die Behandlung der Bulimia. In: *M.M. Fichter* (Hrsg.): Bulimia nervosa. Grundlagen und Behandlung. Enke, Stuttgart 1989, S. 274–283

Vogt, R.: Wissenschaftstheoretische Leitlinien in ihrer Bedeutung für die psychosomatische Medizin. In: *P. Hahn* (Hrsg.): Psychosomatik. Bd. 1 (Kindlers „Psychologie des 20. Jahrhunderts"). Beltz, Weinheim 1983

13.14 Grundzüge des psychodynamisch orientierten Vorgehens bei psychosomatischen Störungen

C. Buddeberg

Die Symptome psychosomatischer Störungen und Erkrankungen sind ebenso vielfältig wie die psychischen Probleme, welche ihnen zugrundeliegen und ihren Verlauf beeinflussen können. In den letzten Jahrzehnten wurden verschiedene theoretische Konzepte zur Entstehung und Behandlung psychosomatischer Störungen entwickelt, auf welche an dieser Stelle nicht näher eingegangen werden kann (*Hoffmann* u. *Hochapfel* 1987, *von Uexküll* 1990). Die folgenden Ausführungen beschränken sich auf die Darstellung einiger grundlegender psychodynamischer Gesichtspunkte, welche für die Behandlung von psychosomatisch Kranken durch den Allgemeinarzt oder Facharzt von Bedeutung sind.

13.14.1 Einteilung, Symbolgehalt und Funktion psychosomatischer Symptombildungen

Entsprechend ihres psychodynamischen Hintergrundes und der für die somatische Symptombildung wesentlichen psychophysiologischen Reaktionsmuster lassen sich die verschiedenen Störungen in 6 Gruppen einteilen (Tabelle 13.36).

Tabelle 13.36 Einteilung psychosomatischer Störungen

- Konversionsstörungen (Ausdruckskrankheiten)
- Somatoforme Störungen (funktionelle Syndrome)
- Sexuelle Funktionsstörungen
- Psychosomatosen
- Eßstörungen
- Somatopsychische Störungen (Anpassungsstörungen)

Bei den sog. *Konversionsstörungen (Ausdruckskrankheiten),* die sich vor allem im motorischen und sensorischen System manifestieren – z.B. psychogene Lähmungen, Gangstörungen oder Sensibilitätsstörungen –, handelt es sich um *symbolhafte körperliche Darstellungen verdrängter psychischer Konflikte* ohne nachweisbare körperliche Funktionsstörungen oder Organschäden. Im Symptom werden dabei in der Regel sowohl ein verdrängter Wunsch wie auch Widerstände gegen diesen Wunsch ausgedrückt. So weist z.B. ein psychogener Pruritus vulvae einerseits auf abgewehrte sexuelle Wünsche und andererseits – durch das zur Erleichterung des Juckreizes praktizierte Kratzen – auf deren ebenfalls unbewußte Bestrafung hin. Die Symptombildung führt im allgemeinen intrapsychisch zu einer emotionalen Entlastung *(primärer Krankheitsgewinn)* und im interpersonellen Bereich zu vermehrter Beachtung des Symptomträgers und Rücksichtnahme von seiten der nächsten

Bezugspersonen *(sekundärer Krankheitsgewinn)*. Das Symptom wird vom Patienten zwar subjektiv als störend erlebt. Es hat jedoch — und dieser Aspekt ist sowohl bei der Diagnostik wie bei der Therapie sorgfältig zu beachten — eine *wichtige Schutzfunktion*, indem es den Symptomträger vor einer Überforderung und möglicherweise schwereren psychischen Dekompensation bewahrt. Für die Arzt-Patient-Beziehung typisch ist eine *Diskrepanz zwischen objektivierbarem Krankheitsbefund und subjektiven Kranheitsgefühlen und -vorstellungen des Patienten.*

Anders ist die Situation bei Patienten mit sog. *somatoformen Störungen* — synonyme Bezeichnungen: funktionelle Störung, vegetative Dystonie, vegetative Neurose, psychogenes Syndrom, Organneurose, Neurasthenie —, die zahlenmäßig in der ärztlichen Praxis einen beträchtlichen Anteil ausmachen (30 bis 50 % aller Patienten). Sie kommen gehäuft im kardiovaskulären und gastrointestinalen System vor, können sich aber potentiell in allen Organbereichen manifestieren. Neben dem Hauptsymptom, wie z.B. Herzbeschwerden, Darmbeschwerden oder Kopfschmerzen, wird meist noch über weitere Befindlichkeitsstörungen wie Schwächegefühl, Schwindel, Atembeschwerden, Schweißausbrüche, Schlafstörungen oder Konzentrations- und Gedächtnisschwäche geklagt. Das Beschwerdebild ist häufig diffus und in seiner Symptomatik wechselnd. Hier handelt es sich um *vegetative Begleiterscheinungen starker Affekte,* wie z.B. Angst, Ärger oder Wut, die dem Patienten in unterschiedlichem Maße bewußt sein können. Neben einer kurzdauernden reaktiven Verlaufsform gibt es bei den somatoformen Störungen nicht selten chronifizierende Formen.

Als *Auslösesituation* findet sich oft ein reales oder drohendes Verlusterlebnis, welches nicht in einer adäquaten Trauerreaktion verarbeitet werden kann. Die Symptome bringen dann in symbolischer Weise schmerzliche Gefühle, Unsicherheit, Enttäuschung oder Kränkung zum Ausdruck. Wegen der unklaren Beschwerden und meist unauffälligen Organbefunde werden die Patienten von einem Arzt zum andern überwiesen. Das dabei stattfindende *Wechselspiel von Zuwendung* (bei den wiederholten Untersuchungen) *und Abwendung* (bei der Überweisung an den nächsten Facharzt) stellt eine Wiederholung des vorausgegangenen Verlusterlebnisses dar und trägt nicht selten zur Chronifizierung des Beschwerdebildes bei.

Bei den *sexuellen Funktionsstörungen* — z.B. Libidomangel, Erektionsstörung, Vaginismus, Dyspareunie, Ejakulations- und Orgasmusstörung — besteht zwischen dem psychodynamischen Konflikt (Ambivalenz zwischen sexuellen Wünschen und Ängsten) und dem sexuellen Symptom ein auch für den Patienten nicht selten offenkundiger Zusammenhang. Der Schweregrad der psychischen Störung ist im Einzelfall sehr unterschiedlich und reicht von oberflächlichen Leistungs- und Versagensängsten bis zu schweren intrapsychischen und/oder interpersonellen Konflikten (*Buddeberg* 1987).

Die *Psychosomatosen* im engeren Sinn (Ulcus pepticum, Colitis ulcerosa, Asthma bronchiale, essentielle Hypertonie, atopische Neurodermitis, Hyperthyreose und rheumatoide Arthritis) haben als gemeinsames Merkmal das Vorhandensein objektivierbarer somatischer Befunde. Nach *Engel* (1970) werden sie auch als *Somato-Psychosomatosen* (eigentlich, um die Wechselwirkung zu verdeutlichen: *somato-psychische psycho-somatische Erkrankungen*) und nach *von Uexküll* (1990) als *Bereitstellungskrankheiten* bezeichnet, da sie pathogenetisch mit vegetativen Bereitstellungsreaktionen verknüpft sind. Psychosomatosen lassen aufgrund ihrer Symptomatik häufig keinen unmittelbaren intrapsychischen oder interpersonellen Konflikt erkennen. Sie sind als *physiologische Reaktionen der vegetativen Organe auf anhaltende oder periodisch wiederkehrende emotionale Zustände* zu verstehen.

Patienten mit klassischen psychosomatischen Erkrankungen zeigen in ihrer *Persönlichkeit* häufig u.a. folgende Merkmale: Fehlen von Emotionalität (mangelnde Erlebnis- und/oder Expressionsfähigkeit), konkretes phantasiearmes Denken, formelhafte schablonenhafte Sprache, soziale Konformität und enge Bindung an eine ,,Schlüsselperson". Diese Merkmale wurden von der französischen psychosomatischen Schule (*Marty* u. *M'Uzan* 1978) unter dem Begriff der *Alexithymie* zusammengefaßt. Bei diesen Erkrankungen, für deren Entwicklung und Verlauf auch konstitutionelle und exogene Faktoren eine wesentliche Rolle spielen können, ist der psychodynamische Hintergrund in der Regel nicht leicht zu erfassen, da auf seiten der Patienten ein Konfliktbewußtsein und eine Sensibilität gegenüber längerdauernden Belastungen im Berufs- oder Privatleben meist fehlen.

Auf die Besonderheiten von *Eßstörungen* (vgl. Kap. 13.15) und der *somatopsychischen Störungen* (Störungen der psychischen Anpassung und Bewältigung schwerer körperlicher Krankheiten) kann in diesem Kapitel nicht näher eingegangen werden.

13.14.2 Der diagnostisch-therapeutische Zirkel

Die Therapie psychosomatischer Störungen beginnt mit dem 1. Kontakt zwischen Arzt und Patient (*Weber* 1984). Ein vorwiegend naturwissenschaftlich orientierter Arzt richtet bei der Erstuntersuchung eines Patienten seine Aufmerksamkeit einseitig auf die „objektiven Befunde". Das subjektive Erleben des Patienten und auch die subjektiven Gefühle und Phantasien des Arztes während der Untersuchung werden von ihm weitgehend ausgeblendet. Das Ergebnis eines solchen einseitig somatisch orientierten Vorgehens ist eine *eindimensionale Diagnose*, die dem Patienten als krankem und leidendem Menschen nicht gerecht wird.

Schon bei der Erstuntersuchung findet zwischen Arzt und Patient ein wechselseitiger Informationsaustausch statt, den *Wesiack* (1980) als *diagnostisch-therapeutischen Zirkel* charakterisiert hat. Sowohl beim Patienten als auch beim Arzt werden während der Anamneseerhebung und Erstuntersuchung emotional-kognitive Kreisprozesse ausgelöst, welche über die Stationen emotionales Erleben – Befunderhebung – Interpretieren – emotionales Erleben usw. ablaufen. Die Reaktionen des Arztes auf die verbalen und averbalen Mitteilungen des Patienten haben *gleichzeitig eine diagnostische und therapeutische Funktion*, indem sie vom Patienten als Bestätigung, Infragestellung oder Entwertung der Sichtweise seines Leidens erlebt werden können.

Ungünstige Behandlungsverläufe von Patienten mit psychosomatischen Störungen haben ihren Ursprung häufig in einer eindimensionalen Diagnosestellung. Zunächst ergänzen sich Arzt und Patient in der Vermutung einer organischen Ursache der Krankheit. Ausbleibende Befunde bei den immer differenzierteren und auch kostspieligeren Abklärungsuntersuchungen führen dann aber in der Arzt-Patient-Beziehung auf beiden Seiten zu Ratlosigkeit, Mißtrauen und Enttäuschung. Die Reaktionen des Arztes am Ende einer längerdauernden erfolglosen einseitig somatischen Abklärungsphase können unterschiedlich sein: Er kann dem Patienten eine *Pseudodiagnose* geben und mit einer somatischen Behandlung beginnen, die nach kurzem Anfangserfolg wirkungslos bleibt oder zu neuen Symptomen führt. Er kann sich *als nicht kompetent* oder *nicht zuständig erklären* und den Patienten an einen Kollegen überweisen. Oder er kann den Patienten mit der *Mitteilung konfrontieren, seine Beschwerden seien „nur" psychischer Natur*

und ihm empfehlen, einen Psychotherapeuten aufzusuchen, was der Patient in der Regel nicht tut. Auf seiten des Patienten entstehen im Verlauf eines solchen eindimensionalen Abklärungsprozesses zunehmend Gefühle von Hilflosigkeit und Nicht-ernst-genommen-Werden, die ihren Höhepunkt in der kränkenden Mitteilung des Arztes finden, die Beschwerden seien „nur" psychisch bedingt.

Bei einer Anamneseerhebung und Erstuntersuchung, welche diagnostische und therapeutische Gesichtspunkte berücksichtigen, sollte der Arzt die erhobenen Daten wie folgt untergliedern (*Argelander* 1970):

— *Objektive Informationen*, wie biographische Fakten, Verhaltensweisen des Patienten und somatische Befunde.
— *Subjektive Informationen*, wie emotionales Erleben, Vorstellungen und kognitive Bewertungen seiner Symptome.
— *Szenische oder situative Informationen:* Damit ist die Art und Weise gemeint, wie sich der Patient bei der Erstuntersuchung mit seinem Leiden darstellt, wie er die Beziehung zum Arzt gestaltet, welche Emotionen er zum Ausdruck bringt und im Arzt auslöst.

Aus den objektiven, subjektiven und situativen Informationen gelangt man zu einer *Gesamtdiagnose*, welche nicht nur kranke Organfunktionen, sondern auch die Person des Patienten einschließt. Ausgehend von diesen Informationen kann dann der Arzt Überlegungen für die weitere Behandlung anstellen.

13.14.3 Die psychotherapeutische Atmosphäre

Die Zahl der Patienten mit psychosomatischen Störungen, welche zu Beginn der Behandlung bereit sind, zwischen ihren körperlichen Beschwerden und eigenen psychischen Problemen einen Zusammenhang zu sehen, ist eher gering. In der Regel haben psychosomatisch Kranke ein *somatogenes Krankheitskonzept*, d.h., sie sind überzeugt, daß ihre Beschwerden körperlich bedingt sind. Meist fehlt ihnen ein Konfliktbewußtsein und eine Sensibilität für ihre schwierige Lebenssituation und damit auch eine grundlegende Voraussetzung für eine eigentliche Psychotherapie. Eine wesentliche Aufgabe des Arztes besteht deshalb zunächst darin, im Verlauf der Behandlung die Sichtweise des Patienten über seine Krankheit zu erweitern, d.h. die einseitig organische Perspektive durch eine psychosoziale zu ergänzen. Die Zeit, welche für eine solche Änderung der Sichtweise des Patienten über sein Gesundheitsproblem und seine Lebenssituation erforderlich ist, kann Wochen, Monate und manchmal auch Jahre dauern. In dieser Zeit sollte sich der Arzt bemühen, in der Arzt-Patient-Beziehung eine *psychotherapeutische Atmosphäre* (*Weber* 1984) zu schaffen, welche einerseits die Selbstheilungskräfte des Patienten fördert und andererseits eine schrittweise Einstellungsänderung des Patienten gegenüber seinen Symptomen und seiner Lebenssituation (Tab. 13.37) ermöglicht.

Die Berücksichtigung der *unspezifischen Elemente einer Psychotherapie* ist für die Schaffung einer solchen psychotherapeutischen Atmosphäre von grundlegender Bedeutung. Es handelt sich dabei um Voraussetzungen und Rahmenbedingungen für jede Art von Psychotherapie, unabhängig von dem ihr zugrunde liegenden theoretischen Konzept.

Diese unspezifischen Elemente der Psychotherapie sind m.E. für die tägliche Arbeit in der ärztlichen Praxis wichtiger als gezielte psychotherapeutische Interventionen. Im wesentlichen geht es dabei in der Beziehung zum Patienten um eine *Aufrechterhaltung oder Wiederherstellung seines narzißtischen Gleichgewichtes*. Psychosomatisch Kranken fehlt häufig das Gefühl, ,,jemand zu sein``, ,,geborgen zu sein``, ,,lebens- und achtenswert zu sein`` und ,,einen Platz in der Welt zu haben``. Oder anders formuliert, es mangelt ihnen an Urvertrauen, Selbsthilfe, Unabhängigkeit und eigener Identität. *Balint* (1970a, 1970b) spricht in diesem Zusammenhang von der *Grundstörung* als einem häufigen Merkmal psychosomatisch Kranker. Verhaltensweisen des Arztes, die dazu geeignet sind, das Selbstvertrauen, die Selbstachtung und das Vertrauen des Patienten zu seiner Umgebung zu fördern, dienen der Wiederherstellung eines verlorenen oder bisher nicht erlangten seelischen Gleichgewichts. Der ,,Glaube an sich selbst``, an die eigenen Möglichkeiten und Fähigkeiten und das Vertrauen in die Zuverlässigkeit der nächsten Bezugspersonen sind Voraussetzungen dafür, alltägliche und besondere Konflikte und Belastungen des Lebens zu meistern.

In der Arzt-Patient-Beziehung sind die *,,Klärung der Verantwortlichkeit``* — welcher Arzt fühlt sich in welchem Umfang für den Patienten verantwortlich — und die *fortlaufende Information* über das, was mit dem Patienten geschieht, wesentliche Faktoren zur Stützung des narzißtischen Gleichgewichtes. So selbstverständlich diese beiden Punkte erscheinen, so schwierig sind sie im hektischen

Tabelle 13.37 Elemente einer psychotherapeutischen Atmosphäre in der Arzt-Patient-Beziehung

- Konstante, sachliche und wohlwollende Grundhaltung des Arztes
- Klärung der Verantwortlichkeit
- Mehrdimensionale Abklärung
- Vermeidung kränkender Bemerkungen
- Fortlaufende Information über diagnostische und therapeutische Schritte
- Vermeidung von vorschnellen Versprechungen, Überengagement und unvermitteltem Rückzug
- Schaffung von Spielraum für eigenständige Entscheidungen und Aktivitäten des Patienten

Praxisalltag oder in einem hochspezialisierten Klinikbetrieb im Einzelfall zu verwirklichen. In der psychosomatischen Konsiliartätigkeit sieht man kaum einen Patienten, bei dem diese beiden Gesichtspunkte nicht teilweise oder gänzlich vernachlässigt wurden.

Ein weiterer Punkt betrifft die *Versprechungen des Arztes* und *sein Engagement* gegenüber dem Patienten. Ein Arzt sollte nichts verprechen, was er nicht halten kann, und sich nicht über seine eigenen Kräfte für die Behandlung eines Patienten engagieren. Gebrochene Versprechen und Rückzug nach einem Überengagement sind Ereignisse, die das Vertrauen des Patienten in den Arzt und zugleich das Selbstwertgefühl des Patienten tief erschüttern können. Eine *konstante, sachliche und wohlwollende Haltung* des Arztes, unabhängig von momentanen Gefühlsschwankungen des Patienten und Rückschlägen in seinem körperlichen Befinden, ist ebenfalls ein Element, welches das Vertrauen des Patienten zum Arzt und zu sich selbst fördert. Schließlich gehört es zur therapeutischen Atmosphäre, dem Patienten einen möglichst großen *Spielraum für eigene Entscheidungen und Aktivitäten* zu lassen. Dieser Spielraum muß jedoch den individuellen Möglichkeiten des einzelnen Patienten angepaßt sein und ändert sich mit seinem Krankheitszustand.

Der *Schweregrad der psychischen Störung* eines Patienten mit psychosomatischen Symptombildungen kann sehr verschieden sein. Auf der einen Seite gibt es Patienten, denen man mit einem oder wenigen Gesprächen entscheidend helfen kann. Auf der anderen Seite finden sich aber auch Patienten mit schweren Persönlichkeitsstörungen, die nicht selten in familiären Beziehungen leben, die ebenfalls schwer gestört sind. Der Allgemeinarzt kennt häufig die familiäre Situation eines Patienten wesentlich besser als der Spezialist und ist deshalb in der Lage, in seinem Behandlungsansatz nicht nur die individuelle Problematik des Patienten, sondern auch das familiäre Beziehungsnetz zu berücksichtigen.

13.14.4 Das psychotherapeutische Gespräch

Die Möglichkeiten und die Methodik des therapeutischen Gesprächs in der Sprechstunde des Arztes wurden vor allem von *Balint* (1970a, 1970b, 1975) und seinen Mitarbeitern untersucht und beschrieben. An dieser Stelle kann nur in aller Kürze auf einige Gesichtspunkte des therapeutischen Gesprächs im Rahmen der Sprechstunde eingegangen werden. Wesentlich ist dabei zunächst, daß der Arzt seine gewohnte und oft auch vom Patienten erwartete *aktiv-direkte Haltung aufgibt* und versucht, gemeinsam mit dem Patienten die Gesprächssituation so zu gestalten, daß dieser seine Ängste, Befürchtungen und Wünsche offen aussprechen kann. Die *Beobachtung und Wahrnehmung von Gefühlen*, die während des Gesprächs sowohl beim Patienten als auch beim Arzt selbst auftauchen, ist ein weiteres wichtiges Element des therapeutischen Gesprächs. Diese Gefühle bilden die Grundlage für eine Beziehungsdiagnose, d.h. einer Beurteilung der Beziehungskonstellation, die sich während des Gesprächs zwischen Patient und Arzt entwickelt. Die *Beziehungskonstellation in der Arzt-Patient-Beziehung* gibt dem Arzt wichtige Hinweise auf innerseelische Konflikte des Patienten und/oder Konflikte in seinem näheren Beziehungsnetz. Aufgrund dieser Beobachtungen kann dann der Arzt zu Hypothesen über den psychodynamischen Hintergrund der somatischen Symptombildung gelangen. Mit *konkreten Ratschlägen zu Verhaltens- oder Einstellungsänderungen* sollte der Arzt eher zurückhaltend sein. Die Erfahrung zeigt, daß Ratschläge nur dann befolgt werden, wenn sie auch aus der Sicht des Patienten sinnvoll und realisierbar erscheinen. Günstiger ist es, mit dem Patienten gemeinsam verschiedene alternative Möglichkeiten im Umgang mit einem konkreten Problem im Gespräch zu erarbeiten und ihn dann zu ermuntern, eine dieser Möglichkeiten in der Realität zu erproben.

Das psychotherapeutische Gespräch läßt sich am besten durch eine längere Teilnahme an einer *Balint-Gruppe* lernen. Diese Gruppen bieten dem psychotherapeutisch interessierten Arzt eine gute Möglichkeit, die Fremd- und Selbstwahrnehmung von Interaktionen im Arzt-Patient-Gespräch zu schulen und Grenzen der eigenen emotionalen Belastbarkeit in der ärztlichen Tätigkeit kennenzulernen.

13.14.5 Versäumnisse und Fehler in der Behandlung von Patienten mit psychosomatischen Störungen

Als Folge der zunehmenden Spezialisierung innerhalb der Medizin tendieren heute manche Ärzte dazu, Patienten nur noch aus der Perspektive ihres eigenen Fachgebietes selektiv zu diagnostizieren und zu behandeln. Der Verzicht auf eine *ganzheitliche, d.h. bio-psycho-soziale Betrachtung* der Gesundheitsprobleme eines Patienten (*Willi* u. *Heim* 1986) führt vor allem bei Patienten mit psychosomatischen Störungen nicht selten dazu, daß sie fehlerhaft behandelt werden, und die therapeutischen Maßnahmen bisweilen zur Fixierung und Chronifizierung der Beschwerden beitragen. Ein kurzes *Fallbeispiel* soll dies veranschaulichen.

Eine 35jährige Frau meldet sich bei ihrem Hausarzt wegen unklarer Unterbauchschmerzen. Er stellt ihr einige symptomorientierte Fragen und findet bei der Untersuchung keine pathologischen Befunde. Der Arzt diagnostiziert eine „Darmverstimmung" und verordnet ein Medikament zur Regulation der Darmmotilität. Da sich die Beschwerden nicht bessern, wird die Patientin in den folgenden Monaten zu mehreren spezialärztlichen Untersuchungen an Gastroenterologen, Chirurgen und Gynäkologen überwiesen. Es werden eingehende und kostspielige Untersuchungen, einschließlich Laparoskopie und Computertomographie, durchgeführt. Da die Beschwerden nach einjähriger Beschwerdedauer eher zu- als abgenommen haben, entschließt sich der Gynäkologe zu einer „explorativen Probelaparotomie", welche außer einigen Verwachsungen im kleinen Becken keine Auffälligkeiten zeigt. Wegen der persistierenden Unterbauchbeschwerden nimmt die Patientin abwechselnd Analgetika und Tranquilizer ein, die jedoch nur eine vorübergehende Besserung bewirken. 18 Monate nach dem Beginn der Beschwerden — die Patientin ist schon seit Monaten arbeitsunfähig und denkt an eine Invalidisierung — wird während einer erneuten stationären Behandlung der Patientin ein psychosomatischer Konsiliararzt beigezogen. Im Gespräch mit ihm berichtet die Patientin über eine sexuelle Vergewaltigung durch ihren Ehemann unmittelbar vor dem Beginn der Beschwerden. Keiner der vorbehandelnden Ärzte hatte bis dahin mit der Patientin über ihre Ehesituation und sexuellen Schwierigkeiten gesprochen.

Dieses Beispiel zeigt einige *typische Versäumnisse* und *Fehler*, welche in der Abklärung und Behandlung von Patienten mit psychosomatischen Störungen leider nicht selten zu beobachten sind. Anstelle eines Anamnesegesprächs beschränken sich manche Kollegen auf das Abfragen einer Symptom-Checkliste. Bei dieser Art der Anamneseerhebung können *averbale Mitteilungen* des Patienten vom Arzt nur unzureichend wahrgenommen und in die diagnostischen Überlegungen einbezogen werden. Die einseitige Ausrichtung des Gesprächs auf eine Symptombefragung unter *Vernachlässigung* wichtiger Informationen zur *psychosozialen Lebenssituation* des Patienten ist ein weiteres, häufig zu beobachtendes Versäumnis in der Abklärungsphase. Mangelnde Strukturierung des Gesprächs oder Manipulation des Gesprächsablaufs durch Suggestivfragen, häufigen Themenwechsel oder unvermittelte Beendigung der Unterredung sind weitere *Fehler in der Gesprächsführung*, welche den Arzt zu einer Fehlbeurteilung von Patienten mit psychosomatischen Störungen führen.

Zeigt ein 1. Behandlungsversuch nicht den erhofften Erfolg, so findet oft eine *vorschnelle Überweisung* zu verschiedenen Spezialisten statt. Diese versuchen dann mit sog. „*Untersuchungsbatterien*" die rätselhaften Beschwerden zu klären, anstatt mit einzelnen überlegten Untersuchungs- und Therapieschritten gemeinsam mit dem Patienten die näheren Umstände seines Krankseins zu klären. Nach mehreren erfolglosen konservativen Behandlungsversuchen erhofft man sich dann von einem mehr oder weniger *fragwürdigen operativen Eingriff* eine Klärung des Rätsels. Zeigen sich auch dabei keine eindeutigen Befunde, läßt das Interesse mancher Ärzte am Patienten und seinen unklaren Beschwerden nach. *Kritische und kränkende Bemerkungen* von seiten des Arztes führen dann beim Patienten zur unterschwellig vom Arzt erhofften Reaktion: Er bricht die Behandlung ab und sucht den nächsten Spezialisten auf, bei dem sich dieselbe Interaktion in einer anderen Variation wiederholt.

Nach meiner Erfahrung ist es vor allem die mangelnde Bereitschaft und Kompetenz mancher Ärzte zur Wahrnehmung emotionaler und d.h. häufig averbaler Mitteilungen des Patienten sowie der emotionalen Reaktionen, welche der Patient beim Arzt selbst auslöst, die zu Fehlbehandlungen psychosomatisch Kranker führen. Nicht selten entwickelt sich dann in der Arzt-Patient-Beziehung ein ähnlicher Konflikt, der intrapsychisch beim Patienten zur Entwicklung der Beschwerden geführt hat. Die Verlagerung des Konfliktes auf die Arzt-Patient-Beziehung führt beim Patienten meist zu einer gewissen Entlastung. Seine Aufmerksamkeit verlagert sich von den ihn belastenden psychosozialen Stressoren auf die Unfähigkeit der Ärzte, ihm zu helfen. Die Weichen für die Patientenkarriere eines psychosomatisch Kranken werden in der Regel vom primär behandelnden Hausarzt gestellt. Die Berücksichtigung psychodynamischer Aspekte bei der Abklärung entscheidet dabei nicht nur über das weitere Wohlergehen dieser Patienten, sondern auch über die für ihre Behandlung erforderlichen finanziellen Mittel.

13.14.6 Psychotherapie im engeren Sinne

Die Durchführung einer psychodynamisch orientierten Therapie erfordert eine spezielle Ausbildung, durch die sich der Therapeut Wissen und Erfahrung über das Wesen der zu behandelnden Störungen, die Art der Wirkung der Therapie sowie Gründe für Erfolge und Mißerfolge in der Behandlung erwirbt. Von besonderer Bedeutung sind dabei Übertragungs- und Gegenübertragungsphänomene in der therapeutischen Beziehung, die Kenntnis von Abwehrmechanismen und Widerständen und Möglichkeiten der Bearbeitung von intrapsychischen und interpersonellen Konflikten. In der Psychotherapie ist es wichtig, die Grenzen der eigenen Kompetenz zu kennen und dem Patienten diese Grenzen auch deutlich zu machen. Patienten, die für eine eingehendere psychodynamisch orientierte Psychotherapie motiviert und geeignet sind, sollten an einen speziell ausgebildeten Fachpsychotherapeuten überwiesen werden. Bei Patienten mit somatischen Symptombildungen ist es von Vorteil, wenn es sich dabei um einen ärztlichen Psychotherapeuten handelt, da er die Notwendigkeit begleitender somatischer Therapiemaßnahmen oder allenfalls erforderlicher diagnostischer Untersuchungen besser abschätzen kann als ein nichtärztlicher Psychotherapeut.

Literatur

Argelander, H.: Das Erstgespräch in der Psychotherapie. Wiss. Buchgesellschaft, Darmstadt 1970

Balint, M.: Therapeutische Aspekte der Regression. Die Theorie der Grundstörung. Klett, Stuttgart 1970a

Balint, M.: Der Arzt, sein Patient und die Krankheit. Fischer, Frankfurt 1970b

Balint, M.: Fünf Minuten pro Patient. Suhrkamp, Frankfurt 1975

Buddeberg, C.: Sexualberatung. 2. Aufl. Enke, Stuttgart 1987

Engel, E.L.: Psychisches Verhalten in Gesundheit und Krankheit. Huber, Bern, Stuttgart, Wien 1970

Hoffmann, S.O., Hochapfel, G.: Einführung in die Neurosenlehre und Psychosomatische Medizin. 3. Aufl. Schattauer, Stuttgart, New York 1987

Marty, P., de M'Uzan, M.: Das operative Denken. Psyche 32 (1978) 974–984

von Uexküll, Th. (Hrsg.): Psychosomatische Medizin. 4. Aufl. Urban & Schwarzenberg, München, Wien, Baltimore 1990

Weber, K.: Einführung in die psychosomatische Medizin. Huber, Bern, Stuttgart, Toronto 1984

Wesiack, W.: Psychoanalyse und praktische Medizin. Klett-Cotta, Stuttgart 1980

Willi, J., Heim, E. (Hrsg.): Psychosoziale Medizin. Bd. 1. Springer, Berlin, Heidelberg, New York 1986

13.15 Psychoanalytische Therapie bei Anorexia nervosa und Bulimia nervosa

H. Willenberg

13.15.1 Erscheinungsformen psychogener Eßstörungen

Nach psychoanalytischer Auffassung sind das gestörte Eßverhalten und die sich hieraus ergebenden körperlichen und sozialen Komplikationen Ausdruck vorwiegend unbewußter konflikthafter innerseelischer Vorgänge. Die psychogenen Eßstörungen·Anorexia nervosa und Bulimia nervosa gehören zu den „selbstvermittelten" Erkrankungen, bei denen sich ein intrapsychischer Konflikt in körperlichen Veränderungen (z.B. Kachexie) manifestiert, die durch bewußte Handlungen herbeigeführt werden.

Bei psychogenen Eßstörungen lassen sich 3 Dimensionen unterscheiden:

a) der körperliche Zustand (Gewicht),
b) das Eß- und Gewichtskontrollverhalten,
c) die Einstellung zum Körper und seinen Funktionen, insbesondere zur Nahrungsaufnahme.

Obwohl die auf habitueller Hyperphagie beruhende Adipositas ebenfalls zu den psychogenen Eßstörungen zu rechnen ist, soll ihre Behandlung hier nicht erörtert werden. Die Adipositas bedarf besonderer therapeutischer Maßnahmen, wobei die analytische Psychotherapie wohl nur in selteneren Fällen die Methode der Wahl ist. Das Interesse gilt hier den Patienten, deren Gewichtsspektrum von extremer Kachexie bis hin zum Normalgewicht reicht, deren Eßverhalten aber die ganze Pallette gestörten Eßverhaltens und der Gewichtskontrollmethoden umfaßt. Dazu gehören habituelles Hungern, extreme Hyperphagie, willkürliches Erbrechen, Laxanzien- und Diuretikaabusus sowie der Mißbrauch von Appetitzüglern. Die wichtigste Gemeinsamkeit dieser so unterschiedlichen Verhaltensstörungen und körperlichen Erscheinungsbilder ist die dahinter stehende Einstellung der Patienten, die „magersüchtige Fehlhaltung". Damit ist das schwer nachvollziehbare Bestreben gemeint, unter keinen Umständen über ein an einem individuellen Idealbild orientiertes Maß hinaus zuzunehmen. Das Ausmaß dieser Fehlhaltung reicht von einer ausgeprägten Besorgtheit bis hin zur überwertigen Idee. Sehen sich die Patienten in der Einhaltung ihrer selbstgesetzten Grenzen gehindert, ist stets mit Angst, u.U. aber auch mit Ich-Desintegration zu rechnen.

In der psychoanalytischen Literatur tauchten schon vor dem Krieg Falldarstellungen auf, in denen Symptombildungen wie Appetitlosigkeit, Hungern oder willkürliches Erbrechen erwähnt wurden. Eine intensivere Auseinandersetzung mit der damals neben der Adipositas bekanntesten Eßstörung, dem Syndrom der Anorexia nervosa, setzte erst zögernd nach dem Krieg ein. Noch bis in die frühen 60er Jahre hinein war diese Erscheinung auch in der Inneren Medizin und Psychiatrie relativ selten und gleichförmig. Als *Thomä* 1961 sein klassisches Werk über die psychoanalytische Psychotherapie der Anorexia nervosa vorlegte, war die Symptomatik noch ohne weiteres einzugrenzen: „Wesentliches und allgemeines Merkmal der Anorexia nervosa ist eine seelisch bedingte partielle, in schweren Fällen absolute Nahrungsverweigerung, die eine Kachexie zur Folge hat und ad exitum führen kann. Zu diesem Syndrom gehören regelmäßig Amenorrhoe und Obstipation, die häufig schon vor einer merklichen Gewichtsabnahme auftreten" (*Thomä* 1961, S. 32). Wegen des Erkrankungsbeginns in oder kurz nach der Pubertät gebrauchte *Thomä* die Begriffe Anorexia nervosa und Pubertätsmagersucht synonym.

Seit Beginn der 70er Jahre wurde diese klassische Form der Anorexia nervosa immer häufiger diagnostiziert. Zugleich zeigten sich in zunehmendem Maße atypische Formen, bei denen die z.T. auch älteren Patientinnen zumindest episodisch sehr viel aßen und, meist heimlich, willkürlich erbrachen, um eine Gewichtszunahme zu verhindern. Auch bei den Patientinnen, denen dieses Verhalten zur Gewohnheit geworden war und die zwar wieder normgewichtig geworden waren, aber weiterhin eine panische Angst vor dem „Fettwerden" hatten, wurde die Bezeichnung Anorexia nervosa verwendet. Dem ohnehin mißverständlichen Begriff (auch bei konsequent hungernden Patientinnen besteht in aller Regel keine Appetitlosigkeit) wurde hierdurch jegliche Prägnanz genommen. Auch die Einführung des Begriffes Bulimie im DSM-III (1980), der von der Anorexia nervosa abgegrenzt wurde, verminderte diese Schwierigkeiten kaum, da hiermit wenig mehr umfaßt wurde als die Hyperphagie. Eine besondere Besorgtheit um Gewicht und Aussehen sowie habituelle Gewichtsreduktionsmethoden (z.B. willkürliches Erbrechen, Laxanzienabusus) wurden als diagnostische Kriterien nicht obligatorisch gefordert.

Heute setzt sich auch in der psychoanalytischen Literatur zunehmend das diagnostische Schema des DSM-III-R (*American Psychiatric Association* 1989) durch, mit dem das Spektrum der Manifestation der „magersüchtigen Fehlhaltung" durch die Diagnosen Anorexia nervosa und Bulimia nervosa weitgehend umfaßt wird.

Diagnostische Kriterien der Anorexia nervosa nach DSM-III-R (397.10):

A Das Körpergewicht wird absichtlich unterhalb des für Alter und Körpergröße entsprechenden Minimums gehalten. D.h. es liegt ein Gewichtsverlust von mindestens 15 %, bezogen auf das zu erwartende Gewicht, vor. Während der Wachstumsperiode wird ein Ausbleiben der zu erwartenden Gewichtszunahme mit der Folge eines Gewichtes von 15 % oder mehr unter dem erwarteten Gewicht entsprechend bewertet.

B Starke Angst vor Gewichtszunahme oder davor, dick zu werden, obgleich Untergewicht besteht.

C Störung in der eigenen Körperwahrnehmung hinsichtlich Gewicht, Größe oder Form, d.h. die Person berichtet sogar im kachektischen Zustand, sich „zu dick zu fühlen", oder ist überzeugt, ein Teil des Körpers sei „zu dick", obwohl ein offensichtliches Untergewicht besteht.

D Bei Frauen Aussetzen von mindestens 2 aufeinander folgenden Menstruationszyklen, deren Auftreten sonst zu erwarten gewesen wäre (primäre oder sekundäre Amenorrhoe). Eine Frau gilt auch als amenorrhoisch, wenn ihre Menstruation nur bei Gabe von Hormonen eintritt.

Diagnostische Kriterien der Bulimia nervosa nach DSM-III-R (307.51):

A Wiederkehrende Episoden von Heißhungeranfällen (schneller Verzehr einer großen Menge an Essen in einer bestimmten Zeitspanne).

B Das Gefühl, während der Heißhungerphase die Kontrolle über das Essen zu verlieren.

C Die Person benutzt entweder selbstinduziertes Erbrechen, Laxanzien oder Diuretika, strenge Diäten oder Fasten oder starke körperliche Betätigung, um eine Gewichtszunahme zu verhindern.

D Durchschnittlich mindestens 2 Heißhungeranfälle pro Woche seit mindestens 3 Monaten.

E Die ständige übertriebene Beschäftigung mit Körperform und Gewicht.

Im Verlaufe einer Therapie können sich die Erscheinungsbilder z.B. dahingehend ändern, daß Patientinnen zwar weiterhin übermäßig essen und regelmäßig erbrechen, ohne daß die Sorge um das Gewicht und das Aussehen noch eine besondere Rolle spielen. Hier hat sich das Eßverhalten quasi automatisiert und ist zum Selbstzweck geworden. Für solche unklaren Fälle hält das DSM-III-R die Kategorie „Nicht genauer spezifizierte Eßstörung" bereit.

Russell (1979) spricht von 80 % der Bulimia-nervosa-Patientinnen, die eine offene oder verdeckte Form von Anorexia nervosa hatten. Andere Autoren geben eine Zahl von etwa 1/3 an. Die ICD-10, die sonst ein hohes Maß an Übereinstimmung mit dem DSM-III-R zeigt, hat dem Rechnung getragen, indem eine frühere Episode von Anorexia nervosa als möglich, aber nicht obligatorisch erwähnt wird.

Auch für die therapeutische Praxis ist es wichtig, die diagnostischen Kategorien des DSM und der ICD nicht als Krankheitseinheiten mißzuverstehen. Es sind vielmehr Orientierungs- und Verständigungshilfen über Symptombildungen, die nicht nur im individuellen Falle Wandlungen unterworfen sein können, sondern die, wie andere psychische Erkrankungen auch, dem pathoplastischen Einfluß kultureller und gesellschaftlicher Faktoren ausgesetzt sind. Im Falle der psychogenen Eßstörungen zeigt sich dieser Einfluß in besonders ausgeprägtem Maße. Die Tatsache, daß Anorexia und Bulimia nervosa zu über 90 % bei Frauen auftreten, geht u.a. auf solche Faktoren zurück.

Aus psychoanalytischer Sicht ist eine Diagnostik unzureichend, die außer der Deskription bzw. Operationalisierung der Erscheinung die individuelle Bedeutung und Motivierung sowie die interaktionelle Funktion des Krankseins nicht berücksichtigt.

13.15.2 Gemeinsamkeiten der psychogenen Eßstörungen

Trotz des klinisch so unterschiedlichen Erscheinungsbildes konsequent hungernder, extrem kachektischer Patientinnen und äußerlich völlig unauffälliger Frauen, die im geheimen exzessiv essen und willkürlich erbrechen, gibt es wesentliche Gemeinsamkeiten, die „hinter" der sichtbaren Erscheinung stehen: die bereits erwähnte Überwertigkeit des Dranges, den Körper einem bestimmten Bild entsprechend zu formen und zu manipulieren bzw. die Angst, die Kontrolle über die Erscheinung des Körpers und seine Funktionen zu verlieren.

Wegen der grundlegenden Bedeutung, die die *magersüchtige Fehlhaltung* gleichermaßen für Anorexia nervosa und Bulimia nervosa hat, werden im folgenden gelegentlich beide Erscheinungen zusammenfassend als „Magersucht" (vgl. *Willenberg* 1984, 1989 b) und die Patientinnen als „Magersüchtige" bezeichnet.

Die artifizielle Natur der beobachtbaren körperlichen Symptommanifestationen

Artifiziell heißt, daß die beobachtbare körperliche Symptomatik durch bewußte oder bewußtseinsfähige planvolle und zielgerichtete autodestruktive Handlungen induziert oder unmittelbar herbeigeführt wird.

Die reparative Funktion

Die Möglichkeit, den eigenen Körper und die biologischen Gesetzmäßigkeiten seiner Funktionen kontrollieren und manipulieren zu können, dient der Angstminderung und vermittelt dem Patienten ein Gefühl der Autonomie und stellt eine sonst oft fehlende Möglichkeit zur Stärkung des Selbstwertgefühls dar. Die interaktionelle Potenz, also die Fähigkeit und Fertigkeit, ein Geheimnis zu wahren oder bei Angehörigen und Ärzten ein Gefühl der Machtlosigkeit zu induzieren, ermöglicht es den Patienten, Nähe und Distanz aktiv regulieren zu können. Auch hieraus können sie eine Stärkung ihres Selbstwertgefühls gewinnen.

Die innere Doppeltheit Magersüchtiger

Viel besser als durch den Begriff der Ambivalenz läßt sich mit dem von *Wurmser* (1987) geprägten Ausdruck der „inneren Doppeltheit" die in allen Lebensbereichen anzutreffende Zwiespältigkeit Magersüchtiger kennzeichnen.

Normgewichtige Magersüchtige wirken nach außen hin angepaßt, legen Wert auf Körperpflege und gesunde Ernährung, während sie im geheimen ihren Körper mit ihrem Eßverhalten, dem Erbrechen und dem Laxanzienabusus, malträtieren. Kachektische Patienten können in Schule und Beruf höchste Leistungen vollbringen und zu differenziertem Denken und Urteilen befähigt sein, andererseits aber ernsthaft darauf bestehen, mit 30 Kilogramm „ekelhaft fett" zu sein. Anorektische Patienten mögen im alltäglichen Umgang „skrupulös ehrlich" (*Bruch* 1962) erscheinen, während sie, sobald es um das Gewicht und das Essen geht, „skrupellos unehrlich" sind (*Fleck* et al. 1967). Es besteht eine ausgeprägte Neigung zur Dissoziation verschiedener Befindlichkeiten und innerer wie äußerer Wahrnehmung.

Ätiologie und Pathogenese

Allein wegen des breiten Spektrums der Erscheinungsformen wäre es verfehlt, nach *der* Ätiologie der Anorexia nervosa und der Bulimia nervosa zu fragen. Es gilt vielmehr, in jedem einzelnen Falle eine Vorstellung von dem hochkomplexen historischen und situativen Bedingungsgefüge der Erkrankung zu gewinnen. Hierbei zeichnen sich freilich mehr oder minder ausgeprägte Ähnlichkeiten bzw. Stereotypien ab. Die Beschreibung solcher Ähnlichkeiten oder Gemeinsamkeiten erleichtert es dem Therapeuten angesichts gewisser klinischer Bilder, mit biographischen und daraus folgenden intrapsychischen Konfliktkonstellationen zu rechnen und sein therapeutisches Vorgehen darauf einzustellen.

Die klinische Komplexität der Magersucht ist nicht ursächlich auf spezifische Entwicklungskonflikte oder die Fixierung auf bestimmte Entwicklungsstadien reduzierbar. Es ist näherliegend, die gesamte Entwicklung, die der Symptommanifestation vorausgeht, als eine von verschiedenen Zwiespältigkeiten durchzogene Verlaufsgestalt zu betrachten, in der nicht einzelne Faktoren, sondern ihre Gesamtheit sowohl pathogen als auch pathoplastisch wirkt. Diese „Verlaufsgestalt" soll modellhaft skizziert werden: Es ist eine auffallend häufig geäußerte Überzeugung der Patientinnen, unerwünscht oder zumindest als Mädchen unwillkommen gewesen zu sein. In Familiensitzungen wird diese zuvor durch Reaktionsbildungen notdürftig verdeckte Ablehnung oft erstaunlich direkt angesprochen. Manche Autoren (z.B. *Hogan* 1983 b, S. 157) vermuten hinter der Besorgtheit der Mütter anorektischer Patientinnen den unbewußten Wunsch, die Tochter möge verhungern und sterben. Wegen der fehlenden basalen Sicherheit müssen angemessene Bedürfnisse nach Geborgenheit und enger Verbundenheit zurückgedrängt und sehr früh Überlebensstrategien und damit ein Mindestmaß an Autonomie entwickelt werden. Dies kann z.b. durch die frühzeitige Ausbildung kognitiver Funktionen geschehen. *Wilson* (1983), der bei magersüchtigen Patienten von einem „*split of the ego*" spricht, weist darauf hin, daß die kognitiven Funktionen, der beobachtende Teil des Ich sowie adaptive Funktionen weitgehend ungestört bleiben. Der andere Teil des Ich werde abgespalten und auf den „fear of fat complex" projiziert. Dieser andere Teil des Ich, auf den die Patientin regrediere, sei primitiv und magisch und sei von präödipalen Konflikten und Phantasien geprägt. Die früh entwickelten kognitiven Funktionen erleichtern es dem Kind, nach Alternativen zu der Beziehung zur Mutter zu suchen. Dies geschieht meist (*Willenberg* 1989 b) dadurch, daß sich die spätere Patientin dem Vater besonders eng anschließt, dessen vermuteten Wünschen (z.B. nach einem Sohn) sie durch entsprechendes Verhalten entgegenzukommen sucht. Dies scheint noch durch die von vielen Autoren erwähnte unerfreuliche eheliche Situation der Eltern begünstigt zu werden. Die Fähigkeit zum Hüten von Geheimnissen, zum Vermitteln zwischen verschiedenen Interessen, aber auch zum Gegeneinander-Ausspielen dürfte hier eine ihrer biographischen Wurzeln haben. Die Beziehung zum Vater wird in der Pubertät empfindlich gestört. Die Fiktion, „Vaters Sohn" zu sein, zerbricht, und die körperlichen Veränderungen lassen die Patientin befürchten, nun zum Ebenbild der Mutter zu werden. Ein großer Teil der Erstmanifestationen der Magersucht fällt in diese Zeit. Den später Erkrankenden ist es meist gelungen, Ersatz für die Beziehung zum Vater zu finden und frühe Freundschaften und Ehen einzugehen. Diese Beziehungen sind von dem Risiko einer zwiespältigen Geschlechtsidentität und einer am Vater orientierten Partnerwahl belastet. Die Erstmanifestation bzw. das Wiederauftreten der Symptomatik im Erwachsenenalter steht vielfach in engem zeitlichen Zusammenhang mit der Erfahrung, daß der Partner sich als unzuverlässig und manipulierbar erweist. Neben diesen individuellen Entwicklungsfaktoren haben auch soziale Einflüsse einen wichtigen Einfluß auf die Symptomwahl. Als Beispiel sei das Modell anderer Eßgestörter sowie die Publizität, die diesen Störungen durch populäre Medien verschafft wird, zu nennen.

13.15.3 Theoretische Grundlagen der analytischen Psychotherapie

Die verschiedenen Formen psychoanalytischer Praxis beruhen auf gleichartigen theoretischen Grundsätzen. Psychoanalytische Therapie geht von einem kausalen Krankheitsverständnis aus. Sie beschränkt sich nicht auf die isolierte Betrachtung und Beseitigung eines Symptoms oder Fehlverhaltens. Im Sinne eines „Junktim zwischen Heilen und Forschen" (*S. Freud* 1927, S. 293) ist sie auf die immer wieder neue Erforschung der für die Symptombildung ursächlichen Hintergründe und Entwicklungen eingestellt. Die Ursachen des rational nicht nachvollziehbaren Hungerns, exzessiven Essens oder Erbrechens sind nicht unmittelbar erkennbar. Nicht anders als im Falle von Infektionskrankheiten oder Psychosen müssen die Ursachen erkennbar gemacht, erschlossen oder, wo dies nicht möglich ist, hypothetische Konstrukte definiert werden. Das wichtigste hypothetische Konstrukt der Psychoanalyse ist die Annahme eines dynamischen Unbewußten. Die Symptomatik (z.B. die Angst vor Gewichtszunahme) wird als Ausdruck einer suboptimalen Lösung innerseelischer, d.h. unbewußter Konflikte verstanden. Diese innerseelischen Konflikte werden als dynamisch fortwirkende bzw. aktualisierbare Überbleibsel ehemals realer infantiler Kofliktkonstellationen (z.B. zwischen starken Bedürfnissen und Gewissensanforderungen oder unmittelbaren elterlichen Verboten) angesehen. Die innerpsychischen Konflikte stellen sich nicht nur in Form von körperlichen Beschwerden, Ängsten oder gestörtem Verhalten dar, sondern haben die Neigung, sich immer wieder von neuem in realen Situationen auf rational nicht nachvollziehbare Weise in Szene zu setzen. Die psychoanalytische Therapie macht hiervon Gebrauch, indem sie die therapeutische Situation so strukturiert, daß solche Wiederholungen in einem übersehbaren Rahmen ermöglicht werden. Die im Zuge solcher Wiederholungen gegenüber dem Therapeuten aufkommenden Phantasien und Gefühle, Konflikte und Wünsche werden als *Übertragung* (der ursprünglichen mutmaßlich pathogen wirkenden Szene auf die aktuelle therapeutische Beziehung) verstanden. Die analytische Arbeit erschöpft sich nicht, wie oft fälschlich angenommen, im *Kampf um die Erinnerung* und in einer möglichst genauen historischen Rekonstruktion der Kindheit, sondern konzentriert sich auf das Analysieren überkommener, in der analytischen Beziehung aktuell wirksam werdender konflikthafter Erlebens-

und Verhaltensmuster. Der Analytiker hat dem Patienten gegenüber nicht die Funktion eines Applikators therapeutischer Techniken, sondern die Position eines beteiligten Beobachters. Ein Verständnis der therapeutischen Szene gewinnt der Analytiker nicht zuletzt aus der genauen Beobachtung der Gegenübertragung, also seiner eigenen Gefühle, Phantasien, Impulse und auch Befürchtungen. Dies setzt voraus, daß er es gelernt hat, auf seine Persönlichkeitseigenarten, habituellen Skotome und Konflikte zu achten, um sie nicht mit denen des Patienten zu vermengen. Gerade durch die intensive Berücksichtigung der Person des Beobachters hat die Psychoanalyse viel mit den wissenschaftlichen Standards der modernen Physik gemein, die der Relation von Untersucher und zu untersuchendem Objekt große Bedeutung beimißt.

13.15.4 Zur psychoanalytischen Therapie psychogener Eßstörungen

Dem Psychoanalytiker steht heute ein Spektrum therapeutischer Strategien, Interventionstechniken und Gestaltungsmöglichkeiten der Rahmenbedingungen zur Verfügung. Er ist hiermit in der Lage, sein Vorgehen den Besonderheiten des einzelnen Patienten anzupassen. Die Probleme, die sich im Umgang mit magersüchtigen Patienten ergeben, werden zunächst am Modell der psychoanalytischen Therapie im engeren Sinne, also der langfristigen, nicht fokussierten, u.U. hochfrequenten analytischen Einzelbehandlung dargestellt. Die Besonderheiten der Weiterentwicklungen dieses Verfahrens (angewandte Psychoanalyse) sowie von Integrationsversuchen der analytischen Umgangsweise in nicht vorwiegend psychoanalytisch konzipierten Therapiearrangements (psychoanalytisch orientierte Therapie) werden anschließend erörtert. Noch in den 60er Jahren bedeutete analytische Psychotherapie eßgestörter Patienten vorwiegend die Anwendung der hochfrequenten Langzeitanalyse im Liegen. Die von *Thomä* (1961) während stationärer Aufenthalte in einer psychosomatischen Klinik durchgeführten bzw. eingeleiteten Behandlungen waren ebenfalls in diesem Sinne „klassische" Analysen. Seit den 70er Jahren hat die Neigung, Eßgestörte auf diese Weise zu behandeln, nachgelassen. Zum einen mag dies an der Weiterentwicklung angewandter psychoanalytischer Verfahren und neuer institutioneller Möglichkeiten gelegen haben. Zum anderen wurde die als „klas-

sisch", d.h. oft in einem unangemessen unflexiblen Sinne, verstandene psychoanalytische Methode vorwiegend als Methode der Wahl für sog. reife Neurosen angesehen; eßgestörte Patienten wurden wegen ihrer Gestörtheit in frühen Entwicklungsphasen, wegen ihrer ausgeprägten Neigung zum Agieren und der körperlichen Bedrohtheit eher seltener dazu gerechnet. Die Möglichkeiten der hochfrequenten psychoanalytischen Einzelpsychotherapie sind jedoch sehr viel größer, sofern nur die Empfehlung von *A. Freud* (1954, S. 1382) Beachtung findet: „Da die Regeln zu den Fällen passen müssen, auf die sie Anwendung finden, bedarf es einer dauernden Konfrontation zwischen Aufgabe (Fall) und Werkzeug (technisches Verfahren)." *Wurmser* (1987, S. 6) betont, daß häufig vergessen werde, „... daß diese Form der Therapie spezifisch für schwerkranke Patienten geschaffen wurde, nicht für einigermaßen gut funktionierende, obzwar neurotisch unglückliche Individuen. Analyse kann daher nichts weniger als eine Frage von Leben und Tod sein, zum mindesten aber eine solche von schwerer Invalidität und erhoffter Wiederherstellung". Beim größeren Teil der magersüchtigen Patienten handelt es sich um „schwere Neurosen" im Sinne *Wurmsers*. Hieraus sind allein noch keine Spezifikationen der analytischen Technik abzuleiten; es sei vielmehr die von *Wurmser* vertretene Haltung angesprochen, die die Grenzen der eigenen Kunst weniger in deren Möglichkeiten oder in der Krankheit selbst sieht als vielmehr in der Person des Therapeuten. Aus diesem Grunde wird in den folgenden Abschnitten der persönlichen Haltung des Therapeuten besondere Bedeutung beigemessen.

13.15.4.1 Der Umgang mit dem Symptom

Ziel psychoanalytischer Therapie ist es, Patienten von ihrem Leiden zu befreien und ihnen zu Liebes-, Genuß- und Arbeitsfähigkeit zu verhelfen bzw. diese Fähigkeiten wiederherzustellen. In der Regel wird davon ausgegangen, daß die Symptomatik diesen Zielsetzungen entgegensteht. Bei Eßstörungen als körperlichen Symptomen, in denen sich, durch Handlung vermittelt, intrapsychische Konflikte manifestieren, wird ein Dilemma augenfällig, das bei anderen psychischen oder psychosomatischen Erkrankungen meist unberücksichtigt bleibt: die Frage der Wertung des Symptoms durch den Therapeuten, d.h. die Frage, ob das Symptom als Übel, als zu beseitigende Betriebsstörung anzusehen ist oder als eine höchstpersönliche Kreation des Patienten, die als solche gewürdigt werden muß, bevor dem Patienten bessere Formen der Konfliktbewältigung erwachsen sind. Ganz ähnlich wie bei anderen devianten Verhaltensweisen (Artefakthandlungen, artifiziell induzierten Erkrankungen, sexuellen Perversionen) zeigt sich das Dilemma, daß das therapeutische Bemühen einerseits darauf gerichtet ist, das Symptom überflüssig zu machen, daß das symptomatische Verhalten aber andererseits trotz seiner objektiven Schädlichkeit toleriert werden muß, um überhaupt einen Zugang zum Patienten gewinnen und aufrecht erhalten zu können. Der häufig mißverstandene Ratschlag *S. Freud*s, die Symptomatik dürfe nicht zu schnell verschwinden, da der von ihr ausgehende Leidensdruck erforderlich sei, um den Patienten zur Fortsetzung der Analyse zu motivieren, wäre bei den psychogenen Eßstörungen dahingehend zu modifizieren, daß der Patient nur dann zu einer Behandlung bereit ist, wenn ihm der Therapeut die Sicherheit vermittelt, daß sein Symptom trotz der objektiven Schädlichkeit als für sein Selbstgefühl vorübergehend unverzichtbare Prothese oder als habituell gewordener Teil seines Modus vivendi respektiert wird. Dieser Respekt bezieht sich auf ein meist sehr befremdliches und aus dem eigenen Erleben nicht nachvollziehbares Anderssein des Patienten.

Zur näherungsweisen Überbrückung dieser Kluft ist es zumindest erforderlich, daß der Therapeut eine möglichst genaue und lebendige Vorstellung davon entwickelt, was der Patient tatsächlich im geheimen tut und was er dabei erlebt. Diese Vorstellung ist durch den intensiven Umgang mit möglichst vielen Patienten, vor allem aber durch Empathie zu gewinnen. Inquisitorische Explorationen erhöhen den Widerstand oder bringen den Patienten dazu, sich entsprechend den Erwartungen und Vorurteilen des Therapeuten zu äußern, um dessen Abwehr nicht zu gefährden.

13.15.4.2 Zur „Kompatibilität" von Patient und Therapeut

Kachektische Patienten, aber auch solche, die ihr symptomatisches Verhalten über lange Zeit geheimhalten konnten, lösen, sobald sie die Aufmerksamkeit ihrer Umgebung erregt haben, heftigste Emotionen aus. Nicht selten verbergen sich hinter der Besorgtheit Ekel, Abscheu, aber auch Faszination. Die Betonung der körperlichen Gefährdung und die plötzliche Anordnung symptomzentrierter Maßnahmen sind häufig Ausdruck des Gegenübertragungsagierens des Therapeuten. Jeder,

der mit Magersüchtigen arbeitet, sollte mit seiner eigenen Neigung zum Agieren rechnen. Vor aller therapeutischen Technik hat daher bei Eßgestörten mehr als bei allen anderen Patienten die Frage zu stehen, warum *dieser* Analytiker *diese* Patientin in Behandlung nimmt. Hierbei gibt es geschlechtsspezifische Unterschiede. Weibliche Therapeuten (in der stationären Therapie auch andere weibliche Teammitglieder) laufen Gefahr, eigene Probleme mit der weiblichen Identität und des Selbstbildes in den Patientinnen wie in einem Spiegelbild wiederzuerkennen. Weiterhin ist es sicherlich für jede Frau schwer, sich ständig der Übertragung „der bösen, mißgünstigen, dominierenden Mutter" ausgesetzt oder sich in die Identifizierung mit der hassenden Tochter gedrängt zu sehen. Auch männliche Therapeuten werden in einem empfindlichen Bereich berührt, wenn sie von den Patientinnen in phallisches Rivalisieren verstrickt oder durch ihre geheime Faszination auf eigene latente homosexuelle Tendenzen verwiesen werden. Wer spürt, daß ein souveräner Umgang mit der eigenen „verborgenen Seite" schwer ist, sollte längerfristige Therapien Magersüchtiger vermeiden. Andererseits ist ein Mindestmaß an Faszination erforderlich, um sich diesen Patientinnen libidinös zuwenden zu können. Oftmals kommt ein gedeihlicher analytischer Kontakt erst dann zustande, wenn der Therapeut beharrlich um die Patientin geworben hat und es zumindest in der Initialphase der Behandlung versteht, im Sinne *Fürstenau*s (1979) „libidinös in sie einzudringen".

13.15.4.3 Die beiden Dimensionen des therapeutischen Umgangs

Magersüchtige Patienten sind nicht nur in ihrem Verhalten und Erleben zutiefst zwiespältig; es ist auch unangemessen, den therapeutischen Umgang mit ihnen nach überkommenen theoretischen Kategorien einsinnig ausrichten zu wollen. Die Skizze der *„familiendynamischen Verlaufsgestalt"* (vgl. Kap. 13.15.2) sollte verdeutlichen, daß sowohl mit Entwicklungsstörungen der frühen Mutter-Kind-Beziehung als auch mit relativ reifen ödipalen bzw. negativ ödipalen Konflikten zu rechnen ist. Auf diese die „innere Doppeltheit" (*Wurmser*) der Patientinnen begründende entwicklungspsychologische Gegebenheit muß sich die psychoanalytische Therapie jederzeit einstellen können. *Fürstenau* (1979, S. 45) schlägt vor, 2 Dimensionen des Umganges mit Analysanden zu unterscheiden. Diese beiden Dimensionen haben jeweils einen Wahrnehmungs- und einen Interventionsaspekt. Die 1. Dimension meint die Einstellung auf die dem Patienten zur Verfügung stehenden strukturellen Möglichkeiten resp. deren in den basalen Erfahrungen begründeten Einschränkungen. Die 2. Dimension meint den Rückschluß von der Symptomatik auf die zugrunde liegenden Konflikte. Kurzum: Es geht um den unterschiedlichen Umgang mit entwicklungsbedingten Mängeln und neurotischen Konflikten. Die therapeutische Einstellung in der 2. Dimension ist auf die Deutung und Übertragung solcher Konflikte gerichtet, während es in der 1. Dimension um die Schonung, Aufrechterhaltung und aktive Ersetzung von Ich-Funktionen resp. die Stärkung des regressiven Teils des Ich geht. Dies bedeutet, daß sich der Analytiker auch zu dem Zeitpunkt, zu dem er die Deutung einer ödipalen Übertragung für nötig hält, der strukturellen Defizienz des Patienten bewußt sein sollte. Sollte dieser Aspekt womöglich infolge der Deutung stärker zutage treten, muß der Analytiker von seiner neutral distanzierten Haltung abweichen und sich auf eine aktivere Technik einstellen. Eine von Eßgestörten bisher schmerzlich vermißte oder ihnen gänzlich unbekannte Erfahrung wird z.B. dann vermittelt, wenn sich der Therapeut als nicht manipulierbar erweist und nicht rigide, sondern souverän an Vereinbarungen festhält. Er übernimmt hiermit defiziente Ich-Funktionen des Patienten in eigene Regie. Als Technik im engeren Sinne könnte hier die Deklaration gelten, z.B. die sachliche Feststellung, daß ein bestimmes Verhalten bestimmte somatische Konsequenzen nach sich zieht. Eine neue Erfahrung wird dadurch vermittelt, daß der Analytiker nicht versucht, der Deklaration dieses Faktums durch invasive Maßnahmen oder Drohungen Nachdruck zu verschaffen. Er wirkt dadurch als Modell für den Umgang mit der Realität, daß er sich nicht von der irrealen Fiktion leiten läßt, einen Machtkampf mit der Patientin gewinnen zu können. Interventionen in der 2. Dimension versuchen dagegen, Einsicht zu vermitteln und durch Konfrontation und Deutung zuvor Unbewußtes bewußt zu machen.

Die Auswirkungen einer solchen flexiblen Umgangsweise sind oft schon nach kurzer Zeit zu verzeichnen. Die völlig ungewohnte Erfahrung, jemandem zu begegnen, der nichts will und verlangt, noch seine Anwesenheit von Bedingungen (Gewichtszunahme, Verhaltensänderung) abhängig macht, läßt den Analytiker in den Augen des Patienten, zumindest vorübergehend, zur Inkarnation des idealen Selbstbildes werden: „The analyst, in so far as he maintains his neutrality, is considered by his anorectic patient as a superior sort of ano-

rectic!" (*Boris* 1984, S. 315). So wie bei depressiven Patienten empfiehlt es sich nicht, mit der Idealisierung im Sinne der 2. Dimension umzugehen und sie „wegzudeuten" (*Quint* 1984). Die Idealisierung sollte vielmehr stillschweigend aufbewahrt und dazu verwendet werden, die Beziehung zu stabilisieren. Die Bearbeitung der Übertragung destruktiv-aggressiver Impulse und Phantasien und die damit beidseits verbundenen Ängste können auf dieser Basis besser ertragen werden. In diesem Zusammenhang sei auf einen häufig sowohl vom männlichen wie weiblichen Therapeuten begangenen Fehler hingewiesen. Gemeint ist die Neigung, die erwachsene Patientin dadurch zu infantilisieren, daß sie als unerwünschtes, ungeliebtes Kleinkind angesehen oder als Opfer einer mißgünstigen, insuffizienten Mutter oder eines schwachen, eigennützigen und manipulierbaren Vaters bedauert wird. Alle noch so engagierten Versuche, sich der Patientin als allgute Mutter oder als bessere Alternative zum Vater anzudienen, werden sofort als Reaktionsbildungen erkannt. Die infantilisierende Festlegung magersüchtiger Patientinnen auf früheste Störungen verhindert eine konstruktive Bearbeitung destruktiver Impulse und der für die Psychopathogenese oft unterschätzten ödipalen Konfliktkonstellationen (vgl. *Willenberg* 1986).

13.15.4.4 Der Umgang mit Destruktion und Tod

Magersüchtige versuchen, den Tod zu beherrschen, indem sie mit ihm spielen oder mit ihm paktieren. Dieses gefährliche „Spiel" ist für viele Menschen die letzte Möglichkeit, ihre Autonomie und ihr Selbstgefühl zu wahren oder wiederherzustellen. Das Bestreben, die Fortführung oder die Einleitung psychotherapeutischer Maßnahmen von einer signifikanten Gewichtszunahme oder einem Verzicht auf bestimmte Manipulationen abhängig zu machen, ist meist deshalb erfolglos, weil diese Hintergründe unberücksichtigt bleiben. Die ärztliche Auflage wird als Übergriff und als Gefährdung der Selbstbestimmung erlebt. Man muß also stets damit rechnen, daß therapeutische Interventionen und unausgesprochene Haltungen jederzeit eine womöglich bedrohliche Verschlechterung des Zustandes zur Folge haben können. Dies zeigt sich auch am Beispiel der negativen therapeutischen Reaktion. Selbst wenn die Symptomatik als vorübergehend nicht ersetzbare Möglichkeit zur Sicherung des Selbstgefühls respektiert wird, bleibt dem Patienten nicht verborgen, daß ein Zurücktreten der Symptomatik vom Therapeuten mit Genugtuung zur Kenntnis genommen wird. Wenn ein Patient auch nur im Ansatz spürt, daß die „Besserung" vom Therapeuten als Erfolg verbucht wird, ist mit einiger Wahrscheinlichkeit mit einer Wiederkehr, zuweilen auch mit einer dramatischen Verstärkung der ursprünglichen Symptomatik zu rechnen. Die Worte, mit denen eine Symptomveränderung kommentiert wird, sollten also zuvor mit aller nur erdenklichen Sorgfalt abgewogen werden. Manche Patienten vermeiden derartige Komplikationen dadurch, daß sie, obwohl sie dieses Verhalten womöglich seit Monaten nicht mehr praktizieren, den Arzt in dem Glauben lassen, daß sie wie zuvor mehrfach täglich willkürlich erbrechen oder an einer zwanghaften Kontrolle der Nahrungsaufnahme festhalten. Im Umgang mit der Selbstgefährdung Eßgestörter gelten im Prinzip ähnliche Grundsätze, wie sie in diesem Band von *S.O. Hoffmann* und *M. Bassler* (Kap. 13.8) für den Umgang mit der Suizidalität depressiver Patienten beschrieben wurden: Demnach kann man „von dem in vielen Psychoanalysen erhärteten Faktum ausgehen, daß ein Therapeut, der sich durch die Suizidalität seines Patienten nicht ängstigen und nicht zu vorschneller Aktivität verleiten läßt, zur Reduktion eben dieser Suizidalität entscheidend beiträgt".

13.15.4.5 Der Umgang mit den süchtigen und perversen Aspekten der psychogenen Eßstörungen

Das exzessive Essen, die gewohnheitsmäßige Wiederholung des Erbrechens, die unabweisbare Dranghaftigkeit, die Okkupierung des Denkens und Wollens, die Zurückdrängung anderer Interessen und Lebensbereiche, die Heimlichkeit sowie die „skrupellose Unehrlichkeit" (*Fleck* et al. 1967) legen die Kennzeichnung psychogener Eßstörungen als süchtiges Verhalten nahe. Auffallend ist, daß eine solche Kennzeichnung häufig von den Patienten selbst angeboten wird. Der Aspekt der Sucht hebt die hilflose Abhängigkeit hervor und suggeriert, daß eigenes Handeln nicht voll verantwortet werden muß. Diese Sicht kommt wiederum der oben besprochenen therapeutischen Tendenz zur Infantilisierung entgegen, was nicht zu der die Autonomie stärkenden Funktion der Symptomatik paßt. Die Favorisierung des Suchtaspektes hebt das Leiden (Sucht = siech) hervor und verbirgt den mit dem Begriff der Perversion verbundenen Gesichtspunkt der heimlichen Lust.

A. Freud (1954, S. 1379) betont „... daß die Behandlung von Störungen, die einer Sucht nahekommen, fast regelmäßig zum Scheitern verurteilt ist, solange der Patient seiner Gewohnheit frönt

und daraus Lust bezieht ...". Die Beherzigung dieses Einwandes könnte Ausdruck eines Gegenübertragungswiderstandes sein. Die Gefahr, daß Therapien erfolglos bleiben, weil die Auseinandersetzung mit der Eßstörung als einem perversen Verhalten vermieden wird, sollte nicht unterschätzt werden. Den Patientinnen wird hierdurch die Möglichkeit vorenthalten, den Umgang mit ihrem Körper und der Nahrung, als externalisierten inneren Objektrepräsentanzen, auf dem Wege über die Übertragung auf eine reale Person aus dem solipsistischen Teufelskreis herauszubringen und in ihrer Not gesehen und in ihrer Eigenart verstanden zu werden. Auch hier ist die Haltung bzw. die Bereitschaft des Therapeuten wesentlicher als spezielle psychotherapeutische Techniken. Die einseitige Betonung der oralen Fixierung, der Insuffizienz der frühen Mutter-Beziehung und die Vernachlässigung ödipaler Konfliktkonstellationen sind u.a. auch der Hintergrund einer unzureichenden Über-Ich-Analyse. Im Über-Ich scheinen mehrere Identifizierungen mehr oder weniger unabhängig voneinander wirksam zu sein. Die grausame Unerbittlichkeit zeigt sich besonders deutlich bei hungernden Patienten, wobei sie zugleich als bedauernswerte Opfer und kompromißlose Täter erscheinen. Hyperphage Patientinnen überlassen sich hemmungslos und gierig der maßlosen Nahrungsaufnahme, werden aber anschließend, zuweilen auch erst nach dem durchaus nicht immer als unlustvoll erlebten Erbrechen, von heftigsten Schuldgefühlen gepeinigt, die Anlaß zu weiteren masochistischen Praktiken oder unmittelbaren Selbstverletzungen sind. Auch hier ist keine spezielle Technik geboten, sondern die Schaffung einer „... therapeutischen Atmosphäre, vor allem deren affektiver Ton ... Es ist diese Grundhaltung der Schonung, des Taktes, der Freundlichkeit und das Vermeiden verurteilender Worte oder Einstellungen ..." (*Wurmser* 1987, S. 12). Auf diese Weise kann man damit rechnen, Zugang zur inneren Welt der Patienten zu bekommen und zunächst nur zum stummen Zeugen ihrer Leiden, aber auch ihrer Lust zu werden. Nutzlose Machtkämpfe können, wenn auch nicht vermieden, so doch wenigstens begrenzt werden. Machtkämpfe sind, auch wenn die Patientin noch so unangreifbar erscheinen mag, defensive Aktionen; sie sind tragischer Ausdruck enttäuschter Hoffnungen auf den Analytiker.

13.15.4.6 Angewandte Psychoanalyse

Hiermit werden die Verfahrensweisen bezeichnet, die die Grundlagen und Erfahrungen der psychoanalytischen Psychotherapie in anderen Rahmenbedingungen nutzen. So wie bei der psychoanalytischen Therapie im engeren Sinne ist eine qualifizierte psychoanalytische Ausbildung die Voraussetzung für die Ausübung dieser Therapieform.

In ambulanten Psychotherapiegruppen erweisen sich ursprünglich wegen anderer Beschwerden in Behandlung genommene Patienten oft als eßgestört. Einige von ihnen entwickeln passagere Episoden psychogener Eßstörungen im Zuge von Symptomverschiebungen, andere hatten ihr gestörtes Verhalten verheimlicht und durch die Präsentation minderschwerer Symptome camoufliert. Beide können von dem therapeutischen Prozeß einer „normalen", d.h. nicht auf bestimmte Störungen spezialisierten ambulanten Gruppenpsychotherapie profitieren. Bei solchen Patienten, die sich von vornherein wegen einer Eßstörung um eine Psychotherapie bemühen, ist eine Behandlung in einer solchen Gruppe in der Regel nicht ratsam. Es ist zu befürchten, daß sie „untergehen", indem sie sich z.B. auf ihre Exklusivität zurückziehen und nicht verstanden werden. 2 oder 3 solcher Patientinnen in einer Gruppe von 8 oder 9 Teilnehmern bilden schnell ein defensives Bündnis, das ebenfalls schwer bearbeitbar ist.

Sog. „homogene Gruppen" werden in der ambulanten psychoanalytischen Praxis selten angeboten. Für Gruppen in psychotherapeutischen Praxen ist es ökonomisch notwendig, daß eine Mindestteilnehmerzahl in jeder Sitzung gewährleistet ist. Entsprechende Regelungen werden in den allerersten Sitzungen (gelegentlich nach heimlicher Absprache zwischen den Patienten) ausgetestet. Dies führt entweder zum Gesichtsverlust des Therapeuten (der die Sitzung bei einer zu geringen Teilnehmerzahl doch stattfinden läßt) oder zu einem „Austrocknen" der Gruppen. Es hat sich als sinnvoller erwiesen, eine niederfrequente analytische Einzeltherapie anzubieten und die gleichzeitige Teilnahme der Patienten an Selbsthilfegruppen zu tolerieren bzw. zu fördern.

Kliniken und Stationen, die speziell für die stationäre Psychotherapie eingerichtet sind, finden sich fast ausschließlich im deutschsprachigen Raum.

Die Diskussionen, ob die stationäre Aufnahme eßgestörter Patienten notwenig, u.U. sinnvoll oder schädlich ist, beziehen sich meist auf psychiatrische oder internistische Institutionen. Die mit der Aufnahme verbundene Intention richtet sich dort eher selten auf die Vermittlung von Einsicht und Erfahrung im Rahmen eines Analyseprozesses. Aus psychoanalytischer Sicht wird stationäre Psychotherapie als eine spezielle Form angewandter Psychoanalyse verstanden, „die eine spezielle Gruppe von Patienten erreicht, welche in ambulanten psychoanalytischen Behandlungen nur schwer zu erreichen sind" (*Janssen* 1987, S. 15).

Hierzu sind 2 Modelle zu unterscheiden:

a) Psychoanalyse in der Klinik ohne Gestaltung des stationären Zusammenlebens der Patienten und Teammitglieder unter psychoanalytischen Gesichtspunkten. *Thomä* (1961) führte regelrechte hochfrequente Psychoanalysen im stationären Rahmen durch bzw. leitete hierdurch längerfristig ambulante Analysen ein.

b) Integrative Modelle, die die Rahmenbedingungen des stationären Geschehens so durchgestalten, daß es als psychoanalytischer Prozeß versteh- und bearbeitbar wird. Vgl. *Janssen* 1987, S. 66: „Integrative Behandlungsmodelle sind bemüht, das gesamte Spektrum unbewußter Beziehungskonstellationen in die therapeutische Bearbeitung einzubeziehen". Mit anderen Worten: Die den Patientinnen für die Reinszenierung ihrer unbewußten, mutmaßlich pathogenen Konflikte zur Verfügung gestellte Bühne ist weiträumig und die Zahl der Protagonisten (z.B. Therapeuten) und Komparsen (z.B. Mitpatienten) ist groß. Von zentraler Bedeutung ist hier stets der psychoanalytische Umgang mit gruppendynamischen Prozessen, deren Ausgestaltung als Übertragung der Grundmuster der Familiendynamik verstanden werden kann. Selbst die hochdifferenzierten Konzepte, denen optimale institutionelle und personelle Bedingungen zur Verfügung stehen, sind für die Therapie magersüchtiger Patienten nur dann sufficient, wenn es gelingt, ein spezielles, auf ihre Psychodynamik sowie die von ihnen induzierte Gruppendynamik zugeschnittenes stationäres Arrangement zur Verfügung zu stellen. Wie für die ambulante Gruppenpsychotherapie gilt auch hier, daß einzelne eßgestörte Patienten mit ihrer Problematik andernfalls „untergehen". Demgegenüber haben sich im stationären Rahmen solche Arrangements bewährt, in denen „homogene" Subgruppen eingerichtet werden können. Die hierdurch deklarierte Wertschätzung, die Exklusivität gegenüber anderen Patienten und die zwischen den eßgestörten Patientinnen entstehende Solidarität sind wichtige Voraussetzungen für einen gedeihlichen psychoanalytischen Prozeß. Für die Konzeptualisierung der stationären Rahmenbedingungen ist eine Ermöglichung der Reinszenierung triangulärer Konstellationen entscheidend. Dies geschieht dadurch, daß sich die Patienten immer wieder mit Paargestalten auseinandersetzen müssen. Eine solche Paargestalt wird z.B. aus der Doppelfunktion von Einzel- und Gruppentherapeut gebildet oder sie ergibt sich aus der Kooperation zwischen Psychotherapeut und Pflegeteam. Eine genauere Darstellung eines solchen Konzeptes findet sich bei *Willenberg* (1987).

13.15.4.7 Psychoanalytisch orientierte Psychotherapie

Die Übertragung habitueller, auf intrapsychischen Konflikten beruhender Beziehungsmuster geschieht unabhängig davon, ob die anorektische oder bulimische Patientin einem Internisten, Psychiater, Verhaltenstherapeuten oder einem Psychoanalytiker begegnet. Übertragungs- und Gegenübertragungsprozesse sind ubiquitär. Jede Station, wie immer sie auch konzeptualisiert sei, wird potentiell zum Schauplatz der Neu-Inszenierung der Dynamik der Herkunftsfamilie. Nicht nur in einem Psychoanalytiker, auch in einem Verhaltenstherapeuten oder dem Stationsarzt einer medizinischen Klinik sieht eine Magersüchtige ein Abbild ihres manipulierbaren Vaters. Sie wird auf ihn reagieren, wie es ihrem inneren Bild, nicht allein den aktuellen Gegebenheiten und dem Selbstverständnis des jeweiligen Therapeuten entspricht.

Von psychoanalytisch orientierter Psychotherapie kann gesprochen werden, wenn Ärzte, Psychotherapeuten bzw. klinische Institutionen bemüht sind, ihr Selbstverständnis, Erleben und Handeln von Grundsätzen leiten zu lassen, die an der Theorie und Praxeologie (*Fürstenau* 1979) der Psychoanalyse orientiert sind. Dies kann z.B. dadurch geschehen, daß Psychoanalytiker auch in solchen Institutionen beratend tätig werden, die primär internistisch, psychiatrisch oder auch verhaltenstherapeutisch ausgerichtet sind. Die Aufgabe des Psychoanalytikers ist es, Ärzten, Krankenschwestern und auch Sozialarbeitern dabei zu helfen, ihr therapeutisches Handeln unter dem Aspekt der Übertragung und Gegenübertragung zu reflektieren.

In jüngerer Zeit findet die Bezeichnung „*psychodynamisch orientierte Psychotherapie*" zunehmend Verwendung. Zur Orientierung des Hilfesuchenden oder des überweisenden Arztes trägt diese Kennzeichnung indes nichts bei. Sie besagt lediglich, daß ein Vorgehen intendiert ist, das sich nicht primär an lerntheoretischen bzw. verhaltenstherapeutischen Modellen orientiert. Auf der anderen Seite beinhalten Bezeichnungen wie *kognitiv verhaltenstherapeutisch* oder *verhaltensmedizinisch* wenig mehr als die Distanzierung von psychoanalytischen oder psychodynamischen Orientierungen (vgl. *Flor* 1990).

Unzureichend reflektierte, unkritisch überdehnte oder unverbindlich gehaltene Begriffe bergen die Gefahr, das Denken, die therapeutische Haltung und das therapeutische Handeln zu desorientieren, zu verwässern und der Beliebigkeit zu überlassen. „Psychodynamische Orientierung" ist kaum mehr als eine unverbindliche Absichtserklärung, wobei die Unverbindlichkeit eben gerade dem widerspricht, was das Wesen der psychoanalytischen Haltung ausmacht.

Literatur

American Psychiatric Association (ed.): Diagnostic and statistical manual of mental disorders. 3. ed. rev. DSM-III-R. APA, Washington D.C. 1987. (Deutsche Bearbeitung: *U.W. Wittchen, H. Saß, M. Zaudig, K. Koehler* (Hrsg.): Diagnostisches und statistisches Manual psychiatrischer Störungen. DSM-III-R. Beltz, Weinheim, Basel 1989)

Boris, H.N.: The problem of anorexia nervosa. Int. J. Psycho-Anal. 65 (1984) 315–322

Bruch, H.: Perceptual and conceptual disturbances in anorexia nervosa. Psychosom. Med. 24 (1962) 184–187

Fleck, L., Lange, J., Thomä, H.: Verschiedene Typen von Anorexia nervosa und ihre psychoanalytische Behandlung. In: *J.E. Meyer, H. Feldmann* (Hrsg.): Anorexia nervosa. Thieme, Stuttgart 1967, S. 87–95

Flor, H.: Verhaltensmedizinische Grundlagen chronischer Schmerzen. In: *H.-D. Basler, C. Franz, B. Kröner-Herwig, H.P. Rehfisch, H. Seemann* (Hrsg.): Psychoanalytische Schmerztherapie. Springer, Berlin, Heidelberg, New York, Paris, London, Tokyo 1990, S. 89–103

Freud, A.: Probleme der Technik in der Erwachsenenanalyse. In: Schriften der Anna Freud. Bd. V. Kindler, München 1980, S. 1379–1396

Freud, S.: Nachwort zur Frage der Laienanalyse. G.W. Bd. XIV. 1927, S. 287

Fürstenau, P.: Zur Theorie psychoanalytischer Praxis. Klett-Cotta, Stuttgart 1979

Hogan, C.C.: Psychodynamics. In: *C.G. Wilson* (ed.): Fear of being fat. Aronson, New York, London 1983 a, S. 115–128

Hogan, C.C.: Object relations. In: *C.G. Wilson* (ed.): Fear of being fat. Aronson, New York, London 1983 b, pp. 129–159

Janssen, P.L.: Psychoanalytische Therapie in der Klinik. (Konzepte der Humanwissenschaften). Klett-Cotta, Stuttgart 1987

Quint, H.: Wege des psychoanalytischen Zugangs zum depressiven Patienten. Psycho 10 (1984) 715–722

Russel, G.F.M.: Bulimia nervosa: An ominous variant of anorexia nervosa. Psychol. Med. 9 (1979) 429–448

Russel, G.F.M.: The changing nature of anorexia nervosa: An introduction to the conference. J. psychiat. Res. 19 (1985) 101–109

Thomä, H.: Anorexia nervosa. Huber, Stuttgart, Bern 1961

Willenberg, H.: Das willkürliche Erbrechen – wie behandeln? Psycho 10 (1984) 264–280

Willenberg, H.: Die Polarität von Selbsterhaltung und Selbstdestruktion – das Symptom des willkürlichen Erbrechens unter dem Aspekt des Todestriebes. Forum Psychoanal. 2 (1986) 22–43

Willenberg, H.: Ein Konzept zur stationären psychotherapeutischen Behandlung magersüchtiger Patienten. Prax. Psychother. Psychosom. 32 (1987) 147–153

Willenberg, H.: Die Bedeutung des Vaters für die Pathogenese der Magersucht. In: *H. Speidel, B. Strauß* (Hrsg.): Zukunftsaufgaben der Psychosomatischen Medizin. Springer, Berlin, Heidelberg, New York, London, Paris, Tokyo 1989 a, S. 201–207

Willenberg, H.: „Mit Leib und Seel' und Mund und Händen" – Der Umgang mit der Nahrung, dem Körper und seinen Funktionen bei Patienten mit Anorexia nervosa und Bulimia nervosa. In: *M. Hirsch* (Hrsg.): Der eigene Körper als Objekt – Zur Psychodynamik selbstdestruktiven Körperagierens. Springer, Berlin, Heidelberg, New York, London, Paris, Tokyo 1989 b, S. 170–220

Wilson, C.P.: Fear of being fat – the treatment of anorexia nervosa and bulimia. Aronson, New York, London 1983

Wurmser, L.: Flucht vor dem Gewissen. Die Analyse von Über-Ich und Abwehr bei schweren Neurosen. Springer, Berlin, Heidelberg, New York, London, Paris, Tokyo 1987

13.16 Differentialindikation zwischen ambulanter und stationärer Psychotherapie neurotischer und psychosomatischer Störungen aus verhaltenstherapeutischer Sicht

S.K.D. Sulz

Eine zunehmende Zahl von Berichten über Modellversuche stationärer Verhaltenstherapie legen nach *Hersen* (1985) und *Pollard* et al. (1986) nahe, daß die Verhaltenstherapie eine wichtige Erweiterung des therapeutischen Repertoirs im psychiatrischen Krankenhaus ist. So wurde die erfolgreiche Behandlung u.a. von Zwangssyndromen, Depressionen, Ängsten, wiederholten Suizidversuchen und Tortikollis berichtet. Einige kontrollierte Effektivitätsstudien zeigen die Überlegenheit stationärer Verhaltenstherapie gegenüber anderen stationären Therapien: *Schwartz* u. *Bellack* (1973) mit dem Einsatz von Münz-Belohnungs-Programmen sowie *Paul* u. *Lentz* (1977) mit der Behandlung chronischer Patienten und *Miller* et al. (1987) bei Depression. Darüber hinaus wird über verhaltenstherapeutisch orientierte Abteilungen berichtet, die spezialisiert sind für Störungsbereiche wie Sexualstörungen, posttraumatische Streßsyndrome, Eßstörungen, Schmerzsyndrome oder Drogenabhängigkeit.

In der Beurteilung stationärer Verhaltenstherapie stellen sich Fragen nach der Kosteneffektivität im Vergleich zur ambulanten Behandlung, der Verbesserung der Lebensbewältigung nach der Entlassung, der Reduktion von Wiederaufnahmen und der nach der stationären Behandlung verminderten Inanspruchnahme ärztlicher Behandlung. Eine weitere Frage ist, ob die stationäre Behandlung dort erfolgreich ist, wo ambulante Verhaltenstherapie scheitert (*Pollard* et al. 1986).

Reine Verhaltenstherapiestationen gibt es im englischsprachigen Raum nur wenige. Sie entstanden aus der Erfahrung, daß auf allgemeinen Stationen die Routine der ärztlichen, diagnostischen und therapeutischen, der pflegerischen, der sozio- und ergotherapeutischen Versorgung oft den verhaltenstherapeutischen Bemühungen entgegengerichtet ist, sie teils undurchführbar werden läßt oder ihre Ergebnisse wieder aufhebt. Auch die andere therapeutische Orientierung von Ärzten,

Pflegepersonal und sonstigen Betreuern erschweren durch subtile Signale der Ablehnung oder Abwertung der psychotherapeutischen Interventionen auf Allgemeinstationen die Arbeit. In dem von *Pollard* et al. (1986) vorgestellten Modell der Universität St. Louis wird deshalb sowohl die Verwaltung als auch das Pflegepersonal von der Klinikzentrale losgekoppelt. Auch wird darauf geachtet, daß Endlosbesuche von Angehörigen und Freunden kein Übergewicht in der alten Art der Beeinflussung der Patienten haben. Die Besuchszeit ist deshalb auf 2 Stunden täglich am Abend reduziert. Der größte Unterschied zur ambulanten Behandlung ist ein hoch qualifiziertes Pflegepersonal, das unter Supervision viele therapeutische Interventionen durchführt. Auf der 10-Betten-Station arbeiten im Tagdienst 5 Ganztags- und 3 Halbtagskräfte. Diese zu Co-Therapeuten ausgebildeten Kräfte erhalten ständig Gruppenweiterbildung und Einzelsupervision. Der gewinnbringende Einsatz von Pflegepersonal als Co-Therapeuten ergibt sich aus dem Konzept der Verhaltenstherapie und ist einer der wesentlichen Unterschiede zu anderen Therapierichtungen. Im Gegensatz zu anderen Therapierichtungen ist die Ausführung von vielen therapeutischen Interventionen nicht an die Person des Arztes oder Psychologen gebunden, es reicht oft, wenn dieser die Strategie entwirft und den Co-Therapeuten engmaschig supervidiert, z.B. bei Reizexpositionsverfahren im Rahmen der Angstbehandlung, Entspannungstraining, Aktivitätenaufbau etc.

Pollard et al. (1986) berichten, daß niedergelassene Psychiater nur zögernd Patienten einweisen. Je mehr Vertrautheit mit der Verhaltenstherapie, der Station und ihrer Arbeitsweise vorhanden war, um so eher kam es zu ihrer Inanspruchnahme. Um dem Pflegepersonal ausreichend Zeit für die im Vordergrund stehenden co-therapeutischen Funktionen zu lassen, wurden Patienten, die aus medizinischen Gründen sehr pflegeintensiv waren, ebensowenig aufgenommen wie akut psychotische Patienten. Aufnahmegründe waren: 1. Die Erfordernis einer sofortigen intensiven Verhaltenstherapie bei Ängsten und Depressionen, weil oft ambulante Behandlung nicht ausreichte. 2. Die Erfordernis gleichzeitiger medizinischer Versorgung parallel zur Verhaltenstherapie, z.B. bei schwerer Migräne oder Diabetes (z.B. wenn der Patient wegen seiner psychischen Erkrankung nicht mehr verantwortlich mit seinem Diabetes umgehen konnte). 3. Wenn zur Sicherheit eines Patienten eine stationäre Umgebung und Supervision (noch) erforderlich sind, eine Verhaltenstherapie aber nicht aufschiebbar ist. Wie in anderen Psychotherapien wird bei *Pollard*

et al. (1986) die Idee des therapeutischen Teams als wesentlicher Bestandteil stationärer Verhaltenstherapie betrachtet. Es geht nicht nur um die Nutzung multidisziplinärer Behandlung und um das „Orchestrieren" der Teammitglieder. Die hierarchische Struktur entfällt innerhalb des therapeutischen Teams, alle sind an den zu fällenden Entscheidungen beteiligt, behalten dabei aber ihre berufsspezifischen Funktionen. An den ersten beiden Tagen des stationären Aufenthalts werden die diagnostischen Informationen gewonnen, in einem Umfang, wie er (außer der Beobachtung im natürlichen Umfeld des Patienten) nur im Krankenhaus erhalten werden kann: Einzelbeobachtungen, Beobachtungen in der Gruppeninteraktion, Fremdrating durch das Pflegepersonal. Es folgt die Zielbestimmung gemeinsam mit dem Patienten und dann die Erstellung des Therapieplans, der für alle Teammitglieder nachvollziehbar sein muß. Dieser Plan wird im Laufe der stationären Behandlung mehrfach modifiziert. Es hat sich gezeigt, daß durch den Therapeuten gesteuerte Verhaltensänderungen meist nicht im natürlichen Umfeld aufrechterhalten werden können. Die Autoren schreiben dies der passiven Rolle des Patienten zu bzw. der Situation, daß dem Patienten nicht diejenigen Fertigkeiten vermittelt wurden, die er auch im natürlichen Umfeld praktizieren kann. Deshalb bauen sie ihr stationäres Behandlungskonzept auf dem Selbstkontrollansatz auf. Der Patient selbst initiiert Veränderungen. Eine begleitende Familientherapie wird vom Psychologen durchgeführt. Pharmakotherapie wird möglichst nicht bedarfsweise verordnet, um den Patienten nicht durch die negative Verstärkung einer prompten Entängstigung auf die Tablette zu fixieren. Manche Patienten behalten sonst die nur anfängliche Auffassung bei, daß das eigentlich Hilfreiche die Medikamente gewesen seien, und mindern damit den eigenen Beitrag zur Problemlösung herab. Zur Sicherung der therapeutischen Schritte nach der Entlassung halten die Autoren Gruppensitzungen, in denen die Lebensführung konkret geplant wird, z.B. um ein adäquates stützendes soziales Netzwerk zu etablieren, erfüllende berufliche Verantwortungsbereiche zu erschließen und befriedigende Freizeitaktivitäten regelmäßig durchzuführen. Bei einer durchschnittlichen Aufenthaltsdauer von 4 Wochen erreichten die 250 bisher behandelten Patienten mittlere bis gute Besserungen, wobei exakte Erfolgsmessungen und Katamnesen noch ausstehen.

Schwarz (1977) berichtet über die Konzeption des 1. verhaltenstherapeutischen Krankenhauses in Deutschland. Als Indikationen für eine stationäre Verhaltenstherapie nannte er folgende Umstände:

1. Wenn auslösende und aufrechterhaltende Bedingungen der Erkrankung ambulant nicht erfaßt oder analysiert werden können.

2. Wenn die aufrechterhaltenden Bedingungen der Erkrankung ambulant nicht so weit eingeschränkt werden können, daß der Patient im Rahmen ambulanter Therapie nicht ausreichende selbstkontrollierende Mechanismen aufbauen und dagegensetzen kann (z.B. schwere Formen der Agoraphobie und der Zwangskrankheit, Anorexia nervosa).

3. Wenn die Alltagssituation für den Patienten so belastend ist, daß er herausgenommen werden muß, um ihn überhaupt für eine Therapie zugänglich zu machen.

4. Wenn eine Krisenintervention das schützende Milieu der Klinik erfordert und zugleich eine Verhaltenstherapie indiziert ist.

5. Wenn eine so komplexe Störung vorliegt, daß gleichzeitig so viele Störungsbereiche konzentriert behandelt werden müssen, wie sie ambulant nicht zeitsynchron angegangen werden können.

6. Wenn chronisches Krankheitsverhalten, wie es sich u.a. in einer starken Abhängigkeit von ärztlichen Interventionen äußert, besteht. Die Klinik kann dann die medizinischen Notwendigkeiten ausreichend berücksichtigen und zugleich eine Verstärkung des chronischen Krankheitsverhaltens vermeiden.

7. Wenn die Art der Störung Vorausschaltung von Fremdkontrollmethoden voraussetzt und diese nur in der Klinik durchführbar sind (z.B. Abbau von Abhängigkeiten, Depressionen mit weitgehendem Verstärkerverlust, der u.a. durch eine vorübergehende Deprivation ausgeglichen werden kann, sowie manche Formen der Zwangskrankheit und Anorexia nervosa).

8. Wenn Patienten so schwere Kommunikationsstörungen haben, daß sie ambulant nur schwer beeinflußbar sind. Die Klinik schafft dann verschiedene Abstufungen für lebensnahe kommunikative Aktivitäten.

9. Wenn im Aufbau neuer Verhaltensweisen der Schritt vom übenden Rollenspiel in der Therapiesitzung zur Bewältigung der Alltagsrealität für eine ambulante Therapie zu groß ist. Dann kann die Klinik eine Modellwirklichkeit organisieren, die Zwischenschritte ermöglicht.

Der Autor betont, daß das gesamte Pflegepersonal in den therapeutischen Prozeß einbezogen werden muß. Hierzu muß es eine intensive Ausbildung erhalten.

Im Gegensatz zur sonst in der Medizin üblichen Indikationsstellung (s. auch Kap. 13.17) dient hier nicht der Schweregrad als entscheidender Faktor.

13.16.1 Beispiele stationärer Verhaltenstherapie

Mackinger u. *Crombach* (1978) berichten über eine 1972 gegründete Verhaltenstherapiestation in einer österreichischen Landesnervenklinik. Das Pflegepersonal war vom rotierenden Schichtdienst befreit und dadurch für die kontinuierliche cotherapeutische Betreuung der Patienten verfügbar. Die Autoren gingen von folgenden wissenschaftlichen Sollvorstellungen für eine Verhaltenstherapiestation aus: Prinzip der therapeutischen Gemeinschaft, kleine Behandlungseinheit, guter Therapeut-Patient-Schlüssel, realitätsnahe Behandlung durch das verwendete Krankheitsparadigma, zusätzliche Möglichkeit verschiedener Behandlungsmodi: Tag-Nacht-Klinik, Übergangswohnheim, Wohnheim, Freizeitzentrum, ambulante Therapien. Die Therapie ist keine rein ärztliche Aufgabe, sondern wird auch von Psychologen und den zu Co-Therapeuten ausgebildeten Pflegekräften durchgeführt. Jeder Patient hat 2 Betreuer, einen Arzt oder Psychologen und eine Krankenschwester. Die therapeutischen Akzente liegen auf möglichst großer Umweltbeteiligung (Angehörige) und In-vivo-Therapien. In 5 Jahren wurden insgesamt 571 Patienten mit einer durchschnittlichen Verweildauer von 30 Tagen behandelt. Davon waren 27 % neurotische Depressionen und selbstunsichere Persönlichkeiten, 16,3 % schizophrene und affektive Psychosen, 12 % Phobien, 10 % antisoziale Persönlichkeiten inklusive Suchtprobleme, 7 % funktionelle Störungen, 6 % Zwänge und 4 % Eßstörungen. Die Therapieerfolge waren am größten bei Phobien, Selbstunsicherheit, sozialen Lerndefiziten; es folgten mit in genannter Reihenfolge abnehmender Erfolgsquote: Zwangshandlungen, funktionelle Beschwerden, Anorexia nervosa, Zwangsgedanken, psychosomatische Erkrankungen im engeren Sinne, Psychosen. Ein wichtiges Charakteristikum dieser Verhaltenstherapiestation war, daß sie neben der Kurzzeitbehandlung von akuten Fällen auch ein Glied in einer sozialpsychiatrischen Rehabilitationskette von Langzeittherapien war: chronische Pflegeabteilung oder psychiatrische Akutstation — Verhaltenstherapiestation — Übergangswohnheim oder Wohnheim — freies Wohnen. Als eine der bedeutendsten Möglichkeiten stationärer Verhaltenstherapie betrachten die Autoren die Chance, das große therapeutische Potential des Pflegepersonals zu nutzen, nicht nur auf der Verhaltenstherapiestation, sondern in allen Abteilungen der psychiatrischen Klinik. *Sturm* (1982) berichtet über eine Verhaltenstherapiestation in einem Landeskrankenhaus. Von den 70 im Jahr 1980 behandelten Patienten waren 1/3 zwischen 18 und 21 Jahre alt. Während ältere Patienten weniger als 8 Wochen stationär behandelt wurden, dauerte bei dieser Altersgruppe der Aufenthalt mehrere Monate, teils wegen der schwierigen Aufgabe der sozialen Reintegration.

Sulz u. *Lauter* (1983) berichten über eine Verhaltenstherapiestation in einer psychiatrischen Universitätsklinik, deren Behandlungskonzept auf Depressionen abgestimmt war. Neben Neurosen wurden auch endogene Depressionen verhaltenstherapeutisch behandelt. Alle Patienten waren wegen des Schweregrads der akuten Erkrankung und nicht zum Zwecke einer stationären Verhaltenstherapie aufgenommen worden. Der in Tabelle 13.38 dargestellte Therapieansatz ist auch für andere Verhaltenstherapiestationen je nach personeller Ausstattung typisch. Zugleich zeigt dieser Überblick sowohl die Intensität (ganztägig) der stationären Behandlung als auch deren breites Spektrum. Da nicht jeder Patient jeder Therapiemaßnahme zugeordnet wird, sondern differentielle Indikationen gestellt werden, ist zum einen der Aspekt einer eventuellen Überforderung, zum anderen der individuelle Schwerpunkt der Therapie berücksichtigt.

Hammond (1983) berichtet über stationäre Verhaltenstherapie bei dauerhospitalisierten, schwer geistig retardierten Patienten im Rampton-Hospital in Nottinghamshire. Ein Aktivitätenaufbau über Lernspiele wird nach einer sorgfältigen Analyse der individuellen Verhaltensdefizite und -exzesse jedes Patienten so geplant, durchgeführt und dokumentiert, daß z.B. nach 6 Monaten oder einem Jahr aus der Therapie direkt resultierende Weiterentwicklungen des Patienten deutlich erkennbar sind. Die wesentlichen Probleme der Behandlung sind dabei der Abbau von Aggressionen, Zerstörung von Kleidung oder Inventar, Selbstverletzungen, Kopfwippen, Gewalttätigkeiten wie Treten, Beißen, Würgen. Ziel ist die Verlegung auf eine offene Station, auf der ebenfalls verhaltenstherapeutisch der nächste Schritt der Entlassung in die Gemeinde oder ein Heim angestrebt wird.

Die Patienten lernen mit ausgewählten Spielen Koordination der Bewegungen und muskuläre Kontrolle, das Unterscheiden von Größen, Formen und Farben. Sie lernen die Begriffe von Raum und Richtung, erwerben Neugier, bildliches Vorstellungsvermögen und Initiative ebenso wie kooperatives Zusammenspielen, „Teilen" und das Akzeptieren der Notwendigkeit von Regeln. Sie verbessern ihr Kommunikationsvermögen durch ein Programm der Sprachentwicklung bzw. durch Erlernen der Zeichensprache. Die exakte Operationalisierung und Dokumentation ist für den Therapeuten wichtig, um bei dem schleichenden Lernprozeß die erzielten Fortschritte überhaupt wahrnehmbar zu machen. Bei der Einführung der Verhaltenstherapie kam es zu einer großen Steigerung von Engagement und Zufriedenheit mit der Eigenarbeit beim Pflegepersonal, verbunden mit der Zunahme des Bewußtseins eigener Kompetenz. Denken wir an die Abteilungen für schwer geistig Behinderte in unseren Bezirkskrankenhäusern sowie an den Übergang von der Versorgung zur Therapie als ein notwendiger und — wie dieses Beispiel zeigt — ein lohnenswerter Schritt. Eine sorgfältige Auswahl und Ausbildung des Pflegepersonals ist hierzu ebenso notwendig wie eine ständige Supervision durch einen ebenso engagierten Supervisor. Statt selbstgeschneiderte Konzepte zu entwickeln, wäre eine Hospitanz an der Rampton-Klinik und die Übernahme dieses Konzeptes die beste Möglichkeit.

Olbrich et al. (1982) berichten über einen 6jährigen stationären Modellversuch mit alkoholkranken Frauen. Während der nur 3monatigen Behandlung erhielten die Patienten 14tägige Wochenendbeurlaubungen nach Hause, um dort im Sinne eines Belastungstrainings den auslösenden Bedingungen des Trinkverhaltens ausgesetzt zu sein. Es zeigte sich jedoch, daß diejenigen Patienten, die zu Hause rückfällig wurden, therapeutisch nicht gebessert werden konnten. Etwa 20% der Patientinnen hatten solche Rückfälle. Von diesen waren nach einer 18monatigen Katamnese nur noch 5% trocken.

Brenner et al. (1976) berichten über eine verhaltenstherapeutische Station für Drogenabhängige in einem psychiatrischen Landeskrankenhaus. Dabei sollte bewußt keine Alternative zur bestehenden Gesellschaft geschaffen werden, sondern gezielt eine aktive Auseinandersetzung mit auftretenden Schwierigkeiten angestrebt werden. Das konstruktive Umgehen mit den Anforderungen des (Klinik-) Alltags wurde mit Hilfe von Belohnungspunkten verstärkt („token economy"). Sowohl prompte Belohnung auf ein zu förderndes Verhalten hin als

Tabelle 13.38 Ein multimodaler Ansatz stationärer Verhaltenstherapie der Depression. (Nach *Sulz* u. *Lauter* 1983)

Intervention	Ziel	Durchführung	Zeitpunkt	Dauer
1. Therapievorbereitung	Diagnostik: Aufbau einer stabilen Arzt-Patient-Beziehung (akzeptierende, nicht fordernde Haltung); Entlastung von Pflichten	Einzelgespräch	1. Woche	1–2 Wochen
2. Verstärkeraufbau	Allmählicher Aufbau angenehmer Aktivitäten a) als antidepressives Verhalten (direkter motivationaler Aspekt) b) um die Erfahrung zu machen, daß „sich selbst etwas gönnen" für sich und die anderen keine ernstlich negativen Konsequenzen hat (kognitiver Aspekt = indirekter motivationaler Aspekt)	Einzelgespräch und Einzelbetreuung durch Pflegepersonal	2. Woche	
3. Bedingungsanalyse	Lerngeschichtliches Verständnis der Entstehungsbedingungen der Erkrankung und der individuellen Vulnerabilität; Förderung der Therapiemotivation	Einzel- und Gruppengespräch; Rollenspiel	2. oder 3. Woche, je nach Schweregrad	5–6 Wochen
4. Soziales Kompetenz- und Kommunikationstraining	Adäquater Ausdruck eigener Wünsche und Bedürfnisse; Ablehnung inadäquater Forderungen anderer; Aufbau und Erweiterung sozialer Kontakte; Erhaltung reziproker sozialer Kontakte; Fähigkeit zu problemklärender bzw. -lösender Kommunikation	Gruppensitzung	3. Woche	6 Wochen
5. Selbstkontrolltherapie, kognitive Therapie	Realistische Wahrnehmung, angemessene Selbstbewertung und Zielsetzung, häufigere Selbstverstärkung, Abbau von Selbstbestrafung. Unabhängigwerden von äußerer Verstärkung; Erkennen der Wechselwirkung Emotion (Stimmung) – Kognition. Zielorientiertes Planen und Handeln, Problemlösen. Erwerb von Depressionsbewältigungsstrategien. Übergang von selbstbezogener zu umweltbezogener Aufmerksamkeit.	Gruppensitzung, Einzelgespräche, schriftliche Tagesplanung, Tagebuchführung, Punktesystem zur differenzierten Selbstbewertung, sofortige Belohnung, Drei- bzw. Vierspaltentechnik	3. Woche	6 Wochen
6. Entspannung, Angst- und Streßbewältigung	Abbau andauernder und situativer psychischer und muskulärer Anspannung. Erlernen allgemein anwendbarer Angst- und Streßbewältigungsstrategien	30minütige Gruppensitzung mit Besprechen von Schwierigkeiten und Fortschritten sowie weiteren Anwendungsmöglichkeiten. Zweimal täglich selbständig Üben, später Aufsuchen sehr leichter Angstsituationen	3. Woche	4 Wochen
7. Bewegungstherapie	Positive Veränderungen von Körperwahrnehmung und Körperbild als wesentlichen Teil des Selbstbildes	Zunächst aktive Anspannung und Bewegung, später auch passive Wahrnehmung	2. Woche	4 Wochen

Tabelle 13.38 (Fortsetzung)

Intervention	Ziel	Durchführung	Zeitpunkt	Dauer
8. Stations-leben	Gegenseitige Verstärkung nicht-depressiven Verhaltens bzw. depressionsbewältigenden Verhaltens; Nichtbeachten depressiven Verhaltens; gezieltes Üben sozialer Wahrnehmung und sozialer Fertigkeiten und neuer Kommunikationsweisen	Hilfestellung und Rückmeldung durch das Pflegepersonal	2. oder 3. Woche	
9. Beschäftigungstherapie	Hinführen zu neuen Quellen der Verstärkung (z.B. Töpfern, Weben, Sport, Musik, Theater u.a.), Ausgraben und Ausbau früherer Vorlieben		2. oder 3. Woche	

auch ein durch Korrelation von Punkten verdientes Aufrücken in eine mit mehr Privilegien verbundene Therapiestufe wurden eingesetzt. Die überwiegend männlichen Patienten waren zwischen 16 und 25 Jahre alt, mehrheitlich unfreiwillig eingewiesen und kaum therapiemotiviert. Immer wieder mußte die lerntheoretische Begründung der Punkteverstärkung durchgesprochen werden, damit diese nicht zum Agieren und Manipulieren mißbraucht wurde. Ebenso wurde wiederholt das lerntheoretische Erklärungsmodell der Drogensucht durchgearbeitet. Beides diente der Förderung der Mitarbeit der Patienten. Plötzlich unmotivierte Patienten wurden nicht aufgenommen, ebenso Patienten, die weder eine feste Wohnung noch einen Arbeits- bzw. Ausbildungsplatz hatten. Mittels Therapievertrag wurde u.a. die endgültige Aufnahme nach einer 3wöchigen Probezeit vereinbart. 5 von 30 bereits entlassenen Patienten waren 20 oder weniger Tage da, 3 mußten auf eine andere psychiatrische Station verlegt werden, 10 waren nach der Entlassung nicht mehr erreichbar. Von den verbleibenden 12 Patienten waren 4 sicher rückfällig, 4 fraglich rückfällig und 4 sicher drogenfrei. Bei einer durchschnittlichen Verweildauer von 30 Tagen muß davon ausgegangen werden, daß mindestens die Hälfte der Patienten keine ausreichend lange Therapie hatte.

Dahl u. *Merskey* (1981) berichten über eine Verhaltenstherapiestation für untergebrachte Patienten mit antisozialem und unreifem Verhalten. Die Mehrzahl der überwiegend jungen Patienten kam aus sehr schwierigen sozialen Verhältnissen und lebte auch in solchen. Neben Einzel- und Familientherapie durchliefen die Patienten ein Stufenprogramm. In der geschlossenen Station blieben die Patienten in den ersten 3 bis 4 Tagen ohne Erlaubnis für Besucher, Telefonate und das Rauchen. Wenn kein impulsives antisoziales Verhalten mehr

auftrat, erhielten die Patienten in den nächsten 4 Tagen die Gelegenheit zur Mitarbeit auf der Station. Falls auch diese Phase erfolgreich durchlaufen wurde, folgten 2 Wochen Beschäftigungstherapie und erst danach die Verlegung auf eine offene Station mit Gelegenheit zur Arbeitstherapie. Nach der Entlassung wurden die Patienten ambulant weiterbetreut. Die Patienten erhielten tägliches Feedback über ihre Fortschritte im Aufbau von verantwortlichem Verhalten; zudem erhielten sie vielfältige kleine Belohnungen. Auch für Problemverhalten wurde ein klares Feedback gegeben, eventuell erfolgte eine Rückstufung. Von 56 Patienten waren 3 Monate nach der Entlassung 75 % gebessert (d.h. keine Wiederaufnahme, sondern selbständige Lebensführung). 39 dieser Patienten hatten die Diagnose einer Persönlichkeitsstörung, 42 waren mindestens 2mal zuvor stationär psychiatrisch behandelt worden. Davon ausgehend, daß zur Heilung führende Therapien bei diesen Patienten nicht verfügbar sind, halten die Autoren eine stationäre Verhaltenstherapie mit begrenzter Zielsetzung für lohnend. *Wolfersdorf* et al. (1980) bauten zunächst eine gesprächstherapeutisch orientierte Depressionsstation in einem Landeskrankenhaus auf, wechselten aber — den Erfordernissen entsprechend — zu einem verhaltenstherapeutischen Stationskonzept. *Bronisch* et al. (1983) wandten Verhaltenstherapie und tiefenpsychologisch fundierte Einzelgespräche bei der stationären Behandlung von Sexualdelinquenten an. Methoden der verdeckten Sensibilisierung gegen das deviante Verhalten, Aufbau von Selbstkontrolle, Sexualaufklärung, Aufbau adäquaten Verhaltens, Paartherapie, Training sozial kompetenten Verhaltens wurden angewandt.

Brenner et al. (1980) berichten über eine verhaltenstherapeutisch orientierte Station zur Behandlung mittelchronischer (durchschnittlich 7 Jahre hospitalisierter) Schizophrener. In einem 5phasigen Therapieprogramm versuchten sie zunächst, kognitive Störungen zu reduzieren (Training der kognitiven Differenzierung), um dann soziale Lernprozesse üben zu können (Training sozialer Wahrnehmung) und die Patienten zu effizientem Sozialverhalten hinzuführen (Kommunikationstraining, soziales Verhaltenstraining, verhaltensorientierte Gruppentherapieübungen). In ihrer kontrollierten Studie ergaben sich signifikante Besserungen bei selbsteingeschätzten und charakteristischen Basisstörungen, bei Konzentration und Aufmerksamkeit sowie im psychopathologischen Befund im Vergleich zu einer Plazebo-Attention- und einer Leerkontrollgruppe. Die Autoren folgern daraus, daß „angesichts der zunehmenden Rückzugstendenz in biochemische Forschung und Therapie, die uns in diesem Ausmaß durch die vorliegenden Therapieergebnisse nicht gerechtfertigt erscheinen, aussichtsreiche Perspektiven für eine psychotherapeutisch und soziotherapeutisch orientierte Forschung und therapeutische Praxis für diese Patientengruppe" bestehen.

Sulz et al. (1987) versuchten den von *Brenner* et al. (1980) entwickelten Therapieansatz auf sehr chronische hospitalisierte Schizophrene (durchschnittlich 14 Jahre in stationärer Behandlung) anzuwenden. Wegen der kaum zu unterscheidenden schweren Krankheitserscheinungen und Hospitalisierungsschäden mußte das Therapieprogramm in einen dialogischen Prozeß von Selbstinstruktionen eingebettet werden, der dem Patienten erst ein gedanklich geordnetes Angehen der Übungen ermöglichte. Es konnte keine eigene Station zur Verfügung gestellt werden, so daß die Patienten die Therapie täglich besuchten wie die Arbeits- und Beschäftigungstherapie. Die Evaluation der Therapie brachte 3fache Schlußfolgerungen:

1. Durch Verhaltenstherapie sind signifikante Veränderungen möglich.
2. Im Rahmen der Rehabilitation kann stationäre Verhaltenstherapie nur ein Glied einer Rehabilitationskette sein.
3. Die Rehabilitation muß unbedingt nach der stationären Verhaltenstherapie fortgesetzt werden.

Ullrich de Muynck et al. (1980) berichten über die Resultate von 21 Assertiveness-Training-Gruppen bei 88 neurotischen und 21 psychotischen unausgewählten stationären Patienten des Max-Planck-Instituts für Psychiatrie. Dieses Training sozialer Kompetenz diente primär als Versorgungshilfe in der stationären psychiatrischen Behandlung. Nur 8 % kamen ausschließlich wegen einer Sozialphobie in Behandlung, bei weiteren 44 % war neben einer psychiatrischen Hauptdiagnose die Nebendiagnose einer Sozialphobie gestellt worden. Die Hälfte der Patienten hatte keine sozialphobischen Symptome, aber um die sozialen Bedingungen beheben zu können, benötigten sie den Aufbau sozial kompetenten Verhaltens. Bei den Psychotikern führte sozial inadäquates oder defizitäres Verhalten als Barriere ihrer sozialen Reintegration zur Indikationsstellung. Die Autoren stellten fest, daß Störungen im Sozialbereich bei den meisten psychiatrischen Störungen vorhanden sind und nicht automatisch mit der Symptombeseitigung verschwinden. Ein Training sozialer Kompetenz ist deshalb sehr oft indiziert, wobei leider, wie häufig praktiziert, 5 bis 10 doppelstündige Gruppensitzungen ohne ausgiebiges In-vivo-Training unzureichend sind. Patienten lernen zwar sozial kompetentes Verhalten kennen, sie können es jedoch im Anforderungsfalle nicht ausüben. Die Autoren sehen deshalb die Notwendigkeit, dem täglichen Training in der Klinik eine ambulante Weiterbehandlung folgen zu lassen. Während bei Anorexia nervosa in der Literatur die Beschreibung stationärer Therapieansätze überwiegen, gibt es kaum Berichte über die stationäre Behandlung der Bulimie (*Nutzinger* u. *de Zwan* 1988). Weder die Störung selbst noch die zur Anwendung kommenden Therapiebausteine erfordern das stationäre Setting. Entscheidender für die Indikation stationärer Behandlung ist vermutlich, daß es keine genügend große Anzahl niedergelassener Verhaltenstherapeuten gibt, die als erfahrene Bulimie-Therapeuten bekannt sind. Denn die bisherigen erfolgreichen Untersuchungsberichte stammen von Therapie- und Forschungszentren, die wegen ihrer Schwerpunktbildung auf Eßstörungen einen Spezialisierungsgrad erreicht haben, den niedergelassene Therapeuten nicht so leicht erlangen.

13.16.2 Was kennzeichnet die stationäre Verhaltenstherapie?

Aus obigen Darstellungen stationärer Verhaltenstherapie geht hervor, daß zu unterscheiden ist zwischen 2 Arten stationärer Verhaltenstherapie:

1. Bei ohnehin notwendiger stationärer psychiatrischer Behandlung als zusätzliches therapeutisches Hilfsmittel zur Vergrößerung des therapeutischen Repertoirs der Klinik.

2. Die verhaltensorientierte Psychotherapiestation oder -klinik, in die die Einweisung zum Zwecke intensiver Verhaltenstherapie erfolgt.

Zwischen diesen beiden Polen gibt es alle Nuancen von Übergängen. Entsprechend dieser Zweiteilung ergeben sich auch 2 unterschiedliche Fragen zur Indikationsstellung:

a) Bei aus psychiatrischen Indikationen in stationärer Behandlung aufgenommenen Patienten: Soll zusätzlich zur medikamentösen und soziotherapeutischen Behandlung eine Verhaltenstherapie in der Klinik durchgeführt werden?

b) Bei Patienten, die aus psychiatrischer Indikation allein nicht krankenhausbedürftig sind: Ist eine stationäre Verhaltenstherapie notwendig oder ist eine ambulante Verhaltenstherapie durchführbar und erfolgversprechend?

Die Perspektive des Einweisers bzw. des potentiellen Kliniktherapeuten, der die Indikationsfrage prüft, ist ebenfalls wichtig. Der einweisende Arzt delegiert die therapeutische Aufgabe an den Verhaltenstherapeuten der Klinik und schreibt dem Klinikarzt die Kompetenz zu, sie erfolgreich zu lösen. Der Klinikarzt vergleicht die zu lösende Aufgabe, d.h. die Erwartungen des Einweisers mit der selbst eingeschätzten eigenen Therapiekompetenz. Er wägt die aus der resultierende Prognose der im Falle einer Entscheidung für Nicht-Behandlung entstehenden Folgen für den Patienten ab gegen die für die Krankenkassen entstehenden Folgen einer erfolglosen Behandlung. Dieses Abwägen des humanitären Aspekts gegen die gesellschaftliche Verantwortung kommt zur Wahrscheinlichkeitsschätzung des Therapieerfolgs hinzu. Auf seiten des einweisenden Arztes sind diese beiden Aspekte personalisiert: Der einweisende Arzt steht in unklaren Fällen eher für den humanitären Aspekt. Vor der Einweisung in eine psychotherapeutische Klinik, die die vorherige Zusage der Krankenkasse erfordert, vertritt der Vertrauensarzt des Leistungsträgers gegenüber der Krankenkasse als Solidargemeinschaft aller Versicherten den ökonomischen Aspekt.

Betrachten wir zunächst die 1. Indikationsfrage nach der zusätzlichen Durchführung von Verhaltenstherapie im psychiatrischen Krankenhaus. Hier gibt es zunächst den fall- und situationsweisen Einsatz vereinzelter Verhaltenstherapiestrategien durch gering vorgebildete Ärzte und Psychologen. Sowohl der Durchführende als auch der Außenstehende glauben dann, daß Verhaltenstherapie „gemacht" wurde: im Vertrauen darauf, daß diese ein Verfahren ist, das so leicht erlern- und anwendbar ist wie autogenes Training. Auch wenn zu betonen ist, daß praktizierte Verhaltenstherapie etwas ganz

anderes ist, ist dieses Vorgehen zu begrüßen, so lange dadurch die Tragfähigkeit der Patient-Arzt-Beziehung nicht brüchig wird. Sei es das Engagement des Arztes als solches, seien es die aus dem verhaltenstherapeutischen Vorgehen resultierenden weiteren diagnostischen Erkenntnisse oder die vom Patienten wahrgenommene vermehrte Zuwendung, die zum Therapieerfolg verhelfen – nützlich ist dieser punktuelle Einsatz von verhaltenstherapeutischen Verfahren meistens. Spricht der Patient nicht auf die verhaltenstherapeutischen Maßnahmen an, so ist die Analyse des Scheiterns bereits eine wertvolle Hilfe für weitere Indikationsstellungen. Daraus kann die Entscheidung für eine ambulante Langzeitverhaltenstherapie oder für eine intensive Verhaltenstherapie auf einer Verhaltenstherapiestation resultieren bzw. das Beschreiten anderer Lösungswege entschieden werden. Wir sprechen jedoch von Verhaltenstherapie in der Klinik nur, wenn voll ausgebildete ärztliche oder psychologische Verhaltenstherapeuten für den notwendigen Zeitaufwand systematischer Verhaltensdiagnose, Therapieplanung und -durchführung zur Verfügung stehen. Bei geringer Berufserfahrung nach Abschluß der Verhaltenstherapieausbildung benötigen diese außerdem für die mittelschweren bis schweren Fälle einen internen oder externen Supervisor, der regelmäßig zur Verfügung steht. Ein Klinikpsychologe, der 90 % seiner Arbeitszeit mit der Durchführung von Tests zubringt, hat in der Regel weder ausreichende Kapazität noch Erfahrung, um *mehr* als stützende Gespräche zu führen. Mangelnde Erfolge bei den genannten Beispielen sprechen nicht *gegen* den Einsatz von Verhaltenstherapie, sondern für das unbedingte Einräumen ausreichender Bedingungen, um erfolgreiches Durchführen zu garantieren. Es sind in jedem Fall folgende Voraussetzungen zu erfüllen:

1. Grundlegende Bedingung ist ein erfahrener, voll ausgebildeter Stationsleiter, der für das Therapiekonzept steht und mehrere Jahre lang in seiner Position bleiben wird. Dessen Nachfolge ist für die Klinikleitung ein nicht zu unterschätzendes Problem; sie entscheidet, ob die Station mit ihrem Konzept weiterbestehen kann. Am günstigsten ist das Nachrücken eines schon mit der Station vertrauten Arztes.

2. Erst die Einbeziehung des Pflegepersonals als Co-Therapeuten ermöglicht eine stationäre Verhaltenstherapie, die sich in ihrer Intensität deutlich von der ambulanten Behandlung unterscheidet.

3. Gerade während der Jahre des Stationsaufbaus wird das junge therapeutische Team noch oft

von den vielfach sehr komplexen Fällen überfordert. Deshalb muß die Verfügbarkeit eines eventuell zu bezahlenden Supervisors mit bedacht werden.

Bei der Indikationsstellung ist zu fragen „Was kann unser Verhaltenstherapeut bzw. unsere Verhaltenstherapiestation leisten?". Fälle, die deren Kompetenz überfordern, sollten möglichst bald in eine Verhaltenstherapieklinik oder an einen niedergelassenen Verhaltenstherapeuten überwiesen werden, um die Hospitalisierungszeit nicht unnötig zu verlängern. Fast immer ist es hilfreich, psychiatrische Patienten zum Aufbau kompetenten Sozialverhaltens in eine Rollenspielgruppe zum Training selbstsicheren Verhaltens zu schicken. Bei schizophrenen Patienten berichten *Ullrich de Muynck* et al. (1980) allerdings, daß störungshomogene Gruppen ungünstig sind. Auch unsere eigenen Erfahrungen (*Sulz* et al. 1987) weisen eher darauf hin, daß bei Schizophrenen entweder mit sehr kleinen Gruppen (3 bis 4 Teilnehmern) gearbeitet werden muß oder der Gruppenleiter sich ständiges Feedback von einzelnen Patienten über die Bedrohlichkeit einzelner Aspekte sozialer Situationen holen muß. Bei psychoreaktiven Störungen sind bedingungsanalytische Gruppen- oder Einzelgespräche hilfreich, die den Patienten die auslösenden Bedingungen — seien es die Schwachpunkte seiner Persönlichkeit, seien es die ihn überfordernden sozialen Stressoren in der Zeit vor Krankheitsausbruch — erkennen lassen. In der Verknüpfung mit der Erarbeitung von Problemlösestrategien wird das Gefühl des hilflos Ausgeliefertseins abgebaut und die eigene Fähigkeit zur Problemlösung erprobt und erfahren.

Die genannten Strategien bilden den Grundstock der Verhaltenstherapie im psychiatrischen Krankenhaus, die bereits funktionsfähig macht und eine große Bereicherung des therapeutischen Repertoirs der psychiatrischen Klinik darstellen kann. Hinzu kommen störungsspezifische Interventionsstrategien für den Einzelfall. Zusammenfassend gibt es wenige Kontraindikationen der Verhaltenstherapie in der psychiatrischen Klinik; diese sind rechtzeitig erkennbar, so daß eine falsche Indikationsstellung keine negativen Folgen für den Patienten hat. *Sulz* (1987) hat dies für die wichtigsten Störungen diskutiert.

Eine Einweisung in eine Verhaltenstherapiestation oder eine Verhaltenstherapieklinik wird gezielter erfolgen. Wichtig dabei ist, daß Verhaltenstherapie nicht mehr mit ausschließlich symptomzentrierter Therapie gleichgesetzt werden kann, sondern stets das komplexe psychosoziale Problem mit einbezieht. Bei der Entscheidung zur Einweisung in die Verhaltenstherapiestation oder Verhaltenstherapieklinik finden wir oft das Zusammentreffen der Notwendigkeit einer Verhaltenstherapie mit der Notwendigkeit stationärer Behandlung aufgrund der akuten und schweren Symptome, zur Entlastung des Patienten von pathogenem Druck der sozialen Umwelt und/oder zur Entlastung der Familie vom nicht mehr zu bewältigenden primären oder sekundären Krankheitsverhalten des Patienten. Diese Entscheidung wird für den Einweiser um so dringlicher, je öfter er hilflos mit den intensiven Klagen des Patienten oder der Familie konfrontiert ist. Nicht das Ausmaß der Pathogenität des sozialen Beziehungsgefüges drängt ihn zur Entscheidung, sondern die Intensität des Hilfesuchens angesichts der eigenen Handlungsunfähigkeit. Dadurch besteht die Gefahr, daß neben Patienten mit schwerer Symptomausprägung insbesondere jene Fälle zu stationärer Behandlung kommen, die das Problem durch sehr aktives Einbeziehen außenstehender Helfer zu lösen versuchen. Die Klinikaufnahme könnte dann als Eingehen auf das Krankheitsverhalten verstanden werden und z.B. eine ambulante verhaltensorientierte Familientherapie als das indizierte Vorgehen.

Eine bessere Entscheidungshilfe ist das Erfahrungswissen um Erfolg und Mißerfolg stationärer Verhaltenstherapie bei einer bestimmten Störung und einem bestimmten Patienten. Hier gibt es keine wissenschaftlichen, nur klinische Erfahrungswerte. Diese wiederum bleiben nicht ohne Widerspruch. In den USA leistete sich das System der Krankenversorgung einen teuren Aufbau von stationärer Psychotherapie nur selten. Von dort erfahren wir, was alles ambulant machbar ist. Sowohl durch intensive (tägliche) ambulante Behandlung als auch durch tagesklinische Versorgung in Behandlungszentren für psychiatrische und psychosomatische Erkrankungen werden vollstationäre Behandlungen umgangen. Da beide Möglichkeiten in unserem Versorgungssystem so gut wie nicht vorgesehen sind, bleibt unsere Entscheidung im Rahmen der Dichotomie intensive (ganztägige) stationäre Behandlung vs. 1 bis 2 wöchentliche ambulante Therapiesitzungen über 40 bis 60 Stunden. Bezüglich der auslösenden und aufrechterhaltenden Faktoren läßt sich wieder eine Faustregel angeben: Je mehr das soziale Beziehungsgefüge für die Aufrechterhaltung der Störung verantwortlich ist, um so mehr sollte der Patient in diesem Umfeld bleiben und dort Veränderungen erarbeiten. Wenn dagegen ein zurückliegendes massives streßvolles Lebensereignis die Bewältigungskapazität des Patienten überfordert hat, daß jetzt sehr schwere Symptome ihn hindern, zugleich den Anforderungen seines sozialen Umfeldes und der Befreiung von den Symptomen gewachsen zu sein, ist eine stationäre Behandlung erforderlich. Führten schon lange bestehende Persönlichkeitsmerkmale zur jetzigen Störung in dem Sinne, daß allen naiven sozialen Situationspartnern die gleichen Interaktions- und Beziehungsmuster aufgedrängt werden, so kann die Aufnahme in eine Verhaltenstherapiestation dazu führen, daß der Patient auf keine naiven Interaktionspartner mehr trifft, sondern gezwungen ist, Alternativen zu seinem bisherigen Umgang mit anderen zu entwickeln. In der ambulanten Therapie kann eine solche Umstellung nur sehr allmählich bewirkt werden. Bei Borderline-Persönlichkeiten ist das Klinikpersonal der therapeutischen Aufgabe allerdings nicht ohne weiteres gewachsen und bedarf einer klaren Konzeption therapeutischen Handelns inklusive Supervision und Selbsterfahrung. Bei einigen Störungen wie Anorexia nervosa ist sowohl die stationäre Behandlung mit anfänglicher Prioritätensetzung der symptomorientierten Behandlung als auch die Erarbeitung der Funktion der Symptombildung des Indexpatienten in der Familie unumgänglich. Zur Verkürzung stationärer Aufenthalte wäre an die koordinierte Kombination stationärer und ambulanter Therapie zu denken. Diese funktioniert aber nur dann reibungslos, wenn der Kliniktherapeut die ambulante Weiterbehandlung übernimmt. Dem sind je nach regionaler Lage der Klinik Grenzen gesetzt. Bei schweren Zwängen und schweren Agoraphobien wird wegen des imponierenden Krankheitsbildes an eine stationäre Behandlung gedacht. Wenn diese zugleich chronisch sind, rät *I. Hand* (persönliche Mitteilung) absolut von einer stationären Behandlung ab, da sie in diesen Fällen fast immer von einem Rückfall gefolgt ist. Symptomfreiheit im Krankenhaus und Symptombildung im natürlichen Umfeld sind demnach nicht als erfolgreiche Therapie zu werten, sondern als Hinweis, daß im Krankenhaus andere soziale Wirkfaktoren das individuelle Verhalten bestimmen als im ursprünglichen Beziehungsgefüge des Patienten und daß die Therapie darin bestehen muß, an Ort und Stelle in diese einzugreifen (Kontextbestimmtheit der Störung). Dagegen können lange bestehende soziale Defizite ohne die hemmenden Faktoren des sozialen Umfeldes in der Klinik zunächst einmal behoben und neue soziale Verhaltensweisen aufgebaut werden, um erst im 2. Schritt deren Anwendbarkeit im sozialen Umfeld zu erproben. Soziale Ängste stellen ebenfalls keine Indikation für eine stationäre Behandlung dar. Patienten mit psychosomatischen Erkrankungen mit erheblicher Fixierung auf die somatische Genese können im Krankenhaus oft erstmals — bei gleichzeitiger Demonstration, daß die somatischen Beschwerden nicht abgetan werden — zu einem Verständnis für die psychische Bedingtheit hingeführt werden. *Hand* vertritt die Faustregel, daß stationäre Behandlung indiziert ist bei allen früh entstandenen und lange dauernden Störungen, die den Tagesablauf der Patienten weitgehend bestimmen (Persönlichkeitsbestimmtheit der Störung). Bei Krisenintervention empfiehlt *Hand* die rasche Entlassung in ambulante Behandlung. Dies ist auch für die spätere Selbsteinschätzung der eigenen Vulnerabilität und des eigenen Selbsthilfepotentials von Bedeutung. Fast alle obigen Aussagen entstammen klinischer Erfahrung, die wissenschaftlicher Prüfung bedarf. Tabelle 13.39 faßt noch einmal die wichtigsten Kriterien für die Differentialindikation: stationäre vs. ambulante Verhaltenstherapie, zusammen.

13.16.3 Zusammenfassung

Stationäre Verhaltenstherapie ist gekennzeichnet durch die Intensität der Behandlung und gleichzeitige Erfassung mehrerer Ebenen der Störung. Neben dem parallelen medizinischen Eingehen auf klinische Syndrome ist das Herausnehmen aus dem sozialen Kontext ein wichtiger Aspekt stationärer Behandlung, der im Einzelfall nachteilig oder günstig sein kann. Nur eine gründliche Analyse der vor- oder nachteiligen Folgen des Verlassens des sozialen Beziehungsgefüges im Zuge der Krankenhauseinweisung kann dem einweisenden Arzt zeigen, ob er den Patienten und seinen zukünftigen Therapeuten durch seine Indikationsstellung mit einer vermeidbaren Hypothek belastet. Insbesondere ist der Eindruck des intensiven Hilfebrauchens unzureichend, wenn nicht deutlich wird, daß entweder die Schwere des Symptoms oder die ambulante Unbeeinflußbarkeit zentraler Haltungen oder Verhaltensweisen eine stationäre Behandlung notwendig machen. Die Entlastung vom pathogenen sozialen Beziehungsgefüge ist kaum ein Grund für eine stationäre Behandlung, da die Rückkehr nach der Klinikbehandlung in das unveränderte soziale Umfeld zu baldigem Rückfall führt. Entscheidend ist, ob der Patient mit Hilfe des ambulanten Therapeuten die Kraft aufbringen wird, diejenigen Veränderungen in seinem Verhalten und in seiner sozialen Umwelt zu entwickeln, die ihm eine Gesundung und ein späteres Gesundbleiben ermöglichen.

Tabelle 13.39 Differentialindikation stationärer und ambulanter Verhaltenstherapie (VT)

Eher stationär, wenn ...	Eher ambulant, wenn ...
früh entstandene (persönlichkeitsbedingte) Störungen, die den Tagesablauf bestimmen, bestehen;	noch nie eine ambulante VT durchgeführt wurde;
persönlichkeitsbedingtes massives Aufzwingen destruktiver Interaktionsmuster besteht;	primäre Störungen des jetzigen sozialen Beziehungsgefüges vorliegen;
soziale Fertigkeiten und Alltagsanforderungen weit auseinanderklaffen;	eine soziale Phobie besteht;
schwer beeinflußbare Kommunikationsstörungen bestehen;	eine chronische Agoraphobie besteht;
	eine chronische Zwangsneurose besteht;
Anorexiepatientinnen grenzwertiges Gewicht haben;	eine Bulimie besteht;
bei psychosomatischen Patienten eine starke Fixierung auf die somatische Genese besteht;	die Klinik dem Vermeiden der voranstehenden Konfrontation mit der problematischen Situation dient;
nur in der Klinik verfügbare Fremdkontrolle erforderlich ist (z.B. Sucht);	mehrere erfolglose Klinikbehandlungen in wenigen Jahren durchgeführt wurden;
Entlastung des Patienten vom pathogenen Druck der Umwelt erforderlich ist;	durch den Klinikaufenthalt die stützenden Aspekte des sozialen Netzes verlorengehen (z.B. Arbeitsstelle).
Entlastung der Familie von nicht mehr zu bewältigendem Krankheitsverhalten des Patienten erforderlich ist;	
eine Krisenintervention den Schutz der Klinik erfordert (wobei allerdings rasche Entlassung anzustreben ist);	
kein qualifizierter niedergelassener Verhaltenstherapeut örtlich verfügbar ist.	

Literatur

Brenner, H.D., Föhrenbach, B., Stramke, W.: Aufbau und Arbeitsweise einer verhaltenstherapeutischen Station für Drogenabhängige in einem Psychiatrischen Landeskrankenhaus. Öff. Gesundh.-Wes. 38 (1976) 776–786

Brenner, H.D., Seeger, G., Stramke, W.: Evaluation eines spezifischen Therapieprogrammes zum Training kognitiver und kommunikativer Fähigkeiten in der Rehabilitation chronischer Patienten in einem naturalistischen Feldexperiment. In: *M. Hautzinger, W. Schulz* (Hrsg.): Klinische Psychologie und Psychotherapie, Bd. 4. DGVT, Tübingen 1980

Bronisch, T., Berger, M., Kokott, G.: Integratives Therapiekonzept bei stationärer Behandlung von Sexualdelinquenten. Psychiat. Prax. 10 (1983) 83–87

Dahl, D., Merskey, H.: Clinical pattern in a behavior modification unit. Canad. J. Psychiat. 26 (1981) 460–463

Hammond, I.: Behavior modification at Rampton Hospital. Nursing Times (1983)

Hersen, M. (ed.): Practice of inpatient behavior therapiy. A clinical guide. Grune & Stratton, New York 1985

Mackinger, H., Crombach, G.: Das verhaltenstherapeutisch-sozialpsychiatrische Modell Salzburgs. Psychiat. Prax. 5 (1978) 239–246

Miller, I.W., Norman, W.H., Dow, M.G., Keitner, G.I.: Cognitive behavioral treatment of depressed inpatients. Paper presented at Association for Advancement of Behavior Therapy meeting. Houston, Texas 1987

Nutzinger, D.O., de Zwan, M.: Verhaltenstherapie bei Bulimia: Rückblick und Ausblick anhand der bisherigen Forschung. In: *M. Fichter* (Hrsg.): Bulimia: Grundlagen und Behandlung. Enke, Stuttgart 1988

Olbrich, R., Cohen, R., Watzl, H.: Verhaltenstherapie bei alkoholkranken Frauen: Resümierende Bemerkungen am Ende eines 6jährigen stationären Modellversuchs. In: *H. Helmchen, M. Linden, U. Rüger:* Psychotherapie in der Psychiatrie. Springer, Berlin 1982, S. 220–224

Paul, G.L., Lentz, R.J.: Psychosocial treatment of chronic patients. Harvard University Press, Cambridge, Massachusetts 1977

Pollard, C.A., Merkel, W.T., Obermeier, H.J.: Inpatient behavior therapy: The St. Louis university model. J. Behav. Ther. exp. Psychiat. 17 (1986) 233–243

Schwartz, J., Bellack, A.S.: A comparison of a token economy with standard inpatient treatment. J. consult. clin. Psychol. 43 (1973) 107–108

Schwarz, D.: Eine verhaltenstherapeutische Klinik – Modell und Wirklichkeit. In: *L. Süllwold* (Hrsg.): Verhaltenstherapie in Klinik, Beratung und Pädagogik. Wiss. Buchgesellschaft, Darmstadt 1977, S. 421–435.

Sturm, I.: Verhaltenstherapie im Landeskrankenhaus. In: *H. Helmchen, M. Linden, N. Rüger:* Psychotherapie in der Psychiatrie. Springer, Berlin 1982, S. 330–335

Sulz, S.K.D.: Psychotherapie in der klinischen Psychiatrie. Thieme, Stuttgart 1987

Sulz, S.K.D., Lauter, H.: Stationäre Verhaltenstherapie der Depression — ein multimodaler Ansatz in der klinischen Praxis. Psychiat. Prax. 10 (1983) 33—40

Sulz, S.K.D., Kraemer, S., Bittner, R., Michl, R., Wachinger, A.: Ein verhaltenstherapeutischer Ansatz in der Therapie chronisch Schizophrener — eine kontrollierte Therapiestudie. In: *S.K.D. Sulz:* Psychotherapie in der klinischen Psychiatrie. Thieme, Stuttgart 1987, S. 151—162

Ullrich de Muynck, R., Ullrich, R., Grawe, K., Zimmer, D.: Soziale Kompetenz. Experimentelle Ergebnisse zum Assertiveness Training Programm ATP. Pfeiffer, München 1980

Wolfersdorf, M., Straub, R., Hole, G., Kopittke, W., Metzger, R., Schinkel, A.: Die stationäre Behandlung depressiv Kranker nach einem gesprächs- und verhaltenstherapeutisch orientierten Konzept. In: *M. Hautzinger, W. Schulz* (Hrsg.): Klinische Psychologie und Psychotherapie. DGVT/GwG-Kongreßbericht Berlin 1980 Bd. 3. DGVT, Tübingen 1980, S. 163—180

13.17 Differentialindikation zwischen ambulanter und stationärer Psychotherapie neurotischer und psychosomatischer Störungen aus psychoanalytischer Sicht

G. Rudolf, T. Grande

13.17.1 Das Indikationsproblem in der Psychoanalyse

Der Begriff der Indikation, im deutschsprachigen Schrifttum wesentlich eingehender behandelt als im englischsprachigen, bezieht sich auf die in der Medizin gebräuchliche Denkgewohnheit, daß eine bestimmte Krankheit zwingend die Anwendung eines bestimmten Behandlungsverfahrens begründe, sei es, weil die Ursachen des Leidens dies erfordern oder sei es, um die Symptomatik zu beeinflussen oder Lebensgefahr abzuwenden. Entsprechend kontraindiziert sind solche Maßnahmen, die das Leiden verschlimmern und die gesundheitlichen Risiken vergrößern würden. Nun liegt es aber nicht im Wesen der Psychotherapie, daß sie als „Mittel der Wahl", als „zwingend indiziert" oder — unter Androhung des „Kunstfeh-

lers" — unbedingt angezeigt oder kontraindiziert ist. Im psychotherapeutischen Rahmen hat der Begriff eine etwas andere Bedeutung gewonnen, die sich aber gleichwohl fruchtbar für das Verständnis des psychotherapeutischen Geschehens erwiesen hat.

In dem von *Baumann* (1981) herausgegebenen Band „*Indikation zur Psychotherapie*", der den Forschungsstand aus sehr unterschiedlichen Sichtweisen ausführlich darstellt, stellen *Baumann* u. *Wedel* fest, „daß in der Psychoanalyse die Indikationsfrage vermutlich am stärksten explizit erörtert worden ist ...". Die älteren Indikationsaussagen beziehen sich in der psychoanalytischen Therapie wie auch in anderen Bereichen zunächst einmal auf diagnostische Kategorien und unterscheiden darin Krankheitsbilder, die der Psychoanalyse zugänglich sind (wie z.B. Hysterie oder Zwangsneurose), und solche, die sich ihr verschließen (z.B. Psychosen). Allerdings besteht zwischen der Behandlungsindikation und der Behandlungspraxis ein eher lockerer Zusammenhang. So schreibt schon *Fenichel* 1930 im 10-Jahres-Bericht des Berliner Psychoanalytischen Institutes, man behandle in dieser 1. psychoanalytischen Poliklinik nicht nur Patienten mit der klassischen Analyse-Indikation, sondern, „um die Zugänglichkeit und etwa nötige Modifikation der analytischen Technik zu erproben, auch leichte Psychosen, Psychopathien, Kriminelle und mannigfache Charakteranomalien" (s. in *Deutsche Psychoanalytische Gesellschaft* 1930). Bereits hier wird der eher lockere Zusammenhang zwischen Behandlungsindikation und Behandlungspraxis sichtbar.

Angesichts der traditionellen psychoanalytischen Zurückhaltung gegenüber diagnostischer Klassifikation verwundert es nicht, daß diagnosenbezogene Indikationsstellungen in der Psychoanalyse eine untergeordnete Rolle spielen. Das gleiche gilt auch für eine auf Symptomatik oder Syndrome bezogene Indikation, da psychoanalytische Behandlung sich vorrangig auf die Umstrukturierung der Persönlichkeit und nicht auf die Beseitigung von Einzelsymptomen konzentriert. Damit ist bereits die Richtung angezeigt, in der die Indikation aus psychoanalytischer Sicht sich bewegt: Es geht jenseits der groben diagnostischen Kategorien (Neurose, Persönlichkeitsstörung, psychovegetative und psychosomatische Störungen) um die Erfassung von Persönlichkeitseigenschaften, die im Hinblick auf die Behandlung beurteilt werden. So nennt *Freud* 1905 „*Erziehbarkeit*" als die „Eigenschaft, auf die es für die Brauchbarkeit der psychoanalytischen Behandlung ankommt". Erziehbarkeit bedeutet hier soviel wie Wandelbarkeit, Umstellungsfähigkeit, Beeinflußbarkeit durch die ins Auge gefaßte Therapie. Damit ist der Gesichtspunkt der Prognose untrennbar mit dem der Indikation verknüpft. Indikation bedeutet eine Antwort auf die Frage, ob ein bestimmtes Therapieverfahren Chancen hat, die krankmachenden Konflikte einer so und so gearteten Persönlichkeit zu bearbeiten. Die Frage der Indikation wird somit auf dem Hintergrund der zur Verfügung stehenden psychoanalytischen Behandlungsvarianten beantwortet. Unser Thema *„ambulante versus stationäre Therapie"* benennt 2 markante Punkte des therapeutischen Spektrums; andere Differenzierungen betreffen unterschiedliche therapeutische Zielsetzungen, etwa in der Unterscheidung von fokaler Bearbeitung isolierter Konfliktfelder vs. umfassender Neuorientierung der Persönlichkeit.

So gründet Indikation im psychoanalytischen Bereich auf die Einschätzung des Zueinanderpassens von erkrankter Persönlichkeit und therapeutischem Angebot und der damit verknüpften Erfolgswahrscheinlichkeit der geplanten Behandlung; sie ist im wesentlichen prognostische Indikation.

13.17.2 Indikation zur ambulanten Psychotherapie

13.17.2.1 Persönlichkeitsmerkmale

Bleiben wir zunächst auf der Ebene der klinischen Bewertung von Persönlichkeitsmerkmalen im Hinblick auf ihre Eignung bzw. Nicht-Eignung zur psychoanalytischen Therapie. *Heigl* hat in einer Reihe von Arbeiten und in monographischer Form (1958, 1964, 1972) jene Persönlichkeitsfaktoren extrahiert, welche nach psychoanalytischer Erfahrung die Indikationsentscheidung beeinflussen. Dabei nennt er zunächst allgemeine persönlichkeitsstrukturelle Merkmale, welche die Prognose einer jeden Psychotherapie beeinflussen:

— die Art des Leidensgefühls (worunter der Patient leidet und was er durch die Therapie verändern möchte) als Hinweis auf die Gesamtstärke der Widerstände bzw. die Bereitschaft zur Mitarbeit,
— die Gestörtheit des Selbstwertgefühls in Verbindung mit der Kränkbarkeit bzw. Frustrationstoleranz des Patienten,
— die Stärke und die Ausgedehntheit neurotischer Ideologien als Hinweis auf die Schwäche der Ich-Identität,

— das Ausmaß magisch-illusionärer bzw. realistischer Erwartungen des Patienten,
— das Ausmaß von Ersatzbefriedigungen, die z.B. bei Charakterneurosen, Perversionen und Süchten den therapeutischen Zugang erschweren,
— das Ausmaß verbliebener Möglichkeiten des Patienten als Hinweis auf seine behandlungsfähigen schöpferischen Seiten, die den Gegenpol zu seinen neurotischen Beeinträchtigungen bilden.

Heigl beschreibt anschaulich, wie diese strukturellen Abstraktionen aus der sozialen Lebensrealität des Patienten und speziell seinem zwischenmenschlichen Umgang abgeleitet werden. In Ergänzung dazu führt er weitere Kriterien auf, anhand derer der Schweregrad der Erkrankung beurteilt werden kann:

— Art und Dauer der Symptomatik und der Umgang des Patienten damit,
— die soziale Lebenssituation des Patienten hinsichtlich ihrer Modifizierbarkeit bzw. Festgelegtheit,
— biologische Gegebenheiten, wie z.B. Alter, Intelligenz, Begabungen, körperliche Dispositionen.

Diese prognostischen Überlegungen beziehen sich auf die Indikation zur analytischen Psychotherapie ganz allgemein. Von hier ausgehend erfolgt eine Differenzierung nach 2 Richtungen hin: Zum einen wurde die psychoanalytische Theorie der neurotischen Persönlichkeitsstruktur, speziell unter dem Einfluß der Ich-Psychologie und der Objektbeziehungs-Psychologie, weiterentwickelt. Zusätzlich zu der Dimension des neurotischen Triebkonfliktes fand die gestörte Ich-Struktur bzw. die Struktur der Objektbeziehungen stärkere Beachtung. Hier steht nicht mehr die Konfliktdynamik allein im Mittelpunkt, sondern die (Un-)Reife bzw. das Entwicklungsniveau der Struktur. Die 2. Differenzierung betrifft die psychoanalytischen Therapieverfahren, die nicht mehr allein vom äußeren Setting unterschieden werden (Einzeltherapie oder Gruppe, Sitzen oder Couchlage), sondern von der therapeutischen Zielsetzung im Hinblick auf die Struktur von Ich, Abwehr und Objektbeziehungen (z.B. stützende, haltende, ich-stärkende Therapie vs. konfliktaufdeckende, regressionsfördernde Behandlung). Die Indikation zu diesen unterschiedlichen Therapien erfolgt also unter Beurteilung der Frage, welche Belastungen der Patient ertragen kann, welche Bewältigungsmöglichkeiten er zur Verfügung hat, in welchen Bereichen er gestützt werden muß, welche bisher fehlenden Erfahrungen er nachholen sollte.

13.17.2.2 Motiviertheit zur therapeutischen Zusammenarbeit

Die Idee der medizinischen Heilanzeige (Indikation) betont das Zwangsläufige der Behandlungsmaßnahme, ohne nach der Einstellung des Patienten zu fragen. Dem steht die psychotherapeutische Erfahrung gegenüber, daß die Bereitschaft des Patienten zum konfliktaufdeckenden Gespräch eine zentrale Voraussetzung der Behandlung ist. Kein Psychotherapeut würde einem herzneurotischen Patienten die Indikation zur Psychotherapie stellen, solange der Patient selbst dazu nicht bereit ist, weil er z.B. am Krankheitskonzept eines drohenden Herzinfarkts festhält. So ist es der Patient selbst, der aus seiner Sicht über die Behandlungsnotwendigkeit entscheidet und sich gewissermaßen selbst die Indikation stellt. Patienten, die eine psychotherapeutische Praxis aufsuchen, sind in diesem Entscheidungsprozeß meist schon weit fortgeschritten; sie versuchen aktiv, einen Therapeuten für ihre Behandlung zu gewinnen. Die umgekehrte Situation sehen wir häufig in der ärztlichen Allgemeinpraxis oder im allgemeinen Krankenhaus; hier ist es der Arzt, der im Rahmen der diagnostischen Gespräche versucht, bei dem Patienten die Motivation für eine Psychotherapie zu entwickeln. Die Beispiele lassen erkennen, daß Indikation durchaus keine Sofort-Entscheidung angesichts eines diagnostizierten Sachverhaltes ist, sondern ein prozessuales Geschehen in der *Interaktion* zwischen Patient und Therapeut.

Im objektivierenden medizinischen Denken besteht keine Notwendigkeit, die Person dessen, der die Indikation stellt, mit zu untersuchen. Im Bereich der Psychotherapie dagegen, wo die „helping alliance" (*Luborsky* 1976), die therapeutische Arbeitsbeziehung (*Rudolf* 1991) zwischen Patient und Therapeut im Mittelpunkt des Therapiegeschehens steht, gewinnt auch die Persönlichkeit des Therapeuten mehr an Gewicht. Entsprechende empirische Untersuchungen zeigen, daß die Indikationsentscheidung das Ergebnis eines interaktionellen Aushandlungsprozesses ist, in dem situative und individuelle Gegebenheiten des Therapeuten sich mit denen des Patienten vermischen (*Blaser* 1977, *Leuzinger* 1981, 1984).

Da die unterschiedlichen psychotherapeutischen Institutionen von verschiedenartigen Patienten in Anspruch genommen werden, variiert auch die Quote der Psychotherapieempfehlung. Die Indikation zur Psychotherapie wird gestellt für 87 % der untersuchten Patienten in psychoanalytischen Praxen, 62 % in der psychotherapeutischen Poliklinik, 44 % im Konsiliardienst städtischer Kliniken (*Rudolf* 1991).

Prädiktoruntersuchungen zur Indikation (*Rudolf* et al. 1988 b) zeigen, daß eine bestimmte Gruppe von Merkmalen bei der Erstuntersuchung in besonderem Maße auf die Indikationsentscheidung des Therapeuten einwirkt. Es handelt sich dabei um folgende Einschätzungen:

– Der Patient ist bereit und engagiert, eine Psychotherapie zu suchen,
– er erscheint dafür geeignet, aufgrund seiner Einsichtsfähigkeit, Eigenaktivität und der bearbeitbaren Abwehrhaltungen,
– die diagnostischen Gespräche lassen die Möglichkeit therapeutischer Zusammenarbeit erkennen,
– der Therapeut empfindet für die Persönlichkeit des Patienten eine gefühlshafte Wertschätzung und wendet sich mit anteilnehmendem Interesse zu.

Es sind also nicht allein bestimmte Persönlichkeitsmerkmale des Patienten, welche den Untersucher zur Therapieindikation veranlassen, vielmehr entscheidet die Tatsache, daß der Therapeut aus seiner emotionalen *Beziehung* zum Patienten heraus diese positiven Einschätzungen vornimmt. Der Therapeut plant und verabredet dann eine Therapie mit dem Patienten, wenn er in den initialen diagnostischen Kontakten einen positiven Entwurf seiner Beziehung zum Patienten gestalten konnte. Offenbar wird auch der Patient von diesem positiven Entwurf des Therapeuten beeinflußt, da viele Patientenselbsteinschätzungen im Behandlungsverlauf mit der initialen Therapeutensicht korrelieren. Dabei kann die emotionale Einstellung des Patienten zur Person des Therapeuten in den initialen Therapiephasen durchaus skeptisch zurückhaltend sein, sofern sie ein gewisses Maß feindseligen Mißtrauens und ängstlicher Distanz nicht überschreitet.

Viel diskutiert ist die Frage, welches Ausmaß sozialer Integration von Psychotherapiepatienten erwartet wird. Zweifellos wird die Indikation zu ambulanter Psychotherapie bei Patienten mit massiven sozialen und ökonomischen Problemen seltener gestellt, d.h. jedoch nicht, daß vorwiegend sozial priviligierte Patienten in solche Behandlungen gelangen. Vielmehr finden sich darunter viele, die in einer frühen Erwachsenenphase mit Problemen der psychosexuellen und beruflichen Identitätsfindung zu kämpfen haben und bisher weder beruflich noch partnerschaftlich gut integriert sind. Während Patienten in fortgeschrittenem Lebensalter früher aufgrund ihrer äußeren und inneren Festlegung für wenig therapiegeeignet galten, hat sich diese Einschätzung in den letzten Jahren deutlich verändert, so daß die Indikation zur Psychotherapie auch für ältere Menschen immer häufiger gestellt wird.

13.17.3 Indikation zur stationären Psychotherapie

13.17.3.1 Der stationär-psychotherapeutische Ansatz

Es gibt in Deutschland eine lebendige Tradition *stationärer Therapie*, die in anderen Ländern keine Entsprechung zeigt. Nach Vorläufern in den 20er Jahren (*Simmel* 1928) erlebte sie einen starken Aufschwung seit den 50er Jahren (*Wiegmann* 1950, 1968, *Langen* 1956, *Schwidder* 1957, *Baerwolf* 1959, *Clauser* 1959, *Enke* 1959, 1962, *Bräutigam* 1961, *de Boor* u. *Künzler* 1963, *Hau* 1968). Inzwischen gibt es nahezu an allen psychosomatischen Universitätsabteilungen kleine Betteneinheiten und darüber hinaus etwa das 10fache an Behandlungsplätzen in ca. 30 kommunalen und privaten Kliniken der Bundesrepublik. Für die meisten Universitätseinrichtungen bildet die stationäre Einheit einen Forschungsschwerpunkt, aber auch die übrigen Einrichtungen haben sich aktiv an der klinischen Forschung beteiligt, so daß heute eine gründliche Darstellung dieser eigenständigen Behandlungsform und ihrer, in katamnestischen Nachuntersuchungen abgesicherten Effizienz vorliegt (*Arfsten* u. *Hoffmann* 1978, *Becker* u. *Senf* 1988, *Beese* 1977, 1978, *Ermann* 1982, *Hahn* et al. 1975, *Hau* 1975, *Janssen* 1983, *Kettler* 1986, *König* 1975, *Liedtke* 1986, *Mentzel* et al. 1981, *Rüger* 1981, *Schepank* u. *Studt* 1976, *Schepank* u. *Tress* 1988, *Stephanos* 1973, *Streek* et al. 1981, *Studt* u. *Arnds* 1971).

Aus anfänglichen Versuchen, die Elemente ambulanter Psychotherapie in den stationären Bereich zu übertragen, hat sich ein Modell integrierter therapeutischer Aktivitäten entwickelt, das die Mittel des therapeutischen Gespräches, der Gruppenverfahren, der nonverbalen Techniken in Gestaltung und körperlicher Entspannung in der Gemeinschaft von Patienten, Therapeuten und Pflegepersonal integriert. Von seiten des Teams – den Einzel-, Gruppen-, Gestaltungs-, Bewegungs-, Musik-Therapeuten, Schwestern, Sozialarbeitern – werden die Erfahrungen, die der einzelne im Umgang mit dem Patienten macht, in ausführlichen

Sitzungen zusammengetragen, so daß daraus ein gemeinsames therapeutisches Verständnis resultiert. Auf diese Weise werden die unterschiedlichen Behandlungsansätze der verschiedenen Teammitglieder zu einem ganzheitlichen therapeutischen Prozeß verknüpft. Der Patient, der für einen längeren Zeitraum (meist 2 bis 3 Monate, in Ausnahmefällen bis zu einem Jahr) aus seinem häuslichen und beruflichen Milieu herausgelöst ist, erhält neben dem mehrdimensionalen Therapieangebot unter ständiger ärztlicher Betreuung die Möglichkeit geboten, seine neuen Erfahrungen in einem geschützten Raum des realen Zusammenlebens in der demokratisch strukturierten Klinikgemeinschaft, welche die traditionelle Klinikhierarchie abgelöst hat, zu erproben.

Dieses Behandlungsangebot bietet speziell für Patienten mit ausgeprägten Persönlichkeitsstörungen, d.h. mit strukturellen Ich-Störungen und pathologischen Objektbeziehungen, eine Möglichkeit, sich im geschützten und regressionsfördernden therapeutischen Rahmen mit der eigenen Person und den anderen auseinanderzusetzen und neue Wege zu erproben. Das gilt in besonderem Maße für die Eßstörungen (Anorexie, Bulimie), denen die stationäre Therapie zusätzlich ein symptomzentriertes Behandlungsprogramm anbietet. Diese wie auch die übrigen strukturellen Störungen sind durch primär ambulante Therapien schwer zu erreichen.

Ziel der stationären Psychotherapie ist es in den meisten Fällen, einen Prozeß der therapeutischen Selbstreflexion in Gang zu setzen und dadurch die Motivation und Befähigung des Patienten für eine weiterführende Psychotherapie zu entwickeln. Für einen kleineren Teil der Patienten kann der Vorgang der therapeutischen Umstrukturierung durch die mehrmonatige Intensivtherapie zu einem vorläufigen Abschluß gebracht werden.

Stationäre Psychotherapie ist weiterhin indiziert bei Patienten mit Somatisierungsstörungen; hierbei handelt es sich um Patienten, die auf Konfliktsituationen weniger mit psychischer Symptomatik als vielmehr mit funktionell-organischen Krankheitszeichen antworten. Ihre prognostische Schwierigkeit liegt darin, daß sie von der körperlichen Natur ihrer Leiden überzeugt sind und, oft jahrelang und erfolglos, körperlich-medizinische Untersuchungen und Behandlungsverfahren gesucht haben. Durch ihr somatisches Krankheitskonzept und ihre Arztaffinität, die nicht selten Medikamentenabusus einschließt, wird eine ambulante Psychotherapie weitgehend ausgeschlossen: Die Patienten fühlen sich dort psychiatrisiert („ich bin doch nicht verrückt"), ihre Hoffnungen richten sich auf eine starke ärztliche Autorität, die sie am ehesten in der ärztlichen Fachpraxis oder in der Klinik zu finden hoffen. Die Lage dieser Patienten ist häufig durch soziale Schwierigkeiten kompliziert (wirtschaftliche Not, Verlust von Partner und Arbeitsplatz, Suchtprobleme). Hier erfolgt die Indikation zur stationären Psychotherapie nicht selten als Ultima ratio bei drohenden sozialen Krisen und anstehender Berentung. In den Augen des Patienten selbst steht nicht die intensive psychotherapeutische Arbeit, sondern das körperliche Ausspannen, die ,,Kur'', im Vordergrund. Trotz dieser prognostischen Schwierigkeiten lassen sich für einen großen Teil dieser stationär behandelten Patienten günstige Entwicklungen verzeichnen. Für sie ist ein wichtiges Therapieziel erreicht, wenn sie erstmals zu sich selber kommen, Einsicht in die eigene Situation gewinnen und etwas für sich selber tun lernen.

Der Indikationskatalog für stationäre Psychotherapie läßt also folgende Schwerpunkte erkennen:

— chronifizierte Neurosen mit zunehmender Einschränkung der Alltagsbewältigung,
— strukturelle Ich-Störung (z.B. Borderline-Störungen),
— Eßstörungen (Anorexie, Bulimie),
— psychische und soziale Krisensituationen,
— funktionelle körperliche Störungen und Somatisierungsstörungen.

13.17.3.2 Institutionelle Einflüsse auf die Indikationsentscheidung

Daß die Indikation zur stationären Psychotherapie nicht allein eine objektive Entscheidung ist, sondern daß die Einschätzung der Experten aus ihrer speziellen Arbeitssituation heraus erfolgt, wollen wir abschließend an einem Untersuchungsergebnis verdeutlichen (*Rudolf* 1991). Hier geht es darum, wie Patienten mit der Indikation zu stationärer oder ambulanter Psychotherapie prognostisch eingeschätzt werden (Abb. 13.12).

Die Skala ,,initiale therapeutische Arbeitsbeziehung'' (iTAB) spiegelt die Güte der therapeutischen Zusammenarbeit, wie sie vom Therapeuten anhand des diagnostischen Erstgespräches eingeschätzt wird. In der Institution, die nur ambulante Behandlungsangebote macht, findet sich — gemessen an den iTAB-Werten — eine positive prognostische Einschätzung bei Patienten, denen eine ambulante Therapie empfohlen wurde, dagegen eine

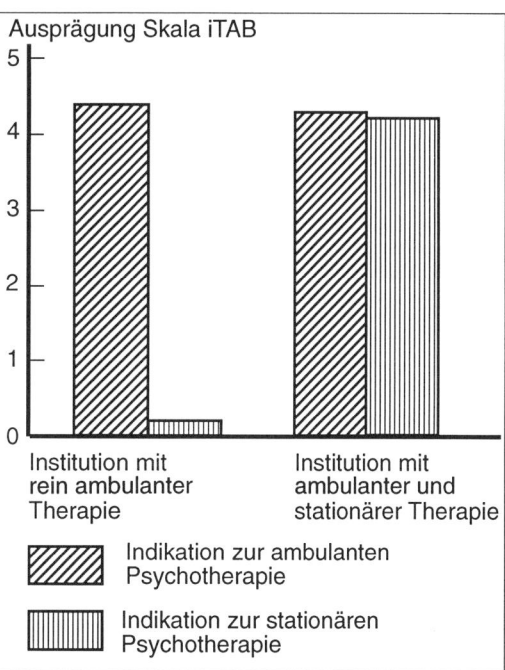

Abb. 13.12 Einschätzung der therapeutischen Zusammenarbeit für Patienten mit unterschiedlicher Psychotherapieindikation.

ungünstige bei Patienten, denen man zum stationären Aufenthalt rät. Eine Institution, die ambulante *und* stationäre Behandlungsangebote machen kann, beurteilt die Patienten bei beiden Therapievorschlägen gleich positiv. Hinsichtlich der klinischen und sozialen Merkmale sind die Patienten mit stationärer Behandlungsempfehlung in beiden Institutionen gleich schwierig. Daraus geht nochmals hervor, daß sich die Indikationsentscheidung weniger objektivierend an dem Gesamt aller denkbaren therapeutischen Möglichkeiten orientiert, sondern vor dem Hintergrund der eigenen Arbeitssituation erfolgt. Bei einer Indikation zur Psychotherapie ist es am sichersten, sich für ein Behandlungsverfahren zu entscheiden, das der Therapeut selbst durchführt bzw. das in der eigenen Institution möglich ist.

Literatur

Arfsten, A.J., Hoffmann, S.O.: Stationäre psychoanalytische Psychotherapie als eigenständige Behandlungsform. Prax. Psychother. 23 (1978) 233—245

Baerwolf, H.: Katamnestische Ergebnisse nach stationärer Psychotherapie. Z. psycho-som. Med. 5 (1959) 80—91

Bastine, R.: Adaptive Indikation in der zielorientierten Psychotherapie. In: U. Baumann (Hrsg.): Indikation in der Psychotherapie. Urban & Schwarzenberg, München 1981

Baumann, U.: Indikation zur Psychotherapie. Perspektiven für Praxis und Forschung. Urban & Schwarzenberg, München 1981

Baumann, U., von Wedel, B.: Stellenwert der Indikationsfrage im Psychotherapiebereich. In: U. Baumann (Hrsg.): Indikation zur Psychotherapie. Urban & Schwarzenberg, München 1981

Becker, H., Lüdeke, H.: Erfahrungen aus der stationären Anwendung psychoanalytischer Therapie. Psyche 32 (1978) 1–20

Becker, H., Senf, W. (Hrsg.): Die Praxis der stationären Psychotherapie. Thieme, Stuttgart, New York 1988

Beese, F.: Klinische Psychotherapie. In: Die Psychologie des XX. Jahrhunderts. Bd. 3. Kindler, Zürich 1977, S. 1144–1160

Beese, F. (Hrsg.): Stationäre Psychotherapie. Vandenhoek & Ruprecht, Göttingen 1978

Blaser, A: Der Urteilsprozeß bei der Indikationsstellung zur Psychotherapie. Huber, Bern 1977

de Boor, C., Künzler, E.: Die Psychosomatische Klink und ihre Patienten. Huber und Klett, Bern, Stuttgart 1963

Bräutigam, W.: Die Stellung der Psychotherapie in der Klinik. Psychother. Psychosom. med. Psychol. 11 (1961) 222–230

Bräutigam, W.: Die stationäre Psychotherapie in der Versorgung psychisch Kranker. In: F. Beese (Hrsg.): Stationäre Psychotherapie. Vandenhoek & Ruprecht, Göttingen 1978

Clauser, G. (Hrsg.): Klinische Psychotherapie innerer Krankheiten. Springer, Berlin 1959

Deutsche Psychoanalytische Gesellschaft (Hrsg.): Zehn Jahre Berliner Psychoanalytisches Institut. Internationaler psychoanalytischer Verlag, Wien 1930

Dührssen, A.: Analytische Psychotherapie in Theorie, Praxis und Ergebnissen. Verlag für Medizinische Psychologie, Göttingen 1972

Enke, H.: Klinische Psychotherapie innerer Krankheiten. In: G. Clauser (Hrsg.): Klinische Psychotherapie innerer Krankheiten. Springer, Berlin 1959

Enke, H.: Die Bedeutung des Körpersymptoms in der klinischen Psychotherapie. Z. Psychother. 12 (1962) 252–261

Ermann, M.: Regression in der stationär-analytischen Psychotherapie. Z. psycho-som. Med. 28 (1982) 176–188

Freud, S.: Über Psychotherapie. G. W. Bd. V. 1905, S. 20 ff.

Hahn, P., Vollrath, P., Petzold, E.: Aus der Arbeit einer klinisch-psychosomatischen Station. Prax. Psychother. 20 (1975) 66–77

Hau, Th.F.: Stationäre Psychotherapie: Ihre Indikation und ihre Anforderungen an die psychoanalytische Technik. Z. psycho-som. Med. 14 (1968) 116–120

Hau, Th. F.: Klinische Psychotherapie in ihren Grundzügen. Vandenhoek & Ruprecht, Göttingen 1975

Heigl, F.: Vergleichende Betrachtung der prognostischen Faktoren bei Schultz-Hencke und Alexander. Z. psychosom. Med. 4 (1958) 108–114

Heigl, F.: Persönlichkeitsstruktur und Prognose. Z. psycho-som. Med. 10 (1964) 102–114

Heigl, F.: Indikation und Prognose in Psychoanalyse und Psychotherapie. Vandenhoek & Ruprecht, Göttingen 1972

Janssen, P.L.: Behandlungsmodelle der stationären Psychosomatik und Psychotherapie. Prax. Psychother. Psychosom. 28 (1983) 95–102

Kettler, A.R.: Ziele und Indikation für stationäre Psychotherapie bei psychosomatischen Störungen. In: H.H. Studt (Hrsg.): Psychosomatik in der Inneren Medizin. Bd. 2. Springer, Berlin 1986

König, K.: Der Einfluß des klinisch-psychotherapeutischen Setting auf die konfliktorientierte Behandlungsmotivation der Patienten. Psychother. Psychosom. med. Psychol. 25 (1975) 103–108

Langen, D.: Methodische Probleme der klinischen Psychotherapie. Thieme, Stuttgart 1956

Leuzinger, M.: Kognitive Prozesse bei der Indikationsstellung. In: U. Baumann (Hrsg.): Indikation zur Psychotherapie. Urban & Schwarzenberg, München 1981, S. 103–124

Leuzinger, M.: Psychotherapeutische Denkprozesse. Kognitive Prozesse bei der Indikation psychotherapeutischer Verfahren. PSZ Verlag, Ulm 1984

Liedtke, R.: Strukturelle Grundlagen und therapeutische Praxis in der stationären Psychotherapie psychosomatisch erkrankter Patienten. Gruppenpsychother. u. Gruppendynam. 22 (1986) 138–150

Luborsky, L.: Helping alliances in psychotherapy. In: J.L. Claghorn (ed.): Successful psychotherapy. Brunner and Mazel, New York 1976

Malan, D.H.: Psychoanalytische Kurztherapie. Klett, Stuttgart 1965

Mentzel, G., Harrach, A., Kurtz, Chr., Seeger, U.: Die psychosomatische Kurklinik. Vandenhoek & Ruprecht, Göttingen 1981

Rudolf, G.: Die therapeutische Arbeitsbeziehung. Springer, Berlin, Heidelberg, New York 1991

Rudolf, G., Grande, T., Porsch, U., Wilke, St.: Prognose und Indikation – Von der Objektivierung der Patienteneigenschaften zur Analyse der Arzt-Patient-Interaktion. In: F. Lamprecht (Hrsg.): Spezialisierung und Integration in Psychosomatik und Psychotherapie. Springer, Berlin, Heidelberg, New York 1987 a

Rudolf, G., Grande, T., Porsch, U.: Indikationsstellung und therapeutische Interaktion bei dynamischer Psychotherapie und analytischer Standardbehandlung. Z. psycho-som. Med. 33 (1987b) 221—237

Rudolf, G., Grande, T., Porsch, U.: Die Berliner Psychotherapiestudie. Indikationsentscheidung und Therapierealisierung in unterschiedlichen psychotherapeutischen Praxisfeldern. Z. psycho-som. Med. 34 (1988a) 2—18

Rudolf, G., Grande, T., Porsch, U.: Die initiale Patient-Therapeut-Beziehung als Prädiktor des Behandlungsverlaufs. Z. psycho-som. Med. 34 (1988b) 32—49

Rudolf, G., von Essen, C., Porsch, U.: Psychotherapeutische Institutionen und ihre Patienten. Z. psycho-som. Med. 34 (1988c) 19—31

Rüger, U.: Stationär-ambulante Gruppenpsychotherapie. Springer, Berlin 1981

Schepank, H., Studt, H.H.: Die Psychosomatische Klinik am Zentralinstitut für Seelische Gesundheit. MED, Mannheim 1976, S. 30—34

Schepank, H., Tress, W.: Die stationäre Psychotherapie und ihr Rahmen. Springer, Berlin, Heidelberg, New York 1988

Schwidder, W.: Klinische Psychotherapie psychosomatischer Störungen. In: *E. Kretschmer* (Hrsg.): Vorträge des Kongresses der Allgemeinen ärztlichen Gesellschaft für Psychotherapie in Freudenstadt 1956. Thieme, Stuttgart 1957

Simmel, E.: Die psychoanalytische Behandlung in der Klinik. Int. Z. Psychoanalyse 14 (1928) 352—370

Stephanos, S.: Analytisch-psychosomatische Therapie. Huber, Stuttgart 1973

Streek, U., Göllner, R., Langen, D.: Psychotherapeutische Kliniken im überregionalen Vergleich. Psychother. and Psychosom. 31 (1981) 42—47

Studt, H.H., Arnds, H.G.: Zur Durchführung stationärer Psychotherapie. Z. Allg.-Med. 47 (1971) 406—409

Wiegmann, H.: Die Klinik für psychogene Störungen, Berlin-Grunewald. Psyche 4 (1950) 389—393

Wiegmann, H.: Der Neurotiker in der Klinik. Vandenhoek & Ruprecht, Göttingen 1968

14 Behandlung von Alkohol-, Medikamenten- und Drogenabhängigkeit

14.1 Klinische Erscheinungsbilder (Diagnose, Differentialdiagnose, Verlauf)

W. Feuerlein

14.1.1 Alkoholabhängigkeit

14.1.1.1 Diagnostik

Der *historische Begriff des (chronischen) Alkoholismus* ist zwar handlich (und weltweit verbreitet), aber unscharf. Er umfaßt den Mißbrauch wie die Abhängigkeit von Alkohol, eine Unterscheidung, die sich hier, ebenso wie bei anderen Drogen (vor allem Medikamenten), sehr bewährt hat.

Zusammengefaßt lassen sich 5 Definitionskriterien bestimmen (Abb. 14.1):

1. abnormes bzw. pathologisches Trinkverhalten (nach Menge und Modalitäten),

2. somatische alkoholbezogene Schäden (Alkoholfolgekrankheiten, z.B. alkoholische Leberzirrhose, Alkoholdelir),

3. alkoholbezogene psychosoziale Schäden (z.B. Störungen der familiären und beruflichen Situation, Führerscheinverlust),

4. *körperliche Abhängigkeit:* Entwicklung von Toleranzsteigerung bzw. Entzugssymptomen,

5. *psychische Abhängigkeit:* Verminderung der Kontrollfähigkeit über das eigene Trinkverhalten, Fortsetzung des Alkoholkonsums trotz subjektiv wahrgenommener negativer Konsequenzen, Zentrierung des Denkens auf Alkohol, gesteigertes Verlangen nach Alkohol. In DSM-III-R (s. *Wittchen* et al. 1989) wird gerade auf diese Verhaltensstörungen, die der psychischen Abhängigkeit zuzurechnen sind, besonders hingewiesen.

Typologie der Alkoholiker:

Es ist seit langem bekannt, daß Alkoholiker keine homogene Population darstellen. Deswegen wurden verschiedene Differenzierungen vorgenom-

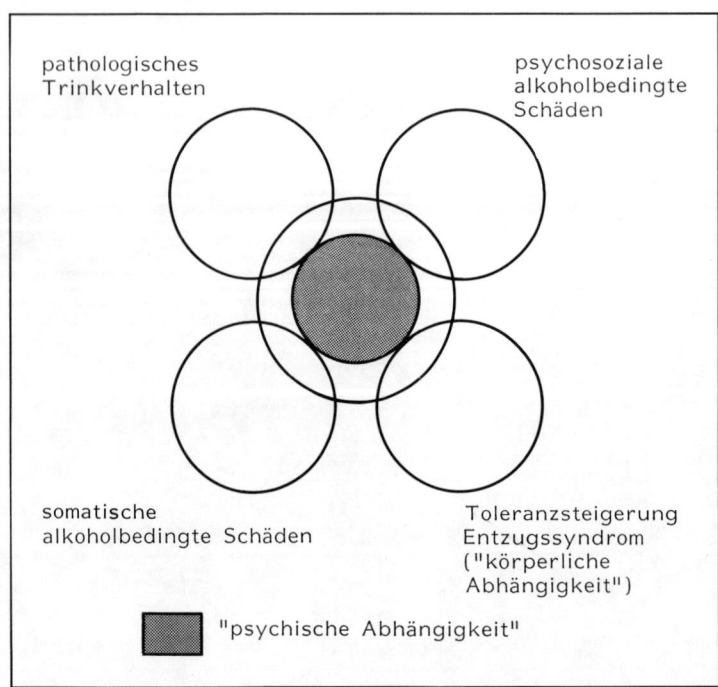

Abb. 14.1 Alkoholabhängigkeit. (Nach *Feuerlein* 1987)

Tabelle 14.1 Alkoholikertypen. (Modifiziert nach *Jellinek* 1960)

Art des Alkoho-lismus	Psycho-logische Anfälligkeit	Sozio-kulturelle Elemente	Suchtkennzeichen	Abhängigkeit	Versuch einer Typisierung (nach *Feuerlein* 1989)
α	+ + + − + + + +	+ − (+ + + +)	0 kein Kontrollverlust, aber undiszipliniertes Trinken	*nur* psychisch	Konflikttrinker
β	+	+ + + (Wochen-endtrinker)	0 kein Kontrollverlust	keine, außer soziokulturelle	Gelegenheitstrinker
γ	+ + + − + + + +	+ − (+ + +)	+ + + + Kontrollverlust, jedoch Fähigkeit zur Abstinenz	zuerst psychische Abhängigkeit, später physische Abhängig-keit	süchtige Trinker
δ	+	+ + + − + + + +	+ + + + Unfähigkeit zur Absti-nenz, aber kein Kontrollverlust	physische Abhängigkeit	Gewohnheitstrinker
ε	+ + +	+ +	+ + + Kontrollverlust, Trinken bis zum physi-schen Zusammenbruch	nur psychisch	episodische Trinker

men, vor allem nach typologischen Aspekten. Die von *Jellinek* (1960) vorgeschlagene Einteilung nach 5 Typen hat die weiteste Verbreitung gefunden (Tab. 14.1).

Neuere Einteilungsschemata versuchen eine Dif-ferenzierung in primären und sekundären Alkoho-lismus.

Nach *Schuckit* (1979) wird als *primärer* Alkoho-liker bezeichnet, wer in der Vorgeschichte keinerlei psychische Störungen vor Beginn des Alkoholmiß-brauchs hatte.

Nach *Cloninger* et al. (1988) werden 2 Typen un-terschieden, die sich aufgrund genetischer Unter-suchungen und auch klinisch identifizieren ließen. Typ I ist durch späten Beginn und geringe soziale Folgeprobleme gekennzeichnet, während Typ II durch frühen Beginn, gleichzeitigen Mißbrauch von Rauschdrogen, schwere soziale Komplikatio-nen sowie vermehrtes Auftreten von Alkoholismus und Depressionen bei Verwandten 1. Grades cha-rakterisiert ist. Außerdem ließ sich bei Typ II der genetische Marker der verminderten MAO-Aktivi-tät in den Thrombozyten nachweisen.

Die *Diagnose der Alkoholabhängigkeit* ist bei ausgeprägten Fällen leicht, bei weniger extremen Fällen schwierig. Dies hängt mit verschiedenen Be-sonderheiten dieser Krankheit zusammen, z.B. der

Vielfalt und Unspezifität ihrer Erscheinungsfor-men, aber auch der Dissimulationstendenz vieler Betroffener und ihrer Angehöriger, die ihrerseits Folge der noch immer bestehenden Tabuisierung ist. Weder die konsumierte Alkoholmenge noch die alkoholbezogenen Schäden sind Charakteristika der Abhängigkeit. Ihre Diagnose beruht in erster Linie auf den Variablen der *psychischen Abhängig-keit* (wie sie sich vor allem im *pathologischen Trinkverhalten* manifestiert), außerdem auf Va-riablen der körperlichen Abhängigkeit. Angesichts dieser Schwierigkeiten wurde seit einigen Jahr-zehnten versucht, die Diagnosestellung zu objekti-vieren. Die zahlreichen diagnostischen Verfahren können nach dem o.g. Schema (s. Abb. 14.1) der Definitionskriterien eingeteilt werden. Es sollen hier nur einige der bekanntesten herausgegriffen werden. Einige dieser Tests beziehen sich nur auf einzelne der genannten Kriteriengruppe, andere, umfassendere Tests versuchen das gesamte Spek-trum dieser Kriterien abzudecken. Unter formalen Gesichtspunkten lassen sich diese Tests einteilen in:

a) Verfahren, die auf Befragungen der Patien-ten selbst oder von Bezugspersonen bzw. Pflegepersonen basieren (Selbstbeurteilungs-bzw. Fremdbeurteilungsfragebögen). Beispie-

Tabelle 14.2 Kurzfragebogen für Alkoholgefährdete KFA. (Nach *Feuerlein* et al. 1989)

Name: _____   Datum: _____

Vorname: _____   Geb.-Datum: _____

Geschlecht: männlich ☐   weiblich ☐

Vielleicht haben Sie manchmal den Eindruck, daß eine Feststellung nicht richtig paßt. Kreuzen Sie aber trotzdem *immer eine der beiden Antworten* an und zwar die, welche noch am ehesten auf Sie zutrifft.

	ja	nein
1. Leiden Sie in der letzten Zeit häufiger an Zittern der Hände?	☐	☐
2. Leiden Sie in der letzten Zeit häufiger an einem Würgegefühl (Brechreiz), besonders morgens?	☐	☐
3. Wird das Zittern und der morgendliche Brechreiz besser, wenn Sie etwas Alkohol trinken?	☐	☐
4. Leiden Sie in der letzten Zeit an starker Nervosität?	☐	☐
5. Haben Sie in Zeiten erhöhten Alkoholkonsums weniger gegessen?	☐	☐
6. Hatten Sie in der letzten Zeit öfters Schlafstörungen oder Alpträume?	☐	☐
7. Fühlen Sie sich ohne Alkohol gespannt und unruhig?	☐	☐
8. Haben Sie nach den ersten Gläsern ein unwiderstehliches Verlangen, weiter zu trinken?	☐	☐
9. Leiden Sie an Gedächtnislücken nach starkem Trinken?	☐	☐
10. Vertragen Sie z.Zt. weniger Alkohol als früher?	☐	☐
11. Haben Sie nach dem Trinken schon einmal Gewissensbisse (Schuldgefühle) empfunden?	☐	☐
12. Haben Sie ein Trinksystem versucht (z.B. nicht vor bestimmten Zeiten zu trinken)?	☐	☐
13. Bringt Ihr Beruf Alkoholtrinken mit sich?	☐	☐
14. Hat man Ihnen an einer Arbeitsstelle schon einmal Vorhaltungen wegen Ihres Alkoholtrinkens gemacht?	☐	☐
15. Sind Sie weniger tüchtig, seitdem Sie trinken?	☐	☐
16. Trinken Sie gerne und regelmäßig ein Gläschen Alkohol, wenn Sie alleine sind?	☐	☐
17. Haben Sie einen Kreis von Freunden und Bekannten, in dem viel getrunken wird?	☐	☐
18. Fühlen Sie sich sicherer, selbstbewußter, wenn Sie Alkohol getrunken haben?	☐	☐
19. Haben Sie zu Hause oder im Betrieb einen kleinen versteckten Vorrat mit alkoholischen Getränken?	☐	☐
20. Trinken Sie Alkohol, um Streßsituationen besser bewältigen zu können oder um Ärger und Sorgen zu vergessen?	☐	☐
21. Sind Sie oder/und Ihre Familie schon einmal wegen Ihres Trinkens in finanzielle Schwierigkeiten geraten?	☐	☐
22. Sind Sie schon einmal wegen Fahrens unter Alkoholeinfluß mit der Polizei in Konflikt gekommen?	☐	☐

le: „*Michigan-Alcohol-Screening-Test*" *(MAST)* (*Selzer* 1967), oder im deutschen Sprachraum „*Kurzfragebogen für Alkoholgefährdete*" *(KFA)* (*Feuerlein* et al. 1989) (Tab. 14.2). Der *KFA* umfaßt die 4 wichtigsten Aspekte der Alkoholabhängigkeit: den somatischen Bereich (4 Items), den psychischen Bereich (6 Items), den sozialen Bereich (5 Items) und den Bereich des abhängigen Trinkens (7 Items).

b) Verfahren, die sich auf Ergebnisse von somatischen, meist klinisch-chemischen und hämato-logischen Untersuchungen stützen („Labortests"). Beispiel: Test von *Stamm* et al. (1984), *Feuerlein* (1988; Tab. 14.3, 14.4). Dieser Screening-Test, der auf die Kapazität eines kleineren klinischen Labors abgestellt ist, erfaßt die Funktionen von 3 der am häufigsten durch Alkohol geschädigten Organsysteme (erythropoetisches System, Leber, Niere). Dieser Test kann natürlich nur alkoholbezogene körperliche Krankheiten erfassen. Er ermöglicht es, ohne direkte Befragung des Patienten eine Verdachtsdiagnose zu stellen, die dann ggf. durch gezielte Exploration ergänzt werden muß.

Tabelle 14.3 Entscheidungskriterien und Sicherheit für Erkennung und Ausschluß des Alkoholismus bei Männern. (Nach *Feuerlein* 1988)

Fragestellungen	A	B	C
Männer	Erkennung des Alkoholiker-Status (durch Ausschluß des Nicht-Alkoholiker-Status)	Erkennung des Nicht-Alkoholiker-Status (durch Ausschluß des Alkoholiker-Status)	Optimierung der Anzahl richtiger Status-Zuordnungen (A + NA)
	Vorgabe: Spezifität 96 % (Nichtalkoholiker)	Vorgabe: Sensitivität 95 % (Alkoholiker)	Vorgehen: Optimierung der Effizienz
	Entscheidungsgrenzen (multivariat optimiert)		

Kenngrößen (Referenzintervalle für „Gesunde")	Einheit			
Gamma-GT (6–28)	U/l	≥ 27	≥ 18	≥ 26
GOT (2–20)	U/l	≥ 15	≥ 10	≥ 10
GPT (2–20)	U/l	≥ 11	≥ 9	≥ 9
MCV (80–96)	μm^3	≥ 97	≥ 97	≥ 93
(80–96)	fl	≥ 97	≥ 97	≥ 93
Kreatinin (0,5–1,1)	mg/dl	$\leq 0,70$	$\leq 0,75$	$\leq 0,76$
(44–97)	$\mu mol/l$	≤ 62	≤ 66	≤ 67
Harnstoff-N (6–22)	mg/dl	≤ 8	≤ 12	≤ 18
(2,1–7,8)	mmol/l	$\leq 2,9$	$\leq 4,3$	$\leq 6,4$
Anzahl der positiven Befunde		≥ 4	≥ 4	≥ 5

	erfolgte Zuordnungen		
richtig identifiziert	A 67 %	NA 74 %	A 83 % / NA 89 %
Effizienz	162	169	171
fälschlich ausgeschlossen (Fehler 1. Art)	NA 5 %	A 5 %	A 17 %
fälschlich nicht erkannt (Fehler 2. Art)	A 33 % (falsch-negative Diagnose)	NA 26 % (falsch-positive Diagnose)	NA 11 %

c) Verfahren, die eine Kombination dieser beiden Verfahren darstellen. Beispiel: *Münchner Alkolismus-Test (MALT)* (*Feuerlein* et al. 1977). Er stellt eine Kombination eines Fragebogentests (mit 24 Items, die, ähnlich wie beim KFA, die 4 wichtigsten Bereiche des Alkoholismus abdecken) mit einem Fragebogentest für den Arzt dar, in dem neben wichtigen Items zur Vorgeschichte (z.B. Fragen nach Delirium tremens) auch körperliche Befunde (z.B. über alkoholische Polyneuropathie) einbezogen sind.

Tabelle 14.4 Entscheidungskriterien und Sicherheit für Erkennung und Ausschluß des Alkoholismus bei Frauen. (Nach *Feuerlein* 1988)

Fragestellungen	A	B	C
Frauen	Erkennung des Alkoholiker-Status (durch Ausschluß des Nicht-Alkoholiker-Status)	Erkennung des Nicht-Alkoholiker-Status (durch Ausschluß des Alkoholiker-Status)	Optimierung der Anzahl richtiger Status-Zuordnungen (A + NA)
	Vorgabe: Spezifität 96 % (Nichtalkoholiker)	Vorgabe: Sensitivität 98 % (Alkoholiker)	Vorgehen: Optimierung der Effizienz
	Entscheidungsgrenzen (multivariat optimiert)		

Kenngrößen (Referenzintervalle für „Gesunde" Einheit				
Gamma-GT (4–18)	U/l	$\geqq 15$	$\geqq 20$	$\geqq 25$
GOT (2–20)	U/l	$\geqq 17$	$\geqq 17$	$\geqq 8$
Erythrozyten	$10^6/mm^3$	$\leqq 3,8$	$\leqq 4,3$	$\leqq 4,9$
	$10^{12}/l$	$\leqq 3,8$	$\leqq 4,3$	$\leqq 4,9$
Kreatinin (0,5–1,1)	mg/dl	$\leqq 0,54$	$\leqq 0,71$	$\leqq 0,59$
(44–97)	μmol/l	$\leqq 48$	$\leqq 63$	$\leqq 52$
Anzahl der positiven Befunde		$\geqq 2$	$\geqq 2$	$\geqq 3$
		erfolgte Zuordnungen		

richtig identifiziert	A 78 %	NA 76 %	A 88 % NA 90 %
Effizienz	174	174	178
fälschlich ausgeschlossen (Fehler 1. Art)	NA 4 %	A 2 %	A 12 %
fälschlich nicht erkannt (Fehler 2. Art)	A 22 % (falsch-negative Diagnose)	NA 24 % (falsch-positive Diagnose)	NA 10 %

14.1.1.2 Verlauf

Der Beginn der Alkoholkrankheit läßt sich meist nicht genau festlegen. Es dauert in der Regel mehrere Jahre, bis sich aus dem schweren Alkoholmißbrauch eine Abhängigkeit entwickelt hat. Es sind verschiedene Versuche unternommen worden, den Verlauf der Alkoholkrankheit in Phasen einzuteilen. Die bekannteste Einteilung stammt von *Jellinek* (1952). Er beschreibt 42 Symptome, die die Grundlage für die Unterteilung in 3 Phasen bilden (Abb. 14.2):

1. Prodromalphase
2. Kritische Phase
3. Chronische Phase

Die Prodromalphase dauert 6 Monate bis 5 Jahre. Über die Dauer der beiden anderen Phasen gibt es keine genaueren Zeitangaben. Diesen 3 Phasen geht eine präalkoholische Phase voraus, die einige Monate bis 2 Jahre dauert, in der bereits der belohnende Effekt des Alkohols als angenehm empfunden wird. Der weitere Verlauf ist in der Regel progredient.

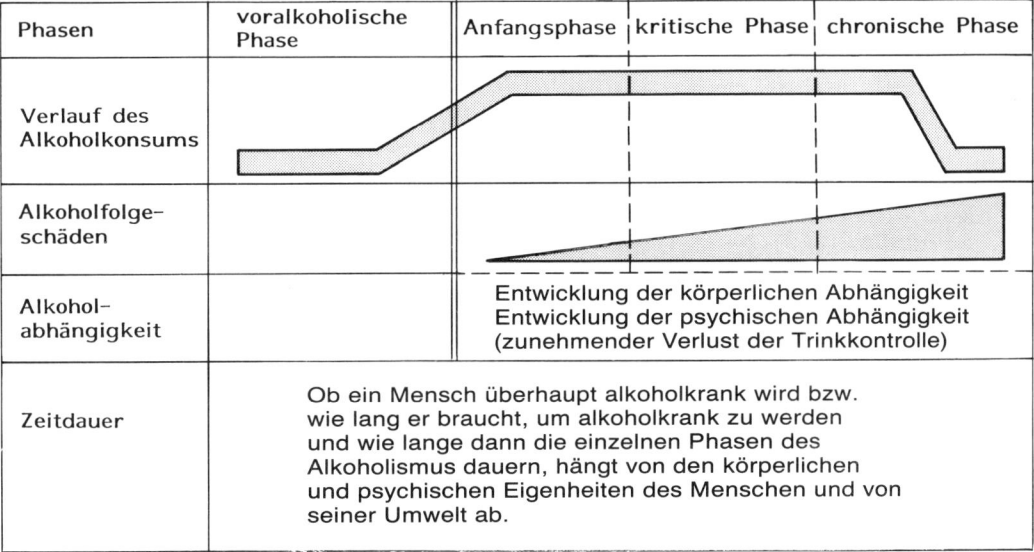

Abb. 14.2 Die 4 Phasen der Entwicklung des Alkoholismus nach *Jellinek*. (Nach *Feuerlein* u. *Dittmar* 1989)

Rückfälle sind häufige Ereignisse im „natürlichen Verlauf" des Alkoholismus und im Verlauf des therapeutischen Prozesses. Unter Rückfall versteht man in diesem Zusammenhang den Alkoholkonsum eines Alkoholikers, der körperlich schädigende Mengen erreicht (bei Männern etwa 40 g, bei Frauen etwa 20 g) oder die soziale Norm bzw. die individuelle Feststellung des Abhängigen übersteigt. So werden im Durchschnitt etwa 50 % auch der stationär behandelten Alkoholiker im Zeitraum von 4 Jahren nach einer Entwöhnungsbehandlung mindestens 1mal rückfällig.

Zusammengefaßt läßt sich der Ablauf eines Rückfalls wie folgt darstellen (nach *Marlatt* u. *Gordon* 1985): Auf der Grundlage eines permanent unausgewogenen Lebensstils und scheinbar irrelevanter Entscheidungen wächst der Drang, sich durch Alkohol Erleichterung zu verschaffen. (Der Rückfall wird antizipatorisch vorbereitet.) Eine weitere Voraussetzung sind Risikosituationen. Sie können auf intrapersonalen und/oder interpersonalen Einflußfaktoren beruhen: Intrapersonale Faktoren sind z.B. unangenehme oder (in seltenen Fällen) angenehme emotionale Zustände, unangenehme körperliche Befindlichkeiten, Verlangen, die eigenen Kontrollmöglichkeiten auszutesten („Herausforderung der eigenen Willenskraft"), eigener Drang und Versuchungen. Interpersonale Faktoren sind z.B. zwischenmenschliche Konflikte, soziale Verführungssituationen (direkte Auf-

forderungen zum Trinken und/oder angenehm empfundene Sozialkontakte). Stehen für solche Risikosituationen keine ausreichenden Bewältigungsstrategien zur Verfügung, dann tritt der Rückfall ein, was bemerkenswerte und verhängnisvolle psychologische Wirkungen hat: Es kommt zu einem *Abstinenzverletzungseffekt*. Dieser bringt eine *kognitive Dissonanz* mit sich, die in einer emotionalen Reaktion mit Minderung der sozialen Kompetenz und Selbstvorwürfen besteht. Dieser Effekt steigert dann im Sinne eines Teufelskreises die Wahrscheinlichkeit des Weitertrinkens.

Die *spontanen Abstinenz-* bzw. *Besserungsraten*, bezogen auf den gesamten Lebensabschnitt nach Stellung der Diagnose, liegen nach neueren Untersuchungen (*Miller* u. *Hester* 1980) bei etwa 19 % (Jahresprävalenz).

Die *Mortalität* ist hoch. Die Übersterblichkeit beträgt bei Männern das 2fache, bei Frauen das 3,19fache der Sterblichkeit der Normalbevölkerung gleicher Altersstufe (*Schmidt* u. *de Lint* 1972). Nach neueren Untersuchungen (*Berglund* 1984) beträgt sie bei Männern das 5,1fache, bei Frauen das 5,6fache. Bemerkenswert ist, daß nach einer amerikanischen Studie (*Barr* et al. 1984) die (jahrgangsbereinigte) Übersterblichkeit bei Alkoholikern mit 2,4 % niedriger lag als die bei Drogenabhängigen (3,1 %). Bei Alkoholikern betraf sie aber nur diejenigen, die nicht nach 2 Jahren abstinent waren.

14.1.1.3 Alkoholbedingte neurologisch-psychiatrische Krankheiten

Die wichtigsten alkoholbedingten neurologisch-psychiatrischen Krankheiten sind folgende:

a) komplizierter Rausch (alkoholischer Dämmerzustand),
b) allgemeine (atrophische) Hirnveränderungen mit Veränderungen der psychischen Leistungsfähigkeit und Persönlichkeitsveränderungen,
c) Wernicke-Korsakow-Syndrom,
d) Epilepsie bei Alkoholmißbrauch,
e) Delirium tremens,
f) (chronische) Alkoholhalluzinose,
g) Alkoholpolyneuropathie.

a) *Komplizierter Alkoholrausch (alkoholischer Dämmerzustand)*

Das entscheidende klinische Merkmal ist die Verhaltensänderung (vor allem die Aggressivität), die im Zusammenhang mit vorangegangenem Konsum von Alkohol steht, wobei es sich oft um relativ geringe Mengen handelt, die üblicherweise keinen (schweren) Rauschzustand verursachen. Der komplizierte Rausch ist durch folgende psychopathologischen Symptome gekennzeichnet, die in unterschiedlicher Häufigkeit auftreten (*Athen* 1986):

— Störungen des Bewußtseins und der Motorik,
— Störungen der Orientierung,
— sexuelle Erregung,
— gereizt-aggressives Syndrom,
— paranoid-halluzinatorisches Syndrom,
— manisches Syndrom,
— Angstsyndrom,
— Suizidalität,
— *persönlichkeitsfremdes* Störungsbild,
— mnestische Lücken.

b) *Allgemeine (atrophische) Hirnveränderungen*

Klinisch-neurologisch findet man kaum Veränderungen. Die Angaben über EEG-Veränderungen sind unterschiedlich (pathologische Befunde bei 0 bis 80 %), im Durchschnitt bei etwa 50 %. Sie reichen von Allgemeinveränderungen bis zu Dysrhythmien, langsamen Rhythmen und Krampfpotentialen. Ein spezifisches EEG-Muster für Alkoholismus existiert nicht. Bei etwa 1/5 der Alkoholiker findet man Veränderungen der visuell potenzierten Hirnpotentiale; die akustisch evozierten Potentiale sind fast regelmäßig verändert (*Haan* 1986).

Pathologisch-anatomisch wurden atrophische Veränderungen des Gehirns (mit Schwerpunkt am Frontal- und Parietalhirn) mit Erweiterungen der inneren Liquorräume beschrieben (*Harper* et al. 1985). Diese Befunde wurden durch moderne bildgebende Verfahren (CCT, NMR) bestätigt. Umstritten ist jedoch, ob diese Hirnsubstanzminderungen, die übrigens auch bei Patienten nach langdauernder Mangelernährung (Gefangenschaft, Anorexia nervosa) bzw. langer Steroidbehandlung nachgewiesen wurden, mit einer Vermehrung oder Verminderung des Gehalts an freiem Wasser im Gehirn zusammenhängen. Bemerkenswert ist, daß in relativ vielen Fällen eine vollständige oder teilweise Rückbildung der Hirnschrumpfung beobachtet werden konnte, allerdings nur nach jahrelanger strikter Alkoholabstinenz. Bei einem Teil der Patienten mit derartigen Hirnveränderungen findet man auch neuropsychologische Leistungsstörungen im Sinne eines organischen Psychosyndroms. Die Störungen betreffen folgende Bereiche:

— Aufmerksamkeit,
— Wahrnehmungsfähigkeit, wobei die Grundfunktionen erhalten bleiben,
— Konzentrationsfähigkeit,
— Verarbeitung von zeitlichen Abfolgen,
— verbales Lernen,
— Kurz- und Langzeitgedächtnis,
— verbales und nonverbales Problemlösen,
— verbales und nonverbales Abstrahieren,
— nonverbales Vorstellungsvermögen,
— Motorik, besonders Feinmotorik.

Es handelt sich also um eine mehrschichtige Schädigungsstruktur, wobei die einzelnen Leistungsbereiche nicht immer deutlich voneinander abgehoben werden können. Diese psychischen Veränderungen können sich ebenso wie die morphologischen und physiologischen Veränderungen zurückbilden, allerdings ebenfalls nur nach strikter langdauernder Alkoholabstinenz, wobei darauf hinzuweisen ist, daß kein linearer Zusammenhang zwischen der Rückbildung der neuropsychologischen und der somatischen Veränderungen nachweisbar ist.

c) *Wernicke-Korsakow-Syndrom*

Das Wernicke-Korsakow-Syndrom ist nicht nur auf Patienten mit Alkoholmißbrauch beschränkt, sondern kann bei verschiedenartigen bilateralen Schädigungen von dienzephalen und mediotemporalen Hirnstrukturen manifest werden. Der Alkohol spielt wahrscheinlich nur eine mittelbare Rolle. Entscheidende Bedeutung kommt in der Pathogenese dem Mangel an Thiamin (Vitamin B$_1$) zu.

Die klinischen Störungen beginnen häufig mit neurologischen Symptomen: Pupillenstörungen, Paresen der äußeren Augenmuskeln, konjugierte Blicklähmung, Nystagmus, polyneuritische Störungen. Später folgen psychische Störungen. Sie können zunächst das vielfältige Bild eines akuten exogenen Reaktionstyps bieten, gehen aber später in chronische Störungen über. Sie sind gekennzeichnet durch:

— Gedächtnisstörungen (vor allem Verlust des Altgedächtnisses),
— Orientierungsstörungen (vor allem Zeit, Raum und äußere Situation),
— Verschlechterung der Auffassungsfähigkeit,
— Verminderung der Spontaneität und Initiative,
— Störungen der Konzentrations- und Abstraktionsfähigkeit,
— Konfabulationen.

Während die initialen neurologischen Störungen oft (allmählich) abklingen, bleiben die psychischen Störungen meist lange Zeit bestehen. Die Prognose ist ungünstig: Nur in etwa 20 % kommt es, auch bei totaler Alkoholabstinenz, zu einer völligen Wiederherstellung, in 60 % ist mit Residualstörungen zu rechnen, 20 % bleiben völlig ungebessert.

d) *Epilepsie im Zusammenhang mit Alkoholabusus*

Die Angaben über die Häufigkeit epileptischer Anfälle, die im Verlauf des Alkoholabusus auftreten, sind in der Literatur schwankend: 5 bis 35 %. Am häufigsten sind Grand-mal-Anfälle. Psychomotorische Anfälle und „kleine Anfälle" sind außerordentlich selten. Die Alkoholepilepsie wurde früher als eine Krankheitseinheit angesehen. Diese Ansicht ist nicht mehr haltbar. Eine Differenzierung ist nötig. Es ergeben sich folgende Möglichkeiten der Entstehung von Anfällen bei Alkoholikern:

— Verschlimmerung oder Provokation bereits vor Beginn des Alkoholabusus bestehender Anfälle (ca. 10 %),
— Manifestation einer bisher latenten Krampfbereitschaft (z.B. durch direkte oder indirekte Alkoholschäden),
— Auftreten von Anfällen im Rahmen eines Alkoholabstinenzsyndroms (ca. 60 %),
— Auftreten von Anfällen bei Patienten mit chronischem Alkoholabusus, die vorher sicher keine latente Krampfbereitschaft gehabt hatten und bie denen keine erkennbaren zerebralen Schädigungen bestehen. Die Anfälle treten ohne Zusammenhang mit der Abstinenz bzw. Trink-

exzessen auf. Nur diese Untergruppe kann als Alkoholepilepsie im eigentlichen Sinn angesprochen werden. Sie ist aber relativ selten (etwa 1 %) (*Haan* 1986).

e) *Delirium tremens*

Das Delirium tremens tritt nur nach jahrelangem, schwerem, häufig kontinuierlichem Alkoholmißbrauch auf, meist bei abruptem Alkoholentzug, so daß es verschiedentlich als das schwerste Stadium des Alkoholentzugssyndroms aufgefaßt wurde. Es sind aber sichere Fälle beschrieben, wo das Delir bei fortbestehendem erhöhten Blutalkoholspiegel ausgebrochen ist. Etwa 15 % aller Alkoholiker machen im Verlauf ihrer Alkoholismuskarriere ein solches Delir durch, manchmal mehrmals hintereinander.

Das klinische Bild ist sehr charakteristisch. Es ist gekennzeichnet durch:

— vegetativ-motorische Erregung (Tachykardie, Schweißausbrüche, manchmal Fieber), motorische Unruhe (Bettflüchtigkeit, Nesteln der Hände),
— vermehrte Krampfbereitschaft (relativ häufig initiale Grand-mal-Anfälle),
— neurologische Symptome (Tremor),
— psychopathologische Erscheinungen: Bewußtseinsstörungen, Affektstörungen (Angst, aber auch Euphorie), Kritikstörungen, Halluzinationen (meist auf optischem Gebiet).

Das Delir dauert unbehandelt etwa 10 Tage und endet in einem Terminalschlaf. Für die psychotischen Erlebnisse besteht hinterher eine partielle oder totale Amnesie. Das Alkoholdelir hat eine hohe Mortalität (unbehandelt etwa 20 %), die auch durch moderne Behandlungsmaßnahmen nicht völlig (1 bis 4 %) gesenkt werden konnte.

f) *(Chronische) Alkoholhalluzinose*

Es handelt sich um eine seltene, chronisch verlaufende Psychose bei schwerem Alkoholismus, die in ihrer nosologischen Stellung noch nicht völlig geklärt ist: alkoholbedingte organische Psychose (wie auch DSM-III-R annimmt) oder eine nichtfamiliäre, sich spät manifestierende schizophrenieähnliche Psychose. Die Psychose setzt meist zwischen dem 40. und 50. Lebensjahr ein; sie ist bei Männern 4mal häufiger als bei Frauen.

Das klinische Bild wird bestimmt durch Halluzinationen (meist akustische, aber auch optische und taktile), die meist persekutorischen Inhalt haben.

In der Regel kommt es zu wahnhaften Interpretationen, die sich zu Beziehungs- und Verfolgungsideen verfestigen können. Die Affektlage ist durch Depression, Angst und Ratlosigkeit gekennzeichnet. Die Bewußtseinslage und die Orientierung sind meist nicht gestört. Formale Denkstörungen bestehen nicht, ebensowenig vegetative Störungen und Tremor. Die Psychose beginnt allmählich oder auch akut; sie kann Wochen und Monate anhalten. Mit Beginn der chronischen Phase tritt eine Beruhigung des Patienten trotz Fortbestehens der Halluzinationen ein. In diesem Zustand können die Patienten manchmal nicht von chronischen Schizophrenen unterschieden werden.

g) *Alkoholische Polyneuropathie*

Die alkoholische Polyneuropathie tritt bei 20 bis 40 % der chronischen Alkoholiker auf, meist zwischen dem 40. und 60. Lebensjahr. Die wichtigsten subjektiven Störungen bestehen in schmerzhaften Mißempfindungen, Kribbelparästhesien und Taubheitsgefühl, ferner in Muskelkrämpfen und Muskelschwäche. Die wichtigsten objektiven Symptome sind:

— Störungen der Tiefensensibilität,
— Störungen der Oberflächensensibilität, vor allem der Berührungsempfindung, selten der Schmerz- und Temperaturempfindung,
— Paresen (meist distal betont), seltener Atrophie der Muskulatur,
— Abschwächung der Eigenreflexe,
— Störungen des Geh- und Stehvermögens,
— vegetative Störungen (Hyperhidrosis, Marmorierung der Haut).

Alle diese Symptome sind vorwiegend an den unteren Extemitäten ausgeprägt. Die Arme sind weniger häufig betroffen, noch seltener die Hirnnerven.

Im EMG findet man Zeichen, die auf eine Störung des 2. Neurons hinweisen. Der Liquor ist meist unauffällig. Die Prognose ist (bei Alkoholabstinenz) meist günstig.

14.1.2 Medikamentenabhängigkeit

14.1.2.1 Diagnostik

Die Definition ist hier aus verschiedenen Gründen wesentlich schwieriger als beim Alkohol, z.B. weil die von Medikamenten erwartete Wirkung oft „fließend" zum unerwünschten Mißbrauchskriterium werden kann, weil außerdem das Miß-

brauchspotential und das Spektrum der Nebenwirkungen bei den verschiedenen Medikamentengruppen sehr unterschiedlich ist.

Die hier in Frage kommenden Substanzen weisen immer eine *zentrale* Wirksamkeit auf, sind also psychotrop. Unter diesen von der *WHO* beschriebenen Stoffgruppen mit Mißbrauchs- bzw. Abhängigkeitspotential sind folgende praktisch wichtig:

1. Stark wirksame Analgetika/Antitussiva vom Morphintyp (auch Opioide wie Pethidin, Methadon),
2. Alkohol-Barbiturat-Typ: neben den eigentlichen Hypnotika, z.B. Barbiturate (auch in Kombination mit schwach wirksamen Analgetika), vor allem Tranquillanzien (z.B. Benzodiazepine),
3. Psychostimulanzien (Amphetamintyp),
4. Appetitzügler (Nor-Pseudo-Ephedrin = Khattyp),
5. Halluzinogentyp (z.B. Anticholinergika).

Dazu kommen noch einige weitere (z.B. Abführmittel, Kortikoide).

Vorweg ist darauf hinzuweisen, daß hier die Diagnosestellung durch die häufigen Kooperationsprobleme und Dissimulationstendenzen der Patienten besonders erschwert wird.

Es wird auch hier zwischen Mißbrauch und Abhängigkeit unterschieden:

Verdacht auf Mißbrauch besteht, wenn unter Außerachtlassen kausaler therapeutischer Möglichkeiten Medikamente wiederholt zur symptomatischen Behandlung somatischer und psychischer Beschwerden und Funktionsstörungen (verordnet) angewendet werden oder (erst recht) wenn psychotrope Medikamente wiederholt zur Optimierung gestörten Allgemeinbefindens (verordnet) angewendet werden.

Verdacht auf Abhängigkeit besteht, wenn ohne fortgesetzte Medikamenteneinnahme ausreichende Symptomsuppression und Stabilisierung des Befindens nicht mehr gewährleistet sind. Der Verdacht auf Abhängigkeit wird bestätigt, wenn zur genügenden Symptomsuppression und zur Kontrolle des Befindens steigende Medikamentendosen erforderlich werden bzw. beim Absetzen der Medikamente die ursprünglichen Beschwerden wieder auftreten, u.U. sogar in verstärktem Maß (Toleranzentwicklung oder/und Entzugserscheinungen) manifest werden und/oder wenn durch chronische Anwendung somatische oder psychische Intoxikationserscheinungen und/oder soziale Folgen auftreten (z.B. Medikamente illegal beschafft werden). Als Besonderheit der Benzodiazepine ist zu erwähnen, daß es bei ihnen nach monatelanger Anwendung, auch bei bestimmungsgemäßem Gebrauch (also ohne Dosissteigerung) nach plötzlichem Absetzen zu schweren Entzugserscheinungen kommen kann (*„low dose dependency"*).

Polytoxikomanie liegt vor, wenn mindestens 2 Mittel mit hohem Mißbrauchspotential in abhängiger Weise verwendet werden. Alkoholiker mißbrauchen Medikamente entweder zur Steigerung oder Verlängerung des Alkoholeffekts, zur Vermeidung von Alkoholentzugserscheinungen (z.B. Clomethiazol) oder als Ersatzstoff (besonders Hypnotika/Sedativa oder Anxiolytika/Tranquillanzien). Abhängige von illegalen Drogen mißbrauchen Medikamente in erster Linie als Ersatzstoffe (z.B. bei „Versorgungslücken"), seltener zur Steigerung des Haupteffekts, ferner in Selbstmedikation zur Bekämpfung von Entzugssymptomen.

Vielfach werden Sedativa und Stimulanzien zur Ausnutzung ihrer antagonistischen Wirkung im Wechsel angewandt. Z.B. verwenden Abhängige von Sedativa Stimulanzien, um morgens funktionsfähig zu werden, Abhängige von Stimulanzien benutzen abends Hypnotika als Einschlafmittel. Eine solche Ausnutzung der antagonistischen Wirkungen wird manchmal auch von Ärzten angestrebt, die Patienten, die unter der Medikation von Sympathikomimetika stehen, zur Dämpfung der dadurch bedingten zentralnervösen Erregung Sedativa verordnen.

14.1.2.2 Verlauf

Der Verlauf ist meistens schleichend und chronisch. Spontanheilungen sind selten. Die Prognose ist um so besser, je früher die Abhängigkeit erkannt wird, je besser die Sozialbezüge (z.B. zur Familie) sind und je besser es den Betroffenen gelingt, die ursächlichen Lebensprobleme zu bearbeiten.

14.1.3 Abhängigkeit von illegalen Drogen

14.1.3.1 Diagnostik

Diese Drogen unterliegen alle dem Betäubungsmittel-Gesetz (BtMG). Bei einigen von ihnen (z.B. Analgetika vom Morphintyp) besteht eine Überschneidung mit den im Kap. 14.1.2.1 genannten, da sie legal erhältlich sind (nach ärztlicher Verschreibung oder sonstiger Genehmigung). Andere, die z.T. ein besonders hohes Mißbrauchspotential aufweisen (wie Heroin), sind überhaupt nicht „verkehrsfähig", d.h. ihre Beschaffung und ihr Besitz sind immer illegal. Neben den bereits im Kap. 14.1.2.1 erwähnten Substanzen mit hohem Mißbrauchspotential werden von der *WHO* noch 2 weitere Stoffgruppen aufgezählt: Cannabis und Kokain.

Psychotrope Stoffe dieser Art werden wegen der Vermittlung eines Rauscherlebens auch als Rauschdrogen bezeichnet. Die durch sie verursachten (akuten und vor allem chronischen) Folgeschäden auf körperlichem und psychischem Gebiet sind je nach Stoffgruppe sehr unterschiedlich. Besonders gravierend sind auf jeden Fall die sozialen Schäden.

Da (fast) immer mit Dissimulationstendenzen der Patienten gerechnet werden muß, ist meist zunächst nur aus *Indizien* (z.B. charakteristischen Verhaltensmustern, Symptomen, Einstichmarken) eine Verdachtsdiagnose zu stellen, die dann durch objektivierende Verfahren, in der Regel durch die Untersuchung von Körperflüssigkeiten (meist Urin) bestätigt werden muß.

Die Symptome bzw. Verhaltensmuster sind je nach Drogentyp unterschiedlich:

Opiate: Müdigkeit, Bewußtseinsstörungen bis zum Koma, Atemdepression, Miosis, Abschwächung der Reflexe, Kreislaufschwäche, Brechreiz.

Cannabis, Halluzinogene: Mydriasis, Hyperthermie, Tachykardie, motorische Unruhe. Bei längerem Gebrauch Nachlassen der Initiative und Spontaneität, Stimmungslabilität, Merk- und Konzentrationsstörungen.

Amphetamine, Kokain: Zeichen eines extremen Sympathikotonus mit Tachykardie, Schweißausbrüchen, Blutdruckerhöhung, Brechreiz, Überwachheit, u.U. Halluzinationen, Angst.

14.1.3.2 Verlauf

Ebenso unterschiedlich wie die Folgeschäden ist der Verlauf. Spontane Remissionen kommen vor, sind auch gar nicht so selten, vor allem bei Heroinabhängigen (etwa 30% nach einem durchschnittlichem Zeitraum von 6 Jahren — *Wille* 1981), aber auch bei Cannabis, das vorwiegend in der Zeit zwischen 19 und 22 Jahren konsumiert wird (*Kandel* u. *Logan* 1984 — *„maturing out"*). Die Mortalität ist relativ hoch, vor allem durch absichtliche oder unabsichtliche Überdosierung, aber auch durch sonstige Suizidhandlungen, durch Unfälle und durch Infektionen (vor allem AIDS, aber auch Hepatitis).

Literatur

Adams, R.D., Victor, M.: Principles of neurology. Mc Graw Hill, New York 1985

Athen, D.: Syndrome der akuten Alkoholintoxikation und ihre forensische Bedeutung. Springer, Berlin, Heidelberg 1986

Barr, H.L., Antes, D., Ottenberg, D.J., Rosen, A.: Mortality of treated alcoholics and drug addicts: the benefits of abstinence. J. Stud. Alcohol 45 (1984) 440–452

Berglund, M.: Mortality and alcoholics related clinical state at first admission: a study of 537 deaths. Acta psychiat. scand. 70 (1984) 407–416

Cloninger, C.R., Sigvardsson, S., Gilligan, S.B., von Knorring, A.L., Reich, T., Bohmann, M.: Genetic heterogeneity and the classification of alcoholism. Advanc. Alcohol Subst. Abuse 7 (1988) 3–16

Deutsche Hauptstelle gegen die Suchtgefahren: Medikamentenabhängigkeit. Hamm 1987

Deutsche Hauptstelle gegen Suchtgefahren: Drogenabhängigkeit. Hamm 1988

Feuerlein, W.: Sucht und Süchtigkeit. Münch. med. Wschr. 11 (1969) 2593–2600

Feuerlein, W.: Zur Diagnostik des chronischen Alkoholismus. Öff. Gesundh.Wesen 49 (1987) 522–527

Feuerlein, W.: Zur Definition und Diagnostik des Alkoholismus. Internist 29 (1988) 301–306

Feuerlein, W.: Alkoholismus-Mißbrauch und Abhängigkeit. 4. Aufl. Thieme, Stuttgart 1989

Feuerlein, W., Dittmar, F.: Wenn Alkohol zum Problem wird. 3. Aufl. Trias, Stuttgart 1989

Feuerlein, W., Ringer, C., Küfner, H., Antons, K.: Diagnose des Alkoholimus: Der Münchner Alkoholismus-Test. Münch. med. Wschr. 119 (1977) 1275–1282

Feuerlein, W., Küfner, H., Haf, C.M., Ringer, C., Antons, K.: Kurzfragebogen für Alkoholgefährdete (KFA). Manual. Beltz-Test, Weinheim 1989

Haan, J.: Zentralnervöse Komplikationen beim Alkoholismus. Kraniale Computertomographie und Neurophysiologie (VEP, BAEP, EEG) in Korrelation zur Klinik. Thieme, Stuttgart 1986

Harper, C.G., Kril, J., Daly, J.: Brain shrinkage in chronic alcoholics: a pathological study. Brit. med. J. 290 (1985) 501–504

Heather, N., Robertson, J.: Controlled drinking. Methuen, London, New York 1983

Jellinek, E.M.: Phases of alcohol addiction. Quart J. Stud. Alcohol 13 (1952) 673–684

Jellinek, E.M.: Alcoholism, a genus and some of its species. Canad. med. Ass. J. 83 (1960) 1341–1345

Kandel, D.B., Logan, J.A.: Patterns of drug use from adolescence to young adulthood: I. Patterns from risk for initiation, continued use, and discontinuation. Amer. J. publ. Health 74 (1984) 660–666

Marlatt, G.A., Gordon, J.R. (eds.): Relapse prevention. Guilford, New York 1985

Miller, W.R., Hester, R.K.: The effectiveness of alcoholism treatment. Plenum, New York 1980

Schmidt, W., de Lint, J.: Causes of deaths of alcoholics. Quart. J. Stud. Alcohol 33 (1972) 171–185

Schuckit, M.A.: Drug and alcohol abuse. A clinical guide to diagnosis and treatment. Plenum, New York 1979

Selzer, M.L.: Michigan Alcoholism Screening Test (MAST): Preliminary report. Univ. Mich. med. Center J. 33 (1967) 58–63

Stamm, D., Hansert, E., Feuerlein, W.: Detection and exclusion of alcoholism in men on the basis of clinical chemical findings. J. clin. Chem. clin. Biochem. 22 (1984) 79–96

Wanke, K.: Drogen und Alkohol. Ihre Bedeutung für die psychische Entwicklung bei Jugendlichen. Z. Allg.-Med. 65 (1989) 93–97

Wanke, K., Täschner, K.L.: Rauschmittel: Drogen – Medikamente – Alkohol. Enke, Stuttgart 1985

Wille, R.: Von der Heroinabhängigkeit zur Abstinenz: Sozialisationsprozesse bei jugendlichen Heroinabhängigen. In: *W. Feuerlein* (Hrsg.): Sozialisationsstörungen und Sucht. Akadem. Verlagsges. Wiesbaden 1981

Wittchen, H.-U., Saß, H., Zaudig, M., Koehler, K. (Bearb.): Diagnostisches und statistisches Manual psychischer Störungen, DSM-III-R. Beltz, Weinheim 1989

14.2 Grundkonzepte der Behandlung süchtiger Patienten

W. Feuerlein

Bei der Behandlung von süchtigen Patienten, worunter hier Abhängige von Alkohol, Medikamenten und illegalen Drogen verstanden werden sollen, ist zunächst zu bedenken, daß es keine einheitliche „Suchtpersönlichkeit" gibt, sondern daß bei Abhängigen eine Vielzahl von Persönlichkeitseigenschaften gefunden werden können. Außerdem muß sich die Behandlung an der Tatsache orientieren, daß es zahlreiche Theorien über die Entstehung der Suchtkrankheiten gibt (z.B. biologische vs. psychodynamische vs. behavioristische vs. soziologische). Diese Entstehungsbedingungen lassen sich in einem Dreiecksschema vereinfacht darstellen (Abb. 14.3).

Es sind dies:

— spezifische Eigenschaften der Droge (z.B. mehr oder minder hohes Mißbrauchspotential),

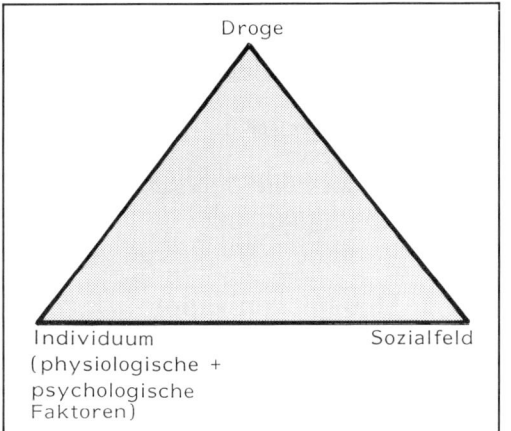

Abb. 14.3 Entstehungsbedingungen der Sucht. Sie stellen ein Bedingungsgefüge dar, dessen einzelne Komponenten jeweils in unterschiedlichem Ausmaß wirksam sind und sich in interaktioneller Weise beeinflussen. (Nach *Feuerlein* 1969)

— spezifische Eigenschaften des Individuums in somatischer und psychischer Hinsicht,
— spezifische Eigenschaften des Sozialfeldes.

Auch die verschiedenen Erscheinungsformen der Süchte, vor allem des Alkoholismus, legen einen mehrdimensionalen und multidisziplinären therapeutischen Ansatz nahe. Angesichts des Fehlens einer einheitlichen Theorie ist eine umfassende kausale Therapie zur Zeit nicht möglich, wenngleich sich einzelne Teile des „Ursachenbündels" durchaus therapeutisch beeinflussen lassen.

Grundsätzlich kann die Therapie an jeder der 3 Gruppen von Entstehungsbedingungen ansetzen. Der direkten Einwirkung auf die Droge sind jedoch relativ enge Grenzen gesetzt, ebenso der Einwirkung auf das Sozialfeld, die im wesentlichen den Bereich der Prävention betrifft, abgesehen von der Arbeit mit Angehörigen und sonstigen Bezugspersonen. Für die Therapie bleibt als Hauptinteressenfeld das betroffene Individuum mit seinen somatischen und psychischen Bedingungen.

Die Behandlung folgt bei allen Suchtkrankheiten den gleichen Prinzipien, differiert aber doch wesentlich je nach Stoffgruppe, vor allem deswegen, weil bei den einzelnen Stoffgruppen oft sehr unterschiedliche Sozialisationsbedingungen bestehen, die für die Therapie von großer Bedeutung sind. Die Behandlung des Alkoholismus als das verbreitetste und auch folgenschwerste Suchtleiden soll hier als Beispiel ausführlicher dargestellt werden.

14.2.1 Therapieziele

Therapieziele sollten nicht dogmatisch mit dem Anspruch auf absolute Allgemeingültigkeit aufgestellt werden. Sie sollten sich auch an den der Schwere der Störung, den psychosozialen Gegebenheiten und nicht zuletzt an den Wünschen und Bedürfnissen der Patienten orientieren. Dennoch lassen sich allgemeine Therapieziele formulieren:

a) Reduktion der drogenbezogenen Probleme. Diese Symptomminimalisierung ist aus humanitären Gründen unabdingbar und ermöglicht oft erst weitere therapeutische Maßnahmen. Andererseits kann die damit verbundene Minderung des Leidensdruckes die Behandlung erschweren.
b) Entwicklung psychosozialer Kompetenz im Berufs- und Freizeitverhalten sowie im interpersonellen Kontakt (soziale Selbständigkeit, berufliche Integration und personale Bindungen).
c) Gestaltung des eigenen Lebens in freier persönlicher Entscheidung.

Die Forderung nach lebenslanger Abstinenz von Drogen mit hohem Mißbrauchspotential wird als notwendiges, aber nicht hinreichendes Therapieziel angesehen.

Kritik an dieser Abstinenzforderung kam von verschiedenen Seiten, worauf hier im einzelnen nicht eingegangen werden kann. Insbesondere beim Alkoholismus wurde die Forderung nach „kontrolliertem Konsum" erhoben, vor allem von seiten der Verhaltenstherapie. Danach sei das „soziale Trinken" und auch der Alkoholmißbrauch ein erlerntes Verhalten, das durch entsprechende Maßnahmen modifiziert werden kann. Aufgrund zahlreicher Untersuchungen kann nicht mehr bestritten werden, daß es einen kleinen Prozentsatz (etwa 2 bis 5 %) von Alkoholikern gibt, die später in der Lage sind, über längere Zeit kontrolliert zu trinken (*Küfner* et al. 1988). Faßt man die umfangreiche Literatur zusammen (Übersicht vgl. *Heather* u. *Robertson* 1983), so ergibt sich vor allem, daß zwar Patienten mit Alkohol*mißbrauch* eher von einem Therapieprogramm mit dem Ziel „kontrolliertes Trinken" profitieren, daß aber für Alkohol*abhängige* das Abstinenzziel leichter zu verwirklichen ist. Inzwischen haben sich aber auch in England, wo dieses Konzept seinen Ausgang genommen hat, kritische Stimmen gemeldet.

In diesem Zusammenhang ist auch die Erhaltungstherapie der Heroinabhängigkeit mit Methadon und Kodein zu erwähnen, die aber von anderen pathophysiologischen Grundannahmen ausgeht, nämlich dem Konzept, daß bei Heroinabhängigen ein *„Opiat-Hunger"* entstanden sei. Die Substitution erfolgt mit einem p.o. abwendbaren Opioid (Methadon, in der Bundesrepublik Deutschland in Form des Levo-Methadon, oder mit Kodein) mit längerer Halbwertszeit.

Bei dieser Behandlung sind 2 Grundprinzipien zu unterscheiden:

a) die „Überbrückungstherapie",
b) die Substitutionstherapie.

a) Die *„Überbrückungstherapie"* ist im großen ganzen unumstritten. Ihre wesentlichen Indikationen sind:

— Behandlung bei lebensbedrohlichen Opiatentzugserscheinungen,
— Behandlung von opiatabhängigen Schwangeren,
— Behandlung bei schweren konsumierenden Erkrankungen,
— Behandlung bei AIDS-Kranken mit manifester fortgeschrittener Erkrankung.

b) Die *Erhaltungstherapie* (Substitutionstherapie) mit oder ohne Ziel einer allmählichen Methadonreduktion ist von den USA ausgegangen, wo man über die meisten Erfahrungen verfügt. Sie wird inzwischen auch in vielen Ländern, auch in Europa, in breitem Umfang angewandt. Ihre Einführung in der Bundesrepublik Deutschland ist aber nach wie vor umstritten. Es werden zur Zeit einige wissenschaftlich begleitete Modellprogramme durchgeführt, vor allem in Nordrhein-Westfalen. Die *Bundesärztekammer* hat zu dieser Frage wiederholt eingehend Stellung genommen (am 4.2.88 u. 9.2.90).

Die Vorteile einer Methadonerhaltungstherapie werden vor allem in folgendem gesehen:

— Vermeidung der Notwendigkeit für Opiatabhängige, sich die Drogen auf dem schwarzen Markt zu besorgen,
— Verminderung der mit dem illegalen Drogenkonsum verbundenen gesundheitlichen und sozialen Probleme, vor allem der AIDS-Gefährdung,
— verbesserte Rehabilitationsmöglichkeiten durch gesteigerte Einsatzmöglichkeiten von Sozialarbeit.

Demgegenüber sind eine Reihe von möglichen negativen Konsequenzen dieser Behandlung zu bedenken. Die wichtigsten sind:

— Suchtverlagerung,
— Gefahr eines Mehrfachmißbrauchs,
— keine Unterbindung der Kontakte zur „Szene",
— nur ein kleiner Teil der Drogenabhängigen damit erreichbar,
— kein nennenswerter Rückgang der Drogentoten.

14.2.2 Therapiemotivation

Die *Widerstände gegen die Therapie* liegen einmal in der Art der Erkrankung selbst. So lassen sich z.B. beim Alkoholismus einige der wesentlichen Entstehungsbedingungen nur schwer eliminieren: die allgemeine Verfügbarkeit des Alkohols und die jahrtausendealten Trinksitten. Ähnliches gilt für die Einstellung der Patienten und der Bezugspersonen gegenüber der Behandlung. Der Leidensdruck ist meistens relativ gering, die Flucht in den Rausch oder zumindest in die angenehm empfundene Wirkung der Droge stellt einen gefühlsmäßig oft positiv erlebten Ersatz für andere fehlende Werte dar. Dazu kommt, daß viele Menschen ein ausgesprochen positives Vorurteil gegenüber bestimmten Drogen, insbesondere dem Alkohol haben, dem sie helfende, ja heilende Kräfte zumessen.

Die Widerstände äußern sich in verschiedenen Abwehrmechanismen, so vor allem in Verleugnung und Bagatellisierung, in Projektion der Schuld auf andere und in Rationalisierung. Ähnliche Abwehrmechanismen sind übrigens auch bei vielen Therapeuten, Ärzten wie Nicht-Ärzten, zu erkennen.

Die 1. und entscheidende Aufgabe des Therapeuten ist es, den meist ambivalenten Patienten (und seine oft nicht minder ambivalenten und inkonsequenten Bezugspersonen) zu einer Behandlung zu motivieren. *Therapiemotivation* ist ein dynamischer, u.U. langwieriger Prozeß, in dem eine Auseinandersetzung zwischen Erwartungen und Befürchtungen stattfindet und die Entwicklung von Bewältigungsstrategien fordert. Die Behandlungsmotivation läßt sich meist nicht auf Anhieb erreichen. Es ist daher zweckmäßig, Zwischenziele aufzustellen, die beim Alkoholiker wie folgt formuliert werden können:

a) Erkennen der Notwendigkeit der Änderung der gegenwärtigen Situation („so geht es nicht mehr weiter").
b) Anerkennung der Hilfsbedürftigkeit („ich schaffe es nicht mehr allein").

c) Akzeptieren der angebotenen Hilfe („ich lasse mir helfen").

d) Anerkennen des Abhängigenstatus („ich bin ein Alkoholiker").

e) Anerkennen des Abstinenzziels („ich darf überhaupt keinen Alkohol mehr trinken").

f) Anerkennung des Ziels der allgemeinen Verhaltensänderung („ich muß mein Leben anders gestalten, wenn ich nicht mehr rückfällig werden soll").

In dieser Sequenz von Zwischenzielen stellt die Erreichung der vorangehenden Stufe die Voraussetzung für das Weiterschreiten zur nächsten dar.

14.2.3 Therapieablauf und Behandlungsnetz

Die Therapie von Suchtkranken dauert in der Regel mehrere Jahre. Sie vollzieht sich in mehreren Phasen. Für die Alkoholikerbehandlung wurden 4 Phasen unterschieden:

– Kontaktphase,
– Entgiftungs- oder Entziehungsphase (körperlicher Entzug),
– Entwöhnungsphase,
– Weiterbehandlungs-, Nachsorge- und Rehabilitationsphase.

Die Phasen stellen keine strenge Stufenfolge dar; Überspringen von Phasen oder Rückschritte sind möglich.

Der Vielfalt der therapeutischen Ansätze entspricht die Vielfalt der Fachdisziplinen der Therapeuten. Der Arzt als Einzelperson und als Vertreter einer einzelnen Disziplin ist meistens überfordert. Neben dem Psychiater kommen insbesondere Psychologen und Sozialpädagogen, aber auch Internisten und Allgemeinärzte, ferner Arbeits- und Beschäftigungstherapeuten, Sport- und Musiktherapeuten in Frage. Sehr wichtig ist die Zusammenarbeit der Therapeuten untereinander und mit Selbsthilfegruppen.

Die Behandlung verläuft optimalerweise in einem Verbundsystem mehrerer Institutionen: Therapiekette oder Therapienetz (Tab. 14.5).

Im folgenden soll kurz auf die Kontaktphase eingegangen werden. Die übrigen Phasen werden in anderen Kapiteln (s. Kap. 14.3 bis 14.6) abgehandelt.

In der *Kontaktphase*, die in seltenen Fällen nur wenige Tage, meist aber Wochen, Monate, manch-

Tabelle 14.5 Behandlungsnetz für Suchtkranke

	Ambulante Einrichtungen	Teilstationäre Einrichtungen	Stationäre Einrichtungen	Sonstige
Kontaktphase	Niedergelassener Arzt, Psychologe, Poliklinik, Fachambulanz, Gesundheitsamt	Tagesklinik, Nachtklinik	Allgemeines Krankenhaus, Psychiatrisches Krankenhaus	Betrieb, Selbsthilfegruppen, Angehörige, Justizvollzugsanstalt (JVA)
Entgiftungsphase	Niedergelassener Arzt, Poliklinik, Fachambulanz		Allgemeines Krankenhaus, Psychiatrische Klinik, Suchtfachklinik	Justizvollzugsanstalt (JVA)
Entwöhnungsphase	Niedergelassener Arzt, Psychologe	Tagesklinik, Nachtklinik	Suchtfachklinik, Psychiatrisches Krankenhaus, Allgemeines Krankenhaus, Pflegeheim	
Weiterbehandlung, Nachsorgephase	Niedergelassener Arzt, Psychologe, Poliklinik, Gesundheitsamt, Fachambulanz	Tagesklinik, Nachtklinik, Übergangsheim	Pflegeheim	Betrieb, Selbsthilfegruppen, Justizvollzugsanstalt (JVA)

mal sogar Jahre dauert, sollen neben der Abklärung der medizinischen und psychosozialen Diagnose vor allem folgende Aufgaben in Angriff genommen werden:

— Klärung der Behandlungsfähigkeit.
— Motivierung des Patienten und der Bezugspersonen für die nachfolgenden Behandlungsphasen. Die Motivierung soll auf verschiedenen Ebenen (kognitive und emotionale Ebene) geschehen und vor allem die Selbstverantwortlichkeit und Selbstbestimmung des Patienten herausstellen.
— Stellung der Indikation für die Art der nachfolgenden Behandlung.

Um dies zu erreichen, bedarf es in der Kontaktphase einer eingehenden und geduldigen Beschäftigung mit dem Patienten, die über eine internistische Anamneseerhebung und auch über eine übliche psychiatrische Exploration hinausgeht. Oft empfiehlt es sich, nicht sofort mit dem Suchtproblem zu beginnen, auch wenn es „auf der Hand liegt". Sehr wichtig ist es, einen tragenden Kontakt mit dem Patienten und, sobald wie möglich, mit den Bezugspersonen herzustellen. Nach dieser Kontaktaufnahme, die natürlich eine sorgfältige körperliche Untersuchung einschließen muß, soll mit dem Patienten und seinen Bezugspersonen über die Diagnose und das weitere therapeutische Vorgehen eingehend gesprochen werden. Dabei sollen nicht nur die körperlichen und psychosozialen Folgeschäden zur Sprache kommen, sondern vor allem das Problem der Abhängigkeit selbst. Es ist sehr wesentlich, die vorhandenen motivierenden kognitiven und emotionalen Faktoren zu verstärken und motivationshemmende Einflüsse (besonders Ängste und Vorurteile) abzubauen. In vielen Fällen wird es notwendig sein, immer wieder, von verschiedenen Zugangswegen her, dem Patienten und seinen Bezugspersonen dieses Problem anhand von neu auftretenden Schwierigkeiten erfahrbar zu machen.

Literatur

Bundesärztekammer: Ersatzdrogen. Dtsch. Ärtzebl. 87 (1990) V 575

Deutsche Hauptstelle gegen die Suchtgefahren: Medikamentenabhängigkeit. Hamm 1987

Deutsche Hauptstelle gegen die Suchtgefahren: Drogenabhängigkeit. Hamm 1988

Feuerlein, W.: Sucht und Süchtigkeit. Münch. med. Wschr. 111 (1969) 2593–2600

Feuerlein, W.: Therapie des Alkoholismus. In: *K.P. Kisker, H. Lauter, J.E. Meyer, C. Müller, E. Strömgren* (Hrsg.): Psychiatrie der Gegenwart. Bd. 3. Springer, Berlin, Heidelberg 1987

Feuerlein, W.: Alkoholismus-Mißbrauch und Abhängigkeit. 4. Aufl. Thieme, Stuttgart 1989

Heather, N., Robertson, J.: Controlled drinking. Methuen, London, New York 1983

Kreuzer, A., Wille, R.: Drogen-Kriminologie und Therapie. v. Decker – C.F. Müller, Heidelberg 1988

Küfner, H., Feuerlein, W., Huber, M.: Die stationäre Behandlung von Alkoholabhängigen: Ergebnisse der 4-Jahreskatamnesen, mögliche Konsequenzen für die Indikationsstellung und Behandlung. Suchtgefahren 34 (1988) 157–271

Wanke, K.: Drogen und Alkohol. Ihre Bedeutung für die psychische Entwicklung bei Jugendlichen. Z. Allg.-Med. 65 (1989) 93–97

Wanke, K., Täschner, K.L.: Rauschmittel: Drogen – Medikamente – Alkohol. Enke, Stuttgart 1985

Wille, R.: Von der Heroinabhängigkeit zur Abstinenz: Sozialisationsprozesse bei jugendlichen Heroinabhängigen. In: *W. Feuerlein* (Hrsg.): Sozialisationsstörungen und Sucht. Akadem. Verlagsgesellschaft, Wiesbaden 1981

14.3 Der körperliche Entzug

T. Zilker

Von der *WHO* wurden 7 Substanzgruppen als abhängig machend definiert:

1. Morphine,
2. Barbiturate und Alkohol,
3. Kokain,
4. Cannabis,
5. Amphetamine,
6. Khat,
7. Halluzinogene

Die ersten 2 Gruppen unterscheiden sich von den anderen zusätzlich zu ihrer psychotropen Wirkung dadurch, daß sie zu einer schweren körperlichen Abhängigkeit führen. Hinzu kommt noch eine weitere Substanzklasse, die zu einer deutlichen körperlichen Abhängigkeit führen kann: die *Benzodiazepine*.

14.3.1 Entzug von Kokain, Cannabis, Amphetaminen und Halluzinogenen

Kokain, Cannabis, Amphetamine und Halluzinogene rufen nach Absetzen der Droge bei chronisch Abhängigen nur leichte körperliche Entzugserscheinungen hervor, während sie zum schweren psychischen Entzugssyndrom mit Depression und Suizidalität führen können. Im folgenden soll kurz auf den körperlichen Entzug von den zuletzt genannten Substanzen eingegangen werden, um dann das Entzugssyndrom von Opiaten, Barbituraten und Alkohol sowie Benzodiazepinen schwerpunktmäßig zu besprechen.

Beim *Kokainentzug* (*Digregorio* 1990, *Gold* u. *Dackis* 1984, *Gold* u. *Vexby* 1984, *Kleber* u. *Gawin* 1986) stehen die psychischen Symptome im Vordergrund. Sie sind durch Verfolgungsideen, Depressionen, Agitiertheit innerhalb der ersten 4 Tage, eine vollständige Antriebslosigkeit, Appetitsteigerung und vermehrtes Schlafbedürfnis gekennzeichnet. An körperlichen Symptomen treten Schwitzen, Frösteln, Übelkeit und gelegentliches Erbrechen auf. Da diese Symptomatik häufig vom Patienten selbst — wenn er nicht mehr über genügend Kokain verfügt — mit Benzodiazepinen oder Alkohol kaschiert wird, kommt es über diesen Weg zur Polytoxikomanie.

Ein körperlicher *Entzug von Cannabis* (*Zweben* u. *O'Connell* 1988) und seinen Metaboliten tritt nur nach exzessivem Gebrauch und einer Toleranzbildung auf. Selbst in diesen Fällen führt die Abstinenz nur zu einem milden Entzugssyndrom mit Unruhe, Schlaflosigkeit, vermindertem Appetit, Übelkeit, Reizbarkeit, Schwitzen und vermehrten unangenehmen Träumen. Die eigentlichen Entzugssymptome können bei dem Cannabisentzug aufgrund der langen Halbwertszeit des THCs (Tetrahydrocannabinol) oft erst nach 1 Woche auftreten, wobei dann das Entzugssymptom die Symptomatik eines leichten grippalen Infektes aufweisen kann. Meist ist die körperliche Abhängigkeit von Cannabis mit einer Alkohol- und Opiatabhängigkeit kombiniert.

Der *Amphetaminentzug* (*Ellenhorn* u. *Barceloux* 1988) weist ebenfalls nur geringfügige körperliche Symptome auf, während die psychischen Symptome dominieren. Es kommt zu Apathie, Depression, Lethargie und langen Schlafphasen. Muskelschmerzen und Darmkrämpfe bei gleichzeitig gesteigertem Appetit kommen hinzu. Der Entzug dauert 2 bis 3 Tage, die psychischen Symptome

mit Suizidalität bleiben für 6 bis 7 Tage bestehen; für diese Zeit ist auch eine stationäre Überwachung notwendig. Es dauert Monate, bis die Allgemeinveränderungen im EEG nach chronischem Amphetaminabusus verschwinden.

Eine körperliche *Entzugssymptomatik von LSD (Halluzinogenen)* (*Ellenhorn* u. *Barceloux* 1988) ist nicht bekannt. Jedoch gibt es psychische und körperliche Langzeitschäden nach LSD-Abusus. Die körperlichen Schädigungen bestehen in einer Störung des Farbsehens. Die kritischste psychische Reaktion ist ein sog. „flash back" („Echotrip"), der bis zu 6 Monaten nach Absetzen der Droge auftreten kann und meist in optischen Halluzinationen oder Fehldeutungen optischer Wahrnehmungen besteht.

Da in Deutschland eine ausschließliche Abhängigkeit von den 4 oben beschriebenen psychotropen Substanzen kaum vorkommt, hat sich kein strenges therapeutisches Vorgehen etabliert.

Für das Kokain, die Amphetamine und das LSD empfiehlt es sich, den körperlichen Entzug auf einer geschlossenen Station und unter Überwachungsbedingungen durchzuführen. Der Kokainentzug kann medikamentös unterstützt werden durch die Gabe von Bromocriptin mit einer Dosis von 2,5 mg 3mal am Tag. Auch Desipramin hat sich während des Kokainentzugs als günstig erwiesen. Die Tagesdosis beträgt 50 mg. Beide Substanzen beeinflussen die Stimmungslage der Patienten und vermindern das unwiderstehliche, süchtige Verlangen nach der Substanz.

Für den Amphetamin- und LSD-Entzug ist keine Therapie mit Psychopharmaka notwendig. Die einzige Gefahr besteht im Auftreten von depressiven Verstimmungen mit akuter Suizidalität. Eine medikamentöse Therapie mit Neuroleptika kann notwendig werden, wenn auch nach dem Absetzen dieser Drogen noch ein psychotisches Zustandsbild bestehen bleibt.

Der reine Cannabisentzug kann auch ambulant unter strengen Drogenfreiheitskontrollen erfolgen. Dabei ist zu beachten, daß der Cannabisnachweis im Urin auch noch nach Wochen positiv bleiben kann, ohne daß erneut Substanz zugeführt wurde.

14.3.2 Das Alkoholentzugssyndrom

Das Alkoholentzugssyndrom (*Arnold* u. *Feuerlein* 1983, *Kisker* et al. 1987, *Feuerlein* 1984, *Schied* et al. 1989) muß keineswegs immer in ein Delirium tremens übergehen. Nur 10 % der Alkoholentzüge

Tabelle 14.6 Alkoholentzugssyndrome

Stadium	Symptome	Therapie
I Vegetativer Entzug	Tremor (feinschlägig) Tachykardie Innere Unruhe Dysphorisch depressive Verstimmung Übelkeit Appetitlosigkeit Schwitzen (kann abklingen)	Keine Therapie oder Chlorprothixen oder Clomethiazol (oral)
II Prädelir (Tremolo)	Zusätzlich zu I: Ängstliche Unruhe Tremor (grobschlägig) Entzugskrampf Schreckhaftigkeit Vereinzelt Halluzinationen Suggestibilität (kann abklingen)	Chlorprothixen oder Clomethiazol (oral)
III Delirium tremens	Örtliche und zeitliche Desorientierung Optische, akustische, taktile Halluzinationen Wahnhaftes Erleben Schwere psychomotorische Unruhe mit Fremd- und Selbstgefährdung Dauer: 3–10 Tage	Clomethiazol als Infusion

schreiten bis zu diesem schwersten Entzugssyndrom fort. Man kann 3 Stufen des Alkoholentzuges unterscheiden, wobei von der 1. und 2. Stufe aus die Symptomatik abklingen kann, ohne daß sich das Vollbild des Deliriums entwickelt. Kommt es allerdings zum Delirium tremens, so dauert es 3 bis 10 Tage, bis dieses Krankheitsbild wieder abklingt. In Tabelle 14.6 sind die 3 Stufen des Alkoholentzugssyndroms zusammen mit ihrer Symptomatik und Therapie dargestellt. Die ersten Symptome bestehen in einer inneren Unruhe und dem Bemühen des Patienten, auf Entlassung zu drängen und sich Alkohol zu beschaffen. Diese innere Unruhe ist von einer dysphorischen depressiven Stimmung begleitet. An vegetativen Symptomen tritt zunächst Übelkeit, Appetitlosigkeit, feinschlägiger Tremor der Hände und starkes Schwitzen auf. Die Pulsfrequenz ist beschleunigt. Je rascher und heftiger diese Symptomatik einsetzt, um so wahrscheinlicher ist ein Fortschreiten in eine höhere Stufe oder das Auftreten eines Entzugskrampfes, der das Ende des Entzuges oder auch den Anfang des Vollbildes eines Deliriums bedeuten kann. Die vegetative Symptomatik steigert sich, der Tremor wird grobschlägig, die innere Unruhe wird zur Angst und Schreckhaftigkeit, der Patient findet keinen Schlaf mehr. Es treten vereinzelt Halluzinationen

auf, der Patient ist zeitweise desorientiert, läßt sich aber durch suggestives Zureden seine Halluzinationen und seine örtliche Verkennung des Raumes noch ausreden.

Das *Vollbild des Delirium tremens* ist von einer schweren psychomotorischen Unruhe beherrscht. Der Patient weiß buchstäblich nicht mehr, was er tut. Unter dem Einfluß optischer Halluzinationen und örtlicher Desorientiertheit besteht die Gefahr, daß es zur Selbst- oder Fremdgefährdung kommt, indem der Patient etwa versucht, aus dem Fenster zu springen oder das Pflegepersonal anzugreifen. Es ist ihm vollkommen unmöglich, auch nur für kurze Zeit ruhigzuhalten. Häufig glaubt er sich inmitten von Massenszenen oder sieht kleine bewegte Gegenstände. Die Halluzinationen können aber auch akustisch, olfaktorisch oder taktil sein. Die Patienten fühlen sich manchmal wahnhaft verfolgt und versuchen zu entfliehen. Der Ausbruch des Vollbildes eines Deliriums tremens erfolgt eher plötzlich und zwar meist gegen Abend. Häufigster Manifestationstag ist der 2. bis 3. Tag nach Absetzen des Alkohols. Am Ende des Deliriums findet sich oft ein tiefer Terminalschlaf.

Für die *Therapie des Alkoholentzugssyndroms* wurde schon eine Vielzahl von Medikamenten verwendet. Bevor die Benzodiazepine, die Neuroleptika und das Clomethiazol in die Therapie des Alkoholentzugssyndroms eingeführt wurden, standen vor allem die Barbiturate und das Chloralhydrat zur Verfügung. Die Letalität des Alkoholentzugsdelirs konnte von 30 auf 1 % gesenkt werden. Diese Entwicklung ist auf eine Verbesserung der intensivmedizinischen Maßnahmen und die Verwendung von Clomethiazol zurückzuführen. In Ländern, in denen Clomethiazol nicht für die Therapie zur Verfügung steht, liegt die Letalität des Alkoholentzugsdelirs bei ca. 3 %. Barbiturate und Chloralhydrat werden heute kaum mehr für die Therapie des Alkoholentzugsdelirs eingesetzt, da sie schlecht steuerbar sind. Bei den Neuroleptika, unter denen das Butyrophenon die meiste Verwendung fand, besteht die Gefahr, daß durch eine Senkung der Krampfschwelle ein Entzugskrampf ausgelöst wird. Sie haben eine günstige Wirkung auf die Halluzinose des Patienten, ohne ausreichend sedierend zu wirken. In unseren Händen hat sich das Chlorprothixen für die Therapie der vegetativen Entzugssymptomatik und des Prädelirs besonders bewährt. Es hat im Gegensatz zum Butyrophenon nicht nur eine antipsychotische, sondern auch eine gut sedierende Wirkung. Das Chlorprothixen kann oral oder intramuskulär bis zu 6mal 50 mg/die eingesetzt werden. Auch eine intravenöse Gabe als Kurzinfusion bis zu 4mal täglich 50 mg ist möglich. Alternativ bietet sich die Gabe von Clomethiazol in oraler Form als Kapseln oder Mixtur an. Mit dieser Therapie sollte im Prädelir begonnen werden. Man beginnt mit 2 bis 4 Kapseln bzw. 10 ml Mixtur. Erfolgt keine ausreichende Sedierung innerhalb der 1. Stunde, so können zusätzlich 4 Kapseln und anschließend 2 Kapseln alle 2 Stunden verabreicht werden. 24 Kapseln sollten pro die nicht überschritten werden.

Die Clomethiazolmixtur kann bis zu 6mal 15 ml/die eingesetzt werden. Spätestens nach 1 Woche sollte — wenn es das klinische Bild erlaubt früher — die Dosis täglich um die Hälfte reduziert und schließlich ausgeschlichen werden. Eine solche orale Clomethiazoltherapie erfordert eine exakte Überwachung des Patienten. Der Patient sollte nicht unbeaufsichtigt bleiben. Der Nachteil der Clomethiazolbehandlung liegt darin, daß der Patient sehr bald merkt, daß er den Alkohol durch Clomethiazol ersetzen kann. Dadurch ist die Gefahr gegeben, daß der Patient von Alkohol und Clomethiazol in Kombination abhängig wird. Schreitet unter dieser Therapie das Delirium trotzdem fort, und kommt es zu einer so schweren psychomotorischen Unruhe, daß der Patient nicht mehr im Bett zu halten ist, so benötigt man Clomethiazol als Infusion. Das Clomethiazol i.v. darf nur unter intensivmedizinischen Bedingungen eingesetzt werden. Dabei werden zunächst 40 bis 100 ml einer 0,8 %igen Infusionslösung innerhalb von 3 bis 5 Min. als Bolus verabreicht. Danach sind Infusionsgeschwindigkeiten von 100 bis 200 ml/h notwendig, um den Patienten genügend ruhig zu halten. Eine Dosis von 20 g/Tag sollte nicht überschritten werden. Der Patient wird in einer oberflächlichen Narkose gehalten, so daß er jederzeit auf Schmerzreize erweckbar ist. Die Puls- und Atemfrequenz müssen per Monitor erfaßt werden. Eine Überprüfung der Sauerstoffsättigung per Pulsoximeter ist anzustreben. In der oben erwähnten Dosis steigert das Clomethiazol die Bronchialsekretion, was durch die Gabe von 0,5 mg Atropin alle 4 Stunden gemindert werden kann. Man muß sich jederzeit in Intubationsbereitschaft befinden, da der Patient einerseits durch die Verlegung der Atemwege (zurückfallende Zunge und vermehrte Bronchialsekretion), andererseits durch einen zentralen Atemstillstand gefährdet ist.

Es kann u.U. notwendig sein, den Patienten für eine ausreichende Sedierung zu intubieren. Dies gibt gleichzeitig die Möglichkeit für eine verbesserte Bronchialtoilette. Manche Delirien müssen so weit sediert werden, daß eine volumenkontrollierte Beatmung notwendig wird.

Die i.v.-Clomethiazoltherapie muß wie die orale Therapieform ausgeschlichen werden. Spätestens nach 10 Tagen, falls die delirante Symptomatik früher rückläufig ist, zu diesem Zeitpunkt, wird die Dosis täglich halbiert. Dabei ist zu beachten, daß nach dem völligen Absetzen des Clomethiazols der Patient noch unter Beobachtung bleibt, da es zu Rückfällen ins Delir kommen kann.

Die Benzodiazepine, bevorzugt das Diazepam und das Chlordiazepoxid, werden in den USA, wo das Clomethiazol nicht im Handel ist, zur Deliriumtherapie verwendet. Der Nachteil der Benzodiazepine besteht darin, daß sie aufgrund ihrer langen Halbwertszeit und des Kumulierens von Metaboliten nicht gut steuerbar sind. Ein kurzwirkendes Benzodiazepin, wie das Midazolan, könnte durchaus in der Zukunft für die parenterale Deliriumtherapie Verwendung finden. Bei Alkoholkranken tritt oft eine Kreuztoleranz mit Benzodiazepinen auf, so daß die Dosis ständig gesteigert werden muß, um eine ausreichende Sedierung zu erzielen. In jüngster Zeit wurde auch die alleinige Gabe von Antiepileptika wie Valproinsäure und Carbamazepin zur Deliriumtherapie empfohlen, wobei nach unserer Erfahrung damit zwar Krämpfe verhindert, aber keine ausreichende Sedierung erzielt werden kann. Der α_2-Agonist Clonidin (im Handel als Antihypertensivum) ist zwar für die Indikation des Alkoholentzugsdelirs noch nicht zugelassen, kann aber die vegetative Symptomatik wesentlich mildern. Vor allem beeinflußt dieser zentral wirksame α_2-Rezeptoragonist Tachykardie und Hypertension im Entzugsdelir. Die Tagesdosis liegt für den normal gewichtigen erwachsenen Patienten bei 4 mg in 24 Stunden, das entspricht etwa der 8fachen Dosis, die für eine antihypertensive Therapie notwendig ist. Um unter der Clonidintherapie eine ausreichende Sedierung zu erzielen, ist häufig die zusätzliche Gabe von Benzodiazepinen notwendig.

Die Gabe von *β-Rezeptorblockern* führt zu einer Verminderung des Tremors und zur Senkung des erhöhten Blutdrucks und der Tachykardie. Da *β*-Rezeptorenblocker nur eine gering sedierende Wirkung haben, kann mit ihnen allein kein Delirium behandelt werden. Es ist wichtig zu wissen, daß ein manifestes Delirium per os oder intravenös durch den Einsatz von Äthanol nicht behandelt werden kann. Äthanol hat im Vergleich zu den meisten Medikamenten nur eine geringe therapeutische Breite. Mit Äthanol kann ein Entzugssyndrom, das über die Stufe des vegetativen Entzugs fortgeschritten ist, nicht mehr rückgängig gemacht werden, ohne den Patienten schwer zu intoxizieren.

14.3.3 Barbituratentzug

Der *Barbituratentzug* (*Janecek* et al. 1987) läuft ähnlich ab wie der Alkoholentzug. In Abhängigkeit von der Halbwertszeit des Barbiturates kommt es frühestens nach 12 bis 16 Stunden, spätestens nach 72 Stunden zu Ängstlichkeit, Agitation, Verwirrtheit, illusionärer Verkennung, Tremor, Ataxie, Hyperreflexie und Halluzinationen. Entzugskrämpfe treten bei 75 % der Patienten auf. Der Barbituratentzug war früher ohne Therapie mit einer 30 %igen Letalität behaftet. Die Therapie kann auf verschiedene Art und Weise durchgeführt werden. Allgemein wird empfohlen, die Barbituratapplikation zunächst wie bisher fortzusetzen und die Dosis jeden Tag um 10 mg zu reduzieren. Solche Entzugsverfahren beanspruchen eine sehr lange stationäre Behandlung (z.B. 40 Tage bei 400 mg Barbiturat/die). Eine Alternative besteht darin, den Barbituratentzug mit Clomethiazol entsprechend dem Alkoholentzug durchzuführen (s. Therapie des Alkoholentzugsyndroms; Kap. 14.6).

14.3.4 Benzodiazepinentzug

Der körperliche *Benzodiazepinentzug* (*Higgitt* et al. 1985, *Marks* 1988, *Movaley* u. *Lader* 1986) ver- läuft in der Regel leichter als das Alkohol- oder Barbituratentzugssyndrom. Der psychische Entzug ist schwierig. Er ist von einer starken *Angstsymptomatik* geprägt. Es kommt zu Hyperakusis, Makropsie, Mikropsie, Überempfindlichkeit gegen taktile Wahrnehmungen, zu Dysästhesien, Kinästhesien, Synästhesien und Echophänomenen. Da die Patienten das Gefühl haben, an der Grenze zum Wahnsinn zu stehen, versuchen sie, diese Symptome nicht zuzugeben. Im Entzug treten auch Wahnvorstellungen und schwere depressive Verstimmungen auf. Aufgrund der langen Halbwertszeit der Benzodiazepine und ihrer Metaboliten entwickelt sich das Benzodiazepinentzugssssyndrom erst langsam. Die ersten Symptome, die meist rein vegetativer Natur sind, wie Schwitzen, Nervosität, Hyperaktivität, Schlaflosigkeit und Appetitlosigkeit, entwickeln sich innerhalb von 3 bis 5 Tagen, während das Vollbild des Entzugs erst nach 1 bis 2 Wochen auftritt. Benzodiazepinmetaboliten lassen sich im Urin und im Serum nachweisen. Patienten, die hohe Dosen von Benzodiazepinen eingenommen haben, benötigen mehrere Wochen bis zur Drogenfreiheit. Eine Komplikation des Benzodiazepinentzuges sind Krampfanfälle, die 1 bis 3 Wochen nach dem Absetzen des Präparates auftreten.

Es gibt mehrere Möglichkeiten für die Therapie:

Man reduziert die Dosis, auf der sich der Patient befindet, anfangs um 40 % und dann um weitere 10 % täglich. Wenn eine solche Prozedur stationär durchgeführt werden soll, bedeutet dies einen sehr langen Klinikaufenthalt. Unsere Erfahrung lehrt, daß sich, wenn das Medikament schließlich ganz abgesetzt ist, die Entzugssymptome erst voll entwickeln können.

Eine andere Möglichkeit ist ein sofortiges Absetzen unter geschlossenen stationären Bedingungen mit Unterstützung des Entzugs durch das Antidepressivum Doxepin, das schrittweise von 25 mg bis auf 100 mg/die gesteigert wird. Neuroleptika eignen sich weniger für den Benzodiazepinentzug, da sie die Krampfschwelle herabsenken. Kommt es nach dem Absetzen der Benzodiazepine zu Krämpfen, so kann Phenytoin in einer Dosis von 3x 100 mg/die eingesetzt werden. Wenn damit die Krämpfe nicht zu beherrschen sind, müssen die Benzodiazepine wieder gegeben und langsam ausgeschlichen werden.

Ein ambulanter Entzug bei Benzodiazepinabhängigkeit unter langsamer Dosisreduktion erscheint in Ausnahmefällen bei hochmotivierten Patienten und unter strikter Gift-Urinkontrolle möglich.

14.3.5 Opiatentzug

Die Schwere des *Opiatentzugssyndroms* (*Gold* u. *Dackis* 1984) hängt von der Opiatdosis und der Dauer der Abhängigkeit ab. Die ersten Symptome machen sich nach 4 bis 6 Stunden bemerkbar und erreichen nach 32 bis 72 Stunden ihren Höhepunkt. Der reine Heroinentzug ist nach 5 Tagen abgeschlossen. Sind andere Opiate, wie Codein, Dihydrocodein oder Methadon, beteiligt, so treten die Symptome langsamer auf, die Entzugsphase dauert länger. Es erscheint wichtig zu wissen, daß die körperliche Entzugssymptomatik beim reinen Opiatentzug nur sehr selten – in unserer persönlichen Erfahrung sogar nie – lebensbedrohlich wird. Deshalb wird der Opiatentzug am besten mit viel Zuwendung ohne medikamentöse Unterstützung durchgeführt. Clonidin bis zu einer Dosis von 0,9 mg/die oral kann die vegetative Entzugssymptomatik deutlich mildern. Die Symptomatologie des Opiatentzugs ist in Tabelle 14.7 in zeitlicher Reihenfolge dargestellt. Dabei wird meist das 2. Stadium des „cold turkey" erreicht, während das 3. Stadium selten und das 4. Stadium so gut wie nie auftreten. Ein Opiatentzug kann nur unter geschlossenen stationären Bedingungen durchgeführt werden, wobei dafür zu sorgen ist, daß die Patienten während der Entzugsphase keinen Besuch erhalten. Selbst unter diesen Bedingungen kann es noch zum Schmuggel von Drogen kommen, so daß der Therapieerfolg und die Verlegung aus der geschlossenen Abteilung erst nach einer Drogenfreiheitskontrolle erfolgen kann. Eine besondere Situation ergibt sich bei Bestehen einer Schwangerschaft. Da es durch das Absetzen des Opiats nach dem 6. Monat zu Wehen kommen kann, ist eine Methadontherapie durchzuführen. Es ist nicht sinnvoll, den körperlichen Opiatentzug durch Methadon oder Dihydrocodein behandeln zu wollen. Beide Substanzen haben eine längere Halbwertszeit als Heroin. Wollte man damit entziehen, um dem Patienten jede Entzugssymptomatik zu ersparen, so müßte man unter geschlossenen stationären Bedingungen mit hohen Dosen einsteigen und über Wochen langsam reduzieren. Methadon eignet sich nicht zur Entzugstherapie, jedoch gibt es in begründeten Einzelfällen die Möglichkeit, eine Methadonsubstitutionstherapie durchzuführen. Die Methadonsubstitution sollte beschränkt werden auf Abhängige mit schweren, nicht therapierbaren Schmerzzuständen, auf Patienten, die trotz mehrerer Therapien mit einer hohen Wahrscheinlichkeit nicht abstinent bleiben können und auf Drogenabhängige im Endstadium der AIDS-Erkrankung.

14.3.6 Entzug bei Polytoxikomanie

Ein besonderes Problem stellt der körperliche Entzug bei polytoxikomanen Patienten dar.

Zur Polytoxikomanie kommt es, wenn der Patient aufgrund von finanziellen Schwierigkeiten sich die ursprüngliche Droge nicht mehr in ausreichendem Maße verschaffen kann. Er greift dann, unterstützt von gutmeinenden Ärzten, oder weil Psychopharmaka auf dem Schwarzmarkt billiger sind als die Originaldroge, zu Tranquilizern oder Hypnotika. Immer mehr weichen auch Opiatabhängige auf den Gebrauch von Alkohol aus. Die am häufigsten involvierten Medikamente bei der Polytoxikomanie sind die Benzodiazepine, die Barbiturate sowie das Dihydrocodein. Das gängigste Barbiturat ist das Pentobarbital (Medinox®); das am meisten verwendete Benzodiazepin ist das Flunitrazepam (Rohypnol®). Dihydrocodein (Remedacen®) ist das am häufigsten zur Anwendung kommende Opioid.

Der Entzug kann dementsprechend gelegentlich mehrgipflig verlaufen. In der Regel treten zuerst die Symptome des Opiatentzugs ein. Diese Entzugssymptomatik geht am 2. bis 3. Tag wegen des Alkohol- bzw. Barbituratentzugs in eine delirante Symptomatik über. Nach deren Abklingen kann es aufgrund des jetzt eintretenden Benzodiazepinentzugs mit starker vegetativer Symptomatik zum er-

Tabelle 14.7 Symptomatologie des Opiatentzugs

I Der laufenden Nase	Rhinorrhoe Tränenfluß Niesen Schwitzen
II Cold Turkey	Mydriasis Gänsehaut Periorale Muskelzuckungen Unmotiviertes Umhergehen Appetitlosigkeit Kreuzschmerzen
III Atmung Kreislauf Temperatur	Atemfrequenz > 24/Min. Pulsfrequenz > 100/Min. RR > 140 mmHg systolisch Temperatur > 38 °C
IV Vitale Bedrohung	Erbrechen (anhaltend) Muskelkrämpfe Durchfall (anhaltend) Schock Blutzuckererhöhung

neuten Übergang in ein lang anhaltendes delirantes Zustandsbild kommen. Häufig kommt es bei diesen Patienten zu Beginn der Alkohol- bzw. Barbituratentzugssymptomatik zu Krämpfen; bei Eintreten des Benzodiazepinentzugs können erneut Krämpfe auftreten.

Um Ausmaß und Dauer des Entzugs voraussehen zu können, muß frühzeitig ein Drogen-Screening im Urin durchgeführt werden. Bei positivem Ausfall wird die entsprechende Substanz (Alkohol, Barbiturat und Benzodiazepin) quantitativ im Serum nachgewiesen, da aufgrund dieser Daten eine Prognose über den weiteren Verlauf des Entzugs gestellt werden kann.

Die Therapie des Entzugs bei Polytoxikomanie ist schwierig, da praktisch keine Medikamente mehr zur Verfügung stehen, die vom Patienten nicht bereits mißbräuchlich angewandt werden. Für uns hat sich dabei unter einer dauernden klinischen Überwachung des Entzugs entweder Clomethiazol (Dosis s.o.) oder Chlorprothixen (Dosis s.o.) in Kombination mit einem Antiepileptikum, z.B. Phenytoin (Dosis s.o.), bewährt. Treten unter dieser Therapie gehäuft Krämpfe auf, so müssen die Benzodiazepine substituiert und später langsam ausgeschlichen werden.

Literatur

Arnold, U., Feuerlein, W.: Der Alkoholiker im Krankenhaus — Alkohol oder Psychopharmaka beim Entzugsdelir? Klinikarzt 12 (1983) 203—212

Digregorio, G.J.: Cocaine update: abuse and therapy. Amer. Fam. Phycn. 41 (1990) 247—250

Ellenhorn, M.J., Barceloux, D.G.: Medical toxicology — diagnosis and treatment of human poisoning. Elsevier, New York, London, Amsterdam 1988

Feuerlein, W.: Alkoholismus — Mißbrauch und Abhängigkeit. Thieme, Stuttgart, New York 1984

Gold, M.S., Dackis, C.A.: New insights and treatments: opiate withdrawal and cocaine addiction. Clin. Ther. 7 (1984) 6—21

Gold, M.S., Vexby, K.: The psychopharmacology of cocaine. Psychiat. Ann. 14 (1984) 714—723

Higgitt, A.C., Lader, M.H., Fonagy, P.: Clinical management of benzodiazepine dependence. Brit. med. J. 291 (1985) 688—690

Janecek, E., Kapur, B.M., Devenuyi, P.: Oral phenobarbital loading: a safe method of barbiturate and nonbarbiturate hypnosedative withdrawal. Canad. med. Ass. J. 137 (1987) 410—412

Kisker, K.P., Lauter, H., Meyer, J.E., Müller, C., Strömgren, E. (Hrsg.): Abhängigkeit und Sucht. Psychiatrie der Gegenwart. Bd. 3, 3. Aufl. Springer, Berlin, Heidelberg, New York 1987

Kleber, H., Gawin, F.: Psychopharmacological trials in cocaine abuse treatment. Amer. J. Drug Alcohol Abuse 12 (1986) 235—246

Marks, J.: Techniques of benzodiazepine withdrawal in clinical practice. A consensus workshop report. Med. Toxicol. adverse Drug Exp. 3 (1988) 324—333

Movaley, P., Lader, M.: Management of benzodiazepine dependence. S. Afr. J. 69 (1986) 563—564

Schied, H.W., Heimann, H., Mayer, K.: Der chronische Alkoholismus. Fischer, Stuttgart, New York 1989

Zweben, I.E., O'Connell, K.: Strategies for breaking marijuana dependence. J. psychoact. Drugs 20 (1988) 121—127

14.4 Die Entwöhnungsbehandlung

H. Küfner

Im Rahmen einer Behandlungskette bzw. eines Behandlungsnetzes (integriertes Versorgungssystem) gilt die Entwöhnungsbehandlung als die zentrale Phase bei der Behandlung von stoffgebundenen Süchten. Sie kann ambulant oder stationär, mit oder ohne medikamentöse Unterstützung erfolgen.

Im ambulanten Bereich ist die Abgrenzung der Entwöhnungsbehandlung schwierig wegen des oft fließenden Übergangs von der Vorbehandlung in der Kontaktphase über die Entzugsphase (Entgiftung) bis zur Entwöhnungsphase. Bei freiwilliger Aufnahme der Entwöhnungsbehandlung ist das vorläufige Akzeptieren des Suchtproblems oder der Abhängigkeit die Regel. Bei einer Therapie unter gerichtlicher Auflage, im Rahmen des Maßregelvollzugs, ist anfangs oft keine ausreichende Abstinenz- und Behandlungsmotivation gegeben.

Die Entwöhnungsbehandlung besteht meist in einem mehr oder weniger komplexen Therapieprogramm, meist mit Einzel- und Gruppenpsychotherapie, Arbeits- und Beschäftigungstherapie sowie Sport als Kernprogramm.

Die allgemeinen Therapieziele der Drogenabstinenz, der Persönlichkeitsstabilisierung und der sozialen Integration sind in vorhergehenden Beiträgen bereits kurz angesprochen worden.

Im Behandlungsprozeß der Entwöhnungsbehandlung (z.T. auch unter Einbeziehung der sog. Nachsorgephase) lassen sich dementsprechend 2 Schwerpunkte unterscheiden:

a) Suchtmittelmißbrauch,
b) soziale Integration und Persönlichkeitsentwicklung.

Im Mittelpunkt der Entwöhnungsbehandlung stehen die Suchtmittelabstinenz sowie suchtspezifische Probleme und Konflikte, die sich auf die Folgen des Drogenmißbrauchs und der Drogenabstinenz konzentrieren. Die Therapie ist mehr unterstützend und direktiv. Der lange vorher begonnene Einsichtsprozeß in die Bedingungen und Folgen des Suchtmittelmißbrauchs wird weiterentwickelt. Verhaltensmuster und Gewohnheiten, die zur Unterstützung der Sucht beigetragen haben, werden analysiert und verändert, alternative Verhaltensweisen, wie z.B. Ablehnung angebotener Drogen, werden entwickelt und gefördert.

Soziale Integration und Persönlichkeitsentwicklung sind 2 globale Therapieziele, die sich im Behandlungsprozeß oft nicht voneinander trennen lassen. Durch eine Stabilisierung des sozialen Umfeldes, z.B. durch Einbeziehung von Angehörigen oder auch das Zusammenleben in einer therapeutischen Gemeinschaft, wird die soziale Integration gefördert. Zur Persönlichkeitsentwicklung trägt der Abbau verschiedener Verhaltensstörungen und Defizite bei, wie z.B. die Behandlung sexueller Störungen, der Abbau von Selbstunsicherheit und Ängsten, die Entwicklung einer adäquaten Verhaltenskontrolle, die Förderung sozialer Kompetenzen, die Entwicklung von Einsicht in Konflikte und deren Lösungsmöglichkeiten u.a.

Eine Entwöhnungsbehandlung sollte beide Schwerpunkte umfassen, um eine dauerhafte Stabilisierung zu erreichen.

14.4.1 Entwöhnungsbehandlung bei Alkohol- und Medikamentenabhängigen

Alkohol- und Medikamentenabhängige werden wegen der im Vergleich zu Drogenabhängigen besseren sozialen Integration (geringere Delinquenz, bessere berufliche Integration, mehr Bezug zur Familie) häufig gemeinsam behandelt. Deshalb erfolgt hier auch eine gemeinsame Darstellung (vgl. *Feuerlein* 1987, 1989, *Schmidt* 1988, *John* 1985).

14.4.1.1 Ambulante Entwöhnungsbehandlung

Die Behandlung erfolgt ambulant häufig an psychosozialen Beratungsstellen, die auf den Suchtbereich spezialisiert sind, kann aber auch von niedergelassenen Psychiatern und Psychotherapeuten durchgeführt werden, wenn der Therapeut über entsprechende Erfahrungen in der Suchtbehandlung verfügt.

Als Indikation für eine ambulante Behandlung gelten:

a) eine trotz bestehender Konflikte noch gute soziale Integration (Arbeit, Familie),

b) die Fähigkeit, vor Beginn oder zumindest zu Anfang der Entwöhnungsbehandlung eine alkoholabstinente Phase zu erreichen,

c) nach Alkoholrückfällen bei therapieerfahrenen Abhängigen.

Ein kontinuierlicher Alkohol- oder Medikamentenmißbrauch spricht eher gegen eine ambulante Behandlung. Die Alkohol- bzw. Medikamentenabstinenz wird als Voraussetzung für die Wirksamkeit mehr psychotherapeutisch orientierter Entwöhnungsbehandlungen betrachtet. Bei schweren Organerkrankungen und im Vordergrund stehenden psychiatrischen und psychosomatischen Erkrankungen ist eine ambulante Entwöhnung nicht indiziert.

Die ambulante Entwöhnungsbehandlung kann in Form einer Gruppentherapie oder auch in Form einer Einzelbehandlung erfolgen. Wahrscheinlich ist eine Kombination von Gruppen- und Einzelbehandlung erfolgversprechender. Hinzu kommt die Einbeziehung von Angehörigen des Patienten in die Entwöhnungsbehandlung, z.B. in Form von zusätzlichen Dreiergesprächen oder in Angehörigengruppen. Insgesamt ist das Angebot verschiedenster Therapieverfahren im ambulanten Bereich weniger umfassend als bei stationärer Behandlung (z.B. meist keine Arbeits- und Beschäftigungstherapie, kein Sport u.a.). Tageskliniken für Suchtkranke gibt es bislang nur selten.

Ein großes Problem stellt die hohe Abbruchquote bei ambulanter Behandlung von ca. 40 bis 50 % dar, die wahrscheinlich durch eine strengere Indikation sowie einer Kombination von Einzel- und Gruppenbehandlung gesenkt werden kann.

Die Behandlungsdauer und die Intensität ambulanter Behandlung ist sehr unterschiedlich. Bei einer Therapiefrequenz von 1 bis 2 Stunden pro Woche sollte mit einer Behandlungsdauer von ca. 1 Jahr gerechnet werden. Bei anfangs intensiverer Behandlung gibt es auch kürzere ambulante Behandlungsangebote.

In manchen Fällen erscheint eine begleitende Therapie mit Disulfiram (Antabus®) erfolgversprechend, z.B. wenn der Betroffene nicht von sich aus eine Abstinenzphase erreicht, und wenn aus äußeren Gründen eine stationäre Behandlung nicht in Frage kommt. Für eine Behandlung mit Disulfiram sollten folgende Voraussetzungen erfüllt sein (nach *Feuerlein* 1989):

– Aufklärung des Patienten über die Art der Behandlung und über mögliche Komplikationen (schriftliche Bestätigung!),
– gute Kooperation des Patienten,
– eine Bezugsperson, die die Einnahme überwacht (z.B. morgens dem Betroffenen wortlos die Tablette hinlegt),
– Fortführung der Therapie über längere Zeit (mehrere Monate),
– Kombination mit anderen (psychologischen) Verfahren (z.B. Einschaltung einer Selbsthilfegruppe, Psychotherapie),
– strenge Beachtung der Kontraindikationen (schwere Leberfunktionsstörungen, schwere Nierenfunktionsstörungen, schwere Kreislaufinsuffizienz, Koronarschäden, Diabetes, Thyreotoxikose, Apoplexie, Gravidität, floride Magen- und Darmulzera, Enzephalopathien mit schwerem psychoorganischen Abbau, Epilepsien und Psychosen in der Vorgeschichte),
– Antihistaminika und Neuroleptika vom Typ der Phenothiazine sowie Antikonvulsiva sollten nicht gleichzeitig gegeben werden, da teilweise die Wirkung des Disulfiram aufgehoben wird.

Medikation:
0,2–0,5 g/die (je nach Körpergewicht).

Leichte Nebenwirkungen wie Müdigkeit und Schwindel sind möglich, in vereinzelten Fällen werden auch erhebliche Nebenerscheinungen berichtet (Übersicht: *Kwentus* u. *Major* 1979).

Ein Probetrunk zur Verdeutlichung der negativen körperlichen Folgen ist nicht unbedingt erforderlich.

14.4.1.2 Stationäre Behandlung

Die stationäre Behandlung erfolgt in Suchtkliniken oder in speziellen Suchtstationen psychiatrischer Krankenhäuser.

Indikation:

Zur Frage der Behandlungsdauer gibt es keine einfachen Aussagen der Art, daß eine Langzeitbehandlung generell unabhängig von Patientenmerkmalen die besten Ergebnisse garantiert. Neben praktischen Gesichtspunkten (Abwesenheit von der Familie und Beruf u.a.) lassen sich empirisch einige globale Hinweise für eine Indikation hinsichtlich der Behandlungsdauer ableiten:

– *Kurzfristige Behandlung* (6 bis 12 Wochen): Keine prognostisch ungünstigen Patienten, d.h. mittlere bis gute soziale Stabilität, in der Regel keine Suizidversuche oder Entwöhnungsbehandlungen in der Vorgeschichte.

– *Mittelfristige Behandlung* (4 bis 5 Monate): Eher prognostisch ungünstige Patienten mit ambivalenter Behandlungsmotivation.
– *Langfristige Behandlung* (6 Monate): Prognostisch günstige und auch prognostisch ungünstige Patienten. Am stärksten können prognostisch günstige Patienten die Angebote einer Langzeitbehandlung nützen (detaillierte Hinweise s. *Küfner* et al. 1988).

Die Überweisung der Patienten erfolgt über niedergelassene Ärzte, Kliniken und Beratungsstellen. Voraussetzungen sind für den Beginn der Behandlung in der Regel eine Kostenzusage des zuständigen Leistungsträgers (Arztbericht und Sozialbericht als Voraussetzung) sowie weitere ärztliche Untersuchungen und Bescheinigungen (zahnärztliche Bescheinigung, Röntgenbefund, Stuhluntersuchung) und eine Freiwilligkeitserklärung.

Die Therapieprogramme für eine stationäre Entwöhnungsbehandlung umfassen das bereits beschriebene Kernprogramm, hinzu kommen die Einbeziehung von Angehörigen in Form von Einzelgesprächen oder in Form von Partnerseminaren sowie Entspannungsverfahren (autogenes Training, progressive Relaxation u.a.). Aus der Vielzahl der Behandlungsformen sowie der verschiedenen Therapeuten mit unterschiedlicher Ausbildung ergibt sich meist eine pragmatische Ausrichtung, auch wenn beispielsweise eine tiefenpsychologische oder eine verhaltenstherapeutische Grundorientierung im Vordergrund steht.

Die Behandlungsdauer reicht von 6 Wochen über 3 bis 4 Monate bis hin zur klassischen 6-Monatsbehandlung (gelegentlich wird bei entsprechender Indikation auch eine längere Behandlung durchgeführt). Neuerdings wird auch von einer variablen Therapiedauer ausgegangen, wobei erst im Verlauf der Behandlung die individuelle Therapiedauer des Patienten festgelegt wird. Die Individualisierung zeigt sich als Trend hauptsächlich in verhaltenstherapeutisch orientierten Programmen. Neben der variablen Behandlungsdauer gibt es auch sog. indikative Gruppen, beispielsweise für ein Entspannungstraining oder für eine Sexualtherapie.

14.4.1.3 Empirische Ergebnisse zur Behandlung von Alkohol- und Medikamentenabhängigen

Zur Effektivität der Alkoholismusbehandlung gibt es zahlreiche katamnestische Untersuchungen. Nach einer etwas älteren Überblicksarbeit (*Emrick* 1974, 1975) über 265 Studien waren ca. 1/3 der Patienten abstinent, 1/3 gebessert und ein weiteres

1/3 ungebessert. Allerdings wurden dabei unterschiedliche Katamnesezeiten, das Problem nicht vergleichbarer Patientenstichproben (Patientenselektion) und die unterschiedlichen Behandlungsmethoden nicht berücksichtigt.

Im Vergleich zu Patienten ohne Behandlung wird die Spontanremissionsrate als Prävalenzrate auf ca. 19 % (abstinent und gebessert) geschätzt (*Miller* u. *Hester* 1980). In einer Überblicksarbeit über ambulante Entwöhnungsbehandlungen, hauptsächlich im angloamerikanischen Raum, ergab sich im Durchschnitt eine Besserungsrate (Abstinenz, kontrolliers Trinken, deutliche Reduzierung des Alkoholkonsums) von 37 % (bei 27 Untersuchungen mit insgesamt 3650 Patienten; *Küfner* 1981).

Nach einer multizentrischen prospektiven Studie in der Bundesrepublik an 21 stationären Behandlungseinrichtungen mit 1410 Patienten waren nach 18 Monaten 53,2 % und nach 4 Jahren 46 % der alkoholabhängigen Patienten während des gesamten Katamnesezeitraums alkoholabstinent (*Küfner* et al. 1988); gebessert waren nach 18 Monaten weitere 8,5 % und nach 4 Jahren 3 %. Auch andere Untersuchungen kommen zu ähnlich hohen Abstinenzraten. Bei Patienten, die zum wiederholten Mal eine Entwöhnungsbehandlung antraten, ergab sich immerhin noch eine Abstinenzrate von 39 % (nach 18 Monaten).

14.4.2 Entwöhnungsbehandlung bei Drogenabhängigen

Ausgangssituation:

Die Behandlung von Drogenabhängigen wird vor allem durch folgende Probleme erschwert:

a) Zu Beginn der Therapie liegt häufig nur eine geringe Abstinenz- und Therapiemotivation vor: Dies hängt u.a. damit zusammen, daß der Drogenabhängige seine bisherige Identität, die meist an einer Subkultur orientiert ist, und seine bisherigen sozialen Beziehungen durch eine bevorstehende Behandlung in Frage gestellt sieht.

b) Hinsichtlich sozialer Integration und Einordnung in eine Gemeinschaft liegen häufig schwerwiegende Konflikte und Sozialisationsdefizite vor (Schulden, Strafverfahren, Berufsdefizite, mangelnde Strukturierung des Alltags, geringe soziale Kompetenz und Kontaktfähigkeit).

c) Bei ca. 50 % der Drogenabhängigen findet die Entwöhnungsbehandlung unter justiziellem Zwang statt (meist infolge von Beschaffungsdelinquenz). Die eigenständige Entscheidung zur

Drogenabstinenz und zur sozialen Integration muß erst erarbeitet werden.

d) Die Abbruchquote bei stationärer Behandlung von Drogenabhängigen beträgt zwischen 50 % und 75 %. Ein Therapieabbruch ist im allgemeinen ein ungünstiger Prädiktor für den Therapieerfolg (kurz- und mittelfristig betrachtet).

e) Drogenfreie Therapieprogramme stehen in Konkurrenz zu sog. Substitutionsprogrammen (Methadonprogramme), auch wenn die Eingangsbedingungen unterschiedlich sind.

f) Die Erfolgswahrscheinlichkeit wird im Vergleich zur Behandlung von Alkoholabhängigen als niedrig eingeschätzt (s.a. Kap. 14.4.2.5).

14.4.2.1 Ambulante Entwöhnungsbehandlung von Drogenabhängigen

Als Alternative zur stationären Entwöhnungsbehandlung ist die ambulante Entwöhnungsbehandlung wenig etabliert. Drohende Strafverfahren, Schulden, körperliche Folgekrankheiten, ungesicherter Lebensunterhalt und ungesicherte Unterkunft sind ungünstige Rahmenbedingungen für eine ambulante Therapie. Nicht selten besteht die ambulante Therapie in einer *Suchtbegleitung* als einem *niedrigschwelligen* Therapieangebot; das bedeutet, der Therapeut bleibt verfügbar und ansprechbar, auch wenn der Patient weiterhin Suchtmittel zu sich nimmt. Im Mittelpunkt der Therapie stehen aktuelle Probleme und Konflikte im Sinne einer Krisenintervention, die Förderung sozialer Kompetenzen und der Identitätsfindung sowie die Motivierung zur Drogenabstinenz und zur Behandlung. Außerdem wird ambulante Behandlung oft bei Rückfällen nach stationärer Entwöhnungsbehandlung in Anspruch genommen, wenn ein längerdauernder stationärer Aufenthalt nicht erforderlich erscheint. Auch um den Patienten nicht aus einem stützenden sozialen Umfeld herauszunehmen, erscheint in solchen Fällen eine ambulante Behandlung wünschenswert. Der Therapeut sollte über spezielle Erfahrung in der Behandlung von Drogenabhängigen verfügen. Meist wird eine solche ambulante Behandlung nur in speziellen Beratungsstellen für Drogenabhängige durchgeführt.

Vor Beginn einer ambulanten Entwöhnungsbehandlung ist häufig eine stationäre Entgiftung (Entzug) erforderlich. In der Regel besteht die ambulante Entwöhnungsbehandlung in einer Einzelbehandlung. Gruppen sind weniger günstig, da sie in dieser Phase noch zu sehr die Entwicklung eines Drogenmilieus begünstigen. Vereinzelt gibt es auch Tageskliniken für Drogenabhängige (ambulante Ganztagsbetreuung).

Indikation für eine ambulante Entwöhnung sind Drogenrückfälle nach früherer stationärer Behandlung bei guter Abstinenz- und Therapiemotivation. Eine empirisch begründete Indikationsstellung für Klienten ohne frühere stationäre Behandlung ist ein offenes Problem. Die Unterscheidung von Drogenmißbrauch und Drogenabhängigkeit hilft nur bedingt weiter, da die Differenzierung im einzelnen Schwierigkeiten machen kann. Drogenmißbrauch ist dadurch gekennzeichnet, daß bislang keine Entzugserscheinungen aufgetreten sind, und das Leben noch nicht auf die Beschaffung und den Konsum der Drogen ausgerichtet ist.

Weitere Kriterien für eine Indikation zur ambulanten Behandlung:

– das Einhalten von Terminen,
– das Erreichen drogenfreier Phasen,
– Wohnung und Lebensunterhalt sollten gesichert sein,
– ein stützendes und vom Klienten akzeptiertes soziales Umfeld außerhalb des Drogenmilieus.

14.4.2.2 Stationäre drogenfreie Behandlung

In den meisten Fällen ist eine stationäre Behandlung angezeigt, damit der Betroffene Abstand zum Drogenmilieu gewinnen kann. Die Vermittlung und Vorbereitung stationärer Behandlung für Drogenabhängige erfolgen hauptsächlich durch die Drogenberatungsstellen. Für den niedergelassenen Arzt empfiehlt sich eine Kooperation mit einer Drogenberatungsstelle.

Nicht selten erfordert die labile Therapiemotivation eine persönliche Begleitung des Drogenabhängigen durch seinen Berater oder Betreuer von der stationären Entgiftung unmittelbar zur stationären Behandlungseinrichtung. Äußerer Druck zur Behandlung, meist bedingt durch justizielle Auflagen, ist die Regel.

Grundlage für gerichtliche Auflagen sind bei der Beschaffungsdelinquenz das Betäubungsmittelgesetz (§ 35: Bedingungen für Therapie statt Strafe, § 36: Anrechnung von Therapiezeiten, § 37: Aufschieben drohender Strafverfahren) sowie die auch bei anderen psychiatrischen Störungen maßgebenden Paragraphen des Strafgesetzbuches, der Strafprozeßordnung und des Bürgerlichen Gesetzbuches.

Die Behandlung erfolgt meist in spezifischen Fachkliniken für Drogenabhängige, in denen relativ selten auch Alkohol- und Medikamentenabhängige behandelt werden. Außerdem gibt es noch Behandlungseinrichtungen in Justizvollzugsanstalten. Die Therapiezeiten betragen zwischen 6 und 24 Monaten. Neuerdings werden in einigen Einrichtungen auch *"Kompakttherapien"* von 4 bis 6 Monaten hauptsächlich für Rückfällige mit einer früheren Langzeitbehandlung angeboten. Die Behandlung verläuft in 2, meist noch weiter unterteilte Phasen. Phase 1: Schwerpunkt psychische Entwöhnung und Bearbeitung von Persönlichkeitsproblemen. Phase 2: berufliche und soziale Integration. Hauptsächlich für Phase 1 werden von den jeweiligen Behandlungseinrichtungen Stufenprogramme mit jeweils abgestuften Rechten und Pflichten aufgestellt. Viele Einrichtungen arbeiten nach dem Prinzip der therapeutischen Gemeinschaft. Das Grundprinzip einer therapeutischen Gemeinschaft besteht darin, im Rahmen eines engen, quasi-familiären Zusammenlebens nach sozialen Grundregeln (z.B. Gewaltlosigkeit, Selbstverantwortung) einen kontinuierlichen Lernprozeß der sozialen Integration und persönlichen Entwicklung in Gang zu bringen. Dabei stehen meist die Gruppe und das Gespräch mit den anderen Betroffenen als therapeutisches Agens im Vordergrund. Selbstorganisation (z.B. Verpflegung) und Selbsthilfe sind ein wesentliches Merkmal. Im Zusammenleben kommt es zu Problemen und Konflikten, deren Bewältigung unter Mithilfe von Therapeuten und Mitpatienten zur sozialen Integration und Persönlichkeitsentwicklung (Nachreifung, Ich-Stärkung) des Betroffenen beiträgt. Die Orientierung an anderen Drogenabhängigen, die es geschafft haben, von den Drogen weg zu kommen oder die "weiter" sind im Therapieverlauf, fördern die Entwicklung im Sinne eines Modellernens. Die unterschiedlichen Rollen und Funktionen, die der Einzelne im Therapieverlauf einnehmen kann, tragen zur Entwicklung sozialer Kompetenzen bei. Schließlich wird auf diese Weise die Identifizierung mit Normen und Werten eines drogenfreien Lebens begünstigt.

Im übrigen wird ähnlich wie bei der Behandlung von Alkoholabhängigen ein breites Spektrum von Verfahren (kreative Verfahren bzw. Beschäftigungstherapie, Sport, Einzeltherapie, Gruppentherapie u.a.) angewandt. Das Angebot der Arbeitstherapie oder spezieller Ausbildungsprogramme soll die spätere berufliche Integration erleichtern. Die letzte Phase der Entwöhnungsbehandlung findet oft in eigenen Häusern (Wohndependancen) statt, um einen allmählichen Übergang zu ermöglichen. Ex-User als Therapeuten werden in unterschiedlichem Umfang eingesetzt. Reine Selbsthilfeorganisationen wie *Synanon* sind selten.

Ein anderer Weg zur Erleichterung des Übergangs von der Entwöhnungsbehandlung zur Alltagssituation sind Übergangseinrichtungen als "betreutes Wohnen".

14.4.2.3 Substitutionsprogramme

Durch die drogenfreien Programme wird bislang nur ein relativ kleiner Teil der Opiatabhängigen erreicht. Unter anderem deshalb wurden Substitutionsprogramme entwickelt. Mit der Substitutionsbehandlung sollen andere Gruppen von Opiatabhängigen angesprochen werden, die für eine drogenfreie Behandlung nicht zugänglich sind oder mehrmals erfolglos behandelt worden sind. Bei der Substitutionsbehandlung geht man davon aus, daß durch die Substitution eine zunehmende soziale Integration (Beruf, Familie) ermöglicht wird, und schließlich Drogenfreiheit erreicht werden kann. Die Frage einer evtl. lebenslangen Substitution ist umstritten.

Am häufigsten sind Methadonprogramme, Heroin als Ersatzdroge hat sich nicht bewährt (vgl. *Wanke* u. *Täschner* 1985, *Wille* 1988). Methadon als Ersatzmittel soll idealerweise das Verlangen nach Opiaten aufheben oder zumindest stark reduzieren, ohne selbst euphorisierend zu wirken, es soll die Beschaffungskriminalität abbauen und die Wiederaufnahme einer geregelten Arbeit erleichtern. Die Drogenabhängigen erhalten täglich eine bestimmte Menge Methadon (Levomethadon) als L-Polamidon® oder als Kombinationspräparat mit dem Spasmolytikum/Anticholinergikum Fenpipramid (L-Polamidon C®), die sie unter Aufsicht zu sich nehmen (zu Dosierung und Nebenwirkungen s. *Freye* u. *Schenk* 1990). Eine Verschreibung von Methadon zur freien Verfügung eines Süchtigen ist gegenwärtig nach dem Stand der Rechtsprechung nicht zulässig. Ohne zusätzliche psychosoziale Betreuung/Therapie erscheint eine Methadonvergabe nicht ausreichend. Es besteht die Gefahr, daß zusätzlich weitere Drogen eingenommen werden und sich die Entwicklung zur Drogenfreiheit über einen längeren Zeitraum hinzieht. Zur Kontrolle zusätzlicher Drogeneinnahme sind Urinuntersuchungen erforderlich.

Methadonprogramme gibt es nicht in allen Bundesländern. Eine Ausweitung der Programme und eine Lockerung der Aufnahmekriterien ist umstritten. Es besteht Konsens über die Anwendung von Methadon in entsprechenden Einzelfällen, dagegen gibt es über die Zweckmäßigkeit von Methadonprogrammen kontroverse Standpunkte.

Indikation:

Opiatabhängige Patienten nach mehreren erfolglosen Langzeittherapien, AIDS-Erkrankte.

14.4.2.4 Behandlung mit Opiatantagonisten

Nach einer Entgiftung kann bei Opiatabhängigen auch an den Einsatz von Opiatantagonisten (Cyclazocin, Naloxon, Naltrexon u.a.) gedacht werden: Opiatantagonisten besetzen die Morphinrezeptoren im ZNS und blockieren auf diese Weise die Wirkung des Heroins. Das Verlangen nach der Droge werde dadurch allerdings nicht beeinflußt (*Platt* u. *Labate* 1982, *Wanke* u. *Täschner* 1985).

Die Wirkungsdauer von Naltrexon (Nemexin®) ist mit bis zu 72 Stunden deutlich länger als die von Naloxon (*Keup* 1991). Es weist kein Mißbrauchspotential auf (weder körperliche noch psychische Abhängigkeit). Hinsichtlich des antagonistischen Effekts tritt keine Gewöhnung auf. Nebenwirkungen werden als sehr geringfügig eingestuft (*Keup* 1991, dort auch weitere Details zur Dosierung und zu eventuellen Nebenwirkungen). Das entscheidende Problem besteht in einer geringen Akzeptanz durch die Klienten und der notwendigen guten Motivation (Compliance). Erforderlich ist auch eine kontinuierliche Überwachung und regelmäßige Urinkontrolle.

Indikation:

Hochmotivierte Heroinabhängige nach vollständiger Entgiftung mit guter Compliance und guter sozialer Integration.

14.4.2.5 Ergebnisse zur Behandlung von Drogenabhängigen

Aussagen über den Therapieerfolg bei Drogenabhängigen sind wegen unterschiedlicher Definitionen des Therapieerfolgs in verschiedenen Untersuchungen nur bedingt möglich. Auf die hohen Abbruchquoten als 1. Hinweis auf einen Therapieerfolg bzw. Therapiemißerfolg wurde schon hingewiesen.

Die Erfolgszahlen zur Drogenabstinenz sind vor allem abhängig von der Wahl eines sog. Zeitfensters, der Definition der Drogenabstinenz (Abstinenz von harten Drogen, weichen Drogen, Medikamenten, Alkohol) und der für die Berechnung gewählten Bezugsgruppe (Einbeziehung der Therapieabbrecher, Patienten ohne Daten u.a.). In einer Übersichtsarbeit über deutschsprachige Katamnesen von drogenfreien Programmen werden zum Zeitpunkt der Katamnese ca. 25% aller behandelten Patienten als drogenfrei eingestuft (*Klett* et al. 1984). Bei regulärer Beendigung der Therapie liegt die Erfolgsquote bei 60% bis 80%. In einer weiteren Übersichtsarbeit von *Ladewig* u. *Graw* (1985, *Ladewig* 1987) wird festgestellt, daß die Studien im europäischen Raum Abstinenzraten zwischen 23% und 43% aufweisen, im angelsächsischen Raum zwischen 19% und 40%.

Zum Vergleich drogenfreier Programme mit Methadonprogrammen wird auf ein Ergebnis aus einer umfassenden US-Studie (DARP, n = 2278, *Simpson* u. *Sells* 1982) verwiesen. In drogenfreien Langzeitprogrammen waren 36,9 % drogenabstinent gegenüber 34,4 % in ambulanten Programmen und 29,5 % in Methadonprogrammen. Nach einer Entgiftung allein blieben 19,6 % drogenabstinent. Auf andere Erfolgskriterien kann mangels Vergleichbarkeit der Daten nicht eingegangen werden.

Literatur

Edwards, G.: Arbeit mit Alkoholkranken. Psychologie Verlagsunion, Weinheim 1986

Emrick, C.D.: A review of psychologically oriented treatment of alcoholism. I. The use and interrelationship of outcome criteria and drinking behavior following treatment. Quart. J. Stud. Alcolhol 35 (1974) 523–549

Emrick, C.D.: A review of psychologically oriented treatment of alcoholism. II. The relative effectiveness of different treatment approaches and the effectiveness of treatment versus no treatment. J. Stud. Alcohol 36 (1975) 88–108

Feuerlein, W.: Therapie des Alkoholismus. In: *K.P. Kisker, H. Lauter, J.-E. Meyer, C. Müller, E. Strömgren* (Hrsg.): Psychiatrie der Gegenwart, Bd. 3: Abhängigkeit und Sucht. Springer, Berlin 1987

Feuerlein, W.: Alkoholismus – Mißbrauch und Abhängigkeit. 4. Aufl. Thieme, Stuttgart, New York 1989

Freye, E., Schenk, G.K.: Methadon als Ersatztherapie beim Opiatabhängigen? Klinikarzt 19 (1990) 57–63

John, U.: Rehabilitation Alkoholabhängiger. Ansätze und Grenzen sozial-wissenschaftlicher Untersuchungen. Lambertus, Freiburg 1985

Keup, W.: Naltrexon-Einsatz für Opiatabhängige. Arzneimitteltherapie 9 (1991) 129–132

Klett, F., Hanel, E., Bühringer, G.: Sekundäranalyse deutschsprachiger Katamnesen bei Drogenabhängigen. Suchtgefahren 30 (1984) 245–265

Körkel, J. (Hrsg.): Der Rückfall des Suchtkranken. Flucht in die Sucht? Springer, Berlin 1988

Küfner, H.: Ambulante Therapie von Alkoholabhängigen: Empirische Ergebnisse und Indikation: In: *W. Keup* (Hrsg.): Behandlung der Sucht und des Mißbrauchs chemischer Stoffe. Thieme, Stuttgart 1981

Küfner, H., Feuerlein, W., Huber, M.: Die stationäre Behandlung von Alkoholabhängigen: Ergebnisse der 4 Jahreskatamnesen, mögliche Konsequenzen für Indikationsstellung und Behandlung. Suchtgefahren 34 (1988) 157–271

Kwentus, J., Major, L.F.: Disulfiram in the treatment of alcoholism. J. Stud. Alcohol 40 (1979) 428–446

Ladewig, D.: Katamnesen bei Opiatabhängigkeit. In: *D. Kleiner* (Hrsg.): Langzeitverläufe bei Suchtkrankheiten. Springer, Berlin 1987, S. 55–69

Ladewig, D., Graw, P.: Entwicklungsschemen Drogenabhängiger. Beltz, Weinheim, Basel 1985

Miller, W.R., Hester, R.K.: Treating the problem drinker: modern approaches. In: *W.R. Miller* (ed.): The addictive behaviors. Pergamon, Oxford 1980

Platt, J.J., Labate, Ch.: Heroinsucht. Theorie, Forschung, Behandlung. Steinkopff, Darmstadt 1982

Schmidt, L.: Alkoholkrankheit und Alkoholmißbrauch. 2. Aufl. Kohlhammer, Stuttgart 1988

Schneider, R. (Hrsg.): Stationäre Behandlung von Alkoholabhängigen. IFT-Texte 8. Gerhard Röttger, München 1982

Simpson, D.D., Sells, S.B.: Effectiveness of treatment for drug abuse: an overview of the DARP research program. Advanc. Alcohol. Subst. Abuse 2 (1982) 7–29

Täschner, K.-L.: Therapie der Drogenabhängigkeit. Ein Handbuch. Kohlhammer, Stuttgart 1983

Wanke, K., Täschner, K.-L.: Rauschmittel. Drogen – Medikamente – Alkohol. Enke, Stuttgart 1985

Wille, R., Kreuzer, A.: Drogenkriminologie und Therapie. Decker & Müller, Heidelberg 1988

14.5 Nachsorge

F. Dittmar

14.5.1 Definition und Problemstellung

Trotz der großen Bedeutung, die der Nachsorge für eine erfolgreiche Behandlung von Suchtkranken in der Literatur zugeschrieben wird (vgl. *Feuerlein* 1989, *Küfner* et al. 1986), ist es bislang weder gelungen, eindeutig zu klären, welche Maßnahmen mit diesem Begriff beschrieben werden sollten, noch konnte bundesweit ein einheitliches, strukturiertes Konzept für Nachsorge entwickelt werden. Die Schwierigkeiten liegen in den unterschiedlichen Anforderungskriterien für Abhängige von legalen und illegalen Drogen, der Medizinalisierung psychosozialer Störungen, den daraus resultierenden Zuständigkeitsproblemen und dem recht unterschiedlichen Verständnis von Nachsorge.

Fehlende Vergleichbarkeit und divergierende Definitionen führten letztlich auch dazu, daß wissenschaftlich fundierte Aussagen über verschiedene Aspekte der Nachsorge, wie z.B. über ihre Effekte, bisher weitgehend fehlen. Drängend anstehende Kostenfragen zwangen aber in den letzten Jahren, sich darüber vermehrt Gedanken zu machen und genauer zu beschreiben, was man unter dem Begriff der Nachsorge verstehen wolle. In den meisten Beschreibungsversuchen wird dabei das herkömmliche Modell der „Behandlungskette" (vgl. Kap. 14.2, 14.4) als Grundlage genommen und die zeitliche Abfolge der einzelnen Behandlungsphasen in den Vordergrund gestellt. Damit werden generell die der Entwöhnungsbehandlung *nach*folgenden Hilfen als Nachsorge angesehen. Andere Definitionen orientieren sich an dem mit der Durchführung befaßten Personenkreis und sehen als Nachsorge diejenigen Aktivitäten an, die von ehrenamtlichen Helfern, z.B. in Selbsthilfegruppen, geleistet werden. Unter Umständen notwendige professionelle Hilfen werden aus dieser Sicht unter dem Begriff „ambulante Behandlung" gefaßt und stellen so prinzipiell keine Hilfen mehr dar im Sinne des Nachsorgebegriffs.

Weil alle diese Definitionsversuche die tägliche Praxis der Nachsorgearbeit nur recht ungenügend beschreiben, hat der Verband ambulanter Beratungsstellen für Suchtkranke/Drogengefährdete (VABS) im Jahre 1988 eine Definition vorgeschlagen, die sämtliche relevanten Aspekte wie Inhalte, zeitliche Abfolge und die mit der Nachsorge befaßten Institutionen integriert:

„Mit Nachsorge werden Hilfen und Maßnahmen innerhalb der Gesamtbehandlung Suchtkranker bezeichnet, die eine soziale und berufliche Wiedereingliederung unterstützen und zu suchtmittelfreier Lebensgestaltung führen. Diese Hilfen und Maßnahmen können begleitend oder nachfolgend zur ambulanten oder stationären Entwöhnungsbehandlung eingesetzt werden. Sie sollen unter anderem die dort erreichten Ergebnisse festigen und sichern. Nachsorge ist somit integraler Bestandteil der Gesamtbehandlung (Rehabilitation) Suchtkranker und kann in Selbsthilfe- und Abstinenzgruppen, in ambulanten Beratungs- und Behandlungsstellen und in stationären oder teilstationären Übergangseinrichtungen geleistet werden."

Nachsorge beinhaltet damit Hilfen im sozialen und psychotherapeutischen Bereich, die den individuellen Erfordernissen des Patienten entsprechend auch *begleitend* zur Behandlung eingesetzt und die von unterschiedlichen Institutionen bzw. in deren Kooperation vorgehalten werden können.

Mit dem Begriff Nachsorge werden damit in der Suchtkrankenhilfe Behandlungsmaßnahmen beschrieben, die mehr umfassen können als bislang in der Rehabilitationsmedizin unter diesem Begriff verstanden wurde. Insofern sollte überlegt werden, ob dieser Begriff im Zusammenhang mit der Suchtkrankenhilfe überhaupt noch oder tatsächlich nur noch differenziert, z.B. bezogen auf die Arbeit der Selbsthilfegruppen, Verwendung finden sollte.

14.5.2 Aufgabenbereiche und Ziele

Die Bundesversicherungsanstalt für Angestellte (BfA) beschreibt 1987 die Aufgaben der Nachsorge als „... die Sicherung des in der stationären Ent-

wöhnung erreichten Therapieerfolges und die Vermeidung von Rückfällen, insbesondere durch:

— Festigung der in der Entwöhnung erworbenen Verhaltensweisen und Einstellungen auch unter Alltagsbedingungen,
— Festigung der Abstinenzmotivation,
— Unterstützung in Krisenfällen,
— Förderung der Teilnahme an Selbsthilfegruppen".

In der Nachsorgephase sollten dabei die therapeutischen Elemente zugunsten der Förderung sozialer Kontakte und eigener Aktivitäten des Abhängigkeitskranken zunehmend zurücktreten.

Wenn Nachsorge die in der ambulanten oder stationären Entwöhnungsbehandlung erreichten Ergebnisse festigen und sichern soll, sollte aber auch verdeutlicht werden, wie dies geschehen könnte. Nach *Ziegler* (1982) hat die Nachsorge deshalb folgende Aufgaben und Ziele:

— Förderung der Bewährung weiterer Suchtmittelfreiheit in schwierigen Alltagssituationen mit hohem Aufforderungscharakter für erneuten Alkoholkonsum (z.B. Familienfeiern),
— Förderung der Verselbständigung,
— Förderung der sozialen Integration,
— Unterstützung bei der beruflichen Wiedereingliederung,
— Ermöglichen einer persönlichen Reintegration,
— andere Hilfsmöglichkeiten aufzeigen und Selbsthilfe ermöglichen:
... durch Erlernen entsprechender Bewältigungsstrategien,
... durch Aktivierung zur Selbsthilfe, im weitesten Sinne zur Emanzipation des Abhängigen (unter kritischer Reflexion einerseits der therapeutisch intendierten, andererseits der krankheitsimmanenten „Versorgungshaltung"),
... durch aktive Mitarbeit in Abstinenzgruppen und/oder Einbezug von Familienmitgliedern wie Eltern, Partner und Kindern in die Gespräche,
... durch Vorbereitung der Rückkehr eines Alkoholkranken an seinen Arbeitsplatz bzw. Klärung der Verhaltensregeln für den Umgang mit seinen Kollegen und der Kollegen mit ihm durch Gespräche mit den „strategisch wichtigen Personen" in seinem Arbeitsfeld,
... durch eine intensive Auseinandersetzung mit den Problemen der Abhängigkeit und damit die Chance, aus der Krankheit neue Lebensinhalte und neuen Lebenssinn für sich zu entwickeln,
... durch Übernahme von Verantwortung in einer Gruppe, in der Familie oder am Arbeitsplatz, so daß die anderen ihn als Modell sehen und erkennen können.

Alle diese von *Ziegler* angesprochenen Aufgaben und Ziele der Nachsorge ließen sich noch weiter spezifizieren und ausbauen. Zu denken wäre hier u.a. an die differenzierten Ansätze zur Rückfallprophylaxe. *De Jong-Meyer* et al. (1988) haben z.B. die Variable des kognitiv-behavioralen Rückfallmodells von *Marlatt* u. *Gordon* (1985) untersucht und auf einige Faktoren hingewiesen, die möglicherweise für die Verhinderung eines Rückfalls wichtig sein könnten. So schiene es den Autoren nach ihren Ergebnissen sinnvoll, allgemeine und spezifische irrationale Denkgewohnheiten der Alkoholabhängigen (im Sinne von *Ellis*) in Richtung rationaler Einstellungen zu verändern. Außerdem sollen die Alkoholabhängigen lernen, langfristig ungünstige Bewältigungsstrategien durch langfristige günstigere zu ersetzen und z.B. bezogen auf rückfallkritische Situationen bessere Bewältigungsstrategien einsetzen, vor allem „positives Denken", „an negative Folgen denken" und „Suchen nach sozialer Hilfe". Abstinent bleibende Alkoholabhängige bedenken nämlich offensichtlich kurz- und langfristige Konsequenzen des Alkoholmißbrauchs eher als jene, die rückfällig werden.

Eine Erweiterung sollten die Aufgaben und Ziele der Nachsorge auch in einer deutlich stärkeren Beachtung der Sinnfrage als neuer Lebensorientierung und der Frage von Scham und Schuld finden. Beide Themenbereiche wurden bisher kaum in die Arbeit miteinbezogen, vielleicht auch deshalb, weil vielen Behandlern dafür anscheinend das „Handwerkszeug" fehlt. Sinn läßt sich therapeutisch wohl auch nicht vermitteln — man kann dem Abhängigen aber helfen, sein Leben neu wahrzunehmen und ihm *seinen* Sinn *erfahren* lassen (vgl. dazu *Dittmar* 1986).

Ein wesentlicher Aufgabenbereich für die Nachsorge liegt bei vielen Suchtkranken in der Klärung und Regelung ihrer finanziellen oder, treffender ausgedrückt: ihrer Schuldensituation. Daß Abhängige vielfach verschuldet sind, wurde von Fachleuten, Fachverbänden und Ministerien zunehmend erkannt und z.T. auch thematisiert, meist allerdings für die Abhängigen von illegalen Drogen. Mag beim erwachsenen Alkoholabhängigen sich die Arbeitssituation oftmals noch relativ günstig darstellen, unterscheidet sich der jüngere Alkoholkranke von seiner gesamten sozialen Situation her (oftmals fehlende bzw. abgebrochene Berufsausbildung, kaum Chancen auf dem Arbeitsmarkt, vor allem in industriefernen Regionen) nur unbedeutend von illegal Drogenabhängigen: Auto- und Motorradunfälle, Gerichts- und Rechtsanwaltskosten, Spielschulden, Glücksspielautomaten u.v.a. bringen ihnen ungeheuren materiellen Existenzdruck. Werden diese materiellen Existenzbedingungen aber nicht geklärt, besteht die Gefahr, daß die Erfolge personal- und kostenintensiver Beratungs- und Therapieangebote letztlich am Fehlen preiswerten Wohnraumes, am Mangel an adäquaten Arbeitsplätzen und Beschäftigungsmöglichkeiten sowie an fehlenden finanziellen Zukunftsperspektiven der Klienten scheitern!

14.5.3 Formen der Nachsorge

Nachsorge darf nie isoliert als eigenständige, abgegrenzte Maßnahme verstanden werden, sondern ist integraler Bestandteil eines Behandlungsplanes im Sinne der Gesamtbehandlung. Prinzipiell ist deshalb davon auszugehen, daß dem Patienten Nachsorge in einer Form angeboten werden sollte, die es ihm erlaubt, entsprechend seiner individuellen Situation, aber auch seiner spezifischen Defizite und Fähigkeiten sein Leben selbstverantwortlich und suchtmittelfrei zu führen. Ebenso wie es *den* Abhängigen und *die* Behandlung nicht gibt, gibt es auch nicht *die* Nachsorge. „Richtige" Nachsorge beinhaltet individuell unterschiedliche Ziele und bedarf somit individuell unterschiedlicher Hilfen im ambulanten und stationären/teilstationären Bereich. Letztere sind dabei insbesondere als komplementäre Einrichtungen für Drogenabhängige von großer Bedeutung.

14.5.3.1 Ambulante Hilfen

14.5.3.1.1 Psychotherapeutische Weiterbehandlung

Bei einem Teil der Patienten ist nach einer Entwöhnungsbehandlung eine professionelle psychotherapeutische Weiterbehandlung angezeigt. Diese Weiterbehandlung wird vor allem von den psychosozialen Beratungs- und Behandlungsstellen (Alkohol- und Drogenberatungsstellen) und von niedergelassenen Psychotherapeuten (vor allem Mediziner und Diplom-Psychologen) in einzel- und/oder gruppenpsychotherapeutischen Sitzungen durchgeführt. Dabei haben die psychosozialen Beratungs- und Behandlungsstellen in den letzten Jahren besonderen Wert auf partner- und familientherapeutische Maßnahmen gelegt — sei es in wöchentlichen bis 14tägigen Sitzungen oder in Wochenendseminaren für mehrere Paare bzw. Familien unter spezifischem Miteinbezug der Kinder.

Insgesamt handelt es sich bei allen diesen Hilfen um allgemein übliche psychotherapeutische Maßnahmen wie sie auch bei anderen Störungsformen Anwendung finden.

Nicht immer allerdings erfolgt der Übergang von der Entwöhnungsbehandlung zur psychotherapeutischen Weiterbehandlung ohne Probleme. Im Gegensatz zur ambulanten Entwöhnungsbehandlung, wo sich dieser Übergang häufig nur in einer sukzessiven Verringerung der Therapiesitzungen zeigt, führt der Übergang bei stationären Entwöhnungsmaßnahmen offensichtlich häufig zum Abbruch bzw. Nicht-Antritt der Weiterbehandlung.

Die Gründe dafür liegen zum einen in der gerade bei unterschiedlichen therapeutischen Konzepten manchmal schwierigen Kooperation zwischen Fachkrankenhaus und Ambulanz, zum anderen generell an der relativ geringen Akzeptanz von Weiterbehandlungsangeboten durch die Patienten. Umfragen zeigen, daß deutlich mehr als 50 % der Patienten eine von den Fachleuten für erforderlich gehaltene Weiterbehandlungsmaßnahme für sich ablehnen. Womit dies zusammenhängt, scheint weitgehend ungeklärt. Eindeutiger dürfte sein, daß Patienten, die sich in psychotherapeutische Weiterbehandlung begeben, im Verlauf der vorstationären Behandlung (Kontaktphase) eine gute Beziehung zur Ambulanz bzw. zum Therapeuten entwickelt hatten.

Indikation

Die Indikation zur ambulanten Weiterbehandlung wird in der Regel von der vorbehandelnden Fachklinik gestellt. Eindeutige Kriterien bestehen dafür jedoch kaum. Die Indikation ergibt sich vornehmlich aus den bei dem Patienten zum Zeitpunkt der Entlassung noch vorhandenen Verhaltensdefiziten. In der Regel handelt es sich dabei um Problembereiche, die in der beschützenden Umgebung einer Fachklinik, d.h. unbeeinträchtigt von den konkreten Alltagsproblemen, nur eingeschränkt in die Behandlung miteinbezogen werden konnten, wie z.B. Partner- oder sexuelle Schwierigkeiten. Weiterhin erscheint eine ambulante psychotherapeutische Weiterbehandlung indiziert, wenn der Patient den Eindruck vermittelt, in seiner Persönlichkeitsentwicklung nicht gefestigt und in seiner Abstinenz nicht „eindeutig" zu sein, so daß die Aufrechterhaltung weiterer Suchtmittelabstinenz wenig wahrscheinlich ist.

Trotz aller auf die psychische Situation des Patienten gerichteter Therapiestrategien muß der Behandelnde immer auch jene Maßnahmen im Auge behalten, die direkt auf den Suchtmittelmißbrauch zielen und die als Rückfallprophylaxe zur Aufrechterhaltung der weiteren Abstinenz nötig sind. Wir haben dazu bereits in Kap. 14.5.2 einige von *Ziegler* (1982) genannte Zielsetzungen aufgeführt, auf das Rückfallmodell von *Marlatt* u. *Gordon* (1985) hingewiesen und dazu einige Ansätze aufgezeigt.

14.5.3.1.2 Soziale Hilfen (Rehabilitation)

Die Diagnose der Suchtmittelabhängigkeit impliziert u.a. das Vorhandensein von Schädigungen im sozialen Bereich. Unabhängig davon, ob diese Schäden Mitursache oder Folgen der Suchterkrankung darstellen — im Sinne einer ganzheitlichen und umfassenden Veränderung des Patienten müssen auch die Umfeldbedingungen wie Beruf, Schule, Schuldensituation, Wohnen, usw. in das therapeutische Setting miteinbezogen werden. Wie intensiv dies geschehen muß und wo die Schwerpunkte für den Einsatz sozialer Hilfen liegen, hängt wiederum ab von der individuellen Situation des Patienten. Die Übergänge von den psychotherapeutischen zu den sozialen Hilfen sind allerdings fließend. Dies wird vor allem deutlich, wenn die Zielsetzung des Therapeuten weniger auf die Vermittlung sozialer Hilfen für den Patienten, sondern vielmehr auf die Förderung dessen sozialer Kompetenzen (Hilfe zur Selbsthilfe) gerichtet ist.

Während bei erwachsenen Alkohol- oder Medikamentenabhängigen, die sozial relativ abgesichert sind und in festen Partnerbeziehungen leben, oft mehr die psychotherapeutischen Hilfen im Vordergrund stehen, ist bei sozial depravierten erwachsenen Alkoholikern und meist bei den jüngeren Abhängigen und den Abhängigen von illegalen Drogen jeglicher psychotherapeutischer Ansatz solange unsinnig (und wird von den Patienten auch nicht akzeptiert!), solange nicht hinsichtlich der Umfeldbedingungen konkrete Hilfen geleistet oder zumindest Perspektiven für eine Änderung der sozialen Situation sichtbar werden. Insofern müssen diese sozialen Hilfen oftmals schon im Verlauf der Kontaktphase oder der Entwöhnungsbehandlung angesetzt werden.

Hilfen im beruflichen Bereich

Die Entlassung eines Alkoholkranken/Medikamentenabhängigen aus seinem bisherigen Arbeitsverhältnis ist eher ungünstig — wenn manchmal auch kaum zu vermeiden. Wenn der Patient einverstanden ist, sollte deshalb möglichst schon vor Beginn der Entwöhnungsbehandlung in einem Gespräch mit dem Patienten, u.U. auch seiner Ehefrau, dem Arbeitgeber und dem Therapeuten „ausgelotet" werden, unter welchen Bedingungen die Wieder- bzw. Weiterbeschäftigung dieses Mitarbeiters erfolgen kann. Die Erfahrung zeigt, daß die Arbeitgeber gerne zu solchen Absprachen und Regelungen bereit sind, vor allem, wenn es bei dem Patienten um einen langjährigen Firmenangehörigen geht.

Kehrt ein Alkoholkranker – für andere Abhängige trifft dies nur in Ausnahmefällen zu – nach seiner stationären Entwöhnungsbehandlung an seinen alten Arbeitsplatz zurück, sollte er am besten selbst mit seinen Kollegen und seinem direkten Vorgesetzten darüber reden, wie diese(r) sich ihm gegenüber hinsichtlich ihres (seines) eigenen Alkoholkonsums verhalten solle(n). Auch Gespräche über die vergangene Behandlung sollte der Patient *offensiv* mit seinen Kollegen führen und ihre Fragen beantworten.

Er begegnet damit seiner und der Unsicherheit seines Umfeldes und baut Vorurteile und Mythen ab, die ihn selbst nur wieder verunsichern würden. In Rollenspielen lassen sich solche Gespräche gut einüben. Ist der Patient aber entlassen und arbeitslos geworden, kann es im allgemeinen nicht Aufgabe des Therapeuten sein, ihm eine Arbeitsstelle zu vermitteln. Im Sinne eines „Job-finding"-Programmes sollte er aber dann mit dem Patienten erarbeiten, wie dieser Beschäftigung finden, wo er sich bewerben und wie er die Bewerbungsunterlagen formulieren kann. Auch hier helfen Rollenspiele, die nötigen Bewerbungsgespräche zu trainieren. Dem Alkoholkranken oder Medikamentenabhängigen wegen seiner Rückfallgefährdung an seinem Arbeitsplatz einen Berufswechsel mit entsprechender Umschulung zu empfehlen, mag zwar prinzipiell richtig sein, ist in seiner Umsetzung aber meist unrealistisch und charakterisiert oftmals nur die Hilflosigkeit von Therapeuten, mit dem Patienten zusammen Lösungswege zu finden, die für diesen geh- und damit auch akzeptierbar sind.

Hilfen im schulischen/Ausbildungsbereich

Viele Abhängige von Drogen und oft auch jüngere Alkoholabhängige haben entweder die Schule oder eine Ausbildung oder beides nicht abgeschlossen. In manchen Städten Deutschlands gibt es deshalb Schul- und Ausbildungsprogramme für ehemals Abhängige, meist im Rahmen von stationären/teil-stationären Einrichtungen, manchmal aber auch im ambulanten Rahmen. So gibt es z.B. mehrere Schulen, die suchtgefährdete oder ehemals suchtkranke Jugendliche und junge Erwachsene aufnehmen, die sich entschlossen haben, ihren schulischen Bildungsgang (u.U. bis hin zum Abitur) fortzusetzen. Neben der Schulausbildung sind dabei die psychosoziale Rehabilitation und die Überwindung der Drogenbindung weitere wichtige Ziele dieser Schulen. Da solche Hilfen aber nur regional, v.a. auf die Großstädte bezogen sind (s. Adressenhinweise in Kap. 14.5.6), ergeben sich im Einzelfall doch immer wieder Probleme, den Patienten entsprechende Ausbildungsplätze zu vermitteln. Enge Kontakte des Therapeuten zu den örtlichen Schulen und Absprachen mit Firmen, die bereit sind, einige Lehrstellen mit zum Teil gestuften Anforderungen hinsichtlich Arbeitszeit und Schwierigkeitsgrad anzubieten, können aber auch in Städten mit einem breitmaschigeren Versorgungsnetz Hilfen ermöglichen.

Hilfen im Freizeitbereich

Ein großes Problem stellt für viele Abhängige dar, ihre Freizeit sinnvoll zu gestalten. Sie sind deshalb besonders zu Zeiten rückfallgefährdet, in denen sie das Gefühl von Langeweile und Einsamkeit befällt. Neben Hinweisen auf geeignete Vereine zur Freizeitgestaltung und zu Bildungsangeboten in der Volkshochschule usw. gilt es hier vor allem, die Interessen des Patienten herauszuarbeiten (z.B. ihn zu fragen, was er früher gerne getan hat und was er schon immer gerne hätte tun wollen), diese Aktivitäten mit ihm abzusprechen und in Tages- und Wochenpläne zu integrieren. Im besonderen eignen sich für die Patienten dabei Aktivitäten, die eher mit körperlicher Tätigkeit (z.B. Sport, Handwerk) einhergehen. Über diese Hilfen kann der Patient zunehmend wieder Freizeitinteressen ausbilden und hat auch die Möglichkeit, zusätzliche Kontakte herzustellen.

Hilfen im finanziellen Bereich

Tatsache ist, daß viele Alkohol- und Medikamentenabhängige und annähernd alle Drogenabhängigen vor und nach ihrer Behandlung hohe Schulden als Folgen von Verkehrsunfällen, Gerichts- und Rechtsanwaltskosten, Ehescheidungen usw. zu tilgen haben. Dazu kommen oftmals noch hohe Mieten, Arbeitslosigkeit und verführerische Kreditangebote, die mit ihren Zinsen die Patienten immer noch tiefer in die Schulden treiben. Vielfach erwarten die Patienten in diesen Fällen finanzielle Hilfen von den Wohlfahrtsverbänden. Die Verbände aber gewähren solche Hilfen prinzipiell nicht, weil damit keine Lösung der Problematik, sondern bestenfalls eine kurzfristige Überbrückungshilfe möglich wäre.

Insofern müssen auch hier, ähnlich wie in anderen Bereichen, mit dem Patienten *seine* Lösungsmöglichkeiten erarbeitet werden. In vielen Städten der Bundesrepublik gibt es inzwischen städtische oder den Wohlfahrtsverbänden zugeordnete Schuldnerberatungsstellen, mit denen sich in entsprechenden Fällen zusammenarbeiten läßt (s. Adressenhinweise in Kap. 14.5.6).

14.5.3.1.3 Selbsthilfegruppen

Wenn gegen Ende einer Behandlung (Entwöhnungs- und/oder Weiterbehandlung) die therapeutischen Elemente immer mehr in den Hintergrund treten, kann sich der Abhängige in Selbsthilfegruppen weiterentwickeln und stabilisieren. Während sich bei Alkohol- oder Medikamentenabhängigen und bei Drogenabhängigen die psychotherapeutischen und sozialen Hilfen, wenn auch mit unterschiedlichen Schwerpunkten, weitgehend entsprechen, zeigen sich im Bereich Selbsthilfe im Rahmen der Nachsorge deutliche Unterschiede. So besteht bei den Abhängigen von den traditionellen Suchtmitteln zumindest in den alten Bundesländern ein dichtgespanntes Netz unterschiedlicher Gruppierungen für Betroffene und/oder Angehörige. Im Bereich der Abhängigkeit von den illegalen Drogen gibt es hingegen lediglich ein locker geknüpftes Netz von Angehörigengruppen, die sog. Elternkreise. Die Nachsorge der Betroffenen selbst wird im Sinne der psychotherapeutischen und sozialen Hilfen fast ausschließlich von therapeutischen Institutionen übernommen.

Selbsthilfegruppen haben meist humanitär oder christlich orientierte Konzepte, fundieren ihre Arbeit also ideologisch. Insofern ist auch verständlich, warum sich manche Patienten in einer Gruppe wohler und in ihren Lebenseinstellungen und Werthaltungen verstanden fühlen, in anderen aber nicht. Der Patient sollte deshalb möglichst eigene Erfahrungen mit möglichst unterschiedlichen Gruppierungen machen, bevor er sich entscheidet, sich einer bestimmten Gruppierung anzuschließen.

Selbsthilfegruppen für Alkohol- und Medikamentenabhängige

Die bekanntesten Selbsthilfegruppen für Alkohol- und Medikamentenabhängige sind die *Anonymen*

Alkoholiker (AA), der *Kreuzbund*, das *Blaue Kreuz Deutschland (BKD)*, der *Guttemplerorden (IOGT)* und die *Freundeskreise*. Die Zielsetzung aller ist ähnlich: dem Suchtgefährdeten/-kranken helfen und jedem weiteren Mißbrauch vorbeugen! Die Selbsthilfegruppen verstehen sich also nicht nur als Helfer für ,,trockene" Suchtkranke nach Abschluß einer Entwöhnungsbehandlung, sondern bieten immer auch ihre Unterstützung an für denjenigen, der noch trinkt, aber aus seinem Trinkverhalten ,,aussteigen" will.

Der größte Unterschied zwischen den Gruppen besteht wohl darin, daß sich außer den Anonymen Alkoholikern alle anderen die Mitarbeit der Angehörigen innerhalb der Gruppe wünschen. An den ,,Meetings" der AA hingegen dürfen nur Personen teilnehmen, die eine ,,Trinkerkarriere" erfahren haben. Die Erkenntnis, daß nicht nur der Betroffene, sondern auch sein Umfeld einer Stabilisierung bedarf, führte bei den AA zur Gründung eigener Angehörigengruppen, nämlich für Familienmitglieder (*AL-ANON* bzw. *FAM-ANON*) und für Kinder (*AL-ATEEN*). Nicht alle der genannten Gruppierungen sind in allen Regionen Deutschlands vertreten. Dennoch ist davon auszugehen, daß jeder Betroffene auch in den weniger versorgten, ländlichen Gebieten in relativer Nähe eine Selbsthilfegruppe finden kann (s. Adressenhinweise in Kap. 14.5.6).

Elternkreise

Aus der Erfahrung, daß die Drogenabhängigkeit der Kinder ihr Selbstwertgefühl mehr und mehr mindert, ihre sozialen Beziehungen immer stärker bis hin zur Isolation einschränkt und die Problematik als solche eine enorme Belastung für sie darstellt, haben sich seit 1969 in der Bundesrepublik zunehmend Eltern drogengefährdeter und -abhängiger Jugendlicher zu Elternkreisen zusammengeschlossen. Bereits 1973 wurde ein Bundesverband gegründet. Eltern von Drogenabhängigen, ob ehemals oder immer noch abhängig, können in den Elternkreisen ihre Erfahrungen untereinander besprechen, sich dadurch entlasten und zugleich ihre Erkenntnisse und Informationen an andere betroffene Eltern weitergeben.

Natürlich können auch die Eltern keine Patentrezepte anbieten. Wichtig ist jedoch die Einsicht, daß Verhaltensänderungen der Eltern selbst die Schritte ihrer Kinder hin zur Behandlung erleichtern können und die Aufrechterhaltung therapeutischer Erfolge sichern helfen. Die Sorge ,,für sich", die Konfrontation im Dialog zwischen den Eltern und ihre Aktivitäten nach außen sind für viele Eltern wichtige Hilfen, um sich „richtig" zu verhalten. Damit helfen sie auch ihrem Kind und wirken mit, einem möglichen Rückfall vorzubeugen.

Neben ihrer Bedeutung im präventiven Bereich durch ihre extensive Öffentlichkeitsarbeit und ihre unterstützende Arbeit für betroffene Eltern haben damit die Elternkreise auch ihre Bedeutung in der Nachsorge (s. Adressenhinweise in Kap. 14.5.6).

14.5.3.2 Stationäre/teilstationäre Hilfen

Nachsorgemaßnahmen sind sicherlich nicht für jeden Patienten erforderlich. Wenn aber eine Weiterbehandlung nötig erscheint, so sind für die *meisten* Abhängigen nach erfolgtem psychischen Entzug ambulante Hilfen völlig ausreichend. Der Patient kehrt zurück in seine Familie, geht wieder seinem Beruf nach und lebt insgesamt in eigener Verantwortung. Nur ein kleiner Teil der erwachsenen Alkoholabhängigen, aber nicht wenige jüngere Suchtmittelabhängige benötigen zusätzliche Hilfen in Form stationärer/teilstationärer Übergangseinrichtungen.

Stationäre und teilstationäre Übergangseinrichtungen sind Angebote, mit deren Hilfe der Abhängige nach erfolgreicher psychischer Entwöhnung auf die Wiedereingliederung in die Gesellschaft vorbereitet werden soll. Eigenständiges Wohnen, zuverlässiges Arbeiten, sinnvolle Freizeitgestaltung, Beziehungsfähigkeit und alleinverantwortliche Lebensentscheidungen („Selbstbestimmung") sind die wichtigsten Grundpfeiler hinreichender sozialer Kompetenz. Diese Grundpfeiler sind bei manchen Erwachsenen, vor allem aber bei den jugendlichen Suchtkranken oft (noch) nicht oder nur teilweise ausreichend tragfähig, um darauf ein künftiges Leben ohne Suchtmittel gründen zu können. Solche Suchtkranke benötigen deshalb nach ihrer Entlassung aus einer stationären Entwöhnungsbehandlung Übergangseinrichtungen, in denen sie das Zusammmenleben mit anderen weiter erproben und damit lernen können, Enttäuschungen zu ertragen, Konflikte auch ohne ständige Kontrolle eines therapeutischen Mitarbeiters auszutragen, die Formalitäten z.B. einer Arbeitsplatzsuche selbständig zu erledigen und sich an die Anforderungen täglicher, regelmäßiger Arbeit zu gewöhnen. Diese Ziele werden von therapeutischer Seite dadurch erreicht, daß der Patient z.B. im Wohnbereich in dem Maße Selbstverantwortung und Freizügigkeit übernimmt, wie ihm dies vom Therapeuten schrittweise überlassen wird. In gleicher Weise wird versucht, auch Arbeitsinhalte,

-zeit und -verantwortung mehr und mehr dem Patienten zu überlassen.

Übergangseinrichtungenn existieren in Deutschland in unterschiedlichster Form: von Wohnheimen mit extensivem Versorgungscharakter bis hin zu Wohngemeinschaften in fast völlig eigenständiger Regie der Bewohner selbst, die z.B. extern ihrer Arbeit/Ausbildung nachgehen und in lediglich kurzen wöchentlichen Kontakten mit einem Betreuer die anstehenden Fragen diskutieren („betreutes Wohnen").

Indikation

Für welchen Patienten welche Übergangseinrichtung die „richtige" ist, hängt dabei ab von seiner sozialen Depravation und der Art seiner Defizite. Prinzipiell leitet sich deshalb die Indikation von der Frage ab, ob bzw. in welchem Ausmaß der Patient fähig ist, die Lebensbereiche Wohnen, Arbeit und Freizeit eigenverantwortlich und anforderungsgerecht auszufüllen bzw. inwiefern er (noch) therapeutischer Betreuung und Kontrolle bedarf. Die folgende Übersicht beschreibt in groben Zügen die wichtigsten Wohnformen und gibt Aufschluß darüber, wie die einzelnen Lebensbereiche und das Ausmaß der Selbstbestimmung innerhalb der verschiedenen Wohnformen geregelt sind: je ausgeprägter die soziale Kompetenz des Patienten, desto unabhängiger und unkontrollierter die Wohnform!

In Tabelle 14.8 können nur Grund-Wohnformen beschrieben werden. Faktisch existiert jedoch in Deutschland eine Vielzahl recht unterschiedlicher Wohnformen mit unterschiedlichen Zielsetzungen und therapeutischen Schwerpunkten. Dies hängt vor allem damit zusammen, daß die Gründung solcher Wohngemeinschaften nicht überregional geplant wird, sondern örtlichen Initiativen überlassen bleibt und sich deshalb primär auch an regionalen Erfordernissen, Interessen und Zielgruppen orientiert. Insgesamt muß festgestellt werden, daß es derzeit in Deutschland viel zu wenig solche Nachsorge-Wohngemeinschaften gibt (s. Adressenhinweise in Kap. 14.5.6). Übergangseinrichtungen sollten eigentlich ein grundsätzlicher Bestandteil eines regionalen Hilfesystems für Suchtmittelabhängige sein.

14.5.4 Effekte der Nachsorge

Die Frage nach der Effektivität der Nachsorge ist schwierig zu beantworten. Dies liegt sicherlich an verschiedenen Meßproblemen, ist aber auch durch

Tabelle 14.8 Wohnformen

	Wohnheim	Therapeutische Wohngemeinschaft	Betreutes Wohnen
Lebensbereiche			
Wohnen	gemeinschaftlich/ größere Einheit	gemeinschaftlich/ kleine Einheit	gemeinschaftlich/ familiäre Einheit
Arbeiten	geregelte Beschäftigung innerhalb der Einrichtung	geregelte Arbeit / Ausbildung außerhalb der Einrichtung	geregelte Arbeit / Ausbildung außerhalb der Einrichtung
Freizeit	fremdgeregelt	weitgehend fremdgeregelt	annähernd selbstgeregelt
Kontrolle			
Therapeutische Betreuung	täglich erforderlich	fast täglich erforderlich	ca. wöchentlich erforderlich
Art der Kontrolle	weitgehende Fremd-kontrolle	teilweise Fremd- und Selbstkontrolle	weitgehende Selbstkontrolle

die Tatsache bedingt, daß — möglicherweise u.a. wegen dieser Meßprobleme — nur relativ wenige Untersuchungen zu dieser Frage vorliegen.

14.5.4.1 Probleme der Messung

Wenn man ernst nimmt, was die Definition besagt, dann ist Nachsorge *integraler Bestandteil der Gesamtbehandlung* und umfaßt damit mehr oder minder eindeutig beschriebene psychosoziale Maßnahmen im Rahmen eines mehr oder minder eindeutig beschriebenen Behandlungsplanes. Teil dieses Behandlungsplanes sind auch jene Maßnahmen, die stationär durchgeführt und natürlich auch jene ambulanten Behandlungsmaßnahmen, die *vor*-stationär eingesetzt wurden, z.B. um den Patienten zu einer stationären Behandlung zu motivieren oder parnerschafts- und familientherapeutische Sitzungen, Einzel- und Gruppentherapien (als u.U. ambulante Behandlungsversuche, die sich aber nicht als ausreichend erwiesen hatten!) oder auch nur die Teilnahme an einer der in den Beratungsstellen fast obligat gewordenen Informationsgruppen.

Auf dem Hintergrund unseres heutigen Wissens können wir jedenfalls nicht behaupten, daß für die Aufrechterhaltung der Abstinenz die Teilnahme an Nachsorgemaßnahmen wichtiger wäre als die Vorbehandlung oder die Vorbereitung für die stationäre Behandlung.

Ein anderer wichtiger Aspekt für die eingeschränkten Aussagemöglichkeiten zu den Effekten der Nachsorge bezieht sich auf die *Vergleichbarkeit* von Ergebnissen. Sicher stellt dieses Problem eine generelle Schwierigkeit dar in der Therapiefor-

schung. Dennoch besteht kein Zweifel, daß gerade bei der Betrachtung von Nachsorgeeffekten dieses Problem im besonderen Bedeutung erhält. Ohne darauf näher eingehen zu wollen, seien im folgenden einige Stichpunkte angeführt, die eine Vergleichbarkeit fast ausschließen: unterschiedliche Ausgangsbedingungen bei den Patienen hinsichtlich ihrer sozialen Struktur (Schulbildung, Beruf, Partner- und/oder andere soziale Beziehungen u.ä.) und ihres abhängigen Verhaltens (Art der Droge, Konsumverhalten), unterschiedliche Vorbehandlung (s.o.), professionelle vs. nicht-professionelle Nachsorge (dabei unterschiedliche Professionen mit unterschiedlichen Ausbildungen und unterschiedlichen Arten von nicht-professioneller Nachsorgearbeit), stationäre vs. teilstationäre vs. ambulante Nachsorge einschließlich der unterschiedlichen Kombinationen. Zum dritten hängen Aussagen über Nachsorgeeffekte zusammen mit den *Kriterien* der Erfolgsaussagen. Um eindeutigere Antworten geben zu können, müßten erst eine Menge vielfältigster Fragen beantwortet werden, wie z.B.: Nach welchem zeitlichen Abstand und nach welchen inhaltlichen Kriterien erweist sich für uns Nachsorge als effektiv? Ist die Abstinenz für Effektivitätsaussagen wirklich notwendiges und hinreichendes Kriterium? Wie sind Rückfälle einzuschätzen: Sind sie ein lapidarer Hinweis darauf, daß die Behandlung sinnlos war? Wann ist ein Rückfall eigentlich ein Rückfall? Können Nachsorgemaßnahmen tatsächlich Rückfälle verhindern oder können lediglich die *Personen*, die sich in Nachsorgeaktivitäten engagieren, dem Rückfälligen helfen, seinen Rückfall richtig einzuordnen und daraus für sich zu lernen?

14.5.4.2 Zusammenfassende Analyse einiger Untersuchungsergebnisse

Faßt man Untersuchungsergebnisse aus dem deutschen Sprachraum von Studien zur Nachsorge nach stationären bzw. ambulanten Behandlungsmaßnahmen (z.B. *Dittmar* et al. 1978; *Küfner* et al. 1988; *Pfeiffer* et al. 1988) zusammen und versucht zu analysieren, so ergibt sich eine überraschende Erkenntnis: Die Ergebnisse weisen nämlich erstaunlich übereinstimmend darauf hin, daß Nachsorge bei Alkoholabhängigen — und hier im besonderenden Nachsorgeaktivitäten der Selbsthilfegruppen — für die Abstinenz eine relativ geringe Bedeutung beigemessen werden kann: Patienten, die — aufgrund welcher Bedingungen auch immer — über einen längeren Zeitraum abstinent leben können, können dies ohne Selbsthilfegruppe (oder andere Nachsorgeinstitution) genauso gut wie mit der Gruppe! Anders bei Rückfälligen: Hier scheinen Nachsorgeaktivitäten effektiv zu greifen. Die Frage ist allerdings, ob es sich dann um Gruppen (z.B. Selbsthilfegruppen) handeln muß oder ob nicht jede andere Institution (Therapeut, Hausarzt, Pfarrer u.a.) ebensolche effektive Hilfe leisten kann. Die Untersuchungen deuten also darauf hin, daß die Effektivität der Nachsorge mehr darin liegt, Rückfälle aufzufangen als diese zu verhindern. Da ein Erfolg wiederum nur bei regelmäßigen Gruppenbesuchen zu beobachten ist, bleibt allerdings offen, was es ist, was wirkt: die Gruppe oder die Regelmäßigkeit, mit der diese besucht wird!

In diesem Zusammenhang erscheint auch das Ergebnis von *Pfeiffer* et al. (1988) bedeutsam zu sein, die feststellten, daß von ambulant behandelten Rückfälligen als Strategie am häufigsten gewählt wurde, den behandelnden Therapeuten wieder aufzusuchen. Dabei scheint es, als würden diese Patienten im Therapeuten mehr die *Person* suchen als jene therapeutischen Strategien, die ihnen einmal geholfen hatten, ihre Abhängigkeit unter Kontrolle zu bringen. Hier stellen sich somit Fragen nach der Bedeutung der persönlichen Beziehung, speziell zwischen Patient und Therapeut, aber auch generell nach der Bedeutung von „Beziehung haben bzw. finden" für die erfolgreiche Bewältigung der Abhängigkeitsproblematik. Daß Beziehungsfragen für die Einleitung, den Verlauf und die Stabilisierung effektiver Veränderungen beim Patienten eine wesentliche Rolle spielen, besitzt zumindest im Suchtbereich bislang allerdings mehr Erfahrungscharakter als eine empirische Grundlegung.

Von besonderer Bedeutung sind sicherlich die Ergebnisse von *Hünnekens* et al. (1989) bei der Nachuntersuchung von Konsumenten illegaler Drogen. Ihre Studie zeigt, daß langfristiger therapeutischer Erfolg primär mit konkreten Erfolgserlebnissen zusammenhängt, die der Patient nach Beendigung seiner Therapie auf seinem künftigen Lebensweg erfährt: z.B. inwieweit er dem richtigen Lebenspartner und „echten" Freunden begegnet, die richtige Arbeit findet, die schulische und berufliche Qualifizierung schafft. Solche Erfahrungen sind für den Patienten zentrale Stabilisierungselemente bzw. wichtige Umkehrpunkte für ein verändertes Verhalten. Die damit verbundenen Erfolgserlebnisse würden oft erst nach Jahren eintreten: Sie seien nicht erzwingbar, aber auch nicht voraussetzungslos! Insofern stellt sich also für die Nachsorge als weiterer Aufgabenbereich, Bedingungen zu schaffen oder zu begünstigen, die solche Erfolgserlebnisse wahrscheinlicher werden lassen.

14.5.5 Perspektiven der Nachsorge

Ein Rückblick auf die vergangenen Jahre läßt Nachsorge eher als ein technokratisch induziertes „Muß" erscheinen — orientiert am Modell der Behandlungsphasen und der „eigentlichen Behandlung" aufgepfropft. Mit der Diskussion um die Förderung bzw. Finanzierung der ambulanten Rehabilitation in der letzten Zeit hat diese starre und unflexible Einstellung zur Nachsorge bei Theoretikern und Verwaltungsbehörden eine Änderung erfahren. Somit wurden mehr Möglichkeiten zu einer variableren und individuelleren Gestaltung des Nachsorgeangebotes eröffnet. Die meisten der elementaren Aufgabenbereiche der Nachsorge haben wir bereits beschrieben (s. Kap. 14.5.2).

Einer prinzipellen Klärung bedarf allerdings noch die Zielsetzung von Nachsorge. Zweifellos ist die Frage danach untrennbar verbunden mit dem Problem des Rückfalls. Wie die Untersuchungsergebnisse aber vermuten lassen, sind große Zweifel angebracht, ob Nachsorge tatsächlich den Rückfall verhindern kann. Wenn dies aber Fakt ist, dann kann es nicht sinnvoll sein, als Zielsetzung der Nachsorge die Abstinenz zu formulieren. Im Gegenteil! Die hohen Drop-out-Raten haben möglicherweise genau darin ihre Ursache: Die Patienten wollen den Alkohol und die anderen Suchtmittel hinter sich wissen, sind „gesättigt" von den Problemdiskussionen. Nachsorgemaßnahmen müssen deshalb in eine Lebensplanung eines Patienten integriert sein und Marksteine darstellen für das schrittweise Erreichen von Lebenszielen! Diese

Maßnahmen müssen dabei aber einerseits sicher lebenspraktische („Handlungswissen"), aber in mindestens gleichem Ausmaß auch lebensphilosophische Fragen beinhalten, wie z.B. Fragen der Einstellung zum Leben, zum Lebenssinn, zum Erfolg, zur Ökologie, u.ä. Zum lebenspraktischen Wissen könnte z.B. gehören, mit dem Patienten zu erarbeiten, welche zugewandten und zuverlässigen Bezugspersonen ihm zur Verfügung stehen, an die er sich in Krisen anlehnen und durch die er in den verschiedensten Fragen des Lebens beraten und unterstützt werden kann. Beziehung spüren ist Mitmenschlichkeit erfahren und Vertrauen haben können!

Die Stabilisierung therapeutischer Veränderungen erfolgt wohl kaum durch die Addition von therapeutischen Maßnahmen. Sie erscheint vielmehr als Konsequenz der Fähigkeit, individuelle und autonome Entscheidungen treffen zu können. Einen autonomen Akt — und als solchen sicherlich auch von therapeutischem Wert — stellt deshalb dar, wenn der Patient sich *keinen* Nachsorgemaßnahmen unterziehen will. Jeder Schritt hin zu seiner Rehabilitation muß deshalb ein Schritt in eigener Regie und eigener Entscheidung des Patienten sein, als Auswahl aus einem Katalog von posttherapeutischen Angeboten. Nachsorge läßt sich damit nicht verordnen! Bei allem Risiko für ihn ebenso wie für sein Umfeld muß es gewagt werden, ihn ein selbstverantwortetes Leben führen zu lassen. Dies bedeutet jedoch nicht, daß man mit ihm nicht auch schon in der Klinik Strategien erarbeitet und Settings kognitiv einüben könnte für den Fall, daß er doch wieder rückfällig werden sollte. Eine immer größere Bedeutung werden in Zukunft im Nachsorgebereich die teilstationären Hilfen erlangen. Wohnmöglichkeiten, verbunden mit aktuellen psychosozialen Hilfen, die in Krisensituationen vorübergehend angeboten werden können, sind zweifelsohne für viele Patienten ein sinnvolles, weil effektives Instrumentarium zur Krisenbewältigung. Je flexibler hinsichtlich Aufenthaltsdauer, Symptomatik, Kostenerstattung u.ä. die Aufnahmekriterien gestaltet werden, desto besser werden diese Hilfen auf Dauer auch greifen. Hier sind sicherlich die Trägerverbände in Deutschland aufgerufen, aktiv eine engmaschigere Versorgung mit solchen Einrichtungen durchzusetzen.

14.5.6 Adressenhinweise

Die Suchtkrankenhilfe wird in Deutschland von den Wohlfahrtsverbänden, den Gesundheitsämtern und verschiedenen freien Trägervereinigungen getragen. Auskünfte über Hilfemöglichkeiten können deshalb *zentral* über die Dachvereinigung dieser Gruppierungen erteilt werden:

Deutsche Hauptstelle gegen die Suchtgefahren (DHS)
Westring 2, Postfach 1369, D-4700 Hamm 1

Über die *regionalen* Hilfsangebote wie Beratungsstellen, stationäre/teilstationäre Einrichtungen, Schuldnerberatungsdienste und Selbsthilfeorganisationen informieren die ortsansässigen Wohlfahrtsverbände und die zuständigen Gesundheitsämter.

Informationen über die verschiedenen Selbsthilfeorganisationen sind über deren Zentralverbände erhältlich:

Anonyme Alkoholiker Deutschland (AA)
Postfach 10 04 22, D-8000 München 1

Blaues Kreuz e.V.
Freiligrathstr. 27, D-5600 Wuppertal 2

Bundesarbeitsgemeinschaft der Freundeskreise
Kurt-Schumacher-Str. 2, D-3500 Kassel

Bundesverband der Elternkreise drogengefährdeter und drogenabhängiger Jugendlicher e.V. (BVEK)
Westring 2, D-4700 Hamm 1

Deutscher Guttempler Orden (I.O.G.T.)
Adenauerallee 45, D-2000 Hamburg 1

Kreuzbund e.V.
Münsterstr. 25, D-4700 Hamm 1

Literatur

Dittmar, F.: Wie lassen sich Sinnfragen in der ambulanten Arbeit umsetzen? In: *Deutsche Hauptstelle gegen die Suchtgefahren* (Hrsg.): Sinnfrage und Suchtprobleme. Hoheneck, Hamm 1986

Dittmar, F., Feuerlein, W., Voit, D.: Entwicklung von Selbstkontrolle als ambulante verhaltenstherapeutische Behandlung bei Alkoholkranken. Programm und erste Ergebnisse. Z. klin. Psychol. 7 (1978) 90–109

Feuerlein, W.: Alkoholismus — Mißbrauch und Abhängigkeit. 4. Aufl. Thieme, Stuttgart, New York 1989

Hünnekens, H., Raschke, P., Rometsch, W.: Langzeitverläufe bei Drogenkonsumenten und ihre Beziehungen zu den verschiedenen Nachsorgeaktivitäten. In: *W. Feuerlein, G. Bühringer, R. Wille* (Hrsg.): Therapieverläufe bei Drogenabhängigen — Kann es eine Lehrmeinung geben? Springer, Berlin, Heidelberg 1989

de Jong-Meyer, R., Heyden, T., Schiereck, H., Skaletz, R.: Vergleich rückfälliger und nichtrückfälliger Alkoholabhängiger. Suchtgefahren 34 (1988) 81–89

Küfner, H., Feuerlein, W., Flohrschütz, T.: Die stationäre Behandlung von Alkoholabhängigen: Merkmale von Patienten und Behandlungseinrichtungen, katamnestische Ergebnisse. Suchtgefahren 32 (1986) 1–86

Küfner, H., Feuerlein, W., Huber, M.: Die stationäre Behandlung von Alkoholabhängigen: Ergebnis der 4-Jahreskatamnesen, mögliche Konsequenzen für Indidationsstellung und Behandlung. Suchtgefahren 34 (1988) 157–271

Marlatt, G.A., Gordon J.R.: Relapse prevention. Guilford, New York, London 1985

Pfeiffer, W., Fahrner, E.M., Feuerlein, W.: Soziale Anpassung und Rückfallanalyse bei ambulant behandelten Alkoholabhängigen. Suchtgefahren 34 (1988) 357–367

Ziegler, H.: Inhalte, Ziele und Aufgaben der Nachsorge. In: *Deutsche Hauptstelle gegen die Suchtgefahren* (Hrsg.): Suchtkranke in der Nachsorge. Hoheneck, Hamm 1982

WHO mit der Diagnose befaßt. Aufbauend auf diese Definitionen der Erkrankung wurde die Diagnose in DSM-III und DSM-III-R formuliert (s. Kap. 14.1). An dieser Entwicklung wird deutlich, daß neben den Diagnosekriterien der Schweregrad der Erkrankung (z.B.in DSM-III-R) den wesentlichsten Faktor für das therapeutische Vorgehen darstellt (*Lesch* et al. 1990, *Schuckit* 1990, *Schwoon* u. *Krausz* 1990). Aus ätiologischer Sicht konnten einzelne wichtige Faktoren herausgearbeitet werden, wie z.B. Störungen der Persönlichkeit, Umwelteinflüsse, toxische Wirkungen des Äthanols und anderer Begleitstoffe (z.B. Methanol).

14.6 Pharmakotherapie des chronischen Alkoholismus

O.M. Lesch,
A. Nimmerrichter

Seit Einführung der Diagnose „chronischer Alkoholismus" in die medizinische Literatur hat sich vor allem — durch *Jellinek* (1960) beeinflußt — die

14.6.1 Klinische Symptomatik

Die klinische Symptomatik des chronischen Alkoholismus ist durch Alkoholfolgekrankheiten (zentralnervöse und periphere Beeinträchtigungen) und das Auftreten von Entzugssymptomen charakterisiert (Abb. 14.4). Der Schweregrad und die Ausprägung des Entzugssyndroms hängen von der Art und Menge des konsumierten Getränkes ab; aber natürlich auch vom Vorhandensein von Fol-

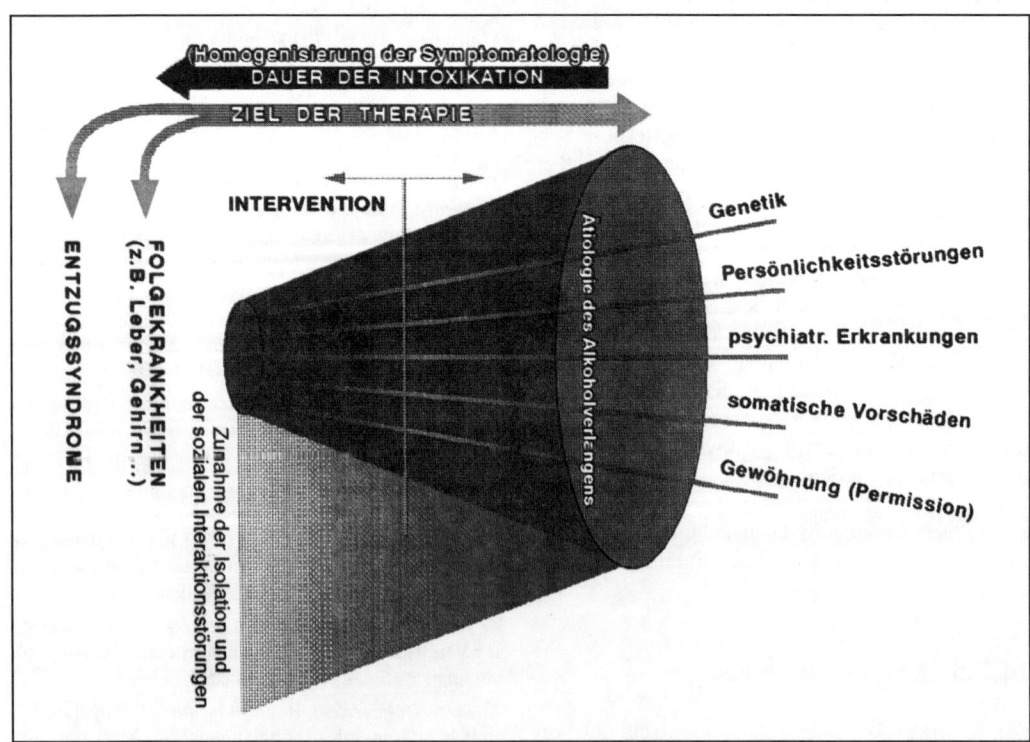

Abb. 14.4 Symptomatologie des chronischen Alkoholismus. (Nach *Lesch* 1991)

geerkrankungen sowie der physischen Konstitution des Patienten.

Das Abstinenzsyndrom ist als häufigste medizinische Folgeerscheinung des langjährigen massiven Alkoholkonsums zu betrachten. Die Patienten klagen nach Veränderungen der Trinksitten oder nach abruptem Absetzen von Alkohol über depressive, gelegentlich dysphorisch gefärbte Zustandsbilder, Ein- und Durchschlafstörungen, Inappetenz, innere Unruhe, Nervosität, Tremor, nächtliche Hyperhidrosis, morgendlichen Brechreiz (z.B. beim Zähneputzen) oder auch über morgendliches Erbrechen.

Psychopathologisch handelt es sich um einen exogenen Reaktionstyp, der vom hyperästhetisch-emotionellen Schwächezustand bis zum Delirium tremens reichen kann. Die Symptomatik dauert bis zu 7 Tage mit einem Höhepunkt um den 3. Tag (*Hartmann* 1986, *Lesch* 1984, *Lesch* et al. 1986b).

In seiner schwersten Ausprägung kommt es zum Auftreten eines Delirium tremens mit Symptomen wie Bewußtseinstrübung, Desorientiertheit, motorischer Unruhe mit vorwiegend optischen oder taktilen Halluzinationen, Schwitzen, Tremor, Blutdruckabfall und Anstieg der Herzfrequenz. Das Delirium tremens tritt meist am 2. oder 3. Tag nach abrupter Änderung der Trinksitten bzw. meist nach Absetzen von Alkohol auf. Es ist daher auch bei stationären Aufnahmen aus anderen Gründen (z.B. Aufnahme in einer chirurgischen Abteilung wegen geplanter Operation) die Alkoholanamnese genauestens zu erheben und nach prädeliranten Zustandsbildern zu fragen, um das Auftreten eines Delirium tremens möglichst zu verhindern.

Vorboten dieses Zustandsbildes findet man oft mehrere Wochen zuvor. Es bestehen depressive und ängstliche Verstimmungen sowie Unruhe und auffallend häufig eine gewisse „Schreckhaftigkeit". Die Patienten berichten oft über bunte und lebhafte Träume, die sie nur schwer von der Realität abgrenzen können.

Ein Delirium tremens, das später als 1 Woche nach Alkoholentzug einsetzt, ist nicht auf einen reinen Alkoholentzug zurückführbar; es kann eventuell auch durch zu abruptes Absetzen der Entzugsmedikation oder durch frühere Einnahme nicht medizinisch verordneter Tranquilizer bedingt sein. In einem solchen Fall muß man nach einem anderen Auslöser dieser organischen Psychosen suchen!

Als „Musterbeispiel" einer organischen Psychose kann ein Delirium tremens natürlich auch durch andere somatische Erkrankungen, wie fieberhafte Infekte, Schädel-Hirn-Traumen, intrazerebrale Prozesse, systemische Erkrankungen etc., ausge-

löst werden. Aus diesem Grund muß neben einer psychiatrischen auch eine genaue interne und neurologische Abklärung des Patienten erfolgen.

14.6.2 Folgeerkrankungen

Aufgrund des jahrelangen Alkoholmißbrauchs leiden diese Patienten an einer Vielzahl interner, psychiatrischer und neurologischer Folgeerscheinungen.

Die *hirnorganische Leistungsreduktion* (*Berner* 1986) tritt bei der untersuchten Patientengruppe in 54,8 % auf (*Lesch* 1985). Die Rückbildung erfolgt im Verlauf von 2 bis 6 Wochen, je nach Ausprägung, bis zur völligen Restitution (*Grünberger* 1977). Für diese Zeit sollen die Patienten möglichst in einem geschützten Milieu, z.B. in einem stationären Setting, verbleiben.

Bei 12 % der Patienten treten *epileptische Entzugsanfälle* (*Lesch* 1985) auf, die sich ätiologisch in 2 Gruppen gliedern. In der einen Gruppe handelt es sich um reine Entzugssymptome, die nur einer kurzfristigen antiepileptischen Medikation bedürfen. In der anderen Gruppe der Patienten sind frühere zerebrale Schäden (Typ IV nach *Lesch* 1991, s.a. *Lesch* 1985) die wesentlichsten Ursachen für das Auftreten von Entzugsanfällen. Die antikonvulsive Medikation muß bei diesen Patienten häufig lange Zeit über den Entzugszeitraum hinaus durchgeführt werden. Erfahrungsgemäß treten unter diesen Vorkehrungen große tonisch-klonische Anfälle (GTKA) und damit eingeleitet delirante Zustandsbilder sehr selten auf.

Die häufigste Folge langjährigen Konsums ist die *Leberschädigung* (*Lesch* 1985, *Lesch* et al. 1989). 95,4 % der Patienten, die stationär aufgenommen werden, weisen zumindest eine leichte Schädigung im Sinne erhöhter Transaminasen auf, wobei diese auch als biologische Marker des chronischen Alkoholkonsums benutzt werden können, z.B. im MALT-Bogen nach *Feuerlein* et al. (1977).

Aus neurologischer Sicht finden sich häufig *Polyneuropathien*, wobei in der Literatur unterschiedliche Angaben über die Frequenz ihres Auftretens bestehen. Bei unserem Patientengut haben wir in 55 % der Aufgenommenen periphere Ausfälle motorischer oder sensibler Leitungsbahnen in unterschiedlichem Ausprägungsgrad beobachtet (*Lesch* 1985). Sehr häufig gehen sie mit einer Leberfunktionsstörung einher. Es handelt sich in den meisten Fällen um eine Abschwächung der Muskeleigenreflexe (z.B. ASR), strumpfförmige Parästhesien und Hypästhesien; nur selten besteht eine schwere Symptomatik mit Peronäusparesen oder schweren ataktischen Störungen.

14.6.3 Lebenserwartung und Todesursachen

Die Schwere und Bedeutung der Erkrankung chronischer Alkoholismus ist aber durch die Betrachtung der Lebenserwartung (Abb. 14.5) besser zu erfassen als im summativen Aufzählen einzelner Krankheitsbilder.

Vergleicht man die Lebenserwartung alkoholkranker, stationärer Patienten (*Lesch* et al. 1986a) mit der einer Kontrollgruppe von sicher nicht Alkoholkranken, ergibt sich bezüglich der Lebenserwartung ein deutlicher Unterschied. Die im Beobachtungszeitraum verstorbenen Alkoholiker erreichten ein Lebensalter von 50 ± 9,8 Jahren, die Vergleichsgruppe verstarb erst mit 73,9 ± 12,5 Jahren (*Lesch* et al. 1986a). Diese hochsignifikante Verkürzung der Lebenserwartung von im Schnitt 23,9 Jahren zeigt den Schweregrad dieser Erkrankung deutlich auf. Je stärker depraviert und körperlich geschädigt Alkoholkranke sind, um so schlechter ist der weitere Verlauf und um so kürzer ist die

Lebenserwartung. Ein „Warten bis der Betreffende am Boden liegt" hat wohl nichts mit einem ernstzunehmenden Therapiekonzept gemein, zumal jede Behandlungschance genutzt werden sollte.

14.6.4 Prinzipielle Überlegungen zur Therapie des chronischen Alkoholismus

Bezugnehmend auf unsere ätiologischen Betrachtungen muß in der Therapie des chronischen Alkoholismus zwischen Akutmaßnahmen und Entwöhnungsbehandlung differenziert werden. Auch bereits in der Akutphase, aber insbesondere in der Entwöhnung, müssen psychosoziale Überlegungen mit pharmakotherapeutischen Maßnahmen Hand in Hand gehen. In der Therapieplanung soll nicht nur auf Alkoholfolgekrankheiten und unterschiedliche Schweregrade der Abstinenzsymptomatik Bezug genommen werden, sondern auch auf psychosoziale Faktoren. Wenn der Patient durch das Gespräch mit einem erfahrenen und einfühlsamen Therapeuten seine Alkoholproblematik und die ihr zugrunde liegenden Mechanismen zur Kenntnis nehmen kann, ist die Motivation zur Behandlung als

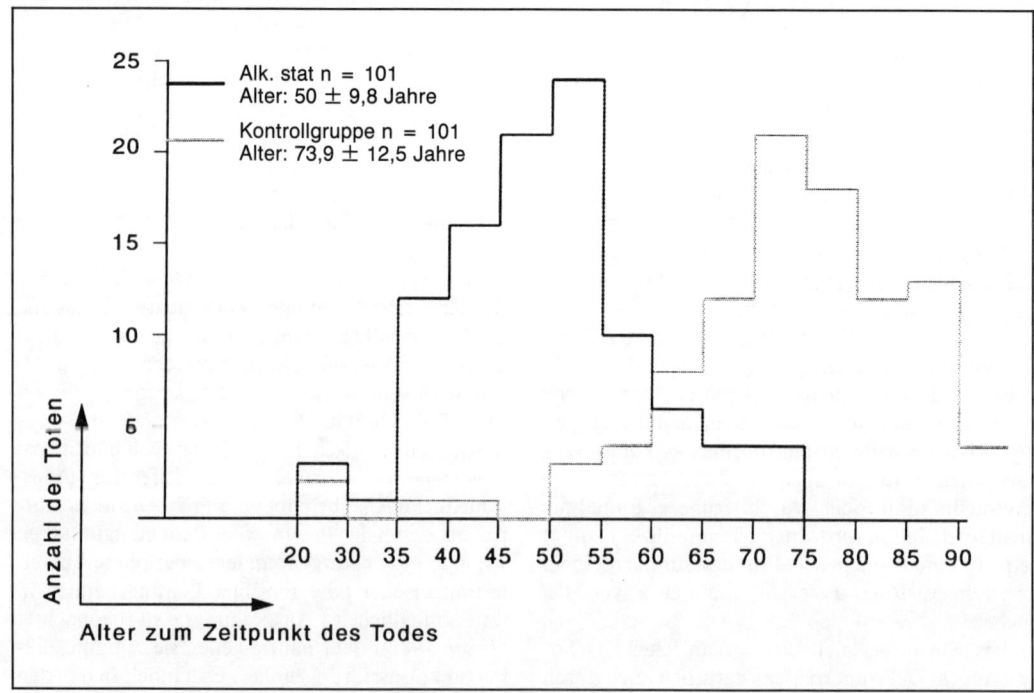

Abb. 14.5 Altersverteilung zum Zeitpunkt des Todes in der Gruppe der Alkoholkranken und in der Vergleichsgruppe

erster Therapieschritt meist bereits gelungen. Da die Therapie der Entzugssymptomatik und der Alkoholfolgeerkrankungen zumeist pharmakologisch unterstützt werden muß, ist speziell in der Akutphase eine Kombination aus Pharmakotherapie mit begleitenden Gesprächen sinnvoll.

14.6.5 Stellenwert der Pharmakotherapie in der Akutphase

Es wurde bereits erwähnt, daß der Schweregrad des Entzugssyndroms unterschiedlich ausgeprägt sein kann. Schon allein, um die Entwicklung eines Delirium tremens zu verhindern, empfiehlt es sich, frühzeitig mit einer Medikation zu beginnen. Wesentliche begleitende Maßnahmen, wie z.B. verständnisvolles und auf die Problematik gut geschultes, motiviertes Personal, können eine unnötig hohe Dosierung an sedierenden Medikamenten verhindern.

Die Ziele der psychopharmakologischen Therapie sind:
— Linderung der Entzugssymptome,
— keine unnötige Dauer der Medikation, um den Patienten so rasch wie möglich von den die noopsychische Leistungsfähigkeit reduzierenden Substanzen zu befreien,
— je nach Schweregrad der zu erwartenden Abstinenzsymptomatik soll frühzeitig und mit einer ausreichenden Dosierung begonnen werden,
— den Entzug so schonend wie möglich durchführen, kein bestrafender Aspekt.

14.6.6 Im Alkoholentzug verwendete Psychopharmaka

Benzodiazepine wirken über eine verstärkte inhibitorische *GABAerge* Transmission und die Besetzung von Benzodiazepinrezeptoren. Sie haben den Vorteil, daß sie bei peroraler Verabreichung rasch resorbiert werden können. Es stehen aber auch viele parenteral applizierbare Präparate zur Verfügung. Wegen ihres Wirkprofils (anxiolytisch, antikonvulsiv und muskelrelaxierend) eignen sie sich in der Indikation des Alkoholentzugs gut (*Pöldinger* u. *Wider* 1983 b). Aufgrund ihres Suchtpotentials sind sie nur unter strengster Kontrolle und nur kurzfristig zu verabreichen (*Kryspin-Exner* 1983).

Unter den vielen Vertretern dieser Gruppe gibt es keinen, der dem anderen wirklich überlegen ist. Die meisten amerikanischen Studien beziehen sich auf Chlordiazepoxid, das im Entzug allerdings weniger als Meprobamat wirksam ist (*Kryspin-Exner* 1983). Die Dosierung hängt hauptsächlich von der Pharmakokinetik (Halbwertszeit, Eiweißbindungskapazität) ab.

Meprobamat ist ein wichtiger Vertreter der Nicht-Benzodiazepin-Tranquilizer. Sein Wirkungsprofil ist dem der Barbiturate ähnlich – sedierend, hypnotisch, narkotisch. Darüber hinaus wirkt es anxiolytisch und muskelrelaxierend.

Der Wirkungsmechanismus dieser Substanz ist nicht sicher geklärt. Sie wirkt jedoch nicht über eine Verstärkung der GABAergen synaptischen Übertragung. Meprobamat wird nach oraler Applikation sehr gut resorbiert und nach 1 bis 3 Stunden sind die höchsten Plasmaspiegel erreicht. Die Eliminationshalbwertszeit liegt bei 6 bis 7 Stunden, wird aber nach chronischer Applikation auf 24 bis 48 Stunden verlängert (*Haefely* 1983 a).

Abhängigkeitserscheinungen sind bereits nach längerer Applikation (Wochen) von Dosen beobachtet worden, die nur knapp über dem therapeutischen Bereich lagen. Die Entzugserscheinungen treten früher als bei Benzodiazepinen, nämlich bereits nach 12 bis 48 Stunden auf. Es handelt sich dabei um Angstzustände, Tremor und gastrointestinale Störungen.

Die Intoxikationssyndrome bestehen in Muskelrelaxation, Hypotension, Schwindel, verwaschene Sprache und Atemdepression, eventuell auch Lungenödem und Herzversagen. Die letale Dosis liegt in der Regel bei über 40 g p.o., im Einzelfall kann sie aber auch schon bei 12 g p.o. eintreten. Die hepatotoxische Wirkung muß vor allem bei entsprechenden Vorschäden berücksichtigt werden. Als Nebenwirkungen sind Schläfrigkeit und ataktische Störungen bekannt. Es kommt häufig zur Hypotension und gelegentlich zu allergischen Reaktionen der Haut (*Pöldinger* u. *Wider* 1983 b).

Clomethiazol hat ein ausgeprägtes antikonvulsives Wirkprofil. Darüber hinaus besteht ein rasch eintretender sedativ-hypnotischer Effekt. Beide Wirkungen sind im Alkoholentzug vorteilhaft einzusetzen. Abhängigkeitserscheinungen sind jedoch vor allem bei Polytoxikomanen beobachtet worden (Suchtverschiebung). Im Einsatz als Hypnotikum z.B. bei Alterspatienten wurde eine solche Entwicklung nicht beobachtet (*Pöldinger* u. *Wider* 1983 a).

Nach peroraler Verabreichung wird es rasch und so gut wie vollständig resorbiert. Die maximalen Plasmaspiegel werden nach 15 bis 30 Minuten erreicht. Die Halbwertszeit beträgt ungefähr 4 Stunden. Es handelt sich damit um ein sehr leicht steuerbares Sedativum.

Seine Anwendung, insbesondere bei intravenöser Applikation, wird durch die häufig auftretende bronchiale Hypersekretion kompliziert. Dies macht eine intensive Betreuung mit häufigem bronchialen Absaugen notwendig. Aus diesem Grund sollte Clomethiazol – trotz seines für diese Indikation ausgezeichneten Wirkprofils – parenteral nur vorsichtig zum Einsatz gelangen. Zusätzlich ist bei intravenöser Applikation an Atemdepressionen und Kreislaufkollaps zu denken.

Bei Clomethiazol sind die im Vordergrund stehenden Nebenwirkungen Reizungen der Nasen- und Augenschleimhaut, wobei dies zu Niesen und Tränen führen kann. Es potenziert die Wirkung von Neuroleptika und Barbituraten (*Haefely* 1983a).

Clonidin und *Carbamazepin* werden in dieser Indikation zur Zeit noch erprobt, haben aber noch keine breite Anwendung gefunden (ausreichende Sedierung?). Clonidin wird zur Zeit wissenschaftlich untersucht, wird aber in der Praxis nur selten verwendet.

14.6.6.1 Medikation des leichten Entzugssyndroms

Bei einem leichten Entzugssyndrom, also diskreter Unruhe und Angstzuständen, eventuell auch mit Auftreten von Einschlafstörungen, jedoch ohne vegetativer Symptomatik, kann von einer Entzugsmedikation abgesehen werden. Persönliche Zuwendung ist für diese Patientengruppe wichtiger als medizinische Maßnahmen.

14.6.6.2 Medikation des mittelgradigen Entzugssyndroms

Bei einem mittelgradigen Entzugssssyndrom bestehen neben Unruhe und Angstzuständen auch vegetative Symptome wie Tremor und Hyperhidrosis, aber keine Hinweise für die Entwicklung eines Delirium tremens. Die exzitatorischen Phänomene des Entzugs sind eher unspezifisch und betreffen kein Transmittersystem selektiv. Bei den zum Einsatz kommenden Psychopharmaka handelt es sich daher allgemein um sedierende Substanzen. Selektive Pharmaka, die hauptsächlich ein Transmittersystem ansprechen, erzeugen erst dann eine Wirkung, wenn sie in zu hohen Dosen gegeben werden (z.B. Dopaminrezeptorenblocker). Barbiturate haben sich zwar im Entzug bewährt, sind aber wegen ihrer Suchtpotenz und wegen ihrer Nebenwirkungen nicht mehr im Einsatz.

Verwendung finden vor allem Clomethiazol und der 1., bereits 1946 entwickelte Tranquilizer Meprobamat sowie auch – besonders in den USA und Skandinavien – Benzodiazepine. Aufgrund ihrer möglichen Abhängigkeitspotenz sind alle diese Substanzen vorwiegend stationär, ambulant nur unter strenger Kontrolle (Harnspiegelbestimmungen), zu verabreichen. Da die Symptome des Alkoholentzugs lediglich über einen Zeitraum von ungefähr 1 Woche bestehen, ist auf ein schrittweises, aber kontinuierliches Ausschleichen in der Zeit von 10 Tagen zu achten. Beim mittelgradigen Entzugssyndrom wird:

- Chlordiazepoxid in einer mittleren Tagesdosis von 60–90 mg p.o. bzw. dessen Äquivalente empfohlen.
- Meprobamat kann in einer Tagesdosierung von 30–35 mg/kg Körpergewicht (KG) zum Schlafanstoß als höchste Dosierung gewählt werden. Für Clomethiazol ist die durchschnittliche Dosierung mit 25–30 mg/kg KG p.o. anzugeben, wobei ebenfalls am Abend die höchste Einzeldosierung gewählt werden sollte.

14.6.6.3 Medikation des schweren Enzugssyndroms

Die Symptomatik ist im wesentlichen die gleiche wie beim mittelgradigen Entzugssyndrom; der Unterschied ist ein gradueller. Zusätzlich können oftmals bereits in der Vorgeschichte produktive Symptome erhoben werden. Die Wahl der Medikation ist prinzipiell dieselbe wie beim mittelgradigen Entzugssyndrom, allerdings muß höher dosiert werden.

- Meprobamat kann in einer Tagesdosierung von 70–80 mg/kg KG p.o. verabreicht werden.
- In dieser Indikation wird Clomethiazol mit 60–80 mg/kg KG p.o. dosiert.

14.6.6.4 Medikation des Delirium tremens

Bei der Behandlung des Delirium tremens ist bezüglich der neben psychiatrischen Symptomen auftretenden internen Komplikationen größte Sorgfalt angebracht. Die entscheidenden Parameter sind die Herz-Kreislauf-Situation sowie der Elektrolythaushalt und die exzessive vegetative Labilität. Eine entsprechend intensive kardiale Überwachung ist in diesem internistisch-psychiatrischen Notfall üblicher Standard. Kardiales Flimmern ist die häufigste Todesursache im Delirium tremens.

β-Blocker, vor allem in parenteraler Applikation, sind zu vermeiden (Herzstillstand). Um der Exsikkose zu begegnen, geben wir tägliche Infusionen mit 1000–1500 ml Flüssigkeit. Je nach Elektrolytstatus ist auch ein Elektrolytersatz vorzunehmen. Die obligate Hypokaliämie im Plasma soll vorsichtig substituiert werden, da häufig intrazellulär eine Hyperkaliämie besteht, die damit nur verstärkt würde. Außerdem sollte an die Gefahr von Grandmal-Anfällen gedacht werden.

Man wird zunächst versuchen, mit einer peroralen Medikation auszukommen. Sollte dies aufgrund mangelnder Kooperation des Patienten nicht möglich sein, muß man anfangs eine intramuskuläre oder intravenöse Darreichung wählen und dann erst auf eine perorale Medikation umsteigen.

Die Behandlung des Delirium tremens mit Clomethiazol erfordert eine perorale Gabe von 2 Kapseln Clomethiazol à 500 mg alle 2 Stunden. Nach wenigen Tagen sollte mit dem Ausschleichen begonnen werden, indem die Medikation um ein Drittel bis um die Hälfte reduziert wird (z.B. 2 Kapseln 4stündlich, dann 6stündlich, später 8stündlich, etc.). Eine Verabreichung länger als 10 Tage ist zu vermeiden.

Die spezifische Sedierung mit Meprobamat nach Ausbrechen eines Delirium tremens erfordert eine Dosierung von ungefähr 300 mg/10 kg Körpergewicht initial und anschließend weiter 800–1200 mg in 4stündlichen Abständen; eventuell kann die Abenddosis auf 1600 mg erhöht werden. Ziel aller sedierenden Maßnahmen ist es, einen 2- bis 3tägigen Erholungsschlaf zu erreichen. Auch bei dieser Vorgangsweise muß sofort mit Stabilisierung der Situation nach kurzer Zeit begonnen werden, die Medikation konsequent auszuschleichen. Es ist zumeist möglich, ab dem 4. Tag auf eine Tagesgesamtdosis von 2400 mg zu reduzieren.

Es wurde auch der Versuch unternommen, das delirante Zustandsbild durch Vigilanzsteigerung zu verkürzen. Aus diesem Grunde haben pflegerische Maßnahmen (Beruhigung der Situation), biologisch aktives Licht sowie auch manche Nootropika einen gewissen Stellenwert in der Behandlung.

14.6.6.5 Medikation von Grand-mal-Anfällen im Entzug

Da ein Grand-mal-Anfall sowohl ein Delirium tremens einleiten als auch im Rahmen dieses Zustandsbildes auftreten kann, ist bei etwa 20% der Patienten eine entsprechende antikonvulsive Einstellung nötig. Diese sollte immer dann erfolgen, wenn schwere Schädel-Hirn-Traumen aus der Anamnese nachgewiesen sind bzw. wenn von früheren Entzügen bereits bekannt ist, daß der Patient im Entzug mit Gelegenheitsanfällen reagiert. Diese treten vorzugsweise während der ersten 5 Tage auf. Später erfolgende große tonisch-klonische Anfälle sind ein Hinweis auf ein präexistierendes epileptisches Geschehen, andere zentralnervöse Erkrankungen oder ein kombiniertes Entzugssyndrom mit anderen sedierend wirkenden Substanzen. Diese antikonvulsive Medikation kann, eventuell auch nach Vorliegen eines unauffälligen EEG-Befundes, zügig ausgeschlichen werden, wenn keine zerebralen Vorschäden existieren. Eine Dauermedikation ist dann nicht notwendig. Zur Abschirmung wird entweder eine Substanz der Hydantoinreihe (*Fröscher* 1983, *Chu* 1981), Valproinsäure oder Carbamazepin eingesetzt.

Diphenylhydantoin verändert die Krampfschwelle kaum. Die paroxysmale Aktivität eines Herdes wird nur wenig, dessen Ausbreitung und Generalisierung allerdings sehr gut gehemmt (*Haefely* 1983 b). Dieser Effekt kommt den Anfällen im Entzug zugute, da Herde als solche selten gefunden werden. Meist handelt es sich um generalisierte Grand-mal-Anfälle.

Bei Überdosierung kommt es zu Kreislaufkollaps und Überleitungsstörungen im Myokard. Im ZNS kann es zerebellär-vestibuläre Symptome, wie Ataxie, Vertigo, Diplopie, Tremor und Nystagmus, bewirken. Eine Kontraindikation für Diphenylhydantoin besteht bei dekompensierten Lebererkrankungen (*Fröscher* et al. 1983). Medikamente wie Isoniazid, Chloramphenicol, Dicumarol und Phenylbutazon erhöhen die Plasmakonzentration von Phenytoin. Unter den in der Psychiatrie verwendeten Medikamenten sind vor allem Chlordiazepoxid und Diazepam für eine höhere Rate von toxischen Nebenwirkungen verantwortlich (*Hitzenberger* 1983).

Als Dosierung werden 300–400 mg/Tag p.o. Diphenylhydantoin auf 3 bis 4 Einzeldosen verteilt empfohlen. Die Dosisreduktion sollte über einen Zeitraum von mindestens 1 Woche erfolgen.

Valproinsäure hemmt wahrscheinlich den GABA-Abbau und verstärkt somit die Wirkung der in der Akutphase verabreichten Psychopharmaka. Neben seiner antikonvulsiven Wirkung ist es schwach sedativ und muskelrelaxierend. Als mögliche Nebenwirkungen sind Leberschädigungen beschrieben worden (*Haefely* 1983 a, 1983 b).

Als durchschnittliche Dosierung hat sich 1500–2000 mg Tagesgesamtdosis auf 3 bis 4 Einzelgaben bewährt.

Carbamazepin hat ein trizyklisches Grundgerüst, wirkt wenig antidepressiv oder neuroleptisch, jedoch schwach sedierend (*Haefely* 1983 b). Es handelt sich um ein Iminostilbenderivat und ist somit chemisch den trizyklischen Antidepressiva ähnlich. Es wird nicht nur als Antikonvulsivum, sondern auch als Phasenprophylaxe bei zyklischen Erkrankungen eingesetzt. In jüngster Zeit wird auch versucht, es als alleinige Entzugsmedikation zu verwenden.

Als dosisunabhängige Nebenwirkungen wären Leberschäden und eine isolierte Erhöhung der Gamma-GT zu erwähnen. Als dosisabhängige Nebenwirkungen sind Müdigkeit, Kopfschmerzen, Schwindel, Nausea, Verschwommen- und Doppeltsehen anzuführen (*Fröscher* et al. 1983).

Die Dosierung von Carbamazepin bei entzugsbedingten Anfällen liegt bei 1200–1600 mg/Tag auf 3 bis 4 Einzelgaben verteilt. Carbamazepin kann um 300–400 mg jeden 3. Tag reduziert werden.

14.6.7 Therapie der alkoholbedingten Folgeerkrankungen

Eine häufig auftretende Folgeerkrankung jahrelangen Alkoholkonsums ist die *noopsychische Leistungsreduktion* (*Eckardt* u. *Martin* 1986). Sie zeichnet sich vor allem durch Störungen im Intelligenz-, Gedächtnis-, Antriebs- und Affizierbarkeitsbereich aus (*Berner* 1986). Diese Störung ist meist reversibel und besteht – abhängig vom Grad der Schädigung – über einen Zeitraum von 2 bis 6 Wochen. Während dieses Zeitraumes bedürfen die Patienten eines multidimensionalen Behandlungsplanes. Neben möglichen pharmakotherapeutischen sind psychosoziale Maßnahmen unerläßlich. Aufgrund der spezifischen Defizite sind die Gestaltung des Tagesablaufes und eine für den Patienten überblickbare Stationsroutine mit klaren, vorgegebenen Regeln eine hilfreiche Erleichterung zur Meisterung des Stationsalltages. Darüber hinaus sollte es genug Anregung geben, um psychische Ausfälle ohne Leistungsdruck wieder zu üben. Eine Unterstützung der Rehabilitation kann mit Nootropika erfolgen.

Eine weitere Komplikation aus dem neurologischen Bereich ist die *alkoholbedingte Polyneuropathie* (*Patten* 1982). Alkohol ist eine der häufigsten Ursachen einer peripheren Neuropathie. Es ist umstritten, ob es sich um eine direkt toxische oder sekundär über den Mangel an Thiamin (Vitamin B_1) bedingte Erkrankung handelt. Die Thiamin-substitution ist als Therapie nicht unumstritten. Dies gilt in gleichem Maße für die Substitution mit Vitamin-B-Komplexen. Im Behandlungsplan der peripheren Neuropathie hat die physikalische Behandlung ihren Stellenwert.

Bei zerebralen Veränderungen, im besonderen bei der *Wernicke-Enzephalopathie* und der *Kleinhirnatrophie*, ist die Gabe von Thiamin (Vitamin B_1) angebracht, da sie ja durch einen Thiaminmangel hervorgerufen werden sollen (*Patten* 1982).

14.6.8 Entwöhnungstherapie

Da es sich bei der Behandlung des chronischen Alkoholismus um eine Langzeittherapie handelt, müssen folgende Anforderungen im Behandlungsangebot berücksichtigt werden:

– Erreichbarkeit der therapeutischen Institution,
– Stabilität eines multiprofessionellen Teams,
– individuelle psychotherapeutische Angebote,
– frühestmöglicher Beginn der Behandlung.

Diese Anforderungen gelten sowohl für den stationären wie auch für den ambulanten Bereich. Die stationäre Entwöhnungsbehandlung ist nur ein Glied dieser Behandlungskette, wobei die Akutbehandlung, die Motivationsunterstützung und die Therapieplanung sowohl im stationären als auch im ambulanten Bereich erfolgen können.

Der Gesamtbehandlungsplan kann in 4 verschiedene Stufen oder Schritte eingeteilt werden (*Mader* 1982). Dieses im folgenden näher beschriebene Modell der Behandlung ist auf dem Boden reicher Erfahrungen in der Therapie der Suchtkranken entwickelt worden.

In der 1. Phase stehen oft – entsprechend der Schwere der Entzugssymptomatik – intern-medizinische und psychopharmakologische Maßnahmen im Vordergrund.

In der 2. Phase treten nach Abklingen des akuten Abstinenzsyndroms häufig die dem Trinkverhalten zugrunde liegenden Basisstörungen in den Vordergrund. Zu diesem Zeitpunkt muß verstärkt auf die Konflikte des Patienten eingegangen werden. Es stellt sich auch die zentrale Frage, welchen psychopharmakologischen Effekt des Alkohols der Patient benutzt hat. Der Alkoholkonsum ist ja nur ein Epiphänomen der dahinterliegenden Problematik. Dies schlägt sich im therapeutischen Konzept durch eine Kombination von Psychopharmaka und psychosozialen Interventionen nieder. Die Gespräche sollten sowohl motivationsfördernden und informativen als auch entlastenden und stützenden Charakter haben. Familienangehörige sollten in den Therapieplan miteinbezogen werden. Die Techniken reichen insgesamt vom einfachen Beratungsgespräch bis zur Psychotherapie im engeren Sinn (*Lesch* et al. 1988a, 1989).

In der 3. Phase der Rehabilitation soll der Patient aktiviert werden. Eine eventuelle Wiedereingliederung in den Arbeitsprozeß muß angestrebt werden. Auch in diesem Abschnitt ergänzen sich Pharmakotherapie und Psychotherapie.

Die 4. Phase ist die der langfristigen ambulanten Betreuung, die je nach der Typologie des Alkoholkranken zu planen ist (*Lesch* et al. 1985, 1989).

14.6.9 Stellenwert der Pharmakotherapie in der Entwöhnungsbehandlung

Im Rahmen der Behandlung des chronischen Alkoholismus muß auf die Erkrankung Rücksicht genommen werden, die hinter der auf den ersten Blick sichtbaren Symptomatik steht. Chronischer Alkoholismus ist nämlich eher eine Beschreibung eines vorgefundenen Zustandes als eine Diagnose. Man könnte ihn durchaus mit der Erkrankung *Diabetes mellitus* vergleichen. Solange nur die erhöhten Blutzuckerwerte bekannt sind, kann man eigentlich lediglich den Zustand — Hyperglykämie — beschreiben. Erst wenn man den Patienten kennt (Alter, Krankheitsverlauf, Familienanamnese), können die diagnostische Zuordnung getroffen und die adäquaten therapeutischen Strategien entwickelt werden

Je stärker in der neueren Literatur die Heterogenität der Erkrankung betont wird (*Berner* 1986, *Cloninger* et al. 1981, *Gibbs* 1980, *Lesch* et al. 1985, 1988c, *Loberg* 1981, *Schuckit* 1990), desto wichtiger wird die diagnostische Abklärung der dahinterstehenden Basisstörungen (*Blankfield* 1986, *Lesch* et al. 1990). Entsprechend der multifaktoriellen Genese muß natürlich auch die Therapie verschiedene Schwerpunkte aufweisen. Eine Kooperation verschiedener Spezialisten — Pharmakotherapeuten, Psychotherapeuten und Sozialarbeiter — ist notwendig.

14.6.9.1 Indikationen für Antidepressiva

In der protrahierten Entzugsphase zeigen sich häufig depressive Symptome unterschiedlicher Genese (*Berner* et al. 1986). Sicherlich sind ein Teil davon

dem organischen Psychosyndrom aufgesetzt, andere psychogen bedingt und ein Teil einer Zyklothymie zuzuordnen.

Gerade bei Patienten mit endogenomorph-depressiven Zustandsbildern (*Berner* et al. 1986, *Lesch* 1985, *Lesch* et al. 1988a) ist das Trinkverhalten oftmals als Versuch einer Selbstmedikation zu betrachten. Diese Patienten, denen diese psychopharmakologische Hilfe für endogenomorph-depressive Zustandsbilder vorenthalten wird, zeigen in der Langzeitprognose des chronischen Alkoholismus fluktuierende Verläufe. Bei diesen Patienten sind gehäuft suizidale Tendenzen zu bedenken (*Lesch* et al. 1989). Neben einer medikamentösen Einstellung ist auch eine regelmäßige ambulante Nachbetreuung anzustreben.

Endogenomorph-depressive Bilder, die nach Abklingen der Abstinenzerscheinungen auftreten, und die eventuell auch bereits anamnestisch in Form von deutlichen Stimmungs- und Antriebsschwankungen erhebbar sind, sollten als zugrundeliegende Basisstörungen angesehen werden. Sie sind entsprechend antidepressiv mit HAO-A-Hemmern (Moclobemid) oder mit Trizyklika zu behandeln. Die Wahl des Antidepressivums ist sowohl von den führenden Symptomen als auch vom Schweregrad der depressiven Symptomatik abhängig, wobei ausreichend dosiert werden sollte (s. Kap. 8.6). Eine Phasenprophylaxe ist für diese Patienten ebenfalls überlegenswert. Der Einsatz von Lithium oder Carbamazepin hat sich in dieser Indikationsstellung bewährt. Eine Verbesserung der Symptomatik ist bei Alkoholabhängigen mit depressiven Phasen mehrfach beschrieben worden (*Kline* 1974, *Merry* et al. 1976).

Depressive Verstimmungen, die reaktiv mit der Lebenssituation eines Patienten zu erklären sind, bedürfen oftmals keiner antidepressiven Medikation. Bei dieser Indikation haben vor allem psychotherapeutische Techniken ihren Stellenwert. Oft genug führt bereits der Behandlungsbeginn, oftmals auch die Tatsache einer stationären Aufnahme, zu einer deutlichen Entlastung.

Patienten mit depressiven Verstimmungen im Rahmen von organischen Durchgangssyndromen sollten entsprechend der organischen Vorschädigung nicht auf klassische trizyklische Antidepressiva eingestellt werden. Insbesondere bei vorgeschädigten Patienten mit einer noopsychischen Leistungsreduktion ist bei höheren Dosen von Antidepressiva auf das Auftreten exogener Reaktionstypen, eventuell auch mit deliranter Symptomatik, zu achten, z.B. geriatrischer Patient. Besonders in der akuten Entugsphase muß man darauf Rücksicht nehmen. Aus diesem Grund sollte eine Einstellung erst nach abgeschlossenem Entzug (nicht vor dem 7. Tag) erfolgen. In diesem Bereich haben sich Trazodon und Opipramol bewährt.

MAO-A-Hemmer (Moclobemid) können in einer Dosierung von 150 mg — 300 mg gegeben werden.

Trazodon kann in einer Dosierung von 75—150 mg/die p.o. verabreicht werden.

Opipramol kommt meist in einer Dosierung von 150—200 mg/die p.o. zum Einsatz.

Carbamazepin wurde in der Behandlung affektiver Erkrankungen vor allem als Phasenprophylaktikum getestet (*Ballenger* u. *Post* 1980). 300 mg Carbamazepin/die hat auch bei Alkoholkranken in dieser Indikationsstellung gute Erfolge gezeigt.

14.6.9.2 Indikationen für Neuroleptika

Ein Hauptproblem in der Therapie Alkoholkranker ist die Gruppe von Patienten, die — auch nach stationären Aufenthalten — nach der Entlassung nur kurzfristig abstinent bleiben kann und daher auch in relativ kurzen Abständen immer wieder in verschiedenen stationären Einheiten aufgenommen werden muß (Typ IV nach *Lesch* 1991; s.a. *Lesch* 1985, *Lesch* et al. 1988 a). Es sind diejenigen, denen in der Öffentlichkeit immer wieder Selbstverschulden für ihre Alkoholproblematik angelastet wird. In der Anamnese dieser Patienten finden sich allerdings zumeist massive Symptome, die bereits vor dem 14. Lebensjahr bestanden. Das affektive Klima im Elternhaus ist deutlich gestört, die Eltern sind manchmal selbst mit Alkoholproblemen behaftet. Der Patient beschreibt oft zu beiden Elternteilen eine schlechte Beziehung, der Vater wird häufig als dominant und hart erlebt. Es zeigen sich deutliche frühkindliche Verhaltensstörungen mit Enuresis nocturna, längerdauerndem Nägelbeißen und/oder Stottern. In der Vorgeschichte finden sich oft kindliche zerebrale Störungen, seien es Schädel-Hirn-Traumata oder auch Meningitiden in der Kindheit. Diese Patienten werden oft in sehr schlechtem Zustand in den stationären Einheiten aufgenommen, wobei dies wiederum mit einer deutlich verkürzten Lebenserwartung korreliert. Die sozialen Verhältnisse dieser Patienten sind in der Regel ausgesprochen schlecht.

Für diese Patientengruppe sind in der Therapie sowohl eine medikamentöse Unterstützung als auch zusätzliche Maßnahmen (*Lesch* et al. 1989), wie ein geschütztes Milieu im Rahmen eines mehrmonatigen stationären Aufenthalts, wesentlich. Der Einsatz von niedrigpotenten Neuroleptika hat sich bei diesen Patienten bewährt. Nootropika können zusätzlich hilfreich sein. Da das Therapieziel der absoluten Abstinenz oft nicht erreicht wird, muß mit Interaktionen oder pharmakologischen

Wirkungen von Neuroleptika und Alkohol gerechnet werden, was auch im Therapieplan entsprechend berücksichtigt werden sollte. Die Dosen an Neuroleptika sind eher niedrig zu halten. Wir verwenden für diese Patientengruppe 100—200 mg Thioridazin/die p.o. Beim Auftreten von extrapyramidalen Symptomen sind Neuroleptika sofort abzusetzen (Rezeptorüberempfindlichkeit bei einer Untergruppe Alkoholkranker).

14.6.9.3 Indikationen für Benzodiazepine

Wie bereits erwähnt, können Benzodiazepine beim Auftreten von Entzugserscheinungen verabreicht werden. Während einer Entwöhnungsbehandlung hingegen sollten Benzodiapezine nur in Ausnahmefällen eingesetzt werden.

Bei Schlafstörungen und unbestimmten Angstzuständen sind niedrigpotente Neuroleptika von größerem Nutzen. Auf eine Strukturierung des Tagesablaufes mit fixen Schlaf- und Wachzeiten sollte geachtet werden. Hartnäckig persistierende Schlafstörungen über die Entzugsphase hinaus sind ansonsten oft Teil einer endogenomorph-depressiven Basisstörung. Findet sich ein endogenomorph-depressives Achsensyndrom, muß darauf mit einer Verabreichung von Antidepressiva reagiert werden. Bestehen als Basisstörung psychodynamische Auffälligkeiten, so sind Schlafstörungen oft Ausdruck intrapsychischer Konfliktsituationen, die nun durch die Abstinenz offen zu Tage treten. Bei diesen Patienten steht natürlich die gesprächsweise Bearbeitung dieser Konflikte als Therapie im Vordergrund. Das Therapieziel sollte eher sein, diese „Signalgeber der Psyche" als Warnfunktion zu erkennen und die Lebensgestaltung daraufhin bedürfnisadäquat zu verändern. Es sollte dem Patienten möglichst kein Rezept für Tranquilizer ausgestellt werden, sondern eventuell Tabletten abgezählt für wenige Tage mitgegeben werden.

14.6.9.4 Pharmakogen induzierte Alkoholunverträglichkeit

Es gibt aber auch eine Gruppe von Patienten, die weder im sozialen noch im organischen oder psychodynamischen Bereich grobe Auffälligkeiten zeigt. Ihr Trinkverhalten ist bis dahin von der Umgebung nicht als massiv deviant beurteilt worden. Sie kommen häufig wegen entzugsbedingter zerebral gesteuerter Anfälle oder wegen massiver Entzugserscheinungen zur Aufnahme. Diese Patienten, bei denen man eine biologisch-toxikologische Basis der Alkoholabhängigkeit annimmt, zeigen nach der Entzugsbehandlung oft einen abstinenten Verlauf (Typ I nach *Lesch* 1991; s.a. *Lesch* 1985). Aufgrund des sozialen Trinkdrucks kann es für diese Patienten jedoch gelegentlich schwierig sein, die Abstinenz einzuhalten. Bei einer ganzen Reihe von Gelegenheiten wird der Konsum von Alkohol als völlig selbstverständlich angesehen. Es gibt kaum Geschäftsabschlüsse oder Verhandlungen, die nicht mit einer Einladung auf einen Drink „gekrönt" werden. Diese Patienten profitieren oft von einer Aversivbehandlung.

Das am häufigsten verwendete Medikament in dieser Indikation ist Disulfiram (*Kryspin-Exner* 1983). Es bewirkt eine pharmakogen induzierte Alkoholintoleranz, indem es die Acetaldehyddehydrogenase (ADH) blockiert, wodurch Acetaldehyd kumuliert. Es kommt zu einem „Flush" von der Brust aufwärts, Kopfschmerzen, Schwindel, Atemnot sowie Pulsanstieg und Blutdruckabfall. Der Patient muß zuvor genauestens über die Alkohol-Disulfiram-Wirkung aufgeklärt werden. Es handelt sich um ein Medikament, das nur hochmotivierten Patienten angeboten werden soll. Es soll auch betont werden, daß es nicht von Verwandten ohne Wissen des Patienten gegeben werden soll, sondern nur vom Patienten selbständig eingenommen werden darf. Aus diesen Gründen ist es auch bei oligophrenen Patienten, kardialen Komplikationen in der Anamnese und schweren hepatischen Erkrankungen kontraindiziert. Eine nicht verordnete Unterbrechung der Medikation ist hoch mit Rückfällen korreliert. Nebenwirkungen von Disulfiram, insbesondere Schwindel und Müdigkeit, sind nur dann zu beobachten, wenn die Patienten unter dieser Medikation doch zeitweise Alkohol trinken (*Lesch* et al. 1988 b).

Cyanamid zeigt bei einem ähnlichen Wirkprinzip eine etwas schwächere Wirkung. Auch bei diesem Medikament gilt die gleiche Indikationsstellung.

14.6.9.5 Rückfallprophylaxe

Neben der Tatsache, daß Alkohol von den meisten Patienten als Pharmakon für ganz bestimmte psychische Effekte und zur Kompensation der Basisstörungen verwendet wird, wird oft von manchen Patienten das tierische Alkoholverlangen („*craving*") als zeitweiliger Rückfallsgrund genannt (*Watzl* 1983). Es gibt heute Theorien, daß dieses „Verlangen nach Alkohol" ein spezifischer biolo-gischer Mechanismus ist, der durch dopaminerge wie serotonerge Mechanismen bedingt ist. Im Tierversuch und auch bereits in klinischen Studien werden deshalb serotonerge Substanzen und auch Homotaurinderivate geprüft.

14.6.10 Indikationen für Psychotherapie

Bei rund 1/4 aller Patienten (Typ II nach *Lesch* 1991; s.a. *Lesch* 1985) stehen vor allem Auffälligkeiten der psychodynamischen Entwicklung im Vordergrund (*Lesch* 1985, *Lesch* et al. 1988 c).

In der Anamnese findet sich oft eine dominante Mutter. Der Patient zeigt dann auch bei der Partnerwahl eine Vorliebe für mütterliche Frauen, die, alles entschuldigend und verzeihend, in die Therapie große Hoffnungen setzen sowie auch aktiv daran teilhaben wollen.

Er selbst verhält sich in seinem Leben oft passiv, zeigt eine geringe Freizeitgestaltung, wirkt immer angepaßt und ist unter Alkoholeinfluß in der Persönlichkeit deutlich verändert (Aggressivität, Alkoholdelikte). Sowohl die Partnerwahl als auch die Lebensgestaltung sind aber eher Symptome als ursächliche Merkmale für die Erkrankung. Psychodynamisch gesehen ist der Alkoholismus vor dem Hintergrund der frühkindlichen Ausgangssituation eher ein Versuch der Konfliktabwehr als der Konflikt selbst (*Hartocollis* 1969, *De Vito* et al. 1970). Der Alkoholkonsum ist also eher als erschwerender, denn als kausaler Faktor zu sehen.

Bei diesem Typ von Patienten ist auch das Therapieziel der absoluten Abstinenz neu zu überdenken. Gebote und Verbote, die an den Patienten herangetragen werden, können die Pathologie sehr leicht verstärken und somit kontraproduktiv wirken. Das Therapieziel soll eigentlich viel breiter angelegt werden, nämlich in der Wahrnehmung der eigenen Bedürfnisse und Erarbeitung einer autonomen Lebensgestaltung. Diese Patienten sind besser einer psychotherapeutischen Therapie zuzuführen. Bei dieser Patientengruppe sind Psychopharmaka ebenso wie die Aversivtherapien eher abzulehnen. Stationäre Aufenthalte sind nur soweit notwendig, als sie dem körperlichen Entzug und einer gewissen Stabilisierung dienen. Die langfristige ambulante Betreuung ist der wesentliche Faktor in der Therapie. Eine Überlegenheit einer spezifischen psychotherapeutischen Technik gegenüber anderen ist derzeit nicht bewiesen.

14.6.11 Zusammenfassung

Die Alkoholkrankheit ist ein Beispiel für eine chronische Intoxikation, die organisch begründete psychische Beschwerden hervorruft. Wenn man die Ursache und Folgeschäden entsprechend bedenkt, handelt es sich um eine heterogene Gruppe von Patienten, die häufig eine Langzeitbetreuung benötigen. Rebound-Phänomene der chronischen Alkoholintoxikation begründen die Indikation für die Gruppe der Tranquilizer zur Behandlung der Abstinenzerscheinungen. In der Langzeitbetreuung sind bei manchen Patienten aversiv wirkende Medikamente notwendig. Zur Behandlung der Basisstörung bei Alkoholkranken muß jedoch die gesamte Psychopharmakologie (Antidepressiva, Neuroleptika, Phasenprophylaktika) ausgeschöpft werden. Begleitende psychosoziale Maßnahmen sind kein Gegensatz zur Psychopharmakotherapie, sondern sollten wie bei jeder anderen chronischen Erkrankung in der heutigen Zeit eine Selbstverständlichkeit sein (*Möller* 1988).

Der Rückfall nach massivem Alkoholverlangen als gesonderte Störung von Transmittersystemen steht zur Zeit im Vordergrund des wissenschaftlichen Interesses. Ergebnisse aus dieser Forschung könnten schon bald zu neuen pharmakologischen Therapieansätzen führen.

Literatur

Ballenger, J.C., Post, R.M.: Carbamazepine in manic depressive illness: a new treatment. Amer. J. Psychiat. 137 (1980) 782–790

Berner, P.: Psychiatrische Systematik, Huber, Bern 1986

Berner, P., Lesch, O.M., Walter, H.: Alcohol and depression. Psychopathology 19 (Suppl. 2) (1986) 177 183

Blankfield, A.: Psychiatric symptoms in alcohol dependence: diagnostic and treatment implications. J. Subst. Abuse Treatm. 3 (1986) 275–278

Chu, N.S.: Prevention of alcohol withdrawal seizures with phenytoin in rats. Epilepsia 22 (1981) 179–184

Cloninger, C.R., Bohmann, M., Sigvardsson, S.: Inheritance of alcohol abuse. Cross-fostering analysis of adopted men. Arch. gen. Psychiat. 38 (1981) 861–868

De Vito, R.A., Flaherty, L.A., Mozdzierz, C.J.: Toward a psychodynamic theory of alcoholism. Dis. nerv. Syst. 31 (1970) 43–49

Eckardt, M.J., Martin, P.R.: Clinical assessment of cognition in alcoholism. Alcohol and Alcoholism 10 (1986) 123–127

Feuerlein, W., Ringer, C., Küfner, H., Antons, K.: Diagnose des Alkoholismus: Der Münchner Alkoholismustest (MALT). Münch. med. Wschr. 119 (1977) 1275–1282

Feuerlein, W.: Mißbrauch und Abhängigkeit: Entstehung – Folgen – Therapie. Thieme, Stuttgart, New York 1989

Fröscher, W.: Indikationen der Therapie mit Antiepileptika. In: *G. Langer, H. Heimann* (Hrsg.): Psychopharmaka. Grundlagen und Therapie. Springer, Wien, New York 1983, S. 368–374

Fröscher, W., Rambeck, B.: Klinische Pharmakologie und Pharmakokinetik der Antiepileptika. In: *G. Langer, H. Heimann* (Hrsg.): Psychopharmaka. Grundlagen und Therapie. Springer, Wien, New York 1983, S. 361–367

Gibbs, L.E.: A classification of alcoholics relevant to type-specific treatment. Int. J. Addictions 15 (1980) 461–488

Grünberger, J.: Psychodiagnostik des Alkoholkranken. Maudrich, Wien 1977

Haefely, W.: Neurophysiologische und neurobiochemische Wirkungen der Tranquilizer und Hypnotika. In: *G. Langer, H. Heimann* (Hrsg.): Psychopharmaka. Grundlagen und Therapie. Springer, Wien, New York, 1983a, S. 301–315

Haefely, W.: Pharmakologische Wirkungen der gebräuchlichsten Antiepileptika. In: *G. Langer, H. Heimann* (Hrsg.): Psychopharmaka. Grundlagen und Therapie. Springer, Wien, New York, 1983b, S. 357–359

Hartmann, M.: Substanzinduzierte psychische Störungen. In: *A.M. Freedman, H.I. Kaplan, B.J. Sadock, U.H. Peters* (Hrsg.): Psychiatrie in Praxis und Klinik. Bd. 2: Biologische und organische Psychiatrie. Thieme, Stuttgart, New York, 1986, S. 423–477

Hartocollis, P.: A dynamic view of alcoholism: Drinking in the service of denial. Dynam. Psychiat. 2 (1969) 173–182

Hitzenberger, G.: Klinisch bedeutsame Wechselwirkungen zwischen Psychopharmaka und anderen Medikamenten. In: *G. Langer, H. Heimann* (Hrsg.): Psychopharmaka. Grundlagen und Therapie. Springer, Wien, New York 1983, S. 637–648

Jellinek, E.M.: The disease concept of alcoholism. Hillhouse, New Brunswick 1960

Kline, N.S. et al.: Evaluation of lithium-therapy in chronic alcoholism. Clin. Med. 81 (1974) 33–36

Kryspin-Exner, K.: Psychopharmakotherapie bei Abhängigkeitsprozessen von Alkohol, Medikamenten und Drogen. In: *G. Langer, H. Heimann* (Hrsg.): Psychopharmaka. Grundlagen und Therapie. Springer, Wien, New York 1983, S. 491–514

Lesch, O.M.: Delirium tremens – Entstehung, Behandlung und Prophylaxe. In: *Gesellschaft der Gutachterärzte Österreichs* (Hrsg.): Forschung und Praxis der Begutachtung, H. 27. Wien 1984, S. 9–16

Lesch, O.M.: Chronischer Alkoholismus. Typen und ihr Verlauf. Eine Langzeitstudie. Thieme, Stuttgart, New York 1985

Lesch, O.M.: Klinisch-psychiatrische Aspekte des chronischen Alkoholismus. Wien. Z. Suchtforsch. 14 (1991) 79—86

Lesch, O.M., Grünberger, J., Rajna, P.: Outpatient treatment of alcohol addicts. The Burgeland model. Med. and Law 4 (1985) 71—76

Lesch, O.M., Lesch, E., Dietzel, M., Mader, R., Musalek, M., Walter, H., Zeiler, K.: Chronischer Alkoholismus — Alkoholfolgekrankheiten — Todesursachen. Wien. med. Wschr. 19 (1986 a) 505—514

Lesch, O.M., Musalek, M., Wessely, P., Zeiler, K.: Neurologische und psychiatrische Akutmaßnahmen. Facultas Universitätsverlag, Wien 1986 b

Lesch, O.M., Dietzel, M., Musalek, M., Walter, H., Zeiler, K.: The course of alcoholism, Long-term prognosis in different types. Forensic Sc. Int. 36 (1988 a) 121—138

Lesch, O.M., Mader, R., Musalek, M., Rajna, P., Spielhofer, H., Walter, H., Wancata, J.: Chronischer Alkoholismus und die Aversionstherapie mit Disulfiram (Antabus®) — eine katamnestische Untersuchung. Wien. Z. Suchtforsch. 11 (1988 b) 27—35

Lesch, O.M., Walter, H., Mader, R., Musalek, M., Zeiler, K.: Chronic alcoholism in relation to attempted or effected suicide — a long-term-study. Psychiat. Psychobiol. 3 (1988 c) 181—188

Lesch, O.M., Dietzel, M., Musalek, M., Walter, H., Zeiler, K.: Therapiekonzepte und Therapieziele im Lichte langfristiger Katamnesen. In: *H. Heimann, K. Mayer, H.W. Schied* (Hrsg.): Psychiatrische und neurologische Aspekte des Alkoholismus heute. Fischer, Stuttgart 1989, S. 267—284

Lesch, O.M., Kefer, J., Lentner, S., Mader, R., Marx, B., Musalek, M., Nimmerrichter, A., Preinsberger, H.,

Puchinger, H., Rustembegovic, A., Walter, H., Zach, E.: Diagnosis of chronic alcoholism — classificatory problems. Psychopathology 23 (1990) 88—96

Loberg, T.: MMPI-based personality subtypes of alcoholics. J. Stud. Alcohol 42 (1981) 766—782

Mader, R.: Therapie der Alkoholkrankheit. Prakt. Arzt 36 (1982) 1792—1800

Merry, J., Reynolds, C.M., Bailey, J., Coppen, A.: Prophylactic treatment of alcoholism by lithium carbonate. A controlled study. Lancet 2 (1976) 481—482

Möller, H.J.: Was bringt die Kombination von Pharmakotherapie und Psychotherapie in der Behandlung endogener Psychosen. In: *J.M. Burchard:* Therapiefähigkeit durch psychopharmakologische Behandlung. Münchner Wissenschaftliche Publikationen, München 1988, S. 45—66

Patten, J.P.: Neurologische Differentialdiagnose. Springer, Berlin, Heidelberg, New York 1982

Pöldinger, W., Wider, F.: Klinische Pharmakologie und Pharmakokinetik der Tranquilizer und Hypnotika. In: *G. Langer, H. Heimann* (Hrsg.): Psychopharmaka. Grundlagen und Therapie. Springer, Wien, New York 1983 a, S. 306—332

Pöldinger, W., Wider, F.: Indikationen der Therapie mit Tranquilizern und Hypnotika. In: *G. Langer, H. Heimann* (Hrsg.): Psychopharmaka. Grundlagen und Therapie. Springer, Wien, New York 1983 b, S. 333—336

Schuckit, M.A.: Drug and alcohol abuse: a clinical guide to diagnosis and treatment. In: *S.M. Woods* (ed.): Critical issues in psychiatry. 3. ed. Plenum Press, New York 1990

Schwoon, D.R., Krausz, M.: Suchtkranke — die ungeliebten Kinder in der Psychiatrie. Enke, Stuttgart 1990

Watzl, H., Gutbrod, K.: „Verlangen nach Alkohol". Begriffsbestimmung, empirische Befunde und Erklärungsansätze. Suchtgefahren 29 (1983) 19—27

15 Behandlung seltener und schwer klassifizierbarer Syndrome

A. Marneros

Es gibt Syndrome in der Psychiatrie, denen man relativ selten begegnet. Diese „seltenen Syndrome" sind jedoch entweder imponierende Erscheinungen psychischer Störungen oder wegen ihrer therapeutischen Besonderheiten und sozialen Konsequenzen von Bedeutung. Die meisten dieser Syndrome sind nicht eindeutig einer der bekannten diagnostischen Kategorien zuzuordnen. Aber auch wenn das zumindest teilweise möglich ist, nehmen sie durch ihre symptomatologische Konstellation doch eine besondere Stellung innerhalb bekannter diagnostischer Gruppen ein.

In diesem Kapitel werden seltene psychopathologische Erscheinungen, die im Rahmen einer bekannten *neurologischen* Erkrankung auftreten — wie etwa das Syndrom der *liliputanischen Halluzinose* bei bestimmten Läsionen der Sehbahnen und -zentren oder das Syndrom der *musikalischen Halluzinose* bei Akustikusneurinom usw. — nicht beschrieben. Es handelt sich hierbei im Grunde genommen um *Begleiterscheinungen* einer primär neurologischen Erkrankung.

Die Auswahl der hier zu beschreibenden Syndrome erfolgt aufgrund der Häufigkeit, mit der sie in der Literatur beschrieben werden, bzw. aufgrund der Wahrscheinlichkeit, daß der klinische Psychiater solchen Syndromen begegnet, aber auch aufgrund ihres interessanten Erscheinungsbildes. Es erübrigt sich zu sagen, daß die therapeutischen Empfehlungen bei den hier zu beschreibenden seltenen Syndromen vorwiegend auf kasuistischen Mitteilungen und klinischen Evidenzen basieren. Kontrollierte Studien sind naturgemäß nicht vorhanden.

15.1 Gilles-de-la-Tourette-Syndrom

Das Gilles-de-la-Tourette-Syndrom wurde erstmalig von *Itard* (1825) — anhand des berühmten Falles „Marquise de Dampière" — beschrieben. Die exakte Beschreibung des Syndroms jedoch und seine Abgrenzung von ähnlichen klinischen Bildern verdanken wir *de la Tourette* (1885).

Nach der heutigen Definition wird als „Gilles-de-la-Tourette-Syndrom" die Kombination von motorischen und vokalen Tics, meist in der Form der Koprolalie, bezeichnet. Als synonyme Bezeichnung findet man: koprolalische Neurose, Tic-Erkrankung, Tic convulsif, koprolalische Tic-Erkrankung, Maladie des Tics, Maladie des Tics impulsifs, Maladie des Tics convulsifs (*Marneros* 1984).

Die Kombination von motorischen und vokalen Tics ist für die Diagnose des Gilles-de-la-Tourette-Syndroms obligat. Zwischen der Manifestation der ersten Symptome und dem Erreichen des vollständigen Syndroms liegt aber in der Regel ein großer Zeitraum von einigen Jahren bis Jahrzehnten, ein Faktor, der die Diagnosestellung erschwert. Die *Initialsymptomatik* des Syndroms besteht meistens aus einfachen oder mehrfachen Tics, vorwiegend im Fazialisbereich. Initialsymptome können auch ein Herausstrecken der Zunge, Wiederkäuen, Schnüffeln, Hüpfen auf einem Fuß, Hopsen, Räuspern und Stottern sein. Kombinationen mit den oben erwähnten vokalen Tics, wie etwa Bellen, Grunzen, Schreien, Jaulen oder Schnarchen, sind ebenfalls möglich.

Obwohl das DSM-III-R (*APA* 1989) für die Diagnose des Gilles-de-la-Tourette-Syndroms einen Beginn vor dem 21. Lebensjahr verlangt, gibt es kasuistische Beiträge in der Literatur, die über ein späteres Auftreten berichten (*Marneros* 1983, 1984).

Bei Patienten mit Gilles-de-la-Tourette-Syndrom findet man häufig eine motorische Überaktivität in der Kindheit, abnorme EEG-Befunde ohne spezifische Muster, einzelne leichte neurologische Symptome und testpsychologische Befunde, die einen Hinweis auf *Organizität* liefern (*Marneros* 1984).

Es scheint, daß die *Häufigkeit* des Gilles-de-la-Tourette-Syndroms sehr unterschätzt wird. Die exakte Häufigkeit ist nicht bekannt. Die Schätzung von 0,5 pro 1000 Einwohnern scheint eher niedrig zu sein. Obwohl das Gilles-de-la-Tourette-Syndrom in allen Kulturen und rassischen Gruppen zu finden ist, tritt es bei schwarzen Amerikanern sehr selten auf. Häufiger scheint es dagegen bei osteuropäischen Askenasi-Juden vorzukommen. Männer sind ca. 2- bis 4mal häufiger betroffen als Frauen (*Marneros* 1984).

Behandlung

Die Vielzahl von Behandlungsmethoden, die beim Gilles-de-la-Tourette-Syndrom eingesetzt wurden, zeigt die Ratlosigkeit, die darüber herrscht. Die Tatsache, daß die Ätiologie des Syndroms noch nicht völlig geklärt ist, führte zu den verschiedensten Therapieformen. Schulen, die das Gilles-de-la-Tourette-Syndrom als Neurose angesehen haben, versuchten die Behandlung mit verschiedenen Psychotherapieformen, wie etwa mit psychoanalytischen Therapiemethoden, Verhaltenstherapie, Hypnose usw. (Literatur in *Shapiro* et al. 1978). Zur Zeit wird als Ursache der Erkrankung eine Imbalance im dopaminergen System favorisiert (*Shapiro* et al. 1978). Zur Therapie des Gilles-de-la-Tourette-Syndroms werden deshalb entsprechende Substanzen angewendet, vor allem Neuroleptika, wie Haloperidol und Pimozid. Haloperidol ist die am häufigsten applizierte Substanz. Die Effektivität von Haloperidol in der Behandlung des Gilles-de-la-Tourette-Syndroms, vor allem im Initialstadium, wird mit 80% angegeben (*Young* et al. 1985). Es muß jedoch kritisch bemerkt werden, daß die therapeutische Wirksamkeit von Haloperidol bei der Behandlung des Gilles-de-la-Tourette-Syndroms wegen der charakteristischen natürlichen Schwankungen (Abnahme und Zunahme der Symptome) schwierig ist. Die Perioden mit Reduzierung oder Abschwächung der Symptomatik können sich auf einige Monate erstrecken, was dann irrtümlicherweise auf eine Wirkung des Neuroleptikums zurückgeführt werden kann. In der Literatur werden in der Regel niedrige Dosierungen von Haloperidol empfohlen (3–10 mg/die). Einzelne kasuistische Mitteilungen jedoch sprechen von einer Wirksamkeit, wenn Haloperidol in höherer Dosierung gegeben wird (10–20 mg/die). In der letzten Zeit gewinnt der Einsatz von Pimozid an Bedeutung, vor allem bei Haloperidol-Nonrespondern (*Young* et al. 1985). Es wird eine Dosis von 4–12 mg empfohlen, die als 1malige Tagesdosis gegeben werden kann.

Es empfiehlt sich, nach eindeutiger Reduzierung bzw. nach Sistieren der Symptomatik das Medikament stufenweise zu reduzieren bzw. vorsichtig abzusetzen. Falls keine Exazerbation der Symptomatik zu beobachten ist, sollte das Medikament ganz abgesetzt werden. Es könnte eine symptomfreie Periode von mehreren Monaten folgen, die keine medikamentöse Behandlung erfordert. Ein erneu-

ter therapeutischer Einsatz des gleichen Medikamentes wie in der Vergangenheit sollte nur dann erfolgen, wenn eine Phase mit Exazerbation der Symptome anfängt. Begleitende psychotherapeutische Maßnahmen, vor allem supportive und verhaltenstherapeutische Methoden, mit dem Ziel, das soziale Leben des Patienten zu erleichtern, sind empfehlenswert. Auch Gruppentherapie wird empfohlen; dies ist jedoch nur dann möglich, wenn der Patient in einer Großstadt wohnt, wo die Wahrscheinlichkeit besteht, andere Patienten mit dem gleichen Leiden zu finden.

15.2 Dermatozoenwahn (Synonyma: Chronische taktile Halluzinose, Ungezieferwahn)

Das Syndrom wurde 1938 von *Ekbom* als *präseniler Dermatozoenwahn* beschrieben. Die Symptomatik dieses Syndroms wird vorwiegend durch die unkorrigierbare Überzeugung der Patienten bestimmt, daß sie *auf* oder *in* ihrer Haut „Tierchen", „Würmchen" oder „Ungeziefer" haben. Es wird von den Patienten auch über das Vorhandensein von Parasiten im Darm, After oder Genitalien berichtet (man spricht dann von *Enterozoenwahn*). Die diesbezügliche Literatur wird unter anderem durch 2 kontroverse Themen beherrscht: a) Handelt es sich hierbei um ein Wahnsyndrom oder um eine Halluzinose? b) Ist das Syndrom organisch, psychogen oder endogen bedingt? Es ist beim Dermatozoenwahn schwierig zu entscheiden, ob es sich dabei nur um ein Wahnsyndrom oder um eine Halluzinose oder sogar partiell um illusionäre Mißdeutungen handelt (*Marneros* et al. 1988). Letzten Endes scheint diese Frage für Diagnose und Therapie jedoch nicht von so großer Bedeutung zu sein.

Häufigkeit

Das Vorkommen des Dermatozoenwahns ist selten. Es muß jedoch betont werden, daß die in Universitätskliniken gefundene Häufigkeit von weniger als 0,5 pro Tausend Aufnahmen Ausdruck einer Selektion ist. Viele Patienten mit Dermatozoenwahn wenden sich an Hygiene-Institute, Gesundheitsbehörden und dermatologische Kliniken, werden aber nicht von psychiatrischen Institutionen erfaßt (*Marneros* et al. 1988). Frauen erkranken häufiger als Männer. Die ursprüngliche Annahme von *Ekbom* (1938), daß der Dermatozoenwahn eine präsenile Erkrankung sei, konnte nicht vollständig bestätigt werden. Ein Dermatozoenwahn kann in jedem (Erwachsenen-)Alter auftreten, kommt aber doch vorwiegend im mittleren und höheren Lebensalter (*Reilley* u. *Batchelor* 1986) vor.

Ätiologie

Die Ätiologie des Dermatozoenwahns ist noch umstritten. Es kann jedoch gesagt werden, daß die klinischen Beobachtungen, die paraklinischen Befunde und die phänomenologischen Analysen die Hypothese unterstützen, daß die Majorität der Fälle mit Dermatozoenwahn eine organische, vorwiegend arteriosklerotische Ursache hat. Nur selten ist der Dermatozoenwahn in reiner Form im Rahmen einer endogenen Psychose zu finden oder als psychogen bedingt anzusehen. Einen psychogenen Dermatozoenwahn sieht man am ehesten in Form der *symbiotischen Psychose* (*Marneros* et al. 1988).

Behandlung

Die Behandlung des Dermatozoenwahns ist abhängig von der zugrunde liegenden körperlichen Erkrankung bzw. vom körperlichen Zustand und Alter des Patienten. Bei gesicherter Minderperfusion des Gehirns wird eine Kombination von durchblutungsfördernden Mitteln und antipsychotischen Substanzen empfohlen. Als durchblutungsförderndes Mittel wird häufig Pentoxifyllin angewendet (orale Dosis 600–1200 mg/die, nach Besserung eine Erhaltungsdosis von 300 mg). Falls der allgemeine Zustand des Patienten, vor allem eine Kreislaufstabilität, es erlaubt, kann auch eine Dauerinfusion über 24 Stunden bis zu 1200 mg Pentoxifyllin pro Tag (bis zum Abklingen der Symptome) appliziert werden. Als Antipsychotikum wird häufig Haloperidol in relativ niedrigen Dosierungen angewendet (3–10 mg/die). Bei Kombination von durchblutungsfördernden Mitteln und Antipsychotika muß vor allem bei älteren und kreislauflabilen Patienten eine engmaschige Kreislaufkontrolle stattfinden. Häufig ist eine kardiologische Unterstützung erforderlich. Statt Haloperidol kann auch Zuclopenthixol in einer mittleren Dosis von ca. 40 mg täglich gegeben werden. Zuclopenthixol ist insofern auch ein geeignetes Medikament, da häufig der Dermatozoenwahn von großer Agitiertheit, Unruhe, Verzweiflung oder Reizbarkeit begleitet wird. Falls das Syndrom des Dermatozoenwahns mit einer depressiven Verstimmung einhergeht, empfiehlt sich eine Behandlung mit Thymoleptika, wie etwa Trazodon in einer mittleren Dosis von 200–300 mg täglich.

Im Sinne der Krisenintervention wird auch die Gabe von Benzodiazepinen empfohlen. Es muß berücksichtigt werden, daß die Patienten mit Dermatozoenwahn einen enormen Leidensdruck haben und suizidgefährdet sind.

15.3 Ganser-Syndrom

Das Syndrom wurde erstmals 1888 von *Moeli* als Phänomen des Vorbeiredens und des Danebenredens bei Untersuchungen von Strafgefangenen beschrieben. Er bezeichnete damit ein Phänomen, bei dem auf eine gestellte Frage zwar eine falsche Antwort gegeben wird, diese aber dem Sinn nach in Beziehung zur Frage steht und zeigt, daß der Kreis der richtigen Vorstellungen berührt ist. Eine Mark ist z.B. ,,ein Taler'', eine Briefmarke ,,Papier'' u.a. *Ganser* beschrieb 1898 noch einmal das Phänomen des Vorbeiredens und stellt es in den Mittelpunkt des Interesses der damaligen Hysterie- und Katatonieforschung (Literatur in *Marneros* 1979).

Symptomatik

Die zentrale und konstante *Symptomatik* besteht in der Form des Vorbeiredens bzw. der Vorbeihandlungen (z.B. versucht der Patient nach der Aufforderung, ,,gehen Sie aus dem Zimmer'' zum Fenster hinauszukommen). Der Zustand des Patienten variiert zwischen einer apathischen Indifferenz und einer ängstlichen Ratlosigkeit (*Ennoch* u. *Trethowan* 1979). Der Patient ist dabei desorientiert und bietet amnestische bzw. paramnestische Störungen, die in der Regel psychogener Natur sind. Pseudoneurologische Symptome, wie man sie aus hysterischen Zuständen kennt — wie *Ataxie, Hypästhesien* oder *Hemiplegien* — werden angegeben, sie entsprechen jedoch nicht den neurologischen Verteilungsmustern. Halluzinationen, vor allem optische, werden angegeben. Es handelt sich jedoch nur selten um echte Halluzinationen.

Wie schon zu Beginn der Beschreibung des Ganser-Syndroms erkannt worden ist, handelt es sich hierbei um ein unspezifisches Syndrom. Es kann sowohl ein rein hysterisches Phänomen sein als auch im Rahmen von Schizophrenien oder organischen Psychosen auftreten. Die Häufigkeit ist nicht bekannt. Es scheint jedoch in den letzten Jahrzehnten seltener geworden zu sein. (*Marneros* 1979, *Ennoch* u. *Trethowan* 1979).

Behandlung

Die Behandlung des Ganser-Syndroms hängt vor allem von der Grundkrankheit ab: Tritt es im Rahmen einer Schizophrenie auf, wird die Schizophrenie behandelt, tritt es im Rahmen einer organischen Psychose auf, wird die organische Psychose behandelt etc. Unabhängig jedoch davon, ob es sich hierbei um eine rein psychogene Erscheinung handelt oder ob sie im Rahmen von organischen Psychosen oder Schizophrenien auftritt, dauert diese Symptomatik des Ganser-Syndroms in der Regel nicht lange und kann innerhalb von Tagen oder sogar Stunden von selbst abgeklungen sein.

Bei Agitation, Ängstlichkeit und Gefährdung des Patienten ist der Einsatz stark wirkender Anxiolytika bzw. niederpotenter Neuroleptika empfehlenswert. Bei einem Ganser-Syndrom im Rahmen von schizophrenen Erkrankungen soll die Neuroleptikatherapie wie üblich bei Schizophrenien durchgeführt werden, evtl. mit anxiolytischer Begleitmedikation.

15.4 Capgras-Syndrom
(s.a. Kap. 10: Wahnsyndrome)

Das Capgras-Syndrom ist ein seltenes Wahnsyndrom, bei dem der Patient der Überzeugung ist, daß eine Person, die in der Regel in enger Beziehung zu ihm steht, mit einer anderen Person, die genauso aussieht, vertauscht ist (Doppelgänger). Dieses Syndrom wurde als *Illusion des sosies* von *Capgras* u. *Reboul-Lachaux* (1923) beschrieben. Die Bezeichnung „*sosie*" kommt aus der griechischen Mythologie. *Sosias* war der Diener von *Amphitryon*, dessen Gestalt der Gott *Merkur* annahm. Das Capgras-Syndrom, obwohl insgesamt selten, kann sowohl bei organischen Störungen, z.B. posttraumatischen Störungen, als auch bei Schizophrenien oder wahnhaften Depressionen auftreten (*Ennoch* u. *Trethowan* 1979). Die zitierten Autoren vertreten zusammen mit einigen anderen die Meinung, daß es auch ein psychodynamisch ableitbares Capgras-Syndrom gibt.

Behandlung

Die Therapie des Capgras-Syndroms besteht in der Therapie der Grunderkrankung. Wenn das Syndrom auf einer organischen Basis entstanden ist, ist neben der Behandlung der Grunderkrankung auch der Einsatz von Neuroleptika angebracht. Beim Capgras-Syndrom im Rahmen von schizophrenen Psychosen sollen dieselben Leitlinien befolgt werden wie bei der paranoiden Schizophrenie im allgemeinen. Bei wahnhaften Depressionen soll zuerst ein Versuch mit einer antidepressiven Behandlung gemacht werden, bei Mißerfolg auch in Kombination mit Neuroleptika. Ist das Capgras-Syndrom als ein reines Wahnsyndrom erkannt, erfolgt die Therapie nach den Richtlinien, die in Kap. 10 angegeben worden sind.

15.5 Cotard-Syndrom (Délire de négation)

Das Cotard-Syndrom ist ein seltenes Syndrom, dessen zentrale Symptomatologie darin besteht, daß der Patient schwerwiegende nihilistische Ideen entwickelt, die bis zur Negation der eigenen Existenz und der Existenz der Außenwelt reichen. Das Syndrom wurde 1882 von *Cotard* als „*Délire de négation*" beschrieben.

Die nihilistischen Ideen im Rahmen des Cotard-Syndroms reichen von der Überzeugung des Patienten, daß er seine Kräfte, seinen Verstand, seine Gefühle oder bestimmte Organe, vorwiegend Magen, Darm und Gehirn, verloren hat, bis zu der schwersten Form, bei der er seine eigene Existenz und die Existenz der Welt verneint (*Ennoch* u. *Trethowan* 1979).

Obwohl das Cotard-Syndrom sowohl bei endogen-depressiven, schizophrenen und organischen Psychosen beobachtet worden ist, scheint es mit Vorliebe bei Involutionsdepressionen und organisch-depressiven Syndromen aufzutreten. Wir haben 2 Fälle mit Cotard-Syndrom bei organischer Melancholie beobachtet (*Marneros* 1982). Wenn das Syndrom im Rahmen einer schizophrenen Psychose auftaucht, ist es in der Regel von kurzer Dauer und kann mit der üblichen antipsychotischen Medikation nach den Richtlinien der Therapie der Schizophrenien behandelt werden (s. Kap. 7). Für viele stellt das Cotard-Syndrom eine Indikation zur Elektrokrampfbehandlung dar (*Ennoch* u. *Trethowan* 1979). Wenn es Bestandteil von depressiven Syndromen ist, ist es in der Regel ein sehr resistentes und chronisch verlaufendes Syndrom, vor allem im Rahmen von organisch untermauerten Depressionen und Involutionsdepressionen. Man empfiehlt außer der thymoleptischen Behandlung (nach den Richtlinien in Kap. 8) auch eine Elektrokrampfbehandlung bzw. die Gabe von Phenothiazinen. Die Suizidgefahr scheint bei einem Cotard-

Syndrom relativ hoch zu sein, deswegen sind entsprechende protektive Maßnahmen angezeigt.

15.6 Couvades-Syndrom

Obwohl das Couvades-Syndrom ein interessantes Syndrom ist, hat es therapeutisch wenig Relevanz, so daß es hier nur ganz kurz erwähnt werden soll (ausführlich in *Ennoch* u. *Trethowan* 1979). Das Couvades-Syndrom ist eine psychogene Störung, die Ehemänner oder Partner von schwangeren Frauen befällt, wobei die Erscheinungen einer Schwangerschaft komplett oder partiell auftreten können (Pseudocyesis).

Das Couvades-Syndrom verschwindet in der Regel mit dem Ende der Schwangerschaft. Ein psychotherapeutischer Einsatz soll darin bestehen, daß eine völlige Aufklärung des Ehemannes stattfindet, um Ratlosigkeit und Befürchtungen abzufangen. Die Symptome können danach völlig verschwinden. Eine Anxiolyse kann von Fall zu Fall sinnvoll sein.

15.7 Kleptomanie

Als Kleptomanie wird ein krankhafter Zustand bezeichnet, der durch wiederholtes Versagen gekennzeichnet ist, sich Impulsen zu widersetzen, Gegenstände, die weder zum persönlichen Gebrauch noch wegen ihres Geldwertes benötigt werden, zu stehlen (*Arieff* u. *Bowie* 1984). Dieser Zustand wird von einem zunehmenden Spannungsgefühl unmittelbar vor der Handlung und Erleben von Lust oder Entspannung während des Stehlens begleitet. Das Stehlen ist weder Ausdruck von Wut oder Rache noch ist es auf eine Störung des Sozialverhaltens oder auf eine antisoziale Persönlichkeitsstörung zurückzuführen. Man schätzt, daß nur 3 bis 8 % der Ladendiebstähle auf eine Kleptomanie zurückzuführen sind (*Gibbens* 1981, *Arieff* u. *Bowie* 1974). Der Beginn kann schon in der Kindheit liegen — mit einer Tendenz zur Chronifizierung. Psychodynamische Entstehungsbedingungen werden auf ödipaler Ebene gesehen oder als Folge von psychosozialem Streß, Liebesentzug oder hysterischem Ausdruck (*Gibbens* 1981).

Darüber hinaus muß berücksichtigt werden, daß Stehlhandlungen ohne wesentliche Bereicherungstendenz — also weitgehend der Kleptomanie ähnliche Handlungen — auch im Rahmen von körperlichen Erkrankungen auftreten können (so etwa bei hypoglykämischen Zuständen, im Rahmen von epileptischen Syndromen, Intoxikationen und anderen zerebralen Prozessen), aber auch bei Psychosen, und zwar sowohl bei schizophrenen als auch depressiven oder maniformen Psychosen (ausführliche Literatur s. *Möller*1977).

Bei vielen Patienten scheint die Kleptomanie periodisch aufzutreten, vor allem in Verbindung mit Streßsituationen.

Moller (1977) beschreibt 4 Typen von Stehlhandlungen ohne Bereicherungstendenz: Stehlen als sexuelle Ersatzhandlung, als emotionale Entladungsreaktion, bei Bewußtseinstrübung und psychotisch motiviert.

Obwohl alle Autoren sich einig sind, daß die Behandlung der Kleptomanie durch Psychotherapie zu erreichen ist, ist über die Erfolgsquote einer Psychotherapie wenig bekannt. Die am häufigsten angewendete Therapieform ist die psychoanalytische Behandlung. Wie erfolgreich diese Therapie ist, ist ebenfalls nicht bekannt. Es gibt außerdem kasuistische Beiträge, die über gute Therapieerfolge mit verhaltenstherapeutischen Methoden berichten (*Wetzel* 1966, *Guidry* 1975).

15.8 Pyromanie

Pyromanie ist eine krankhafte Störung, die durch „vorsätzliches und beabsichtigtes Legen von Feuer bei mehr als einer Gelegenheit, Spannung oder Erregung wegen des Feuers und intensives Vergnügen, Befriedigung oder Entspannung beim Feuerlegen, Zuschauen oder Beteiligtsein an den Folgen" gekennzeichnet ist (DSM-III-R, *APA* 1989). Das Feuerlegen geschieht nicht aus finanziellen Profitgründen, aus Wut oder Rache oder um bestimmte Ziele durchzusetzen und ist auch nicht von psychotischen Erlebnissen determiniert. Obwohl die Störung insgesamt selten ist, sind Pyromanen relativ häufig unter Brandstiftern zu finden. *Lewis* u. *Yarnell* (1951) fanden in ihrer großen Pyromanie-Studie bei 1145 erwachsenen männlichen Brandstiftern 39 % Pyromanen. Bei Frauen ist die Störung extrem selten.

Die Störung beginnt gewöhnlich in der Kindheit. Sie verläuft periodisch mit häufigen Exazerbationen während einer Krisensituation. Wenn die Pyromanie mit intellektueller Minderbegabung oder mit Alkoholismus verbunden ist, hat sie in der Regel eine schlechte Prognose. Die Angaben über die Rezidivhäufigkeit von pyromanen Episoden schwanken zwischen 5 bis 28 % (*Mavromatis* u. *Lion* 1977, *Lewis* u. *Yarnell* 1951). Wenig ist bekannt über die psychodynamischen Zusammenhänge, die zu den Entstehungsbedingungen der Pyromanie gehören. Die Interpretationen reichen von einer äquivalenten Handlung zur Onanie bis zu der Annahme, daß Pyromanie ein pathologisches Kommunikationsmuster darstellt (*Wise* 1988).

Psychoanalytische Behandlungsmethoden stellen die häufigste Behandlungsform dar, die bei Pyromanie angewendet wird. Wenig ist jedoch über die Therapieerfolge bekannt. Verhaltenstherapeutische Methoden, vor allem aversive Methoden wurden angewendet, die Erfolge sind aber ebenfalls fraglich (*Wise* 1988).

15.9 Pathologisches Spielen

Als pathologisches Spielen wird die chronische und fortschreitende Unfähigkeit bezeichnet, der Versuchung zu Glücksspiel und anderem Spielverhalten zu widerstehen, wodurch persönliche, familiäre und berufliche Verpflichtungen in Frage gestellt, unterbrochen und geschädigt werden (DSM-III-R-Definition, *APA* 1989).

Charakteristisch für das pathologische Spielen (auch Spielsucht genannt) ist die häufige Beschäftigung mit dem Glücksspiel oder damit, Geld für das Spielen zu beschaffen. Es besteht ein Bedürfnis, die Höhe oder die Häufigkeit der Einsätze zu steigern, um die gewünschte Erregung zu erreichen, und es tritt Ruhelosigkeit oder Reizbarkeit auf, wenn nicht gespielt werden kann. Häufig wird gespielt, obwohl das Erfüllen beruflicher oder sozialer Pflichten vorrangig wäre, und es wird um größere Geldsummen gespielt oder über einen längeren Zeitraum als beabsichtigt. Wiederholte Geldverluste beim Spielen und Zurückkehren am anderen Tag, um die Geldverluste wieder wettzumachen, sowie wiederholte Versuche, das Spielen einzuschränken oder zu beenden, gehören ebenfalls dazu (*APA* 1989).

Häufigkeit

Die Häufigkeit des pathologischen Spielens ist nicht genau bekannt. *Dickerson* (1984) schätzt die Häufigkeit auf etwa 1 % der erwachsenen Bevölkerung, das DSM-III-R dagegen geht von einer Häufigkeit von 2 bis 3 % bei Erwachsenen aus.

Ätiologie

Zur Ätiologie des pathologischen Spielens gibt es zahlreiche Theorien, und zwar als tiefenpsychologisch, behavioristisch, biologisch oder psychopathologisch determinierte Störung. Nach Ansicht

von *Wise* (1988) stellt jede dieser Theorien eine Übersimplifikation dar, wenn sie Anspruch auf Erklärung des Gesamtspektrums pathologischen Spielens beansprucht. Die tiefenpsychologisch orientierten Interpretationen des pathologischen Spielens nehmen eine Regression zu infantilen Stadien an — äquivalent zur Masturbation —, latente Homosexualität, infantile Omnipotenzphantasien, masochistische Tendenzen etc. (s. Überblick in *Greenberg* u. *Schmidt* 1990).

Interessant sind auch die Befunde neuerer Untersuchungen, die einen sehr hohen Anteil von affektiven Psychosen bei pathologischen Spielern zeigen (und zwar über 70 %, s. Untersuchungen von *McCormick* et al. 1984, *Linden* et al. 1986). Die erwähnten Untersuchungen zeigen auch hohe Zahlen von affektiven Psychosen und Alkohol- oder Drogenabhängigkeit in der Verwandtschaft der pathologischen Spieler auf (jeweils 30 % der Verwandten 1. Grades).

Neuerdings wird diskutiert, ob bei pathologischen Spielern eine Stimulation des endogenen opioiden Systems stattfindet; bis jetzt liegen aber unseres Wissens keine großangelegten systematischen Untersuchungen darüber vor (s. *Custer* 1982).

Daß exzessives Spielen auch im Rahmen von organischen Psychosyndromen (vor allem bei Frontallappenläsionen), Manien und Schizophrenien zu beobachten ist, ist jedem Kliniker bekannt, wobei es sich jedoch in diesen Fällen nicht um pathologisches Spielen im engeren Sinne handelt, sondern um ein Epiphänomen, was auf der Basis der Grunderkrankung entsteht.

Behandlung

Zur Behandlung des pathologischen Spielens wurden viele verschiedene Methoden angewendet. Die Ergebnisse sind jedoch insgesamt nicht befriedigend bzw. widersprüchlich. Für einige Autoren ist die Therapie der Wahl die psychoanalytische Behandlung. Bei größeren Kollektiven wurde jedoch ein Erfolg der Therapie bei nicht mehr als 50 % der Patienten beobachtet. Ähnliches gilt auch für verschiedene verhaltenstherapeutische Methoden (*Wise* 1988).

Ein Aspekt, der für eine Therapie des pathologischen Spielens interessant ist, bezieht sich auf die oben zitierten Befunde, die eine relativ starke Beziehung zwischen pathologischem Spielen und affektiven Psychosen zeigten. In diesem Sinne wäre eine pharmakologische (antidepressive) Therapie erwähnenswert. Die diesbezüglichen Berichte sind jedoch sehr spärlich. *Moskowitz* (1980) berichtet über eine erfolgreiche Therapie bei 3 pathologischen Spielern mit Lithiumcarbonat. Von einigen Autoren wird eine stationäre Behandlung der pathologischen Spieler empfohlen, vor allem weil die Suizidgefährdung bei diesen Patienten hoch ist. Dazu kommt die soziale Gefährdung, wie etwa Entgleisung in die Kriminalität, hohe Schulden, Zerstörung der Familie, etc. Es ist empfehlenswert, daß der Patient Anschluß an eine der verschiedenen Selbsthilfeorganisationen sucht.

Da große kontrollierte Therapiestudien fehlen, kann wenig über die Prognose des pathologischen Spielens gesagt werden. Vor allem die Prognose der nicht behandelten Fälle ist unbekannt, und die Daten über den Verlauf von behandelten Patienten sind nicht reliabel genug. Es scheint jedoch, daß die Chance für einen stabileren, günstigeren Verlauf mit dem Anschluß des Betroffenen an eine Selbsthilfegruppe steigt (*Wise* 1988).

15.10 Othello-Syndrom
s. Eifersuchtswahn
in Kap. 10: Wahnsyndrome

15.11 De Clérambault-Syndrom
s. Liebeswahn (Erotomanie)
in Kap. 10: Wahnsyndrome

Literatur

American Psychiatric Association (APA): Diagnostic and statistical manual of mental disorders. 3. ed. rev. DSM-III-R. APA, Washington D.C. 1989 (Deutsche Bearbeitung: *H.U. Wittchen, H. Saß, M. Zaudig, K. Koehler* (Hrsg.): Diagnostisches und Statistisches Manual Psychischer Störungen. Beltz, Weinheim Basel 1989)

Arieff, A.J., Bowie, C.G.: Some psychiatric aspects of shoplifting. J. clin. Psychopathol. 8 (1974) 565–576

Capgras, J., Reboul-Lachaux, J.: Bull. Soc. clin. Med. Ment. 16 (1923) 170–

Cotard, J.: Délire de négation. Arch. Neurol. 4 (1882) 152–170, 282–290

Custer, R.: Pathological gambling in patients with alcoholism and other drug problems. Ed. by *A. Whitfield*, Yearbook Publishers, New York 1982

de la Tourette, G.: Étude sur une affection nerveuse caracterisée par de l'incoordination motorice accompagnée d'echolalie et de coprolalie. Arch. Neurol. 9 (1885) 19–42

Dickerson, M.G.: Compulsive gambling. Longman Group Ltd., New York 1984

Ekbom, K.A.: Der präsenile Dermatozoenwahn. Acta psychiat. neurol. scand. 13 (1938) 227–259

Ennoch, M.D., Trethowan, W.H.: Uncommon psychiatric syndromes. 2. ed. John Wright, Bristol 1979

Ganser, S.J.M.: Über einen eigenartigen Dämmerzustand. Arch. Psychiat. Nervenkr. 30 (1898) 633–640

Gibbens, T.C.N.: Shoplifting. Brit. J. Psychiat. 139 (1981) 346–347

Greenberg, H.R., Schmidt, R.: Psychologie des Glücksspiels. In: *A.M. Freedman, H.I. Kaplan, B.J. Saddock, U.H. Peters* (Hrsg.): Psychiatrie in Praxis und Klinik. Bd. 5. Thieme, Stuttgart, New York 1990

Guidry, L.S.: Use of a covert punishing contigency in compulsive stealing. J. Behav. Ther. exp. Psychiat. 6 (1975) 169

Itard, S.M.G.: Memoire sun quelque functions involontaires des appareits de la locomotion de la prehension et de la voix. Arch. gen. Med. 8 (1825) 385–407

Lewis, N.D.C., Yarnell, H.: Pathological firesetting (pyromania). Carlidge Contation, New York 1951

Linden, R.D., Pope, H.G., Jonas, J.M.: Pathological gambling and major affective disorders: preliminary findings. J. clin. Psychiat. 47 (1986) 201–203

Marneros, A.: Das Vorbeireden. Fortschr. Neurol. Psychiat. 47 (1979) 479–489

Marneros, A.: Hirnorganische Melancholie. Psychiat. clin. 15 (1982) 212–230

Marneros, A.: Gilles de la Tourette's syndrome and age. Amer. J. Psychiat. 140 (1983) 924–925

Marneros, A.: Gilles-de-la-Tourette-Syndrom. Fortschr. Neurol. Psychiat. 52 (1984) 250–257

Marneros, A., Deister, A., Rohde, A.: Delusional parasitosis. Psychopathology 21 (1988) 267–274

Mavromatis, M., Lion, G.R.: A primer of pyromania. Dis. nerv. Syst. 38 (1977) 954–955

McCormick, R.A., Russo, A.N., Ramirec, L.F. et al.: Affective disorders among pathologic gamblers seeking treatment. Amer. J. Psychiat. 141 (1984) 215–218

Moeli, C.: Über irre Verbrecher. Fischer, Berlin 1888

Möller, H.-J.: Zur Psychopathologie von Stehlhandlungen ohne (wesentliche) Bereicherungstendenz. Arch. Psychiat. Nervenkr. 223 (1977) 323–336

Moskowitz, J.A.: Lithium and lady luck. N.Y. State J. Med. 80 (1980) 785–788

Reilly, T.M., Batchelor, D.H.: The presentation and treatment of delusional parasitosis: A dermatological perspective. Int. clin. Psychopharmacol. 1 (1986) 340–353

Shapiro, A.K., Shapiro, E., Bruun, R.D., Sweet, R.D.: Gilles des la Tourette's syndrome. Raven Press, New York 1978

Young, I.G., Leven, I., Knott, P.J.: Tourette's syndrome and tic disorders. In: Diagnosis and psychopharmacology of childhud and adolescent disorders. J. Wiley, New York 1985

Wetter, R.: Use of behavior techniques in a case of compulsive stealing. J. consult. Psychiat. 30 (1966) 367–374

Wetzel, R.: Use of behavior techniques in a case of compulsive steeling. J. consult. Psychol. 30 (1966) 367–374

Wise, M.: Adjustment and impulse disorders. In: *J.A. Talbot* et al. (eds.): Textbook of psychiatry. APP, Washington D.C. 1988

16 Therapie von Sexualstörungen

G. Kockott

16.1 Sexuelle Funktionsstörungen

16.1.1 Symptomatik

Wir verstehen unter sexuellen Funktionsstörungen Störungen des Sexualverhaltens und des sexuellen Empfindens als Folge herabgesetzter oder untypischer genitalphysiologischer Reaktionen oder vollständigen Fehlens solcher Reaktionen. Sie können in 2facher Form detaillierter beschrieben werden:

1. nach der Art der sexuellen Funktionsstörung, wie sie in den verschiedenen Phasen der sexuellen Interaktion auftreten (inhaltliche Definition s. Tab. 16.1),

2. nach den Umständen, unter denen sie auftreten (formale Definition). Sie können z.B. primär, d.h. vom 1. Sexualkontakt an, oder sekundär, d.h. nach mindestens 1mal ungestört erlebtem Sexualkontakt, bestehen oder nur initial oder praktikbezogen auftreten.

16.1.2 Ursachen

Organogenese – Psychogenese

Die Angaben in der Literatur zum prozentualen Anteil organischer bzw. psychisch bedingter sexueller Funktionsstörungen schwanken ganz erheblich von Autor zu Autor, insbesondere bei den Funktionsstörungen des Mannes.

Tabelle 16.1 Sexuelle Funktionsstörungen in verschiedenen Abschnitten der sexuellen Interaktion. (Nach *Arentewicz* u. *Schmidt* 1984)

Abschnitt	Störungen beim Mann	Störungen bei der Frau
1. Sexuelle Annäherung		*Libidostörungen:* Störungen der sexuellen Appetenz, die bis zu sexueller Aversion gehen können.
2. Sexuelle Stimulation	*Erektionsstörungen:* Erektion im Hinblick auf Dauer oder Stärke nicht ausreichend für befriedigenden Geschlechtsverkehr.	*Erregungsstörungen:* Erregung im Hinblick auf Dauer oder Stärke nicht ausreichend für befriedigenden Geschlechtsverkehr.
3. Einführung des Penis und Koitus		*Vaginismus* (Scheidenkrampf): Einführen des Penis durch krampfartige Verengung des Scheideneingangs gar nicht oder nur unter Schmerzen möglich
		Schmerzhafter Geschlechtsverkehr (Dyspareunie): Brennen, Stechen, Jucken im Genitalbereich; bei Frauen auch wehenähnliche Krämpfe beim Orgasmus
4. Orgasmusphase	*Vorzeitige Ejakulation:* Samenerguß schon vor dem Einführen des Penis in die Scheide, beim Einführen oder unmittelbar danach (bis 60 Sek.) *Ausbleibende Ejakulation:* Trotz voller Erektion und intensiver Reizung kein Samenerguß. *Ejakulation ohne Orgasmus:* Samenerguß ohne Lust- und Orgasmusgefühl.	*Orgasmusschwierigkeiten:* Orgasmus nie oder nur selten.
5. Nachorgastische Reaktionen		*Nachorgastische Verstimmungen:* Gereiztheit, innere Unruhe, Schlafstörungen, Depressionen, Weinanfälle, Mißempfindungen im Genitalbereich usw.

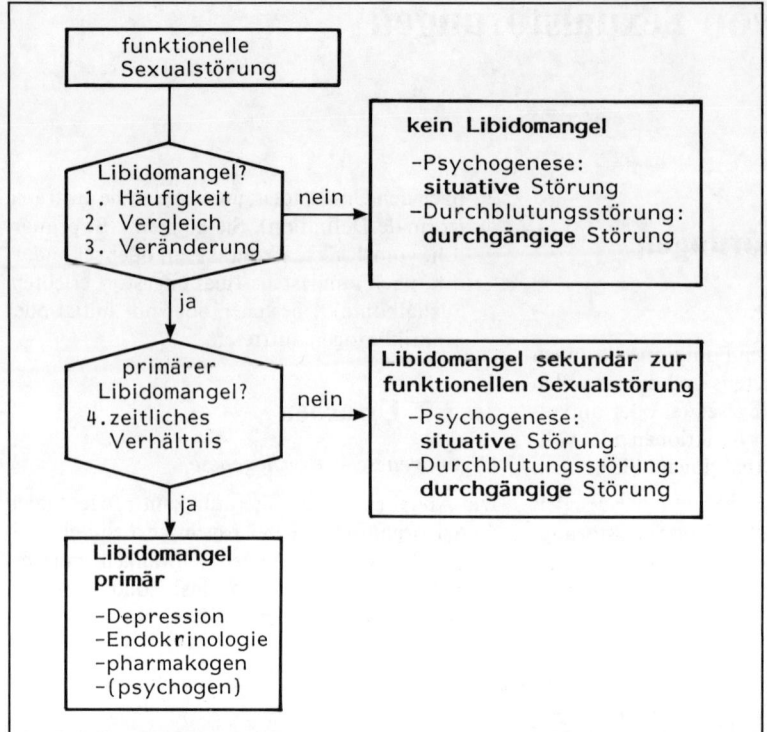

Abb. 16.1 Orientierende Diagnostik

Für eine 1. Orientierung zu möglichen Ursachen hat sich ein Vorgehen bewährt, das im folgenden an Hand eines Flußdiagrammes beschrieben werden soll (Abb. 16.1). Hierzu ist die Beantwortung von 4 Fragen zur sexuellen Appetenz (Libido) notwendig.

a) „Wie häufig spüren Sie ein Verlangen nach sexuellem Erleben?" Die Grenze zwischen intakter und herabgesetzter Libido ist unscharf und kann inter- und intraindividuell erheblich schwanken. Dennoch wird man eine Antwort eines jüngeren Patienten „etwa einmal im Monat" als Hinweis auf eine herabgesetzte Appetenz nehmen.
b) „Im Vergleich zu Personen Ihres Alters ist das Verlangen bei Ihnen gleich stark, schwächer oder stärker ausgeprägt?"
c) „Haben Sie eine Veränderung im Verlangen verspürt?"
d) „Bemerken Sie diesen Mangel seit oder nach dem Auftreten Ihrer sexuellen Probleme oder war er schon vorher vorhanden?"

Mit den Fragen a—c ist zu klären, ob ein Libidomangel besteht. Ist die sexuelle Appetenz *nicht gestört* bei Vorhandensein einer sexuellen Funktionsstörung, so ist am ehesten an eine vorwiegend psychisch bedingte Sexualstörung zu denken, seltener

an Sexualstörungen im Rahmen eines Partnerkonfliktes — oder (besonders bei Männern) an vorwiegend organisch bedingte Sexualstörungen *vaskulärer* Genese.

Letztere lassen sich von den psychisch bedingten Sexualstörungen durch ihre „durchgängige" Sexualproblematik abtrennen (Erektion auch bei Masturbation gestört, fehlende oder unzureichende nächtliche oder morgendliche Erektion), während psychisch bedingte Sexualstörungen „situativ" bestehen, meist besonders ausgeprägt bei Partnerkontakt.

Ist die *Libido herabgesetzt*, so ist über das zeitliche Verhältnis des Auftretens von Libido- und Sexualstörung (Frage d) zu klären, ob ein primärer Libidomangel (vor dem Auftreten der Sexualstörung vorhanden) oder ein sekundärer Libidomangel (entwickelt sich als Folge einer Sexualstörung) besteht. Ist die Libido *primär* herabgesetzt, so ist die Sexualstörung meistens im Zusammenhang mit anderen Störungen zu verstehen, z.B. ausgelöst durch einen Hypogonadismus oder eine Depression. Eine große Rolle spielen auch Nebeneffekte verschiedener Pharmaka, insbesondere Psychopharmaka, Sedativa und Antihypertensiva. Da jedoch sexuelle Funktionsstörungen medikamentös offensichtlich nur bei einigen Patienten verursacht werden, bei den meisten Medikamenten auch keine klare Dosisabhängigkeit bekannt ist, müssen andere ursächliche Faktoren eine zusätzliche, vielleicht sogar ausschlaggebende Rolle spielen, sie könnten in der Persönlichkeit des Patienten liegen.

Der *sekundäre* Libidoverlust kann sich im Laufe der Zeit bei allen Sexualstörungen entwickeln. Er ist als Vermeidungsverhalten zu interpretieren: Hat ein Patient bzw. eine Patientin mehrfach sexuelles Versagen erlebt, wird er/sie die Lust an der Sexualität verlieren und sexuelle Kontakte nicht mehr aufnehmen wollen. Auf diese Weise vermeidet vor allem der männliche Patient die Blamage erneuten Versagens. Die meisten Männer sind sich dieses Mechanismus kaum oder überhaupt nicht bewußt.

Die organischen Ursachen können hier nicht abgehandelt werden. Es wird auf die einschlägige Literatur verwiesen (*Eicher* 1980, *Bähren* u. *Altwein* 1988, *Porst* 1987).

Bei den organischen Ursachen existiert eine gewisse Ursachenspezifität. Vaskuläre Störungen beim Mann führen vorwiegend zu Erektionsproblemen, endokrinologische Veränderungen zu Störungen der sexuellen Appetenz. Lokale Reizungen können beim Mann einen vorzeitigen Samenerguß, bei der Frau eine Dyspareunie verursachen. Nicht so bei den psychischen Ursachen: Jeder Problemkreis kann zu jeder Form sexueller Störung Anlaß geben.

Psychische Ursachen

Die psychischen Ursachen lassen sich grob in 3 Bereiche untergliedern:

— Probleme in der Partnerschaft,
— Probleme in der Persönlichkeit,
— psychosexuelle Probleme im engeren Sinne.

Partnerschaft

Wenn der Partnerkonflikt „offen" besteht, ist es nicht schwierig, ihn z.B. im gemeinsamen Gespräch mit dem Paar zu erkennen und den Zusammenhang mit gleichzeitig vorhandenen sexuellen Störungen zu sehen. Sehr viel schwieriger ist der Zusammenhang festzustellen, wenn die Partnerproblematik „verdeckt" ist. Die Konflikte werden oft erst während einer schon länger laufenden Psychotherapie deutlich. *Arentewicz* u. *Schmidt* (1984) haben 4 typische partnerdynamische Prozesse herausgestellt, die sog. Delegation (der „Ungestörte" hat ein Interesse an der Funktionsstörung des Partners, um z.B. eigene Probleme zu verdecken), das Arrangement (beide Partner ziehen einen Nutzen aus der Störung), die Wendung gegen den Partner (Machtkampf auf sexueller Ebene)

und das Ambivalenzmanagement (über die Sexualstörung wird ein Nähe-Distanz-Konflikt ausgetragen).

Persönlichkeit

Hier spielen Ängste, vor allem Ängste vor einer engen Beziehung, Angst vor Übernahme von Verantwortung, eine große Rolle oder enge Bindungen an das Elternhaus, so daß sich keine Selbständigkeit entwickeln konnte. Weiterhin kann übermäßige Orgasmusorientiertheit als Kompensation herabgesetzten Selbstwertgefühls bestehen oder — bei Frauen — ausschließliche Orientierung am männlichen Partner mit der Einstellung, dessen Befriedigung sei der wichtigste Aspekt in der Sexualität. Vor allem bei Frauen finden wir Probleme der Geschlechtsidentität als Ursache sexueller Störungen, wenn sie z.B. erhebliche Schwierigkeiten haben, ihrem eigenen Anspruch oder dem vermeintlichen oder tatsächlichen Anspruch der Umwelt an ihre Rolle als berufstätige Frau, Ehefrau, Mutter und/oder „Nur-Hausfrau" zu genügen.

Psychosexuelle Probleme im engeren Sinne

Die Mehrzahl der psychisch bedingten sexuellen Funktionsstörungen hat ein phobisches Gepräge, zumindest beim Mann. Sie werden durch den sog. „Selbstverstärkungsmechanismus" der Versagensangst aufrechterhalten. Lerntheoretisch läßt er sich in sehr vereinfachter Form wie folgt darstellen: In erotischen Situationen läuft eine lange Verhaltenskette ab. Sie beginnt bei ungestörtem Sexualverhalten (Abb. 16.2) mit Zeichen gegenseitiger Zuneigung. Langsam entsteht eine sexuelle Erregung. Hieraus resultieren erotische Körperkontakte, die in das Vorspiel und Petting übergehen und

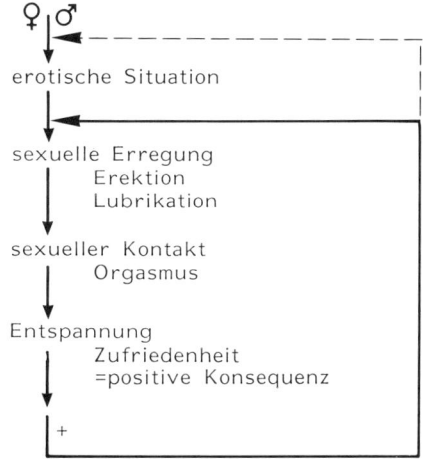

Abb. 16.2 Ungestörtes Sexualverhalten

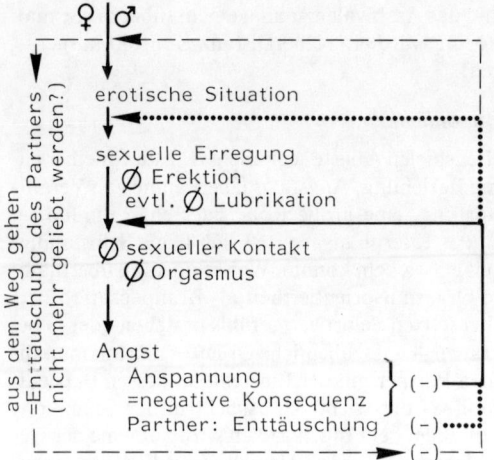

Abb. 16.3 Gestörtes Sexualverhalten

schließlich zum Geschlechtsakt und Orgasmus führen. Die Verhaltenskette ist abgeschlossen mit dem postkoitalen Gefühl zufriedener Entspannung, d.h. mit einem positiven Erlebnis. Eine Verhaltenskette, die positiv endet, hat die Tendenz, wiederholt zu werden. So wird aus lerntheoretischer Sicht das ungestörte Sexualverhalten aufrechterhalten. Bei gestörtem Sexualverhalten (Abb. 16.3) entwickelt sich zunächst über Zeichen gegenseitiger Zuneigung eine Erotisierung. Aus irgendeinem Grund, wie berufliche oder private Sorgen oder sonstige störende Ereignisse, bleibt jedoch die weitergehende Erregung aus. Ein Geschlechtsakt kommt nicht zustande. Die Verhaltenskette endet unangenehm, meistens mit Anspannung und Enttäuschung, also mit einer negativen Reaktion. Bei wiederholten Versuchen läßt die Angst vor diesem unangenehmen Ende keine sexuelle Erregung mehr aufkommen, da Angst eine Antagonist sexueller Erregung ist. Damit ist der Teufelskreis der Selbstverstärkung geschlossen. Die Versagensängste halten die Sexualstörung aufrecht. Der Partner erlebt die sexuelle Situation ebenfalls enttäuschend. Diese Enttäuschung steigert die Angst des Patienten vor dem Versagen. Um der sehr belastenden Situation aus dem Wege zu gehen, wird der Patient Sexualität zunehmend vermeiden. Dadurch kommt er häufig in einen weiteren Konflikt. Einerseits bringt ihm das Vermeiden sexuellen Kontaktes Erleichterung, andererseits registriert der Partner diesen Rückzug und interpretiert ihn vielleicht als „nicht mehr geliebt werden". Damit sind Partnerkonflikten die Tore weit geöffnet: Sie vergrößern noch die Angst vor erneutem Versagen. Dieser phobische Teufelskreis läßt sich praktisch in der

Ätiologie aller sexuellen Funktionsstörungen nachweisen, unabhängig von der sonstigen Ätiologie — auch bei sexuellen Funktionsstörungen vorwiegend organischer Genese. Er ist jedoch bei den verschiedenen Formen sexueller Gestörtheit unterschiedlich stark wirksam. Es muß wohl eine persönlichkeitsabhängige Prädisposition für die Ausgeprägtheit eines solchen Selbstverstärkungsmechanismus angenommen werden.

16.1.3 Therapie

Beratung

Nicht jede sexuelle Störung bedarf einer spezifischen Therapie. Eine Reihe sexueller Probleme ist allein bedingt durch Unwissenheit, fehlende Aufklärung, sexuelle Fehleinstellung, sog. phallische Irrtümer (*Vogt* 1980). Diese Probleme können durch eine Reihe beratender Gespräche erfolgreich angegangen werden. Der Arzt, der das Paar und dessen soziales Umfeld kennt, scheint ganz besonders geeignet zu sein, diese Gespräche zu führen. Vielleicht ist er zunächst auch nur Vermittler einer 1. Aussprache, die durch seine Anwesenheit nicht in einem sinnlosen Streit endet, oder er muß dem schwächeren Partner helfen, Dinge zur Sprache zu bringen, die er bisher dem Stärkeren nicht zu sagen wagte.

Therapie

Die Art der Therapie richtet sich nach der Grundproblematik. Bei vorwiegend organisch bedingten sexuellen Funktionsstörungen muß die körperliche Grundkrankheit behandelt werden; es wird auf die entsprechende Literatur verwiesen (*Eicher* 1980, *Bähren* u. *Altwein* 1988, *Porst* 1987). Hier sei nur erwähnt, daß in der Behandlung vorwiegend organisch bedingter sexueller Funktionsstörungen des Mannes in den letzten Jahren deutliche Fortschritte erzielt wurden. Gefäßchirurgische Eingriffe und die Schwellkörperinjektionstherapie haben die bisher vorwiegend geübte Penisprothesenchirurgie stark in den Hintergrund gedrängt. Bei der Schwellkörperautoinjektionstherapie, der sog. SKAT-Methode, ist die Indikation zu dieser Behandlungsform sehr entscheidend; es besteht die Gefahr der leichtfertigen Anwendung. Die vorwiegend psychisch bedingten Erektionsstörungen sind nach unserem derzeitigen Wissensstand keine Indikation (*Kockott* 1988a).

Auch die Psychotherapie richtet sich nach der Grundproblematik. Bestehen vorwiegend partnerschaftliche Probleme, so ist eine sog. Partnertherapie indiziert; sie kann verhaltenstherapeutisch (*Mandel* et al. 1971) oder psychoanalytisch (*Preuss* 1973) orientiert sein. Liegen die Probleme im wesentlichen in der Persönlichkeit des Patienten begründet, so dürfte eine tiefenpsychologisch orientierte Psychotherapie (*Angermann* 1980) eine erfolgreiche Behandlung sein oder eine Verhaltenstherapie, die auf spezielle Problembereiche ausgerichtet ist (*Kraiker* 1974). Zur Behandlung der sexuellen Funktionsstörungen im engen Sinne hat sich ein Vorgehen bewährt, das erstmals von *Masters* u. *Johnson* (1973) beschrieben wurde. Sie behandelten 510 Paare mit insgesamt ca. 800 Patienten. Das Therapieprogramm basiert auf ihren physiologischen Untersuchungen über das ungestörte Sexualverhalten und auf einer Kombination von Verfahren, die bis dahin z.T. einzeln und unsystematisch angewendet wurden. Die formalen Bedingungen ihres Konzeptes können mit den Begriffen Paar-, Team- und Intensivtherapie beschrieben werden. Das bedeutet folgendes: Die Therapie geschieht immer gemeinsam mit dem Partner, da „es so etwas wie einen unbeteiligten Partner in der Partnerschaft, in der sexuelle Störungen aufgetreten sind, nicht gibt" (*Masters* u. *Johnson* 1973, S. 2). Weiterhin fordern *Masters* u. *Johnson*, daß die Therapie von 2 Co-Therapeuten — einem Mann und einer Frau — durchgeführt wird, weil dadurch beide Partner „einen Vertreter und einen Interpreten" (S. 4) haben, der sie aufgrund seiner/ihrer eigenen Erfahrungen als Mann bzw. Frau besonders gut verstehen kann. Als „intensiv" wird die Therapie von *Masters* u. *Johnson* deswegen bezeichnet, weil sie in 2 bis 3 Wochen durchgeführt wird. Inhaltlich besteht die Therapie aus einer Reihe von aufeinanderfolgenden Verhaltensübungen, die das Paar zwischen den Sitzungen durchführt. Die Erfahrungen mit den Übungen werden jeweils in der nächsten Sitzung besprochen und ausgewertet. Über verschiedene, im Schwierigkeitsgrad ansteigende Zwischenstufen wird das sexuelle Verhalten wieder aufgebaut. Unter dem Gebot, keinen Koitus auszuüben, werden folgende Stufen durchlaufen: abwechselndes Streicheln des ganzen Körpers mit Ausnahme der Genitalregion (*sensate focus*), erkundendes Streicheln der Genitalien, stimulierendes Streicheln und Umgang mit Erregung, Petting bis Orgasmus, Einführen des Penis ohne Bewegung, Koitus mit erkundenden Bewegungen bis hin zur nicht mehr durch Verhaltensanweisungen beschränkten sexuellen Betätigung. Für die Behandlung der frühzeitigen Ejakulation schlagen *Masters* u. *Johnson* zusätzlich die *Squeeze-Technik* und für die Behandlung des Vaginismus den Einsatz von Hegarstiften vor. *Masters* u. *Johnson*

berichten über recht gute Erfolge, definieren allerdings ihre Kriterien hierfür nicht sehr eindeutig. Dennoch ist der Angabe zu entnehmen, daß Patienten mit frühzeitiger Ejakulation (98 % erfolgreich) besonders gut auf diese Art von Therapie ansprechen, während Patienten mit einer sekundären Anorgasmie (75 % erfolgreich) und Patienten mit einer primären Erektionsstörung (59 % erfolgreich) schwieriger zu behandeln sind. Insgesamt hat sich das Vorgehen nach *Masters* u. *Johnson* sehr bewährt.

In der Zwischenzeit sind zahlreiche Modifikationen dieses Vorgehens entwickelt und z.T. empirisch überprüft worden. Das therapeutische Vorgehen war im wesentlichen genauso erfolgreich mit 1 anstatt mit 2 Therapeuten sowie bei ambulanter Behandlung mit 1 bis 2 Sitzungen wöchentlich (*Arentewicz* u. *Schmidt* 1984).

Sowohl unter ökonomischen Aspekten wie auch um die therapeutischen Vorteile einer Gruppe zu nutzen, wurde das Vorgehen in Gruppen mit mehreren Paaren erfolgreich angewandt (z.B. *Golden* et al. 1978). Weiterhin wurden Therapiemethoden entwickelt für Patienten ohne Partner (z.B. *Lopiccolo* u. *Lobitz* 1972, *Zilbergeld* 1978). Schließlich wurde das Vorgehen nach *Masters* u. *Johnson* in andere Therapiekonzepte übernommen. *Kaplan* (1974) integrierte psychodynamische und partnerdynamische Aspekte in diese Therapie und nennt diese Richtung „*The new sex therapy*". Sie beschreibt überzeugend, mit diesem Vorgehen gute therapeutische Erfahrung gemacht zu haben, vor allem bei Patienten mit sexuellen Appetenzstörungen. Ein weiteres Beispiel ist das von *Annon* (1974, 1975) entwickelte PLISSIT-Modell zur Behandlung sexueller Funktionsstörungen. Katamnestische Untersuchungen von *Masters* u. *Johnson* haben gezeigt, daß sich der von ihnen mitgeteilte unmittelbare Behandlungserfolg auch noch nach 1 bis 5 Jahren im wesentlichen gehalten hatte. Andere Untersuchungen bestätigen im wesentlichen diese Berichte (z.B. *Arentewicz* u. *Schmidt* 1984). In der Behandlung psychosexueller Funktionsstörungen hat sich diese Therapierichtung als entscheidender psychotherapeutischer Fortschritt erwiesen.

16.2 Sexuelle Deviationen

Eine sexuelle Deviation läßt sich am besten definieren als ein Sexualverhalten, das auf ein unübliches Sexualobjekt gerichtet ist oder eine unübliche Art sexueller Stimulierung anstrebt (*Marks* 1974). Sexuelle Deviationen sind also nicht automatisch als Krankheiten anzusehen, die behandlungsbedürftig sind. Die meisten sexuell Devianten leiden zwar unter ihrer Andersartigkeit, oft jedoch nicht so sehr unter der Devianz selbst als vielmehr unter der Ächtung und Ablehnung, die sie wegen ihrer Devianz vermeintlich oder tatsächlich erfahren. Beratung und therapeutische Hilfe ist deshalb im weitesten Sinne fast immer nötig.

In der folgenden kurzen Aufzählung verschiedener Formen sexueller Deviationen entspricht die Reihenfolge in etwa der Häufigkeit, mit der solche Patienten einen Arzt aufsuchen.

Exhibitionismus ist die sexuelle Befriedigung durch *anonymes* Präsentieren der Genitalien gegenüber Personen des anderen Geschlechts. Hier müssen wir das Verhalten minderbegabter Personen abgrenzen, die aufgrund nicht erlernten Umganges mit der Sexualität durch das Zurschaustellen des Genitalbereiches sexuellen Kontakt mit einem Partner aufnehmen wollen.

Fetischismus ist die sexuelle Befriedigung durch einen Gegenstand, durch ein Material oder ein Körperteil. Die häufigsten Formen des Fetischismus, die mit einem Material zu tun haben, sind der Leder-, Gummi- und Pelzfetischismus. Fetischistische Tendenzen können sich bei gehemmten jugendlichen Männern im Beginn ihrer sexuellen Karriere zeigen. Sie sind dann passager.

Pädophilie ist die Befriedigung durch sexuellen Kontakt mit Kindern des gleichen oder anderen Geschlechts. Die Schwierigkeit der Abgrenzung zur „Normalität" liegt im Alter des Kindes. Von einer Pädophilie können wir dann sprechen, wenn eine *Fixierung* auf (meist präpubertäre) Kinder eingetreten ist.

Transvestitismus ist die sexuelle Befriedigung durch das Anlegen von Kleidern des anderen Geschlechts. Effeminierte Homosexuelle kleiden sich manchmal weiblich, um leichter Kontakt mit gewünschten männlichen Partnern zu bekommen; das ist kein Transvestitismus. Im Gegensatz zur Transsexualität besteht beim Transvestiten kein Bemühen, die Identität des anderen Geschlechts zu übernehmen.

Voyeurismus ist die sexuelle Befriedigung durch *heimliches* Belauschen und Beobachten von Intimitäten anderer; wahrscheinlich ist der Voyeurismus nicht selten.

Frotteurismus ist die sexuelle Befriedigung durch engen Körperkontakt (Sich-Anschmiegen und -Reiben) mit anonymen Frauen im dichten Gedränge; typische Situationen sind überfüllte öffentliche Verkehrsmittel während der Hauptver-

kehrszeit oder große Menschenansammlungen. Dadurch kann das Sich-Reiben oder Enganschmiegen an einen anonymen Partner kaschiert werden. Auch der Frotteurismus dürfte nicht selten sein.

Sexuell motivierte Kleptomanie ist die sexuelle Erregung (manchmal auch Befriedigung) durch Stehlen von Gegenständen. Das ist eine der ganz wenigen sexuellen Deviationen bei Frauen. Häufig wird versucht, vor Gericht einen Ladendiebstahl mit klarer Bereicherungstendenz als Ausdruck einer Kleptomanie darzustellen, um eingeschränkte Schuldfähigkeit zu erreichen.

Beim *Sadismus* wird sexuelle Befriedigung durch die totale Unterwerfung des Partners erreicht. Der *Masochismus* ist das Gegenstück dazu: Die sexuelle Befriedigung wird durch die totale Auslieferung an den Partner erlangt. Beide sexuelle Verhaltensabweichungen können nur miteinander in voller Ausgeprägtheit existieren: Der Sadist ist auf den Masochisten angewiesen und umgekehrt. In den sadomasochistischen Beziehungen geht es nicht so sehr um Aggressivität, sondern um ein erotisiertes Beherrschen bzw. Beherrschtwerden.

Unter *Sodomie* wird im deutschen Sprachgebrauch und im internationalen Diagnosenschlüssel der *WHO* (ICD) sexuelle Befriedigung verstanden, die durch Sexualkontakte mit Tieren erreicht wird. In den USA zählt man hierunter auch den homo- oder heterosexuellen Analverkehr. In ländlichen, sehr einsamen Gegenden kann beim Fehlen eines geeigneten Sexualpartners sexueller Kontakt mit einem Tier nichts weiter als eine Ersatzhandlung sein.

Erotophonie ist die sexuelle Befriedigung durch Telefonate sexuell-erotischen Inhalts mit anonymen Partnern.

Weitere Formen sexueller Devianz sind so selten, daß hierzu auf die einschlägige Literatur verwiesen wird (*Giese* 1962).

16.2.1 Beratung

Beratende Gespräche erfüllen eine Reihe von Aufgaben:

— Sie können für den Devianten die erstmalige Chance sein, ein offenes Gespräch zu führen mit jemandem, der ihn ernst nimmt. Das allein kann eine psychische Entlastung darstellen.
— In dem Gespräch kann geklärt werden, ob das sexuelle Verhalten überhaupt als deviant anzusehen ist oder nur vom Patienten oder dessen Partner als „pervers" erlebt wird. Aufklärung über die Variationsbreite üblichen Sexualver-

haltens und diagnostische Gespräche zur Abklärung sind dann Hauptaufgabe.
— Wer will eine Veränderung? Die Motivation einer Veränderung ist in der Regel sehr ambivalent. Häufig ist der Druck von Angehörigen und der sozialen Umgebung sehr erheblich. Es wird also im Rahmen der Beratung zu entscheiden sein, ob eine Therapie indiziert ist und entsprechende Motivationsarbeit geleistet werden muß oder ob Gespräche mit Angehörigen nötig sind, um Verständnis für die sexuellen Besonderheiten des Patienten zu wecken und ihre Einstellung zur Sexualität zu verändern. Deviante, die mit ihrem unüblichen Sexualverhalten mehr oder minder gut zurechtkommen, suchen oft solche Beratungen, um möglichst wertfrei ihre Befürchtungen und Sorgen besprechen zu können.
— Ist das Akzeptieren der sexuellen Devianz zumindest teilweise möglich? Beispiele zumindest teilweiser Akzeptierung sind der Transvestit oder Sadomasochist, die ihre Deviation teilweise oder voll in Transvestitenclubs oder sadomasochistischen Zirkeln ausleben. Immer wird es darauf ankommen, einen für den Devianten und ggf. für den Partner akzeptablen Kompromiß zu finden.

Die beratenden Gespräche haben auch das Ziel, Informationen über therapeutische Möglichkeiten zu geben. Man kann damit bei Devianten mit Leidensdruck erreichen, daß sie sich ihrer sexuellen Devianz nicht hilflos ausgeliefert fühlen müssen. Es mag auch entlasten, wenn der Betroffene erfährt, nicht der Einzige mit einer solchen Problematik zu sein. Das ist bereits Therapie. Es zeigt sich hier, wie ganz allgemein gültig in der Psychotherapie, daß Beratung und Behandlung nicht klar voneinander getrennt sind.

16.2.2 Therapie

Eine Indikation zur Therapie ist grundsätzlich unter 2 Bedingungen gegeben:

— Der Patient leidet unter seiner Deviation. Das dürfte der Fall sein bei der progredienten Verlaufsform mit fortschreitendem, quälendem Ausufern der devianten Sexualität. Leidensdruck ist außerdem bei Patienten mit sexuellen Impulshandlungen anzunehmen, also Durchbrüchen devianter Verhaltensweisen, die dem Betroffenen selbst fremd erscheinen.
— Verhaltensweisen, unter denen andere leiden. Das sind meistens Handlungen, die den Tatbestand einer Straftat gegen die sexuelle Selbstbe-

stimmung erfüllen. Hierbei kann man in der Regel nicht davon ausgehen, daß der Deviante von vornherein für eine Therapie motiviert ist. Therapie ist aber auch bei Devianten möglich, die vom Gericht die Auflage zur Behandlung erhalten haben (*Schorsch* et al. 1985). Die Indikation ergibt sich bereits aus der ganz pragmatischen Feststellung, daß mit einer Behandlung zumindest eine Chance besteht, daß der Patient sein Verhalten ändern kann — und diese Chance ist nicht schlecht —, während Bestrafung, insbesondere eine Gefängnisstrafe, seine Lebenssituation niemals bessern, sondern nur verschlechtern kann.

In allen übrigen Situationen ist die Therapieindikation zumindest fraglich. Ganz allgemein gesagt und pointiert formuliert kann man feststellen: Eine Indikation zur Therapie ist eher nicht gegeben, wenn das deviante Verhalten in Übereinstimmung der Beteiligten geschieht, keine gesundheitliche Schädigung herbeiführt, keinem Dritten schadet und nicht Ausdruck einer sexuellen Impulshandlung oder einer sog. Perversion ist, unter der der Betroffene leidet.

Somatische Therapien

Hier ist in erster Linie die medikamentöse Behandlung mit Antiandrogenen zu nennen, insbesondere mit Cyproteronacetat. Die klinische Wirkung dieses Medikamentes kann man wie folgt zusammenfassen: Eine Tagesdosis von 100—200 mg, im Ausnahmefall bis zu 300 mg, führt nach 1 Woche, max. nach 3 Wochen, zu einer Verminderung der sexuellen Appetenz, die dosisabhängig ganz erlöschen kann. Außerdem läßt die Erektions- und Ejakulationsfähigkeit nach, die ebenfalls bei hohen Dosen ganz aufgehoben sein können. Spätestens nach 6 Wochen ist die Spermiogenese weitgehend unterbrochen. Der Testosteronspiegel im Plasma und Urin ist signifikant erniedrigt, eine Möglichkeit, die Compliance zu überprüfen. Die appetenzreduzierende Wirkung des Cyproteronacetat ist sehr konstant; sie hängt fast ausschließlich vom Alter des Patienten und von der Dosis ab. Alkohol hebt die Wirksamkeit teilweise auf, manchmal auch sehr umfassend. Eine Veränderung der Triebrichtung tritt nicht ein — das ist auch gar nicht zu erwarten. Etwa 1/3 der Patienten klagt in der 2. und 3. Behandlungswoche über leichte vorübergehende Nebenerscheinungen, wie allgemeine Leistungsminderung (*Hoffet* 1980). Alle Veränderungen sind wenige Wochen nach Absetzen der Medikation reversibel. Da Cyproteronacetat lediglich die sexuelle Appetenz erniedrigt, besteht Einigkeit über die Notwendigkeit, bei sexuell

Tabelle 16.2 Psychoanalytische Therapie mit sexuellen Delinquenten

Autor	Patienten-zahl	Diagnosegruppen	Katamnesen-länge	Anzahl der Patienten *ohne* bekannten Rückfall (in %)
Conn 1949	23	Pädophilie, Exhibitionismus, Homosexualität	bis zu 8 Jahren	82%
Stürup 1963	81	Sexuelle Delinquenz	?	49%
Sachs 1965	41	Sexuelle Delinquenz	6 Monate bis 10 Jahre	80%
Bräutigam 1966	12	Exhibitionismus, Pädophilie, Mehrfachdelikte	2 Jahre 6 Jahre	80% 60%
Hackett 1971	37	Exhibitionismus	2 bis 14 Jahre	89%

Devianten diese Behandlung mit einer Psychotherapie zu kombinieren. Psychotherapie wird allerdings oft erst unter der anfänglichen medikamentösen Dämpfung möglich.

Die Kastration wird heute nicht mehr ernsthaft als Behandlungsform erwogen. Die stereotaktische Hirnoperation, bisher in Deutschland an höchstens 100 Patienten vorgenommen, wurde 1978 von einer Kommission des Bundesgesundheitsamtes als nur im Ausnahmefall bei ganz strenger Indikationsstellung (anderweitig nicht beeinflußbare sexuelle Delinquenz) als „*ultima ratio*" anwendbare Methode angesehen. Übersichten zur Kastration und zu den stereotaktischen Hirnoperationen finden sich bei *Fülgraf* u. *Barbey* (1978) und *Sigusch* (1980) und zur Cyproteronacetattherapie bei *Kockott* (1983).

Psychotherapie

Wie ein roter Faden zieht sich durch die psychoanalytische Literatur die Auffassung, Patienten mit einer sexuellen Deviation seien nicht für eine Psychotherapie geeignet. Das ist auch heute noch eine sehr verbreitete Lehrmeinung. Als Hauptargument wird der mangelnde Leidensdruck angegeben, der bei sexuell Devianten höchstens sekundär bestehe, wenn eine Strafanzeige drohe oder Druck durch die Familie oder die sonstige soziale Umgebung auf den Devianten ausgeübt werde. Dementsprechend finden sich in der Literatur nur wenige Arbeiten, die über Therapieergebnisse bei dieser Patientengruppe berichten. Leidensdruck besteht sicher bei einer ganzen Reihe sexuell Devianter, wie bereits dargestellt. Arbeiten aus den letzten Jahren haben außerdem gezeigt, daß sich bei sexuell Devianten eine Therapiemotivation wecken läßt (*Schorsch* et

al. 1985). Eine geringe Motivation zur Behandlung finden wir auch bei anderen Patientengruppen, die durchaus zum Klientel psychoanalytisch arbeitender Psychotherapeuten gehören. So besteht bei fast allen neurotischen Patienten im Anfang der Entwicklung ihrer Neurose über längere Zeit nur sehr geringer Leidensdruck. Es müssen also andere Gründe sein, weshalb seit Jahrzehnten Psychotherapeuten Berührungsängste gegenüber dieser Patientengruppe haben.

Die wichtigsten Veröffentlichungen zur psychoanalytischen Behandlung von sexuell Devianten sind der Tab. 16.2 zu entnehmen. Erstmals beschreibt *Conn* (1949) eine ambulante Psychotherapie bei sexuell Devianten. Analytisch orientierte Gruppentherapie ist eine Entwicklung der letzten Jahre. Über eine Kombination ambulanter analytischer Kurztherapie mit einer Antiandrogenbehandlung berichtet *Petri* (1980). Er bespricht ausführlich, wie problematisch die Erfolgsbeurteilung bei dieser Patientengruppe ist. Er stützt sich nicht allein auf die Rückfallquote, sondern nimmt die Kriterien psychische und soziale Umstrukturierung in seine Beurteilung mit hinein. Daran gemessen sei in nur 30% seiner 20 über 1 bis 6 Jahre behandelten Patienten deutliche Besserung eingetreten. Diese Erfolgsquote hält *Petri* für realistisch.

Verhaltenstherapie

In den Anfängen wurde bei sexuellen Deviationen vor allem die Aversionstherapie mit unterschiedlich gutem Erfolg angewandt. Die ethischen Bedenken gegen diese Therapieform sind berechtigterweise groß, da sie mit Strafreizen arbeitet. Sie ist nur noch historisch zu erwähnen. Inzwischen wurden Methoden entwickelt, die neben der Reduzierung des gestörten Verhaltens auf den Aufbau üblichen, ungestörten heterosexuellen Verhaltens Wert legen. Die Erfahrung hatte gezeigt, daß bei den meisten Patienten mit sexuellen Deviationen erhebliche heterosexuelle Verhaltensdefizite bestanden. Therapeuten wurden sich bewußt, bei alleiniger Reduzierung des devianten Verhaltens ohne Aufbau heterosexuellen Verhaltens ein „posttherapeutisches Vakuum" herbeizuführen, mit depressiven Verstimmungen als Folge, wenn sexuell deviantes Verhalten der einzige Weg war, über den ein Patient befriedigende Sexualität erleben konnte. Eine große Anzahl verschiedener verhaltenstherapeutischer Verfahren ist inzwischen bei sexuellen Deviationen angewandt worden, ständig werden neue Strategien entwickelt — ein Zeichen dafür, daß die bisher verwandten Verfahren noch nicht den gewünschten Erfolg gebracht haben. Entsprechend der Vielfalt der Psychopathologie bei sexuellen Deviationen war den Verhaltenstherapeuten recht bald klar, daß zur Behandlung des Patienten immer ein individueller, auf den einzelnen Patienten zugeschnittener Therapieplan aufgestellt werden muß, wie er sich aus der Verhaltensanalyse ergibt. Dabei sind die einzelnen Therapiemethoden Bausteine, die individuell und je nach Situation zu einem Gesamt zusammengefügt werden. Methoden, die das sexuell deviante Verhalten beeinflussen, sind heute vor allem die sog. verdeckte Sensibilisierung und Selbstkontrollmethoden. Methoden zur Verstärkung heterosexuellen Verhaltens sind vor allem das Vorgehen nach *Masters* u. *Johnson*, Modellernen und Rollenspiel sowie das sog. „orgasmic reconditioning": Über die verstärkende Wirkung des Orgasmus werden übliche Masturbationsphantasien vermehrt und damit deviante Phantasien verringert und schließlich gelöscht. Diese Methode ist wahrscheinlich deshalb von recht großer Bedeutung, weil in der Regel die sexuellen Phantasien devianter Patienten spezifisch deviante Inhalte haben und die Deviation vor allem über das Fortbestehen solcher Phantasien aufrechterhalten wird. Da Patienten mit sexuellen Deviationen niemals nur isoliert sexuelle Probleme haben, ist es ganz selbstverständlich, daß die erwähnten Therapiebausteine in einen Gesamtplan eingebaut werden müssen, der auch den ganzen Bereich sonstiger Störungen umfaßt. Das sind sehr häufig Probleme im Selbstwertgefühl, Bindungsängste und soziale Verhaltensschwierigkeiten.

Ergebnisse der Verhaltenstherapie

Etwa die Hälfte aller Veröffentlichungen sind Einzelfallstudien. Unter den übrigen Arbeiten befinden sich 2 kontrollierte Untersuchungen. *Evans* (1970) verglich je 10 zunächst erfolgreich behandelte Exhibitionisten mit bzw. ohne weiterbestehende deviante Masturbationsphantasien. Die Rückfallhäufigkeit war bei den Patienten mit weiterbestehenden Masturbationsphantasien signifikant höher. *Rooth* u. *Marks* (1974) erreichten beste Therapieresultate bei Exhibitionisten, wenn sie einer anfänglichen Aversionstherapie das Erlernen von Selbstkontrollmethoden folgen ließen. Ganz überwiegend wird in der Literatur über die Behandlung von Exhibitionisten berichtet. Ihnen folgt nach der Häufigkeit der Diagnosen Fetischismus, Transvestitismus, Pädophilie und Sadomasochismus. Die Anzahl der Patienten mit den Diagnosegruppen Voyeurismus, Notzucht und Inzest liegt jeweils unter 10. Die Mehrzahl der Arbeiten enthält katamnestische Angaben zwischen 1/2 Jahr und mehr als 5 Jahren. Die Rückfallquote von 20% muß unter dem Gesichtspunkt der positiven Auslese des Patientengutes bei Einzelfallstudien betrachtet werden. Außerdem bleibt zu berücksichtigen, daß die Katamnesenlänge bei der Mehrzahl der Patienten unter 2 Jahren lag.

Neue Entwicklungen

In jüngerer Zeit sind Bemühungen erkennbar, schulenübergreifend therapeutisch tätig zu sein. *Schwartz* u. *Masters* (1983) definieren sexuelle Devianz als Störung der Beziehungsfähigkeit und bauen darauf ihre Behandlung auf; *Ploog* et al. (1982) vertreten die Meinung, Deviationen seien einem besseren Verständnis zugänglich, wenn sie sowohl lerntheoretisch als auch tiefenpsychologisch betrachtet werden. Die gleiche Autorengruppe (*Bronisch* et al. 1983) stellte 1983 ein integratives Therapiekonzept zur stationären Behandlung von Sexualdelinquenten vor, das sie mit einigen Patienten erprobt hatten. Vor kurzem haben *Schorsch* et al. eine Arbeit in Buchform vorgelegt (1985), in der sie sich sehr ausführlich mit der Therapie sexueller Delinquenz auseinandersetzen und über ihre Erfahrungen in der Behandlung berichten. Ähnlich wie *Bronisch* et al. (1983) gehen sie von einem psychodynamisch orientierten Verständniskonzept aus und sehen in dem „perversen" Symptom eine Schlüsselfunktion für die jeweils zugrunde liegende Persönlichkeitspathologie. Sie behandelten 86 sexuell delinquente Patienten (Exhibitionismus, Pädophilie, Notzucht), deren Behandlungsverläufe ausführlich dokumentiert sind. Von 51 Patienten werden Katamnesen mitgeteilt, die 6 Monate bis knapp 6 Jahre betragen, im Durchschnitt 2,4 Jahre. Die globale ursprüngliche Erfolgsquote einer deutlichen Besserung in 2/3 der Fälle konnte zum Katamnesezeitpunkt gehalten werden. Die Ergebnisse werden auf verschiedenen Ebenen wie Aktualität der Devianz, soziale Situation, Einstellung zur Sexualität und psychische Symptombildung berichtet. Dabei ergab sich nur bei sehr wenigen Patienten (4) eine neue Symptomatik, die als Symptomverschiebung gedeutet werden könnte. Die zitierten Ergebnisse der Arbeiten aus jüngerer und jüngster Zeit machen Mut, sich dieser psychotherapeutisch sträflich vernachlässigten Patientengruppe verstärkt zuzuwenden.

Literatur

Angermann, I.: Psychodynamik und Psychotherapie der gestörten Sexualität. In: *W. Eicher* (Hrsg.): Sexualmedizin in der Praxis. Fischer, Stuttgart 1980

Annon, J.S.: The behavioral treatment of sexual problems. Vol. 1. Enabling System Inc., Honolulu, Hawaii 1974

Annon, J.S.: The behavioral treatment of sexual problems, Vol. 2. Enabling System Inc., Honolulu, Hawaii 1975

Arentewicz, G., Schmidt, G. (Hrsg.): Sexuell gestörte Beziehungen. 2. Aufl. Springer, Berlin, Heidelberg, New York 1984

Bähren, W., Altwein, J.E.: Impotenz. Diagnostik und Therapie in Klinik und Praxis. Thieme, Stuttgart, New York 1988

Bräutigam, W.: Indikation und Prognose bei analytisch nicht behandelbaren Krankheitsbildern. Z. Psychother. med. Psychologie 16 (1966) 105—113

Bronisch, Th., Berger, M., Kockott, G.: Integratives Therapiekonzept bei stationärer Behandlung von Sexualdelinquenten. Psychiat. Prax. 10 (1983) 83—87

Conn, H.: Brief psychotherapy of the sex offender. J. clin. Psychopathol. 10 (1949) 347—372; Ref. in: Zbl. ges. Psychiat. Neurol. 112 (1951) 239

Eicher, W. (Hrsg.): Sexualmedizin in der Praxis. Fischer, Stuttgart 1980

Evans, D.R.: Subjective variables and treatment effect in aversion therapy. Behav. Res. Ther. 8 (1970) 147—152

Fülgraf, G., Barbey, J.: Stereotaktische Hirnoperationen bei abweichendem Sexualverhalten. bga-Berichte 3. Dietrich Reimer, Berlin 1978

Giese, H.: Psychopathologie der Sexualität. Enke, Stuttgart 1962

Golden, J., Price, S., Heinrich, A., Lobitz, W.: Group versus couple treatment of sexual dysfunctions. Arch. sex. Behav. 7 (1978) 593—662

Hacket, Th.P.: The psychotherapy of exhibitionists in a court clinic setting. Semin. Psychiatr. 3 (1971) 297—306

Hoffet, H.: Die klinische Anwendung von Antiandrogenen in der Psychiatrie. Gynäkologie 13 (1980) 33—43

Kaplan, H.S.: The new sex therapy. Brunner & Mazel, New York 1974

Kockott, G.: Die Behandlung sexueller Delinquenz mit Antiandrogenen. Psychiat. Prax. 10 (1983) 158—164

Kockott, G.: Männliche Sexualität. Funktionsstörungen. Hippokrates, Stuttgart 1988 a

Kockott, G.: Weibliche Sexualität. Funktionsstörungen. Hippokrates, Stuttgart 1988 b

Kockott, G.: Sexuelle Variationen. Hippokrates, Stuttgart 1988 c

Kraiker, Ch. (Hrsg.): Handbuch der Verhaltenstherapie. Kindler, München 1974

Lopiccolo, J., Lobitz, W.C.: The role of masturbation in the treatment of orgasmic dysfunction. Arch. sex. Behav. 2 (1972) 163—171

Mandel, A., Mandel, K.H., Stadter, E., Zimmer, D.: Einübung in Partnerschaft durch Kommunikationstherapie und Verhaltenstherapie. Pfeiffer, München 1971

Marks, I.: Management of sexual disorders. In: *H. Leitenberg* (ed.): Handbook of behavior modification. Appleton Century Croffs, New York 1974

Masters, W.H., Johnson, V.E.: Impotenz und Anorgasmie. Zur Therapie funktioneller Sexualstörungen. Goverts, Krüger und Stahlberg, Frankfurt 1973

Petri, H.: Analytische Kurztherapie bei sexuellen Perversionen. In: V. Sigusch (Hrsg.): Therapie sexueller Störungen. 2. Aufl. Thieme, Stuttgart 1980

Ploog, D., Bronisch, Th., Berger, M., Kockott, G.: Stationäre Psychotherapie von Sexualdelinquenten unter Einbeziehung verhaltenstherapeutischer Verfahren. Partnerberatung 19 (1982) 12—19

Porst, H.: Erektile Impotenz, Enke, Stuttgart 1987

Preuss, H.G.: Ehetherapie. Kindler, München 1973

Rooth, F.G., Marks, I.M.: Persistent exhibitionism: short term response to aversion, self-regulation and relaxation treatment. Arch. sex. Behav. 3 (1974) 227—248

Sachs, J.: Die Behandlung von Sexualdelinquenten in Dänemark. Beitr. Sex.-Forsch. 34 (1965) 69—79

Schorsch, E., Galedary, G., Haag, A., Hauch, M., Lohse, H.: Perversion als Straftat. Springer, Berlin, Heidelberg 1985

Schwartz, M.F., Masters, W.H.: Conceptual factors in the treatment of paraphilias; a preliminary report. J. Sex marital Ther. 9 (1983) 3—18

Sigusch, V. (Hrsg.): Therapie sexueller Störungen. 2. Aufl. Thieme, Stuttgart 1980

Stürup, G.K.: Die Behandlung der Sexualkriminalität in Skandinavien. In: *F. Bauer, H. Bürger-Prinz, H. Giese, H. Jäger* (Hrsg.): Sexualität und Verbrechen. Fischer, Frankfurt 1963

Vogt, H.J.: Andrologie. In: *W. Eicher* (Hrsg.): Sexualmedizin in der Praxis. Fischer, Stuttgart 1980

Zilbergeld, B.: Male sexuality: A guide to sexual fulfillment. Litte, Brown, Comp., Boston/Toronto 1978. (Deutsche Übersetzung: Männliche Sexualität. Bd. 5. DGVT-Forum, Tübingen 1983)

17 Therapie von Ein- und Durchschlafstörungen

G. Hajak, E. Rüther

17.1 Grundlagen und Klinik

17.1.1 Schwerpunktsetzung: Insomnien

Die Bedeutung von Schlafstörungen für die Psychiatrie hat sich in den vergangenen Jahren dramatisch verändert. Schlafprobleme sind aus ihrer Rolle als unspezifisches Begleitsymptom von Erkrankungen in den Blickpunkt von Wissenschaft und Klinik geraten. In der neuesten Ausgabe der internationalen Klassifikation von Schlafstörungen beschreibt die amerikanische Gesellschaft für Schlafstörungen 4 Hauptgruppen von Schlafstörungen, die sich in weitere 88 Subtypen einteilen lassen (*ASDA* 1990). Diese Klassifikation wurde von und für Spezialisten entworfen und ist eine differenzierte Einteilung von Schlafstörungen überwiegend für wissenschaftliche Zwecke. Das in Deutschland in Einführung befindliche allgemeinpsychiatrische Diagnose-Manual ICD-10 (= International Classification of Diseases) (*Soldatos* et al. 1987) verbessert in einem eigenen Kapitel über Schlafstörungen die begrenzte Darstellung des älteren ICD-9-CM (*Degkwitz* et al. 1979, *WHO* 1978). Das ICD-10 ist an dem Klassifikationssystem der amerikanischen psychiatrischen Gesellschaft, dem DSM-III-R-Manual, orientiert (*APA* 1987). Mit dem „Diagnostic and Statistical Manual (DSM)" ist eine oberflächliche, aber klare Klassifizierung von Schlafstörungen nach ätiologischen und programatisch-diagnostischen Gesichtspunkten möglich (Tab. 17.1).

In der Psychiatrie relevante Schlafprobleme umfassen in ganz überwiegendem Maße die Schwierigkeiten der Betroffenen, ein- oder durchzuschlafen. Diese Leitsymptome finden sich in der DSM-Klassifikation vor allem in der Krankheitsgruppe der Insomnien wieder. Im Hinblick auf den hohen Stellenwert der Insomnien in der klinischen Psychiatrie beschränkt sich der vorliegende Beitrag auf die Darstellung dieser Krankheitsgruppe.

17.1.2 Definition der Insomnien

Insomnien entstehen aus einem Mißverhältnis zwischen Schlafbedürfnis und Schlafvermögen. Sie

Tabelle 17.1 Klassifikation der Schlafstörungen im Diagnostic and Statistical Manual (DSM-III-R) der American Psychiatric Association 1987

A. *Dyssomnien*
(Störungen in der Menge, der Qualität oder dem Zeitpunkt des Schlafes)
a) Insomnien
(Schlaflosigkeit)
b) Hypersomnien
(exzessive Schläfrigkeit)
c) Störungen des Schlaf-Wach-Rhythmus
(Schlafphasen vorverlagert, rückverlagert, unregelmäßig oder häufig wechselnd)
d) nicht näher spezifizierte Dyssomnien

B. *Parasomnien*
(Störungen innerhalb des Schlafes oder an der Schlaf-Wach-Schwelle. Der Patient klagt über die Störung, nicht über deren Einfluß auf den Schlaf)

---

stellen einen Mangel an Schlafqualität oder Schlafquantität dar. Sie sind auch ein subjektives Phänomen und damit die individuelle Wahrnehmung eines gestörten Schlafes (*APA* 1987, *ASDA* 1990, *ASDC* 1979, *Buysse* u. *Reynolds* 1990, *Kales* u. *Kales* 1984, *Parkes* 1985, *Soldatos* et al. 1979).

Insomnien werden als manifeste Erkrankung angesehen, wenn sich die Beschwerden innerhalb eines Monats mindestens 3mal pro Woche wiederholen und beim Patienten Einbußen im Wohlbefinden und der Leistungsfähigkeit tagsüber auftreten (*APA* 1987). Eine Insomnie bekommt dann die Wertigkeit einer eigenen Diagnose, wenn sie als Hauptursache im klinischen Bild des Patienten dominiert, Folgesymptome mit sich bringt und andere Erkrankungen auslöst oder sie verschlimmert (*Hajak* et al. 1992).

17.1.3 Symptomatik

Patienten mit Insomnien konsultieren den Arzt überwiegend wegen Nicht-einschlafen-Könnens, Müdigkeit, Unwohlsein und Leistungsschwäche am Tage und unangenehm empfundenen Unterbrechungen des Schlafablaufes. Die Patienten charakterisieren den Nachtschlaf als zu kurz, unruhig,

Tabelle 17.2 Symptomatik der Insomnien

Schlafbeschwerden	*Tagesbefindlichkeit*
– Nicht-einschlafen-Können	– Müdigkeit
	– Unwohlsein
– Häufiges Kurzerwachen	– Konzentrations- und
– Langes nächtliches Wachliegen	Leistungsschwäche
	– Reizbarkeit
– Unruhiger, flacher Schlaf	– Depressive Verstimmung
– Unerholsamer Schlaf	– Muskelschmerzen

oberflächlich, leicht oder unerholsam. Sie berichten über vielzählige kurze Aufwachvorgänge oder über quälend lange Wachzeiten vor dem Einschlafen und nach einem Erwachen. Der Schlaf kann auch dann als unerholsam erlebt werden, wenn den Patienten eine Störung des Schlafablaufes gar nicht bewußt ist. Ursache dafür können ausschließlich elektrophysiologisch nachweisbare Veränderungen in der Feinstruktur des Schlafes sein. Technisch objektivierbare Störungen der Schlafstruktur fehlen unter Umständen auch vollständig (*APA* 1987, *ASDA* 1990, *ASDC* 1979, *Kales* u. *Kales* 1984, *Parkes* 1985, *Schneider-Helmert* 1985), (Tab. 17.2).

Tagsüber leiden die Patienten unter Müdigkeit und Erschöpfung, Minderung der Konzentrations- und Leistungsfähigkeit, allgemeinem Unwohlsein und Antriebsschwäche. Daneben können sie über Muskelschmerzen, Reizbarkeit, depressive Verstimmungen oder Angstsymptomatik klagen. Bei leichten Schlafstörungen kann die Tagesbefindlichkeit auch unbeeinträchtigt sein (*APA* 1987, *ASDC* 1979, *ASDA* 1990, *Beutler* et al. 1974, *Mendelson* 1987a, *Parkes* 1985).

17.1.4 Prävalenz und Schlafmittelgebrauch

Epidemiologische Untersuchungen in den westlichen Industrieländern erbrachten eine weitgehend übereinstimmende Häufigkeit von Schlafstörungen in der Bevölkerung von etwa 20 bis 30 %. Bei ungefähr der Hälfte der Betroffenen und damit 10 bis 15 % der Bevölkerung liegt eine schwere und damit vermutlich behandlungsbedürftige Schlafstörung vor (*Berman* et al. 1990, *Cirignotta* et al. 1985, *Dilling* u. *Weyerer* 1978, *Ford* u. *Kamerow* 1989, *Hajak* u. *Rüther* 1992, *Lugaresi* et al. 1987, *Mellinger* et al. 1985, *Partinen* et al. 1984, *Piel* 1985).

Die Praxis zeigt einen ungezwungenen Umgang mit Schlafmitteln. 5 % der westdeutschen Männer und 12 % der Frauen nehmen rezeptpflichtige Beruhigungs- und Schlafmittel zu sich, wenn sie nicht schlafen können (*Piel* 1985). Diese Zahl steigt auf 30 % bei Personen, die prinzipiell schwer einschlafen können (*Piel* 1985). In der Schweiz nehmen immerhin 1,4 % der Männer und 3,9 % der Frauen regelmäßig Hypnotika ein. In der Untergruppe der 60- bis 74jährigen liegen die Zahlen mit 7,1 % und 15,6 % deutlich höher (*Borbely* 1984a). Etwa 1,5 % bis 3,5 % der Bevölkerung von San Marino oder der USA nehmen regelmäßig Schlafmittel zu sich. Unter den Schlafgestörten dieser Bevölkerungsgruppen benutzen etwa 30 % Hypnotika, mehr als 10 % von ihnen ständig (*Cirignotta* et al. 1985, *Karacan* et al. 1976, *Lugaresi* et al. 1987, *Mellinger* et al. 1985). In den USA benutzen über 50 % aller Personen mindestens 1mal im Jahr rezeptpflichtige Hypnotika (*Mellinger* et al. 1985). Bei etwa 5 % der Patienten mit Schlafstörungen soll bereits ein Medikamentabusus vorliegen (*Ford* u. *Kamerow* 1989).

17.1.5 Klassifikation

Ein- und Durchschlafstörungen treten als Hauptsymptome von Insomnien bei den unterschiedlichsten psychischen und physischen Erkrankungen auf. Die Ätiologie und Pathophysiologie vieler Insomnien ist allerdings nicht sicher bekannt (*Steinberg* et al. 1987).

Im Hinblick auf eine gezielte Therapiewahl muß die Einteilung der Insomnien in Untergruppen der diagnostischen Vielfalt gerecht werden, ohne unübersichtlich zu sein. Leider widersprechen sich nahezu alle existierenden Klassifikationsschemata oder Vorschläge zur Einteilung von Insomnien in den Diagnosekriterien, der Bezeichnung und der ätiologischen Zuordnung der Schlafstörungen (*APA* 1987, *ASDA* 1990, *ASDC* 1979, *Degkwitz* et al. 1979, *Soldatos* et al. 1987, *WHO* 1978, *Beckmann* u. *Hippius* 1976, *Finke* u. *Schulte* 1979, *Faust* u. *Hole* 1980, *Kales* et al. 1982, *Parkes* 1985, *Schneider-Helmert* 1985). Die hier dargestellte Einteilung von Insomnien ist pragmatisch ätiologisch ausgerichtet und lehnt sich am ehesten an das Klassifikationssystem der amerikanischen psychiatrischen Gesellschaft, dem „Diagnostic and Statistical Manual" (DSM) an (*APA* 1987). 5 Formen von Insomnien werden unterschieden (Tab. 17.3):

Tabelle 17.3 Klassifikation der Insomnien

1. Organisch bedingt
2. Bei einer psychischen Störung
3. Primär-psychophysiologisch
4. Als Begleitsymptom anderer Schlafstörungen
5. Sonderformen

Organisch bedingte Insomnien

Jede Beeinflussung körperlicher Grundfunktionen kann negative Auswirkungen auf den Schlaf haben (*Parkes* 1985). Eine Vielzahl körperlicher Erkrankungen, die Ingestion toxischer Substanzen, eine Reihe von Medikamenten und der Mißbrauch von Alkohol und Drogen verursachen Schlafstörungen (*APA* 1987, *ASDA* 1990, *ASDC* 1979). Nächtliche Atemstillstände, sog. Schlafapnoen, das Gefühl unruhiger Beine und Kontraktionen bestimmter Beinmuskeln beim Syndrom der periodischen Bewegungen sind häufige im Schlaf zu beobachtende Störungen, die Ein- und Durchschlafprobleme verursachen können. Im allgemeinen führen sie aber zu einer erhöhten Tagesschläfrigkeit und werden darüber klinisch wirksam (*Meier-Ewert* 1989, *Danek* u. *Pollmächer* 1990, *Guilleminault* 1989) (Tab. 17.4). Patienten mit einer Schlafapnoe sind zudem überwiegend übergewichtig, sie schnarchen und häufig berichtet der Lebenspartner über die Beobachtung von Atempausen des Patienten während des Schlafes. Periodische Bewegungen im Schlaf sind dem Schlafenden zumeist nicht bewußt. Mit Ausnahme des Syndroms der ruhelosen Beine ist daher zur Sicherung der Diagnose und Bestimmung des Schweregrades dieser Erkrankungen eine Untersuchung in einem Schlaflabor erforderlich. Diagnostik und Therapie sind bei Insomnien infolge einer Abhängigkeit oder Suchtentwicklung ein Schwerpunkt des psychiatrischen Fachgebietes. Die übrigen Erkrankungen werden größtenteils von Internisten und Neurologen abgeklärt und behandelt.

Insomnien bei einer psychischen Störung

Mehr als 80 % der Patienten mit schweren Ein- und Durchschlafstörungen haben eine psychiatrische Erkrankung nach den Kriterien der DSM-Klassifikation (*Hermann-Maurer* et al. 1990, *Tan* et al. 1984). Diesen Zusammenhang zwischen psychiatrischer Erkrankung und Schlafstörung unterstreicht, daß etwa 70 % der psychiatrisch kranken Patienten über Schlafstörungen klagen (*Dilling* 1985, *Gnirrs* et al. 1978, *Rudolf* 1985).

Patienten mit affektiven Psychosen (*Gillin* et al. 1984, *Hudson* et al. 1988, *Linkowski* et al. 1986, *Mendelson* et al. 1984, *Reynolds* u. *Kupfer* 1987) oder mit Psychosen des schizophrenen Formenkreises (*Ganguli* et al. 1987, *Zarcone* 1989) und vor allem Patienten mit psychogenen bzw. psychoreaktiven Erkrankungen sind die häufigsten Symptomträger (*APA* 1987, *ASDC* 1979, *Hermann-Maurer* et al. 1990, *Rudolf* 1985, *Tan* et al. 1984). Insomnien treten außerdem gehäuft auf bei Angsterkrankungen (*Dube* et al. 1986, *Hauri* et al. 1989, *Sussman* 1988), Zwangserkrankungen (*Insel* et al. 1982, *Rapaport* et al. 1981) und Eßstörungen (*Levy* et al. 1988, *Walsh* et al. 1985).

Psychogen-psychoreaktive Insomnien (*Berti* u. *Hoffmann* 1990, *Engel* u. *Knab* 1985, *Hoffmann* 1980) entstehen infolge emotionaler Belastungen und einer individuell gestörten Erlebnisverarbeitung (*Schubert* 1986). Die Schlafstörung steht dabei im Zusammenhang mit unbewußten seelischen Konflikten. Der Begriff der psychogen-psychoreaktiven Insomnie findet sich nicht in den vom amerikanischen Schrifttum geprägten Klassifikationsschemata der Insomnien (*APA* 1987, *ASDA* 1990, *ASDC* 1979). Er ist dem deutschen Verständnis psychiatrischer Begriffe nahe und wird deshalb hierzulande vielfach eingesetzt. Die Charakteristika beruhen auf der klinischen Beobachtung, da keine anerkannten Veröffentlichungen zum Schlafmuster bei psychogen-psychoreaktiven Insomnien existieren. Die Schlafstörung beginnt im Zusammenhang mit Reaktionen auf einfache situative Belastungen (*Knab* 1989, *Schubert* 1986). Dies können psychosoziale Stressoren, insbesondere berufliche Anspannung, Zukunftsängste, familiäre Konflikte, aber auch die Erwartung eines positiven Ereignisses sein. Der Auslöser der Schlafstörungen ist anfangs zumeist bewußt und offenkundig. Eine prädisponierende Persönlichkeitsstruktur, ein gestörtes frühkindliches Erleben und chronische Be-

Tabelle 17.4 Ursachen organisch bedingter Insomnien

1. Körperliche Erkrankungen
2. Ingestion toxischer Substanzen
3. Medikamenteneinnahme
4. Alkohol- und Drogenmißbrauch
5. Eigenständige organische Insomnie
   [vor allem: Syndrom der ruhelosen Beine, periodische Bewegungen im Schlaf, schlafgebundene Atemstörungen (Apnoen)]

lastungssituationen können fließende Übergänge bis hin zu schweren psychischen Erkrankungen markieren. Die Schlafstörung steht dabei im Zusammenhang mit unbewußten seelischen Konflikten. Dem Arzt zeigt sich ein komplexes Symptombild, in dem die Schlafstörung einer anderen psychischen Erkrankung zuzuordnen ist. Als korrespondierende Diagnosen erscheinen bei derart Schlafgestörten vor allem „Neurosen", „reaktive" Erkrankungen, z.B. reaktive Depression, Angst- und Zwangserkrankungen (*Insel* et al. 1982), Hypochondrien, Phobien und Persönlichkeitsstörungen (*ASDC* 1979, *Hermann-Maurer* et al. 1990, *Tan* et al. 1984).

Primär-psychophysiologische Insomnien

Psychogene Insomnien gehen ohne klare Grenze in die primär-psychophysiologische Erkrankungsform über. Hauptmerkmal der Erkrankung ist ein gestörter Schlaf, dessen Andauern nicht direkt mit einer anderen psychischen Störung oder organischen Erkrankung in Beziehung steht (*APA* 1987, *Hauri* 1989 a). Klagen über Schlaflosigkeit beherrschen in erheblichem Maße den Lebenslauf der Betroffenen. Ihre allabendlichen Anstrengungen, besser zu schlafen, sind vergeblich und führen zur Angst vor jeder bevorstehenden Nacht, zu innerer Anspannung und zu nächtlichem Angst- und Ärgergefühl. Die Patienten zeigen während des Einschlafens ein erhöhtes Aktivierungsniveau. Sie sind unruhig, sorgenvoll, angespannt, ängstlich, zeigen vegetative Begleitsymptomatik wie z.B. Herzklopfen oder Tachykardien und kreisen in ihren Gedanken um anstehende Alltagsprobleme (*Berti* u. *Hoffmann* 1990).

Die *idiopathische Insomnie* (*ASDA* 1990) zeigt eine ähnliche Symptomatik. Sie unterscheidet sich von der primär-psychophysiologischen Form durch den Beginn der Schlafbeschwerden bereits in früher Kindheit (*ASDA* 1990, *ASDC* 1979, *Hauri* u. *Olmstead* 1980).

Insomnien als Begleitsymptom anderer Schlafstörungen

Ein- und Durchschlafschwierigkeiten sind Kardinalsymptome der *Schlaf-Wach-Rhythmusstörung* (*APA* 1987, *ASDA* 1990, *Mendelson* 1987 a, *Wagner* 1990). Eine Verlagerung der Schlafperiode innerhalb des 24 h Schlaf-Wach-Zyklus bedingt hierbei Einschlafprobleme bzw. ein Früherwachen. Häufige Ursachen der Störung sind Schichtarbeit,

Fernreisen in andere Zeitzonen, aber auch eine Konditionierung von ungünstigen Einschlafzeiten.

Parasomnien mit nächtlichem Erwachen (z.B. Pavor nocturnus oder Schlaftrunkenheit) können mit dem klinischen Befund einer Durchschlafstörung vergesellschaftet sein (*Thorpy* 1990).

Auch *Patienten mit Hypersomnien,* d.h. Schlafstörungen mit dem Leitsymptom einer ausgeprägten Schläfrigkeit am Tage, leiden an Unterbrechungen der Schlafkontinuität. Bei den häufigsten Diagnosen dieser Krankheitsgruppe, der Schlafapnoe, den periodischen Bewegungen im Schlaf und der Narkolepsie findet sich daher ein flacher, unruhiger und durch Aufwachvorgänge gestörter Schlaf (*Meier-Ewert* 1989).

Sonderformen von Insomnien

Patienten mit einer *Fehlwahrnehmung des Schlafzustandes* (*ASDA* 1990) klagen unbeirrbar über schlechten Schlaf, obwohl Messungen im Schlaflabor normale Befunde oder höchstens leichte Abweichungen von altersentsprechenden Durchschnittswerten zeigen. Das hat auch zur Bezeichnung „Beschwerden ohne objektivierbaren Befund" (*ASDC* 1979) und zum Begriff der Pseudoinsomnie geführt (*ASDA* 1990, *ASDC* 1979, *Mendelson* 1987 a, *Parkes* 1985).

Die Fachliteratur beschreibt zahlreiche weitere Insomnieformen wie exogen bedingte Insomnien, umweltbedingte oder erziehungsbedingte Insomnien, Insomnien infolge falscher Schlafhygiene oder bedingt durch Anpassungsschwierigkeiten (*ASDA* 1990). Die Ursachen dieser Insomnien liegen zumeist in der Störung der Schlafenden durch die Umwelt oder seinem Umgang mit dem Schlaf in bezug zu den Umweltanforderungen. Dazu gehören z.B. unregelmäßige Schlafzeiten, Koffeingenuß am Abend, kognitiv aktivierende oder emotional anregende Tätigkeiten zur Bettgehzeit, akuter Streß und einfache Belastungssituationen, Störfaktoren wie Lärm oder zu hohe Raumtemperatur oder aber eine falsche Schlaferziehung bei Kindern.

17.2 Allgemeine Behandlungsprinzipien

Insomnien vermitteln auf den 1. Blick den Eindruck eines leicht behandelbaren Symptoms. Die gezielte Exploration der Patienten bringt dagegen zutage, daß die Erkrankung bei den meisten Betroffenen chronifiziert und daher schwer behandelbar ist. Der Patient möchte seine Schlaflosigkeit dennoch mit einer einzigen, einfachen und wirksamen Methode behandelt haben. Dabei versteht er seine Beschwerden im allgemeinen als somatische Störung und sieht psychische Alterationen höchstens als Folge derselben an. Dies bedeutet, daß von ihm Fragen zu seelischen Hintergründen der Lebenssituation als indiskret oder zumindest als irrelevant beurteilt werden. Diese Situation kann leicht dazu verleiten, ausschließlich eine zu Beginn meist sogar erfolgreiche symptomatische Therapie mit Schlafmitteln einzuleiten. Dies bahnt nicht selten den Weg zu einer Chronifizierung der Erkrankung und zum Schlafmittelabusus. Der Therapeut wird auch dem ärztlichen Anspruch untreu, ursachenorientiert zu behandeln. Im Vorfeld der Behandlung sind daher einige Grundlagen zu beachten: Der Arzt muß ursachenorientierte und symptomatische Maßnahmen seiner Therapie voneinander abgrenzen. Er muß die Vor- und Nachteile einer symptomatischen Therapie mit Schlafmitteln abwägen und eine Reihe von Grundvoraussetzungen vor deren Verschreibung erfüllen. Der Einsatz von nichtmedikamentösen und medikamentösen Therapieverfahren erfolgt nach gezielter Indikation unter Berücksichtigung eines multimodalen Therapieansatzes. Die Einzelheiten dieser Behandlungsprinzipien werden in den folgenden Abschnitten beschrieben.

17.2.1 Mehrgleisiges Diagnostik- und Therapieregime

Mehrere Ursachen können unabhängig voneinander bei der Entstehung einer Insomnie wirksam werden. Jede Ursache kann einen spezifischen Therapieansatz erfordern (*Buysse* u. *Reynolds* 1990). In einer amerikanischen Untersuchung von 8000 Schlafgestörten (*Coleman* 1983) und dabei fast 2000 Insomniepatienten waren 35 % psychiatrisch erkrankt. Diese Patienten litten an Neurosen, Psychosen und Persönlichkeitsstörungen. 15 % der Insomniepatienten wurden den primär-psychophysiologischen Insomnien zugerechnet. Der große Anteil psychiatrischer und psychophysiologischer Insomnieformen wurde durch neuere amerikanische Untersuchungen (*Jacobs* et al. 1988) und deutsche Daten bestätigt. Die 1-Jahres-Zwischenbilanz des Göttinger Schlaflabors 1988/89 erfaßte unter den Abschlußdiagnosen 38 % Patienten mit psychiatrisch bedingten Insomnien und 33 % mit einer psychophysiologischen Insomnie. Mit 28 %

(Schlaflabor Göttingen), 37 % (*Coleman* 1983) bzw. 43 % (*Jacobs* et al. 1988) lag auch die Häufigkeit organischer Ursachen in bemerkenswerter Höhe. Die Patienten litten überwiegend an periodischen Bewegungen im Schlaf, an Schlafapnoen und Suchterkrankungen. Der hohe Anteil organisch bedingter Insomnien macht es erforderlich, daß im Vorfeld der Behandlung technische Diagnosemethoden eingesetzt werden. Der polysomnographischen Untersuchung des Schlafes im Schlaflabor kommt dabei eine Schlüsselstellung zu. *Jacobs* zeigte an 123 Patienten, daß ambulante Primärdiagnosen chronischer Insomnien durch polysomnographische Befunde in 49 % der Fälle substantiell modifiziert werden. Bei 20 % der Patienten konnte der erste klinische Eindruck gar nicht bestätigt werden. 41 % der Primärdiagnosen enthielten ergänzende Informationen oder Zusatzdiagnosen. Bei 13 % der Patienten wurden sowohl Zusatzinformationen gewonnen als auch die Erstdiagnose verworfen (*Jacobs* et al. 1988). Praktisch äußerte sich dies vor allem in unerwartet auftretenden Schlafapnoen, Herzrhythmusstörungen, periodischen Bewegungen der Beine und in polysomnographischen Anzeichen einer endogenen Depression.

Der Gewinn von Zusatzinformationen zur Erstdiagnose hat für das therapeutische Procedere erheblichen Wert. Dies bestätigt auch der Befund des Schlaflabors in Göttingen. Patienten mit Schlafstörungen hatten in 45 % der Fälle Mehrfachdiagnosen. Häufige Kombinationen von Diagnosen waren psychogene Insomnien, z.B. bei Neurosen, mit einer Abhängigkeitsentwicklung bei Benzodiazepineinnahme. Dieses Krankheitsbild wurde nicht selten durch Symptome wie ruhelose Beine und periodische Bewegungen der Beine überlagert. Auch zeigten Schlafapnoepatienten mit Durchschlafstörungen nicht selten Symptome einer psychophysiologischen Insomnie, die für sich allein Krankheitswert hatten und die den Patienten wiederum in einen Schlafmittelabusus trieben.

Aufgrund dieser Kombination verschiedener Ursachen bei der Entstehung der Insomnie müssen mehrere Therapieverfahren auf jede der verschiedenen Ursachen der Schlafstörung ausgerichtet sein.

17.2.2 Insomniespezifische Therapieansätze

Faktoren, die eine Insomnie verursachen, und Faktoren, die die Insomnie erhalten, können sich unterscheiden. Die Schlafstörung kann dabei trotz Wegfall der ehemaligen Störfaktoren weiterbestehen (*Lund* u. *Rüther* 1985). Diesem Sachverhalt entspricht, daß die Ätiologie der Erkrankung in späteren Entwicklungsphasen häufig nicht mehr bekannt ist (*Steinberg* et al. 1987). Die Schlafstörung hat sich verselbständigt und unterliegt eigengesetzlichen Kriterien. Dieser Prozeß beschreibt die Chronifizierung einer Insomnie.

Eine chronische Insomnie liegt bei einer mindestens 3wöchigen (*ASDC* 1979) oder 4wöchigen (*APA* 1987) Dauer der Beschwerden vor. Im allgemeinen lassen sich chronische Insomnien besser dadurch beschreiben, daß selbst bei Identifizierung einer, den Schlafbeschwerden ehemals zugrunde liegenden Ursache die Dauer und das Ausmaß der Schlafstörung nicht mehr in einem angemessenen Verhältnis zur auslösenden Ursache stehen (*Finke* u. *Schulte* 1979). Chronische Insomnien sind auch dadurch charakterisiert, daß die Patienten insomniespezifische Krankheitscharakteristika zeigen, wie Angst vor der kommenden Nacht, abendliche oder nächtliche Unruhezustände und kognitive Überaktivität. Sie entwickeln spezielle Einschlafrituale und richten sich in ihrer Lebensgestaltung nach der Erkrankung. Darüber hinaus entwickeln chronische Insomniepatienten negative Konditionierungen und ein Fehlverhalten im Umgang mit ihrem Schlaf. Diese Entwicklung geht mit einer Verselbständigung der Insomnien einher, was zur Folge hat, daß ausschließlich ursachenbezogene Behandlungsformen meist scheitern (*Hajak* u. *Rüther* 1991 b). Der Eigengesetzlichkeit der chronischen Insomnien werden insomniespezifische medikamentöse (z.B. Hypnotika) und nicht-pharmakologische (z.B. Verhaltenstherapie) Therapieansätze gerecht.

17.2.3 Stoffgruppenselektion

Schlafstörungen können von spezifischen Einzelsymptomen und komplexen Symptomkombinationen begleitet sein. Einschlafstörungen treten zu Durchschlafstörungen, sekundenlanges Kurzerwachen existiert neben stundenlangem Wachliegen, und gelegentliche Schlafprobleme sind neben täglicher fast vollständiger Schlaflosigkeit zu beobachten. Nächtliche Unruhezustände, vegetative und kognitive Hyperaktivität können mit, aber auch ohne Angstsymptomatik und Depressionen verbunden sein, sich auf die Nacht beschränken oder die Tagesbefindlichkeit beeinträchtigen. Der therapeutische Effekt des gewählten Schlafmittels sollte möglichst viele Symptome abdecken. Diese

Symptomspezifika und die Konstellation verschiedener Symptome bestimmen die Auswahl des Schlafmittels. Kriterien hierfür sind z.B. die hypnotische Potenz, die Wirkdauer oder die Wirksamkeit auf Begleitsymptome, wie z.B. Angst und Depression.

17.2.4 Vormedikation

Transiente Insomnien und Kurzzeitinsomnien unterliegen zumeist einer Erstbehandlung und lassen dem Therapeuten große Entscheidungsfreiheit bei der Auswahl eines Schlafmittels. Bei chronischen Insomnien werden dagegen die Symptomatik und der Schweregrad überwiegend durch eine nicht mehr ausreichend wirksame Vormedikation verschleiert. Daten aus der Münchner Schlafambulanz (*Nedopil* u. *Rüther* 1984, *Steinberg* 1989) beschreiben die extrem hohe Frequenz des Hypnotikagebrauches bei Patienten mit chronischen Schlafstörungen. Beim Erstkontakt nahmen immerhin 81 % der 283 Patienten wegen persistierender Schlafbeschwerden mindestens ein Medikament ein. 17 % verwendeten regelmäßig ein und 32 % mehrere Hypnotika. Eine Kombination von Hypnotika mit Alkohol setzten 19 % als Schlafhilfe ein. Hypnotika und andere Psychopharmaka verwandten 13 %. Eine erhebliche Zahl, nämlich 21 % der Patienten, nahm eine höhere Dosierung ein als von ihren Ärzten verordnet worden war. In den meisten Fällen muß daher bei einer Vormedikation ein Medikamentenentzug, ein Präparatewechsel, eine Dosisanpassung oder ein spezifisches Therapieregime (Intervalltherapie, Kombinationstherapie; s. Kap. 17.5.6) eingeleitet werden.

17.2.5 Multimodales Therapiekonzept

Die multiplen Ursachen und die Eigengesetzlichkeit von chronischen Insomnien, die individuellen Symptomspezifika sowie das Problem der Vormedikation der Patienten müssen durch ein multimodales Therapiekonzept aufgefangen werden. Dieses umfaßt ursachenspezifische Therapieansätze, insomniespezifische Maßnahmen, eine gezielte Stoffgruppenselektion und ggf. eine Umstellung der Medikamente (Abb. 17.1). Ein eingleisiges therapeutisches Verfahren muß dann zum Scheitern verurteilt sein, wenn die Fokussierung auf einen einzigen Therapieansatz wichtige Co-Faktoren vernachlässigt. Für einen Insomniepatienten kann

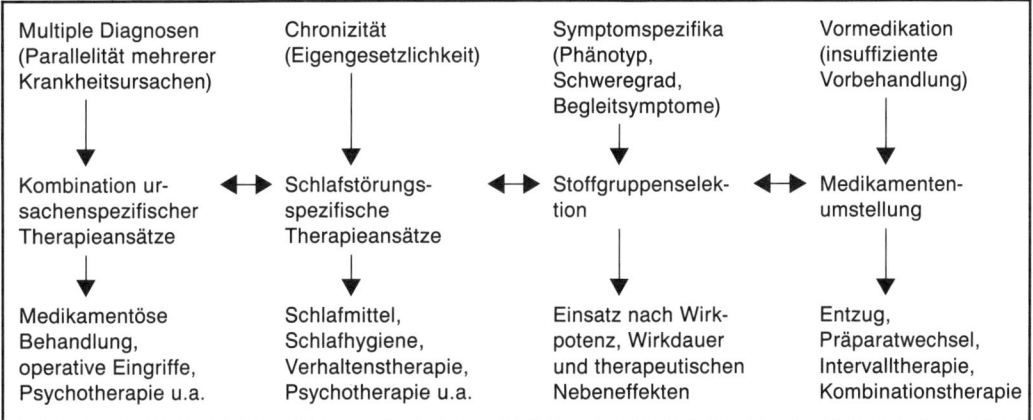

Abb. 17.1 Multimodales Konzept der Therapie chronischer Insomnien

es beispielsweise bedeuten, daß er neben einer konfliktzentrierten interaktionellen psychotherapeutischen Behandlung intensiv schlafhygienische Verfahren ebenso wie eine Entspannungstechnik erlernen muß. Zusätzlich hilft der Arzt, den akuten Leidensdruck mit einer individuell ausgerichteten Pharmakotherapie zu reduzieren.

17.2.6 Spektrum der Therapieverfahren

Die Auswahl geeigneter Therapieverfahren setzt voraus, daß dem behandelnden Arzt nicht nur das Krankheitsbild, sondern auch die Persönlichkeit des Patienten bekannt ist. Es ist nicht empfehlenswert, ein Stufenschema von wenig eingreifenden Therapiemaßnahmen, wie einer Beratung, bis hin zu eingreifenden Verfahren, wie der Verschreibung von Benzodiazepinen, durchzuführen. Der Arzt muß abschätzen, ob der Patient dem einzusetzenden Verfahren gegenüber zugänglich und in der Lage ist, die therapeutischen Konsequenzen zu tragen: Eignet sich der Patient für eine aufdeckende Psychotherapie? Kann er seine Selbstmedikation mit Alkohol unterlassen? Hält er eine zeitlich befristete Einnahme von Präparaten mit Suchtpotenz ein? Solche und ähnliche Fragen bestimmen neben der Beurteilung des Schweregrades und der Ursachenbestimmung der Erkrankung die Therapieauswahl. Eine Pharmakotherapie ist dabei einem komplexen Angebot nichtpharmakologischer Therapiemaßnahmen zugeordnet (Tab. 17.5).

17.3 Behandlung organischer Ursachen der Insomnien

Das weite Spektrum an organischen Ursachen bei Ein- und Durchschlafstörungen fordert interdisziplinäre Behandlungsansätze. Dies impliziert, daß im Vorfeld der Therapie eine differenzierte Diagnostik durchgeführt wurde. Es ist dabei von Bedeutung, daß auch solche körperlichen Störungen erfaßt werden, die in leichter Ausprägung nicht ins Auge fallen. Hier liegt der Arbeitsschwerpunkt von Schlaflaboren.

Organische Erkrankungen

Die organische Grunderkrankung und nicht die Schlafstörung stellt den Therapieschwerpunkt dar und wird mit dem Therapiekonzept des jeweiligen organisch orientierten, medizinischen Fachbereiches behandelt. Insomniespezifische Therapiemaßnahmen werden flankierend eingesetzt. Der Psychiater sollte den Patienten zu Kollegen mit entsprechendem Arbeitsschwerpunkt überweisen.

Substanzgebrauch und Abhängigkeit

Genuß- und Schlafmittel- und Drogenabusus, aber auch Nebenwirkungen oder Interaktionen von Medikamenten können ein Um- oder Absetzen dieser Stoffe notwendig machen. Dies muß in vielen Fällen stationär und in langsamen Schritten erfolgen. Insbesondere gilt dies für chronisch Schlafgestör-

Tabelle 17.5 Therapieverfahren bei Insomnien. (Nach *Hajak* et al. 1992)

Basisverfahren	Aufklärung und Beratung	Vermindert Ängste vor der Insomnie und Fehlvorstellungen über den Schlaf durch Information über Schlaffunktion, normale Schlafdauer sowie Ursachen und Folgen der Erkrankung.
	Patientenbeteiligung	Erzieht den Patienten vom Opfer der Schlaflosigkeit zum Gestalter seines Schlafes durch Mitarbeit in Diagnostik und Therapie.
Verhaltenstherapie	Schlafhygiene und Schlafhilfen	Verändern Umweltbedingungen, Verhaltensweisen und Gewohnheiten, die schlechten Schlaf verursachen. Intensivieren schlaffördernde Verhaltensweisen.
	Stimuluskontrolle	Verstärkt die Rolle von Bett und Schlafzimmer als Stimulus für den Schlaf durch Begrenzung von schlafstörenden Verhaltensweisen, die an die Schlafsituation konditioniert wurden.
	Schlafrestriktion	Verbessert die Schlafeffizienz, indem durch eine Begrenzung der Bettliegezeit der Schlafdruck erhöht wird und angestrengte Einschlafversuche unterbleiben.
	Paradoxe Intention	Vermindert übertriebene Versuche einzuschlafen und das angstbesetzte Erleben des Einschlafvorganges durch die Aufforderung wachzubleiben.
	Kognitive Fokussierung	Verdrängt Schlafängste durch Konzentration auf beruhigende Gedankenbilder.
	Gedankenstop	Unterbricht schlafstörendes Gedankenkreisen und Problemgrübeln.
Entspannungstherapie	Progressive Muskelrelaxation	Bewirkt Entspannung durch das systematische Anspannen und Entspannen von Muskelgruppen.
	Autogenes Training	Lehrt Entspannung durch Koppelung angenehmer visueller Vorstellungen mit entspannenden körperlichen Empfindungen wie Wärme oder Schwere.
	Biofeedback	Vermittelt Entspannung durch Verstärkung spezifischer myographischer oder hirnelektrischer Meßparameter.
	Yoga, Meditation	Vermittelt Entspannung und/oder eine Einstellungsänderung gegenüber Körper, Seele und Krankheitssymptomen.
Psychologische Behandlung	Kognitive Therapie	Vermittelt rationale Alternativen zu den insomnieverstärkenden Annahmen und Vermutungen der Schlafgestörten über ihren Schlaf.
	Individuelle Verhaltenstherapie	Verbessert den Umgang mit dem Schlaf durch Verhaltensanalyse und ein auf den einzelnen Patienten ausgerichtetes Behandlungskonzept.
	Psychotherapie	Bekämpft psychodynamische Ursachen der Erkrankung und psychische Verstärkungsmechanismen durch Bearbeitung psychologischer Konflikte, Coping-Techniken und Verdrängungsmechanismen.
Medikamente	Klassische Schlafmittel	Normalisieren Einschlaf- und Durchschlaffähigkeit als symptomatische Maßnahme mit Gefahr einer Abhängigkeitsentwicklung.
	Alternative medikamentöse Verfahren	Fördern die Schlafbereitschaft oder wirken sedierend mit der Gefahr spezifischer Nebenwirkungen und Gegenanzeigen.
	Naturheilpräparate	Wirken leicht schlaffördernd bei geringer Nebenwirkungsgefahr.
Suchtbehandlung	Drogen- und Alkoholkarenz	Normalisieren das biologische Schlafvermögen durch Entzugs- und Entwöhnungsbehandlung.
Medizinische Behandlung	Medizinische Maßnahmen	Eliminieren schlafstörende organische Grunderkrankungen durch das optimale Behandlungskonzept des jeweiligen Fachbereiches.

te, die nicht selten eine niedrigdosierte Benzodiazepinabhängigkeit haben.

Schlafapnoesyndrom

Bei Patienten mit nächtlichen Atemstillständen ist ein interdiszplinärer Therapieansatz erforderlich. Neben der Grunderkrankung müssen häufig Folgeerkrankungen wie Bluthochdruck oder Herzrhythmusstörungen mitbehandelt werden. Die Therapie entzieht sich daher im allgemeinen dem psychiatrischen Fachgebiet. Neben Gewichtsabnahme, Pharmakotherapie mit Theophyllin und speziellen Zahnprothesen zur Veränderung des Atemweges werden zahlreiche operative Maßnahmen durchgeführt oder es wird eine nächtliche positive Überdruckbeatmung eingesetzt (*Thorpy* u. *Ledereich* 1990, *Sher* 1990). In Deutschland behandeln nur wenige psychiatrische Spezialabteilungen zur Diagnostik und Therapie von Schlafstörungen diese Störung mit dem ihnen zur Verfügung stehenden Instrumentar. Bei Verdacht auf ein Schlafapnoesyndrom sollte der allgemein klinisch tätige Psychiater zum Fachmann überweisen.

Syndrom der ruhelosen Beine und periodischen Bewegungen

Unruhe und rhythmische Zuckungen der Beine werden heute überwiegend vom Neurologen behandelt, der gleichzeitig differentialdiagnostisch tätig sein kann. Therapieerfolge werden überwiegend nach pharmakologischen Maßnahmen berichtet. Dopaminantagonisten wie L-Dopa (*Akpinar* 1987, *Sandyk* et al. 1987) oder Bromocriptin (*Walters* et al. 1988) und Carbamazepin (*Larsen* et al. 1985, *Telstad* et al. 1984) sind gesicherte Therapeutika. Der Einsatz von Opiaten (*Hening* et al. 1986) ist aufgrund ihrer Abhängigkeitspotenz umstritten (*Kassirer* 1987). Ebenso geht diese Gefahr von Benzodiazepinen aus, auch wenn vor allem Clonazepam therapeutisch wirksam zu sein scheint (*Read* et al. 1981).

17.4 Nichtpharmakologische Therapieverfahren

Die nichtpharmakologischen Therapieverfahren umfassen neben der Aufklärung und Beratung des Patienten verhaltenstherapeutische Ansätze, Entspannungstherapien und spezifische psychologische Verfahren in verschiedenen Psychotherapieformen. Verhaltenstherapeutische Techniken nehmen dabei den größten Raum ein. Es gibt zahlreiche Vorschläge zum verhaltenstherapeutischen Vorgehen bei Insomniepatienten (*Borkovec* 1982, *Buysse* u. *Reynolds* 1990, *Hajak* et al. 1992, *Cleghorn* et al. 1983, *Killen* u. *Coates* 1984, *Knab* 1989, *Mendelson* 1987a, *Nicassio* et al. 1985, *Nicassio* u. *Buchanan* 1981, *Schindler* u. *Hohenberger* 1985, *Spielman* et al. 1987). Inzwischen vertreten einige Autoren die Meinung, daß die dazu gehörenden Therapiearten keine erheblichen systematischen Unterschiede in ihrer therapeutischen Wirksamkeit zeigen (*Lichstein* u. *Fischer* 1985).

So sind das Persönlichkeitsprofil des Patienten, die Ausbildung des Therapeuten und zeitliche und organisatorische Möglichkeiten bestimmend, um ein individuelles Therapiekonzept zu erstellen. In der Praxis werden dabei Therapieelemente zusammengefaßt, um verschiedene Behandlungsziele zu erreichen (Tab. 17.6).

Tabelle 17.6 Ziele nichtpharmakologischer Therapien der Insomnien

1. Bearbeiten psychologischer Hintergründe der Insomnie
2. Ersetzen eines erhöhten Arousal-Niveaus mit affektivem Streß und Anspannung durch Entspannung
3. Korrektur von schlafstörenden Gewohnheiten, Fehlkonditionierungen und Umweltgegebenheiten
4. Abbau von den Schlaf betreffenden Ängsten und Fehlvorstellungen

17.4.1 Aufklärung und Beratung

Die Grundlage einer Therapie ist, über den normalen Schlaf, die Funktion des Schlafes und die gesundheitlichen Folgen einer Schlafstörung aufzuklären. Insomniepatienten haben häufig völlig falsche und stark angstbesetzte Vorstellungen von ihrem Schlaf. Sie sollten informiert werden, daß selbst längerdauernde Insomnien kaum zu körperlichen Dauerschäden führen und die notwendige Schlafdauer individuell sehr unterschiedlich ist. Sie müssen darauf aufmerksam gemacht werden, daß der Nachtschlaf mit zunehmendem Alter weniger werden kann und durch Tagesnickerchen ersetzt wird oder etwa nächtliche Aufwachvorgänge nicht prinzipiell pathologisch sind. Nicht selten liegen Patienten länger als notwendig im Bett. Ihr Schlaf wird dadurch oberflächlicher, weniger erholsam und von Aufwachvorgängen durchsetzt. Ohne an dem Leidensbericht des Patienten zu zweifeln, ist es notwendig, ihn darüber aufzuklären, daß die physiologische Funktion des Schlafes, die Tagesverfassung und die Selbsteinschätzung nicht so stark zusammenhängen, wie er meist annimmt. Führt man das Gespräch unter Berücksichtigung der Untersuchungsergebnisse, besonders der Schlafpolygraphie, wird der Patient noch über Art, Schweregrad und Prognose seiner Erkrankung informiert. Dies kann ihn entlasten, wenn schwere körperliche Erkrankungen als Ursache ausgeschlossen wurden. Die Aufklärung verlangt dennoch ein hohes Maß an Sensibilität vom Arzt. Dies ist insbesondere dann notwendig, wenn der auf organische Ursachen fixierte Patient auf eine psychogene Beteiligung bei seinem Schlafproblem hingewiesen wird. Zudem muß der Arzt bei chronischen Insomniepatienten häufig eingestehen, daß er keine Ursachen gefunden hat und ihm kein spezifisches Therapieverfahren zur Verfügung steht. In der Praxis sollte man mehrere therapeutische Gespräche einplanen, um diese kritischen Punkte zu bearbeiten.

17.4.2 Patientenbeteiligung

Rollenwechsel vom Opfer zum Co-Therapeut

Die Informationen und Ratschläge des Arztes gehen nicht selten an der individuellen Problematik des Schlafgestörten vorbei. Leider hilft dem einen manchmal etwas, was die Schlafstörung des anderen verschlimmert. Hier empfiehlt sich, das verhaltenstherapeutische Mittel (*Meichenbaum* 1979) einzusetzen, den Patienten als Mitarbeiter bzw. als Wissenschaftler in eigener Sache zu gewinnen (*Hauri* 1989 b). Er weiß häufig selbst am besten, welche Faktoren bei ihm schlafstörend wirken, was ihm therapeutisch hilft und was er schon vergeblich versucht hat. Es kann hilfreich sein, wenn der Patient mitdiskutiert, was untersucht und mit welchem der angebotenen Therapieverfahren er behandelt werden sollte. Dabei sind das Schlafprotokoll und ein Tagebuch wichtige Werkzeuge. Im Schlafprotokoll beurteilt der Patient morgens die Qualität seines Schlafes. Im Tagebuch notiert er abends solche Tagesereignisse oder am nächsten Tag anstehende Tätigkeiten, die seinen Schlaf beeinflussen könnten. Die korrespondierenden Schlüsse für therapeutische Verhaltensänderungen kann er so besser verstehen. Der Patient wird damit in die aktive Gestaltung seines Schlafes einbezogen und aus der Rolle des passiven Opfers gelöst.

Einstellungsänderung

Bei vielen Schlafgestörten ist der Schlaf in den Mittelpunkt des Lebensinteresses getreten. Sie beobachten ihren Schlaf und den Einschlafvorgang angespannt und genau. Je verzweifelter sie sich dabei anstrengen einzuschlafen, um so weniger gelingt es ihnen. Die protokollarische Mitarbeit bei der Schlafbeurteilung kann bei diesen Patienten Probleme bringen. Bei ihnen muß bereits im Sinne einer kognitiven Therapie die Auswahl der Wahrnehmungsbereiche umstrukturiert werden (*Schubert* 1986).

Der Interessenschwerpunkt kann beispielsweise von der geminderten Schlafqualität auf das Tagesgeschehen, auf Lösungsmodelle für die hier vorherrschenden Probleme und auf die noch vorhandene Leistungsfähigkeit am Tage verschoben werden. Das Behandlungsziel ist es, eine unvoreingenommene und gelassene Haltung dem Schlaf gegenüber aufzubauen (*Knab* 1989). Das Gefühl, die Schlafstörung nicht mehr so ernstnehmen zu müssen und sie nicht im Lebensmittelpunkt zu sehen, ist dabei von entscheidender Bedeutung (*Lacks* 1987).

17.4.3 Regeln der Schlafhygiene und Schlafhilfen

In Anlehnung an spezifische Verhaltenstherapien für Insomniepatienten beschreiben die Regeln der Schlafhygiene einfache schlafverbessernde Verhaltensweisen, die vom Patienten alleine leicht durchzuführen sind (*Buysse* u. *Reynolds* 1990, *Hauri* u. *Orr* 1982, *Hauri* 1989 b, *Mendelson* 1987 a, *Thoresen* et al. 1981 b). Größtenteils sind die Empfehlungen darauf ausgerichtet, die negative Konditionierung zwischen Schläfrigkeit und der Schlafumgebung zu reduzieren. Unter den nichtpharmakologischen Therapieformen ist die Schlafhygiene die am weitesten einsetzbare. Chronische Insomniepatienten mit den unterschiedlichsten Krankheitsursachen können davon profitieren. Die Bedeutung dieser Verhaltensregeln ist nicht zu unterschätzen, da eine schlechte Schlafhygiene für sich allein Insomnien verursachen kann (*ASDA* 1990). Obwohl Schlafgestörte die einzelnen Prinzipien dieser Therapie zumeist kennen, praktizieren sie sie deshalb nicht notwendigerweise (*Haynes* et al. 1982, *Lacks* u. *Rotert* 1986). Der Therapeut muß hier durch seine motivierende und dabei kontrollierende Mitarbeit bei der Umsetzung helfen (Tab. 17.7).

Tabelle 17.7 Regeln der Schlafhygiene

1. Einhalten der individuell notwendigen Schlafmenge
2. Einhalten regelmäßiger Schlafzeiten
3. Verzicht auf Tagesnickerchen
4. Angenehme Schlafbedingungen
5. Ausgeglichene Ernährung
6. Koffeinkarenz
7. Alkohol- und Nikotinkarenz
8. Körperliches Training
9. Entspannende Abendgestaltung
10. Individuell ausgerichtete Regelanwendung

Die Regeln der Schlafhygiene umfassen folgende Empfehlungen:

Der Patient soll den Zeitraum, den er im Bett verbringt, auf das Maß beschränken, das er von beschwerdefreien Zeiten kennt. Dabei sind auch am Wochenende und an Feiertagen regelmäßige Schlafzeiten einzuhalten, um die Schlaffähigkeit und den Schlaf-Wach-Rhythmus zu stabilisieren. Auf Tagesnickerchen muß auch bei großer Müdigkeit verzichtet werden, um den nächtlichen Schlafdruck zu erhalten. Das Schlafzimmer sollte angenehm und schlaffördernd gestaltet sein, der Schläfer sich sicher und geborgen fühlen. Dinge, die an den Beruf oder andere Stressoren erinnern — beispielsweise ein Schreibtisch oder das Bügelbrett —, gehören nicht in den Schlafraum eines Schlafgestörten. Eine ausgeglichene Ernährung, ein leichter Imbiß vor dem Zubettgehen, Koffein-, Alkohol- und Nikotinkarenz können das Einschlafen verbessern, was neben physiologischen wohl auch psychologische Ursachen hat. Veränderungen der Körpertemperatur sollen erklären, daß Sport 4 bis 6 Stunden vor der Zubettgehzeit den Schlaf fördern kann (*Horne* u. *Reid* 1985, *Shapiro* et al. 1984). Kurz vor dem Schlafen sind Tätigkeiten zu vermeiden, die eine innere Erregung oder körperliche Anstrengung verursachen. Ein Schlafgestörter sollte sich daher den Tag so einteilen, daß ihm abends ausreichende Stunden zur Erholung zur Verfügung stehen. Es hat allerdings keinen Sinn, dem Patienten eine Liste mit den Regeln der Schlafhygiene zum Selbststudium mit nach Hause zu geben. Alle Maßnahmen müssen mit dem Patienten empirisch erprobt und den persönlichen Fähigkeiten zur Umsetzung angepaßt werden.

17.4.4 Stimuluskontrolle

Die Stimuluskontrolltherapie bearbeitet die negative Konditionierung des Insomniepatienten zu seiner Situation im Bett (*Bootzin* 1972, *Bootzin* u. *Nicassio* 1978). Viele Schlafgestörte versuchen trotz innerer Anspannung und kognitiver Hyperaktivität, verzweifelt oder vergeblich einzuschlafen. Aufgrund der wiederholt mit der Schlaflosigkeit verbundenen Frustrationen kann die Umgebung des Schlafzimmers auf dem Weg über einen bedingten Reflex Schlaflosigkeit verursachen. Bett und Schlafzimmer fungieren als Reize für Wachsein anstatt für Schlafen.

Die Assoziation zwischen Schlafumgebung und Wachsein wird dank der Stimuluskontrolle mit einer systematischen Desensibilisierung gelöst. Falsche Gewohnheiten werden abtrainiert, so daß der Patient die richtigen Zusammenhänge von Bett, Schlafzimmer und erholsamen Schlaf wieder erleben kann (Tab. 17.8).

In den ersten Nächten schlafen die Patienten gewöhnlich wenig. Für einige Zeit wechseln sich gute und schlechte Nächte ab, aber nach einigen Wochen schläft der Patient bedeutend besser.

Viele Untersuchungen haben die Wirksamkeit dieser Therapie nachgewiesen, wenn die Regeln konsequent befolgt werden (*Lacks* et al. 1983a, 1983b, *Ladouceur* u. *Gros-Louis* 1986, *Morin* u. *Kwentus* 1990, *Puder* et al. 1983, *Zwart* u. *Lisman* 1979). Dies gilt nicht nur bei Einschlafstörungen, sondern auch für Durchschlafstörungen (*Bootzin* et al. 1983, *Lacks* et al. 1983b). In der Kombina-

Tabelle 17.8 Regeln der Stimuluskontrolle. (Modifiziert nach *Bootzin* u. *Nicassio* 1978)

1. Das Zubettgehen ist nur erlaubt, wenn man müde ist und glaubt, einschlafen zu können.
2. Das Bett ist nur zum Schlafen da. Es ist verboten zu essen, zu lesen oder fernzusehen. Einzige Ausnahme von der Regel sind sexuelle Aktivitäten.
3. Bei Einschlafproblemen sind sowohl das Bett als auch das Schlafzimmer wieder zu verlassen. Man sollte so lange aufbleiben, bis wieder echte Müdigkeit eintritt. Wenn sich der Schlaf dann dennoch nicht einstellt, muß man wieder aufstehen und diesen Prozeß so oft wie nötig wiederholen. Das Ziel ist es, den Stimulus „Bett" mit einem schnellen Einschlafen zu verbinden.
4. Das morgendliche Aufstehen erfolgt immer zur gleichen Zeit, unabhängig davon, wie gut oder schlecht der Schlaf war. Dieses Verhalten unterstützt die Ausbildung eines geregelten Schlaf-Wach-Rhythmus.
5. Tagesnickerchen sind verboten. Der Schlafdruck wird so auf den Nachtschlaf konzentriert.

tion von Entspannungsverfahren mit der Stimuluskontrolltherapie sind besonders gute Therapieerfolge zu erzielen (*Lacks* 1987).

17.4.5 Schlafrestriktion

Die Schlafrestriktionstherapie (*Spielman* et al. 1983, 1987) nutzt die Notizen im Schlafprotokoll des Patienten, um das Mißverständnis zwischen echter Schlafzeit und im Bett verbrachter Zeit therapeutisch einzusetzen. Der Insomniepatient wird dazu angehalten, seine Aufenthaltsdauer im Bett auf die Zeit zu begrenzen, die er glaubt, wirklich geschlafen zu haben. Bei 4 Stunden subjektiven Schlafes und einer festgelegten Aufstehzeit von 6 Uhr dürfen die Patienten erst um 2 Uhr nachts ins Bett. Nickerchen am Tage sind verboten. Daher nehmen anfangs die Müdigkeit und der Schlafdruck gewaltig zu. Wenn der Patient im Durchschnitt über 5 Nächte wenigstens 85 % der im Bett verbrachten Zeit schläft, darf er $1/2$ Stunde länger im Bett bleiben. Man fährt so lange fort, bis die individuell richtige Schlafzeit erreicht ist. Diese Maßnahme kann vor allem bei schwer Schlafgestörten effektiv sein (*Spielman* et al. 1984, 1987), wenn die Patienten die ersten schweren Tage der Behandlung durchstehen.

17.4.6 Weitere Einzelstrategien

Das Verordnen von „Wachbleiben" ist das Konzept der *paradoxen Intention* (*Ascher* u. *Turner* 1979, *Espie* u. *Lindsay* 1985, *Fogle* u. *Dyal* 1978, *Ladouceur* u. *Gros-Louis* 1986, *Rudestam* 1980). Vor allem Patienten mit Angst vor dem Nichtschlafen-Können sollen dadurch von ihrem schlafverhindernden Gedankengut gelöst werden.

Die *kognitive Fokussierung* (*Rudestam* 1980) arbeitet mit der Konzentration auf angenehme und beruhigende Gedankenbilder bei nächtlichem Wachliegen.

Ähnlich der kognitiven Fokussierung werden mit dem *Gedankenstop* (*Kanfer* u. *Goldstein* 1977) nächtliche Grübeleien und Gedankenbereiche durchbrochen.

Die *systematische Desensibilisierung* versucht, belastende und schlafverschlechternde Situationen des Tages mit angenehmen und beruhigenden Vorstellungen zu verbinden, die der Patient von Entspannungsübungen her kennt (*Buysse* u. *Reynolds* 1990, *Mendelson* 1987a, *Steinmark* u. *Borkovec* 1954).

17.4.7 Entspannungstherapie

Entspannungstherapien sollen Anspannung und Angst vermindern (*Buysse* u. *Reynolds* 1990), die physiologische Erregungsbereitschaft herabsetzen (*Mendelson* 1987a) und bestimmte psychische Funktionen verändern, z.B. die Vigilanz oder die Störbarkeit durch äußere oder innere Reize reduzieren (*Knab* 1989). Unter allen Entspannungsverfahren hat sich keine Technik als deutlich besser im Vergleich zu anderen erwiesen (*Coursey* et al. 1980, *Freedman* et al. 1978, *Freedman* u. *Papsdorf* 1976, *Nicassio* u. *Bootzin* 1974). Wichtig ist jedoch, daß die gewählte Methode unter Anleitung eines Fachmannes ausführlich erlernt wird.

Progressive Muskelrelaxation nach *Jacobson* (*Jacobson* 1938) ist ein systematisches Anspannen und anschließendes Lockerlassen einzelner Muskelgruppen (*Goldfried* u. *Davison* 1979). Die resultierende muskuläre Entspannung und die verbesserte Wahrnehmung der eigenen An- und Entspannung sind wohl die tragenden Elemente dieser vielfach geprüften Therapieform (*Freedman* u. *Papsdorf* 1976, *Lichstein* u. *Fischer* 1985, *Nicassio* et al. 1982, *Turner* u. *Ascher* 1979). Erstaunlicherweise sind viele Schlafgestörte muskulär nicht stärker verspannt als normale Schläfer (*Borkovec* 1982). Es wird deshalb diskutiert, daß weniger die muskuläre Entspannung therapeutisch wirksam sei als die Konzentration auf eine Aufgabe, welche das ängstliche Anstreben des Schlafes unmöglich macht. Der beste Therapieeffekt ist bei Patienten zu erzielen, die stark muskulär angespannt sind (*Hauri* 1981). Für Schlafgestörte, die sich problemlos entspannen können, aber dennoch nicht einschlafen, sind muskuläre Entspannungstherapien wertlos.

Autogenes Training (*Lindemann* 1975, *Nicassio* u. *Bootzin* 1974) hat bei Schlafgestörten ähnlich guten Therapieerfolg wie andere Entspannungsverfahren (*Coursey* et al. 1980, *Engel-Sittenfeld* et al. 1980).

Biofeedback eignet sich für Patienten, die ihre eigene Anspannung nicht mehr spüren oder immer aufgeregter werden, je mehr sie versuchen, sich zu entspannen (*Hauri* 1981, *Hauri* et al. 1982). Beim EMG-Feedback wird die Muskelanspannung mit Elektroden gemessen und dem Patienten akustisch gemeldet. Die Therapieform ist bei Insomniepatienten ähnlich gut wirksam wie die progressive Muskelrelaxation oder das autogene Training (*Coursey* et al. 1980, *Freedman* u. *Papsdorf* 1976, *Hauri* et al. 1982, *Hauri* 1981, *Nicassio* et al. 1982).

Grenzverfahren der Medizin sind meist Entspannungsverfahren. So werden Yoga, Zwerchfellatmung, Meditation und ähnliche Methoden in der Therapie von Insomnien eingesetzt, obwohl für sie kaum kontrollierte Untersuchungen vorliegen.

17.4.8 Psychotherapie

Psychotherapie mit dem Schwerpunkt einer aufdeckenden Konfliktverarbeitung ist bei einer entsprechenden Problemlage des Insomniepatienten im Sinne einer ursachenorientierten Therapie einzusetzen. Diese Therapieform bietet sich insbesondere an, wenn die Schlafstörung nur ein Randsymptom eines weit komplexeren psychischen Krankheitsbildes ist.

Bei offensichtlich psychischen Problemen kann bereits eine kurzfristige Psychotherapie den Patienten über ihre Schlafstörungen hinweghelfen (*Berlin* 1985, *Kales* u. *Kales* 1984, *Karasu* 1978). Eine direkte aktive Behandlung ist hier oft wirksamer als eine passive langfristige (*Kales* et al. 1974). Empfehlungen zur Psychotherapie bei Insomniepatienten (*Berlin* 1985, *Kales* et al. 1983c) basieren auch auf der Vorstellung, hiermit persönlichkeitsbedingte Prädispositionen der Insomnie zu behandeln. Das Arbeitsziel dabei ist, den Patienten tagsüber von emotionaler Erregung zu entlasten, um Anspannung und Schlaflosigkeit in der Nacht zu verhindern (*Buysse* u. *Reynolds* 1990). Obwohl in der Praxis viele Patienten mit Insomnien psychotherapeutisch behandelt werden, gibt es keine kontrollierten Studien, die die Effizienz dieser Technik untersucht haben. Bei Psychotherapien von Schlafgestörten mit einer aufdeckenden Konfliktbearbeitung ist die Anwendung von Medikamenten umstritten. Schlafanstoßende, sedierende, angst- und depressionslösende Präparate können den psychotherapeutischen Zugang erschweren. Die Meinung des Psychotherapeuten sollte daher berücksichtigt werden, wenn Schlafmittel eingesetzt werden.

17.5 Medikamentöse Therapien

17.5.1 Einsatzbereiche medikamentöser Therapien

Die medikamentöse Behandlung von Insomnien umfaßt ursachenspezifische und symptomspezifische Maßnahmen.

Eine ursachenspezifische Behandlung zielt auf zugrunde liegende Erkrankungen. Aus dem Spektrum der Pharmaka werden alle spezifischen Mittel eingesetzt, die organische Ursachen (z.B. nächtliche Atemstillstände, Herzerkrankungen, periodische Bewegungen, Hormonstörungen) und manifeste psychiatrische Erkrankungen (z.B. Schizophrenie, endogene Depression) bekämpfen. Der Pharmakaeinsatz orientiert sich an dem Gesamtbild der Erkrankung. Die Indikation und Notwendigkeit der Verschreibung ist überwiegend klar und wird unter Abwägung verschiedener Präparate im jeweiligen ärztlichen Fachbereich diskutiert.

Eine symptomorientierte Behandlung mit sedierenden oder schlafanstoßenden Mitteln soll ein physiologisch ungestörtes Schlafmuster wiederherstellen. Die Indikationstellung zur Behandlung mit Schlafmitteln ist schwierig, da hierbei symptomatisch und nicht ursachenorientiert behandelt wird und Nebenwirkungen auftreten können (Tab. 17.9).

17.5.2 Vor- und Nachteile der Schlafmitteltherapie

Schlafmittel bieten im allgemeinen einen sicheren Wirkungseintritt im Vergleich zu nichtpharmakologischen Therapieverfahren. Sie können damit das letzte und einzig wirksame Mittel bei Versagen anderer Therapieformen sein. Sie reduzieren prompt den Leidensdruck. Der Patient ist weniger

Tabelle 17.9 Einsatzbereiche der medikamentösen Behandlung von Insomnien

Behandlungskonzept	Ursachenbezogene Behandlung	Symptombezogene Behandlung
1. Medikamentenart	Spektrum aller Pharmaka	Hypnotika, Sedativa und andere schlafanstoßende Mittel
2. Indikationsstellung	Fachspezifisch klare Indikation bei Orientierung am Gesamtbild der Erkrankung	Umstrittene Indikation bei parakausalem Therapiekonzept und Nebenwirkungsproblematik
3. Erkrankungsform	Insomnie bei organischer oder manifester psychiatrischer Erkrankung	Primäre, psychophysiologische, psychogene, chronische oder ätiologisch unklare Insomnien

Tabelle 17.10   Vor- und Nachteile der Behandlung mit Schlafmitteln

Vorteile	Nachteile
1. Sofortige Beschwerdelinderung	1. Nebenwirkungsproblematik
2. Sicherer Wirkungseintritt	2. Gefahr der Abhängigkeits- und Suchtentwicklung durch einige Präparate
3. Gute Wirksamkeit bei Versagen anderer Therapieformen	3. Verschleierung der Symptomatik
4. Reduktion sekundär schlafstörungsverstärkender Komponenten (z.B. Angst)	4. Vernachlässigung der kausalen Therapie
5. Förderung der Patienten-Compliance für andere Therapieverfahren	5. Passiv-rezeptive Haltung des Schlafgestörten

auf seine Schlafbeschwerden fixiert, fühlt sich mit seinen Beschwerden ernstgenommen und steht einer weiterführenden Diagnostik aufgeschlossener gegenüber. Auch sind dadurch andere Therapieverfahren leichter einzuleiten und durchzuführen. Vor allem durchbrechen Schlafmittel den Circulus vitiosus von Angst, Unruhe und Schlafstörung. Die sich verstärkende Wechselbeziehung dieser Faktoren stellt bei vielen chronisch Kranken das entscheidende Moment dar, welches die Schlafstörung erhält.

Nachteile einer Schlafmitteltherapie begründen sich vor allem durch die Nebenwirkungsproblematik und die Gefahr einer Abhängigkeits- und Suchtentwicklung bei einigen Präparaten. Weiterhin besteht die Möglichkeit, die Symptomatik durch die Schlafmitteleinnahme zu verschleiern und dadurch die kausale Therapie zu vernachlässigen. Letztendlich kann die Schlafmitteleinnahme eine passiv-rezeptive Haltung des Patienten provozieren, die z.B. verhaltenstherapeutische Ansätze erschwert (Tab. 17.10). Die Vor- und Nachteile einer symptomatischen Therapie mit Schlafmitteln müssen daher für jeden Patienten individuell abgewogen werden.

17.5.3   Voraussetzungen zur Behandlung mit Schlafmitteln

Aus den möglichen Nachteilen einer Behandlung mit Schlafmitteln erwachsen einige Voraussetzungen für deren Beginn.

Abschluß des diagnostischen Prozeßes

Schlafmittel sollen erst dann angewendet werden, wenn der diagnostische Prozeß abgeschlossen ist. Symptome, die auf organische und psychische Er-

krankungen hinweisen, werden so nicht übersehen. Liegt eine chronische Schlafstörung vor, sind folgende Punkte besonders zu beachten:

- Die Beschwerden des Patienten basieren auf den unterschiedlichsten pathophysiologischen Mechanismen, die dem Patienten zumeist nicht bewußt sind (*Mendelson* 1987 a). Symptomarme organische Störfaktoren (z.B. periodische Bewegungen, Apnoen, Herzrhythmusstörungen) müssen diagnostisch miterfaßt werden. Hier liegt ein wesentliches Einsatzgebiet der polysomnographischen Untersuchung des Nachtschlafes.

- Bei über 80 % der Patienten mit schweren chronischen Schlafstörungen liegen psychische Auffälligkeiten vor, die einen eigenen diagnostischen Wert haben (*Hermann-Maurer* et al. 1990). Der diagnostische Prozeß muß daher systematisch und fächerübergreifend neben somatischen vor allem psychische Aspekte abdecken.

- Schlafqualität und Schlafquantität können innerhalb von Monaten schwanken. Der diagnostische Prozeß erfordert daher eine genaue Langzeitanamnese des Schlafbefindens, ggf. den Einsatz eines Schlafprotokolls.

- Es besteht eine hohe Variabilität von Schlaffähigkeit und Schlafbeschwerden schon im Verlauf einer Woche. Klinische Untersuchungen sollten daher mindestens 2 Nächte polysomnographisch erfassen und durch ein mindestens 1wöchig geführtes Schlafprotokoll ergänzt werden.

- Die Patienten sind größtenteils medikamentös vorbehandelt oder setzen Alkohol als Schlafhilfe ein (*Hermann-Maurer* et al. 1990, *Nedopil* u. *Rüther* 1984). Dies verschleiert die Symptomatik und den Schweregrad der Schlafstörung.

Eine genaue Schlafmittel- und Genußmittel-anamnese ist hier eine Voraussetzung für die Wahl der Therapieform.

Gezielte Indikation

Es muß eine gezielte Indikation zur Schlafmittel-einnahme bestehen (s. Kap. 17.5.4). Vorbedingung dafür ist die Sicherung einer Diagnose, die die Kausalität der Schlafstörung mitbeinhaltet.

Ursachenorientierte Therapie vor symptomatischer Pharmakotherapie

In der Regel sollen vor einer symptomatischen Pharmakotherapie ursachenorientierte Therapien eingeleitet werden, ggf. soll ein Versuch mit nicht-medikamentösen Therapien erfolgen. Die Empfehlung ist in der Praxis allerdings nicht immer umzusetzen. Nichtmedikamentöse Verfahren wirken zumeist erst nach längerer Anwendung. Ein hoher Leidensdruck des Patienten drängt den Arzt zusätzlich zu einem schnellen Handeln.

Gesamtbehandlungskonzept

Vor Therapiebeginn wird ein Gesamtbehandlungskonzept erstellt. Die Schlafmitteltherapie wird einer ursachenorientierten oder aber nichtpharmakologischen Therapie beigeordnet. Das Schlafmittel übernimmt damit eine Nebenrolle im Behandlungskonzept.

Medikamentenplan

Die Einnahme des Präparates erfolgt nach einem Medikamentenplan. Der Arzt bespricht mit dem Patienten vor dessen 1. Tabletteneinnahme den genauen Ablauf der Behandlung. Er legt die Dosis und Einnahmezeit, vor allem aber die Einnahmedauer und Alternativen nach Abbruch der medikamentösen Behandlung fest. Die Gefahr einer unkontrollierten Selbstmedikation und eigenständigen Dauerbehandlung mit Schlafmitteln kann damit verringert werden.

Ausschluß von Risikopatienten

Risikopatienten sollen von der Behandlung ausgeschlossen oder nur bei ausgewählter Indikation einbezogen werden. Bei der Einnahme von Präparaten mit Suchtgefahr sind dies primär Personen mit erhöhtem Risiko für eine Abhängigkeitsentwick-

lung. Kriterien hierfür können z.B. ein unkontrollierter Schlafmittelgebrauch oder ein inadäquater Umgang mit Alkohol in der Vorgeschichte sein. Weiterhin gelten als Risikofaktoren sowohl Erkrankungen, die eine Kontraindikation für das jeweilige Präparat darstellen, als auch die Einnahme von Präparaten mit der Möglichkeit einer Medikamentenwechselwirkung. Besondere Vorsicht ist diesbezüglich bei geriatrischen Patienten geboten.

Vertrauensverhältnis Patient – Arzt

Die Medikamentenverschreibung setzt ein Vertrauensverhältnis zwischen Patient und Arzt voraus. Therapeutische Erfolge sind nicht in kurzer Zeit zu erwarten. Der behandelnde Arzt muß gemeinsam mit dem Patienten bereit sein, einen längeren Therapieweg durchzuhalten. Der Patient ist im Umgang mit seinen Medikamenten leichter zu führen, wenn ein guter Kontakt zwischen ihm und dem Arzt besteht. Häufig kann dadurch eine Abhängigkeitsentwicklung umgangen werden. Auch ist ein erneutes Auftreten von Schlafstörungen nach einem Absetzen der Medikamente therapeutisch besser aufzufangen (Tab. 17.11).

Tabelle 17.11   Voraussetzungen zur Behandlung mit Schlafmitteln

1. Abschluß der Diagnostik
2. Gezielte Indikation
3. Versuch alternativer Verfahren
4. Gesamtbehandlungskonzept
5. Medikamentenplan
6. Ausschluß von Risikopatienten
7. Vertrauensverhältnis Patient – Arzt

17.5.4 Indikation zur Behandlung mit Schlafmitteln

Zahlreiche Einzelartikel, Buchbeiträge und Monographien gehen ausführlich auf Klassifizierung, Pharmakologie, Pharmakokinetik, Wirkungen und Nebenwirkungen von Sedativa und Schlafmitteln bei Schlafgestörten ein. Die Indikation zur Schlafmittelverschreibung ist in der Fachliteratur demgegenüber weniger klar definiert (*Beckmann* 1985, *Borbely* 1986a, *Dement* 1983, *Dettli* 1983, *Hindmarch* et al. 1984, *Kales* u. *Kales* 1984, *Kubicki* u. *Engfer* 1988, *Leutner* 1990, *Mendelson* 1980, 1987a, 1987b, 1990, *Parkes* 1985, *Rüther* 1986). Aus diesem Grunde gibt es keine allgemein anerkannten Kriterien, die die Indikation zur Therapie mit Schlafmitteln festlegen. Nur wenige Autoren geben hierzu Empfehlungen (*Lund* u. *Rüther* 1984. *Mendelson* 1980, 1987b, *NIMH* 1984, *Rüther* u. *Engfer* 1988, *Rüther* 1984). Deshalb lassen sich eher allgemeine Prinzipien zur Schlafmitteleinnahme darstellen:

Ein Einsatz von Schlafmitteln ist bei akuten reaktiven oder situativen Insomnien gerechtfertigt. Die kurzdauernden Insomnien sind gewöhnlich mit situativem Streß verbunden und stehen häufig in Zusammenhang mit Beruf, Familie oder schwerer körperlicher Erkrankung (*NIMH* 1984). Eine kurzfristige Schlafmitteleinnahme dient der sofortigen Entlastung des Patienten. Diese Indikationsstellung impliziert, daß die Schlafstörung als vorrübergehend und kurzzeitig vorhanden (3 bis 4 Wochen) eingeschätzt wird.

Schlafmittel können die Behandlung von organischen und psychischen Erkrankungen unterstützen, die eine Insomnie als Begleitsymptom aufweisen. Als Zusatzmedikament reduzieren sie den akuten Leidensdruck und verbessern die Compliance des Patienten. Sie werden ausgeschlichen, wenn die ursachenorientierte Therapie greift.

Für den Einsatz von Schlafmitteln bei chronischen, nicht vorbehandelten Insomnien gibt es keine einheitlichen Richtlinien. Ein Einsatz eines Schlafmittels durchbricht den Circulus vitiosus, der aus Angst vor dem Nicht-schlafen-Können eine erhöhte Erregungsbereitschaft und damit wieder Schlaflosigkeit erzeugt. Nichtpharmakologische Verfahren wurden von diesen Patienten vielfach ohne Erfolg angewendet. Neuen therapeutischen Empfehlungen des Arztes gegenüber zeigen sie deshalb eine überkritische Haltung. Der Pharmakaeffekt kann den erneuten Einsatz nichtpharmakologischer Therapiemaßnahmen erleichtern.

Gegen die Verschreibung von Schlafmitteln spricht, daß chronische Schlafstörungen häufig auf organische und psychische Erkrankungen zurückzuführen sind, die sich nicht auf den 1. Blick zu erkennen geben. Sie können durch das Schlafmittel verschleiert werden. Vor Therapiebeginn müssen daher intensive differentialdiagnostische Anstrengungen gezeigt werden (*NIMH* 1984) und alle Voraussetzungen zur Behandlung mit Schlafmitteln erfüllt sein (s. Kap. 17.5.3). Ein erfolgreicher Einsatz eines Pharmakons kann zudem in eine Abhängigkeit führen, da gerade Patienten mit einer chronischen Problematik ungern auf ihr Mittel verzichten wollen. Der Arzt muß eingehend über die Gefahren dieses Therapiekonzeptes aufklären und den Patienten im Verlauf der Therapie eng kontrollieren. Kontraindiziert ist der Schlafmittel-

Tabelle 17.12 Indikation zur Insomniebehandlung mit Schlafmitteln

1. Entlastung des Patienten bei akuten reaktiven oder situativen Insomnien im Rahmen kurzzeitiger oder vorübergehender Beschwerden.

2. Unterstützung anderer Therapien bei organisch oder psychisch bedingten Insomnien.

3. Durchbrechen des Circulus vitiosus von schlechtem Schlaf und der Angst vor schlechtem Schlaf bei chronischen, nicht vorbehandelten Insomnien.

4. Ausschleichen von Medikamenten.

5. Unter Berücksichtigung eines multimodalen Therapiekonzeptes mit besonderer Vorsicht auch längere Behandlung bei chronischen, vorbehandelten Insomnien.

6. Weiterbehandlung bei chronischer und bleibend erfolgreicher Behandlung.

gebrauch bei chronisch Schlafgestörten, die einen anfänglich erfolgreichen medikamentösen Therapieversuch zum Rückzug von anderen Therapieverfahren nützen.

Bei chronischen, vorbehandelten Insomnien ist eine Schlafmitteltherapie im Rahmen eines multimodalen Therapieansatzes (s. Kap. 17.2.5) gerechtfertigt. Der multimodale Therapieansatz bindet pharmakotherapeutische Verfahren wie z.B. Dosisanpassung, Präparatewechsel, Kombinationstherapie, Intervalltherapie u.a. in ein Therapiekonzept ein. Ein Arzt-Patient-Kontakt zur Medikamentenkontrolle sollte hierbei mindestens alle 4 Wochen erfolgen. Bei chronischer Einnahme eines Schlafmittels über mehr als 1 Jahr und erhaltener Wirksamkeit kann die Behandlung weitergeführt werden, wenn dem Patienten durch Nebenwirkungen kein Schaden entsteht (Tab. 17.12).

17.5.5 Auswahlkriterien für Schlafmittel

Bei der Auswahl des geeigneten Schlafmittels gibt es keine standardisierten Kriterien. Es wird hier dennoch versucht, die Gesichtspunkte (Tab. 17.13) zu erörtern, die bei der Wahl eines Schlafmittels berücksichtigt werden müssen.

Phänotyp der Schlafstörung

Phänomenologisch lassen sich Einschlafstörungen, Durchschlafstörungen verbunden mit Kurzer-

Tabelle 17.13 Auswahlkriterien für Schlafmittel

1. Phänotyp der Insomnie
2. Dauer der Insomnie
3. Tagesbeschwerden
4. Benötigte Leistungsfähigkeit am Tage
5. Schweregrad der Schlafstörung
6. Alter des Patienten
7. Suchtanamnese
8. Medikamenteneinnahme
9. Vorerkrankungen und Nebenwirkungen
10. Suizidalität
11. Langzeit-Compliance des Patienten
12. Vorbehandlung

wachen oder Wiedereinschlafstörungen und Früherwachen voneinander unterscheiden. Die häufige Koinzidenz von Ein- und Durchschlafstörungen und das Auftreten von Früherwachen bei den verschiedensten Formen von Schlafstörungen (*Engel* u. *Engel-Sittenfeld* 1980, *Steinberg* et al. 1987) fordern allerdings einen kritischen Umgang mit dieser Einteilung. Prinzipiell sind Präparate mit kurzer Wirkdauer, wie z.B. das Benzodiazepinpräparat Triazolam oder Nicht-Benzodiazepinhynotika mit kurzer Halbwertszeit, wie z.B. Zopiclon, für isolierte Einschlafstörungen geeignet. Die isolierte Einschlafstörung stellt auch für schwächer wirksame Mittel, z.B. aus der Gruppe der Antihistaminika oder Alkoholderivate, eine Behandlungsindikation dar. Auch frühabendliche Gaben von niedrigen Dosen sedierender Antidepressiva oder niedrigpotenter Neuroleptika sind hilfreich, wenn eine Beruhigung des Patienten bereits vor dem Schlafen eintreten soll. Lange Halbwertszeiten führen bei diesen Präparaten jedoch leicht zu prolongierten Wirkungen bis in den nächsten Tag. Durchschlafstörungen und Früherwachen erfordern den Einsatz mindestens mittellang wirksamer Präparate. Diesem Kriterium folgen neben Benzodiazepinen sedierende Antidepressiva und niedrigpotente Neuroleptika. In Ausnahmefällen können nach einem nächtlichen Erwachen sehr kurzwirksame Schlafmittel (z.B. Triazolam, Zolpidem) eingesetzt werden.

Dauer der Schlafstörung

Die Dauer von Insomnien läßt sich in 3 Zeiträume gliedern (*NIMH* 1984):

— *Transitorische Insomnien* dauern 1 bis 3 Tage. Sie treten bei gesunden Schläfern auf und sind üblicherweise die Folge akuter Streßsituationen

(z.B. Schlafen in ungewohnter Umgebung, Zeitzonenverschiebungen bei Flugreisen, Wechsel der Arbeitsschicht, vorübergehende körperliche Erkrankungen). Schlafmittel können bei großem Leidensdruck und einer erheblichen Beeinträchtigung der Tagesbefindlichkeit eingenommen werden. Schlafhygienische Maßnahmen sind zumeist jedoch therapeutisch ausreichend.

— *Kurzzeitinsomnien* dauern 3 Tage bis 3 Wochen. Sie sind gewöhnlich die Folge einer subakuten Streßsituation (z.B. körperliche Erkrankungen, seelische Belastungssituation wie Partnerkonflikte oder der Tod eines Angehörigen). Bei diesen Schlafstörungen sind verhaltenstherapeutische und schlafhygienische Maßnahmen besonders wichtig. Wird ein Hypnotikum verschrieben, sollte die Anwendung auf die unbedingt erforderliche Zeit beschränkt bleiben.

— *Langzeitinsomnien* dauern länger als 3 Wochen. Eine medikamentöse Behandlung mit Schlafmitteln darf hier nur unter Berücksichtigung eines multimodalen Therapieansatzes (s. Kap. 17.2.5) erfolgen. Diese meist chronifizierten Schlafstörungen fordern äußerste Vorsicht bei der Verschreibung von Präparaten mit Abhängigkeitspotential. Eine zeitliche Begrenzung der Einnahmedauer von maximal 4 bis 6 Wochen darf nur überschritten werden, wenn eine spezifische Indikation zur Langzeitbehandlung besteht oder eine Intervalltherapie durchgeführt wird.

Tagesbeschwerden

Insomnien zeigen eine hohe Koinzidenz mit depressiven Verstimmungen (*Reynolds* 1989) und Angstsymptomen. Dabei kann die Schlafstörung sowohl Folge als auch Ursache sein. Liegt eine manifeste Depression vor, können Antidepressiva mit sedierender Wirkung schlaffördernd und noch am nächsten Tag antidepressiv wirken, wenn die Hauptdosis zum Zubettgehen verabreicht wird. Werden nicht sedierend wirkende Antidepressiva am Tage eingenommen, kann die zusätzliche Gabe eines sedierend wirkenden Antidepressivums oder eines Hypnotikums zum Schlafengehen notwendig werden (*Rüther* u. *Hajak* 1992). Angst und Unruhezustände während des Einschlafens oder in Erwartung der kommenden Nacht lassen sich durch niedrige Dosen von sedierenden Antidepressiva oder niedrigpotenten Neuroleptika 1 bis 2 Stunden vor dem Zubettgehen abfangen. Treten diese Zustände nach einem nächtlichen Erwachen auf, sollte bei der Auswahl des abendlichen Hypnotikums ein Mittel mit mittellanger Wirkdauer bevorzugt werden. Schlafstörungen mit Angstsymptomatik im gesamten Tagesverlauf sind dagegen eine Indikation für langwirksame Hypnotika mit Tranquilizerwirkung am Tage (*Lund* u. *Rüther* 1984). Kurzwirksame Hypnotika führen häufiger zu Früherwachen und gelegentlich zu Angstsymptomen in den Morgenstunden (*Adam* u. *Oswald* 1989, *Moon* et al. 1985, *Morgan* u. *Oswald* 1982) und sind in diesem Fall weniger geeignet.

Benötigte Leistungsfähigkeit am Tage

Überhangeffekte können zu unerwünschter Sedierung und zu Einschränkungen der psychomotorischen Leistungsfähigkeit am Tage führen. Ist eine uneingeschränkte Leistungsfähigkeit am Tage notwendig, können entweder schwachsedierende Mittel (z.B. aus der Gruppe der Antihistaminika oder Alkoholderivate) oder kurzwirksame Benzodiazepine eingesetzt werden. Eine eingeschränkte Fahrtauglichkeit am folgenden Tag wurde nach einer abendlichen Einnahme bereits bei mittellang wirksamen Benzodiazepinen beobachtet (*O'Hanlon* u. *Volkerts* 1986). Durch eine niedrige Dosierung und ausreichend große Zeitintervalle zwischen den Einnahmen kann eine Übersedation weitgehend vermieden werden (*Dettli* 1983). Dennoch nicht zu verantworten ist die Verordnung von Schlafmitteln vor Arbeitstagen z.B. bei Busfahrern, Piloten oder Lokomotivführern.

Schweregrad der Schlafstörung

Je ausgeprägter die Insomnie des Patienten ist, um so stärker muß zumeist die hypnotische Potenz des einzusetzenden Schlafmittels sein. Die Entscheidung, wie schwer eine Schlafstörung ist, darf nicht allein aufgrund der schlafpolygraphisch objektivierbaren Daten getroffen werden, sondern muß unter Berücksichtigung der individuellen Beschwerden des Patienten, im Kontext seines allgemeinen Schlafverhaltens und seiner Lebensumstände erfolgen.

Gelegentlich entspricht die Einschätzung der subjektiv empfundenen Schlafstörung durch den Patienten nur ungefähr den meßtechnisch erfaßbaren Werten (*Bixler* et al. 1973, *Carskadon* et al. 1976, *Pena de la* 1978, *Steinberg* et al. 1987). Patienten ohne Auffälligkeiten in einer polysomnographischen Schlafaufzeichnung können über gestörten Schlaf klagen, während Patienten mit pathologischen Anzeichen in der Schlafaufzeichnung sich subjektiv nicht beeinträchtigt fühlen (*Dement* et al. 1984, *Miles* u. *Dement* 1980, *Steinberg* et al. 1987). Besonders bei chronisch Schlafgestörten und älteren Patienten sind Fehleinschätzungen vor allem bezüglich der Schlafdauer bekannt (*Carskadon* et al. 1976, *Dement* et al. 1984, *Miles* u. *Dement* 1980, *Pena de la* 1978, *Steinberg* et al. 1984b). Im Extremfall der sogenannten Fehlwahrnehmung des Schlafzustandes (*ASDA* 1990) liegt die objektivierbare Schlafstruktur trotz einer subjektiven Schlafstörung vollkommen im Normbereich (*ASDA* 1990, *ASDC* 1979, *Miles* u. *Dement* 1980). Bei der Therapie ist zu berücksichtigen, daß das Gefühl eines gestörten Schlafes, ähnlich wie das des Schmerzes, vorwiegend auf den Erfahrungen des Betroffenen basiert. Auch gibt es bis heute keine allgemeingültige Beziehung zwischen objektiven Schlafparametern und der subjektiven Schlafqualität (*Dement* et al. 1984, *Miles* u. *Dement* 1980, *Pena de la* 1978, *Spiegel* et al. 1986). Man sollte daher zurückhaltend sein, die Beschwerden der Patienten aufgrund objektiver Meßgrößen in Frage zu stellen (*Borbely* 1984b). Die Behandlung sollte dem Prinzip ,,Beschwerde vor Befund" folgen. Nimmt der Arzt die Beschwerden des Patienten ernst, so verhindert er die Frustration des Patienten durch den Arzt und eine ungesteuerte Eigentherapie mit Schlafmitteln. Noch sorgfältiger als bei anderen Schlafstörungen muß beim Fehlen meßbarer Auffälligkeiten das Behandlungskonzept der Persönlichkeit und den Beschwerdecharakteristika des Patienten angepaßt werden. In der Praxis wird vor allem bei Medikamenten Zurückhaltung gezeigt, die deutliche Nebenwirkungen haben oder aber zur Abhängigkeit führen können. Glücklicherweise besteht bei den meisten Patienten zwischen den subjektiven Angaben einer Schlafstörung und den objektivierbaren Daten eine ausreichende Korrelation, die die Angaben der Patienten als valide erscheinen lassen (*Frankel* et al. 1976, *Mendelson* 1987a, *Soldatos* et al. 1979, *Steinberg* et al. 1984b). Bestehen Diskrepanzen zwischen den Klagen des Patienten und beispielsweise den Berichten des Bettpartners, ist eine Schlafpolygraphie indiziert.

Alter des Patienten

Es muß beim älteren Patienten noch strenger als beim jungen Menschen darauf geachtet werden, daß die niedrigst mögliche Dosis über die kürzest mögliche Zeit eingesetzt wird. Dies sollte mindestens 1mal im Monat überprüft werden (*NIMH* 1984).

Im höheren Alter verschlechtern sich die pharmakokinetischen Parameter Resorption, Metabolisierung und Elimination. Dadurch wird bei einer Vielzahl von Medikamenten und deren aktiven Metaboliten die Halbwertszeit verlängert (*Greenblatt* et al. 1981, 1982, *Moran* et al. 1988, *Pöldinger* u. *Wider* 1985). Ein Überhang der Wirkung am nächsten Tag kann die Folge sein. Präparate mit kurzer Halbwertszeit zeigen auch bei älteren Patienten weniger unerwünschte Wirkungen am Tage (*Carskadon* et al. 1982, *Morgan* 1984) und werden deshalb häufig eingesetzt (*Dement* et al. 1984), um eine Akkumulation der Wirkstoffe zu verhindern. Die im Vergleich zu jungen Patienten höhere Nebenwirkungsrate verlangt jedoch besonders bei diesen Präparaten eine strenge Indikationsstellung, eine möglichst kurze Anwendungsdauer und die Verwendung der niedrigsten Dosis. Präparate mit mittlerer Halbwertszeit führen weniger stark zu Rebound-Effekten durch schnelles Abklingen der Wirkung (*Kales* et al. 1983 a, 1983 b), können beim älteren Menschen aber leichter zu Überhangeffekten führen. In diesen Fällen soll die Einstiegsdosis halbiert werden.

Im Alter sollte zudem mit einer beträchtlichen interindividuellen Variabilität der Wirkungen und Nebenwirkungen und einem veränderten Spektrum unerwünschter Arzneimittelwirkungen gerechnet werden (*Miles* u. *Dement* 1980, *Nicholson* et al. 1982). Nach Benzodiazepineinnahme wurden bei älteren Patienten Ataxien, Verwirrtheitszustände, paradoxe Vigilanzsteigerung und sogar Halluzinationen beobachtet (*Greenblatt* u. *Allen* 1978, *Marttila* et al. 1977, *Reeves* 1977). Durch eine muskelrelaxierende Wirkung kann es vor allem bei älteren Patienten zu Muskelschwäche, zu Ataxie und damit zu Stürzen bei einem nächtlichen Aufstehen kommen. Patienten mit altersbedingten Lungenerkrankungen oder Schlafapnoen kann die atemsuppressive Wirkung der Benzodiazepine (*Dolly* u. *Block* 1982, *Mendelson* 1987 a, 1987 b) gefährlich werden. Sedierende Antidepressiva sind im Alter als Schlafmittel häufig nicht geeignet, da die Patienten Kontraindikationen aufweisen wie Herz- und Kreislauferkrankungen, Prostatahypertrophie oder Glaukom (*Benkert* u. *Hippius* 1986, *Böning* 1982, *Livingston* et al. 1983, *Rote Liste* 1991). Gerne werden in der Praxis bei älteren Insomniepatienten niedrigpotente Neuroleptika wie Levomepromazin, Thioridazin, Promethazin, Pipamperon oder Melperon eingesetzt. Die Präparate verursachen weniger Komplikationen, da kardiovaskuläre Nebenwirkungen, wie sie z.B. Antidepressiva

haben, weitgehend fehlen. Trotz Therapieerfolgen bei älteren Patienten (*Finke* 1976, *Malsch* 1987) haben Neuroleptika wie Antidepressiva eine hohe Nebenwirkungsrate. Es finden sich anticholinerge Begleiterscheinungen, extrapyramidalmotorische Bewegungsstörungen, blutdrucksenkende und hämatologische Begleiteffekte und die Gefahr, mit ihnen Spätdyskinesien auszulösen (*Benkert* u. *Hippius* 1986, *Lund* u. *Rüther* 1984).

Suchtanamnese

Patienten mit einer positiven Suchtanamnese bezüglich Alkohol, Tabletten und illegalen Drogen dürfen keine Schlafmittel mit Abhängigkeitspotenz erhalten. Benzodiazepine beispielsweise müssen hier durch sedierende Antidepressiva, Neuroleptika oder andere Präparate ersetzt werden. Bei vorbehandelten Patienten sollte eine Weiterbehandlung nur dann erfolgen, wenn eine Toleranzentwicklung und Dosissteigerung nicht beobachtet wurden (*Rüther* 1986).

Medikamenteneinnahme

Zusätzlich zu Schlafmitteln eingenommene Medikamente können zum Teil lebensgefährliche Wechselwirkungen auslösen. Der Arzt muß diesen Punkt durch die Exploration des Patienten im Vorfeld der Behandlung klären.

Vorerkrankungen und Nebenwirkungen

Vorerkrankungen schränken die Einsatzmöglichkeit vorwiegend für viele Nicht-Benzodiazepinhypnotika und andere sedierende Substanzen wie z.B. Antidepressiva oder Neuroleptika ein. Selbst bei körperlich gesunden Insomniepatienten kann eine biologische Disposition zu unerwartet starken Nebenwirkungen der Medikamente führen. Aus diesem Grund sind eine Reihe von Präparaten mit hohen Nebenwirkungsraten nicht mehr als Schlafmittel zu empfehlen. Dazu gehören Barbiturate, Bromsalze, Bromureide, Piperidindione, Chinazolinderivate, Aldehyde und Glykolderivate.

Suizidalität

Benzodiazepine besitzen eine relativ große therapeutische Breite. Bei Suizidalität sollte dennoch die kleinste Packung rezeptiert werden. Für Antidepressiva besteht eine relative Kontraindikation. Sie können in höheren Dosierungen vital gefährdende kardiale Nebenwirkungen haben. Sie dürfen bei Suizidalität nur unter enger ärztlicher Kontrolle angewendet werden. Die Verwendung von Chloralhydrat ist aufgrund seiner geringen therapeutischen Breite und seiner relativ hohen Toxizität nicht zu empfehlen. Barbiturate und andere alte Nicht-Benzodiazepinhypnotika sind aufgrund ihrer hohen Toxizität kontraindiziert.

Langzeit-Compliance des Patienten

Präparate mit Abhängigkeitspotential, d.h. auch Benzodiazcpine, müssen zeitlich befristet eingenommen werden. Der Patient muß daher bereit sein, die Schlafmittel nach etwa 4 bis 6 Wochen auszuschleichen. Prinzipiell sollte bei Verschreibung eines Schlafmittels der Patient dem Arzt von mehreren Kontakten her bekannt sein. Bestehen Zweifel an der Compliance des Patienten, ist eine Verschreibung von Präparaten mit Abhängigkeitspotential kontraindiziert.

Vorbehandlung

Die Vorgeschichte des Patienten gibt Aufschluß darüber, welche Präparate bereits wirksam waren, welche vergeblich eingesetzt wurden, ob bereits eine Adaptation oder eine Suchtentwicklung eingetreten ist und ob die Präparate ausreichend dosiert wurden. Die medikamentöse Neueinstellung muß sich an diesen Sachverhalten orientieren.

17.5.6 Allgemeine Anwendungskonzepte für Schlafmittel

17.5.6.1 Kurz- und Langzeittherapie

Die Einnahmedauer von Präparaten mit Abhängigkeitspotential soll bei regelmäßiger Einnahme und Neuverschreibung 4 bis 6 Wochen nicht überschreiten. Für länger andauernde Behandlungen mit Präparaten mit Abhängigkeitspotential ist eine Intervallbehandlung geeignet. Andernfalls müssen Präparate ohne Abhängigkeitspotential gewählt werden. Alkoholderivate und Antihistaminika werden in der Praxis vielfach eingesetzt, adaptieren in ihrer Wirkung jedoch schnell und sind deshalb weniger zu empfehlen. Eine Indikation zur Langzeitbehandlung durch Präparate mit Abhängigkeitspotential kann erforderlich sein, wenn bestimmte Kriterien der Schlafstörung erfüllt sind (*Rüther* u. *Engfer* 1988) (Tab. 17.14).

Tabelle 17.14 Indikation zur Langzeitbehandlung mit Schlafmitteln. (Modifiziert nach *Rüther* u. *Engfer* 1988)

1. Dauer der Schlafstörung länger als 1 Jahr
2. Erheblich in der Struktur der Schlafzyklen gestörtes Schlafprofil
3. Keine Toleranzentwicklung in der Vorgeschichte
4. Keine Dosissteigerung in der Vorgeschichte
5. Wiederholtes Auftreten von Insomnien nach Absetzversuchen
(*Cave:* Ende der Rebound-Insomnie abwarten)

17.5.6.2 Intervalltherapie

Ein gangbarer Weg zur längerfristigen Benzodiazepinbehandlung kann die streng reglementierte Intervalltherapie sein. Voraussetzung für eine Intervalltherapie ist ein stabiles Arzt-Patient-Verhältnis, das eine enge Führung des Patienten im Verlauf einer längerfristigen Behandlung ermöglicht.

Vor Beginn einer Woche legt der Patient für 2 bis 3 Nächte dieser Woche eine Option zur Tabletteneinnahme fest. Dies bewirkt einen erholsamen Schlaf in genau den Nächten, die Tagen mit besonderer Belastung des Patienten vorangehen. Für Berufstätige ist diese ,,Reserve" eine erhebliche Erleichterung für die Tagesbewältigung. Gleichzeitig vermittelt sie dem Patienten das Erleben, daß nach schlechten Nächten auch einige gute kommen können. Eine Intervalltherapie ist damit keine Bedarfstherapie, bei der der Patient an jedem beliebigen Tag Tabletten einnehmen kann. Die Therapieform soll nicht dazu führen, das Gefühl eines schlechten Schlafes mit dem beliebigen Griff zur Tablette zu konditionieren.

17.5.6.3 Kombinationstherapie

Eine Kombination von zwei Schlafmitteln kann sinnvoll sein, wenn eine chronische Schlafstörung eine tägliche Medikamenteneinnahme erfordert und Nicht-Benzodiazepinhypnotika oder andere sedierend wirkende Mittel nicht ausreichend wirksam sind.

Klinisch bewährt haben sich die Kombination niedriger Dosen von sedierenden Antidepressiva oder niedrigpotenten Neuroleptika mit Benzodiazepinhypnotika. Das Antidepressivum oder Neuroleptikum wird 1/2 bis 2 Stunden vor dem Zubettgehen eingenommen, um eine schlafvorbereitende Beruhigung des Patienten zu bewirken. Zum Zubettgehen wird das Benzodiazepin eingenommen und kann so besser schlafanstoßend wirken.

Schwere chronische Insomnien können mit diesem Konzept langfristig erfolgreich behandelt werden, wenn die Benzodiazepineinnahme im Rahmen einer Intervalltherapie erfolgt.

17.6 Substanzen und Anwendungsempfehlungen

17.6.1 Verfügbare Stoffgruppen

Zur Schlafförderung werden Pharmaka und Naturheilmittel eingesetzt (Tab. 17.15). Ein Teil der Benzodiazepine, Barbiturate und eine Reihe anderer Nicht-Benzodiazepinpräparate gelten als Hypnotika im engeren Sinne. Die Benzodiazepinhypnotika nehmen die führende Stellung ein und haben die übrigen, meist älteren Präparate in den Hintergrund gedrängt. In zunehmendem Maße werden auch Pharmaka mit sedierender Wirkung als Hypnotika verwendet, die eigentlich keine Schlafmittel sind. Neben Tranquilizern aus der Benzodiazepingruppe sind dies vor allem Antidepressiva, Neuroleptika und Antihistaminika. Für viele Benzodiazepintranquilizer und Anxiolytika liegen allerdings keine Schlafstudien vor. Natur-

Tabelle 17.15 Stoffgruppen der Schlafmittel

1. Benzodiazepinhypnotika
2. Barbiturate
3. Andere alte Nicht-Benzodiazepinhypnotika
   - Bromide, Bromureide
   - Alkohole, Aldehyde
   - Glykol-, Chinazolinonderivate
   - Piperdindione
4. Neue Nicht-Benzodiazepinhypnotika
   - Cyclopyrrolone
   - Imidazopyridine
5. Andere Mittel mit sedierender Wirkung
   - Tranquilizer
   - Antidepressiva
   - Neuroleptika
   - Antihistaminika
   - Clomethiazol
6. Naturpräparate
7. Alternative Präparate
   - Körpereigene Schlafsubstanzen
   - Serotoninantagonisten
   - Benzodiazepinantagonisten
   - Präkursorsubstanzen
   - Melatonin

präparate werden von den Patienten überwiegend in Eigenregie eingenommen. In gewissem Maße gehört auch der Konsum von Alkohol zur Selbsttherapie bei Schlafstörungen. Eine Reihe alternativer Präparate, wie z.B. körpereigene Schlafsubstanzen, sind in klinischer Erprobung, jedoch nicht allgemein etabliert.

17.6.2 Benzodiazepinhypnotika

Benzodiazepine werden im allgemeinen als Schlafmittel der 1. Wahl eingestuft (*Klotz* 1987, *Leutner* 1990, *Lund* u. *Rüther* 1984, *Mendelson* 1980, 1987b, *Parkes* 1985, *Pöldinger* u. *Wider* 1985, *Rudolf* 1990). Dies ist dem relativ günstigen Nutzen-Risiko-Verhältnis dieser Präparate zuzuschreiben. Alle Arten von Benzodiazepinen zeigen einen, wenn auch unterschiedlich akzentuierten schlafbahnenden Effekt (*Leutner* 1990). Eine strenge Trennung in Anxiolytika und Hypnotika ist aus diesen Gründen nach Ansicht einiger Autoren nicht gerechtfertigt (*CRM* 1990, *Lader* u. *Petursson* 1983). Zumeist sind für einen sedativ-hypnotischen Effekt nur höhere Dosen als für eine anxiolytische Wirkung notwendig (*Klotz* 1987).

Wirkungen und unerwünschte Wirkungen

In Literaturübersichten werden weitgehend übereinstimmende Wirkungen der Benzodiazepine auf den Schlaf beschrieben (*Mendelson* 1980, 1987a, 1987b).

Klinisch gesehen machen sie den Schlaf tiefer und ruhiger. Schlafgestörte schlafen nach Benzodiazepineinnahme schneller ein, sie schlafen länger, sie wachen seltener auf und empfinden ihren Schlaf als erholsamer (z.B. *Cordingly* et al. 1984, *Hartmann* et al. 1983, *Murphy* u. *Ankier* 1984). Auch bei Gesunden wurden ähnliche schlaffördernde Wirkungen beobachtet (*Borbely* et al. 1983, *Borbely* 1986b).

Schlafpolygraphisch bestätigen sich diese Wirkungen durch eine verkürzte Schlaflatenz, weniger Aufwachvorgänge, eine verlängerte Gesamtschlafzeit und eine erhöhte Schlafeffizienz (z.B. *Mendelson* et al. 1984, *Roehrs* et al. 1982, *Roehrs* et al. 1986, *Spinweber* u. *Johnson* 1982). Paradoxerweise verringern sich der Tiefschlafanteil und die in diesen Schlafstadien gehäuft auftretenden Hirnstromfrequenzen von 0,25−9 Hz, während Frequenzbereiche von 11−14 Hz, zum Teil auch 17−25 Hz, zunehmen (*Borbely* 1986a, 1986b).

Auch eine leichte Verminderung des REM-Schlafes wurde beobachtet (*Borbely* 1986 b). Die klinische Relevanz dieser Befunde ist allerdings nicht eindeutig geklärt.

Die Verschreibung von Benzodiazepinen hat neben der Normalisierung des Schlafes die damit verbundene Verbesserung der Vigilanz und des Wohlbefindens am Tage zum Ziel. Vor allem bei Präparaten mit langer Wirksamkeit und bei Gabe von höheren Dosierungen (*Johnson* u. *Chernik* 1982) sind jedoch Überhangeffekte mit Tagessedierung und Einbußen in Konzentrations- und Leistungsfähigkeit als auch im Reaktionsvermögen möglich (*Mendelson* 1980, 1987 b). Sogar der Schlaf in der 24 Stunden später folgenden Nacht kann beeinflußt werden (*Borbely* 1986 b). Diese Effekte werden für ein erhöhtes Unfallrisiko beim Führen eines Fahrzeuges verantwortlich gemacht (*Betts* u. *Birtle* 1982, *Binnie* 1983). Obwohl die Einschränkung der Leistungsfähigkeit längere Zeit anhalten kann, bemerken die Patienten sie zum Teil nicht (*Judd* et al. 1987) oder nur zu Beginn der Behandlung (*Oswald* et al. 1979).

Der Befund einer, vor allem nach kurzwirksamen Benzodiazepinen auftretenden Angstsymptomatik am Tage (*Morgan* u. *Oswald* 1982), wird dagegen nicht generell bestätigt (*Bliwise* et al. 1987, *Mamelak* et al. 1984). Vor allem bei schnell im Zentralnervensystem anflutenden Benzodiazepinen wurden Einbußen in der Merkfähigkeit und dem Gedächtnis (*Mendelson* 1987 b) sowie Amnesien (*Dorow* u. *Berenberg* 1990, *Scharf* et al. 1988, *Sieb* u. *Clarenbach* 1990) beobachtet. Die Kombination mit Alkohol erhöht das Risiko einer Amnesie (*Morris* u. *Estes* 1987), der sedierende Effekt kann potenziert und die Tagesleistung stärker beeinträchtigt werden (*Willumeit* et al. 1984). Besondere Vorsicht verlangt diese Stoffkombination auch aufgrund der hohen Toxizität (*Chan* 1984).

Durch eine muskelrelaxierende Wirkung kann es vor allem bei älteren Patienten zur Muskelschwäche, zu Ataxie und damit zu Stürzen bei einem nächtlichen Aufstehen kommen. Gerade bei älteren Menschen und Patienten mit Lungenerkrankungen oder Schlafapnoen kann die atemsuppressive Wirkung der Benzodiazepine (*Dolly* u. *Block* 1982, *Mendelson* 1987 b) gefährlich werden. Ebenso sind mit zunehmendem Alter paradoxe Reaktionen mit Antriebssteigerung und Erregungszuständen möglich. Selten treten nach Benzodiazepinen Kopfschmerzen, Blutdruckabfälle oder eine Abnahme der Libido auf. Wichtige Sonderfälle sind die Wirkungssteigerung von Benzodiazepinen nach Einnahme des H_2-Blockers Cimetidin, dem Tuberkulostatikum Isonikotinsäurehydrazid oder oralen Kontrazeptiva (*Klotz* 1987, *Leutner* 1990).

Die größte Gefahr einer Benzodiazepineinnahme stellt das Abhängigkeitspotential dar. Nach einer mindestens wochenlangen Einnahme können Benzodiazepine über eine Toleranzentwicklung in eine Abhängigkeit einmünden. Umfangreiche Literatur weist auf diese Problematik hin (*Laux* u. *König* 1986, *NIMH* 1984, *Owen* u. *Tyrer* 1983, *Philipp* u. *Buller* 1986, *Pöldinger* u. *Wider* 1985, *Poser* 1991, *Poser* u. *Poser* 1986, *Schmidt* 1990, *Wolf* u. *Rüther* 1984).

Die Absetz- oder Rebound-Insomnie beschreibt ein Auftreten von Ein- und Durchschlafstörungen bei abruptem Absetzen eines Hypnotikums (*Adam* u. *Oswald* 1989, *Kales* et al. 1983 a, 1983 b, *Kales* u. *Scharf* 1978).

Absetzschlafstörungen werden vor allem nach Benzodiazepineinnahme beobachtet (*Gillin* et al. 1989). Sie sind bei einer höheren Dosierung (*Roehrs* et al. 1986) und bei Substanzen mit schneller Elimination (*Bixler* et al. 1985, *Kales* et al. 1983 b) stärker ausgeprägt. Patienten, die vor Therapie an einer schweren Schlafstörung litten oder einen guten Therapieeffekt aufwiesen, scheinen mit stärkeren Absetzschlafstörungen zu reagieren (*Merlotti* et al. 1988). Rebound-Insomnien lassen sich gelegentlich durch einen kürzeren zeitlichen Verlauf (*Borbely* 1986 a) und eine ausgeprägte Intensität der Beschwerden von einem Wiederauftreten der früheren Ein- und Durchschlafstörung abgrenzen. In der Praxis kann diese Unterscheidung allerdings schwierig werden. Die Schlafmittelanamnese hilft dann bei der Diagnosestellung. Durch eine primär niedrige Dosierung der Schlafmittel und ein allmähliches Ausschleichen beim Absetzen der Medikamente läßt sich die Symptomatik lindern, gelegentlich auch verhindern.

Zur Erleichterung von Absetzproblemen bei Benzodiazepinen wird eine Substitution mit sedierenden Antidepressiva (z.B. Amitriptylin, Mianserin oder Doxepin) empfohlen. Unter dieser Zusatzmedikation wurde auch nach längerer Einnahme die Dosierung alle 1 bis 2 Wochen um 25 % reduziert, ohne stärkere Absetzprobleme zu verursachen (*Steinberg* et al. 1984, 1987) (Tab. 17.16).

Arten von Benzodiazepinhypnotika

Die Auswahl eines Benzodiazepins wird entscheidend durch dessen Wirkungscharakteristik bestimmt. Unterschiede in der Wirkung entstehen dabei durch die Rezeptoraffinität und die dadurch

Tabelle 17.16 Unerwünschte Wirkungen von Benzo-diazepinhypnotika

– Tagesüberhang
– Konzentrations- und Leistungseinbußen
– Rebound-Insomnie
– Rebound-Angst
– Amnesie
– Interaktion mit Alkohol
– Muskelrelaxation
– Atemsuppression
– Paradoxe Reaktionen
– Medikamentenwechselwirkung
– Toleranz und Abhängigkeit

bestimmte relative Dosis, durch pharmakokineti-sche Parameter wie Absorption, Verteilungs- und Eliminationsgeschwindigkeit, wirksame Metaboli-ten sowie pharmakodynamische Aspekte, welche sich z.B. in unerwünschten Wirkungen widerspie-geln. Vor allem pharmakokinetische Eigenschaf-

ten bestimmen die klinisch wichtige Wirkungs-dauer (Tab. 17.17).

Anwendungsempfehlungen

Die Behandlung mit Benzodiazepinen verlangt be-sondere Aufmerksamkeit und sollte sich über die allgemeinen Voraussetzungen zur Pharmakothera-pie hinaus an einigen Richtlinien orientieren:

1. der Einsatz ist nur bei klarer Indikation gerecht-fertigt,
2. es sollte die kleinste mögliche Dosierung be-nutzt und
3. über die kürzest mögliche Behandlungszeit ein-gesetzt werden (*Borbely* 1986 b).

Eine maximale Behandlungsdauer von 4 bis 6 Wochen kann als Empfehlung gelten (*Nedopil* u. *Rüther* 1984). Langzeitbehandlungen mit täglicher Präparateinnahme sind noch am ehesten bei bereits vorhandener Langzeiteinnahme ohne Wirkungs-

Tabelle 17.17 Wirkungsdauer der Benzodiazepine. (Modifiziert nach *Leutner* 1990)

Wirkungsdauer	kurz wirkend	mittellang wirkend	lang wirkend
Wirkstoff	Midazolam Triazolam	Alprazolam Bromazepam Brotizolam Clotiazepam Flunitrazepam Lorazepam Lormetazepam Nitrazepam Oxazepam Temazepam	Chlordiazepoxid Clonazepam Dikaliumchlorazepat Diazepam Flurazepam Ketazolam Medazepam Prazepam
Hypnotikum	z.B. Dormicum® Halcion®	z.B. Rohypnol® Lendormin® Mogadan® Noctamid® Planum® Remestan®	z.B. Dalmadorm® Staurodorm Neu® Valium® Valiquid®
Tranquilizer		z.B. Adumbran® Lexotanil® Praxiten® Tafil® Tavor® Trecalmo®	z.B. Contamex® Demetrin® Librium® Tranxilium® Valium® Valiquid®
Vorteile	Rasche Schlafinduktion bei Einschlafstörungen, gute Tagesvigilanz	Sofortwirkung auf Ein- und Durchschlafstörungen	Schlafinduktion und Anxiolyse
Nachteile	Betonte Rebound-Insomnie und Angst	Mäßige Kumulation und Überhangeffekte	Starke Kumulation und Überhangeffekte

Tabelle 17.18 Barbiturate und andere alte Nicht-Benzodiazepinhypnotika

Stoffgruppe	Wirkstoff	Warenname z.B.
Barbiturate	Barbital, Brallobarbital, Cyclobarbital, Hexobarbital, Methylphenobarbital, Pentobarbital, Phenobarbital, Secobarbital, Thiopental, Vinylbital	Veronal®, Eusedon®, Vesparax®, Somnupan C®, Evipan®, Prominal®, Neodorm®, Repocal®, Luminal®, Vesparax mite®, Prominal®, Trapanal®, Speda®, Medinox®, Somnifen®, Resedorm®, Repocal®, Phanodorm®
Piperidindione	Pyrithyldion	Benedorm®
Chinazolinderivate	Methaqualon	Normi-Nox®
Glykolderivate	Meprobamat	Meprobamat®, Urbilat®, Clindorm®, Omnisedan®
Aldehyde	Paraldehyd	Paraldehyd®

verlust zu vertreten. Eine medikamentöse Neuein-stellung auf die tägliche Dauereinnahme eines Ben-zodiazepins über längere Zeit kann nach heutigem Kenntnisstand nur in Ausnahmefällen empfohlen werden.

Kurz wirksame und *ultrakurz wirksame Benzodi-azepine* sind indiziert, wenn Einschlafstörungen im Vordergrund stehen und eine volle Leistungsfähig-keit am Tage angestrebt wird. Sie haben gegenüber anderen Benzodiazepinen den Vorteil, weniger Überhangeffekte am nächsten Tag zu verursachen. Dem steht der Nachteil der Absetz- (Rebound-) In-somnie gegenüber. Nach einer abendlichen Ein-nahme können Absetzphänomene schon im Verlauf einer Nacht den Schlaf als morgendliches Früh-erwachen beeinträchtigen (*Kales* et al. 1983 b).

Lang wirksame Benzodiazepine werden verwen-det, wenn über die Behandlung einer Durchschlaf-störung hinaus eine Anxiolyse am Tage erwünscht ist. Der medikamentöse Überhang ist stark ausge-prägt und schränkt die Einsatzfähigkeit des Betrof-fenen, z.B. beim Autofahren, ein. Nach wiederhol-ter Einnahme ist eine Kumulation möglich, die vor allem ältere Patienten gefährdet und mit einer Do-sisreduktion beantwortet werden muß.

Mittellang wirksame Benzodiazepine stellen einen Kompromiß bezüglich Nutzen und uner-wünschten Wirkungen dar und werden am häufig-sten bei Ein- und Durchschlafstörungen, jedoch auch bei Früherwachen eingesetzt.

17.6.3 Barbiturate und andere alte Nicht-Benzodiazepinhypnotika

Verschiedenste Nicht-Benzodiazepinhypnotika wa-ren als klassische Schlafmittel bis zur Einführung

der Benzodiazepine weit verbreitet. Dazu gehörten Barbiturate, Bromsalze und Bromureide, Piperi-dindione, Chinazolinderivate, Aldehyde und Gly-kolderivate. Von der großen Zahl der Präparate ist nur noch ein Teil im Handel (Tab. 17.18).

Die genannten Präparate, vor allem die früher oft eingesetzten Barbiturate, erfahren in zuneh-mendem Maße Kritik. Dies liegt an den höchst be-drohlichen Eigenschaften, die für den praktischen Gebrauch von Nachteil sind: massive Veränderun-gen der Schlafabläufe, vor allem des REM-Schla-fes, Enzyminduktion mit erheblichen Arzneimit-telinteraktionen, hohe Toxizität, Kumulationsge-fahr, allergische Reaktionen und eine starke Sucht-gefährdung. Bromsalze und Bromureide können einen Bromismus verursachen. Meprobamat wirkt stark muskelerschlaffend (*Leutner* 1990, *Rudolf* 1990). Die klinische Anwendung dieser Stoffe wird daher als obsolet angesehen (*Lund* u. *Rüther* 1984). Als Schlafmittel sind Barbiturate, Bromsalze und Bromureide, Piperidindione, Chinazolinderivate, Aldehyde und Glykolderivate nicht zu empfehlen.

17.6.4 Neue Nicht-Benzodiazepin-hypnotika

Nicht-Benzodiazepine vom Typ der Cyclopyrrolo-ne (Zopiclon) und Imidazopyridine (Zolpidem) sind seit kurzer Zeit als Schlafmittel erhältlich. Der Wirkmechanismus soll bei diesen Präparaten über eigene Bindungsstellen des Benzodiazepinrezeptor-komplexes vermittelt sein (*Julou* et al. 1985, *Lan-ger* et al. 1988, *Trifiletti* u. *Snyder* 1984). Zolpidem und Zopiclon sind kurz wirksame Schlafmittel. Dies beruht zu einem großen Teil auf der schnellen

Absorptions- und kurzen Eliminationshalbwertszeit von $2\,^1/_2$ (*Albin* et al. 1988, *Thenot* et al. 1988) bzw. 5 bis $6\,^1/_2$ Stunden (*Gaillot* et al. 1983, *Houghton* et al. 1985).

Wirkungen und unerwünschte Wirkungen

Die hypnotische Wirkpotenz des Zopiclon ist vergleichbar mit der von Benzodiazepinen wie Flurazepam (*Quadens* et al. 1983), Flunitrazepam (*Wickström* u. *Giercksky* 1980), Nitrazepam (*Momose* 1983), Temazepam (*Wheathley* 1985) oder Triazolam (*Maillard* et al. 1984). Schlafgestörte schlafen nach der Einnahme von Zopiclon schneller ein (*Elie* u. *Gagnon* 1981) und verlängern ihre Gesamtschlafzeit (*Dehlin* et al. 1983, *Duriez* et al. 1979, *Jovanovic* u. *Dreyfuss* 1983, *Quadens* et al. 1983, *Mamelak* et al. 1983 a). Sie wachen seltener auf und empfinden ihren Schlaf als erholsamer (*Giercksky* u. *Wickström* 1980, *Momose* 1983). Bei Gesunden fanden sich verkürzte Einschlaflatenzen und eine verbesserte Schlafqualität (*Billiard* et al. 1983, *Lader* u. *Denney* 1983). Schlafpolygraphisch wurden sowohl ein vermehrter (*Billiard* et al. 1983, *Jovanovic* u. *Dreyfuss* 1983) als auch ein verminderter (*Quadens* et al. 1983, *Mamelak* et al. 1983) Tiefschlaf gemessen. Die Analyse des EEG-Power-Spektrums bestätigte eine Reduktion langsamer Wellen (*Schulz* et al. 1991, *Trachsel* et al. 1990).

Die schlafanstoßende Wirkung des Zolpidem umfaßt eine verbesserte Einschlafzeit, Gesamtschlafdauer und Schlafqualität sowie reduzierte Wachzeiten (*Nicholson* et al. 1986, 1988, *Oswald* u. *Adam* 1988). Die hypnotische Wirkung entspricht in etwa der von Benzodiazepinen wie Flunitrazepam (*Frattola* et al. 1990) oder Triazolam (*Louvel* et al. 1988, *Roger* et al. 1991). Im Gegensatz zu den Benzodiazepinen wird der Rapid-eye-movement-Schlaf nicht signifikant beeinflußt (*Lund* et al. 1988) sowie der Tiefschlafanteil nicht reduziert (*Besset* et al. 1989, *Nicholson* u. *Pascoe* 1986, 1988).

Das Wirkprofil der Nicht-Benzodiazepinhypnotika ist am ehesten mit dem kurz wirksamen Triazolam vergleichbar (*Autret* et al. 1987, *Elie* et al. 1990). Die Beeinflussung der Tagesbefindlichkeit durch Sedation oder neurologische Beeinträchtigungen ist geringer als bei länger wirksamen Benzodiazepinen wie z.B. Flurazepam oder Nitrazepam (*Agnoli* et al. 1989, *Bensimon* et al. 1988, *Klimm* et al. 1987, *Morselli* et al. 1988, *Ponciano* et al. 1990).

Offene Langzeituntersuchungen fanden für Zolpidem im Beobachtungszeitraum von maximal 6 Monaten keine Toleranzentwicklung oder Rebound-Phänomene und Entzugserscheinungen beim Absetzen des Präparates (*Schlich* et al. 1991). Diese ließen sich auch polysomnographisch nicht nachweisen (*Herrmann* et al. 1988).

Im Vergleich zu kurz wirksamen Benzodiazepinhypnotika wurde in einigen Studien eine verminderte Rebound-Schlafstörung bei Absetzen von Zopiclon beoachtet (*Elie* et al. 1990, *Fleming* et al. 1990). In offenen Studien hielt die hypnotische Wirkung des Zopiclons über 8 (*Pecknold* et al. 1990) bzw. 17 Wochen an (*Fleming* et al. 1988). Es ist dennoch verfrüht, daraus zu schließen, daß Nicht-Benzodiazepinhypnotika keine Adaptation zeigen. Auch ist die Frage des Abhängigkeitspotentials bisher nicht geklärt (*Editorial to Lancet* 335, 1990). Erste Berichte über selten auftretende Abhängigkeitssymptome bei Zopiclon liegen vor (*Pharmaceutical Journal* 1990, 1991).

Eine Postmarketing-Studie bestätigte dem Zopiclon eine gute Verträglichkeit bei Kurzzeiteinnahme (*Allain* et al. 1991). Die Nebenwirkungen von Zopiclon und Zolpidem entsprechen weitgehend denen von Benzodiazepinen. Häufiger wurde jedoch bei Zopicloneinnahme von einem bitteren Geschmack und trockenen Mund berichtet (*Anderson* 1985, *Giercksky* u. *Wickström* 1980, *Palminteri* u. *Narbonne* 1988, *Pull* et al. 1983, *Tamminen* et al. 1983, *Wickström* et al. 1983). Medikamentenwechselwirkungen sind bekannt mit Metoclopramid, Atropin (*O'Toole* et al. 1986), Ranitidin (*Wilson* et al. 1986) und Alkohol (*Hindmarch* 1990, *Kuitunen* et al. 1990). Zolpidem zeigt Wechselwirkungen mit Alkohol, Barbituraten und anderen sedierenden Mitteln wie z.B. Neuroleptika oder Antidepressiva (*Bianchetti* et al. 1988, *Harvengt* et al. 1988).

Anwendungsempfehlungen

Zopiclon und Zolpidem sind kurz wirksame und gut hypnotisch wirkende Präparate. Sie eignen sich für die Behandlung von Einschlafstörungen und Durchschlafstörungen mit Erwachen in der ersten Hälfte der Schlafperiode.

Da bisher noch keine Langzeituntersuchungen vorliegen, ist eine abschließende Beurteilung dieser Wirkstoffgruppe zur Zeit nicht möglich. Dies betrifft insbesondere die Frage, inwieweit sich die Eigenschaften dieser neuen Präparate von jenen der bereits eingeführten Benzodiazepinhypnotika unterscheiden. Das gilt vor allem für die Adaptations- und Suchtproblematik.

Tabelle 17.19 Wichtigste Vor- und Nachteile von anderen Mitteln mit sedierender Wirkung

Wirkstoffgruppe	Vorteile	Nachteile
Antidepressiva	Kein Abhängigkeitspotential, keine Tiefschlafunterdrückung, antidepressive Wirkung	Relativ hohe Toxizität, anticholinerge Nebenwirkungen, lange Wirkdauer, REM-Schlafunterdrückung
Neuroleptika	Kein Abhängigkeitspotential, keine REM-Schlafunterdrückung, antipsychotische Wirkung, geringe Kardiotoxizität	Anticholinerge, extrapyramidalmotorische, hämatologische, blutdrucksenkende Nebenwirkungen, Spätdyskinesien, relativ lange Wirkdauer
Alkoholderivate	Unbeeinflußtes Schlafprofil, schneller Wirkungseintritt	Geringe hypnotische Potenz, geringe therapeutische Breite
Antihistaminika	Freie Verfügbarkeit, verhältnismäßig geringe Toxizität	Geringe hypnotische Potenz, schneller Wirkungsverlust, anticholinerge Nebenwirkungen
Clomethiazol	Schneller Wirkungseintritt, kurze Wirkdauer ohne Überhang, hohe hypnotische Potenz	Abhängigkeitspotential, Atemdepression, Hypersekretion
Naturpräparate	Kein Abhängigkeitspotential, nahezu fehlende Toxizität	Geringe hypnotische Potenz

17.6.5 Andere Mittel mit sedierender Wirkung

Der Einsatz sedierender Antidepressiva, Neuroleptika, Antihistaminika oder Alkoholderivate ist bei jenen Patienten zu erwägen, bei denen Kontraindikationen für Benzodiazepine bestehen oder eine Abhängigkeitsgefahr vermutet werden kann. Ein Einsatz ist auch sinnvoll nach mehreren Therapieversuchen oder einer wirkungslosen Langzeiteinnahme von Benzodiazepinen im Rahmen einer Kombinationstherapie bei chronischen Insomnien und bei spezifischen Formen von Schlafstörungen. Eine Reihe von Vor- und Nachteilen unterscheidet diese Präparate (Tab. 17.19.).

17.6.5.1 Antidepressiva

Seit Jahren ist bekannt, daß einige Antidepressiva eine bemerkenswerte sedative Potenz besitzen (*Kielholz* 1971) und zur Behandlung von Schlafstörungen verwendet werden können. Einen schlafverbessernden Effekt zeigen vor allem Amitriptylin, Doxepin, Trimipramin und Mianserin (Tab. 17.20).

Wirkungen und unerwünschte Wirkungen

Nach der Einnahme von Amitriptylin, Doxepin und Trimipramin wurden bei depressiven Patienten eine verbesserte Schlafkontinuität und Schlaf-

qualität festgestellt (*Chouinard* 1985, *Feighner* u. *Cohn* 1985, *Kupfer* 1982, *Scharf* et al. 1986). Dies ist sicher nicht nur dem sedierenden Effekt, sondern auch der Behandlung der Grunderkrankung zuzuschreiben, zu deren Kardinalsymptomen Schlafstörungen gehören (*Rüther* u. *Hajak* 1992). Der schlafverbessernde Effekt der Antidepressiva ist nicht auf depressive Patienten beschränkt. Nach Amitriptylineinnahme sind ebenfalls bei Gesunden

Tabelle 17.20 Sedierende Wirkung einiger Antidepressiva. (Modifiziert nach *Benkert* u. *Hippius* 1986)

Mehr aktivierend		Mehr sedierend
Desipramin Nortriptylin	Clomipramin Dibenzipin Imipramin Melitracen Fluvoxamin Maprotilin Tranylcypromin	Amitriptylin Amitriptylinoxid Doxepin Trimipramin Trazodon Mianserin
z.B. Pertrofan® Nortrilen®	z.B. Anafranil® Noveril® Tofranil® Trausabun® Fevarin® Ludiomil® Parnate®	z.B. Saroten® Laroxyl® Equilibrin® Aponal® Sinquan® Stangyl® Thombran® Tolvin®

die Einschlaflatenzen kürzer und der Tiefschlaf verlängert (*Hartmann* u. *Cravens* 1973). Obwohl im klinischen Alltag häufig eine Abnahme der sedierenden Wirkung bei regelmäßiger Einnahme beobachtet wird, kann eine Verlängerung der Schlafdauer nach abendlicher Amitriptylineinnahme über mehr als 2 Monate lang anhalten (*Hartmann* u. *Cravens* 1973).

Trizyklische Antidepressiva haben eine relativ lange Halbwertszeit von zumeist mehr als 20 Stunden. Nach einer Einnahme beim Zubettgehen wirken sie nicht nur schlafverbessernd, sondern noch am folgenden Tag stimmungsaufhellend, angstlösend und beruhigend. Ein möglicher, aber nicht gesicherter Vorteil ist ein im Vergleich zu Benzodiazepinen geringer ausgeprägter atemdepressiver Effekt, der einen Einsatz bei Patienten mit Schlafapnoe ermöglicht (*Gillin* u. *Byerley* 1990).

Mit Ausnahme des Trimipramin (*Settle* u. *Ayd* 1980, *Wiegand* et al. 1986) unterdrücken Antidepressiva den Traumschlaf. Es ist unklar, ob dies langfristig nachteilig für den Patienten sein kann. Hin und wieder können sie periodische Bewegungen im Schlaf verursachen (*Byerley* u. *Gillin* 1984) und dadurch den Schlaf stören.

Relativ häufig treten vor allem bei trizyklischen Antidepressiva unerwünschte Wirkungen durch überwiegend anticholinerg bedingte Effekte auf. Mundtrockenheit, Schwitzen, Miktionsbeschwerden, Obstipation, Sehstörungen und ein feinschlägiger Tremor sind meist nur vorübergehend vorhanden. Gefährlicher sind Herzrhythmusstörungen, eine Erhöhung des Augeninnendruckes bei Glaukompatienten, zerebrale Anfälle und agitierte, paranoide und delirante Syndrome, die vor allem bei höheren Dosierungen vorkommen können (*Benkert* u. *Hippius* 1986, *Böning* 1982, *Livingston* et al. 1983, *Rote Liste* 1991). Die Kombination mit anderen anticholinergen Substanzen, z.B. Antiparkinsonmitteln, kann solche unerwünschten Wirkungen auslösen. Nur in besonderen Ausnahmefällen ist aufgrund von Wechselwirkungen die gleichzeitige Einnahme von Antihypertensiva, Monoaminoxidaseinhibitoren, Methylphenidat, Antikoagulanzien und Sympathikomimetika zu tolerieren. Bei Vorliegen schwerer Herz-Kreislauf-Erkrankungen, Epilepsien, Glaukom, Prostatahypertrophie, Pylorusstenose und bei Schwangerschaft ist die Verwendung trizyklischer Antidepressiva als Schlafmittel kontraindiziert.

Anwendungsempfehlungen

Sedierende Antidepressiva eignen sich vor allem zur Behandlung von Depressionen mit Schlafbeschwerden und von Insomnien mit einer ängstlich-depressiven Begleitsymptomatik (*Hippius* u. *Rüther* 1977). Aus der klinischen Erfahrung heraus ist der Einsatz von Antidepressiva bei Insomnien anderer Ursache möglich, wenn alle Nebenwirkungen und Kontraindikationen beachtet werden. In jedem Falle erfordert die Therapie mit Antidepressiva vor Behandlungsbeginn eine gründliche internistische und neurologische Untersuchung. Dabei sollten ein Laborstatus erhoben und ein Elektrokardiogramm und Elektroenzephalogramm erstellt werden. Einschränkend muß bemerkt werden, daß bisher keine plazebokontrollierten Studien über den Effekt dieser Präparate bei Insomnien mit nicht depressiver Genese existieren.

Durchschlafstörungen, frühmorgendliches Erwachen und Tagessymptome, wie z.B. Angst, werden am besten beeinflußt, wenn die Mittel direkt zum Schlafengehen eingenommen werden. Niedrige Dosen können bereits 1 bis 2 Stunden vor dem Schlafengehen verabreicht werden, um chronisch schlafgestörte Patienten von ihren abendlichen Spannungsgefühlen und Ängsten zu befreien und das Einschlafen zu erleichtern. Als Zusatzmedikation (*Rüther* 1986) können Antidepressiva die hypnotisch notwendige Dosis von Benzodiazepinen reduzieren, deren Ausschleichen ermöglichen (*Steinberg* et al. 1984) oder die Einnahmefrequenz reduzieren.

Die optimale Dosierung muß individuell für jeden Patienten ermittelt werden, da eine erhebliche Reaktionsvarianz der schlafanstoßenden Wirkung besteht. Man beginnt bei Tri- und Tetrazyklika üblicherweise mit 10–25 mg, wobei Dosissteigerungen bis zu einer antidepressiv wirksamen Dosis möglich sind. Tritt ein Überhang am nächsten Tag auf, muß die Dosis nicht notwendigerweise reduziert werden. Häufig genügt es, den Einnahmezeitpunkt vorzuverlegen. Suizidalen Patienten sollten keine Antidepressiva oder aber nur die kleinste Packung rezeptiert werden, da trizyklische Antidepressiva bereits in einer Dosierung von 2 g tödlich wirken können.

17.6.5.2 Neuroleptika

Ein großer Teil der Neuroleptika wirkt sedierend und schlafanstoßend. Phenothiazinderivate besitzen im allgemeinen eine stärkere hypnotische Wirkung als stark antipsychotisch wirkende Mittel, z.B. aus der Gruppe der Butyrophenone. Zur Behandlung von Ein- und Durchschlafstörungen werden vor allem niedrigpotente Präparate verwendet wie Levomepromazin, Thioridazin, Promethazin, Pipamperon oder Melperon.

Tabelle 17.21 Sedierende Wirkung einiger Neuroleptika

Weniger sedierend – stärker antipsychotisch		Stärker sedierend – schwächer antipsychotisch
Benperidol	Chlorpromazin	Promazin
Trifluperidol	Prothipendyl	Levomepromazin
Butyrylperazin	Triflupromazin	Chlorprothixen
Trifluoperazin	Perazin	Thioridazin
Fluphenazin	Perphenazin	Promethazin
Haloperidol	Reserpin	Pipamperon
	Clozapin	Melperon
z.B.	z.B.	z.B.
Glianimon®	Megaphen®	Protactyl®
Triperidol®	Dominal®	Neurocil®
Jatroneural®	Psyquil®	Taractan®
Dapotum®	Taxilan®	Truxal®
Lyogen®	Decentan®	Melleril®
Omca®	Reserpin®	Atosil®
Haldol®	Leponex®	Dipiperon®
Haloperidol®		Eunerpan®

Wirkungen und unerwünschte Wirkungen

Im komplexen Wirkprofil der Neuroleptika ist die hypnotisch-sedierende Komponente entscheidend für die Funktion als Schlafmittel. Die sedierende Wirkung eines Präparates ist dabei in etwa gegenläufig zu seiner antipsychotischen Wirkung (*Benkert* u. *Hippius* 1986) (Tab. 17.21).

Anwendungsempfehlungen

Sedierende Neuroleptika werden vor allem bei Schlafstörungen im Zusammenhang mit Psychosen eingesetzt und bei Patienten, bei denen Kontraindikationen für Benzodiazepine bestehen. Dazu gehören auch Patienten, bei denen eine Abhängigkeitsgefahr vermutet werden kann, mehrfach Behandlungsversuche mit anderen Schlafmitteln vorausgegangen sind oder die Risikofaktoren für Präparate, wie z.B. Antidepressiva, aufweisen. Die Wirkungen von Neuroleptika bei chronischen Schlafstörungen wurden bisher wissenschaftlich unzureichend geprüft. Anwendungsempfehlungen beruhen zumeist auf der klinischen Erfahrung einzelner Autoren, die zumeist über Therapieerfolge bei älteren Patienten berichten (*Finke* 1976, *Malsch* 1987). Die Präparate werden gerne bei älteren Patienten eingesetzt, da Komplikationen durch kardiovaskuläre Nebenwirkungen, wie z.B. bei Antidepressiva, weitgehend fehlen und Benzodiazepine vielfach kontraindiziert sind.

Neuroleptika haben wie Antidepressiva eine hohe Nebenwirkungsrate. Es finden sich anticholinerge Begleiterscheinungen, extrapyramidalmotorische Bewegungsstörungen, blutdrucksenkende und hämatologische Begleiteffekte und die Gefahr, mit ihnen Spätdyskinesien auszulösen (*Benkert* u. *Hippius* 1986, *Lund* u. *Rüther* 1984). Die deutsche Arbeitsgemeinschaft für Neuropsychopharmakologie und Pharmakopsychiatrie (*AGNP* 1985) empfiehlt daher, reiflich zu erwägen, ob eine neuroleptische Behandlung, verbunden mit dem Risiko einer Spätdyskinesie, bei Schlafstörungen gerechtfertigt erscheint. Gewöhnungseffekte sind durch Neuroleptika allerdings nicht zu erwarten.

Die dürftige wissenschaftliche Grundlage für die Verwendung von Neuroleptika als Schlafmittel und das kritische Verhältnis von hypnotischer Wirkung zu unerwünschten Wirkungen schränken die Behandlungsindikation auf Sondersituationen ein.

17.6.5.3 Alkoholderivate

Das Alkoholderivat Chloralhydrat ist ein halogenierter Kohlenwasserstoff, der seine sedierende Wirkung relativ schnell, d.h. innerhalb einer 1/2 Stunde ausbildet. Aus Chloralhydrat wird durch das Enzym Alkoholdehydrogenase der eigentlich wirksame Metabolit Trichlorethanol gebildet (*Seyffart* 1983), welcher eine relativ kurze Wirkdauer hat. Daneben entsteht als Metabolit auch Trichloressigsäure, die eine Halbwertszeit von 4 Tagen hat (*Byerley* u. *Gillin* 1984) und bei wiederholter Anwendung im Organismus akkumulieren kann (*Forth* 1989).

Wirkungen und unerwünschte Wirkungen

Chloralhydrat wirkt leicht sedierend. Eine signifikante Verbesserung der Schlafparameter von Schlafgestörten und Gesunden ist nicht gesichert (*Institute of Medicine* 1979). Von Nachteil ist die geringe therapeutische Breite. Etwa 5–10 g können letal wirken. Chloralhydrat und Alkohol können sich in ihrer Wirkung verstärken. Die gemeinsame Einnahme ist daher streng kontraindiziert. Der Metabolit Trichloressigsäure verdrängt orale Antikoagulanzien und orale Antidiabetika von ihren Proteinbindungsstellen und kann vor allem bei Akkumulation Blutungen und Hypoglykämien auslösen. Chloralhydrat reizt die Magenschleimhaut, kann Übelkeit auslösen und wird über die Lungen abgeatmet und verursacht daher Mundgeruch. Gelegentlich treten allergische Reaktionen, Verwirrtheitszustände und Halluzinationen auf (*Rudolf* 1990). Besonders gefährdet sind ältere Menschen (*Kramer* 1967). Wegen direkter Organtoxizität ist Chloralhydrat bei Leber-, Herz- und Nierenerkrankungen (*Byerley* u. *Gillin* 1984) und Magen-Darm-Erkrankungen kontraindiziert. Aufgrund einer schnellen Adaptation der Wirkung besitzt das Präparat ein Abhängigkeitsrisiko.

Anwendungsempfehlungen

Chloralhydrat ist bei chronischen Insomnien selten sinnvoll einzusetzen.

Eine auf mehrere Tage befristete Einnahme kann bei leichten Einschlafstörungen indiziert sein. Voraussetzung dafür ist eine enge Kontrolle des Patienten, z.B. während eines stationären Aufenthaltes. Dies gilt insbesondere für suizidale Patienten, denen keine größeren Mengen des Präparates ausgehändigt werden dürfen. Die kontrollierte Anwendung in niedrigen Dosen wird bei älteren Patienten als Mittel der 2. Wahl empfohlen. Die Verträglichkeit ist bei diesen Patienten im Vergleich zu anderen Nicht-Benzodiazepinpräparaten relativ gut (*Moran* et al. 1988).

17.6.5.4 Antihistaminika

Die zum Teil freie Verfügbarkeit von Antihistaminika auf dem Markt haben zu einem häufigen Gebrauch dieser Präparate geführt. Verbreitet sind als Schlafmittel vor allem Diphenhydramin, Hydroxin, Doxylamin und Promethazin. Die Anflutungsdauer der Präparate bis zum maximalen Plasmaspiegel liegt bei 2 bis 3 Stunden, eine sedierende Wirkung tritt daher verzögert ein. Die Wirkdauer kann als mittellang geschätzt werden, da die Halbwertszeiten für Diphenhydramin etwa zwischen 3 und 9 Stunden liegen, für Hydroxin zwischen 7 und 20 Stunden und für Doxylamin und Promethazin bei etwa 12 Stunden (*Friedman* u. *Greenblatt* 1985, *Paton* u. *Webster* 1985).

Wirkungen und unerwünschte Wirkungen

Die Einnahme von Histamin$_1$-Antagonisten bewirkt eine Sedation (*Nicholson* 1983). Ihre schlafanstoßende Potenz ist gering und liegt deutlich unter der von Benzodiazepinen (*Spiegel* u. *Allen* 1984). Klinische Studien konnten eine subjektiv verbesserte Schlafqualität bei der Einnahme von Diphenhydramin (*Rickels* et al. 1983) und Doxylamin (*Rickels* et al. 1984) nachweisen. Dieser Ef-

fekt blieb während der 1wöchigen Studienphase. Bei längerer Einnahme werden klinisch häufig Adaptionseffekte und damit ein Wirkungsverlust beobachtet. Prüfungen zur Veränderung objektiver Schlafparameter durch Polysomnographien und Langzeitstudien bei Patienten mit Ein- und Durchschlafstörungen fehlen bisher. Die meisten Antihistaminika besitzen anticholinerge Eigenschaften. Unerwünschte Nebenwirkungen sind z.B. Mundtrockenheit, Obstipation und Miktionsbeschwerden (*Benkert* u. *Hippius* 1986). Eine Kombination mit anderen anticholinerg wirkenden Schlafmitteln (Antidepressiva, Neuroleptika) ist daher nicht zu empfehlen.

Anwendungsempfehlungen

Patienten mit leichten, nicht chronifizierten Schlafstörungen können von einer auf wenige Wochen befristeten Einnahme oder im Rahmen einer Intervalleinnahme von der sedierenden Wirkung der Antihistaminika profitieren. Die Präparate eignen sich, bei einer Einnahme etwa 1 bis 3 Stunden vor dem Schlafengehen, auch zur schlafvorbereitenden Entspannung der Patienten. Eine kritische Indikationsstellung ist bei geriatrischen Patienten erforderlich, da diese ein erhöhtes Risiko für die Entwicklung eines Delirs besitzen (*Moran* et al. 1988).

17.6.5.5 Clomethiazol

Clomethiazol wurde in früheren Jahren gerne bei älteren Patienten als Schlafmittel verwendet. Es hat eine ausgeprägte sedativ-hypnotische Wirkung. Es hat den Vorteil einer raschen Elimination und vermeidet gerade bei älteren Patienten einen Überhang am nächsten Morgen (*Parkes* 1985). Clomethiazol besitzt ein ausgeprägtes Abhängigkeitspotential. Die Substanz kann außerdem eine Hypersekretion und Atemdepression auslösen.

Der Einsatz von Clomethiazol ist nur in besonderen Ausnahmefällen, ggf. bei älteren Schlafgestörten, in geringen Dosen, über maximal 1 Woche und nur unter enger ärztlicher Kontrolle zu empfehlen. Die Verwendung des Präparates sollte dennoch primär auf die Behandlung des akuten Delirs beschränkt bleiben.

17.6.6 Naturpräparate

Pflanzliche Substanzen werden seit Jahrhunderten bei Schlafstörungen angewendet. In der Schweizer Bevölkerung benutzen immerhin 19,5% derjenigen, die Schlafprobleme haben, Naturpräparate, während nur 8,2 % eigentliche Schlafmittel zu sich nehmen (*Borbely* 1984 a). In der allgemeinärztlichen Praxis werden neben Valeriana Officinalis (Baldrian) und deren Derivaten (Valepotriate) gerne Zubereitungen mit Humulus Lupulus (Hopfen), Passiflora (Passionsblume), Melissa Officialis (Melisse) und Extractum Kava (Kavain) eingesetzt. Ein Naturmittel ist auch Alkohol. 19 % der Patienten einer deutschen Schlafambulanz (*Nedopil* u. *Rüther* 1984, *Steinberg* 1989) und 5,7 % der Schlafgestörten in der Schweiz setzen ihn zur Selbstmedikation ein (*Borbely* 1984 a).

Wirkungen und unerwünschte Wirkungen

Pflanzlichen Sedativa wird eine milde sedierende und stimmungsaufhellende Wirkung zugeschrieben (*Schimmel* 1985). Eine schlafanstoßende Wirkung wurde in Humanversuchen bisher nicht ausreichend gesichert. Baldrianextrakte wirkten im Vergleich zu Plazebo signifikant besser auf Ein- und Durchschlafstörungen und Unruhe (*Schimmel* 1985). In plazebokontrollierten Doppelblindstudien konnte für Baldrianzubereitungen eine hypnotische Wirkung auf subjektive Schlafparameter bestätigt werden (*Balderer* u. *Borbely* 1985, *Leathwood* et al. 1982), doch ließ sich diese Wirkung nicht schlafpolygraphisch objektivieren (*Balderer* u. *Borbely* 1985). Die Kombination von Hopfen mit Baldrian verbesserte allerdings Hirnstromparameter während des Schlafes (*Müller-Limroth* 1977). Einige Naturpräparate werden in Alkohollösungen angeboten, was einen Teil der Wirkung ausmachen könnte. Pflanzliche Präparate sollen zudem weder die Verkehrstüchtigkeit beeinträchtigen noch die Wirkung von Sedativa oder Alkohol verstärken (*Mutschler* 1986). Seltene Nebenwirkungen von Baldrianpräparaten sind gastrointestinale Beschwerden und Hautreaktionen (*Grossmann* 1979).

Dem Nachteil einer geringen schlafanstoßenden Wirkung der Naturpräparate steht der Vorteil einer praktisch fehlenden Toxizität gegenüber.

Einmaliger Alkoholgenuß kann, obwohl er eine schlaffördernde Wirkung besitzt (*Lumley* et al. 1987, *Williams* et al. 1983) die Schlafkontinuität stören und den Traumablauf und die Schlaftiefe verringern (*Mendelson* 1987 a, *Pokorny* 1978). Vor allem sind Patienten mit Atemfunktionsstörungen oder Hypnotikaeinnahme (*Mendelson* 1980) gefährdet. Alkoholabhängigkeit bewirkt nahezu immer eine Ein- und Durchschlafstörung (*ASDC* 1979, *Mendelsohn* 1987 a, *Pokorny* 1978). Eine Verstärkung der Symptomatik tritt im Entzug auf

(*Muraoka* et al. 1987, *Mendelson* 1987 a, *Pokorny* 1978). Häufig persistiert die gestörte Schlaffähigkeit über Monate (*Mossberg* et al. 1985, *Mendelson* 1987 a, *Othmer* et al. 1982, *Pokorny* 1978). Alkohol ist deshalb als Schlafmittel ärztlicherseits nicht zu empfehlen.

Einige Patienten profitieren dennoch von einem abendlichem Glas Wein oder Bier. Es liegt im Ermessensspielraum des Arztes, dies zuzulassen. Die häufig praktizierte Kombination von Alkohol mit Schlafmitteln ist dagegen generell kontraindiziert.

Anwendungsempfehlungen

Pflanzliche Sedativa haben ihr Einsatzgebiet bei leichten Schlafstörungen, die noch zu keiner Beeinträchtigung der Tagesbefindlichkeit geführt haben.

Vielfach können Patienten mit ausgepräger Suggestibilität von pflanzlichen Sedativa profitieren, vor allem wenn die abendliche Einnahme eines Medikamentes ritualisiert wurde, der Arzt jedoch keine Indikation für ein stärkeres Schlafmittel sieht oder Nebenwirkungen fürchtet. Gerade bei älteren Patienten ist diese Verschreibungspraxis verbreitet.

17.6.7 Neue Präparatentwicklungen

17.6.7.1 Körpereigene Schlafsubstanzen

Endogene Schlaffaktoren sind körpereigene Substanzen, die im Wachzustand im Körper produziert werden und einen physiologischen Schlaf erzeugen können (*Parkes* 1985). Es sind im Gehirn vorkommende Polypeptide, Muramylpeptide und Prostaglandine, die bisher experimentell auf eine Wirksamkeit als Hypnotoxin geprüft wurden (*Borbely* u. *Tobler* 1989, *Drucker-Colin* 1981, *Mendelson* et al. 1983).

In tierexperimentellen Versuchen wurden nach der Applikation kleinster Dosen sedierende oder schlafanstoßende Wirkungen beobachtet, z.B. für vasointestinales Polypeptid, Cholecystokinin Octapeptid (*Mansbach* u. *Lorenz* 1983, *Rojas-Ramirez* et al. 1982), Arginin Vasotocin (*Mendelson* et al. 1980, *Normanton* u. *Gent* 1983), β-Endorphin (*King* 1981), Prostaglandin D_2 (*Hayaishi* 1988, *Ueno* et al. 1982), Pappenheimer's Faktor S (*Pappenheimer* 1982, *Krueger* et al. 1980), aber auch für Interleukin-1, Interferone u.ä. Substanzen (*Krueger* et al. 1984, *Tobler* et al. 1984). Untersuchungen zur Wirksamkeit beim Menschen fehlen. Ebenso besteht weitgehend Unklarheit über geeignete Applikationswege und toxische Eigenschaften. Eine therapeutische Anwendung der meisten endogenen Schlaffaktoren beim Menschen ist daher noch nicht möglich.

Am Menschen wurde bisher einzig das Delta Sleep Inducing Peptide (DSIP) therapeutisch eingesetzt. DSIP wurde bei verschiedenen Tierarten erfolgreich getestet, wobei die somnogene Wirkung nicht von allen Autoren bestätigt werden konnte (*Borbely* u. *Tobler* 1989, *Parkes* 1985). Therapeutische Erfolge bei chronischen Ein- und Durchschlafstörungen wurden nach wiederholter intravenöser Gabe berichtet (*Schneider-Helmert* 1988). Dies konnten andere Arbeitsgruppen jedoch nicht bestätigen (*Monti* et al. 1987). Die Beurteilung dieser Befunde ist aufgrund der vorliegenden Veröffentlichungen schwierig, da eine unspezifische Wirkung des therapeutischen Settings nicht ausgeschlossen werden kann (*Borbely* 1986 a).

Trotz vielversprechender Ansatzpunkte ist im Hinblick auf die widersprüchlichen Befunde und den wenig bekannten unerwünschten Wirkungen eine therapeutische Anwendung von DSIP beim Menschen nicht zu empfehlen.

17.6.7.2 Serotoninantagonisten

Im Entwicklungsstadium befinden sich antagonistisch auf Serotoninrezeptoren wirkende Substanzen. Eine Vermehrung des Tiefschlafes beim Menschen wurde für Seganserin (*Dijk* et al. 1989) und Ritanserin (*Clarenbach* et al. 1986, *Idzikowski* et al. 1986, 1987, 1991) beschrieben. Es ist allerdings noch unklar, ob die Substanzen physiologische Schlafmechanismen aktivieren und welche unerwünschten Wirkungen nach längerdauernder Einnahme auftreten. Der klinische Einsatz von Serotoninantagonisten als Schlafmittel ist daher zur Zeit nicht empfehlenswert.

17.6.7.3 Präkursorsubstanzen

Der Stoffwechselvorläufer des Serotonin ist L-Tryptophan. L-Tryptophan wurde mehrere Jahre als zum Teil frei erhältliches Schlafmittel eingesetzt. Behandlungsgrundlage war die serotoninerge Theorie der Schlafregulation (*Jouvet* 1984). Seitdem die serotoninerge Theorie der Schlafregulation immer mehr Kritik erfährt, ist der Wirkungsmechanismus des Präparates nicht mehr gesichert. Melatoninvermittelte Mechanismen wurden als eigentlich schlafanstoßendes Moment vermutet (*Ha-*

jak et al. 1991). Die hypnotische Potenz des Mittels ist gering. Nahezu alle Studien konnten jedoch eine Verkürzung der Einschlaflatenz messen und berichteten teilweise über eine gute Wirksamkeit bei chronisch Schlafgestörten (*Hartmann* u. *Greenwald* 1984, *Körner* et al. 1986, *Schneider-Helmert* u. *Spinweber* 1986, *George* et al. 1989). L-Tryptophan wurde bei leichten Schlafstörungen angewendet und bei Patienten, wo Präparate mit akuten Nebenwirkungen kontraindiziert waren. Aufgrund von Verunreinigungen bei der Herstellung kam es zu toxischen Effekten (*MMWR* 1989), weshalb Präparate mit diesem Wirkstoff bis auf weiteres aus dem Handel genommen wurden.

17.6.7.4 Melatonin

Melatonin wird im Organismus aus der Aminosäure L-Tryptophan gebildet und in einem vom Tageslicht mitbeeinflußten zirkadianen Rhythmus (*Brainard* et al. 1988) von der Pinealdrüse sezerniert (*Arendt* 1985, *Reiter* 1986). Eine Reihe von Untersuchungen konnte beim Tier (*Mirmian* u. *Pevet* 1986) und beim Menschen (*Anton-Tay* 1974, *Liebermann* 1986, *Vollrath* et al. 1981, *Waldhauser* et al. 1990) eine schlafinduzierende Wirkung feststellen. Melatonin beeinflußte auch die Phasenlage zirkadianer Rhythmen und stabilisierte den Schlaf nach Zeitzonenverschiebungen infolge von Transkontinentalreisen (*Arendt* et al. 1986). Eine Verkürzung der Einschlaflatenz nach L-Tryptophanapplikation war von einem massiven Anstieg der Melatoninplasmaspiegel begleitet (*Hajak* et al. 1991). Trotz der vielversprechenden Daten ist das Wissen über die geeignete Dosierung und den optimalen Applikationsweg beschränkt. Während z.B. nach 1,7 mg intranasal verabreichtem Melatonin eine Sedierung eintrat (*Vollrath* et al. 1981), wurde nach 1200 mg oral eingenommenem Melatonin eine verminderte Schlafdauer beobachtet (*Carman* et al. 1976). Darüber hinaus konnten orale Dosen von 1 mg und 5 mg keine Verbesserung von Einschlaflatenz und Schlafdauer bei Patienten mit Ein- und Durchschlafstörungen bewirken (*James* et al. 1990). Es bedarf daher weiterer Prüfungen, bevor Melatonin der Routineanwendung zur Verfügung stehen kann.

17.7 Schlußbemerkungen

Das Wissen über die Hintergründe und die Behandlungsmöglichkeiten von Ein- und Durchschlafstörungen ist gerade in der Psychiatrie enorm gewachsen. Es wurde deutlich, daß Schlafstörungen ein komplexes, interdisziplinäres Problem darstellen. Aus diesem Grunde verlangt die Beschäftigung mit der Thematik vom Arzt erhebliche Flexibilität und die Bereitschaft zur persönlichen Entwicklung. Dies trifft insbesondere für die Auswahl geeigneter Therapiekonzepte zu, die bei Schlafstörungen mehr als bei anderen Erkrankungen die enge Kombination von pharmakologischen und nichtpharmakologischen Verfahren erfordern.

Literatur

Adam, K., Oswald, I.: Can a rapidly-eliminated hypnotic cause daytime anxiety? Pharmacopsychiatry 22 (1989) 115–119

Agnoli, A., Manna, V., Martucci, N.: Double-blind study on the hypnotic and antianxiety effects of zopiclone compared with nitrazepam in the treatment of insomnia. Int. J. clin. Pharmacol. Res. 10 (1989) 277–281

AGNP (Arbeitsgemeinschaft für Neuropsychopharmakologie und Pharmakopsychiatrie): Spätdyskinesien nach Neuroleptikagabe. D. Ärztebl. 23 (1985) 1787

Akpinar, S.: Restless legs syndrome treatment with dopaminergic drugs. Clin. Neuropharmacol. 10 (1987) 69–79

Albin, H., Vincon, G., Vincon, J., Hermann, P., Thiercelin, J.F.: Study of pharmacokinetics of Zolpidem in healthy volunteers after repeated administration: effect on antipyrine clearance. In: *J.P. Sauvanet, S.Z. Langer, P.L. Morselli* (eds.): Imidazopyridines in sleep disorders. L.E.R.S. Monograph series, Vol. 6. Raven, New York 1988, pp. 369–370

Allain, H., Delahaye, Ch., Le Coz, F., Guilleminault, Ch., Blin, P. et al.: Post-marketing surveillance of zopiclone in insomnia: analysis of 20,513 cases. Sleep 14 (1991) 408–413

Anderson, A.A.: Zopiclone and nitrazepam: a multicentre placebo controlled comparative study of efficacy and tolerance in insomniac patients in general practice. First International Conference on Recent Advances in Drug Treatment in Psychiatry, Montreaux, Oct. 6–11, 1990

Anton-Tay, F.: Melatonin: Effects on brain function. Adv. biochem. Psychopharmacol. 11 (1974) 315–324

APA (American Psychiatric Association): Diagnostisches und statistisches Manual psychischer Störungen (DSM-III-R). Deutsche Bearbeitung und Einführung von *H.-U. Wittchen, H. Saß, Zaudig M., K. Köhler.* Beltz, Weinheim 1987

Arendt, J.: Mammalian pineal rhythms. Pin. Res. Rev. 3 (1985) 161–213

Arendt, J., Aldhous, M., Marks, V.: Alleviation of jet lag by melatonin: preliminary results of controlled double blind trial. Brit. med. J. 292 (1986) 1170

Ascher, L.M., Turner R.M.: Paradoxical intention and insomnia: an experimental investigation. Behav. Res. Ther. 17 (1979) 408–411

ASDA (American Sleep Disorders Association): The international classification of sleep disorders: diagnostic and coding manual. Allen, Lawrence 1990

ASDC (Association of Sleep Disorders Centers): Diagnostic classification of sleep and arousal disorders. Sleep 2 (1979) 1–137

Autret, E., Maillard, F., Autret A.: Comparison of the clinical hypnotic effects of zopiclone and triazolam. Eur. J. clin. Pharmacol. 31 (1987) 621–623

Balderer, G., Borbely, A.A.: Effect of valerian on human sleep. Psychopharmacology 87 (1985) 406–409

Beckmann, H.: Behandlung von Schlafstörungen in der Praxis. Therapiewoche 35 (1985) 5542–5552

Beckmann, H., Hippius, H.: Gebrauch und Mißbrauch von Schlafmitteln aus der Sicht des Psychiaters. Internist 17 (1976) 245–252

Benkert, O., Hippius, H.: Psychiatrische Pharmakotherapie. Springer, Berlin 1986

Bensimon, G., Warot, D., Foret, J., Thiercelin, J.F., Barthelet, G., Simon, P.: Residual effects of hypnotics: comparative study of Zolpidem and flunitrazepam versus placebo: In: *J.P. Sauvanet, S.Z. Langer, P.L. Morselli* (eds.): Imidazopyridines in sleep disorders. L.E.R.S. Monograph series, Vol. 6. Raven, New York 1988, p. 374

Berlin, R.M.: Psychotherapeutic treatment of chronic insomnia. Amer. J. Psychother. 39 (1985) 68–74

Berman, T.M., Nino-Murcia, G., Roehrs, T.: Sleep disorders. Take them seriously. Patient Care 23 (1990) 85–113

Berti, L.A., Hoffmann, S.O.: Psychogene und psychoreaktive Störungen des Schlafes. Vorkommen, Typen, Ursachen und Therapie. Nervenarzt 61 (1990) 16–27

Besset, A. et al.: Effect of Zolpidem on waking and sleeping in the poor sleeper. Apolygraphic and psychometric study. In: Insomnie et imidazopyridines. Symposium international, Paris 27. April 1989. Excerpta Medica 1989, pp. 231–232, 286–287

Betts, T.A., Birtle, J.: Effects of two hypnotic drugs on actual driving performance next morning. Brit. med. J. 285 (1982) 852

Beutler, L.E., Thornby, J.I., Karacan, I.: Psychological variables in the diagnosis of insomnia. In: *R.L. Williams, I. Karacan* (eds.): Sleep disorders: diagnosis and treatment. Wiley, New York 1974, pp. 61–100

Bianchetti, G., Dubruc, C., Thiercelin, J.F., Bercoff, E., Bouchet, J.L., Emeriau, J.P., Galperine, I., Lambert, D., Vandel, B., Thebault, J.J.: Clinical pharmacokinetics of Zolpidem in various physiological and pathological conditions. In: *J.P. Sauvanet, S.Z. Langer, P.L. Morselli* (eds.): Imidazopyridines in sleep disorders. L.E.R.S. Monograph series, Vol. 6. Raven, New York 1988, pp. 155–163

Billiard, M., Besset, A., De Lustrac, C., Brissaud, L.: Dose-response effects of zopiclone on night sleep and on night-time and daytime functioning. IV International Congress of Sleep Research (A.P.S.S.), Bologna, July 18—22, 1983

Binnie G.A.: Psychotropic drugs and accidents in general practice. Brit. med. J. 287 (1983) 1349—1350

Bixler, E.O., Kales, A., Leo, L.A., Slye, E.C.: A comparison of subjective estimates and objective sleep labortory findings in insomniac patients. Sleep Res. 2 (1973) 143

Bixler, E.O., Kales, J., Kales, A., Jacoby, J.A., Soldatos, C.R.: Rebound insomnia and elemination half-life: assessment of indivudual subject response. J. clin. Pharmacol. 25 (1985) 115—124

Bliwise, D.L., Seidel, W.F., Cohen, S.A., Bliwise, N.G., Dement, W.C.: Profile of mood states (POMS) changes during long term use of triazolam. Sleep Res. 16 (1987) 77

Böning, J.: Zentralmotorische und extrapyramidale Nebenwirkungen unter Therapie mit Antidepressiva. Fortschr. Neurol. Psychiat. 50 (1982) 35—47

Bootzin, R.R.: A stimulus control treatment for insomnia. Proceedings of the American Psychological Association, Honululu, Hawaii, Sept. 1—9, 1972, pp. 395—396

Bootzin, R.R., Nicassio, P.M.: Behavioral treatments for insomnia. Progr. Behav. Med. 6 (1978) 1—45

Bootzin, R.R., Engle-Friedman, M., Hazelwood, L.: Insomnia. In: *P.M. Lewinsohn, L. Teri* (eds.): Clinical geropsychology: New directions in assessment and treatment. Pergamon, New York 1983, pp. 81—115

Borbely, A.A.: Schlafgewohnheiten, Schlafqualität und Schlafmittelkonsum der Schweizer Bevölkerung. Ergebnisse einer Repräsentativumfrage. Schweiz. Ärztezeitung 34 (1984a) 1606—1613

Borbely, A.A.: Das Geheimnis des Schlafs. dtv., München 1984b

Borbely, A.A.: Schlafmittel und Schlaf. Übersicht und therapeutische Richtlinien. Ther. Umsch. 43 (1986a) 509—516

Borbely, A.A.: Benzodiazepinhypnotika: Wirkungen und Nachwirkungen von Einzeldosen. In: *H. Hippius, R.R. Engel, G. Laakmann* (Hrsg.): Benzodiazepine. Rückblick und Ausblick. Springer, Berlin 1986b, S. 96—100

Borbely, A.A., Tobler, I.: Endogenous sleep-promoting substances and sleep regulation. Physiol. Rev. 69 (1989) 605—670

Borbely, A.A., Loepfe, M., Mattmann, P., Tobler, I.: Midazolam and triazolam: hypnotic action and residual effects after a single bedtime dose. Arzneimittel-Forsch. (Drug. Res.) 33 (1983) 1500—1502

Borkovec, T.D.: Insomnia. J. consult. clin. Psychol. 50 (1982) 880—895

Brainard, G.C., Lewy, A.J., Menaker, M., Fredrikson, R.H., Miller, L.S., Wellber, R.G, Caryone, V., Hudson, D.: Dose-response relationship between light irridance and the suppression of plasma melatonin in human volunteers. Brain Res. 454 (1988) 212—218

Buysse, D.J., Reynolds, C.F.: Insomnia. In: *M.J. Thorpy* (ed.): Handbook of sleep disorders. Dekker, New York, Basel 1990, pp. 375—433

Byerley, B., Gillin, J.C.: Diagnosis and management of insomnia. Psychiat. Clin. N. Amer. 7 (1984) 773—789

Carman, J.S., Post, R.M., Buswell, R., Goodwin, F.K.: Negative effects of melatonin on depression. Amer. J. Psychiat. 133 (1976) 1181—1186

Carskadon, M.A., Dement, W.C., Mitler, M.M., Guilleminault, C., Zarcone, V.P., Spiegel, R.: Self-reports versus sleep laboratory findings in 122 drug-free subjects with complaints of chronic insomnia. Amer. J. Psychiat. 133 (1976) 1382—1388

Carskadon, M.A., Brown, E., Dement, W.C.: Sleep fragmentation in the elderly: relationship to daytime sleep tendency. Neurobiol. Aging 3 (1982) 321—327

Chan, A.W.: Effects of combined alcohol and benzodiazepine: a review. Drug Alcohol Depend. 18 (1984) 315—341

Chouinard, G.: A double-blind controlled clinical trial of fluoxetine and amitriptyline in the treatment of outpatients with major depressive disorder. J. clin. Psychiat. 46 (1985) 32—37

Cirignotta, F., Mondini, S., Zucconi, M., Lenzi, P.L., Lugaresi, E.: Insomnia: An epidemiological survey. Clin. Neuropharmacol. 8, Suppl. 1 (1985) 49—54

Clarenbach, C., Birmanns, B., Krätzschmar, S., Jaursch-Haucke, C.: Sleep pattern and nocturnal plasma profiles of HGH, Prolactin, Cortisol in man after the serotonin antagonist Retanserin and the GABA-antagonist Gabapentin. Sleep Res. 15 (1986) 29

Cleghorn, J.M., Bellissimo, A., Kaplan, R.D., Szatmari, P.: Insomnia. II. Assessment and treatment of chronic insomnia. Canad. J. Psychiat. 28 (1983) 347—353

Coleman, R.M.: Diagnosis, treatment and follow-up of about 8,000 sleep/wake disorders patients. In: *C. Guilleminault, E. Lugaresi* (eds.): Sleep/wake disorders. Raven, New York 1983, pp. 87—98

Cordingly, G.J., Dean, B.C., Harris, R.I.: A double-blind comparison of two benzodiazepine hypnotics, flunitrazepam and triazolam, in general practice. Curr. med. Res. Opin. 8 (1984) 714—719

Coursey, R.D., Frankel, B.L., Gaarder, K.R., Mott, D.E.: A comparison of relaxation techniques with electrosleep therapy for chronic sleep-onset insomnia. A sleep-EEG-study. Biofeedback Self Regulat. 5 (1980) 57—73

CRM (Committee on the Review of Medicines): Systematic review of the benzodiazepines. Brit. J. Med. 280 (1990) 910—912

Danek, A., Pollmächer, T.H.: Restless-legs. Syndrom, Klinik, Differentialdiagnose, Therapieansätze. Nervenarzt 61 (1990) 69—76

Degkwitz, R., Helmchen, H., Kockott, G., Mombour, W.: Diagnoseschlüssel und Glossar psychiatrischer Krankheiten. Korrigiert nach der 9. Revision der ICD (= International Classification of Diseases). Springer, Berlin 1979

Dehlin, O., Rundgren A., Börjesson, L., Ekelung, P., Gatzinska, R.: Zopiclone to geriatric patients. Pharmacology 27 (1983) 173—178

Dement, W.C.: Rational basis for the use of sleeping pills. Pharmacology 27, Suppl. 2 (1983) 3—38

Dement, W.C., Seidel, W., Carskadon, M.A.: Issues in the diagnosis and treatment of insomnia. Psychopharmacology. Suppl. 1 (1984) 11—43

Dettli, L.: Benzodiazepines in the treatment of insomnia: pharmacokinetic considerations. In: E. Costa (ed.): The benzodiazepines: From molecular biology to clinical practice. Raven, New York 1983, pp. 201—223

Dijk, D.J., Beersma, D.G.M., Daan, S. van den Hoofdakker, R.H.: Effects of Seganserin on 5 HT 2-antagonist and Temazepam on human sleep stages and EEG powerspectra. Eur. J. Pharmacol. 171 (1989) 207—218

Dilling, H.: Schlafstörungen aus psychiatrischer Sicht. Therapiewoche 35 (1985) 1713—1722

Dilling, H., Weyerer, S.: Epidemiologie psychischer Störungen und psychiatrische Versorgung. Urban und Schwarzenberg, München, Wien, Baltimore 1978

Dolly, F.R., Block, A.J.: Effect of flurazepam on sleepdisorderd breathing and nocturnal oxygen desaturation in asymptomatic subjects. Amer. J. Med. 73 (1982) 239—243

Dorow, R., Berenberg, D.: Benzodiazepine und Amnesie. In: G.A. Rudolf, A. Engfer (Hrsg.): Schlafstörungen in der Praxis. Diagnostische und therapeutische Aspekte. Vieweg, Braunschweig, Wiesbaden 1990, S. 82—102

Drucker-Colin, R.R.: Endogenous sleep peptides. In: D. Wheathley (ed.): Psychopharmacology of sleep. Raven, New York 1981, pp. 53—72

Dube, S., Jones, D.A., Bell, J., Davies, A., Ross, E., Sitaram, N.: Interface of panic and depression: Clinical and sleep EEG correlates. Psychiat. Res. 19 (1986) 119—133

Duriez, R., Barthelemy, C., Rives, H., Courjaret, J., Gregoire, J.: Traitment des troubles du sommeil par la zopiclone. Thérapie 34 (1979) 317—325

Editorial to Lancet: Zopiclone: another carriage on the tranquillizer train. Lancet 335 (1990) 507—508

Elie, R., Gagnon, M.A.: Hypnotic properties of zopiclone. Abstract No. 1299. 8th International Congress of Pharmacology, Tokyo 1981

Elie, R., Frenay, M., Le Morvan, P., Bourgouin, J.: Efficacy and safety of zopiclone and triazolam in the treatment of geriatric insomniacs. Int. clin. Psychopharmacol. 5 (1990) 39—45

Engel, R., Engel-Sittenfeld, P.: Schlafverhalten, Persönlichkeit und Schlafmittelgebrauch von Patienten mit chronischen Schlafstörungen. Nervenarzt 51 (1980) 22—29

Engel, R.R., Knab, B.: Theoretische Vorstellungen zur Genese von Schlafstörungen. In: D. Vaitl, T.W. Knapp, N. Birbaumer (eds.): Psychophysiologische Merkmale klinischer Symptome. Bd. I: Psychophysiologische Dysfunktionen. Beltz, Weinheim, Basel 1985, S. 128—142

Engel-Sittenfeld, P., Engel, R.R., Huber, P.M., Zangl, K.: Wirkmechanismen psychologischer Therapieverfahren bei der Behandlung chronischer Einschlafstörungen. Z. klin. Psychol. 9 (1980) 1—9

Espie, C.A., Lindsay, W.R.: Paradoxical intention in the treatment of chronic insomnia: Six case studies illustrating variability in therapeutic response. Behav. Res. Ther. 23 (1985) 703—709

Faust, V., Hole, G.: Der gestörte Schlaf (I): Zur Diagnose der Schlafstörungen. Z. Allg.-Med. 35/36 (1980) 2423—2436

Feighner, J.P., Cohn, J.B.: Double-blind comparative trials of Fluoxetine and Doxepine in geriatric patients with major depression. J. clin. Psychiat. 46 (1985) 20—25

Finke, J.: Neuroleptika bei Schlafstörungen. Therapiewoche 26 (1976) 3818—3826

Finke, J., Schulte, W.: Schlafstörungen. Thieme, Stuttgart 1979

Fleming, J.A.E., Bourgouin, J., Hamilton, P.: A sleep laboratory evaluation of the long-term efficacy of zopiclone. Canad. J. Psychiat. 33 (1988) 103—107

Fleming, J.A., McClure D.J., Mayes, C., Phillips, R., Bourgouin, J.: A comparison of the efficacy, safety and withdrawal effects of zopiclone and triazolam in the treatment of insomnia. Int. clin. Psychopharmacol. 5 (1990) 29—33

Fogle, D.O., Dyal, J.A.: Paradoxical giving up and the reduction of sleep performance and anxiety in chronic insomniacs. Psychotherapy 20 (1978) 21—30

Ford, D.E., Kamerow, D.B.: Epidemiologic study of sleep disturbances and psychiatric disorders. An opportunity for prevention? J. Amer. med. Ass. 262 (1989) 1479—1484

Forth, W.: Pharmaka zur Therapie von Schlafstörungen. In H. Hippius, H. Lauter, W. Greil (Hrsg.). Psychiatrie für die Praxis 10: Der gestörte Schlaf. MMV, München 1989, S. 45—49

Frankel, B.L., Coursey, R.D., Buchbinder, R., Snyder, F.: Recorded and reported sleep in chronic primary insomniacs. Arch. gen. Psychiat. 33 (1976) 615—623

Frattola, L. et al.: Double-blind comparison of Zolpidem 20 mg versus Flunitrazepam 2 mg in insomniac in-patients. Drugs exp. clin. Res. 16 (1990) 371—376

Freedman, R.R., Papsdorf, J.D.: Biofeedback and progressive relaxation treatment of sleep onset insomnia: A controlled all-night investigation. Biofeedback Self Regulat. 1 (1976) 253—271

Freedman, R., Hauri, P.J., Coursey, R., Frankel, B.: Behavioral treatment of insomnia. A collaborative study. Sleep Res. 7 (1978) 179

Friedman, H., Greenblatt, D.J.: The pharmacokinetics of doxylamine: use of automated gas chromatography with nitrogenphosphorus detection. J. clin. Pharmacol. 25 (1985) 448—451

Gaillot, J., Heusse, D., Houghton, G., Aurele, J.-M., Dreyfus, J.: Pharmacokinetics and metabolism of zopiclone. Pharmacology 27 (1983) 76—91

Ganguli, R., Reynolds, C.F., Kupfer, D.J.: Electroencephalographic sleep in young, never-medicated schizophrenics: A comparison with delusional and nondelusional depressives and with healthy controls. Arch. gen. Psychiat. 44 (1987) 36—44

George, C.F.P., Millar, T.W., Hanley, P.J., Kryger, M.H.: The effect of L-Tryptophan on daytime sleep latency in normals: correlation with blood levels. Sleep 12 (1989) 345—353

Giercksky, K.-F., Wickström, E.: A dose-response study in situational insomnia with zopiclone, a new tranquilizer. Clin. Ther. 3 (1980) 21—27

Gillin, J.C., Byerley, W.F.: Drug-therapy: the diagnosis and management of insomnia. New Engl. J. Med. 322 (1990) 239—248

Gillin, J.C., Sitaram, N., Wehr, T. et al.: Sleep and affective illness. In: *R. Post, J. Ballenger* (eds.): Neurobiology of mood disorders. Williams and Wilkins, Baltimore 1984, pp. 157—189

Gillin, J.C., Spinweber, C.L., Johnson, L.C.: Rebounds insomnia: a critical review. J. clin. Psychopharmacol. 9 (1989) 161—172

Gnirrs, F., Schneider-Helmert, D., Schenker, J., Winkler, V.: Schlafstörungen bei psychisch Kranken. Nervenarzt 49 (1978) 394—401

Goldfried, M.R., Davison, G.C.: Klinische Verhaltenstherapie. Springer, Berlin 1979

Greenblatt, D., Allen, M.: Toxicity of nitrazepam in the elderly: a report from the Boston Collaborative Drug Surveillance Program. Brit. J. clin. Pharmacol. 5 (1978) 407—413

Greenblatt, D., Divoll, M., Harmatz, J., MacLaughlin, D., Shader, R.: Kinetic and clinical effects of flurazepam in young and old noninsomniacs. Clin. Pharmacol. Ther. 30 (1981) 475—486

Greenblatt, D., Divoll, M., Abernethy, D., Shader, R.: Benzodizepine hypnotics: Kinetic and therapeutic option. Sleep 5 (1982) 18—21

Grossmann, W.: Schlaf und Phamakon. Pharmakotherapie 2 (1979) 214—222

Guilleminault, C.: Clinical features and evaluation of obstructive sleep apnea. In: *M.H. Kryger, T. Roth, W.C. Dement* (eds.): Principles and practice of sleep medicine. Saunders, Philadelphia 1989, pp. 552—558

Hajak, G., Rüther, E.: Chronic insomnia in the elderly. In Racagni, G., Brunello, N., Fukendo, T. (eds.): Biological Psychiatry, Vol. 1. Elsevier, Amsterdam 1991a, pp. 845—848

Hajak, G., Rüther, E.: Chronische Insomnien — ein diagnostisches und therapeutisches Problemfeld. In: *R. Steinberg* (Hrsg.): Schlaf. Tilia, Klingenmünster 1991b, S. 60—64

Hajak, G., Rüther, E.: Schlafstörungen — ein dringliches Gesundheitsproblem. In: *H. Schulz, E. Engfer* (Hrsg.): Schlafmedizin heute. Diagnostische und therapeutische Empfehlungen. MMV, München 1992, S. 14—34

Hajak, G., Hüther, G., Blanke, J., Blömer, M., Freyer, C., Poeggler, B., Reimer, A., Rodenbeck, A., Schulz-Varszegi, M., Rüther, E.: The influence of intravenous L-Tryptophan on plasma melatonin and sleep in men. Pharmacopsychiatry 24 (1991) 17—20

Hajak, G., Rüther, E., Hauri, P.J.: insomnien. In: *M. Berger* (Hrsg.): Handbuch des normalen und gestörten Schlafs. Springer, Berlin, Heidelberg 1992, S. 67—119

Hartmann, E., Cravens, J.: The effects of long-term administration of psychotropic drugs on human sleep: III. The effects of amitriptyline. Psychopharmacology 33 (1973) 185—202

Hartmann, E., Greenwald, D.: Tryptophan and human sleep: An analysis of 43 studies. In: *H.G. Schlossberger, W. Kochen, B. Linzen, H. Steinhart* (eds.): Progressive tryptophan and serotonin research. DeGruyter, Berlin, New York 1984, pp. 297—304

Hartmann, E., Lindsley, J.G., Spinweber, C.: Chronic insomnia: Effects of tryptophan, flurazepam, secobarbital and placebo. Psychopharmacology 80 (1983) 138—142

Harvengt, C., Hulhoven, R., Desager, J.P., Coupez, J.M., Guillet, Ph., Fuseau, E., Lambert, D., Warrington, S.J.: Drug interactions investigated with Zolpidem. In: *J.P. Sauvanet, S.Z. Langer, P.L. Morselli* (eds.): Imidazopyridines in sleep disorders. L.E.R.S. Monograph series, Vol. 6. Raven, New York 1988, pp. 165—173

Hauri, P.J.: Treating psychophysiology insomnia with biofeedback. Arch. gen. Psychiat. 38 (1981) 752—758

Hauri, P.J.: Primary insomnia. In: *M.H. Kryger, T. Roth, W.C. Dement* (eds.): Principles and practice of sleep medicine. Saunders, Philadelphia 1989a, pp. 442—447

Hauri, P.J.: Verhaltenstherapie bei Schlafstörungen. In: *K. Meier-Ewert, H. Schulz* (Hrsg.): Schlaf und Schlafstörungen. Springer, Berlin, Heidelberg, New York 1989b

Hauri, P.J., Olmstead, E.: Childhood-onset insomnia. Sleep 3 (1980) 59—66

Hauri, P.J., Orr, W.C.: Current concepts: The sleep disorders. Upjohn, Kalamazoo 1982

Hauri, P.J., Percy, L., Hellekson, C., Hartmann, E., Russ, D.: The treatment of psychophysiologic insomnia with biofeedback: a replication study. Biofeedback Self Regulat. 7 (1982) 223—235

Hauri, P.J., Friedman, M., Ravaris, C.L.: Sleep in patients with spontaneous panic attacks. Sleep 12 (1989) 323—337

Hayaishi, D.: Sleep wake regulation by prostaglandins D2 and E2. J. biol. Chem. 263 (1988) 14593—14596

Haynes, S.N., Adams, A.E., West, S., Kamens, L., Safranek, R.: The stimulus control paradigm in sleep-onset insomnia: A multi-method assessment. J. psychosom. Res. 26 (1982) 333—339

Hening, W.A., Walters, A., Kavey, N., Gidro-Frank, S., Côté L., Fahn, S.: Dyskinesias while awake and periodic movements in sleep in restless legs syndrome: treatment with opioids. Neurology 36 (1986) 1363—1366

Hermann-Maurer, E.K., Schneider-Helmert, D., Zimmermann, A., Schönberger, G.A.: Diagnostisches Inventar nach DSM-III bei Patienten mit schweren Schlafstörungen. Nervenarzt 61 (1990) 28–33

Herrmann, W.M., Kubicki, St., Wober, W.: Zolpidem: a four-week pilot polysomnographic study in patients with chronic sleep disturbances. In: J.P. Sauvanet, S.Z. Langer, P.L. Morselli (eds.): Imidazopyridines in sleep disorders. L.E.R.S. Monograph series, Vol. 6. Raven, New York 1988, pp. 261–278

Hindmarch, J.: Immediate and overnight effects of zopiclone 7,5 mg and nitrazepam 5 mg with ethanol, on psychomotor perfomance and memory in healthy volunteers. Int. clin. Psychopharmacol. 5 (1990) 105–143

Hindmarch, J., Ott, H., Roth, T.: Sleep benzodiazepines and performance. Springer, Berlin, Heidelberg, New York, Tokyo 1984

Hippius, H., Rüther, E.: Klinik und Therapie von Störungen der Schlaf-Wach-Funktion. Verh. dtsch. Ges. inn. Med. 83 (1977) 914–920

Hoffmann, S.O.: Psychodynamik und Therapie von Schlafstörungen. Intern. Prax. 20 (1980) 495–500

Horne, J.A., Reid, A.J.: Night-time sleep EEG changes following body heating in a warm bath. Electroenceph. clin. Neurophysiol. 60 (1985) 154–157

Houghton, G., Dennis, M., Templeton, R., Martin, B.: A repeated dose pharmacokinetic study of a new hypnotic agent, zopiclone. Int. J. clin. Pharmacol. Ther. Toxicol. 23 (1985) 97–100

Hudson, J.J., Lipinski, J.F., Frankenburg, F.R., Grochocinski, V.J., Kupfer, D.J.: Electroencephalographic sleep in mania. Arch. gen. Psychiat. 45 (1988) 267–273

Idzikowski, C., Mills, F.J., Glenhard, R.: 5-Hydroxytryptamine-2 antagonist increases human slow wave sleep. Brain Res. 378 (1986) 164–168

Idzikowski, C., Cowen, P.J., Nutt, D., Mills F.J.: The effects of chronic ritanserin treatment on sleep and the neuroendocrine response to L-tryptophan. Psychopharmacology 93 (1987) 416–420

Idzikowski, C., Mills, F.J., James, R.J.: A dose-response study examining the effects of ritanserin on human slow wave sleep. Brit. J. clin. Pharmacol. 31 (1991) 193–196

Insel, T.R., Gillin, J.C., Moore, A., Mendelson, W.B., Loewenstein, R.J., Murphy, D.L.: The sleep of patients with obsessive-compulsive disorder. Arch. gen. Psychiat. 39 (1982) 1372–1377

Institute of Medicine: Sleeping pills, insomnia and medical practice: report of a study. National Academy of Sciences, Washington, D.C., Institute of Medicine Publicaton No. 79–04, 1979

Jacobs, E.A., Reynolds, I.I., C.F., Kupfer, D.J., Lovni, B.A., Ehrenpreis, A.B.: The role of polysomnography in the differential diagnosis of chronic insomnia. Amer. J. Psychiat. 154 (1988) 346–349

Jacobson, E.: Progressive relaxation. University of Chicago, Chicago 1938

James, S.P., Sack, D.A., Rosenthal, N.E., Mendelson, W.B.: Melatonin administration in insomnia. Neuropsychopharmacology 3 (1990) 19–23

Johnson, L.C., Chernik, D.A.: Sedative hypnotics and human performance. Psychopharmacology 76 (1982) 101–113

Jouvet, M.: Indolamines and Sleep-Inducing Factors. Exp. Brain Res., Suppl. 8 (1984) 84–94

Jovanovic, U.J., Dreyfuss, J.F.: Polygraphic sleep recordings in insomniac patients under zopiclone or nitrazepam. Pharmacology 27 (1983) 136–145

Judd, L.L., McAdams, L.A., Ellinwood, E.: Cognitive performance and mood in patients with chronic insomnia during short- and long-term administration of two benzodiazepines, flurazepam and midazolam. Sleep Res. 16 (1987) 97

Julou, L., Blanchard, J.C., Dreyfus, J.F.: Pharmacological and clinical studies of cyclopyrrolones: zopiclone and suriclone. Pharmacol. Biochem. Behav. 23 (1985) 653–659

Kales, A., Kales, J.D.: Evaluation and treatment of insomnia. Oxford University, New York 1984

Kales, A., Scharf, M.B.: Rebound insomnia: A new clinical syndrome. Science 201 (1978) 1039–1041

Kales, A., Kales, J.D., Bixler, E.O.: Insomnia: an approach to management and treatment. Psychiatr. Ann. 4 (1974) 28–43

Kales, A., Kales, J.D., Soldatos, C.R.: Insomnia and other sleep disorders. Med. Clin. N. Amer. 66 (1982) 971–991

Kales, A., Soldatos, C.R., Bixler, E.O., Kales, J.D.: Rebound insomnia and rebound anxiety: a review. Pharmacology 26 (1983a) 121–137

Kales, A., Soldatos, C.R., Bixler, E.O., Kales, J.D.: Early morning insomnia with rapidly eleminated benzodiazepines. Science 220 (1983b) 95–97

Kales, A., Caldwell, A.B., Soldatos, C.R., Bixler, E.O., Kales, J.D.: Biopsychobehavioral correlates of insomnia. Part II: Pattern specifity and consistancy with the Minnesota Multiphasic Personality Inventory. Psychosom. Med. 45 (1983c) 341–356

Kanfer, F.M., Goldstein, A.P.: Möglichkeiten der Verhaltensänderung. Urban und Schwarzenberg, München 1977

Karacan, I., Thornby, J.I., Anch, M., Holzer, C.H., Warheit, G.J., Schwabe, J., Williams, R.L.: Prevalence of sleep disturbance in a primarily urban Florida county. Soc. Sci. Med. 10 (1976) 239–244

Karasu, T.B.: Psychotherapy with the somatically ill patient. In: T.B. Karasu, R.I. Steinmüller (eds.): Psychotherapeutics in medicine. Grune and Stratton, New York 1978

Kassirer, M.: Restless legs syndrome. Neurology 37 (1987) 1436

Kielholz, P.: Diagnose und Therapie der Depression für den Praktiker. Lehmann, München 1971

Killen, J., Coates, T.J.: The complaint of insomnia: what is it and how do we treat? In: *C.M. Franks* (ed.): New developments in behavior therapy: from research to clinical application. Haworth, New York 1984, pp. 377—408

King, C.: Effects of beta-endorphin and morphine on the sleep-wakefulness behavior of cats. Sleep 4 (1981) 259—262

Klimm, H.D., Dreyfus, J.F., Delmotte, M.: Zopiclone versus nitrazepam: a double-blind comparative study of efficacy and tolerance in elderly patients with chronic insomnia. Sleep 10 (1987) 73—78

Klotz, U.: Klinische Pharmakologie der Schlafmittel. In: *H. Hippius, E. Rüther, M. Schmauß* (Hrsg.): Schlaf-Wach-Funktionen. Springer, Berlin, Heidelberg, New York, London, Paris, Tokyo 1987, S. 145—150

Knab, B.: Schlafstörungen. Kohlhammer, München 1989

Körner, E., Flooh, B.E., Reinhart, B., Wolf, R., Lechner, H.: Sleep-Inducing effect of L-tryptophan. Eur. Neurol. 25, Suppl. 2 (1986) 75—81

Kramer, C.: Methaqualone and chloral hydrate: preliminary comparison in geriatric patients, J. Amer. Geriat. Soc. 15 (1967) 455—461

Krueger, J.M., Bacsik, J., Garcia-Arraras, J.: Sleep-promoting material from human urine and its relation to factor S from brain. Amer. J. Physiol. 238 (1980) E 116—126

Krueger, J.M., Walter, J., Dinarello, C.A., Wolff, S.M., Chedid, L.: Sleep promoting effects of endogenous pyrogen (interleukin-1). Amer. J. Physiol. 246 (1984) 994—999

Kubicki, S.T., Engfer, A.: Schlaf- und Schlafmittelforschung. Vieweg, Braunschweig, Wiesbaden 1988

Kuitunen, T., Mattila, M.J., Seppala, T.: Actions and interactions of hypnotics on human performance: single does of zopiclone, triazolam and alcohol. Int. clin. Psychopharmacol. 5 (1990) 115—130

Kupfer, D.: Interaction of EEG sleep, antidepressants and affective disease. J. clin. Psychiat. 43 (1982) 30—35

Lacks, P.: Behavioral treatment for persistent insomnia. Pergamon, New York 1987

Lacks, P., Rotert, M.: Knowledge and practice of sleep hygiene techniques in insomniacs and good sleepers. Behav. Res. Ther. 23 (1986) 365—368

Lacks, P., Bertelson, A.D., Gans, L., Kunkel, J.: The effectiveness of three behavioral treatments for different degress of sleep-onset insomnia. Behav. Ther. 14 (1983 a) 593—605

Lacks, P., Bertelson, A.D., Sugerman, J., Kunkel, J.: The treatment of sleep-maintenance insomnia with stimulus-control techniques. Behav. Res. Ther. 21 (1983 b) 291—295

Lader, M., Denney, S.C.: A double-blind study to establish the residual effects of zopiclone on performance in healthy volunteers. Pharmacology 27 (1983) 98—108

Lader, M., Petursson: Rational use of anxiolytic/sedative drugs. Drugs 25 (1983) 514—528

Ladouceur, R., Gros-Louis, Y.: Paradoxical intention vs stimulus control in the treatment of severe insomnia. J. Behav. Ther. exp. Psychiat. 17 (1986) 267—269

Langer, S.Z., Arbilla, S., Scatton, B., Niddam, R., Dubois, A.: Receptors involved in the mechanism of action of zolpidem. In: *J.P. Sauvanet, S.Z. Langer, P.L. Morsilli* (eds.): Imidazopyridines in sleep disorders. L.E.R.S. Monograph series, Vol. 6. Raven, New York 1988, pp. 55—70

Larsen, S., Telstad, W., Sørensen, Ø., Thom, E., Stensrud, P., Nyberg-Hansen, R.: Carbamazepine therapy in restless legs. Acta med. scand. 218 (1985) 223—227

Laux, G., König, W.: Langzeiteinnahme und Abhängigkeit von Benzodiazepinen. Ergebnisse einer epidemiologischen Studie. In: *H. Hippius, R.R. Engel, G. Laakmann* (Hrsg.): Benzodiazepine. Rückblick und Ausblick. Springer, Berlin 1986, S. 226—233

Leathwood, P.D., Chauffard, F., Heck, E., Munoz-Box, R.: Aqueous extract of valerian root (Valeriana officinalis L.) improves sleep quality in man. Pharmacol. Biochem. Behav. 17 (1982) 65—71

Leutner, V.: Schlaf, Schlafstörung, Schlafmittel. Editiones Roche, Basel 1990

Levy, A.B., Dixon, K.N., Schmidt, H.: Sleep architecture in anorexia nervosa and bulimia. Biol. Psychiat. 23 (1988) 99—101

Lichstein, K.L., Fischer, S.M.: Insomnia. In: *M. Hersen, A.S. Bellack* (eds.): Handbook of clinical behavior therapy with adults. Plenum, New York 1985, pp. 319—352

Liebermann, H.R.: Behavior, sleep and melatonin. J. neural Transmiss., Suppl. 21 (1986) 233—241

Lindemann, H.: Überleben im Stress. Autogenes Training. Mosaik, München 1975

Linkowski, P., Kerkhofs, M., Rielaert, C., Mendlewicz, J.: Sleep during mania in manic-depressive males. Eur. Arch. Psychiat. neurol. Sci. 235 (1986) 339—341

Livingston, R.L., et al.: Tricyclic antidepressants and delirium. J. clin. Psychiat. 44 (1983) 173—176

Louvel, E., Cramer, P., Ferreri, M., Pagot, R., Regnier, F., L'Heritier, Ch., Orofiamma, B.: Zolpidem and Triazolam: long-term multicenter studies (1—3 months) in psychiatric and general practice patients. In: *J.P. Sauvanet, S.Z. Langer, P.L. Morselli* (eds.): Imidazopyridines in sleep disorders. L.E.R.S. Monograph series, Vol. 6. Raven, New York 1988, pp. 327—337

Lugaresi, E., Zucconi, M., Bixler, E.O.: Epidemiology of sleep disorders. Psychiatr. Ann. 17 (1987) 446—453

Lumley, M., Roehrs, T., Asher, D., Zorick, F., Roth, T.: Ethanol and coffein effects on daytime sleepiness/alertness. Sleep 10 (1987) 306—312

Lund, R., Rüther, E.: Medikamentöse Behandlung von Schlafstörungen. Internist 25 (1984) 543—546

Lund, R., Rüther, E.: Chronische Hyposomnie. In: *V. Faust* (Hrsg.): Schlafstörungen. Hippokrates, Stuttgart 1985, S. 76—83

Lund, R., Rüther, E., Wober, W., Hippius, H.: Effects of Zolpidem (10 and 20 mg), Lormetazepam, Triazolam and placebo on night sleep and residual effects during the day. In: *J.P. Sauvanet, S.Z. Langer, P.L. Morselli* (eds.): Imidazopyridines in sleep disorders. L.E.R.S. Monograph series, Vol. 6. Raven, New York 1988, pp. 193–203

Maillard, F., Autret, E., Autret, A.: Effects of zopiclone as compared to triazolam on adult insomniacs. 7th Eur Sleep Congress, Munich, Sept. 5, 1984

Malsch, U.: Behandlung von Schlafstörungen bei älteren Patienten. Therapiewoche 37 (1987) 2484–2487

Mamelak, M., Scima, A., Price, V.: Effects of zopiclone on the sleep of chronic insomniacs. Pharmacology 27 (1983) 136–145

Mamelak, M., Csima, A., Price, B.: A comparative 25-night sleep laboratory study on the effects of quazepam and triazolam on chronic insomniacs. J. clin. Pharmacol. 24 (1984) 65–75

Mansbach, R.S., Lorenz, D.N.: Cholecystokinin (CCK-8) elictis prandial sleep in rats. Physiol. Behav. 30 (1983) 179–183

Marttila, J., Hammel, R., Alexander, B., Zustiak, R.: Potential untoward effects of long-term use flurazepam in geriatric patients. J. Amer. pharm. Ass. 17 (1977) 692–695

Meichenbaum, D.C.: Cognitive-behavior modification: An integrative approach. Plenum, New York 1979

Meier-Ewert, K.: Tagesschläfrigkeit. Edition Medizin, VCH Verlagsgesellschaft, Weinheim 1989

Mellinger, G.D., Balter, M.B., Uhlenhut, E.H.: Insomnia and its treatment. Prevalence and correlates. Arch. gen. Psychiat. 42 (1985) 225–232

Mendelson, W.B.: The use and misuse of sleeping pills. A clinical guide. Plenum, New York 1980

Mendelson, W.B.: Human Sleep: Research and clinical care. Plenum, New York 1987 a

Mendelson, W.B.: Pharmacotherapy of insomnia. Psychiat. Clin. N. Am. 10 (1987 b) 555–563

Mendelson, W.B.: Hypnotics in the treatment of chronic insomnia. In: *M. Thorpy* (ed.): Handbook of sleep disorders. Dekker, New York, Basel 1990

Mendelson, W.B., Gillin, J.C., Pisner, G., Wyatt, R.J.: Arginine vasotocin and sleep in the rat. Brain Res. 182 (1980) 246–249

Mendelson, W.B., Wyatt, R.J., Gillin, J.C.: Whither the sleep factors? In: *M.H. Chase, E.D. Weitzman* (eds.): Sleep disorders: basic and clinical research. MTP, Lancaster 1983, pp. 281–305

Mendelson, W.B., Garnett, D., Gillin, J.C., Weingartner, H.: The experience of insomnia and daytime and nighttime functioning. Psychiat. Res. 12 (1984 a) 235–250

Mendelson, W.B., Garnett, D., Linnoila, M.: Do insomniacs have impaired daytime functioning? Biol. Psychiat. 19 (1984 b) 1261–1264

Merlotti, L., Roehrs, F., Zorick, E., Stepanski, E., Russo, L., Roth, T.: Rebound insomnia, duration of administration, and individual differences. Sleep Res. 17 (1988) 52

Miles, L.E., Dement, W.C.: Objective sleep parameters in elderly men and women. Sleep 3 (1980) 131–151

Mirmian, M., Pevet, P.: Effect of melatonin and methoxtryptamine on sleep-wake-patterns in the male rat. J. Pineal Res. 3 (1986) 135–141

MMWR: Update: Eosinophilia – myalgia syndrome associated with this ingestion of L-tryptophan – United States. Morbid. Mort. wkly Rep. 38 (1989) 842–843

Momose, T.: Effectiveness of zopiclone as a preoperative hynotic. Pharmacology 27 (1983) 196–204

Monti, J.M., Debellis, J., Alterwain, P., Pellejero, T., Monti, D.: Study of delta sleep-inducing peptide efficacy in improving sleep on short-term administration to chronic insomniacs. Int. J. Pharmacol. Res. 7 (1987) 105–110

Moon, C.A.L., Ankier, S.I., Hayes, G.: Early morning insomnia and daytime anxiety – a multicentre general practice study comparing Loprazolam and Triazolam. Brit. J. clin. Pract. 9 (1985) 352–358

Moran, M.G., Thompson, T.L., Nies, A.S.: Sleep disorders in the elderly. Amer. J. Psychiat. 145 (1988) 1369–1378

Morgan, K.: Effects of two benzodiazepines on the speed and accuracy of perceptual-motor performance in the elderly. Psychopharmacology. Suppl. I (1984) 79–83

Morgan, K., Oswald, I.: Anxiety caused by a short life hypnotic. Brit. med. J. 284 (1982) 942

Morin, C.M., Kwentus, J.A.: Behavioral and pharmacological treatments for insomnia. Amer. Behav. Med. 10 (1990) 91–110

Morris, III H.H., Estes, M.L.: Traveler's amnesia: transient global amnesia secondary to triazolam. J. Amer. med. Ass. 258 (1987) 945–946

Morselli, P.L., Larribaud, J., Guillet, Ph., Thiercelin, J.F., Barthelet, G., Grilliat, J.P., Thebaut, J.J.: Daytime residual effects of zolpidem: a review of available data. In: *J.P. Sauvanet, S.Z. Langer, P.L. Morselli* (eds.): Imidazopyridines in sleep disorders. L.E.R.S. Monograph series, Vol. 6. Raven, New York 1988, pp. 183–203

Mossberg, D., Liljeberg, P., Borg, S.: Clinical conditions in alcoholics during long-term abstinence: A descriptive longitudinal treatment study. Alcohol 2 (1985) 551–553

Müller-Limmroth, W., Ehrenstein, M.: Untersuchungen über die Wirkung von Seda Kneipp auf den Schlaf schlafgestörter Menschen. Med. Clin. 25 (1977) 1119–1125

Muraoka, H., Ischii, N., Yamada, K., Higuchi, S., Muramatsu, T., Shigemori, K., Saito, M., Kohuo, H., Murasaki, M., Mochizuki, Y., Sumiyoshi, A.: Sleep disorders of alcoholics. Sleep Res. 16 (1987) 493

Murphy, J.E., Ankier, S.I.: A comparison of hypnotic activity of loprazolam, flurazepam and placebo. Brit. J. clin. Pract. 38 (1984) 141–149

Mutschler, E.: Arzneimittelwirkungen. Wissenschaftliche Verlagsgesellschaft, Stuttgart 1986, S. 162 ff

Nedopil, N., Rüther, E.: Medikamentöse Therapie von Schlafstörungen. Münch. med. Wschr. 126 (1984) 290—191

Nicassio, P.M., Bootzin, R.: A comparison of progressive relaxation and autogenic training as treatments for insomnia. J. abnorm. Psychol. 83 (1974) 253—260

Nicassio, P.M., Buchanan, D.C.: Clinical application of behavior therapy for insomnia. Comprehens. Psychiat. 22 (1981) 512—521

Nicassio, P.M., Boylan, M.B., McCabe, T.G.: Progressive relaxation, EMG biofeedback and biofeedback placebo in the treatment of sleep-onset insomnia. Brit. J. med. Psychol. 55 (1982) 159—166

Nicassio, P.M., Pate, J.K., Mundlowitz, D.R., Wooswarrd, N.: Insomnia: nonpharmacologic management by private practice physicians. Soc. med. J. 78 (1985) 556—560

Nicholson, A.N.: Antihistamines and sedation. Lancet II (1983) 211—212

Nicholson, A.N., Pascoe, P.A.: Hypnotic activity of an imidazopyridine (Zolpidem). Br. J. clin. Pharmacol. 21 (1986) 205—211

Nicholson, A.N., Pascoe, P.A.: Hypnotic activity of Zolpidem: night-time and daytime studies in young and middle-aged adults. In: *J.P. Sauvanet, S.Z. Langer, P.L. Morselli* (eds.): Imidazopyridine in sleep disorders. L.E.R.S. Monograph series, Vol. 6. Raven, New York 1988, pp. 231—240

Nicholson, A.N., Stone, B.M., Pascoe, P.: Hypnotic efficacy in middle age. J. clin. Psychopharmacol. 2 (1982) 118—121

NIMH (National Institute of Mental Health): Concensus conference report: Drugs and insomnia — the use of medications to promote sleep. J. Amer. med. Ass. 251 (1984) 2410—2414

Normanton, J.R., Gent, J.P.: Comparison of the effects of two „sleep" peptides, delta — sleep — inducing peptide and arginine — vasotonin, on single neurons in the rat and rabbit brain stem. Neuroscience 8 (1983) 107—114

O'Hanlon, J.F., Volkerts, E.R.: Hypnotics and actual driving performance. Act. psychiatr. scand. 74, Suppl. 332 (1986) 95—104

Oswald, I., Adam, K.: A new look at short-acting hypnotics. In: *J.P. Sauvanet, S.Z. Langer, P.L. Morselli* (eds.): Imidazopyridines in sleep disorders. L.E.R.S. Monograph series, Vol. 6. Raven, New York 1988, pp. 253—259

Oswald, I., Adam, K., Borrow, S., Idzikowski, C.: The effects of two hypnotics on sleep, subjective feelings and skilled performance. In: *P. Passouant, I. Oswald* (eds.): Pharmacology of states of alertness. Pergamon, Oxford 1979, pp. 51—63

Othmer, E., Danghady, W.H., Goodwin, D.W., Levine, W.R., Malarey, W.B., Treemon, F., Halikas, J.A.: Sleep and the growth hormone secretion in alcoholics. J. clin. Psychiat. 43 (1982) 411—414

O'Toole, D.P., Carlisle, R.J.T., Howard, P.J., Dundee, J.W.: Effects of altered gastric motility on the pharmacokinetics of orally administered zopiclone. Irish J. med. Sci. 155 (1986) 136

Owen, R.T., Tyrer, P.: Benzodiazepine dependence. A review of the evidence. Drugs 25 (1983) 385—398

Palminteri, R., Narbonne, G.: Safety profile of zolpidem. In: *J.P. Sauvanet, S.Z. Langer, P.L. Morselli* (eds.): Imidazopyridines in sleep disorders. L.E.R.S. Monograph series, Vol. 6. Raven, New York 1988, pp. 351—361

Pappenheimer, J.R.: Sleep factor in CSF, brain and urine. Front. Horm. Res. 9 (1982) 173—178

Parkes, J.D.: Sleep and its disorders. W.B. Saunders, Eastbourne 1985

Partinen, M., Eskelinen, L., Tuomi, K.: Complaints of insomnia in different occupations. Scand. J. Work Environ. Health 10 (1984) 467—469

Paton, D.M., Webster, D.R.: Clinical pharmacokinetics of H1-receptor antagonists (the antihistamines). Clin. Pharmacokinet. 10 (1985) 477—497

Pecknold, K., Wilson, R., Le Morvan, P.: Long term efficacy and withdrawal of zopiclone. A sleep laboratory study. Int. clin. Psychopharmacol. 5 (1990) 57—67

Pena de la, A.: Toward a psychophysiologic conceptualization of insomnia. In: *R.I. Williams, I. Karacan:* Sleep disorders. Diagnosis and treatment: J. Wiley and Sons, New York 1978, pp. 101—144

Pharmaceutical Journal: Psychological ADRs with Zopiclone. Pharmaceut. J., Aug. (1990) 210

Pharmaceutical Journal: CSM comments on zopiclone dependence. Pharmaceut. J., Jan. (1991) 78

Philipp, M., Buller, R.: Klassifikatorische Probleme von Mißbrauch und körperlicher Abhängigkeit bei Benzodiazepinen. In: *H. Hippius, R.R. Engel, G. Laakmann* (Hrsg.): Benzodiazepine. Rückblick und Ausblick. Springer, Berlin 1986, S. 234—241

Piel, E.: Schlafschwierigkeiten und soziale Persönlichkeit. Einige sozialempirische Daten. In: *V. Faust* (Hrsg.): Schlafstörungen. Hippokrates, Stuttgart 1985, S. 14—26

Pöldinger, W., Wider, F.: Tranquilizer und Hypnotika. Fischer, Stuttgart 1985

Pokorny, A.D.: Sleep disturbances, alcohol, and alcoholism: a review. In: *R.L. Williams, I. Karacan* (eds.): Sleep disorders: Diagnosis and treatment. John Wiley and Sons, New York 1978, pp. 233—260

Ponciano, E., Freitas, F., Camara, J., Faria, M., Barreto, M. et al.: A comparison of the efficacy, tolerance and residual effects of zopiclone, flurazepam and placebo in insomniac out-patients. Int. clin. Psychopharmacol. 5 (1990) 69—77

Poser, W.: Entstehung und Verlauf von Benzodiazepin-Abhängigkeiten. Z. Allg.-Med. 15 (1991) 935—939

Poser, W., Poser, S.: Abusus und Abhängigkeit von Benzodiazepinen. Internist 27 (1986) 738—745

Puder, R., Lacks, P., Bertelson, A.D., Storandt, M.: Short term stimulus control treatment of insomnia in older adults. Behav. Ther. 14 (1983) 424–429

Pull, C.B., Dreyfus, J.F., Brun, J.P.: Comparison of nitrazepam and zopiclone in psychiatric patients. Pharmacology 27 (1983) 205–209

Quadens, O.P., Hoffmann, G., Buytaert, G.: Effects of zopiclone as compared to flurazepam in women over 40 years of age. Pharmacology 27 (1983) 146–155

Rapaport, J., Elkins, R., Langer, D. et al.: Childhood obsessive compulsive disorder. Amer. J. Psychiat. 138 (1981) 1545–1554

Read, D.J., Feest, T.G., Nassim, M.A.: Clonazepam: effective treatment for restless legs syndrome in uraemia. Brit. med. J. 283 (1981) 885–886

Reeves, R.: Comparison of triazolam, flurazepam and placebo as hypnotics in geriatric patients with insomnia. J. clin. Pharmacol. 17 (1977) 319–323

Reiter, R.J.: Normal patterns of melatonin levels in the pineal gland and body fluids of humans and experimental animals. J. neural. Transm., Suppl. 21 (1986) 35–54

Reynolds, C.F.: Sleep in affective disorders. In: M.H. Kryger, T. Roth, W.C. Dement (eds.): Principles and practice of sleep medicine. Saunders, Philadelphia 1989, pp. 413–416

Reynolds, C.F., Kupfer, D.J.: Sleep research in affective illness: State of the art circa 1987. Sleep 10 (1987) 199–215

Rickels, K., Morris, R.J., Newman, H., Rosenfeld, H., Schiller, H., Weinstock, R.: Diphenhydramine in insomniac family practice patients: a double-blind study. J. clin. Pharmacol. 23 (1983) 235–242

Rickels, K., Ginsberg, J., Morris R.J.: Doxylamine succinate in insomniac family practice patients: a double blind study. Curr. ther. Res. 35 (1984) 532–540

Roehrs, T., Zorick, F., Kaffemann, M., Sicklesteel, J., Roth, T.: Flurazepam for short-term treatment of complaints of insomnia. J. clin. Pharmacol. 22 (1982) 290–296

Roehrs, T.A., Zorick, F.J., Wittig, R.M., Roth, T.: Dose determinants of rebound isomnia. Brit. J. clin. Pharmacol. 22 (1986) 143–147

Roger, M. et al.: Efficacy of Zolpidem 5 and 10 mg in elderly. A double blind study versus triazolam 0,25 mg. Biol. Psychiat. 29, Suppl. (1991) 689 S

Rojas-Ramirez, J.A., Crwaley, J.N., Mendelson, W.B.: Electroencephalographic analysis of the sleep-inducing action of cholecystokinin. Neuropeptides 3 (1982) 129–138

Rote Liste: Arzneimittelverzeichnis der BPJ. Hrsg. vom Bundesverband der Pharmazeutischen Industrie e.V. Editio Cantor, Aulendorf 1991

Rudestam, K.E.: Methods of self-change. Brooks/Cole. Monterey, California 1980

Rudolf, G.A.: Der Schlaf bei endogenen Psychosen. In: V. Faust (Hrsg.): Schlafstörungen. Hippokrates, Stuttgart 1985, S. 94–100

Rudolf, G.A.: Der Stellenwert der in Behandlung von Schlafstörungen verwendeten Hypnotika. In: G.A. Rudolf, A. Engfer (Hrsg.): Schlafstörungen in der Praxis. Diagnostische und therapeutische Aspekte. Vieweg, Braunschweig, Wiesbaden 1990, S. 48–61

Rüther, E.: Wann Schlafmittel? Arzneiverordn. in d. Prax. 5 (1984) 49–53

Rüther, E.: Benzodiazepine zur Behandlung von Schlafstörungen. In: H. Hippius, R.R. Engel, G. Laakmann (Hrsg.): Benzodiazepine. Springer, Berlin 1986, S. 101–107

Rüther, E., Engfer, A.: Schlafstörungen: Häufigkeit – Ursachen – medikamentöse Behandlung. In: S.T. Kubicki, A. Engfer (Hrsg.): Schlaf- und Schlafmittelforschung. Neue Ergebnisse und therapeutische Konsequenzen. Vieweg, Braunschweig, Wiesbaden 1988, S. 9–20

Rüther, E., Hajak, G.: Depression with sleep disturbances. In: The uses of fluoxetine in clinical practice. 1992 (in press)

Sandyk, R., Bernick, C., Lee, S.M., Stern, I.Z., Iacono, R.P., Bamford, C.R.: L-dopa in uremic patients with the restless legs syndrome. Int. J. Neurosci. 35 (1987) 233–235

Scharf, M.B., Hirschowitz, J., Zemlon F.P., Lichstein, M., Wood, M.: Comparative effects of Limbitrol and Amitriptylin on sleep efficiency and architecture. J. clin. Psychiat. 47 (1986) 587–591

Scharf, M.B., Fletcher, K., Graham, J.P.: Comparative amnestic effects of benzodiazepine hypnotic agents. J. clin. Psychiat. 49 (1988) 134–137

Schimmel, K.Ch.: Pflanzliche Sedativa. In: V. Faust (Hrsg.): Schlafstörungen. Hippokrates, Stuttgart 1985, S. 188–194

Schindler, L., Hohenberger, E.: Verhaltenstherapie als Alternative zur Behandlung von Schlafstörungen. In: V. Faust (Hrsg.): Schlafstörungen. Hippokrates, Stuttgart 1985, S. 137–143

Schlich, D. et al.: Long-term treatment of insomnia with Zolpidem: a multicentre general practitioner study of 107 patients. J. int. med. Res. 19 (1991) 271–279

Schmidt, L.G.: Mißbrauch und Abhängigkeit von Schlafmitteln. In: G.A. Rudolf, A. Engfer (Hrsg.): Schlafstörungen in der Praxis. Diagnostische und therapeutische Aspekte. Vieweg, Braunschweig, Wiesbaden 1990, S. 65–78

Schneider-Helmert, D.: Klassifikation und Differentialdiagnose der verschiedenen Schlafstörungen. In: V. Faust (Hrsg.): Schlafstörungen. Hippokrates, Stuttgart 1985, S. 9–13

Schneider-Helmert, D.: DSIP: clinical application of the programming effect. In: S. Inoue, D. Schneider-Helmert (eds.): Sleep peptides: Basic and clinical approaches. Japanese Science Society, Tokyo 1988, pp. 175–198

Schneider-Helmert, D., Spinweber, C.L.: Evaluation of L-tryptophan for treatment of insomnia. Psychopharmacology 89 (1986) 1–7

Schubert, F.C.: Kognitive Therapie psychogener Schlafstörungen: Ein Erklärungs- und Handlungsansatz. Psychiat. Prax. 13 (1986) 1−9

Schulz, H., Jobert, M., Jähnig, P.: Macro- and microstructure of sleep in insomniac patients under the influence of a benzodiazepine and a non-benzodiazepine hypnotic. In: *G. Racagni, N. Brunello, T. Fukuda* (eds.): Biological Psychiatry. Vol. 1. Excerpta Medica, Amsterdam 1991, pp. 823−826

Settle, E.C., Ayd, F.J.: Trimipramine: twenty years worldwide clinical experience. J. clin. Psychiat. 41 (1980) 266−274

Seyffart, G.: Chloral hydrate and related drugs. In: *L.M. Haddad, J.F. Winchester* (eds.): Clinical management of poisoning and drug overdose. Saunders, Philadelphia 1983, pp. 527−531

Shapiro, C.M., Warren, P.M., Trinder, J., Paxton, S.J., Oswald, I., Flenley, D.C., Catterall, J.R.: Fitness facilitates sleep. Europ. J. appl. Physiol. 53 (1984) 1−4

Sher, A.E.: The upper airway in obstructive sleep apnea syndrome: Pathology and surgical management. In: *M.J. Thorpy* (ed.): Handbook of sleep disorders. Dekker, New York, Basel 1990, pp. 311−335

Sieb, J.P., Clarenbach, P.: Anterograde Amnesie unter Benzodiazepin-Hypnotika. In: *K. Meier-Ewert* (Hrsg.): Schlaf und Schlafstörungen. Springer, Berlin 1990, S. 156−164

Soldatos, C.R., Kales, A., Kales, J.D.: Management of insomnia. Ann. Rev. Med. 30 (1979) 301−312

Soldatos, C.R., Kales, J.D., Tjiauw-Ling, T., Kales, A.: Classification of sleep disorders. Psychiat. Ann. 17 (1987) 454−458

Spiegel, R., Allen, S.R.: Die Wirkung eines nicht rezeptpflichtigen Schlafmittels auf das Schlafpolygramm gesunder Probanden. Schweiz. Rdsch. Med. Prax. 73 (1984) 163−173

Spiegel, R., Köberle, S., Allen, S.R.: Significance of slow wave sleep: considerations from a clinical viewpoint. Sleep 9 (1986) 66−79

Spielman, A.J., Saskin, P., Thorpy, M.J.: Sleep restriction treatment of insomnia. Sleep Res. 12 (1983) 286

Spielman, A.J., Saskin, P., Thorpy, M.J.: Sleep restriction therapy for chronic insomnia. Outcome as a function of pre-treatment total sleep time. Sleep Res. 13 (1984) 167

Spielman, A.J., Caruso, L.S., Glovinsky, P.B.: A behavioral perspective on insomnia treatment. Psychiat. Clin. N. Amer. 10 (1987) 541−553

Spinweber, C.L, Johnson, L.C.: Effects of triazolam (0,5 mg) on sleep, performance memory and arousal threshold. Psychopharmacology 76 (1982) 5−12

Steinberg, R.: Behandlung chronischer Schlafstörungen in der Praxis. In: *H. Hippius, H. Lauter, W. Greil* (Hrsg.): Psychiatrie für die Praxis 10: Der gestörte Schlaf. MMW, München 1989

Steinberg, R., Hippius, H., Nedopil, N., Rüther, E.: Aspekte der modernen Schlafforschung. Nervenarzt 55 (1984a) 461−470

Steinberg, R., Einhäupl, K., Hippius H., Rüther, E., Schmauß, M.: Chronische Hyposomnien in einer Schlafambulanz. Nervenarzt 55 (1984b) 471−476

Steinberg, R., Brenner, P.M., Lund, R., Rüther, E.: Behandlung chronischer Insomnien. In: *H. Hippius, E. Rüther, M. Schmauß* (Hrsg.): Schlaf-Wach-Funktion. Springer, Berlin 1987, S. 131−143

Steinmark, S.W., Borkovec, T.D.: Active and placebo treatments effects on moderate insomnia and positive demand instructions. J. abnorm. Psychol. 83 (1954) 157−189

Sussmann, N.: Anxiety Disorders. Psychiat. Ann. 18 (1988) 134−189

Tamminen, T., Ahokallio, A., Aropuu, R., Syrja, R., Taskinen, E. et al.: Zopiclone and nitrazepam in the treatment of chronic insomnia. Presented at the VII World Congress of Psychiatry, Vienna, July 11−16, 1983

Tan, T.L., Kales, J.D., Kales, A., Soldatos, C.R., Bixler, E.O.: Biopsychobehavioral correlates of insomnia IV. Diagnosis based on DSM-III. Amer. J. Psychiat. 141 (1984) 357−363

Telstad W., Sorensen, O., Larsen, L., Lillevold, P.E., Stensrud, P., Nyberg-Hansen, R.: Treatment of the restless legs syndrome with carbamazepine: a double blind study. Br. Med. J. 288 (1984) 444−446

Thenot, J.P., Hermann, P., Durand, A., Burke, J.T., Allen, J., Garrigou, D., Vajta, S., Albin, H., Thebault, J.J., Olive, G., Warrington, S.J.: Pharmacokinetics and metabolism of zolpidem in various animal species and in humans. In: *J.P. Sauvanet, S.Z. Langer, P.L. Morselli* (eds.): Imidazopyridines in sleep disorders. L.E.R.S. Monograph series, Vol. 6. Raven, New York 1988, pp. 139−153

Thoresen, C.E., Coates, T.J., Kirmil-Gray, K., Rosekind, M.R.: Behavioral self-management in treating sleep-maintenance insomnia J. behav. Med. 4 (1981) 41−53

Thorpy, M.J.: Disorders of arousal. In: *M.J. Thorpy* (ed.): Handbook of sleep disorders. Dekker, New York 1990, pp. 531−549

Thorpy, M.J., Ledereich, P.S.: Medical treatment of obstructive sleep apnea syndrome. In: *M.J. Thorpy* (ed.): Handbook of sleep disorders. Dekker, New York, Basel 1990, pp. 285−309

Tobler, I., Borbely, A.A., Schwyzer, M., Fontana, A.: Interleukin-1 derived from astrocytes inhances slow wave activity in sleep EEG of the rat. Europ. J. Pharmacol. 104 (1984) 191−192

Trachsel, L., Dijk D.D., Brunner, D.P., Klene, C., Borbely, A.A.: Effect of Zopiclone and Midazolam on sleep and EEG spectra in a phase-advanced sleep schedule. Neuropsychopharmacology 3 (1990) 11−18

Trifiletti, R.R., Snyder, S.H.: Anxiolytic cyclopyrroles zopiclone and suriclone bind to a novel site linked allosterically to benzodiazepines. Molec. Pharmacol. 26 (1984) 458−469

Turner, R.M., Ascher, L.M.: Controlled comparison of progressive relaxation, stimulus control and paradoxical intention therapies for insomnia. J. consult. clin. Psychol. 47 (1979) 500—508

Ueno, R., Ishikawa, Y., Nakayama, T., Hayaishi, O.: Prostaglandin D2 induces sleep when microinjected into the preoptic area of conscious rats. Biochem. biophys. Res. Commun. 109 (1982) 576—582

Vollrath, L., Semm, P., Gammel, G.: Sleep induction by intranasal application of melatonin. Bioscience 29 (1981) 327—329

Wagner, D.R.: Circadian rhythm sleep disorders. In: M.J. Thorpy (ed.): Handbook of sleep disorders. Dekker, New York, Basel 1990, pp. 493—527

Waldhauser, F., Saletu, B., Trinchard-Lugan, I.: Sleep laboratory investigation of hypnotic properties of melatonin. Psychopharmacology 100 (1990) 222—226

Walsh, B.T., Goetz, R., Roose, S.P., Fingeroth, S., Glassman, A.M.: EEG monitored sleep in anorexia nervosa and bulimia. Biol. Psychiat. 20 (1985) 947—956

Walters, A.S., Hening, W.A., Kavey, N., Chokroverty, S., Gidro-Frank, S.: A double-blind crossover trial of bromocriptine and placebo in restless legs syndrome. Ann. Neurol. 24 (1988) 455—458

Ware, J.C.: Tricyclic antidepressants in the treatment of insomnia. J. clin. Psychiat. 44 (1983) 25—28

Wheathley, D.: Zopiclone: a non-benzodiazepine hypnotic controlled comparison to temazepam in insomnia. Brit. J. Psychiat. 146 (1985) 312—314

WHO Center for Classification of Diseases for North America: International Classification of Diseases, 9th Revision, Clinical Modification (ICD-9-CM). National Center for Health Statistics. Eward Brothers, Ann Harbour 1978

Wickström, E., Giercksky, K.-E.: Comparative study of zopiclone, a novel hypnotic, and three benzodiazepines. Europ. J. clin. Pharmacol. 17 (1980) 93—99

Wickström, E., Barbo, S.E., Dreyfus, J.F., Jerko, D., Kleiven, R. et al.: A comparative study of zopiclone and flunitrazepam in insomniacs seen by general practioners. Pharmacology 27 (1983) 165—172

Wiegand, M., Berger, M., Zulley, J., von Zerssen, D.: The effect of trimipramine on sleep in patients with major depressive disorder. Pharmacopsychiatry 19 (1986) 198—199

Williams, D.L., MacLean, A.W., Cairns, J.: Dose-response effects of ethanol on the sleep of young woman. J. Stud. Alcohol 44 (1983) 515—523

Willumeit, H.P., Otto, H., Neubert, W.: Stimulated car driving as a useful technique for the determination of residual effects and alcohol interaction after short and long-acting benzodiazepines. In: J. Hindmarch, H. Ott, T. Roth (eds.): Sleep, benzodiazepine, and performance. Springer, Berlin 1984, pp. 182—192

Wilson, C.M., Robinson, F.P., Thomspon, E.M., Dundee, J.W., Elliot, P.: Effect of pretreatment with ranitidine on the hypnotic action of single dose of midazolam, temazepam and zopiclone. Brit. J. Anaesth. 58 (1986) 483—486

Wolf, B., Rüther, E.: Benzodiazepinabhängigkeit. Münch. med. Wschr. 126 (1984) 294—296

Zarcone, V.: Sleep abnormalitis in schizophrenia. In: M.H. Kryger, T. Roth, W.C. Dement (eds.): Principles and practice of sleep medicine. Saunders, Philadelphia 1989, pp. 422—423

Zwart, C.A., Lisman, S.A.: Analysis of stimulus control treatment of sleep-onset insomnia. J. consult. clin. Psychol. 47 (1979) 113—118

18 Psychiatrische Behandlung von chronischen Schmerzpatienten

G. Kockott

In den letzten 25 Jahren sind in den USA und in vielen europäischen Ländern Schmerzzentren entstanden. Diese „Schmerzkliniken" sind meistens organisatorische Einheiten, im Ausnahmefall mit einer kleinen Bettenstation, in denen der Schwerpunkt auf einer interdisziplinären ambulanten Diagnostik und Therapie liegt. Der hohe Anteil von Schmerzpatienten mit psychischen Auffälligkeiten (*Merskey* 1978) macht die Mitarbeit des Psychiaters in diesen interdisziplinären Einrichtungen erforderlich. Seine wichtigsten Aufgaben sind (*Merskey* 1980):

1. Patienten mit vorwiegend psychisch bedingten Schmerzzuständen zu identifizieren,
2. Verhinderung von somatischen Eingriffen bei dieser Patientengruppe, die im besten Fall am Schmerzerleben nichts ändern, häufig jedoch zur Verschlechterung führen,
3. Behandlung dieser Patienten nicht mit dem Ziel einer Heilung, sondern einer Veränderung der Erwartungen, einer Reduktion unnötig hoher Schmerzmittelmedikation, einer Verbesserung der sozialen Fehlanpassung und — wenn möglich — einer Reduktion des Schmerzes, zumindest aber eines adäquateren Umgangs mit dem Schmerzerleben.

Merskey u. *Spear* (1967) definieren den Schmerz folgendermaßen: „Schmerz ist ein unangenehmes Sinnes- und Gefühlserlebnis, das mit aktueller oder potentieller Gewebeschädigung verknüpft ist oder mit Begriffen einer solchen Schädigung beschrieben wird." Schmerz wird also nicht mehr als eine ausschließlich sensorische Wahrnehmung gesehen, die nur im Verhältnis zur Ausgeprägtheit der erfolgten Gewebeschädigung erlebt wird, sondern als subjektive Erfahrung, die in ihrer Intensität durch den Einfluß verschiedener Faktoren schwankt. Von besonderer Bedeutung sind Persönlichkeitsvariablen, soziokulturelle Einflüsse und der Erregungszustand, in dem sich die Person im Moment des Schmerzerlebens befindet. Diese Einflüsse sind weniger bedeutend bei akuten Schmerzzuständen, die in der Regel monokausal bedingt sind und eine klare Pathogenese aufweisen, spielen aber bei chronischen Schmerzzuständen eine große Rolle.

Zusätzlich finden sich beim chronischen Schmerz meist viele ineinandergreifende schmerzverursachende und schmerzunterhaltende Faktoren sowohl psychischer als auch körperlicher Herkunft. Dadurch wird die Pathogenese oft vielschichtig, und der therapeutische Zugang ist erschwert.

18.1 Diagnostische Überlegungen

18.1.1 Organischer — psychogener Schmerz

Die sehr häufig bestehende Unsicherheit über das Ausmaß psychischer Beteiligung bei der Ätiologie eines Schmerzsyndroms hat zu einer Fülle von Bemühungen einer Abgrenzung geführt. Unterschiede in der Höhe der Schmerzschwelle zwischen Patienten mit organisch bedingten Schmerzen und Patienten mit psychisch bedingten Schmerzen sind nicht sehr überzeugend. Vielversprechender schienen Vergleiche der Schmerzbeschreibung. Verschiedenen Patientengruppen mit organisch bzw. psychisch bedingten Schmerzzuständen wurden mehrdimensionale Adjektivlisten oder bestimmte Adjektive zur Schmerzbeschreibung vorgelegt. Patienten mit psychisch bedingten Schmerzzuständen tendierten dazu, die Schmerzen komplexer zu charakterisieren, Patienten mit organisch bedingten Schmerzzuständen beschrieben den Schmerz stärker sensorisch (*Agnew* u. *Merskey* 1976, *Devine* u. *Merskey* 1965, *Leavitt* u. *Garron* 1979). Alle Autoren äußern jedoch, daß sich bei diesen Untersuchungen mehr Ähnlichkeiten als Unterschiede bei den Beschreibungen der Schmerzzustände feststellen ließen. *Adler* (1981) betont die Abhängigkeit organischer Schmerzen von der Bewegung. Bei bestimmten Bewegungen oder Haltungen nehmen organisch bedingte Schmerzen zu oder ab, und diese Angaben bleiben konstant. Insgesamt spiegeln alle diese Bemühungen die Schwierigkeiten in der Trennung von organischen und psychisch bedingten Schmerzzuständen wider. Bei der Mehrzahl der Patienten sind wohl beide Bereiche beteiligt, wenn auch in unterschiedlichem Ausmaß. Es besteht Übereinstimmung, daß der ausschließlich organisch bedingte chronische Schmerz selten ist. Meist gesellen sich auch hier psychische Aspekte – oft als Folgezustand – hinzu (z.B. das algogene Psychosyndrom s.u.). Die Diagnose ausschließlich psychogener chronischer Schmerzen ist dagegen häufiger. Sie sollte jedoch nicht allein durch ein Fehlen organischer Befunde gestellt werden, sondern durch positive Hinweise auf eine Psychogenese.

18.1.2 Faktoren, die auf das Schmerzerleben Einfluß haben

Erregung

Ganz allgemein gilt, daß das Schmerzerleben bei starker innerer Anspannung reduziert wird: Der Sportler wird sich einer leichteren Verletzung erst nach Beendigung seines Einsatzes bewußt. Ähnliche Verhältnisse sind von Soldaten bekannt. Mittlere innere Anspannung und Ängstlichkeit erhöhen das Schmerzerleben, Angstreduktion erniedrigt es. Letzteres ist gut belegt: Präoperativ ermutigte Patienten benötigen postoperativ signifikant weniger Schmerzmedikation als eine Kontrollgruppe (*Egbert* et al. 1964). Auch der schmerzreduzierende Effekt von Plazebos dürfte über Angstreduktion zustande kommen (*Merskey* 1978).

Persönlichkeit

Die Zahl der Arbeiten zu Persönlichkeit und Schmerzerleben ist groß. Bei psychodiagnostischen Untersuchungen zeigte sich, daß Personen mit erhöhten Neurotizismuswerten eine erniedrigte Schmerztoleranz haben (*Bond* 1971); Extrovertierte geben ihren Schmerzen eher Ausdruck als Introvertierte, obwohl die Schmerztoleranz höher ist (*Barnes* 1975); Introvertierte sind dagegen die „stillen Leider". Andere Persönlichkeitszüge, die das Schmerzerleben beeinflussen, sind vor allem hysterische, hypochondrische und zwanghafte Charakterzüge (*Bond* 1978, *Lloyd* et al. 1979), meist gemessen über entsprechende Skalen des Max-Planck-Instituts München. Viele Untersuchungen, die das Ziel verfolgen zu klären, ob bestimmte Persönlichkeitscharakteristika zu bestimmten Formen von Schmerzsyndromen prädestinieren, erbrachten wenig Greifbares. In der Regel sind die Gemeinsamkeiten der Persönlichkeitszüge von Patientengruppen mit chronischen Schmerzzuständen verschiedener Genese wesentlich größer als die (geringen) Unterschiede.

Soziokulturelle Faktoren

Ihre Bedeutung zeigte sich in einer Reihe von Untersuchungen. So haben Männer eine höhere Schmerztoleranz als Frauen, weiße Amerikaner tolerieren Schmerzen stärker als Asiaten, Farbige nehmen in ihrer Empfindlichkeit eine mittlere Position ein (*Woodrow* et al. 1972). In einer experimentellen Untersuchung fanden *Sternbach* u. *Tursky* (1965) bei einer Untersuchung an 60 amerikanischen Hausfrauen auch physiologische Unterschiede auf Schmerzreize. Die angelsächsischen Amerikanerinnen hatten die höchste Schmerztoleranz, gefolgt von den jüdischen und irischen Amerikanerinnen. Die niedrigste Schmerztoleranz zeigten Amerikanerinnen italienischer Herkunft. Die Ergebnisse auf verschiedenen physiologischen Parametern fielen ganz entsprechend aus.

18.1.3 Folgen chronischer Schmerzen

Seit langem ist bekannt, daß chronische Schmerzzustände zu psychischen Veränderungen führen. *Wörz* (1977) hat die psychischen Folgeerscheinungen auf chronischen Schmerz im sog. algogenen Psychosyndrom zusammengefaßt. Er charakterisiert es mit mißmutig-trauriger Verstimmung, affektiver Labilität, erhöhter Reizbarkeit und Einengung von Interessen und Erlebnisfähigkeit. Dieses Psychosyndrom sieht er aber nur als fakultative Folge auf chronischen somatogenen Schmerz. Bei Wegfall der Schmerzursache bildet sich auch das algogene Psychosyndrom zurück. Es sei auch keine starre Symptomenkonfiguration, sondern ein dynamisches Grundmuster. Bestätigende Daten für psychische Folgeerscheinungen chronischen Schmerzes finden sich in einer Reihe von Untersuchungen (*Kissen* 1964, *Merskey* u. *Boyd* 1978, *Sternbach* u. *Timmermanns* 1975, *Merskey* et al. 1985). So ist auch häufig das Selbstwertgefühl der Patienten aufgrund chronischer Schmerzzustände verschiedenster Genese stärker als bei sonstigen Patienten beeinträchtigt (*Armentrout* 1979). Eine andere Folge chronischer Schmerzzustände ist die sehr große Gefahr eines Schmerz- und Schlafmittelabusus mit sich daraus entwickelnder Abhängigkeit. Das scheint besonders Patienten mit vorwiegend somatisch bedingten chronischen Schmerzzuständen zu betreffen (Neuralgien, Phantomschmerz, Migräne). Ebenso ist seit langem der sekundäre Krankheitsgewinn chronischer Schmerzzustände bekannt: Über chronische Schmerzen läßt sich Unangenehmes vermeiden, z.B. Verlust der Zuwendung naher Bezugspersonen oder belastende Arbeitssituationen. Dieser Gesichtspunkt ist besonders entscheidend in der Therapieplanung (s. Kap. 18.3.2).

18.1.4 Differentialdiagnostik nichtorganisch bedingter chronischer Schmerzzustände

Depression

Häufig bestehen Schmerz und Depression gleichzeitig. Dabei kann die Depression Folge des chronischen Schmerzzustandes im Sinne des sog. algogenen Psychosyndroms sein oder der Schmerz ist ein Teil der depressiven Symptomatik. Differentialdiagnostische Schwierigkeiten ergeben sich daraus, daß die Depressivität und Ängstlichkeit sowie die möglichen vegetativen Begleitsymptome Appetitlosigkeit und Libidostörung sowohl bei Depression als Folge chronischer Schmerzen als auch bei endogenen Depressionen zu finden sind. Entscheidend für die endogene Depression ist die zusätzlich zu eruierende typische Symptomatik mit dem Gefühl der Gefühlsleere, der Gehemmtheit, der monotonen Stimmungslage, der typischen Tagesschwankungen mit morgendlichem Tief, frühmorgendlichem Erwachen und Obstipation. Oft werden auch die Schmerzen entsprechend den Tagesschwankungen verstärkt am Morgen angegeben. Die depressive Verstimmung als Folge chronischer Schmerzen hat eher einen gereizten, mißmutigen Charakter. Schmerzen im Rahmen einer endogenen Depression werden häufig in den Kopf lokalisiert. Bei genauerem Nachfragen lassen sich diese Schmerzerlebnisse bei einem Teil der Patienten als Druck- bzw. Beklemmungsgefühle auflösen. Bei der zirkumskripten Hypochondrie, die wir vor allem bei älteren Patienten finden, werden Schmerzzustände vorwiegend im Gesichts- bzw. Mundbereich und im Genitalbereich angegeben. Die Literatur zum Zusammenhang zwischen chronischen Schmerzzuständen und nichtpsychotischen Depressionen ist sehr widersprüchlich, wahrscheinlich vorwiegend bedingt durch sehr unterschiedliche und oft unzureichende Untersuchungsmethoden (*Gupta* 1986). Dennoch ist ein Zusammenhang zwischen diesen 2 Syndromen anzunehmen. Es wird auch die Existenz einer Untergruppe von Patienten mit chronischen Schmerzen unklarer Genese diskutiert, die trotz fehlender depressiver Symptomatik der Diagnose Depression nahesteht (*Magni* 1987).

Schizophrenie

Chronische Schmerzen als führendes Symptom einer Schizophrenie sind selten. Sie können allerdings Vorboten oder Frühsymptome sein und so im Vordergrund stehen, daß sie für einige Zeit die gesamte übrige schizophrene Symptomatik überdecken. Die Lokalisation ist wieder oft der Kopf. Manchmal sind die Schmerzen in Wahnsysteme eingebunden. Bei der coenästhetischen Schizophrenie treten oft unscharf beschriebene Schmerzerlebnisse neben thermischen, Elektrisierungs-, Taubheits-, Steifigkeits- und Druckempfindungen auf, sie werden nach *Wörz* (1980a) als bohrend-reißend oder brennend beschrieben und sind in ihrem Verlauf paroxysmal langsam an- und abschwellend oder kontinuierlich. Dadurch wird manchmal die Differentialdiagnose zum thalamischen Schmerz schwierig.

Sonstige nichtpsychotische Störungen

Dies ist die weitaus größte Gruppe. Nach *Peters* (1977) können die Schmerzen vor allem als Ausdruck von 2 Krankheitsbildern auftreten: als Symptom einer psychosomatischen Krankheit (psychophysiologische Störung) oder als Symptom eines konversionsneurotischen Syndroms. Patienten mit chronischen Schmerzen gehören vorwiegend in die 2. Gruppe, und hier überwiegt bei weitem die Diagnose Schmerz als Konversionssymptom im Rahmen einer neurotischen Entwicklung. Meistens bestehen Mischbilder, bei denen Angst, phobische, hypochondrische und auch zwangsneurotische Symptomatik gleichzeitig zu finden sind. Die Patienten zeigen häufig folgende Charakteristika: Symptome ohne oder mit nur einem geringfügigen organischen Befund, die keinem bekannten somatischen Krankheitsbild zuzuordnen sind, Schmerzen in verschiedenen Körperregionen, nicht nur dort, wo sie zunächst berichtet werden („polysymptomatisch"), hysterische und hypochondrische Züge mit gelegentlichen leichten depressiven Verstimmungen.

Vorwiegend im angloamerikanischen Schrifttum wird eine spezielle Patientengruppe beschrieben, die zu dieser 2. Gruppe gehört und wahrscheinlich sehr groß ist: Patienten mit chronischen, schwer behandelbaren „gutartigen" (im Gegensatz zum „bösartigen" Karzinomschmerz) Schmerzzuständen. Die Patienten sind von der Organizität ihrer Schmerzen fest überzeugt. Ihre Schmerzproblematik ist zum zentralen Fokus ihres Lebens geworden. Die gesamte Lebenssituation ist entsprechend dem Schmerzerleben arrangiert bzw. davon abhängig (*Pinsky* 1978). Trotz dieser Beschreibung und des Eindrucks vieler erfahrener Kliniker, daß diese Patienten eine besondere Gruppe darstellen, ist es bisher nicht gelungen, sie – etwa mit Hilfe psychologischer Testung – einheitlicher zu charakterisieren.

Merskey (1986) diskutiert noch „vorstellungsbedingte" Schmerzzustände, bei denen der Schmerz das Ergebnis von Gedanken oder Vorstellungen darstellt, ohne daß uns bisher der Weg bekannt ist, wie es vom kognitiven zum Schmerzerleben kommt. Er zitiert ein Beispiel von *Freud:* Ein Mann verspürte starke Schmerzen im Bein in dem Moment, als in seiner Anwesenheit seinem Bruder unter Narkose mit lautem Knacken ein versteiftes Hüftgelenk gestreckt wurde.

18.2 Das Patientenklientel mit psychiatrischer Relevanz

Das Klientel der chronischen Schmerzpatienten unterscheidet sich je nach Herkunftsort. Nach *Merskey* (1965a, 1965b) leiden Patienten mit chronischen Schmerzzuständen in psychiatrischen Krankenhäusern etwa zu einem Drittel an endogenen Depressionen, fast alle übrigen Patienten an reaktiven Depressionen, hypochondrischen oder Angstzuständen und/oder weisen hysterische Persönlichkeitszüge auf. In den *„Schmerzkliniken"* wird in der Regel nur eine Minderheit der Patienten dem Psychiater vorgestellt (*Large* 1980, *Salter* et al. 1983, *Merskey* et al. 1985). Davon sind etwa bei der Hälfte der Patienten psychiatrische Erkrankungen zu diagnostizieren. Der Rest läßt sich meistens folgenden Kategorien zuordnen (*Merskey* 1986):

a) Schmerzen, die *ausschließlich* auf seelische Ursachen zurückzuführen sind: im allgemeinen Beziehungen zu Depressionen, Angstzuständen oder hysterischen Phänomenen.
b) Schmerzzustände, bei denen eine geringfügige organische Ursache mit verhältnismäßig starken Schmerzzuständen verbunden ist, da *gleichzeitig* seelische Störungen bestehen.
c) Schwere Schmerzzustände, fortdauernde Behinderung oder beides mit der *Folge* von sekundären psychologischen Störungen.

18.3 Therapie

Der vorwiegend organisch bedingte chronische Schmerz wird heute entweder durch ein Zuviel an nozizeptivem Einstrom oder ein Zuwenig an zentraler Kontrolle erklärt. Meist sind beide Mechanismen gleichzeitig beteiligt und zusätzlich spielt auch die subjektive Empfindung, das Schmerzerleben, eine große Rolle. In der Behandlung versucht man deshalb, den Schmerz durch Verminderung oder Ausschaltung des nozizeptiven Einstroms oder durch die Förderung der zentralen Kontrolle und durch Beeinflussung des subjektiven Erlebens zu beherrschen oder zumindest zu lindern. Dies geschieht durch:

– pharmakologische und Elektrostimulationsmethoden,
– chirurgische Unterbrechung schmerzleitender und -verarbeitender Systeme (sog. destruktive Maßnahmen),
– physikalische und psychologische Methoden.

Nähere Angaben zur Therapie des vorwiegend organisch bedingten chronischen Schmerzes finden sich bei *Struppler* u. *Geßler* (1981).

Aus psychiatrischer Sicht sind Therapiemethoden zu besprechen, die sich 2 Gruppen zuordnen lassen:

1. Medikamentöse Behandlung mit Psychopharmaka. Sie wirken vor allem auf das Schmerzerleben. Außerdem helfen sie, Analgetika oder gar Narkotika einzusparen. Sie reduzieren damit die Gefahr eines Abusus, der bei chronischen Schmerzzuständen so erheblich ist, daß oft der Entzug von Analgetika die 1. Therapiemaßnahme darstellt.
2. Psychologische Therapien. Sie sind entscheidend bei den vorwiegend psychisch bedingten Schmerzzuständen.

Auf die Besonderheiten der Schmerztherapie bei Karzinomkranken kann nicht speziell eingegangen werden. Hierbei spielen ganz andere Aspekte eine bedeutende Rolle in der psychotherapeutischen Führung, bedingt durch das Wissen, an einer meistens unheilbaren Krankheit zu leiden.

18.3.1 Psychopharmaka

18.3.1.1 Antidepressiva

Antidepressiva aller Gruppen sind mit teilweise gutem bis sehr gutem Erfolg, besonders bei Tumorpatienten mit chronischen Schmerzsyndromen, eingesetzt worden. Der Prozentsatz der erfolgreich behandelten Patienten liegt zwischen 55% (*Lance* u. *Curran* 1979) und 80% (*Hemphill* et al. 1952). Bei insgesamt 17 kontrollierten Studien mit den verschiedensten Antidepressiva ergab sich in 13 Untersuchungen eine signifikante Besserung der Schmerzsymptomatik (*Stimmel* u. *Escobar* 1986). Diese Studien sind aber zu unterschiedlich angelegt, als daß aus ihren Ergebnissen allgemeingültige Regeln ableitbar wären. Immerhin zeigte sich, daß Antidepressiva auch dann wirksam sind, wenn keine depressive Symptomatik zusätzlich zum chronischen Schmerzsyndrom zu eruieren war. Für *Merskey* (1986) ist Amitriptylin das Medikament der 1. Wahl; das ist im Lichte der neueren Literatur sicher eine subjektive Entscheidung. Feste Richtlinien zur Dosierung existieren nicht. Im allgemeinen wird empfohlen, mit niedrigen Dosen zu beginnen — mit schrittweiser Steigerung bis zum Wirkungseintritt.

18.3.1.2 Neuroleptika

Levomepromazin hat sich in mehreren Studien bewährt und dabei einen dem Morphin vergleichbaren, lediglich etwas schwächeren Effekt gezeigt (z.B. *Merskey* u. *Hester* 1972). Auch von Periciazin (*Haas* u. *Laubichler* 1966), den Butyrophenonen (*Lützenkirchen* u. *Mertens* 1970) und von Chlorprothixen (*Nathan* 1978) werden positive Resultate in der Behandlung vorwiegend organisch bedingter chronischer Schmerzzustände berichtet.

Im Gegensatz zu den Antidepressiva sind in den letzten Jahren kaum weitere Berichte über Neuroleptika erschienen. *Merskey* (1986) verwendet Phenothiazine, aber nur dann, wenn er mit Antidepressiva keinen ausreichenden Erfolg erzielt hat.

18.3.1.3 Tranquilizer

Bei ihrer Anwendung ist dringend Vorsicht geboten wegen der bereits beschriebenen Gefahr einer Abhängigkeitsentwicklung. Außerdem scheinen Tranquilizer keine direkte analgetische Wirkung zu haben.

18.3.1.4 Kombinierte Behandlung

Bei alleiniger Anwendung von Antidepressiva bzw. Neuroleptika spricht jeweils eine größere Patientengruppe nicht auf die Psychopharmakabehandlung an. Die kombinierte Anwendung von Neuroleptika mit Antidepressiva scheint zumindest zunächst bessere Resultate zu bringen, die Erfolgszahlen liegen bei 80%. Diese hohen Erfolgszahlen sinken leicht ab bei Erfolgsmessung nach 6 Monaten (*Put* 1974) bzw. sind niedriger (50%) bei ambulanter Behandlung mit deshalb notwendiger niedri-

ger Dosierung (*Wörz* u. *Lendle* 1980). Enttäuschend waren — wie zu erwarten — die Ergebnisse bei vorwiegend psychisch bedingten chronischen Schmerzzuständen (*Wörz* u. *Lendle* 1980). Einen Überblick zur Psychopharmakotherapie geben *Monks* u. *Merskey* (1984).

18.3.2 Psychologische Therapien

Vertreter aller bekannten Psychotherapierichtungen haben sich um die Behandlung chronischer Schmerzzustände bemüht, jedoch mit unterschiedlichem Erfolg. Heilungen sind die Ausnahme. Als Therapieziel wird heute nicht mehr Schmerzfreiheit angesehen, sondern eine Einstellungsänderung zum Schmerzerleben. Der Patient soll die Rolle des passiven Kranken aufgeben können und lernen, trotz Schmerzen wieder aktiv am Leben teilzunehmen. Diese Einstellungsänderung führe auch zu einer Reduktion des Schmerzerlebens.

Da sich Patienten mit chronischen Schmerzzuständen in der Regel ähnlich wie Patienten mit psychosomatischen Erkrankungen verhalten, ist der Einsatz psychologischer Therapiemethoden nicht ohne weiteres möglich. Die psychische Bedingtheit oder Mitbedingtheit der Beschwerden wird von den Patienten — aus welchen Gründen auch immer — zumindest zunächst abgelehnt oder im Sinne der sog. Alexithymie nicht gesehen. Die Gefahr ist groß, daß sich Patienten als Simulanten hingestellt fühlen, wenn man sie auf die mögliche Psychogenese ihrer Beschwerden anspricht. Sie meinen, der Arzt spreche von „eingebildeten" Schmerzen. Die häufigen, oft unbedachten Äußerungen ärztlicher Kollegen: „ich kann keinen Grund für Ihre Schmerzen finden", „Sie haben nichts", unterstützen solche Annahmen. Es ist wichtig, den Schmerzpatienten eine Brücke zur möglichen Psychogenese zu bauen. Man kann z.B. den Patienten erklären: „Schmerzen können vorhanden sein, ohne daß eine körperliche Störung nachweisbar ist. Sie sind dann oft durch Muskelverspannungen bedingt, die sich bei den üblichen ärztlichen Untersuchungen nicht nachweisen lassen, und Muskelverspannungen können sehr schmerzhaft sein. Sie sind nicht selten durch psychische Einflüsse verursacht. Das drückt ja auch der Volksmund aus, wenn man sagt: Ein Problem bereitet mir Kopfschmerzen. Die Schmerzen sind also real vorhanden, nur nicht durch eine körperliche Störung bedingt."

In der Durchführung einer Psychotherapie muß man dieser Besonderheit der Patienten mit chronischen Schmerzen ebenfalls Rechnung tragen. „Deshalb ist bei der Mehrzahl der Patienten eine

Psychotherapie nur dann effektiv, wenn sie mit Therapiemethoden kombiniert ist, die direkt auf eine Besserung der körperlichen Befindlichkeit gerichtet sind. Wahrscheinlich ist dies der einzige Weg, über den sich Patienten überzeugen lassen, daß ihre Schmerzen von anderen als „echte" Schmerzen gesehen werden" (*Pilowsky* 1981).

Ein besonderes Problem sind chronische Schmerzpatienten mit ungeklärten Versicherungsansprüchen. Nach neueren Untersuchungen ist jedoch der Einfluß dieser Ungeklärtheit auf die Behandlungsprognose geringer als früher angenommen (*Mendelson* 1982, *Merskey* 1984). Es ist zwar häufig, daß sich die Beschwerden der Patienten bessern, wenn Versicherungsansprüche geregelt sind, sei es positiv oder negativ aus der Sicht der Patienten, aber das ist durchaus nicht die Regel. Für *Merskey* (1986) ist es deshalb nicht so, daß die Behandlung dieser Personengruppe von vornherein weniger erfolgversprechend sei. Eine vorhergehende Regelung der Ansprüche ist also wünschenswert, aber nicht nötig.

18.3.2.1 Psychoanalyse

Die psychodynamische Sichtweise hat viel zu theoretischen Überlegungen über psychologische Mechanismen bei der Entstehung und Aufrechterhaltung chronischer Schmerzzustände beigetragen. Der Schmerz diene der Aufrechterhaltung eines psychologischen Gleichgewichts. Er könne im Sinne einer Selbstbestrafung eigene Schuldgefühle reduzieren oder Bedürfnisse des Patienten nach Abhängigkeit von anderen oder Bestrafung anderer Personen befriedigen. Außerdem ermögliche der Schmerz dem Patienten, sich aus ungewünschten Situationen zurückzuziehen und gebe ihm die Privilegien der Rolle eines Kranken (sekundärer Krankheitsgewinn). In Einzelfällen wird über erfolgreiche psychoanalytische Behandlung eines chronischen Schmerzsyndroms berichtet. Jedoch haben diese Behandlungsmethoden insgesamt nur sehr begrenzte Erfolge, wahrscheinlich wegen der oben beschriebenen Schwierigkeit dieser Patientengruppe, die angesprochenen Zusammenhänge sehen zu können. Höchstens 5 % aller Patienten mit vorwiegend psychisch bedingten chronischen Schmerzen gelangen nach *Wörz* u. *Lendle* (1980) in eine psychoanalytische Behandlung. Eine stützende Psychotherapie ist nach *Pilowsky* u. *Bassett* (1982) viel eher indiziert.

18.3.2.2 Hypnose

Ihre Wirksamkeit ist zum großen Teil abhängig von der Hypnotisierbarkeit des Individuums, eine Fähigkeit, die in der Gesamtbevölkerung normal verteilt zu sein scheint (*Hilgard* u. *Hilgard* 1975). Über ihre klinische Anwendung liegen fast nur Einzelberichte vor, allerdings in großer Anzahl. Dabei läßt sich der Eindruck gewinnen, die Hypnose sei erfolgreicher anzuwenden bei vorwiegend körperlich bedingten chronischen Schmerzzuständen als bei vorwiegend psychisch bedingten. Die Hypnose scheint somit bei geeigneten Patienten ihren Stellenwert als Teil des Behandlungskonzeptes zu haben.

18.3.2.3 Verhaltenstherapie

Verhaltenstherapeutische Behandlungsmethoden haben in den letzten 2 Jahrzehnten an Bedeutung gewonnen, und die meisten Veröffentlichungen zur psychologischen Behandlung chronischer Schmerzzustände beschäftigen sich mit Methoden dieser Therapierichtung. Für die theoretische Begründung dieser Methoden ist das Verhalten wichtig, das durch chronischen Schmerz erzeugt wird. Seine Entstehung wird wie folgt erklärt: Nozizeptive Reize führen zur Schmerzempfindung. Diese Schmerzempfindung verursacht ein Schmerzerleben mit ängstlichen Gefühlen und Gefühlen des Erleidens und das wiederum verursacht beobachtbares, schmerzabhängiges Verhalten mit entsprechendem Gesichtsausdruck, Beschreibung der Schmerzen, Festhalten an bzw. Vermeiden bestimmter Haltungen und Bewegungen usw. (*Fordyce* 1980). An jedem dieser Schritte können andere Gründe als Schmerzreize zusätzlich wirksam werden, die das schmerzabhängige Verhalten verursachen bzw. aufrechterhalten. Aus verhaltenstherapeutischer Sicht ist das schmerzabhängige Verhalten bei Patienten mit chronischen Schmerzen weitestgehend unabhängig geworden vom ursprünglichen nozizeptiven Reiz. Es wird vor allem durch Vermeidungsverhalten (Angst, die Schmerzen könnten bei bestimmtem Verhalten wieder auftreten) und durch die Reaktion der Umwelt aufrechterhalten, da *Schmerzverhalten* (schmerzverzogenes Gesicht, Bettlägerigkeit usw.) in der Regel Sympathie und Zuwendung hervorruft und wegen dieser Zuwendung beibehalten wird. *Fordyce*, einer der führenden Vertreter dieser Richtung, durchschreitet bei der Behandlung folgende Stufen (1978):

- Aktivierung des Patienten durch individuell angepaßte Übungsprogramme mit Ruhepausen, bei denen der 1. Schritt noch voll im Bereich der dem Patienten möglichen Aktivitäten liegt, danach langsame Steigerung, bei der jeder kleine Erfolg mit reichlich sozialer Verstärkung (Lob) belohnt wird.
- Reduzierung schmerzabhängigen Verhaltens, das zur Regression führt, durch Ignorieren.
- Reduktion der Schmerzmittel durch Verordnung der Medikamente zu festgelegten Zeiten. Bei der häufig üblichen Verordnung von Schmerzmitteln bei Bedarf muß der Patient erst über Schmerzen klagen, um Medikamente zu erhalten. Ist ihm der leicht sedierende Effekt der Medikamente zusätzlich zur schmerzlindernden Wirkung angenehm, wird er immer wieder über Schmerzen klagen, um die Medikamente zu behalten: Der Schmerz bleibt bestehen, die Medikation steigt.
- Wiederaufbau sozialer Kontakte und Verbesserung interpersoneller Beziehungen. Dies ist oft besonders schwierig wegen der meist langen Entwöhnung und des sekundären Krankheitsgewinnes, aber zur Vermeidung von Rückfällen besonders wichtig.
- Einflußnahme auf das Verhalten der unmittelbaren Umgebung des Patienten, insbesondere auf die Angehörigen. Das geschieht durch Anleitung, sich so zu verhalten, daß der Patient in seinem schmerzbezogenen Verhalten nicht bestärkt wird.

Dieses Vorgehen wird erfolgreich in vielen Schmerzkliniken der USA angewandt, jedoch meist als Teil eines umfassenderen Therapieprogramms (s. Kap. 18.3.2.4: Kombinierte Psychotherapie). In den letzten Jahren sind unter anderem Berichte über eine Verhaltenstherapie bei Kindern mit chronischen Schmerzzuständen erschienen (*Masek* et al. 1984), über strukturierte Gruppentherapie mit verhaltenstherapeutischen Anteilen (*Gamsa* et al. 1985), über Verhaltenstherapie, im Hause der Patienten ausgeführt (*Corey* et al. 1987), und über ein verhaltenstherapeutisches Vorgehen bei Karzinompatienten als Teil der Gesamtbehandlung (*Fischman* u. *Loscalzo* 1987).

Eine ganze Reihe kontrollierter Studien beweist die Wirksamkeit des Entspannungstrainings bei verschiedenen Formen chronischer Schmerzzustände, auch bei der Colitis ulcerosa (*Linton* u. *Goetestam* 1984, *Larsson* u. *Melin* 1986, *Stuckey* et al. 1986, *Shaw* u. *Ehrlich* 1987, *Philips* 1988).

In jüngerer Zeit sind auch Biofeedback-Methoden benutzt worden. Hauptanwendungsgebiete

sind Spannungs- und Migränekopfschmerzen, aber auch chronische Kreuzschmerzen (*Flor* et al. 1986). Meistens wurde das EMG-Feedback oder α-EEG-Training benutzt. Während Feedback-Methoden bei Spannungskopfschmerzen therapeutisch wirksam zu sein scheinen, bleibt ihr Nutzen bei der Migräne fraglich; bei der Behandlung der Spannungskopfschmerzen sind die Ergebnisse nicht besser als beim Einsatz eines Entspannungstrainings (*Chapman* 1986).

Einen Überblick zur Verhaltenstherapie chronischer Schmerzen geben *Birbaumer* u. *Larbig* (1986) sowie *Philips* (1987). Die verhaltenstherapeutischen Methoden sind keinesfalls unumstritten. Auf die häufigsten Kritikpunkte gehen *Fordyce* und *Sternbach* (s. *Fordyce* et al. 1985), die „Väter" dieser Therapierichtung bei chronischen Schmerzen, ausführlich ein.

Die kognitive Therapie, eine der Verhaltenstherapie nahestehende Behandlungsform, muß ihre Effektivität bei chronischen Schmerzzuständen erst noch unter Beweis stellen (*Tan* 1982).

18.3.2.4 Kombinierte Psychotherapie

Viele multimodale, meist auch multidisziplinäre Behandlungsprogramme sind entwickelt worden und haben sich offensichtlich bewährt. Es fehlen jedoch kontrollierte Studien, so daß weder über die Bedeutung der einzelnen Anteile der Therapieprogramme etwas ausgesagt werden kann noch darüber, welche kombinierten Programme sich bei welchen Patienten am besten bewährt haben. Die Mehrzahl der Berichte beschreibt Programme für eine stationäre Behandlung. Die Kombination besteht dabei aus Verhaltenstherapie mit physikalischer Therapie und Entspannungstraining sowie zusätzlich (bei einigen Autoren) berufliche Rehabilitation und Gruppentherapie, z.T. unter Einschluß der Familienangehörigen. Auf die Bedeutung der Familiendynamik haben *Payne* u. *Norfleet* (1986) und *Flor* et al. (1987) in Überblicken hingewiesen. Einige der Programme sind auf bestimmte Patientengruppen zugeschnitten, z.B. auf Patienten mit chronischen Kreuzschmerzen. Die Anzahl der Patienten lag in den Berichten zwischen 36 und 200, der Katamnesenzeitraum betrug 1 bis 3 Jahre. Besserung wurde im allgemeinen über Schmerzlinderung (gemessen über visuelle Schätzskalen), Reduktion in der Einnahme von Schmerzmitteln, erhöhtes Aktivitätsniveau und, wenn berufliche Rehabilitation ein Teil des Therapieprogrammes war, Wiederaufnahme der beruflichen Tätigkeit definiert. Danach gemessen lag die Besse-

rungsrate der Patienten am Ende des Katamnesezeitraums bei den einzelnen Autoren zwischen 60
und 70%; bei *Swanson* et al. (1979) waren es jedoch nach einem Jahr nur 65% der ursprünglich
60% der erfolgreich behandelten Patienten, die
diesen Erfolg halten konnten. In jüngerer Zeit sind
die Ergebnisse ähnlich ausgefallen. *Guck* et al.
(1986) fanden eine 47%ige Erfolgsrate nach 1 bis
5 Jahren und *McArthur* et al. (1987) berichten bei
einer sehr großen Patientengruppe (210 Personen)
mit chronischen Kreuzschmerzen von erfreulichen
Resultaten, erhoben mit einer Reihe von Parametern an vielen Patienten 6 Monate bis 5 Jahre nach
Behandlungsabschluß. Genauere Zahlen werden
leider nicht mitgeteilt. Bisher existiert nur eine Untersuchung zur Behandlung chronischer Schmerzzustände, in der unter stationären Bedingungen
physikalische Therapie mit analytisch orientierter
Psychotherapie kombiniert wurde. Der Erfolg war
bei 28 Patienten mit den oben angegebenen Ergebnissen vergleichbar (*Sarno* 1976).

Insgesamt gewinnt man den Eindruck, daß die
kombinierten Therapieverfahren neue Möglichkeiten in der Behandlung von Patienten mit chronischen, vorwiegend psychisch bedingten Schmerzzuständen eröffnen.

Literatur

Adler, R.: The differentiation of organic and psychogenic pain. Pain 10 (1981) 249–252

Agnew, D.C., Merskey, H.: Words of chronic pain. Pain
2 (1976) 73–81

Armentrout, D.P.: The impact of chronic pain of the
selfconcept. J. clin. Psychol. 35 (1979) 517–521

Barnes, G.E.: Extraversion and pain. Brit. J. clin. Psychol. 14 (1975) 303–308

Birbaumer, N., Larbig, W.: Klinisch-psychologische
Schmerzbehandlung. Internist 27 (1986) 452–458

Bond, M.R.: The relation of pain to the Lysenck Personality Inventory, Cornell Medical Index and Whiteley
Index of hypochondriasis. Brit. J. Psychiat. 119 (1971)
671–678

Bond, M.R.: Psychological and psychiatric aspects of
pain. Anaesthesia 33 (1978) 355–362

Chapman, S.L.: A review and clinical perspective on the
use of EMG and thermal biofeedback for chronic headaches. Pain 27 (1986) 1–43

Corey, D.T., Etlin, D., Miller, P.C.: A home-based pain
management and rehabilitation programme: an evaluation. Pain 29 (1987) 219–229

Devine, R., Merskey, H.: The description of pain in psychiatric and general medical patients. J. psychosom. Res.
9 (1965) 311–316

Egbert, L.D., Battit, G.E., Welch, C.E., Bartlett, M.K.:
Reduction of postoperative pain by encouragement and
instruction of patients. New Engl. J. Med. 270 (1964)
825–827

Fishman, B., Loscalzo, M.: Cognitive-behavioral interventions in management of cancer pain: principles and
applications. Med. Clin. North Amer. (1987) 271–287

Flor, H., Haag, G., Turk, D.C.: Long-term efficacy of
EMG biofeedback for chronic rheumatic back pain. Pain
27 (1986) 195–202

Flor, H., Turk, D.C., Rudy, T.E.: Pain and families. II.
Assessment and treatment. Pain 30 (1987) 29–45

Fordyce, W.E.: Learning process in pain. In: *R.A. Sternbach* (ed.): The psychology of pain. Raven Press, New
York 1978

Fordyce, W.E.: A behavioral perspective on chronic
pain. In: *L.K.Y. Ng, J.J. Bonica* (eds.): Pain discomfort,
and humanitarian care. Elsevier, Amsterdam 1980

Fordyce, W.E., Roberts, A.H., Sternbach, R.A.: The behavioral management of chronic pain: a response to cri-
tics. Pain 22 (1985) 113–125

Gamsa, A., Braha, R.E., Catchlove, R.F.: The use of
structured group therapy sessions in the treatment of
chronic pain patients. Pain 22 (1985) 91–96

*Guck, T.P., Meilman, P.W., Skultety, F.M., Dowd,
E.T.:* Prediction of long-term outcome of multidisciplinary pain treatment. Arch. phys. Med. Rehabil. 67 (1986)
293–296

Gupta, M.A.: Is chronic pain a variant of depressive illness? A critical review. Canad. J. Psychiat. 31 (1986)
241–248

Haas, R., Laubichler, W.: Ein Beitrag zur medikamentösen Therapie akuter und chronischer Schmerzzustände.
Wien. med. Wschr. 78 (1966) 579–582

Hemphill, R.E., Hall, K.R.L., Crookes, T.G.: Preliminary report on fatigue and pain tolerance in depressive
and psychoneurotic patients. J. ment. Sci. 98 (1952)
433–440

Hilgard, E.R., Hilgard, J.R.: Hypnosis in the relief of
pain. Kaufmann, Los Altos 1975

Kissen, D.M.: The influence of some environmental factors on personality scores in psychosomatic research. J.
psychosom. Res. 8 (1964) 145–149

Lance, J.W., Curran, D.A.: Treatment of chronic ten-
sion headache. Lancet II (1979) 1236–1239

Large, R.G.: The psychiatrist and the chronic pain patient: 172 anecdotes. Pain 9 (1980) 253–263

Larsson, B., Melin, L.: Chronic headaches in adolescents: treatment in a school setting with relaxation training as compared with information-contact and selfregi-
stration. Pain 25 (1986) 325–336

Leavitt, F., Garron, D.C.: Psychological disturbance
and pain report differences in both organic and nonorga-
nic low back pain patients. Pain 6 (1979) 187–195

Linton, S.J., Goetestam, K.G.: A controlled study of the effects of applied relaxation plus operant procedures in the regulation of chronic pain. Brit. J. clin. Psychol. 23 (1984) 291–299

Lloyd, G.G., Wolkind, S.N., Greenwood, R., Harris, D.J.: A psychiatric study of patients with persistent low back pain. Rheumatol. Rehabil. 18 (1979) 30–34

Lützenkirchen, H., Mertens, H.G.: Behandlung chronischer Schmerzsyndrome. Arzneimittel-Forsch. 20 (1970) 930–931

Magni, G.: On the relationship between chronic pain and depression when there is no organic lesion. Pain 31 (1987) 1–21

Masek, B.J., Russo, D.C., Varni, J.W.: Behavioral approaches to the management of chronic pain in children. Pediatric Clin. North Amer. 31 (1984) 1113–1131

McArthur, D.L., Cohen, M.J., Gottlieb, H.J., Naliboff, B.D., Schandler, S.L.: Treating chronic low back pain. II. Long-term follow-up. Pain 29 (1987) 23–38

Mendelson, G.: Not „cured by a verdict". Effect of legal settlement on compensation claimants. Med. J. Aust. 2 (1982) 132–134

Merskey, H.: The effect of chronic pain upon the response to noxious stimuli by psychiatric patients. J. psychosomat. Res. 8 (1965 a) 405–409

Merskey, H.: The characteristics of persistent pain in psychological illness. J. psychosomat. Res. 9 (1965 b) 291–298

Merskey, H.: Pain and personality. In: *R.A. Sternbach* (ed.): The psychology of pain. Raven Press, New York 1978

Merskey, H.: The role of the psychiatrist in the investigation and treatment of pain. In: *J.J. Bonica* (ed.): Pain. Raven Press, New York 1980

Merskey, H.: Psychiatry and the cervical sprain syndrome. Can. med. Ass. J. 130 (1984) 1119–1121

Merskey, H.: Schmerz und Schmerztherapie. In: *K.P. Kisker, H. Lauter, J.E. Meyer, C. Müller, E. Strömgren* (Hrsg.): Psychiatrie der Gegenwart. Bd. 2. Springer, Heidelberg 1986, S. 277–307

Merskey, H., Boyd, D.: Emotional adjustment and chronic pain. Pain 5 (1978) 173–178

Merskey, H., Hester, R.A.: The treatment of chronic pain with psychotropic drugs. Postgrad. Med. 48 (1972) 594–598

Merskey, H., Spear, F.G.: Pain: Psychological and psychiatric aspects. Bailliere, Tindall and Cassel, London 1967

Merskey, H., Brown, A., Brown, J., Malhotra, L., Morrison, D., Ripley, C.: Psychological normality and abnormality in persistent headache patients. Pain 23 (1985) 35–47

Monks, R., Merskey, H.: Treatment with psychotropic drugs. In: *P.D. Wall, R. Melzack* (eds.): Textbook of pain. Churchill Livingstone, New York 1984, pp. 526–537

Nathan, P.W.: Chlorprothixine (Taractan) in post-herpetic neuralgia and other severe chronic pains. Pain 5 (1978) 367–371

Payne, B., Norfleet, M.A.: Chronic pain and the family: a review. Pain 26 (1986) 1–22

Peters, U.H.: Psychiatrische Aspekte des Schmerzes. In: *R. Frey, H.U. Gerbershagen* (Hrsg.): Schmerz und Schmerzbehandlung heute. Fischer, Stuttgart 1977

Philips, H.C.: The effects of behavioral treatment on chronic pain. Behav. Res. Ther. 25 (1987) 365–377

Philips, H.C.: Changing chronic pain experience. Pain 32 (1988) 165–172

Pilowsky, J.: Current views on the role of the psychiatrist in the management of chronic pain. In: *M. Swerdlow* (ed.): The therapy of pain. MTP Press, Lancaster 1981

Pilowsky, I., Bassett, D.L.: Pain and depression. Brit. J. Psychiat. 141 (1982) 30–36

Pinsky, J.J.: Aspects of the psychology of pain. In: *B.L. Crue* (ed.): Chronic pain. Spectrum, New York 1978

Put, T.R.: Traitement des doleurs rebelles à l'aide du flupenthixol et du mélitracéne. Ars. Med. (Gand) 29 (1974) 1401–1413

Salter, M., Brooke, R.J., Merskey, H., Fichter, G.E., Kapusianyk, D.H.: Is the temporomandibular pain and dysfunction syndrome a disorder of the mind? Pain 17 (1983) 151–166

Sarno, J.E.: Chronic back pain and psychic conflict. Scand. J. Rehab. Med. 8 (1976) 143–153

Shaw, L., Ehrlich, A.: Relaxation training as a treatment for chronic pain caused by ulcerative colitis. Pain 29 (1987) 287–293

Sternbach, R.A., Timmermanns, G.: Personality changes associated with reduction of pain. Pain 1 (1975) 177–181

Sternbach, R.A., Tursky, B.: Ethnic differences among housewives in psychophysical and skinpotential responses to electric shock. Psychophysiology 1 (1965) 241–246

Stimmel, G.L., Escobar, J.I.: Antidepressants in chronic pain: a review of efficacy. Pharmacotherapy 6 (1986) 262–267

Struppler, A., Geßler, M.: Chronische, organisch bedingte Schmerzsyndrome. In: Schriftenreihe der Bundesapothekenkammer zur wissenschaftlichen Fortbildung. Davos 1981

Stuckey, S.J., Jacobs, A., Goldfarb, J.: EMG biofeedback training, and placebo for the relief of chronic back pain. Percept. Mot. Skills 63 (1986) 1023–1036

Swanson, D.W., Maruta, T., Swenson, W.M.: Results of behaviour modification in the treatment of chronic pain. Psychosom. Med. 41 (1979) 55–61

Tan, S.Y.: Cognitive and cognitive-behavioral methods for pain control: A selective review. Pain 12 (1982) 201–228

Wörz, R.: Psychiatrische Aspekte des Schmerzes und der Schmerztherapie. Therapiewoche 27 (1977) 1790–1801

Wörz, R.: Schmerz als Phänomen. In: *R. Frey* (Hrsg.): Schmerz. Aesopus, Milano 1980a

Wörz, R.: Schmerz aus der Sicht des Psychiaters. In: *R. Frey* (Hrsg.): Schmerz. Aesopus, Milano 1980b

Wörz, R., Lendle, R.: Schmerz. Psychiatrische Aspekte und psychotherapeutische Behandlung. Fischer, Stuttgart 1980

Woodrow, K.M., Friedman, G.D., Siegelaub, A.B., Collen, M.F.: Pain tolerance differences according to age, sex and race. Psychosom. Med. 34 (1972) 548–556

19 Therapie der Suizidalität

M. Wolfersdorf

Suizidalität wird von *Haenel* u. *Pöldinger* (1986) als Potential aller seelischen Kräfte und Funktionen, das auf Selbstvernichtung tendiere, definiert. Als multifaktoriell bedingtes, komplexes und allgemein menschenmögliches Verhalten ist *Suizidalität* nicht „Krankheit per se", sondern beinhaltet immer *Aspekte affektiv-kognitiver Einengung,* die im Rahmen psychischer Erkrankung wie Depression, Sucht oder Schizophrenie besonders deutlich und suizidmotivierend sein können, *lebenssituativ-psychosozialer Einengung,* wie sie sich z.B. bei chronischer Arbeitslosigkeit, bei Aus- oder Übersiedlern manifestieren kann, und *sog. freier Willensentscheidung,* womit im engeren Sinne Abwesenheit von Bewußtseinseinschränkung im Sinne der juristischen Freiverantwortlichkeit gemeint ist. Nun erfüllt suizidales Verhalten zwar nicht die Kriterien, die an eine nosologische Entität *Krankheit* anzulegen wären, kommt jedoch bei psychischer Erkrankung häufig vor. So ist die Aussage von *Sonneck* (1982) aufgrund vielfältiger praktischer Erfahrungen zu unterstreichen, Selbsttötung komme häufig auf dem Boden einer psychopathologischen Verfassung zustande. Die Diagnose einer affektiven oder schizophrenen Psychose wird bei Menschen mit Suizidversuch selten gefunden (*Böhme* 1984: 6%, *Möller* u. *Lauter* 1986: 12%); bei Suizid liegen die Angaben hierfür jedoch deutlich höher (*Sonneck* 1982).

Das Krankheitskonzept deckt die große Gruppe der *suizidalen psychosozialen Krisen* in ihrer sozialen Dimension nicht ab, wenngleich psychiatrisch-nosologisch sich die Diagnosegruppen „akute Belastungsreaktion" (ICD-9: 308), „Anpassungsstörung" (ICD-9: 309) im Sinne abnormer Erlebnisreaktion häufig anbieten; *Möller* u. *Lauter* (1986) fanden bei 484 Patienten nach Suizidversuch insgesamt 32% reaktive Störungen, 11% Persönlichkeitsstörungen und 23% neurotische Störungen.

Der *Krisenbegriff* wird in den letzten Jahren zur Beschreibung von Menschen herangezogen, die aus unterschiedlichen Gründen Ereignisse nicht mehr sinnvoll bewältigen können und damit der Gefahr einer pathologischen Entwicklung ausgesetzt sind (*Caplan* 1964, *Häfner* 1974, *Cullberg* 1978). Krisenintervention gehört in den Bereich von Therapie, wobei die Zuständigkeit über den engeren medizinisch-psychiatrischen Bereich heute hinausgeht und interdisziplinär die Zusammenarbeit verschiedener Berufsgruppen fordert.

Bei der *Diagnostik suizidalen Verhaltens* handelt es sich um eine auf der Basis von Wissen und Erfahrung erfolgende Beurteilung, ob und in welcher Art Suizidalität vorliegt, einschließlich einer Kurzzeitprognose zur Wahrscheinlichkeit, mit der eine suizidale Handlung in den nächsten Stunden, insbesondere jetzt nach Therapiebeginn, eintreten wird. Vor dem Hintergrund eines Kontinuitätsmodelles suizidalen Verhaltens mit zunehmendem Handlungsdruck und daraus erfolgender Konsequenz „*sichernder Fürsorge*" hat sich die in Tab. 19.1 aufgegliederte klinisch-pragmatische Benennung

Tabelle 19.1 Beschreibung von Suizidalität (Annahme eines Kontinuitätsmodelles)

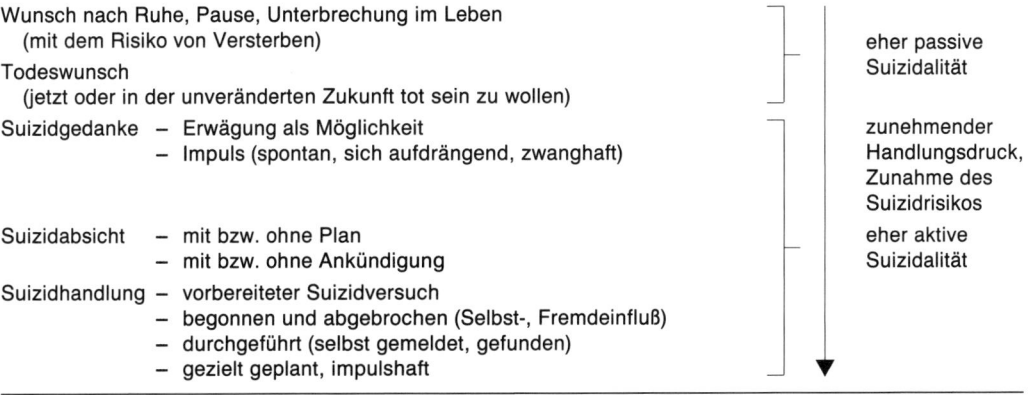

Tabelle 19.2 Einige Gruppen mit erhöhtem suizidalen Risiko

Risiko erhöht bei
- Ankündigung suizidalen Verhaltens (direkte oder indirekte Hinweise),
- unterbrochenem Suizidversuch,
- Suizidversuch, insbesondere wenn ohne Katharsis,
- affektiv-kognitiver und situativer Einengung,
- Menschen im Stadium der Ambivalenz,
- Hoffnungslosigkeit, Hilflosigkeit, besonders wenn im Rahmen von psychischer Krankheit,
- paranoid-halluzinatorischem Erleben (imperative Stimmen zum Suizid; Angst und Bedrohtheitsgefühl, Vernichtungsgefühl, z.B. bei Verfolgungswahn),
- depressiver Herabgestimmtheit, besonders wenn ohne Besserung,
- Depression, Suchtkrankheit, Schizophrenie,
- Patienten in stationär-psychiatrischer Behandlung (Aufnahmesituation, Entlassung, Rehabilitation),
- psychisch Kranken nach stationärer Entlassung,
- Patienten mit depressivem Wahn, besonders wenn mit Schuld und Straferwartung, Untergangsgewißheit,
- Patienten mit chronischen, entstellenden, lebensverkürzenden bzw. -belastenden körperlichen Erkrankungen (neurologisch, internistisch, onkologisch etc.),
- erhöhtem Alter mit Vereinsamung und Verlust, körperlicher Eingeschränktheit, drohender Heimaufnahme,
- Menschen in Entwicklungs- und traumatischen Krisen,
- Menschen in schwierigen sozialen Situationen (Isolation, Kriminalität, Asylanten, Aussiedler, Flüchtlinge, Lagerinsassen, chronische Arbeitslosigkeit, Studenten etc.),
- Menschen nach selbstverschuldeten Unfällen, besonders wenn mit Todesfolge

von Suizidalität bewährt (*Wolfersdorf* 1989a). Ein absolut sicheres diagnostisches Instrumentarium zur Einschätzung von Suizidalität gibt es nicht; als Orientierungshilfen können sog. Risikolisten (Beispiel: Tab. 19.2, mit psychopathologischem Schwerpunkt) dienen (*Pöldinger* 1968, *Haenel* u. *Pöldinger* 1986).

Die Behandlung eines Menschen in einer suizidalen Krise wird stets Therapie und Prävention sein müssen. Primärprävention versucht das Auftreten einer Erkrankung zu verhüten; Sekundärprävention sucht nach Kennzeichen einer eingetretenen Erkrankung und deren Behandlungsmöglichkeiten; Tertiärprävention zielt auf Rehabilitation, Minderung der Folgen der aktuellen Erkrankung, Vermeidung eines Wiederauftretens und Betreu-

ung des Umfeldes ab. Im Bereich von Suizidalität ist *Primärprävention* gesellschaftspolitischer Auftrag, im engeren Rahmen Aufgabe der primären Bezugsgruppen. Hierzu zählen alle psychohygienischen Maßnahmen mit dem Ziel, psychosoziale Bedingungen von Krisen, Belastungen und Krankheiten, die auch mit Suizidalität einhergehen können, zu erkennen, zu reduzieren oder gar zu verhindern, insgesamt die Entstehung eines suizidfördernden Klimas zu verhüten. *Die Behandlung Suizidgefährdeter und von Menschen nach Suizidversuch* gehört zur *Sekundär- und Tertiärprävention* und umfaßt sämtliche psychosozialen Zuständigkeiten. Im folgenden wird suizidales Verhalten vor dem Hintergrund eines medizinisch-psychiatrischen und psychosozialen Konzeptes gesehen, wobei therapeutische Ansätze jedoch weit über ein engeres Krankheitsmodell von Suizidalität hinausreichen und sämtliche Gruppen vom Laien bis zum forscherisch tätigen Psychiater und klinischen Psychologen umfassen. Der größte Teil der Versorgung von Menschen in suizidalen Krisen geschieht heute übergreifend im ambulanten und nicht-psychiatrischen Raum, der sich von Laien, Einrichtungen der Kirchengemeinde, Haus- und Nervenärzten, niedergelassenen Psychologen, Beratungsstellen bis zu spezifisch suizidpräventiv arbeitenden Einrichtungen wie ,,Arbeitskreis Leben'', ,,Arche'' u.ä. spannt (s. Kap. 19.6).

19.1 Erstgespräch mit Suizidgefährdeten

Jedes Gespräch mit Hinweisen auf eine akute Suizidgefahr erhält *Notfallcharakter*. Das Erkennen einer suizidalen Krise bedeutet Verantwortlichkeit des Helfers sowie Notwendigkeit von Intervention. Dabei zielt das Erstgespräch nicht nur auf Diagnostik und Abschätzung suizidaler Gefährdung ab, sondern setzt immer auch den *Beginn einer Beziehung* und sollte bereits ,,anti-suizidal'' wirksam sein.

Unabhängig vom Ort der Begegnung, der Motivation (Eigen-, Fremdmotivation) oder vom Anliegen (möchte Hilfe; möchte lieber tot sein; fühlt sich schlecht; es bleibt offen, was der Patient will) soll für ein Zweiergespräch ein Rahmen mit entspannter *Atmosphäre* ohne inneren oder äußeren Zeitdruck geschaffen werden; dies mag in der hausärztlichen Praxis oder in einer Kriseninterventionseinrichtung leichter als auf einer Intensivstation möglich sein, stellt jedoch eine wichtige Ausgangsbe-

Tabelle 19.3 Allgemeine Überlegungen zum hilf-reich-fürsorglichen Umgehen mit Suizidgefährdeten

1. Jedes Gespräch über Suizidalität oder bei Verdacht auf Vorliegen einer Krise/psychischen Erkrankung mit Suizidalität wird zum Notfall-Gespräch.

2. Suizidalität ist (meist) Krisenzeit im Leben bzw. Aus-druck einer krisenhaften Zuspitzung psychischer Krankheit; Suizidalität liegt als Menschen mögli-ches Verhalten nahe, geht mit Hilfe meist vorüber.

3. Suizidgedanken können und müssen offen und di-rekt, ernstnehmend (ohne Beschönigung oder Ver-harmlosung, aber auch ohne Dramatisierung) als Ausdruck seelischer Not erfragt werden.

4. Die Verantwortung für das Handeln in der aktuellen Gesprächssituation mit einem Suizidgefährdeten liegt immer beim Helfer/Gesprächspartner/Arzt und ist bezüglich der Entscheidung, ob und was zu ge-schehen hat, nicht delegierbar.

5. Wenn in suizidalen Krisen Fremdverantwortung für den Suizidgefährdeten (Zurückhalten, Festhalten, Herunterholen, Einweisen etc.) notwendig wird, sollte dies rasch und ohne Schuldgefühle oder fal-sche Zuweisung von Freiheit (jeder kann tun, was er will) erfolgen, jedoch: Suizidprävention darf nicht in-human und „Rettung mit Gewalt" werden.

6. Jeder Mensch hat soziale Bindungen und Wertig-keiten im Leben. In der Suizidalität können diese hilfreich halten, aber auch ihre Wertigkeit (z.B. ge-genüber dem Wunsch nach Schmerzfreiheit) verlie-ren. Ihr Ansprechen ist jedoch wichtig.

7. Suizidalität ist zwar allen Menschen mögliches Ver-halten, aber häufig im Zusammenhang mit psychi-scher Krankheit. Umgehen mit Suizidalität erfordert Abklärung von psychischer Krankheit und Behand-lung.

Tabelle 19.4 Gestaltung und Inhalte von Gesprä-chen des Konsiliarpsychiaters mit Patienten nach Sui-zidversuch

1. *Kontakt* möglichst früh herstellen (nach chirurgi-scher Versorgung, in Aufwachphase bei Intoxika-tion, aber: Durchgangssyndrom beachten).

2. *Atmosphäre* schaffen: Zeit ($\geq$ 1 Std.), Raum für Zweier- oder Dreiergespräch ohne Störung (kein Telefon, keine Sekretärin u.ä.).

3. *Situation* klarstellen (für Konsiliarpsychiater oft schwierig, da Druck der Station mit Frage nach Entlassungsfähigkeit und weiterer Suizidalität dem therapeutischen Wunsch nach mehr Zeit und Hilfsangebot entgegenstehen); für sich selbst über Aufgabenstellung und Ziel klar werden.

4. *Therapeutische Beziehung* und Gespräch anbieten (Aussprache, Klärung) mit Beginn im jetzigen Ge-spräch.

5. *Kriseninhalte* (auslösende Ereignisse, Entwicklun-gen und Zuspitzungen) hören, aussprechen, erfra-gen. Äußeren *Krisenablauf*, bewußte und unbewuß-te Gründe, beteiligte Personen, Anamnese von Kränkungen und Verletzungen ansprechen.

6. *Psychische Erkrankung* (jetziger Befund, frühere Krankheiten), weitere Behandlungsbedürftigkeit (stationär, ambulant) klären. Therapieangebot, -planung und -organisation (z.B. telefonische Ver-mittlung an Nervenarzt, Psychiater, Psychothera-peut etc.) besprechen.

7. *Erfragen* (offen, einfühlsam, Verständnis von Suizi-dalität als Ausdruck von psychischer Not/Krise und Hilferuf) *von jetziger Suizidalität, Abschätzung wei-terer Suizidalität* unter Einbeziehung des Wissens um Risikogruppen, Psychopathologie und sozialer Situation des Patienten.

8. *Entpathologisierung* von suizidalem Verhalten, Versachlichung, Abbau von Scham und Sünde-vorstellungen, Vermeidung von Wertung, Beto-nung der aktiven Seite von suizidalem Verhalten (Appell, Cry for help, Vermeidung und Entlastung, Aktivierung von Umweltressourcen).

9. *Einbeziehung von Angehörigen* bzw. positiv erleb-ten Bezugspersonen, Klärung der Beziehung zu signifikanten anderen.

10. *Erstkontakt als Beginn* notwendiger weiterer Klä-rung und Therapie darstellen, Fortsetzung anspre-chen bzw. aktiv einleiten zur Compliance-Verbes-serung (Kontakt mit Psychiater, Beratungsstellen, Fachklinik etc.), eigene diagnostische Entschei-dung als Konsiliarpsychiater und therapeutische Empfehlung mitteilen und erklären, Hilfsmög-lichkeiten für zukünftige Krisen besprechen.

dingung dar. *Weitere formale und inhaltliche Aspekte der Gesprächsgestaltung* sind Tab. 19.3 bis Tab. 19.5 zu entnehmen.

Am *Ende eines Erstgespräches,* in dem es um Suizidalität geht, müssen weiteres Vorgehen (Kri-senintervention, Psychotherapie, Psychopharma-kotherapie, ambulante oder stationäre Behand-lung), Ausschluß oder Vorliegen einer psychischen Erkrankung und Bereitschaft des Patienten zur Be-gleitung/Behandlung geklärt sein.

Bezüglich *Vorgehensweise und Inhalte* derarti-ger Gespräche werden in Abhängigkeit von der je-weiligen Situation, im Kern sich jedoch ähnelnde Empfehlungen ausgesprochen (zusammengefaßt in Tab. 19.4, aus der Erfahrung des Konsiliar-psychiaters mit Patienten nach Suizidversuch, und in Tab. 19.5). Im wesentlichen geht es um frühe Kontaktaufnahme, Herstellung einer therapeuti-

Tabelle 19.5 Umgang mit suizidalen Patienten – aus der Sicht der Versorgung von Patienten mit Suizidversuchen in einer medizinischen Klinik. (Nach *Wedler* 1984)

Suizidgefährdet sind alle Patienten
a) nach einem Suizidversuch,
b) mit Suizidphantasien und Suizidankündigungen.

Suizidales Verhalten ist Symptom einer Kommunikationsstörung. Es bedarf nicht nur der organischen Diagnostik und Therapie (Entgiftung), sondern immer auch einer Bemühung, die gestörte Kommunikation wieder herzustellen:
1. Schritt: Kontaktaufnahme möglichst frühzeitig (z.B. in der Aufwachphase).
   Inhalt: „Ich bin bereit, dich zu akzeptieren."
2. Schritt: Gelegenheit geben zum Sich-Aussprechen.
   Inhalt: „Ich bin bereit, dir zuzuhören."
3. Schritt: Wiederherstellung sozialer Beziehungen (zu Mitpatienten, Pflegepersonal, Ärzten).
   Inhalt: „Soziales Übungsfeld in neutraler Atmosphäre."
4. Schritt: Analyse der sozialen Situation, Erörterung möglicher Alternativen, evtl. Einleitung sozialer Maßnahmen (z.B. Arbeit, Wohnung, Rechtsfragen etc.).
5. Schritt: Analyse der psychologischen Situation, Erörterung von Verhaltensalternativen:
   a) nichtdirektes Einzelgespräch,
   b) Teilnahme an offener Patientengruppe,
   c) evtl. weiterführende psychotherapeutische/psychiatrische Maßnahmen.
6. Schritt: Versuch einer *Einordnung* des suizidalen Verhaltens im psychosozialen Bezugssystem des Betroffenen.
   Inhalt: Ermittlung der subjektiv „positiven Funktion" suizidalen Verhaltens (z.B. Appell, Vermeidungsverhalten, Pause im Konflikt, Herstellung neuer Kommunikationsformen, Aktivierung sozialer Hilfe u.a.).
7. Schritt: Relativierung der Rolle des (ärztlichen) Gesprächspartners.
   Inhalt: Kein Besserwisser, kein Ratgeber, sondern „Reflexionshilfe".

Die einzelnen Schritt können in veränderter Reihenfolge, sich überschneidend und parallel erfolgen.
Nach Möglichkeit: Einbeziehung sozialer Bezugspersonen!

Häufige Fehler:
Der Explorierende redet zu viel, gibt Ratschläge, läßt sich durch Suiziddrohungen erpressen, macht Vorwürfe, zeigt direkt oder indirekt seine Ablehnung und Angst, hat Ehrgeiz, schiebt (enttäuscht?) das Problem auf andere Institutionen ab.

Häufiges Alibi:
Zeitmangel.

Indikationen zur stationären Aufnahme in der medizinischen Klinik:
a) Schwere der Vergiftung,
b) vorübergehende Herausnahme aus der Krisensituation erscheint erforderlich,
c) keine Bezugspersonen,
d) Klärung der Situation ambulant nicht möglich.

Vor Entlassung aus ambulanter Therapie sollten Schritt 1 + 2 vollzogen, Schritt 4 + 5 eingeleitet sein.

---

schen Beziehung, die eher stützenden und Hoffnung vermittelnden Charakter hat, um Diagnostik und Behandlungsempfehlung bei Vorliegen einer psychischen Erkrankung sowie um das Management der suizidalen Krise unter Einbeziehung von positiv erlebten Bezugspersonen. *Henseler* (1981) und *Reimer* (1986) empfehlen als inhaltliche Ergänzung von tiefenpsychologischer Seite, die bewußte Konfliktsituation als Anlaß zu sehen, an der sich eine bereits längerfristig bestehende, z.T. unbewußte Konfliktthematik neu entzündet habe. Dies wird als psychoanalytisch orientierte Krisenintervention mit den Schritten: Suche nach dem kränkenden Anlaß, dem Hauptgrund und dem gemeinsamen Nenner, bezeichnet.

19.2 Kriseninterventionen

Als *Krise* wird ein psychischer Zustand definiert, der sich bei Bedrohung eines wichtigen Lebenszieles einstellt und die aktuellen Bewältigungsmöglichkeiten des Individuums überfordert. Krisenanlaß und Bewältigungsanspruch führen zu einer De-

Tabelle 19.6 Intervention bei suizidalen Krisen. (Nach *Sonneck* 1985)

1. Akzeptieren des suizidalen Verhaltens als Notsignal.
2. Verstehen der Bedeutung und subjektiven Notwendigkeit dieses Notsignals.
3. Bearbeitung der gescheiterten Bewältigungsversuche.
4. Aufbau einer tragfähigen Beziehung (s. beziehungsfördernde Grundhaltung).
5. Wiederherstellen der wichtigsten Beziehungen (Ermutigung zu ...).
6. Gemeinsame Entwicklung alternativer Problemlösungen.
7. Gemeinsame Entwicklung alternativer Problemlösungen auch für künftige Krisen (Prinzip Hoffnung), Coping-Behavior.
8. Kontaktangebot als Hilfe zur Selbsthilfe.

Tabelle 19.7 Strukturelle und behandlungstechnische Merkmale von Kriseninterventionen. (Modifiziert nach *Farberow* 1972, *Kurz* u. *Möller* 1984)

Setting	Sitzen, Blickkontakt.
Sitzungsfrequenz	Engmaschig, regelmäßig, nach Bedarf.
Zeitdauer insgesamt	1 bis 10 Sitzungen (Kurzpsychotherapie).
Zeitdauer pro Sitzung	30 bis 40 Min., d.h. bis Patient ausreichend stabil.
Fokus	Gegenwärtiges Hauptproblem, definiert, eng (Kränkung, Verletzung, Verlust, Unrecht, Krankheit etc.).
Ziele	Symptomreduktion, Stabilisierung der Persönlichkeit ("ambulante Lebensfähigkeit", sonst stationäre Einweisung), Beziehungsherstellung, Stützung; Problemanalyse, Reflexion; Initiative, Zukunftsperspektive, Ablösung und Weiterbetreuung.
Stützung	Maximale Ich-Stützung.
Aktivität	Hoch von Therapeutenseite, besonders anfangs direkter.
Beziehung	Eng, positiv, emphatisch, patientenbezogen.
Deutung	In der Phase der Sicherung des Patienten anfangs keine Interpretation, später vorsichtig.
Bezugspersonen	Obligatorisch einbeziehen (*Kränkungspartner* anfangs nicht).
Medikation	Sofern psychisch krank ja; bei psychosozialen Krisen überwiegend nicht nötig, außer befristete Anxiolyse, Sedation (Schlafstörung!).
Anderes	Einbeziehung von Sozialarbeiter, Telefonseelsorge (TL), Arbeitskreise Leben (AKL), Behörden, etc.

stabilisierung des psychophysischen Gleichgewichtes, zu Einengung auf den auslösenden Inhalt mit Generalisierung und Maximierung sowie zur Verkennung der eigenen und fremden, inneren und äußeren Hilfsmöglichkeiten. Die Bewältigung von Krisen geschieht üblicherweise unter Nutzung innerer und äußerer Ressourcen in Form der Adaptation an die neue Situation. Krisenanlässe stammen aus dem sozialen Umfeld (z.B. Arbeitslosigkeit), dem eigenen körperlichen (akute lebensbedrohende Erkrankung, auch normale psychobiologische Entwicklung wie Pupertät, Klimakterium etc.) und dem psychischen Bereich (Trennungsdrohungen, Verluste, biographische Entwicklungsschritte etc.). Veränderungskrisen (*Caplan* 1964) werden durch im Leben anstehende Entwicklungsschritte (Verlassen des Elternhauses, Heirat, Geburt von Kindern, Pensionierung u.ä.), traumatische Krisen (*Cullberg* 1978) durch schicksalhafte und eher äußere Anlässe (Tod von Partner, Krankheit, Katastrophen etc.) ausgelöst. Depressivität, Unruhe, Angst und Panik, Gefühle von Hilflosigkeit sowie vegetative Störungen kennzeichnen Krisen auf ihrem Höhepunkt. Am häufigsten sind Störungen der Erkennung und Definition des anstehenden Problems (*Goll* 1985) sowie das Fehlen der Kraft, eine als Lösung anerkannte Strategie durchzuführen; kompliziert wird die Situation häufig durch starke Gefühle. Grundsätzlich können Krisen zu fremd- und autoaggressiven Handlungen führen, chronifizieren oder körperliche und psychische Erkrankungen auslösen.

Krisenintervention ist gekennzeichnet durch raschen Beginn, hohe Aktivität des Helfers, Metho-

denflexibilität, aktive Einbeziehung des Umfeldes, Entlastung des Patienten und Fokussierung auf die aktuelle Situation. Inhaltliche, strukturelle und behandlungstechnische *Merkmale von Krisenintervention* sind in den Tab. 19.6 und 19.7) zusammengefaßt (*Sonneck* 1982, 1985, *Kurz* u. *Möller* 1984). Als effektiv gelten Angebote von Beziehung, Stützung in der emotionalen Situation mit Förderung der Wahrnehmung des Anlasses und der Reaktion, Einordnung des Geschehens in ein verständliches Konzept, z.B. auch in ein psychosoziales Krankheitskonzept, Bearbeitung von Anlaß und Krisenkonsequenz. *Heim* (1986) empfiehlt zusätzlich die Zurückstellung aller nicht-krisenbezogenen Problembereiche (z.B. nicht Fokussierung auf neurotische Grundproblematik) sowie eine zeitliche Terminierung.

19.3 Psychotherapie mit Suizidgefährdeten

19.3.1 Einzelpsychotherapie — tiefenpsychologisch orientierte Kurzpsychotherapie

In der tiefenpsychologisch-psychoanalytischen Literatur liegen derzeit 2 Konzepte zur Psychodynamik suizidalen Geschehens vor, das *Aggressionsmodell* sowie das Modell der narzißtischen Krise (*Henseler* 1974, *Reimer* 1986). Im 1. Modell gilt der Suizid als Konsequenz depressiver Dynamik und suizidales Verhalten als Lösung eines intrapsychischen Aggressionskonfliktes: Fremdaggression wird zur Eigenaggression. Das den Suizidenten verletzende Objekt, z.B. der verlassende Liebespartner, ist aus dieser Betrachtungsweise herausgenommen. In der Beschreibung der *suizidalen Handlung als Ausdruck einer „narzißtischen Krise"* haben *Henseler* (1974) und *Reimer* (1986) besonderen Wert auf den Beziehungsaspekt und die Selbstwertproblematik gelegt. Nach *Reimer* (1986) ist der Suizident durch eine starke Störung des Selbstwertgefühles gekennzeichnet. Er leide an einer hohen narzißtischen Verletzlichkeit, woraus seine besondere Anfälligkeit gegenüber Kränkungen, insbesondere wenn sie von existentiell wichtigen Bezugspersonen zugefügt werden, resultiere. Erscheinen diese Verletzungen unbewältigbar, entstehe über den Zwischenschritt psychophysischer Dekompensation (Depressivität, Wut, Angst, vegetative Beschwerden) suizidales Verhalten als Zeichen einer Regression auf eine frühere Entwicklungsstufe mit dem Ziel, die kränkende Außenwelt auszuschalten und das eigene Selbstwertgefühl aktiv zu erhalten. Psychotherapie muß dann auf die Bearbeitung dieses gestörten Selbstwertgefühles abzielen; es geht um die biographische Anamnese der narzißtischen Verletzbarkeit, die aktuell erlittenen Verletzungen und deren lebensgeschichtliche Einbettung.

In der tiefenpsychologisch orientierten Krisenintervention und Kurzpsychotherapie suizidalen Verhaltens besteht relative Übereinstimmung über den hohen Stellenwert der Selbstwertproblematik des Suizidenten, wobei in der Herstellung einer hilfreichen Beziehung auf Stützung und Stabilisierung des Selbstwertgefühles besonderer Wert gelegt wird. Weiterhin wird die *Bearbeitung von Gefühlen* von Depressivität, Angst, Trauer und Resignation sowie die vorsichtige und stellvertretende Äußerung von Ärger und Wut gegenüber dem kränkenden Partner für notwendig erachtet. Dies scheint zu entlasten und Entwicklung zu fördern. Die frühere Konzeption, die gegen sich selbst gerichtete Aggression in Fremdaggression umzuwandeln und diesen Prozeß aktiv von therapeutischer Seite herbeizuführen, ist heute für die Situation der Beziehungsherstellung und der aktuellen Krisenintervention bei Suizidenten aufgegeben und späteren Phasen einer längerfristigen Psychotherapie anheimgestellt worden.

Wissenschaftliche Überprüfungen zur *Effektivität von tiefenpsychologisch orientierter Kurzpsychotherapie* bei suizidalen Patienten gibt es nur wenige. Das Lübecker stationäre Behandlungskonzept (*Reimer* et al. 1992) für Patienten nach Suizidversuch beinhaltet tiefenpsychologisch orientierte Kurzpsychotherapie in 3 Phasen: Bearbeitung von Trauer und Verzweiflung, Protest und Wut, schließlich Distanzierung und Neuorientierung (2 bis 5 Behandlungstage, 2 Sitzungen pro Tag). In der 1-Jahres-Katamnese kam es in der Behandlungsgruppe im Vergleich zu 2 Kontrollgruppen mit üblicher psychiatrischer Versorgung zwar zu einer erhöhten Compliance und Zunahme von nachfolgend ambulanten Psychotherapien, die Suizidversuchsrezidivrate war jedoch in der Kurzpsychotherapiegruppe nicht geringer und Suizidgedanken wurden sogar häufiger genannt. *Greer* u. *Bagley* (1971) konnten zeigen, daß psychiatrisch-psychotherapeutischer Konsiliardienst bei Patienten nach Suizidversuch im Vergleich zu einer Kontrollgruppe die Rezidivrate signifikant senkt. Neuere Untersuchungen über die Effekte strukturierter Krisenintervention (*Böhme* et al. 1988), von Kurzpsychotherapie (*Kurz* et al. 1988) bzw. einem mehrmonatigen psychotherapeutischen Nachsorgeprogramm (*Torhorst* et al. 1988) lassen Zweifel an der — Rezidive verhütenden — Effektivität aufkommen. Zusammenfassen lassen sich die *bisherigen Erfahrungen* wie folgt:

1. Psychotherapie vermindert die aktuelle Suizidgefährdung. Die Rezidivrate für Suizidversuche wird anscheinend nicht reduziert.

2. Kurzpsychotherapie scheint die Motivation zu längerfristiger Psychotherapie zu erhöhen und die Verdrängung von Suizidalität zu verhindern. Unter Psychotherapeuten wird das offene Reden über Suizidgefahren einem Verschwei-

gen und Verdrängen vorgezogen; das Sprechen über eine Gefährdung ermöglicht die Entwicklung von antisuizidalen Ansätzen. Die Gefahr von Verdrängung wäre darin zu sehen, daß keine weitere Auseinandersetzung mit Suizidalität geschieht und auch keine Auseinandersetzung mit den Gefühlen, die dazu geführt haben. Üblicherweise ist das Klima auf medizinischen Intensivstationen und in psychiatrischen Kliniken eher verdrängungsfördernd. Wird Verdrängung jedoch therapeutisch verhindert, ermöglicht dies eine Erhöhung von Offenheit, z.B. durch häufigeres Reden über Suizidgedanken; längerfristig wäre ein besseres Umgehen mit Suizidalität zu erwarten.

3. Üblicherweise handelt es sich um Kurzpsychotherapien, die sich von der (oben angesprochenen) Krisenintervention im wesentlichen durch eine inhaltlich strenger definierte Konzeption sowie durch eine geringere Aktivität im Krisenmanagement unterscheiden und häufig psychosoziale Maßnahmen an Sozialpädagogen, den körperlich behandelnden Arzt oder andere Teammitglieder delegieren. Längerfristige Einzelpsychotherapien bei Patienten mit suizidalen Krisen gehen über in Psychotherapie der zugrundeliegenden neurotischen Störung bzw. werden Teil des Gesamttherapiekonzeptes bei psychischen Erkrankungen.

Die *Atmosphäre* derartiger Kurz-Einzelpsychotherapien ist, wie auch bei der Krisenintervention, durch ein wohlwollendes, verständnisvolles und vorbehaltloses Akzeptieren des Patienten ohne Vorwurf, Kritik oder Druck gekennzeichnet. Die Verfassung desjenigen, der über seine Suizidalität berichtet, wird vorbehaltlos zu verstehen versucht mit dem Ziel, die subjektive Absicht herauszuarbeiten und auch die positiven Aspekte suizidalen Verhaltens deutlich zu machen. Verständnisvolles Akzeptieren bewirkt, daß der Suizident die subjektiv erlebte Ausweglosigkeit nicht zu verteidigen braucht, was zur Stützung des Selbstwertgefühles, zur Minderung von Schuldgefühlen und zu der Erfahrung, verstanden und nicht völlig vereinsamt zu sein, führt. Der Therapeut soll Übersetzungsarbeit leisten hinsichtlich des Wunsches hinter dem suizidalen Verhalten. Er soll auf die geäußerten und nicht-geäußerten Gefühle von Resignation, Enttäuschung, Ärger, Wut und Gekränktheit achten und beim Verbalisieren vorsichtig behilflich sein. Unauffällig sollte jene Selbstbestätigung vermittelt werden, die dem Patienten in Jugend, späterem Leben und in der aktuellen auslösenden Situation ab-

gegangen ist. Eine entspannte, störungsfreie Gesprächsatmosphäre muß geschaffen sein. Im Sinne des Konzeptes der narzißtischen Krise stellt der Therapeut ein stellvertretendes Objekt dar, sozusagen als temporärer Ersatz für das verlorengegangene, wobei diese „narzißtische Beziehung" im Laufe der Therapie in eine „reife" Objektbeziehung überführt werden muß, wenn der Suizident nicht erneut Enttäuschungen erfahren soll (*Henseler* 1974, *Wolfersdorf* et al. 1984, *Reimer* 1986).

19.3.2 Gruppenpsychotherapie mit Suizidgefährdeten

Über die meisten Erfahrungen in der Gruppenpsychotherapie mit Suizidalen verfügen die nordamerikanischen „Suicide Prevention Center" (*Farberow* 1968, *Frederic* u. *Farberow* 1970). In der Bundesrepublik Deutschland beschäftigte man sich vor allem an der Psychiatrischen Klinik der TU München (*Torhorst* et al. 1982, *Torhorst* u. *Möller* 1983), der Medizinischen Klinik Darmstadt (*Wedler* 1984) und der Psychiatrischen Klinik der Universität Heidelberg (*Böhme* et al. 1978) damit. Neuerdings hat *Doll* (1988) über strukturierte Gruppenarbeit mit Suizidalen an der Münchner Kriseninterventionseinrichtung „Die Arche" berichtet.

Derzeit wird nur noch an wenigen Orten Gruppenpsychotherapie mit suizidalen Klienten/Patienten nach Suizidversuch durchgeführt; der Stellenwert scheint eher umstritten. Nachfolgend die *bisherigen Erfahrungen*:

1. Gruppenarbeit / Gruppenpsychotherapie mit Suizidgefährdeten kann sinnvoller Bestandteil eines Therapienachsorgekonzeptes sein. Sie ersetzt jedoch nicht Einzelpsychotherapie, die Dual-Beziehung wird von Suizidenten vorgezogen. Das Angebot sozialen Lernens in der Gruppe und die Auseinandersetzung über Suizidprobleme scheinen nicht ausreichend attraktiv zu sein.

2. Die häufigsten Formen sind a) sog. „drop-in-groups" als offene, meist 1 1/2 stündige Gruppenveranstaltungen mit nosologisch heterogener Klientel und monosymptomatisch in bezug auf Suizidalität. Die Teilnahme ist erwünscht, jedoch nicht bindend; b) sog. „long-term-groups", geschlossen oder „slow-open", meist tiefenpsychologisch-interaktionell mit verbindlicher Teilnahme, offener Gesamtdauer; c) Kurzgruppen mit begrenzter Anzahl von Sitzungen, geschlossen mit verbindlicher Teilnah-

me, inhaltlich strukturiert, nosologisch einge-
grenzt z.B. auf Depressive mit Suizidalität.

3. Aktives, beratendes und wenig distantes Therapeutenverhalten wird empfohlen, thematische
Schwerpunkte sind zwischenmenschliche Beziehungen, reale Konflikte, aktuelles suizidales
Verhalten und konkrete Lebensfragen. Das Klima soll durch Offenheit und Akzeptanz, gegenseitige Anteilnahme und Stützung gekennzeichnet sein.

4. Aussagen zur Effizienz sind selten, meist erfolgt nur die Beschreibung von Gruppeninhal-
ten; Katamnesen und Vergleichsstudien liegen
nicht vor. Als Problem werden geringe Aktivität der Teilnehmer (deswegen z.B. Mischung
mit Suchtkranken) und fehlende Inanspruchnahme beschrieben. Eine Erhöhung suizidalen
Verhaltens durch Gruppenaktivität wurde
nicht beobachtet.

Torhorst u. *Möller* (1983) kommen in ihrer Übersicht zu der vorsichtigen Wertung, Gruppenpsychotherapie könne eine sinnvolle Erweiterung des
Behandlungsangebotes darstellen, vor allem da
Suizidaliät und Todesnähe in traditionellen Gruppentherapien eher tabuisiert würden.

19.3.3 Probleme in der Therapie mit Suizidgefährdeten

19.3.3.1 Compliance

Die meisten klinisch behandelten Patienten nach
Suizidversuch werden mit der Empfehlung einer
Weiterbetreuung durch niedergelassene Ärzte,
Kriseninterventions- oder Beratungseinrichtungen
nach Hause entlassen. Hier hat *Möller* (1982) auf
das *Problem mangelnder Inanspruchnahme* von
Nachbetreuungsmöglichkeiten eindringlich hingewiesen. Konsequenterweise wurde versucht, die
Betreuungsmöglichkeiten an der erstversorgenden
Einrichtung (medizinische, psychiatrische Klinik)
zu verbessern, z.B. durch Schaffung psychosozialer Teams (*Wedler* 1984), Angebot von Gruppenpsychotherapie (*Torhorst* et al. 1982), psychia-
trisch-psychotherapeutische Einzelbetreuung im
Rahmen eines Liaison-Dienstes (*Möller* u. *Lauter*
1986), systematische konsiliarpsychiatrische Untersuchung. Allgemeinkrankenhäuser können jedoch im günstigsten Fall auf einen psychiatrischen
Konsiliarius zurückgreifen. Zur Erhöhung der Inanspruchnahme nachsorgender Instanzen hat *Möller* (1982) deswegen als einfaches Verfahren die *feste Terminvereinbarung* mit der zweitversorgenden

Tabelle 19.8 Häufige Fehler im Umgang mit Suizid-
patienten (Nach *Reimer* 1986)

- Trennungsängste übersehen (z.B. Urlaub, Sta-
tionswechsel, Entlassung).
- Provokation persönlich nehmen (Agieren von Ab-
lehnung).
- Bagatellisierungstendenzen des Patienten mitma-
chen (Abwehr).
- Einseitige Betonung der Aggressionsproblematik.
- Suizidpakte.
- Mangelnde Exploration der jetzigen und evtl. frühe-
rer Umstände, die zu Suizidalität geführt haben.
- Zu rasche Suche nach positiven Veränderungs-
möglichkeiten (Abwehr).
- Internalisierte Klassifikation von Suizidversuchen
anwenden.

Instanz empfohlen und die Effizienz dieser Maßnahme anhand einer deutlich verbesserten Inanspruchnahme zeigen können. Die Terminvereinbarung sollte als direkte Vermittlung noch während
des stationären Aufenthaltes geschehen.

19.3.3.2 Kommunikationsproblematik

Die Kommunikationsproblematik zwischen Patienten nach Suizidversuchen und therapeutisch-
pflegerischem Personal wurde insbesondere von
Reimer (1982, 1986) und *Wedler* (1984) untersucht.
Im wesentlichen geht es dabei um *Ängste* (Tab.
19.8) und daraus ableitbare Fehler im Umgang mit
Suizidgefährdeten. Suizidenten können im Helfer
Gefühle von Hilflosigkeit, von Angst vor Überforderung, den Ansprüchen des Suizidenten und auch
dem eigenen Therapie- und Arztideal nicht gerecht
werden zu können, von Angst vor Identitätsverlust
durch Infragestellung des ärztlichen Selbstverständnisses, Angst vor eigener Suizidalität, Angst
vor Schuldigwerden im juristischen und ethischen
Sinne, Angst vor Versagen und institutionellen
Konsequenzen, Angst vor der Aggression des Suizidenten, der das Leben vernichten wollte, Angst
vor der eigenen Aggression auslösen (*Pohlmeier*
1982). Dies kann zu *Fehlverhaltensweisen* führen,
wobei Bagatellisierung und aggressive Abwehr die
häufigsten sind. Bagatellisierung meint schulter-
klopfende Aufmunterung, es sei doch alles nicht so
schlimm, womit der Patient in seiner Person abge-
wertet und in der Erfahrung, nicht verstanden zu
werden, bestätigt wird. Besonders Patienten mit
deutlich appellativer Motivation ihres Suizidversuches laufen Gefahr, nicht ernstgenommen und als
,,demonstrativ" abklassifiziert zu werden. Der Pa-

tient nach Suizidversuch, der aggressiv abwehrt, nicht froh ist, daß er gerettet wurde, sich abwendet und verstummt, verführt dagegen zum aggressiven Reagieren mit Hinauswurf aus der Klinik, Unterlassung von Nachsorgeangeboten, Abwertung und Vernachlässigung, wenn der Helfer es nicht schafft, dieses Agieren als auf eine andere und signifikante Person gerichtet zu verstehen. Väterliche Ermahnungen, Besserwisserei, Vergessen einer Einbestellung des Konsiliarpsychiaters, Vergessen der Diagnosestellung „Suizidversuch", Vermeidung des offenen Ansprechens von Suizidalität, z.B. bei der Visite, sind weitere Fehlverhaltensweisen.

Arbeit mit Menschen in suizidalen Krisen ist langfristig nur in Teamarbeit und mit Supervision (am besten mit externem Supervisor) möglich. Der Konsiliarpsychiater oder der Nervenarzt/Hausarzt in der Praxis ist in der diagnostisch-therapeutisch schwierigen Situation meist allein auf sich gestellt. Hier sind verbesserte Aus- und Weiterbildung in suizidologischen Fragen, das Angebot von Balintgruppen, Selbsterfahrung und Erwerb von Kompetenz im psychosozialen Bereich hilfreich und wünschenswert.

19.3.3.3 Einweisung in eine psychiatrische Klinik

Psychisch Kranke im engeren Sinne, die auch suizidal sind („*Notfallpsychiatrie*"), werden sich häufiger beim Psychiater/Nervenarzt finden bzw. häufiger an diesen überwiesen werden. Aus der Versorgungserfahrung gilt dies insbesondere für Depressive mit Suizidalität, während Suchtpatienten oder akut schizophrene Patienten mit suizidaler Gefährdung meist weniger dem niedergelassenen psychiatrisch-nervenärztlichen Fachkollegen überwiesen werden, sondern eher direkt eine Einweisung in eine psychiatrische Abteilung eines Allgemeinkrankenhauses bzw. in das nächstgelegene psychiatrische Großkrankenhaus erfahren. Eine derartige *Einweisung kann lebensrettend sein* und sollte nicht aus falsch verstandenem Verständnis von Stigmatisierung vermieden werden. Die Übernahme von Fremdverantwortung durch den behandelnden Arzt mit nachfolgender Einweisung gehört zur fürsorglichen ärztlichen Tätigkeit und kann auch strafrechtlich relevant werden.

Die Frage einer *Einweisung in eine psychiatrische oder eine allgemeinmedizinische Klinik* hängt vom regionalen Versorgungssystem ab. Bei psychischen Erkrankungen im engeren Sinne ist eine psychiatrische Klinik vorzuziehen. Gibt es an einem Allgemeinkrankenhaus eine Kriseninterven-

tionsstation oder ein entsprechend qualifiziertes Team, kann im akuten Notfall und vor allem bei nicht-psychotischer Suizidalität auch dorthin eine Einweisung erfolgen. Letztlich werden die aktuellen Handlungsnotwendigkeiten und die regionalen Gegebenheiten entscheidend sein.

Wichtige *Kriterien für die Einweisung in eine psychiatrische Klinik bei Suizidgefahr bzw. bekannter Suizidalität* sind in Tabelle 19.9 aufgelistet. Zu ergänzen ist, daß grundsätzlich immer bei Offensichtlichwerden von Suizidalität und aktueller Suizidgefahr die Überlegung, ob ambulante oder stationäre Behandlung, unumgänglich ist.

19.4 Psychopharmakotherapie bei Suizidgefährdung

In den letzten Jahren kommt es zu einer verstärkten Beachtung biologischer Aspekte suizidalen Handelns (*Maris* 1986, *Asberg* u. *Nordström* 1988). Die neurobiochemische Suizidforschung spricht derzeit relativ übereinstimmend von einem erniedrigten 5-HIAA-Spiegel im zerebrospinalen Liquor bei suizidalem Verhalten, der im Zusammenhang mit einer gestörten Impulskontrolle gesehen wird; *van Praag* (1986) spricht von serotonerger Dysregulation.

Eine *spezifische Psychopharmakotherapie der Suizidalität* gibt es nicht. Es gibt auch kaum kontrollierte Studien zur Veränderung von Suizidalität unter Psychopharmakotherapiebedingungen. Eine direkt auf den genannten theoretischen Vorstellungen basierende Pharmakotherapie wurde bisher empirisch nicht geprüft. Es ließe sich allenfalls theoretisch ableiten, daß die Anwendung von serotonergen Substanzen (z.B. Serotonin-Reuptake-Hemmer) in der längerfristigen Pharmakotherapie sinnvoll wäre. Jedoch ist festzuhalten, daß die Verordnung eines Psychopharmakons, unabhängig, ob es sich um ein Benzodiazepin, ein Neuroleptikum oder Antidepressivum handelt, nur einen Teil der Gesamttherapie suizidalen Verhaltens darstellen und in der akuten suizidalen Krise weder psychotherapeutische Maßnahmen noch Krisenmanagement ersetzen kann. Die Bedeutung von Substanzen, die mit dem Ziel einer Minderung von Suizidalität auf die Impulskontrollstörung einwirken, ist in einem mittel- und längerfristigen Behandlungsverlauf zu sehen.

Es kann sich also nur um *Psychopharmakotherapie bei Suizidalität* handeln, die im wesentlichen

Tabelle 19.9 Kriterien für Einweisung in eine psychiatrische Klinik bei vermuteter Suizidgefahr bzw. bekannter Suizidalität – Auswahl wesentlicher Kriterien, die bedacht werden müssen

1. Akute Suizidabsicht, angekündigt (insbesondere wenn gegenüber Garanten), mit hoher Durchführungswahrscheinlichkeit und Versterbensgefahr.
2. Weitere akute Suizidabsicht trotz bzw. unter Therapie (fehlende Entlastung, gestörte Arzt-Patient-Beziehung, Zuspitzung).
3. Schwere Depressivität mit generalisierter Hoffnungs- und Hilflosigkeit.
4. Wahnhafte Einengung von Wahrnehmung und Erleben (depressiver Wahn, insbesondere wenn mit Selbstbestrafungstendenz; imperative Stimmen zum Suizid bzw. zur Selbstgefährdung; angstmachende paranoide Ideen von Verfolgung, Bedrohung, Tötung, wahnhafte Überzeugung vom körperlichen Zerfall/Untergang mit Wunsch, dies Elend zu vermeiden; Überzeugung, bereits tot zu sein u.ä.).
5. Starke Agitiertheit und Angst oder Stupor mit Suizidalität.
6. Ausgeprägtes Fluchtverhalten, Weglaufgefahr, Angst vor Kontrollverlust über sich, fehlende Bindungsfähigkeit und -bereitschaft bei Suizidalität.
7. Akutes oder chronisches hirnorganisches Psychosyndrom, delirante Zustandsbilder mit Suizidalität, Verwirrtheit, auch bei körperlicher Grundkrankheit.
8. Suizidalität und Alkohol- bzw. Tabletteneinfluß.
9. Vorliegen einer psychischen Krankheit, insbesondere einer Psychose.
10. Verschlechterung des Beschwerdebildes, fehlende ambulante Besserung mit zunehmend drängenderer Suizidalität, Einengung mit Rückzug und Selbstisolierung.
11. Weiter bestehende chronische Suizidalität (häufig suizidale Krisen, mehrere Suizidversuche) mit hoher Wahrscheinlichkeit suizidalen Handelns und von Methodenwechsel (zunehmend „härter").
12. Sozial desolate Situation, insbesondere Isolation und Vereinsamung, Fehlen jeglicher Einbindungen.
13. Suizidalität nach krimineller Handlung, nach schwerem Verkehrsunfall, insbesondere wenn verschuldet und mit Todesfolge, bei wirtschaftlicher Katastrophe (z.B. Geschäftszusammenbruch mit Beeinträchtigung von Familie, Status, Verlust von Lebensinhalt).
14. Suizidale Äußerungen mit Andeutung der Einbeziehung anderer (z.B. Mutter-Kind in schwerer Depression).
15. Suizidalität im hohen Alter, bei Verwitwung, Altersdepression, in Kombination mit schweren körperlichen Krankheiten.
16. Suizidalität, Suizidversuche, die zunehmend instrumentellen („erpresserischen") Charakter in chronischen Beziehungskrisen annehmen.
17. Suizidalität bei akutem tragischen Partnerverlust, bei Mitteilung prognostisch infauster (AIDS, Karzinome) und lebensbeeinträchtigender Diagnosen.
18. Ausdrücklicher Wunsch eines Patienten, der zunehmend Angst vor Kontrollverlust bei Suizidalität (z.B. Strick animiert zum Erhängen) hat.
19. Patienten nach Suizidversuch mit stationärer somatischer Behandlungsbedürftigkeit, wenn entsprechende somatische Versorgungsmöglichkeiten bestehen.

auf die oben angegebene Symptomatik infolge der psychophysischen Destabilisierung in einer akuten Krise bzw. auf die affektiv-kognitive Symptomatik bei psychischen Erkrankungen und Zuständen im engeren Sinne (Depression, Schizophrenie, delirante Symptomatik, Verwirrtheit etc.) abzielt. Hier wird Psychopharmakotherapie zur *Begleitmedikation* mit dem Ziel, Sedierung, Anxiolyse, Schlaf, affektiv-emotionale Entspannung und Distanzierung, aber auch Dämpfung z.B. eines wahnhaft-halluzinatorisch bedingten Handlungsdruckes, also Dämpfung der Antriebsseite suizidaler Impulse herbeizuführen. Die Behandlung einer psychischen Grundkrankheit richtet sich dann nach den hierfür geltenden Regeln der Psychopharmakotherapie.

19.4.1 Psychopharmakotherapie in der Krisenintervention

In der Kriseninterventionsliteratur wird eine medikamentöse Behandlung häufig verschwiegen. In der psychiatrischen Klinik steht die Frage nach Psychopharmaka bei psychisch Kranken mit Suizidabsichten nicht zur Diskussion; es wäre geradezu ein Fehler, eine bewährte Therapiemethode nicht einzusetzen. Für die Behandlung beim präsuizidalen Syndrom hält *Sonneck* (1982) häufig auch eine Begleitmedikation für notwendig, auch wenn der Großteil der Betroffenen eher einer Konfliktklientel zuzurechnen sei. Ziele sind dann Behandlung von Schlafstörungen, Unruhe, Angst, vegeta-

Tabelle 19.10 Psychopharmaka bei psychopathologischen Syndromen mit Suizidalität

Suizidalität und	empfohlene Medikation in der akuten suizidalen Krise
agitiert-ängstliche depressive Syndrome (z.B. Depression)	niederpotente NL und/oder Benzodiazepin-Tranquilizer, evtl. Beginn einer Antidepressivamedikation mit sedierendem AD,
agitiert-ängstliche paranoid-halluzinatorische Sydrome (z.B. Schizophrenie)	niederpotente NL und/oder Benzodiazepin-Tranquilizer, hochpotente NL,
verwirrt-delirante Syndrome (z.B. hirnorganische Prozesse, Delir)	hochpotente NL, niederpotente NL, Benzodiazepin-Tranquilizer,
gehemmte Syndrome (z.B. depressives gehemmt-apathisches oder avital-apathisches Syndrom, depressiver oder schizophrener Stupor)	niederpotente NL, hochpotente NL, wenn AD, dann sedierende,
wahnhafte Syndrome (z.B. depressiver Wahn, paranoid-halluzinatorische Syndrome)	hochpotente NL, niederpotente NL, bei Depressionen zusätzlich sedierende AD,
gespannt-aggressive Erregungssyndrome (z.B. paranoide Verfolgungsideen)	hochpotente NL, niederpotente NL, Benzodiazepin-Tranquilizer

Sedierende Antidepressiva (AD)   = z.B. Amitriptylin, Trimipramin, Doxepin, Mianserin, Maprotilin,
Niederpotente Neuroleptika (NL)   = z.B. Levomepromazin, Chlorprothixen, Thioridazin, Zotepin,
Hochpotente Neuroleptika (NL)   = z.B. Haloperidol, Benperidol, Bromperidol,
Benzodiazepin-Tranquilizer   = z.B. Diazepam und Derviate.

tiven Störungen; angestrebt werden Entspannung und temporäre affektiv-emotionale Distanzierung. Hier bieten sich Benzodiazepin-Tranquilizer oder niederpotente Neuroleptika mit sedierend-anxiolytischer Wirkung an (eine Auswahl der angesprochenen Psychopharmaka s. Tab. 19.10). Bei Benzodiazepin-Tranquilizern ist die Suchtgefahr zu beachten; mittel- bis hochpotente Neuroleptika, Depot-Neuroleptika oder Antidepressiva sind bei fehlender Grundkrankheit nicht indiziert.

19.4.2 Psychopharmakotherapie bei chronischer Suizidalität

Der Umgang mit Menschen, die *chronisch* bei immer wieder im Leben auftretenden, meistens Beziehungskrisen Suizidankündigungen und Suizidversuche „instrumentell" einsetzen, erweist sich als besonders schwierig. Meist handelt es sich um Patienten mit Persönlichkeitsstörungen und schweren Neurosen bzw. auch um Patienten mit rezidivierenden affektiven Psychosen oder schizophren Erkrankte mit häufigen Erkrankungsepisoden, Rehabilitationsproblematik, postremissiven Erschöpfungssyndromen u.ä.. *Montgomery* u. *Montgomery* (1983) fanden in 2 plazebokontrollierten Studien zum Langzeiteffekt von Flupentixoldecanoat bzw. Mianserin bei Patienten mit

Persönlichkeitsstörungen und mehreren Suizidversuchen in der Vorgeschichte eine signifikante Reduktion der Suizidversuche in einer 6-Monats-Katamnese in der Flupentixol-Depot-Gruppe. *Schou* (1974) wies der Lithiumbehandlung bei affektiven Erkrankungen suizidprophylaktische Bedeutung zu. *Barraclough* (1972) schätzte sogar, daß ca. 20 % der Suizide durch Lithiumprophylaxe verhindert werden könnten. Jedoch handelt es sich hierbei um die Therapie der depressiven Grundkrankheit bzw. um die Rezidivprophylaxe und nicht um eine spezifische Therapie von Suizidalität. Daß mit einer effektiven Rezidivprophylaxe auch die Gefahr erneuter Suizidalität reduziert wird, erscheint offensichtlich.

19.4.3 Psychopharmakotherapie bei suizidalen psychisch Kranken

Auf die Ausführungen von *Barraclough* (1972) und *Schou* (1974) wurde bereits hingewiesen. Es liegt nahe, aus der *Pharmakotherapie der Depression* und der Rezidivprophylaxe depressiver Erkrankungen auch eine Suizidversuchsrezidivprophylaxe abzuleiten (*Pöldinger* 1984). Bei einer „*antisuizidalen Medikation*" im Rahmen des Gesamtbehandlungskonzeptes bei einem primär depressiv Kranken wird es sich um eine begleitende Sedierung, Anxiolyse, Schlafförderung, Dämpfung der Agitiertheit durch Benzodiazepin-Tranquilizer bzw. -Hypnotika oder niederpotente Neuroleptika neben der sedierenden antidepressiven Basistherapie handeln. Eine antidepressive Infusionsbehandlung ist Therapie der Grundkrankheit und akut suizidpräventiv allein oft nicht ausreichend.

Ähnliches gilt für *schizophrene Erkrankungen.* Auch hier wird es sich bei einer *„antisuizidalen Pharmakotherapie"* um eine zusätzliche Gabe von niederpotenten Neuroleptika oder Benzodiazepinen zu einer neuroleptischen Basismedikation handeln. Bei *Suchterkrankungen* spielt die Psychopharmakotherapie in bezug auf Suizidalität kaum eine Rolle. Da Suizidhandlungen von Alkoholkranken im Zusammenhang mit Alkohol stehen, ist der Entzug bereits antisuizidal wirksam. In akuten suizidalen Krisen ist die Verordnung von niederpotenten Neuroleptika bei gegebener Symptomatik indiziert. Bei *Epilepsiepatienten* ist, neben der erhöhten Suizidgefährdung in der prä- und postiktalen Zeit eines epileptischen Anfalles, die Suizidalität im Rahmen depressiver Verstimmungen im Langzeitverlauf bzw. unter Pharmakotherapie zu beachten. Besonders unter Barbituraten scheinen depressive Verstimmungen mit Suizidalität häufiger aufzutreten (*Wolfersdorf* u. *Fröscher* 1987). Hier ist dann eine Veränderung der medikamentösen Einstellung zu diskutieren; als Antidepressiva mit geringer Wirkung auf die Krampfschwelle gelten u.a. Mianserin, Trimipramin, Fluvoxamin oder MAO-Hemmer. Der Einsatz von MAO-Hemmern bei akut suizidalen Patienten ist jedoch wegen der aktivierenden Komponente kontraindiziert.

19.4.4 Probleme der Psychopharmakotherapie bei Suizidalen

Bei der Verwendung hochpotenter Neuroleptika in der Dauerbehandlung schizophrener Patienten wird auf die Möglichkeit akuter Suizidalität im Rahmen sog. pharmakogener Depressionen verwiesen. Suizide geschahen bei der höchsten Neuroleptikadosierung. *Müller* empfiehlt bei akuter Suizidalität im Rahmen einer Neuroleptikadauerbehandlung eines schizophrenen Patienten die i.v. Injektion von Biperiden sowie die Überprüfung der Neuroleptikadosierung. *Shear* et al. (1983) sowie *Drake* u. *Ehrlich* (1985) berichten von Suiziden im

Zusammenhang mit extrapyramidalen Nebenwirkungen von Neuroleptika, besonders der Akathisie. Bei der Therapie mit Antidepressiva wird stets vor der Gefahr der Antriebssteigerung gewarnt. Hier gilt die Regel, daß bei Suizidalität sedierende Antidepressiva zu verwenden sind. Dahinter steht die Erfahrung, daß der Patient bei fehlender Dämpfung von Handlungsdruck bald aktiv wird, stimmungsmäßig jedoch noch depressiv verbleibt, so daß die Umsetzung suizidaler Impulse erleichtert wird. Elektrokrampftherapie (EKT) wurde öfters als Methode der Wahl bei akuter Suizidalität bei Psychosen genannt. Bei der EKT handelt es sich jedoch ebenfalls um eine eigentlich morbusbezogene Therapiemaßnahme, die von einer parallel laufenden Minderung von Suizidalität ausgeht. Es ist nicht belegt, daß Elektrokrampftherapie spezifisch suizidalitätsmindernd ist. *Avery* u. *Winokur* (1976) konnten keinen signifikanten Unterschied der Suizidraten von primär affektiv Erkrankten nach Behandlung mit EKT oder Antidepressiva nachweisen.

Die *Anwendung von Psychopharmaka* geschieht im wesentlichen syndrombezogen (s. Tab. 19.10). Ziel ist die Entspannung der aktuellen suizidalen Situation mit Minderung des Handlungsdruckes (Verbesserung der Impulskontrolle im Sinne des oben angeführten neurobiochemischen Konzeptes), nicht der Beginn einer spezifischen pharmakotherapeutischen Krankheitsbehandlung; beides kann jedoch übereinstimmen. So ist z.B. eine Infusionstherapie mit Antidepressiva eine Behandlung der Grundkrankheit; Suizidalität erfordert die Kombination dann mit einem niederpotenten Neuroleptikum oder einem Benzodiazepin-Tranquilizer auf Zeit. Grundsätzlich sind eher sedierende Substanzen zu bevorzugen, sog. aktivierende Antidepressiva und insbesondere Monoaminoxidasehemmer sind zu vermeiden (*Pöldinger* 1984, *Wolfersdorf* et al. 1987). Intoxikationen mit Schlafmitteln, Opiaten, LSD, Alkohol, Analgetika, Psychopharmaka, MAO-Hemmern, das Vorliegen deliranter Syndrome und Verwirrtheitszustände sind Kontraindikationen für eine sofortige Therapie mit Antidepressiva (*Berzewski* 1983). Das Abklingen der Intoxikation muß abgewartet werden; zur Überbrückung sind niederpotente Neuroleptika, selten Benzodiazepine, zu verwenden.

Bei suizidgefährdeten Patienten sollten nur Kleinstpackungen rezeptiert werden, bei Antidepressiva ist an sedierende und wenig toxische Substanzen zu denken. In verschiedenen Studien wurden trizyklische Antidepressiva (9 bis 16%) und Benzodiazepine (26 bis 40%) als häufige Vergiftungsmittel gefunden (*Vale* u. *Meredith* 1982).

19.5 Suizidalität im psychiatrischen Krankenhaus

Aufgrund der Aufgabenstellung psychiatrischer Krankenhäuser kommt es zur Häufung von Menschen mit Selbstgefährdung (*Ritzel* 1983, *Schmölzer* 1989). Gerade hier gilt jedoch, daß es eine absolute Suizidverhütung auch unter besten Beziehungsangeboten und Überwachungsmöglichkeiten („Kommunikation und Kontrolle") nicht gibt. Nur darf dieses Wissen nicht Resignation oder gar Nachlässigkeit zeitigen, sondern muß zu besonderem Bemühen um Suizidprävention führen.

Der Anteil von Patienten mit akuter Suizidalität wird auf etwa 1/3 der jeweiligen Stichtagsklientel geschätzt (*Ritzel* 1983). Innerhalb psychiatrischer Einrichtungen gibt es unterschiedliche *Risikobereiche*: allgemeine Akutaufnahmestationen, mittelfristige Rehabilitationsstationen (insbesondere für schizophren Kranke), forensische Abteilungen, Suchtaufnahmestationen, Depressionsstationen (sofern vorhanden); suizidale Patienten finden sich selten in der Gerontopsychiatrie, auf Langzeitstationen oder auf Suchtentwöhnungsstationen (*Schmölzer* 1989). *Nosologisch* weisen schizophrene, depressive sowie suchtkranke Patienten die höchste suizidale Gefährdung auf. 75 % der Patienten mit affektiven Psychosen sind als akut oder chronisch suizidgefährdet betrachtet worden.

Die in den letzten Jahren diskutierte *Zunahme von Kliniksuiziden* in psychiatrischen Einrichtungen geht vorwiegend zu Lasten der jüngeren, männlichen schizophrenen Patienten, zu Lasten der Gruppe mit Mehrfachaufnahmen, damit häufig gescheiterter Rehabilitation, und mit überwiegend paranoid-halluzinatorischer Symptomatik (*Wolfersdorf* 1989 b). Suchtkranke und gerontopsychiatrische Patienten sind selten unter Kliniksuiziden zu finden. Für gerontopsychiatrische Patienten scheint ein suizidspezifisches Problem vor allem in der Übergangsphase aus der Klinik in eine Heimunterbringung zu bestehen, für Suchtpatienten sind es eher „nasse Zeiten" und der Rückfall nach Entwöhnung, die mit erhöhtem Suizidrisiko einhergehen. Die niedrigen Suizidraten auf Suchtaufnahmestationen, die konstanten Suizidraten auf Depressionsstationen erklären sich aus der antianomischen Konzeption derartiger Stationen, aus der Klarheit von Therapieziel und Stationsstruktur, bei Depressiven aus der

beziehungsfördernden und damit einengungsauflösenden Umgangsweise (*Wolfersdorf* u. *Vogel* 1987).

19.5.1 Suizidpräventive Maßnahmen im psychiatrischen Krankenhaus

Zur Erhebung eines psychischen Befundes gehört grundsätzlich die *Diagnostik von Suizidalität* einschließlich der Suizidanamnese (Erfragen des Vorliegens von Suizidalität, der Art von Suizidalität, suizidalen Verhaltens in der Vorgeschichte, in der eigenen Herkunftsfamilie, in der näheren Bezugsgruppe, weiterhin die Hierarchie von suizidpräventiv bindenden Faktoren: Hoffnung bezüglich Besserung, religiöse, familiäre Bindung, Scham- und Schuldgefühle etc.). Neben dem *Vorliegen von Suizidalität* muß auch das *Ausmaß des Handlungsdruckes,* insbesondere unter therapeutischen Bedingungen und dem jetzt gemachten Hilfsangebot eruiert werden. Die Abschätzung von Suizidalität setzt auch hier offenes Ansprechen, Wissen und Kenntnis von Risikogruppen, von Risikosymptomatik, Psychodynamik suizidalen Verhaltens sowie die Einschätzung der Ereigniswahrscheinlichkeit, des aktuellen Handlungsdruckes voraus. Auch die *Behandlungsphase,* in der ein Patient sich befindet, ist miteinzubeziehen, z.B. akute Aufnahmesituation, subchronische Phase mit sog. postremissiver Depressivität beim schizophrenen Patienten, Abklingen einer depressiven Wahnsymptomatik, Zustand nach einem Alkoholrausch, Suizidalität während einer Entwöhnungskur, Entlassungssituation bzw. Verlegung eines gerontopsychiatrischen Patienten in ein Altersheim. In Tabelle 19.11 sind *klinische Risikosituationen* und Warnsignale, wie sie sich aus der Kliniksuizidforschung ergeben haben (*Wolfersdorf* 1989 b), aufgelistet, in Tabelle 19.12 klinisch wichtige Aspekte zusammengefaßt.

Unter suizidpräventiven Gesichtspunkten ist grundsätzlich zu klären, ob ein suizidaler Patient auf einer Station ausreichend in ein *kommunikatives Netz* eingebunden ist. Ob diese Einbindung genügt, ob ein Bezugspersonensystem mit Einzelbetreuung durchgeführt, ob eine nächtliche Sitzwache abgestellt werden muß, sind wichtige Behandlungsfragen. Der *„Sicherung durch Menschen"* im Sinne von *„Kommunikation und Kontrolle"* kommt dabei ein höherer Stellenwert als der Sicherung durch eine geschlossene Tür zu. Für die Unterbringung eines Suizidgefährdeten auf einer ge-

Tabelle 19.11 Einige Warnsignale und Risikosituationen bei stationären psychiatrischen Patienten

Depressive Verstimmung, auch Zustand nach Alkoholmißbrauch oder postremissive Depressivität nach Psychose. Angst und Verzweiflung, Panik. Hoffnungslosigkeit, Resignation und Hilflosigkeit. Innere Unruhe, Getriebenheit. Fremdaggressivität, rascher Wechsel Fremd- und Selbstaggression. Paranoide Verfolgungs- und Bedrohtheitsgefühle. Depressiver Wahn, vor allem mit Schuld und Selbstbestrafungstendenzen. Imperative Stimmen zum Vollzug suizidaler Handlungen. Schlafstörungen mit nächtlichem Wachliegen und Grübeln.	Psycho-pathologie
Suizidäußerungen, Suizidankündigungen (besonders aktive Planung). Zwanghaft sich aufdrängende Suizidgedanken, -impulse und fremdaggressive Impulse. Suizidversuche in der Vorgeschichte, insbesondere während des stationären Aufenthaltes.	aktuelles, offensichtliches Suizidrisiko
Überforderungssituationen, Kränkungen, Unzufriedenheit, Abhängigkeit. Entbergungstraumen (Therapie-, Therapeuten-, Stationswechsel, Verlegung u..ä.). Verlust langjähriger Bezugspersonen (Pflegepersonal, Therapeuten, Angehörige, Partner u.a.). Probleme in primärer Bezugsgruppe (Ehepartner, Familien-, Angehörige). Fehlende Reintegration in die Familie, Einsamkeit, Alleinsein. Trennung, Trennungsdrohung von Partnern infolge Krankheit des Patienten, Arbeitsplatzverlust, Arbeitslosigkeit, fehlende Angabe. Anstehende Heimverlegungen, Beginn von Pflegefallsituation.	suizidalitäts-fördernde bzw. auslösende Situationen, Konstellationen
Kurzfristige Wiederaufnahmen. Gescheiterte Rehabilitation bei subjektiver bzw. objektiver Überforderung. Schlechte Prognose und therapeutischer Nihilismus von Therapeutenseite. Diagnostische und therapeutisch-fürsorgliche Fehleinschätzung. Geheime Suizidpakte therapeutisch-pflegerisches Personal/Patient. Vorzeitige Entlassung bei schlechter subjektiver Befindlichkeit, ungeklärter sozialer Situation.	Krankheitsver-lauf, Diagnose, Beziehung

schlossenen Station gilt, daß eine geschlossene Tür per se nicht suizidpräventiv wirksam ist. Meint man mit „geschlossener Station" jedoch hohe Personalzahl und vermehrte Ausrichtung auf akute dramatische Situationen, kann dies vorteilhaft werden; dann ist es jedoch nicht die geschlossene Tür, sondern die Sicherung durch die Kommunikation mit vorhandenen Menschen, die suizidpräventiv wirkt. Als Kriterium für eine Unterbringung eines suizidalen Patienten auf einer geschlossenen Station gilt *Weglaufgefahr* in der Kombination von Selbst- oder auch Fremdgefährdung. Unter institutionellen Gesichtspunkten sind mittelgroße Stationen mit ausreichender personeller Besetzung zu fordern. Die Wahrnehmung feiner Hinweise auf Suizidalität setzt Wahrnehmungsfähigkeit des Personals voraus. Überforderung durch Unterbesetzung, durch ständige Ausrichtung auf die Behebung und Beherrschung fremdaggressiver, dramatischer Krisen, fehlende Einbindung in ein tragendes und wohlwollend supervidierendes Stations-

team beeinträchtigen die Fähigkeit bezüglich der Wahrnehmung von direkten und indirekten Signalen der Suizidgefährdung von Patienten, und sie mindern auch die Fähigkeit, hilfreich-suizidpräventiv mit Patienten umzugehen; weiterhin Zeiten konzeptioneller Änderungen, baulicher Veränderungen, Zeiten der Umzüge von Stationen, auch Zeiträume von Unruhe und vermehrter Anspannung und damit auch Zeiten vermehrten, fremd- und selbstaggressiven Verhaltens. Unter baulichen Gesichtspunkten sind Zugänge zu offenen Lichtschächten und gefährlichen Treppen suiziderleichternde Möglichkeiten. Ziel kann nicht sein, eine Klinik „suizid-sicher" zu machen; es sollte jedoch darauf geachtet werden, daß in Anbetracht der Häufung von suizidgefährdeten Patienten offensichtliche und leicht verwendbare Möglichkeiten zur Durchführung suizidaler Handlungen abgeschafft werden. Bis heute gilt jedoch, daß nicht erwiesen ist, ob oder daß instrumentell-mechanisch sichernde Maßnahmen suizidpräventiver sind als

Tabelle 19.12 Stichpunkte zum suizidpräventiven und -therapeutischen Umgang mit Patienten im psychiatrischen Krankenhaus

---

1. Abschätzung von Suizidalität: Offenes Ansprechen, Klärung der Situation und des Procedere, Basissuizidalität.
Erkennen von gefährdeten Patienten (Risikogruppen; Symptome; Psychodynamik).
Akute/chronische Suizidalität/Suizidereigniswahrscheinlichkeit bzw. konkrete Gefährdung, Gefährdungszeiten, motivistisch wirksame Faktoren erkennen.

2. Frage: Offene oder geschlossene Unterbringung: „Sicherung durch Menschen", *Anti-Suizid-Vertrag*, Problem Weglaufgefährdung.

3. Kontrolle – Kontakt: Bezugspersonensystem, Einzelbetreuung, Sitzwache.

4. Medikamentöse Entlastung einbeziehen, Sedierung impulshafter und psychotischer Suizidalität, Behandlung (Psychotherapie, Medikamente) der Grundkrankheit.

5. Unterbringung in gut zugänglichen, nicht überfüllten Räumen, kleine Stationen.

6. Information: Mündliche und schriftliche Information aller anwesenden therapeutisch-pflegerischen Mitarbeiter zur konkreten Gefährdung und zum Umgang mit Patienten.

7. Planung der Versorgung, Kontrolle im Team, Besprechen bzw. Festlegung von Routineabläufen bei Entweichung suizidaler Patienten.

8. Krisen im pflegerischen und therapeutischen Team beachten, Stationsmilieu antisuizidal, antianomisch gestalten.

9. Beurlaubungen, Ausgang vorbereiten, Entlassung, Übergang vorbereiten, Nachsorge sichern.

10. Therapeuten-, Stations-, Therapiewechsel vorbereiten: Entbergungstraumen, kumulierte Verluste beachten.

11. Konzeptionelle Änderungen von Stationen, Umzug von Stationen, z.B. bei Umbau, ausführlich vorbereiten.

12. Klinikeinrichtungen bzw. -bauten und stationäre Räumlichkeiten unter suizidprophylaktischen Aspekten betrachten, z.B. Lichtschächte, Treppenhaus, Fenster, Bäder.

13. Suizidimpulse offensichtlich fördernde bzw. unterstützende Instrumente (z.B. lange Infusionskabel, Gürtel) bei akut und impulshaft Suizidalen bedenken; absolute Sicherung nicht möglich, Lebenssituation in Klinik so normal wie möglich gestalten.

Maßnahmen, die auf die *Schaffung einer hilfreichen Atmosphäre,* eines *antisuizidalen Milieus* und *tragender Beziehungen* ausgerichtet sind.

Die Suizidalität eines Patienten darf nicht Geheimnis therapeutischer Einzelbeziehung sein. Jeder Therapeut ist zur mündlichen und schriftlichen Information aller anwesenden Mitarbeiter über einen gefährdeten Patienten, das Ausmaß der konkreten Gefährdung, die getroffene Ausgangsregelung, den Umgang mit dem Patienten und die Behandlungsmaßnahmen verpflichtet. Beurlaubungen, Ausgang, Wochenendaufenthalte zu Hause, Entlassungen, Verlegungen auf eine andere Station sind ausführlich vorzubereiten, die Nachsorge ist zu sichern. Wechsel von Stationen und von Therapeuten zählen als Mikroentbergungstraumen und als kumulierende Verluste, die für sich suizidalitätsfördernd sein können.

Bei *akuter Suizidalität* sind folgende Aspekte zu diskutieren: Benötigt der Patient eine Bezugsperson bzw. Einzelbetreuung (bei Weglauftendenz geschlossene Station)? Genügt die Beschäftigung mit dem Patienten, das gemeinsame Tun, das auch in einer Gruppe, von einer Schwester betreut, stattfinden kann? Ist eine zusätzliche medikamentöse Therapie notwendig? Muß der Patient durch mechanisch-instrumentelle Unterbringung auf einer geschlossenen Station, Fixierung im Einzelfall (dann stets mit Einzelbetreuung und zeitlich begrenzt) gesichert werden? Daneben haben zusätzliche Krisengespräche, engmaschiger pflegerisch-therapeutischer Kontakt und kurzfristige Absprachen, welche auch die Ausgangsregelung des Patienten umfassen, stattzufinden.

19.6 Kriseninterventions-einrichtungen

Die Einrichtung von psychiatrischen und nichtpsychiatrischen, stationären und ambulant-poliklinischen Institutionen für Patienten in suizidalen Krisen bzw. nach Suizidversuch ist Beispiel für eine Entwicklung in den letzten 40 Jahren, die therapiebezogen unter Versorgungsgesichtspunkten den traditionellen psychiatrisch-medizinischen Bereich der Suizidverhütung überschreitet. Tab. 19.13 zeigt Beispiele derartiger Einrichtungen. Im psychosozialen Versorgungsnetz, welches für die Betreuung von Menschen in suizidalen Krisen zur Verfügung steht, gibt es heute neben den traditionellen ärztlichen Anlaufstellen ein *Netzwerk von*

Tabelle 19.13   Beispiele für suizidpräventiv arbeitende Kriseninterventionseinrichtungen – Auswahl BRD

Einrichtung	Kurzbeschreibung
Ambulant, nicht-psychiatrisch:	
Telefonseelsorge (TS)	anonym (BRD 1985: 70 TS), Gespräch, Laienhilfe.
„Offene Tür" (OT)	nicht anonym (BRD 1985: 11 OT); Beratung, Krisenintervention, Psychotherapie.
Arbeitskreise Leben (AKL)	nicht anonym; überwiegend nicht-psychiatrisch (Beispiele: AKL Stuttgart, AKL Tübingen); Beratung, Krisenintervention, Psychotherapie.
Kriseninterventions-einrichtungen	mit spezifisch suizidpräventiver Ausrichtung, z.B. „Die Arche" München, „Die Brücke" Fulda; nicht anonym; überwiegend nicht-psychiatrisch; Beratung, Krisenintervention, Psychotherapie.
Stationär, psychiatrisch und nicht-psychiatrisch:	
Psychiatrischer Konsiliardienst	traditionelle Form, ambulant bzw. wenn verfügbar aus psychiatrischen Abteilungen am Allgemeinkrankenhaus, Diagnostik, Empfehlungen zum Krisenmanagement.
Liaison-Dienst	stationär, Zuordnung und Mitarbeit psychiatrischer Kompetenz, z.B. auf Intoxikations- oder Intensivstationen (z.B. TU München), Diagnostik, Krisenintervention, Therapiebeginn (z.B. Psychotherapie).
Psychiatrische Kriseninterventionsstation	an psychiatrischen Kliniken (z.B. Max-Planck München); u.a. für suizidale Krisen, Diagnostik, Krisenintervention, Therapie (z.B. *Bronisch* et al. 1986, *Böhme* et al. 1978).
Internistisches Kriseninterventionsteam	zu internistischer Abteilung am Allgemeinkrankenhaus gehörend (Internist, Sozialarbeiter, z.T. Psychologen, Klinikpfarrer, bei Bedarf konsiliarisch Psychiater), z.B. an Med. Klinik Darmstadt (*Wedler* 1986), Versorgung in suizidalen Krisen mit und ohne Suizidversuch, Therapie (Beginn; Psychotherapie, Sozialtherapie).

Institutionen und Beratungsmöglichkeiten unterschiedlicher Art (*Alzheimer* 1986), die in Therapie und Nachsorge von Menschen in suizidalen Krisen einbezogen werden können.

Literatur

Alzheimer, Ch.: Nichtambulante Krisenintervention und Notfallpsychiatrie. Springer, Berlin, Heidelberg, New York 1986

Asberg, M.P., Nordström, P.: Biological correlates of suicidal behavior. In: *H.J. Möller, A. Schmidtke, R. Welz* (eds.): Current issues of suicidology. Springer, Berlin, Heidelberg, New York 1988, pp. 221–241

Avery, D., Winokur, G.: Mortality in depressed patients treated with electroconvulsive therapy and antidepressants. Arch. gen. Psychiat. 33 (1976) 1029–1037

Barraclough, B.: Suicide prevention, recurrent affective disorder and lithium. Brit. J. Psychiat. 121 (1972) 391–392

Berzewski, A.: Der psychiatrische Notfall. Perimed, Erlangen 1983

Böhme, K.: Wie geht's weiter? Eine katamnestische Untersuchung zu Überlebenszeiten und Todesursachen nach Selbstmordversuchen. In: *V. Faust, M. Wolfersdorf* (Hrsg.): Suizidgefahr. Hippokrates, Stuttgart 1984, S. 207–213

Böhme, K., Kulessa, C., Reimer, A.: Entwicklung der Suizidentennachbetreuung auf der Intensivstation der Medizinischen Universitätsklinik Heidelberg. Suizidprophylaxe 5 (1978) 101–106

Böhme, K., Gast, M., Kulessa, C., Rau, E.: On the effect of crisis intervention in suicidal patients. In: *H.J. Möller, A. Schmidtke, R. Welz* (eds.): Current issues of suicidology. Springer, Berlin, Heidelberg, New York 1988, pp. 405–413

Bronisch, T., Feuerlein, W., Hertenberger, E.: Eine Station für psychiatrische Krisenintervention fünf Jahre später. Psychiat. Prax. 13 (1986) 213–218

Caplan, C.: Principles of preventive psychiatry. Tavistock, London 1964

Cullberg, J.: Krisen und Krisentherapie. Psychiat. Prax. 5 (1978) 25–34

Doll, H.: Gruppenarbeit mit suizidalen Patienten. In: *M. Wolfersdorf, H. Wedler* (Hrsg.): Beratung und psychotherapeutische Arbeit mit Suizidgefährdeten. Roderer, Regensburg 1988, S. 158–167

Drake, R.E., Ehrlich, J.: Suicide attempts associated with akathisia. Amer. J. Psychiat. 142 (1985) 499–501

Farberow, N.L.: Group therapy with suicidal persons. In: *H.L.P. Resnik* (eds.): Suicidal behavior. Little, Brown and Co., Boston 1968

Farberow, N.L.: Prevention and therapy in crisis. In: *J. Waldenström, T. Larsson, N. Ljungstedt* (eds.): Suicide and attempted suicide. Nordisk Bokhandelsforlag, Stockholm 1972

Frederick, C.J., Farberow, N.L.: Group psychotherapy with suicidal persons: A comparison with standard group methods. Int. J. soc. Psychiat. 16 (1970) 103–111

Goll, H.: Was sind psychosoziale Krisen? In: *G. Sonneck* (Hrsg.): Krisenintervention und Suizidverhütung. Facultas, Wien 1985, S. 11–20

Greer, S., Bagley, C.: Effect of psychiatric intervention in attempted suicide: A controlled study. Brit. med. J. 1 (1971) 310–312

Häfner, H.: Krisenintervention. Psychiat. Prax. 1 (1974) 139–150

Haenel, T., Pöldinger, W.: Erkennung und Beurteilung der Suizidalität. In: *K.P. Kisker* et al. (Hrsg.): Psychiatrie der Gegenwart. Bd. 2. Springer, Berlin, Heidelberg, New York 1986, S. 107–132

Heim, E.: Die Bedeutung des Bewältigungsprozesses in der Krisenintervention nach Suizidversuch. In: *W.T. Haesler, J. Schuh* (Hrsg.): Der Selbstmord. Rüegger, Grüsch 1986, S. 295–310

Henseler, H.: Narzißtische Krisen. Rowohlt, Reinbek 1974

Henseler, H.: Krisenintervention – Vom bewußten zum unbewußten Konflikt des Suizidanten. In: *H. Henseler, C. Reimer* (Hrsg.): Selbstmordgefährdung. Zur Psychodynamik und Psychotherapie. Frommann-Holzboog, Stuttgart 1981, S. 136–156

Kurz, A., Möller, H.J.: Merkmale der psychotherapeutischen Krisenintervention bei Patienten nach Suizidversuchen. In: *H. Wolfersdorf, R. Straub, G. Hole* (Hrsg.): Depressiv Kranke in der Psychiatrischen Klinik. Roderer, Regensburg 1984, S. 62–73

Kurz, A., Möller, H.J., Bürk, F., Torhorst, A., Wächtler, C., Lauter, H.: Evaluation of two different strategies of an outpatient aftercare program for suicide attempters in a general hospital. In: *H.J. Möller, A. Schmidtke, R. Welz* (eds.): Current issues of suicidology. Springer, Berlin, Heidelberg, New York 1988, pp. 414–418

Maris, R. (ed.): Biology of suicide. Guilford, New York 1986

Möller, H.J.: Das Problem der Inanspruchnahme von Betreuungseinrichtungen für Suizidgefährdete – unter besonderer Berücksichtigung der Bedeutung niedergelassener Ärzte bei der Versorgung von Patienten in suizidalen Krisen. In: *C. Reimer* (Hrsg.): Suizid. Ergebnisse und Therapie. Springer, Berlin, Heidelberg, New York 1982, S. 129–139

Möller, H.J., Lauter, H.: Suizidversuch und Nachsorge. Teil I: Der Liaisondienst. Psycho 12 (1986) 231–243

Montgomery, S.A., Montgomery, D.B.: Psychopharmacology and suicidal behavior. In: *J.M. Davis, J.W. Maas* (eds.): The affective disorders. Amer. Psychiat. Press, Washington, D.C. 1983, pp. 309–315

Müller, P.: Depressive Syndrome im Verlaufe schizophrener Psychosen. Enke, Stuttgart 1981

Pöldinger, W.: Die Abschätzung der Suizidalität. Huber, Bern 1968

Pöldinger, W.: Suizidprophylaxe bei depressiven Syndromen. In: *V. Faust, M. Wolfersdorf* (Hrsg.): Suizidgefahr. Hippokrates, Stuttgart 1984, S. 257–263

Pohlmeier, H.: Die Angst zwischen Arzt und Patient bei Depression und Selbstmord. In: *H. Helmchen, M. Linden, U. Rüger* (Hrsg.): Psychotherapie in der Psychiatrie. Springer, Berlin, Heidelberg, New York 1982, S. 195–198

van Praag, H.M.: Affective disorders and aggression disorders: Evidence for a common biological mechanism. In: *R. Maris* (ed.): Biology of suicide. Guilford, New York 1986, pp. 21–50

Reimer, C.: Interaktionsprobleme mit Suizidenten. In: *C. Reimer* (Hrsg.): Suizid. Springer, Berlin, Heidelberg, New York 1982, S. 191–206

Reimer, C.: Prävention und Therapie der Suizidalität. In: *K.P. Kisker* et al. (Hrsg.): Psychiatrie der Gegenwart. Bd. 2. Springer, Berlin, Heidelberg, New York 1986, S. 133–173

Reimer, C., Kollra, H.G., Arentewicz, G.: Das Lübecker Suizidprojekt. Ergebnis der Katamnesen. In: *B. Steiner, F. Keller, M. Wolfersdorf* (Hrsg.): Katamnesestudien in der Psychiatrie. Hogrefe, Göttingen, Toronto, Zürich 1992, S. 119–131

Ritzel, G.: Suizidalität in einem psychiatrischen Krankenhaus. Psycho 9 (1983) 350–352

Schmölzer, C.: Basissuizidalität in einem Psychiatrischen Krankenhaus. Roderer, Regensburg 1989

Schou, M.: Heutiger Stand der Lithium-Rezidivprophylaxe bei endogenen affektiven Erkrankungen. Nervenarzt 45 (1974) 397–418

Shear, M., Frances, A., Weiden, P.: Suicide associated with akathisia and depot fluphenazine treatment. J. clin. Psychopharmacol. 3 (1983) 235–236

Sonneck, G.: Krisenintervention und Suizidverhütung. Psychiat. clin. 15 (1982) 1–96

Sonneck, G. (Hrsg.): Krisenintervention und Suizidverhütung. Facultas, Wien 1985

Torhorst, A., Möller, H.J.: Gruppenpsychotherapie mit Suizidalen: Zusammenfassung der in der Literatur mitgeteilten Erfahrungen. Psychother. Psychosom. med. Psychol. 33 (1983) 31–41

Torhorst, A., Wächtler, C., Möller, H.J.: Erfahrungen mit einem gruppenpsychotherapeutischen Nachbetreuungsangebot für Patienten nach einem Suizidversuch. Crisis 3 (1982) 104–114

Torhorst, A., Möller, H.J., Kurz, A., Schmid-Bode, W., Lauter, H.: Comparing a 3-month and a 12-month-outpatient aftercare program for parasuicide repeaters. In: *H.J. Möller, A. Schmidtke, R. Welz* (eds.): Current issues of suicidology. Springer, Berlin, Heidelberg, New York 1988, pp. 419–424

Vale, J.A., Meredith, T.J.: Poisoning due to psychotropic drugs. J. affect. Dis. 4 (1982) 313–329

Wedler, H.: Der Suizidpatient im Allgemeinkrankenhaus. Enke, Stuttgart 1984

Wolfersdorf, M.: Erkennen und Beurteilen von Suizidalität. Therapiewoche 39 (1989a) 2947–2958

Wolfersdorf, M.: Suizid bei stationären psychiatrischen Patienten. Roderer, Regensburg 1989b

Wolfersdorf, M., Fröscher, W.: Suizid bei Epilepsiepatienten. Fortschr. Neurol. Psychiat. 55 (1987) 294–298

Wolfersdorf, M., Vogel, R. (Hrsg.): Suizidalität bei stationären psychiatrischen Patienten. Weissenhof-Verlag, Weinsberg 1987

Wolfersdorf, M., Metzger, R., Hole, G.: Aspekte der Psychotherapie bei Suizidgefährdeten. Nervenheilkunde 3 (1984) 183–190

Wolfersdorf, M., Jontza, T., Thoma, H., Kopittke, W.: Zur medikamentösen Therapie bei Suizidalität. Suizidprophylaxe 14 (1987) 225–232

20 Psychiatrische Notfallsituationen

S. Kasper

Um in einer psychiatrischen Notfallsituation fachgerecht handeln zu können, sollte der Umgang mit einigen wenigen psychiatrischen Syndromen und deren wichtigsten Ursachen bekannt sein (*Marson* et al. 1988). Eine detaillierte psychopathologisch-psychiatrische Kenntnis oder eine umfangreiche therapeutische Erfahrung ist dahingegen nicht von oberster Wichtigkeit. Es gilt vor allem die Frage zu klären, ob und welche Medikamente gegeben werden sollen bzw. ob eine sofortige Krankenhauseinweisung notwendig ist (*Ellison* et al. 1989). Seit kurzem stellt sich bei psychiatrischen Notfällen oft zusätzlich die Frage, ob neben der psychiatrischen Erkrankung oder sogar ursächlich eine AIDS-Infektion vorliegt (*Naber* et al. 1989), da dies einen speziellen medizinischen Umgang erfordern macht. Die Zahl der bei der psychiatrischen Notfallsituation verwendeten Psychopharmaka ist relativ gering (Tab. 20.1), und es genügt, wenn man mit der therapeutisch intendierten Wirkung dieser Medikamente, aber auch mit deren Nebenwirkungen bei unterschiedlichen Dosierungen vertraut ist (Tab. 20.2). Bei einer Krankheitsuneinsichtigkeit des Patienten und bei einer Selbst- und Fremdgefährdung wird der Arzt mit der Frage der rechtlichen Voraussetzungen konfrontiert, an die eine Zwangsunterbringung geknüpft ist. Der psychotherapeutische Umgang mit den oft unerwarteten

Anforderungen verlangt neben der Sachkenntnis psychiatrischer Notfallsituationen eine Haltung, die durch eine ruhige, bestimmte und offene Grundeinstellung gekennzeichnet ist.

Unter einem praktischen Gesichtspunkt ist es sinnvoll, beim psychiatrischen Notfall eine Einschätzung nach der vorherrschenden Interventionsstrategie zu setzen und dabei den dafür notwendigen medizinischen, psychiatrischen bzw.

Tabelle 20.1 Psychopharmakologische Ausstattung für die psychiatrische Notfallversorgung

Haloperodil (Haldol®)	Tropfen (20 Tropfen = 2 mg = 1 ml), Ampullen (à 5 mg)
Clomethiazol (Distraneurin®)	Tabletten (à 500 mg)
Diazepam (Valium®)	Tabletten (à 5–10 mg), Ampullen (à 10 mg)
Levomepromazin (Neurocil®)	Tabletten (à 25 mg), Ampullen (à 25 mg)
Biperiden (Akineton®)	Tabletten (à 2 mg), Ampullen (à 5 mg)
Flurazepam (Dalmadorm®)	Kapseln (à 15 mg)
Amitriptylin (Saroten®)	Dragees (à 25 mg), Kapseln (à 75 mg)
Thioridazin (Melleril®)	Dragees (à 25 mg)

Tabelle 20.2 Nebenwirkungen von Medikamentengruppen, die häufig in der psychiatrischen Notfallsituation angewandt werden

	Phenothiazine (z.B. Levomepromazin, Thioridazin)	Butyrophenone (z.B. Haloperidol)	Benzodiazepine (z.B. Diazepam, Lorazepam)
Sedierung	+		+
Hypotension	+		
Kardiale Nebenwirkungen	+		
Anticholinerge Nebenwirkungen	+		
Extrapyramidale Nebenwirkungen	+	+	
Erniedrigung der Krampfschwelle	+	+	
Malignes neuroleptisches Syndrom	+	+	
Ataxie			+
Entzugseffekte			+
Atemdepression			+

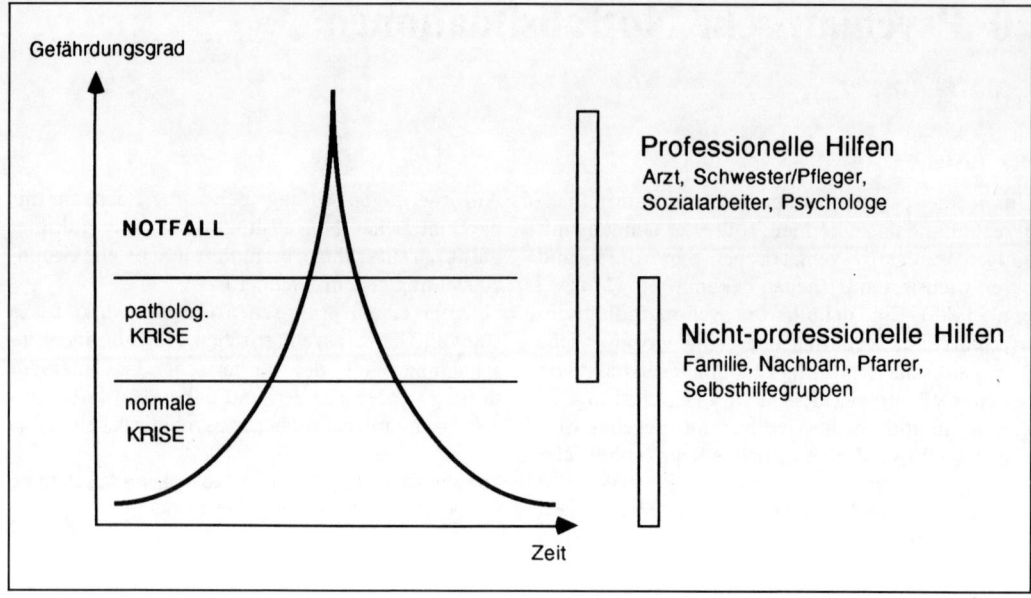

Abb. 20.1 Schematische Darstellung von Krisen- und Notfallsituationen sowie deren therapeutische Interventionsmöglichkeiten bei psychiatrischen Auffälligkeiten bzw. Erkrankungen. Als Grenzkriterium zwischen einer normalen und pathologischen Krise mag gelten, daß individuelle Leistungen bzw. das soziale Netz mit den Angehörigen oder der Gemeinde zusammenbricht. Als Grenzkriterium zwischen Krise und Notfall kann das Vorhandensein einer unmittelbaren Gefährdung von Leben und Gesundheit angesehen werden. (Nach *Häfner* u. *Helmchen* 1978)

psychosozialen Anteil zu gewichten. Ein psychiatrischer Notfall mit einem *medizinischen Schwerpunkt* der Behandlung ist zum Beispiel bei Intoxikationen im Rahmen von Suizidversuchen und schweren Delirien gegeben. Dabei ist die Versorgung zumeist auf einer medizinischen Intensivstation erforderlich. Weiterhin ist in diesem Zusammenhang abzuklären, ob es sich um eine exogene Psychose handelt, da dabei der Ausschaltung bzw. Behandlung der organischen Ursache eine entscheidende Bedeutung zukommt. Beim psychiatrischen Notfall *ohne wesentliche medizinische Beteiligung*, der zum Beispiel bei Wahn und Sinnestäuschungen im Rahmen einer Schizophrenie bzw. bei einem manischen Syndrom vorliegt, stellt sich die Entscheidung, ob eine stationäre oder ambulante psychiatrische Behandlung notwendig ist. Die Entscheidung darüber wird vorwiegend von der Schwere der Symptomatik und von den begleitenden psychosozialen Faktoren abhängig sein. Für einen psychiatrischen Notfall, bei dem ein *psychosozialer Schwerpunkt* im Mittelpunkt steht, wird in der Literatur der Begriff der *Krise* genannt (*Häfner* u. *Helmchen* 1978). Eine Krise kann häufig im ambulanten Behandlungssetting bearbeitet werden, und wenn ein stationärer Aufenthalt notwendig ist,

so kann dieser meist kurz bemessen sein und neben einer Entaktualisierung auch zur Einleitung weiterer psychosozialer Maßnahmen dienen. Zur Bewältigung dieser unterschiedlichen Aspekte der psychiatrischen Notfallsituation werden verschiedene Interventionsstrategien diskutiert (*Katschnig* u. *Konieczna* 1986, *Häfner* 1986, *Gilling* et al. 1989), die sowohl Telefonnotrufe als auch ambulante und mobile Dienste bzw. bettenführende Einrichtungen mit speziellen Kriseninterventionsstationen einschließen.

In Abb. 20.1 ist die von *Häfner* u. *Helmchen* (1978) entworfene Konzeption des psychiatrischen Notfalles und der davon abzugrenzenden psychiatrischen Krise graphisch dargestellt. Dabei mag gelten, daß als Grenzkriterium zwischen einer normalen und pathologischen Krise angesehen werden kann, wenn individuelle Leistungen bzw. das soziale Netz mit den Angehörigen oder der Gemeinde zusammenbricht. Als Grenzkriterium zwischen Krise und Notfall kann dargestellt werden, wenn eine unmittelbare Gefährdung von Leben und Gesundheit besteht. Diese praxisbezogene Konzeption beinhaltet die Möglichkeit, verschiedene therapeutische Interventionsstrategien zu skizzieren. Während bei einer normalen Krise Nachbarn und

Familienangehörige eine Hilfestellung leisten können, ist für die pathologische Krise bereits eine professionelle Hilfe notwendig, die jedoch vorwiegend durch sozialtherapeutische Interventionen abgedeckt werden kann. Beim Notfall im engeren Sinne sind dann psychiatrische bzw. internistische Behandlungsmaßnahmen gefordert.

Die Häufigkeit von Notfällen in einem nicht primär als psychiatrisch ausgewiesenen Bereich, die einer alleinigen psychiatrischen Behandlung bzw. einer Mitbehandlung bedürfen, kann als relativ hoch eingeschätzt werden. So berichten z.B. *Salkovskis* et al. (1990), daß in einem medizinischen Notfalldienst, der in Leeds/England durchgeführt wurde, bei jedem 4. Patienten eine psychiatrische Erkrankung diagnostiziert wurde. Die Verteilung der psychiatrischen Diagnosengruppen bei Inanspruchnahme eines psychiatrischen Notfalldienstes kann aus einer von *Häfner* u. *Rössler* (1987) in Mannheim durchgeführten Untersuchung abgelesen werden. Daraus geht hervor, daß psychische Krankheit und Suizidrisiko, gefolgt von Alkohol- und Drogenproblemen die häufigsten Konsultationsgründe sind. Die Verteilung der Diagnosengruppen war dabei wie folgt: 19,8 % der Episoden wurden als Schizophrenie, 19,7 % als Alkohol- und Drogenmißbrauch, 16 % als affektive Störungen, und 4,8 % wurden als organische Psychosen und Demenzprozesse diagnostiziert. Nur bei 22 % wurde außer der festgestellten ,,psychischen Krise" keine weitere psychiatrische Diagnose vergeben. Diese diagnostische Verteilung hängt jedoch sicherlich von der soziokulturellen Umgebung ab, da z.B. *Gyllenhammer* et al. (1988) in einer in Schweden durchgeführten Studie einen deutlich höheren Prozentsatz von Patienten mit Alkoholproblemen (33 %) beobachteten.

Die Bewältigung der psychiatrischen Notfalltherapie setzt neben einer Detailkenntnis der verschiedenen, möglicherweise auftretenden Syndrome auch Einfühlungsvermögen, Geduld und Fingerspitzengefühl voraus, die nur durch lange Erfahrung gelernt werden können (*Slaby* et al. 1975, *Katschnig* u. *Konieczna* 1986). Im einzelnen empfehlen sich dabei therapeutische Grundhaltungen, die nach *Lauter* (1980) im folgenden skizziert werden.

An 1. Stelle ist es wichtig, daß sich der Arzt Zeit nimmt und Ruhe und Übersicht zu bewahren sucht. Er sollte dabei bedacht sein, die Gesamtsituation wahrzunehmen und auch alle Beteiligten miteinzuschließen. Falls der Arzt Sicherheit hat, welcher diagnostischen Gruppierung dieser Notfall zuzuordnen ist, kann er sich spezifischen Interventionen zuwenden. Bei Wahnerkrankungen sollte

das Ziel sein, die Befürchtungen und Wahngedanken des Patienten als seine eigene Realität anzunehmen und nicht zu bagatellisieren. Berechtigte Zweifel an den vielfach abgesicherten Begründungen Wahnkranker sollten nur behutsam formuliert werden, und schon gar nicht sollte der Versuch gemacht werden, dem Patienten seine Erfahrungen auszureden. Auf jeden Fall sollte die Frage nach Lebensüberdruß und Suizidgedanken ausführlich erörtert werden. Auch wenn es von dem Patienten angeboten wird, sollten keine moralischen Bewertungen mit dem Effekt der Schuldzuweisung erfolgen. Eine besondere Situation ergibt sich bei dem gar nicht so seltenen Umgang mit gewalttätigen oder potentiell gewalttätigen Patienten (*Engel* u. *Marsh* 1986, *Solloff* 1987). Eine spezielle Vorsicht ist geboten, wenn bei dem Patienten bereits die Vorgeschichte einer gewalttätigen Auseinandersetzung besteht, weiterhin wenn der Patient lautstark spricht und unfähig ist, sitzen zu bleiben bzw. die Grenzen einzuhalten (*McNiel* u. *Binder* 1987).

Als beruhigend wird meistens von den Patienten erlebt, wenn man ihnen deutlich macht, daß sie kein Einzelfall sind, sondern daß dem Arzt Probleme ähnlicher Art vertraut sind und daß er diese erfolgreich behandelt hat. Häufig empfiehlt es sich, mit dem Patienten unabhängig von den Angehörigen und umgekehrt zu sprechen. Es wirkt sich günstig aus, wenn man versucht, den Angehörigen gegenüber zum Ausdruck zu bringen, daß man auch deren Not und Belastungen versteht, da ein beruhigter Angehöriger diese Ruhe meist auch auf den Patienten überträgt. Falls eine medikamentöse Behandlung erforderlich ist, sollte der Patient möglichst von deren Notwendigkeit überzeugt werden. Im Umgang mit den Patienten in einer psychiatrischen Notfallsituation wird man oft dazu gedrängt, seine Entscheidungen wieder rückgängig zu machen. Damit dies jedoch nicht auftritt, was meistens zu einer Labilisierung der Situation führt, sollte der Arzt versuchen, eine abgewogen getroffene Entscheidung geduldig und zielstrebig weiter durchzusetzen.

Häufig stellt sich bei psychiatrischen Notfällen die Frage der Klinikeinweisung. Die verschiedenen Indikationen sind in Tab. 20.3 aufgelistet. Bei der Einweisung in ein psychiatrisches Krankenhaus sollten von vornherein Ängste und Vorurteile gegenüber diesen psychiatrischen Institutionen relativiert werden. Falls sich die Notwendigkeit einer Zwangsunterbringung ergibt, sollten mit den Angehörigen die rechtlichen Voraussetzungen und der Weg der Unterbringung in das Krankenhaus besprochen werden. Falls der Arzt in der Wohnung eines Patienten zur Behandlung eines psychiatri-

Tabelle 20.3 Indikationen zur stationären Behandlung

1. Unklare Diagnose:
   z.B. Bewußtseinstrübung,
   bei Rauschzuständen,
   bei Verwirrtheitszuständen.
2. Therapie verlangt ständige ärztliche Überwachung:
   z.B. Intoxikation,
   Delir.
3. Selbstgefährdung (wenn mangelnde Beaufsichtigungsmöglichkeit):
   z.B. Suizidgefahr,
   Verwirrtheitszustand.
4. Fremdgefährdung:
   z.B. erweiterter Suizid (Gefahr),
   Drohung oder aktuelle Fremdaggression,
   unverantwortliche Teilnahme am Straßenverkehr.
5. Psychosoziale Gesichtspunkte:
   z.B. kein familiäres Selbsthilfepotential,
   unzumutbare Belastung für Familie,
   ärztliche Betreuung nicht gewährleistet.

Tabelle 20.4 Psychiatrische Syndrome bei der Notfallversorgung

1. Psychomotorische Erregung,
   katatones Syndrom,
   manisches Syndrom,
   agitiert-depressives Syndrom
2. Bewußtseinsstörung
3. Suizidalität
4. Wahn, Sinnestäuschungen
5. Angst-/Paniksyndrom
6. Psychopharmakainduzierte Notfälle
7. Notfälle bei Alkohol- und Drogenintoxikation

schen Notfalles hinzugezogen wird und die Entscheidung einer Zwangsunterbringung getroffen wurde, ist es ratsam, die Anwesenheit von Minderjährigen zu vermeiden. Schließlich sollte vor dem Transport in ein Krankenhaus versucht werden zu klären, ob eine psychopharmakologische Medikation notwendig ist, damit ein Handgemenge bzw. ein öffentlicher Auftritt vermieden wird.

Im folgenden werden einige psychiatrische Notfallsituationen näher beschrieben, wobei die Einteilung nach dem Prägnanztyp der Psychopathologie bzw. der zur Notfallsituation führenden Ereignisse dargestellt ist (Tab. 20.4).

20.1 Psychomotorische Erregung

Bei diesem Leitsyndrom, das auf unterschiedliche Ätiologien zurückgeführt werden kann (Tab. 20.5), liegt eine allgemeine Steigerung von Antrieb und Motorik vor. Dies kann sich nicht nur in Bewegungsdrang, sondern auch in Aggressivität ausdrücken und eventuell situationsinadäquate Handlungen mit selbst- und fremdzerstörerischen Tendenzen beinhalten. Die Befindlichkeit des Patienten kann durch Angst, Panikgefühle, innere Unruhe oder auch Wahnerleben gekennzeichnet sein.

Für den therapeutischen Umgang mit diesem Syndrom ist es wichtig, daß sich der Arzt nicht von der Unruhe des Patienten und seiner Umgebung anstecken lassen sollte. Er sollte vielmehr ruhig und bestimmt handeln und auch notwendige Entscheidungen schnell treffen. Eine zu forsche oder auch eine unentschieden zögernde Haltung kann sich dahingegen ungünstig auf dieses Syndrom auswirken. Trotz der Unübersichtlichkeit der Situation sollte immer versucht werden, die Argumente des Patienten zu hören, ihn direkt anzusprechen und vor allem seine Einwilligung für eine Behandlung zu bekommen und die dafür notwendigen Maßnahmen zu erklären. Dadurch fühlt sich der Patient nicht bedroht oder überwältigt, was letztendlich eine weitere Erregung mit sich bringen würde.

Die psychopharmakologische Therapie des Erregungszustandes ist in erster Linie syndromorientiert (*Wieck* 1974, *Kienle* 1978, *Haas* u. *Beckmann* 1983, *Berzewski* 1983, *Benkert* u. *Hippius* 1986, *Möller* et al. 1989). Trotzdem ist die Kenntnis der Ätiologie für eine differenzierte Behandlung von Bedeutung. Dafür muß neben der aktuellen Befunderhebung auch die Anamnese und ggf. die Fremdanamnese mit einbezogen werden.

Bei unklarer Ätiologie des Erregungszustandes ist die Gabe des Butyrophenons Haloperidol empfehlenswert, da es nur eine geringe kardiovaskuläre Nebenwirkung hat. Die initial dämpfende Wirkung von Phenothiazinpräparaten, z.B. Levomepromazin, kann nach Abklärung der Herz-Kreislauf-Situation ebenso erfolgreich eingesetzt werden. Bei intravenöser Applikation der zuletzt genannten Medikamente tritt die Wirkung schneller ein. Es sollte dabei bedacht werden, daß nur etwa die halbe Dosierung der oralen Applikation notwendig ist. Die einzelnen Dosierungsrichtlinien sind in Tab. 20.5 festgehalten.

Tabelle 20.5 Medikamentöse Behandlungsrichtlinien zur initialen Therapie bei Erregungszuständen unterschiedlicher Ätiologie

Ursachen	Therapie[1]
1. Exogene Ursachen:	
– zerebralorganisch psychogeriatrisch	5 mg Haloperidol i.m. oder i.v.
– epileptisch	
– nicht-konvulsiver Status	Diazepam 20–30 mg i.v. oder i.m.,
– konvulsiver Status	Phenhydaninfusion (250–500 mg)
– toxisch	Haloperidol nach Bedarf, kein Clomethiazol!
– Psychodelika	
– Horrortrip	bei Horrortrip: Diazepam (5–30 mg i.v.)
– komplizierter Rausch	
2. Endogene Ursachen:	
– schizophren	Haloperidol (5–10 mg i.v., per os)
– manisch	+ Levomepromazin (50–100 mg)
– agitiert-depressiv	Levomepromazin 50–100 mg bzw. 75 mg Amitriptylin und/oder Diazepam 10–20 mg
– Angst, Panik	evtl. Diazepam, (cave: Sucht)
3. Psychogene Erregung:	
– psychoreaktiv	Diazepam (10–20 mg i.m. oder i.v.)
– frühkindliche Hirnschäden und andere Defektsyndrome	Haloperidol, Diazepam (niedrige Dosierung, da oft verminderte Toleranz)

[1] Im Einzelfall Wiederholung der angegebenen Dosierungen: Haloperidol bis 50 mg/die, Levomepromazin bis 300 mg/die, Amitriptylin bis 150 mg/die, Diazepam bis 60 mg/die, Clomethiazol bis 10 g/die. Bei psychogeriatrischen Patienten entsprechend niedrigere Dosierung.

20.1.1 Erregungszustände aufgrund organischer (exogener) Ursachen

Bei Erregungszuständen aufgrund einer zerebralorganischen Erkrankung bzw. bei psychogeriatrischen Patienten empfiehlt sich meist die Gabe von 5 mg Haloperidol (i.m. oder i.v.), da bei den oft kreislauflabilen Patienten unter Haloperidol am wenigsten kardiovaskuläre Nebenwirkungen erwartet werden können. Bei epileptischen Erregungszuständen läßt sich durch die Gabe von Diazepam (20–30 mg i.v.) eine Besserung beobachten. Bei Versagen des Benzodiazepins kann bei den letztgenannten Erregungszuständen durch die Gabe von 5–10 mg Haldoperidol i.m. oder i.v. eine Besserung bewirkt werden. Eine Infusionsbehandlung mit Clomethiazol sollte wegen der dabei auftretenden Gefahr der Atemdepression nur unter stationären Bedingungen durchgeführt werden. Wenn anamnestisch gesichert ist, daß der Erregungszustand aufgrund toxischer Einflüsse (z.B. Alkohol, Beruhigungs- oder Schlafmittel) aufgetreten ist, sollten möglichst keine dämpfenden Psychopharmaka wie Clomethiazol, Levomepromazin, Perazin oder Diazepam verabreicht werden. Am besten hat sich dabei die Gabe von Butyrophenonen, z.B. Haloperidol, bewährt, wobei sich die Dosierung nach dem aktuellen Beschwerdebild richten sollte; initial kann mit 5 mg i.m. oder i.v. begonnen werden. Bei einer Drogenintoxikation mit Halluzinose („Horrortrip") hat sich dahingegen die Medikation von Diazepam (20–30 mg i.v.) besser als die von Haloperidol bewährt.

20.1.2 Erregungszustände im Rahmen endogener Psychosen

Bei *schizophrenen Erregungszuständen* wirken die Kranken affektiv stark gespannt, können hochgradig erregt sein und toben. Psychopathologisch lassen sich Wahngedanken, Sinnestäuschungen, abnorme Leibsensationen oder Beeinflussungsideen explorieren. Häufig ist diese Situation auch mit einer Weltuntergangsstimmung verbunden. Die katatone Erregung kann in einen Stupor umschlagen mit Sprach- und Bewegungslosigkeit, Katalepsie sowie Flexibilitas cerea. Vorsicht ist besonders beim Hinzutreten einer Erhöhung der Körpertemperatur geboten, da das Krankheitsbild der akuten febrilen Katatonie (*Häfner* u. *Kasper* 1982), das nicht eindeutig vom malignen neuroleptischen Syndrom (zur Übersicht: *Fleischhacker* et al. 1990) abzugrenzen ist, auch mit Letalität einhergehen kann. Therapeutisch hat sich bei schizophrenen Erregungszuständen Haloperidol (10 mg i.m. oder i.v.) bzw. Triperidol (3 mg) bewährt (*Berzewski* 1983, *Ellison* u. *Jacobs* 1986). Bei fehlender Wirkung kann diese Medikation in Abständen von 30 Min. wiederholt werden. Oft ist die zusätzliche Gabe des dämpfenden Neuroleptikums Levomepromazin (50 mg i.m.) notwendig. Sollte die medikamentöse Therapie der akuten febrilen Katatonie mit diesen Mitteln nicht erfolgreich durchführbar sein, muß in weiterer Folge rasch auf eine Elektrokrampftherapie umgestellt werden (*Häfner* u. *Kasper* 1982). Bei schizophrenen Patienten sollte auch bei einer eindeutig zu diagnostizierenden schizophrenen Grunderkrankung an die häufige Komorbidität mit Alkohol- und Drogenproblemen und den daraus resultierenden Folgen für die psychiatrische Notfallsituation gedacht werden (*Barbee* et al. 1989).

Beim *manischen Erregungszustand* ist die Psychopathologie zusätzlich zu der gehobenen oder gereizten Stimmung durch eine starke Aktivität, ein gesteigertes Selbstbewußtsein sowie durch Rededrang und Ideenflucht gekennzeichnet (*Goodwin* u. *Jamison* 1990). Aggressive Verhaltensweisen können ebenso häufig beobachtet werden, insbesondere wenn sich der Patient in seiner Expansivität eingeschränkt fühlt. Am Höhepunkt der manischen Erregung fehlt fast immer die Krankheitseinsicht, so daß Therapieversuche, insbesondere bei Erstmanifestationen, meist abgelehnt werden. Falls bereits früher depressive und/oder manische Krankheitsphasen bestanden haben, ist die nosologische Zuordnung des Erregungszustandes im Rahmen einer manisch-depressiven Erkrankung erleichtert. Wegen der fehlenden Krankheitseinsicht ist die Behandlung nur stationär (geschlossene Station) möglich. Dies wird jedoch dadurch erschwert, daß der Patient einer freiwilligen Aufnahme meist nicht zustimmt und andererseits auch die gesetzlichen Einweisungsvoraussetzungen nur bei unmittelbarer Fremd- und Selbstgefährdung gegeben sind. Die Behandlungsrichtlinien des manischen Syndroms entsprechen denen des schizophrenen Erregungszustandes, d.h. Gabe von Butyrophenonen und Phenothiazinen (s. Tab. 20.5).

Agitiert-depressive Erregungszustände treten häufig bei solchen endogenen Depressionen auf, bei denen spezifische Befürchtungen, wie Verarmung und Schuld, oder körperliche Mißempfindungen das Krankheitsgeschehen beherrschen, die bis zum Wahnerleben ausgebaut sein können (Verarmungs- und Schuldwahn sowie hypochondrischer und nihilistischer Wahn). In der Regel ist damit auch eine Suizidgefahr verbunden. Therapeutisch können psychomotorisch dämpfende Neuroleptika verabreicht werden, wobei sich als initiale Gabe Levomepromazin (50–100 mg) oder Perazin (100–200 mg) bewährt haben. Bei weniger schweren Fällen kann man auch sedierende Antidepressiva einsetzen, wie z.B. Amitriptylin (75 mg) (*Brodsky* u. *Pieczynski* 1985). Häufig muß zusätzlich noch ein Tranquilizer, wie z.B. Diazepam (10–30 mg) oder Lorazepam (1–3 mg), verordnet werden. Da agitiert-depressive Erregungszustände auch bei älteren Patienten auftreten, ist von Bedeutung, daß bei diesen Patienten höhere Dosierungen anticholinerger Antidepressiva pharmakogen induzierte delirante Bilder auslösen können.

Psychogene oder reaktive Erregungszustände stehen meist im Zusammenhang mit vorangegangenen seelischen Belastungen und Konfliktsituationen, die typischerweise von den Patienten appellativ vorgetragen werden. Dabei steht das ärztliche Gespräch, bei dem sich der Patient angenommen und verstanden fühlen sollte, im Mittelpunkt. Bei schweren Erregungszuständen dieser Art können auch Benzodiazepine, wie z.B. Diazepam in der Dosis von 20–30 mg (i.v. oder i.m.), gegeben werden.

20.2 Bewußtseinsstörungen

Wie im Kap. 11.1 dieses Buches dargestellt, gilt die Bewußtseinsstörung als das Leitsymptom der akuten exogenen Psychose. Dabei kann man verschiedene Grade von Bewußtseinsverminderung (von Benommenheit über Somnolenz zu Sopor, Präkoma und Koma) wie auch sonstige Formen der Bewußtseinsstörungen, wie z.B. mangelnde Klarheit des Bewußtseins (Bewußtseinseinengung) oder eine traumwandlerische Bewußtseinsverschiebung, feststellen. Bewußtseinsstörungen treten z.B. beim deliranten Syndrom, beim Verwirrtheitszustand sowie beim Dämmerzustand auf.

Delirante Zustände sind die häufigsten Verhaltensauffälligkeiten, die in einem nicht primär als psychiatrisch ausgewiesenen Notfalldienst beobachtet werden können (*Goldberg* et al. 1989). Das Delir kann durch Alkohol oder Medikamentenmißbrauch, weiterhin durch schwere körperliche Allgemeinerkrankungen (z.B. Zustand nach Operationen, Infektionen bzw. Schädel-Hirn-Traumen, Stoffwechselerkrankungen sowie bei Herz-Kreislauf- und Gefäßerkrankungen mit zerebraler Mangelversorgung) auftreten. Bei den pharmakogenen Ursachen eines Delirs muß an Antidepressiva, Antiparkinsonmittel sowie niederpotente Neuroleptika gedacht werden. Beim Alkoholdelir hat sich Clomethiazol als Therapie der Wahl durchgesetzt, wobei initial mit 1 g (2 Tabletten) begonnen werden kann (*Beckmann* u. *Athen* 1978). Aufgrund der kurzen Halbwertszeit von Clomethiazol ist eine 2stündige Gabe indiziert, wobei als Einzeldosis 0,5–1 g gegeben werden sollte. Wegen der Gefahr der Atemdepression muß bei einer Clomethiazol-infusionsbehandlung eine intensivmedizinische Überwachung erfolgen. Beim *Verwirrtheitszustand* (amentielles Syndrom), bei dem vorwiegend die Desorientierung und das unzusammenhängende Denken im Vordergrund stehen, sind internistische Maßnahmen, wie Digitalisierung, Blutdruckstabilisierung, Kontrolle des Wasserhaushaltes sowie eine Verbesserung der Fließeigenschaften des Blutes (z.B. HAES-steril®), von Bedeutung. Dieses Syndrom wird insbesondere bei älteren Menschen mit zerebralen Gefäßerkrankungen sowie bei Hirnabbauprozessen beobachtet, kann jedoch auch bei chronisch-toxischer Schädigung des Gehirns auftreten. Symptomatisch kann bei diesem Syndrom Haloperidol eingesetzt werden, wobei die Dosierung, die bei psychogeriatrischen Patienten eingesetzt wird, niedriger als die bei jüngeren Patienten liegen sollte (*Ellison* et al. 1989). Weiterhin orientiert sich die Dosierung im Einzelfall nach der Schwere der Symptomatik, es kann z.B. mit 5–30 Tropfen Haloperidol (= 0,5–3 mg) begonnen werden.

Ein *Dämmerzustand* tritt vorwiegend bei epileptischen Erkrankungen auf, wobei zwischen einem konvulsiven und einem nicht-konvulsiven Status unterschieden werden sollte (*Klosterkötter* u. *Penin* 1989). Beim Dämmerzustand ist das Bewußtsein mehr oder weniger röhrenförmig eingeengt. Dies zeigt sich psychopathologisch darin, daß der Patient zwar nach außen hin klar wirkt, daß jedoch wichtige Begleitaspekte der Umwelt ausgeblendet werden und die Wahrnehmung nicht die Gesamtheit erfaßt und dadurch nicht ein sinnvolles Handeln miteinbezogen werden kann. Bei diesem Syndrom ist natürlich die Anfallsanamnese von vorrangiger Bedeutung, und wenn möglich sollten auch ein EEG sowie eine Serumspiegelkontrolle von Antiepileptika zur diagnostischen Klärung beitragen helfen. Während eine Häufung von Dämmerzuständen eine Umstellung von Antiepileptika notwendig macht, ist beim akuten Zustand eines nicht-konvulsiven Petit-mal-Status Diazepam in der Dosierung von 10–20 mg i.v. oder Clonazepam in der Dosierung von 2–4 mg i.v. angezeigt (*Stefan* 1991). Diese Medikamente können ggf. in Abständen von 10 bis 20 Min. wiederholt werden. Ein Dämmerzustand im konvulsiven Status psychomotoricus, der auch als Dämmerattacke bezeichnet wird, kann am besten mit Phenytoin (250–500 mg i.v.) behandelt werden (ggf. auch als Infusion) (*Stefan* 1991). Interiktale Dämmerzustände bedürfen einer Serumspiegelkontrolle und, wie oben aufgeführt, auch eventuell einer Medikamentenneueinstellung. Dahingegen sind Antidepressiva und

Tabelle 20.6 Bausteine des präsuizidalen Syndroms. (Nach *Ringel* 1953)

1. Einengung:
   – situative Einengung (z.B. keine Wohnung, keine Arbeit),
   – dynamische Einengung (z.B. einseitige Ausrichtung der Wahrnehmungen und Assoziationen; einseitige Verhaltensmuster, Affekte und Abwehrmechanismen),
   – Einengung der zwischenmenschlichen Beziehungen (nur mehr geringe bis keine Kontaktaufnahme),
   – Einengung der Wertwelt (einseitig negative Färbung, besonders des Selbstwertes).
2. Umgang mit Aggressionen und Wendung der Aggression gegen die eigene Person.
3. Selbstmordphantasien.

niederpotente Neuroleptika wegen der krampfschwellensenkenden Eigenschaften kontraindiziert.

Bei *psychogenen Dämmerzuständen* steht meist der demonstrative Charakter im Vordergrund. Anamnestisch läßt sich eine situative Belastung eruieren, die dann zu fehlverarbeiteten Konflikten führt. Bei dieser Form des Dämmerzustandes hat sich die akute Gabe von Tranquilizern (z.B. Diazepam 10–30 mg i.m. oder i.v.) bewährt. Längerfristig muß jedoch an eine psychotherapeutische Behandlung gedacht werden, wobei im Einzelfall geklärt werden sollte, welche der zur Verfügung stehenden Verfahren den größten Erfolg versprechen (*Bräutigam* 1985).

20.3 Suizidalität

Eine Suizidalität kann nicht nur im Zusammenhang mit Depressionen auftreten und sollte daher in der psychiatrischen Notfallsituation bei allen Patienten abgeklärt werden. Demgegenüber steht die weit verbreitete Fehlannahme, daß man mit dem Patienten lieber nicht über Suizidalität sprechen sollte, um ihn nicht erst darauf zu bringen. Der Umgang mit suizidalen Patienten zeigt jedoch, daß sich ein Patient mit dieser Problematik erleichtert fühlt, wenn er mit dem Arzt auch über den Aspekt der Suizidgedanken, Absichten oder bereits konkret vorliegende Pläne sprechen kann.

Bei Psychosen aus dem endogenen Formenkreis (Depression und Schizophrenie) besteht prinzipiell eine erhöhte Suizidgefährdung, ebenso bei Suchterkrankungen sowie bei schweren und unheilbaren körperlichen Erkrankungen. Bei endogenen Depressionen ist insbesondere bei Eintritt in die depressive Phase und beim Heraustreten aus der Depression mit einer höheren Suizidgefährdung zu rechnen, da dabei der Antrieb vorhanden ist, um die depressiv-lebensmüden Gedanken auszuführen. Am Höhepunkt einer depressiven Verstimmung fehlt im Gegensatz dazu meistens der Antrieb, um diesen Selbstmordimpulsen nachzugeben. Bei schizophrenen Patienten können imperative Stimmen im Zusammenhang mit Suizidalität stehen, die z.B. beinhalten können, sich aus dem Fenster zu stürzen. Suchterkrankungen gehen ebenfalls häufig mit einer Suizidalität einher, wobei appellativ-selbstschädigende Suizidhandlungen im Vordergrund stehen. Bei schweren und unheilbaren körperlichen Erkrankungen, die den Patienten meist in eine somatische Abteilung führen, sollte ebenfalls die Suizidalität mitbeurteilt werden. Dabei wird der Umgang mit der jeweiligen Erkrankung und den daraus folgenden Behinderungen Thema des Gesprächsinhaltes sein.

Als anamnestische Risikofaktoren hinsichtlich der Suizidalität gelten frühere Suizidversuche, das Vorkommen von Suizidversuchen sowohl im näheren als auch im weiteren Bekanntenkreis, die Vereinsamung und Verluste von sozialen Bindungen und eine Situation mit ungesicherter oder bedrohter Lebenssituation, wie es z.B. der Status der Arbeitslosigkeit und Wohnungslosigkeit darstellt, bzw. wenn Schulden bestehen oder eine Haftstrafe droht. Bei der Beurteilung der Suizidalität hat sich aus praktischer Sicht das von *Ringel* (1953) charakterisierte präsuizidale Syndrom bewährt. Dabei wird neben der Einengung, die sowohl auf situativer und dynamischer Ebene sein kann und die zwischenmenschlichen Beziehungen und die Wertwelt miteinschließt, auch auf die Aggressionsverarbeitung und dabei auf die Aggressionsumkehr und schließlich auf die Selbstmordphantasien eingegangen. Zur definitiven Beurteilung der Suizidalität sollte der Arzt zu allen diesen Punkten Stellung nehmen können (s. Tab. 20.6).

In Tab. 20.7 sind verschiedene Fragen dargestellt, die im Zusammenhang mit der Beurteilung der Suizidalität von praktischer Relevanz sein können. Falls sich ein suizidgefährdeter Patient nicht zur stationären Behandlung bewegen läßt, besteht durch das Unterbringungsgesetz die Möglichkeit, ihn auch gegen seinen Willen einzuweisen (s. Kap. 26). Diese Einweisung kann nicht nur zum Selbstschutz des Patienten indiziert sein, sondern auch zur Abwehr von Fremdgefährdung dienen, wie es z.B. ein erweiterter Suizid einer Mutter darstellen würde, die sich und den Kindern das Leben nehmen

Tabelle 20.7 Fragen und zu beurteilende Bereiche bei Suizidalität

Fragen zur Suizidalität und deren Grundlagen:	Zu beurteilende Bereiche:
Sind Ihre Sorgen so groß, daß Sie auch schon daran gedacht haben, daß das Leben zur Zeit nicht lebenswert ist?	Lebensüberdruß, Todeswunsch
Haben Sie daran gedacht, sich wirklich das Leben zu nehmen?	Suizidgedanken oder Verhalten
Wie würden Sie es konkret machen? Haben Sie schon entsprechende Vorbereitungen getroffen? (Je konkreter die Vorstellungen, desto größer das Risiko.)	Vorbereitung
Denken Sie bewußt daran oder drängen sich die Gedanken auf, auch wenn Sie es nicht wollen? (Sich passiv aufdrängende Gedanken sind gefährlicher.)	Zwangsgedanken
Haben Sie schon mit jemanden über Ihre Suizidgedanken gesprochen? (Ankündigungen immer ernst nehmen.)	Ankündigungen
Haben sich in letzter Zeit Ihre Interessen, Gedanken und zwischenmenschlichen Kontakte gegenüber früher eingeschränkt und reduziert?	Einengung
Sind Sie gegen jemanden wütend und unterdrücken Sie diese Gefühle? (Es besteht die Möglichkeit, daß die unterdrückten Aggressionen sich gegen die eigene Person richten können.)	Aggressionshemmung, Aggressionsumkehr

will. Die Entscheidung über eine ambulante oder stationäre Behandlung kann im Einzelfall sehr schwierig sein. Eine vorbestehende psychiatrische Erkrankung und dabei vorwiegend eine aus dem endogenen Formenkreis, jedoch auch Suizidankündigungen bedingen meist eine stationäre Behandlung. Von manchen Autoren wird eine „Vertragsfähigkeit", d.h. eine auch für den Arzt einfühlsame Bereitschaft, bis zum nächsten festgelegten Termin keine suizidale Handlung auszuführen, als günstiges Zeichen für eine ambulante Behandlung angesehen. Sollte der Arzt Zweifel um die aktuelle Selbstgefährdung des Patienten haben, empfiehlt es sich auch, einen Angehörigen oder Freund des Patienten miteinzubeziehen und sich zu vergewissern, daß dieser Mensch ständig bei dem Patienten ist, d.h. auch in den Nachtstunden, und daß er bei Verschlechterung der Situation gemeinsam mit dem Patienten den Notfalldienst aufsucht. In Fällen massiver Suizidalität ist die sofortige Einweisung auf eine geschlossene psychiatrische Station erforderlich.

Neben der oben aufgeführten, wichtigen Erarbeitung eines psychologischen Verständnisses und der daraus resultierenden Führung des suizidgefährdeten Patienten kann man unterstützend auch sedierend wirkende Antidepressiva (z.B. Amitriptylin 25–150 mg pro Tag) oder schwachpotente Neuroleptika (z.B. Levomepromazin bzw. Thioridazin 25–150 mg pro Tag) verabreichen. Bei Psychosen aus dem endogenen Formenkreis, die mit Suizidalität einhergehen, steht die medikamentöse Behandlung der Grunderkrankung an 1. Stelle. Dabei sollte auf jeden Fall eine stationäre Behandlung erwogen werden.

20.4 Paranoid-halluzinatorisches Syndrom

Beim paranoid-halluzinatorischen Syndrom können unterschiedliche Formen eines Wahnerlebens (z.B. Bedeutungs-, Beziehungs- oder Verfolgungswahn) und Halluzinationen auf den verschiedenen Sinnesgebieten auftreten. Häufig bestehen auch sog. schizophrene Ich-Störungen, die durch Depersonalisation, Auflösung der Ich-Grenze sowie Fremdbeeinflussungserlebnisse charakterisiert werden können. Die verschiedenen Ausgestaltungen dieser psychopathologischen Phänomene werden in den Lehrbüchern der Psychiatrie ausführlich beschrieben. Für den psychiatrischen Notfall ist dabei wichtig, daß die verschiedenen psychopathologischen Erlebnisweisen des paranoid-halluzinatorischen Syndroms zugespitzt auftreten können, und daß der Patient dann selbstgefährdet ist oder in wenigen Fällen auch fremdgefährdend werden kann.

Für den therapeutischen Umgang empfiehlt es sich, dem Patienten Verständnis für das krankhafte Erleben zu signalisieren und ihm die Wahnerlebnisse bzw. Halluzinationen nicht auszureden bzw. sogar abzusprechen, da er dies als Ablehnung empfinden und sich nicht ernstgenommen fühlen würde. Dies bedeutet auch, daß der Patient nicht darauf hingewiesen werden sollte, daß er wegen dieser krankhaften Gedanken Medikamente einnehmen sollte, sondern vorzuschlagen, die Medikation wegen der ebenso von allen Patienten wahrnehmbaren begleitenden vegetativen Störungen wie der inneren Unruhe, Angstzuständen, Konzentrations-

und Schlafstörungen zu sich zu nehmen. Dabei kann ein hochpotentes Neuroleptikum aus der Butyrophenonreihe (z.B. Haloperidol 5–10 mg), kombiniert mit einem niederpotenten Neuroleptikum (z.B. Levomepromazin 50–100 mg, Promethazin 50–100 mg) gegeben werden. Je nach Schwere des Zustandes können diese Medikamente auch im Abstand von einer 1/2 Stunde wiederholt werden.

Paranoid-halluzinatorische Zustände können sowohl exogener als auch endogener Natur sein. Bei exogenen Ursachen stehen meist akute oder chronische Intoxikationen (z.B. Alkoholmißbrauch, Amphetamine, Halluzinogene) im Vordergrund. Die kausale Behandlung richtet sich dabei nach der zugrunde liegenden Noxe. Symptomatisch hat sich bei paranoid-halluzinatorischen Zuständen, die im Rahmen des schiozphrenen Formenkreises auftreten, die Behandlung mit hochpotenten Neuroleptika, wie z.B. Haloperidol in der Dosierung von 5–10 mg, bewährt (*Benkert* u. *Hippius* 1986), das mit einem psychomotorisch dämpfenden und schlafanregenden Neuroleptikum, z.B. Levomepromazin (50–100 mg) bzw. Thioridazin (50–100 mg), kombiniert werden kann. Je nach Schwere des Zustandes kann diese Medikation auch im Abstand von einer 1/2 Stunde wiederholt werden. Da die Erstmanifestation einer paranoid-halluzinatorischen Symptomatik auch organische Ursachen beinhalten kann, empfiehlt sich zum Ausschluß dieser Ursache eine stationäre Behandlung.

20.5 Depressive Syndrome, Angstsyndrome

Sowohl Depression als auch Angst sind nosologisch unspezifische Syndrome und können exogener, endogener oder auch erlebnisreaktiver Ursache sein.

Als *organische Ursache* für depressive und ängstliche Syndrome können vielfältige körperliche Grunderkrankungen gelten, die z.B. den Stoffwechsel betreffen, oder endokrine Erkrankungen sowie Infektionskrankheiten. Pharmakogen kann ein depressives Syndrom durch Antihypertonika (z.B. Reserpin, β-Blocker), bei Kortisonmedikation sowie im Rahmen einer Neuroleptikabehandlung auftreten. Eine organische Ursache muß auch bei Anfallsleiden, bei hirnorganischem Abbau sowie bei Suchterkrankungen (bei Alkohol- und Medikamentenmißbrauch) mitbedacht werden. Wenn diese Hintergrundinformation vorliegt, steht naturgemäß die Beseitigung der Ursache im Vordergrund.

Bei der *endogenen Depression* kann man prinzipiell gehemmte oder ängstlich-agitierte Formen unterscheiden, wobei von Bedeutung ist, daß auch eine gehemmte Depression plötzlich im sog. *„Raptus melancholicus"* in eine agitierte Form umschlagen kann und dabei meist mit Suizidalität in Verbindung steht. Die für die Depression charakteristische Symptomatik, die sich auf der Affekt-, Antriebs- und Vitalebene beschreiben läßt, wird in den Lehrbüchern der Psychiatrie ausführlich abgehandelt. Für die psychiatrische Notfallsituation ist wichtig, daß insbesondere zu Beginn und am Ende einer endogen-depressiven Phase wegen des noch bzw. wieder vorhandenen Antriebs ein erhöhtes Suizidrisiko bestehen kann. Meist empfiehlt sich bei einer agitierten Symptomatik die Gabe eines dämpfenden Antidepressivums, wie z.B. Amitriptylin in der Dosierung von 3 x 25 mg/die. Bei stark gehemmten Depressionen kann Imipramin (3x25 bis 3x50 mg/die) oder ein Monoaminoxidasehemmer (z.B. Tranylcypromin) gegeben werden, wobei aufgrund neuerer Ergebnisse den reversiblen und spezifischen MAO-Hemmern, wie z.B. Moclobemid oder Brofaromin (*Möller* u. *Wendt* 1989, *Laux* 1989), der Vorzug gegeben werden sollte. Falls beim behandelnden Arzt bei der Auswahl der Antidepressiva Unklarheit bestehen sollte, ist es günstig, sich lieber für ein dämpfendes Antidepressivum zu entscheiden.

Bei einer *erlebnisreaktiven depressiven Symptomatik* unterscheidet sich die einfühlbare Symptomatik lediglich durch die Stärke und Dauer von einer *„gesunden"* Trauerreaktion. Beim psychiatrischen Notfall steht eine psychagogische bzw. psychotherapeutische Führung im Vordergrund, die auch die Bearbeitung der möglichen Suizidalität miteinschließen sollte. Wegen der Gefahr einer Abhängigkeitsentwicklung sollten bei dieser Gruppe von Patienten Tranquilizer (z.B. Alprazolam und Diazepam) zurückhaltend verordnet werden.

Beim *Angst-/Paniksyndrom* (DSM-III-R) wird der Arzt meist vom Internisten zur Mitbehandlung hinzugezogen, nachdem er eine organische Beteiligung ausgeschlossen hat. Die panikartigen Beschwerden schließen Herzklopfen, Schwindel, Ohnmachtsgefühle und Parästhesien mit ein. Während sich für die längerfristige Behandlung des Paniksyndroms sowohl psychopharmakologisch als auch verhaltenstherapeutisch orientierte Therapieverfahren bewährt haben (*Buller* u. *Benkert* 1990), ist für die akute Behandlung der Panikattacke meist schon die bloße Anwesenheit des Arztes und ein sicheres Auftreten von entscheidender Bedeutung. Ein Anfall selbst erfordert nur selten den Einsatz eines Tranquilizers, da die Attacken meist spontan innerhalb von 30 Min. abklingen. Die Gabe von Tranquilizern (z.B. Alprazolam oder Diazepam) sollte möglichst nur unter gezielten Vorstellungen, so z.B. zur Erleichterung der diagnostischen Abklärung und zur Einleitung der Behandlung, erfolgen, da bei dieser Patientengruppe die Gefahr einer Abhängigkeitsentwicklung besteht, wobei dann trotz einer Tranquilizergabe weiterhin Panikattacken auftreten können (*Berzewski* 1983). Da Angstphänomene als unspezifische Symptome bei vielen organischen Störungen auftreten können, sollte differentialdiagnostisch stets daran gedacht werden (*Dietch* 1981).

20.6 Psychopharmaka-induzierte Notfälle

Psychopharmaka der Substanzklassen Neuroleptika, Antidepressiva, Lithiumsalze und Tranquilizer haben einen wesentlichen Fortschritt in der Medizin der letzten 30 Jahre gebracht (*Meltzer* 1987). Trotz der eindeutigen Vorteile können auch in seltenen Fällen bedrohliche Störungen auftreten, die der Arzt kennen sollte, um rechtzeitig geeignete therapeutische Maßnahmen veranlassen zu können (*Bürke* et al. 1988, *Goldberg* et al. 1989). Die durch Psychopharmaka induzierten Notfälle schließen folgende mögliche Ursachen mit ein, die in weiterer Folge näher besprochen werden: unerwünschte Arzneimittelwirkungen, Überdosierungen bzw. Intoxikationen, Medikamentenwechselwirkungen und Absetzphänomene bzw. Entzugserscheinungen. Die meisten der dabei aufgeführten Nebenwirkungen können sowohl nach Antidepressiva- wie nach Neuroleptikagabe auftreten. Pharmakogene Delire im Zusammenhang mit einer antidepressiven Medikation werden vorwiegend bei älteren Patienten beobachtet und äußern sich als kurzfristige, meist nachts auftretende akute Verwirrtheitszustände. Das Auftreten von epileptischen Anfällen scheint an eine zerebrale Vorschädigung gebunden zu sein, wobei jedoch hervorzuheben ist, daß die krampfschwellensenkende Eigenschaft der Psychopharmaka unterschiedlich ist.

Die *unerwünschten Arzneimittelwirkungen (UAW)* von trizyklischen Antidepressiva und Neuroleptika sind in Tabelle 20.8 zusammengestellt. Aus den Ergebnissen eines vom Bundesgesundheitsamt geförderten Projektes „Arzneimittelüberwa-

Tabelle 20.8 Unerwünschte Arzneimittelwirkungen bei trizyklischen Psychopharmaka im therapeutischen Bereich

Antidepressiva und Neuroleptika:
Delir
Zerebrale Anfälle
Erregungszustände
Suizidalität
Blutbildveränderungen
Orthostatischer Kollaps
Paralytischer Ileus
Harnsperre
Cholestatischer Ikterus
Kardiale Arrhythmien
Neuroleptika:
Schwere extrapyramidale Störungen
Malignes neuroleptisches Syndrom
Depression
Antidepressiva:
Allergische Reaktion
Umschlag in Manie
Paranoid-halluzinatorisches Syndrom
(Symptomprovokation)

chung in der Psychiatrie" (AMÜP) kann man auch empirisch ablesen, mit welchen unerwünschten Arzneimittelwirkungen gerechnet werden muß (*Grohmann* et al. 1990). In einer von *Greil* (1987) zusammengestellten Übersicht aus diesem Projekt, in die die psychopharmakologische Behandlung von 11 300 Patienten eingegangen ist, konnte in 181 Fällen, d.h. bei 1,6 % der Behandlungen, eine bedrohliche unerwünschte Arzneimittelwirkung dargestellt werden. Am häufigsten wurde dabei das Delir genannt (105 Fälle) und an 2. Stelle, jedoch deutlich seltener, zerebrale Anfälle (14 Fälle). Schwere depressive Verstimmungen mit Suizidalität wurden bei 13 Fällen mit der Psychopharmakotherapie in Zusammenhang gebracht und schwere extrapyramidale Störungen mit einem ausgeprägten Parkinsonsyndrom bzw. einem mutistisch-stuporösen Syndrom in 10 Fällen.

Über folgende weitere UAW wurden im Rahmen der AMÜP-Studie berichtet: gastrointestinale Erscheinungen (Subileus), Agranulozytose, zentrale Regulationsstörungen, Herz-Kreislauf-Komplikationen, malignes neuroleptisches Syndrom, Harnsperre, Hepatitis bzw. Cholestase sowie Ateminsuffizienz (s. auch Tab. 20.8). Die orthostatische Dysregulation ist auf die α-adrenolytische Wirkung von Antidepressiva zurückzuführen und tritt vorwiegend bei Patienten mit kardiovaskulärer Vorschädigung sowie bei älteren Patienten auf. Medikamente mit einer anticholinergen Wirkkomponente können Störungen am Reizleitungssystem

des Herzens verursachen, womit diese Gruppe auch als Risikopopulation für eine derartige Medikation gilt. Die anticholinerge Begleitwirkung der Antidepressiva kann auch die Entwicklung eines paralytischen Ileus bzw. einer Harnsperre begünstigen. Allergische Reaktionen, die sich meist als Arzneimittelexantheme zeigen, treten bevorzugt in den ersten 4 Behandlungswochen auf. Blutbildveränderungen wie Leukopenie und Agranulozytose treten bei den trizyklischen Antidepressiva seltener auf als unter trizyklischen Neuroleptika.

Eine hypertensive Krise, die durch die Kombination von irreversiblen MAO-Hemmern, wie z.B. Tranylcypromin, mit einer tyraminreichen Nahrung ausgelöst wird, ist eine der gefürchtetsten Nebenwirkungen. Durch die Neuentwicklung der selektiven sowie reversiblen MAO-Hemmer wird diese jedoch bald in Vergessenheit geraten sein (*Möller* u. *Wendt* 1989, *Laux* 1989).

Bei den Neuroleptika sind die Nebenwirkungen auf das *extrapyramidalmotorische System* für den psychiatrischen Notfall am bedeutendsten. Dabei kann zwischen Frühdyskinesie, Akathisie, Parkinsonoid und Spätdyskinesien unterschieden werden. Bei Kenntnis dieser Symptome kann man nicht von Notfällen sprechen. Wenn die Verordnung von Neuroleptika jedoch nicht vertraut ist, kann dieses Syndrom bedrohlich wirken. Auf jeden Fall wird das erstmalige Auftreten von extrapyramidalmotorischen Nebenwirkungen von den Patienten als eine Notfallsituation erlebt. Bei Frühdyskinesien sollten rasche Gegenmaßnahmen in Form der Gabe von Anticholinergika (z.B. Injektion einer 1/2–1 Amp. Biperiden) gegeben werden. Klinisch sind diese akuten Dyskinesien durch ein paroxysmal-hyperkinetisch-dystones Syndrom charakterisiert, wobei häufig der Kopf nach rückwärts und seitwärts gewendet wird, der Mund geöffnet und die Zunge krampfartig herausgestreckt sein können. Beim Zungen-Schlund-Syndrom können Verkrampfungen der Zungen- und Schlundmuskulatur auftreten, die sich als Sprach- und Schluckstörungen äußern. Weitere typische Symptome der Frühdyskinesien sind: Tortikollis, Trismus, Ophistotonus und Blickkrämpfe (*Müller-Spahn* 1986). Die Akathisie läßt sich als motorische Unruhe beschreiben, die häufig darin besteht, daß der Patient nicht still sitzen kann sowie einen ausgeprägten Bewegungsdrang (Tasikinesie) zeigt (*Fleischhacker* et al. 1989).

Ein pharmakogenes Parkinsonsyndrom ist durch Bradykinesie bis Akinesie sowie eine Mikrographie und eine gebundene Körperhaltung mit einem kleinschrittigen Gang charakterisiert. Diese Begleitwirkung tritt in der Regel innerhalb von 3 Monaten auf. Die Spätdyskinesien (tardive Dyskinesien) sind die schwerwiegendsten extrapyramidalen Störungen. Dabei ist charakteristisch, daß Patienten diese Bewegungsstörungen an sich selbst meist nicht bemerken. Es handelt sich um choreiforme, athetoide und dystone Bewegungsstörungen des Mundes, der Zunge, der Kau- und Wangenmuskulatur sowie der Extremitäten und des Rumpfes. Diese Störungen treten nach mehrmonatiger, meist erst nach mehrjähriger Behandlung mit Neuroleptika auf.

Die Gefahr einer *Überdosierung* ist vor allem bei der *Lithiummedikation* gegeben. Als Warn- und Initialsymptome der Intoxikation treten ein starker Tremor der Hände, Koordinationsstörungen sowie eine dysarthrische Sprache, Muskelzuckungen, Erbrechen, Durchfälle und allgemein psychische Symptome wie Verlangsamung, Apathie und Konzentrationsstörungen auf. Wenn bereits eine Desorientiertheit besteht bzw. zerebrale Anfälle und eine Bewußtseinsstörung hinzutreten, liegt bereits das Vollbild einer schweren Lithiumintoxikation vor (*Greil* u. *van Calker* 1983). Im allgemeinen stellen sich die Zeichen einer Lithiumintoxikation erst bei einem Serumspiegel von 1,5 nmol/ml ein, jedoch bei älteren Patienten können bereits Intoxikationszeichen im oberen Bereich des therapeutischen Spiegels gefunden werden. Je nach dem Schweregrad der Lithiumintoxikation muß evtl. eine stationäre, intensivmedizinische Behandlung erfolgen.

Psychiatrische Notfälle durch *Medikamentenwechselwirkungen* sind vor allem bei der Therapie mit irreversiblen MAO-Hemmern (z.B. Tranylcypromin) zu beachten. Während zeitweilig die Kombination dieser Substanzen mit trizyklischen Antidepressiva als Kontraindikation galt, zeigen neuere Arbeiten auf, daß bei Sicherstellung einer tyraminarmen Diät sowie einer regelmäßigen Blutdruck- und Pulskontrolle trizyklische Antidepressiva mit einem irreversiblen MAO-Hemmer (Tranylcypromin) kombiniert werden können (*Schmauß* et al. 1988). Bei Serotoninwiedcraufnahmehemmern (z.B. Fluvoxamin, Fluoxetin), bzw. wenn dies der vorrangige Mechanismus ist (z.B. Clomipramin), sollte jedoch eine Kombination mit irreversiblen MAO-Hemmern vermieden werden, da sich ansonsten ein sog. *Serotoninsyndrom* entwickeln kann, das vor allem durch Unruhe, Muskelrigidität, Hyperreflexie sowie Temperaturerhöhung gekennzeichnet ist (*Insel* et al. 1982).

Notfälle infolge von *Absetzversuchen bzw. Entzug* werden vorwiegend nach Benzodiazepingabe berichtet (*Hippius* et al. 1986). Die Beschwerden sind durch die vegetative Symptomatik gekennzeichnet wie z.B.: Schwitzen, Zittern, Tachykardie und Blutdruckirregularität. Weiterhin können Entfremdungserlebnisse sowie Perzeptionsstörungen auftreten. Für den psychiatrischen Notfall ist wichtig, daß beim Absetzen von Benzodiazepinen zerebrale Anfälle und Entzugspsychosen auftreten können. Die Kenntnis dieser Entzugserscheinungen verdeutlicht, daß längerfristig gegebene Benzodiazepine nicht abrupt, sondern schrittweise abgesetzt werden sollten. Falls Antidepressiva, Lithium oder Neuroleptika über einen längeren Zeitraum verabreicht wurden, empfiehlt es sich, diese schrittweise abzusetzen, da es nach einem abrupten Absetzen zu einem raschen Wiederauftreten der Symptomatik kommen kann. Bei Antidepressiva wurden auch vegetative Absetzsymptome beschrieben (*Dilsaver* u. *Greden* 1984), die jedoch nicht das Ausmaß der bei den Benzodiazepinen auftretenden Phänomene erreichen.

20.7 Notfälle bei Alkohol- und Drogenintoxikationen

Psychiatrische Notfälle bei bestehendem hohen Blutalkoholspiegel sind sowohl im Vergleich zu Alkoholentzugssyndromen als auch im Vergleich zum Gesamtkrankengut psychiatrischer Einrichtungen gering (*Feuerlein* et al. 1978). Die abnormen Verlaufsformen der akuten Alkoholintoxikation können nach *Binder* (1935) in komplizierte und pathologische Rauschzustände eingeteilt werden. Bei beiden Rauschformen tritt, oft schon nach nur relativ geringem Alkoholkonsum, eine starke Erregung auf, und im Gegensatz zum komplizierten Rausch schwindet beim pathologischen Rausch der Zusammenhang mit der Realität fast völlig. Die Behandlung besteht in einer Sedierung, die durch Benzodiazepine (z.B. Diazepam) bzw. Butyrophenone (z.B. Haloperidol) herbeigeführt werden kann (*Feuerlein* et al. 1978). Da erregte Patienten meist noch in der Resorptionsphase sind, sollte auch eine möglichst vollständige Magenentleerung erfolgen (z.B. durch Apomorphin 10 mg i.m. plus 10 mg Novadral® zur Kreislaufstabilisierung).

Die meisten Drogennotfälle sind durch eine Symptomatik mit starker Angst und Erregung gekennzeichnet. Die Symptomatik und die nachfolgenden therapeutischen Maßnahmen richten sich nach den eingenommenen Drogen. Im einzelnen kann hier keine vollständige Übersicht über die

Symptomatik gegeben werden, die in der Literatur ausführlich dargestellt ist (*Täschner* 1987, *Ladewig* 1987). Bei der diagnostischen Abklärung sollte Klarheit über die Art, Dosis und den Zeitpunkt des letzten Drogenkonsums gewonnen werden. Dies ist jedoch bei dem häufig vorliegenden polyvalenten Abusus erschwert. Bei Verdacht auf einen Drogennotfall sind folgende Grundsätze zu bedenken:

1. Es besteht eine unmittelbare Bedrohung der Vitalfunktionen, wie der Atmung und des Herz-Kreislaufes.
2. Es kann eine Eigen- und Fremdgefährdung infolge von Erregung bzw. illusionärer Verkennung auftreten. Dies beinhaltet auch die Möglichkeit einer suizidalen Handlung.
3. Zur Identifizierung der Drogen ist es wichtig, beim Patienten auch Drogenreste bzw. Gebrauchsgegenstände für Drogen zu suchen, wie z.B. Spritzen, um evtl. später durch eine Laboranalyse die eingenommenen Drogen identifizieren zu können.

Bei der akuten *Opiatintoxikation* ist die Trias: Koma, stecknadelkopfgroße Pupillen und Atemdepression, charakteristisch. Als Komplikationen können Atemlähmung, Lungenödem, epileptische Anfälle, Hirnödem und Kreislaufversagen dazutreten. Eine Opiatintoxikation erfordert eine intensivmedizinische Behandlung mit Aufrechterhaltung der Atmung durch Absaugen, Atemhilfe, Guedel-Tubus sowie evtl. Beatmung. Die spezifische Therapie bei der Opiatvergiftung besteht in der Gabe eines Antidots (*Ladewig* 1987). Naloxon hebt im Gegensatz zu Levallorphan und Nalorphin sämtliche Opiatwirkungen auf, ohne eine eigene atemdepressorische Wirkung zu entfalten. Die Dosierung beträgt 0,4–0,8 mg i.v. (1–2 Amp.) in 10minütigen Abständen (*Evans* et al. 1973). Beim Opiatentzug klagen die Patienten über Frösteln, Tremor, Gliederschmerzen, psychomotorische Unruhe, Gereiztheit und Schlafstörungen. Dabei hat sich die kurzfristige Verordnung von Promethazin (100–400 mg) oder Doxepin (150–300 mg) bewährt (*Täschner* 1983).

Bei einer *Cannabisintoxikation* herrscht meist eine sympathikomimetische Erregung vor, die durch folgende Symptomatik gekennzeichnet ist: Mydriasis, Tachykardie, Hypertonie, Hyperthermie und Hyperglykämie. Meistens finden sich auch gerötete Konjunktiven, eine gesteigerte Nasensekretion und eine Uvulaanschwellung. An therapeutischen Maßnahmen sollte ein einfühlendes Gespräch im Vordergrund stehen. Bei starker Angst und Unruhe kann Diazepam verabreicht werden, und falls psychotische Symptome mit Wahnideen

und Sinnestäuschungen auftreten, sollte Haloperidol eingesetzt werden.

Nach der Einnahme von *Halluzinogenen* wie LSD (Lysergic Acid Diethylamid), Meskalin oder Dom (2,5 -dimethody-4-, ethyl-, amphetamin) ist insbesondere beim sog. *Horrortrip* ein psychiatrischer Notfall gegeben. Dabei handelt es sich um einen abrupten Übergang des ursprünglich intendierten Rauscherlebnisses in eine psychotische Symptomatik mit Verkennung der Situation sowie produktiv-psychotischen Symptomen. Neben einer beruhigenden, psychagogisch geführten Kontaktaufnahme kann in diesem Fall Diazepam in Einzeldosen von 10 mg bis zu einer Gesamtdosis von 40–60 mg i.v. verabreicht werden. Wenn das psychotische Zustandsbild ausgeprägter ist, kann auch die Gabe von Butyrophenonen (z.B. Haloperidol) notwendig sein. Kontraindiziert sind Hypnotika vom Barbiturattyp, trizyklische Antidepressiva und Phenothiazine, die zu einer Wirkungsverstärkung führen können (*Bartels* 1978).

Bei einer Überdosierung mit *Psychostimulanzien* stehen bei den Weckaminen (Amphetamine) neben psychischen Symptomen (Steigerung der Vigilanz und des Antriebs, Erregung, Angst sowie optische und akustische Halluzinationen mit Wahnideen) sympathikomimetische Effekte im Vordergrund. Dabei hat sich eine Sedierung mit Diazepam (i.v.) bzw. die Gabe von Butyrophenonen (z.B. Haloperidol) bewährt. Barbiturate sollten wegen einer möglichen Wirkungsverstärkung nicht gegeben werden. Bei der Kokainintoxikation kann es neben den Angst- und Erregungszuständen zum Auftreten eines deliranten Syndroms oder eines Dämmerzustandes kommen mit akustischen und haptischen Halluzinationen (Kokainwanzen). Bei der Kokainintoxikation hat sich Diazepam i.v. bewährt; die produktive Symptomatik erfordert häufig die Gabe von Haloperidol in der Höhe von 5–20 mg i.m. oder i.v. (*Ladewig* 1987).

Barbiturate und andere *Hypnotika* können verschiedene Grade der Bewußtseinstrübung bis hin zum tiefen Koma auslösen. Weiterhin kann es zum Auftreten einer Atemdepression, Hyperthermie, Hypotonie und abgeschwächten oder fehlenden Muskeleigenreflexen kommen. Bei der Metaqualonintoxikation besteht eine Neigung zu Spontanerbrechen und Krämpfen. Da der Patient von Atemlähmung, Aspiration, toxischem Lungenödem und Schock bedroht ist, sollte eine entsprechende symptomatische Therapie, besonders zur Sicherung von Atmung und Kreislauf, eingeleitet werden.

Nach dem Gebrauch von *Schnüffelstoffen,* bei denen Dämpfe organischer Lösungs- und Verdünnungsmittel (z.B. Patex) inhaliert werden, kann sich eine Bewußtseinstrübung mit deliranter Symptomatik entwickeln. Von neurologischer Seite kann eine Ataxie, Dysarthrie sowie Mydriasis bestehen. Zur Sedierung empfiehlt sich bei dieser Indikation Diazepam (i.m.).

Literatur

Barbee, J.G., Clark, P.D., Chapanzano, M.S., Heintz, G.C., Kehoe, C.E.: Alcohol and substance abuse among schizophrenic patients presenting to an emergency psychiatric service. J. nerv. men. Dis. 177 (1989) 400–407

Bartels, O.: Drogen-Notfall. Dtsch. Ärztebl. 75 (1978) 951–952

Beckmann, H., Athen, D.: Die Therapie des Delirium tremens. Dtsch. med. Wschr. 103 (1978) 1427–1428

Benkert, O., Hippius, H.: Psychiatrische Pharmakotherapie. 4. Aufl. Springer, Berlin 1986

Berzewski, H.: Der psychiatrische Notfall. Perimed, Erlangen 1983

Binder, H.: Über alkoholische Rauschzustände. Schweiz. Arch. Neurol. Psychiat. 35 (1935) 209–228, 36 (1935) 17–51

Bräutigam, W.: Reaktionen, Neurosen, abnorme Persönlichkeiten. Seelische Krankheiten im Grundriß. Thieme, Stuttgart 1985

Brodsky, L., Pieczynski, B.: The use of antidepressants in a psychiatric emergency department. J. clin. Psychopharmacol. 5 (1985) 35–38

Bürke, H., Grohmann, Rüther, E.: Drug surveillance, drug monitoring in psychiatric out-patient treatment: Prescription of psychotropic drugs, diagnoses and adverse drug reaction – 3 years. Pharmacopsychiatry 21 (1988) 293–294

Buller, R., Benkert, O.: Panikattacken und Panikstörung. Diagnose, Validierung und Therapie. Nervenarzt 61 (1990) 647–657

Dietch, J.T.: Diagnosis of organic anxiety disorders. Psychosomatics 22 (1981) 661–669

Dilsaver, S.C., Greden, I.F.: Antidepressant withdrawal phenomena. Biol. Psychiatry. 19 (1984) 237–256

Edwards, J.G.: Antidepressants and convulsants. Lancet II (1979) 1368–1369

Ellison, J.M., Jacobs, D.: Emergency psychopharmacology: a review and update. Ann. Emerg. Med. 15 (1986) 962–968

Ellison, J.M., Hughes, D.H., White, K.A.: An emergency psychiatry update. Hosp. Community Psychiat. 40 (1989) 250–260

Engel, F., Marsh, S.: Helping the employee victim of violence in hospitals. Hosp. Community Psychiat. 37 (1986) 159–162

Evans, L.E.J., Roscoe, P., Swainson, C.P., Prescott, L.F.: Treatment of drug overdosage with nalaxone, specific narcotic antagonist. Lancet I (1973) 452–455

Feuerlein, W., Clarmann, M., Fischer, A., Chröder, F., Lephtien, H.: Psychiatrische Notfälle bei akuter Alkoholintoxikation. Therapiewoche 28 (1978) 2913–2919

Fleischhacker, W.W., Bergmann, K.I., Perovich, R., Pestreich, L.K., Borenstein, M., Liebermann, I.A., Kane, I.M.: The Hillside Akathisia Scale: A new rating instrument for neuroleptic induced akathisia. Psychopharmacol. Bull. 25 (1989) 222–226

Fleischhacker, W.W., Unterweger, B., Kane, J.M., Hinterhuber, M.: The neuroleptic malignant syndrome and its differentiation from lethal catatonia. Acta psychiat. scand. 81 (1990) 3–5

Gilling, P.M., Hillard, J.R., Bell, J., Combs, H., Martin, C., Dedens, J.A.: The psychiatric emergency service holding area: Effect on utilization of inpatient resources. Amer. J. Psychiat. 146 (1989) 369–372

Goldberg, R.J., Dubin, W.R., Fogel, B.S.: Behavioral emergencies. Assessment and psychopharmacologic management. Clin. Neuropharmacol. 12 (1989) 233–248

Goodwin, F.K., Jamison, K.R.: Manic-depressive illness. Oxford University Press, New York, Oxford 1990, pp. 22–36

Greil, W.: Psychopharmaka-induzierte Notfälle. In: *H. Hippius, H. Lauter, W. Greil* (Hrsg.): Psychiatrie für die Praxis, 6. Der psychiatrische Notfall. MVM Medizin Verlag, München 1987, S. 27–40

Greil, W., van Calker, D.: Lithium: Grundlagen und Therapie. In: *G. Langer, H. Heimann* (Hrsg.): Psychopharmaka. Grundlagen und Therapie. Springer, Wien 1983, S. 161–202

Grohmann, R., Koch, R., Schmidt, L.G.: Extrapyramidal symptoms in neuroleptic recipients, AAS 29: Risk factors for adverse drug reactions. Birkhäuser, Basel

Gyllenhammer, C., Lundin, T., Otto, U., Wistedt, B.: The panorama of psychiatric emergencies in three different parts of Sweden. Europ. Arch. Psychiat. neurol. Sci. 237 (1988) 61–64

Haas, S., Beckmann, H.: Psychopharmakotherapie bei (psychotischen) Erregungszuständen. In: *G. Langer, H. Heimann* (Hrsg.): Psychopharmaka. Grundlagen und Therapie. Springer, Wien, New York 1983, S. 437–446

Häfner, H.: Krisenintervention und Notfallversorgung in der Psychiatrie. Prax. Psychother. Psychosom. 31 (1986) 308–319

Häfner, H., Helmchen, H.: Psychiatrischer Notfall und psychiatrische Krise. Konzeptuelle Fragen. Nervenarzt 49 (1978) 82–87

Häfner, H., Kasper, S.: Akute lebensbedrohliche Katatonie. Nervenarzt 53 (1982) 385–394

Häfner, H., Rössler, W.: Die Begriffe des psychiatrischen Notfalls und der Krise. In: *H. Katschnig, C. Kulenkampff* (Hrsg.): Notfallpsychiatrie und Krisenintervention. Rheinland-Verlag, Köln 1987, S. 31–50

Hippius, H., Engel, R.R., Laakmann, G. (Hrsg.): Benzodiazepine. Rückblick und Ausblick. Springer, Berlin 1986

Insel, T.R., Roy, B.F., Cohen, R.M., Murphy, D.L.: Possible development of the serotonin syndrome in man. Amer. J. Psychiat. 139 (1982) 954—955

Katschnig, H., Konieczna, T.: Notfallpsychiatrie und Krisenintervention. In: *K.P. Kisker, H. Lauter, J.E. Meyer, C. Müller, E. Strömgren* (Hrsg.): Psychiatrie der Gegenwart. Bd. 2. Springer, Berlin, Heidelberg, New York, Tokyo 1986, S. 3—43

Kienle, G.: Notfalltherapie neurologischer und psychiatrischer Erkrankungen. Thieme, Stuttgart 1978

Klosterkötter, J., Penin, H.: Epilepsiepsychosen und ihre medikamentöse Behandlung. Fortschr. Neurol. Psychiat. 57 (1989) 61—69

Ladewig, D.: Die Behandlung Drogenabhängiger. In: *K.P. Kisker, H. Lauter, J.E. Meyer, C. Müller, E. Strömgren* (Hrsg.): Psychiatrie der Gegenwart. Bd. 3. Springer, Berlin, Heidelberg, New York, Tokyo 1987, S. 359—397

Lauter, H.: Akute psychiatrische Notfälle. Internist 21 (1980) 40—49

Laux, G.: Moclobemid in der Depressionsbehandlung. Eine Übersicht. Psychiat. Prax. 16, Sonderh. I (1989) 37—40

Marson, D.C., McGovern, M.P., Pomp, H.C.: Psychiatric decision making in the emergency room: A research overwiew. Amer. J. Psychiat. 145 (1988) 918—925

McNiel, D.E., Binder, R.I.: Predicitive validity of judgments of dangerousness in emergeny civil commitment. Amer. J. Psychiat. 144 (1987) 197—200

Meltzer, H.Y.: Psychopharmacology. The third generation of progress. Raven Press, New York 1987

Möller, H.J., Wendt, G.: Brofaromin — ein selektiver, reversibler und kurz wirksamer MAO-Hemmer. Psychiat. Prax. 16, Sonderh. I (1989) 32—36

Möller, H.J., Kissling, W., Stoll, K.D., Wendt, G.: Psychopharmakotherapie. Ein Leitfaden für Klinik und Praxis. Kohlhammer, Stuttgart, Berlin, Köln 1989

Müller-Spahn, F.: Extrapyramidalmotorische Nebenwirkungen unter Neuroleptika-Gabe. Diagnostik 19 (1986) 22—27

Naber, D., Perro, C., Schick, U., Sadri, I., Schmauß, M., Fröschl, M., Matuschek, A., Goebel, F.D., Hippius, H.: Psychiatrische Symptome und neuropsychologische Auffälligkeiten bei HIV-Infizierten. Nervenarzt 60 (1989) 80—85

Ringel, E.: Der Selbstmord. Abschluß einer krankhaften psychischen Entwicklung. Maudrich, Wien, Düsseldorf 1953

Salkovskis, P.M., Storer, D., Atha, C., Warwick, H.C.: Psychiatric morbidity in an accident and emergency department. Characteristic of patients at presentation and one month follow-up. Brit. J. Psychiat. 156 (1990) 483—487

Schmauß, M., Kapfhammer, H.P., Meyr, P., Hoff, P.: Combined MAO-inhibitor and tri-(tetra)cyclic antidepressant treatment in therapy resistant depression. Progr. Neuro-Psychopharmacol. biol. Psychiat. 12 (1988) 523—532

Slaby, A.E., Lieb, J., Tandredi, L.R.: Handbook of psychiatric emergencies. 3rd ed. Medical Examination Publishing Company, New York 1975

Soloff, P.H.: Emergency management of violent patients. In: *R.E. Hales, A.J. Frances* (eds.): American Psychiatric Association Press. Annual Review. Vol. 6, 1987, pp. 510—536

Stefan, H.: Epilepsien. Diagnose und Behandlung. Edition Medizin. VCH Verlagsgesellschaft, Weinheim 1991

Täschner, K.L.: Therapie der Drogenabhängigkeit. Ein Handbuch. Kohlhammer, Stuttgart 1983

Täschner, K.L.: Klinik der Rauschdrogen. In: *K.P. Kisker, H. Lauter, J.E. Meyer, C. Müller, E. Strömgren* (Hrsg.): Psychiatrie der Gegenwart. Bd. 3. Springer, Berlin, Heidelberg, New York, Tokyo 1987, S. 307—344

Wieck, H.H.: Neuropsychiatrische Notfälle. Schattauer, Stuttgart 1974

21 Besonderheiten der Therapie in der Kinder- und Jugendpsychiatrie

H. Remschmidt, M. Martin, A. Warnke

21.1 Aufgabengebiet und Entwicklungstendenzen der Kinder- und Jugendpsychiatrie

Seit dem Jahre 1968 verfügt die Kinder- und Jugendpsychiatrie in der Bundesrepublik über eine eigene Gebietsbezeichnung. Ihr Aufgabengebiet wurde in den Richtlinien der Bundesärztekammer wie folgt definiert:

„Die Kinder- und Jugendpsychiatrie umfaßt die Erkennung, nicht-operative Behandlung, Prävention und Rehabilitation bei psychischen, psychosomatischen und neurologischen Erkrankungen oder Störungen sowie bei psychischen und sozialen Verhaltensauffälligkeiten im Kindesalter".

Damit ist ein breites Aufgabenspektrum in der Therapie skizziert, das stets folgenden Gesichtspunkten Rechnung tragen muß:

— *Dem entwicklungspsychologischen Aspekt:* Bei allen kinder- und jugendpsychiatrischen Erkrankungen müssen Entwicklungsvorgänge und ihre Auswirkungen berücksichtigt werden. Denn sie bestimmen häufig die Symptomatik einer Störung und sind auch für die Therapie maßgebend.
— *Dem Familienbezug:* Die Familie oder familienähnliche Gemeinschaft ist die engste Bezugsgruppe des Kindes. Da Kinder stärker als Erwachsene von ihrer Umgebung abhängig sind, müssen sie und auch ihre Störungen in diesem Kontext gesehen werden.
— *Der Bildungs- und Ausbildungssituation:* Neben der Familie spielen Bildungs- und Ausbildungsinstitutionen (Kindergarten, Schule, andere Fördereinrichtungen) für die Entwicklung von Kindern eine außerordentlich wichtige Rolle. Daher müssen sie auch im Hinblick auf die Auslösung und Behebung von Störungen einbezogen werden.
— *Den Risikofaktoren für Entwicklungsvarianten, Störungen und Erkrankungen:* Da sich manche dieser Risikofaktoren (besonders solche im sozialen Bereich) noch ändern lassen, sollten

sie frühzeitig identifiziert und, soweit möglich, im Rahmen eines Behandlungsplanes eliminiert oder abgeschwächt werden.
— *Den protektiven Faktoren und der Prävention:* Die Kinder- und Jugendpsychiatrie ist dazu prädestiniert, präventiv wirksam zu werden. Denn bei rechtzeitigem Eingreifen ist es, gerade im Kindesalter, noch möglich, die Chronifizierung psychischer Erkrankungen zu vermeiden oder im Sinne der Prävention einer Erstmanifestation vorzubeugen. In beiderlei Hinsicht hat in den letzten Jahren ein Umdenken insofern stattgefunden, als man in stärkerem Maße versucht, die protektiven Faktoren im einzelnen Patienten, in seiner Familie und seinem Umfeld zu entdecken, um sie für die Behandlung nutzbar zu machen.

Die Entwicklung der Kinder- und Jugendpsychiatrie hat, historisch gesehen, 2 Wurzeln: die Erwachsenenpsychiatrie und -neurologie und die Kinderheilkunde. Wichtige Impulse erhielt sie aus der Psychologie, verschiedenen Zweigen der Sozialwissenschaften, der Rechtswissenschaften sowie aus der Praxis der Jugend- und Sozialhilfe. Diese Zuflüsse aus verschiedenen anderen Fachgebieten haben jedoch nicht dazu geführt, daß die Kinder- und Jugendpsychiatrie als Mixtur oder Summierung heterogener Teilgebiete aufgefaßt werden kann, sondern als ein Gebiet, das alle diese Einflüsse auf die spezifischen Bedürfnisse psychisch kranker Kinder und Jugendlicher sowie deren Familien hin integriert und strukturiert hat. So ist eine eigenständige Fachdisziplin mit eigenen diagnostischen und therapeutischen Methoden und einem ebenso eigenen Weiterbildungsgang entstanden, die sich seit der Jahrhundertwende zu entwickeln begann. Deren bisherige Entwicklung hat der deutsch-amerikanische Kinderpsychiater und Erstbeschreiber des frühkindlichen Autismus, *Kanner,* wie folgt beschrieben:

In der 1. Phase unseres Fachgebietes dachte man „über das Kind nach", in der 2. Phase arbeitete man „an Kindern", in der 3. arbeitete man „für Kinder", in der 4. arbeitet man „mit dem Kind", und für die heutige Epoche können wir hinzufügen, arbeitet man „mit dem Kind *und* seiner Familie".

In dieser historischen Kennzeichnung zeigt sich zugleich ein fortschreitender Emanzipationsprozeß des Kindes, aber auch einer Fachdisziplin, auf die das Kind, sofern es seelisch krank oder gestört ist, ein Anrecht hat. Dieses Anrecht kann auch formal aus dem 5. Prinzip der *WHO*-Deklaration über die Rechte des Kindes abgeleitet werden, wo es heißt: „Ein Kind, das körperlich, seelisch oder sozial behindert ist, soll diejenige besondere Behandlung, Erziehung und Fürsorge erhalten, die sein Zustand und seine besondere Situation erfordern".

Die Entwicklung der Kinder- und Jugendpsychiatrie im letzten Jahrzehnt, vor allem in therapeutischer Hinsicht, kann durch folgende Tendenzen gekennzeichnet werden (*Remschmidt* 1983):

a) Es besteht Übereinstimmung darüber, daß psychische Störungen und Erkrankungen bei Kindern und Jugendlichen multifaktoriell bedingt sind. Dies führt auch zu einem mehrdimensionalen Vorgehen in der Therapie und Rehabilitation.

b) Die therapeutischen Aktivitäten wurden mehr und mehr vom Individuum zur Familie und zum sozialen Umfeld hin verlagert. Dies bedeutet nicht, daß das Individuum in den Hintergrund tritt, sondern, daß es stets im Kontext seiner Lebensbedingungen gesehen werden muß.

c) Sozialpsychiatrische Aspekte wurden immer stärker in Therapie-, Präventions- und Rehabilitationsmaßnahmen integriert.

d) Die Planung kinder- und jugendpsychiatrischer Einrichtungen erfolgt stärker unter dem Aspekt der Differenzierung sowie der regionalen und überregionalen Koordination.

e) Es ergibt sich immer stärker die Notwendigkeit zur Effektivitäts- und Effizienzprüfung von Therapiemaßnahmen, aber auch von Einrichtungen.

Unter diesen Gesichtspunkten müssen auch die Besonderheiten der Therapie psychisch kranker Kinder und Jugendlicher gesehen werden.

21.2 Gesichtspunkte zur Indikationsstellung therapeutischer Maßnahmen

21.2.1 Allgemeine Gesichtspunkte

An die in der Kinder- und Jugendpsychiatrie angewandten Behandlungsmethoden müssen folgende grundlegende Anforderungen gestellt werden (*Remschmidt* 1982, 1988):

a) Sie müssen dem jeweiligen Störungsmuster angemessen sein (Grundsatz der Spezifität). Dies bedeutet, daß verschiedene psychiatrische Störungen bei Kindern und Jugendlichen mit unterschiedlichen Methoden behandelt werden bzw. behandelbar sind. Die Spezifität der Methoden im Hinblick auf die Störungen ist jeweils relativ. Welche Methode angewandt wird, richtet sich vielfach nach der Praktikabilität und der Wirksamkeit.

b) Sie müssen Modifikationen auf verschiedenen Altersstufen erlauben (Grundsatz der alters- und entwicklungsbezogenen Abwandlung).

c) Sie müssen in der Durchführung variabel und in unterschiedlichen Settings praktikabel sein, z.B. im stationären Bereich, in der Ambulanz oder als „home treatment" (Grundsatz der Variabilität und Praktikabilität).

d) Ihre Wirksamkeit sollte nachgewiesen sein, möglichst im Vergleich zu anderen Behandlungsmethoden (Grundsatz der Evaluation und der Effizienzprüfung). Dieser Grundsatz gilt sowohl für die somatischen Behandlungsmethoden als auch für die Psychotherapie. Was letztere betrifft, so gibt es bislang noch wenige aussagekräftige und methodisch ausgereifte Untersuchungen.

Leider sind diese Anforderungen bei einer großen Zahl bereits praktizierter Behandlungsmethoden nicht oder noch nicht verwirklicht.

21.2.2 Klassifikation der Behandlungsmethoden

Die in der Kinder- und Jugendpsychiatrie gebräuchlichen Behandlungsmethoden lassen sich nach verschiedenen Gesichtspunkten klassifizieren, z.B. nach der angewandten Behandlungs*methode* (z.B. Psychopharmakotherapie, funktionelle Übungsbehandlung, Verhaltenstherapie, Psychoanalyse), nach dem jeweiligen *Setting* und den Behandlungs*bedingungen* (z.B. individuumzentrierte Therapie, Familientherapie oder ambulante, stationäre, teilstationäre Therapie) und nach den *Störungsmustern,* die behandelt werden sollen (z.B. Angstsyndrome, Zwangssyndrome, schizophrene Psychosen).

In Abb. 21.1 ist diese Dreiteilung wiedergegeben. Sie verdeutlicht, daß im Hinblick auf ein bestimmtes Störungsmuster eine bestimmte Methode in einem festzulegenden Setting angewandt werden kann. Welche Methode in welchem Setting durchgeführt wird, sollte im Idealfall nach Maßgabe der empirisch erwiesenen Wirksamkeit bestimmt werden.

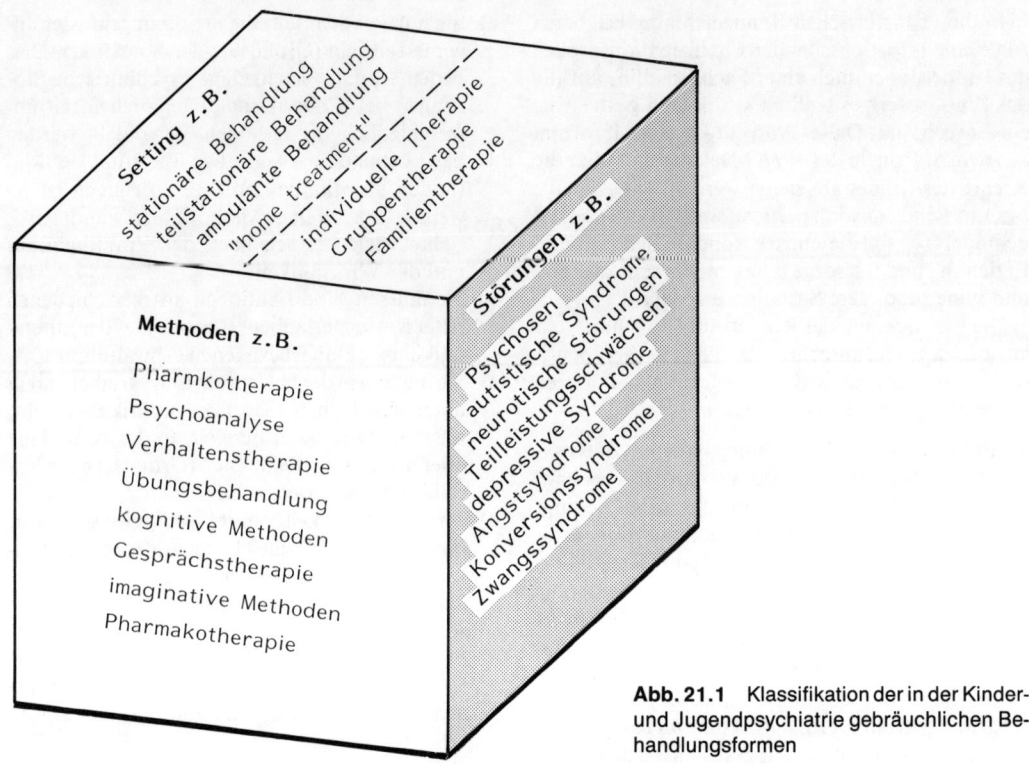

Abb. 21.1 Klassifikation der in der Kinder- und Jugendpsychiatrie gebräuchlichen Behandlungsformen

Für die Bedürfnisse der Praxis hat sich eine Einteilung nach dem Setting oder den Therapiemodalitäten als zweckmäßig erwiesen.

Unter diesem Gesichtspunkt unterscheiden wir *individuumzentrierte* Behandlungsmethoden von *familien-* und *gruppenzentrierten* Methoden. Die zuletzt genannten Kategorien beziehen sich vorwiegend auf die Psychotherapie, die zuerst genannte schließt auch somatische Behandlungsmethoden mit ein.

21.2.2.1 Individuumzentrierte Methoden

Zu ihnen zählen alle Verfahren, die schwerpunktmäßig am einzelnen Patienten durchgeführt werden. Hierzu gehören neben der Behandlung mit verschiedenen Psychopharmaka psychotherapeutische Behandlungsmethoden wie die psychoanalytisch orientierte Therapie, die Verhaltenstherapie, funktionelle Übungsbehandlungen (z.B. Wahrnehmungstraining, psychomotorische Übungsbehandlung), kreative Methoden (z.B. katathymes Bilderleben, Musiktherapie) und kognitive Therapieansätze, die z.T. sehr verschiedenen theoretischen Richtlinien angehören. Individuumzentrierte Behandlungsmethoden haben ein nahezu universelles Indikationsgebiet. Es ist nicht möglich, im

Rahmen dieser kurzen Einführung auf die Vielfalt der Indikationen einzugehen. Es seien hier nur einige Grundsätze angeführt:

Zunächst muß festgehalten werden, daß zwischen den einzelnen angeführten Methoden keine grundsätzliche Unvereinbarkeit vorliegt. Sie können durchaus kombiniert werden. Die Zeiten, in denen psychoanalytisches Vorgehen und lerntheoretische Therapieverfahren für unvereinbar gehalten wurden, sind vorbei, seit man weiß, daß alle Veränderungen letztlich auf Lern- und Umorientierungsprozessen beruhen (*Porter* 1968, *Sloane* et al. 1981).

Dennoch ist das *psychoanalytische* Vorgehen dort besonders geeignet, wo eine ausreichende Differenzierung des Patienten vorhanden ist und die Symptomatik weniger umschrieben, sondern eher diffus verteilt ist (z.B. Individuationskrisen, Zwangssymptomatik, Angstneurosen).

Die *Verhaltenstherapie* hat ihre Domäne im Bereich habitueller, d.h. aufgrund abnormer Gewohnheitsbildung entstandener Symptome und bei umschriebenen Störungsmustern. Beispiele hierfür sind die Enuresis, habituelle Verhaltensweisen (Nägelbeißen, Haareausreißen, Jactatio, Tics), Phobien, manche psychosomatische Erkrankungen (z.B. psychogene Eßstörungen, z.T. Anorexia nervosa) und eine Vielzahl von Störungen, bei denen mit Hilfe der Verhaltensmodifikation bestimmte Symptome behandelt werden, ohne daß die Grundkrankheit behoben wird (z.B. Verhaltensmodifikation bei autistischen Syndromen, Oligophrenien oder Schizophrenien).

Groß ist auch das Indikationsgebiet der *funktionellen Übungsbehandlungen*. Bei ihnen geht es vorwiegend um die Therapie umschriebener Ausfälle (z.B. Legasthenie, Rechen-, Wahrnehmungs- und Konzentrationsstörungen) und um das Aufholen von Entwicklungsdefiziten bzw. Retardierungen (z.B. in der motorischen und der Sprachentwicklung). Funktionelle Übungsbehandlungen haben auch eine Reihe sehr erwünschter Auswirkungen auf andere Bereiche, die nicht primär als Indikationsgebiet angesehen werden. So kann z.B. über eine Aktivierung psychomotorischer Abläufe das emotionale und soziale Verhalten in z.T. erheblichem Ausmaß gefördert werden.

Kreative Behandlungsmethoden werden überall dort eingesetzt, wo aufgrund des Lebensalters und des Entwicklungsstandes oder aufgrund der Störung des Patienten ein direkter Zugang über eine verbale Psychotherapie nicht oder nur schwer möglich ist. Dies bezieht sich vor allem auf die im Vorschulalter bzw. in den ersten Schuljahren angewandten, z.T. sehr unterschiedlichen Formen der Spieltherapie. Kreative Methoden haben sich ferner bei kontaktgestörten Kindern und Jugendlichen, aber auch bei sehr stark intellektualisierenden Adoleszenten außerordentlich bewährt. Sie lassen sich ebenfalls mit großem Erfolg bei Psychosen des Kindesalters oder in der Adoleszenz als zusätzliche Behandlungsmethoden neben der medikamentösen Therapie einsetzen. Dies gilt insbesondere für die Musiktherapie.

Kognitive Therapieansätze (Einsichtstherapien) haben ihr Hauptindikationsgebiet bei neurotischen Störungen. Sie erleben zur Zeit einen großen Aufschwung, insbesondere bei depressiven Erkrankungen. Auch hinsichtlich ihrer Evaluation sind Fortschritte erzielt worden.

21.2.2.2 Familienzentrierte Behandlungsmethoden

Im weitesten Sinne gehören hierzu die Familienberatung (Elternberatung), psychodynamisch orientierte Familientherapien, verhaltensorientierte Methoden, die kinderzentrierte Familientherapie und verschiedene Behandlungsmethoden des „home treatment" (Behandlung im Milieu).

Es steht außer Zweifel, daß die familienzentrierten Psychotherapiemethoden zu einer wesentlichen Bereicherung im Behandlungsspektrum geführt haben. Sie haben vielfach zu einem neuen Verständnis psychischer Störungen und Erkrankungen beigetragen. Zugleich muß aber auch darauf hingewiesen werden, daß die Indikation zu einem familienzentrierten Vorgehen sorgfältig unter Abwägung des jeweiligen Störungsmusters und der Gesamtsituation gestellt werden muß. Hier hat sich der Therapeut vor allem 2 Fragen zu stellen:

a) Steht die Störung des Kindes direkt oder indirekt im Zusammenhang mit dem Verhalten seiner Eltern oder der Familie im weiteren Sinne? Diese Frage läßt sich im allgemeinen nach sorgfältiger Anamnese und Diagnostik entscheiden, wenn man sich auf nachweisbare Zusammenhänge konzentriert.

b) Wie stabil ist das Familiengleichgewicht, und wie weit kann man in der Aufdeckung der Familienproblematik gehen? Die 2. Frage zielt auf den Grundsatz ab, daß der Therapeut nur das in Angriff nehmen darf, was er voraussichtlich auch bewältigen kann. Es ist unverantwortlich, ein gewachsenes Familiengefüge (auch wenn es neurotisch strukturiert ist) aufzubrechen ohne die Bereitschaft, im Rahmen einer längerfristigen Behandlung die daraus resultierenden Konsequenzen aufzufangen und zum Behandlungsgegenstand zu machen. Die Kinder- und Jugendpsychiatrie ist hinsichtlich ihrer Vorgehensweise schon immer familienzentriert gewesen. In keinem anderen Fachgebiet hat die Familie je diese Rolle gespielt. Es wird in Zukunft aber darauf ankommen, jene familienzentrierten Behandlungsmethoden aufzugreifen und fortzuentwickeln, die auf bewährten Prinzipien beruhen und die vorwiegend von der Störung des Kindes ausgehen, weshalb wir auch von der kinderzentrierten Familientherapie sprechen.

21.2.2.3 Gruppenzentrierte Behandlungsmethoden

Zu ihnen zählen offene Gruppenpsychotherapien (analytischer oder nichtanalytischer Vorgehensweise), zielgerichtete Gruppenpsychotherapien (z.B. Selbstbehauptungstraining, Gruppentherapie bei kontaktgestörten oder aggressiven Kindern), autogenes Training in Gruppen, die Gruppenspieltherapie und Elterngruppen verschiedener Zielrichtungen.

Die Gruppenbehandlungen haben längst Eingang in unseren Alltag gefunden. Sie haben sich in folgenden Bereichen bewährt: als offene Gruppenpsychotherapie in der Adoleszenz (bei sehr verschiedenen Störungen, insbesondere bei den häufigen Identitätskrisen), als zielgerichtete Gruppentherapien bei kontaktgestörten Jugendlichen, aber auch bei sehr aggressiven und ungesteuerten Kindern. Gruppenspieltherapien im Kindesalter sind bei einer Vielzahl von Störungen angebracht, ebenso das autogene Training, bei dem man eher die *Kontraindikationen* als die Indikationen erwähnen sollte. Solche sind: hypochondrische Befürchtungen und übermäßige Somatisierungstendenzen, zu junge Kinder (wirksame Anwendung erst nach dem 8. Lebensjahr) sowie Gruppenunfähigkeit aus verschiedenen Gründen (z.B. bei schweren Angstzuständen und aggressiven Verhaltensweisen).

21.2.3 Grundsätze zur Indikationsstellung

Im folgenden sind einige wichtige Grundsätze beschrieben, die bei jeder Indikationsstellung für eine Behandlungsmethode bedacht werden müssen.

21.2.3.1 Sorgfältige Diagnostik vor dem Stellen einer Therapieindikation

Es ist eigentlich selbstverständlich, daß die 1. Voraussetzung für die Abwägung der Therapieindikation eine sorgfältige Diagnostik ist. Sie muß ärztlicherseits erfolgen, durch psychologische Zusatzuntersuchungen ergänzt werden und bereits auf eine mögliche Behandlung ausgerichtet sein. Letzteres wird häufig mit dem Begriff der *therapierelevanten Diagnostik* umschrieben. Vielfach wird der psychiatrischen Diagnostik vorgeworfen, sie stehe kaum im Zusammenhang mit der später erfolgenden Therapie. Heute wird jedoch in vielen Kliniken der Tatsache Rechnung getragen, daß neben der klinisch-psychiatrischen Diagnose auch jene Elemente mit erfaßt werden, die für die Formulierung von Therapiezielen wichtig sind (z.B. Entwicklung, Intelligenz, Familiensituation). Dieser Notwendigkeit tragen auch manche Klassifikationsschemata Rechnung. Im Multiaxialen Klassifikationsschema (MAS) für kinder- und jugendpsychiatrische Erkrankungen werden diese Bereiche systematisch erfaßt (*Remschmidt* u. *Schmidt* 1986).

21.2.3.2 Differentielle Anpassung der Therapiemethode an das Störungsmuster

Kinder- und jugendpsychiatrische Therapie muß auf verschiedene Methoden zurückgreifen können. Die Indikation erfolgt im Idealfall nach Maßgabe des empirischen Wissens über die Wirksamkeit

einer Behandlungsform. Leider ist diese Forderung im Hinblick auf viele Störungen und Behandlungsmethoden bzw. ihre jeweilige Zuordnung noch nicht erfüllt. An 2 Beispielen läßt sich das Prinzip jedoch verdeutlichen: So werden monosymptomatische Phobien und Tierphobien am besten verhaltenstherapeutisch behandelt. Die Erfolge sind nachgewiesen und empirisch abgesichert (*Rachman* u. *Bergold* 1970). Individuationskrisen in der Adoleszenz wird man aber nicht verhaltenstherapeutisch, sondern eher psychoanalytisch orientiert behandeln, da ihre Symptome sehr uneinheitlich und zugleich umfassender sind, so daß ein lerntheoretischer Zugang zumindest sehr schwierig ist (*Remschmidt* 1979).

21.2.3.3 Abstimmung aller Therapiemaßnahmen auf Alter und Entwicklungsstand

Diese sehr einleuchtende Forderung ist im praktischen Vorgehen oft schwer zu erfüllen. Jeder Therapeut muß sich aber Gedanken darüber machen, ob die von ihm in Aussicht genommene Behandlungsmethode dem Alter und Entwicklungsstand seines Patienten angemessen ist. Im folgenden wird auf diese Gesichtspunkte ein wenig eingegangen, wobei wir mit dem Kleinkindalter beginnen (vgl. auch *Remschmidt* 1977, 1982, 1988).

Das *Kleinkindesalter* (3.–6. Lebensjahr) läßt sich entwicklungspsychologisch etwas vereinfacht kennzeichnen durch Sprachentwicklung, die überragende Bedeutung des Spiels und der Phantasietätigkeit sowie die Entwicklung von Orientierungsvorgängen. In tiefenpsychologischer Betrachtung spielen der Ödipuskomplex und die damit verbundenen ersten Identifikationskonflikte eine wichtige Rolle. Diesen Gesichtspunkten hat jede Form der Therapie Rechnung zu tragen. Das bedeutet: Anwendung projektiver (sprachfreier bzw. relativ sprachunabhängiger) Verfahren unter Nutzung des Spiels. Als Hilfsmittel bewährt haben sich der Sceno-Test, der Welt-Test, Puppenspiele, Zeichnen und Phantasiespiele jeglicher Art. Die vom Kind gebotenen Projektionen lassen sich sowohl diagnostisch als auch therapeutisch verwerten und erlauben vielfach eine gewisse Verlaufskontrolle der Therapie. Mit Hilfe dieser Technik ist sowohl eine Einzeltherapie des Kindes bei gleichzeitiger Beratung der Mutter oder der Bezugsperson möglich als auch eine simultane Therapie von Mutter und Kind unter stufenweiser Einbeziehung der Mutter in den therapeutischen Prozeß.

Auch Verhaltenstherapien nach verschiedenen Methoden sind im Kindesalter bereits möglich. Sie wurden u.a. erfolgreich angewandt beim frühkindlichen Autismus, bei Phobien und Angstzuständen, bei Tics, bei psychomotorischer Unruhe, bei Einkoten und Einnässen sowie bei hartnäckigem Nägelbeißen und Daumenlutschen.

Das *Schulalter* (6.–10. Lebensjahr) ist gekennzeichnet durch einen tiefgreifenden Wandel des kindlichen Erlebens in Richtung auf eine stärkere Realitätszuwendung, eine dauerhafte Fixierung der Interessen sowie eine zunehmende Fähigkeit zur Eingliederung in eine Gruppe.

Nach *Hart de Ruyter* (1967, 1969) kommt in diesem Stadium dem Abwehrmechanismus der Regression eine besondere Bedeutung zu. Dabei ist wichtig, unter welchen Umständen sie auftritt (nur in der Phantasie, als Reaktion auf Frustrationen oder im alltäglichen Verhalten) und in welcher Form sie sich äußert (emotional, als Entwicklungshemmung oder in Form von impulsivem und unkontrolliertem Verhalten).

Auch hier muß die Psychotherapie diese Elemente berücksichtigen. Der verbale Zugang zum Kind ist besser als im Kleinkindalter, jedoch ist es vielfach notwendig, über kreative Methoden die therapeutische Kommunikation herzustellen. In dieser Lebensphase kommt infolge der Häufigkeit von Teilleistungsstörungen den funktionellen Übungsbehandlungen ein besonderer Stellenwert zu.

Pubertät und Adoleszenz lassen sich entwicklungspsychologisch charakterisieren durch eine Reihe tiefgreifender psychischer und psychosozialer Wandlungen (Entwicklung zur Geschlechtsreife, Ich-Entwicklung und Identitätsfindung, Auseinandersetzung mit der Autorität in Familie und Gesellschaft) (*Remschmidt* 1975). Diese Wandlungen geben therapeutischen Versuchen jedweder Art besondere Probleme auf:

1. Die Einleitung und Aufrechterhaltung einer Therapie ist infolge des oft fehlenden Leidensdruckes häufig schwierig.
2. Die Rolle des Therapeuten ist schwieriger zu definieren und auszufüllen als in der Therapie bei Erwachsenen und bei Kindern.
3. Eine weitere Schwierigkeit liegt in der speziellen Problemlage der Adoleszenten (Ablehnung einer retrospektiven Schau, Zentrierung auf aktuelle Probleme, Ablehnung von Hilfsangeboten und Autorität usw.).

Diese Gesichtspunkte erschweren somatische und psychotherapeutische Behandlungen. Die schwierigste Aufgabe zu Beginn ist die Erreichung einer Therapiemotivation.

21.2.3.4 Sorgfältige Abwägung des jeweils besten Settings (Therapiemodalität) für die Therapie

Unter „*Setting*" (Therapiemodalität) verstehen wir den Rahmen, in dem die Behandlung am besten und wirkungsvollsten durchgeführt wird. Es geht dabei um die Entscheidung über ambulante oder stationäre Therapie, Therapie im häuslichen Milieu („*home treatment*"), individuumzentrierte, familienzentrierte oder gruppenzentrierte Verfahren.

Auch diese Fragen sollten stets nach 2 Gesichtspunkten abgeklärt werden:

— nach dem empirischen Wissen über die Wirksamkeit der einzelnen Methoden und
— nach der Möglichkeit, mit dem Kind und der Familie eine adäquate therapeutische Beziehung herzustellen.

a) Ambulante Behandlung

Sie wird in der Kinder- und Jugendpsychiatrie am häufigsten durchgeführt und hat, bezogen auf die einzelnen Krankheitsbilder, kaum Kontraindikationen. Sie wird sowohl bei überwiegend organisch bedingten Erkrankungen als auch bei psychogenen Erkrankungen durchgeführt. *Grenzen* der ambulanten Behandlung ergeben sich unter folgenden Bedingungen:

— Suizidalität und andere Formen der Selbstgefährdung,
— unzureichende Einwirkungsmöglichkeiten bei sehr ausgeprägter oder chronifizierter Störung,
— extreme Familienpathologie, die eine vorübergehende Trennung zwischen Eltern (Bezugspersonen) und Kind ratsam erscheinen läßt.

In einem ambulanten Setting können praktisch alle erprobten Behandlungsmethoden sinnvoll angewandt werden.

b) Stationäre Behandlung

Die Einleitung einer stationären Behandlung richtet sich in der Regel nach folgenden Gesichtspunkten:

— Schwere und/oder Chronifizierung der Erkrankung,
— Vorliegen einer Selbst- und/oder Fremdgefährdung,
— Notwendigkeit einer Trennung von der Familie und
— Fehlen geeigneter ambulanter oder teilstationärer Behandlungsangebote in Wohnortnähe (relative Indikation).

Was den zuletzt genannten Gesichtspunkt betrifft, so läßt sich zeigen, daß Patienten aus ambulant schlecht versorgten Gebieten im Durchschnitt doppelt so lange behandelt werden wie Patienten aus ambulant gut versorgten Gebieten (*Remschmidt* u. *Walter* 1989).

c) Teilstationäre Behandlung

Indikationen für den teilstationären Bereich (tagesklinische Behandlung) sind:

— Verkürzung des stationären Aufenthaltes,
— Vermeidung einer stationären Behandlung und
— Vorbereitung einer stationären Therapie.

Die zuletzt genannte Maßnahme ist in jenen Fällen indiziert, in denen dringend eine stationäre Behandlungsnotwendigkeit besteht, der Patient und seine Familie jedoch eine stationäre Aufnahme verweigern. Meist liegen in diesen Fällen große Vorurteile gegenüber psychiatrischen Krankenhäusern und eine Reihe irrationaler Befürchtungen vor, die im Rahmen einer teilstationären Behandlung häufig abgebaut werden können. Für die Eltern ist es oft eine große Beruhigung, wenn das Kind abends wieder nach Hause kommt.

Was die teilstationäre Behandlung betrifft, so ergeben sich kaum Einschränkungen, außer den bereits angeführten dringlichen Indikationen für eine stationäre Behandlung.

*d) Behandlung im häuslichen Milieu
    („home treatment")*

Für diese Behandlungsform, die in manchen Fällen sowohl stationäre als auch teilstationäre Therapien ersetzen kann, sind zunächst gewisse äußere Rahmenbedingungen Voraussetzung (*Eisert* et al. 1985):

— Wenigstens eine Bezugsperson muß zu konstanten Zeiten zu Hause sein.
— Die Räumlichkeiten sollten so sein, daß der Therapeut einen Platz findet, ohne die übrige Familie zu behindern.
— Ein Mindestmaß an Struktur muß vorhanden sein.
— Die Entfernung darf nicht zu groß sein (Fahrzeit nicht mehr als 30 bis 40 Minuten).

Darüber hinaus muß die Kooperationsbereitschaft der Eltern gegeben sein, das Eltern-Kind-Verhältnis darf nicht sehr belastet sein, und die Eltern müssen eine gewisse Gewähr dafür bieten, daß die abgesprochenen Behandlungsmaßnahmen auch dann fortgeführt werden, wenn der Therapeut nicht anwesend ist.

Schließlich muß darauf hingewiesen werden, daß „home treatment" nur sinnvoll durchgeführt werden kann, wenn eine leistungsfähige Institution mit ambulanten, stationären und teilstationären Möglichkeiten im Hintergrund steht. Denn bei dem nicht seltenen Übergang von einer Behandlungsmodalität zur anderen sind auf diese Weise am wenigsten Schwierigkeiten zu erwarten. Was das Krankheitsspektrum betrifft, so konnte gezeigt werden, daß unter bestimmten Bedingungen (klar definierte Patientengruppen, Sicherstellung der Kooperation mit der Familie, angemessener Schweregrad der Störung) „home treatment" durchaus als echte Alternative für eine stationäre Behandlung oder eine tagesklinische Behandlung angesehen werden kann (*Remschmidt* u. *Schmidt* 1988a, *Remschmidt* et al. 1988a). Allerdings sind diese Bedingungen nur bei rund 10 bis 15 % der Patienten der Inanspruchnahmepopulation einer Universitätsklinik gegeben bzw. herstellbar. In die erwähnte Evaluationsstudie wurden Patienten mit folgenden Diagnosen einbezogen: Neurosen (ICD-9 300), Anorexie (307.1), Enuresis (307.6), Enkopresis (307.7), Eßstörungen (307.5), Störungen des Sozialverhaltens (312), emotionale Störungen (313) und hyperkinetisches Syndrom (314).

Kontraindikationen für eine Behandlung im häuslichen Milieu liegen in der Notwendigkeit einer stationären Aufnahme oder in der Überlegenheit stationärer Behandlungsmöglichkeiten. Trotz ermutigender Vorerfahrungen (*Reimer* 1983, *Remschmidt* u. *Schmidt* 1988a) hat diese Behandlungsmethode ihre Bewährungsprobe noch nicht bestanden.

21.2.4 Integration verschiedener Behandlungsmaßnahmen in einen Therapieplan

In der kinder- und jugendpsychiatrischen Therapie kommt man in der Regel nicht damit aus, eine einzige Behandlungsmaßnahme bei einer bestimmten Störung durchzuführen. Vielmehr entsteht schon durch die Berücksichtigung des familiären und schulischen Umfeldes meist eine Vielzahl von Einzelmaßnahmen, die auf ein Therapieziel hin koordiniert und strukturiert werden müssen. Diesem Ziel dient ein Therapieplan. Therapiepläne sind am besten im Rahmen der stationären Behandlung erprobt. Es ist aber erforderlich, daß sie ebenso im ambulanten, im teilstationären Bereich und im Rahmen des „home treatment" erstellt, durchgeführt und nach Maßgabe des Therapieverlaufes auch modifiziert werden. Die Erstellung des Therapieplanes hat auch für den Therapeuten eine große Bedeutung im Sinne einer Klärung und Übersichtlichkeit des therapeutischen Vorgehens.

Im stationären Bereich wird nach abgeschlossener Diagnostik ein Therapieplan erstellt, der den Mitarbeitern ihren jeweiligen Aufgabenbereich zuweist und den zeitlichen Ablauf der einzelnen Therapieschritte möglichst exakt regelt. Die bei der Durchführung dieses Plans auftauchenden Schwierigkeiten werden regelmäßig besprochen und führen vielfach zu seiner Modifikation. Eine reibungslose Zusammenarbeit ist in diesem Sinne erst möglich, wenn ein Stationsteam sich auf einheitliche Grundsätze geeinigt hat und die Effektivität von Therapiemethoden nicht allein an ihrem theoretischen Anspruch, sondern auch an ihrer Durchführbarkeit und Wirksamkeit mißt.

Bei der Durchführung stationärer Therapien kommt der Gestaltung eines therapeutischen Klimas daher eine große Bedeutung zu. Zu diesem Zweck ist eine zusätzliche bzw. begleitende Weiterbildung aller Mitarbeiter der Station notwendig, die 2 Gesichtspunkten Rechnung tragen muß:

— einmal der Vermittlung von fachlichen Kenntnissen mit dem Ziel, ein besseres Verständnis für das Verhalten des Patienten zu erreichen,
— zum anderen der Erzielung eines besseren Einblicks in die eigenen Verhaltens- und Reaktionsweisen, besonders in emotionaler Hinsicht.

Schließlich ist für das Funktionieren eines therapeutischen Teams ein einheitlicher Stationsstil und ein lückenloser Informationsfluß über die Ereignisse auf der Station notwendig (*Remschmidt* et al. 1974).

In Tabelle 21.1 sind die Grundzüge eines Therapieplanes für den stationären Bereich wiedergegeben.

21.3 Besonderheiten der Therapie bei ausgewählten Krankheitsbildern

Im folgenden werden einige besondere Vorgehensweisen in der kinder- und jugendpsychiatrischen Therapie bei ausgewählten Krankheitsbildern dargestellt. Dabei kann nicht Vollständigkeit angestrebt werden. Wichtige Krankheitsbilder und spezifische Syndrome des Kindes- und Jugendalters bleiben unberücksichtigt: endogene Psychosen, Neurosen, psychosomatische Erkrankungen wie

Tabelle 21.1 Grundzüge eines Therapieplanes für die stationäre Behandlung. (Nach *Remschmidt* 1988).

Therapieplan

I. Symptomatik, Probleme des Patienten:
   1. Aus der Sicht der Eltern/Sorgeberechtigten.
   2. Aus der eigenen Sicht (individuelle Rangfolge des Leidensdrucks, abschätzbare Therapiemotivation gegenüber einzelnen Symptomen oder Problemen).

II. Verhalten des Patienten auf der Station.

III. Vorläufige Diagnose, Beurteilung der Problematik.

IV. Therapieziele:
   1. Für den Patienten:
      a) Hauptsymptomatik,
      b) Verhaltensänderungen gegenüber Erwachsenen,
      c) Verhaltensänderungen gegenüber Mitpatienten,
      d) Verhaltensänderungen gegenüber den Eltern,
      e) Verhaltensänderungen in der Schule,
      f) Änderungen der Selbstwerteinschätzung, des Selbstwertgefühls.
   2. Ziele in der Arbeit mit den Eltern.

V. Therapiemaßnahmen:
   1. Für den Patienten:
      a) Psychotherapie durch Arzt/Psychologen,
      b) Verhalten des Personals:
         – allgemein,
         – gegenüber speziellen Symptomen, Problemen,
      c) Aktivitäten und Verhaltensmöglichkeiten auf der Station,
      d) Krankengymnastik,
      e) Beschäftigungstherapie und funktionelle Übungsbehandlung,
      f) medikamentöse Behandlung,
      g) Schule,
      h) sonstige, z.B. soziale Maßnahmen.
   2. Für Familie, Beziehungspersonen, Institutionen:
      a) familienbezogene Maßnahmen,
      b) institutionelle Maßnahmen,
      c) rechtliche Maßnahmen.

VI. Kontaktaufnahme mit Außenstehenden (Jugendamt, Schule usw.).

VII. Zeitplanung:
   1. Voraussichtliche Dauer der diagnostischen Maßnahmen.
   2. Voraussichtliche Dauer der therapeutischen Maßnahmen:
      a) kurzfristige Maßnahmen (stationärer Aufenthalt),
      b) mittelfristige Maßnahmen (Zeitraum etwa 1 Jahr),
      c) langfristige Maßnahmen (Zeitraum etwa 3 Jahre).

Anorexia nervosa und Bulimie, Drogenmißbrauch und Sucht, die Formen der Schulverweigerung, Enuresis, Enkopresis, Tics, Hospitalismus, Oligophrenien, Epilepsien, um nur einige zu nennen (weiterführend: *Remschmidt* u. *Schmidt* 1985, 1988 b). Die Behandlungsansätze der wichtigsten Erkrankungen werden in anderen Kapiteln dieses Bandes dargestellt. Im übrigen kommt es hier darauf an, die wichtigsten therapeutischen Maßnahmen bei einigen klinisch bedeutsamen kinder- und jugendpsychiatrischen Krankheitsbildern zu erläutern. Es werden jeweils einige wichtige Syndrome des Kindesalters und des Jugendalters nacheinander dargestellt.

21.3.1 Frühkindlicher Autismus

21.3.1.1 Diagnostik

Die beiden in der Kinder- und Jugendpsychiatrie angewandten Klassifikationsschemata, das Multiaxiale Klassifikationsschema (MAS) für psychiatrische Erkrankungen bei Kindern und Jugendlichen (deutsche Bearbeitung: *Remschmidt* u. *Schmidt* 1986) und das amerikanische Klassifikationsschema DSM-III-R (deutsche Bearbeitung: *Wittchen* et al. 1989) geben die Möglichkeit, den frühkindlichen Autismus anhand anerkannter und gut anwendbarer Kriterien zu definieren.

Beide Schemata fassen den frühkindlichen Autismus als eine Störung auf, die in den ersten 30 Monaten beginnt und durch eine massive Kontaktstörung sowie Besonderheiten der sprachlichen, motorischen und kognitiven Entwicklung gekennzeichnet ist. Das DSM-III-R enthält sinngemäß folgende Kategorien:

— Beginn im Kleinkindalter.
— Grundlegender Mangel an Reaktion auf andere Menschen (Autismus).
— Große Defizite in der Sprachentwicklung.
— Wenn Sprache vorhanden ist, sind eigentümliche Sprachmuster, wie etwa prompte oder verzögerte Echolalie, metaphorische Sprache und Pronomen-Umkehr zu beobachten; auffällig ist auch das Sprechen hinsichtlich z.B. Lautstärke, Tonhöhe oder Intonation.
— Bizarre Reaktionen auf verschiedene Aspekte der Umgebung, z.B. Widerstand gegen Veränderungen, eigentümliche Interessiertheit an bzw. Beziehungen zu belebten oder unbelebten Objekten.
— Fehlen von Wahnphänomenen, Halluzinationen, Lockerung der Assoziationen und Zerfahrenheit wie bei der Schizophrenie.

Neben diesen Schemata existieren noch weitere Kriterienlisten bzw. Beobachtungsskalen, die zur Verfeinerung der Diagnostik geeignet sind und die auch erlauben, verschiedene Schweregrade autistischen Verhaltens festzulegen. Die bislang am besten erprobte Skala dieser Art ist die von *Schopler* et al. (1980) entwickelte *„Childhood Autism Rating Scale (CARS)"*, die aus 15 verschiedenen Skalen besteht und inzwischen an über 1200 Kindern erprobt wurde.

Nachdem lange Zeit im Hinblick auf die Ätiologie des frühkindlichen Autismus Thesen zur Psychogenese im Vordergrund standen, haben sich in den letzten Jahren vermehrt Gesichtspunkte ergeben, die für die Beteiligung folgender Faktoren an der Ätiologie und Genese des frühkindlichen Autismus sprechen: Störungen früher kognitiver Prozesse (*Rutter* 1968, *Martinius* 1974), Störungen der zentralen Aktivierung und Wahrnehmungsstörungen (*Ornitz* u. *Ritvo* 1968, *Weber* 1970), Hirnschädigungen und neuropsychologische Ausfälle (*De Long* 1978, *Weber* 1970, 1985, 1988), genetische Einflüsse (*Folstein* u. *Rutter* 1978, *Ritvo* et al. 1985), biochemische Besonderheiten (*Todd* et al. 1990) und die Wechselwirkungen all dieser Einflüsse.

Im Endergebnis weisen alle diese Faktoren in die gleiche Richtung, nämlich auf Abnormitäten in der Struktur, Funktion oder im Stoffwechsel des Zentralnervensystems.

21.3.1.2 Therapie und Rehabilitation

Untersuchungen zur Therapie und Rehabilitation autistischer Kinder haben ergeben, daß die stärker verhaltensorientierten, direkten und strukturierten Behandlungsmethoden größere Erfolge aufweisen als jene, welche die Kinder zu sehr ihrem eigenen Entwicklungsgang überlassen (*Schopler* 1983). Dies ist auch verständlich, denn wenn man autistische Kinder nicht konsequent an bestimmte Aufgaben heranführt, kann es leicht passieren, daß sie sich ganz ihren stereotypen Gewohnheiten überlassen und immer weniger aktivierbar sind.

Für die Behandlung haben sich folgende Prinzipien bewährt:

a) Jede Behandlung sollte von dem ganz individuellen Entwicklungsprofil des einzelnen Kindes ausgehen und dann gezielt, aber von Kind zu Kind jeweils verschieden, einzelne Bereiche in die Behandlung einbeziehen: z.B. die Reinlichkeiterziehung, die Sprachanbahnung, das Eßverhalten, das Sozialverhalten, die Verminderung selbstverletzender Aktivitäten, die Förderung lebenspraktischer Fertigkeiten.

b) Dieses gezielte therapeutische Vorgehen muß aber in ein Gesamtkonzept eingeordnet werden und insofern, trotz der Förderung verschiedener Bereiche, ganzheitlich sein.

c) In diesem Sinne ist die Einbeziehung der Eltern und der Umgebung des autistischen Kindes in alle Behandlungs- und Förderungsmaßnahmen von ausschlaggebender Bedeutung. Die Eltern können wichtige Behandlungsschritte zu Hause fortsetzen oder zumindest die in der Behandlung angewandten Prinzipien in der häuslichen Umgebung einhalten. Inwieweit die in jüngster Zeit propagierte *„Therapie des erzwungenen Festhaltens"*, die von der amerikanischen Kinderpsychiaterin *Welch* entwickelt wurde und von dem Ehepaar *Tinbergen* (1984) stark gefördert wird, erfolgreich ist, muß noch genauer untersucht werden. Das Festhalten des Kindes erfolgt durch die Eltern. Prinzip ist, daß unter dem körperlichen Kontakt — auch gegen den Widerstand des Kindes — Schmerz, Angst, Wut oder Trauer des Kindes übergehen in Entspannung, Gefühle von Geborgenheit, Freude, liebevoller Interaktion. Bewährt haben sich auch Elterngruppen und Elternvereinigungen, die in der Bundesrepublik im Dachverband „Hilfe für das autistische Kind" zusammenarbeiten.

d) Bei manchen Kindern ist auch eine medikamentöse Behandlung als zusätzliche Maßnahme indiziert, z.B. bei ausgesprochen hyperaktivem Verhalten, bei selbstverletzendem Verhalten oder bei zerebralen Anfällen.
   Bei *hyperaktivem Verhalten* wurden Stimulanzien mit Erfolg angewandt (z.B. Methylphenidat), aber ebenso Neuroleptika, z.B. Thioridazin. Wohl am häufigsten von allen Psychopharmaka werden Neuroleptika in der Behandlung autistischer Kinder eingesetzt. Insbesondere Haloperidol in niedrigen Dosen konnte in Einzelfällen Stereotypien, Rückzugsverhalten, Hyperaktivität und Nervosität autistischer Kinder vermindern. Ein kurativer Langzeiteffekt ist allerdings nicht nachgewiesen, und aufgrund der Nebenwirkungsproblematik der Neuroleptikamedikation ist die Indikation streng zu stellen. Absolute Indikationen sind akute psychotische Zustände, Erregungszustände und schwere Tic-Symdrome; relative Indikationen sind Hyperaktivität, Aggressivität und schwere Verhaltensstörungen.
   Die „Megavitamin"-Therapie, mit der „Mega"-Dosen bestimmter Vitamine (vorwiegend Vitamin-B-Komplex) verabreicht werden, ist in ihrer Wirksamkeit noch nicht ausreichend gesichert, sie wird kontrovers diskutiert; erhebliche Nebenwirkungen sind möglich (weiterführend: *Rimland* 1987, *Gualtieri* et al. 1987).
   Selbstverletzendes Verhalten kann sowohl medikamentös als auch verhaltenstherapeutisch beeinflußt werden. Die verhaltenstherapeutischen Verfahren beinhalten Prinzipien der Löschung, der positiven Verstärkung, des Entzugs positiver Verstärker, Strafmethoden einschließlich elektroaversiver Behandlungsverfahren sowie übende Verfahren. Die medikamentöse Behandlung mit Psychopharmaka ist als ergänzende Maßnahme anzusehen, zumal wissenschaftlich fundierte Vergleichsstudien rar sind. Bei akuten autoaggressiven Erregungszuständen sind Präparate wie Diazepam, Haloperidol und Levomepromazin einsetzbar (weiterführend: *Brezovsky* 1985, *Weber* 1988).
   Bei *zerebralen Anfällen*, die bei etwa 30 % aller Kinder mit frühkindlichem Autismus in der Adoleszenz vorkommen, ist eine antiepileptische Medikation erforderlich, die sich am Anfallstyp ausrichtet.

e) Was die *Beschulung* autistischer Kinder betrifft, so sind verschiedene Wege gegangen worden: Unterricht in kleinen Gruppen, in Spezialklassen und Sonderschulen, aber ebenso Integration in Kindergärten und Schulen, die auch von gesunden Kindern besucht werden. Über die schulischen Förderungsansätze existieren unterschiedliche Meinungen. Die heute stark propagierte Integration hat im Verhalten des autistischen Kindes seine Grenzen, aber oft auch in der mangelnden Förderbarkeit anderer Kinder, wenn die Heterogenität der Gruppe zu groß ist. Bei sorgfältiger Auswahl der Kinder und bei gegebener Möglichkeit zur Binnendifferenzierung innerhalb der Klasse ist aber auch eine integrative Förderung mit anderen Kindern möglich.

21.3.1.3 Verlauf und Prognose

Die wichtigsten Indikatoren für die Prognose sind Intelligenz und Sprachentwicklung um das 5. bis 6. Lebensjahr. Haben die Kinder zu diesem Zeitpunkt die Sprache relativ gut entwickelt und eine gute Intelligenzausstattung (durchschnittlich bis überdurchschnittlich), so kann mit einer vergleichsweise günstigen Prognose gerechnet werden. Für die Beurteilung des Verlaufes ist es sehr wichtig zu wissen, daß sich die Symptomatik und die Verhaltensauffälligkeiten autistischer Kinder mit der Entwicklung kontinuierlich ändern (*Weber* 1970).

Tabelle 21.2 Vergleich der umschriebenen Entwicklungsrückstände und der spezifischen Entwicklungsstörungen im Multiaxialen Klassifikationsschema (MAS) und im DSM-III-R

Umschriebene Entwicklungsrückstände (Achse II des MAS)	Spezifische Entwicklungsstörungen (Achse II des DSM-III-R)	
0 Kein umschriebener Entwicklungsrückstand	–	
1 Umschriebene Lese-Rechtschreibschwäche	315.8	Entwicklungsstörung des expressiven Rechtschreibens
	315.0	Entwicklungsstörung des Lesens
2 Umschriebene Rechenschwäche	315.10	Entwicklungsstörung des Rechnens
3 Andere umschriebene Lernschwächen	315.90	Nicht anderweitig spezifizierte Entwicklungsstörungen
4 Umschriebener Rückstand in der Sprech- und Sprachentwicklung		Entwicklungsstörungen der
	315.39	– Artikulation
	315.31	– expressiven Sprache
	315.31	– rezeptiven Sprache
5 Umschriebener Rückstand in der motorischen Entwicklung	315.40	Entwicklungsstörung der motorischen Koordination
6 Multiple Entwicklungsrückstände (Mischform)	–	

Mittlerweile liegen etwa 10 Längsschnittuntersuchungen über autistische Kinder vor, die zusammenfassend etwa folgende Ergebnisse erbracht haben: 1 bis 2 % sind zum Katamnesezeitpunkt fast unauffällig, 5 bis 15 % bewegen sich im Grenzbereich zur psychopathologischen Auffälligkeit, 16 bis 25 % bleiben weiterhin in autistischer Weise auffällig, lassen sich aber gut führen, und bei 60 bis 75 % muß die Prognose als ungünstig bis sehr ungünstig bezeichnet werden, d.h., diese Kinder sind auch als Erwachsene auf fremde Hilfe angewiesen. Rund die Hälfte autistischer Kinder muß langfristig in Institutionen untergebracht werden.

Die Frage eines Übergangs des frühkindlichen Autismus in eine Schizophrenie wurde in der Literatur immer wieder diskutiert. Die Mehrzahl der sorgfältig durchgeführten Verlaufsuntersuchungen konnten diesen Übergang jedoch nicht bestätigen.

21.3.2 Teilleistungsschwächen

21.3.2.1 Diagnostik

Unter Teilleistungsschwächen verstehen wir umschriebene Ausfälle sehr unterschiedlicher Funktionen, die aus dem übrigen Leistungsniveau bzw. dem Entwicklungsstand eines Kindes herausfallen (*Remschmidt* 1987). In der Definition von *Graichen* (1979) handelt es sich bei ihnen um ,,Lei-

stungsminderungen einzelner Faktoren oder Glieder innerhalb eines größeren funktionellen Systems, das zur Bewältigung einer bestimmten komplexen Leistungsaufgabe erforderlich ist".

Dieser Ansatz fußt auf der Theorie von *Luria* (1970), der innerhalb der höheren kortikalen Funktionen eine Reihe von relativ selbständigen Subsystemen unterscheidet, die zwar in den Gesamtkontext der Hirnfunktionen eingefügt sind, aber relativ isoliert gestört werden können. Danach werden Teilleistungsschwächen stets anhand bestimmter Leistungs- und Anpassungsaufgaben sichtbar.

Teilleistungsschwächen werden meist im Kontext der *Entwicklung* gesehen und häufig als *Entwicklungsverzögerungen* oder als umschriebene Leistungsrückstände aufgefaßt. Sie werden von sekundär entstandenen (erworbenen) umschriebenen Leistungsausfällen unterschieden, die man früher als ,,*Hirnwerkzeugstörungen*" bezeichnete und die heute unter dem Namen ,,neuropsychologische Syndrome" geläufig sind (z.B. Agnosien, Alexien, Aphasien, Apraxien).

Im Multiaxialen Klassifikationsschema (MAS) nach *Rutter, Shaffer* und *Sturge* (*Remschmidt* u. *Schmidt* 1986) werden ebenso wie im DSM-III-R (*Wittchen* et al. 1989) 6 Gruppen von Störungen unterschieden. Sie sind in Tab. 21.2 wiedergegeben. Wie aus der Tabelle ersichtlich ist, existieren Unterschiede zwischen dem Multiaxialen Klassifikationsschema (MAS) und dem DSM-III-R, wobei die Lese-Rechtschreibschwäche, die Rechenschwäche und der umschriebene Rückstand der Sprech- und Sprachentwicklung weitgehend identisch sind, während sich die anderen Formen unterscheiden.

Im folgenden wird nach der Klassifikation des MAS vorgegangen, wobei das Hauptaugenmerk auf die umschriebene Lese-Rechtschreibschwäche (Legasthenie) gelegt wird.

a) Umschriebene Lese-Rechtschreibschwäche (Legasthenie)

Sie ist definiert als eine Störung, ,,deren Hauptmerkmal eine ausgeprägte Beeinträchtigung der Entwicklung der Lese- und Rechtschreibfähigkeit ist, die nicht durch eine allgemeine intellektuelle Behinderung oder inadäquate schulische Betreuung erklärt werden kann" (MAS).

Bei den Kindern bestehen häufig Sprech- und Sprachschwierigkeiten, eine beeinträchtigte Rechts-Links-Unterscheidung oder sensomotorische Störungen. Häufig finden sich ähnliche Schwierigkeiten bei anderen Familienmitgliedern, was als ein Hinweis auf eine genetische Komponente aufgefaßt werden kann.

b) Umschriebene Rechenschwäche

Hier handelt es sich um eine Störung, ,,deren Hauptmerkmal eine ausgeprägte Beeinträchtigung der Entwicklung der Rechenfähigkeit ist, die nicht durch eine generelle intellektuelle Behinderung oder inadäquate schulische Betreuung erklärt werden kann" (MAS). Synonym ist der Begriff ,,*Dyskalkulie*".

c) Andere umschriebene Lernschwächen

,,Störungen, deren Hauptmerkmal eine ausgeprägte Beeinträchtigung der Entwicklung eines anderen Leistungsbereichs ist, die nicht durch eine generelle intellektuelle Behinderung oder eine inadäquate schulische Betreuung erklärt werden kann" (MAS).

d) Umschriebener Rückstand in der Sprech- und Sprachentwicklung

Unter dieser Bezeichnung werden Störungen zusammengefaßt, ,,deren Hauptmerkmal eine ausgeprägte Beeinträchtigung der Entwicklung des Sprechens und der Sprache (Syntax oder Semantik) ist, die nicht durch eine allgemeine intellektuelle Behinderung erklärt werden kann. Am verbreitetsten ist eine Verzögerung in der Entwicklung der normalen Wort-Ton-Produktion, aus der eine Artikulationsstörung resultiert. Weglassen oder Ersetzen von Konsonanten ist sehr verbreitet. Auch kann die Sprachproduktion verspätet eintreten. Gelegentlich besteht gleichzeitig ein Rückstand im Sprachverständnis. Entwicklungsrückstände, die überwiegend auf einer deprivierenden Umgebung beruhen, sind hier einzuschließen" (MAS).

e) Umschriebener Rückstand der motorischen Entwicklung

Unter dieser Überschrift rangieren Störungen, ,,deren Hauptmerkmal eine ausgeprägte Beeinträchtigung in der Entwicklung der motorischen Koordination ist, die nicht durch eine allgemeine intellektuelle Behinderung erklärt werden kann. Die Ungeschicklichkeit ist gewöhnlich mit Wahrnehmungsstörungen verbunden" (MAS). Häufig wird die Störung auch mit dem Begriff ,,*Dyspraxiesyndrom*" belegt.

f) Multiple Entwicklungsrückstände

,,Ein Rückstand der Entwicklung in einer spezifischen Fertigkeit (z.B. Lesen, Rechnen, Sprechen oder Koordination) ist häufig verbunden mit geringeren Rückständen in anderen Fähigkeiten. Trifft das zu, dann sollte die am meisten beeinträchtigte Fähigkeit verschlüsselt werden. Die Kategorie ,,multiple Entwicklungsrückstände" sollte nur benutzt werden, wenn keine Fähigkeit überwiegend betroffen ist" (MAS).

In Tab. 21.3 ist die Häufigkeit von Teilleistungsschwächen in einer vollständigen kinder- und jugendpsychiatrischen Inanspruchnahmepopulation wiedergeben (nach *Remschmidt* 1987). Im Rahmen des Modellprogramms Psychiatrie der Bundesregierung hatten wir Gelegenheit, nahezu alle Kinder und Jugendlichen, die in den entsprechenden Einrichtungen in 3 Landkreisen vorgestellt wurden, zu erfassen und nach dem Multiaxialen Klassifikationsschema zu diagnostizieren.

Die Tab. 21.3 zeigt zunächst, daß infolge von Mehrfachantworten mehr Nennungen als Patienten auftreten, so daß sich die Prozentangaben nicht immer zu 100 ergänzen. Kein umschriebener Entwicklungsrückstand wurde bei 70,3 % der Patienten in dieser Inanspruchnahmepopulation festgestellt. Ein umschriebener Rückstand in der Sprachentwicklung wurde ebenso wie beim umschriebenen Rückstand in der motorischen Entwicklung in 10,1 % der Fälle diagnostiziert. Auf die Population des Schulalters bezogen (N = 2386), ergeben sich für die umschriebene Lese- und Rechtschreibschwäche ein Prozentanteil von 8,2 %, für die umschriebene Rechenschwäche von 1,9 %. Der Rest verteilt sich auf multiple Entwicklungsrückstände und auf die Restkategorie ,,unbekannt". Gleich-

Tabelle 21.3 Teilleistungsschwächen (umschriebene Entwicklungsrückstände) und Lebensalter in einer vollständigen kinder- und jugendpsychiatrischen Inanspruchnahmepopulation (männliche und weibliche Patienten aus allen dokumentierenden Einrichtungen). In der 1. Zeile jeder Zelle steht die Anzahl der Nennungen, in der 2. Zeile der relative Anteil der Zelle an der Zeilensumme (in %) und in der 3. Zeile der relative Anteil an der Spaltensumme (in %). Die Prozentzahlen beziehen sich auf die Anzahl der jeweiligen Personen, für die das Zeilen- bzw. Spaltenkriterium zutrifft. Wegen der Möglichkeit von Mehrfachantworten ergänzen sich die Summen der Prozentzahlen nicht zu 100 %. (Nach *Remschmidt* 1987)

	Alter							
	0–<3 Jahre	3–<6 Jahre	6–<9 Jahre	9–<12 Jahre	12–<15 Jahre	15–<18 Jahre	>18 Jahre	
Keine Störung	142	183	351	356	470	579	216	2 297
	6,2	8,0	15,3	15,5	20,5	25,2	9,4	70,3
	50,9	53,7	60,2	66,2	79,0	86,4	83,1	
Umschriebene Lese-Rechtschreibschwäche	0	0	40	74	60	21	6	201
	0,0	0,0	19,9	36,8	29,9	10,4	3,0	6,2
	0,0	0,0	6,9	13,8	10,1	3,1	2,3	
Umschriebene Rechenschwäche	0	0	14	17	6	3	2	42
	0,0	0,0	33,3	40,5	14,3	7,1	4,8	1,3
	0,0	0,0	2,4	3,2	1,0	0,4	0,8	
Andere umschriebene Lernschwächen	0	3	14	10	3	2	0	32
	0,0	9,4	43,8	31,3	9,4	6,3	0,0	1,0
	0,0	0,9	2,4	1,9	0,5	0,3	0,0	
Umschriebener Rückstand in der Sprachentwicklung	25	110	111	31	12	22	19	330
	7,6	33,3	33,6	9,4	3,6	6,7	5,8	10,1
	9,0	32,3	19,0	5,8	2,0	3,3	7,3	
Umschriebener Rückstand in der motorischen Entwicklung	65	57	96	46	22	25	18	329
	19,8	17,3	29,2	14,0	6,7	7,6	5,5	10,1
	23,2	16,7	16,5	8,6	3,7	3,7	6,9	
Multiple Entwicklungsrückstände	54	34	38	24	14	10	12	186
	29,0	18,3	20,4	12,9	7,5	5,4	6,5	5,7
	19,4	10,0	6,5	4,5	2,4	1,5	4,6	
Unbekannt	2	7	6	19	21	23	8	86
	2,3	8,1	7,0	22,1	24,4	26,7	9,3	2,6
	0,7	2,1	1,0	3,5	3,5	3,4	3,1	
Anzahl	279	341	583	538	595	670	260	3 266
%	8,5	10,4	17,9	16,5	18,2	20,5	8,0	100,0

zeitig gibt die Tabelle die Altersverteilung wieder. Daraus wird deutlich, daß die umschriebene Lese-Rechtschreibschwäche, die umschriebene Rechenschwäche und andere Lernschwächen erst im Schulalter auftreten und mit zunehmendem Alter dann seltener werden. Bei einem Vergleich zwischen Jungen und Mädchen überwiegen die Teilleistungsschwächen sehr deutlich bei den Jungen.

Trotz einer Vielzahl von Untersuchungen über Teilleistungsschwächen ist deren Ätiologie und Genese noch nicht hinreichend geklärt. Dies liegt an der Komplexität der Störungen, die bislang nur nach ihrem „Endergebnis" klassifiziert werden, wobei die einzelnen Komponenten für ihr Zustandekommen sehr vielschichtig sein können. Auch stellen ihre Entwicklungsabhängigkeit und das

Fehlen katamnestischer Untersuchungen mit parallelisierten Kontrollgruppen ein Hindernis für das Verständnis ihrer Ursachen dar.

Um so mehr existieren Hypothesen, die nicht für alle Teilleistungsschwächen gleichermaßen gelten, bei der einen oder anderen von ihnen jedoch zutreffend erscheinen:

a) Seit langem wird eine *genetische Disposition* für Teilleistungsschwächen postuliert. Sie trifft am ehesten auf die Lese-Rechtschreibschwäche zu (*Weinschenk* 1965) und wird auch durch Zwillingsuntersuchungen gestützt (s. *Niebergall* 1987).

b) Auch die Zurückführung von Teilleistungsschwächen auf angeborene oder erworbene

Hirnfunktionsstörungen hat eine weite Verbreitung gefunden. Diese These hat ihre Grenze darin, daß z.T. sehr umschriebene Ausfälle bei Teilleistungsschwächen bislang nicht auf ein klares zerebrales Korrelat zurückgeführt werden konnten. In diesem Zusammenhang erhebt sich auch die Frage, ob nicht Reifungs- und Entwicklungsverzögerungen einen wesentlichen Anteil an der Ursache haben, ohne daß sich diese auf umschriebene Funktionsstörungen zurückführen lassen (*Gubbay* 1975). Insofern kann die sehr allgemeine Hypothese einer zerebralen Verursachung von Teilleistungsschwächen vorerst als noch nicht abgesichert angesehen werden.

c) Entwicklungshypothese und Hypothese einer Hirnfunktionsstörung berühren sich in dem Ansatz, Teilleistungsschwächen auf ein gestörtes Zusammenwirken der beiden Hirnhemisphären zu beziehen (*Knights* u. *Bakker* 1976, *Remschmidt* u. *Niebergall* 1981, *Warnke* 1990). Wenngleich dieser Ansatz bislang nur wenig konkrete Ergebnisse zur Erklärung von Teilleistungsschwächen erbracht hat, so erscheint er gerade wegen des möglichen Zusammenspiels zwischen Reifungsstörung und Hirnfunktionsstörung für künftige Forschungen erfolgversprechend. Er läßt sich im übrigen auch mit jenen Vorstellungen kombinieren, die Teilleistungsschwächen auf Störungen der Aufmerksamkeit und den kognitiven Stil zurückzuführen suchen (*Knights* u. *Bakker* 1976).

Schließlich erscheint es bei Sicherung der bislang vorliegenden Ergebnisse am wahrscheinlichsten, daß mehrere Faktoren an der Entstehung von Teilleistungsschwächen mitwirken, wobei genetische Disposition und Entwicklungsfaktoren ebenso wie Hirnfunktionsstörungen und der kognitive Stil zusammenwirken können. Derartige multifaktorielle Ansätze sind theoretisch zwar plausibel, lassen sich aber wegen der Möglichkeit sehr unterschiedlicher Verknüpfungen (additive, multiplikative, kompetitive Verknüpfung) nur sehr schwer empirisch prüfen.

21.3.2.2 Therapie am Beispiel der umschriebenen Lese-Rechtschreibschwäche (Legasthenie)

Die Behandlung von Teilleistungsschwächen geht von 3 Ansatzpunkten aus (*Warnke* 1987):

— der Funktionsbehandlung der jeweiligen Schwäche oder Störung (z.B. des Lesens, des Schreibens, der Motorik),
— der Behandlung der innerpsychischen Verarbeitung der Teilleistungsschwäche und
— der Behandlung der sekundären psychischen Symptome unter Einbeziehung des familiären und außerfamiliären Umfeldes sowie der schulischen Förderungsmöglichkeiten.

Im Hinblick auf die Legasthenie erfolgen diese Behandlungsmaßnahmen und Hilfen in der Familie, der Schule sowie in schweren Fällen als ambulante, teilstationäre oder in schwersten Fällen stationäre Behandlung.

21.3.2.2.1 Funktionelle Übungsbehandlung im Lesen und Schreiben

Die Behandlung sollte so früh wie möglich und ergänzend zur schulischen Förderung mindestens 1mal, besser jedoch 2- bis 3mal wöchentlich, durchgeführt werden. Notwendig ist in der Regel eine Einzeltherapie, die eine individuelle Behandlung möglich macht.

Die Therapie erfolgt durch dafür qualifizierte Sonderpädagogen, Pädagogen, Psychologen und Kinder- und Jugendpsychiater, die sowohl Kenntnisse des Erst-Lese- und -Rechtschreibunterrichts haben als auch Kenntnisse zur funktionellen Übungsbehandlung sowie der Möglichkeiten und Grenzen verhaltenstherapeutischer und heilpädagogischer Methoden. Eltern sind in den meisten Fällen als „Lehrer" oder „Therapeuten" ihrer Kinder nicht geeignet.

Stetigkeit und Pünktlichkeit in der Behandlung sind Ausdruck der Disziplin, die für das Gelingen der Therapie Voraussetzung ist. Im Rahmen der Übungsbehandlung ist ein klarer Arbeitsplan einzuhalten. Unbestritten ist, daß im Einzelfall motivationale und verhaltenskorrigierende Maßnahmen notwendig sind. Andererseits lernt das Kind aber nur dann lesen und schreiben, wenn es diese Funktionen auch systematisch übt. Jeder legasthene Schüler, der zur Behandlung kommt, hat das vorrangige Bedürfnis, lesen und schreiben zu lernen. Das Bedürfnis ist auch dort vorhanden, wo das Kind die Leistung verweigert. Insofern ist nichts von Maßnahmen zu halten, die über längere Zeit vom Lese- und Rechtschreibvorgang wegführen.

Lesen und Rechtschreiben müssen oft ganz von vorn „neu" erlernt werden, d.h., die Arbeitsschritte des 1. Schuljahres müssen in der Regel wiederholt werden.

Was die Methode betrifft, so wird heute ein analytisch-synthetischer Unterrichtsansatz bevorzugt. Beim ganzheitlichen Vorgehen, der sog. Ganzwort-Methode, werden Worte ohne Buchstabenkenntnisse geschult, beim synthetischen Vorgehen werden Einzelbuchstaben eingeführt, um dann die Synthese von Buchstaben und Silben zu Wörtern zu vollziehen. Nach unseren Erfahrungen ist bei schweren Legasthenien ein vorwiegend synthetisches Vorgehen zweckmäßiger.

Die Belastung im Lese-Rechtschreib-Training sollte an der „Null-Fehler-Grenze" liegen. Die Übungen setzen auf einem Leistungsniveau ein, das das Kind zunächst eher unterfordert, so daß die Lese- und Rechtschreibbemühungen wieder mit Erfolgserfahrungen gekoppelt sind. Das Üben darf nicht weitere Versagenserfahrungen beinhalten, die das Kind entmutigen.

Die Bedeutung des Trainings spezifischer Teilleistungsfunktionen wird heute in Frage gestellt. Die isolierte Förderung optischer oder akustischer Differenzierung, der Raum-Lage-Erkennung oder der Konzentration müssen sich nicht ohne weiteres positiv auf die Lese-Rechtschreibleistung auswirken. Befürwortet werden vielmehr Übungen, die einen unmittelbaren Bezug zum Lesen und zur Rechtschreibung haben. Dieser Ansatz kommt Befunden entgegen, die zumindest eine Unterform der Legasthenie als Folge mangelhaft ausgebildeter interhemisphärischer Verbindungen ansehen (*Klicpera* 1985, *Korhonen* 1984). So hat sich z.B eine kombinierte funktionelle Behandlung von Schreibmotorik (Geläufigkeitsübungen, Schwungübungen, Schönschreibübungen), von Sprechmotorik und Sprache (Verbesserungen der Artikulation, der Grammatik), der Lautdiskrimination, der visuellen und akustischen Merkfähigkeit sowie der Konzentration im Zusammenhang mit Lesen und Rechtschreiben bewährt. Neuere Ansätze gewichten vor allem die *Strategien* des Lesens und Rechtschreibens, wobei es gilt, inadäquate Lese- und Rechtschreibstrategien des Kindes abzubauen und durch adäquate zu ersetzen.

21.3.2.2.2 Behandlung der intrapsychischen Verarbeitung der Teilleistungsschwäche

In der Praxis ist von einem oft unauflösbaren wechselseitigen Zusammenhang von Lernleistungsstörungen, Verhaltensauffälligkeit und sozialem Gefüge in Familie, Schule und sozialem Umfeld auszugehen. Dennoch erscheint es in der Behandlung der Legasthenie zweckmäßig, die primäre Funktionsstörung im Lesen und Rechtschreiben von den daraus sich ergebenden psychischen und sozialen Beeinträchtigungen zu trennen.

Psychotherapeutische Maßnahmen beinhalten daher unterschiedliche Ansatzpunkte:

— Training adäquaten Lernverhaltens: Darunter fällt die Gestaltung des Arbeitsplatzes, Übungen zur Konzentration, die Erarbeitung von Methoden, sich Hilfe zu holen (z.B. Gebrauch von Lexika), bis hin zu Techniken der Fehlerkontrolle und Selbstbestätigung.

— Einübung intrapsychischer Bewältigungsstrategien: Dazu gehören Übungen, mit denen das Kind lernt, Fehler zu verarbeiten, trotz Versagenserlebnissen den Mut nicht zu verlieren, ferner Techniken der Selbstkontrolle, der Selbstbestärkung und Entspannung, etwa in Form des autogenen Trainings.

21.3.2.2.3 Behandlung der sekundären psychischen Symptomatik unter Einbeziehung des familiären und außerfamiliären Umfeldes

Nach Erhebungen an einer größeren Stichprobe von legasthenen Kindern (N = 151), die in der Marburger Universitätsklinik für Kinder- und Jugendpsychiatrie untersucht und behandelt wurden, ergaben sich folgende sekundäre Symptome bei Kindern mit einer Legasthenie (in abfallender Reihenfolge): Angst und mangelnde Leistungsbereitschaft in knapp 50 %, aggressives Verhalten in rund 40 %, andere dissoziale Verhaltensweisen in rund 26 %, psychosomatische Symptome in 39 %, hyperaktive Symptomatik bei 47 % der Kinder (*Niebergall* 1987).

Diese Auflistung zeigt, welche Bedeutung die sekundären Symptome auch für die Behandlung der Legasthenie haben. Wenngleich sich die Bezeichnung *„sekundäre Symptomatik"* eingebürgert hat, so muß aber die Frage gestellt werden, ob diese Kinder nicht schon primär auffällig waren. Denn der Untersucher sieht sie in der Regel erst, wenn die Legasthenie bereits manifest geworden und erkannt ist. Es ist von daher durchaus denkbar, daß ein Teil der Kinder bereits vor der Diagnose der Legasthenie verhaltensauffällig war.

Jedenfalls ist die Behandlung dieser sekundären oder zusätzlichen Symptome bei der Legasthenie von allergrößter Bedeutung. Sie ist nicht ohne psychotherapeutische Maßnahmen möglich, die immer aber von einer individuellen Verhaltensanalyse ausgehen sollten. Das Spektrum umfaßt dabei folgendes:

— Eltern- und Lehrerberatung im Hinblick auf die erzieherischen und pädagogischen Möglichkeiten im Umgang mit Symptomen wie Schulverweigerung, Einnässen, Angstzuständen usw.
— Familientherapeutische Unterstützung der Eltern bei der Entwicklung angemessener familiärer Bewältigungsstrategien.
— Elterntraining in Gruppen, z.B., um die Hausaufgabenhilfe zu optimieren.
— Spieltherapie und individuelle Psychotherapie zur Behandlung psychosomatischer und emotionaler Störungen.

Die Behandlung einer Sekundär- oder Additivsymptomatik ist um so wichtiger, je mehr sie sich durch Gewohnheitsbildung verselbständigt hat und wiederum selbst einem optimalen Lern- und Leistungsverhalten des Kindes im Wege steht. Immer aber bleibt die direkte Behandlung der Lese-Rechtschreibschwäche grundlegend.

21.3.2.2.4 Schulische Maßnahmen

Die Empfehlungen der Kultusministerkonferenz vom 20.4.1978 haben in verschiedenen Verordnungen und Richtlinien der meisten Bundesländer ihren Niederschlag gefunden. Damit werden die Schulen in die Pflicht genommen, das z.Z. schulpädagogisch Mögliche zur Lese-Rechtschreibförderung zu tun.

Die hessische Verordnung zur „Förderung von Schülern mit besonderen Schwierigkeiten beim Lesen, Schreiben und Rechtschreiben" vom 22.10.1985 gibt den Eltern in bestimmten Fragen der schulischen Förderung ihres Kindes eine Reihe von Rechten und legt darüber hinaus allgemeine Prinzipien der Förderung fest. Gemäß Verordnung gilt folgendes:

— Schriftliche Arbeiten zur Festigung der Schreibsicherheit (z.B. Diktate) werden nicht benotet, wenn die Note schlechter als „ausreichend" ausfällt. Bei anderen schriftlichen Arbeiten werden die Fehler in der Rechtschreibung nicht bewertet. Dies gilt auch für Fremdsprachen.
— Besondere Schwierigkeiten beim Lesen, Schreiben und Rechtschreiben sind allein kein hinreichender Grund für eine Nichtversetzung, Sonderschuleinweisung oder Verweigerung des Übergangs in eine weiterführende Schule. Diese Bestimmungen gelten bis zur 10. Klasse.
— Die Eltern sind von Lehrern auf ihr Einsichtsrecht in die Fallberichte, in denen Lernentwicklung, Art und Umfang bisheriger Förderungsmaßnahmen dokumentiert sind, hinzuweisen

und darauf, daß sie eine zusätzliche Untersuchung und/oder Beratung durch den Schulpsychologen und/oder den Schularzt verlangen können.
— „In besonderen Fällen" kann den Erziehungsberechtigten empfohlen werden, ohrenärztliche, augenärztliche und andere fachärztliche Spezialuntersuchungen durchführen zu lassen.
— Vom 2. Halbjahr des 1. Schuljahres an sollen innerschulisch 2 Wochenstunden für Förderkurse zur Verfügung stehen.
— Eingerichtete Förderkurse sind verbindliche Veranstaltungen der Schule. Das Staatliche Schulamt kann Legastheniker von der Verbindlichkeit des Besuchs schulischer Förderkurse befreien, wenn geeignete außerschulische Maßnahmen nachgewiesen werden.

Bei schweren Formen der Legasthenie reichen eine intensive Lese-Rechtschreibunterrichtung im Klassenverband sowie innerschulische Förderkurse in Gruppen nicht aus. Wie die Patientenzahlen aus kinder- und jugendpsychiatrischen Ambulanzen, Tageskliniken und Erziehungsberatungsstellen zeigen, gelangen Kinder mit Lese-Rechtschreibschwierigkeiten leider allzuoft verspätet in eine kinder- und jugendpsychiatrische Diagnostik und ebenso verspätet in die erforderliche außerschulische Einzeltherapie.

21.3.2.2.5 Medikamentöse Behandlung

Es existiert keine Medikation, die in spezifischer Weise den Lese- oder Rechtschreibvorgang beeinflußt. Dennoch können Medikamente manchmal nützlich sein, wenn es um die Behandlung zusätzlicher oder sekundärer Störungen geht. So haben sich bei Vorliegen einer depressiven Symptomatik trizyklische Antidepressiva bewährt. Der Einsatz von Stimulanzien kommt in Frage, wenn die Legasthenie mit einem hyperkinetischen Syndrom gekoppelt ist.

Zur Wirkung von Nootropika bei Kindern mit Legasthenie liegen Ergebnisse einer multizentrischen Doppelblindstudie vor, in der mehr als 550 Jungen mit Legasthenie (Dyslexie) zwischen 8 und 13 Jahren bezüglich ihres Lern- und Leistungsverhaltens unter Nootropikamedikation untersucht wurden (*Wilsher* 1986). Die Ergebnisse dieser Studie sprechen dafür, daß Kinder mit einer Legasthenie (Dyslexie) unter Piracetam rascher und genauer lesen und eine besondere verbale Gedächtnisleistung erbringen können. Eine Replikation der Befunde steht noch aus. Als repliziert kann gelten, daß bei der Kurzzeitbehandlung von Legasthenikern mit Piracetam die Leseflüssigkeit verbessert werden kann.

21.3.2.3 Verlauf und Prognose

Eine nicht kompensierte Legasthenie stellt einen wichtigen Risikofaktor für zusätzliche psychische Störungen, dissoziales Verhalten und ein mögliches Scheitern einer beruflichen Entwicklung dar. Unter delinquenten Jugendlichen fand sich in verschiedenen Studien ein Anteil von 26 bis 73 % mit spezifischen Lernstörungen (geschätzte Prävalenz in der Normalbevölkerung 7 bis 10 %). Im Kindesalter haben etwa 30 % der Legastheniker Verhaltensauffälligkeiten (*Rutter* et al. 1976). Für das Jugendalter fand *Korhonen* (1984) bei über 50 % der Legastheniker Verhaltensstörungen. Auch unter Gefängnisinsassen ist die Quote derjenigen mit einer Legasthenie außerordentlich hoch (*Weinschenk* 1965).

Im Verlauf des Grundschulalters gelangen nur etwa 20 bis 25 % aller Kinder mit einer Legasthenie zu altersgemäßen Rechtschreibleistungen, bei schweren Legasthenien war nur bei 4 % eine Normalisierung der Rechtschreibleistung zu verzeichnen (*Watson* et al. 1982).

Obwohl also die Prognose bezüglich der Behebung der Funktionsstörungen nicht sehr günstig ist, gelangt die große Mehrzahl von Kindern mit einer Legasthenie zu einem normalen Schulabschluß und einer normalen Berufslaufbahn. Die Rate der Schulabbrüche, die Rate einer zum sonstigen Status unterwertigen Berufsausbildung und die seltenere Beschäftigung mit Lesestoff korrelieren mit dem Schweregrad der Legasthenie (*Finucci* et al. 1985).

Es fehlt derzeit immer noch an methodisch befriedigenden Studien, die den Wert schulischer Förderungsmaßnahmen und therapeutischer Ansätze für den Langzeitverlauf der Lese-Rechtschreibschwäche und für eine Lebenslaufprognose der betroffenen Kinder differenziert nachweisen.

21.3.3 Hyperkinetisches Syndrom

21.3.3.1 Diagnostik

Unter der Bezeichnung „*hyperkinetisch*", „*hyperaktiv*" oder „*hypermotorisch*" faßt man eine Gruppe von Kindern zusammen, deren Verhalten sich durch einen Überschuß an motorischer Aktivität, Aufmerksamkeitsstörungen, mangelnde Impulskontrolle und emotional überschießende Reaktionen kennzeichnen läßt. Z.T. werden diese Be-

zeichnungen auch als charakteristisch für die sog. *minimale zerebrale Dysfunktion* (MCD) angewandt, so daß beide Syndrome schwer zu trennen sind. Das Syndrom ist nicht neu. Es wurde schon von dem Arzt und Schriftsteller *Heinrich Hoffmann* (1809–1894) als Zappelphillip im „*Struwwelpeter*" (1847) beschrieben.

Die beiden international gebräuchlichen multiaxialen Klassifikationsschemata definieren dieses Syndrom als eigenes Krankheitsbild. Im Multiaxialen Klassifikationsschema (MAS) wird das Syndrom wie folgt beschrieben:

„Störungen, deren wesentliche Merkmale kurze Aufmerksamkeitsspanne und erhöhte Ablenkbarkeit sind. In der frühen Kindheit ist das auffallendste Symptom eine ungehemmte, wenig organisierte und schlecht gesteuerte, extreme Überaktivität, an deren Stelle aber in der Adoleszenz Hypoaktivität treten kann. Impulsivität, ausgeprägte Stimmungsschwankungen und Aggressivität sind ebenfalls häufige Symptome. Oft bestehen Verzögerungen in der Entwicklung bestimmter Fähigkeiten sowie gestörte und eingeschränkte zwischenmenschliche Beziehungen."

Nach dem Multiaxialen Klassifikationsschema werden 3 Varianten des hyperkinetischen Syndroms (HKS) unterschieden:

– HKS mit Störung von Aktivität und Aufmerksamkeit (ICD-9 314.0),
– HKS mit Entwicklungsrückstand (314.1),
– HKS mit Störung des Sozialverhaltens (314.2).

Es muß als fraglich angesehen werden, ob sich diese 3 Untergruppen wirklich hinreichend scharf trennen lassen.

Im DSM-III-R wird der Hauptakzent auf die Aufmerksamkeitsstörung und Bewegungsunruhe gelegt, weshalb das Syndrom dort als „Aufmerksamkeits- und Hyperaktivitätsstörung" bezeichnet wird.

Über die Häufigkeit des Syndroms existieren verschiedene Angaben. Sie bewegen sich, bezogen auf unausgelesene Populationen von Schulkindern, zwischen 3 und 10 % (*Minde* 1985), in klinischen Stichproben zwischen 3 und 6 %. Stets überwiegen deutlich die Jungen.

Für die Diagnostik ist die klinische Beobachtung maßgebend, die auch durch eine Reihe von Skalen ergänzt werden kann. Am bekanntesten ist die *Conners*-Skala, die in einer Form für Eltern und einer Form für Lehrer existiert und sich als Hilfsmittel in der Diagnostik bewährt hat (*Conners* 1973).

Hinsichtlich der Verursachung des hyperkinetischen Syndroms werden 3 Faktorengruppen diskutiert: organische Einflüsse, genetische Faktoren und allergische Reaktionen auf Nahrungsmittelzusätze.

Der Ausgangspunkt waren organische Faktoren (z.B. pränatale Hirnschädigungen, Geburtskomplikationen). Verschiedene Untersuchungen haben gezeigt, daß in der Tat hyperaktive Kinder häufiger neurologische Mikrosymptome haben, aber auch gehäuft diskrete „Mißbildungszeichen". Nachdem sich gezeigt hatte, daß organische Faktoren nicht hinreichend die Ursache der Störung erklären können, hat die genetische Forschung einen Aufschwung erhalten. Für eine genetische Belastung spricht das stark verschobene Verhältnis zwischen Jungen und Mädchen (etwa 9:1), ferner die Tatsache, daß unter den biologischen Eltern hyperaktiver Kinder ebenfalls gehäuft Hyperaktivität gefunden wurde (*Minde* 1985). Schließlich zeigen die bislang wenigen Beobachtungen an Zwillingskindern, daß die Konkordanz bei eineiigen Zwillingen hinsichtlich des hyperaktiven Verhaltens außerordentlich hoch ist, während zweieiige Zwillinge nur eine sehr niedrige Konkordanzrate aufweisen. Die These, wonach Nahrungsmittelzusätze wie Farbstoffe, Geschmacksstoffe, Konservierungsmittel oder ein übermäßiger Phosphatgehalt das hyperaktive Verhalten verursachen, hat sich bei einer Nachprüfung bislang nicht als stichhaltig erwiesen (*Steinhausen* 1980). Neuerdings wird eine allergische Genese des Syndroms, zumindest bei einem Teil der hyperaktiven Kinder, diskutiert.

21.3.3.2 Therapie

Die Behandlung hyperaktiver Kinder muß stets mehrdimensional sein. Dies entspricht auch der Struktur der Störung. Im Rahmen dieses Ansatzes wurden folgende Therapiemaßnahmen erfolgreich angewandt:

21.3.3.2.1 Medikamentöse Therapie

Stimulanzien (Methylphenidat; Dextroamphetamin und Pemolin) gelten als Mittel der 1. Wahl. Die Wirkung der Stimulanzien verbessert die Aufmerksamkeitsleistung, reduziert die ziellose Aktivität und die Impulsivität. Allerdings muß gesagt werden, daß die Symptomatik wieder auftritt, wenn die Wirkung der Medikation nachläßt. Stimulanzien haben eine Reihe von Nebenwirkungen, von denen Magenbeschwerden und Appetitstörungen, eine Störung des Schlafes und eine Wachstumsverzögerung die wichtigsten sind. Diese Nebenwirkungen lassen sich aber durch zeitweises Absetzen der Medikation (etwa an Wochenenden und in den Schulferien) vermeiden.

Als Mittel der 2. Wahl sind Antidepressiva anzusehen (vor allem Imipramin). Sind mit dem hyperkinetischen Syndrom starke Erregungszustände mit Aggressivität verbunden, so kann eine neuroleptische Medikation indiziert sein. Unter den Neuroleptika haben sich Thioridazin, Floropipamid und Haloperidol als hilfreich gezeigt. Lithiumsalze haben sich als nicht ausreichend wirksam erwiesen.

Bei allen Medikamenten, insbesondere bei den Stimulanzien, ist zu beachten, daß nur ein Teil der Kinder (bis max. 60%) auf die Behandlung anspricht (sog. *Responder*). Ein anderer Teil der hyperaktiven Kinder spricht nicht auf die Behandlung an (*Nonresponder*). Es ist bislang nicht geklärt, womit diese Unterschiede zusammenhängen (*Schulz* 1990).

21.3.3.2.2 Verhaltenstherapeutische Maßnahmen

Neben der Pharmakotherapie spielen die Verhaltenstherapie und Übungsmaßnahmen in der Behandlung hyperaktiver Syndrome eine wichtige Rolle. Dabei wird der Hauptakzent auf die Verringerung des impulsiven Verhaltens und die Besserung der Konzentrationsstörungen gelegt. Man versucht, den Kindern andere Problemlösestrategien an die Hand zu geben und ihre Aufmerksamkeit systematisch und unter Einbeziehung von Belohnungen zu trainieren.

Ein kognitiv-verhaltenstherapeutisches Training von Selbstwahrnehmung und -kontrolle wirkt der Impulsivität entgegen (*Eisert* u. *Eisert* 1982, *Wagner* 1982). Psychotherapeutische Maßnahmen sind immer dann indiziert, wenn sich mit dem hyperkinetischen Syndrom Selbstwertprobleme, Depressivität, Angstsyndrome, soziale Isolierung und Ablehnung sowie Störungen des Sozialverhaltens ausgebildet haben. Die Kopplung der Stimulanzientherapie mit verhaltenstherapeutischen und sonderpädagogischen Maßnahmen hat sich als das langfristig wirksamste Vorgehen erwiesen (*Quaschner* 1990).

21.3.3.2.3 Heilpädagogische Ansätze

Heilpädagogische Maßnahmen fließen in die Elternarbeit, die Therapie sowie die schulische Betreuung der Kinder ein. Die Elternberatung gründet auf einer differenzierten Erklärung der Diagnose und der verschiedenen ineinandergreifenden medikamentösen, erzieherischen, therapeutischen und schulischen Maßnahmen. Im Elterntraining lassen sich verhaltenstherapeutische und heilpädagogische Techniken einüben (*Innerhofer* 1977, *Warnke* 1988). Die Beschäftigungstherapie, zunächst in Einzel-, später in Gruppenarbeit, zielt einerseits auf die Förderung beeinträchtigter Teilleistungsbereiche, andererseits auf den Aufbau einer konzentrierten, systematisierten und ausreichend ausdauernden Arbeitshaltung unter Nutzung der Interessen und schöpferischen Fähigkeiten des Kindes.

Psychomotorische Förderung wie auch Spieltherapie unterstützen den Aufbau von Regelverhalten in der Gruppe, Selbstvertrauen und angemessenen Konfliktbewältigungsstrategien (*Quaschner* 1990).

21.3.3.2.4 Diätetische Behandlung

Die diätetische Behandlung des hyperkinetischen Syndroms konnte bislang keinen durchgehenden Erfolg verzeichnen. Die von *Egger* et al. (1985) veröffentlichte Studie, in der hyperaktive Kinder mit einer oligoantigenen Diät behandelt wurden, verzeichnete eine deutliche Besserung des hyperaktiven Verhaltens. Es bleibt jedoch vorerst unklar, ob diese Veränderung auf die Diät als solche zurückzuführen ist oder auf andere mit der Diät verbundene Maßnahmen (z.B. vermehrte Zuwendung, intensive Beschäftigung mit den Kindern) (*Steinhausen* 1982, *Blank* 1990).

21.3.3.3 Verlauf und Prognose

Längsschnittuntersuchungen an hyperaktiven Kindern zeigen, daß sie auch noch im Erwachsenenalter eine überschießende motorische Aktivität aufweisen, wenn diese sich auch im Erscheinungsbild geändert hat. Die Aufmerksamkeitsstörung mildert sich zwar ab, verschwindet aber nicht gänzlich. Diese Faktoren mögen dafür verantwortlich sein, daß hyperaktive Kinder als Erwachsene auch einem erhöhten Unfallrisiko unterliegen.

Es existieren mittlerweile 15 bis 20 katamnestische Untersuchungen über hyperaktive Kinder. Die Ergebnisse dieser Untersuchungen lassen sich wie folgt zusammenfassen:

– Ein Großteil der hyperkinetischen Kinder (bis zu 40 %) bleibt in der Adoleszenz auffällig durch Konzentrationsstörungen, motorische Unruhe, Impulsivität, Lern- und Leistungsstörungen und dissoziales Verhalten.
– Die Ergebnisse bezüglich der Symptompersistenz in der Spätadoleszenz und im Erwachsenenalter sind aber nicht einheitlich. Strittig ist

vor allem die Frage nach dem Auftreten dissozialen und delinquenten Verhaltens. *Satterfield* et al. (1982) und *Gittelman* et al. (1985) kamen zu dem Ergebnis, daß hyperkinetische Kinder im Jugend- und Erwachsenenalter häufiger als Kinder einer Kontrollgruppe wegen Straftaten verurteilt wurden.
– Dissoziales Verhalten und Drogenmißbrauch kommen bei Patienten mit persistierendem hyperkinetischen Syndrom 4mal so häufig vor wie bei denjenigen, bei denen sich das hyperkinetische Syndrom zurückbildet. Diese Beobachtung zeigt, daß das *Chronisch-Werden* des hyperkinetischen Syndroms weitere psychiatrische Störungen nach sich zieht. Insofern gehört ein Teil der hyperkinetischen Kinder zu einer Risikogruppe für das Auftreten dissozialen und delinquenten Verhaltens im Erwachsenenalter (*Warnke* u. *Remschmidt* 1990).

21.3.4 Minimale zerebrale Dysfunktion

21.3.4.1 Diagnostik

Für dieses Störungsmuster gibt es eine ganze Reihe synonymer Bezeichnungen. Die wichtigsten sind: frühkindlich exogenes Psychosyndrom (*Lempp* 1978), chronisches hirnorganisches psychisches Achsensyndrom (*Göllnitz* 1954), infantiles psychoorganisches Syndrom (*Corboz* 1976, 1988).

Die Klassifikation dieses Störungsmusters ist sehr uneinheitlich, was nicht zuletzt an seiner unscharfen Abgrenzung liegt, aber auch daran, daß die Reaktionsweise des unreifen kindlichen Gehirns noch sehr unspezifisch ist, so daß selbst bei lokalisierten Schädigungen oft eindeutig abgrenzbare Funktionsstörungen fehlen.

Eine Klassifikation des Syndroms ist weder in der angelsächsischen Originalfassung des Multiaxialen Klassifikationsschemas noch im DSM-III-R vorgesehen.

Für die deutsche Bearbeitung des MAS haben die Herausgeber das Syndrom unter der Bezeichnung *„leichte Hirnfunktionsstörung"* unter der Ziffer 348.6 aufgenommen, um damit der zentraleuropäischen Tradition Rechnung zu tragen. Für die Diagnose wird das Vorhandensein bedeutsamer Symptome aus den 3 Symptombereichen: *„neurologische/neurophysiologische Symptome"*, *„neuropsychologische Syndrome"* und *„Teilleistungsschwächen"*, gefordert.

Neuere Untersuchungen (*Esser* u. *Schmidt* 1987, *Remschmidt* et al. 1988b) lassen jedoch erhebliche Zweifel aufkommen, ob die Aufrechterhaltung des Syndroms MCD gerechtfertigt ist. Die historische Entwicklung der Forschung auf diesem Sektor zeigt, daß aus dem großen „Sammeltopf MCD" im Laufe der Zeit das hyperkinetische Syndrom als eigenständiges Krankheitsbild ausgegliedert werden konnte, ebenso erweisen sich viele sog. MCD-Kinder als Kinder mit Teilleistungsschwächen, so daß nur eine kleine Gruppe von Kindern übrigbleibt, auf die die Bezeichnung MCD wirklich zutrifft.

Angesichts der unscharfen Umgrenzung dieses Syndroms schwanken naturgemäß auch die Angaben zu seiner Häufigkeit. In unausgelesenen Stichproben von Schulkindern liegen die Angaben zwischen 2 und 18%, in kinder- und jugendpsychiatrischen Populationen zwischen 14 und 50%. Das Verhältnis von Jungen zu Mädchen beträgt etwa 3:1.

Als kennzeichnende Symptome werden angesehen: ungeschickte Feinmotorik, gestörte motorische Koordination, psychomotorische Überaktivität, Distanzlosigkeit, eine vermindert ausgeprägte Angstbildung, Konzentrations- und Aufmerksamkeitsstörungen, Reizüberempfindlichkeit und im Gefolge dieser Symptome Schulleistungsstörungen und Lernschwierigkeiten.

Eine ausführliche psychologische und neuropsychologische Untersuchung liefert dann auch Anhaltspunkte für Störungen der visuellen oder auditiven Wahrnehmung, der räumlichen Orientierung, der Gestalterfassung und vor allem der Figur-Hintergrund-Differenzierung. Es kann mit gewissem Recht angenommen werden, daß die Ausfälle im Bereich der Gestalterfassung auch mitverantwortlich sind für das soziale Versagen dieser Kinder. Da die Kinder sehr häufig in Überforderungssituationen geraten und es ihnen aufgrund ihrer Ausfälle schwerfällt, komplexe Situationen angemessen zu beurteilen, unterliegen sie auch häufig sekundären Fehlentwicklungen, meist im dissozialen Bereich. Von manchen Autoren werden neurologische Symptome in Form sog. „*weicher Zeichen*" als obligat für die Diagnose angesehen. Aber auch diese Symptome sind bekanntermaßen relativ unzuverlässig.

Wie aus der Bezeichnung schon hervorgeht, werden bezüglich der Ätiologie des Syndroms verschiedenartige Noxen angeschuldigt, die in der Zeit vom 6. Schwangerschaftsmonat bis zur Vollendung des 1. Lebensjahres auf das kindliche Gehirn einwirken können.

Je nach Art, Zeitpunkt und Schweregrad der Schädigung kann es zu verschiedenartigen Folgezuständen kommen (solche mit körperlichen Störungen, mit schweren intellektuellen Beeinträchtigungen und mit vorwiegend psychischen Auffälligkeiten). Die leichte Hirnfunktionsstörung wird vorwiegend mit dem Vorkommen von psychischen Störungen assoziiert, obwohl Zweifel bestehen, daß ein derartiger Zusammenhang wirklich existiert (*Poustka* 1979).

Neuerdings spricht viel für die These, daß das Syndrom der MCD mehr oder weniger aufgeht im hyperkinetischen Syndrom und in Entwicklungsstörungen, die den Charakter von Teilleistungsschwächen haben (*Remschmidt* et al. 1988b).

21.3.4.2 Therapie

Wie bei den Teilleistungsschwächen gliedert sich die Behandlung in folgende Bereiche: funktionelle Übungsbehandlung je nach Ausfällen, medikamentöse Behandlung, Verhaltenstherapie und Heilpädagogik sowie Elternberatung.

Die *funktionelle Übungsbehandlung* erstreckt sich, je nach Ausfällen, auf den motorischen, sprachlichen oder auch den Wahrnehmungsbereich. Hierfür liegen verschiedene Übungsprogramme vor, z.B. die Übungsprogramme nach *Marianne Frostig* und *Jean Ayres*. Die Aufmerksamkeitsstörung wird ähnlich behandelt wie beim hyperkinetischen Syndrom.

Die *medikamentöse Therapie* hat immer zusätzlichen Charakter und stellt nicht die Hauptbehandlungsmaßnahme dar. Die Medikationsindikation ergibt sich aus abnormen Erlebnisreaktionen (Suizidalität, Erregungszustände, Aggressivität) oder psychopathologischen Begleitstörungen (hyperkinetisches Syndrom). Bei schweren Verhaltensstörungen können vorübergehend mittelpotente Neuroleptika wie Thioridazin und kurzfristig Tranquilizer hilfreich sein. Bei hyperaktivem Verhalten sind erstrangig Stimulanzien (Methylphenidat, Pemolin) Mittel der Wahl. Nootropika können in Ausnahmefällen zu einer Verbesserung von Konzentration und Lernleistungsvermögen beitragen.

Unter den Stimulanzien wird in der Regel Methylphenidat in altersüblicher Dosierung angewandt.

Die *Verhaltenstherapie* ist stets auf konkrete Ziele gerichtet, meist auf das gestörte Sozialverhalten. Sie ist sowohl im Unterricht (Reduzierung des Störverhaltens und Förderung der Aufmerksamkeit) als auch zu Hause erfolgreich anwendbar.

Heilpädagogische Maßnahmen verfolgen im wesentlichen ähnliche Ziele, gehen aber von einem umfassenderen Ansatz aus, in dem das Spiel, der Beziehungsaspekt und auch der Umgang mit verschiedenen Materialien eine wichtige Rolle spielen.

Von großer Bedeutung ist die *Elternberatung,* weil der erzieherische Umgang mit diesen Kindern erhebliche Anforderungen an die Eltern stellt. In der Erziehung müssen ähnliche Prinzipien wie in der schulischen Förderung angewandt werden: Herstellen überschaubarer Situationen, nicht zu viele Aufträge zur gleichen Zeit, kein Überangebot an Umweltreizen, konsequente Anwendung von Geboten und Verboten, Stärkung des Selbstbewußtseins durch gezielte Zuwendung, insbesondere nach angemessenem Verhalten.

21.3.4.3 Verlauf und Prognose

Die Prognose ist abhängig von der Schwere der kognitiven und neuropsychologischen Ausfälle sowie vom Ausmaß der sekundären psychischen Symptome (dissoziales Verhalten). Daher bestehen gewisse Ähnlichkeiten zum hyperkinetischen Syndrom. Da es bislang wenige kontrollierte Längsschnittstudien gibt, ist eine Aussage schwierig. Die wenigen vorhandenen Studien zeigen, daß soziale Schwierigkeiten auch im späteren Leben vorhanden sind, in Form von Leistungsschwächen, Benachteiligung in der Berufseingliederung und in der sozialen Anpassung (*Spreen* 1986).

21.3.5 Suizidhandlungen bei Kindern und Jugendlichen

21.3.5.1 Diagnostik und Ätiologie

Bei suizidalen Handlungen von Kindern und Jugendlichen (Suizidversuchen) handelt es sich nicht um ein einheitliches Syndrom oder auch um eine Gruppe von Syndromen, sondern um Verhaltensweisen, die aus ganz unterschiedlichen Motiven und Hintergründen resultieren, aber stets in dem Versuch enden, dem eigenen Leben ein Ende zu setzen. Insofern sind suizidale Handlungen auch nicht in den herkömmlichen Klassifikationsschemata vorgesehen. Sie ereignen sich am häufigsten im Rahmen von akuten Konfliktsituationen, im Rahmen von Depressionen verschiedenster Genese, im Rahmen von Drogenabhängigkeit oder auch von schizophrenen Psychosen.

Suizidversuche bei Kindern und Jugendlichen können auch plötzlich und unvorhersehbar vorkommen. Häufig kündigen sie sich jedoch an. Diese Ankündigung ist mit der Bezeichnung *„präsuizidales Syndrom" (Ringel* 1953) gekennzeichnet worden. Es äußert sich in folgenden Merkmalen:

1. Einengung der Interessen, Rückzug und Vereinsamung,
2. Aggressionshemmung und Richtung der Aggression gegen die eigene Person und
3. Todeswünsche und Selbstmordphantasien.

Die Bundesrepublik ist ein Land mit relativ hoher Suizidrate, West-Berlin hat eine der höchsten Suizidraten der Welt. Suizide von Kindern (d.h. bis zum 14. Lebensjahr) sind, aufs Ganze gesehen, selten. Immerhin nehmen sich laut Angaben des Statistischen Jahrbuches über 100 Kinder jährlich das Leben, wobei das Verhältnis von Jungen zu Mädchen etwa 5:1 beträgt.

Im Alter von 15 bis 25 Jahren erfährt die Suizidrate einen erheblichen Anstieg. In dieser Altersgruppe finden wir jährlich rund 1500 Suizide. Es folgt ein weiterer Gipfel jenseits des 60. Lebensjahres. Man kann davon ausgehen, daß die Zahl der Suizidversuche 5- bis 10mal so hoch ist wie die Zahl der gelungenen Suizide. Bezogen auf die Altersstufe der 5- bis 25jährigen bedeutet dies, daß in der Bundesrepublik rund 10000 bis 15000 Suizidversuche im Kindesalter und in der Adoleszenz zu beobachten sind.

Ätiologie und Genese

1. Obwohl ein genetischer Hintergrund für Suizidversuche nicht nachgewiesen ist, kommen sie familiär gehäuft vor. Dies wird auf folgende Komponenten zurückgeführt: eine suggestive Wirkung bei vorhandenem Vorbild und ein Identifikationsmechanismus sowie eine genetische Disposition zu einer mit Suizidhandlungen gehäuft einhergehenden psychiatrischen Erkrankung (z.B. einer endogenen Depression oder einer schizophrenen Psychose).
2. Zahlreich sind die Untersuchungen, die Suizidhandlungen mit Broken-home-Faktoren in Verbindung bringen. Die Angaben darüber in der Vorgeschichte jugendlicher Suizidanten schwanken je nach Stichprobe zwischen 11 und 70%.
3. Ein hohes Risiko für suizidale Handlungen stellen psychische Störungen und Erkrankungen dar. Je nach Ausgangspopulation existieren hier sehr unterschiedliche Werte. Nach einer Übersicht von *Poustka* (1985), die sich auf eine Auswertung zahlreicher Studien stützt, konnten psychische Störungen und Entwicklungskrisen in bis zu 64% der Fälle gefunden werden.

4. Was die Auslösung von Suizidversuchen betrifft, so spielen aktuelle Konflikte eine überaus wichtige Rolle. In einer Untersuchung an 157 Patienten, die wegen eines Suizidversuches ambulant oder stationär behandelt worden waren (*Remschmidt* u. *Schwab* 1978), wurden als wichtigste suizidauslösende Faktoren familiäre Konflikte (32,6%), Partnerschaftskonflikte bei Jugendlichen (16%) und Schulprobleme (18%) nachgewiesen.

Ferner ist bekannt, daß Suizide und Suizidversuche in Großstädten häufiger vorkommen als auf dem Lande, in den Innenbezirken der Städte häufiger als in den Randbezirken und daß sie auch in Bevölkerungsgruppen gehäuft auftreten, die durch ein hohes Maß an Mobilität und sozialer Desorganisation gekennzeichnet sind.

21.3.5.2 Therapie und Prävention

21.3.5.2.1 Akutphase und Krisenintervention

Die Akutphase nach einem Suizidversuch spielt sich in der Regel in Kinderkliniken, medizinischen Kliniken oder Allgemeinkrankenhäusern ab. Der Kinder- und Jugendpsychiater wird in der Regel erst später hinzugezogen. Zunächst dominiert notwendigerweise die somatische Behandlung. Es ist aber von größter Bedeutung, bereits *unmittelbar* nach der Akutphase die kinder- und jugendpsychiatrische bzw. psychotherapeutische Behandlung zu beginnen. Die bisherigen Erfahrungen haben gezeigt, daß sowohl das Kind bzw. der Jugendliche als auch seine Familie unmittelbar nach der „Rückkehr ins Leben" in einer emotional sehr empfänglichen Situation sind, die zunächst eine klare Diagnostik über die Ursachen und die Dynamik des Suizidgeschehens ermöglicht und auch Gelegenheit gibt, erste Maßnahmen mit dem Kind und seiner Familie einzuleiten. Insofern sollte der Kinder- und Jugendpsychiater im Idealfall auch auf Intensivstationen und unmittelbar nach Behebung der akuten Lebensgefahr anwesend sein. Ein derartiges Vorgehen läßt sich am besten im Rahmen von interdisziplinären Kriseninterventionszentren realisieren.

21.3.5.2.2 Individuelle Maßnahmen

Wichtigster Schwerpunkt jeder Therapie ist die individuelle Behandlungsmaßnahme. Sie setzt immer eine differenzierte Diagnostik voraus, denn je nach Ursachen und Kontext, in dem der Suizidversuch stattgefunden hat, ist auch der Schwerpunkt der Behandlung unterschiedlich. Es ist hier nicht möglich, die individuelle Therapie, bezogen auf verschiedene Ursachenbündel, zu besprechen. Wir können nur bei allgemeinen Prinzipien bleiben.

Wie bei jeder Form der Psychotherapie ist der Aufbau einer Vertrauensbeziehung zwischen dem Patienten und dem Therapeuten die wichtigste Aufgabe. Sie ist vielleicht beim Suizidgefährdeten noch wichtiger als bei anderen Patientengruppen. Eine gute Vertrauensbeziehung ist das beste Instrument der Suizidprophylaxe. Wir haben sie sehr häufig eingesetzt, um Suizidgefährdete abzufangen, indem wir mit den Patienten fest und eindringlich vereinbart hatten, daß sie beim Auftreten von Suizidimpulsen sich unmittelbar ans Telefon begeben und anrufen. Wenn ein solcher Anruf überhaupt erfolgt, so ist die Situation vielfach schon behoben. Die imperative Aufforderung an den Patienten, unmittelbar zum Gespräch zu kommen, ist der nächste Schritt, und das Gespräch beseitigt vielfach die unmittelbare Gefahr.

Die Individualtherapie muß im Jugendalter auf die ganz spezifische Konfliktlage des Jugendlichen Bezug nehmen, wobei wir nach *Moss* u. *Hamilton* (1957) 3 Phasen unterscheiden können:

a) Die akute Phase

In der akuten Phase kommt es darauf an, dem Kind oder Jugendlichen Sicherheit vor seinen selbstdestruktiven Impulsen zu verschaffen. Vielfach ist hierzu der sichere Rahmen einer geschlossenen Station erforderlich. Im Laufe der Behandlung gilt es, mit dem Patienten *Bewältigungsmechanismen* zu erarbeiten, oft gemeinsam mit anderen Jugendlichen. Man muß sich dabei vor Augen halten, daß das suizidale Kind oder der suizidale Jugendliche seinen autodestruktiven Impulsen durchaus ambivalent gegenübersteht und daß diese Ambivalenz längere Zeit bestehen kann. In dieser Akutphase spielen neben der Psychotherapie auch andere Behandlungsmaßnahmen wie eine medikamentöse Behandlung, Beschäftigungstherapie und kreative Tätigkeiten eine Rolle. Sie haben alle das Ziel, Vereinsamung und Vereinzelung abzubauen und eine therapeutische Beziehung aufzubauen.

b) Phase der Konvaleszenz

In dieser Phase, die sich in der Regel in der Klinik abspielt, hat sich der Patient an die Bedingungen des klinischen Rahmens angepaßt; er zeigt in der Regel auch eine adäquate Affektlage und ist bemüht, zu einer Klärung seiner selbstdestruktiven Impulse beizutragen. Im günstigen Falle hat sich eine gute Beziehung zum Therapeuten hergestellt, eine gewisse Sicherheit und Angstreduktion ist eingetreten. Gleichwohl ist die Gefahrensituation noch keineswegs behoben. Suizidgedanken, Suizidphantasien und -impulse liegen oft noch gleichsam unterschwellig bereit und können leicht aktiviert werden. Die Beziehung zum Therapeuten, auf den ersten Blick zunächst tragfähig, ist vielfach noch fragil und auslenkbar. Der Wunsch nach Entlassung taucht auf, und die Phase der Konvaleszenz endet in der Regel mit dem Zeitpunkt der Entlassung aus der stationären Behandlung.

c) Phase der Rückbildung

Mit der Entlassung aus der Klinik wird in der Regel eine engmaschige ambulante Nachbetreuung erforderlich. Denn häufig erfolgt unmittelbar nach der Entlassung eine Reaktivierung der suizidalen Impulse. Dies gilt sowohl für Erwachsene als auch für Jugendliche, weniger für Kinder. Diese Reaktivierung, die nicht zu einem erneuten Suizidversuch führen muß, äußert sich in der Regel in Form von Suizidgedanken und Suizidphantasien bis zur konkreten Durchführungsphantasie.

Bei Kindern und Jugendlichen ist entscheidend, daß das häusliche Milieu bzw. die gewohnte Umgebung auf die Rückkehr des Patienten hinreichend vorbereitet ist. Dazu gehört folgendes:

— Veränderung der suizidauslösenden Bedingungen, sofern diese im Milieu vorhanden waren,
— verständnisvolle Begegnung mit dem Suizidanten,
— Vermeidung einer moralischen Betrachtung,
— Abstandnehmen von Schuldvorwürfen oder persönlichem Gekränktsein,
— Überwindung der vor Verübung der Suizidhandlung meist bestandenen persönlichen Isolierung des Jugendlichen,
— begleitende Einbeziehung der Umgebung parallel zur Einzeltherapie des Kindes oder Jugendlichen.

Die neben der individuellen Psychotherapie durchzuführenden Maßnahmen richten sich nach der zugrunde liegenden Störung (z.B. medikamentöse Therapie bei Vorliegen einer schizophrenen Psychose oder einer endogenen Depression). Sie sollten aber auch stets das berufliche, schulische und familiäre Umfeld des Patienten berücksichtigen.

21.3.5.2.3 Familienbezogene Maßnahmen

Unter familienbezogenen Maßnahmen verstehen wir solche, die den Schwerpunkt der Intervention auf eine Modifikation der familiären Bedingungen legen. Im Kindes- und Jugendalter steht dieser Aspekt naturgemäß im Vordergrund, und zwar sowohl aus rechtlichen Gründen (Sorgerecht) als auch aus Gründen der Effektivität der Maßnahme. Auch was die Familie betrifft, sind nach einem Suizidversuch folgende 3 Phasen unterscheidbar:

a) Die *Akutphase,* in der es darauf ankommt, in einer Zeit maximaler Betroffenheit das Familiengefüge und etwaige pathologische Bedingungen diagnostisch zu klären und einen gangbaren Weg in der gemeinsamen Therapie zu finden. Dies sollte, wie erwähnt, schon zu einem Zeitpunkt erfolgen, zu dem ein lebensbedrohlicher Zustand noch nicht besteht oder gerade behoben ist.

b) Familienbezogene Maßnahmen während des *stationären Aufenthaltes.* In dieser Phase wird die *Art* der Einbeziehung der Familie endgültig festgelegt (z.B. im Sinne einer begleitenden Beratung, einer kurzfristigen fokalen Familientherapie oder einer längerfristigen Familientherapie). Zugleich werden in dieser Phase alle Maßnahmen festgelegt, die in der Zeit nach der Entlassung erfolgen sollen. Wesentlich ist dabei der lückenlose Übergang in die ambulante Nachbetreuung und die Vorsorge für eine Reintegration des Patienten in seine gewohnte Umgebung. Viele Rezidive haben ihre Ursache darin, daß dieser Übergang nicht angemessen bewältigt wird.

c) Familienbezogene Maßnahmen während der *ambulanten Nachbetreuung.* Nach der Entlassung läßt die Motivation zur Zusammenarbeit in den Familien oft nach. Dies geschieht besonders dann, wenn das Kind oder der Jugendliche in seinem Verhalten wieder „normal" erscheint. Angesichts der Rezidivquote, die rund 20 bis 25 % aller Suizidversuche beträgt, wobei, wenn man *alle* Altersstufen einbezieht, ein tödlicher Ausgang in 8 bis 10 % der Fälle vorkommt, ist diese Phase gerade von allerhöchster Bedeutung. Es ist wichtig, daß man, allerdings ohne Panikmache, die Eltern auf diese Tatsache hinweist und sie zur Kooperation gewinnt.

Neben den familienbezogenen Ansätzen haben sich verschiedene Methoden der Gruppentherapie sehr bewährt, weil sie gerade Jugendliche vielfach aus der Vereinzelung herausholen und ihnen das Gefühl vermitteln, mit ihrer Problemlage nicht allein zu sein, was viele Jugendliche ja glauben.

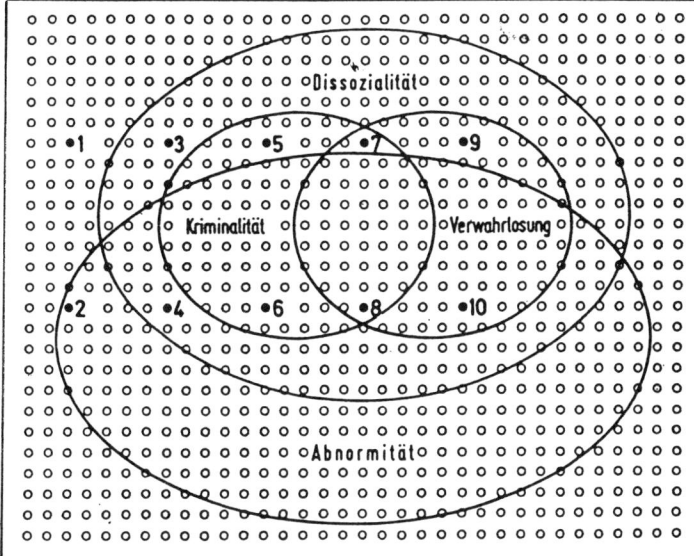

Abb. 21.2 Zusammenhänge zwischen Dissozialität, Kriminalität, Abnormität und Verwahrlosung

21.3.5.2.4 Stationäre oder ambulante Therapie

Bei lebensbedrohlichen Ereignissen ist selbstverständlich eine stationäre Behandlung erforderlich. Sie dient zugleich *auch* dazu, das Kind oder den Jugendlichen vor seinen Suizidimpulsen zu bewahren. Jedes suizidgefährdete Kind und jeder suizidgefährdete Jugendliche haben ein Anrecht darauf, auf einer kinder- und jugendpsychiatrischen Station sicher zu sein. Denn vielfach erfolgt die Aufnahme ja gerade deshalb, weil der Patient in seiner gewohnten Umgebung nicht mehr sicher vor seinen Suizidimpulsen ist. Auch ohne Vorhandensein einer lebensbedrohlichen Situation sollten suizidal gefährdete Kinder und Jugendliche stationär aufgenommen werden, wenn folgende Kriterien vorliegen (*Kirstein* et al. 1975):

— Vorliegen eines wohldefinierten Suizidplanes,
— ernsthafte Suizidversuche in der Vorgeschichte,
— Suizidgedanken und -phantasien oder Suizidversuche im Zusammenhang mit Psychosen oder wahnhaften Episoden,
— Vorliegen anderer psychiatrischer Erkrankungen mit erhöhtem Suizidrisiko (z.B. endogene Depression, Drogenabhängigkeit, Schizophrenie),
— Wunsch des Patienten, der seine bedrohliche Lage empfindet, stationär aufgenommen zu werden,
— persistierende Äußerungen von Suizidgedanken ohne Akzeptierung von Alternativen (ausweglose Krisensituation).

Da viele Kinder und Jugendliche nicht endgültig aus dem Leben scheiden wollen, sondern vielfach nur aktuellen Krisen und Belastungssituationen nicht gewachsen sind und die Suizidhandlung nicht selten den Charakter einer parasuizidalen Pause hat, sind die Erfolge stationärer Maßnahmen und engmaschiger ambulanter Nachbetreuung im allgemeinen nicht ungünstig.

21.3.6 Dissozialität, Delinquenz, Verwahrlosung

21.3.6.1 Diagnostik

Die Begriffe Dissozialität, Delinquenz und Verwahrlosung werden in der Literatur sehr unterschiedlich verwendet. Ihr Zusammenhang ist in Abb. 21.2 nach einem Schema von *Hartmann* (1977) wiedergegeben.

Geht man von diesem Schema aus, so wird *Dissozialität* als Begriff aufgefaßt, der *alle* bemerkenswerten Abweichungen von sozialen Normen bezeichnet; *Kriminalität* oder *Delinquenz* bezeichnet inkriminierte Abweichungen von der sozialen Norm, und als *Verwahrlosung* werden die persistierenden und generalisierten Abweichungen von den sozialen Normen aufgefaßt.

Verwahrlosung kann in diesem Sinne als „fortgesetztes und allgemeines Sozialversagen" (*Hartmann* 1977) definiert werden. Aus einer derartigen terminologischen Umgrenzung geht schon hervor, daß es zwischen den hier genannten Bedingungen zahlreiche Überschneidungen geben muß.

In den verschiedenen Klassifikationsschemata werden die in diesem Abschnitt abgehandelten Auffälligkeiten unter dem Begriff *„Störungen des Sozialverhaltens"* subsumiert. Je nachdem, ob das dissoziale Verhalten noch eine gewisse Normorientierung aufweist (z.B. im Rahmen einer Subkultur), unterscheidet man *„nicht-sozialisierte"* Störungen des Sozialverhaltens (ICD-9 312.0) von *„sozialisierten"* Störungen des Sozialverhaltens (ICD-9 312.1). Diese Unterscheidung hat auch prognostische Bedeutung.

Nicht-sozialisierte Formen eines gestörten Sozialverhaltens zeigen sich in Negativismus, Ungehorsam, Streitsucht, Aggressivität, destruktivem Verhalten, Wutausbrüchen, gestörten Beziehungen zu anderen Menschen, Bindungsunfähigkeit, häufig auch in Verstößen gegen sexuelle Verhaltensnormen. Diese Störungen werden dann als nicht-sozialisiert bezeichnet, wenn sie sich wahllos gegen eine Vielzahl von Personen, Gruppen oder Institutionen richten und keinerlei Normbefolgung und Normbindung mehr feststellbar sind.

Sozialisierte Störungen können sich in der gleichen Symptomatik äußern, sind aber dadurch gekennzeichnet, daß sich die entsprechenden Kinder oder Jugendlichen gegenüber einer Gruppe oder gegenüber bestimmten Personen loyal verhalten und diesen gegenüber das dissoziale Verhalten nicht zeigen. Beispielsweise werden dann Zerstörungen oder auch Diebstähle gegenüber dem Eigentum von Personen aus der gleichen Gruppe, mit der man derartige Delikte begeht, nicht durchgeführt.

Bei der *Verwahrlosung* (persistierende Dissozialität) kommt es, meist im Jugendalter, zu einer Vielzahl von Symptomen, die sich unter den Gesichtspunkten *Labilität* (geringe Kontakt- und Arbeitsbindung, leichte Verführbarkeit), *Impulsivität* (Abhängigkeit von momentanen Einfällen und Handlungsimpulsen), *Aggressivität* (oppositionelles, destruktives und aggressives Verhalten) und vielfach auch der Delinquenz zusammenfassen lassen.

Hartmann (1977) hat aufgrund umfangreicher Untersuchungen 3 Verwahrlosungssyndrome abgegrenzt, die durch eine unterschiedliche „Mischung" dissozialer Verhaltensweisen gekennzeichnet sind:

a) Instabilitätssyndrom

Es ist gekennzeichnet durch Depressivität, mangelnde Entmutigungstoleranz, mangelhafte Kontaktbindung, Ratlosigkeit, Weglaufen, mangelnde Frustrationstoleranz. Es handelt sich um ein Verwahrlosungssyndrom von geringer Sozialgefährlichkeit, bei dem sich die Symptombildung stark auf die eigene Person konzentriert.

b) Asozialitätssyndrom

Zu diesem Syndrom zählen die Merkmale mangelnde Arbeitsbindung, Schwänzen der Arbeit und der Schule, Bummeln, Alkoholmißbrauch, ungünstiger Umgang. Dieses Syndrom bringt eine soziale Gefährdung mit sich und wird vielfach auch als *„passive Verwahrlosung"* bezeichnet.

c) Kriminalitätssyndrom

Hier stehen delinquente Handlungen im Vordergrund wie Bedrohung, Mißhandlung von Personen, Beschädigungen, vor Gericht verhandelte Delikte, oppositionelles Verhalten. Dieses Syndrom ist von erheblicher Sozialgefährlichkeit und wird auch als eine Form der *„aggressiven Verwahrlosung"* bezeichnet.

21.3.6.2 Therapie, Verlauf und Prognose

Entsprechend der multifaktoriellen Bedingtheit von Dissozialität, Delinquenz und Verwahrlosung muß auch die Behandlung auf einer Vielzahl von Faktoren aufbauen. Nach *Hartmann* (1977) können wir Hilfestellungen in verschiedenen Bereichen unterscheiden. Dabei wird grundsätzlich davon ausgegangen, daß es sich bei Verwahrlosung, häufig auch bei Delinquenz und Dissozialität, um einen *Erziehungsrückstand* handelt, der eine *primär pädagogische* Intervention erfordert. Die Möglichkeiten der Hilfestellung können wie folgt klassifiziert werden:

a) *Erzieherische Hilfen* erstreben ein Nachholen ausgebliebener Lernprozesse, wobei es sowohl um die Entwicklung einer adäquaten Bindungs- und Belastungsfähigkeit geht als auch um das Nachholen ganz elementarer Kulturtechniken und Kenntnisse. Hier spielt z.B. auch die Legasthenie eine wichtige Rolle. Sie kann ein wichtiger Faktor für eine dissoziale Entwicklung sein. Ein geeigneter Behandlungsschritt ist folglich eine entsprechende Übungsbehandlung.

b) Von allergrößter Bedeutung ist eine *berufliche Stabilisierung*. Da dissoziale Jugendliche sich häufig jeglicher Beeinflussung und Förderung entziehen, ist das Nachholen eines Schulabschlusses oder die Absolvierung einer Berufsausbildung manchmal nur unter geschlossenen

Bedingungen möglich. Es ist nachgewiesen, daß ein Schulabschluß und eine abgeschlossene Berufsausbildung wichtige stabilisierende Faktoren sind.

c) *Kompensatorische Hilfen* basieren auf verhaltenstheoretischen Prinzipien. Es geht dabei um das Lernen am Erfolg, um Lernen durch Identifikation und Imitation.

d) *Perspektivische Hilfen* sind auf die Entwicklung einer Neuorientierung ausgerichtet. Man versucht, mit dem Probanden eine neue Perspektive seines Lebensweges zu erarbeiten. Dabei geht es auch um eine geistige und weltanschauliche Orientierung, aber ebenso um die Orientierung in der Realität.

e) *Gruppendynamische Hilfen* akzentuieren die gemeinsame Arbeit mit mehreren Jugendlichen ähnlicher Problematik. Zu unterscheiden ist eine ausgesprochene Gruppentherapie von einer Gruppenarbeit, bei der die Beziehung der Gruppenmitglieder untereinander die wesentlichste ist.

Die *Prognose* dissozialen und delinquenten Verhaltens ist von einer Vielzahl von Faktoren abhängig. Prognostisch *günstige Faktoren* sind: Erreichen eines Hauptschulabschlusses oder einer höheren Schulbildung, Abschluß einer Berufsausbildung, Wiedergewinnung sozialer Kontakte, Einordnung in eine Gruppensituation, Abstandnehmen vom Alkoholkonsum. Prognostisch *ungünstige Zeichen* sind: Sonderschulabschluß, Arbeitsunbeständigkeit, Alkoholmißbrauch, Aggressionen gegen Personen und Sachen, früh begangene Straftaten mit anschließender Fürsorgeerziehung und Jugendstrafvollzug. Von entscheidender Bedeutung ist eine über mehrere Jahre konstante *pädagogische* Führung, wenn notwendig, auch in einer geschlossenen Institution. Unter diesen Bedingungen läßt sich etwa die Hälfte der dissozialen Jugendlichen resozialisieren.

21.4 Rechtliche und institutionelle Voraussetzungen für Therapie und Rehabilitation

Zur Sicherung des Rechtes des Kindes bzw. des Jugendlichen auf seelisches und leibliches Wohl bestehen gesetzliche Regelungen, die regulierende Maßnahmen ermöglichen, sobald das Wohl des Kindes gefährdet ist. Die wesentlichen Regelungen finden sich im Kinder- und Jugendhilfegesetz (KJHG), im Jugendgerichtsgesetz (JGG) sowie in bestimmten Paragraphen des Bundessozialhilfegesetzes (BSHG) und des Bürgerlichen Gesetzbuches (BGB).

21.4.1 Kinder- und Jugendhilfegesetz (KJHG)

Seit dem 1.1.1991 ist das Kinder- und Jugendhilfegesetz (KJHG) an die Stelle des Jugendwohlfahrtsgesetzes (JWG) getreten.

Das KJHG unterscheidet eine Reihe von Jugendhilfemaßnahmen, die z.T. den therapeutischen Bereich berühren. Im einzelnen werden unterschieden:

1. Hilfe zur Erziehung (§ 27).
2. Erziehungsberatung (§ 28).
3. Soziale Gruppenarbeit (§ 29).
4. Erziehungsbeistand, Betreuungshelfer (§ 30).
5. Sozialpädagogische Familienhilfe (§ 31).
6. Erziehung in einer Tagesgruppe (§ 32).
7. Vollzeitpflege (§ 33).
8. Heimerziehung, sonstige betreute Wohnformen (§ 34).
9. Intensive sozialpädagogische Einzelbetreuung (§ 35).
10. Inobhutnahme von Kindern und Jugendlichen (§ 42).

Im § 36 des KJHG sind die Mitwirkungsmöglichkeiten geregelt, und es wird darauf verwiesen, daß ein Hilfeplan zu erstellen ist.

Im Hinblick auf die Mitwirkung wird ausgeführt, daß der Personensorgeberechtigte und das Kind bzw. der Jugendliche vor der Einleitung von Jugendhilfemaßnahmen zu beraten sind. Ferner soll die Entscheidung über die Hilfsart „im Zusammenwirken mehrerer Fachkräfte getroffen werden". Als Grundlage für die Ausgestaltung der Hilfe sollen sie zusammenwirkend mit dem Personensorgeberechtigten und dem Kind oder dem Jugendlichen einen Hilfeplan aufstellen, der Feststellungen über den erzieherischen Bedarf, die zu gewährende Art der Hilfe sowie die notwendigen Leistungen enthält (§ 36, Abs. 2).

Im § 40 des KJHG ist die Krankenhilfe geregelt. Dort heißt es: „Kindern und Jugendlichen, für die Leistungen zum Unterhalt nach § 39 zu gewähren sind, ist Krankenhilfe zu leisten; für den Umfang der Hilfe gelten die §§ 36 und 37, Abs. 2—4, sowie die §§ 37 a, 37 b und 38 des Bundessozialhilfegesetzes entsprechend."

Hier ist also die Brücke zum Bundessozialhilfegesetz geschlagen. Es befaßt sich mit Hilfen in besonderen Lebenslagen (z.B. Eingliederungshilfen für Behinderte, Hilfe für Gefährdete, Ausbildungsbeihilfe) und den damit verbundenen Verfahrensfragen hinsichtlich der Kosten. Hierin zeigt sich die enge Verflechtung zwischen Jugendhilfe- und Sozialrecht.

21.4.2 Bürgerliches Gesetzbuch (BGB)

Der § 1666 BGB macht es möglich, ein Kind auch gegen den Willen der Eltern außer Haus unterzubringen, wenn das geistige oder leibliche Wohl des Kindes gefährdet ist. Er findet z.B. Anwendung, wenn ein Kind in der Familie schweren anhaltenden Mißhandlungen ausgesetzt war.

21.4.3 Bundessozialhilfegesetz (BSHG)

Das Bundessozialhilfegesetz „umfaßt Sozialhilfe zu Lebensunterhalt und Hilfe in besonderen Lebenslagen". Damit soll dem Empfänger der Hilfe eine Lebensführung ermöglicht werden, die der Würde des Menschen entspricht. Mögliche Maßnahmen sind z.B.: Krankenhilfe, Eingliederungshilfe Behinderter, Blindenhilfe, Hilfe zur Pflege.

Für die Kinder- und Jugendpsychiatrie ist § 39 BSHG, der die Eingliederungshilfe für Behinderte regelt, besonders wichtig. Die Eingliederungshilfe hat den Zweck, „eine drohende Behinderung zu verhüten oder eine vorhandene Behinderung oder deren Folgen zu beseitigen oder zu mildern und dabei dem Behinderten die Teilnahme am Leben in der Gemeinschaft zu ermöglichen oder zu erleichtern".

Kostenträger für die im § 39 BSHG genannten Personen sind die Landessozialämter. Als Voraussetzung für die Gewährung der Eingliederungshilfe bedarf es meistens einer ärztlichen Stellungnahme.

21.4.4 Jugendgerichtsgesetz (JGG)

In diesem Zusammenhang ist nur hervorzuheben, daß nach § 10 Abs. 2 JGG vom Jugendrichter eine heilerzieherische Behandlung angeordnet werden kann, wenn die Straftat eines Jugendlichen als Folge z.B. einer neurotischen Fehlentwicklung angese-

hen werden kann und eine Heilung durch besondere heilerzieherische Maßnahmen erreichbar erscheint.

21.4.5 Institutionelle Voraussetzungen

Die Verknüpfung von Recht und Institutionen geht aus Abb. 21.3 hervor.

Deutlich wird das Verbundsystem psychosozialer Einrichtungen zur Diagnostik, Behandlung und Rehabilitation von Kindern und Jugendlichen mit sehr unterschiedlichen psychischen Störungen. Die Versorgungsstruktur gliedert sich in ambulante, teilstationäre und stationäre Bereiche. In den letzten Jahren ist die Versorgungsstruktur ergänzt worden durch meist mobil (Hausfrühbetreuung) arbeitende Frühförderstellen zur Betreuung von behinderten und von Behinderung bedrohten Vorschulkindern. Der Ausbau tagesklinischer Einrichtungen in Verbindung mit Kliniken für Kinder- und Jugendpsychiatrie wird vorangetrieben und hat sich als wertvolle Ergänzung erwiesen.

Für ländliche Regionen hat sich eine Versorgung durch einen *mobilen kinder- und jugendpsychiatrischen Dienst* bewährt, der interdisziplinär zusammengesetzt ist (Arzt, Psychologe, Sozialpädagoge) und der neben Aufgaben der Diagnostik, Therapie und Nachsorge auch präventive Funktionen wahrnimmt (*Remschmidt* et al. 1986, 1990).

21.5 Grenzen der Therapie

Kinder- und jugendpsychiatrische Behandlungsmöglichkeiten sind durch verschiedene Faktoren begrenzt: durch unseren derzeitigen Kenntnisstand, die Kooperationsbereitschaft der Patienten und ihrer Eltern, die Fähigkeiten und Möglichkeiten von Therapeuten und Institutionen und die rechtlichen Voraussetzungen. Manche Grenzen der Behandlung werden aufgrund überzogener Ansprüche bestimmter Behandlungsmethoden bzw. ihrer Vertreter oft nicht anerkannt. Therapie in der Kinder- und Jugendpsychiatrie bedeutet *immer* Krankenbehandlung. Sie dient nicht Zielen, die darüber hinausgehen; sie kann und will nicht erzieherische Maßnahmen oder allgemeine Lebenshilfe ersetzen. Sie kann auch nicht den Anspruch erheben, weltanschauliche Fragen zu lösen oder grund-

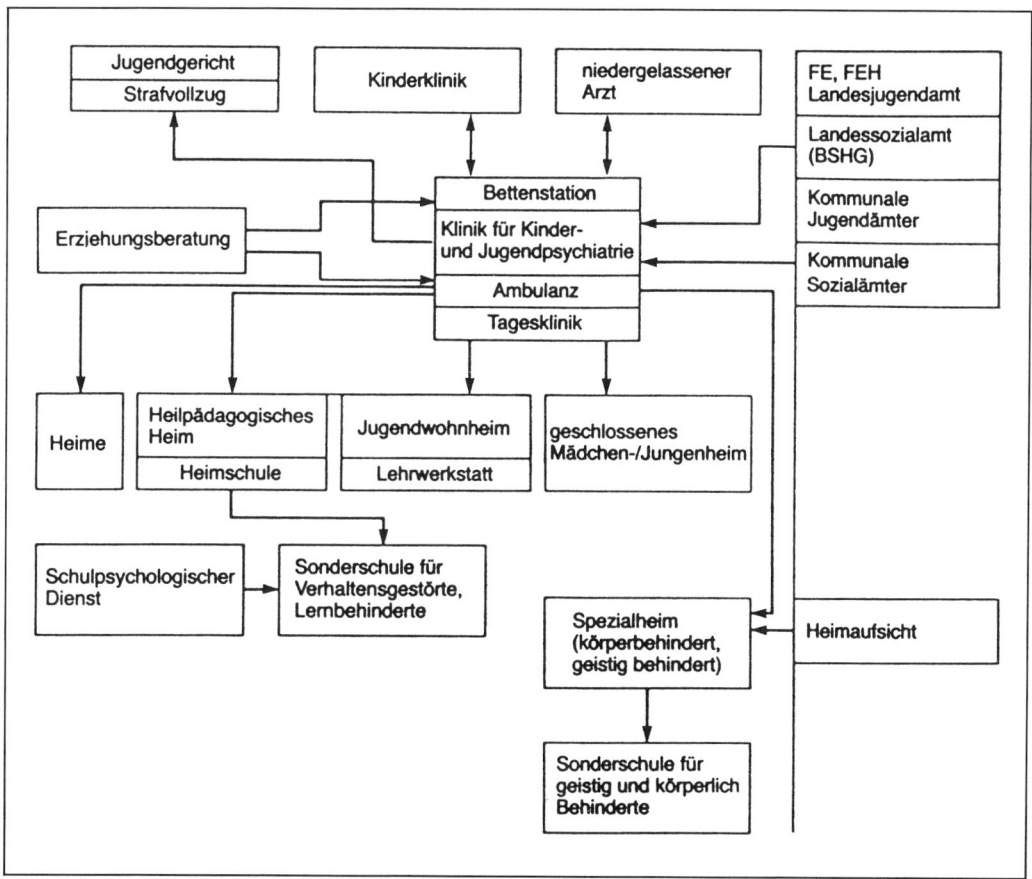

Abb. 21.3 Übersicht über die Verknüpfung von Recht und Institutionen. (Nach *Martin* 1987)

legende Gesellschaftsänderungen herbeizuführen. Sie strebt auch nicht an, *jede* Befindensschwankung anzugehen, sondern sieht ihr Feld in der Behandlung psychiatrischer Erkrankungen bei Kindern und Jugendlichen. In diesem Sinne heißt es in der Denkschrift der Deutschen Gesellschaft für Kinder- und Jugendpsychiatrie (1984):

„Eine allumfassende psychosoziale Versorgung, die *jedes* Befindens- und Verhaltensproblem von Kindern, Jugendlichen und Familien beheben will, kann nicht Aufgabe der Kinder- und Jugendpsychiatrie sein. Sie ist weder durchführbar noch human, da sie das Selbsthilfepotential der Betroffenen verkümmern läßt."

Literatur

Blank, R.: Diätetische Maßnahmen bei hyperaktiven Kindern. Frühförd. interdisz. 9 (1990) 171—177

Brezovsky, P.: Diagnostik und Therapie selbstverletzenden Verhaltens. Enke, Stuttgart 1985

Conners, C.K.: Rating scales for use in drug studies with children. Psychopharmacol. Bull., Special Issue (Pharmacotherapy of children) (1973) 24—84

Corboz, R.J.: Psychiatrie der minimalen frühkindlichen Hirnschädigung. Bull. schweiz. med. Wiss. 32 (1976) 75—90

Corboz, R.J.: Psychiatrische Störungen bei organischen Hirnschädigungen. In: *K.P. Kisker, H. Lauter, J.E. Meyer, C. Müller, E. Strömgren* (Hrsg.): Psychiatrie der Gegenwart. Bd. 7. Kinder- und Jugendpsychiatrie. Springer, Berlin 1988

DeLong, G.R.: A neuropsychologic interpretation of infantile autism. In: *M. Rutter, E. Schopler* (eds.): Autism. A reappraisal of concepts and treatment. Plenum Press, New York 1978

Deutsche Gesellschaft für Kinder- und Jugendpsychiatrie: Denkschrift zur Lage der Kinder- und Jugendpsychiatrie in der Bundesrepublik Deutschland. Marburg 1984. Neuauflage 1990 (unveröffentlicht)

Egger, J., Carter, C.M., Graham, P.J., Gumley, D., Soothill, J.F.: Controlled trial of oligoantigenic treatment in the hyperkinetic syndrome. Lancet I (1985) 540—545

Eisert, H.-G., Eisert, M.: Verhaltenstherapeutische und pädagogische Ansätze beim hyperkinetischen Syndrom. In: *H.Ch. Steinhausen* (Hrsg.): Das konzentrationsgestörte und hyperaktive Kind. Kohlhammer, Stuttgart 1982

Eisert, M., Eisert, H.G., Schmidt, M.H.: Hinweise zur Behandlung im häuslichen Milieu („home treatment"). Z. Kinder- u. Jugendpsychiat. 13 (1985) 268—279

Esser, G., Schmidt, M.: Minimale zerebrale Dysfunktion — Leerformel oder Syndrom? Enke, Stuttgart 1987

Finucci, J.M., Godfredson, L.S., Childs, B.: A follow-up study of dyslexic boys. Ann. Dyslexia 35 (1985) 117—136

Folstein, S., Rutter, M.: A twin study of individuals with infantile autism. In: *M. Rutter, E. Schopler* (eds.): Autism. A reappraisal of concepts and treatment. Plenum Press, New York 1978

Gittelman, R., Mannuzza, S., Shenker, R., Bonagura, N.: Hyperactive boys almost grown up. I. Psychiatric status. Arch. gen. Psychiat. 42 (1985) 937—947

Göllnitz, G.: Die Bedeutung der frühkindlichen Hirnschädigung für die Kinderpsychiatrie. Thieme, Leipzig 1954

Graichen, J.: Zum Begriff der Teilleistungsstörungen. In: *R. Lemp* (Hrsg.): Teilleistungsstörungen im Kindesalter. Huber, Bern 1979

Gualtieri, T., Evans, R.W., Patterson, D.R.: The medical treatment of autistic people: problems and side effects. In: *E. Schopler, G.B. Mesibov* (eds.): Neurobiological issues in autism. Plenum Press, New York 1987

Gubbay, S.S.: The clumsy child. Saunders, London 1975

Hart de Ruyter, T.: Zur Psychotherapie der Dissozialität im Jugendalter. Jb. Jugendpsychiat. 6 (1967) 79—108

Hart de Ruyter, T.: Psychotherapie im Latenzalter. In: *G. Biermann* (Hrsg.): Handbuch der Kinderpsychotherapie. Bd. I. Reinhardt, München 1969

Hartmann, K.: Theoretische und empirische Beiträge zur Verwahrlosungsforschung. 2. Aufl. Springer, Berlin 1977

Innerhofer, P.: Das Münchner Trainingsmodell — Beobachtung, Interaktionsanalyse, Verhaltensänderung. Springer, Berlin 1977

Kirstein, L., Prusoff, B., Weissman, M., Dressler, D.M.: Utilization review of treatment for suicide attempters. Amer. J. Psychiat. 132 (1975) 22—27

Klicpera, C.: Leistungsprofile von Kindern mit spezifischen Lese- und Rechtschreibschwierigkeiten. Schindele, Heidelberg 1985

Knights R.M., Bakker, D.J. (eds.): The neuropsychology of learning disorders. University Park Press, Baltimore 1976

Korhonen, T.: A follow-up study of Finnish children with specific learning disabilities. Acta paedopsychiat. 50 (1984) 255—263

Lempp, R.: Frühkindliche Hirnschädigung und Neurose. 3. Aufl. Huber, Bern 1978

Luria, A.R.: Die höheren kortikalen Funktionen des Menschen und ihre Störungen bei örtlichen Hirnschädigungen. Deutscher Verlag der Wissenschaften, Berlin 1970

Martin, M.: Rechtliche und institutionelle Voraussetzungen für Therapie und Rehabilitation. In: *H. Remschmidt* (Hrsg.): Kinder- und Jugendpsychiatrie. Eine praktische Einführung. 2. Aufl. Thieme, Stuttgart 1987

Martin, M.: Rechtliche und institutionelle Voraussetzungen für Therapie und Rehabilitation. In: *H. Remschmidt, M.H. Schmidt* (Hrsg.): Kinder- und Jugendpsychiatrie in Klinik und Praxis. Bd. I. Thieme, Stuttgart 1988

Martinius, J.: Der neuropsychologische Ansatz zum Verständnis des frühkindlichen Autismus. Z. Kinder- u. Jugendpsychiat. 2 (1974) 187—199

Minde, K.: Hyperaktives Syndrom (hyperkinetisches, hypermotorisches Syndrom). In: *H. Remschmidt, M.H. Schmidt* (Hrsg.): Kinder- und Jugendpsychiatrie in Klinik und Praxis. Bd. III. Thieme, Stuttgart 1985

Moss, L.M., Hamilton, D.M.: Psychotherapy of the suicidal patient. In: *E.S. Shneidman, N.L. Farberow* (eds.): Clues to suicide. McGraw-Hill, New York 1957

Niebergall, G.: Diagnostische Aspekte der Legasthenie. Mschr. Kinderheilk. 135 (1987) 297—301

Ornitz, E.M., Ritvo, E.R.: Perceptual inconstancy in early infantile autism. Arch. gen. Psychiat. 18 (1968) 76—98

Porter, R. (ed.): The role of learning in psychotherapy. Churchill, London 1968

Poustka, F.: Ist ein Syndrom „minimale zerebrale Dysfunktion" allein psychopathologisch diagnostizierbar? In: *M. Müller-Küppers, F. Specht* (Hrsg.): Recht, Behörde, Kind. Huber, Bern 1979

Poustka, F.: Suizide und Suizidversuche im Kindes- und Jugendalter. In: *H. Remschmidt, M.H. Schmidt* (Hrsg.): Kinder- und Jugendpsychiatrie in Klinik und Praxis. Bd. III. Thieme, Stuttgart 1985

Quaschner, K.: Die psychotherapeutische Behandlung und spezifische erzieherische Förderung von Vorschulkindern mit Hyperkinetischem Syndrom. Frühförd. interdisz. 9 (1990) 162—170

Rachman, S., Bergold, J.B.: Verhaltenstherapie der Phobien. Urban & Schwarzenberg, München 1970

Reimer, M.: Verhaltensänderung in der Familie. Home treatment in der Kinderpsychiatrie. Enke, Stuttgart 1983

Remschmidt, H.: Neuere Ergebnisse zur Psychologie und Psychiatrie der Adoleszenz. Z. Kinder- u. Jugendpsychiat. 3 (1975) 67—101

Remschmidt, H.: Therapeutische Probleme in der Kinder- und Jugendpsychiatrie. In: *Th. Vogel, J. Vliegen* (Hrsg.): Diagnostische und therapeutische Methoden in der Psychiatrie. Thieme, Stuttgart 1977

Remschmidt, H.: Adoleszentenkrisen und ihre Behandlung. In: *F. Specht, K. Gerlicher, K. Schütt* (Hrsg.): Beratungsarbeit mit Jugendlichen. Vandenhoeck & Rupprecht, Göttingen 1979

Remschmidt, H.: Indikationen und Grenzen der Psychotherapie in der Kinder- und Jugendpsychiatrie. In: *H. Helmchen, M. Linden, U. Rüger* (Hrsg.): Psychotherapie in der Psychiatrie. Springer, Berlin 1982

Remschmidt, H.: Entwicklungstendenzen der Kinder- und Jugendpsychiatrie. Mschr. Kinderheilk. 131 (1983) 559–565

Remschmidt, H.: Was sind Teilleistungsschwächen? Mschr. Kinderheilk. 135 (1987) 290–296

Remschmidt, H.: Gesichtspunkte zur Indikationsstellung therapeutischer Maßnahmen. In: *H. Remschmidt, M.H. Schmidt* (Hrsg.): Kinder- und Jugendpsychiatrie in Klinik und Praxis. Bd. I. Thieme, Stuttgart 1988

Remschmidt, H., Niebergall, G.: Sprachentwicklung im Kindesalter und zerebrale Lateralisation. Z. Kinder- u. Jugendpsychiat. 9 (1981) 170–184

Remschmidt, H., Schmidt, M.H. (Hrsg.): Kinder- und Jugendpsychiatrie in Klinik und Praxis. Bd. II u. III. Thieme, Stuttgart 1985

Remschmidt, H., Schmidt, M. (Hrsg.): Multiaxiales Klassifikationsschema für psychiatrische Erkrankungen im Kindes- und Jugendalter nach *Rutter, Shaffer* und *Sturge.* 2. Aufl. Huber, Bern 1986

Remschmidt, H., Schmidt, M.H. (Hrsg.): Alternative Behandlungsformen in der Kinder- und Jugendpsychiatrie. Stationäre Behandlung, tagesklinische Behandlung und Home-Treatment im Vergleich. Enke, Stuttgart 1988 a

Remschmidt, H., Schmidt, M.H. (Hrsg.): Kinder- und Jugendpsychiatrie in Klinik und Praxis, Bd. I. Thieme, Stuttgart 1988 b

Remschmidt, H., Schwab, Th.: Suizidversuche im Kindes- und Jugendalter. Acta paedopsychiat. 43 (1978) 197–208

Remschmidt, H., Walter, R.: Evaluation kinder- und jugendpsychiatrischer Versorgung, Analysen und Erhebungen in drei hessischen Landkreisen. Enke, Stuttgart 1989

Remschmidt, H., Dauner, I., Schulz, U.: Zur Strukturanalyse des Krankengutes einer psychiatrisch-psychotherapeutischen Station für Kinder und Jugendliche. Prax. Kinderpsychol. Kinderpsychiat. 23 (1974) 42–46

Remschmidt, H., Walter, R., Kampert, K.: Der mobile kinder- und jugendpsychiatrische Dienst: ein wirksames Versorgungsmodell für ländliche Regionen. Z. Kinder- u. Jugendpsychiat. 14 (1986) 63–80

Remschmidt, H., Schmidt, M.H., Mattejat, F., Eisert, H.G., Eisert, M.: Therapieevaluation in der Kinder- und Jugendpsychiatrie: stationäre Behandlung, tagesklinische Behandlung und home treatment im Vergleich. Z. Kinder- u. Jugendpsychiat. 16 (1988 a) 124–134

Remschmidt, H., Walter, R., Kampert, K., Hennighausen, K.: Minimale zerebrale Dysfunktion – Zur Revision eines klinischen Konzeptes. Erhebungen an einer vollständigen kinder- und jugendpsychiatrischen Inanspruchnahmepopulation. Fortschr. Neurol. Psychiat. 56 (1988 b) 241–248

Remschmidt, H., Walter, R., Warnke, A.: Konzeption und Versorgungsleistung eines mobilen kinder- und jugendpsychiatrischen Dienstes auf dem Land. Psychiat. Prax. 17 (1990) 99–106

Rimland, B.: Megavitamin B6 and magnesium in the treatment of autistic children and adults. In: *E. Schopler, G.B. Mesibov* (eds.): Neurobiological issues in autism. Plenum Press, New York 1987

Ringel, E.: Der Selbstmord, Abschluß einer krankhaften psychischen Entwicklung. Maudrich, Wien 1953

Ritvo, E.R., Freeman, B.J., Mason-Brothers, A., Mo, A., Ritvo, A.M.: Concordance for the svndrome of autism in 40 pairs of afflicted twins. Amer. J. Psychiat. 142 (1985) 74–77

Rutter, M.: Concepts of autism. A review of research. J. Child Psychol. Psychiat. 9 (1968) 1–25

Rutter, M., Tizard, J., Yule, P., Graham, P., Whitmore, K.: Research report: Isle of Wight-Studies 1964–1974. Psychol. Med. 6 (1976) 313–332

Satterfield, J., Hoppe, C., Schell, A.: A prospective study of delinquency in 110 adolescent boys with attention deficit disorder and 88 normal adolescent boys. Amer. J. Psychiat. 139 (1982) 795–798

Schopler, E.: New developments in the definition and diagnosis of autism. In: *B.B. Lahey, A.E. Kazdin* (eds.): Advances in clinical child psychology. Vol. 6. Plenum Press, New York 1983

Schopler, E., Reichler, R.J., DeVellis, R.F., Daly, K.: Toward objective classification of childhood autism: Childhood Autism Rating Scale (CARS). J. Autism develop. Disord. 10 (1980) 91–103

Schulz, E.: Der Stellenwert der Pharmakotherapie in der Behandlung des Hyperkinetischen Syndroms des Kindesalters. Frühförd. interdisz. 9 (1990) 178–188

Sloane, R.B., Staples, F.R., Cristol, A.H., Yorkston, N.J., Whipple, K.: Analytische Psychotherapie und Verhaltenstherapie. Enke, Stuttgart 1981

Spreen, O.: Lernbehinderte Kinder als Erwachsene. Eine Nachfolgeuntersuchung von 203 Kindern unter Berücksichtigung des neurologischen Befundes im Alter von 19 und 25 Jahren. In: *I. Flehmig, L. Stern* (Hrsg.): Kindesentwicklung und Lernverhalten. Fischer, Stuttgart 1986

Steinhausen, H.Ch.: Hyperkinetisches Syndrom und Diät – eine therapeutische Verbindung? Klin. Pädiat. 192 (1980) 179–185

Steinhausen, H.Ch. (Hrsg.): Das konzentrationsgestörte und hyperaktive Kind. Kohlhammer, Stuttgart 1982

Tinbergen, N., Tinbergen, E.A.: Autismus bei Kindern. Parey, Berlin 1984

Todd, R.D., Aschauer-Treiber, G., Sikich, L.: Neuro-immunologische Studien bei Autismus. In: *W.P. Kaschka, H.N. Aschauer* (Hrsg.): Psychoimmunologie. Thieme, Stuttgart 1990

Wagner, I.: Aufmerksamkeitstraining mit impulsiven Kindern. 3. Aufl. Klett, Stuttgart 1982

Warnke, A.: Behandlung der Legasthenie im Kindesalter. Mschr. Kinderheilk. 135 (1987) 302–307

Warnke A.: Elternarbeit in der Kinder- und Jugendpsychiatrie. In: *H. Remschmidt, M.H. Schmidt* (Hrsg.): Kinder- und Jugendpsychiatrie in Klinik und Praxis. Bd. I. Thieme, Stuttgart 1988

Warnke, A.: Legasthenie und Hirnfunktion. Neuropsychologische Befunde zur visuellen Informationsverarbeitung. Huber, Bern 1990

Warnke, A., Remschmidt, H.: Zur Prognose des Kindes mit Hyperkinetischem Syndrom. Frühförd. interdisz. 9 (1990) 153–161

Watson, B.U., Watson, C.A.S., Fred, R.: Follow-up studies of specific reading disability. J. Amer. Acad. Child Psychiat. 21 (1982) 376–382

Weber, D.: Der frühkindliche Autismus unter dem Aspekt der Entwicklung. Huber, Bern 1970

Weber, D.: Autistische Syndrome. In: *H. Remschmidt, M.H. Schmidt* (Hrsg.): Kinder- und Jugendpsychiatrie in Klinik und Praxis. Bd. II. Thieme, Stuttgart 1985

Weber, D.: Autistische Syndrome, In: *K.P. Kisker, H. Lauter, J.-E. Meyer, C. Müller, E. Strömgren* (Hrsg.): Psychiatrie der Gegenwart, Bd. 7. Kinder- und Jugendpsychiatrie. Springer, Berlin 1988

Weinschenk, C.: Die erbliche Lese-Rechtschreibeschwäche und ihre sozial-psychiatrischen Auswirkungen. 2. Aufl. Huber, Bern 1965

Wilsher, C.R.: The nootropc concept and dyslexia. Ann. Dyslexia 36 (1986) 118–137

Wittchen, H.U., Saß, H., Zaudig, M., Koehler, K. (Hrsg.): Diagnostisches und statistisches Manual psychischer Störungen, DSM-III-R (deutsche Bearbeitung). Beltz, Weinheim 1989

22 Besonderheiten der Therapie in der Alterspsychiatrie

22.1 Psychopharmakotherapie im Alter

H.-J. Gertz, S. Kanowski

So gut wie alle psychiatrischen Erkrankungen kommen auch bei alten Menschen vor. Die Patienten altern mit ihrer Krankheit. Nur wenige Leiden sind Alterserkrankungen in dem Sinne, daß sie nahezu ausschließlich in fortgeschrittenem Alter klinisch in Erscheinung treten.

Bei Schizophrenen kommt es in vielen Fällen in zunehmendem Alter zu einer Besserung der klinischen und sozialen Situation. Spätschizophrenien sind Erkrankungen, die zwischen dem 40. und 65. Lebensjahr beginnen. Auch hier kommt es bei 40% zu einer Verbesserung der sozialen Anpassung mit fortschreitendem Alter. Eine Sonderstellung bilden unter den paranoid-halluzinatorischen Syndromen die paranoiden Psychosen des höheren Lebensalters, die überwiegend bei alleinstehenden alten Frauen auftreten. Nach dem Eindruck vieler klinischer Psychiater sind depressive Erkrankungen bei alten Patienten besonders häufig. Dies wird durch epidemiologische Studien nicht bestätigt (*Gertz* u. *Kanowski* 1989). So fanden *Myers* et al. (1984) einen deutlichen Abfall der Erkrankungshäufigkeit bei über 65jährigen für „major depressive episodes". Dennoch bleibt ein Neuerkrankungsrisiko für depressive Erkrankungen bis ins hohe Alter hinein bestehen. Andere Autoren fanden zwar einen Inzidenzgipfel bei etwas über 70 Jahren, die Inzidenz fiel aber gegen das 80. Lebensjahr stark ab, so daß sich auch aus dieser Untersuchung kein Anhalt für eine höhere Depressionsinzidenz mit zunehmendem Lebensalter ergibt. Ob dieser späte Ersterkrankungsgipfel auf eine Zunahme von depressiven Reaktionen im Rahmen von körperlichen Erkrankungen zurückzuführen ist, muß im Hinblick auf die Daten von *Blazer* u. *Williams* (1980) fraglich erscheinen: Mit körperlichen Krankheiten einhergehende Depressionen waren in einem älteren Kollektiv seltener als bei Jüngeren. Psychiatrische Alterserkrankungen im eigentlichen Sinne sind psychopathologische Erscheinungen, die durch degenerative Hirnkrankheiten verursacht sind, von denen die Demenz vom Alzhei-

mer-Typ die häufigste ist. Degenerative Hirnerkrankungen ihrerseits können über die Demenz hinaus alle psychopathologischen Syndrome nichtorganischer Genese imitieren, von paranoid-halluzinatorischen Syndromen zu schweren Depressionen bis hin zu neurotisch anmutenden Erscheinungen (pseudoneurasthenisches Syndrom).

Die psychopharmakologische Therapie psychiatrischer Erkrankungen bei alten Patienten muß mit dem gesamten Spektrum psychopathologischer Phänomene rechnen. Alter modifiziert pharmakokinetische und pharmakodynamische Parameter zahlreicher zentral wirksamer Substanzen. Hirnerkrankungen mit ihren immanenten, z.T. bekannten Transmitterdefiziten modifizieren wahrscheinlich in erster Linie pharmakodynamische Größen.

22.1.1 Antidepressiva und Lithium

Die Befunde über mögliche Alterseinflüsse auf die Pharmakokinetik von Antidepressiva sind diskrepant. Nach Gabe einer definierten Menge von Imipramin oder Amitriptylin erreichen ältere Patienten höhere Plasmaspiegel als jüngere (*Preskorn* u. *Mac* 1985). Ein therapeutischer Blutspiegel von Nortriptylin (104 ng/ml) konnte bei älteren Patienten mit einer relativ niedrigen Dosis von 50 mg erreicht werden (*Dawling* et al. 1981). Andere Untersucher fanden keinen Alterseffekt auf die Plasmaspiegel von Amitriptylin oder Nortriptylin. Unter Steady-state-Bedingungen war für alte und junge Patienten eine gleich hohe orale Dosierung zum Erreichen eines vergleichbaren Blutspiegels erforderlich.

Rudorfer u. *Potter* (1987) finden in einer Übersicht bei verschiedenen Antidepressiva eine erhöhte Plasmakonzentration in 8 Untersuchungen, eine unveränderte Plasmakonzentration bei 9 Untersuchungen bei älteren Patienten gegenüber jüngeren. Die Autoren schließen, daß ein Effekt des Alterns auf den Antidepressivametabolismus zwar möglich ist, daß dieser aber geringfügig sein dürfte und generell nicht den Schluß zuläßt, daß ältere Patienten mit niedrigeren Antidepressivadosen behandelt werden sollten.

Weitaus schwieriger ist die Frage zu beantworten, ob die antidepressive Wirksamkeit von Antidepressiva bei alten Patienten verändert ist. *Brown* et al. (1983) kamen anhand einer retrospektiven Untersuchung von Patienten, die mit Imipramin, Amitriptylin oder Desipramin behandelt worden waren, zu dem Ergebnis, daß ältere Patienten häufiger Nonresponder waren. Dieser Befund läßt nicht ohne weiteres Schlüsse auf die Empfindlichkeit der Responder zu. Auf pharmakodynamische Faktoren ist vermutlich die zweifellos höhere Empfindlichkeit alter Patienten gegenüber Nebenwirkungen von Antidepressiva zurückzuführen. Die Provokation deliranter Syndrome ist hier an 1. Stelle zu nennen. Ihre Manifestation wird durch schnelle Dosissteigerungen begünstigt, ist möglicherweise abhängig von der zentralen anticholinergen Wirksamkeit und steht in Zusammenhang mit der sedativen Wirkung, Eigenschaften, die z.B. bei Amitriptylin besonders ausgeprägt sind. Ihre Häufigkeit nimmt mit dem Alter erheblich zu.

Über Alterseinflüsse auf andere Nebenwirkungen von Antidepressiva liegen nur vereinzelt Daten vor. Es ist selbstverständlich, daß ausgeprägte Mundtrockenheit bei Patienten mit Zahnprothesen einen besonderen Stellenwert hat. Das Risiko von Augeninnendruckerhöhungen durch anticholinerge Wirksamkeit von Antidepressiva ist bei alten Patienten naturgemäß höher. Orthostatische Hypotensionen werden von älteren Patienten schlechter toleriert. Vorbestehende ventrikuläre Überleitungsstörungen sind bei alten Patienten häufig, die insbesondere durch trizyklische Antidepressiva bis hin zu Blockbildungen verschlimmert werden können.

MAO-Hemmer sollten aufgrund theoretischer Überlegungen bei alten Patienten und bei Patienten mit Alzheimer-Krankheit zur Behandlung von Depressionen besonders wirksam sein, da sie zum einen das Dilemma des durch trizyklische Antidepressiva aggravierten cholinergen Defizits umgehen, andererseits MAO im Alter und in noch höherem Maße bei Alzheimer-Krankheit erhöht sein soll. Ebensowenig wie Daten zur Pharmakokinetik im Alter existieren kontrollierte Studien zur Wirksamkeit von MAO-Hemmern im Alter bzw. im Alter im Vergleich zu trizyklischen Antidepressiva. Vereinzelt wurde von Behandlungserfolgen bei alten Patienten berichtet, die auf trizyklische Antidepressiva nicht ansprachen, ein Befund, der aber wohl kaum als altersspezifisch anzuerkennen ist. Häufige Hypotension ist einer der limitierenden Faktoren im Einsatz von Monoaminoxidasehemmern. Bei der Verordnung traditioneller MAO-Hemmer, wie Tranylcypromin, bei hirnorganisch veränderten Patienten ist wegen gegebenenfalls unzuverlässiger Einhaltung der Diätvorschriften Vorsicht geboten. Bei den neueren MAO-A-Hemmern sollen restriktive Diätvorschriften dagegen nicht mehr erforderlich sein.

Die Pharmakokinetik von Lithium scheint im Alter verändert zu sein. Patienten über 75 Jahre benötigen nur etwa 2/3 der Dosis von unter 45jährigen, um therapeutische Blutspiegel zu erreichen (*Greil* et al. 1985).

Darüber hinaus fanden *Abou-Saleh* u. *Coppen* (1983), daß bei alten Patienten Blutspiegel zwischen 0,45 und 0,79 mmol/l gegenüber höheren Spiegeln gleiche therapeutische Wirksamkeit, aber deutlich geringere Nebenwirkungen wie Tremor und Schilddrüsenfunktionsstörungen im Sinne eines erhöhten TSH-Spiegels aufwiesen. Das Alter selbst scheint die Wirksamkeit von Lithium nicht zu verändern, jedoch sollen neurologische Vorerkrankungen das Nebenwirkungsrisiko erhöhen.

22.1.2 Neuroleptika

Über einen Einfluß des Alters auf die Pharmakokinetik von Neuroleptika gibt es zahlreiche Vermutungen und Empfehlungen, aber nur sehr wenige, z.T. widersprüchliche Daten. So wurde in einer Studie eine signifikante Zunahme der Spiegel von Thioridazin und seinen Metaboliten in Abhängigkeit vom Alter gefunden (*Muusze* et al. 1977). In 2 anderen Untersuchungen fand sich eine solche Korrelation nicht. Ähnlich widersprüchlich sind die Ergebnisse für Haloperidol.

Über eine mögliche Veränderung der antipsychotischen Wirksamkeit von Neuroleptika liegen unseres Wissens keine Daten vor, dennoch besteht klinisch der Eindruck, daß alte Patienten gegenüber der therapeutischen Wirksamkeit von Neuroleptika empfindlicher sind.

Mit Sicherheit empfindlicher sind alte Patienten gegenüber einem Teil der neuroleptischen Nebenwirkungen. Die verminderte Dopaminübertragung im neostriatalen System prädisponiert ältere Patienten theoretisch zu einer höheren Empfindlichkeit gegenüber extrapyramidalmotorischen Störungen, eine Überlegung, die sich empirisch bestätigen ließ. Das Risiko für tardive Dyskinesien ist bereits oberhalb des 40. Lebensjahres 3 mal größer als unterhalb dieses Alters (*Jeste* u. *Wyatt* 1982). In 13 von 20 Studien über tardive Dyskinesien fand sich eine statistisch signifikante Korrelation zwischen Alter und Auftreten von tardiven Dyskinesien. Offenbar wird nicht nur die Inzidenz mit zunehmendem Alter höher, sondern auch die Schwere der Ausprägung der Bewegungsstörungen

(*Smith* u. *Baldessarini* 1980). Empfindlicher sind alte Patienten auch gegenüber neuroleptikainduzierter orthostatischer Hypotension. *Salzman* (1987) führt dies auf eine altersabhängig verminderte Empfindlichkeit der zentralen Barorezeptoren zurück. Delirprovokation ist nach Neuroleptikagabe zwar seltener als bei Antidepressiva, jedoch nimmt ihre Häufigkeit mit dem Alter ebenfalls zu. Ein für manche Neuroleptika geradezu dosislimitierender Faktor bei alten Patienten ist die im Alter stark erhöhte Empfindlichkeit gegenüber der sedativen Wirkung von Neuroleptika.

Die Wirkung von Neuroleptika auf vorgeschädigte intellektuelle Funktionen wird unterschiedlich beurteilt: Während einige Untersucher über eine Verbesserung kognitiver Leistungen nach Haloperidolgabe bei leicht hirnorganisch beeinträchtigten Patienten berichteten, fanden *Kanowski* u. *Paur* (1980) für Fluspirilen einen negativen Einfluß auf vorbestehende hirnorganische Symptomatik bei paranoiden alten Patienten.

22.1.3 Benzodiazepine und Clomethiazol

Der Einfluß des Alters auf die Pharmakokinetik von Benzodiazepinen ist für die einzelnen Substanzen verschieden. Die Halbwertszeit, z.B. für Diazepam, nimmt linear mit dem Alter zu. Sie beträgt bei 20jährigen etwa 20 Stunden, bei 80jährigen bis zu 90 Stunden. Auch die Halbwertszeiten von Nitrazepam und Chlordiazepoxid sind bei alten Patienten signifikant länger als bei jüngeren. Die Halbwertszeit für Lorazepam und Oxazepam hingegen bleibt unverändert.

Zu den Nebenwirkungen von Benzodiazepinen gehören kognitive Störungen. Diese mahnen als solche bei alten und insbesondere bei dementen Patienten zu besonderer Vorsicht. Die kognitiven Beeinträchtigungen unter Diazepam sind bei älteren Patienten deutlicher und langfristiger. Zudem kommt es bereits bei sehr niedrigen Diazepamdosen zu merkbaren kognitiven Beeinträchtigungen. Eine der in der Gerontopsychiatrie häufig unterschätzten Nebenwirkungen von Benzodiazepinen dürfte die im Alter erhöhte Fallneigung sein. Das Risiko von Oberschenkelhalsfrakturen ist bei alten Patienten mit langfristiger Benzodiazepingabe, insbesondere bei solchen mit langer Halbwertszeit, erhöht.

Clomethiazol ist chemisch mit den Benzodiazepinen nicht verwandt. Die Halbwertszeit ist nach intravenöser Gabe bei alten Patienten auf 5,3 Stunden signifikant erhöht gegenüber 3,5 Stunden bei jüngeren. Nach oraler Zufuhr finden sich keine solchen Veränderungen (*Jostell* 1987). Die verlängerte Halbwertszeit ist wahrscheinlich durch den erhöhten Anteil an ungebundener Substanz im Blut bei älteren Patienten und dem daraus resultierenden höheren Verteilungsvolumen verursacht.

Ob das Suchtrisiko, das Benzodiazepinen und Clomethiazol unzweifelhaft innewohnt, im Alter weiterbesteht, ist mangels empirischer Daten nicht zu entscheiden. Wir halten das Risiko einer Abhängigkeit bei Erstmedikation im höheren Lebensalter für gering, da alte Patienten eher kritisch mit Benzodiazepinen umgehen (*Pinsker* u. *Suljaga-Petchel* 1984). Absetzerscheinungen fallen bei über 60jährigen weniger schwer aus als bei unter 55jährigen (*Schweizer* et al. 1989).

22.1.4 Therapeutische Praxis

Es sei hier nicht noch einmal auf die differentielle Indikationsstellung von Psychopharmaka eingegangen, da sie sich grundsätzlich durch nichts von der in der Erwachsenenpsychiatrie üblichen unterscheidet. Depressive Syndrome lohnen in jedem Alter einen Therapieversuch mit Antidepressiva, ob sie nun reaktiv, endogen oder organisch bedingt sind. Ebenso werden paranoid-halluzinatorische Syndrome, gleich ob sie im Rahmen einer ins Alter fortbestehenden Schizophrenie oder im Rahmen eines organischen Psychosyndroms vorkommen, neuroleptisch behandelt. Schlafstörungen werden, falls eine nicht-medikamentöse Therapie nicht zum Erfolg führt, mit Benzodiazepinen (z.B. 10 mg Oxazepam) bzw. Clomethiazol (200—300 mg) behandelt, wobei ein Behandlungsversuch z.B. mit Chloralhydrat stets vorausgehen sollte.

Generell spielen in der differentiellen Indikationsstellung bei alten Patienten die Nebenwirkungsprofile der Substanzen eine weitaus wichtigere Rolle als bei jüngeren Erwachsenen.

Bei Antidepressiva sollte nicht von vornherein eine niedrigere Zieldosis angestrebt werden als bei jungen Patienten, jedoch sollte mit niedrigen Dosen begonnen (z.B. 25 mg Amitriptylin) und die Dosis langsam gesteigert werden. Unerwünschte Nebenwirkungen sollten auch im unteren Dosierungsbereich ernstgenommen werden. Wie bereits ausgeführt, kann sich auch die antidepressive Wirksamkeit bereits bei sehr niedrigen Dosen einstellen.

Soweit möglich, sollten auch Neuroleptika initial vorsichtig dosiert werden (z.B. Haloperidol 1 mg/d). Die Zieldosis kann in den meisten Fällen niedriger liegen als bei jüngeren Erwachsenen. Sie sollte gleichfalls in kleineren Schritten erreicht werden. Wegen des erheblichen Risikos von irreversiblen Dyskinesien sollte die Notwendigkeit ihrer Gabe immer wieder überprüft werden und die Behandlung keinesfalls länger fortgesetzt werden als zwingend notwendig.

Auf 2 Problemfelder der Psychopharmakologie bei alten Patienten sei zum Schluß hingewiesen:

Psychomotorische Unruhe, Agitiertheit und Aggressivität kommen bei älteren Patienten in fortgeschrittenen Stadien dementieller Erkrankungen häufig vor. Ihre Behandlung ist eines der schwierigsten Therapieprobleme der Gerontopsychiatrie. *Salzman* (1987) hat 69 Untersuchungen zur Indikation von Neuroleptika bei Agitiertheit zusammengestellt, ohne zu einem eindeutigen Bild über ihren Nutzen zu gelangen. Von den untersuchten Neuroleptika erwies sich keines als dem anderen eindeutig überlegen, wenngleich Haloperidol und Thioridazin am häufigsten untersucht wurden und in der praktischen Anwendung die größte Rolle spielen. Haloperidol und Thioridazin wurden in ihrer Wirksamkeit als gleich eingestuft. Erstaunlicherweise waren Neuroleptika Plazebo gegenüber nicht immer überlegen. Mehrere Untersuchungen liegen zum Vergleich von Thioridazin gegen Diazepam bzw. Oxazepam vor, wobei das Neuroleptikum für die meisten gemessenen Parameter besser abschneidet. In einer Studie (*Ter Haar* 1977) hatte Clomethiazol eine bessere sedierende und agressionshemmende Wirkung als Haloperidol.

Trotz der nicht zuverlässigen Wirksamkeit von Neuroleptika bei agitierten dementen Patienten sind wirksamere Medikamente nicht verfügbar, so daß ein Therapieversuch mit Haloperidol oder Thioridazin bei schwerer organisch bedingter Unruhe an 1. Stelle stehen sollte und am ehesten Besserung verspricht. Ein Therapieversuch mit Clomethiazol scheint gleichfalls lohnend. Prädiktoren für die Wirksamkeit der einen oder anderen Substanz sind nicht verfügbar.

Aufgrund theoretischer Überlegungen liegt es nahe, bei stark anticholinerg wirksamen Substanzen wie Amitriptylin eine Verschlechterung kognitiver Leistungen bei alten und insbesondere bei Patienten mit Alzheimer-Krankheit (DAT) zu erwarten, da bei DAT ein cholinerges Defizit pathogenetisch möglicherweise eine Rolle spielt, das durch das Antidepressivum verstärkt würde. Zu einer Reduktion der cholinergen Kortexinnervation kommt es auch bei nicht-dementen alten Patienten (*Lowes-Hummel* et al. 1989). In der Tat konnte bei geriatrischen Patienten ein Abfall kognitiver Leistungen nach Benzhexol (Artane®), einem seit langem eingeführten Parkinsonmittel, das muskarinische Azetylcholinrezeptoren blockiert, nachgewiesen werden. *Sunderland* et al. (1987) fanden nach intravenöser Scopolamingabe (!) bei Alzheimer-Patienten eine höhere Empfindlichkeit, d.h. einen deutlicheren Rückgang des kognitiven Leistungsniveaus als bei altersentsprechenden nicht-dementen Kontrollen.

Entsprechende kontrollierte klinische Studien an alten oder dementen Patienten mit eingeführten Antidepressiva sind uns nicht bekannt. Bei der Besserung kognitiver Funktionen nach Imipramingabe bei Patienten zwischen 30 und 63 Jahren, die *Glass* et al. (1981) fanden, dürfte es sich eher um eine Besserung der depressionsbedingten kognitiven Leistungsabnahme handeln. Gegebenenfalls sollten bei dementen depressiven Patienten weniger anticholinerge Substanzen versucht werden. Allerdings scheint uns eine primäre Applikation von MAO-Hemmern unter der Vorstellung einer völligen Umgehung der anticholinergen Problematik wegen der Risiken dieser Substanzen nicht gerechtfertigt.

Literatur

Abou-Saleh, M.T., Coppen, A.: The prognosis of depression in old age: The case for lithium therapy. Brit. J. Psychiat. 143 (1983) 527—528

Blazer, D., Williams, C.D.: Epidemiology of dysphoria and depression in an elderly population. Amer. J. Psychiat. 137 (1980) 439—444

Brown, R.P., Sweeney, J., Frances, A., Kocsis, J.H., Loutsch, E.: Age as a predictor of treatment response in endogenous depression. J. clin. Psychopharmacol. 3 (1983) 176—178

Dawling, S., Crome, P., Heyer, E.J., Lewis, R.R.: Nortriptyline therapy in elderly patients: dosage prediction from plasma concentration at 24 hours after a single 50 mg dose. Brit. J. Psychiat. 139 (1981) 413—416

Gertz, H.-J., Kanowski, S.: Epidemiologie. In: *M. Bergener* (Hrsg.): Depressive Syndrome im Alter. Thieme, Stuttgart 1989, S. 60—70

Glass, R.M., Uhlenhuth, E.H., Hartel, F. W., Matuzas, W., Fischman, M.W.: Cognitive dysfunction and imipramine in outpatient depressives. Arch. gen. Psychiat. 38 (1981) 1048—1051

Greil, W., Stoltzenburg, M.C., Mairhofer, M.L., Haag, M.: Lithium dosage in the elderly. J. affect. Disord. 9 (1985) 1—4

Jeste, D.V., Wyatt, R.J.: Understanding and treating tardive dyskinesia. Guilford, New York 1982

Jostell, K.-G.: Pharmacokinetics of clomethiazole in man and influence of altered physiological conditions. Dissertation, Uppsala 1987

Kanowski, S., Paur, R.: Erfahrungen mit einem Depot-Neuroleptikum in der ambulanten Behandlung seniler Wahnerkrankungen. Pharmakopsychiat. 13 (1980) 137–143

Lowes-Hummel, P., Gertz, H.-J., Ferszt, R., Cervos-Navarro, J.: The basal nucleus of Meynert revised: the nerve cell number decreases with age. Arch. Gerontol. Geriatr. 8 (1989) 21–27

Muusze, R.G., Vanderheeren, F.A.J.: Plasma levels and half lives of thioridazine and some of its metabolites. Europ. J. clin. Pharmacol. 11 (1977) 141–147

Myers, J.K., Weissman, M.M., Tischler, G.L., Holzer, C.E., Leaf, P.J., Orvaschel, H., Amtony, J.C., Boyd, J.H., Burke jr., J.D., Kramer, M., Stolzman, R.: Six-month prevalence of psychiatric disorders in three communities: 1980–1982. Arch. gen. Psychiat. 41 (1984) 959–967

Pinsker, H., Suljaga-Petchel, K.: Use of Benzodiazepines in primary care geriatric patients. J. Amer. Geriat. Soc. 32 (1984) 595–597

Preskorn, S.H., Mac, D.S.: Plasma levels of amitriptyline: effect of age and sex. J. clin. Psychiat. 46 (1985) 276–277

Rudorfer, M.V., Potter, W.Z.: Pharmacokinetics of antidepressants. In: *H.Y. Meltzer* (ed.): Psychopharmacology. The third generation of progress. Raven, New York 1987, pp. 1353–1363

Salzman, C.: Treatment of agitation in the elderly. In: H.Y. Meltzer (eds.): Psychopharmacology. The third generation of progress. Raven, New York 1987, pp. 1167–1176

Schweizer, E., Case, W.G., Rickels, K.: Benzodiazepine dependence and withdrawal in elderly patients. Amer. J. Psychiat. 146 (1989) 529–531

Smith, J.M., Baldessarini, R.J.: Changes in prevalence, severity, and recovery in tardive dyskinesia with age. Arch. gen. Psychiat. 37 (1980) 1368–1373

Sunderland, T., Tariot, P.N., Cohen, R.M., Weingartner, H., Mueller III, E.A., Murphy, D.L.: Anticholinergic sensitivity in patients with dementia of the Alzheimer type and age-matched controls. Arch. gen. Psychiat. 44 (1987) 418–426

TerHaar, H.W.: The relief of restlessness in the elderly. Age and Ageing 6 (1977) 73–77

22.2 Psychotherapie in der Alterspsychiatrie

G. Kockott

Obwohl in den letzten 2 bis 3 Jahrzehnten eine Reihe von Veröffentlichungen über erfolgreiche Behandlungen psychisch Kranker im höheren Lebensalter erschienen ist, besteht unverändert gegenüber dieser Altersgruppe deutlich spürbare psychotherapeutische Zurückhaltung. Nicht zu Unrecht wird dahinter eine Einstellung vermutet, die in der angloamerikanischen Literatur „*ageism*" genannt wird: ablehnende Haltung gegenüber dem älteren Menschen. Sinn und Bedarf psychotherapeutischen Handelns im höheren Lebensalter sind inzwischen anerkannt, jedoch nur sehr langsam gewinnt diese Tätigkeit an Achtung.

22.2.1 Die psychotherapeutischen Verfahren

Zunächst sollen einige allgemeine Gesichtspunkte besprochen werden.

— *Therapieindikation:* Grundsätzlich ist die Indikation zur Psychotherapie im höheren Lebensalter nicht anders zu stellen als in anderen Lebensabschnitten, wenn auch mit größerer Zurückhaltung. Für die Prognose ist das „*Alter*" der Neurose wichtiger als das Lebensalter (*Abraham* 1971): Akut aufgetretene neurotische Störungen sind auch im Alter erfolgreicher zu behandeln.

— *Therapieziele:* Sie sollten bescheiden (*Hedri* 1968) und begrenzt (*Wertheimer* u. *Lobrinus* 1981) gehalten werden. Es kommt oft weniger darauf an, dem Einzelnen bei seinen Schwierigkeiten zu helfen und sich mit seiner Umwelt zu arrangieren, als vielmehr die unmittelbare Umwelt an die Besonderheiten des Patienten zu adaptieren (*Ginzberg* 1950). *Pfeiffer* (1976) formulierte als Ziele aus der Sicht des Patienten: Linderung der Symptome, Anpassung an eine Veränderung im Leben, Akzeptieren eines gewissen Grades von Abhängigkeit und aktives Engagement in einem so weit wie möglich gesteckten Tätigkeitsfeld.

— *Therapieform:* Entsprechend der in der Regel begrenzten Zielsetzung ist nach übereinstimmender Meinung die Psychotherapie auch zeitlich zu limitieren (z.B. *Wertheimer* u. *Lobrinus* 1981). Dabei soll sich der Therapeut verstärkt am „Hier und Jetzt" orientieren und nur wenn nötig auf die ganze Lebensgeschichte zurückgreifen. Eine Ausnahme stellt das Vorgehen von *Butler* u. *Lewis* dar, das sich explizit einem Lebensrückblick widmet (s.u.). Die Tendenz ist sehr groß, daß psychisch kranke ältere Menschen aufgrund ihrer vielen Verlusterlebnisse rasch eine Abhängigkeit von dem Therapeuten entwickeln, so daß sich die Unselbständigkeit noch verstärkt. Diese Abhängigkeit muß hier zu einem gewissen Grad akzeptiert werden, und die

Autonomie des älteren Menschen darf nicht das angestrebte Hauptziel sein (*Spielman* 1986). Andererseits ist auch aus diesem Grund eine Psychotherapie mit klarer zeitlicher Begrenzung oder länger auseinanderliegenden Therapiesitzungen notwendig.

- *Therapeuten-Patienten-Beziehung:* Die Besonderheit liegt hier im unterschiedlichen Alter. Während in der Psychotherapie mit jüngeren Personen in der Regel der Psychotherapeut älter oder zumindest gleichaltrig ist, sind die Verhältnisse bei älteren Menschen meist gerade umgekehrt. Das kann vor allem beim Therapeuten ungewohnte Übertragungsphänomene hervorrufen, mit denen umzugehen er erst lernen muß. Um die Therapeuten-Patienten-Beziehung bei länger auseinanderliegenden Sitzungen nicht abklingen zu lassen, hat es sich bewährt, daß der Therapeut „aus einer Position der absoluten Neutralität heraustritt" (*Wertheimer* u. *Lobrinus* 1981). Er verhält sich aktiver und direkter, als es sonst vor allem in der psychodynamischen Psychotherapie üblich ist, indem er z.B. zwischen den Sitzungen kleine, gemeinsam erarbeitete Aufgaben erfüllen läßt.

Insgesamt besteht weitgehende Einigkeit darüber, daß für die große Mehrzahl älterer Patienten das übliche psychotherapeutische Vorgehen im soeben dargestellten Sinne verändert und an die Besonderheiten älterer Menschen angepaßt werden muß. Dabei müssen die psychologischen, sozialen und körperlichen Beschränkungen erkannt werden, die dem psychotherapeutischen Ziel weitgehender Selbstständigkeit entgegenstehen (*Viney* et al. 1988). Einige Gesichtspunkte werden kontrovers beurteilt; so vor allem, wie mit der Tendenz älterer Patienten zur Abhängigkeit umgegangen werden soll — fördernd oder zurückweisend — und ob sich der Therapeut immer empathisch verhalten sollte oder auch konfrontierend sein kann. Unter Berücksichtigung dieser Besonderheiten sind inzwischen alle bekannten Psychotherapieformen erprobt worden, einschließlich dem Modell von *Erikson* (*Liptzin* 1985) und der Ich-Psychologie (*Newton* et al 1986, *Lazarus* 1988).

22.2.2 Die Psychotherapie bei den häufigsten Syndromen

22.2.2.1 Depressive Syndrome

Die nicht-psychotischen Depressionen gehören zum Indikationsbereich für eine psychoanalytische Einzelpsychotherapie, vorausgesetzt, es bestehen keine Zeichen eines organischen Psychosyndroms (*Hiatt* 1971). In jüngerer Zeit wird öfters über psychoanalytische Gruppenpsychotherapie bei dieser Diagnosegruppe berichtet (*Radebold* 1976). Die problemzentrierte psychoanalytisch orientierte Therapie, die mit geschlossenen Gruppen arbeitet, hat nach *Wächtler* (1982) den Vorteil, ein rasches Vertrauensverhältnis zwischen den Patienten und Therapeuten entstehen zu lassen. Diese Form habe sich deshalb unter den zeitlich begrenzten Bedingungen einer tagesklinischen Behandlung bewährt. Umstritten ist das Vorgehen von *Butler* u. *Lewis* (1977), das sie gern bei depressiven Patienten anwenden. Ältere Menschen haben häufig das Bedürfnis eines Lebensrückblickes. Nach *Butler* u. *Lewis* ist es sinnvoll, dies unter psychotherapeutischer Anleitung zu tun, damit ein vollständiger, realistischer, alle Facetten umfassender Rückblick zustande kommt. Der ältere Mensch kann dann zufrieden in sich ruhen und auf ein sinnvolles, erfülltes Leben zurückblicken. *Butler* u. *Lewis* unterstützen sehr aktiv die Bemühungen ihrer Patienten in dieser Richtung. Sie machen Vorschläge zur Vervollständigung des Lebensrückblicks, z.B. das Aufsuchen von Orten und Gegenden, die früher im Leben eine große Rolle spielten. Dabei ergebe sich eine Fülle von Material, das psychotherapeutischer Aufarbeitung bedürfe. Diese Therapie erfolgte auch in Gruppen (*Baker* 1984). Ein solcher Lebensrückblick kann aber auch sehr angstauslösend und schmerzlich sein — und das ist auch der wesentliche Kritikpunkt. Ist es wirklich möglich, Ängste, Befürchtungen usw. voll aufzuarbeiten, wenn sie sich z.B. als Resultat der Feststellung ergeben, das ganze Leben falsch gestaltet zu haben? *Butler* u. *Lewis* sind sehr optimistisch: Ob ein Lebensrückblick schließlich erfolgreich sei, hänge nur davon ab, daß es gelinge, frühere neurotische Konflikte und negative Empfindungen psychotherapeutisch aufzuarbeiten. Einige Autoren sind diesem Vorgehen gegenüber äußerst skeptisch, sehen keinen Sinn darin, über frühere traumatische Ereignisse, Fehler und Verluste nachzugrübeln, und halten es deshalb für kontraindiziert (*Hamilton* u. *Cowdry* 1976). Insgesamt gewinnt man den Eindruck, dieses Bilanzziehen kann eine sehr gesunde Form der Bewältigung altersspezifischer Probleme bei psychisch stabilen alten Menschen sein. Bei psychisch Kranken ist mit der Indikation zu dieser Therapieform sicher sehr vorsichtig umzugehen.

Alle verhaltenstherapeutischen Methoden, die zur Behandlung einer Depression benutzt werden, sind im Prinzip auch beim älteren Menschen anzuwenden. Am bekanntesten sind Therapien nach dem Verstärker-Verlust-Modell von *Lewinsohn* (1974) und — besonders in jüngerer Zeit — die kognitive Therapie. Einer der prominentesten Vertreter dieser Richtung ist *Beck,* der zusammen mit Mitarbeitern ein Behandlungsprogramm für Depressionen entwickelt hat (*Beck* et al. 1981). Dieses Programm ist mehrfach in kontrollierten Untersuchungen überprüft worden und hat sich im Zusammenhang mit anderen Therapieanteilen als wirksam erwiesen. Beide — das *Lewinsohn*sche und *Beck*sche Therapiemodell — sind speziell für die Behandlung älterer Patienten modifiziert worden (*Gallagher* u. *Thompson* 1981, *Emery* 1981). Operante Techniken mit sozialen Verstärkern (*Hussian* u. *Lawrence* 1981) und Kombinationen von operanten Techniken mit kognitiver Therapie haben sich bei stationär behandelten älteren Patienten bewährt (*Hussian* 1983). Auch die Behandlung in Gruppen erwies sich als erfolgreich (*Teri* u. *Lewinsohn* 1984). Wurde verhaltenstherapeutisches Vorgehen mit kognitiver und psychodynamischer Psychotherapie verglichen, dann waren die Ergebnisse entweder gleich gut (*Steuer* et al. 1984) oder die Verhaltens- und kognitive Therapie waren dem psychodynamisch orientierten Vorgehen überlegen (*Gallagher* u. *Thompson* 1982).

22.2.2.2 Phobien

Isolierte Phobien sind seltene Diagnosen im höheren Lebensalter. Sie gehören zwar auch zum Indikationsbereich für psychoanalytische Einzel- oder Gruppentherapie (*Hiatt* 1971, *Radebold* 1979, *Wolff* 1970), sind aber wie beim jungen so auch beim alten Menschen besonders gut mit verhaltenstherapeutischen Techniken, wie systematischer Desensibilisierung (*Wanderer* 1972) oder Reizüberflutung (*Thyer* 1981), zu behandeln. Oft besteht bei älteren Menschen zusätzlich zu einer körperlich bedingten Gangstörung eine starke Angst, hinzufallen. Eine Kombination von Physiotherapie mit systematischer Desensibilisierung zur Behandlung ist einleuchtend und war erfolgreich (*Discipio* u. *Feldman* 1971). Eine gut kontrollierte Studie legten *Downs* et al. (1988) vor. Sie behandelten erfolgreich eine Gruppe älterer, in Heimen untergebrachter Patienten, die Angst hatten, gebadet zu werden, mit Modellernen.

22.2.2.3 Organische Psychosyndrome

Bei dieser sehr großen diagnostischen Gruppe im psychogeriatrischen Bereich ist eine psychoanalytische Behandlung wohl nicht möglich (*Hiatt* 1971). In Berichten über psychodynamisch orientierte

Einzel- oder Gruppentherapie werden gegenüber Patienten mit Zeichen eines organischen Psychosyndroms große therapeutische Einschränkungen gemacht, häufig ist diese Diagnose ein Ausschlußkriterium. Wesentlich geeigneter sind nicht-analytische Psychotherapieverfahren. Verhaltenstherapeutische Techniken haben sich als geeignet erwiesen, Gedächtnisschwierigkeiten positiv zu beeinflussen, wenn die Ausfälle nicht zu stark waren. Die Literatur hierzu ist sehr umfangreich geworden (z.B. *Treat* et al. 1978, *Rosenthal* u. *Downs* 1985, *Yesavage* 1984). *Pinkston* et al. (1988) verbesserten die Selbständigkeit und den sozialen Rückzug hirnorganisch veränderter Patienten, indem sie mit den Angehörigen eng zusammenarbeiteten. Für Patienten mit ausgeprägten Symptomen eines organischen Psychosyndroms hat sich ein besonderes verhaltenstherapeutisches Vorgehen entwickelt: die Realitätsorientierung. In einer ganzen Reihe von Untersuchungen an stationären Patienten ist der Nachweis der Wirksamkeit dieses auf Patienten mit Gedächtnis- und Orientierungsstörungen zugeschnittenen Verfahrens erbracht worden (*Hanley* 1981, *Green* et al. 1979). Grundlegende, Zeit und Ort betreffende Informationen werden stundenweise „schulmäßig" oder in einem 24-Stunden-Programm durch entsprechend geschultes Personal über häufige Wiederholung wieder erlernt. Damit erweitert sich der Aktionsradius der Patienten. In einer Reihe von Studien wird behauptet, daß damit nicht nur Verbesserungen der intellektuellen Leistungen eintraten, sondern daß damit auch größere Veränderungen des Sozialverhaltens einhergingen (*Harris* u. *Ivory* 1976, *Brook* et al. 1975). Das 24-Stunden-Programm ist wirksamer als das stundenweise schulmäßige Vorgehen (*Hanley* et al. 1981). Das Lebensalter, das Ausmaß der Desorientierung und der körperlichen Bewegungseinschränkung sind limitierende Faktoren für den Erfolg dieser Methode (*Zepelin* et al. 1981). Bei ausgeprägter seniler Demenz war keine Besserung nachzuweisen (*Zarit* et al. 1982). Die Motivation durch den Therapeuten trägt wesentlich zum Erfolg bei (*Brook* et al. 1975). Es ist unklar, wie lange der intellektuelle Leistungsanstieg nach Therapieende anhält; wahrscheinlich ist er sehr abhängig von der Länge des Trainings. Die ersten Ergebnismitteilungen über diese neue Methode waren sicher zu positiv und zu enthusiastisch. Die Realitätsorientierung verbessert zwar über eine unklare Zeit die Orientiertheit, hat aber nur fraglichen Einfluß auf das sonstige Verhalten (*Hanley* et al. 1981), es sei denn, diese Methode wird kombiniert mit weiteren verhaltenstherapeutischen Verfahren (*Hanley* u. *Lusty* 1984).

22.2.2.4 Chronisch hospitalisierte Patienten

Diese Patienten gehören zu keiner einheitlichen diagnostischen Gruppe. Nach monate- und jahrelanger stationärer Unterbringung entwickeln sie jedoch eine teilweise gemeinsame Symptomatik, die auf diese Langzeitunterbringung zurückzuführen ist. Ein typisches Symptom ist hierbei die Inaktivität. Diese Veränderungen scheinen mit psychoanalytischen Verfahren nur sehr unbefriedigend therapierbar zu sein: Literatur hierzu ist kaum vorhanden (*Wolff* 1970). In jüngster Zeit hat sich besonders die Verhaltenstherapie dieser Patientengruppe zugewandt. Therapieprogramme sind entwickelt worden, mit denen die Aktivität der Heiminsassen und ihr selbständiges Handeln gefördert werden kann (z.B. *Kennedy* u. *Kennedy* 1982). Die Motivation zur Teilnahme wurde durch Belohnung erhöht. Über Verhaltensformung und andere individuell angepaßte operante Verfahren konnte eine deutliche Veränderung im unselbständigen Eßverhalten einer alten Dame erreicht werden (*Baltes* u. *Zerbe* 1976), lernten Rollstuhlpatienten z.T. wieder das Gehen (*MacDonald* u. *Butler* 1974) und konnten Insassen eines Pflegeheimes motiviert werden, sich wieder häufiger selbständig zu baden (*Rinke* et al. 1978). Diese Berichte zeigen somit sehr interessante neue Möglichkeiten auf. Mit gewissem Erfolg ist auch versucht worden, das Sozialverhalten zu beeinflussen: Das direkte Anbieten von Spielen und ähnlichen Aktivitäten erhöhte gegenüber dem indirekten Angebot die Teilnahme an gemeinsamen Unternehmungen (*McClannahan* u. *Risley* 1975). Bei sehr zurückgezogenen Heiminsassen konnte eine Wiederaufnahme von Kontakt erreicht werden, indem im Rahmen eines Token-economy-Programmes jedes gesprochene Wort (*Hoyer* et al. 1974) bzw. jede soziale Interaktion einschließlich verbaler und nonverbaler Kommunikation (*Nigl* u. *Jackson* 1981) verstärkt wurde. Operante Therapieverfahren scheinen milieutherapeutischen Ansätzen überlegen zu sein (*Mishara* 1978). Es ist jedoch fraglich, ob die erzielten Erfolge anhalten (*Carstensen* 1987) und ob sie immer zu sinnvollen Verbesserungen führen. Der Anstieg verbaler Kommunikation ging in einer Untersuchung vorwiegend auf das Konto längerer Gespräche inkohärenten Inhaltes (*Carstensen* u. *Erickson* 1986). Oft fehlt die Generalisierung des Erfolges (*Praderas* u. *MacDonald* 1986).

Möglicherweise bleibt die von den Therapeuten bezweckte Steigerung der sozialen Interaktion bei manchen Patienten aus, weil diese Patienten eine erhöhte Interaktion gar nicht wünschen (*Carstensen* 1988).

Für sehr inaktive, chronisch hospitalisierte Patienten ist in den USA zur Verbesserung der sozialen Interaktion ein besonderes Verfahren entwickelt worden, die Remotivationstherapie, ein strukturiertes Programm. In 12 1/2- bis 2stündigen Sitzungen werden im Stil einer Konversation allgemein interessierende Themen mit Bezug zur realen Außenwelt diskutiert, wie z.B. aktuelle oder historische Ereignisse der Weltgeschichte, Themen der Naturgeschichte u.ä. Dieses Programm wird seit Anfang der 60er Jahre im größeren Stil in den Landeskrankenhäusern der USA durchgeführt. Die Therapeuten sind Pflegekräfte, die in einem 30stündigen Kurs für die Anwendung dieser Technik ausgebildet wurden. Trotz seiner breiten Anwendung in den Staaten findet man kaum Literatur zu diesem Thema. Das Gefühl des Personals, für die Patienten geschieht überhaupt etwas zusätzlich zur körperlichen Pflege, ist vielleicht der entscheidende Grund für die positive Haltung der Betreuer zu dieser Methode und die weite Verbreitung. Ob die Therapie tatsächlich etwas nutzt und bei welcher Patientengruppe, ist jedoch nicht sicher.

22.2.3 Soziotherapie

Der Begriff beschreibt nicht eine Therapieform mit einem speziellen theoretischen Hintergrund, sondern den Inhalt der Behandlung. Auf den älteren Menschen bezogen, benutzen *Stindl* et al. (1981) den Begriff zweifach und meinen damit „einerseits die Anwendung von Psychotherapie im sozialen Umfeld", zum anderen verbinden sie damit „die konkrete Unterstützung psychisch kranker älterer Menschen im sozialen Bereich". Die Hauptaufgaben dabei sind die Wiederherstellung sozialer Kontakte und sozialer Kontaktfähigkeit zur Familie, zu Altenservicezentren und Altenclubs, Vermittlung von finanziellen und ambulanten Hilfen, wie z.B. „*Essen auf Rädern*" und, wenn nicht mehr vermeidbar, Vermittlung von Heimübersiedlung. Im angloamerikanischen Sprachraum liegt diese Tätigkeit in den Händen speziell ausgebildeter Sozialarbeiter. Aus London stammt eine Feldstudie, die über die Effektivität ihrer Arbeit Aussagen macht. Diese Untersuchung wird hier wegen ihrer überzeugenden Wissenschaftlichkeit referiert (*Goldberg* et al. 1970). In der hypothesengesteuerten Untersuchung wurde die Tätigkeit speziell ausgebildeter Sozialarbeiter der üblichen Versorgung durch die „welfare department officers" an einer vergleichbaren Population gegenübergestellt. In beiden Gruppen waren Veränderungen im Sinne einer Verbesserung der gesamten Lebenssituation der

Patienten nachzuweisen, wesentlich deutlicher in der Gruppe mit den speziell ausgebildeten Sozialarbeitern. Wichtiger ist jedoch, daß mit diesem Untersuchungsplan ganz allgemein die Effektivität sinnvoll geplanter Soziotherapie bei älteren Menschen nachgewiesen werden konnte. Leider ist sie bis heute die einzige Studie dieser Art geblieben.

Einen interessanten Ansatz berichten *Marin* et al. (1988). Sie arbeiteten erfolgreich mit jungen, nicht-professionellen Helfern in der Behandlung gerontopsychiatrischer Patienten. Während des stationären Aufenthaltes und einige Monate danach entwickelten die Helfer therapeutische, aber auch persönliche Beziehungen zu dem jeweiligen Patienten, mit dem sie gemeinsam interessierende soziale Aktivitäten unternahmen. Dadurch wurden bei den Patienten das Wiedererlangen eines Selbstwertgefühls und die soziale Wiedereingliederung erleichtert.

22.2.4 Die Angehörigengruppen

Die Einbeziehung der Angehörigen in die Behandlung ist eine relativ neue Entwicklung, eingeführt von den Familientherapeuten. Erste Mitteilungen über Angehörigengruppen bei psychisch kranken alten Menschen sind in den letzten Jahren erschienen. Ziel dieser Arbeit ist vor allem die Aufklärung der Angehörigen über die Art der Erkrankung des Patienten und Besprechung eines adäquateren Umgangs mit ihm, um das Zusammenleben zu erleichtern. Die ersten Erfahrungen aus Deutschland teilte *Rönnecke* (1978) mit. Ein weiterer Erfahrungsbericht aus Deutschland kommt aus Hamburg (*Bruder* 1983). Eine offene Angehörigengruppe mit insgesamt 16 Teilnehmerinnen, meistens Töchter (9) oder Schwiegertöchter (3), traf sich in 14tägigem Abstand. Die Patienten waren vorwiegend hirnorganisch gestört und lebten mit den Angehörigen zusammen. Die Mehrheit der Teilnehmerinnen war dadurch stark belastet und in der Regel nur mit äußerster Anstrengung in der Lage, die Lebenssituation aufrechtzuerhalten. Diesen Gesichtspunkt bedenkend, ging es in der Gruppe vor allem um Unterstützung der Ich-Funktionen und Verminderung von Schuldgefühlen der Angehörigen. Die stark entlastende Funktion dieser Gruppe für die Angehörigen wurde auch von *Kurz* et al. (1987) beschrieben. Die Angehörigengruppen werden ein fester Bestandteil in der gerontopsychiatrischen Behandlung werden. Sie ermöglichen eine realistische Einschätzung der Belastung und Be-

lastbarkeit der Angehörigen. Dadurch wird z.B. die Entscheidung für oder gegen eine Dauerheimunterbringung des Patienten erleichtert.

22.2.5 Schlußbemerkungen

Nicht jeder ältere Mensch, der verändert wirkt, braucht eine Psychotherapie. Das höhere Lebensalter bringt typische Aufgaben und Probleme mit sich, mit denen sich der ältere Mensch auseinandersetzen muß. Er entwickelt dazu psychologische Anpassungstechniken, Bewältigungsstrategien. Manche mögen ihm gut gelingen, ihn nicht beeinträchtigen, nur auf Jüngere ,,abnorm" wirken, wie z.B. stärkere Rigidität, Konservatismus oder das Zurückgreifen auf persönlichkeitsspezifische Verhaltensmuster, was dann als Zuspitzung von Charakterzügen imponiert (*Lauter* 1983). *Christian Müller* (1967) spricht in diesem Zusammenhang von ,,*normaler Neurotisierung*" im Alter. Diese Personen bedürfen zwar gelegentlich psychologischer Beratung, aber wohl keiner Behandlung. Wenn z.B. die Rigidität Schutz vor übergroßer Belastung und Frustration bedeutet, so wäre es fatal, dies therapeutisch ändern zu wollen. Die Indikation zur Psychotherapie muß deshalb im höheren Lebensalter entsprechend behutsam gestellt werden.

Die Psychotherapie des älteren Menschen hat Besonderheiten. Oft ist die Einsichtsfähigkeit reduziert durch das Absinken der Fähigkeiten, Neues zu assimilieren, vor allem aufgrund pathophysiologischer Veränderungen des Gehirns. Andererseits wird nicht selten berichtet, daß gerade im Alter eine größere Bereitschaft zur kritischen Selbstreflexion vorhanden ist (*Müller* 1982). Der alte Mensch geht also sehr unterschiedlich mit seinen psychischen Schwierigkeiten um, und entsprechend individuell angepaßt muß die Psychotherapie sein. Die spontane Tendenz vieler älterer Menschen, Lebensbilanz zu ziehen, kann dabei den psychotherapeutischen Einstieg erleichtern. Bei der Durchführung einer Behandlung sollte der Therapeut niemals vergessen, daß das Näherrücken des Todes eine Realität ist. Die Auseinandersetzung mit dem Endlichkeitsbewußtsein ist deshalb für *Müller* (1967) ein zentrales Anliegen jeder Psychotherapie im höheren Lebensalter. Auch der Behandler muß sich darauf einstellen, daß sein Patient während der Psychotherapie sterben kann (*Lardaro* 1988). Die Vereinsamung vieler älterer Patienten ist eine weitere Realität. Der Therapeut wird dadurch oft zum wichtigsten, aber auch einzigsten Gesprächspartner. Aller Erfahrung nach muß er in diesem Fall bereit sein, den Mangel zu ersetzen, seine Ersatzfunktion zu akzeptieren. Positive Zuwendung in Form von freundlichem Zuhören oder eines hilfsbereiten Gesprächs ist aber auch bei alten Menschen noch lange keine Psychotherapie, die wesentliche Einstellungsveränderungen verursacht (*Mulligan* u. *Bennett* 1977/78). Zur allgemeinen ärztlich-ethischen Haltung des Verstehenwollens muß die Kenntnis der Psychologie des Alters treten und die psychotherapeutische Methodik.

Die Bemühungen um einen Effektivitätsnachweis der angewandten Psychotherapien sind sehr gering, ein Dilemma, das für den Bereich der Psychotherapie ganz allgemein gilt. In den meisten Veröffentlichungen sind die Populationen, die Therapieverfahren und -inhalte sehr ungenau beschrieben. Die Erfolgsbeschreibungen sind sehr allgemein und entweder überhaupt nicht oder mit unsicheren Meßverfahren überprüft. Zu den wenigen Autoren, die eine schon frühe Objektivierung ihres Erfolges versuchten, gehören *Wolff* (1970) für seine tiefenpsychologisch orientierte Einzeltherapie und *Lago* u. *Hoffman* (1977) und *Miller* (1977) für die psychodynamische Behandlung in Gruppen. In letzter Zeit mehren sich die Veröffentlichungen, in denen in kontrollierter Form Therapieanteile miteinander verglichen werden, jedoch fast ausschließlich in der verhaltenstherapeutisch orientierten Literatur. Sie ist der einzige Bereich, in dem Wissenschaftlichkeit im Sinne der Überprüfung von Therapieergebnissen als durchgängiges Bemühen sichtbar wird; in den anderen Bereichen gehen die Berichte manchmal nicht einmal über das Anekdotenhafte hinaus. Psychotherapieforschung bei älteren Menschen ist besonders schwierig (*Mintz* et al. 1981). Der Einfluß äußerer Faktoren auf die Therapie ist sehr groß, auf die der Therapeut nicht einwirken kann, die gebräuchlichen Methoden der Erfolgsmessung sind nicht an Populationen älterer Menschen geeicht und ähnliches mehr. Aber gerade die Psychotherapie beim älteren Menschen braucht eine wissenschaftlich fundierte Basis, um Kritiker, aber auch Kostenträger zu überzeugen.

Literatur

Abraham, K.: Zur Prognose psychoanalytischer Behandlung im fortgeschrittenen Lebensalter. Psychoanalytische Studien II. Fischer, Frankfurt 1971, S. 262–266

Baker, F.M.: Group psychotherapy with patients over fifty: An adult development approach. J. Geriat. Psychiat. 17 (1984) 79–107

Baltes, M.M., Zerbe, M.B.: Reestablishing self-feeding in a nursing home resident. Nurs. Res. 25 (1976) 24

Beck, A.T., Rush, A.J., Shaw, B.F., Emery, G.: Kognitive Therapie der Depression. Urban & Schwarzenberg, München 1981

Brook, P., Degun, G., Mathes, M.: Reality orientation, a theory for psychogeriatric patients: a controlled study. Brit. J. Psychiat. 127 (1975) 42–45

Bruder, J.: Zur Gruppenarbeit mit Angehörigen von dementen und nicht dementen alten Menschen. In: *H. Radebold* (Hrsg.): Gruppenpsychotherapie im Alter. Vandenhoeck und Ruprecht, Göttingen 1983

Butler, F.N., Lewis, M.I.: Aging and mental health: positive psychosocial approaches. Mosby, St. Louis 1977

Carstensen, L.L.: Age-related changes in social activity. In: *L.L. Carstensen, B.A. Edelstein* (eds.): Handbook of clinical gerontology. Pergamon Press, New York 1987, pp. 222–237

Carstensen, L.L.: The emerging field of behavioral gerontology. Behav. Ther. 19 (1988) 259–281

Carstensen, L.L., Erickson, R.J.: Enhancing the social environments of elderly nursing home residents: Are high rates of interaction enough? J. appl. Behav. Anal. 19 (1986) 349–355

Discipio, S.J., Feldman, M.C.: Combined behavior therapy and physical therapy in treatment of a fear of walking. J. Behav. Ther. exp. Psychiat. 2 (1971) 151–152

Downs, A.F.D., Rosenthal, T.L., Lichstein, K.L.: Modeling therapies reduce avoidance of bath-time by the institutionalized elderly. Beh. Ther. 19 (1988) 359–368

Emery, G.: Cognitive therapy with the elderly. In: *G. Emery, S. Hollon, R. Bedrosian* (eds.): New directions in cognitive therapy. Guilford, New York 1981

Gallagher, D., Thompson, L.W.: Depression in the elderly: a behavioral treatment manual. Lexington, New York 1981

Gallagher, D., Thompson, L.W.: Treatment of major depressive disorder in older adult outpatients with brief psychotherapies. Psychotherapy 19 (1982) 482–490

Ginzberg, R.: Psychology in everyday geriatrics. Geriatrics 5 (1950) 36–43

Goldberg, E.M., Morthery, A., Williams, B.T.: Helping the aged. A field experiment in social work. Allen and Unwin, London 1970

Green, J.G., Nicol, R., Janieson, H.: Reality orientation with psychogeriatric patients. Behav. Res. Ther. 17 (1979) 615–618

Hamilton, J.E., Cowdry, E.V.: Psychiatric aspects. In: *F.U. Steinberg* (ed.): Cowdry's the care of the geriatric patients. Mosby, St. Louis 1976

Hanley, I.G.: The use of sign posts and active training to modify ward disorientation in elderly patients. J. Behav. Ther. exp. Psychiat. 12 (1981) 241–247

Hanley, I.G., Lusty, K.: Memory aids in reality orientation: A single-case study. Behav. Res. Ther. 22 (1984) 709–712

Hanley, I.G., McGuire, R.J., Boyd, W.D.: Reality orientation and dementia: a controlled trial of two approaches. Brit. J. Psychiat. 138 (1981) 10–14

Harris, C.S., Ivory, P.B.: An outcome evaluation of reality orientation therapy with geriatric patients in a state mental hospital. Gerontologist 16 (1976) 496–503

Hedri, A.: Psychotherapie im höherem Alter. Psychother. med. Psychol. 18 (1968) 105–108

Hiatt, H.: Dymanic psychotherapy with the aging patient. Amer. J. Psychother. 25 (1971) 591–600

Hoyer, W.J., Kanfer, R.A., Simpson, S.C., Hoyer, F.W.: Reinstatement of verbal behavior in elderly mental patients using operant procedures. Gerontologist 14 (1974) 149–152

Hussian, R.A.: A combination of operant and cognitive therapy with geriatric patients. Int. J. Behav. Geriatrics 1 (1983) 57–61

Hussian, R.A., Lawrence, P.S.: Social reinforcement of activity and problemsolving training in the treatment of depressed institutionalized elderly patients. Cognitive Ther. Res. 1 (1981) 57–69

Kennedy, R.W., Kennedy, A.B.: Absence of purposeful behavior: Issues in training profoundly impaired elderly. In: A. Mac Neill Horton (ed.): Mental health interventions for the aging. Praeger, New York 1982

Kurz, A., Feldmann, R., Müllers-Stein, M., Rüster, P., Lauter, H.: Angehörigengruppen bei der Alzheimer'schen Krankheit: Erste Erfahrungen und Ergebnisse. Psychiatr. Prax. 14 (1987) 203–206

Lago, D., Hoffmann, S.: Structured group interaction: An intervention strategy for the continued development of elderly populations. Int. J. Aging hum. Develop. 8 (1977/78) 311–324

Lardaro, T.A.: Till death do us part: Reactions of therapists to the deaths of elderly patients in psychotherapy. Clin. Gerontol. 7 (1988) 173–176

Lauter, H.: Psychologische Probleme im Alter. In: E. Bönisch, J.E. Meyer (Hrsg.): Psychosomatik in der klinischen Medizin. Springer, Berlin 1983

Lazarus, L.W.: Self psychology: Its application to brief psychotherapy with the elderly. J. geriat. Psychiat. 21 (1988) 109–125

Lewinsohn, P.M.: A behavioral approach to depression. In: R.J. Friedman, M.M. Katz (eds.): The Psychology of depression, Wiley, New York 1974

Liptzin, B.: Psychotherapy with the elderly: An Ericksonian perspective. Ninth Annual Psychiatry Conference: The scope of psychotherapy of the long-lived (1984, Boston, Massachusetts). J. geriat. Psychiat. 18 (1985) 183–202

MacDonald, M., Butler, A.K.: Reversal of helplessness: Producing walking behavior in nursing home wheelchair residents using behavior modification procedure. J. Gerontol. 29 (1974) 97–101

Marin, R., Newman, S., Onawola, R., Kollar, M.: A geropsychiatric strengths-oriented treatment program. Clin. Gerontol. 8 (1988) 19–33

McClannahan, L.B., Risley, T.R.: Design of living environments for nursing home residents. Increasing participation in recreation activities. J. appl. Behav. Anal. 8 (1975) 261–268

Miller, E.: The management of dementia: a review of some possibilities. Brit. J. soc. clin. Psychol. 16 (1977) 77–83

Mintz, J., Steuer, J., Jarvik, L.: Psychotherapy with depressed elderly patients: research considerations. J. consult. clin. Psychol. 49 (1981) 542–548

Mishara, B.L.: Geriatric patients who improve in token economy and general milieu treatment programs: a multivariate analysis. J. consult. clin. Psychol. 46 (1978) 1340–1348

Müller, Ch.: Alterspsychiatrie. Thieme, Stuttgart 1967

Müller, Ch.: Psychotherapie in der Alterspsychiatrie. In: H. Helmchen, M. Linden, U. Rüger (Hrsg.): Psychotherapie in der Psychiatrie. Springer, Berlin 1982

Mulligan, M.A., Bennett, R.: Assessment of mental health and social problems during multiple friendly visits. Int. J. Aging hum. Develop. 8 (1977/78) 43–65

Newton, N.A., Brauer, D., Gutmann, D.L., Grunes, J.: Psychodynamic therapy with the aged: a review. Clin. Gerontol. 5 (1986) 205–229

Nigl, A.J., Jackson, B.: A behavior management program to increase social responses in psychogeriatric patients. J. Amer. Geriat. Soc. 29 (1981) 92–95

Pfeiffer, E.: Psychotherapy with elderly patients. In: L. Bellack, T.B. Karasu (eds.): Geriatric psychiatry. Grune and Stratton, New York 1976, pp. 191–206

Pinkston, E.M., Links, N.L., Young, R.N.: Home-based behavioral family treatment of the impaired elderly. Behav. Ther. 19 (1988) 331–344

Praderas, K., MacDonald, M.L.: Telephone conversational skills training with socially isolated impaired nursing home residents. J. appl. Behav. Anal. 19 (1986) 337–348

Radebold, H.: Psychoanalytische Gruppentherapie mit älteren und alten Patienten. Z. Gerontol. 9 (1976) 128–142

Radebold, H.: Der psychoanalytische Zugang zu dem älteren und alten Menschen. In: H. Petzold, E. Bubolz (Hrsg.): Psychotherapie mit alten Menschen. Junfermann, Paderborn 1979

Rinke, C.L., Williams, J.J., Lloyd, K.E., Smith-Scott, W.: The effects of prompting and reinforcement on self-bathing by elderly residents of a nursing home. Behav. Ther. 9 (1978) 873–881

Rönnecke, B.: Arbeit mit Angehörigen von Patienten einer geronto-psychiatrischen Poliklinik. In: C. Müller (Hrsg.): Gerontopsychiatrie 7. Janssen, Düsseldorf 1978

Rosenthal, T.L., Downs, A.: Cognitive aids in teaching and treating. Advanc. behav. Res. Ther. 7 (1985) 1–53

Spielman, B.J.: Rethinking paradigms in geriatric ethics. J. Religion and Health 25 (1986) 142–148

Steuer, J.L., Mintz, J., Hammen, C.L., Hill, M.A., Jarvik, L.F., McCarley, T., Motoike, P., Rosen, R.: Cognitive-behavioral and psychodynamic group psychotherapy in treatment of geriatric depression. J. consult. clin. Psychol. 52 (1984) 180–189

Stindl, E., Kühl, K.P., Pilger, D., Kanowski, S.: Nichtmedikamentöse Behandlungen in der Gerontopsychiatrie. Münch. med. Wschr. 123 (1981) 79–83

Teri, L., Lewinsohn, P.: Clinical gerontopsychology: New directions in assessment and treatment. Pergamon Press, New York 1984

Thyer, B.A.: Prolonged in vivo exposure therapy with a 70-year-old woman. J. Behav. Ther. exp. Psychiat. 12 (1981) 69–71

Treat, N.J., Poon, L.W., Fozard, J.L., Popkin, S.J.: Toward applying cognitive skill training to memory problems. Exp. Aging Res. 4 (1978) 305–319

Viney, L.L., Benjamin, Y.N., Preston, C.A.: Promoting independence in the elderly: The role of psychological, social and physical constraints. Clin. Gerontol. 8 (1988) 3–17

Wächtler, C.: Gruppentherapie in einer gerontopsychiatrischen Tagesklinik – erste Erfahrungen. Psychother. med. Psychol. 32 (1982) 122–126

Wanderer, Z.W.: Existential depression treated by desensitization of phobias: strategy and transcript. J. Behav. Ther. exp. Psychiat. 3 (1972) 111–116

Wertheimer, J., Lobrinus, A.: Psychotherapie neurotischer Störungen beim alten Menschen. Eine Öffnung ins Leben. Z. Gerontol. 14 (1981) 22–33

Wolff, K.: The emotional rehabilitation of the geriatric patient. Thomas, Springfield, Illinois 1970

Yesavage, J.A.: Relaxation and memory in 39 elderly patients. Amer. J. Psychiat. 141 (1984) 778–781

Zarit, S.H., Zarit, J.M., Reever, K.E.: Memory training for severe memory loss: effects on senile demential patients and their families. Gerontologist 22 (1982) 373–377

Zepelin, H., Wolff, C.S., Kleinplatz, F.: Evaluation of a yearlong reality orientation program. J. Gerontol. 36 (1981) 70–77

23 Besonderheiten der Psychopharmakotherapie bei psychisch Kranken mit körperlichen Erkrankungen

B. Bandelow, E. Rüther

Bei Patienten mit körperlichen Erkrankungen wird die Behandlung mit Psychopharmaka vor allem durch die Wechselwirkungen mit anderen zur Behandlung notwendigen Arzneimittel kompliziert. Weiterhin müssen Besonderheiten der jeweiligen körperlichen Erkrankungen in Hinblick auf die Wirksamkeit und Verträglichkeit der Psychopharmaka beachtet werden.

Nicht alle Arzneimittelwechselwirkungen, die theoretisch erklärbar sind, sind auch klinisch relevant. So spielen z.B. Interaktionen, die zu einer geringfügigen Änderung der Neuroleptikaplasmakonzentration führen, praktisch keine Rolle, da die notwendige Neuroleptikadosis von Patient zu Patient erheblich variiert und ohnehin individuell bis zur klinischen Wirksamkeit titriert wird. Bei Arzneimitteln mit geringer therapeutischer Breite, wie Digitalisglykosiden oder Lithiumsalzen, können jedoch durch Arzneimittelinteraktionen gefährliche Situationen entstehen. Bei manchen Kombinationen kann die Relevanz nur schwer eingeschätzt werden, da nur wenige Fallberichte vorliegen.

Die Wechselwirkungen der Neuroleptika sind im Kap. 7.6, die Wechselwirkungen der Antidepressiva im Kap. 8.7 dargestellt. Interaktionen mit Psychopharmaka kommen hauptsächlich durch agonistische oder antagonistische Wirkung der beteiligten Arzneimittel auf die Dopamin-, Serotonin-, Histamin-, Adreno- und Azetylcholin-(Muskarin-) rezeptoren zustande.

23.1 Patienten mit kardiovaskulären Erkrankungen

Trizyklische Antidepressiva können — besonders in höheren Dosen — eine kardiotrope Wirkung entfalten (Tab. 23.1). Die Kardiotropie der trizyklischen Antidepressiva bei Verwendung im therapeutischen Dosisbereich sollte jedoch differenziert gesehen werden. Eine unbehandelte Depression erschwert in erheblichem Maße die Genesung von körperlichen Krankheiten (*Koenig* u. *Breitner* 1990). Nach einer Untersuchung aus den 30er Jahren, also vor der Ära der Antidepressiva, war das Risiko, an einer Herzkrankheit zu sterben, bei depressiven Patienten fast 8mal höher als bei der Gesamtpopulation (*Malzberg* 1937). Bei Vorliegen einer kardiovaskulären Erkrankung sollte daher nicht gänzlich auf eine antidepressive Behandlung verzichtet werden. Tabelle 23.2 enthält Therapievorschläge für Patienten mit vorgeschädigtem Herzen.

Die Behandlung mit Neuroleptika ist weniger problematisch, sofern man auf niedrigpotente Neuroleptika verzichtet. Allgemein kann gesagt werden, daß niedrigdosierte hochpotente Neuroleptika (z.B. Haloperidol) auch bei Patienten mit vorgeschädigtem Herzen relativ sicher sind (*Bandelow* et al. 1991).

Patienten mit Herzinsuffizienz

Bei der Ausschwemmung kardial bedingter Stauungsödeme mit Thiazid- oder Schleifendiuretika sind Interaktionen mit Psychopharmaka zu beachten (s. Tab. 23.3).

Antidepressiva: Die frühere Annahme, daß trizyklische Antidepressiva (TZA) die Auswurfleistung des linken Ventrikels verschlechtern, wurde durch neuere Studien nicht bestätigt. Bei Stauungsinsuffizienz verursachen manche TZA allerdings häufig eine orthostatische Hypotonie. Außerdem wird durch Kombination der TZA mit Herzglykosiden die Gefahr von Rhythmusstörungen erhöht.

Benzodiazepine: Benzodiazepine können den Abbau von Digitoxin beschleunigen; möglicherweise ist eine Dosisanpassung notwendig.

Patienten mit koronarer Herzkrankheit

Obwohl eine koronare Herzkrankheit nicht gegen die Verwendung von TZA spricht, sollte man eine Erhöhung der Herzfrequenz vermeiden, da hierdurch Angina-pectoris-Anfälle ausgelöst werden können. Atypische Antidepressiva sind besser geeignet.

Innerhalb von 6 bis 8 Wochen nach einem Myokardinfarkt sind trizyklische Antidepressiva kontraindiziert (*Warrington* et al. 1989, *Koenig* u.

Tabelle 23.1 Rhythmusstörungen unter trizyklischen Antidepressiva

- Sinustachykardie
- Ventrikuläre Extrasystolen
- Vorhofflimmern
- Ventrikuläre Tachykardie, Kammerflimmern
- AV-Block
- Schenkelblock

Breitner 1990). Da alle trizyklischen Antidepressiva kardiale Effekte haben, sollte man bei dringender Behandlungsbedürftigkeit auf atypische Antidepressiva ausweichen. Benzodiazepine können zur Überbrückung verwendet werden.

Patienten mit Rhythmusstörungen

Neuroleptika: Trizyklische Neuroleptika (Phenothiazine, Thioxanthene), besonders Thioridazin, haben chinidinähnliche Effekte; eine gleichzeitige Anwendung mit Antiarrhythmika ist zu vermeiden (*Gaultieri* u. *Powell* 1978). Bei Vorliegen einer Reizleitungsstörung im EKG sollten trizyklische Neuroleptika nur unter engmaschiger Kontrolle gegeben werden; besser ist die Umstellung auf ein Butyrophenon (z.B. Haloperidol).

Antidepressiva: Die trizyklischen Antidepressiva (TZA) können die Herzfrequenz erhöhen und die Vorhof- oder Kammerdepolarisation verlangsamen. Im EKG macht sich das durch eine Verlängerung der PR-, QRS- und QT-Intervalle sowie durch Abnahme der T-Amplitude bemerkbar. Die durch TZA verursachten Rhythmusstörungen gehen aus Tabelle 23.1 hervor. Die atrioventrikuläre Überleitungsverzögerung im His-Purkinje-System ist eine chinidinähnliche Wirkung. Dieser Effekt kann sich bis zur kompletten Blockade der Überleitung auswirken, kann aber auch positive Effekte bei ventrikulären Arrhythmien haben. Die alleinige Verwendung der TZA als Arrhythmika wird diskutiert, aber noch nicht empfohlen (*Warrington* et al. 1989). Eine Kombination der TZA mit Antiarrhythmika der Vaughan-Williams-Klasse 1 a (Chinidintyp) oder 1 c (Propafenon, Flecainid) führt zu verstärkten Erregungsleitungsstörungen. Tabelle 23.2 enthält Therapievorschläge bei Patienten mit Rhythmusstörungen.

Das TZA Lofepramin hat keine chinidinähnliche Wirkung, möglicherweise aber sein Metabolit Desipramin. Die atypischen Antidepressiva gelten als weniger kardiotrop als die TZA (*Warrington* et al. 1989): Trazodon verursacht – besonders bei Patienten mit kardialer Vorschädigung – auch Herz-

Tabelle 23.2 Empfehlungen zur Behandlung von Depressionen bei Patienten mit kardiovaskulären Erkrankungen

Herzinsuffizienz	Lofepramin, Nortriptylin Mianserin, Trazodon, Viloxazin
Angina pectoris	Mianserin, Trazodon, Viloxazin
Herzinfarkt	6–8 Wochen nach Infarkt sind TZA kontraindiziert Benzodiazepine, z.B. Alprazolam evtl. Mianserin, Trazadon, Viloxazin
Ventrikuläre Arrhythmien	Mianserin, Viloxazin, Lofepramin
AV-Block 1. Grades	Mianserin, Viloxazin, Lofepramin andere TZA möglich (kardiologisches Konsil)
AV-Block 2./3. Grades	TZA kontraindiziert Mianserin, Viloxazin
Schrittmacherpatienten	Behandlung mit TZA möglich
Linksschenkelblock, Rechtsschenkelblock	bei isoliertem Block TZA möglich, sonst Mianserin, Viloxazin
Hypertonie	Lofepramin, Desipramin, Maprotilin, Nortriptylin Mianserin, Trazodon, Viloxazin
Hypotonie	Lofepramin, Desipramin, Maprotilin, Nortriptylin Mianserin, Trazodon, Viloxazin

rhythmusstörungen, aber seltener als die TZA. Bei Maprotilin ergaben sich widersprüchliche Befunde; es hat ebenfalls chinidinähnliche antiarrhythmische Eigenschaften. Die kardialen Wirkungen von Mianserin und Viloxazin sind sehr gering. Die selektiven Wiederaufnahmehemmer Fluvoxamin und Fluoxetin haben praktisch keine kardialen Nebenwirkungen; es fehlen allerdings Daten über Patienten mit kardialen Vorschädigungen.

Lithium: Lithium kann selten Herzrhythmusstörungen verursachen (*Amdisen* u. *Hildebrandt* 1988, *Warrington* et al. 1989). Vor und während

Tabelle 23.3 Wechselwirkungen zwischen Psychopharmaka und Antihypertensiva. (Nach *Van Zwieten* 1977, *Gaultieri* u. *Powell* 1978, *Ban* 1978, *Burrows* u. *Norman* 1980, *Richelson* 1985, *Sieberns* 1990)

Antihypertensiva	Psychopharmaka	Wechselwirkung
Propranolol	blutdrucksenkende Psychopharmaka	Verstärkung der Blutdrucksenkung
	sedierende Psychopharmaka	Verstärkung der Sedierung
	MAO-Hemmer	hypertensive Krise
Thiazid- und Schleifendiuretika	Phenothiazin-NL, TZA, MAO-Hemmer	Verstärkung der Blutdrucksenkung
	Lithium	neurotoxische Effekte (erhöhter Blutspiegel)
Nifedipin	blutdrucksenkende Psychopharmaka	Verstärkung der Blutdrucksenkung
Clonidin, Methyldopa, Guanethidin, Guanfacin	Phenothiazin-NL, TZA, MAO-Hemmer Trazodon	Abschwächung der Blutdrucksenkung
	sedierende Psychopharmaka	Verstärkung der Sedierung
	Lithium	Lithiumtoxizität verstärkt
Reserpin	blutdrucksenkende Psychopharmaka	Verstärkung der Blutdrucksenkung
	sedierende Psychopharmaka	Verstärkung der Sedierung
	MAO-Hemmer	hypertensive Krise
Minoxidil, Hydralazin	Phenothiazin-NL, TZA, MAO-Hemmer	Verstärkung der Blutdrucksenkung, reflektorische Tachykardie
Prazosin, Captopril	blutdrucksenkende Psychopharmaka	Verstärkung der Blutdrucksenkung
ACE-Hemmer	Lithium	Lithiumausscheidung verlängert

NL = Neuroleptika   TZA = trizyklische Antidepressiva

der Lithiumtherapie sind EKG-Kontrollen angezeigt.

Patienten mit Hypertonie

In der Tabelle 23.3 sind die Wechselwirkungen der Psychopharmaka mit antihypertensiv wirkenden Medikamenten dargestellt. Sie kommen durch Blockade der Adrenozeptoren und Histaminrezeptoren zustande. Bei hochpotenten Neuroleptika (Haloperidol, Benperidol, Fluspirilen usw.) ist die Bedeutung dieser Interaktionen eher gering einzuschätzen. Bei einer antidepressiven Behandlung sollten Arzneimittel mit geringen hypotensiven Eigenschaften verwendet werden (s. Tab. 23.2). Beim Phäochromozytom sind TZA sowie Fluoxetin oder Fluvoxamin wegen ihrer serotonergen Wirkungen kontraindiziert (*Fava* et al. 1988).

Patienten mit Hypotonie und orthostatischer Dysregulation

Besonders bei älteren Patienten können hypotensive Effekte der Psychopharmaka zu schweren Komplikationen wie Oberschenkelhalsfrakturen oder Hirn- oder Herzinfarkten führen. Bei der Behandlung einer bedrohlichen Hypotonie sind folgende Wechselwirkungen zu beachten: Bei Gabe adrenalinartig wirkender Kreislaufmittel kann es durch die adrenozeptorenblockierende Wirkung der Neuroleptika und TZA zu einem Überwiegen der β-agonistischen Wirkung und somit zu einer paradoxen Verstärkung der Hypotonie kommen; es sollen statt dessen Noradrenalin oder Angiotensinamid verwendet werden. Die periphere Vasokonstriktion hoher Dopamindosen kann durch Neuroleptika reduziert werden.

Neuroleptika: Bei Patienten mit Neigung zu Hypotonie sind niedrigpotente Neuroleptika wie z.B. Levomepromazin zu Beginn der Behandlung vorsichtig zu dosieren; zur Sedierung können ebensogut hochpotente Neuroleptika (z.B. Haloperidol) in niedrigen Dosierungen verwendet werden. Unterstützend kann u.a. Dihydroergotamin gegeben werden.

Antidepressiva: Eine orthostatische Dysregulation kann bei Doxepin, Amitriptylin oder Trimipramin häufiger auftreten als bei den anderen TZA. Lofepramin, Desipramin, Maprotilin oder Nortriptylin haben geringere blutdrucksenkende Eigenschaften. Auch Mianserin, Trazodon oder Viloxazin sind bei Hypotoniepatienten geeignet. MAO-Hemmer haben dagegen stark blutdrucksenkende Effekte.

23.2 Patienten mit Nierenerkrankungen

Bei einer Niereninsuffizienz können Psychopharmaka länger im Körper verweilen. Außerdem kann die Plasmaeiweißbindung verändert werden, so daß mehr freie Substanz durch die Blut-Hirn-Schranke gelangt. Dem muß man Rechnung tragen, indem entweder die Dosis reduziert oder das Verabreichungsintervall verlängert wird.

Neuroleptika: Neuroleptika werden hauptsächlich in der Leber metabolisiert; nur ein geringer Prozentsatz wird über die Niere ausgeschieden (z.B. Haloperidol zu 1 %), so daß keine schwerwiegenden Probleme zu erwarten sind. Bei anticholinerg wirksamen Neuroleptika kann es zu Harnverhalten kommen. Bei niedrigpotenten Neuroleptika muß bei der starken Sedierung die Dosis reduziert oder das Intervall verlängert werden (*Bennett* et al. 1977, 1980).

Antidepressiva: Trizyklische Antidepressiva werden nur zu 5% über die Niere ausgeschieden. Durch Reduktion der Plasmaeiweißbindung bei Niereninsuffizienz kann es zu einer Wirkungsverstärkung kommen (*Lieberman* et al. 1985), so daß eine geringfügige Dosisanpassung nach Plasmaspiegelkontrolle durchgeführt werden sollte. Die anticholinerge Wirkung mancher TZA kann die Nierenfunktion verschlechtern (*Bennett* et al. 1977); eine orthostatische Regulationsstörung kann verstärkt werden.

Lithium: Bei Niereninsuffizienz kann die Lithiumgabe zu nephrogenem Diabetes insipidus, renaler tubulärer Azidose und Natriummangel füh-

ren. Die Dosierung sollte unter Blutspiegelkontrolle erfolgen. Ab einer glomerulären Filtrationsrate von ≧50 ml/min sollte eine Lithiumgabe vermieden werden (*Bennett* et al. 1980).

Benzodiazepine: Benzodiazepine werden hauptsächlich über die Leber ausgeschieden. Aktive Metaboliten werden allerdings über die Niere ausgeschieden und können verstärkte Sedierung hervorrufen (*Bennett* et al. 1980).

23.3 Patienten mit gastro-intestinalen Störungen

Bei der Behandlung von Gastritiden oder Ulzera sind folgende Wechselwirkungen zu beachten: Antazida können die Resorption der Psychopharmaka vermindern. Cimetidin bewirkt eine Enzymhemmung und somit eine längere Wirkdauer einiger Psychopharmaka, z.B. der Benzodiazepine und trizyklischen Antidepressiva. Trimipramin und Doxepin sind auch Histamin-H_2-Blocker und insofern bei peptischen Ulzera therapeutisch sogar günstig. Auch bei Behandlung von Übelkeit und Erbrechen sind Interaktionen zu beachten: Bei kombinierter Anwendung von Neuroleptika mit dem dopaminantagonistischen Antiemetikum Metoclopramid kann es zu einer Verstärkung extrapyramidalmotorischer Wirkungen kommen. Die meisten hochpotenten Neuroleptika (z.B. Haloperidol) wirken übrigens selbst antiemetisch, so daß eine gleichzeitige Gabe vermieden werden kann. Metoclopramid beschleunigt außerdem die Resorption. Aktivkohle kann zu einem Wirkungsverlust der Psychopharmaka führen. Bei lithiumbehandelten Patienten können langanhaltendes Erbrechen oder Durchfälle zu toxischen Lithiumspiegeln führen.

23.4 Patienten mit Lebererkrankungen

Bei Leberinsuffizienz kann die verlangsamte Metabolisierung zu Kumulation der Psychopharmaka führen (*Fava* et al. 1988). Im Falle der Antidepressiva sollten Plasmaspiegelkontrollen durchgeführt werden. Außerdem kann die Plasmaeiweißbindung und damit die pharmakologische Aktivität der Psychopharmaka beeinflußt werden. Unter der Behandlung mit Neuroleptika oder Antidepressiva treten manchmal geringfügige Leberwerterhöhungen auf, die aber trotz Weiterbehandlung zurückgehen können und nach dem Absetzen reversibel sind.

23.5 Patienten mit Diabetes mellitus

Phenothiazin-Neuroleptika können die Wirkung von Insulin und oralen Antidiabetika abschwächen (*Gaultieri* u. *Powell* 1978). Das Antidepressivum Fluoxetin kann bei Diabetikern Hypoglykämie auslösen.

MAO-Hemmer beeinträchtigen durch Enzymhemmung den Abbau von Insulin und können somit die Insulinwirkung verstärken; durch additive Effekte wird die Wirkung oraler Antidiabetika verstärkt (*Cohen* u. *Armstone* 1974).

23.6 Patienten mit endokrinen Störungen

Patienten mit Schilddrüsenerkrankungen

Depressionen, die als Folge einer Schilddrüsenerkrankung auftreten, bessern sich oft unter der entsprechenden endokrinen Therapie; manchmal wird allerdings dennoch eine antidepressive Behandlung erforderlich. Hierbei ist folgendes zu beachten: Tachykardie und Arrhythmie bei Hyperthyreose können durch trizyklische Antidepressiva verstärkt werden (*Fava* et al. 1988). Antidepressiva und Trijodthyronin können sich gegenseitig in ihrem Wirkungseintritt beschleunigen (*Gaultieri* u. *Powell* 1978). Thyroxin verstärkt bei Kombination mit trizyklischen Antidepressiva kardiale Unregelmäßigkeiten (*Wilson* u. *Jefferson* 1985). Durch Schilddrüsenhormone kann die Wirkung der MAO-Hemmer abgeschwächt werden (*Shader* u. *DiMascio* 1970).

Lithium hat einen suppressiven Effekt auf die Schilddrüse. Hypothyreosen und Strumata können also gefördert werden. Bei Schilddrüsenüberfunktion hat Lithium sogar eine therapeutische Wirkung (*Amdisen* u. *Hildebrandt* 1988).

Patienten mit Cushing-Syndrom und Morbus Addison

Beim Cushing-Syndrom können schwerwiegende Depressionen auftreten, bei denen sich Antidepressiva als ineffektiv herausstellen. Steroidinhibitoren wie Metyrapone waren dagegen erfolgreich. Depressionen bei Morbus Addison bilden sich unter Kortikoidsubstitution in der Regel zurück. Orthostatische Regulationsstörungen bei diesem Syndrom werden durch blutdrucksenkende Psychopharmaka verstärkt (*Fava* et al. 1988).

23.7 Patienten mit Erkrankungen des hämatopoetischen Systems

Phenothiazine und trizyklische Antidepressiva können eine Agranulozytose verursachen. Die Gabe von Clozapin ist bei Erkrankungen des hämatopoetischen Systems kontraindiziert (s. Kap. 7.6).

Patienten mit Gerinnungsstörungen

Butyrophenone (z.B. Haloperidol) reduzieren die Prothrombinzeit. Außerdem wird der Dosisbedarf von Antikoagulanzien erhöht (*Ban* 1978). Phenothiazine und TZA hemmen den Abbau der oralen Antikoagulanzien (*Risch* et al. 1982).

23.8 Patienten mit Engwinkelglaukom, Harnverhaltung, Prostatahypertrophie, Pylorusstenose, Refluxösophagitis, Hiatushernie

Die Blockade der Azetylcholin-(Muskarin-)rezeptoren durch Psychopharmaka muß bei Patienten mit Engwinkelglaukom, Harnverhaltung, Prostatahypertrophie oder Pylorusstenose unbedingt beachtet werden. Arzneimittel mit starker anticholinerger Wirkung sind niedrigpotente Neuroleptika, Promethazin, Antihistaminika, Antiparkinsonmittel sowie trizyklische Antidepressiva (TZA). Folgen einer durch Kombination solcher Arzneimittel entstandenen verstärkten anticholinergen Wirkung sind Verwirrtheit, Halluzinationen, erhöhter Augeninnendruck, Akkomodationsstörungen, Mundtrockenheit, paralytischer Ileus, Miktionsstörungen sowie verminderte gastrointestinale Absorption. Besonders bei älteren Patienten kann dies bedeutsam sein.

Neuroleptika: Die stärksten anticholinergen Effekte treten bei Clozapin, Promazin, Chlorprothixen und Thioridazin auf. Hochpotente Neuroleptika (z.B. Fluspirilen oder Haloperidol) haben praktisch keine anticholinergen Effekte.

Antidepressiva: Bei Patienten mit Störungen der Harnentleerung und Pylorusstenose sind TZA absolut kontraindiziert. Anticholinerge Effekte sind besonders stark bei Amitriptylin, Trimipramin und Doxepin. Müssen solche Effekte vermieden werden, sollte man z.B. auf Trazodon, Fluoxetin, Desipramin, Mianserin oder MAO-Hemmer ausweichen.

23.9 Patienten mit Infektionserkrankungen

Eine durch Polypeptid-Antibiotika (z.B. Capreomycin, Colistin, Polymyxin B) hervorgerufene Atemdepression kann durch alle ZNS-dämpfenden Psychopharmaka verstärkt werden. Rifampicin, Doxycyclin und Griseofulvin können durch Enzyminduktion zu einer reduzierten therapeutischen Wirkung der Neuroleptika führen. Chloramphenicol dagegen verlängert durch Enzymhemmung die Wirkdauer der Neuroleptika und Antidepressiva (*Bint* u. *Burtt* 1980).

23.10 Patienten mit neurologischen Störungen

Depressionen bei neurologischen Störungen wie Morbus Parkinson, Epilepsie, multiple Sklerose, Hirntumoren, Ischämien u.a. können mit Antidepressiva behandelt werden, wobei Arzneimittel zu bevorzugen sind, die relativ wenige sedierende, blutdrucksenkende und anticholinerge Eigenschaften haben (*Silver* et al. 1990).

Patienten mit epileptischen Anfällen

Neuroleptika: Neuroleptika können die Schwelle für das Auftreten epileptischer Anfälle senken (s. Kap. 7.6). Auch bei Patienten ohne Anfallsleiden können generalisierte Anfälle auftreten. Nicht selten müssen außerdem Patienten mit bekannter Epilepsie wegen einer Psychose neuroleptisch behandelt werden. Wegen fehlender Statistiken kann nicht mit Sicherheit gesagt werden, bei welchem Neuroleptikum die Gefahr generalisierter Anfälle

am geringsten ist. Auf jeden Fall sollte bei Patienten mit epileptischen Anfällen die antikonvulsive Therapie fortgeführt werden. Nun müssen aber gerade bei den Antikonvulsiva zahlreiche Wechselwirkungen mit anderen Arzneimitteln beachtet werden: Die meisten Psychopharmaka werden durch das Zytochrom-P_{450}-System in der Leber transformiert. Substanzen, die in diesem System enzyminduzierend wirken, können somit die Plasmakonzentration und die klinische Wirksamkeit verringern. Hierzu gehören einige Antikonvulsiva. Carbamazepin senkt den Neuroleptikaspiegel stark ab (*Jann* et al. 1985, *Arana* et al. 1986). Über eine daraus resultierende Wirkungsabschwächung liegen allerdings keine statistisch gesicherten Daten vor. Zu beachten ist andererseits, daß Carbamazepin selbst antipsychotische Eigenschaften zugeschrieben werden (*Schmidt* u. *Greil* 1987). Bei gleichzeitiger Anwendung von Neuroleptika mit Phenobarbital oder Diphenylhydantoin wird der Neuroleptikaplasmaspiegel signifikant gesenkt (*Linnoila* et al. 1980). Phenothiazin-Neuroleptika hemmen ihrerseits den Abbau von Diphenylhydantoin.

Antidepressiva: Auch trizyklische Antidepressiva (TZA) können die Krampfschwelle senken (*Gaultieri* u. *Powell* 1978). Es ist aus statistischen Gründen sehr schwierig zu bestimmen, ob bei bestimmten Antidepressiva dieser Effekt stärker oder schwächer ausgeprägt ist (*Edwards* et al. 1986). Die epileptogene Potenz soll bei Viloxazin weniger ausgeprägt sein. Auch bei den selektiven Wiederaufnahmehemmern (z.B. Fluoxetin) ist eine Senkung der Krampfschwelle bekannt.

Mit Antikonvulsiva bestehen folgende Interaktionen: Diphenylhydantoin kann TZA aus der Eiweißbindung verdrängen, was die Wirkungen und Nebenwirkungen der Antidepressiva verstärkt. Barbiturate vermindern die Serumspiegel von Antidepressiva durch Enzyminduktion (*Burrows* u. *Norman* 1980). Carbamazepin kann in Verbindung mit MAO-Hemmern zu hypertensiven Krisen führen (*Hansten* 1975).

Patienten mit Parkinsonsyndrom

Neuroleptika: Dopaminerg wirkende Arzneimittel zur Behandlung der Parkinsonerkrankung können pharmakogene Psychosen auslösen, die mit Neuroleptika behandelt werden können. Extrapyramidale Wirkungen der Neuroleptika treten beim Parkinsonsyndrom verstärkt auf, so daß zunächst mit einer kleinen Dosis begonnen werden muß.

Bei gleichzeitiger Behandlung mit dopaminago-nistisch wirkenden Antiparkinsonmitteln (Levo-dopa, Amantadin, Bromocriptin, Lisurid) wird die Wirkung der Agonisten abgeschwächt. — Es ist bis-her nicht erwiesen, daß bei gleichzeitiger Einnahme von zentralen Anticholinergika die Wirkung von Neuroleptika abgeschwächt wird. *Singh* et al. (1987) stellten eine solche Wirkungsminderung durch Benzatropin und Trihexyphenidyl fest. Das in Deutschland häufig verwendete Biperiden ver-änderte in einer Untersuchung von *Linnoila* et al. (1980) nicht die Plasmakonzentrationen von Halo-peridol.

Antidepressiva: Parkinsonpatienten können De-pressionen entwickeln, die mit Bromocriptin oder Antidepressiva behandelt werden können (*Fava* et al. 1988). Es müssen allerdings die gemeinsamen anticholinergen Effekte von Antidepressiva und Antiparkinsonmittel beachtet werden (s.u.). In Frage kommen Nortriptylin oder Fluoxetin. MAO-Hemmer können durch Enzymhemmung den Ab-bau von Antiparkinsonmittel beeinträchtigen und somit die Wirkung verstärken. Während einer The-rapie mit Levodopa sind MAO-Hemmer absolut kontraindiziert.

Patienten mit arteriosklerotischen Hirngefäßerkrankungen

Neuroleptika: Bei Patienten mit seniler Demenz können bei der Verwendung von Neuroleptika be-reits bei geringeren Dosierungen extrapyramidale, anticholinerge, sedierende und hypotensive Ne-benwirkungen auftreten. Dies hängt nicht so sehr mit dem Alterprozeß zusammen, sondern mit einer evtl. zerebralen Mangeldurchblutung. Im all-gemeinen empfiehlt sich die Verwendung hochpo-tenter Neuroleptika in niedrigen Dosierungen. Als relativ sicher hat sich eine Behandlung mit Halope-ridol (Beginn mit 1—3 mg/die) bei der Behandlung von psychomotorischen Unruhezuständen, para-noiden Syndromen und Desorientiertheit erwiesen (*Bandelow* et al. 1991).

Antidepressiva: Bei der antidepressiven Behand-lung von Patienten mit arteriosklerotischen Hirn-gefäßerkrankungen ist zu beachten, daß im Alter eine Aktivitätsverminderung der azetylcholinab-bauenden Enzyme besteht, so daß anticholinerge Wirkungen der Psychopharmaka verstärkt werden (*Rubinstein* et al. 1983). Eine Therapie mit Mianse-rin, Trazodon, Viloxazin oder Fluoxetin wird emp-fohlen.

Benzodiazepine: Bei der Verwendung von Ben-zodiazepinen in höheren Dosen ist die Gefahr einer Atemdepression zu beachten.

Antiparkinsonmittel: Bei arteriosklerotischen Hirngefäßerkrankungen kann sich die anticholin-erge Komponente der Antiparkonsonmittel ver-stärkt auswirken.

Patienten mit multipler Sklerose

Bei multipler Sklerose können häufig organische Psychosyndrome, seltener paranoid-halluzinatori-sche oder depressive Syndrome auftreten. Para-noid-halluzinatorische Erscheinungsbilder werden durch Neuroleptika gebessert (*Bandelow* u. *Müller* 1990). Über Antidepressiva bei den depressiven Syndromen gibt es noch keine kontrollierten Stu-dien (*Silver* et al. 1990).

23.11 Kontrazeptiva bzw. Östrogenbehandlung

Kontrazeptiva können durch Enzymhemmung zu einer Verlängerung der Eliminationshalbwertszeit der Psychopharmaka (z.B. einiger Benzodiazepi-ne) führen. Unter der Kombination von Imipramin mit Östrogenen wurden toxische Effekte beobach-tet (*Roberton* u. *Johnson* 1976).

23.12 Wechselwirkungen mit Analgetika und Anästhetika

Patienten mit chronischen Schmerzen erhalten oft eine Kombination von Analgetika mit Neurolepti-ka bzw. Antidepressiva. Es gibt Hinweise, daß An-tidepressiva auch bei nicht-depressiven Patienten bei bestimmten Schmerzzuständen eingesetzt wer-den können; es gibt allerdings noch wenig kontrol-lierte Studien zum Wirksamkeitsnachweis (*Egbu-nike* u. *Chaffee* 1990). Bei Kombination mit Schmerzmitteln muß die additive Verstärkung der zentral dämpfenden Wirkung der Psychopharma-ka (s.u.) beachtet werden.

Auch mit Anästhetika können sich Interaktio-nen ergeben. Die Tabelle 23.4 enthält die Wechsel-wirkungen, die bei der Durchführung chirurgi-scher Eingriffe zu beachten sind. Trizyklische An-tidepressiva sollten 14 Tage vor einer Operation ab-gesetzt werden oder der Einsatz von Sympathiko-mimetika vermieden werden. Auch das Absetzen von Phenothiazinen vor Narkosen mit Halothan

Tabelle 23.4 Interaktionen mit Anästhetika. (Modifiziert nach *Janowsky* et al. 1981)

Anästhetikum	Psychopharmaka	Wechselwirkung	Maßnahmen
Halothan, Isofluran, Enfluran	blutdrucksenkende Psychopharmaka	Hypotonie	Noradrenalin, Volumensubstitution
Barbiturate, Benzodiazepine zu Injektion	ZNS-dämpfende Psychopharmaka	ZNS-Dämpfung ▲ Narkoseschwelle ▼	
Suxamethonium	Lithium	Suxamethonium-Wirkung ▲	
Adrenalin	α-Adrenoblocker: z.B. Thioridazin, Levomepromazin, Fluphenazin	Hypotonie	Noradrenalin, Volumensubstitution
Adrenalin, Noradrenalin	α-Adrenoblocker: z.B. Doxepin, Amitriptylin Trimipramin	Hypertensive Krisen	Nitroprussid-Na, Kühlung
Dopamin	hochpotente NL	Dopaminwirkung ▼	
Atropin	anticholinerge Psychopharmaka	anticholinerge Wirkung ▲	Physostigmin statt Atropin; Methyl-scopolaminbromid
Lokalanästhetika	blutdrucksenkende Psychopharmaka	Hypotonie	

NL = Neuroleptika   TZA = trizyklische Antidepressiva

und Muskelrelaxanzien wurde diskutiert (*Janowsky* et al. 1981).

23.13 Wechselwirkungen der Psychopharmaka untereinander

ZNS-Dämpfung: Die kombinierte Anwendung von zentral dämpfenden Pharmaka (Hypnotika, Analgetika, Antihistaminika, Neuroleptika, Antidepressiva, zentral wirksame Antihypertonika wie Clonidin usw.) oder Alkohol führt zu vermehrter Sedierung; Atemdepression kann auftreten, eine Hypotension kann verstärkt werden.

Neuroleptika und Antidepressiva: Neuroleptika hemmen den mikrosomal-enzymatischen Abbau der trizyklischen Antidepressiva, so daß die gleichzeitige Gabe zu einem Anstieg der Antidepressiva-plasmakonzentrationen führt (*Gram* u. *Fredericson-Overø* 1972, *Kuß* et al. 1980). MAO-Hemmer verursachen eine Enzymhemmung und verlängern so die Wirkdauer von Neuroleptika.

Neuroleptika und Lithium: Bei manischen Syndromen wird oft ein Neuroleptikum mit Lithium kombiniert. In seltenen Einzelfällen können bei dieser Kombination neurotoxische Syndrome auftreten, die entweder einer Lithiumintoxikation oder dem malignen neuroleptischen Syndrom ähneln (*Bandelow* et al. 1991). Insgesamt scheinen diese Komplikationen so selten zu sein, daß nicht von vornherein auf die Kombination verzichtet werden sollte; der Lithiumspiegel sollte aber eher zu niedrig als zu hoch eingestellt werden.

Lithium und Carbamazepin: Manische Patienten, bei denen eine Prophylaxe mit Lithium nicht ausreichend war, können von einer Kombination aus Lithium und Carbamazepin profitieren. Es ist umstritten, ob die Kombination neurotoxische Syndrome fördert (*McGinness* et al. 1990).

Antidepressiva und Benzodiazepine: Diazepam kann die Eliminationshalbwertszeit von Amitriptylin verlängern. Die Diazepamwirkung kann durch Kombination mit Fluoxetin verstärkt werden.

Antidepressiva und MAO-Hemmer: Eine Kombination von MAO-Hemmern mit trizyklischen Antidepressiva, L-Tryptophan oder 5-Hydroxitryptophan kann zu gefährlichen hypertensiven Krisen führen (*Gaultieri* u. *Powell* 1978). Auch die neuen selektiven Wiederaufnahmehemmer (Fluvoxamin, Fevarin®) dürfen erst 14 Tage nach Beendigung einer MAOH-Therapie angesetzt werden.

Psychopharmaka und Disulfiram: Das Acetaldehydsyndrom nach Disulfiram (Antabus®), das bei Alkoholgenuß eintritt, wird zur Aversivtherapie bei Alkoholabhängigen ausgenutzt. Alle zentral dämpfenden Pharmaka schwächen diese Wirkung ab und können so den Erfolg der Maßnahme beeinträchtigen.

Literatur

Amdisen, A., Hildebrandt, J.: Use of lithium in the medically ill. Psychother. Psychosom. 49 (1988) 103—119

Arana, G.W., Goff, D.C., Friedman, H., Ornsteen, M., Greenblatt, D.J., Black, B., Shader, R.I.: Does carbamazepin-induced reduction of plasma haloperidol levels worsen psychotic symptoms? Amer. J. Psychiat. 143 (1986) 650—651

Ban, T.A.: Drug interactions in psychiatry. Int. Pharmacopsychiat. 13 (1978) 94—99

Bandelow, B., Müller, P.: Paranoid-halluzinatorische Syndrome bei Multipler Sklerose. Nervenheilkunde 9 (1990) 18—21

Bandelow, B., Müller, P., Rüther, E.: 30 Jahre Erfahrung mit Haloperidol. Fortschr. Neurol. Psychiat. 59 (1991) 297—321

Bennett, W.M., Singer, I., Golper, T., Feig, R., Coggins, C.J.: Guidelines for drug therapy in renal failure. Ann. int. Med. 86 (1977) 754—783

Bennett, W.M., Muther, R.S., Parker, R.A. et al.: Drug therapy in renal failure: Dosing guidelines for adults. Part II: Sedatives, hypnotics, and tranquilizers; cardiovascular, antihypertensive, and diuretic agents; miscellaneous agents. Ann. intern. Med. 93 (1980) 286—325

Bint, A.I., Burtt, I.: Adverse drug interactions. Drugs 20 (1980) 57—68

Burrows, G.D., Norman, T.R.: Psychotherapeutic drugs: Important adverse reactions and interactions. Drugs 20 (1980) 485—493

Cohen, S.N., Armstone, M.F.: Drug interactions. Williams & Wilkins, Baltimore 1974

Edwards, J.G., Long, S.K., Sedgwick, E.M., Wheal, H.V.: Antidepressants and convulsive seizures: clinical, electroencephalographic, and pharmacological aspects. Clin. Neuropharmacol. 4 (1986) 329—360

Egbunike, I.G., Chaffee, B.J.: Antidepressants in the management of chronic pain. Pharmacotherapy 10 (1990) 262—270

Fava, G.A., Sonino, N., Wise, T.N.: Management of depression in medical patients. Psychother. Psychosom. 49 (1988) 81—102

Gaultieri, C.T., Powell, S.F.: Psychoactive drugs interactions. J. clin. Psychiat. 39 (1978) 720—729

Gram, L.F., Fredericson-Overø, K.: Drug interaction: inhibitory effect of neuroleptics on metabolism of tricyclic antidepressants in man. Brit. med. J. 1 (1972) 463—465

Hansten, P.D.: Drug interactions. Lea & Febiger , Philadelphia 1975

Jann, M.W., Ereshevsky, L., Saklad, S.R., Seidel, D.R., Davis, C.M., Burgh, N.R., Bowden, C.: Effects of carbamazepin on plasma haloperidol levels. J. clin. Psychopharmacol. 5 (1985) 106—109

Janowsky, E.C., Risch, C., Janowsky, D.S.: Effects of anesthesia on patients taking psychotropic drugs. J. clin. Psychopharmacol. 1 (1981) 14—20

Koenig, H.G., Breitner, J.C.C.: Use of antidepressants in medically old patients. Psychosomatics 31 (1990) 22—32

Kuß, H.M., Jungkunz, G., Dieterle, D.: Veränderung der klinischen Wirkung des Amitriptylins durch Kombinationsbehandlung. Arzneimittel-Forsch. (Drug Res.) 30 (1980) 1200

Lieberman, J.A., Borenstein, M., Brenner, R., Rane, I.M.: Tricyclic antidepressant and metabolite levels in chronic renal failure. Clin. Pharmacol. Ther. 37 (1985) 301—307

Linnoila, M., Viukari, M., Vaisanen, K., Auvinen, J.: Effect of anticonvulsants on plasma haloperidol and thioridazine levels. Amer. J. Psychiat. 137 (1980) 819—821

Malzberg, B.: Mortality among patients with involution melancholia. Amer. J. Psychiat. 93 (1937) 1231—1238

McGinness, I., Kishimoto, A., Hollister, L.E.: Avoiding neurotoxicity with lithium-carbamazepine combinations. Psychopharmacol. Bull. 26 (1990) 181—184

Richelson, E.: Pharmacology of neuroleptics in use in the United States. J. clin. Psychiat. 46 [8, Sec. 2] (1985) 8—14

Risch, S.C., Groom, G.P., Janowsky, D.S.: The effects of psychotropic drugs on the cardiovascular system. J. clin. Psychiat. 43 (1982) 16—32

Roberton, Y.R., Johnson, E.S.: Interactions between oral contraceptives and other drugs: a review. Curr. med. Res. Opin. 3 (1976) 647—661

Rubinstein, G., McIntyre, I., Hurrows, G.D., Norman, T.R., Maguire, K.P.: Metabolism of tricyclic antidepressant drugs. In: *G.D. Burrows, T.R. Norman, B. Davies* (eds.): Antidepressants. Elsevier, New York 1983

Schmidt, S., Greil, W.: Carbamazepin in der Behandlung psychiatrischer Erkrankungen. Übersicht zum gegenwärtigen Stand der Forschung. Nervenarzt 58 (1987) 719—736

Shader, R., DiMascio, A.: Psychotropic side effects. Williams & Wilkins, Baltimore 1970

Sieberns, S.: Psychopharmaka. Interaktionen mit anderen Arzneimitteln. TW Neurol. Psychiat. 4 (1990) 153—166

Silver, J.M., Hales, R.E., Yudofsky, S.C.: Psychopharmacology of depression in neurologic disorders. J. clin. Psychiat. 51 [1, Suppl.] (1990) 33—39

Singh, M.M., Kay, S.R., Opler, I.A.: Anticholinergic-neuroleptic antagonism in terms of positive and negative symptoms of schizophrenia: implications for psychobiological subtyping. Psychol. Med. 17 (1987) 39—48

Van Zwieten, P.A.: Wechselwirkungen zwischen Antihypertensiva und Psychopharmaka. Pharmakopsychiat. 10 (1977) 232—238

Warrington, S.I., Padgham, C., Lader, M.: The cardiovascular effects of antidepressants. Psychol. Med., Monograph Suppl. 16 (I-III) (1989) 1—40

Wilson, W., Jefferson, J.W.: Thyroid disease, behavior, and psychopharmacology. Psychosomatics 26 (1985) 481—492

24 Die psychopharmakologische Behandlung von ängstlich-depressiven Syndromen im Kontext somatischer Erkrankungen

H.P. Kapfhammer

Die konsiliarpsychiatrische Tätigkeit konzentriert sich im wesentlichen auf 2 Patientengruppen. 1 Gruppe umfaßt Patienten, die ein somatisches Beschwerdeangebot zeigen und subjektiv überzeugt sind, an einer körperlichen Krankheit zu leiden, wofür sich aber trotz umfangreicher diagnostischer Abklärung kein relevanter organpathologischer Befund aufdecken läßt. Die Differentialdiagnose dieser *„Somatisierungsphänomene"* kennt zahlreiche separate Kategorien (*Lipowski* 1988). Syndromal herrschen hier vor allem Angst-, depressive und Schmerzzustände sowie Störungen der Körperfühlsphäre und des Körperschemas vor. Neben einer psychiatrischen und psychotherapeutischen Beratung können eigenständige psychopharmakologische Behandlungsschritte resultieren (vgl. Kap. 13.3).

Patienten mit einer definierten somatischen Grunderkrankung bilden mit 70 bis 80 % jedoch die Hauptgruppe in den konsiliarpsychiatrischen Anforderungen (*Lipowski* u. *Wolston* 1981). Bei ihnen imponieren einerseits die unterschiedlichen hirnorganischen Syndrome, die im Kontext der körperlichen Erkrankungen sowie den interagierenden medikamentösen und/oder operativen Therapien entstehen. Die häufigsten psychiatrisch relevanten Störungen sind aber bei ihnen Angstzustände, depressive Verstimmungen oder ängstlich-depressive Mischformen. Die diagnostische Abklärung dieser affektiven Störungen kann zuweilen erhebliche Schwierigkeiten bereiten. Hierbei muß zunächst berücksichtigt werden, daß:

- jede akut auftretende, ernste Erkrankung die gewohnte psychosoziale Lebensführung eines Patienten abrupt unterbricht, Ängste vor körperlichem Leiden, Behinderung, Abhängigkeit, persönlichen Verlusten, Tod usw. auslösen kann,
- jede chronische Erkrankung mit einem bestimmten Grad an Irreversibilität und körperlicher Funktionseinbuße einhergeht, hoch spezielle Anforderungen an die innerseelische Verarbeitung und das Coping-Verhalten eines Indi-

viduums stellt und zu einem komplexen affektiven Erleben führt,
- selbst die Zeit einer Rekonvaleszenz nach einer Erkrankung von affektiven Prozessen bestimmt wird, die einer Trauer entsprechen (*Lipowski* 1975, *Schmale* 1979).

Neben einfühlbaren psychosozialen Reaktionsweisen können aber die pathophysiologischen Prozesse bestimmter somatischer Erkrankungen selbst zu bedeutsamen affektiven Verstimmungen beitragen, und diese wiederum über Nebenwirkungen unterschiedlicher medikamentöser Therapien verstärkt werden (*Cassem* 1988).

Aus der Vielschichtigkeit der diagnostischen Überlegungen ergeben sich ebenso zahlreiche Probleme hinsichtlich möglicher oder notwendiger Therapieschritte. Dies gilt besonders für psychopharmakologische Empfehlungen.

Der Einsatz von Psychopharmaka in der Behandlung ängstlich-depressiver Syndrome bei körperlichen Grunderkrankungen sieht sich hierbei mit folgenden Fragen konfrontiert:

- Sind Psychopharmaka angesichts der verständlichen affektiven Reaktionsweisen auf eine körperliche Erkrankung und die notwendigen somatischen Therapien überhaupt indiziert?
- Existieren Belege für eine therapeutische Effizienz von Psychopharmaka unter dieser speziellen Indikationsstellung?
- Welche Probleme können aus den wahrscheinlichen Nebenwirkungen einer psychopharmakologischen Therapie und ihren möglichen Interaktionen mit anderen medikamentösen Behandlungen resultieren?

24.1 Aspekte der Prävalenz

Epidemiologische Studien belegen trotz bedeutsamer methodologischer Unterschiede klar, daß körperliche Erkrankungen vor allem bei einem chronischen Verlauf von einer hohen Prävalenz an affektiven Störungen gekennzeichnet sind. Während etwa 2 bis 4% der Allgemeinbevölkerung an einer „Major Depression" leidet, erhöht sich bei Personen mit einer körperlichen Grunderkrankung das Risiko hinsichtlich affektiver Störungen, aber auch hinsichtlich Mißbrauch von Alkohol oder psychotropen Substanzen signifikant (*Wells* et al. 1988). Bestimmte chronisch-medizinische Probleme wie rheumatoide Arthritis, Karzinom-, Lungen- und Herzerkrankungen, neurologische Störungen, nicht aber Hypertonus scheinen hierfür besonders zu prädisponieren. Die Prävalenz einer „Major Depression" steigt bei ambulant behandelten allgemeinmedizinischen Patienten auf ca. 9%, bei Patienten in stationärer internistischer oder chirurgischer Therapie auf 22 bis 33% (*Katon* u. *Sullivan* 1990). *Feldman* et al. (1987) fanden bei 14,6% der in einem strukturierten Interview untersuchten 382 stationären Patienten eines nicht-psychiatrischen Krankenhauses eine affektive Störung. Die Mehrzahl dieser Patienten wies sowohl Symptome von Angst als auch Depression auf. Es ließ sich kein Zusammenhang zum Typ und zur Schwere der somatischen Erkrankung herstellen. Wohl aber bestand eine Korrelation zu früheren affektiven Krankheitsepisoden oder aktuellen sozialen Problemen. 1 Drittel der Patienten, die im Verlauf ihres stationären Aufenthalts eine affektive Störung zeigten, mußte 4 Monate nach Krankenhausentlassung in einer psychiatrischen Nachuntersuchung als noch deutlich behandlungsbedürftig beurteilt werden. Diese Patientenuntergruppe beanspruchte im Vergleich zu einer Kontrollgruppe ohne affektive Syndrome im Folgejahr signifikant häufiger medizinische, soziale und psychiatrische Einrichtungen und wies ferner eine doppelt so hohe Mortalitätsrate auf (*Mayou* et al. 1988).

Für die Zeit der stationären Behandlung in einem nicht-psychiatrischen Krankenhaus aber erscheint bedeutsam, daß allenfalls die Hälfte der an psychiatrisch relevanten affektiven Symptomen leidenden Patienten von Ärzten und Pflegepersonal in dieser Problematik erkannt wird (*Schulberg* et al. 1985). Hierbei werden offenkundig schwere Ausprägungsgrade einer affektiven Verstimmung im Vergleich zu milden nicht häufiger aufgedeckt (*Feldman* et al. 1987). *Katon* et al. (1986) bewiesen, daß diese Patienten infolge der nicht beachteten affektiven Störungen signifikant häufiger medizinisch-diagnostischen Prozeduren unterzogen werden, ihre stationären Verweildauern bedeutsam länger sind.

Umgekehrt werden aber chirurgische und internistische Patienten nicht selten mit einer antidepressiven Medikation auch ohne konsiliarpsychiatrisches Konsil behandelt. Depressive Affektlabilität und Schmerzzustände stellen hierbei die Hauptindikationen dar (56% bzw. 30%). Es fällt auf, daß die antidepressive Medikation erstaunlich niedrig dosiert wird, kaum 50 mg Amitriptylinäquivalente übersteigt, es selten zu Veränderungen der Dosierung im Hinblick auf Therapieeffekte oder Nebenwirkungen kommt, die einmal etablierte Medikation auch über die stationäre Entlassung hinaus unkontrolliert weiter verordnet wird (*Callies* u. *Popkin* 1987).

Zieht man klinisch-praktische Konsequenzen aus diesen Prävalenzuntersuchungen, so muß festgehalten werden (vgl. *Katon* u. *Roy-Byrne* 1988, *Katon* u. *Sullivan* 1990):

— Körperliche Erkrankungen gehen mit einer hohen Rate an behandlungsbedürftigen affektiven Störungen einher. Dies trifft besonders für chronische Verlaufsformen zu.

— Eine Mehrzahl dieser affektiven Störungen bleibt in einem nicht-psychiatrischen Behandlungssetting unerkannt. Kontrollierte Nachuntersuchungen belegen, daß die in einem stationären Rahmen aufdeckbaren ängstlich-depressiven Verstimmungen nicht vorübergehender Natur sind, sondern in 1 Drittel bis zur Hälfte der Patienten, auch noch nach 1 Jahr als behandlungsbedürftig eingestuft werden müssen.

— Nicht erkannte affektive Störungen bedeuten ein höheres Risiko an unbegründeten diagnostischen Untersuchungsprozeduren, längere stationäre Verweildauern, eine intensivere Beanspruchung ambulanter medizinischer, psychiatrischer und sozialer Einrichtungen.

— Affektive Störungen können auch zu einer erhöhten somatischen Morbidität und Mortalität führen. Ein infolge der Verstimmung reduziertes Compliance-Verhalten hinsichtlich notwendiger Medikamente, eine verringerte Selbstfürsorge, ein erhöhtes Risikoverhalten, aber auch mögliche pathophysiologische Interaktionen mit dem zugrunde liegenden Krankheitsprozeß selbst müssen diskutiert werden.

— Eine nicht-psychiatrischerseits verordnete antidepressive Medikation erfolgt häufig aus einer richtigen Indikationsstellung, bleibt jedoch meist ohne konsiliarpsychiatrische Planung und Kontrolle.

24.2 Aspekte der Diagnose-stellung

Die wenigen systematischen Untersuchungen von depressiven Syndromen bei körperlichen Erkrankungen deuteten etwa im Vergleich zu (manisch-) depressiven Psychosen einige typische syndromale und soziodemographische Eigenheiten an. In einer frühen Studie verglichen *Stewart* et al. (1965) eine Gruppe somatisch kranker Patienten mit einer fatalen Prognose, eine Gruppe mit somatisch weniger ernsthaft erkrankten Patienten und eine Gruppe manisch-depressiver Patienten hinsichtlich depressiver Verstimmungen. Die Autoren verwarfen die Symptome von Schlaf-, Appetitstörungen und Energieverlust als bedeutsame Indikatoren für eine Depression, da sie in den medizinischen Gruppen ubiquitär vertreten waren. Typische depressive Verstimmungen konnten vor allem in der somatischen Extremgruppe unverkennbar auf die tödliche Gefahr der Erkrankung oder auf das Ausmaß der körperlichen Behinderung bezogen werden. Diese Patienten zeigten auf einer syndromalen Ebene im Vergleich zu den manisch-depressiven Patienten kaum manifeste Suizidgedanken oder -handlungen. In ihrer eigenen psychiatrischen Anamnese sowie auch in der Familienanamnese fanden sich signifikant weniger affektive Krankheitsepisoden. Die Autoren betonten ätiologisch eine Nähe der *„Depression bei körperlichen Erkrankungen"* zum Konzept der *„psychogenen oder reaktiven Depression"*. In einer Vergleichsstudie *„sekundärer Depressionen"* bei Medikamentenmißbrauch vs. somatoformen/Angst-/Persönlichkeitsstörungen kamen *Winokur* et al. (1988) zu ganz ähnlichen Schlußfolgerungen. Sie fanden für letztere Patientengruppe den Beginn der depressiven Verstimmung in einem vergleichsweise späteren Lebensalter, syndromal weniger Suizidalität, jedoch deutlich mehr Klagen über eine Beeinträchtigung der Merkfähigkeit und des Konzentrationsvermögens, eine geringere familiäre Belastung hinsichtlich Alkoholerkrankungen, therapeutisch aber ein günstigeres Ansprechen auf eine antidepressive Therapie (EKT, Antidepressiva). Auch *Klerman* (1981) sprach sich klar für das Beibehalten der diagnostischen Kategorie einer *„Depression bei körperlichen Krankheiten"* aus.

Probleme der diagnostischen Einschätzung von affektiven Störungen im Kontext somatischer Erkrankungen sind aber auf unterschiedlichen Ebenen zu klären:

— Die relativ hohen Prävalenzraten von affektiven und somatischen Erkrankungen ermöglichen ein zufälliges Zusammentreffen. Diesem Sachverhalt kommt mit steigendem Lebensalter eine zunehmende Bedeutung zu. In der Unterscheidung von primären vs. sekundären affektiven Störungen spielt die psychiatrische Anamnese, die bisherige psychosoziale Entwicklung sowie eine familiäre Belastung bezüglich affektiver Erkrankungen eine besondere Rolle. Hierbei gilt es aber zu berücksichtigen, daß gerade im höheren Lebensalter typische Depressionen erstmalig im Kontext somatischer Erkrankungen ausgelöst werden können (*Post* 1976, *Murphy* 1982).

— Bestimmte Einzelsymptome wie z.B. gestörter Schlafrhythmus, beeinträchtigtes Appetitvermögen, erhöhte Erschöpfbarkeit oder Energieverlust können sowohl als integraler Bestandteil eines depressiven Syndroms als auch als Ausdruck der körperlichen Erkrankung verstanden werden. Es ergeben sich hiermit Probleme falsch-positiver wie falsch-negativer Diagnosen, orientiert man sich lediglich an einer Symptomliste (*Faya* 1986, *Fava* et al. 1988). Ein vorrangig auf „somatische Beschwerden" fokussierter Bericht, wie er eine Vielzahl von ängstlich-depressiven Patienten in einem medizinischen Behandlungssetting kennzeichnet, erschwert eine psychiatrische Diagnosestellung (*Bridges* u. *Goldberg* 1985). Psychiatrisch relevante Affekterkrankungen können sich zusätzlich hinter einem abnormen Krankheitsverhalten mit auffällig querulierenden, histrionisch-fordernden oder irritablen Zügen verstecken und leicht unerkannt bleiben (*Pilowsky* 1978, *Fava* et al. 1984).

— Das Wissen um ein gehäuftes Auftreten von Störungen der Affektivität und Stimmungslage bei diversen somatischen Krankheitsprozessen und medikamentösen Behandlungen kann die differentialdiagnostische Abklärung erleichtern und bei weiteren Therapieschritten beraten (*Ludwig* 1980). Andererseits kommt angesichts der Tatsache, daß offenkundig nur ein geringer Prozentsatz von Patienten mit diesen Erkrankungen und unter diesen pharmakologischen Behandlungen mit affektiven Symptomen reagiert, der Abklärung eines „endogenen" Dispositions- oder Vulnerabilitätsfaktors durchaus eine ätiologische Bedeutsamkeit zu (*Whitlock* 1982).

— Affektive Reaktionsweisen eines Patienten bei einer schweren, möglicherweise terminalen Erkrankung führen in der Einschätzung als „adäquat", „gut einfühlbar" usw. vorschnell zum Abbruch weitergehender diagnostischer Überlegungen. Möglicherweise effiziente psychopharmakologische Behandlungsmöglichkeiten werden vorenthalten. Es stellt sich hier das Problem der Intensität, aber auch der zeitlichen Stabilität dieser ängstlich-depressiven Syndrome (*Moffic* u. *Paykel* 1975).

In der konkreten Praxis einer konsiliarpsychiatrischen Tätigkeit bietet die Klassifikation der affektiven Störungen gemäß DSM-III bzw. DSM-III-R zunächst eine hilfreiche diagnostische Orientierung. Eine besondere Wichtigkeit besitzt die Unterscheidung zwischen einer „typischen depressiven Episode" („Major Depression"), einer Anpassungsstörung mit depressiver und/oder ängstlicher Stimmung sowie einer organischen affektiven Störung.

Die Diagnose einer „Major Depression" kennt explizit keine Differenzierung in „primäre" und „sekundäre" depressive Syndrome, wird jedoch bei körperlichen Krankheiten durch das Ausschlußkriterium einer möglichen „organischen Bedingtheit" erschwert. Die Alternativdiagnose einer „*organischen affektiven Störung*" wiederum kann schon bei Vorliegen von nur 2 Zusatzsymptomen aus der geforderten Symptomliste einer „*Major Depression*" gestellt werden. Zu Recht zweifelte *Fogel* (1990) die Validität einer Unterscheidung von „*Major Depression*" vs. „*organischer Stimmungsstörung*" an. Er plädierte für eine streng phänomenologisch orientierte Beschreibung auf der Achse I sowie eine Identifikation relevanter organischer Faktoren auf der Achse III. In der diagnostischen Wertigkeit der für eine „Major Depression" als typisch erklärten Einzelsymptome muß im Kontext somatischer Erkrankungen festgehalten werden, daß die körperlichen Symptome wie Appetit- und Schlafstörungen oder Energieverlust nur wenig über das eventuelle Vorliegen einer Depression aussagen, die kognitiven und affektiven Symptome hingegen eine gute Diskriminationskraft besitzen (*Fava* u. *Molnar* 1987). Analog argumentierten *Clark* et al. (1983) in ihren Untersuchungen zu den Kernsymptomen einer depressiven Verstimmung bei medizinischen und psychiatrischen Patienten. *Cavanaugh* (1984) riet, bei körperlich kranken Patienten die somatischen Symptome nur zur Stützung einer Diagnose „Major Depression" heranzuziehen, wenn sie ernster Natur, unverhältnismäßig im Vergleich zum vorliegenden Krankheitsprozeß und mit den affektiv-kognitiven Symptomen zeitlich korreliert sind. *Endicott* (1984) entwickelte beispielsweise für Karzinomerkrankungen ein alternatives diagnostisches Vorgehen, indem sie Substitutionen der somatischen Symptome vorschlug. *Cohen-Cole* u. *Stoudemire* (1987) diskutierten die hinsichtlich der somatischen Symptome unterschiedlich akzentuierten „inklusiven", „exklusiven", „ätiologischen" und „substitutiven" Diagnosemodelle für eine „Major Depression" bei körperlichen Grunderkrankungen.

Die Diagnose einer Anpassungsstörung mit depressiver und/oder ängstlicher Verstimmung wird mit den führenden Symptomen einer depressiven Weinerlichkeit und Hoffnungslosigkeit sowie einer ängstlichen Nervosität für jene Patienten reserviert, bei denen die affektiven Symptome den für eine „Major Depression" bzw. eine Angststörung geforderten Kriterien nicht genügen. *Molnar* et al. (1985) zeigten, daß diese Diagnose für die Mehrzahl der in einem medizinischen Behandlungssetting beobachtbaren affektiven Störungen zutrifft. *Snyder* et al. (1990) wiesen bei vorliegenden körperlichen Erkrankungen für diese diagnostische Kategorie eine gute Beschreibungsvalidität gegenüber der Kategorie einer „Major Depression" nach. Bereits *Moffic* u. *Paykel* (1975) hatten für viele ihrer depressiven körperlich kranken Patienten eine vollständige Stimmungsnormalisierung gefunden, sowie eine somatische Remission eingetreten war.

Der Beweis für eine organisch affektive Störung bei einer somatischen Grunderkrankung ist im Einzelfall nur schwerlich vollständig zu führen. Für das praktische diagnostische Vorgehen ist es jedoch hilfreich, sich an den somatischen Bedingungen zu orientieren, die empirisch eine hohe Assoziation mit Angstsymptomen (Tab. 24.1) oder mit depressiven Verstimmungen aufweisen (Tab. 24.2). Tab. 24.3 stellt eine Anzahl von Pharmaka zusammen, bie denen ein gehäuftes Auftreten von depressiven Symptomen registriert worden ist.

Umgekehrt ist eine Reihe von organischen Zuständen differentialdiagnostisch zu bedenken, bei denen syndromal eine Depression vorgetäuscht werden kann (*Cassem* 1988). Hierzu zählen beispielsweise psychomotorisch ruhige Verwirrtheitssyndrome, dementielle Erscheinungsbilder oder Frontalhirnsyndrome mit vorherrschender Apathie oder Initiativelosigkeit, Schlafapnoen vor allem bei Männern mit prominenten Störungen des

Tabelle 24.1 Somatische Krankheiten mit hoher intrinsischer Angst. (Nach *Derogatis* u. *Wise* 1989)

- Hyperthyreoidismus
- Kardiale Erkrankungen (v.a. mit Arrhythmien)
- Mitralklappenprolaps
- Perniziöse Anämie
- Respiratorische Erkrankungen
- Endokrine Störungen (z.B. Hypoglykämie)
- Porphyrie
- Karzinoid, Phäochromozytom, Insulinom

Tabelle 24.2 Somatische Krankheiten mit hoher Prävalenz depressiver Symptome. (Nach *Derogatis* u. *Wise* 1989)

- Morbus Parkinson
- Normaldruck-Hydrozephalus
- Encephalitis disseminata
- Gehirntumoren (besonders temporal gelegen)
- Addison-Syndrom
- Hypothyreoidismus, Hyperparathyreoidismus
- Hypokaliämie, Hyponatriämie, Hyperkalziämie
- Anämie bei Vitamin B_{12}-, Eisen-, Folsäuremangel
- Pankreas-, Darmkarzinome
- Schwermetallintoxikation (Thallium, Quecksilber)
- HIV-Infektion

Tabelle 24.3 Medikamente mit hoher Assoziation von depressiven Symptomen. (Nach *Wise* u. *Taylor* 1990)

- Alkohol, Amphetamin, Kokain, Opiate
- Antikonvulsiva
- Antihypertonika (Reserpin, Clonidin, Diuretika)
- Antiparkinsonika (Amantadin, L-Dopa, Bromocryptin)
- Asparaginase
- Baclophen
- Barbiturate
- Benzodiazepine
- β-Blocker (Propranolol)
- Cholinesterasehemmer
- Cimetidin, Ranitidin
- Kortikosteroide
- Cycloserin
- Cyclosporine
- Orale Kontrazeptiva
- Metoclopramid
- Metronidazol
- Neuroleptika
- Tuberkulostatika
- Vinblastin

Tabelle 24.4 Vorteilhaft zu beachtende Aspekte in der diagnostischen Abklärung depressiver Syndrome bei körperlichen Erkrankungen

- Vorliegen einer definierten körperlichen Erkrankung sowie weiterer somatischer Komplikationen etablierter und geplanter Therapien
- Orientierung an Tabelle 24.1–24.3
- Diagnostische Kriterien gemäß DSM-III mit besonderer Betonung der affektiven und kognitiven gegenüber den somatischen Symptomen
- Abklärung von Suizidalität, Mißbrauch von Alkohol und Medikamenten (Benzodiazepine, Analgetika)
- Psychiatrische Anamnese
- Familienanamnese hinsichtlich affektiver Störungen
- Beginn und Dauer der affektiven Verstimmung im Hinblick auf die somatische Erkrankung
- Relevante psychosoziale Auslösesituationen
- Intrapsychische, interpersonale und soziale Auswirkungen der Erkrankungen
- Bekannte Therapieerfahrungen bei früheren depressiven Episoden

Schlafverhaltens und ausgeprägter Ermüdbarkeit tagsüber sowie eine Reihe von Gehirntumoren, wie z.B. Prolaktin-sezernierende Tumoren.

Tabelle 24.4 faßt nochmals Gesichtspunkte zusammen, die im Prozeß der diagnostischen Abklärung eines möglichen depressiven Syndroms bei körperlichen Grunderkrankungen behilflich sein können.

24.3 Aspekte der psychopharmakologischen Therapie

Führt die diagnostische Abklärung eines ängstlich-depressiven Syndroms unter Berücksichtigung der syndromalen Eigenheiten in einem klinisch-medizinischen Behandlungsetting zur Feststellung einer „Major Depression" und bewirken internistisch-medikamentöse Interventionen und/oder Korrekturen keine symptomatische Erleichterung, so muß ein psychopharmakologischer Ansatz ernsthaft diskutiert werden.

Bei prominenten Angstsymptomen, insbesondere bei suizidalen Krisen im Kontext schwerer somatischer Erkrankungen kommt dem zeitlich limitierten Einsatz von tranquilizierenden Benzodiazepinen durchaus ein eigenständiger Stellenwert zu (vgl. Kap. 13.4). Benzodiazepine sollten jedoch in der mittelfristigen Therapieplanung vor allem bei Persistenz einer depressiven Kernsymptomatik, nicht zuletzt aber im Hinblick auf eine vermeidbare Gewöhnungsentwicklung bzw. Suchtgefahr nicht ausschließlich verabreicht werden.

Eine antidepressive Medikation bei somatischen Erkrankungen wird nicht nur im Hinblick auf die obigen diagnostischen Fragestellungen kontrovers diskutiert. Auch die mögliche therapeutische Effizienz unter dieser Diagnosestellung wird häufig angezweifelt, in einer kritischen Nutzen-Risiko-Bewertung der mögliche negative Einfluß der Nebenwirkungen von Antidepressiva als sehr gravierend eingeschätzt. Detaillierte Studien zu diesem Sachverhalt existieren jedoch kaum. *Popkin* et al. (1985) zeigten für 50 Patienten, die wegen einer „Major Depression" bei einer schweren körperlichen Erkrankung mit verschiedenen trizyklischen Antidepressiva behandelt wurden, ein positives Ansprechen in ca. 40%. Bei 32% der Patienten mußte infolge ernsthafter Nebenwirkungen die antidepressive Medikation rasch nach Beginn wieder abgesetzt werden. Delirante Syndrome bildeten hierbei in etwa der Hälfte die Absetzgründe. Im Hinblick auf einen relativ schnellen Wirkeintritt bei mäßigen Dosierungen (ca. 100 mg/die) wurden in der Bewertung des positiven antidepressiven Effekts in 40% der Patienten auch unspezifische sedierende, analgetische und Plazebo-Wirkkomponenten mitdiskutiert. Aus der retrospektiv durchgeführten, wenngleich in den Ausgangsbedingungen recht gut definierten Studie ließ sich ableiten, daß trizyklische Antidepressiva bei medizinischen Patienten mit depressiven Syndromen zu einem anderen Reaktionsmuster als bei psychiatrischen Patienten führen können, vor allem den möglichen Nebenwirkungen ein vorrangiger Stellenwert in der Überprüfung des weiteren Therapieverlaufs zukommt. *Schwartz* et al. (1989) kamen in einer ebenfalls retrospektiven Untersuchung zu ganz ähnlichen Analyseergebnissen. Die positive Besserungsrate betrug hier nur 32%. Patienten mit einer „Major Depression" sprachen nicht besser auf eine antidepressive Therapie an als Patienten mit einer depressiv-ängstlichen Anpassungsstörung. Auch das Ausmaß bestehender kognitiver Defizite konnte nicht bedeutsam zwischen Respondern und Nicht-Respondern diskriminieren. Die Wahrscheinlichkeit, auf Antidepressiva positiv zu reagieren, erhöhte sich jedoch deutlich, wenn depressive Episoden in der Anamnese eruiert werden konnten. In einer früheren Studie betonten *Schwartz* et al. (1988), daß eine antidepressive Medikation im medizinischen Behandlungssetting mit einer außergewöhnlich hohen Nebenwirkungsrate

behaftet sein kann (insgesamt: 43%), diese Quote aber bei einer vorherigen gezielten konsiliarpsychiatrischen Indikationsstellung nur 30% betrug, ohne eine solche aber bei 67% lag.

Diesem ernüchternden Eindruck stehen aber durchaus auch positive Erfahrungsberichte über den Einsatz von Antidepressiva bei körperlich kranken Patienten gegenüber (*Fava* et al. 1985a, *Rodin* u. *Voshart* 1986, *Cassem* 1988, *Winokur* et al. 1988). Es liegen zudem eine Reihe kontrollierter Studien vor, die eine statistisch signifikante Überlegenheit von trizyklischen Antidepressiva gegenüber Plazebo bei definierten Erkrankungen in einem stationären Behandlungssetting nachweisen:

— *Andersen* et al. (1980):
  Morbus Parkinson — Nortriptylin
— *Lipsey* et al. (1984):
  Zustand nach Apoplex — Nortriptylin
— *Rifkin* et al. (1985):
  Internistische Erkrankungen — Trimipramin
— *Robertson* u. *Trimble* (1985):
  Epilepsie — Nomifensin, Amitriptylin
— *Costa* et al. (1985):
  Mammakarzimon — Mianserin
— *Borson* u. *McDonald* (1989):
  Chronisch obstruktive Lungenerkrankung — Nortriptylin
— *Sullivan* et al. (1989):
  Tinnitus — Nortriptylin

Positive Ergebnisse in der antidepressiven Behandlung (Amitriptylin, Doxepin, L-Tryptophan, Mianserin, Trazodon) wurden ferner in verschiedenen plazebokontrollierten Studien bei depressiven Patienten mit ambulant behandelten allgemeinmedizinischen Problemen notiert (*Blashki* et al. 1971, *Rickels* et al. 1973, *Johnson* 1974, *Thomson* et al. 1982, *Blacker* et al. 1988, *Paykel* et al. 1988).

In einer Bewertung der Literatur finden sich zunächst keine Anhaltspunkte, die dafür sprechen würden, daß in der antidepressiven Behandlung von somatisch kranken Patienten niedrigere Dosierungen zu einem Therapieerfolg führten (*Akiskal* 1981, *Blackwell* 1981). Ausnahmen bilden lediglich Patienten mit fortgeschrittenen Lebererkrankungen oder terminalen Niereninsuffizienzen, bei denen irreguläre Metabolisierungs- und Eliminationsprozesse zur Kumulierung der Wirksubstanzen führen können (*Fava* et al. 1988).

Auch ältere Patienten besitzen im Vergleich zu jüngeren Patienten eine reduzierte Geschwindigkeit in der Elimination von Antidepressiva sowie eine verringerte Kapazität an acetylcholinassoziierten Enzymen, so daß bei Antidepressiva mit anticholinerger Wirkkomponente besondere Vorsicht angebracht ist (*Rubinstein* et al. 1983). Konsequent reichen bei älteren Patienten z. T. wesentlich niedrigere Tagesdosen aus, um eine antidepressive Wirksamkeit zu erzielen (*Jarvik* et al. 1982, *Lakshmanan* et al. 1986). *Koenig* u. *Breitner* (1990) empfehlen, bei dieser Patientenpopulation die maximale Dosierung von Nortriptylin bei ca. 50 mg, von Imipramin oder Doxepin bei ca. 75 mg/die anzusetzen.

In einer kritischen Sicht der Wirkungsweise von trizyklischen Antidepressiva bei ängstlich-depressiven Syndromen von körperlich kranken Patienten kommt der Berücksichtigung folgender Nebenwirkungen eine hervorragende Bedeutung zu:

1. kardiale Effekte,
2. orthostatische Hypotension,
3. anticholinerge Effekte.

zu 1:
Alle trizyklischen Antidepressiva beeinflussen die Herzfunktion signifikant. Sie tendieren dazu, die atriale und ventrikuläre Depolarisierung zu verlangsamen, die PR-, QRS- und QT-Intervalle zu verlängern, die T-Welle zu verringern (*Glassman* et al. 1988). Klinisch bedeutsam sind die Verzögerungen der elektrischen Überleitung, die sich vor allem im Hiss-Purkinje-System nachweisen lassen (*Stoudemire* u. *Atkinson* 1988). Dadurch erlangen die trizyklischen Antidepressiva einen ähnlichen antiarrhythmischen Effekt wie Chinidin oder Procainamid. Dies kann sich positiv erweisen, wenn vorzeitige ventrikuläre Kontraktionen vorliegen. Dann kann etwa durch die Gabe von Imipramin oder Desipramin die ventrikuläre Irritabilität reduziert werden. Umgekehrt kann eine bereits nachweisbare Leitungsverzögerung durch die Gabe dieser Präparate noch intensiviert werden und es können atrioventrikuläre oder Schenkelblöcke resultieren. Ein synergistischer Effekt entsteht, wenn gleichzeitig Chinidin-ähnliche Antiarrhythmika verabreicht werden. Im Vergleich zu Imipramin oder Desipramin scheint die elektrische Überleitungsverzögerung bei Doxepin weniger ausgeprägt zu sein (*Burrows* et al. 1977).
Der Verdacht eines eventuellen negativen Effekts von trizyklischen Antidepressiva auf die Auswurfleistung des Herzens bei einer Stauungsinsuffizienz wurde durch sorgfältig kontrollierte Studien weitgehend entkräftet (*Veith* et al. 1982, *Glassman* et al. 1983).
Maligne Arrhythmien können bei 2 Risikogruppen auftreten:

— bei Patienten, die bereits vor Beginn einer antidepressiven Therapie eine QT-Verlängerung aufweisen,
— bei Patienten, die unter Antidepressiva eine QT-Verlängerung entwickeln (*Flugelman* et al. 1985).

Unter einer Überdosierung infolge suizidaler Handlung oder Einnahmefehler (v. a. im höheren Lebensalter bedeutsam) beobachtete ventrikuläre Arrhythmien sind das Ergebnis einer extremen Überleitungsverzögerung und nicht einer primären arrhythmogenen Wirkung. Eine intensivmedizinische Überwachung ist dann dringend erforderlich (*Glassman* et al. 1988).
Die vorliegenden Daten erlauben bisher nicht die Aussage, daß etwa Antidepressiva der 2. Generation, wie Maprotilin, Viloxazin, Trazodon, Fluvoxamin oder Fluoxetin, eine klar nachgewiesen niedrigere kardiotoxische Wirkung entfalteten als die Antidepressiva der 1. Generation (*Fava* et al. 1988). Eine Ausnahme könnte Mianserin sein (*Brogden* et al. 1978). Trazodon scheint zwar einen geringen Verzögerungseffekt auf die Überleitung zu besitzen (*Ayd* 1985), kann jedoch vorbestehende ventrikuläre Arrhythmien noch verstärken (*Pohl* et al. 1986).

zu 2.:
Die orthostatische Hypotension ist die häufigste kardiovaskuläre Nebenwirkung einer antidepressiven Therapie. Vor allem im höheren Alter kann sie zu Stürzen mit Frakturen, zu ischämischen Hirn- und Herzinfarkten führen. Die orthostatische Potenz ist mit der α_1-Rezeptoraffinität korreliert (*Richelson* 1983). Trizykische Antidepressiva mit tertiären Aminen (z.B. Imipramin) zeigen einen ausgeprägteren hypotensiven Effekt als solche mit sekundären Aminen (z.B. Desipramin) (*Glassman* 1984), Nortriptylin besitzt anerkannt den geringsten hypotensiven Effekt (*Roose* et al. 1981). Trazodon bietet gegenüber Trizyklika mit sekundären Aminen keinen Vorteil (*Cassem* 1987).

zu 3:
Alle gängigen trizyklischen Antidepressiva weisen mehr oder weniger ausgeprägte anticholinerge Effekte auf. Diese sind unter Amitriptylin und Doxepin besonders stark, unter Desipramin geringer ausgeprägt. Trazodon zeigt sich in dieser Hinsicht anderen Substanzen überlegen (*Richelson* 1984). Klinisch werden über die anticholinerge Wirkung bedeutsame unerwünschte Komplikationen verursacht, die wiederum bei älteren Patienten große Probleme aufwerfen können: Harnverhalten, Ob-

Tabelle 24.5 Nebenwirkungsspektrum von Antidepressiva. (Nach *Cassem* 1987)

	sedativ	orthostatisch	anticholinerg	kardial	Dosis (mg/die)
Trizyklika					
Doxepin	+ + +	+ +	+ +	ja	200
Amitriptylin	+ + +	+ +	+ + + +	ja	150
Imipramin	+ +	+ + +	+ +	ja	200
Trimipramin	+ + +	+ +	+ +	ja	150
Protriptylin	(+)	+	+ + +	ja	30
Nortriptylin	+ +	(+)	+ +	ja	100
Desipramin	(+)	+	+ +	ja	150
Mianserin	+ +	+	+	geringer	30–90
Maprotilin	+ +	+	+ +	geringer	150
Trazodon	+ +	+ +	(+)	geringer	200
Benzodiazepin					
Alprazolam	+ + +	–	–	nein	3
MAO-Hemmer					
Tranylcypromin	+	+ + +	–	sehr selten	20
Psychostimulanzien					
Dextroamphetamin	–	–	–	selten	10
Methylphenidat	–	–	–	selten	20

+ + + + sehr stark, + + + stark, + + mäßig, + schwach, (+) sehr schwach, – fehlt

stipation, Mundtrockenheit, Verwirrtheitszustände, Tachykardie. Engwinkelglaukome können ausgelöst werden.

Als psychopharmakologische Alternativen in der antidepressiven Behandlung bei somatischen Grunderkrankungen müssen erwähnt werden:

Monoaminoxidasehemmer

MAO-Hemmer besitzen keine anticholinergen Effekte, beeinflussen die Reizleitung des Herzens nicht, führen jedoch zu einer ausgeprägten orthostatischen Hypotension. Sie dürfen wegen der Gefahr einer hypertensiven Krise nicht gleichzeitig mit Guanethidin, Reserpin, Methyldopa, Sympathikomimetika (z.B. Methylphenidat, Phenäthylamin, Ephedrin, Adrenalin, Noradrenalin) oder Narkotika verabreicht werden. Ältere Patienten mit kognitiven Defiziten können zuweilen nicht mehr imstande sein, sich an die geforderten Diätvorschriften hinsichtlich tyraminhaltiger Speisen zu halten. Aus diesen Gründen werden MAO-Hemmer in der antidepressiven Behandlung bei körperlichen Grunderkrankungen und notwendiger internistischer Therapie, insbesondere im höheren Lebensalter, eine nur sehr untergeordnete Rolle, und dann unter sehr strenger Indikationsstellung, spielen (*Cohen-Cole* u. *Stoudemire* 1987). Im Moclobemid, bei dem die Diätvorschriften nicht so restriktiv sind, könnte sich aber möglicherweise eine inte-

ressante Alternative anbieten. Klinische Erfahrungsberichte hierzu sind abzuwarten.

Stimulanzien

Methylphenidat und Dextroamphetamin wurden in verschiedenen Studien als antidepressive Alternativen bei somatisch kranken Patienten mit anergen und depressiven Syndromen erprobt (*Katon* u. *Raskind* 1980, *Kaufman* u. *Murray* 1982). Ihr Einsatz könnte bei einer Kontraindikation von trizyklischen Antidepressiva und bei einem rasch benötigten positiven Effekt erwogen werden (*Cassem* 1987). *Woods* et al. (1986) berichteten über sehr positive Erfahrungen, betonten, daß ein erzielbarer Therapieeffekt sich in aller Regel bereits am 2. Behandlungstag abzeichne und die Nebenwirkungen erstaunlich niedrig ausfielen. *Askinazi* et al. (1986) kamen zu ähnlichen Schlußfolgerungen. Die benötigten Dosierungen sind mit 5 mg bis max. 20 mg/die niedrig. Bei Dextroamphetamin genügt eine 1malige Verabreichung morgens, bei Methylphenidat ist eine Verteilung auf 2 bis 3 Portionen infolge der kürzeren Halbwertszeit vorteilhafter. Pemolin, ein weniger potentes Stimulanz mit einem geringeren Mißbrauchsrisiko, böte sich als weitere Alternative an (*Chiarello* u. *Cole* 1987). Es muß jedoch festgehalten werden, daß der Einsatz von amphetaminergen Stimulanzien unter dieser Indikationsstellung noch weiterer kontrollierter Untersu-

Tabelle 24.6 Klinisch bedeutsame Interaktionen von Antidepressiva (AD) mit anderen Pharmaka einer somatischen Therapie. (Nach *Fava* u. *Sonino* 1987, *Fava* et al. 1988)

Pharmakon	Interaktion	Anmerkungen	Quelle
Sympathikomimetika (Noradrenalin, Adrenalin, Ephedrin etc.)	Potenzierung eines hypertensiven Effekts	Kontraindikation bei parenteraler Applikation; größte Vorsicht bei Inhalation	*Risch* et al (1982) *Thompson* u. *Thompson* (1984)
Chinidin	Synergismus bei Reizleitungsverzögerung unter AD	Vorsicht	*Muskin* u. *Glassman* (1983)
Propranolol	AD verringern die kardiovaskulären Effekte	EKG-Kontrolle	*Risch* et al. (1982)
Orale Antikoagulanzien	AD behindern hepatischen Metabolismus	Kontrolle von Prothrombin, Dosisanpassung	*Risch* et al. (1982)
Antihypertonika (Guanethidin, Methyldopa, Clonidin, Reserpin)	Abnahme des hypotensiven Effekts	günstigerer Einsatz von Diuretika, β-Blockern	*Blackwell* (1981)
Thyroxine	verstärkte kardiale Unregelmäßigkeiten	Dosisanpassung	*Wilson* u. *Jefferson* (1985)
Antazida, L-Dopa	behinderte gastrointestinale Absorption der AD	Dosisanpassung, Verordnung zu verschiedenen Einnahmezeiten	*Blackwell* (1981)
Anticholinergika	additiver Effekt	alternativ: Mianserin, Desipramin	*Haggerty* u. *Drossman* (1985)
Cimetidin	erhöhte AD-Plasmaspiegel	Dosisanpassung, alternativ: Doxepin, Trimipramin	*Haggerty* u. *Drossman* (1985)
Orale Kontrazeptiva, Barbiturate	erniedrigte AD-Plasmaspiegel	Dosisanpassung	*Rubinstein* et al. (1983)
Fenfluramin, Allopurinol, Metronidazol, Phenytoin	erhöhte AD-Plasmaspiegel	Dosisanpassung	*Rubinstein* et al. (1983)
Chloramphenicol, Isoniazid, Sulphonamide	erhöhte AD-Plasmaspiegel	Dosisanpassung	*Bint* u. *Burtt* (1980)
Halothan, Pancuronium in Anästhesie	Tachykardie, Arrhythmien	Kontraindikation, Absetzen 3 Tage vor OP	*Kosanin* (1981)
Procarbazin	hypertensive Krise	Kontraindikation	*Massie* u. *Holland* (1984)
Methyltestosteron	paranoide Ideen	nur bei Männern	*Blackwell* (1981)

chungen bedarf. *Cohen-Cole* u. *Stoudemire* (1987) empfehlen eine Vorsicht gegenüber möglichen Nebenwirkungen wie Agitiertheit, Angst, Schlaflosigkeit und Rebound-Depression.

Tab. 24.5 stellt nochmals summarisch die Risiken hinsichtlich der hauptsächlichen Nebenwirkungen unter den 3 antidepressiven Behandlungsstrategien zusammen. Tab. 24.6 weist auf bedeutsame Interaktionen von Antidepressiva mit einer Reihe von Medikamenten hin, die im Rahmen einer internistischen Therapie benötigt werden.

24.4 Der Einsatz von Antidepressiva bei definierten somatischen Krankheitsbildern

Die Problematik der einzelnen Nebenwirkungen einer antidepressiven Medikation wird besonders verdeutlicht, wenn sie bei einem zugrunde liegenden vulnerablen Organsystem pathophysiologische Prozesse additiv noch verstärken oder qualitativ abnorm modifizieren. Dies kann einer wirksamen antidepressiven Therapie gerade bei den Krankheiten enge Grenzen setzen, die durch eine besonders hohe Assoziation mit behandlungsbedürftigen Verstimmungen gekennzeichnet sind. Psychopharmakologische Handlungsanweisungen dürfen daher lediglich als vorsichtige Orientierungsrichtlinien verstanden werden.

24.4.1 Die antidepressive Therapie bei Herzerkrankungen

Der Einsatz trizyklischer Antidepressiva ist innerhalb 6 Wochen nach einem Myokardinfarkt, bei akut auftretender, im EKG objektivierbarer Ischämie, bei AV-Überleitungsblöcken 2. und 3. Grades streng kontraindiziert. Eine Fortführung der Medikation ist bei neu auftretenden Schenkelblöcken oder einer verstärkten ventrikulären Arrhythmie nach Beginn einer Therapie mit Trizyklika ebenfalls zu untersagen (*Veith* 1985, *Koenig* u. *Breitner* 1990).

In dieser Akutphase hat sich der Einsatz von Benzodiazepinen bewährt, hier vor allem von Präparaten, denen eine milde, stimmungsaufhellende Wirkkomponente zugesprochen werden kann wie Lorazepam (3 x 1 mg) oder Alprazolam (3 x 0,5–1 mg). Eine positive Modifikation der katecholamierg vermittelten emotionalen Streßantwort wird diskutiert (*Rahe* 1989).

Die Notwendigkeit einer konsequenten, erfolgversprechenden antidepressiven Medikation stellt sich aber nicht nur angesichts der hohen Prävalenzzahlen von behandlungsbedürftigen depressiven Syndromen bei ernsthaften Herzerkrankungen (z.B. bei Zustand nach Myokardinfarkt) in den Folgewochen und -monaten (*Lloyd* u. *Cawley* 1983, *Schleifer* et al. 1989), sondern auch im Hinblick auf den negativen Einfluß der depressiven Stimmungslage selbst auf die kardiale Grunderkrankung mit zusätzlichen Komplikationen und erhöhter Mortalität (*Dalack* u. *Roose* 1990). Bei den relativen Kontraindikationen eines AV-Blocks 1. Grades, eines links-anterioren Hemiblocks, eines Links- oder Rechtsschenkelblocks oder einer instabilen Angina pectoris (*Koenig* u. *Breitner* 1990) kann unter stationären Bedingungen mit guter Überwachungsmöglichkeit vor einem Beginn mit trizyklischen Antidepressiva eine niedrig dosierte Applikation von z.B. Methylphenidat (z.B. 2,5 mg) versucht werden. Eine vorsichtige Höherdosierung unter Kontrolle möglicher Nebenwirkungen (s.o.) wird von einigen Autoren unter die-

ser Indikationsstellung als ein probates Vorgehen erörtert (*Cassem* 1987).

Die Initiierung einer Medikation mit trizyklischen Antidepressiva setzt eine Korrektur einer vorliegenden Herzinsuffizienz voraus, muß sicherstellen, daß die Werte von Kalium, Digitalis und Antiarrhythmika im Normbereich liegen (*Levenson* u. *Friedel* 1985). In der Wahl eines bestimmten Präparates kann man sich an den beiden möglichen Effekten auf die atrioventrikuläre Reizüberleitung und die ventrikuläre Reizbildung einerseits, auf die Orthostase andererseits orientieren (*Jefferson* 1985, *Giardina* et al. 1986):

— Ist ein positiver Effekt auf eventuell ventrikuläre Arrhythmien durch eine Verzögerung der Reizüberleitung erwünscht, empfiehlt sich bei ausgeglichener Blutdrucklage Imipramin oder Desipramin; der ausgeprägte hypotensive Effekt, der unter Imipramin stärker als unter Desipramin ist, muß sorgfältig kontrolliert werden; der synergistische Effekt mit Chinidinähnlichen Antiarrhythmika ist zu beachten.

— Doxepin besitzt gegenüber Imipramin oder Desipramin einige Vorteile, wenn eine zusätzliche Verzögerung der Reizüberleitung störend ist; der hypotensive Effekt ist jedoch ebenfalls bedeutsam.

— Bestehen bereits initial hypotensive Probleme, ist Nortriptylin eine geeignete Alternative, das sich im Hinblick auf den positiven antiarrhythmischen Schutz ähnlich wie Imipramin verhält, sich aber am wenigsten hypotensiv auswirkt.

— Mianserin kann gleichfalls als günstige Alternative erwogen werden.

Unter regelmäßiger Kontrolle (initial: täglich, dann wöchentlich über 6 bis 8 Wochen sowie bei jeder Dosisänderung) von Blutdruckwerten und Herzrhythmus, sensibler Erfassung von Nebenwirkungen und eventuellen Interaktionen mit anderen Pharmaka kann in vorsichtigen Schritten eine durchschnittliche Tagesdosierung angezielt werden.

24.4.2 Die antidepressive Therapie bei chronisch-obstruktiven Lungenerkrankungen

Vor allem ältere Patienten mit Dyspnoe und respiratorischen Störungen scheinen besonders anfällig für depressive Verstimmungen zu sein, wobei dem gestörten Schlafrhythmus, der ausgeprägten funktionellen Behinderung und den möglichen hypoxämischen Effekten eine besondere prädisponierende Rolle zugesprochen wird (*Koenig* u. *Breitner* 1990). *Knapp* et al. (1966) berichteten über eine hohe Inzidenz von depressiven Syndromen bei asthmatischen Patienten und diskutierten den negativen Einfluß auf den Krankheitsverlauf und einen Zusammenhang mit einer erhöhten Mortalitätsrate. Die internistische Behandlung mit hochdosierten Kortikosteroiden kann depressive Verstimmungen auch als eine mögliche Nebenwirkung induzieren.

Theoretisch ließe ein zentraler wie ein peripherer anticholinerger Effekt, wie z.B. bei Doxepin oder Amitriptylin, neben der antidepressiven Wirkkomponente auch eine günstige Beeinflussung der Bronchodilatation erwarten. *Light* et al. (1986) legten die Ergebnisse einer Studie mit Doxepin an älteren Patienten vor, deckten aber kaum relevante Unterschiede gegenüber Plazebo auf. *Borson* u. *McDonald* (1989) hingegen fanden sehr erfolgversprechende Resultate in ihrer plazebokontrollierten Studie mit Nortriptylin.

Vor allem bei älteren Patienten muß darauf geachtet werden, daß eine bestehende Hypoxämie zu kardialen Arrhythmien prädisponieren kann, die tendenziell durch den Einsatz von trizyklischen Antidepressiva noch verstärkt werden (s.o.). Vor allem Trizyklika mit ausgeprägter sedativer Wirkkomponente müssen diesbezüglich kontrolliert werden. Dies gilt in verstärktem Maße, wenn eine Zusatzkombination mit Benzodiazepinen vorliegt. *Thompson* u. *Thompson* (1984) gaben zu bedenken, daß die galenische Aufbereitung bei einigen Antidepressiva Farbstoffe wie z.B. Tartrazin enthalten kann, die ein allergogenes Potential besitzen. Ein hierüber provozierter Bronchospasmus kann zu bedenklichen asthmatischen Krisen führen. Der Einsatz von MAO-Hemmern ist bei Patienten kontraindiziert, die Adrenalininjektionen oder ephedrinhaltige Substanzen zum Abschwellen der Schleimhäute bei Rhinitis oder Sinusitis erhalten.

24.4.3 Die antidepressive Behandlung bei gastrointestinalen und hepatischen Erkrankungen

Eine nicht unbeträchtliche Anzahl von Patienten mit gastrointestinalen und/oder hepatischen Erkrankungen weist behandlungsbedürftige depressive Syndrome auf (*Schwab* et al. 1968, *McKegney* 1977, *Fava* et al. 1985 b). Der Einsatz von Antidepressiva muß vor dem Hintergrund der veränderten Prozesse der Absorption, Verteilung und Meta-

bolisierung gesehen, die eigenständigen gastrointestinalen Nebenwirkungen und hepatotoxischen Effekte der Antidepressiva berücksichtigt werden (*Leipzig* 1990). Neben einer antidepressiven Wirkkomponente scheint einigen Trizyklika auch eine eigenständige Bedeutung als alternative oder adjuvante Therapiestrategie bei Ulcus pepticum bzw. duodenale zuzukommen (*Haggerty* u. *Drossman* 1985).

Zusätzlich zu den bekannten, in erster Linie über die anticholinerge Wirkkomponente vermittelten Nebenwirkungen wie Mundtrockenheit und Obstipation besitzt noch eine Reihe anderer möglicher Effekte klinische Relevanz:

— Übelkeit und Erbrechen kann eine intolerable Nebenwirkung bei Clomipramin sein (*Ananth* u. *Assalian* 1982), aber auch nach Absetzen vieler trizyklischer Antidepressiva auftreten (*Lawrence* 1985), sowie verstärkt unter den modernen, über einen Serotonin-Reuptake-Mechanismus operierenden Substanzen wie Fluvoxamin oder Fluoxetin beobachtet werden (*Leipzig* 1990).

— Obwohl hohe Dosen anticholinerger Antidepressiva die HCl-Produktion unterbinden können, verursachen sie nicht selten durch eine reduzierte Kontraktion des unteren Ösophagussphinkters eine Refluxösophagitis, durch eine verzögerte Darmpassage eine zusätzliche Magenfülle nach dem Essen. Risikopatienten für eine solche Gastroparese sind Personen mit einer Pylorusstenose. Trizyklika mit tertiären Aminen scheinen sich ungünstiger als solche mit sekundären Aminen auszuwirken, für Maprotilin werden ähnlich störende Effekte beschrieben (*Leipzig* 1990).

— Geriatrische Patienten sind unter einer trizyklischen Behandlung einem höheren Risiko ausgesetzt, über Probleme einer Obstipation auch einen paralytischen Ileus zu entwickeln. Liegen zusätzlich Probleme des Leberstoffwechsels, z.B. bei Leberzirrhose und portokavalem Shunt, vor, so kann es durch den verlängerten Kontakt zwischen Darminhalten und Absorptionssystemen zu einer vermehrten Aufnahme toxischer Substanzen kommen, eine hepatische Enzephalopathie resultieren (*Leipzig* 1990).

— Da ausnahmslos alle Antidepressiva einschließlich der MAO-Hemmer über die Leber metabolisiert werden, müssen reduzierte Metabolisierungsleistungen, aber auch eine verringerte Produktion von Transportproteinen zu relativen Konzentrationsanstiegen der freien Wirksub-

Tabelle 24.7 Die antidepressive Therapie bei einzelnen somatischen Krankheitsbildern (AD = Antidepressiva)

Herzerkrankungen

Kontraindikation für AD
- Zustand nach Myokardinfarkt (innerhalb 6 Wochen)
- akute Ischämiezeichen im EKG
- AV-Block 2. und 3. Grades
- nach Beginn mit AD neu aufgetretener Schenkelblock
- nach Beginn mit AD erhöhte ventrikuläre Arrhythmien

Akutphase
- Lorazepam   3 x 1 mg
- Alprazolam   3 x 0,5–1 mg

Kardiale Stabilisierung
- Kontrolle von Kalium, Digitalis, Antiarrhythmika

Stationär
- Methylphenidat 2,5 mg, vorsichtige Höherdosierung
- trizyklische AD
- ausgeglichene Blutdrucklage, verzögerte Reizüberleitung erwünscht
  ● Imipramin, Desipramin, initial: 10–25 mg/die
    Cave: – orthostatische Hypotension unter Imipramin
            – synergistischer Effekt mit Chinidinähnlichen Antiarrhythmika
- ausgeglichene Blutdrucklage verzögerte Reizüberleitung unerwünscht
  ● Doxepin, initial: 10–25 mg/die
- vorbestehende hypotensive Probleme
  ● Nortriptylin, initial: 10–20 mg/die
  ● Mianserin, initial: 10–20 mg/die

Bluthochdruck

Anxiolytika
- minimaler direkter Effekt auf Blutdruck
- Sedierung durch Antihypertonika verstärkt
- Blutdruck bei Angst reduziert
- hepatische mikrosomale Enzyme induziert, veränderter Metabolismus von Antihypertonika (Propranolol, Methyldopa)

Trizyklische AD
- eigenständige hypotensive Wirkung
- hypotensive Wirkung von Guanethidin, Methyldopa, Clonidin, Reserpin reduziert
- günstigerer Einsatz von β-Blockern, Diuretika, Hydralazin

MAO-Hemmer
- hypotensive Effekte bei längerer Einnahme
- hypertensive Krisen unter Reserpin und Guanethidin möglich

Stimulanzien
- blutdruckhebender Effekt

Lungenerkrankungen

chronisch-obstruktiv
- AD mit peripherer und zentraler anticholinerger Wirkkomponente (z.B. Doxepin, Amitriptylin): günstiger Effekt auf Bronchodilatation
  Cave: ● infolge Hypoxämie bestehende kardiale Arrhythmien durch AD noch verstärkt
        ● Kombination mit Benzodiazepinen: verstärkte Depression des Atemantriebs bei älteren Patienten

Asthma bronchiale
- AD mit Tartrazin-haltigen Anteilen: Gefahr eines allergischen Bronchospasmus
- MAO-Hemmer: kontraindiziert bei Adrenalininjektionen, ephedrinhaltigen Abschwellmitteln bei Sinusitis, Rhinitis

Gastrointestinale und hepatische Erkrankungen

Refluxösophagitis
- durch anticholinerge AD noch verstärkt
- alternativ: ● Mianserin, Desipramin, Nortriptylin

Gastroparese
- durch anticholinerge AD noch verstärkt
- alternativ: ● Mianserin, Desipramin, Nortriptylin

Ulcus pepticum/duodenale
- vorteilhaft: ● Trimipramin, Doxepin

Duodenale Erkrankungen
- Malabsorption der AD möglich
- Plasmaspiegelkontrolle

Chronische Obstipation
- besonders durch anticholinerge AD verstärkt
  Cave: Gefahr eines paralytischen Ileus, v.a. bei älteren Patienten

Chronische Lebererkrankung
- alle AD in der Leber metabolisiert
- reduzierte Metabolisierung und Bindungsproteinproduktion: Gefahr einer Überdosierung, Dosiskorrektur der AD

Urogenitale Erkrankungen

Nierenversagen/Dialysepflichtigkeit
- AD möglich, da über Leber metabolisiert und eliminiert
- AD während des Dialysevorgangs nicht ausdialysiert
- pH-Wert-Verschiebung, reduzierte Proteinbindungskapazität: Gefahr der Überdosierung, Dosiskorrektur der AD
  Cave: ● durch AD verstärkte orthostatische Hypotension
        ● Interaktionen mit Antihypertonika (s.o.)

Tabelle 24.7 Fortsetzung

Obstruktion der ableitenden Harnwege/
Prostatahypertrophie
– Einschränkung der Harnausscheidung durch anticholinerge AD noch verstärkt
– Trazodon
   Cave: Priapismus

Karzinomerkrankungen

vor Beginn einer Behandlung mit AD
– Ausschluß einer bedeutsamen organischen Ursache:
   – Hirnmetastasen
   – Ernährungsmängel
   – Elektrolytverschiebungen
   – medikamentös: Vincristin, Vinblastin
      L-Asparaginase, Procarbazin, Hexamethylin, Interferon, Kortikosteroide

Zielsymptome/somatische Bedingungen
– ängstliche Agitiertheit, Schlafstörungen
   ● Amitriptylin, Doxepin
– starke zusätzliche Sedierung unerwünscht
   ● Desipramin, Nortriptylin
– Stomatitis, behinderte Darmmotilität, Harnausscheidung
   ● vermeide anticholinerge AD

veränderte Stoffwechsellage,
Medikamenteninteraktionen,
erhöhte Nebenwirkungssensibilität
– niedrigere Dosierungen von trizyklischen AD als gewöhnlich
– vermeide MAO-Hemmer
– alternativ: Psychostimulanzien
   (● Methylphenidat, Pemolin)

Applikationsformen
– die meisten AD sind als Suppositorien aufzubereiten
– i.m. Applikation
   ● Amitriptylin, Doxepin, Imipramin

stanzen führen. Die Gefahr einer Überdosierung mit konsekutiven peripheren und zentralnervösen Nebenwirkungen muß bei Patienten mit einer chronischen Lebererkrankung beachtet werden. Eine Anpassung der zuvor verordneten Medikation durch Dosisreduktion ist hier notwendig (*Morgan* u. *Read* 1972).

Trimipramin und Doxepin besitzen eine ausgeprägte antihistaminerge Wirkkomponente. Hinsichtlich einer H_2-Rezeptorblockade erweisen sie sich den internistisch bevorzugt eingesetzten Cimetidin und Ranitidin als ebenbürtig. Es liegt mittlerweile eine Reihe von Studien vor, in denen sich Trimipramin und Doxepin in der Behandlung von peptischen und duodenalen Ulzera als mindestens gleichwertig erwiesen (*Berstad* et al. 1980, *Daneshmend* et al. 1981, *Mangla* u. *Pereira* 1982, *Valnes* et al. 1982, *Ries* et al. 1984, *Racoma* u. *Brown* 1987). Berücksichtigt man die möglichen depressiogenen Effekte von Cimetidin und Ranitidin (vgl. Tab. 24.3), so kann Trimipramin oder Doxepin gerade bei zusätzlich vorliegenden depressiven Syndromen wichtige Vorteile besitzen (*Haggerty* u. *Drossman* 1985).

24.4.4 Die antidepressive Behandlung bei Nierenversagen

Unter den zahlreichen psychiatrisch relevanten Syndromen im Kontext einer terminalen Niereninsuffizienz und Dialysepflichtigkeit ragen depressive Verstimmungen an Verbreitung und Intensität hervor (*Levy* 1985, *Surman* 1987). Die Bedeutung dieser in einem komplexen Bedingungsgeflecht auftretenden depressiven Syndrome wird nicht zuletzt durch eine ungewöhnlich hohe Inzidenz an Suiziden oder parasuizidalen Handlungen, wie z.B. intentionalen Diätverstößen etwa mittels extrem kaliumhaltiger Obstsorten, oder mangelhafter Compliance im Dialyseverhalten veranschaulicht (*Abram* et al. 1971, *Haenel* et al. 1980). In einem multimodalen Therapieansatz haben auch Antidepressiva ihren eigenständigen Stellenwert.

Alle Antidepressiva werden über die Leber metabolisiert und auch eliminiert. Im Verlauf eines Dialysevorgangs werden die Substanzen auch nicht osmotisch ausgesondert (*Levy* 1985). Ein Einsatz bei dialysepflichtigen Patienten kann deshalb vertreten werden. Zu beachten ist jedoch, daß die Proteinbindungskapazität in aller Regel reduziert, auch die Verteilung der Wirksubstanz infolge systemischer pH-Verschiebungen verändert ist und somit relativ höhere Plasmakonzentrationen der freien

Wirkmoleküle resultieren können (*Lieberman* et al. 1985). Eine Dosisreduktion ist vorzunehmen (*Benett* et al. 1974).

Klinisch bedeutsam sind die Interaktionen mit Antihypertonika im Sinne eines reduzierten hypotensiven Effekts (*Blackwell* 1981). Über die anticholinerge Wirkkomponente kann eine eventuell noch vorhandene Restharnausscheidung weiter reduziert werden. Eine im Kontext des Dialysevorgangs häufig zu beobachtende Blutdrucklabilität kann durch die Gabe von Antidepressiva verstärkt zu einer orthostatischen Hypotension beitragen.

24.4.5 Die antidepressive Therapie bei Karzinomen

Die hohe Prävalenzrate schwerwiegender ängstlich-depressiver Syndrome in 20 bis 45 % an einem Karzinom erkrankter Patienten wird durch zahlreiche mit strukturierten Interviews durchgeführten Studien belegt (vgl. *Katon* u. *Sullivan* 1990). Bei Karzinompatienten werden die im diagnostischen Abschnitt aufgeführten zahlreichen Überlegungen zum konkreten Prüfstein einer jeden antidepressiven Medikation. Einerseits können die massiven emotionalen Reaktionen eines betroffenen Individuums als durchaus adäquat im Hinblick auf die möglicherweise letale Erkrankung angesehen, hierin sogar ein therapeutischer Nihilismus rationalisiert werden. Andererseits können schwerwiegende depressiogene Wirkungen aus der Grunderkrankung selbst und den praktizierten onkologischen Therapiemaßnahmen resultieren. Hinzu kommt, daß hirnorganische Psychosyndrome und Schmerzzustände oft als depressive Verstimmung verkannt werden (*Goldberg* u. *Cullen* 1986; s.o.).

Vor dem Beginn einer jeden antidepressiven Medikation muß deshalb sichergestellt werden, was die wahrscheinlichen Bedingungen des vorliegenden depressiven Syndroms sind, z.B. Hirnmetastasen, Elektrolytverschiebungen, Ernährungsmängel, Nebenwirkungen von Chemotherapien usw., die u.U. korrigiert werden könnten (*Massie* u. *Holland* 1984). Unter den onkologisch eingesetzten Pharmaka firmieren Vincristin, Vinblastin, L-Asparaginase, Procarbazin, Hexamethylamin, Interferon und Corticosteroide mit einem intrinsischen depressiogenen Effekt (*Peterson* u. *Popkin* 1980). Auf eine ausreichende Analgesie sollte geachtet werden.

Der Einsatz eines bestimmten Antidepressivums kann sich an den Zielsymptomen orientieren. Entsprechend ihres Nebenwirkungsspektrums bewähren sich Amitriptylin oder Doxepin bei agitierten Patienten mit störenden Schlafstörungen, Nortriptylin oder Desipramin eher bei Zuständen, wo eine zu starke Sedierung unerwünscht ist. Antidepressiva mit ausgeprägter anticholinerger Komponente sollten vermieden werden, wo beispielsweise eine chemo- oder radiotherapeutisch bedingte Stomatitis vorliegt, oder bei Patienten, die nach einem operativen Eingriff unter einer ohnehin verringerten Darmmotilität oder Harnausscheidung leiden. Anticholinerg wirksame Antidepressiva sollten nicht gegeben werden, wenn gleichzeitig Metoclopramid wegen einer Übelkeit verabreicht wird, da über einen gleichen metabolischen Abbauweg in der Leber rasch zu hohe Plasmaspiegel resultieren können (*Peterson* et al. 1987). Allgemein muß betont werden, daß infolge einer häufig veränderten Stoffwechsellage, zahlreicher interagierender Medikationen und einer möglicherweise verstärkten zentralen Nebenwirkungssensibilität eine antidepressive Medikation in niedrigeren Dosierungen als üblich anzustreben ist (*Fava* et al. 1988).

Die meisten trizyklischen Antidepressiva lassen sich auch als Suppositorien aufbereiten, wenn eine orale Einnahme nicht möglich ist, oder intramuskuläre Applikationen infolge niedriger Thrombozytenwerte und Gerinnungsfaktoren vermieden werden sollen. Amitriptylin, Imipramin und Doxepin können auch i.m. verabreicht werden (*Massie* u. *Lesko* 1989).

Wenngleich zahlreiche Antidepressiva wahrscheinlich über einen Serotonin-potenzierenden Effekt auch analgetisch wirken (*Walsh* 1983, *Stimmel* u. *Escobar* 1986), sollten sie in dieser Eigenschaft bei älteren Patienten nicht als einziges Analgetikum verabreicht werden, wenn keine depressive Begleitsymptomatik besteht, erhöht sich doch unter den Antidepressiva auch die Gefahr einer Sturzneigung mit eventuell komplizierten Frakturen (*Koenig* u. *Breitner* 1990). Andererseits darf für kreislaufstabilere Patienten gelten, daß eine antidepressive Medikation als Adjuvans in der Schmerzbehandlung zu bedeutsamen Einsparungen von Analgetika, v.a. auch der Morphinpräparate, beitragen kann (*Hackett* u. *Bouckoms* 1987).

Die Wahl eines MAO-Hemmers kann nur bei bekannt gutem Ansprechen, ausgeglichenem Ernährungszustand und fehlender kontraindizierter Medikamente (s.o.) gerechtfertigt werden. Üblicherweise aber verbieten weitere Diätrestriktionen oder notwendige Medikamente einen Einsatz (*Massie* u. *Holland* 1990). Wegen der weniger restriktiv gehaltenen Diätvorschriften könnte der Einsatz von Moclebemid dann vorteilhaft sein. Psychostimulanzien wie Dextroamphetamin, Methylphenidat oder Pemolin können dann als wichtige Therapiealternative erwogen werden, wenn ein rascher antidepressiver Effekt mit guter analgetischer Zusatzwirkung bei fehlender Sedierung erwünscht ist (*Chiarello* u. *Cole* 1987; s.o.).

24.5 Schlußbemerkung

Der Einsatz von Psychopharmaka, besonders von Antidepressiva, in der Behandlung von ängstlichdepressiven Syndromen bei somatisch kranken Patienten muß im Kontext eines differenzierten Diagnoseprozesses und eines Gesamttherapieplans mit eigenständigen organmedizinischen und psychotherapeutischen Elementen bewertet werden. Eine Indikationsstellung ergibt sich aus der bedeutsamen Prävalenz dieser Syndrome, die nicht ausschließlich nur als einfühlbare psychosoziale Reaktion auf ein schwerwiegendes Lebensereignis verstanden werden können, sondern, wenn unerkannt und folglich unbehandelt, häufig im längerfristigen Krankheitsverlauf zu einer erhöhten Morbidität und Mortalität, zu einer übermäßigen Inanspruchnahme von medizinischen, psychiatrischen und sozialen Einrichtungen führen können. Durch eine veränderte Pharmakokinetik, zahlreiche Interaktionen mit anderen Pharmaka sowie eine gesteigerte Toxizität, also durch die damit verbundenen stärkeren Nebenwirkungen, sind einer antidepressiven Medikation bei körperlichen Erkrankungen engere Grenzen gesteckt als z.B. in einem psychiatrischen Behandlungssetting ohne diese somatischen Komplikationen. Eine gezielte Orientierung an den erwartbaren Auswirkungen bei einzelnen Erkrankungen kann aber eine antidepressive Medikation erleichtern und sicherer machen (vgl. Tab. 24.7).

Literatur

Abram, H.S., Moore, G.L., Westervelt, F.B., Jr.: Suicidal behavior in chronic dialysis patients. Amer. J. Psychiat. 127 (1971) 1199–1204

Akiskal, H.S.: Clinical overview of depressive disorders and their pharmacological management. In: *G. Palmer* (ed.): Neuropharmacology of central nervous system and behavioral disorders. Academic Press, New York 1981, pp. 38–72

Ananth, J., Assalian, P.: Intolerable side effects of clomipramine (letter). J. Clin. Psychopharmacol. 2 (1982) 215

Andersen, J., Aabro, E., Gulman, N.: Antidepressant treatment in parkinson's disease. Acta neurol. scand. 62 (1980) 210–219

Askinazi, C., Weintraub, R.J., Karamouz, N. et al.: Elderly depressed females as a possible subgroup of patients responsive to methylphenidate. J. clin. Psychiat. 47 (1986) 467–469

Ayd, F.J., Jr.: Trazodone cardiac effects. Int. Drug Ther. Newsletter 20 (1985) 29–32

Bennett, W.M., Singer, I., Coggins, C.J.: A guide to drug therapy in renal failure. JAMA 239 (1974) 1544–1553

Berstad, A., Kjerke, K., Carlsen, E. et al.: Treatment of duodenal ulcer with antacids in combination with trimipramine or cimetidine. Scand. J. Gastroenterol. 15 (suppl.) (1980) 46–52

Bint, A.J., Burtt, I.: Adverse antibiotic drug interactions. Drugs 20 (1980) 57–68

Blacker, R., Shanks, N.S., Chapman, N., Davey, A.: The drug treatment of depression in general practice: a comparison of trazodone with mianserin, dothiepin and amitriptyline. Psychopharmacol. 95 (1988) 518–524

Blackwell, B.: Adverse effects of antidepressant drugs. Drugs 21 (1981) 201–209 u. 273–282

Blashki, T.G., Mowbray, R., Davies, B.: Controlled trial of amitriptyline in general practice. Brit. med. J. 1 (1971) 131–138

Borson, S., McDonald, G.J.: Depression and chronic obstructive pulmonary disease. In: *R.G. Robinson, P.V. Rabins* (eds.): Depression and co-existing disease. Igaku-Shoin, New York 1989, pp. 40–50

Bridges, K.W., Goldberg, D.P.: Somatic presentation of DSM III psychiatric disorders in primary care. J. Psychosom. Res. 29 (1985) 563–569

Brogden, R.N., Heel, R.C., Speight, T.M., Avery, G.S.: Mianserin. Drugs 15 (1978) 273–301

Burrows, G.D., Vohra, J., Dumovic, P. et al.: TCA drugs in cardiac conduction. Progr. Neuro-Psychopharmacol. biol. Psychiat. 1 (1977) 329–334

Callies, A.L., Popkin, M.K.: Antidepressant treatment of medical-surgical inpatients by nonphysicians. Arch. gen. Psychiat. 44 (1987) 157–160

Cassem, N.H.: Depression. In: *T.P. Hackett, N.H. Cassem* (eds.): Massachusetts general hospital handbook of general hospital psychiatry. 2. ed. PSG, Littleton, MA 1987, pp. 227–260

Cassem, N.H.: Depression secondary to medical illness. Rev. Psychiat. 7 (1988) 256–273

Cavanaugh, S.: Diagnosing depression in the hospitalized patient with chronic medical illness. J. clin. Psychiat. 45 (1984) 13–16

Chiarello, R.J., Cole, J.O.: The use of psychostimulants in general psychiatry: a reconsideration. Arch. gen. Psychiat. 44 (1987) 286–295

Clark, D.C., Cavanaugh, S., Gibbons, R.D.: The core symptoms of depression in medical and psychiatric patients. J. nerv. ment. Dis. 171 (1983) 705–713

Cohen-Cole, S.A., Stoudemire, A.: Major depression and physical illness. Special considerations in diagnosis and biologic treatment. Psychiat. Clin. N. Amer. 10 (1987) 1—17

Costa, D., Mogos, I., Toma, T.: Efficacy and safety of mianserin in the treatment of depression of women with cancer. Acta psychiat. scand. 72 (suppl. 320) (1985) 85—92

Dallack, G.W., Roose, S.P.: Perspectives on the relationship between cardiovascular disease and affective disorder. J. clin. Psychiat. 51/7 (suppl.) (1990) 4—9

Daneshmend, T.K., Homeida, M.M., Mountford, R.A. et al.: Clinical trial value of trimipramine vs placebo in duodenal ulcer healing. Gut 22 (1981) 1045—1047

Derogatis, L.R., Wise, T.N.: Anxiety and depressive disorders in the medical patient. American Psychiatric Press, Washington, DC 1989

Endicott, J.: Measurement of depression in patients with cancer. Cancer 53 (1984) 2243—2248

Fava, G.A.: Diagnosis and treatment of depression in the medically ill. Progr. Neuro.-Psychopharmacol. biol. Psychiat. 10 (1986) 1—9

Fava, G.A., Molnar, G.: Criteria for diagnosing depression in the setting of medical disease. Psychother. Psychosom. 48 (1987) 21—25

Fava, G.A., Sonino, N.: Psychopharmacology update: The use of antidepressants in the medically ill. Psychiat. Ann. 17 (1987) 42—44

Fava, G.A., Zielezny, M., Pilowsky, I., Trombini, G.: Patterns of depression and illness behavior in general hospital patients. Psychopathology 17 (1984) 105—109

Fava, G.A., Lisansky, J., Kellner, R., Zielezny, M.: Treatment responses in primary and secondary melancholia. J. clin. Psychiat. 46 (1985 a) 332—334

Fava, G.A., Trombini, G., Barbara, L. et al.: Depression and gastrointestinal illness. Amer. J. Gastroenterol. 80 (1985 b) 195—199

Fava, G.A., Sonino, N., Wise, T.N.: Management of depression in medical patients. Psychother. Psychosom. 49 (1988) 81—102

Feldman, E., Mayou, R., Hawton, K., Ardern, M., Smith, E.B.O.: Psychiatric disorder in medical in-patients. Quart. J. Med. 63 (1987) 405—412

Flugelman, M.Y., Tal, A., Pollack, S. et al.: Psychotropic drugs and long QT syndromes: Case reports. J. clin. Psychiat. 46 (1985) 290—291

Fogel, B.S.: Major depression versus organic mood disorder: a questionable distinction. J. clin. Psychiat. 51 (1990) 53—56

Freyschuss, U., Sjoqvist, F., Tuck, D., Asberg, M.: Circulatory effects in man of nortriptyline, a tricyclic antidepressant drug. Pharmacol. Clin. 2 (1970) 68—71

Giardina, E.G.V., Barnard, T., Johnson, L.L. et al.: The antiarrhythmic effect of nortriptyline in cardiac patients with ventricular premature depolarizations. J. Amer. Coll. Cardiol. 7 (1986) 1363—1369

Glassman, A.H.: Cardiovascular effects of tricyclic antidepressants. Ann. Rev. Med. 35 (1984) 503—511

Glassman, A.H., Johnson, L.L., Giardina, E.G.V. et al.: The use of imipramine in depressed patients with congestive heart failure. JAMA 250 (1983) 1997—2001

Glassman, A.H., Pardell, R., Woodring, S.: Cardiovascular effects of the standard tricyclic antidepressants. Clin. Chem. 34 (1988) 856—858

Goldberg, R.J., Cullen, L.O.: Use of psychotropics in cancer patients. Psychosomatics 27 (1986) 687—700

Hackett, T.P., Bouckoms, A.: The pain patient: Evaluation and treatment. In: *N.H. Cassem, T.P. Hackett* (eds.): Massachusetts general hospital handbook of general hospital psychiatry. 2. ed., PSG, Littleton 1987, pp. 42—68

Haenel, T., Brunner, F., Battegay, R.: Renal dialysis and suicide: Occurrence in Switzerland and in Europe. Comprehens. Psychiat. 21 (1980) 140—145

Haggerty, J.J., Drossman, D.A.: Use of psychotropic drugs in patients with peptic ulcer. Psychosomatics 26 (1985) 277—284

Jarvik, L.F., Mintz, J., Stever, J. et al.: Treating geriatric depression: a 26-week interim analysis. J. Amer. Geriat. Soc. 30 (1982) 713—717

Jefferson, J.W.: Biologic treatment of depression in cardiac patients. Psychosomatics 26, 11 (suppl.) (1985) 31—37

Johnson, D.A.W.: A study of the use of antidepressant medication in general practice. Brit. J. Psychiat. 125 (1974) 186—192

Katon, W., Raskind, M.: Treatment of depression in medically ill elderly with methylphenidate. Amer. J. Psychiat. 137 (1980) 963—965

Katon, W., Roy-Byrne, P.P.: Antidepressants in the medically ill: Diagnosis and treatment in primary care. Clin. Chem. 34 (1988) 829—836

Katon, W., Sullivan, M.D.: Depression and chronic medical illness. J. clin. Psychiat. 51/6 (suppl.) (1990) 3—11

Katon, W., Berg, A.O., Robins, A.J., Risse, S.: Depression: medical utilization and somatization. West. J. Med. 114 (1986) 564—568

Kaufman, M.W., Murray, G.B.: The use of d-amphetamine in medically ill depressed patients. J. clin. Psychiat. 43 (1982) 463—464

Klerman, G.L.: Depression in the medically ill. Psychiat. Clin. N. Amer. 4 (1981) 301—317

Knapp, P., Carr. H.E., Jr., Muschatt, C. et al.: Asthma, melancholia and death: II. Psychosomatic considerations. Psychosom. Med. 28 (1966) 134—154

Koenig, H.G., Breitner, J.C.C.: Use of antidepressants in medically old patients. Psychosomatics 31 (1990) 22—32

Kosanin, R.: Anesthetic considerations in patients on chronic tricyclic antidepressant therapy. Anesth. Rev. 8 (1981) 38—41

Lakshmanan, M., Mion, L.C., Frengley, J.D.: Effective low-dose tricyclic antidepressant treatment for depressed geriatric rehabilitation patients. J. Amer. Geriat. Soc. 34 (1986) 421—426

Lawrence, J.M.: Reactions to withdrawal of antidepressants, antiparkinsonian drugs, and lithium. Psychosomatics 26 (1985) 869—877

Leipzig, R.M.: Psychopharmacology in patients with hepatic and gastrointestinal disease. Int. J. Psychiat. Med. 22 (1990) 109—139

Levenson, J.L., Friedel, R.O.: Major depression in patients with cardiac disease. Psychosomatics 26 (1985) 91—102

Levy, N.B.: Use of psychotropics in patients with kidney failure. Psychosomatics 26 (1985) 699—709

Lieberman, J.A., Borenstein, M., Brenner, R., Kane, J.M.: Tricyclic antidepressant and metabolite levels in chronic renal failure. Clin. Pharmacol. Ther. 37 (1985) 301—307

Light, R.W., Merrill, E.J., Despars. J. et al.: Doxepin treatment of depressed patients with chronic obstructive pulmonary disease. Arch. intern. Med. 146 (1986) 1377—1380

Lipowski, Z.J.: Physical illness, the patient and his environment. In: *M. Reiser* (eds.): American handbook of psychiatry. Vol. 4. Basic Books, New York 1975, pp. 3—42

Lipowski, Z.J.: Somatization: The concept and its clinical application. Amer. J. Psychiat. 145 (1988) 1358—1368

Lipowski, Z.J., Wolston, E.J.: Liaison psychiatry: Referral patterns and their stability over time. Amer. J. Psychiat. 138 (1981) 1608—1611

Lipsey, J.R., Robinson, R.G., Pearlson, G.D., Rao, K., Price, T.R.: Nortriptyline treatment of post-stroke depression. Lancet I (1984) 297—300

Lloyd, G.G., Cawley, R.H.: Distress or illness: a study of psychological symptoms after myocardial infarction Brit. J. Psychiat. 142 (1983) 120—125

Ludwig, A.M.: Principles of clinical psychiatry. The Free Press, New York 1980

Mangla, J.C., Pereira, M.: Tricyclic antidepressants in the treatment of peptic ulcer disease. Arch. intern. Med. 142 (1982) 273—275

Massie, M.J., Holland, J.C.: Diagnosis and treatment of depression in the cancer patient. J. clin. Psychiat. 45/3 (sec. 2) (1984) 25—28

Massie, M.J., Holland, J.C.: Depression and the cancer patient. J. clin. Psychiat. 51 (suppl.) (1990) 12—17

Massie, M.J., Lesko, L.: Psychopharmacological management. In: *J.C. Holland, J.H. Rowland* (eds.): Handbook of psychooncology: Psychological care of the patient with cancer. Oxford University Press, New York, Oxford 1989, pp. 470—491

Mayou, R., Hawton, K., Feldman, E.: What happens to medical patients with psychiatric disorder? J. psychosom. Res. 32 (1988) 541—549

McKegney, F.P.: Psychiatric syndromes associated with gastrointestinal symptoms. Clin. Gastroenterol. 6 (1977) 675—688

Moffic, H., Paykel, E.S.: Depression in medical inpatients. Brit. J. Psychiat. 126 (1975) 346—353

Molnar, G., Fava, G.A., Zielzny, M.: Medical-psychiatric unit patients compared with patients in two other services. Psychosomatics 26 (1985) 193—209

Morgan, M.H., Read, A.E.: Antidepressants and liver disease. Gut 13 (1972) 697—701

Murphy, E.: Social origins of depression in old age. Brit. J. Psychiat. 141 (1982) 135—142

Muskin, P.R., Glassman, A.H.: The use of tricyclic antidepressants in a medical setting. In: *J.B. Finkel* (ed.): Consultation-liaison psychiatry. Grune & Stratton, New York 1983

Paykel, E.S., Holleyman, J.A., Freeling P. et al.: Predictors of therapy benefit from amitriptyline in mild depression: a general practice placebo-controlled trial. J. affect. Disord. 4 (1988) 83—95

Peterson, L.G., Popkin, M.K.: Neuropsychiatric effects of chemotherapeutic agents for cancer. Psychosomatics 21 (1980) 141—153

Peterson, L.G., Leipman, M., Bongar, B.: Psychotropic medications in patients with cancer. Gen. Hosp. Psychiat. 9 (1987) 313—323

Pilowsky, I.: A general classification of abnormal illness behaviors. Brit. J. med. Psychol. 51 (1978) 131—137

Pohl, R., Bridges, M., Rainey, J.M. et al.: Effects of trazodone and desipramine on cardiac rate and rhythm in a patient with preexisting cardiovascular disease. J. clin. Psychopharmacol. 6 (1986) 380—381

Popkin, M.K., Callies, A.L., Mackenzie, T.B.: The outcome of antidepressant use in the medically ill. Arch. gen. Psychiat. 42 (1985) 1160—1166

Post, F.: Diagnosis of depression in geriatric patients and treatment modalities appropriate for the population. In: *D.M. Gallant, C.M. Simpson* (eds.): Depression. Spectrum Publications, New York 1976

Rabins, P.V., Harvis, K., Koven, S.: High fatality rates of late-life depression associated with cardiovascular disease. J. affect. Disord. 9 (1985) 165—167

Racoma, A., Brown, R.P.: Nocturnal ulcer-pain relief from tricyclic antidepressants. JAMA 257 (1987) 485

Rahe, R.H.: Anxiety and coronary heart disease in midlife. J. clin. Psychiat. 50/11 (suppl.) (1989) 36—39

Richelson, E.: Are receptor studies useful for clinical practice? J. clin. Psychiat. 44 (sec. 2) (1983) 4—9

Richelson, E.: The newer antidepressants: Structures, pharmacokinetics, pharmacodynamics, and proposed mechanism of action. Psychopharmacol. Bull. 20 (1984) 213—223

Rickels, K., Gordon, P.E., Jenkins, W. et al.: Drug treatment in depressive illness (amitriptyline and chlordiazepoxide in two neurotic populations). Dis. nerv. Syst. 31 (1973) 30—42

Ries, R.K., Gilbert, D.A., Katon, W.: Tricyclic antidepressant therapy for peptic ulcer disease. Arch. intern. Med. 144 (1984) 566—567

Rifkin, A., Reardon, G., Siris, S., Karagji, B., Kim, Y.S., Hackstaff, L., Endicott, N.: Trimipramine in physical illness with depression. J. clin. Psychiat. 46/2 (sec. 2) (1985) 4–8

Risch, S.C., Groom, G.P., Janowsky, D.S.: The effects of psychotropic drugs on the cardiovascular system. J. clin. Psychiat. 43/5 (sec. 2) (1982) 16–32

Robertson, M.M., Trimble, M.R.: The treatment of depression in patients with epilepsy. J. affect. Disord. 9 (1985) 127–136

Rodin, G., Voshart, K.: Depression in the medically ill. Amer. J. Psychiat. 143 (1986) 696–705

Roose, S.P., Glassman, A.H., Siris, S.G. et al.: Comparison of imipramine and nortriptyline-induced orthostatic hypotension: A meaningful difference. J. clin. Psychopharmacol. 1 (1981) 316–319

Roose, S.P., Glassman, A.H., Giardina, E.G.V. et al.: Nortriptyline in depressed patients with left ventricular impairment. JAMA 256 (1986) 3253–3257

Rubinstein, G., McIntyre, I., Burrows, G.D., Norman, T.R., Maguire, K.P.: Metabolism of tricyclic antidepressant drugs. In: G.D. Burrows, T.R. Norman, B. Davies (eds.): Antidepressants. Elsevier, New York 1983

Schleifer, S.J., Macari-Hinson, M.M., Kahn, M. et al.: The nature and course of depression following myocardial infarction. Arch. intern. Med. 149 (1989) 1785–1789

Schmale, A.H.: Reactions to illness. Psychiat. Clin. N. Amer. 2 (1979) 321–330

Schulberg, H.C., Saul, M., McClelland, M.: Assessing depression in primary medical and psychiatric practices. Arch. gen. Psychiat. 12 (1985) 1164–1170

Schwab, J.J., Brown, J., Holzer, C.E.: Depression in medical inpatients with gastrointestinal diseases. Amer. J. Gastroenterol. 49 (1968) 146–152

Schwartz, J.A., Speed, N., Clavier, E.: Tricyclic antidepressants in treatment of the medically ill: the value of psychiatric consultation. Int. J. Psychiat. Med. 18 (1988) 235–241

Schwartz, J.A., Speed, N., Beresford, T.P.: Antidepressants in the medically ill: Prediction of benefits. Int. J. Psychiat. Med. 19 (1989) 363–369

Snyder, S., Strain, J.J., Wolf, D.: Differentiating major depression from adjustment disorder with depressed mood in the medical setting. Gen. Hosp. Psychiat. 12 (1990) 159–165

Stewart, J.A., Drake, F., Winokur, G.: Depression among the medically ill patients. Dis. nerv. Syst. 26 (1965) 479–485

Stimmel, G.L., Escobar, J.I.: Antidepressants in chronic pain: a review of efficacy. Pharmacotherapy 6 (1986) 262–267

Stoudemire, A., Atkinson, P.: Use of cyclic antidepressants in patients with cardiac conduction disturbances. Gen. Hosp. Psychiat. 10 (1988) 389–397

Sullivan, M., Sakai, C.S., Dobie, R.A. et al.: Treatment of depressed tinnitus patients with nortriptyline. Ann. Otol. Rhinol. Laryngol. 98 (1989) 867–872

Surman, O.S.: Hemodialysis and renal transplantation. In: N.H. Cassem, T.P. Hackett (eds.): Massachusetts general hospital handbook of general hospital psychiatry. 2. ed. PSG, Littleton 1987, pp. 380–402

Thompson, W.L., Thompson, T.L.: Treating depression in asthmatic patients. Psychosomatics 25 (1984) 809–812

Thomson, J., Rankin, H., Ashcroft, G.W. et al.: The treatment of depression in general practice: a comparison of L-tryptophan, amitriptyline, and a combinaton of L-tryptophan and amitriptyline with placebo. Psychol. Med. 12 (1982) 741–751

Valnes, K., Myren, J., Wetterhus, S. et al.: Longterm treatment of duodenal ulcers with trimipramine: A double-blind study. Scand. J. Gastroenterol. 17 (1982) 1003–1007

Veith, R.C.: Cardiovascular effects of antidepressants: treating the elderly patient. In: C.A. Shamoian (ed.): Treatment of affective disorders in the elderly. American Psychiatric Press, Washington DC 1985, pp. 39–50

Veith, R.C., Raskind, M.A., Caldwell, J.H., Barnes, R.F., Gumbrecht, G., Ritchie, J.L.: Cardiovascular effects of tricyclic antidepressants in depressed patients with chronic heart disease. New Engl. J. Med. 306 (1982) 954–959

Walsh, T.D.: Antidepressants in chronic pain. Clin. Neuropharmacol. 6 (1983) 291–295

Wells, K.B., Golding, J.M., Burnham, M.A.: Psychiatric disorder in a sample of the general population with and without chronic medical conditions. Amer. J. Psychiat. 145 (1988) 976–981

Whitlock, F.A.: Symptomatic affective disorders. Academic Press, Sidney 1982

Wilson, W.H., Jefferson, J.W.: Thyroid disease, behavior, and psychopharmacology. Psychosomatics 26 (1985) 481–492

Winokur, G., Black, D.W., Nasrallah, A.: Depressions secondary to other psychiatric disorders and medical illnesses. Amer. J. Psychiat. 145 (1988) 233–237

Wise, M.G., Taylor, S.E.: Anxiety and mood disorders in medically ill patients. J. clin. Psychiat. 51/1 (suppl.) (1990) 27–32

Woods, S.W., Tesar, G.E., Murray, G.B., Cassem, N.H.: Psychostimulant treatment of depressive disorders secondary to medical illness. J. clin. Psychiat. 47 (1986) 12–15

25 Zum Umgang mit Todkranken und Sterbenden

M. Beutel

Insbesondere seit dem Erscheinen der Monographie „On Death and Dying" von *Kübler-Ross* (1969, 1980) ist eine unübersehbare Flut von biographischen und wissenschaftlichen Publikationen zur Psychologie des Sterbens erschienen. Daß diese sich vorwiegend auf die Situation Krebskranker beziehen, mag neben der Häufigkeit (als zweithäufigste Todesursache nach kardiovaskulären Erkrankungen) und Chronizität von Krebserkrankungen, vor allem auch mit den nach wie vor dieser Gruppe von Erkrankungen anhaftenden Stigmata von Unheilbarkeit und langem Siechtum zusammenhängen (*Verres* 1986). Daher wird sich auch die folgende Literaturübersicht zum großen Teil auf Krebskranke beziehen.

Zweifelhaft erscheint allerdings, ob es mit der Enttabuisierung des Sterbens wirklich zu einer Zunahme der persönlichen Auseinandersetzung mit dem Sterben in unserer Gesellschaft gekommen ist. Auffallend sind die ständige Präsenz und Anziehungskraft des unnatürlichen, gewaltsamen Todes in den Massenmedien sowie das öffentliche Wiederaufleben von Stereotypen der erlösenden, schnellen Hilfe zum Sterben in hoffnungslosen und quälenden Krankheitssituationen (*Stössel* 1990).

Maßgeblich durch die Hospizbewegung beeinflußt, wurden Defizite der medizinischen Versorgung Todkranker und Sterbender offenkundig, die angesichts der Verlagerung des Sterbens in das Krankenhaus und des Mangels an Hilfestellung im ambulanten Bereich besonders gravierend sind. Obgleich sich in den vergangenen 20 Jahren ein Einstellungswandel von Ärzten bezüglich Offenheit in der Kommunikation mit Patienten abzeichnet und psychologische Betreuung als wichtiger Teil medizinischer Behandlung anerkannt wird, erscheinen Prinzipien palliativer Versorgung längst nicht verwirklicht.

Ausgehend von der medizinischen Versorgungssituation Todkranker und Sterbender sollen soziales und familiäres Umfeld, psychische Reaktionen und intrapsychische Verarbeitung Todkranker und Sterbender sowie Ansätze zur Verbesserung und Versorgungssituation dargestellt werden. Dabei sollen neben institutionellen Ansätzen, Fort-, Weiterbildungs- und Supervisionskonzepten und psychologischen Leitlinien der Versorgung insbesondere Probleme und Möglichkeiten psychiatrischer und psychotherapeutischer Hilfen diskutiert werden.

Wenn von Todkranken und Sterbenden die Rede ist, geht es im folgenden um Patienten mit einer unheilbaren und vermutlich progredient zum Tode verlaufenden Erkrankung. Einzelne Untersucher legen darüber hinaus wahrscheinliche Überlebenszeiträume (von $1/2$ bis 1 Jahr) fest. Der Beginn einer terminalen Krankheitsphase wird von anderen darauf bezogen, daß der Patient anfängt, sich von seiner Umwelt zurückzuziehen und sich auf das Sterben einzustellen.

25.1 Probleme bei der Versorgung Todkranker und Sterbender im Krankenhaus

In der Bundesrepublik stirbt die Mehrzahl der Menschen in Krankenhäusern, ein geringerer Teil in Heimen (1978 zusammen ca. 60%, nach *Schmeling-Kludas* 1988). Die *Organisation* von Krankenstationen ist in der Regel auf kurative Behandlung akuter Erkrankungen mit kurzer Verweildauer und nicht auf die besonderen Bedürfnisse Schwerkranker und Sterbender eingerichtet. Eine adäquate palliative Versorgung, einschließlich guter Symptomkontrolle ist aufgrund von Personalknappheit, räumlichen Bedingungen, aber auch Ausbildungsdefiziten und anders gelagerten Behandlungsprioritäten oft nicht gegeben.

Bereits die Einweisung in eine Klinik ist in der Regel verbunden mit Reglementierung (z.B. begrenzte Besuchszeiten), Unsicherheit über organisatorische Abläufe und diagnostische und therapeutische Maßnahmen sowie einem gravierenden Verlust von Intimsphäre und Würde. Nicht zuletzt angesichts verbreiteten Personalmangels werden Sterbende häufig allein gelassen, empfinden sich selbst als zusätzliche Belastung für das behandelnde Personal und werden zum Teil immer noch mit „Rücksicht" auf Mitpatienten in Abstellräume geschoben. Auf einigen Stationen werden Sterbende in sog. „Sterbezimmer" zusammengelegt, was einerseits ihre Isolierung verstärken kann, andererseits das Abschiednehmen von Angehörigen erschwert.

Der Umgang mit Todkranken und Sterbenden bringt *Ärzte und Pflegepersonal* in eine Situation, für die sie ihre Ausbildung in der Regel nicht vorbereitet hat. Gegenüber dem Anspruch, Krankheiten durch Beseitigung von Krankheitsursachen und gezieltem Eingriff in pathologische Abläufe zu heilen, wird das unaufhaltsame Voranschreiten der Krankheit oft als persönliches Versagen, Niederlage oder Kränkung empfunden. Es kommt leicht zu Gefühlen von Ohnmacht und Hilflosigkeit, dem Patienten „nicht mehr helfen" zu können, wenn mitmenschliche Begleitung und Sinnfindung angesichts von Leiden und Tod nicht zugänglich sind. *Reimer* u. *Kurthen* (1985) fanden bei einer Fragebogenuntersuchung bei 62 internistischen Klinikärzten, daß über $^1/_4$ angab, Krebskranke weniger gern als andere zu behandeln und dies mit der emotionalen Belastung und unbefriedigenden Hilfsmöglichkeiten begründeten. Gerade wenn der Tod Folge von eingreifenden Behandlungsverfahren (z.B. Herzoperation, Nierentransplantation, Chemotherapie) ist, kann es zu erheblichen Schuldgefühlen kommen. Besonders belastend ist es für das behandelnde Personal, wenn nach langer Behandlung tiefergehende Beziehungen entstanden sind (vgl. *Kaplan-De Nour* 1983, *Strauch-Rahäuser* 1985) und Trauer- und Verlustgefühle nicht verarbeitet werden können. Unerträglich wird oft die Situation auf Stationen mit einem hohen Anteil unheilbar Kranker, wenn mehrere Patienten nacheinander in kurzer Zeit versterben.

Wenngleich es nicht spezifisch für die Versorgung Todkranker und Sterbender ist, beschreibt das Konzept des *Burn-out-Syndroms* eine hier häufig zu beobachtende Konstellation körperlicher und emotionaler Erschöpfung und einer veränderten Einstellung zum Patienten und Selbstbewertung, die auch zu erhöhten Erkrankungs- und Fluktuationsraten des Personals führen können (*Pines* et al. 1985):

– körperliche und emotionale *Erschöpfung*, z.B. Reizbarkeit, Nervosität, Niedergeschlagenheit, Schwäche und Müdigkeit, psychosomatische Symptome wie Kopfschmerzen, Muskelverspannungen, veränderte Ernährungsgewohnheiten, u.U. Alkohol-, Medikamenten- und Nikotinabusus,
– *negative Einstellung* zum *Patienten*, z.B. Distanzierung, mangelnde Achtung oder Abwertung,

– *negative Selbstbewertung* mit Versagensgefühlen, Scham- und Schuldgefühlen.

Neben arbeitsfeldimmanenten Belastungen werden auch *Persönlichkeitsdispositionen* beschrieben, etwa besonders hohe berufliche Ansprüche, Zielsetzungen und Engagement. Ältere Testuntersuchungen (z.B. *Feifel* 1965) fanden größere Todesängste bei Ärzten als bei Angehörigen anderer Berufsgruppen und sahen in der Abwehr dieser Ängste ein wichtiges Motiv der Berufswahl. Angesichts von verbreiteter Hilflosigkeit, Schuld- und Überforderungsgefühlen werden viele Reaktionen und Abwehrformen im Umgang mit Todkranken und Sterbenden verständlich, insbesondere:

– Vermeidung des Kontakts mit Sterbenden (etwa in Form verkürzter Visitendauer oder verzögerter Reaktionen auf ein Klingeln des Patienten; vgl. *Schulz* u. *Aderman* 1976),
– Verleugnung (z.B. wenn gegenüber dem Patienten unrealistische Behandlungsalternativen oder Prognosen in Aussicht gestellt werden),
– Flucht in Überaktivität, „Maximaltherapie" (z.B. unnötige diagnostische/therapeutische Maßnahmen),
– Entmündigung, Versachlichung (z.B. vermindertes direktes Ansprechen des todkranken Patienten; s. *Koch* u. *Schmeling* 1982),
– Verlust von Distanz bzw. Identifikation (z.B. Empfinden ähnlicher Krankheitssymptome wie Patienten, die dem Behandler in Alter und Geschlecht nahestehen),
– Resignation und Beziehungsabbruch (z.B. Kontaktvermeidung, Verlegung),
– Verschiebung und Austragung durch Teamkonflikte (z.B. andere Mitarbeiter oder Abteilungen zum Sündenbock für ungünstige Krankheitsverläufe machen).

Demgegenüber hat sich ein guter Teamzusammenhalt mit gegenseitiger emotionaler Unterstützung als belastungsreduzierend und hilfreich erwiesen, der nach unserer Erfahrung durch langerfristiges Supervisionsangebot gestützt werden kann (*Muthny* et al. 1989).

25.2 Zur Bedeutung und den Belastungen des sozialen Umfeldes

Patienten sind in der terminalen Krankheitsphase besonders auf offene Kommunikation und Unterstützung ihres sozialen Umfeldes angewiesen. Demgegenüber werden Störungen der Kommunikation mit Partnern vor allem in der terminalen Krankheitsphase berichtet.

1/3 der untersuchten Paare (*Hinton* 1981) gab an, offen und vollständig, immerhin 2/3 teilweise oder gar nicht über den bevorstehenden Tod des Partners miteinander zu sprechen. *Krant* u. *Johnston* (1977/78) befragten 126 nahe Familienmitglieder (Partner, Kinder, Geschwister) von 75 terminalen Krebspatienten über ihre Kommunikation mit Patienten und medizinischem Personal. Es ergaben sich ausgeprägte Diskrepanzen zwischen der Einschätzung der Schwere der Krankheit durch die Angehörigen und der mutmaßlichen Bewertung durch den Patienten: Während 66 % der Familienmitglieder angaben, der Patient sei schwer krank oder liege im Sterben, waren nur 48 % überzeugt, daß es der Patient wisse. Über die Hälfte nahmen den Patienten als gelegentlich bis ständig zurückgezogen wahr und empfanden Krankenhausbesuche als unangenehm, insbesondere aufgrund eigener Gefühle von Hilflosigkeit und der Begegnung mit Hilflosigkeit und Schmerz beim Patienten. Daß lediglich jeder Fünfte angab, mit dem Patienten über die Möglichkeit des Sterbens gesprochen zu haben, scheint besonders gravierend bei einer Stichprobe, deren durchschnittliche Überlebenszeit von ärztlicher Seite mit weniger als 6 Monaten angegeben wurde und von der die Hälfte schließlich innerhalb von 11 Wochen verstarb. Vor allem dann, wenn die Kommunikation eingeschränkt war, zogen es Angehörige vor, daß der Patient im Krankenhaus verstarb.

Offen ist in dieser wie in anderen Untersuchungen, die Verständigung über Krankheit und Sterben als diskordant und zurückhaltend beschreiben, inwieweit Kommunikationsprobleme durch mangelnde ärztliche Information, komplementäre Verleugnungsprozesse bei Patienten und Familienmitgliedern oder den — letztlich untauglichen — Versuch, die Beziehung durch gegenseitiges Verschweigen des Ernstes der Situation zu schützen, zu erklären sind.

Verständlich sind solche Entwicklungen auf dem Hintergrund der erheblichen Belastungen von Angehörigen Schwerkranker. Weitgehend krankheitsunspezifisch berichten *Partner* Schwerkranker von depressiven Verstimmungen, Ängsten (vor allem Trennungs- und Verlassenheitsängste) und vielfältigen psychosomatischen Beschwerden, die oft in auffallender Weise denen des kranken Partners ähneln. Schuldgefühle werden vor allem bei Partnerinnen von Herzinfarktpatienten beobachtet (*Croog* 1983). Diese können unabhängig von realen Versäumnissen besonders dann entstehen, wenn zuvor die Beziehung ambivalent war und zu einem Überengagement in der Versorgung bzw. Schuldvorwürfen gegenüber dem Personal führen.

Viel Hilflosigkeit und Unsicherheit tritt ein beim Übergang von der Klinik zur *häuslichen Versorgung* (*Beutel* u. *Sellschopp* 1989).

Wellisch et al. (1983) fanden anhand von Beobachtungsprotokollen, daß sich 1/4 der Familien überfordert fühlte durch die häusliche Pflege ihrer schwerkranken Mitglieder. Dies äußerte sich in erheblichen emotionalen Problemen, Beziehungsstörungen und Rollenkonflikten. In der Studie von *Hinds* (1985) zeigten sich erhebliche Probleme in der physischen Versorgung (bei 31 %) und im Umgang mit Ängsten (23 %).

Obgleich die Beziehung zum sozialen Umfeld im allgemeinen als stabil und gut geschildert wurde, zeigten sich in der Studie von *Cooper* (1984) etwa bei der Hälfte der Patienten und ihren Partnern Enttäuschungen über einzelne Beziehungen, die dann als sehr schwerwiegend erlebt wurden. Nach unseren Ergebnissen (*Beutel* et al. 1990) erscheint es förderlich für die Bewältigung fortgeschrittener Krankheit und Alltagsprobleme sowie einer besseren Befindlichkeit, wenn zumindest eine vertrauensvolle Beziehung auch außerhalb der Familie besteht, bei der es sich auch um den Arzt handeln kann. *Kiecolt-Glaser* et al. (1987) fanden anhaltende immunologische Beeinträchtigungen vor allem bei älteren Pflegepersonen von Alzheimer-Kranken, die auch nach dem Tode der Erkrankten fortbestanden.

Angehörige berichten vielfach rückblickend, das Sterben zu Hause sei eine wertvolle gemeinsame Erfahrung (*Tausch* u. *Tausch* 1985) gewesen. Dennoch kann dies eine Überforderung für die Familien darstellen (etwa durch tiefgreifende Veränderungen von Familienalltag und Rollen, das „hautnahe" Miterleben von körperlichem Verfall und den Mangel an Entlastungs- und Rückzugsmöglichkeiten) und zu einer kurzfristigen stationären Aufnahme des Sterbenden führen.

25.3 Psychische Reaktionen und intrapsychische Verarbeitung

Mit dem Voranschreiten der Erkrankung sind Patienten mit zunehmenden körperlichen Beschwerden konfrontiert. Besonders gefürchtet sind chronische Schmerzen (bei 30 bis 60 % von Patienten mit fortgeschrittenen Tumorerkrankungen). Patienten leiden unter fortschreitender Immobilisierung, Abhängigkeit und Hilfsbedürftigkeit, realer oder befürchteter Isolation und, häufig damit einhergehend, einer Verletzung und Einschränkung des Selbstwertgefühls. Nach einer Untersuchung von *Hinton* (1980) spüren etwa 80 % der Sterbenden das Herannahen ihres Todes lange, oft schon bevor sie darüber mit Arzt oder Behandlungsteam reden.

Zugleich stellen sich ihnen bedeutsame adaptive Aufgaben:

— dem Leben einen Sinn geben und mit negativen Gefühlen gegenüber Vergangenem, der eigenen Person und wichtigen Bezugspersonen umzugehen,
— den Verlust der äußeren Welt und Integrität des eigenen Körpers zu betrauern,
— körperliche Veränderungen, Schmerzerleben, Verletzung des Selbstwertgefühls zu akzeptieren (*Meerwein* 1985).

Krankheitsunspezifisch werden bei fortgeschrittenen und chronischen Erkrankungen häufig depressive Verstimmungen beobachtet. Ein Teil der Variabilität der Angaben (zwischen 10 und 60 % der Untersuchten) mag auch damit zusammenhängen, daß *Depressionen* sehr unterschiedlich operationalisiert und gemessen wurden. Vor allem in fortgeschrittenen Krankheitsstadien mit verminderter funktioneller Kapazität (Selbstversorgung, Aktivitäten des täglichen Lebens) und verschlechtertem Allgemeinbefinden (*Massie* u. *Holland* 1988) reagieren viele Patienten mit Depressionen.

Als Beispiel für eine sorgfältige Untersuchung sei die Studie von *Bukberg* et al. (1984) genannt, die 62 hospitalisierte onkologische Patienten mit psychiatrischen Interviews, standardisierten Ratingskalen (Hamilton Depressionsskala, DSM-III-Kriterien) sowie Selbstbeschreibungsverfahren (u.a. Beck-Depressionsskala) untersuchten. Sie fanden, daß 24 % schwer, 18 % mäßig depressiv waren und weitere 14 % depressive Symptome zeigten, die nicht als klinische Depression eingestuft wurden. Insgesamt ergaben, wie in anderen Studien, psychiatrische Ratings deutlich höhere Prävalenzen von Depressionen als Selbstbeschreibungsverfahren.

Schwierig gestaltet sich die Abgrenzung verschiedener *Formen* und *Schweregrade*. Im Vordergrund stehen *depressive Reaktionen* mit gedrückter oder dysphorischer Stimmung, Ängstlichkeit, oft auch beeinträchtigtem Selbstwertgefühl, Gefühlen von Hilflosigkeit, Wertlosigkeit und Schuld, Konzentrationsschwierigkeiten und Suizidgedanken. Körperliche Symptome wie Appetit-

losigkeit, Erschöpfung und Schlaflosigkeit eignen sich wenig für die Diagnosestellung, da diese kaum von Krankheits- und Behandlungsfolgen zu unterscheiden sind. Vorübergehende Depressionen können der Verarbeitung eingetretener Verluste und Behinderung dienlich sein. Längsschnittuntersuchungen deuten auf ungünstige Auswirkungen anhaltender Depressivität auf den Krankheitsverlauf (z.B. Reinfarkt, Tumorprogredienz) hin, vor allem wenn sie mit Hilf-, Hoffnungslosigkeit und Resignation einhergehen (zusammenfassend s. *Beutel* 1988).

Differentialdiagnostisch ist insbesondere an depressive Verstimmung als Folge von unkontrolliertem Schmerz oder Medikation (vor allem Chemotherapie und Steroidbehandlung) zu denken (ausführlich s. *Massie* u. *Holland* 1988). Andererseits sensibilisieren starke emotionale Reaktionen, insbesondere Depressionen, die Schmerzempfindung, und Schmerz und emotionale Reaktion können sich nicht nur gegenseitig verstärken, sondern auch stellvertretend auftreten. In diesem Zusammenhang ist auch der Mitteilungscharakter an das behandelnde Personal (im Sinne vermehrter Zuwendung) zu bedenken.

Insgesamt ist die *Suizidrate* todkranker Krebspatienten nicht höher als in der Allgemeinbevölkerung (zusammenfassend s. *Siegel* u. *Tuckel* 1984/85, *Fox* et al. 1982). Suizidgedanken können neben einem häufigen Begleitsymptom depressiver Verstimmung auch ein Bedürfnis nach Kontrolle über eine schwer erträgliche Situation oder den Wunsch, dem sozialen Umfeld nicht länger zur Last zu fallen, ausdrücken. Risikofaktoren für suizidale Handlungen sind in erster Linie mangelnde Schmerzkontrolle, defizitäre soziale Unterstützung (insbesondere der reale oder phantasierte Rückzug oder Beziehungsabbruch durch nahestehende Personen), verbunden mit Depression und Hoffnungslosigkeit. Disponierend sind hier psychopathologische Vorbelastungen (Vorgeschichte von Depressionen, Suizidalität oder Alkoholmißbrauch). Die Mitteilung ungünstiger diagnostischer Aussagen steigert die Suizidalität nur in Kombination mit den vorgenannten Faktoren (*Breitbart* 1987). Im Unterschied zu Krebskranken gibt es bei chronischen Dialysepatienten Hinweise auf eine drastisch erhöhte Suizidalität, bei der jedoch eine große Zahl indirekter Suizide (Todesfälle durch bewußte Inkaufnahme hoher Risiken bei Noncompliance und Behandlungsverweigerung) enthalten ist (*Haenel* et al. 1980, *Pommer* u. *Broda* 1984).

Der bevorstehende Verlust von all dem, was wichtig ist, weckt beim Todkranken vielfältige *Ängste*.

Am gravierendsten wird neben dem Verlust von Selbstbestimmung und Kontrolle die Furcht vor dem Ausgeschlossenwerden durch die Mitmenschen beschrieben (*Köhle* et al. 1990).

Kognitive Beeinträchtigungen und *organische Psychosyndrome* treten unter anderem aufgrund von Gehirnmetastasen, toxischen medikamentösen Effekten, metabolischen oder endokrinologischen Veränderungen bzw. Bestrahlungsfolgen auf (für Krebskranke s. *Silverfarb* u. *Oxman* 1988).

Das bekannteste Modell der Auseinandersetzung mit der Situation als Todkranker stammt von *Kübler-Ross* (1969, 1980). Sie unterscheidet 5 Phasen:

a) *Nichtwahrhabenwollen und Isolierung* bezeichnen in erster Linie Verleugnung des Ernstes der Krankheit, der Konsequenzen sowie der eigenen Betroffenheit.

b) *Zorn und ungerichtete Aggressivität* zentrieren sich um die Frage: „Warum gerade ich?"

c) *Verhandeln* bezeichnet irrationale bzw. magische Strategien, mit denen der Patient versucht, bei voller Kenntnis der Diagnose Aufschub oder Rettung zu erreichen.

d) *Depression* erfolgt reaktiv aufgrund eingetretener Verluste und vorbereitend auf die Annahme des bevorstehenden Todes.

e) *Zustimmung* bzw. *Versöhnung* beinhaltet ein gewisses Maß von Einverständnis, „fast frei von Gefühlen" (*Kübler-Ross* 1980, S. 59).

Dieses Phasenmodell illustriert, daß die Auseinandersetzung mit dem eigenen Tod ein Prozeß ist, in dessen Verlauf Gefühle wie Depressionen oder Aggressionen regelmäßig vorkommen. Die Aufeinanderfolge der Phasen ist nach *Kübler-Ross* häufig zu beobachten, aber nicht zwingend. Zu bemängeln sind sicher die angenommene Regelhaftigkeit des Verlaufs sowie die Beschränkung auf wenige Formen der Verarbeitung. Die optimistische Annahme in diesem Modell, daß mit dem Fortschreiten der Zeit eine Zustimmung oder Versöhnung eintritt, erscheint vor allem dann problematisch, wenn diese zu einer normativen Vorstellung oder Erwartung an einen terminal Kranken umgewandelt wird (*Kastenbaum* 1982).

Entgegen einfachen Modellannahmen sind Art und Verlauf der Auseinandersetzung mit dem Bevorstehenden vielfältig und hängen von der betroffenen Person (Vorbereitung, bisherige Auseinandersetzung mit Sterben und Tod, Bewertung der Verluste, verfügbare Bewältigungsstrategien), situativen Aspekten wie Todesgewißheit und -zeit und Krankenhaussituation (Art und Genauigkeit der Diagnosemitteilung, verfügbare Unterstüt-

zung) sowie dem Ausmaß sozialer Unterstützung bzw. Belastung ab (zusammenfassend s. *Koch* u. *Schmeling* 1982, *Strauss* u. *Glaser* 1975).

Unter den Verarbeitungsformen werden Coping- und Abwehrstrategien unterschieden.

Coping läßt sich annäherungsweise mit *Bewältigung* übersetzen. Bezeichnet werden damit aktive, vorwiegend bewußte, eher realitätsorientierte Formen der Auseinandersetzung mit der Krankheit oder dem drohenden Tod, um Belastungen vorzubeugen oder sie zu reduzieren. Dieses Konzept ist komplementär zum psychoanalytischen Begriff der *Abwehrmechanismen*, der eine vorwiegend unbewußte, realitätsverzerrende Auseinandersetzung mit der Krankheit bezeichnet.

Unter den Bewältigungsstrategien spielen Versuche, einen Sinn oder ein Verständnis der Erkrankung zu finden, eine wichtige Rolle. Viele Schwerkranke beantworten ihre Frage nach der Entstehung ihrer Erkrankung („warum gerade ich?"), indem sie psychosoziale Belastungen (z.B. Verlust einer nahestehenden Person, berufliche Überforderung etc.) angeben, oft auch Selbstverschulden. Vor allem ich-dystone Zuschreibungen (z.B. „der Brustkrebs ist die Strafe dafür, daß ich meine Familie im Stich gelassen habe") werden von Patienten oft quälend erlebt. Als hilfreich schildern viele Patienten auch, wenn es ihnen gelingt, positive Aspekte im Krankheitserleben zu finden. Erkrankt an einem metastasierten Brustkrebs schreibt Maxie *Wander*: „Jeden Tropfen Leben werde ich auskosten, Leben tröpfelweise, aber sicherlich habe ich mehr davon als viele andere Menschen, die nicht wissen, was das Leben eigentlich ist" (1980, S. 41).

Mit fortschreitender Immobilisierung sind Todkranke zunehmend bei der Bewältigung ihrer Situation auf die Hilfe und Unterstützung anderer angewiesen. Um so wichtiger ist es für sie, soweit möglich Kontrolle über ihre Situation zu behalten (bekannte Beispiele sind der rapide Verfall und plötzliche Tod nach Pflegeheim- oder Klinikeinweisung) und unerledigte Angelegenheiten (z.B. Sicherstellung der Versorgung der Hinterbliebenen) zu regeln. Manchen Patienten gelingt eine kreative Bewältigung der Sterbeerfahrung, indem sie versuchen, einen sinnvollen Zusammenhang der bedrohten inneren und äußeren Lebensaspekte herzustellen und so auch nach dem eigenen Tode „zu überleben" (*Noll* 1984, *Wander* 1980, *Zorn* 1983).

Unter den Abwehrmechanismen wird am häufigsten die sog. *Verleugnung* beschrieben, die Negierung oder Zurückweisung verfügbarer, bedrohlicher Information und ihres emotionalen Gehalts. Verzögerung der Behandlung, Mangel emotionaler Beteiligung und Noncompliance können auf Verleugnungsvorgänge hindeuten. Andere, weniger beachtete Abwehrmechanismen (z.B. Rationalisierung, Verschiebung, Projektion) können gleichfalls und unterstützend eingesetzt werden.

Bevor auf Verleugungsvorgänge geschlossen wird, sind jedoch andere Erklärungen auszuschließen: eine unzulängliche Information, bewußte Vermeidung, sich mit der Krankheit auseinanderzusetzen, oder auch der Versuch, den seinerseits ängstlich erlebten Gesprächspartner zu schonen. Abhängig von der Phase der Erkrankung kann Verleugnung die Krankheitsverarbeitung erleichtern, etwa wenn sonst schwer zu verkraftende Erfahrungen allmählich realisiert werden. Dabei kommt es natürlich stark auf das Ausmaß und das Persistieren der Verleugnung an. Ganz unterschiedliche Konsequenzen hat es, ob verleugnet wird, überhaupt krank zu sein, welche Bedeutung das in persönlicher, familiärer oder beruflicher Hinsicht hat oder ob mit der Erkrankung das eigene Leben bedroht ist.

Häufig treffen wir gerade bei lebensbedrohlich Erkrankten auf einen Zustand, den *Weisman* (1972) als *„middle knowledge"* bezeichnet, einen Zustand zwischen Wissen und Nichtwissen, zwischen Akzeptieren und Nichtwahrhabenwollen (etwa wenn ein Patient sagt: „Ich weiß, meine Erkrankung ist krebsartig, aber auf keinen Fall bösartig"). Vor allem bei terminal Kranken können Verleugnung und Akzeptieren rasch wechseln, was auch für den Arzt sehr irritierend sein kann.

Oft werden Angehörige und Pflegepersonen in Abwehrvorgänge (z.B. Spaltung) einbezogen, indem die Patienten sie zu „guten", liebevollen Versorgern oder „bösen", täuschenden und ablehnenden Personen machen, mit einzelnen Teammitgliedern bevorzugt Todesängste besprechen, anderen gegenüber eine Fassade völliger Unbeteiligtheit aufrechterhalten.

25.4 Ansätze zur Verbesserung der Versorgung

25.4.1 Institutionelle Ansätze

Ende der 60er Jahre begann in Großbritannien, Mitte der 70er Jahre in den USA die sog. *Hospiz-Bewegung*, die in diesen Ländern nach wie vor eine weit größere Rolle spielt als in der Bundesrepublik. Allgemeine Merkmale der Hospizbehandlung sind (vgl. *Mor* u. *Masterson-Allen* 1988):

– Orientierung an Prinzipien palliativer Versorgung,
– Patienten und Familie werden als Einheit der Versorgung gesehen,
– Versorgung durch ein interdisziplinäres Team mit dem Versuch, den einzigartigen Bedürfnissen terminal Kranker und ihrer Familien gerecht zu werden. Dazu zählen insbesondere: 1. Fokus auf Schmerz- und Symptomkontrolle, 2. Kontinuität der Versorgung, 3. Fokussierung auf psychosoziale Probleme von Patienten und Familien, 4. häusliche Versorgung.

Umfassende Evaluationsstudien (*Greer* et al. 1986, *Morris* et al. 1986) ergaben nicht sehr ausgeprägte, aber konsistente positive Effekte bezüglich Symptomkontrolle und Zufriedenheit verglichen mit der üblichen Klinikversorgung. Vor allem in Programmen mit einer Akzentuierung häuslicher Versorgung verstarb ein höherer Anteil der Patienten zu Hause (*Mor* u. *Masterson-Allen* 1988).

In einzelnen Kliniken werden zunehmend Psychologen vorwiegend für die Betreuung Krebskranker eingestellt. Vor allem in Universitätskliniken sind psychiatrische und psychosomatische Konsultationsdienste verfügbar. *Interdisziplinäre Kooperationsmodelle* zwischen Onkologen und Psychotherapeuten/Psychosomatikern bestehen in der Bundesrepublik u.a. in Essen, Heidelberg, Hamburg, Köln, Nürnberg und Ulm (s. *Köhle* et al. 1990).

Als Beispiel sei das Münchener Tagesklinik-Modell* beschrieben (im Klinikum rechts der Isar), in dem Patienten mit meist fortgeschrittener Krebserkrankung aus den chirurgischen, gynäkologischen und medizinischen Kliniken ambulant, vor allem chemotherapeutisch, behandelt werden. Generell verfolgen wir die *Zielsetzungen*, durch die Verlagerung der Behandlung aus dem stationären in den ambulanten Bereich Beeinträchtigungen für die familiären Bindungen zu vermindern, möglichst frühzeitig Angehörige in den Behandlungsablauf einzubeziehen, das familiäre Selbsthilfepotential zu stützen und hierzu frühzeitig präventiv spezifische psychotherapeutische, sozialarbeiterische und pflegerische Hilfen (im Sinne eines integrierten Behandlungsplans) verfügbar zu machen. Von Anfang an werden Partner und Familienangehörige ermutigt, an der medizinischen und psychosozialen Eingangsdiagnostik sowie Versorgungsangeboten (Paar- und Familiengespräche, Informationsprogramme, Familienseminare) teilzuneh-

---

* gefördert mit Mitteln der Robert-Bosch-Stiftung Stuttgart und des BMFT

men. Da es um die Förderung der Kontakte zwischen Patient und sozialem Umfeld geht, liegt der Akzent auf Gruppeninterventionen (Entspannung, Unterstützung und Selbsthilfe). Erste Ergebnisse deuten darauf hin, daß es sich für die Adaption an die Krankheit und Behandlung als günstig erweist, wenn es gelingt, die Kommunikation zwischen Familienmitgliedern, aber auch zum medizinischen Personal zu fördern, gemeinsame Information, emotionale Kommunikation und Austausch und Erwerb von Bewältigungsfertigkeiten durch Kontakt mit anderen Patienten und ihren Familien zu begünstigen (*Beutel* et al. 1990).

25.4.2 Fort- und Weiterbildung

Fortbildungskurse zum Umgang mit Todkranken und Sterbenden haben in den vergangenen Jahren weite Verbreitung gefunden (*Huck* u. *Petzold* 1984). Exemplarisch sei der in zahlreichen Seminaren bewährte Ausbildungskurs von *Koch* u. *Schmeling* (1982) dargestellt.

Lernziele des Programms beziehen sich darauf, „die Voraussetzungen der Teilnehmer für einen angemessenen Umgang mit unheilbar Kranken, für eine offene Kommunikation mit diesen Patienten zu verbessern" (*Koch* u. *Schmeling* 1982, S. 67). Offenheit für die spezifischen Bedürfnisse des Patienten einerseits, aber auch die Möglichkeit zur Entlastung für das Krankenhauspersonal sollen im Rahmen kognitiver (Kenntnisse bezüglich der Probleme unheilbar Kranker und Möglichkeiten der Verbesserung der psychosozialen Versorgung), affektiv-sozialer (individuell unterschiedliche Gefühlprozesse beim Kranken und dem damit konfrontierten Personal) sowie behavioraler Lernziele (Erwerb von Fähigkeiten zum Umgang mit unheilbar Kranken) vermittelt werden. Dies beinhaltet in verschiedenen Durchführungsvarianten insbesondere:

— unverzichtbar eine Reflexion persönlicher Erfahrungen der Teilnehmer im Zusammenhang mit Tod und Sterben,
— Auseinandersetzung mit der Aufklärungsproblematik,
— Grundlagen und Einüben des „aktiven Zuhörens",
— intrapsychische Verarbeitung der Todkranken-Situation,
— offene Kommunikation mit Todkranken und ihren Angehörigen.

Vorliegende Evaluationsergebnisse zeigen, daß Teilnehmer Inhalt und Darbietungsform positiv

einschätzen, und mit diesem Programm ein Problembewußtsein und eine Sensibilisierung einerseits, andererseits ein Abbau von Hemmungen zur Auseinandersetzung mit Todkranken erzielt werden können.

Derartige Ausbildungsprogramme ersetzen jedoch nicht kontinuierliche Formen der Supervision und Fortbildung, wie sie vor allem in solchen Stationen sinnvoll erscheinen, die einen hohen Anteil an unheilbar Kranken versorgen. Hierzu zählen insbesondere:

— *Supervisionsgruppen* mit sehr unterschiedlich strukturierten bzw. themenzentrierten Vorgehensweisen, die sich auf die Reduzierung erlebter Belastung einerseits und den Erwerb von Problemlösungsstrategien andererseits richten (vgl. *Broda* u. *Muthny* 1990),
— *Balintgruppen* als psychoanalytisch orientierte Supervisionsform. Sie dienen, meist im Rahmen einer regelmäßigen, mehrjährigen Gruppenarbeit, der Bearbeitung der Beziehung zwischen Gruppenteilnehmern und ihren Patienten (vgl. *Speidel* 1977). Auf seiten der Teilnehmer wird eine hohe Motivation, sich mit eigenen Gefühlen in bezug auf den Patienten auseinanderzusetzen, vorausgesetzt.

25.4.3 Psychologische Leitlinien im Umgang mit Todkranken und Sterbenden

Als allgemeine Leitlinie diskutieren zahlreiche Autoren übereinstimmend das Ziel, eine vertrauensvolle Beziehung zum Patienten aufzubauen und zu erhalten und seine/ihre Isolation bzw. Einsamkeit zu vermeiden oder zu vermindern (s. z.B. *Freyberger* 1989, *Koch* u. *Schmeling* 1982, *Köhle* et al. 1990, *Schmeling-Kludas* 1988). Bewährt hat sich in der klinischen Versorgung und in der Fortbildung des Personals, folgende Aspekte besonders zu beachten:

— Zunächst müssen Voraussetzungen für eine *offene* und wahrhaftige (*Senn* 1985) *Kommunikation* mit dem Patienten geschaffen werden. Der Begriff *„Aufklärung"* impliziert einen einseitigen und einmaligen Vorgang. Die Problematik wird häufig in der Weise diskutiert: „Sollen wir diesem Patienten die Wahrheit sagen oder nicht, verkraftet er/sie das?" Ohne auf diese nach wie vor von Ärzten auf Fortbildungsveranstaltungen heftig umstrittene Aufklärungsfrage einzugehen (Argumente und Befunde, einschließlich der rechtlichen Aspekte hierzu s. *Koch* u. *Schmeling* 1982, *Schmeling-Kludas* 1988, *Senn* 1985), sei darauf hingewiesen, daß es sich bei der Information der Betroffenen über ihre Erkrankung stets um eine Kommunikation zwischen 2 Partnern handelt, die nur als Prozeß zu verstehen ist. Die Verweigerung einer adäquaten Information (sog. ,,schonende Lüge''), die alleinige Information von Angehörigen (die dann ,,dichthalten'' müssen) oder auch die schonungslose und unverblümte Konfrontation mit einer ungünstigen Diagnose und Prognose im Sinne einer ,,Flucht nach vorne'' müssen heutzutage als Kunstfehler angesehen werden, die nicht nur das Vertrauensverhältnis von Arzt und Patienten und deren Beziehung zu ihren Angehörigen belasten, sondern auch ihre Bewältigungsmöglichkeiten beeinträchtigen. Bewährt hat sich ein Vorgehen (ausführlich: *Senn* 1985), in dem ein möglichst offenes Informationsangebot an Vorwissen und Informationsbedürfnis des Patienten anknüpft (z.B. ,,bitte schildern Sie mir erst einmal, was Sie über Ihre Krankheit erfahren haben, welche Vorstellungen Sie haben, damit ich weiß, wo ich mit meinen Erklärungen ansetzen kann''). Da die Mitteilung einer schwerwiegenden Diagnose kaum beim 1. Gespräch emotional verarbeitet werden kann, sind wiederholte Gesprächsangebote oder signalisierte Gesprächsbereitschaft für den Aufbau des erforderlichen Arbeitsbündnisses entscheidend, u.U. auch die von Patienten oft gewünschte Einbeziehung wichtiger Bezugspersonen zu Informationsgesprächen.

— Wichtig ist, *Abwehrmechanismen nicht ,,gewaltsam''* (durch ,,schonungslose'' Konfrontation) *zu ,,durchbrechen'',* da diese wichtige Schutzfunktionen in einer äußerlich und innerlich sehr labilen Situation erfüllen.

— *Akzeptieren auch ungerechtfertigt oder unbegründet erscheinender Gefühle:* Oft lassen geringfügige Anlässe Angst, heftigen Zorn, Verzweiflung oder Hoffnungslosigkeit hervorbrechen, was für den Betroffenen und seine Bezugsperson sehr unverständlich und belastend sein kann. Wichtig ist, dies zu klären (und insbesondere auch die Gründe zu untersuchen), zu akzeptieren und mit dem Patienten ein Verständnis dafür zu finden.

— *Vermittlung von Ansatzpunkten für Hoffnung:* Wichtig ist, selbst bei ungünstiger Prognose Hoffnung auf einen günstigen Verlauf nicht frühzeitig durch globale, prognostisch ungünstige Aussagen (z.B. ,,mit dieser Krankheit haben Sie nicht mehr lange zu leben'') zu zerstören.

Diese werden oft vom Patienten als Todesurteil aufgefaßt, von dem sie sich auch bei überraschend günstigem Verlauf nur schwer freimachen können. Auch die Mitteilung einer genauen zeitlichen Prognose kann das Gefühl auslösen, daß nichts mehr getan werden kann. Um so wichtiger ist es, daß der Todkranke das Gefühl bekommt, nicht aufgegeben worden zu sein, wenn ihm beispielsweise Hoffnung auf Schmerzfreiheit oder Erleichterung von anderen Beschwerden in Aussicht gestellt werden kann.

— *Einbeziehung und Beratung von Angehörigen:* Dies erscheint besonders wichtig, um natürliche Ressourcen und Selbsthilfepotentiale in einer Situation zu stärken, wo diese massiven Belastungen ausgesetzt sind, unter denen es in einigen Fällen auch zu maladaptiven Reaktionen wie Rückzug oder Trennung kommen kann. Aus der umfangreichen Forschung zu psychischen, sozialen und medizinischen Folgen des Verlustes nahestehender Bezugspersonen wissen wir, daß besonders bei bestimmten Gruppen (z.B. bei männlichen Hinterbliebenen im mittleren/höheren Lebensalter, bei vorbestehenden symbiotisch-anklammernden bzw. ambivalenten Beziehungen, bei sozialer Isolation, bei besonderen Todesumständen wie gewaltsamer Tod) mit einem hohen Risiko an Morbidität und Mortalität zu rechnen ist (zusammenfassend s. *Beutel* 1991). Daher empfiehlt sich auch, Trauerprozesse bei Angehörigen zu beachten und bei Vorliegen von Risikokonstellationen gegebenenfalls gezielte Hilfestellung zu geben (s. *Worden* 1985).

25.4.4 Psychotherapeutische und psychiatrische Hilfen

Zunächst soll auf die konsiliarische (Mit-) Versorgung terminal Kranker, anschließend auf spezifische Probleme der Psychotherapie eingegangen werden.

Als Konsiliarius ist es zunächst wichtig einzuschätzen, ob das Problem bei der Krankheitsverarbeitung oder Auseinandersetzung mit dem drohenden Tod bei dem Patienten liegt, ob es zwischen Patienten und Angehörigen besteht oder ob es in erster Linie um Probleme des Personals im Umgang mit Patienten oder Angehörigen geht. *Nehemkis* et al. (1981/82) sprechen von der *,,hidden agenda''* auf der anfordernden Station. Angesichts der beschriebenen und verbreiteten Versorgungsdefizite zählt hierzu, sich ein Bild über den Stand der Kommunikation zwischen Patient, Personal und Angehörigen und auch über die Grunderfordernisse der Terminalpflege (z.B. hinlängliche Schmerzbekämpfung) zu machen.

Häufig finden sich als wesentliche Ursache von depressiven Verstimmungen, Rückzug oder unkooperativ-auflehnendem Verhalten von Patienten auch *mangelnde* Information und *Kommunikation* mit dem behandelnden Personal.

So sagte der behandelnde Arzt über einen terminal kranken Patienten mit Kolonkarzinom und ausgedehnter abdominaler und Lebermetastasierung: ,,Ich kann dem Patienten nicht zumuten, wie es um ihn steht, die Lebertransplantation ist die letzte Hoffnung für ihn''. Der Patient klammert sich hingegen an den in Aussicht gestellten Eingriff und wurde bei sich rapide verschlechterndem Allgemeinbefinden zunehmend verzweifelter.

Gerade in solchen Situationen gerät der Konsiliarius in eine ,,Vermittlerrolle'' zwischen Behandlern und Patient, die die Gefahr birgt, für den Patienten und gegen die Kollegen Partei zu ergreifen (ihn/sie beispielsweise selbst ,,aufzuklären''). Dies kann zu erheblichen Spannungen zwischen Patienten, Angehörigen oder Personal führen und Spaltungsvorgänge bei Patienten fördern oder zur ,,Ausstoßung'' des Konsiliarius aus der Station führen. Gerade in solchen angespannten Beziehungskonstellationen kann es sich als schwierig erweisen, die Spannung auszuhalten und den Patienten an die behandelnden Ärzte zur näheren Information zurückzuverweisen (und diese darauf aufmerksam zu machen).

Allgemein formulierte Anfragen: ,,Ob für den Patienten von anderer Seite noch etwas getan werden kann'', können Ausdruck extrem belastend erlebter Hilflosigkeit der Behandler sein. Während das Ansprechen derartiger Überforderungsgefühle durch hinzugezogene ,,Experten'' als beschämend und kränkend erlebt werden kann, erweist es sich oft als hilfreich und entlastend, emotionale Reaktionen der Betroffenen als Teil normaler ,,Trauer- und Verlustverarbeitung'' zu erklären.

Häufig wird es vom Personal auch als Problem empfunden, wenn der Patient sich ihrer Meinung nach nicht hinreichend mit dem Sterben auseinandersetzt oder sich in einer aussichtslosen Situation zuversichtlich und guter Dinge präsentiert. Gerade der oben beschriebene Wechsel zwischen Verleugnen (bis hin zum Überlebensglauben, und oft in sehr lebhaften Phantasien über die Gestaltung der Zukunft) und Akzeptieren sind für die Behandler häufig schwer zu tolerieren. Diese erzeugen in ihnen das Gefühl, entweder lügen zu müssen (mit schlechtem Gewissen), indem sie die Verleugnung

stützen, oder den Patienten/in zur Konfrontation mit der ,,Wahrheit'' zu zwingen.

Ein 23jähriger Kellner mit malignem Lymphom entwickelte unter intensiver Chemotherapie Gesichtsnervenlähmungen und starke Sehverschlechterungen infolge der Erkrankung. Daraufhin erwarb er — vom Krankenhaus aus und trotz finanzieller Schwierigkeiten — einen Kleinbus und begann — zum Befremden des behandelnden Personals — bei zunehmend schlechterem Allgemeinzustand eine Afrikareise für den folgenden Monat zu planen.

In solchen Situationen kommt es oft, entsprechend der Spaltungen des Patienten, zu 2 entsprechenden Fraktionen im Team. In solchen Fällen kann eine Beratung des Teams und Klärung der Situation entlastend sein und ermöglichen, mit beiden Persönlichkeitsaspekten des Kranken gleichzeitig umzugehen.

Häufig werden Probleme im Umgang mit Angehörigen, deren übermäßige oder mangelnde Involviertheit zum Überweisungsgrund.

Eine 55jährige Patientin mit Magenkrebs, die infolge einer ophthalmologischen Vorerkrankung postoperativ erblindet war, wurde wegen apathisch-zurückgezogenen Verhaltens untersucht. Es zeigte sich, daß der 60jährige Mann sie, zum Ärger des Pflegepersonals, bei ganztägigen Besuchen so aufopfernd versorgte, daß sie kaum selbständiges Verhalten entwickelte. Während er im Einzelgespräch einerseits die behandelnden Ärzte lobte, führte er andererseits tägliche Besuchsprotokolle über sämtliche ,,Pflegeverstöße'' des Pflegepersonals gegenüber seiner Frau (z.B. ,,Durchzug'' im Zimmer, verzögertes Ansprechen auf Klingeln etc.). Dieses Verhalten ließ nach, als es möglich war, mit ihm massive eigene Schuldgefühle — seiner Frau gegen ihren Willen zur Operation zugeraten zu haben — zu besprechen, und die Patientin begann, Kontakt mit dem Personal aufzunehmen und sich mit ihrer neuen Situation auseinanderzusetzen.

Unter psychotherapeutischen Interventionen steht meist eine kurzfristige *supportive Psychotherapie* (im Sinne einer Krisenintervention) im Vordergrund, die sich auf Verminderung von Disstreß, Steigerung von Selbstwertgefühl, Verbesserung von Bewältigungsstrategien, Korrektur von Fehlvorstellungen und Integration des Krankheitserlebens richtet und meist auf wenige Gespräche begrenzt ist (vgl. *Freyberger* 1989, *Massie* u. *Holland* 1988). Häufig geht damit eine *Beratung des Teams* einher, indem beispielsweise durch Hinweise auf bestimmte Informationswünsche des Patienten die Kommunikation zwischen diesem und den Behandlern gefördert wird. Ähnliches gilt für die Beratung von *Angehörigen*, die sich nach Absprache mit dem Patienten besonders dann empfiehlt, wenn ein offenes Gespräch und Gefühlsaustausch nur eingeschränkt möglich sind. Sinnvoll sind oft auch gemeinsame Beratungen beider Partner oder von Patient und Familienangehörigen. Bei der gelegentlich begleitend indizierten *Pharmakotherapie* ist es besonders wichtig, dem Patienten, der ohnehin nur sehr beschränkte Kontrollmöglichkeiten hat, soviel wie möglich an Kontrolle und Mitbestimmung bei der Wahl von Wirkungsspektrum und Dosierung einzuräumen (zur Bedeutung von Antidepressiva — auch im Hinblick auf die Schmerzbekämpfung s. *Köhle* et al. 1990, *Massie* u. *Holland* 1988).

Die *psychotherapeutische Begleitung* Sterbender stellt hohe Anforderungen bezüglich Präsenz und Verfügbarkeit des Behandlers, da in dieser Situation häufig ein sehr intensiver und persönlicher Kontakt entsteht, der sich nonverbal durch „Halten", tiefen Blickkontakt, gemeinsames Schweigen (oft auch vom Patienten gewünschten Körperkontakt) ausdrückt.

Im deutschsprachigen Raum hat besonders *Meerwein* wertvolle Beiträge zur Psychotherapie Schwerkranker geleistet. *Dreifuss* u. *Meerwein* (1984) gehen den Gründen nach, warum lange Zeit eine intensivere Psychotherapie mit Sterbenden kaum durchgeführt wurde und die Psychoanalyse sich wenig mit dieser klinischen Arbeit befaßt hat. Den Autoren zufolge stehen die notwendig werdenden Externalisierungen von Ich-Funktionen bei fortschreitender Abhängigkeit im Gegensatz zu Idealzielen der Entwicklung von *reifen* Ich-Funktionen und Ich-Autonomie. Das Eingehen einer engen Bindung zu einem Sterbenden, damit verbundene Identifikationsvorgänge, Schuldgefühle des Überlebens, aber auch schwer auszuhaltende Neid- und Haßgefühle des Sterbenden gegenüber dem Therapeuten, stellen an diesen hohe Anforderungen und mobilisieren ihrerseits Todesängste und -wünsche (vgl. *Yalom* u. *Greaves* 1977).

Dreifuss u. *Meewein* (1984) charakterisieren Psychotherapie mit Sterbenden als „vorwiegend eine rekonstruktive Therapie" des verletzten und von Vernichtung bedrohten „Selbst" (S. 271). Dabei komme es vor allem auf eine empathische Verbalisierung von bedrohlichen und abgewehrten Affekten, auf „dauerhafte Sorge und Fürsorge" und auf das Teilen des Erlebens der Todeserfahrung an, um Trauerarbeit und reparative psychische Vorgänge (z.B. einen Sinn in der eigenen Erfahrung zu gewinnen) zu ermöglichen. In diesem Zusammenhang berichten sie auch von positiven Erfahrungen mit Mal- und Kunsttherapie.

Supportive Gesprächsgruppen mit terminal Kranken wurden bisher vor allem mit Brustkrebspatientinnen durchgeführt und sollen den beschriebenen Belastungen, vor allem Gefühlen von Isolation und Wertlosigkeit, entgegenwirken. Die offene Mitteilung, das Gespräch über Ängste, belastende Gefühle von Hilflosigkeit, Ärger und Enttäuschung schaffen einen Gruppenzusammenhalt und ein Klima gegenseitiger Ermutigung und Unterstützung, das sich außerhalb der Gruppensitzung fortsetzt (im Sinne von gemeinsamen Krankenbesuchen etc.). Eine wichtige und selbstwertstabilisierende Erfahrung kann auch darin bestehen, für andere hilfreich zu wirken. Entgegen verbreiteten Befürchtungen, es schade Kranken, noch mehr Elend und Not bei Mitpatienten zu erleben, wird es so möglich, sich mehr dem Leben und anstehenden Aufgaben zuzuwenden. Wenn es gelingt, Verluste von Gruppenteilnehmern angemessen zu betrauern, kann dies die Auseinandersetzung mit dem eigenen Tod erleichtern (*Yalom* u. *Greaves* 1977).

Spiegel et al. (1981) fanden in einer randomisierten Studie mit 34 Patientinnen mit metastasiertem Brustkrebs im Vergleich zu einer Kontrollgruppe (N = 24) bei den Überlebenden innerhalb 1 Jahres signifikant geringer Ängste, depressive Verstimmungen und günstigere Verarbeitungsformen. Viel Aufmerksamkeit fand die Nachuntersuchung (1989), der zufolge die Teilnehmerinnen langfristig deutlich länger überlebten als die Nicht-Teilnehmerinnen.

Nach unseren Erfahrungen ist es schwieriger, männliche Patienten für die Teilnahme zu gewinnen. Für diese Gruppe haben sich stärker themenzentrierte und strukturierte Vorgehensweisen bewährt. Breitere Akzeptanz fanden symptomorientierte und zeitbegrenzte Entspannungsgruppen. Bewährt hat sich auch, Angehörige in Form von regelmäßigen Informationsveranstaltungen und Familien-Wochenendseminaren einzubeziehen.

25.5 Schlußfolgerungen

Gemessen an den Kenntnissen über die spezifischen Bedürfnisse Todkranker und Sterbender und ihrer Bezugspersonen, sind nach wie vor zahlreiche Defizite in der klinischen Versorgung festzustellen, die zu den Belastungen der Betroffenen und ihres sozialen Umfeldes beitragen. Hierzu wurden in den vergangenen 20 Jahren jedoch auch Lösungsansätze und Modelle entwickelt, was die institutionelle Versorgungsstruktur, die Beziehung zwischen Behandlern und Betroffenen und ihren Familien, die Aus-, Fort- und Weiterbildung bzw. Supervision der Behandler, aber auch gezielte psychotherapeutische Hilfestellungen betrifft.

Bei der psychiatrischen bzw. psychotherapeutischen Mitversorgung von Todkranken und Sterbenden ist der Behandlungskontext zu beachten, einschließlich der adäquaten körperlichen Grundversorgung, der Kontrolle von Schmerzen und körperlichen Symptomen sowie einer hinreichenden Information und Kommunikation zwischen Patient und Behandlern als Grundlage einer adäquaten, bedürfnisgerechten Versorgung. Nach unserer Erfahrung wird spezifische psychotherapeutische Konsultation in der Regel dann in Anspruch genommen, wenn aus einer der vorgenannten Gründe das medizinische Behandlungssetting nicht hinreichend tragfähig ist. Neben meist supportiven psychotherapeutischen Hilfen steht daher die Beratung von Team- und Familienangehörigen im Vordergrund. Gerade bei fortgeschrittener Erkrankung sollte die Beziehung zum behandelnden Team ggf. gestützt werden. Daher kommen gerade in diesem Bereich Aktivitäten in der Fort- und Weiterbildung und Supervision große Bedeutung zu. Bisherige Erfahrungen zeigten, daß ein bedürfnisgerechter Umgang mit Todkranken und Sterbenden erlernbar ist. Dieser sollte daher auch ein Bestandteil der medizinischen Ausbildung werden. Angesichts der aufgezeigten Grenzen einer konsiliarischen Mitversorgung Todkranker und Sterbender sollte m.E. in Zukunft die Bildung interdisziplinärer Kooperationsmodelle zwischen verschiedenen organmedizinischen Disziplinen, Psychiatern und Psychotherapeuten gefördert werden, wie sie vereinzelt in der Onkologie bereits bestehen.

Während einfache Parolen wie Selbstbestimmung und rasche Beendigung von Leiden im Rahmen der Diskussion über „aktive Sterbehilfe" eher davon abhalten, vielfältige Gründe von Hilflosigkeit und Verzweiflung genauer zu untersuchen und angemessenere Hilfen zu ermöglichen, erscheinen die genaue Eruierung von Bedürfnissen und Einrichtung von Hilfsmöglichkeiten für Todkranke und Sterbende nach wie vor besonders wichtig.

Literatur

Beutel, M.: Bewältigungsprozesse bei chronischen Erkrankungen. VCH (Edition Medizin), Weinheim 1988

Beutel, M.: Zur Psychobiologie von Trauer und Verlustverarbeitung — neuere immunologische und endokrinologische Zugangswege und Befunde. Psychother. Psychosom. med. Psychol. 41 (1991) 267—277

Beutel, M., Sellschopp, A.: Familienorientierte Intervention bei Krebskranken. In: *H. Speidel, B. Strauß* (Hrsg.): Zukunftsaufgaben der psychosomatischen Medizin. Springer, Berlin 1989, S. 345—354

Beutel, M., Sellschopp, A., Henrich, G., Fink, U.: Die Tagesklinik als Modell übergreifender Versorgung Krebskranker. In: *R. Klußmann, B. Emmerich* (Hrsg.): Der Krebskranke. Springer, Berlin 1990, S. 82—92

Breitbart, W.: Suicide in cancer patients. Oncology 1 (1987) 49—53

Broda, M., Muthny, F.A. (Hrsg.): Umgang mit chronisch Kranken. Ein Lehr- und Handbuch für die psychosoziale Personalfortbildung. Thieme, Stuttgart 1990

Bukberg, J., Penman, D., Holland, J.C.: Depression in hospitalized cancer patients. Psychosom. Med. 46 (1984) 199—212

Cooper, E.T.: A pilot study on the effects of the diagnosis of lung cancer on family relationships. Cancer Nurs. 7 (1984) 301—308

Croog, S.H.: Recovery and rehabilitation of coronary patients: Psychosocial aspects. In: *D.S. Krantz, A. Baum, J.E. Singer* (eds.): Cardiovascular disorders and behavior. Hilldale, N.J. 1983

Dreifuss, E., Meerwein, F.: Die Psychotherapie Sterbender — der Beitrag der Psychoanalyse. In: *I. Spiegel-Rösing, H. Petzold* (Hrsg.): Die Begleitung Sterbender. Junfermann, Paderborn 1984, S. 259—277

Feifel, H.: The function of attitudes toward death. Death and dying. Attitudes of patient and doctor. Vol. 5. Group for the Advancement of Psychiatry, New York 1965

Fox, B.H., Stanek, E.J., Boyd, S.C., Flannery, J.T.: Suicide rates among cancer patients. J. chron. Dis. 35 (1982) 89—100

Freyberger, H.: Supportive Psychotherapie. Klinikarzt 18 (1989) 280—290

Gaus, E., Köhle, K.: Psychische Anpassungs- und Abwehrprozesse bei körperlichen Erkrankungen. In: *Th. v. Uexküll:* Psychosomatische Medizin. Urban & Schwarzenberg, München 1990, S. 1135—1151

Greer, D.S., Mor, V., Morris, J.N., Sherwood, S., Kidder, D., Birnbaum, H.: An alternative in terminal care: results of the National Hospice Study. J. chron. Dis. 39 (1986) 9—26

Haenel, T., Brunner, F., Battegay, R.: Renal dialysis and suicide: Occurrence in Switzerland and Europe. Comprehens. Psychiat. 21 (1980) 140—145

Hinds, C.: The needs of families who care for patients with cancer at home: Are we meeting them? J. advanc. Nurs. 10 (1985) 575—581

Hinton, J.M.: Whom do dying patients tell? Brit. med. J. 281 (1980) 1328

Hinton, J.M.: Sharing or withholding of dying between husband and wife. J. psychosom. Med. 25 (1981) 337—343

Huck, K., Petzold, H.: Death education, Thanatogogik-Modelle und Konzepte. In: *I. Spiegel-Rösing, H. Petzold:* Die Begleitung Sterbender. Junfermann, Paderborn 1984, S. 501–576

Kaplan-De Nour, A.: Staff-patient interaction. In: *N.B. Levy* (ed.): Psychonephrology. Plenum, New York 1983, pp. 31–41

Kastenbaum, B.: Dying is healthy and death is a bureaucrat: Our fantasy machine is alive and well. In: *H.S. Friedman, M.R. Di Matteo* (eds.): Interpersonal issues in health care. Academic Press, New York 1982, pp. 233–251

Kiecolt-Glaser, J.K., Glaser, R., Shuttleworth, E.C., Dyer, C.S., Ogrocki, P., Speicher, C.E.: Chronic stress and immunity in family caregivers of Alzheimer disease victims. Psychosom. Med. 49 (1987) 523–535

Koch, U., Schmeling, C.: Betreuung von Schwer- und Todkranken. Urban & Schwarzenberg, München 1982

Köhle, K., Simon, C., Kubanek, B.: Zum Umgang mit unheilbar Kranken. In: *Th. v. Uexküll* (Hrsg.): Psychosomatische Medizin. Urban & Schwarzenberg, München 1990, S. 1199–1244

Krant, M.J., Johnston, L.: Family members' perceptions of communications in late stage cancer. Int. J. Psychiat. Med. 8 (1977/78) 203–216

Kübler-Ross, E.: On death and dying. Macmillan, New York 1969 (dtsch.: Interviews mit Sterbenden. Gütersloher Verlagshaus, Gütersloh 1980)

Massie, M.J., Holland, J.C.: Assessment and management of the cancer patient with depression. Advances in Psychosomatic Medicine. Vol. 18. Karger, Basel 1988, pp. 1–12

Meerwein, F.: Die Arzt-Patienten-Beziehung des Krebskranken. In: *F. Meerwein* (Hrsg.): Einführung in die Psycho-Onkologie. Huber, Bern 1985, S. 75–152

Mor, V., Masterson-Allen, S.: The hospice model of care for the terminally ill. Advances in Psychosomatic Medicine. Vol. 18. Karger, Basel 1988, pp. 119–134

Morris, J.N., Suissa, S., Sherwood, S. Wright, S.M., Greer, D.: Last days: a study of the quality of life of terminally ill cancer patients. J. chron. Dis. 39 (1986) 47–62

Muthny, F.A., Beutel, M., Broda, M., Dinger, A.: Psychosoziale Personalfortbildung und integrierte Psychosomatik – Konzepte und Erfahrungen. Prax. klin. Verhaltensmed. Rehab. 2 (1989) 248–256

Nehemkis, A.M., Stampp, M., Amard, P.: Consultation issues on a cancer ward; the hidden agenda. Int. J. Psychiat. Med. 11 (1981/82) 353–364

Noll, P.: Diktate über Sterben und Tod. Pendo, Zürich 1984

Pines, A.M., Aronson, E., Kafry, D.: Ausgebrannt. Vom Überdruß zur Selbstentfaltung. Klett-Cotta, Stuttgart 1985

Pommer, W., Broda, M.: Daten zum Bedarf an psychosozialer Betreuung für terminal nierenkranke Patienten. Verh. dtsch. Ges. inn. Med. 90 (1984) 1005–1008

Reimer, C., Kurthen, B.: Zur Beziehungsproblematik zwischen Ärzten und Krebspatienten. Psychother. Psychosom. med. Psychol. 35 (1985) 86–94

Schmeling-Kludas, C.: Besondere Probleme Schwer- und Todkranker. In: *U. Koch, G. Lucius-Hoene, R. Stegie* (Hrsg.): Handbuch der Rehabilitationspsychologie. Springer, Berlin 1988, S. 776–794

Schulz, R., Aderman, S.: How the medical staff copes with dying patients: A critical review. Omega 7 (1976) 11–21

Senn, H.J.: Wahrhaftigkeit am Krankenbett. In: *F. Meerwein* (Hrsg.): Einführung in die Psycho-Onkologie. Huber, Bern 1985, S. 59–74

Siegel, K., Tuckel, P.: Rational suicide and the terminally ill cancer patient. Omega 15 (1984/85) 263–269

Silverfarb, P.M., Oxman, T.E.: The effects of cancer therapies on central nervous system. Advances in Psychosomatic Medicine. Vol. 18. Karger, Basel 1988, S. 13–25

Speidel, H.: Die Balint-Gruppe. Voraussetzungen, Theorie und Methodik. Therapiewoche 27 (1977) 6946–6961

Spiegel, D., Bloom, J.B., Yalom, I.: Group support for patients with metastatic cancer. Arch. gen. Psychiat. 38 (1981) 527–533

Spiegel, D., Bloom, J.R., Kramer, H.C., Gottheil, E.: Effect of psychosocial treatment on survival of patients with metastatic breast cancer. Lancet (1989) 888–891

Stössel, J.P.: Töten aus guten Gründen. Der neue Streit um den Wert des Lebens. Süddeutsche Zeitung 17./18.3.1990

Strauch-Rahäuser, G.: Interaktionelle und berufsspezifische Probleme bei Teamangehörigen in Dialyseeinrichtungen. In: *F. Balck, U. Koch, H. Speidel* (Hrsg.): Psychonephrologie. Springer, Berlin 1985, S. 425–437

Strauss, A.L., Glaser, B.G.: Chronic illness and the quality of life. Mosby, St. Louis 1975

Tausch, A.M., Tausch, R.: Sanftes Sterben. Rowohlt, Reinbek 1985

Verres, R.: Krebs und Angst. Springer, Berlin 1986

Wander, M.: Leben wär' eine prima Alternative. Luchterhand, Darmstadt 1980

Weisman, A.D.: On dying and denying. Behavioral Publications, New York 1972

Wellisch, D.K., Fawzy, F.I., Landsverk, J., Pasnau, R.O., Wolcott, D.L.: Evaluation of psychosocial problems of the home-bound cancer patient: The relationship of disease variables of patients to family problems. J. Psychosoc. Oncol. 1 (1983) 1–15

Worden, J.W.: Beratung und Therapie in Trauerfällen. Huber, Bern 1985

Yalom, I.D., Greaves, C.: Group therapy with the terminally ill. Amer. J. Psychiat. 134 (1977) 396–400

Zorn, F.: Mars. Fischer, Frankfurt/M. 1983

26 Rechtliche Grundlagen bei der Behandlung psychisch Kranker

H. Saß, C. Wiegand

Die Therapie psychisch Kranker beruht grundsätzlich auf den *allgemeinen* Rechtsgrundlagen der ärztlichen Tätigkeit, dem Behandlungsvertrag, sowie der Wahrnehmung der ärztlichen Hilfspflicht in akuten Notsituationen. Beide gehen den *Sonderregeln* der Behandlung nach den Unterbringungsgesetzen sowie denen nach Pflegschafts- oder Vormundschaftsregeln bzw. seit 1.1.1992 nach dem neuen Betreuungsrecht vor. Ganz allgemein gibt der Umgang mit psychisch Kranken dem Arzt besondere Sorgfaltspflichten auf.

26.1 Regelfall des Behandlungsvertrages

Die häufigste Behandlungsgrundlage, der Arzt-Patienten-Vertrag, beruht auf „Angebot und Annahme" („korrespondierende Willenserklärungen"), die meist „konkludent" (durch Verhalten, nicht durch ausdrückliche Erklärung) geäußert werden: Der Patient sucht mit Beschwerden den Arzt auf, dieser beginnt mit Diagnostik und Therapie. Dieser Vertrag verpflichtet den Arzt auf Untersuchung und Behandlung nach dem aktuellen Stand der Medizin, und zwar nach vollständiger Aufklärung des Patienten (besonders über Therapieverfahren und Nebenwirkungen) und dessen gültiger Einwilligung. Dem Patienten entsteht daraus die meist mittelbar eingelöste Pflicht zu Honorarausgleich und Aufwendungsersatz.

Bei psychisch Kranken können sich Abweichungen von diesem Idealfall ergeben, und zwar bei völliger oder teilweiser Geschäftsunfähigkeit (mangelhafter Behandlungsvertrag), oder bei völliger oder teilweiser Aufklärungs- bzw. Einwilligungsunfähigkeit (mangelhafter „informed consent").

Völlige oder teilweise Geschäftsunfähigkeit des Patienten macht den Behandlungsvertrag rechtsunwirksam, auch dann, wenn der gutgläubige Arzt die medizinischen Gründe oder Symptome übersieht, die die Geschäftsunfähigkeit begründen. Das ergibt sich aus § 104 II BGB für den (Dauer-)Fall der „krankhaften Störung der Geistestätigkeit, die

die freie Willensbestimmung ausschließt", ferner aus § 105 II BGB für den Fall einer vorübergehenden geistigen oder psychischen Störung. Für das Ergebnis (unwirksamer Behandlungsvertrag) kommt es nicht auf die Art, sondern auf die psychopathologischen Auswirkungen der „krankhaften Störung" an. Abgesehen von honorar- ergeben sich auch haftungsrechtliche Konsequenzen. Behandelt der Arzt einen ganz oder teilweise geschäftsunfähigen Patienten, so haftet er bei Behandlungsfehlern nach den milderen Bedingungen der „Geschäftsführung ohne Auftrag" für Vorsatz und grobe Fahrlässigkeit (§ 680 BGB), nicht wie sonst nach Vertragsrecht für Vorsatz und Fahrlässigkeit; dies zumindest, wenn die Behandlung die Abwehr einer drohenden Gefahr bezweckt.

Andere Regeln als bei Vertragsabschluß gelten für die Wirksamkeit für Aufklärung und Patienteneinwilligung: Der zivilrechtlich Geschäftsunfähige kann ebenso rechtswirksam in eine Behandlung einwilligen wie der strafrechtlich Unzurechnungsfähige. Für die Einwilligungsfähigkeit ist allein entscheidend, ob der Patient Bedeutung und Tragweite des Eingriffs oder der Behandlung für Körper, Beruf und Lebensglück zu erfassen vermag, eine Entscheidung, die der pflichtgemäßen Einschätzung des Arztes obliegt (*Laufs* 1988). Bei Zweifeln an der Einwilligungsfähigkeit ist der Arzt gut beraten, die Einzelheiten des Aufklärungsgesprächs, besonders die Äußerungen des Patienten zu dokumentieren und/oder einen psychiatrischen Kollegen hinzuzuziehen.

Im Grundsatz darf es ohne gültige Einwilligung nie zu einer Behandlung kommen. Unter dem Gesichtspunkt der Behandlungsdringlichkeit erfordern die wenigen denkbaren Ausnahmen hiervon eine Güterabwägung zwischen dem Gefährdungspotential des geplanten Eingriffs einerseits und der Auffassungs- und Willensbildungskraft des Patienten andererseits. Demnach darf der einwilligungsfähige Patient ohne Einwilligung nur in Fällen der Wahrnehmung der ärztlichen Hilfspflicht in akuten Notsituationen behandelt werden (s.u.). Beim einwilligungsunfähigen Patienten darf es, ob er einwilligt oder nicht, ebenfalls nur zur Notfallbehandlung kommen, an die sich unverzüglich die

Rückfrage beim Pfleger bzw. Betreuer oder beim gesetzlichen Vertreter (z.B. bei Kindern) anschließen muß. Entgegen einer geläufigen Praxis reicht die Einwilligung der Angehörigen („als Ersatz") keineswegs aus. In den Fällen von geringerer Behandlungsdringlichkeit wird Zeit genug bleiben, die Einwilligungsunfähigkeit des Patienten nach Rücksprache beim Pfleger bzw. Betreuer oder gesetzlichen Vertreter durch entsprechende Willenserklärungen wirksam zu kompensieren.

26.2 Ärztliche Hilfspflicht in akuten Notsituationen

Die allgemeine Hilfspflicht nach § 233c StGB nimmt zur Abwehr von Akutgefahren jeden in Anspruch, „der nach seinen Fähigkeiten und Hilfsmitteln ohne eigene Gefahr ... wirksamer und rascher helfen kann ... als ein anderer" (BGHSt 2, 296). Danach ist jeder Arzt, freilich in Abhängigkeit von Sachkompetenz sowie räumlicher und zeitlicher Nähe, zu erster Hilfe verpflichtet, der Psychiater insbesondere zur Akutversorgung *„psychiatrischer Notfälle"*. Weitergehende Verpflichtungen folgen aus der „ärztlichen Garantenstellung", die sich auch ohne Behandlungsvertrag entweder aus „Übernahme" ergibt (Klinikbereitschaft, Notfall-Ambulanz) oder daraus, daß der Kranke oder Dritte den Arzt herbeirufen oder aufsuchen: Steht der Kranke vor der Kliniktür oder der Arzt in der Patientenwohnung, so ist diesem zumindest die Garantenstellung dafür entstanden, daß, soweit von seinem Beitrag abhängig, aktuell nötige und keinen Aufschub duldende Hilfe geleistet wird. Kommt es durch solche Unterlassungen zu Körperverletzungen oder anderen Schäden, so kann der Arzt genau so bestraft werden, wie wenn er diese aktiv herbeigeführt hätte. Daneben können zivilrechtliche Konsequenzen entstehen (z.B. Ausgleich des Verdienstausfalles und weiterer Folgeschäden). Wie aber soll sich der Arzt verhalten, wenn ein akut hilfsbedürftiger Patient nachhaltig die Behandlung ablehnt?

Eine solche Situation erfordert ein Abwägen von Akutität und Intensität der drohenden Gefahr einerseits sowie der Ernsthaftigkeit und Begründetheit des entgegenstehenden Patientenwillens andererseits. Die ärztliche Hilfspflicht zwingt nur dann zur Behandlung, wenn die Bedrohlichkeit der Gefahr den ablehnenden Patientenwillen überwiegt, typischerweise beim Suizid, aber auch bei unmittelbar drohenden schweren Schädigungen der Ge-

sundheit. In allen anderen Fällen ist eine andere Behandlungsgrundlage zu suchen.

Trotz vielfachen Widerspruchs in der Literatur hält der BGH beim „frei verantworteten Suizid" daran fest, daß die Selbsttötungsabsicht des Patienten eine Behandlung nicht verhindern darf (BGHSt 13, 102 ff., von medizinischer Seite zustimmend *Spann* et al. 1979). Im vielbeachteten „Fall Dr. *Wittig*" (BGH NJW 1984, 2639 ff. sowie gleichsinnig BHG NSTZ 1988, 127) hat der BGH freilich eine „Rechtsverpflichtung zur Erhaltung eines erlöschenden Lebens um jeden Preis" verneint und dem Arzt „in eigener Verantwortung die Entscheidung über Vornahme oder Nichtvornahme auch des nur möglicherweise erfolgreichen Eingriffs" zugestanden. Liegt also tatsächlich ein „frei verantworteter Suizid" vor, so soll ärztliche Untätigkeit auch einmal straflos bleiben. Wann diese Voraussetzung anzunehmen sei, ist freilich höchst umstritten. Den Arzt wird im eventuellen Strafprozeß die Beweislast dafür treffen, daß ein erfolgter Suizid ein „frei verantworteter" war; ein Irrtum in diesem Punkt kann ihm vorgeworfen werden. Gerade im Umfeld psychischer Krankheit wird man dem Problemkreis eines „frei verantworteten" Suizids mit großer Zurückhaltung begegnen und sich im Zweifel stets für die Hilfe entscheiden.

Im Regelfall ist der Arzt danach verpflichtet, einen Suizidversuch oder dessen Erfolg zu verhindern. Beim willensfähigen Suizidalen muß er jedenfalls ausführliche Überzeugungsarbeit leisten; wer sich mit dem beabsichtigten Suizid zufriedengäbe und ginge, handelte unärztlich und hätte darüber hinaus mit einem Verfahren wegen Tötung durch Unterlassen zu rechnen, evtl. auch mit zivilrechtlicher Haftung. Die zur Überwindung eines Widerstands evtl. erforderliche Gewaltanwendung wäre je nach den Bedingungen der Situation gerechtfertigt (§ 34 StGB), sie wird dem Helfer aber nicht unter allen Umständen zugemutet. Bei andauernder Gefahrensituation sollte ein Unterbringungsverfahren eingeleitet werden.

Ansonsten wird der Patientenwille beim unstreitig psychisch Gesunden stets zu berücksichtigen sein, wenn Hilfspflicht des Arztes und Behandlungswilligkeit des Patienten nicht zusammenfallen; und zwar auch dann, wenn die Ablehnung einer Therapie schwere Gesundheitsschäden oder gar den Tod nach sich ziehen kann (wegweisend BGHSt. 11, 111). Anders ist es, wenn einem psychisch Gestörten die erforderliche Verstandesreife sowie die Willensbildungs- und Urteilskraft fehlen, so daß er die Tragweite seines Behandlungsverzichts nicht ermessen kann. In einem solchen Fall kann Behandlungsunwilligkeit bei gleichzeitig hoher Dringlichkeit einer Therapie die sofortige Unterbringung eines psychisch Kranken wegen Selbstgefährdung erforderlich machen. In weniger dringlichen Fällen ist zur Abwehr einer drohenden Gefahr für Leben und Gesundheit des Kranken die Frage einer Betreuung zu erwägen.

Ärztliche Hilfspflicht kann eine Behandlung gegen den Willen des Patienten, aber nur zur Abwehr bestimmter und akuter Gefahren (Körper- und Gesundheitsschäden), rechtfertigen (*Gärtner* 1984). Zur Abwehr anderer Gefahren, z.B. sozialer Nachteile (Vermögensverluste eines Manikers), ist an die Einleitung einer Betreuung zu denken (s.u.).

26.3 Behandlung nach dem Unterbringungsgesetz

Wer an einer psychischen Krankheit oder einer krankheitswertigen psychischen Störung leidet und darüber hinaus eine Gefahr für sich selber oder die öffentliche Sicherheit und Ordnung darstellt, kann gegen seinen Willen auf eine geschlossene psychiatrische Station gebracht werden. Die näheren Voraussetzungen sind in den leider erheblich differierenden Unterbringungsgesetzen der einzelnen Bundesländer geregelt. Eindeutig ist die Einschätzung bei einer unmittelbaren Eigen- oder Fremdgefahr durch psychische Erkrankung; *„Verwahrlosung"* dagegen kann beispielsweise in Baden-Württemberg (Auslegungsgrundsätze zu §1 Abs. 4 BW UBG) einen Unterbringungsgrund ausmachen, in Hessen aber kaum.

Formal geschieht die Unterbringungseinleitung in 3 Stufen: Die untere Verwaltungsbehörde (z.B. Polizei oder Amt für öffentliche Ordnung) führt sie durch, der Arzt nimmt zu ihren Voraussetzungen Stellung, der Richter beim zuständigen Vormundschaftsgericht entscheidet darüber. Wichtig ist, daß gemäß Art. 104 GG die richterliche Entscheidung bis zum Ablauf des Tages vorliegen muß, der dem Beginn des Freiheitsentzuges folgt. Nur das Baden-Württembergische Unterbringungsgesetz kennt die in der Praxis gut bewährte „fürsorgliche Zurückhaltung" für 3 Tage. Häufig beginnt das Unterbringungsverfahren mit einer Noteinweisung des Patienten in die Klinik oder seiner Zurückhaltung dort, wofür unverzüglich die richterliche Genehmigung eingeholt werden muß. Wird ein Patient nach Unterbringungsgesetz festgehalten, so ist ggf. nach telefonischer Vorinformation des Gerichts ein „ärztliches Zeugnis" abzugeben, z.B. folgender Art:

Herr *A.*, geb. am ..., wohnhaft in ..., wurde heute von mir untersucht.

Herr *A.* wurde von der Polizei ins hiesige Landeskrankenhaus gebracht, weil er in betrunkenem Zustand seine Frau mit dem Messer erst bedroht und verletzt habe. Er habe sodann versucht, sich das Messer selbst in den Leib zu stoßen. Herr *A.* bestätigte diese polizeilichen Angaben.

Bei der Untersuchung war der angetrunkene Patient motorisch sehr unruhig und stimmungsmäßig gedrückt. Er berichtete, seine Frau betrüge ihn; deshalb habe er sie und sich aus der Welt schaffen wollen.

Diagnostisch handelt es sich um eine abnorme Erlebnisreaktion bei chronischem Alkoholismus, zusätzlich besteht Verdacht auf Eifersuchtswahn. Eine stationäre Behandlung lehnte der Patient ab.

Bei Herrn *A.* liegt eine psychische Krankheit mit Eigen- und Fremdgefährdung vor. Die Voraussetzungen für eine sofortige vorläufige Unterbringung nach § ... PsychKG (je nach Bundesland) sind erfüllt.

Datum ...   Dr. *X*

Gegen die Unterbringung kann sich der Betroffene durch „sofortige Beschwerde" wehren (§ 1631 b BGB, §§ 25, 59, 64 d FGG), und zwar auch dann, wenn er geschäftsunfähig ist (Bay OBLG NJW 1988, 2384). Die Überprüfung obliegt dem zuständigen Landgericht. Für das Verfahren kann er Prozeßkostenhilfe beantragen, ggf. wird ihm ein Anwalt an die Seite gestellt.

Einen Sonderfall stellt die Maßregel der Unterbringung psychisch kranker Straftäter gem. § 63 StGB oder Suchtkranker gem. § 64 StGB in einem psychiatrischen Krankenhaus bzw. in einer Entziehungseinrichtung dar. Hierüber wird im Strafverfahren nach Prüfung der Schuldfähigkeit und möglichen Gefährlichkeit durch das sachverständig beratene Gericht entschieden. Die Durchführung erfolgt nach landesrechtlich unterschiedlich ausgestalteten Maßregelvollzugsgesetzen in gesonderten psychiatrischen Einrichtungen.

Entgegen einer weitverbreiteten Ansicht ergibt sich aus der vollzogenen Unterbringung allein keineswegs ein Behandlungsrecht gegen den Willen des Patienten oder gar eine entsprechende Pflicht. Vielmehr gelten je nach Bundesland unterschiedliche Bestimmungen. Die weitestgehende Therapiebefugnis räumt § 22 des Rheinland-Pfälzischen Unterbringungsgesetzes ein, wonach die Unterbringung eine Behandlung durch ein nach den Regeln der ärztlichen Kunst gebotenes und anerkanntes Heilverfahren umfaßt. Kritisiert wird allerdings, daß Eingriffsvoraussetzungen und Modalitäten der sog. Zwangsbehandlung gegen den Willen des Betroffenen nicht näher bestimmt sind. Dagegen findet sich die weitestgehende Berücksichtigung des Patientenwillens in § 26 III des

Schleswig-Holsteinischen Unterbringungsgesetzes, wonach ärztliche Therapiemaßnahmen ohne Einwilligung des Betroffenen nur zulässig sind zur Abwehr einer anders nicht abwendbaren Gefahr einer Schädigung von dessen Gesundheit oder Leben. Die übrigen Bundesländer beziehen unterschiedlich ausgestaltete Mittelstellungen (*Marschner* 1988).

Die Landesunterbringungsgesetze ziehen sich ebenso wie die Maßregelvollzugsgesetze auf inhaltlich wenig bestimmte Generalklauseln zurück, die dem Arzt die erforderliche Rechtssicherheit nicht in jedem Fall gewähren. Auch sind für den untergebrachten Patienten die Eingriffe, die er ohne zusätzliche rechtliche Grundlage dulden muß, nicht immer genügend bestimmt. Ob die Verabfolgung von Psychopharmaka in üblicher Dosierung und in jeglicher Form tatsächlich auf jeden Fall rechtlich abgedeckt ist (*Bauer* u. *Berger* 1986), erscheint angesichts der landesrechtlichen Unterschiede eher fraglich, so daß jeder Einzelfall je nach den Vorschriften des Bundeslandes sorgfältig zu prüfen ist. Eindeutig erlaubt sind überall Maßnahmen zur unmittelbaren Gefahrenabwehr für Gesundheit oder Leben.

26.4 Behandlung nach Pflegschafts- und Vormundschaftsgrundsätzen

26.4.1 Pflegschaft

Pflegschafts- und Vormundschaftsrecht werden seit dem 1.1.1992 vom Betreuungsrecht abgelöst, haben aber wegen der geltenden Übergangsregeln noch Bedeutung (s. Kap. 26.4.3).

Die (inzwischen abgelöste) Pflegschaft war gedacht zum Schutz des hilfsbedürftigen Patienten. Sie konnte nach den §§ 1910, 1915, 1791 BGB errichtet werden, wenn 3 Voraussetzungen erfüllt waren. 1. Ein „Gebrechen" mußte gegeben sein, bei psychisch Kranken in der Regel ein „geistiges" im Sinne des § 1910 II BGB; hier waren alle wesentlichen Störungen oder Einschränkungen der Geisteskräfte gemeint, einschließlich der „Geisteskrankheit" oder „Geistesschwäche" im Sinne des § 6 BGB. 2. Der Betroffene mußte der Pflegschaftserrichtung zustimmen; gegen seinen Willen konnte eine Pflegschaft nach dem Wortlaut des § 1910 III BGB nur zustande kommen, „wenn eine Verständigung mit ihm nicht möglich" war. Dies nahm die Rechtsprechung (BGHZ 48, 147; BVerfGE NJW 1965, 2051) bereits an, wenn Geschäftsunfähigkeit

vorlag. Die Errichtung einer Pflegschaft gegen den Willen des Pfleglings hing damit von den Anforderungen an die Verständigungsmöglichkeit ab; betroffen waren also auch Suchtkranke und unkooperative Patienten (z.B. bei querulatorischen oder paranoiden Persönlichkeitsstörungen), wenn man für die Verständigungsmöglichkeit beim Patienten vernünftige und nicht etwa krankhaft deformierte Erwägungen fordert. 3. Der Anwendungsbereich der Pflegschaft mußte definiert sein; in der Regel ging es um Fragen zur Aufenthaltsbestimmung und ärztlichen Behandlung oder die Regelung von Vermögensangelegenheiten, selten auch einmal um die Vertretung im Prozeß. Wichtig war, daß ohne ausdrückliche gerichtliche Genehmigung einer Behandlungspflegschaft und ohne die Zustimmung des Pflegers keine Therapie gegen den Willen des Betroffenen begonnen werden durfte.

Zur Einweisung gegen den Willen des Betroffenen in eine geschlossene Anstalt (Bestimmung des Aufenthaltsorts) reichte die Zustimmung des Pflegers nicht aus, vielmehr mußte zusätzlich die Genehmigung des Vormundschaftsgerichts eingeholt werden (§ 1631 b, 1800, 1915 I BGB). War der Wirkungskreis vormundschaftsgerichtlich auf die Gesundheitsfürsorge ausgedehnt und hatte der Pfleger zugestimmt, so konnte auch gegen den Willen des Patienten behandelt werden. Dabei stand der Pfleger unter der Aufsicht des Vormundschaftsgerichts (§ 1915, § 1837, § 1839 BGB, dazu auch *Göppinger* 1980). Bei Ausdehnung des Wirkungskreises auf Vermögensangelegenheiten war von Interesse, daß der geschäftsfähige Pflegling auch ohne oder gegen den anders lautenden Willen des Pflegers wirksame Rechtsgeschäfte abschließen konnte, der geschäftsunfähige dagegen nicht.

Eine vormundschaftlich errichtete Gebrechlichkeitspflegschaft mußte bei Wegfall des Grundes für ihre Anordnung aufgehoben werden (§ 1919 BGB), weiter wenn der Pflegling dies beantragte (§ 1920). Nach herrschender Meinung mußte er dazu allerdings geschäftsfähig sein. War er das nicht, so konnte er gegen die Fortdauer der Pflegschaft beim Landgericht Beschwerde einlegen (§ 19 ff. FGG); hierfür wurde ihm die Prozeßfähigkeit zuerkannt, auch konnte er Antrag auf Prozeßhilfekosten stellen.

26.4.2 Vormundschaft

Psychisch Kranke konnten bis Ende des Jahres 1991 wegen Geisteskrankheit und Geistesschwäche (§ 6 I Nr. 1 BGB), wegen Verschwendung (§ 6 I Nr. 2 BGB), wegen Trunksucht (§ 6 I Nr. 3 BGB) oder wegen Rauschgiftsucht (BGesetzBl. I, 1713) entmündigt werden; dadurch wurde die Geschäftsfähigkeit des Betroffenen aufgehoben oder beschränkt. In seinen persönlichen und vermögensrechtlichen Angelegenheiten bedurfte der Entmündigte nun (wie im Verhältnis Eltern-Kind) des Vormunds als eines „gesetzlichen Vertreters". Dieser Vormund wurde von Amts wegen bestellt (§ 1896 BGB). Die wesentlichen Unterschiede zur Pflegschaft bestanden zum einen im größeren Zuständigkeitsumfang (der Vormund übernahm die Fürsorge für alle Mündelangelegenheiten); weiter darin, daß der Entmündigte, anders als der geschäftsfähige Pflegling, gegen den Willen des Vormunds zivilrechtlich keine wirksamen Rechtsgeschäfte abschließen konnte; die Einsicht in sein Krankenblatt durch andere als den behandelnden Arzt konnte er beispielsweise nicht rechtswirksam genehmigen. Weiter bestanden Einschränkungen des Wahlrechts und der Testierfähigkeit. Auch durfte die ärztliche Behandlung des Entmündigten ohne rechtswirksame Willenserklärung des Vormunds nur zur Abwehr gegenwärtig drohender Gefahren begonnen werden. In allen anderen Fällen mußte sich der Arzt um das Zustandekommen eines regelrechten Behandlungsvertrages bemühen. Dazu mußte der Vormund den entmündigten Patienten entweder vertreten (§§ 6, 104.2, 105 II, 1793, 1896, 1897 BGB) oder dem Arzt-Patienten-Vertrag zustimmen (§ 114, 107, 108, 182 ff BGB).

Für die Fragen nach Unterbringung und Behandlung gegen den Willen des Entmündigten ergab sich kein wesentlicher Unterschied zu den Pflegschaftsgrundsätzen. Für die Unterbringung war eine vormundschaftsgerichtliche Genehmigung (§ 1631 b, 1800 BGB) Voraussetzung, in eine Behandlung des Entmündigten konnte der Vormund unter Aufsicht des Vormundschaftsgerichts einwilligen. Der Entmündigte mußte zur Unterbringung und Behandlung vorher gehört werden (§ 64 a FGG). Die Beendigung geschah nach analogen Bedingungen wie bei der Pflegschaft auf Antrag und nach Genehmigung des Vormundschaftsgerichts.

Wegen der zahlreichen formellen und inhaltlichen Unzulänglichkeiten der bisherigen Regelungen im Pflegschafts- und Vormundschaftsrecht wurde seit vielen Jahren ein neues umfassendes Betreuungsgesetz vorbereitet, das in differenzierterer Weise dem Fürsorgegedanken Rechnung tragen soll.

26.4.3 Das neue Betreuungsrecht

Das am 1.1.1992 in Kraft getretene Gesetz zur Reform des Rechts der Vormundschaft und Pflegschaft für Volljährige (Betreuungsgesetz — BtG)

ändert erstmals grundlegend die seit 1900 geltenden Vorschriften des Bürgerlichen Gesetzbuches zu diesen Fragen (vgl. *Brill* 1990, *Zimmermann* u. *Damrau* 1991). Wesentliche Grundgedanken der neuen Regelung sind: Abschaffung der Entmündigung (§ 6 BGB u. §§ 645 ff. ZPO), der Verzicht auf die konstitutive Feststellung der Geschäftsunfähigkeit und die Einführung eines neuen Rechtsinstitutes namens „Betreuung", das in den §§ 1896 bis 1908i BGB geregelt wird.

Ein *Betreuer* kann auf Antrag des Betroffenen oder von Amts wegen bestellt werden. Dritte haben kein Antragsrecht, können aber beim Vormundschaftsgericht die Anordnung einer Betreuung von Amts wegen anregen. Zu den Voraussetzungen der Bestellung eines Betreuers gehört neben der Volljährigkeit des Betroffenen das Vorliegen einer psychischen Krankheit oder einer körperlichen, geistigen oder seelischen Behinderung, als deren Folge der Betroffene seine Angelegenheiten ganz oder teilweise nicht besorgen kann. Ein bestimmter Grad der Behinderung (z.B. „Geistesschwäche") ist nicht vorgeschrieben. Die Anordnung einer Betreuung erfolgt, wenn die Angelegenheiten des Betroffenen nicht durch Bevollmächtigte oder andere Hilfen (Verwandte, Nachbarn, soziale Dienste) besorgt werden können. Auf die Einwilligung des zu Betreuenden kommt es in der Regel nicht an. Die Betreuung ist wieder aufzuheben, wenn ihre Voraussetzungen wegfallen. Dies kann auch ein geschäftsunfähiger Betreuter beantragen.

Vom Betreuungsverhältnis wird die *Geschäftsfähigkeit* des Betroffenen nicht berührt, sie wird nicht geprüft, auch nicht, wenn die Betreuung gegen den Willen des Betroffenen angeordnet wird. Allerdings kann das Vormundschaftsgericht verfügen, „daß der Betreute zu einer Willenserklärung, die den Aufgabenkreis des Betreuers betrifft, dessen Einwilligung bedarf" (*Einwilligungsvorbehalt*, § 1903 BGB). Ohne diese Einwilligung ist die Willenserklärung des Betroffenen nichtig. Voraussetzung der Anordnung des Einwilligungsvorbehaltes ist, daß „dies zur Abwendung einer erheblichen Gefahr für die Person oder das Vermögen des Betreuten erforderlich ist", so daß also die Gefahr geringfügiger Vermögensschäden oder auch Gefahren für Dritte nicht ausreichend sind. Letzteren wäre mit Hilfe der länderrechtlichen Unterbringungsregeln zu begegnen.

Mit der Anordnung der Betreuung ist nicht, wie bisher bei der Entmündigung, ein Verlust der Ehefähigkeit, der Testierfähigkeit und des Wahlrechts verbunden. Die Tätigkeit des Betreuers soll den Wünschen des Betroffenen nach Möglichkeit entsprechen. Ist der volljährige Betroffene nicht einwilligungsfähig, kann der Betreuer als rechtlicher Vertreter die Einwilligung für ihn erteilen. Er braucht dazu jedoch die Genehmigung des Vormundschaftsrichters, sofern eine Untersuchung des Gesundheitszustandes, eine Heilbehandlung oder ein ärztlicher Eingriff mit der Gefahr verbunden ist, daß der Betreute aufgrund der Maßnahme stirbt oder einen schwereren und länger dauernden gesundheitlichen Schaden erleidet. Nur wenn mit dem Aufschub Gefahr verbunden wäre, darf die Maßnahme auch ohne Genehmigung durchgeführt werden. Das Gericht hat den Betroffenen vor der Entscheidung persönlich anzuhören. Die Einwilligung in eine Sterilisation des nicht einwilligungsfähigen Betreuten bedarf ebenso der Zustimmung des Vormundschaftsgerichtes wie die vom Betreuer für nötig gehaltene Auflösung der Wohnung des Betroffenen bzw. ein Umzug.

Das *Verfahrensrecht* folgt künftig den Bestimmungen des Familiengerichtsgesetzes (FGG), das in §§ 65—69 m FGG das Betreuungsverfahren regelt. Die für die Einrichtung einer Betreuung oder die Anordnung eines Einwilligungsvorbehaltes zwingend vorgeschriebene persönliche Anhörung des Betroffenen hat in seiner üblichen Umgebung stattzufinden, dabei muß auf seinen Wunsch eine Person seines Vertrauens hinzugezogen werden. Nur wenn der Betroffene nach dem unmittelbaren Eindruck des Gerichtes nicht in der Lage ist, seinen Willen kundzutun, oder wenn nach ärztlichem Gutachten die Anhörung erhebliche Nachteile für die Gesundheit des Betroffenen bringen kann, darf die persönliche Anhörung unterbleiben.

Die Bestellung eines Betreuers und die Anordnung eines Einwilligungsvorbehaltes dürfen vom Gericht erst nach Einholung eines *Sachverständigengutachtens* vorgenommen werden, wobei der Gutachter zumindest ein in der Psychiatrie erfahrener Arzt sein muß. Das Gutachten, das sich auf die medizinischen, psychologischen und sozialen Gesichtspunkte einer notwendigen Betreuung sowie auf Umfang und voraussichtliche Dauer ihrer Notwendigkeit erstrecken soll, muß sich auf eine persönliche Untersuchung und Befragung des Betroffenen stützen.

Wenn die Wahrnehmung der Interessen des Betroffenen dies erforderlich macht, hat das Gericht ihm vor der Entscheidung einen Verfahrenspfleger zu bestellen. Außerdem soll bzw. muß das Gericht vor Bestellung eines Betreuers oder Anordnung eines Einwilligungsvorbehaltes der Betreuungsbehörde, dem Ehegatten des Betroffenen, seinen Eltern, Pflegeeltern und Kindern sowie der Ver-

trauensperson des Betroffenen Gelegenheit zur Äußerung geben, was auch schriftlich geschehen kann.

Künftig wird in vielen Fällen vom Mittel der einstweiligen Anordnungen Gebrauch gemacht werden müssen, weil angesichts der geschilderten Vorschriften das ordentliche Verfahren häufig Monate in Anspruch nehmen wird. Nach § 69 f FGG kann das Gericht durch einstweilige Anordnung einen vorläufigen Betreuer bestellen oder einen vorläufigen Einwilligungsvorbehalt anordnen, wenn dringende Gründe für die Annahme bestehen, daß die Voraussetzungen dafür gegeben sind und mit dem Aufschub Gefahr verbunden wäre. Die einstweilige Anordnung darf für längstens 6 Monate erfolgen, kann jedoch durch eine weitere einstweilige Anordnung auf 1 Jahr verlängert werden. Gegenüber dem ordentlichen Verfahren genügt anstelle eines Gutachtens ein ärztliches Zeugnis, auch entfällt die Anhörung Dritter und das Gericht ist freier bei der Auswahl des vorläufigen Betreuers.

Das Zivilverfahren über die *geschlossene Unterbringung* soll mit den Landesgesetzen über die öffentlich-rechtliche Unterbringung psychisch Kranker gemäß Betreuungsgesetz harmonisiert werden, wobei einheitlich für beide Unterbringungsarten die Vorschriften der §§ 70—70n FGG gelten sollen. Die Unterbringung nach BtG kann durch einen Betreuer mit dem Aufgabenkreis „Aufenthaltsbestimmung" erfolgen, wenn dies zum Wohle des Betroffenen erforderlich ist, weil „aufgrund einer psychischen Erkrankung oder geistigen und seelischen Behinderung des Betreuten die Gefahr besteht, daß er sich selbst tötet oder erheblichen gesundheitlichen Schaden zufügt", oder weil eine Untersuchung des Geisteszustandes, eine Heilbehandlung oder ein ärztlicher Eingriff nötig ist, ohne die die Unterbringung nicht durchgeführt werden kann und der Betreute aufgrund des genannten Zustandes die Notwendigkeit einer Unterbringung nicht erkennen oder nicht nach dieser Einsicht handeln kann (§ 1906 I BGB). Die Unterbringung ist nur mit Genehmigung des Vormundschaftsgerichtes zulässig, ohne Genehmigung dann, wenn mit dem Aufschub Gefahr verbunden ist — in diesem Fall muß sie nachgeholt werden.

Für das Unterbringungsverfahren ist das örtliche Vormundschaftsgericht zuständig, das den Betroffenen vor einer Unterbringungsmaßnahme persönlich anhören und sich einen unmittelbaren Eindruck von ihm verschaffen muß. Ferner muß es ein Sachverständigengutachten einholen und, sofern die Wahrnehmung der Interessen des Betroffenen dies erforderlich macht, ihm einen Verfahrenspfleger zur Seite stellen. Erneut müssen vom Gericht zahlreiche Personen gehört werden: der Ehegatte, sofern keine dauernde Trennung besteht, Elternteil oder Kind, bei dem der Betroffene lebt, Betreuer, Vertrauensperson, Leiter der Einrichtung, in der der Betroffene lebt, zuständige Betreuungsbehörde. Die Dauer der Unterbringung beträgt längstens 2 Jahre nach Erlaß der Entscheidung. Die Unterbringungsentscheidung wird, soweit erforderlich, anderen Behörden mitgeteilt, was zu Konsequenzen etwa bezüglich Führerschein oder Waffenschein führen kann.

Das Gericht kann im Wege der *einstweiligen Anordnung* eine *vorläufige Unterbringung* vornehmen, wenn dringende Gründe für die Annahme bestehen, daß die Voraussetzungen für die Maßnahme bestehen, ein ärztliches Zeugnis vorliegt, ggf. ein Verfahrenspfleger bestellt ist und der Betroffene sowie der Pfleger persönlich angehört worden sind. Bei Gefahr in Verzug kann diese einstweilige Anordnung bereits vor Anhörung des Betroffenen sowie vor Bestellung und Anhörung des Verfahrenspflegers erlassen werden. Die Dauer dieser vorläufigen Unterbringung darf 6 Wochen nicht überschreiten. Innerhalb dieses Zeitraumes muß ein Betreuer mit dem Aufgabenkreis „Aufenthaltsbestimmung" oder „Unterbringung" bestellt sein, der die Genehmigung der Unterbringung beantragt.

Die Vor- und Nachteile des Betreuungsgesetzes und die Auswirkungen für die Familiengerichtsbarkeit werden sich in der Praxis erweisen müssen. Die Bundesländer haben zur Durchführung der neuen Bestimmungen Betreuungsbehörden einzurichten, die die Betreuer bei ihrer Tätigkeit beraten und unterstützen sollen. Bedenken bestehen wegen der z.T. deutlich komplizierteren Verfahrensvorschriften und der großen Zahl von Personen, für die Betreuer gefunden werden müssen. Auch der erhöhte Bedarf an Begutachtung durch Psychiater oder psychiatrisch erfahrene Ärzte läßt praktische Schwierigkeiten erwarten.

Als *Übergangsrecht* gilt daher, daß bisherige Vormundschaften über Volljährige und Gebrechlichkeitspflegschaften ab 1.1.1992 zu Betreuungen werden. Bestand zu diesem Termin eine Pflegschaft nach § 1910 BGB, so wird daraus eine Betreuung mit gleichem Aufgabenkreis, während eine Vormundschaft in eine entsprechende Betreuung mit zusätzlichem Einwilligungsvorbehalt nach § 1903 BGB für den gesamten Aufgabenkreis umgewandelt wird. Der bisherige Vormund/Pfleger wird Betreuer. Nach spätestens 5 bzw. 10 Jahren

muß dann über die Aufhebung bzw. Verlängerung dieser Betreuung entschieden sein.

26.5 Besondere Sorgfaltspflichten

Wichtige rechtliche Einzelfragen bei der Behandlung psychisch Kranker ergeben sich aus den Schwierigkeiten, die Eigen- und Fremdgefährdung im Krankheitsverlauf zu prognostizieren. Daraus resultieren besondere in der Rechtsprechung entwickelte Sorgfaltspflichten des Nervenarztes. Sie betreffen vor allem den Umgang mit dem Suizidproblem unter ambulanter und klinischer Therapie, die Therapieanweisung an das Personal bei schwer gestörten Patienten, Besonderheiten bei der medikamentösen Behandlung Süchtiger, schließlich den Umgang mit Informationen über Patienten. Angesichts der vielfältigen und z.T. widersprüchlichen Literatur zu psychiatrischen Sorgfaltspflichten bei Behandlung Suizidaler (*Wolfslast* 1984, *Bochnik* et al. 1984) seien hier aus früheren Verfahren Mindestanforderungen an eine sachgerechte psychiatrische Versorgung dieser Patienten aufgeführt. Was wird dem Psychiater hinsichtlich der Vorhersehbarkeit abverlangt? Welche Maßstäbe sind hinsichtlich der Verhütung gesetzt?

26.5.1 Betreuung suizidaler Patienten

Die Unmöglichkeit einer sicheren Suizidvoraussage ist unbestritten. Eine Fehleinschätzung in diesem Punkt wird dem Psychiater nach der überwiegenden Rechtsprechung nicht angelastet werden, wenn er nach den Regeln der Kunst untersucht und sich ein vertretbares diagnostisches Urteil gebildet hat, was freilich dokumentiert sein muß. Ereignet sich ein Suizid bei in diesem Punkt unvollständiger Anamnese, so droht eine Anschuldigung wegen fahrlässiger Tötung oder Körperverletzung. Es kommt also vor allem auf die Vollständigkeit und Genauigkeit der Untersuchung an; der Irrtum allein bei sonst sorgfältigem Vorgehen hat noch keine Verurteilung bewirkt.

Die notwendige Dokumentation muß Ort, Zeit und Umstände der Untersuchung sowie ihre diagnostischen und therapeutischen Ergebnisse wiedergeben. Zeitnahe, unmißverständliche Eintragungen per Hand in Aufnahmeformular, Krankenblatt, kontinuierlich geführte Verlaufsbögen sind kursorischen Notizen auf losen Blättern oder auch retrospektiv erfolgten Diktaten wegen der höheren Beweiskraft vorzuziehen.

Übliche Behandlungsmaßnahmen sind Aufnahme auf je nach Gefährdungsgrad geschützte Stationen, psychotherapeutische Gespräche, besonders der Suizidpakt, ferner Sedierung oder eine antidepressive Therapie, dies unter Beachtung des Risikos einer Antriebssteigerung. Strittig sind die darüber hinausgehenden Aufsichts- und Bewachungspflichten.

So hat beispielsweise das LG Aachen 1981 bei zumindest möglicher Suizidalität die bislang weitestgehende Forderung erhoben, der Arzt hätte „dem Pflegepersonal die Anordnung der dauernden Überwachung der Patientin erteilen müssen", er hätte „eine genaue, klare und eindeutige Anweisung an das Pflegepersonal erteilen müssen ..., auf diese Patientin besonders aufzupassen, sie nicht aus den Augen zu lassen". Das OLG Hamm hat dagegen 1980 bei möglichem Suizid die Anweisung stündlicher Sichtkontrollen an die Nachtschwester für ausreichend gehalten und besondere mechanische Änderungen an Türklinken, Sicherheitsflügeln der Fenster oder anderer Einrichtung für nicht geboten erklärt. Das OLG Frankfurt hat 1975 im Fall einer Patientin, die 2 1/2 Wochen nach einem Suizidversuch die offene Station einer neurologisch-psychiatrischen Klinik verlassen und sich vor einen Zug gestürzt hatte, der Klinik vorgeworfen, auch bei ausschließlich offenen Abteilungen müßte zumindest sichergestellt sein, „daß kein Patient unbemerkt vom Personal die Station oder das Haus verlassen" könne (zitiert nach *Wolfslast* 1984, mit weiteren Nachweisen).

Die Aufsichtspflichten reichen demnach abhängig vom Einzelfall vom „Nicht-aus-den-Augen-Lassen" bis zur Beschränkung der räumlichen Bewegungsfreiheit auf den Stationsbereich.

Der juristische Anforderungskatalog läßt außer acht, daß der Verzicht auf allzu restriktive Aufsichtsmaßnahmen therapeutisch begründet sein kann zur Verhinderung einer therapiefeindlichen, weil allzu sicherheitsbedachten Verwahrungspsychiatrie, die die Entfaltung inhaltlicher Distanz zur Suizididee erschwert und das Ereignis evtl. nur aufschiebt. Zur Erhaltung eines geeigneten sozialtherapeutischen Klimas unter den geltenden rechtlichen Bedingungen scheint folgendes psychiatrisches Vorgehen sinnvoll (*Bochnik* et al. 1984): Zumindest solange kein tragfähiger Suizidpakt besteht, ist die Verlegung auf eine geschlossene Station angezeigt. Im Zweifel sind regelmäßige Sichtkontrollen anzuordnen; Sitzwachen oder gar eine Fixierung des Patienten können je nach Krankheitsbild und Situation indiziert sein, fallen jedoch in das pflichtgemäße Ermessen des Arztes, ohne von Rechts wegen unabdingbar aufgegeben zu sein. Besteht ein tragfähiger Suizidpakt, so kann der Bewegungsraum des Patienten auf offene Sta-

tionen ausgedehnt werden. Daß ein möglicherweise Suizidaler Haus oder Station unbemerkt verläßt (s.o.), verletzt Aufsichtspflichten und erweckt Zweifel an der Intensität der diagnostischen und therapeutischen Bemühungen. In der Behandlung ist der Arzt frei; d.h., er ist nicht unbedingt zur medikamentösen Dämpfung des Patienten verpflichtet. Dennoch wird dies als das relativ sicherste und bewährteste Vorgehen gelten. Verläßt sich der Arzt allein auf psychotherapeutische Interventionen (und scheitert dabei), so muß er zumindest ein anerkanntes und hier indiziertes therapeutisches Konzept zur Anwendung gebracht haben.

26.5.2 Sedierung erregter Patienten

Nicht nur Suizidalität, sondern auch psychomotorische Erregung und Heteroaggressivität sind bei manchen Krankheitsbildern schwer voraussehbar, damit auch die Notwendigkeit entsprechender therapeutischer Interventionen. Es gehört zu den Sorgfaltspflichten des klinisch tätigen Psychiaters, die Indikation und die Dosierung dämpfender Mittel, besonders aber die Anwendung von Betäubungsmitteln, in jedem Fall selbst zu überprüfen und die entsprechende Medikation zu veranlassen. Die pauschale Anweisung an das Personal, „bei Unruhe" eine bestimmte Dosis eines Präparats zu verabreichen, kann als Verletzung dieser Sorgfaltspflicht angesehen werden und eine Verurteilung wegen Körperverletzung zur Folge haben (BGH NJW 1970, 519 ff.). Sinngemäß gelten diese Ausführungen für die Anordnung jeglicher stark wirksamer psychotroper Medikation oder auch so eingreifender Maßnahmen wie der Fixierung. Der Arzt muß die Verhältnismäßigkeit von Art und Ausmaß der Gefahr sowie der dagegen unternommenen Schritte persönlich am Patienten abwägen.

26.5.3 Umgang mit Betäubungsmitteln

Besondere Vorsicht ist beim Umgang mit Betäubungsmitteln angezeigt, mit denen der Psychiater, verglichen mit Vertretern anderer Fachdisziplinen, besonders häufig konfrontiert wird. Unabhängig von den speziellen Auflagen des BtmG kann sich der Arzt auch strafbar machen, wenn er die besonderen Risiken des Betäubungsmittelkonsums nicht bestmöglich kontrolliert. Verwendet ein Patient das verschriebene Betäubungsmittel auch entgegen ausdrücklicher ärztlicher Anweisung fehlerhaft

(Überdosis) mit nachfolgenden Körperschäden oder gar Todesfolge, so kann der Arzt unter Umständen wegen fahrlässiger Körperverletzung resp. Tötung zur Rechenschaft gezogen werden (BGH JR 1979, 429). Betäubungsmittel sollten darum nicht nur äußerst zurückhaltend, sondern zu jedem Zeitpunkt in Einzeldosen verschrieben und ausgehändigt werden. Diese allgemeinen Regeln gelten grundsätzlich auch in sogenannten Substitutionsbehandlungen, etwa mit Methadon.

26.5.4 Umgang mit Krankenunterlagen

Bei der psychiatrischen Befunderhebung spielt (anders als in der Organmedizin) die Subjektivität von Arzt und Patient im Gefüge von Übertragung und Gegenübertragung eine wesentliche Rolle. Der Umgang mit Befunden und Kenntnissen aus psychiatrischen Anamnesen und Untersuchungen erfordert darum besondere Umsicht. Mögliche Interessenkollisionen ergeben sich aus Gesichtspunkten der Gefährdung des Patienten (therapeutisches Privileg), aus den Rechten Dritter, über die Informationen in den Krankengeschichten enthalten sind, sowie aus den Interessen des dokumentierenden Therapeuten (*Saß* 1992). Dem hat der BGH in seiner Rechtsprechung zur Einsichtnahme von Patienten in psychiatrische Krankenunterlagen Rechnung getragen (BGH NJW 1983, 328–330; 330–332). Das Recht der Patienten auf vollständige Einsicht in ihre Krankenunterlagen gilt in der Psychiatrie nur für objektive Befunde wie radiologische oder elektrophysiologische Untersuchungsergebnisse, nicht aber für die typisch psychiatrischen Inhalte wie etwa Anamneseprotokolle oder Verlaufsbeschreibungen. Insoweit ist die ,,Berechtigung ärztlicher Vorbehalte gegen eine Einsichtnahme in die ärztlichen Unterlagen, die zwangsläufig nicht nur naturwissenschaftlich Nachprüfbares enthalten können" (BGH a.a.O. 331), ausdrücklich geschützt. Korrespondierend damit muß die Schweigepflicht sorgfältig beachtet werden.

Abschließend ist festzuhalten, daß die Arzt-Patient-Beziehung gerade in der Psychiatrie in den letzten Jahren in großem Umfang juristisch ausgestaltet und normiert worden ist. Entgegen allen zeitgenössischen Tendenzen zur Verrechtlichung der Medizin muß aber auch auf die notwendigen Spielräume für verantwortliche Ermessensent-

scheidungen des Arztes hingewiesen werden. Wollte man im schwierigen Feld des Umgangs mit psychischen Störungen alle denkbaren Fallgestaltungen streng kodifizieren, so ginge dies nur auf Kosten einer situationsgerechten, die wohlverstandenen Interessen des Patienten schonenden Praxis ärztlichen Handelns.

Literatur

Bauer, M., Berger, H.: Rechtsprobleme bei Einweisung und Behandlung von akut Kranken mit einem Anhang zu Pflegschaft und Entmündigung. In: *K.P. Kisker* et al. (Hrsg.): Psychiatrie der Gegenwart. Bd. 2. Springer, Berlin, Heidelberg 1986, S. 45–86

Bochnik, H.J. et al.: Thesen zum Problem von Suiziden während klinisch-psychiatrischer Therapie. Neue Z. Strafrecht (1984) 108–109

Brill, K.-E.: Zum Wohle der Betreuten. Beiträge zur Reform des Vormundschafts- und Pflegeschaftsrechts: Betreuungsgesetz. Psychiatrie Verlag, Bonn 1990

Gärtner, H.J.: Die Erheblichkeit der sozialen Eigengefahr als Argument im Freiheitsentziehungsverfahren aus psychiatrischen Gründen. Diss. jur., Mainz 1984

Göppinger, H.: Betrachtungen zur Unterbringung psychisch Kranker. Z. ges. Familienrecht 27 (1980) 856–864

Laufs, A.: Arztrecht. 4. Aufl. Schriftenreihe der NJW, Heft 29, München 1988

Marschner, M.: Rechtsgrundlagen der Zwangsbehandlung. Recht u. Psychiat. 3 (1985) 3–6

Marschner, M.: Stufen der Zwangsbehandlung. Recht u. Psychiat. 6 (1988) 19–23

Nedopil, N.: Einweisung in eine geschlossene psychiatrische Abteilung. Rechtliche Grundlage und praktisches Vorgehen. In: *K.A. Flügel* (Hrsg.): Neurologische und psychiatrische Therapien. 2. Aufl. Perimed, Erlangen 1987, S. 769–776

Rüping, H.: Therapie und Zwang bei untergebrachten Patienten. Juristenzeitung (1982) 744–749

Saß, H.: Zur Frage des Einsichtsrechts in Krankenunterlagen bei psychiatrischen Patienten. Nervenheilkunde 11 (1992) 273–277

Spann, W., Liebhardt, E., Braun, W.: Ärztliche Hilfeleistungspflicht und Willensfreiheit des Patienten. In: Festschrift für P. Bockelmann. Beck, München 1979, S. 487–495

Wolfslast, G.: Zur Haftung für Suizide während klinisch-psychiatrischer Therapie. Neue Z. Strafrecht (1984) 105–108

Zimmermann, W., Damrau, J.: Das neue Betreuungs- und Unterbringungsgesetz. Neue jurist. Wschr. 9 (1991) 538–546

Sachregister